Steinhauer

T. Nikolaus (Hrsg.) **Klinische Geriatrie**

Springer
Berlin
Heidelberg
New York
Barcelona
Hongkong
London
Mailand
Paris
Singapur
Tokio

T. Nikolaus (Hrsg.)

Klinische Geriatrie

Mitherausgeber:
C. Becker, P. Oster, L. Pientka, G. Schlierf
und W. von Renteln-Kruse

Mit 182 zum Teil farbigen Abbildungen und 157 Tabellen

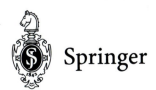

Herausgeber

Prof. Dr. med. THORSTEN NIKOLAUS
Bethesda Geriatrische Klinik
Geriatrisches Zentrum Ulm/Alb-Donau
Universität Ulm
Zollernring 26, 89073 Ulm

ISBN 3-540-66568-4 Springer Verlag Berlin Heidelberg New York

Die Deutsche Bibliothek – CIP-Einheitsaufnahme
Klinische Geriatrie / Hrsg.: Thorsten Nikolaus. – Berlin ; Heidelberg ; New York ; Barcelona ; Hongkong ; London ; Mailand ; Paris ; Singapur ; Tokio : Springer, 2000
ISBN 3-540-66568-4

Dieses Werk ist urheberrechtlich geschützt. Die dadurch begründeten Rechte, insbesondere die der Übersetzung, des Nachdrucks, des Vortrags, der Entnahme von Abbildungen und Tabellen, der Funksendung, der Mikroverfilmung oder der Vervielfältigung auf anderen Wegen und der Speicherung in Datenverarbeitungsanlagen, bleiben, auch bei nur auszugsweiser Verwertung, vorbehalten. Eine Vervielfältigung dieses Werkes oder von Teilen des Werkes ist auch im Einzelfall nur in den Grenzen der gesetzlichen Bestimmungen des Urheberrechtsgesetzes der Bundesrepublik Deutschland vom 9. September 1965 in der jeweils geltenden Fassung zulässig. Sie ist grundsätzlich vergütungspflichtig. Zuwiderhandlungen unterliegen den Strafbestimmungen des Urheberrechtsgesetzes.

Springer-Verlag ist ein Unternehmen der Fachverlagsgruppe BertelsmannSpringer.
© Springer-Verlag Berlin Heidelberg 2000
Printed in Germany

Die Wiedergabe von Gebrauchsnamen, Handelsnamen, Warenbezeichnungen usw. in diesem Werk berechtigt auch ohne besondere Kennzeichnung nicht zu der Annahme, daß solche Namen im Sinne der Warenzeichen- und Markenschutz-Gesetzgebung als frei zu betrachten wären und daher von jedermann benutzt werden dürften.

Produkthaftung: Für Angaben über Dosierungsanweisungen und Applikationsformen kann vom Verlag keine Gewähr übernommen werden. Derartige Angaben müssen vom jeweiligen Anwender im Einzelfall anhand anderer Literaturstellen auf ihre Richtigkeit überprüft werden.

Einbandgestaltung: de'blik, Berlin
Satz: Fotosatz-Service Köhler GmbH, Würzburg
Druck- und Bindearbeiten: Universitätsdruckerei H. Stürtz AG, Würzburg
Gedruckt auf säurefreiem Papier   SPIN: 10652744   22/3135/op - 5 4 3 2 1 0

Geleitwort

Unentrinnbar verstreicht die Zeit, und damit unser Leben. Die mythologische Vorstellung von den Parzen, die den Lebensfaden spinnen und abschneiden, verweist auf die Erfahrung der Endlichkeit unseres Lebens. Die Medizin hat viel dazu beigetragen, daß heute die individuelle Lebensspanne um die 80 Jahre liegt. Trotz großer Fortschritte bleibt das Phänomen Altern, das uns vielleicht eine maximale Lebenserwartung von 120 Jahren erlaubt, über weite Strecken noch unverstanden. Die damit assoziierten Veränderungen machen aber die Endlichkeit des menschlichen Körpers jedem einzelnen bereits im mittleren Erwachsenenalter zunehmend bewußt, und die Sorge um die Gesundheit und Leistungsfähigkeit des Körpers wird zu einem dominanten Problem des höheren Lebensalters.

Drei Dinge sind evident: Im Laufe der Evolution wurde die Ontogenese von der embryonalen Entwicklung bis ins mittlere Erwachsenenalter, bis etwa zur Menopause, recht strikten, genetisch gesteuerten Regeln unterworfen. Eigentliche degenerative Erkrankungen sind, von gewissen Erbleiden abgesehen, die gleichsam ein vorzeitiges Altern darstellen, selten. Nach diesem Zeitpunkt wird die phylogenetisch vorprogrammierte Steuerung weniger straff. Die biologische Variabilität zwischen alternden Menschen vergrößert sich oft dramatisch. In dieser Phase der verminderten Elastizität der biologischen Systeme erhöht sich die Vulnerabilität durch äußere Faktoren. Dies eröffnet aber gleichzeitig die Möglichkeit zahlreicher Interventionen über präventive und kurative Strategien. Gleichzeitig – und dies ist der dritte Gedanke – ergibt sich zunehmend das Problem des Funktionserhalts und damit der Bedarf, die Funktion verläßlich zu erfassen und durch Rehabilitation zu sichern.

Ein Lehrbuch für Geriatrie muß deshalb über die isolierte Abhandlung organpathologischer Veränderungen hinaus eine Verbindung der kontingenten äußeren Einflüsse mit ihren Auswirkungen auf den alternden Organismus mit seinen individuell höchst variablen Fähigkeiten und dem Erhalt der für ein selbständiges Leben notwendigen Kompetenzen umfassend darstellen. Gerade die Fortschritte der Medizin bringen es mit sich, daß zunehmend betagte und hochbetagte Menschen ärztlichen Beistand und Pflege brauchen, dafür werden die Studierenden der Medizin immer noch in völlig ungenügender Weise vorbereitet. Nur zögerlich lassen die eingefahrenen Strukturen Neues zu. Nicht zuletzt resultiert dies auch aus der Ambivalenz gegenüber Alter und Tod, tut sich die Medizin – und hier vor allem die naturwissenschaftliche Medizin – schwer mit komplexen, multimorbiden, häufig noch mit eingeschränkten Hirnfunktionen belasteten Patientinnen und Patienten. Um die Aufgabe der Geriatrie zu beschreiben, ist vielleicht der Tätigkeit eines Architekten eine gute Metapher. Es geht in der Geriatrie auch um den ganzen Menschen, nicht nur um einige spezielle Aspekte. Und wie beim Hausbau stellt sich die Frage nach Funktion und Sinn, die ein Gebäude zu erfüllen haben. Der Vergleich ließe sich beliebig vertiefen. Ähnlich umfassend führt das von Nikolaus herausgegebene Buch den Leser in die Welt der Geriatrie ein, die neben der altersgerechten Anwendung von Kenntnissen aus verschiedensten medizinischen Disziplinen den Zusammenhang, in den dieses Wissen eingebettet sein sollte, aufzuzeigen versucht. Gerade in der Geriatrie wird deutlich, wie verschiedenste Störungen schließlich zum gleichen Defizit, z.B. einer Demenz, und damit zur Pflegebedürftigkeit führen. Das Beispiel Demenz weist paradigmatisch auf zwei wichtige Elemente der Geriatrie hin: Lösungen hängen einerseits vom Verständnis der Ursachen ab und rechtfertigen so eine intensive Forschung. Lösungen können aber auch in entsprechenden sozialmedizinischen und rehabilitativen Maßnahmen liegen und dokumentieren so die Bedeutung von psychosozialen Faktoren. Damit wird auch die Frage der Autonomie des Einzelnen in der Gesellschaft und der reziproken Verantwortung angesprochen.

Angesichts der Gefahr, die heute den kranken alten Einzelpersonen in einer von wirtschaftlichen Egoismen geprägten Welt droht, gilt es ganz besonders auch, die Würde dieser Menschen zu sichern. Hier muß der Gesetzgeber, die Politik insgesamt, durch in geriatrischen Problemen engagierte Ärztinnen und Ärzte gemahnt, gefordert und unterstützt werden. Die Mehrzahl der heute praktizierenden Ärztinnen und Ärzte haben täglich mit alten, mit geriatrischen Patienten zu tun. Ich wünsche dem Buch, daß es ihnen bei ihrer anspruchsvollen Arbeit hilft und den Blick für die faszinierenden Probleme der Altersmedizin öffnet.

Basel, im Mai 2000   Prof. Dr. Hannes B. Stähelin

Vorwort

Die Lebenserwartung in den industrialisierten Ländern ist in den letzten Jahrzehnten rapide angestiegen. Viele Menschen können heute erwarten, ein hohes Lebensalter zu erreichen. Der Anteil der über 65jährigen Menschen wird auch in Zukunft weiter zunehmen und die Gesellschaft und das Gesundheitswesen vor große Aufgaben stellen.

Während bis vor etwa 10 Jahren die Geriatrie gerade in Deutschland ein Schattendasein fristete, ist es in den letzten Jahren zu einer stürmischen Entwicklung gekommen. Die Deutschen Geriatrischen Gesellschaften zählen 1000 aktive Mitglieder, mehrere Bundesländer haben Geriatriepläne entwickelt und landesweit geriatrische Strukturen geschaffen. Für Fachärzte der Gebiete Allgemeinmedizin, Innere Medizin, Neurologie, Psychiatrie und Physikalische und Rehabilitative Medizin besteht die Möglichkeit einer Zusatzqualifikation „Klinische Geriatrie". Die Allgemeinmediziner haben die Geriatrie zum Pflichtfach in der Weiterbildung zum Facharzt erhoben.

Die zunehmende Zahl wissenschaftlicher Publikationen zeigt, daß auch im Wissenschaftsbereich Alterskrankheiten zunehmend an Bedeutung gewinnen. Das Fachgebiet Geriatrie gewinnt innerhalb der anderen medizinischen Fachdisziplinen mehr und mehr an Stellenwert und ist teilweise auch universitär verankert. Seine Bedeutung entspricht jedoch bei weitem noch nicht den tatsächlichen demographischen Gegebenheiten und zukünftigen medizinischen Herausforderungen.

Die Geriatrie ist ein klassisches Querschnittsfach. Um die Forschung voranzutreiben, bedarf es einerseits einer hohen Spezialisierung in diesem Gebiet und einer universitären Verankerung. Anderseits gilt es auch hier die ganzheitliche Betrachtungsweise des Menschen als typisches Charakteristikum der Geriatrie in der Wissenschaft zu etablieren und ein Netzwerk zwischen verschiedenen Fachdisziplinen herzustellen mit der Geriatrie als Nukleus.

Viele Allgemeinmediziner und Internisten, Neurologen, Psychiater, aber auch Fachärzte für Physikalische und Rehabilitative Medizin sehen sich in ihrer täglichen Arbeit mit medizinischen Problemen alter Menschen konfrontiert. Auch in Zukunft wird ein Großteil der älteren Menschen von diesen Fachärzten behandelt werden und nicht von Geriatern. Die Behandlung älterer Menschen impliziert noch nicht alleine eine geriatrische Vorgehensweise. Hier gilt es mit speziellen Fort- und Weiterbildungsprogrammen die einzelnen Fachdisziplinen mit einer geriatrischen Sichtweise vertraut zu machen und zu durchdringen.

Die Fortschritte der Medizin haben zu einer Verlängerung der Lebenserwartung geführt. Die Vergrößerung der Lebensspanne führt jedoch zum gehäuften Auftreten altersassoziierter oder altersabhängiger Erkrankungen wie beispielsweise der degenerativen Gelenkerkrankungen, der Arteriosklerose und des Morbus Alzheimer, um nur drei wichtige Krankheitsgebiete herauszugreifen. Die zukünftigen Belastungen unseres Gesundheitswesens und die ökonomischen Herausforderungen sind enorm. Die Geriatrie muß ihre Aufgabe daher nicht allein darin sehen, eine erfolgreiche Therapie von Akutkrankheiten zu etablieren oder eine Rehabilitation mit dem Ziel größtmöglicher Selbständigkeit durchzuführen, sondern auch verstärkt Gewicht in die Prävention zu legen, damit die Verlängerung der Lebensspanne auch als behinderungsfreie Zeit erlebt werden kann. Sie muß in Zusammenarbeit mit anderen Fachdiziplinen beispielsweise was die Betreuung von Bewohnern in Alten- und Pflegheimen betrifft, wie zukünftige Wohnformen aussehen können oder wie die Belastung pflegender Angehöriger vermindert werden kann. Sie muß sich den ethischen Herausforderungen, die sich gerade im Umgang mit dementen Menschen, aber auch bei Fragen von lebensverlängernden Maßnahmen und der Sterbehilfe ergeben, stellen. Die Möglichkeiten der Gentechnologie in Diagnostik und Therapie wird in Zukunft noch eine Vielzahl neuer Fragen aufwerfen.

Die Herausgeber und Verfasser des vorliegenden Buches haben sich ein hohes Ziel gesteckt. Sie wollen beim Medizinstudenten Interesse wecken und Anregung geben, sich mit dem Gebiet der Geriatrie auseinanderzusetzen. Der in der Praxis tätige Kollege soll eine klar gegliederte, anwendungsorientierte Anleitung zur Diagnostik und Therapie seiner älteren Patienten vorfinden. Der wissenschaftlich tätige Geriater soll mit den ‚State of the Art' Kapiteln eine Übersicht zu den aktuellen Forschungsergebnissen auf dem jeweiligen Gebiet erhalten. Gerade die Darstellung, was auf den jeweiligen Gebieten bisher noch nicht wissenschaftlich geklärt ist, kann Anregung für zukünftige Forschung sein.

Die Buchkapitel wurden von ausgewiesenen Fachleuten ihres Gebietes verfaßt. Der aktuelle Wissensstand in der Literatur zum betreffenden Thema wurde verarbeitet, mit Fokussierung auf den älteren und alten Menschen. Dies bedeutete in vielen Fällen eine andere Schwerpunktsetzung bei der Darstellung von Krankheitsbildern, verglichen mit klassischen Lehrbüchern der jeweiligen Fachdisziplinen. Zur Qualitätssicherung wurden die einzelnen Buchkapitel einem internen Reviewverfahren unterzogen. In Zweifelsfällen wurde zusätzlich ein externer Gutachter mit einer Beurteilung beauftragt. Hier gebührt den Mitherausgebern mein besonderer Dank. Neben der Abfassung eigener Buchkapitel hatten sie diese umfangreiche Arbeit zu leisten. In einem so umfangreichen Werk lassen sich Redundanzen in den einzelnen Kapitel nicht immer ganz vermeiden. Teilweise sind sie auch bewußt gewollt, um verschiedene Problembereiche aus unterschiedlicher Sichtweise zu beleuchten. Wir laden Sie als Leser ganz herzlich ein, mit uns in Dialog zu treten und an uns zu schreiben, falls Sie Anmerkungen oder Ratschläge haben oder Aspekte von Ihnen vermißt werden.

Das Buch weist formal eine Gliederung auf, in der im ersten Teil geriatrische und gerontologische Grundlagen behandelt werden über das normale Altern, die demographische Entwicklung bis hin zu Erkenntnissen von Längsschnittuntersuchungen zum Alternprozeß. In einem zweiten Teil werden die geriatrischen Versorgungsstrukturen in Deutschland erläutert. Es folgt als Themenschwerpunkt die Darstellung der typisch geriatrischen Vorgehensweise in Diagnostik und Therapie, dem geriatrischen Assessment und ihrer Umsetzung im therapeutischen Team. Anschließend werden die Pharmakotherapie und die geriatrischen Syndrome und Problemfelder abgehandelt. Bei der Darstellung wichtiger Krankheiten im Alter werden die altersspezifischen Besonderheiten in Diagnostik und Therapie besonders hervorgehoben. Es folgen ethische und rechtliche Grundlagen. Um den Gedanken der Prävention stärker zu betonen, wird der Patienten- und Angehörigenberatung viel Platz eingeräumt. In Zeiten rationierter finanzieller Ressourcen ist es wichtig, sich mit evidenzbasierter Medizin und qualitätssichernden Maßnahmen auseinanderzusetzen. Diese Prinzipien werden im Kapitel Grundlagen rationaler Diagnostik und Therapie abgehandelt. Abgerundet wird das Buch mit einer vergleichenden Darstellung zur Situation der Geriatrie in den drei deutschsprachigen Ländern Österreich, Schweiz und Deutschland.

Daß das Buch von der Planung bis zur endgültigen Erstellung nur drei Jahre benötigt hat, ist auch dem Engagement der einzelnen Autoren der Fachkapitel zu verdanken, die das Buch durch ihre wissenschaftlichen und doch handlungsorientierten Beiträge erst zu dem qualitativ hochstehenden Werk gemacht haben, das wir erhofft hatten. Bei einem so umfangreichen Werk kann sicherlich nicht allen namentlich gedankt werden. Eine besondere Würdigung gilt jedoch meiner Sekretärin Frau Karin Schwieger, die einen Großteil der Kommunikation mit den Autoren übernehmen mußte, nahezu die gesamte Korrespondenz erledigt hat und trotz Termindruck immer den Überblick über eingegangene, revidierte und zum Verlag geschickte Kapitel behalten hat. Nicht zuletzt ist den Mitarbeitern im Springer-Verlag namentlich Herrn A. Treiber und Frau I. Oppelt zu danken, die es in hervorragender Weise verstanden haben, das Buch auch optisch gelungen zu gestalten.

Ich hoffe, daß die Leserschaft nicht nur unser aller Bemühen erkennt, sondern auch das Buch mit Nutzen liest und die Inhalte entsprechend praktisch umsetzen kann.

Ulm, im Mai 2000   Prof. Dr. Thorsten Nikolaus

Mitherausgeber

Dr. med. C. Becker
Ltd. Oberarzt
Bethesda Geriatrische Klinik
Ulm

Prof. Dr. med. P. Oster
Chefarzt
Geriatrisches Zentrum Bethanien
Heidelberg

Priv.-Doz. Dr. med. L. Pientka
Chefarzt
Augusta-Kranken-Anstalt
Bochum

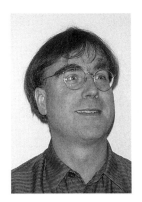 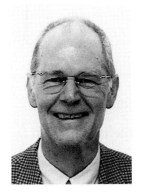 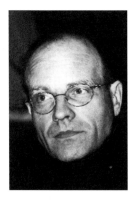

Prof. Dr. med. G. Schlierf
Chefarzt bis 31.10.1999
Geriatrisches Zentrum Bethanien
Heidelberg

Dr. med. W. von Renteln-Kruse
Chefarzt
Geriatrische Klinik
Bergisch Gladbach

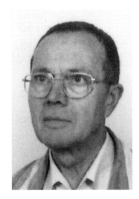 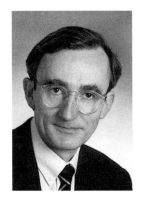

Inhaltsübersicht

I	Prinzipien der Gerontologie und Geriatrie	1
II	Strukturen geriatrischer Versorgung	101
III	Geriatrisches Assessment	159
IV	Pharmakotherapie	205
V	Geriatrische Problemfelder und Syndrome	235
VI	Wichtige Krankheiten	425
VII	Ethik	761
VIII	Recht	789
IX	Patienten- und Angehörigenberatung	813
X	Grundlagen rationaler Diagnostik und Therapie	855
XI	Aus- und Weiterbildung	865
	Anhang	879
	Sachverzeichnis	887

Inhaltsverzeichnis

I	**Prinzipien der Gerontologie und Geriatrie**	1
1	Gerontologische Aspekte des demographischen Wandels J.-C. Jüchtern, H. Brandenburg	3
2	Physiologisches Altern, Morbidität und Mortalität T. Nikolaus	10
3	Ökonomie: Strukturänderungen zur flächendeckenden Finanzierung der akut-geriatrischen Versorgung H.-H. Rüschmann	17
4	Soziale Pflegeversicherung aus geriatrischer Perspektive K. Leistner	27
5	Prävention von Behinderung im Alter A. E. Stuck	39
6	Impfungen im Alter M. Baethe	46
7	Epidemiologie älterer Menschen L. Pientka	53
8	Erkenntnisse gerontologischer Grundlagenforschung für Präventions- und Rehabilitationsmaßnahmen U. Lehr	73
9	Gegen Vorurteile und Klischees P. B. Baltes	80
10	Zur Lebenssituation der „ältesten Alten" P. Martin, C. Rott	88
11	Gesundheitsbezogene Lebensqualität T. Kohlmann	93
II	**Strukturen geriatrischer Versorgung**	101
12	Geriatrische Klinik/Krankenhausabteilung W. von Renteln-Kruse	103
13	Ambulante geriatrische Rehabilitation H. Sandholzer	110
14	Geriatrisch orientierte Allgemeinpraxis H. Sandholzer	117
15	Gerontopsychiatrische Versorgung in Klinik und Tagesklinik H. Wormstall	125

16	Memory-Clinic H. G. Nehen	131
17	Ambulante Pflegedienste S. Görres, K. Luckey	139
18	Geriatrie in Alten- und Pflegeheimen C. Becker, B. Lindemann	144
19	Betreutes oder „Service"-Wohnen H. P. Tews	151
20	Die Hospizbewegung I. Ebert	156

III	**Geriatrisches Assessment**	159
21	Grundlagen T. Nikolaus	161
22	Das geriatrische Team P. Oster	189
23	Assessmentnetzwerk H. W. Heiss	196

IV	**Pharmakotherapie**	205
24	Grundlagen der Pharmakokinetik und pharmakokinetische Besonderheiten im Alter K. Mörike, M. Schwab	207
25	Medikamentencompliance W. von Renteln-Kruse	218
26	Gerontopsychopharmakologie W. Meins	229

V	**Geriatrische Problemfelder und Syndrome**	235
27	Harninkontinenz A. Welz-Barth, I. Füsgen	237
28	Stuhlinkontinenz A. Roempp	248
29	Obstipation A. Roempp	253
30	Gangstörungen und Stürze C. Becker, U. Lindemann, S. Scheible	259
31	Komplikationen langer Immobilisation bei Älteren W. O. Seiler, H. B. Stähelin	273
32	Dekubitalulzera bei Älteren W. O. Seiler, H. B. Stähelin	283
33	Das „Failure-to-thrive-Syndrom" H. Werner	295
34	Demenz C. Hock	303

35	Versorgungsstrukturen Demenzkranker J. BRUDER	317
36	Akute Verwirrtheitszustände W. HEWER	328
37	Malnutrition D. VOLKERT	338
38	Perkutane endoskopische Gastrostomie/PEG in der Geriatrie D. MÜLLER, N. SOMMER	351
39	Exsikkose und Elektrolytentgleisungen A. MERTZ, F. KELLER	360
40	Schwindel und Synkopen E. LANG	365
41	Chronischer Schmerz T. NIKOLAUS, M. SCHULER	376
42	Schlaf und Schlafstörungen im Alter H. FROHNHOFEN, B. HÖLTMANN	384
43	Hör-, Stimm- und Sprechstörungen im Alter S. BROSCH	395
44	Vergrößernde Sehhilfen bei Älteren A. BLANKENAGEL, K. ROHRSCHNEIDER	402
45	Iatrogene Störungen W. VON RENTELN-KRUSE	410
46	Anästhesierisiko und Operabilität W. SEGIET	418
VI	**Wichtige Krankheiten**	**425**
47	Arteriosklerose und Geriatrie G. SCHLIERF, P. OSTER	427
48	Augenerkrankungen F. SCHÜTT, F. G. HOLZ, A. BLANKENAGEL	433
49	Depressive Erkrankungen im Alter I. HEUSER	441
50	Diabetes mellitus J. BRÜCKEL	450
51	Endokrinologie des Alters J. BRÜCKEL	458
52	Epilepsiesyndrome im höheren Lebensalter H. BAIER	463
53	Gastroenterologische Erkrankungen A. ROEMPP	468
54	Degenerative Gelenkerkrankungen P. SCHRÄDER, W. PUHL	482
55	Hauterkrankungen L. D. KÖHLER, H.-J. VOGT	493

56	Koronare Herzkrankheit W. Vogel	503
57	Herzrhythmusstörungen W. Schoels, J. Michaelsen	511
58	Herzinsuffizienz, Kardiomyopathien, Herzklappenfehler V. Hombach	517
59	Hals-Nasen-Ohren-Krankheiten W. Pirsig	524
60	Arterielle Hypertonie M. Anlauf, H. Ackermann	533
61	Nosokomiale Infektionen im Alter M. Schrappe	547
62	Venenerkrankungen H. W. Heiss	556
63	Lunge und Atemwege B. Höltmann, H. Frohnhofen	561
64	Nierenkrankheiten M. Schömig, E. Ritz	578
65	Normaldruckhydrozephalus und chronisches subdurales Hämatom V. Braun, R. König, H.-P. Richter	582
66	Geriatrische Onkologie G. Kolb	589
67	Gynäkologische Tumoren V. Möbus, T. Volm	598
68	Osteoporose und Knochenstoffwechsel L. Pientka	607
69	Morbus Parkinson und Parkinson-Syndrom J. Schwarz	620
70	Rheumatologie H. G. Nehen	632
71	Sucht S. Weyerer	640
72	Suizidalität im Alter A. Schmidtke, B. Weinacker, S. Schaller	647
73	Schilddrüsenerkrankungen F. Raue	654
74	Schizophrenien und wahnhafte Störungen R. A. Fehrenbach, M. Spitzer	660
75	Urologische Krankheiten K. Höfner	666
76	Periphere arterielle Verschlußkrankheit H. W. Heiss	685
77	Unfälle und Frakturen im Alter C. Becker, F. Gebhard, A. Beck	692

78	Zahnmedizinische Aspekte in der klinischen Geriatrie I. Nitschke	703
79	Akutbehandlung des Hirninfarkts unter Berücksichtigung von Alter und Begleiterkrankungen W. Lang, H. Binder	716
80	Rehabilitation und Langzeitbehandlung von Patienten nach Schlaganfall M. Runge	729

VII	**Ethik**	761
81	Kardiopulmonale Reanimation bei geriatrischen Patienten J. Schimpf	763
82	Wille und Willensfähigkeit R.-M. Schütz, A. Helle-Feldmann	768
83	Grenzen therapeutischer und rehabilitativer Maßnahmen F. J. Illhardt	772
84	Palliative Maßnahmen bei terminalen kranken Menschen F. J. Illhardt	776
85	Begleitung sterbender Patienten im Geriatrischen Krankenhaus W. Bolay	781

VIII	**Recht**	789
86	Betreuungsrecht T. Klie	791
87	Gesetzliche Krankenversicherung M. Bach	800
88	Vorsorgende Verfügungen: Patientenverfügung, Vollmacht, Betreuungsverfügung K. Stolz	805

IX	**Patienten- und Angehörigenberatung**	813
89	Körperliche Bewegung und Training im Alter K. Hauer	815
90	Gesunde vollwertige Ernährung D. Volkert	824
91	Ehe, Partnerschaft und Sexualität G. Maier	831
92	Soziale Unterstützung V. Garms-Homolová	835
93	Ärztliche Fahreignungsberatung älterer Menschen – Eine Handanweisung U. Buchholtz	841
94	Gewalt gegen alte Menschen R. D. Hirsch	848

X	**Grundlagen rationaler Diagnostik und Therapie**	855
95	Evidenzbasierte Medizin in der Geriatrie L. Pientka	857
96	Qualitätssicherung R. Jaeckel	861

XI	**Aus- und Weiterbildung**	865
97	Aus-, Fort- und Weiterbildung in der Geriatrie in Deutschland H. Werner	867
98	Geriatrische Aus- und Weiterbildung in Österreich F. Böhmer	871
99	Geriatrische Aus- und Weiterbildung – die Situation in der Schweiz D. Grob	875

	Anhang	879
100	Laborbefunde im Alter A. Lapin	881

Sachverzeichnis 887

Autorenverzeichnis

ACKERMANN, HELMUT, Dr. med.
Medizinische Klinik II des
Zentralkrankenhauses Reinkenheide
Postbrookstr. 103
27574 Bremerhaven

ANLAUF, MANFRED, Prof. Dr. med.
Medizinische Klinik II des
Zentralkrankenhauses Reinkenheide
Postbrookstr. 103
27574 Bremerhaven

BACH, MATTHIAS, Dr. med.
Geriatrische Klinik des
St. Elisabeth-Krankenhauses
Katharina-Kaspar-Kliniken
Ginnheimer-Str. 3
60487 Frankfurt

BAETHE, MAREN, Dr. med.
Bethesda Geriatrische Klinik
Geriatrisches Zentrum Ulm/Alb-Donau
Zollernring 26
89073 Ulm

BAIER, HARTMUT, Dr. med.
Neurologische Klinik
der Universität Ulm
Bereich RKU
Oberer Eselsberg 45
89081 Ulm

BALTES, PAUL B., Prof. Dr. Dr. h.c.
Max-Planck-Institut
für Bildungsforschung
Lentzeallee 94
14195 Berlin

BECK, ALEXANDER, Dr. med.
Universitätsklinikum Ulm
Abteilung Unfallchirurgie
Steinhövelstr. 9
89075 Ulm

BECKER, CLEMENS, Dr. med.
Bethesda Geriatrische Klinik
Geriatrisches Zentrum Ulm/Alb-Donau
Zollernring 26
89073 Ulm

BINDER, HEINRICH,
Universitätsprofessor Dr. med.
Neurologisches Krankenhaus
Maria Theresien-Schlössel
Hofzeile 18-20
1190 Wien/Österreich

BLANKENAGEL, ANITA, Prof. Dr. med.
Universitäts-Augenklinik Heidelberg
Im Neuenheimer Feld 400
69120 Heidelberg

BÖHMER, FRANZ, Primarius Dr. med.
Sozialmedizinisches Zentrum
Sophienspital der Stadt Wien
Apollogasse 19
1070 Wien/Österreich

BOLAY, WINFRIED
Geriatrisches Zentrum Bethanien am
Klinikum der Universität Heidelberg
Rohrbacherstr. 149
69126 Heidelberg

BRANDENBURG, HERMANN, Prof. Dr. phil.
Hochschule für Sozialwesen,
Religionspädagogik und Pflege
Karlsstr. 63
79104 Freiburg

BRAUN, VEIT, Priv.-Doz. Dr. med.
Neurochirurgische Klinik der
Universität Ulm am BKH Günzburg
Ludwig-Heilmeyer Str. 2
89312 Günzburg

BROSCH, SIBYLLE, Dr. med.
Universitätsklinikum Ulm
Abteilung Hals-Nasen-Ohren-Heilkunde
Sektion für Phoniatrie und Pädaudiologie
Schillerstr. 15
89077 Ulm

BRÜCKEL, JOACHIM, Dr. med.
Medizinische Universitätsklinik und
Poliklinik
Abteilung Innere Medizin I
Robert-Koch-Str. 8
89081 Ulm

BRUDER, JENS, Dr. med.
Unternehmensbereich Medizinische
Versorgung
pflegen & wohnen
Averhoffstr. 7
22085 Hamburg

BUCHHOLTZ, UWE, Dr. med.
Privatklinik Dr. Dohrn GmbH & Co. KG
Driessenstr. 10
83705 Bad Wiessee

EBERT, IRMGARD
Eberhardtstr. 66
89073 Ulm

FEHRENBACH, ROSE A., Dr. med.
Zentrum für Psychiatrie
Bad Schussenried
Klosterhof 1
88427 Bad Schussenried

FROHNHOFEN, HELMUT, Dr. med.
Geriatrische Klinik
Prosper-Hospital Recklinghausen
Mühlenstr. 27
45659 Recklinghausen

FÜSGEN, INGO, Prof. Dr. med.
3. Medizinische Klinik der Kliniken
St. Antonius
Tönisheiderstr. 24
42553 Velbert

GARMS-HOMOLOVÁ, VJENKA,
Prof. Dr. phil.
Institut für Gesundheitsanalysen und
Soziales Konzept e.V.
Spessarstr. 12/IV
14197 Berlin

GEBHARD, FLORIAN,
Priv.-Doz. Dr. med.
Universitätsklinikum Ulm
Abteilung Unfallchirurgie
Steinhövelstrtr. 9
89075 Ulm

GÖRRES, STEFAN, Prof. Dr. phil.
Universität Bremen, Studiengang
„Pflegewissenschaft"
Enrique-Schmidt-Str., GW2
28359 Bremen

GROB, DANIEL, Dr. med., MHA
Klinik für Geriatrie und Rehabilitation
Stadtspital Waid
Tièchestr. 99
8037 Zürich / Schweiz

HAUER, KLAUS, Dr. phil.
Geriatrisches Zentrum Bethanien am
Klinikum der Universität Heidelberg
Rohrbacherstr. 149
69126 Heidelberg

HEISS, HERMANN WOLFGANG,
Prof. Dr. med.
Universitätsklinikum Freiburg
Zentrum für Geriatrie und Gerontologie
Lehener Str. 88
79106 Freiburg

HELLE-FELDMANN, ANNE
Medizinische Universitätsklinik
zu Lübeck
Ratzeburger Allee 160
23538 Lübeck

HEUSER, ISABELLA,
Prof. Dr. med., Dipl.-Psych.
Zentralinstitut für Seelische Gesundheit
J 5, 68159 Mannheim

HEWER, WALTER, Dr. med.
Zentralinstitut für Seelische Gesundheit
J 5, 68159 Mannheim

HIRSCH, ROLF DIETER,
Prof. Dr. phil., Dr. med.
Rheinische Kliniken Bonn
Abteilung Psychiatrie/
Gerontopsychiatrie
Kaiser-Karl-Ring 20
53111 Bonn

HOCK, CHRISTOPH, Priv.-Doz. Dr. med.
Abteilung für Psychiatrische Forschung
Universität Zürich
Lenggstr. 31
8029 Zürich/Schweiz

HÖFNER, KLAUS, Prof. Dr. med.
Urologische Klinik
Medizinische Hochschule Hannover
Carl-Neuberg-Str. 1
30625 Hannover

HÖLTMANN, BERNHARD, Prof. Dr. med.
Kreiskrankenhaus St. Elisabeth
Von-Werth-Str. 5
41515 Grevenbroich

HOLZ, FRANK G., Priv.-Doz. Dr. med.
Universitäts-Augenklinik Heidelberg
Im Neuenheimer Feld 400
69120 Heidelberg

HOMBACH, VINZENZ, Prof. Dr. med.
Medizinische Universitätsklinik
und Poliklinik
Abteilung Innere Medizin II
Robert-Koch-Str. 8
89081 Ulm

ILLHARDT, FRANZ JOSEF,
Priv.-Doz. Dr. theol.
Universitätsklinikum Freiburg
Zentrum für Ethik und Recht
in der Medizin
Elsässer Str. 2 m/Haus 1 a
79110 Freiburg

JAECKEL, ROGER,
Dipl.-Verwaltungswissenschaftler
Ersatzkassenverbände (VdAK/AEV)
Landesvertretung Baden-Württemberg
Christophstr. 7
70178 Stuttgart

JÜCHTERN, JAN-CARSTEN
Dipl.-Inform. Med., Dipl.-Gerontol.
Deutsches Zentrum
für Alternsforschung (DZFA)
Bergheimer Str. 20
69115 Heidelberg

KELLER, FRIEDER, Prof. Dr. med.
Medizinische Universitätsklinik
und Poliklinik
Abteilung Nephrologie und
Mineralhaushalt
Robert-Koch-Str. 8
89081 Ulm

KLIE, THOMAS, Prof. Dr. jur.
Schlossgasse 20
79112 Freiburg

KÖHLER, LARS D., Dr. med.
Bernauer Str. 22
83209 Prien am Chiemsee

KOHLMANN, THOMAS, Dr. phil.
Medizinische Universität Lübeck
Institut für Sozialmedizin
Beckergrube 43–47
23552 Lübeck

KOLB, GERALD,
Prof. Dr. med., Dr. rer. physiol.
Medizinische Klinik,
Fachbereich Geriatrie
St. Bonifatius-Hospital
Wilhelmstr. 13
49808 Lingen

KÖNIG, RALPH
Neurochirurgische Klinik der
Universität Ulm am BKH Günzburg
Ludwig-Heilmeyer-Str. 2
89312 Günzburg

LANG, ERICH, Prof. Dr. med.
Waldkrankenhaus St. Marien
Rathsberger Str. 57
91054 Erlangen

LANG, WILFRIED, Univ.-Prof. Dr. med.
Universitätsklinik für Neurologie
Waerringer Gürtel 18–20
1090 Wien/Österreich

LAPIN, ALEXANDER, Priv.-Doz. Dr. med.
Sozialmedizinisches Zentrum
Sophienspital der Stadt Wien
Apollogasse 19
1070 Wien/Österreich

LEHR, URSULA, Prof. Dr. Dr. h. c.
Deutsches Zentrum für
Alternsforschung
Ruprecht-Karls-Universität Heidelberg
Bergheimer Str. 20
69115 Heidelberg

LEISTNER, KLAUS, Priv.-Doz. Dr. med.
Medizinischer Dienst der Spitzenverbände der Krankenkassen e.V.
Lützowstr. 53
45141 Essen

LINDEMANN, BEATE, Dr. med.
Bethesda Geriatrische Klinik
Geriatrisches Zentrum Ulm/Alb-Donau
Zollernring 26
89073 Ulm

LINDEMANN, ULRICH
Bethesda Geriatrische Klinik
Geriatrisches Zentrum Ulm/Alb-Donau
Zollernring 26
89073 Ulm

LUCKEY, KARIN, Dr. med.
Universität Bremen
Studiengang „Pflegewissenschaften"
Enrique-Schmidt-Str., GW2
28359 Bremen

MAIER, GABRIELE,
Dr. phil., Dipl.-Päd., Dipl.-Gerontol.
Institut für Gerontologie
Ruprecht-Karls-Universität Heidelberg
Bergheimer Str. 20
69115 Heidelberg

MARTIN, PETER, Prof. Dr. phil.
Deutsches Zentrum für
Alternsforschung
Ruprecht-Karls-Universität Heidelberg
Abteilung für Entwicklungsforschung
Bergheimer Str. 20
69115 Heidelberg

MEINS, WOLFGANG, Priv.-Doz. Dr. med.
Zentrum für Geriatrie
Albertinen-Haus
Sellhopsweg 18–22
22459 Hamburg

MERTZ, ANDREAS, Dr. med.
Zentralklinikum Augsburg
Sektion Nephrologie
Stenglinstr. 2
86156 Augsburg

MICHAELSEN, JOCHEN, Dr. med.
Medizinische Universitätsklinik
Heidelberg
Abteilung Innere Medizin III
Bergheimer Str. 58
69115 Heidelberg

MÖBUS, VOLKER, Prof. Dr. med.
Universitätsklinikum Ulm
Abteilung Frauenheilkunde
Prittwitzstr. 43
89075 Ulm

MÖRIKE, KLAUS, Dr. med.
Pharmakologisches Institut
Abteilung Klinische Pharmakologie
Eberhard-Karls-Universität Tübingen
Wilhelmsstr. 56
72074 Tübingen

MÜLLER, DIETER, Dr. med.
Sanatorium Max-Uibeleisen
Privatklinik für Innere Krankheiten
und Gastroenterologie
Prinz-Reputen-Str. 15
97688 Bad Kissingen

NEHEN, HANS GEORG, Prof. Dr. med.
Geriatrie-Zentrum Haus Berge
Elisabeth-Krankenhaus Essen
Germaniastr. 3
45356 Essen

NIKOLAUS, THORSTEN, Prof. Dr. med.
Bethesda Geriatrische Klinik
Geriatrisches Zentrum Ulm/Alb-Donau
Universität Ulm
Zollernring 26
89073 Ulm

NITSCHKE, INA, Dr. med. dent.
Poliklinik für Zahnärzliche Prothetik
und Werkstoffkunde
Zentrum für Zahn-, Mund-
und Kieferheilkunde
Universität Leipzig
Nürnberger Str. 57
04103 Leipzig

OSTER, PETER, Prof. Dr. med.
Geriatrisches Zentrum Bethanien am
Klinikum der Universität Heidelberg
Rohrbacherstr. 149
69126 Heidelberg

PIENTKA, LUDGER, Priv.-Doz. Dr. med.,
M.P.H., Dipl.-Soz.wiss.
Augusta-Kranken-Anstalt
Medizinisch-Geriatrische Klinik
Dr.-C.-Otto-Str. 27
44879 Bochum

PIRSIG, WOLFGANG, Prof. Dr. med.
Universitätsklinikum Ulm
Abteilung Hals-Nasen-Ohren-
Heilkunde
Prittwitzstr. 43
89075 Ulm

PUHL, WOLFHART, Prof. Dr. med.
Orthopädische Klinik
mit Querschnittgelähmtenzentrum
der Universität Ulm (RKU)
Oberer Eselsberg 45
89081 Ulm

RAUE, FRIEDHELM, Prof. Dr. med.
Endokrinologische Gemeinschaftspraxis
Brückenstr. 21
69120 Heidelberg

RICHTER, HANS-PETER, Prof. Dr. med.
Neurochirurgische Klinik der
Universität Ulm am BKH Günzburg
Ludwig-Heilmeyer-Str. 2
89312 Günzburg

RITZ, EBERHARD, Prof. Dr. Dr. h. c. mult.
Ludolf-Krehl-Klinik
Bergheimer Str. 58
69115 Heidelberg

ROEMPP, ACHIM, Dr. med.
Medizinische Universitätsklinik
und Poliklinik
Abteilung Innere Medizin I
Robert-Koch-Str. 8
89081 Ulm

ROHRSCHNEIDER, KLAUS,
Priv.-Doz. Dr. med.
Universitäts-Augenklinik
Im Neuenheimer Feld 400
69120 Heidelberg

ROTT, CHRISTOPH, Dr. phil.
Deutsches Zentrum für Alternsforschung
Ruprecht-Karls-Universität Heidelberg
Abteilung für Entwicklungsforschung
Bergheimer Str. 20
69115 Heidelberg

RUNGE, MARTIN, Dr. med.
Leitung Medizinischer Bereich
Aerpah-Klinik Esslingen-Kennenburg
Kennenburger Str. 63
73732 Esslingen

RÜSCHMANN, HANS-HEINRICH,
Prof. Dr. rer. pol.
Gesellschaft für Systemberatung
im Gesundheitswesen GSbG
Lindenallee 21
25105 Kiel

SANDHOLZER, HAGEN, Dr. med.
Liebigstr. 27
04103 Leipzig

SCHALLER, SYLVIA, Dr. phil.
Otto-Selz-Institut für Psychologie
und Erziehungswissenschaft
der Universität Mannheim
Schloß
68131 Mannheim

SCHEIBLE, STEFAN
Bethesda Geriatrische Klinik
Geriatrisches Zentrum Ulm/Alb-Donau
Zollernring 26
89073 Ulm

SCHIMPF, JÖRG, Dr. med.
Institut für Anästhesiologie
und Notfallmedizin
Westpfalz-Klinikum GmbH
Kaiserslautern
Hellmut-Hartert-Str. 1
67653 Kaiserslautern

SCHLIERF, GÜNTER, Prof. Dr. med.
Geriatrisches Zentrum Bethanien am
Klinikum der Universität Heidelberg
Rohrbacherstr. 149
69126 Heidelberg

SCHMIDTKE, ARMIN,
Prof. Dr. phil., Dr. med. habil.
Klinik und Poliklinik für Psychiatrie
und Psychotherapie
der Universität Würzburg
Füchsleinstr. 15
97080 Würzburg

SCHOELS, WOLFGANG, Priv.-Doz. Dr. med.
Medizinische Universitätsklinik
Heidelberg
Abteilung Innere Medizin III
Bergheimer Str. 58
69115 Heidelberg

SCHÖMIG, MICHAEL, Dr. med.
Klinikum der Universität Heidelberg
Sektion Nephrologie
Bergheimer Str. 56a
69115 Heidelberg

SCHRÄDER, PETER, Dr. med.
Orthopädische Klinik
mit Querschnittgelähmtenzentrum
der Universität Ulm (RKU)
Oberer Eselsberg 45
89081 Ulm

SCHRAPPE, MATTHIAS, Prof. Dr. med.
Medizinische Einrichtung
der Universität Köln
Joseph-Stelzmann-Str. 9
50924 Köln

SCHULER, MATTHIAS, Dr. med.
Geriatrisches Zentrum Bethanien am
Klinikum der Universität Heidelberg
Rohrbacherstr. 149
69126 Heidelberg

SCHÜTT, FLORIAN, Dr. med.
Universitäts-Augenklinik Heidelberg
Im Neuenheimer Feld 400
69120 Heidelberg

SCHÜTZ, RUDOLF-M., Univ.-Prof. Dr. med.
Medizinische Universität zu Lübeck
Ratzeburger Allee 160
23538 Lübeck

SCHWAB, MATTHIAS, Dr. med.
Dr. Margarete Fischer-Bosch-Institut
für Klinische Pharmakologie
Auerbachstr. 112
70341 Stuttgart

SCHWARZ, JOHANNES, Priv.-Doz. Dr. med.
Neurologische Klinik
der Universität Ulm
Bereich RKU
Oberer Eselsberg 45
89081 Ulm

SEGIET, WOLFGANG, Priv.-Doz. Dr. med.
Abteilung für Anästhesie und operative
Intensivmedizin
Theresienkrankenhaus und
St.Hedwig-Klinik GmbH
Bassermannstr. 1
68165 Mannheim

SEILER, WALTER O., Prof. Dr. med.
Geriatrische Universitätsklinik
Kantonsspital Basel
Hebelstr. 32
4031 Basel/Schweiz

SOMMER, NORBERT, Dr. med.
Bethesda Geriatrische Klinik
Geriatrisches Zentrum Ulm/Alb-Donau
Zollernring 26
89073 Ulm

SPITZER, MANFRED,
Prof. Dr. med. Dr. phil
Universitätsklinikum Ulm
Abteilung Psychiatrie III
Leimgrubenweg 12–14
89075 Ulm

Stähelin, Hannes B., Prof. Dr. med.
Geriatrische Universitätsklinik
Kantonsspital Basel
Hebelstr. 32
4031 Basel/Schweiz

Stolz, Konrad, Prof.
Fachhochschule Esslingen
Hochschule für Sozialwesen
Flandernstr. 101
73732 Esslingen

Stuck, Andreas E., Priv.-Doz. Dr. med.
Zentrum Geriatrie-Rehabilitation
Zieglerspital
Morillonstr. 75
3001 Bern, Schweiz

Tews, Hans Peter, Dr. oec. publ.
Werderstr. 45
69120 Heidelberg

Vogel, Werner, Prof. Dr. med.
Evangelisches Krankenhaus
Gesundbrunnen
Zentrum für Geriatrie
Am Krähenberg 1
34369 Hofgeismar

Vogt, Hermann-J.,
Prof. Dr. med. em.
Klinik und Poliklinik für Dermatologie
und Allergologie
am Biederstein der TU München
Biedersteinerstr. 29
80802 München

Volkert, Dorothee, Dr. rer. nat.
Institut für Ernährungswissenschaft
der Rheinischen Friedrich-Wilhelms-
Universität
Endenicher Allee 11 – 13
53115 Bonn

Volm, Tanja, Dr. med.
Universitätsklinikum Ulm
Abteilung Frauenheilkunde
Prittwitzstr. 43
89075 Ulm

von Renteln-Kruse, Wolfgang,
Dr. med.
Reha-Zentrum Reuterstraße
Geriatrische Klinik
Reuterstr. 10
51467 Bergisch Gladbach

Weinacker, Bettina, Dr., Dipl.-Psych.
Klinik und Poliklinik für Psychiatrie
und Psychotherapie
der Universität Würzburg
Füchsleinstr. 15
97080 Würzburg

Welz-Barth, Annette, Dr. med.
3. Medizinische Klinik der Kliniken
St. Antonius
Tönisheiderstr. 24
42553 Velbert

Werner, Hansjörg, Dr. med.
Evangelisches Krankenhaus
Elisabethenstift GmbH
Klinik für Geriatrie
Landgraf-Georg-Str. 100
64287 Darmstadt

Weyerer, Siegfried,
Priv.-Doz. Dr. med.
Arbeitsgruppe Psychogeriatrie
Zentralinstitut für Seelische
Gesundheit
J 5, 68159 Mannheim

Wormstall, Henning, Dr. med.
Geriatrisches Zentrum am
Universitätsklinikum Tübingen
Universitätsklinik für Psychiatrie
und Psychotherapie
Osianderstr. 24
72076 Tübingen

I
Prinzipien der Gerontologie und Geriatrie

Gerontologische Aspekte des demographischen Wandels

J.-C. Jüchtern, H. Brandenburg

1.1	Allgemeine Bevölkerungsentwicklung	3
1.2	Alternde Gesellschaft	4
1.2.1	Lebenserwartung	4
1.2.2	Altersaufbau	5
1.2.3	Die Hochaltrigen	5
1.2.4	Weitere Aspekte des kollektiven Alterns	5
1.3	Ursachen des demographischen Wandels	5
1.3.1	Natürliche Bevölkerungsänderungen	5
1.3.2	Wanderungen	8
1.4	Die zukünftige Bevölkerungsentwicklung	8
1.4.1	Allgemeine Bevölkerungsentwicklung	8
1.4.2	Altersaufbau	8
1.4.3	Lebenserwartung	8
1.5	Zusammenfassung, Ausblick, Konsequenzen	8
	Literatur	9

Die Weltbevölkerung wächst nicht nur stark, sie altert auch. Kennzeichen dieser als „kollektives Altern" bezeichneten Entwicklung sind

- die Zunahme der durchschnittlichen Lebenserwartung,
- der wachsende Anteil alter und sehr alter Menschen sowie
- der zunehmende Geburtenrückgang.

Dabei ist zu berücksichtigen, daß das Phänomen des kollektiven Alterns nicht nur die Industriestaaten betrifft. Auch die Länder der Dritten Welt werden sich mittel- und langfristig mit den Fragen der Überalterung auseinandersetzen müssen. Gerade in diesen Ländern wird das Ausmaß des demographischen Wandels am deutlichsten erkennbar, wenn man die prognostizierte demographische Entwicklung in den nächsten 25 Jahren betrachtet. Nach einer Berechnung des *US-Bureau of the Census*, die auf Daten von 50 Ländern basiert, wird die Anzahl der Älteren zwischen 33% (Schweden) und 414% (Indonesien) wachsen (US Bureau of the Census 1992). Besonders in den Ländern, deren Bevölkerung jetzt noch sehr jung ist – das sind vorwiegend die sog. Entwicklungsländer – wächst die Zahl der Älteren sehr schnell. Beispielsweise wird sich in Ländern wie Liberia, Thailand und Kolumbien in dem oben genannten Zeitraum die ältere Bevölkerung mehr als vervierfachen.

Diese demographischen Veränderungen fordern Politik, Gesellschaft und Wissenschaft heraus: Die Sozialversicherungssysteme (v. a. Rentenversicherung) müssen auch zukünftig finanziert und die medizinisch-pflegerische Versorgung gesichert werden (vgl. Rürup 1996; Görres 1996).

Gerontologische Themen, wie Fragen der Intervention und Rehabilitation im höheren Lebensalter, die Nutzung von Potentialen und Kompetenzen der älteren Generation sowie die Erforschung der Langlebigkeit (vgl. Lehr 1996) gewinnen an Bedeutung.

In diesem Kapitel können nicht alle relevanten Aspekte soziodemographischer Veränderungen thematisiert werden. Besonders hervorgehoben werden aber Aspekte und Einflußfaktoren des demographischen Wandels. Im Zentrum stehen dabei Fragen des (weltweiten) Bevölkerungswachstums, die Differenzierung des Altersaufbaus, die Einflußfaktoren des Bevölkerungsrückgangs sowie ein Ausblick auf die zukünftige Bevölkerungsentwicklung aus gerontologischer Sicht.

1.1
Allgemeine Bevölkerungsentwicklung

Mit Blick auf die allgemeine demographische Entwicklung der Erdbevölkerung sprechen Wissenschaftler von einer „demographischen Zweiteilung" (vgl. Hauser 1990) und differenzieren zwischen sehr rasch (2,1–2,9%) oder aber langsam (<1%) wachsenden Regionen. Dem Bevölkerungswachstum in den Entwicklungsländern steht ein Bevölkerungsrückgang in den Industriestaaten gegenüber. Während in Europa die Einwohnerzahl bis zum Jahr 2015 bei 460 Mio. Menschen relativ stabil bleibt, wird ein Anstieg der Erdbevölkerung auf 7,7 Mrd. Menschen prognostiziert.

1.2
Alternde Gesellschaft

Das Altern einer Bevölkerung läßt sich anhand von 2 wichtigen Entwicklungslinien skizzieren:

- dem Anstieg der durchschnittlichen Lebenserwartung und
- den Veränderungen der Altersstruktur in der Gesamtbevölkerung sowie in der Gruppe der Hochaltrigen.

1.2.1
Lebenserwartung

Ein häufig gebrauchtes Maß zur Einschätzung des Alterns einer Bevölkerung ist die Lebenserwartung. Sie bezeichnet die für ein bestimmtes Ausgangsalter ermittelte durchschnittliche Lebensdauer der Angehörigen einer Bevölkerung bei gegebener Sterblichkeit. Bei der Lebenserwartung sind 3 Dinge zu beachten:

- sie bezieht sich auf ein jeweils bestimmtes Ausgangsalter.
- der Lebenserwartung liegt eine aktuelle Sterbetafel zugrunde. Bei einer Änderung der Sterbetafel ändert sich entsprechend auch die erreichte Lebenserwartung.
- die Lebenserwartung bezieht sich immer auf eine bestimmte Bevölkerungsgruppe. So liegt bekanntermaßen die Lebenserwartung von Frauen heute i. allg. höher als die von Männern („Übersterblichkeit" der Männer). Allerdings schwankt das Ausmaß in verschiedenen Ländern: In der Bundesrepublik sind es zwischen 6 und 7 Jahren, in China nur 3–4 Jahre (US Bureau of the Census 1992).

Fast alle europäischen Länder verzeichnen eine kontinuierliche Steigerung der Lebenserwartung in den letzten 90 Jahren, wenn auch mit unterschiedlicher Geschwindigkeit. In Tabelle 1-1 wird die Lebenserwartung für Neugeborene in verschiedenen Ländern dargestellt.

Die einzelnen Ländern differieren stark hinsichtlich der Lebenserwartung. Für Neugeborene liegt sie in den Industrieländern um 11 Jahre höher als in den Entwicklungsländern. Die größte Veränderung nach dem Zweiten Weltkrieg konnte jedoch nicht in Europa, sondern im ostasiatischen Raum beobachtet werden, wo die Lebenserwartung von unter 45 Jahren auf über 75 Jahre gestiegen ist. Mit die höchste Lebenserwartung verzeichnet Japan mit durchschnittlich 79 Jahren (US Bureau of the Census 1992); in Deutschland liegt sie gegenwärtig bei 72,6 Jahren für Männer und bei 79,6 Jahren für Frauen (Statistisches Bundesamt 1998).

Tabelle 1-1. Veränderung der Lebenserwartung in ausgewählten Ländern. (Aus US Bureau of the Census 1992)

Land	1900		1950		1990	
	Männer	Frauen	Männer	Frauen	Männer	Frauen
USA	48,3	51,1	66,0	71,7	72,1	79,0
Westeuropa						
Österreich	37,8	39,9	62,0	67,0	73,5	80,4
Belgien	45,4	48,9	62,1	67,4	73,4	80,4
Dänemark	51,6	54,8	68,9	71,5	72,3	78,8
England/Wales	46,4	50,1	66,2	71,1	73,3	79,2
Frankreich	45,3	48,7	63,7	69,4	73,4	81,9
Deutschland	43,8	46,6	64,6	68,5	73,4	80,6
Italien	42,9	43,2	63,7	67,2	74,5	81,4
Norwegen	52,3	55,8	70,3	73,8	73,3	80,8
Schweden	52,8	55,3	69,9	72,6	74,7	80,7
Süd- und Osteuropa						
Tschechoslowakei	38,9	41,7	60,9	65,5	68,7	76,5
Griechenland	38,1	39,7	63,4	66,7	75,0	80,2
Ungarn	36,6	38,2	59,3	63,4	67,2	75,4
Polen	n	n	57,2	62,8	68,2	76,7
Spanien	33,9	35,7	59,8	64,3	74,8	81,6
Andere Länder						
Australien	53,2	56,8	66,7	71,8	73,5	79,8
Kanada	–	n	66,4	70,9	74,0	80,7
Japan	42,8	44,3	59,6	63,1	76,4	82,1
Neuseeland	n	n	67,2	71,3	72,2	78,4

1.2.2
Altersaufbau

Vom Beginn des 20. Jahrhunderts bis in die Gegenwart lassen sich erhebliche Strukturveränderungen des Altersaufbaus der Bevölkerung beobachten: Die ältere Bevölkerung wächst schneller als die Gesamtbevölkerung, die Zahl der jungen Menschen nimmt (relativ gesehen) immer mehr ab, während die Zahl der alten Menschen (relativ und absolut betrachtet) stetig zunimmt. Die Wachstumsrate der über 65jährigen Menschen liegt bei 2,2 % pro Jahr.

Abbildung 1-1 veranschaulicht die Veränderung bis ins Jahr 2040 mit Hilfe sog. „Lebensbäume". Erkennbar wird, daß für die Zeit um die Jahrhundertwende die Bezeichnung „Alterspyramide" den Altersaufbau recht genau beschreibt.

Fälschlicherweise wird diese Pyramidenform häufig als idealtypisch für den Bevölkerungsaufbau angesehen. In einer Gesellschaft mit einer solchen Altersstruktur existiert jedoch eine hohe Sterblichkeit für alle Altersgruppen. Das heißt, auch die Personen im jüngeren und mittleren Erwachsenenalter sind einer hohen Sterblichkeit ausgesetzt.

Aus Abb. 1-1 geht weiterhin hervor, daß höhere Jahrgänge in den letzten 100 Jahren zahlenmäßig immer stärker und jüngere Jahrgänge immer schwächer „besetzt" wurden. Erklärbar werden diese Veränderungen im Kontext von politischen, gesellschaftlichen und historischen Ereignissen: So wird deutlich, daß v.a. in den Kriegsjahrgängen „demographische Verluste" zu verzeichnen sind. Die beiden Weltkriege, aber auch die Weltwirtschaftskrise, führten in der Folge zu Geburtenausfällen, die im Lebensbaum erkennbar sind. Weiter lassen sich Zeiten erkennen, in denen besonders viele Kinder geboren wurden („Babyboom"). Diese geburtenstarken Jahrgänge tragen zukünftig zu einem hohen Altenquotienten bei. Und schließlich deutet der Rückgang der Kinderzahlen seit etwa 100 Jahren auf grundlegende familiäre und soziale Veränderungen hin, die in der modernen soziologischen Diskussion mit den Stichworten „Singularisierung", „Strukturwandel der Familie" und „neue Lebensstile" gekennzeichnet werden.

1.2.3
Die Hochaltrigen

Die Altersphase der älteren Menschen umfaßt mittlerweile (mindestens) 2 Generationen: Die „jungen" Alten, d.h. die 65- bis 79jährigen, und die „alten" Alten, d.h. die 80jährigen und älteren Menschen. Während 1970 in der Bundesrepublik Deutschland und in der DDR insgesamt 1,53 Mio. Personen 80 Jahre und älter waren, umfaßte diese Bevölkerungsgruppe 1989 bereits 2,93 Mio. und 1991 sogar 3,08 Mio. Menschen (850 800 Männer und 2 229 700 Frauen; Deutscher Bundestag 1994).

Der Anstieg der 100jährigen macht dies besonders deutlich. Im Mai 1987 gab es 2197 über 100jährige in Deutschland; 1994 waren es bereits 4604 Personen. Dies bedeutet in der Konsequenz: Hochaltrigkeit wird alltäglich (Franke 1996).

1.2.4
Weitere Aspekte des kollektiven Alterns

Auf 2 Entwicklungstrends soll hier noch gesondert hingewiesen werden:

- Der höhere Frauenanteil bei den alten und sehr alten Menschen (Feminisierung): Im Jahre 1992 kamen bei den unter 60jährigen auf 100 Männer 111 Frauen, bei den über 60jährigen besteht ein Verhältnis von 100:200, bei den über 80jährigen von 100:300 und bei den über 100jährigen von 100:600.
- Auch der Anteil der Alleinlebenden steigt (Singularisierung): Bereits 1991 lebten 34 % der 60jährigen und älteren und 57 % der 80jährigen und älteren Menschen allein (Deutscher Bundestag 1994).

1.3
Ursachen des demographischen Wandels

Nachdem bisher das Phänomen des kollektiven Alterns beschrieben wurde, soll nach den dieser Entwicklung zugrunde liegenden Prozessen gefragt werden. Zu nennen sind hier 3 Faktoren:

- Fertilität,
- Mortalität sowie
- Migrationsprozesse.

1.3.1
Natürliche Bevölkerungsänderungen

Die durch Geburt und Tod bestimmte Bevölkerungsänderung wird als natürliche Bevölkerungsentwicklung bezeichnet. Sie läßt sich am einfachsten veranschaulichen, indem man Geburten- und Sterbefälle gegenüberstellt (Tabelle 1-2).

Kamen 1966 auf 1 Mio. Geburten 0,7 Mio. Sterbefälle, so lag in den 70er Jahren die Zahl der Geburten konstant niedriger als die der Sterbefälle. In den 90er Jahren hat sich das Verhältnis wieder umgekehrt (Deutscher Bundestag 1994). Dies ist v.a. darauf zurückzuführen, daß die in den sog. geburtenstarken Jahrgängen ab Mitte der 60er Jahren geborenen Per-

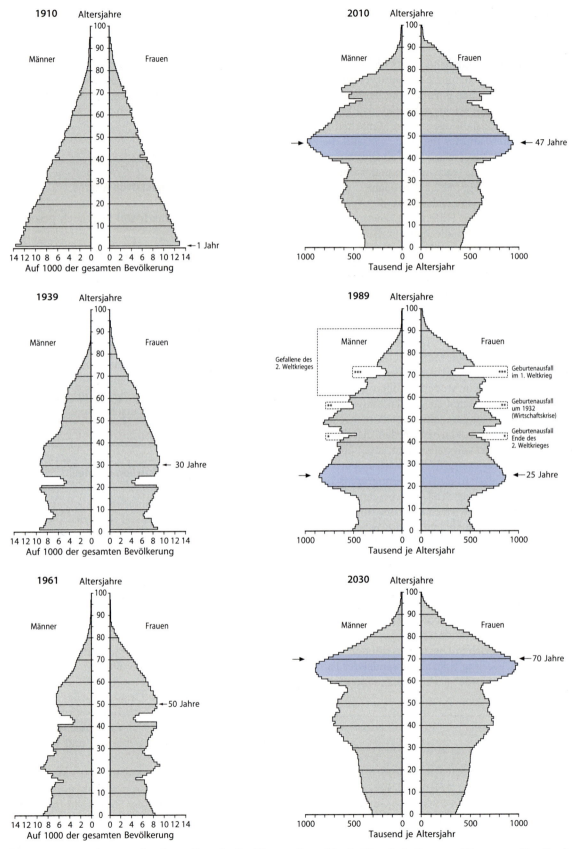

Abb. 1-1. Die Veränderungen des Altersaufbaus der Bevölkerung Deutschlands. Historische Daten und Prognosen. (Aus Franke 1996)

1.3 Ursachen des demographischen Wandels

Tabelle 1-2. Natürliche und räumliche Bevölkerungsbewegung in der Bundesrepublik seit 1950 und Prognose für Gesamtdeutschland bis zum Jahr 2000 (Personen in Mio.). (Aus Bucher 1993; nach 1995: Statistisches Bundesamt 1998)

Zeitraum	Geburten	Sterbefälle	Natürliches Saldo	Zuzüge[a]	Fortzüge[a]	Wanderungssaldo
1950–1959	11,37	7,56	3,79	1,97	1,65	0,31
1960–1969	12,88	9,04	3,84	6,43	4,35	2,08
1970–1979	8,60	9,61	1,02	7,13	5,45	1,67
1980–1989	8,53	9,27	0,74	6,17	4,69	1,47
1990–1992	2,55	2,72	0,17	3,93	1,86	2,07
1950–1992	43,92	38,21	5,71	25,62	18,00	7,60
1995	0,77	0,88	−0,12	1,10	0,70	0,40
1996	0,80	0,88	−0,09	0,96	0,68	0,28
1997	0,81	0,86	−0,05	0,84	0,75	0,09

[a] Ohne Wanderungen zwischen der DDR und der Bundesrepublik Deutschland.

sonen jetzt in die Phase der Familiengründung eintreten und mittlerweile Kinder haben. Dieses Beispiel zeigt, daß die Differenz zwischen Geburten- und Sterberaten zwar den Bevölkerungsrückgang veranschaulicht, aber nur unzureichend Auskunft über die Bevölkerungsdynamik gibt.

Fertilität

In den letzten Jahrzehnten wurden in den Industriestaaten immer weniger Kinder geboren. Diese Fertilitätsentwicklung läßt sich mit Hilfe verschiedener Maßzahlen beschreiben: Frauen aus verschiedenen Geburtsjahrgängen unterscheiden sich in ihrem generativen Verhalten. Die generationsspezifische Geburtenziffer sank in fast allen Mitgliedsländern der EU zwischen Jahrgang 1955 und 1935 (Eurostat 1992). Abbildung 1-2 stellt die Geburtenziffern verschiedener Jahrgänge im europäischen Vergleich dar.

Die sog. *zusammengefaßte Geburtenrate* („total fertility rate"/TFR) gibt die durchschnittliche Kinderzahl pro Frau an. Sie errechnet sich, indem die durchschnittlichen Zahlen der Lebendgeborenen von 1000 Frauen einzelner Altersgruppen addiert werden. Die Geburtenrate ist deutlich gesunken: Während im Jahre 1950 eine Frau durchschnittlich 2,09 Kinder in der Bundesrepublik und 2,37 Kinder in der DDR gebar, lag diese Zahl 1990 bei 1,45 in den alten und 1,46 in den neuen Bundesländern (Deutscher Bundestag 1994). Wenn man berücksichtigt, daß die Bevölkerung erst bei einer zusammengefaßten Geburtenrate von 2,1 konstant bleibt, dann bedeutet diese Entwicklung, daß sich ohne Zuwanderung ausländischer Erwerbspersonen und deren Nachkommen die Bevölkerungszahl in Deutschland schon seit Anfang der 50er Jahre rückläufig entwickelt hätte.

Diese Entwicklung erkennt man auch, wenn man die *altersspezifischen Fruchtbarkeitsraten* (Lebendgeborene pro 1000 Frauen einer Alterskohorte) mit den *altersspezifischen Sterberaten* verbindet. Für die *Nettoreproduktionsrate* (NRR) werden nur die Töchter pro 1000 Frauen gezählt, die das gebärfähige Alter erreichen. Bei einer gegenwärtigen Nettoreproduktionsrate von 0,69 schrumpft die Bevölkerung in einem Zeitraum einer Generation (gegenwärtig 28 Jahre) um 31%.

Dabei muß berücksichtigt werden, daß sowohl das Alter der Mütter bei der ersten Geburt (1992 durchschnittlich 27,1 in den alten Bundesländern) als auch das durchschnittliche Geburtsalter, bei dem alle Geburten berücksichtigt werden, in den letzten 50 Jahren gestiegen ist (Deutscher Bundestag 1994).

Mortalität

Vor allem die Säuglingssterblichkeit (Zahl der im ersten Lebensjahr gestorbenen Kinder) aber auch die Alterssterblichkeit ist im letzten Jahrhundert erheblich gesunken. Der Rückgang der Säuglingssterblichkeit zeigt sich darin, daß noch Mitte des vergangenen Jahrhunderts die höchste Lebenserwartung nicht wie heute bei der Geburt lag, sondern im 4. bis 5. Lebensjahr. Dieser Rückgang stellt die Hauptursache für den Anstieg der durchschnittlichen Lebenserwartung

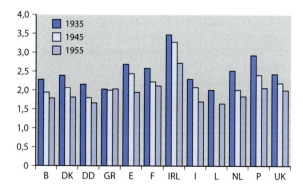

Abb. 1-2. Endgültige Kinderzahl der Generationen (durchschnittliche Kinderzahl je Frau im fortpflanzungsfähigen Alter). (Aus Eurostat 1992)

dar. Neuere demographische Studien zeigen, daß die Mortalität in allen Lebensaltern abgenommen hat; die Lebenserwartung ist auch in den höheren Lebensaltern gestiegen (Christensen u. Vaupel 1996). Ein Rückgang der Mortalität wird v. a. von einer weiteren Senkung der Alterssterblichkeit abhängen.

1.3.2
Wanderungen

Seit 1950 war in den meisten Jahren die Zuwanderung in die Bundesrepublik Deutschland größer als die Abwanderung. Tabelle 1-2 gibt über die Entwicklung der Zu- und Fortzüge Auskunft.

Bei der Schätzung der Wanderungssaldi ist die Unterscheidung von Deutschen, Aussiedlern und Ausländern wichtig. Da die Migrationsbewegung von Deutschen als ausgeglichen bezeichnet werden kann (d. h. Höhe von Zuzügen ist gleich der Höhe von Wegzügen), hängt der Saldo von der Wanderung der Aussiedler und Ausländer ab. Zukünftige Wanderungssaldi sind aber nur sehr schwer zu schätzen, weil sie von verschiedenen Faktoren abhängen und politisch beeinflußbar sind.

Um den Einfluß der Wanderungen auf die Bevölkerungsentwicklung zu bestimmen, muß das generative Verhalten und die Altersstruktur der Einwanderer mit berücksichtigt werden.

1.4
Die zukünftige Bevölkerungsentwicklung

Es gibt verschiedene Berechnungen, um die demographische Entwicklung in Deutschland für die nächsten Jahrzehnte zu prognostizieren. Hervorzuheben sind die koordinierte Bevölkerungsvorausberechnung (Sommer 1994) der statistischen Ämter der Länder und des Bundes, die Berechnungen des DIW (Deutsches Institut für Wirtschaftsforschung 1993) und die Voraussagen des Prognosinstitutes (Prognos 1998).

1.4.1
Allgemeine Bevölkerungsentwicklung

Faßt man die verschiedenen Berechnungen zusammen, so läßt sich ungeachtet der Wanderungsbewegung für den Zeitraum 1990 bis 2030 ein kumulierter Überschuß an Sterbefällen über die Geburten feststellen. Das würde eine Verringerung der Bevölkerung von 80 Mio. (1990) auf 63 Mio. Einwohner (2030) bedeuten. Bezieht man den starken Wanderungsdruck auf die Bundesrepublik Deutschland (Wanderungsüberschuß von 1990 bis 2030 von 4,75 Mio. Personen) mit ein, wird sich die Einwohnerzahl in Deutschland in den kommenden 20 Jahren nur wenig verändern. Von 82 Mio. Ende 1996 soll die Bevölkerung bis zum Jahr 2020 auf knapp 81 Mio. zurückgehen. Dabei wird die Zahl bis etwa 2005 noch leicht ansteigen, bevor ein Rückgang einsetzt.

1.4.2
Altersaufbau

Besonders stark fällt der Rückgang der Kinderzahlen in der Gruppe der unter 20jährigen, also der Kinder und der Jugendlichen im Ausbildungsalter aus. Die Bevölkerung im erwerbsfähigen Alter zwischen 20 und 65 Jahren, die das künftige Arbeitskräfteangebot bestimmt, verringert sich bis 2020 um rund 5 % ihres derzeitigen Bestandes, wobei sich die Schrumpfung überwiegend zwischen 2010 und 2020 abspielen wird. Die Gruppe der älteren und alten Menschen über 65 Jahre nimmt im selben Zeitraum um annähernd $2/5$ zu. Besonders stark ausgeprägt ist der Zuwachs bei den über 80jährigen, zum einen wegen des allmählichen Hineinwachsens der geburtenstarken Nachkriegsjahrgänge in diese Altersgruppe, zum anderen aufgrund der steigenden Lebenserwartung der älteren Menschen. Betrachtet man den Altenquotienten, dann stellt sich die zukünftige Entwicklung folgendermaßen dar: Heute kommen in Deutschland auf 100 Personen im Alter zwischen 20 und 60 Jahren 38 Menschen über 60 Jahre. Dieser Quotient wird sich bis zum Jahr 2040 voraussichtlich auf 76 erhöhen, d. h. verdoppeln. Allein diese Veränderung läßt die Herausforderungen deutlich werden, vor denen unsere sozialen Sicherungssysteme in den nächsten Jahren stehen werden (vgl. Statistisches Bundesamt 1996).

1.4.3
Lebenserwartung

Es ist kaum möglich, die Lebenserwartung zukünftiger Generationen verläßlich zu prognostizieren. Mit einem weiteren Anstieg der Lebenserwartung kann sehr wahrscheinlich gerechnet werden (Christensen u. Vaupel 1996). Ungeklärt ist noch, inwieweit eine genetisch determinierte maximale Lebensspanne des Menschen existiert.

1.5
Zusammenfassung, Ausblick, Konsequenzen

Gerontologen weisen immer wieder darauf hin, daß es falsch ist, von *dem* älteren Menschen zu sprechen. Ältere stellen eine höchst heterogene Bevölkerungsgruppe dar, die in Merkmalen wie Gesundheit, Familienstand, sozialem Status etc. nicht weniger als jüngere Menschen divergieren (vgl. Lehr u. Thomae 1987). In letzter Zeit ist das wissenschaftliche Interesse an dieser Personengruppe und v. a. den Hochaltrigen gestiegen. Aus gerontologischer Sicht steht dabei nicht nur die Suche nach den Ursachen der Langlebigkeit im Vordergrund, sondern auch die Frage nach den Möglichkeiten und Grenzen der selbständigen Lebensführung und die Einschätzung der Lebensqualität (Franke 1996).

Die Pflegebedürftigkeit steht dabei im direkten Zusammenhang mit dem demographischen Wandel: Der Anteil der Pflegebedürftigen in der Bevölkerung wird ansteigen. Bis zum Jahr 2040 wird die Zahl der Pflegebedürftigen von derzeit 1,2 Mio. in Privathaushalten auf 1,73 Mio. steigen. Die Zahl der Pflegebedürftigen in Heimen wird von 0,5 auf 0,9 Mio. anwachsen (Schneekloth 1996).

Abschließend ist festzustellen, daß die genannten demographischen Entwicklungen als Herausforderungen begriffen werden sollten. Es ist inadäquat, Alter und Krankheit gleichzusetzen. Gerontologie und Geriatrie haben in den letzten Jahrzehnten eindeutig unter Beweis gestellt, daß die Lebenssituation im Alter medizinisch und psychologisch positiv beeinflußbar ist. Entscheidend ist, daß die überwiegende Mehrheit der Älteren die selbständige Lebensführung in ihrer gewohnten Umgebung aufrechterhalten und ein hohes Ausmaß an psychophysischem Wohlbefinden aufweisen kann. Pflegebedürftigkeit und Abhängigkeit im Alter bilden die Ausnahme und nicht die Regel. Gerontologie und Geriatrie sind aufgerufen, die heute schon erkennbaren Veränderungen der Altersstruktur ernst zu nehmen und die notwendigen Konsequenzen für den Aufbau stationärer, teilstationärer und ambulanter Versorgungsinstitutionen zu ziehen.

Literatur

Bucher H (1993) Die Außenwanderungsbeziehungen der Bundesrepublik Deutschland. Raumforschung und Raumordnung, Heft 5

Christensen K, Vaupel JW (1996) Determinants of longevity: Genetic, environmental, and medical factors. J Intern Med 240:333–341

Deutscher Bundestag (1994) Zwischenbericht der „Enquete-Kommission Demographischer Wandel": Herausforderung unserer älter werdenden Gesellschaft an den einzelnen und die Politik. Drucksache 12/7876 vom 17.6.1994. Bundesanzeiger Verlagsgesellschaft, Bonn

Deutsches Institut für Wirtschaftsforschung/DIW (1993) Bevölkerungsentwicklung in Deutschland bis zum Jahr 2010 mit Ausblick auf 2040. In: DIW Wochenbericht 29/93, Berlin, 22. Juli 1993

Eurostat (1992) Europa in Zahlen. Amt für amtliche Veröffentlichungen der Europäischen Gemeinschaften, Luxemburg

Franke H (1996) Neuartige Probleme des menschlichen Höchstalters, Teil 2: Allgemeine Probleme. Z Gerontol Geriatr 20: 51–64

Görres S (1996) Prävention und Intervention. In: Funkkolleg Altern, Studienbrief 6, Studieneinheit Nr. 17, Deutsches Institut für Fernstudienforschung an der Universität Tübingen, Tübingen

Hauser JA (1990) Bevölkerungs- und Umweltprobleme der Dritten Welt, Bd 1. Huber, Bern Stuttgart

Lehr U (1996) Hundertjährige – ein Beitrag zur Langlebigkeitsforschung. Z Gerontol Geriatr 24:227–232

Lehr U, Thomae H (1987) Formen seelischen Alterns. Enke, Stuttgart

Prognos (1998) Prognos Deutschland Report Nr. 2. Die Bundesrepublik Deutschland 2005–2010–2020. Entwicklung von Wirtschaft und Gesellschaft in der Bundesrepublik, Basel

Rürup B (1996) Hält der Generationenvertrag: Soziale Sicherung im Alter. In: Funkkolleg Altern. Studienbrief 6, Studieneinheit Nr. 16. Deutsches Institut für Fernstudienforschung an der Universität Tübingen, Tübingen

Schneekloth U (1996) Entwicklung von Pflegebedürftigkeit im Alter. Z Gerontol Geriatr 20:11–17

Sommer B (1994) Entwicklung der Bevölkerung bis 2040. Ergebnis der achten koordinierten Bevölkerungsvorausberechnung. Wirtschaft und Statistik 7:497–502

Statistisches Bundesamt (1996) Statistisches Jahrbuch. Kohlhammer, Stuttgart

Statistisches Bundesamt (1998) Statistisches Jahrbuch. Kohlhammer, Stuttgart

U.S. Bureau of the Census (1992) An Aging World II. In: Kinsella K, Taueber CM (eds) International population reports series P95/92–3. U.S. Government Printing Office, Washington/DC

Physiologisches Altern, Morbidität und Mortalität

T. Nikolaus

2.1 Grundlagen des physiologischen Alterns 10
2.1.1 Kardiovaskuläres System 11
2.1.2 Respirationstrakt 12
2.1.3 Gastrointestinales System 12
2.1.4 Nervensystem 12
2.1.5 Sinnesorgane 12
2.1.6 Bewegungsapparat und Haut 13
2.1.7 Endokrines System 13
2.1.8 Renales System 13
2.1.9 Hämatologisches System 13
2.2 Morbidität und Mortalität 14
Literatur 16

Sämtliche Organfunktionen unterliegen einem biologischen Alterungsprozeß. Diesen von krankheitsbedingten Veränderungen zu unterscheiden, fällt beim gegenwärtigen Kenntnisstand teilweise schwer. Die Ursachen physiologischer Altersveränderungen sind bisher nur z. T. erforscht. Die Alternsprozesse betreffen alle lebenden Organismen (Universalität). Sie sind wahrscheinlich multifaktoriell verursacht, wobei die genetische Komponente von großer Bedeutung ist. Mit der Genregulationstheorie lassen sich 2 wichtige Aspekte des Alterns erklären: die gleiche Lebensspanne innerhalb einer Spezies und der graduelle Abfall der Anpassungsfähigkeit an die Umwelt, nachdem die Geschlechtsreife erreicht ist.

Die physiologischen Alternsvorgänge führen zu einer Abnahme der Organreserve. Die Funktionseinschränkung macht sich allerdings bis ins hohe Alter nur bei stärkerer Belastung bemerkbar, während unter Ruhebedingungen kaum Veränderungen gegenüber jüngeren Erwachsenen festzustellen sind. Dies ist ein wichtiges Unterscheidungsmerkmal gegenüber krankhaften Entwicklungsprozessen.

Die Geschwindigkeit des Alternsprozesses ist sowohl zwischen einzelnen Organsystemen als auch zwischen verschiedenen Individuen unterschiedlich. Mit steigendem Alter kommt es damit zu einer zunehmenden intra- und interindividuellen Variabilität.

2.1
Grundlagen des physiologischen Alterns

Das bisher sehr bruchstückhafte Wissen über den Alterungsprozeß und seine Ursachen hat eine Vielzahl von Theorien hervorgebracht, die das komplexe Geschehen des Alterns jedoch nur teilweise erklären können (McClearn 1997; Ershler u. Longo 1997). Alternsprozesse betreffen alle lebenden Organismen (Universalität). Das Altern wird wahrscheinlich multifaktoriell verursacht, wobei die genetische Komponente von Bedeutung ist.

■ **Genregulationstheorie.** Mit der Genregulationstheorie lassen sich 2 wichtige Aspekte des Alterns erklären (Hayflick 1965; Timiras 1994):

- die annähernd gleiche Lebensspanne innerhalb einer Spezies und
- der graduelle Abfall der Anpassungsfähigkeit an die Umwelt, nachdem die Geschlechtsreife erreicht ist.

Die Genregulationstheorie geht davon aus, daß die Entwicklungs-, Fortpflanzungs- und Alterungsphase durch eine fein abgestimmte Aktivierung bzw. Repression bestimmter Gene gesteuert wird. Ob der Prozeß der Alterung dabei der Kontrolle von Gerontogenen unterliegt oder durch eine toxische oder metabolische Schädigung eines „Langlebigkeitsgens" hervorgerufen wird, ist unklar (Olshansky et al. 1990).

■ **Zelluläre Theorien.** Unter den zellulären Theorien läßt sich die Theorie der freien Radikale am besten durch wissenschaftliche Befunde untermauern (Sohal 1993). Bei den Stoffwechselprozessen in der Zelle können hochaktive Radikale entstehen, die Oxidationsprozesse einleiten und Membranproteine, Enzyme und DNA zerstören. Die Schäden akkumulieren im Laufe der Zeit und führen zu einem allgemeinen Funktionsrückgang der Zellen. Die toxischen Radikale können teilweise neutralisiert werden. Der intrazelluläre Gehalt der hierfür notwendigen Enzyme (Superoxid-Dismutase, Katalase, Glutathion-Peroxidase u.a.) ist proportional zur Lebensspanne der jeweiligen Spezies (Gilchrest u. Bohr 1997).

■ **Systemische Theorien.** Bei den systemischen Theorien wird angenommen, daß ein übergeordnetes Organ(-system) den Alternsprozeß des gesamten Organismus steuert (Shock 1983).

Physiologische Altersveränderungen von krankhaften Prozessen zu unterscheiden ist nicht zuletzt aufgrund fehlender Longitudinaluntersuchungen teilweise spekulativ, aber notwendig zum Verständnis der Entstehung chronischer Erkrankungen und deren Prävention (Vijg u. Wei 1995).

Innere Homöostase

Das Leben eines Organismus kann man als innere Homöostase beschreiben. Das innere Milieu wird trotz wechselnder Einflüsse innerhalb strenger Grenzen aufrechterhalten. Dabei ist die funktionelle Kapazität der menschlichen Organsysteme im jungen Erwachsenenalter 2- bis 10mal höher als zur Aufrechterhaltung der Homöostase notwendig ist. So kann z.B. das Herzzeitvolumen unter Belastung auf das 5fache des Ruhewerts ansteigen. Diese Organreserve ermöglicht es dem Organismus, auch unter extremen Lebensbedingungen und Anforderungen sein inneres Gleichgewicht aufrecht zu erhalten. Ab dem 30. Lebensjahr kommt es zu einer Abnahme der Organreserve. Die Homöostase wird labiler, die Adaptionsfähigkeit an den äußeren und inneren Streß nimmt ab, es kommt zu Funktionseinbußen (Abb. 2-1).

Ausfälle bestimmter Funktionen können im Alter schlechter kompensiert werden. Der Zusammenbruch eines Regelkreises kann infolge der Wechselwirkungen mit anderen Organsystemen zum Tod des Organismus führen, auch ohne klinisch oder pathologisch faßbare Krankheit.

Von den Funktionseinschränkungen sind nicht alle Gewebe und Organe gleichförmig betroffen (intraindividuelle Variabilität). Es kommt ferner zu einer mit fortschreitendem Alter zunehmenden interindividuellen Streubreite der Befunde (Wei 1992; Folkow u. Svanborg 1993; Flynn et al. 1992). Die Mehrzahl der bisherigen Erkenntnisse stammt aus Querschnittuntersuchungen und sind daher auch nur von eingeschränkter Aussagekraft.

2.1.1
Kardiovaskuläres System

Eine bedeutende altersphysiologische Veränderung ist das verminderte Ansprechen des Herzens auf β-adrenerg vermittelte Reize. Die Antwort auf α-adrenerge Stimuli bleibt hingegen intakt. Während sich die Herzschlagrate in Ruhe im Alter nicht ändert, sinkt die maximale Herzfrequenz unter Belastung deutlich ab (etwa $1/2$ Schlag pro Minute pro Jahr). Bei einem 20jährigen liegt die maximale Herzfrequenz bei etwa 200/min während sie bei einem 85jährigen nur noch 170/min erreicht. Die Abnahme der maximalen Herzschlagrate bei Belastung kann z.T. über eine Erhöhung des Schlagvolumens kompensiert werden.

Die Herzgröße bleibt im Alter unverändert, obwohl die Herzwanddicke des linken Ventrikels leicht zunimmt. Die frühdiastolische Füllungsrate nimmt ab, wird aber durch eine verstärkte Vorhofkontraktion kompensiert. Das endsystolische und das Schlagvolumen zeigen im Alter keine Veränderung trotz einer Zunahme der Nachlast („afterload") infolge der Erhöhung des systolischen Blutdrucks in Ruhe. Die im Alter feststellbare Abnahme der physischen Leistungsfähigkeit und der maximalen Sauerstoffaufnahme ist weniger durch kardiale Veränderungen hervorgerufen als durch periphere (z.B. Abnahme der Gesamtmuskelmasse).

Funktionelle Störungen der Herzaktion gehen oft auf Veränderungen des Erregungsleitungssystems zurück, das teilweise durch Kollagen ersetzt wird. Die Folge sind Überleitungsstörungen unterschiedlichen

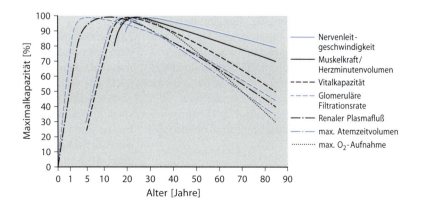

Abb. 2-1. Altersphysiologische Veränderungen verschiedener Organsysteme. (Aus Nikolaus u. Zahn 1997)

Ausmaßes. Im Alter häufig, aber als pathologisch anzusehen, sind arteriosklerotische Veränderungen der Koronar- und anderer Arterien. Sie führen zur Blutmangelversorgung der betroffenen Organe. Am häufigsten betroffen sind

- Herz (koronare Herzkrankheit),
- untere Extremitäten (arterielle Verschlußkrankheit) und
- Gehirn (zerebrale Ischämie).

Die fortschreitende Abnahme elastischer Eigenschaften der Gefäße ist Ursache für den systolischen Blutdruckanstieg mit zunehmendem Alter.

2.1.2
Respirationstrakt

Der Atmungsapparat weist auch bei gesunden alternden Nichtrauchern typische Veränderungen auf. Die Alveolen vergrößern sich um das Mehrfache, wobei die Alveolarsepten z. T. verschwinden. Die Zahl der Lungenkapillaren geht zurück, und die elastischen Fasern nehmen ab.

Aus diesen morphologischen Veränderungen ergeben sich bestimmte Einschränkungen der Lungenfunktion im Alter: Der Elastizitätsverlust des Lungenparenchyms und die zunehmende Starrheit des Thoraxwandskeletts führen zu einer Abnahme der Vitalkapazität und der Compliance. Da für die Weitstellung der kleinsten Bronchiolen der Zug der elastischen Fasern erforderlich ist, geht mit dem Verlust dieser Fasern gleichzeitig eine Zunahme der Resistance einher. Im selben Maße nimmt die relative Sekundenkapazität ab. Der erhöhte Atemwegswiderstand führt dann im Laufe der Zeit zu einer Zunahme der funktionellen Residualkapazität. Schließlich ist infolge der reduzierten respiratorischen Oberfläche die Diffusionskapazität vermindert. Ältere Menschen zeigen ein vermindertes Ansprechen auf Hypoxie und Hyperkapnie (Atemzüge, Herzfrequenz) und sind durch Krankheiten wie Pneumonie und chronisch obstruktive Lungenerkrankungen gefährdeter als Jüngere.

Die Altersveränderungen der Lungen betreffen nicht nur physiologische Funktionen des Gasaustauschs, sondern auch organspezifische Abwehrmechanismen. Die zelluläre Immunität ist herabgesetzt, ebenso die humoral vermittelte. So setzt z. B. die Antikörperproduktion gegen Pneumokokken oder Influenzavakzine nur verzögert ein. Der Hustenreflex zeigt eine altersbedingte Einschränkung, ebenso der mukoziliäre Transport.

2.1.3
Gastrointestinales System

Im gesamten Verdauungstrakt kommt es im Alter zu einer verminderten Motilität. Die Frequenz der Peristaltikwellen nimmt ab. Es treten vermehrt nichtpropulsive Kontraktionswellen auf. Dies kann im Ösophagus zu Schluckstörungen führen (sog. Presbyösophagus). Neben dem verminderten Defäkationsreflex ist die Motilitätsminderung eine Ursache der im Alter häufigen Obstipation. Die Atrophie von Magen- und Darmschleimhaut führt zu einer Abnahme der Intrinsic-factor-, Magensäure- und Pepsinsekretion. Die Absorption von Eisen und Kalzium ist vermindert. Leber und Pankreas nehmen an Größe ab, die Durchblutung läßt nach. Es kommt zu moderaten Funktionseinbußen mit reduzierter Glukosetoleranz und Rückgang einzelner Enzymaktivitäten. Dies muß bei der Dosierung von Pharmaka, die über die Leber abgebaut und ausgeschieden werden, berücksichtigt werden.

2.1.4
Nervensystem

Mit zunehmendem Alter kommt es zu einem Verlust von Nervenzellen. Ihr Gehalt an Lipofuzin nimmt deutlich zu. Es treten auch bei gesünderen älteren Menschen senile Plaques und neurofibrilläre Veränderungen auf (sog. Alzheimer-Fibrillen). Ein Nachlassen der intellektuellen Fähigkeiten ist, entgegen der landläufigen Meinung, jedoch nicht alterstypisch. Durch eine verzögerte Nervenleitgeschwindigkeit und synaptische Übertragung läßt allerdings das Reaktionsvermögen nach.

Veränderungen des Schlafmusters mit Zunahme der Einschlaflatenz und Abnahme der Tiefschlafphasen wird auf reduzierte Neurotransmitterkonzentrationen zurückgeführt.

2.1.5
Sinnesorgane

Die Leistungen des Gehörs nehmen mit fortschreitendem Alter ab. Die Fähigkeit, hohe Frequenzen wahrzunehmen, geht laufend zurück (Presbyakusis). Aber auch das Sprachverständnis ist betroffen, weil sich wahrscheinlich die Tuningkurven der Hörnervenfasern verändern. Grundlagen der sensorischen Einbußen sind Versteifung der Basilarmembran, Atrophie des Corti-Organs und metabolische Defizite infolge einer Atrophie der Stria vascularis. Ein zunehmender Neuronenverlust reduziert die Leistungsfähigkeit der auditiven Informationsverarbeitung.

Der Gesichtssinn ist im Alter ebenfalls in manigfacher Weise beeinträchtigt. Wegen der abnehmenden Linsenelastizität vermindert sich die Akkommodationsbreite stark. Mit 70 Jahren ist das Akkommodationsvermögen fast völlig erloschen (Presbyopie). Auch die Transparenz der Linse geht zurück, woraus sich unter pathologischen Bedingungen eine Linsentrübung (Katarakt) entwickeln kann.

Es kommt zu einer Abnahme von Geruchs- und Geschmacksfähigkeit (besonders für „salzig"). Dies ist eine Ursache für den oft mangelhaften Appetit alter Menschen.

Die somatoviszerale Sensibilität ist im hohen Alter durch einen progressiven Verlust von Meißner- und Pacini-Tastkörperchen, der bei 90jährigen bis zu 30% beträgt, beeinträchtigt.

2.1.6
Bewegungsapparat und Haut

Durch Veränderungen im Kalziumstoffwechsel und der Osteoblasten und -klastenfunktion kommt es mit zunehmendem Alter zur Abnahme des Kalksalzgehalts der Knochen mit Rarefizierung der Knochenmatrix und erhöhter Knochenbrüchigkeit. An den Gelenken treten Knorpelauffaserungen und Knochenappositionen (Osteophyten) auf. Solche Osteophyten finden sich beispielsweise bei $^1/_3$ aller über 50jährigen am Femurkopf.

Die Muskelkraft nimmt im Alter kontinuierlich ab. Die Muskelmasse wird kleiner (Atrophie) und teilweise durch Fettgewebe ersetzt. Die Belastbarkeit der Sehnen läßt ebenfalls nach.

Die Veränderungen der Haut und ihrer Anhangsgebilde führt zu einer Reduktion des subkutanen Gewebes und der darin liegenden Kapillaren und Schweißdrüsen. Die Folge sind verminderte Schweiß- und Fettproduktion und eine erhöhte Infektanfälligkeit. An lichtexponierten Stellen kommt es zu fleckiger Pigmentierung als Folge mutierter Zellklone. Die Haare werden brüchiger, die Dichte ist herabgesetzt.

2.1.7
Endokrines System

Ein einschneidender Prozeß stellt bei Frauen das Klimakterium mit Erlöschen der Keimdrüsenfunktion dar. Zunächst werden die Menstruationsblutungen unregelmäßig und schwächer, dann bleiben Ovulation und Gelbkörperchenbildung aus. Mit Abfall der Östrogen- und Progesteronspiegel im Blut steigt für einige Jahre die Produktion des follikelstimulierenden Hormons (FSH) stark und die des luteinisierenden Hormons (LH) im geringerem Maße an. Als gesichert gilt ein kontinuierlicher Abfall des Östrogen- und Wachstumhormspiegels im Alter.

Beim Mann kommt es nicht zu einer Menopause. Die Testosteronspiegel bleiben zwischen dem 25. Lebensjahr und dem 90. Lebensjahr konstant, ebenso das Gewicht der Hoden. Die Anzahl fertiler Spermien sinkt jedoch mit dem Alter, ebenso die Reizantwort der Leydig-Zellen auf einen Gonadotropinstimulus.

Weder bei Frauen noch bei Männern gibt es einen biologischen Endpunkt für sexuelles Interesse und Kompetenz. Lediglich die Häufigkeit der sexuellen Aktivität nimmt in höherem Alter ab.

Generell zeigt sich im Alter ein verzögertes Ansprechen der Zielorgane auf hormonelle Stimuli übergeordneter Zentren [z. B. verzögerte Reaktion von thyreoideastimulierendem Hormon (TSH) auf Thyrotropin-Releasing-Hormon-(TRH-)Stimulation, verzögerte Adrenocorticotropes-Hormon-(ACTH-)Produktion auf Corticotropin-Releasing-Hormon-(CRH-)Stimulation, vermindertes Ansprechen auf adrenerge Reize].

2.1.8
Renales System

Die Nieren erfahren im Alter eine vermehrte glomeruläre Sklerose. Die Zahl der Nephrone nimmt ab. Sie sind im 8. Lebensjahrzehnt um etwa 30% reduziert. Die Basalmembranen verdicken sich. Es kommt zu einer deutlichen Abnahme der glomerulären Filtrationsrate bei ebenfalls rückläufigem renalem Plasmafluß. Die Folge ist eine reduzierte Verdünnungs- und Konzentrationsfähigkeit und eine verlangsamte Säureelimination. Die Rückresorption von Glukose und Natrium ist herabgesetzt, ebenso der Vitamin D-Metabolismus. Mit zunehmendem Alter kommt es zu einem Absinken des Reninspiegels.

Die funktionellen Veränderungen an der Niere müssen unbedingt bei der Pharmakotherapie berücksichtigt werden, weil viele Medikamente renal eliminiert werden und daher im Alter mit längeren Halbwertszeiten zu rechnen ist.

2.1.9
Hämatologisches System

Das aktive Knochenmark, dessen Gesamtvolumen bei jugendlichen Erwachsenen etwa 1500 ml beträgt, wird fortschreitend durch Fett- und Bindegewebe ersetzt. Im Sternum findet man bei 70jährigen nur noch die Hälfte der Zelldichte, verglichen mit dem Knochenmark des Jugendlichen. Das periphere Blutbild ist davon aber nicht betroffen. Es kommt allenfalls zu einer leichten Abnahme von Hämoglobin und

Hämatokrit. Auf Stoffwechselveränderungen weist die Abnahme des Adenosintriphosphat-(ATP-) und 2,3-Diphosphoglyzeratgehalts der Erythrozyten hin.

Nach dem 40. Lebensjahr kommt es zu einer deutlichen Abnahme der Lymphozyten um 25%. Besonders betroffen sind hiervon die T-Lymphozyten; dies steht wohl im Zusammenhang mit der Involution des Thymus. Die herabgesetzte Funktionsfähigkeit der T-Lymphozyten beeinflußt auch die Funktion der B-Zellen. Dies führt insgesamt zu einem Rückgang der immunologischen Kompetenz mit Abwehrschwäche und Verlust der Immuntoleranz.

Ein Überblick über die altersabhängigen Struktur- und Funktionsveränderungen in verschiedenen Organen und Organsystemen, sind in Tabelle 2-1 aufgelistet.

2.2
Morbidität und Mortalität

Obwohl der physiologische Altersvorgang nicht gleichbedeutend mit Krankheit ist, erkranken ältere Menschen trotzdem häufiger als jüngere. Dies hängt

Tabelle 2-1. Physiologisches Altern. Struktur- und Funktionsänderungen im Alter

Organsystem	Strukturänderungen	Funktionsänderungen	Klinische Bedeutung
Ubiquitär (ausgeprägt in postmitotischen Geweben)	Desoxyribonukleinsäuren zeigen Anhäufungen von Strangbrüchen, Vernetzungen, Addukten und Telomerenverkürzungen	Erschwerung oder Verlust der Fähigkeit zur fehlerfreien Replikation und Transskription	Auftreten von Neoplasien, Arteriosklerose und Polypathien
Kardiovaskulär	Reduktion der Myozyten, Zellverminderung im Sinusknoten, Zunahme der linksventrikulären Wanddicke, Amyloid- und Lipofuszinablagerungen, interstitielle Fibrose, Einlagerung von Fett in Zellen der glatten Muskulatur von Intima und Media, Bildung von Atheromen, gestörte Kalziumhomöostase mit Einlagerung von Kalksalzen	Funktionseinschränkung im Sinusknoten, vermindertes Herzminutenvolumen (insbesondere unter Belastung), Absinken der maximalen Herzfrequenz und frühdiastolischen Füllungsrate, Anstieg der Afterload (erhöhte Rigidität von Aorta und peripheren Gefäßen), vermindertes Ansprechen auf β-adrenerg vermittelte Reize, Abnahme der maximalen Sauerstoffaufnahme	Verminderte körperliche Belastbarkeit, Schwindel, Sturz, Verwirrtheit, Arteriosklerose mit deren Komplikationen (koronare Herzkrankheit, arterielle Verschlußkrankheit, Multiinfarktdemenz, zerebrale Ischämie)
Pulmonal	Rarefizierung der Alveolen, Verdickung der Alveolenwand, Reduktion der Pulmonalkapillaren, Fibrose der Intima, erhöhte Thoraxwandstarre, Abnahme der Gasaustauschfläche	Erhöhtes Totraumvolumen, erhöhte verminderte Compliance, Resistance, verminderte Vitalkapazität, vermindertes Ansprechen auf Hypoxie und Hyperkapnie als Atmungsantrieb, herabgesetzte Abwehrmechanismen (Hustenreflex, humorale Immunität, mukoziliarer Transport)	Infektanfälligkeit, Aspirationsgefahr, verminderte körperliche Belastbarkeit
Gastrointestinal	Atrophie von Magen- und Darmschleimhaut, Größenabnahme der Leber und des Pankreas, Hypertrophie der Muscularis mucosae und Atrophie der Muscularis propria im Kolon	Verminderte Motilität, Abnahme der Intrinsic-factor-, Magensäure- und Pepsinsekretion, reduzierte Absorption von Eisen und Kalzium, verminderter Defäkationsreflex, Durchblutungseinschränkung in Leber und Pankreas mit leichtem Funktionsverlust, verminderte Glukosetoleranz	Malnutrition, Exsikkose, Obstipation, Divertikulose, Stuhlinkontinenz
Nervensystem	Nervenzellverlust, Ablagerung von Lipofuszin, Abnahme des Hirngewichts, Erweiterung der Liquorräume, Auftreten seniler Plaques und neurofibrillärer Veränderungen	Verminderte Glukoseutilisation, vermehrte Energiegewinnung durch Ketonkörper, herabgesetzte Nervenleitgeschwindigkeit, verändertes Schlafmuster mit Zunahme der Einschlaflatenz und Abnahme der Tiefschlafphasen	Nachlassen von Gedächtnis- und Merkfähigkeit (Pharmakotherapie!), M. Alzheimer, Stimmungslabilität, Gangstörungen, herabgesetztes Reaktionsvermögen, Sturzgefahr, Schlafstörungen
Sinnesorgane	Trübung der Augenlinse, Reduktion der Sehnervenzellen, Degeneration von Nervenfasern und Stützzellen in Innenohr und Gehörnerv, Abnahme von Meissner- und Pacini-Tastkörperchen in der Haut	Verlust der Akkomodationsfähigkeit, verlangsamte Reaktion auf Licht- und Dunkelreize, Hochtonschwerhörigkeit, Abnahme von Geruchs- und Geschmacksfähigkeit (besonders für salzig), reduziertes Tastempfinden	Sehstörungen (Blendgefährdung, Nahvisus), Hörverlust (Richtungshören, Sprachverständnis), Unfallgefahr, Vereinsamung, Malnutrition

Tabelle 2-1 (Fortsetzung)

Organsystem	Strukturänderungen	Funktionsänderungen	Klinische Bedeutung
Bewegungsapparat und Haut	Änderung des Kalziumstoffwechsels mit Abnahme des Kalksalzgehalts im Knochen, Rarefizierung der Matrix, Knorpelschwund und -auffaserung, Knochenapposition in Gelenken (Osteophyten), rauhere Oberfläche der Haut, weniger Melanozyten und Langerhans-Zellen, reduziertes subkutanes Gewebe und Kapillaren, verminderte Zahl an Schweißdrüsen	Nachlassen von Muskelkraft und maximaler Belastbarkeit, geringere Belastbarkeit von Sehnen, Atrophie der Haut und Anhangsgebilde, verminderte Schweiß- und Fettproduktion, geänderter pH-Wert	Erhöhte Knochenbrüchigkeit (Schenkelhals!), Bewegungseinschränkung, Abnahme der Kraft, reduzierte Thermoregulation der Haut, Infektanfälligkeit, Austrocknungs- und Dekubitusgefährdung
Renal	Verminderte Nierengröße, vermehrte glomeruläre Sklerose, reduzierte Zahl an Nierentubuli, verdickte Basalmembran	Verminderter Blutfluß und reduzierte glomuläre Filtrationsrate, reduzierte Verdünnungs- und Konzentrationsfähigkeit, verlangsamte Säureelimination, verminderte Rückresorption von Glukose und Natrium, Absinken des Reninspiegels, herabgesetzter Vitamin-D-Metabolismus	Exsikkose, Elektrolytentgleisung, Nykturie (Inkontinenzgefährdung), Osteomalazie, Pharmakotherapie (Überdosierung!)
Endokrin	Größenabnahme und fibrotischer Umbau von Schilddrüse und Nebenniere, Involution der Ovarien und des Uterus, Atrophie der Vagina, Hyperplasie der Prostata	Verzögerte Reizantwort in der Achse Hypothalamus-Hypophyse-peripheres Zielorgan (verlangsamte Reaktion von TSH auf TRH-, von ACTH auf CRH-Stimulation), Abfall des Östrogenspiegels, Änderung der Ansprechbarkeit auf adrenerge Reize, Abfall des Wachstumhormonspiegels, verminderte Ansprechbarkeit auf ADH und reduzierte Durstwahrnehmung	Verzögerte Reaktion auf Streß, Osteoporose, Harninkontinenz, Exsikkose, verminderte Kraft, Gedächtnis- und Merkstörungen
Immunologisch	Involution von Thymus, Knochenmark und Lymphgewebe, Abnahme von Lymphozyten (insbesondere T-Zellen)	Funktionsverlust von B- und T-Lymphozyten	Infektgefährdung, Anfälligkeit für Autoimmunprozesse und Tumoren

mit der altersabhängigen erhöhten Inzidenz von chronischen Krankheiten zusammen. In erster Linie ist hiervon das Herz-Kreislauf-System (arterielle Hypertonie, koronare Herzkrankheit) und der Bewegungsapparat (Wirbelsäulensyndrom, Arthrosen, rheumatische Erkrankungen) betroffen. Bei einer repräsentativen Befragung bei Bürgern der alten Bundesrepublik (Arnold u. Lang 1989) gaben 35% der 60- bis 69jährigen an, sie litten an Herz-Kreislauf-Erkrankungen, 31% an rheumatischen Beschwerden und 25% an Erkrankungen des Bewegungsapparates. Bei den 70jährigen und älteren nehmen die genannten Erkrankungsgruppen die gleiche Rangfolge ein. Sie deckt sich im wesentlichen auch mit statistischen Erhebungen im Krankenhausbereich (Bundesministerium für Familie 1993). Etwa 15–20% der älteren Menschen leiden an mehreren meist chronischen Krankheiten gleichzeitig. So fanden sich im Untersuchungsgut eines Krankenhauses bei Patienten im 2. und 3. Dezennium ca. 2, bei Patienten zwischen dem 30. und 59. Lebensjahr etwa 4 sowie im 7. bis 9. Lebensjahrzehnt etwa 5 Krankheiten gleichzeitig.

In einer niederländischen Studie wurde die Prävalenz von Multimorbidität im ambulanten Bereich ermittelt (Schellevis et al. 1993). In dieser Untersuchung wurde bei insgesamt 23 000 Patienten, die entweder an arterieller Hypertonie, Diabetes mellitus, koronarer Herzkrankheit, chronischer, unspezifischer Lungenerkrankung oder degenerativen Gelenkveränderungen litten, die Anzahl der Begleiterkrankungen erhoben. Es zeigte sich hierbei, daß innerhalb dieser 5 Krankheitsgruppen 22–40% der Patienten mindestens eine weitere Erkrankung aufwiesen.

Die Zunahme des Anteils der sog. alten Alten an der Gesamtbevölkerung führt zwangsläufig dazu, daß häufige Erkrankungen des Alters noch häufiger werden und daß bisher im Alter seltene Krankheiten eine Zunahme in ihrer Häufigkeit erfahren (Abb. 2-2).

Eine Verlängerung der Lebenserwartung ist nicht notwendigerweise mit einer Verbesserung der Lebensqualität in den dadurch gewonnenen Jahren gleichzusetzen. Gelingt es nicht, das Auftreten von

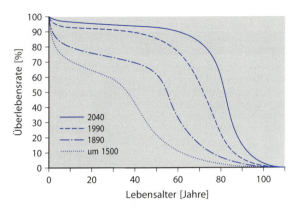

Abb. 2-2. Lebenserwartung in Deutschland seit 1500 mit zunehmender Rektangularisierung der Überlebensrate im Verlauf der Jahrhunderte. (Aus Nikolaus u. Zahn 1997)

chronischen Erkrankungen in spätere Lebensjahre hinauszuschieben, bedeutet die Verlängerung der Lebenserwartung für den Betroffenen nur eine Verlängerung des Lebens mit der chronischen Erkrankung (Kunkel u. Applebaum 1992).

Eine längere Lebenserwartung erscheint nur dann erstrebenswert, wenn der Vitalitätsverlust erst kurz vor dem Ende des Lebens eintritt, d.h. wenn es gelingt die Zeit zwischen der klinischen Manifestation einer Krankheit und dem Tod zu verkürzen und damit ein längeres Leben in Gesundheit und Wohlbefinden zu ermöglichen. Fries postulierte eine solche These der „compression of morbidity" (Fries 1980).

Diese theoretischen Vorhersagen konnten bisher empirisch nicht belegt werden und werden entsprechend kontrovers diskutiert. Weitere epidemiologische Untersuchungen sind notwendig zur Klärung der Frage, ob die Morbiditätsphase der Alten von morgen wirklich kürzer sein wird als die der heutigen alten Menschen. Die bisher verfügbaren Daten zu dieser Fragestellung sind sehr uneinheitlich (Anstey et al. 1996).

Ausgehend von der Diskussion um die Postulate von Fries rückte der Begriff der „active-life-expectancy" in den Vordergrund. Diese aktive Lebenserwartung wird als behinderungsfreie Lebenszeit angesehen, eine Zeit, in der es dem Individuum möglich ist, ein selbständiges Leben ohne fremde Hilfe zu führen. Nicht die Mortalität wird als Endpunkt der aktiven Lebenserwartung definiert, sondern der Verlust der Alltagskompetenz.

Literatur

Anstey KJ, Lord SR, Smith GA (1996) Measuring human functional age: A review of empirical findings. Exp Aging Res 22:245–266

Arnold K, Lang E (1989) Ergebnisse einer Umfrage zum Altersbild in der Bundesrepublik Deutschland. Z Geriatr 2: 383–389

Bundesministerium für Familie und Senioren (1993) Erster Altenbericht der Bundesregierung. Bundesministerium für Familie und Senioren, Referat Öffentlichkeitsarbeit, Bonn

Ershler WB, Longo DL (1997) The biology of aging: The current research agenda. Cancer 80:1284–1293

Flynn MA, Nolph GB, Baker AS, Krause G (1992) Aging in humans: A continous 20-year study of physiologic and dietary parameters. J Am Coll Nutr 11:660–672

Folkow B, Svanborg A (1993) Physiology of cardiovascular aging. Physiol Rev 73:725–762

Fries JF (1980) Aging, natural death, and the compression of morbidity. N Engl J Med 303:130–135

Gilchrest BA, Bohr VA (1997) Aging processes, DNA damage, and repair. FASEB J 11:322–330

Hayflick L (1965) The limited in vitro lifetime of human diploid cell strains. Exp Cell Res 37:614–636

Kunkel SR, Applebaum RA (1992) Estimating the prevalence of long-term disability for an aging society. J Gerontol 47: 253–269

McClearn GE (1997) Biogerontologic theories. Exp Gerontol 32:3–10

Nikolaus T, Zahn RK (1997) Alter und Altern. In: Schmidt RF, Thews G (Hrsg) Physiologie des Menschen. Springer, Berlin Heidelberg New York Tokyo, S 708–716

Olshansky SJ, Carnes BA, Cassel C (1990) In search of Methuselah: Estimating the upper limits to human longevity. Science 250:634–640

Schellevis FG, van der Velden J, van de Lisdonk E (1993) Comorbidity of chronic diseases in general practice. J Clin Epidemiol 46:472–478

Shock NW (1983) Aging of physiological systems. J Chron Dis 36:137–142

Sohal RS (1993) The free radical hypothesis of aging: An appraisal of the currentstatus. Aging Clin Exp Res 5:3–17

Timiras PS (1993) Physiological basis of aging and geriatrics. CRC, Boca Raton/FL

Vijg J, Wei JY (1995) Understanding the biology of aging: The key to prevention and therapy. J Am Geriatr Soc 43:426–434

Wei FH (1992) Age and the cardiovascular system. N Engl J Med 327:1735–1739

Ökonomie: Strukturänderungen zur flächendeckenden Finanzierung der akut-geriatrischen Versorgung

H.-H. Rüschmann

3.1 Gesundheitsökonomische Besonderheiten der akutgeriatrischen Versorgung   17
3.2 Flächendeckende Akut- und Tagesgeriatrie als Ziel   19
3.2.1 Modellprojekt Geriatrie in Schleswig-Holstein   20
3.2.2 Einteilung in Patientengruppen   20
3.3 Ökonomische Bewertung der Kosten für die Geriatrie   21
3.3.1 Medizinischer Erfolg (Selbsthilfestatus)   21
3.3.2 Änderung der Patientenkarrieren/Therapiepfade   21
3.3.3 Durchschnittliche Kosten der unterschiedlichen Systeme   22
3.4 Preisbildungsprozeß als Steuerungsinstrument (Fallpauschalen, Komplexpauschalen)   23
3.5 Krankenhausrahmenplanung unter Berücksichtigung der Geriatrie   23
3.5.1 Veränderungen der traditionellen Hauptabteilungen   24
3.5.2 Einbindung der Akutgeriatrie in die Frührehabilitation   24
3.6 Ausblick: zeitnahe Umsetzung   25
Literatur   26

In Deutschland ist eine unzureichende Bewältigung der speziellen Krankheitsprobleme älterer Menschen festzustellen. Eine große Zahl älterer Menschen wird in Akutkrankenhäusern pflegerisch immer noch ohne die notwendige Remobilisation oder (Früh-) Rehabilitation versorgt. Diese „Aufbewahrung" älterer Patienten entspricht nicht der Aufgabenstellung von Akutkrankenhäusern und führt zu einer überhöhten Zahl von teuren Akutbetten. Allein dieses Beispiel macht deutlich, daß sich im Gesundheitswesen genügend Effizienzreserven insbesondere durch Fehlsteuerungen im Krankenhaus befinden, die über entsprechende Anreize als Ressourcen für eine qualitativ bessere geriatrische Versorgung freigesetzt werden können.

Die Etablierung einer Akut- und Tagesgeriatrie hat Auswirkungen auf den Selbsthilfestatus der behandelten Patienten und folglich auf den weiteren Behandlungsweg und die damit verbundenen durchschnittlichen Gesamtkosten.

Die Umsteuerung der Patientenkarrieren ist nur über eine finanzielle Steuerung der medizinischen Leistungserbringung für ältere Menschen möglich, über die ein spezifisches Angebot für die ambulante, teilstationäre und stationäre geriatrische sowie gerontopsychiatrische Prävention, Aktuversorgung und Rehabilitation in Verbindung mit einer exakt definierten medizinischen und pflegerischen Versorgung geschaffen wird. Zur Etablierung eines sektorenübergreifenden Finanzierungssystems für die Behandlung geriatrischer Patienten ist zunächst zielstrebig innerhalb der traditionellen Sektoren eine leistungsorientierte Vergütung zu kalkulieren, auf dieser Grundlage vertraglich zu vereinbaren und dann politisch wie administrativ umzusetzen. Im Krankenhausbereich haben sich therapie- und diagnosebezogene Fallpauschalen als überlegenes Finanzierungssystem erwiesen. Fallpauschalen vergüten alle Leistungen eines Krankenhauses für einen Behandlungsanlaß (inkl. Diagnostik, Operation, Verpflegung und Hotelleistungen) mit einem festen Preis. Zukünftig sollten Fallpauschalen auch den ambulanten und rehabilitativen Bereich umfassen (z. B. im Sinne von Komplexpauschalen).

Die staatliche Planung von stationären und tagesklinischen Leistungskapazitäten in der Geriatrie muß parallel zur Weiterentwicklung der Finanzierung erfolgen, um die Geriatrie flächendeckend über einen Krankenhausrahmenplan einzuführen.

Zur Umsetzung dieser Vision einer verbesserten geriatrischen Versorgung können sich die verantwortlichen Leistungserbringer (Krankenhäuser, kassenärztliche Vereinigungen, andere ambulante Leistungserbringer, u. a. ambulante Pflegedienste sowie Therapeuten) und Kostenträger eines Landes (Landesverbände der Krankenkassen unter Beteiligung des Medizinischen Dienstes) in einem geriatrischen Netzwerk zusammenschließen.

3.1
Gesundheitsökonomische Besonderheiten der akutgeriatrischen Versorgung

„Gesundheit ist nicht alles, aber ohne Gesundheit ist alles nichts" – diese alte Weisheit erleben insbesondere ältere Menschen, die sich zunehmend um ihre

Gesundheit, aber auch um die Finanzierung der Gesundheitsleistungen sorgen. Denn wenn die Kosten im Gesundheitswesen weiter im bisherigen Tempo steigen, wird Gesundheit für alle bald nicht mehr finanzierbar sein. Eine steigende Zahl von Mitbürgern über 60 Jahren, die während ihres Arbeitslebens altersunabhängige Sozialversicherungsbeiträge entrichtet haben, ist auf kostenintensive Fremdhilfe in Form der ambulanten pflegerischen und sozialen Dienste (Gemeindekrankenpflege, Hauspflege) oder der stationären Versorgung in Krankenhäusern oder Pflegeheimen angewiesen. Die moderne Familienstruktur kann die Versorgung immer weniger leisten. Der Anteil der über 60jährigen Patienten in den Krankenhäusern nimmt beispielsweise stetig zu (Abb. 3-1). Der Anteil älterer Menschen im Krankenhaus steigt. Die Aufenthaltsdauer beträgt bei den unter 60jährigen durchschnittlich 10,3 Tage, bei über 65jährigen sogar 13,5 Tage.

Die Leistungsausgaben für die Rentner steigen und betragen mit über 100 Mrd. DM über ein Drittel (38%) der gesamten Leistungsausgaben der Gesetzlichen Krankenversicherung (GKV). Da die Beitragseinnahmen der Rentner nur mäßig angepaßt wurden, ist in der Krankenversicherung der Rentner eine erhebliche Finanzierungslücke entstanden, die derzeit noch von der Solidarität aller Beitragszahler der GKV aufgefangen wird (Abb. 3-2). Die arbeitenden Mitglieder der GKV finanzieren die Leistungsausgaben für die Rentner. Die Angaben sind für neue und alte Bundesländer getrennt, da in den neuen Bundesländern die Ausgaben für Rentner die Hälfte der gesamten Beitragseinnahmen betragen.

Allerdings verschiebt sich das Verhältnis von Mitgliedern/Familienangehörigen und Rentnern weiter: Schätzungsweise sind im Jahre 2030 über 30% der Bevölkerung älter als 60 Jahre.

In Deutschland ist eine unzureichende Bewältigung der speziellen Krankheitsprobleme älterer Menschen festzustellen. Sinnvolle präventive oder medizinisch-rehabilitative Behandlungen unterbleiben beispielsweise aufgrund geringer Aus-, Fort- und Weiterbil-

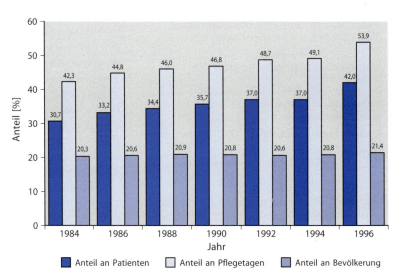

Abb. 3-1. Anteil der über 60jährigen an Patienten und Pflegetagen in Akutkrankenhäusern und an der Bevölkerung 1984 bis 1996 (West). (Aus Deutsche Krankenhausgesellschaft 1998)

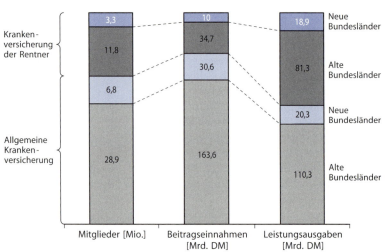

Abb. 3-2. Solidarität in der Gesetzlichen Krankenversicherung: Verhältnis der Allgemeinen Krankenversicherung zur Krankenversicherung der Rentner. (Aus VdAK/AEV 1998)

dung von (Allgemein-)Medizinern in Altersmedizin oder zu hoher Kostenerwartungen. In der Geriatrie handelt es sich aber weniger um kostenintensive Innovationen, sondern um die korrekte Anwendung von Behandlungsmethoden für den stoffwechselreduzierten, immobilen Alterspatienten.

Eine erhebliche Anzahl älterer Menschen wird in Akutkrankenhäusern pflegerisch immer noch ohne die notwendige Remobilisation oder (Früh-)Rehabilitation versorgt. Diese „Aufbewahrung" älterer Patienten entspricht nicht der Aufgabenstellung von Akutkrankenhäusern und führt zu einer überhöhten Zahl von teuren Akutbetten; dieser Aspekt wird unter dem Stichwort „Fehlbelegung" diskutiert.

Diese wenigen Beispiele machen deutlich, daß im Gesundheitswesen noch genügend Effizienzreserven – insbesondere durch Fehlsteuerungen im Krankenhaus – vorhanden sind. Sie stellen die Ressourcen für eine qualitativ bessere geriatrische Versorgung dar.

Der Sozialstaat könnte daher ohne weitere gesetzgeberische Kostendämpfung und ohne Neuordnung der GKV seine älteren Bürger adäquat versorgen. Die gesetzlichen Kranken- und Pflegeversicherungen müssen angesichts von Effizienzreserven ihre Leistungen nicht rationieren. Für die Versorgung geriatrischer Patienten muß die GKV die Gesundheit oder die Lebensjahre ihrer älteren Versicherten auch nicht monetär bewerten, um über eine Kosten-Nutzen-Analyse eine alternative Ressourcenallokation zu diskutieren.

Der Sozialstaat und die sozialen Sicherungssysteme wollen mit einer etablierten Geriatrie den Alterspatienten heilen. Und wo dies nicht mehr möglich ist, wird die meßbare und für den Patienten erlebbare Verbesserung des Selbsthilfestatus als direkter, realer Nutzen grundsätzlich angestrebt. Selbstverständlich sind die Grundregeln der Wirtschaftlichkeit einzuhalten: Ein gegebener Heilerfolg sollte mit geringstmöglichem volkswirtschaftlichem Ressourcenverbrauch erreicht werden bzw. für einen definierten Ressourceneinsatz sollte der größtmögliche Nutzen für den Patienten resultieren.

Aus ökonomischer Sicht ist nicht primär die Entwicklung der Ausgaben problematisch, sondern die Regeln, nach denen die Mittelverteilung im Gesundheitswesen erfolgt. Aus diesen Regeln läßt sich ablesen, ob die beteiligten Akteure – sowohl die Anbieter als auch Nachfrager von Gesundheitsgütern – Anreize zur wirtschaftlichen Verwendung der knappen Ressourcen haben (vgl. Breyer u. Zweifel 1997).

Die Schlüsselposition für die Erbringung und Inanspruchnahme von Leistungen nehmen in der Geriatrie die Ärzte ein. Sie erfüllen eine doppelte Funktion: Einerseits müssen sie als perfekter Sachwalter den geriatrischen Patienten beraten und versorgen, andererseits ist ihr Verhalten maßgeblich von den Anreizen geprägt, die durch die Form der Leistungsvergütung vermittelt wird.

Da die Nachfrage geriatrischer Leistungen in erster Linie die Entscheidungen der (ärztlichen) Anbieter widerspiegeln, sollten über einen markt- und leistungsorientierten Preisbildungsprozeß richtige monetäre Anreize für die fachgerechte geriatrische Behandlung gesetzt werden. Im „Quasimarkt" Gesundheitswesen sollen sich wettbewerbsorientierte Preismechanismen ausbilden, staatliche Interventionen dagegen zurücktreten. Dennoch wird die Krankenhausrahmenplanung eines Landes die Kapazitäten für die Geriatrie einräumen und damit ermöglichen müssen (vgl. Rüschmann 1998, Rüschmann et al. 2000).

3.2
Flächendeckende Akut- und Tagesgeriatrie als Ziel

Vorrangig will die Geriatrie den korrekten Einsatz hinreichend bekannter Behandlungsmethoden für den stoffwechselreduzierten, immobilen Alterspatienten sichern. Die entsprechend seines therapeutischen Bedarfs funktionsgerechte Zuweisung von Patienten ist dabei Voraussetzung für eine sozialhumanitäre, bedarfsgerechte und möglichst kostengünstige medizinische Versorgung. Für ältere Menschen muß daher ein spezifisches Angebot für die ambulante, teilstationäre und stationäre geriatrische sowie gerontopsychiatrische Prävention, Akutversorgung und Rehabilitation in Verbindung mit einer exakt definierten medizinischen und pflegerischen Versorgung geschaffen werden.

Ziel eines abgestuften Versorgungskonzeptes für stationäre geriatrische Patienten (Abb. 3-3) ist die frühest mögliche Verlegung von der klassischen Abteilung in die geriatrische Fachabteilung des Krankenhauses. Viele Patienten können nach der Versorgung in der stationären Geriatrie nicht ohne Weiterführung ärztlich festgelegter Therapieprogramme (Behandlungsplan) in den ambulanten Bereich zurückkehren. Eine geriatrische Tagesklinik kann die Überleitung in die weitgehende Selbständigkeit der häuslichen Umgebung unterstützen. Das integrierte Versorgungssystem (vgl. Abb. 3-3) bezieht alle Versorgungsstufen ein, so daß der Patient funktionsgerecht zugewiesen werden kann. Der Behandlungsplan, den die Abteilung Akutgeriatrie für einen zu entlassenden Patienten erstellt, soll für die folgende ambulante Phase über einen Zeitraum von 4–8 Wochen verbindlich sein und die therapeutische Zielvereinbarung für das therapeutische Team wie Patienten gleichermaßen dokumentieren.

Ein Teil der geriatrischen Patienten, die direkt aus dem Akutkrankenhaus in die ambulante Versorgung zurückgeführt werden, benötigen die unterschied-

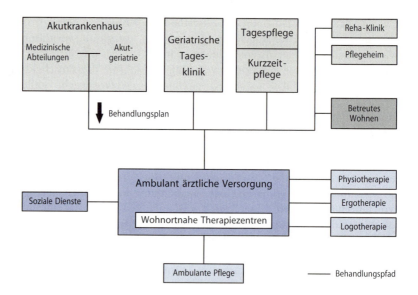

Abb. 3-3. Integriertes Versorgungssystem zur Behandlung älterer Menschen

lichsten sozialen Dienste wie Gemeindekrankenpflege, Hauspflege, mobile Hilfsdienste bis hin zum Hausnotrufsystem. Für diese Gruppe älterer Menschen können Tagespflegeeinrichtungen eine große Bedeutung erlangen.

Trotz aller Bemühungen wird es immer eine erhebliche Anzahl älterer Menschen geben, die nur im Pflegeheim oder innerhalb von betreuten Wohneinheiten leben können. Auch für Menschen in Pflegeheimen bzw. Einrichtungen des Betreuten Wohnens besteht die Möglichkeit, ambulante Therapieprogramme oder geriatrische Tageskliniken in Anspruch zu nehmen.

3.2.1
Modellprojekt Geriatrie in Schleswig-Holstein

Der Zielvorstellung zur integrierten Versorgung älterer Patienten kam das Ministerium für Arbeit, Soziales, Jugend und Gesundheit des Landes Schleswig-Holstein in einem Modellversuch (vgl. Thode et al. 1995) mit der Errichtung geriatrischer Abteilungen an 4 Schwerpunktkrankenhäusern in Verbindung mit geriatrischen Tageskliniken nach (1992 bis 1995). Zur Überprüfung der Ziele wurden Patientenkarrieren mit Hilfe von Leistungsdaten der Krankenhäuser und Befragungsergebnissen während des Krankenhausaufenthalts sowie danach ausgewertet. Der Beobachtungszeitraum betrug 15 Monate. Von Bedeutung waren die zusätzlich entstehenden Kosten und deren Relativierung über mögliche Einsparungen im nachstationären Bereich durch funktionsgerechte Zuweisung (weniger Dauerpflege, dafür mehr Inanspruchnahme ambulanter Dienste). Auch im stationären Bereich konnten durch eine kürzere Verweildauer in den entsprechenden Abteilungen oder eine geringere Wiedereinweisungsquote Einsparungen erzielt werden.

3.2.2
Einteilung in Patientengruppen

Für die Analyse des Leistungsspektrums und eine verursachungsgerechte Zuordnung der Kosten ist eine Klassifizierung der geriatrischen Patienten erforderlich, die sich im wesentlichen an einer Kombination aus Diagnosegruppen und Kriterien des Selbsthilfestatus orientiert. Das betrachtete Klientel konzentriert sich auf einige wenige Hauptdiagnosegruppen. Um innerhalb verschiedener Patientengruppen vergleichbare Verweildauern, Leistungs- und Kostenstrukturen zu erhalten, wurden in Anlehnung an das PMC-("patient-management-categories"-) Konzept Gruppen nach den Kriterien Diagnose, Therapie und Selbsthilfestatus gebildet.

Das Ergebnis dieser Analyse waren die Gruppen (vgl. Tabelle 3-1):

- zerebrovaskuläre Erkrankungen,
- degenerative Knochen- und Gelenkserkrankungen,
- Oberschenkel- und Beckenfrakturen,
- kardiale Erkrankungen sowie
- sonstige Erkrankungen.

Die Ergebnisse von Tabelle 3-1 stammen von 364 sowohl bei Aufnahme als auch bei Entlassung befragten Patienten in den Jahren 1994 und 1995 (Thode et al. 1995). Die herkömmliche Versorgung ohne geriatrisches Angebot ist dem neuen System mit geriatrischer Akutversorgung gegenübergestellt. Die einzelnen Items sind gewichtet je nach Aufwand für den Patienten in den Selbsthilfestatus einbezogen. Für die PMC-Gruppe „sonstige Erkrankungen" können auf-

Tabelle 3-1. „Patient-management-categories"-Gruppen: Veränderung des Selbsthilfestatus

PMC-Nr.	Bezeichnung	Verbesserung des Selbsthilfestatus [%]	
		Herkömmlich	Geriatrisches System
I	Zerebrovaskuläre Erkrankungen	24,3	46,3
II	Degenerative Knochen- und Gelenkerkrankungen	44,1	52,6
III	Oberschenkel- und Beckenfrakturen	9,6	36,8
IV	Kardiale Erkrankungen	28,9	53,3

grund der Variabilität keine durchschnittlichen Angaben für den Selbsthilfestatus gemacht werden.

3.3
Ökonomische Bewertung der Kosten für die Geriatrie

Die Etablierung der Akut- und Tagesgeriatrie hat Auswirkungen auf den Selbsthilfestatus der behandelten Patienten und folglich auf den weiteren Behandlungsweg und die damit verbundenen durchschnittlichen Gesamtkosten.

3.3.1
Medizinischer Erfolg (Selbsthilfestatus)

Der Erfolg der geriatrischen Arbeit läßt sich besonders gut an der Verbesserung des Selbsthilfestatus ablesen, der auch die affektiven Belange berücksichtigt. Die relative Verbesserung des Zustands der Patienten betrug beispielsweise im herkömmlichen System ca. 25%, im neu eingeführten System gut 45% (vgl. Tabelle 3-1).

Der Selbsthilfestatus wurde in Anlehnung an den Barthel-Index (vgl. Mahoney u. Barthel 1965) gemessen. Er berücksichtigt Ernährung, Ausscheidung, Waschen, An- und Ausziehen, Beweglichkeit, verbale Kommunikation, Orientierung und Selbständigkeit. Zusätzlich fließen Bewertungen des Nottingham-Health-Profile (vgl. Hunt et al. 1981) ein, der zur Beschreibung des Gesundheitszustandes der Bevölkerung die Funktionen physische Mobilität, Schmerz, Schlaf, soziale Isolation, emotionale Reaktionen und Tatkraft abfragt.

3.3.2
Änderung der Patientenkarrieren/Therapiepfade

Das Hauptanliegen der Geriatrie ist die Wiedererlangung selbständiger Lebensführung oder zumindest des vor dem Krankheitseinbruch vorhanden gewesenen Zustands. Der weit überwiegende Teil der Patienten kommt aus der häuslichen Umgebung in das Krankenhaus und kehrt auch dorthin zurück. Insgesamt 72,2% der Patienten entläßt die Akut- und Tagesgeriatrie in die häusliche Umgebung; 18,2%

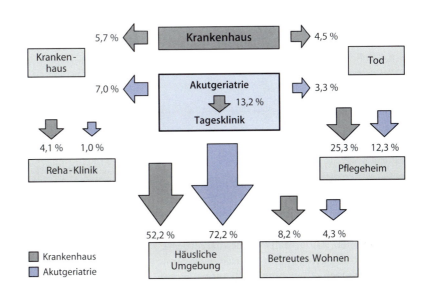

Abb. 3-4. Patientenströme zwischen den Versorgungsstufen im Systemvergleich

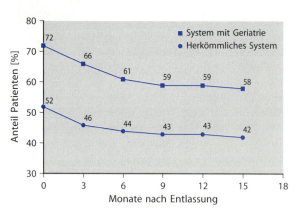

Abb. 3-5. Langzeitstudie: Verbleib im häuslichen Bereich nach Entlassung aus der Akutgeriatrie

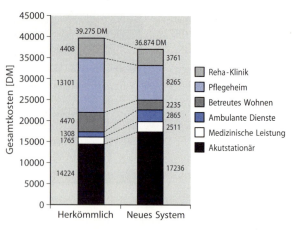

Abb. 3-6. Gesamtkosten je durchschnittlicher Patient für 1¹/₄ Jahre

werden in den Bereich Reha-Klinik/Pflegeheim/Betreutes Wohnen überwiesen (Abb. 3-4; vgl. Thode et al. 1995).

Die Patientenströme nach geriatrischer Behandlung machen das Hauptanliegen der Geriatrie deutlich: 74,3% der Patienten können wieder in den häuslichen Bereich zurück oder dorthin, wo sie vor der Behandlung gewesen sind [Pflegeheim (1,6%) bzw. Betreutes Wohnen (0,5%)]. Aus der Akutgeriatrie können 13,2% der Patienten über die Tagesgeriatrie in den Alltag entlassen werden.

In allen Bereichen weist das neue System bessere Ergebnisse auf als das herkömmliche. Die geriatrische Behandlung ist von dauerhaftem Erfolg; baldige Wiedereinweisungen ins Krankenhaus oder kurzfristige Verlegungen ins Pflegeheim bleiben aus (Abb. 3-5; Thode et al. 1995).

Um zu überprüfen, ob die Überführung in den häuslichen Bereich dauerhaft ist, wurden die Patienten nach ihrer Entlassung über in einem Zeitraum von 15 Monaten alle 3 Monate interviewt. Die Akutgeriatrie zeigt eine Langzeitwirkung, denn nach 15 Monaten leben noch 58% der Patienten im häuslichen Bereich (im Vergleich zu 42% bei herkömmlicher Versorgung).

3.3.3
Durchschnittliche Kosten der unterschiedlichen Systeme

Die Gegenüberstellung der Gesamtkosten (Abb. 3-6), die für einen durchschnittlichen Patienten in beiden Systemen jeweils anfallen, ist wichtig, um den volkswirtschaftlichen Erfolg der Akut- und Tagesgeriatrie belegen zu können. Andernfalls würde die Verbesserung des Selbsthilfestatus älterer Menschen im Sinne einer Kosten-Nutzen-Abwägung doch monetär von den Kostenträgern zu bewerten sein, um neu über einen Ressourceneinsatz entscheiden zu können.

Zur Ermittlung der Kosten für einen durchschnittlichen geriatrischen Patienten wurden für den Zeitraum von 1¹/₄ Jahren gewichtete Mittelwerte gebildet, die die unterschiedlichen Kostenstrukturen nach Ausprägung und Häufigkeit innerhalb der Geriatrie-PMC-Gruppen abbilden. Die Kostenerfassung orientiert sich an der Methodik zur Kalkulation für Fallpauschalen und Sonderentgelte des Bundesministeriums für Gesundheit von 1994/1995.

Die Gegenüberstellung der Kosten bezieht sich auf einen (fiktiven) durchschnittlichen Patienten, der einerseits das herkömmliche System der klassischen Akutabteilungen, andererseits das neue System – bestehend aus der Kombination geriatrische Abteilung plus Tagesklinik – durchläuft und seine Patientenkarriere im Bereich Betreutes Wohnen, Pflegeheim, Reha-Klinik bzw. im häuslichen Bereich unter Inanspruchnahme ambulanter Dienste und medizinischer Leistungen fortsetzt. Die einzelnen Bereiche müssen als Teilkosten Berücksichtigung finden.

Insgesamt entstanden im herkömmlichen System für einen durchschnittlichen geriatrischen Patienten Kosten von 39275 DM, im neuen System mit Geriatrie 36874 DM (die erhobenen Kosten beziehen sich auf den Zeitraum 1994/1995; vgl. Abb. 3-6). Das neue System mit Akut- und Tagesgeriatrie war also über einen Zeitraum von 1¹/₄ Jahren trotz deutlich verbesserter Leistung am Patienten um 6% kostengünstiger. Die Gesamtkosten für die stationäre Behandlung inklusive der Akutgeriatrie wurden zunächst höher [17236 DM im Vergleich zu 14224 DM (+17%)], insbesondere für Patienten mit zerebrovaskulären Erkrankungen (+30%) und Oberschenkel- oder Beckenfrakturen (+22%). Die Kosteneinsparungen lagen in der nachstationären Behandlung: Pflegeheime und Betreutes Wohnen wurden nach geriatrischer Behandlung seltener beansprucht und können die gestiegenen Kosten für die medizinischen Versorgung kompensieren.

3.4
Preisbildungsprozeß als Steuerungsinstrument (Fallpauschalen, Komplexpauschalen)

Die geriatrische Versorgung benötigt ein Ineinandergreifen von ambulanter und stationärer Versorgung. Die Verzahnung und teilweise auch Verlagerungen der Leistungen werden durch die Budgetierung ambulant ärztlicher sowie die Entgeltbemessung stationärer und pflegerischer Honorierung erschwert, wenn nicht nahezu unmöglich gemacht. Finanzierungsanreize sollten jedoch in Richtung einer geriatrischen Versorgung und einer Verzahnung der Sektoren gesetzt werden; die Honorierung ist unabhängig vom Ort der Versorgung festzulegen. Die tagesgleichen Pflegesätze insbesondere in den internistischen Abteilungen bieten trotz Krankenhausbudget Anreize zur Ausdehnung der Verweildauer; die Vergütung muß unabhängig von der Liegezeit geregelt werden. Und auch die Praxisbudgetierung der niedergelassenen (Allgemein-)Ärzte steht der intensiven Betreuung älterer Menschen entgegen (vgl. Breyer u. Zweifel 1997).

Zur Etablierung eines sektorenübergreifenden Finanzierungssystems für die Behandlung geriatrischer Patienten ist zunächst zielstrebig innerhalb der traditionellen Sektoren eine leistungsorientierte Vergütung zu kalkulieren, auf dieser Grundlage vertraglich zu vereinbaren und dann politisch wie administrativ umzusetzen. Im Krankenhausbereich haben sich therapie- und diagnosebezogene Fallpauschalen als überlegenes Finanzierungssystem erwiesen. Fallpauschalen vergüten alle Leistungen eines Krankenhauses für einen Behandlungsanlaß (inklusive Diagnostik, Operation, Verpflegung und Hotelleistungen) mit einem festen Preis. Der Preis kann sich an den durchschnittlichen Kosten der jeweiligen Leistungseinheit oder an Benchmarks (Expertenempfehlungen für minimale und maximale Anteile; Referenzwerte für Bestlösungen) über alle Krankenhäuser orientieren. Seit Einführung der Fallpauchalen für etwa 20 % der medizinischen Leistungen ist die Verweildauer in diesen Bereichen deutlich gesunken. Dies zeigt die Steuerungswirkung von Fallpauschalen auf die medizinische Leistungserbringung (vgl. Bundesministerium für Gesundheit 1995).

Zur Weiterentwicklung der Krankenhausfinanzierung werden Verfahren entwickelt, mit denen näherungsweise die Zurechnung von Kosten jeweils individuell für den Patienten vorgenommen werden kann (vgl. Rotering u. GSbG 1998): Beispielsweise baut MOKKA (Modulares Klassifikations- und Kalkulationssystem – System zur Weiterentwicklung der Fallpauschalen) auf den wesentlichen Leistungsbestandteilen einer stationären Versorgung auf und ermöglicht über einen differenzierten Algorithmus die Berechnung von diagnose- und therapiebezogenen Kosten. So könnten für alle medizinischen Leistungsbereiche Fallpauschalen kalkuliert werden.

Um die Grenzen zwischen den Sektoren zu überwinden und eine integrierte, abgestufte Versorgung geriatrischer Patienten zu ermöglichen, ist danach ein sektorenübergreifendes Finanzierungssystem in Form fester Leistungsentgelte zu konzipieren. Für die Kalkulation solcher Komplexpauschalen müssen zusätzlich die Kosten im ambulanten und rehabilitativen Bereich unter Berücksichtigung des Selbsthilfestatus therapie- und diagnosebezogen ermittelt werden. Denn Komplexpauschalen ermöglichen als Finanzierungsinstrument eine Leistungssteuerung im Sinne der o. g. Verzahnung über die verschiedenen Versorgungsbereiche und Leistungsträger hinweg. Komplexpauschalen setzen damit Anreize für eine versorgungsgerechte Inanspruchnahme geriatrischer Therapien unabhängig von der Organisationsform der Leistungserbringung.

3.5
Krankenhausrahmenplanung unter Berücksichtigung der Geriatrie

Die Planung von stationären und tagesklinischen Kapazitäten bzw. Leistungen in der Geriatrie muß parallel zur Weiterentwicklung der Finanzierung erfolgen, um die Geriatrie flächendeckend einzuführen. Auch der ambulante Bereich ist an diesem Gestaltungsprozeß zu beteiligen. Voraussetzung für eine patientenorientierte Planung ist die Analyse des Bedarfs an geriatrischer Akut- und Tagesversorgung.

Zur Ermittlung des Bedarfs wurden in Hamburger Krankenhäusern 1997/98 aus einer zufälligen Stichprobenauswahl von 425 Krankenhausfällen insgesamt 276 Patienten über 60 Jahren am 5. Tag ihres stationären Aufenthalts untersucht und hinsichtlich einer geriatrischen Weiterbehandlung mit Hilfe der Faktoren „Selbsthilfestatus", „soziales Umfeld" und „Komorbidität" eingeteilt (vgl. Jansen et al. 1998). Diese Faktoren konnten nur direkt am Patienten ermittelt oder durch die Befragung des Pflegepersonals ausreichend erfaßt werden. Für die Befragung wurde ein neues Meßinstrument entwickelt. Das Kernstück bildet der Barthel-Index (vgl. Mahoney u. Barthel 1965). Flankierend erfolgt die Aufnahme der Eckdaten zur sozialen Situation (vgl. Arbeitsgruppe Geriatrisches Assessment 1995) sowie die Erfassung des modifizierten Screenings nach Lachs (vgl. Lachs et al. 1990).

Das Screening ergab, daß 37 Patienten in der stationären Geriatrie und 8 Patienten in einer geriatrischen Tagesklinik weiter behandelt werden müßten. Potentielle Patienten für die Geriatrie wären insgesamt 8,7 % der Patienten über 60 Jahren in Hamburger Krankenhäusern. Aus Schleswig-Holstein ist bekannt, daß je 1000 ältere Einwohner etwa 20 geriatrisch erkranken. Stationär sind 1,62 und tagesklinisch 0,65 Patienten je 1000 ältere Einwohner potentiell geriatrisch zu versorgen. Dabei hat sich in der geriatrischen Versorgung der Stadt Hamburg ein Verhältnis von teil- zu vollstationärer Geriatrie von 1:5 im therapeutischen System entwickelt.

Vor der endgültigen Festlegung des Bedarfs an akutgeriatrischen Leistungskomplexen in den verschiedenen Versorgungsformen und dazugehörigen Funktionseinheiten und Bettenzahlen im akutstationären Bereich ist es erforderlich, die tatsächlich zu erwartenden Patientenströme zu ermitteln. Dies erfolgt durch eine Nachfrageanalyse, welche die medizinisch erfaßten, statistisch hochgerechneten Bedarfsanhaltszahlen den tatsächlichen Patientenströmen gegenüberstellt, denn ein bestimmter Anteil an geriatrischen Patienten wird auch in Zukunft in anderen Abteilungen behandelt werden. Dieses hängt insbesondere damit zusammen, daß bisher in den wenigsten Krankenhäusern eine zielgerichtete geriatrische Bewertung erfolgt, um eine erforderliche Weiterverlegung in ein geriatrisches System durchführen zu können. Durch die Nachfrageanalyse wird ein sog. Akzeptanzfaktor gegenüber der Akutgeriatrie ermittelt. Zielsetzung der Gesundheitspolitik muß es sein, diesen Akzeptanzfaktor laufend zu erhöhen und mit wachsender Nachfrage nach geriatrischen Akutbetten bestehende Standorte zu prüfen und ggf. auf- oder auszubauen (vgl. Jansen et al. 1998).

Grundsätzlich erfolgt in der Krankenhausplanung eine Abkehr vom klassischen „Bettenzählen" bzw. der Fallzahlstatistik als Bedarfsgröße. Die Krankenhausplanung entwickelt sich von einer „Bettenplanung" hin zu einer Leistungsplanung unter Berücksichtigung der Patientenströme unabhängig von der Anzahl vorgehaltener Betten (vgl. Rüschmann 1998, Rüschmann et al. 2000).

3.5.1
Veränderungen der traditionellen Hauptabteilungen

Bei der Planung aller Krankenhausleistungen spielt die Implementierung der stationären Akutgeriatrie eine große Rolle. Insbesondere die Auswirkungen der Einführung einer akutgeriatrischen Fachabteilung auf diejenigen Fachabteilungen sind zu erfassen, die bislang akutgeriatrische Patienten versorgt haben und zukünftig Patienten in die Akutgeriatrie überweisen können (entsprechend der allgemeinen Akzeptanz). Die bisherigen Erfahrungen mit der Geriatrie dienen für einen Krankenhausrahmenplan dazu, einerseits die Patienten zu identifizieren, die potentiell geriatrisch behandelt werden müssen und andererseits die Benchmarks abzuleiten, die den Anteil der in den Fachabteilungen Akutgeriatrie behandelbaren Patienten quantifizieren (vgl. Jansen et al. 1998). Über die Benchmarks ergeben sich dann in den jeweiligen Fachabteilungen neue Leistungsumfänge (vgl. Rüschmann et al. 2000).

Beispiel

Als Behandlungsanlaß mit Therapieweg wird die Schenkelhalsfraktur (ICD-9: 820.0) in Kombination mit der Implantation einer Femurkopfprothese (OPS 301: 5-820.3) identifiziert. Aus den Gutachten zur Geriatrie wird ersichtlich, daß bei 45-53 % der betroffenen Patienten eine weitere Behandlung in der Fachabteilung „Akutgeriatrie" angezeigt ist. Diese Werte werden durch eine Analyse des Datenbestands zum Versorgungsgebiet Schleswig-Hostein verifiziert. Als Benchmark wird ein Anteil von 50 % ermittelt. Der nächste Arbeitsschritt besteht in der Lokalisierung des Behandlungsfalls (ICD-9: 820.0/OPS 301: 5-820.3) in einem Leistungsmodul. Das Leistungsmodul „Basisleistungen in der Orthopädie" wird identifiziert. Schließlich kann der Benchmark auf die entsprechenden Behandlungsfälle mit Schenkelhalsfraktur in Kombination mit dem Einbau einer Femurkopfprothese angewendet werden. Die Anzahl der Behandlungsfälle werden im Leistungsmodul „Geriatrie" als Patienten mit geriatrischer Behandlung aufgenommen; innerhalb des Leistungsmoduls „Basisleistungen in der Orthopädie" wird der Anteil der geriatrischen Fälle vermerkt.

3.5.2
Einbindung der Akutgeriatrie in die Frührehabilitation

Die Akutgeriatrie umfaßt insbesondere eine spezifische Frührehabilitation für ältere Patienten und sollte in ein fachübergreifendes, integriertes und ortsnahes Rehabilitationskonzept für Patienten aller Alterklassen eingebunden sein, wie beispielhaft in Abb. 3-7 konzipiert (Rüschmann et al. 2000). In einem Krankenhaus der Schwerpunktversorgung wird ein fachübergreifendes, integriertes und abgestuftes Versorgungskonzept der Rehabilitationsklinik umgesetzt. In der Abbildung werden die unterschiedlichen Behandlungspfade schematisiert gezeigt.

Ein wichtiges Kennzeichen der dargestellten Konzeption ist die Aufhebung der gewöhnlich getrennten

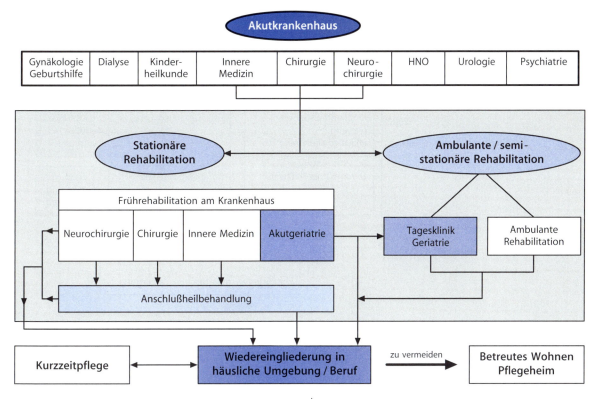

Abb. 3-7. Konzeption einer fachübergreifenden Frührehabilitation und Rehabiliation

Sektoren von akutstationärer Versorgung und Rehabilitation. Die Frührehabilitation wird hier als Vorstufe einer rehabilitativen Betreuung verstanden. Aus dem Akutbereich der Fachdisziplinen Innere Medizin, Chirurgie und Neurochirurgie werden Patienten mit Rehabilitationsbedarf unverzüglich in den Rehabilitationsbereich zugewiesen. Die Zuweisung erfolgt nach Maßgabe der medizinischen Erfordernisse versorgungsstufengerecht, d.h. der ambulanten bzw. semistationären Rehabilitation wird gegenüber der stationären Rehabilitation der Vorzug eingeräumt.

Die Vorteile von frührehabiliativen Maßnahmen in Kombination mit einer zeitlich eng angegliederten Anschlußheilbehandlung, die bisher in Modellprojekten beobachtet wurden, haben bereits jetzt zu einem Umdenkungsprozeß bei den Verantwortlichen für die Gesundheitsversorgung geführt. So gibt es eine Reihe von Modellvorhaben (z.B. Klinik für fachübergreifende Frührehabilitation und Geriatrie am Westküstenklinikum Heide, Schleswig-Holstein), die mit Unterstützung von Bund, Ländern und Kostenträgern realisiert wurden.

3.6
Ausblick: zeitnahe Umsetzung

In der nächsten Zukunft wird es erforderlich sein, die stationären und teilstationären Angebote für ältere Menschen regional auf geriatrischer wie auf gerontopsychiatrischer Ebene weiter zu entwickeln. Zusätzlich bedarf es eines spezifischen Angebots der geriatrischen und gerontopsychiatrischen Prävention und Rehabilitation mit einer Verbindung von exakt definierten medizinischen und pflegerischen Konzepten für ältere Menschen – sowohl stationär als auch ambulant – von gesundheitspolitischer Seite.

Zur Umsetzung dieser Vision sollten sich die verantwortlichen Leistungserbringer (Krankenhäuser, Kassenärztliche Vereinigungen, andere ambulante Leistungserbringer, u.a. ambulante Pflegedienste sowie Therapeuten) und Kostenträger eines Landes (Landesverbände der Krankenkassen unter Beteiligung des Medizinischen Dienstes) in einem geriatrischen Netzwerk (vgl. Jansen et al. 1998) mit folgenden Zielen zusammenschließen:

- Einführung einer diagnose-/therapieabhängigen Schnittstelle bei der Verlegung aus der stationären Primärversorgung in geriatrische Abteilungen und Kliniken auf der Grundlage eines geriatrischen Screenings oder Konsils,
- Festlegung von Kriterien für Direkteinweisungen in geriatrische Abteilungen, Kliniken bzw. Tageskliniken,

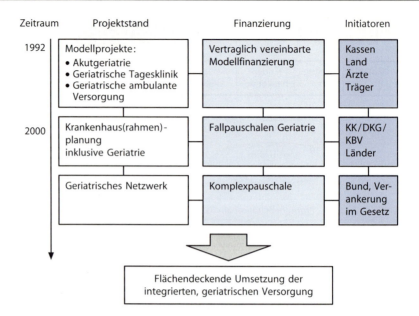

Abb. 3-8. Flächendeckende geriatrische Versorgung: Stufen der Umsetzung (*KK* Spitzenverbände der Krankenkassen, *DKG* Deutsche Krankenhausgesellschaft, *KBV* Kassenärztliche Bundesvereinigung)

- einheitliche Leistungsbeschreibung aller voll- und teilstationären geriatrischen Systeme mit verbindlicher Struktur-, Prozeß- und Ergebnisqualität einschließlich einer Bewertung des medizinischen Fortschritts,
- Einführung eines verbindlichen Behandlungsplans, welcher die Rahmendaten für die Überleitungsphase in den ambulanten Bereich bildet,
- teilstationäre und ambulante Behandlungskonzepte.

Unter Beteiligung der Ministerien werden die Verantwortlichen neue Versorgungsabläufe regeln und sich wegen der nicht unerheblichen Einsparungen bereit erklären, die Kosten für die Übergangstherapien in den ambulanten Bereich außerhalb der Budgetierung zu finanzieren.

Aufgrund der Reaktionsgeschwindigkeit im Gesundheitswesen bei staatlicher (Teil-)Regulierung ist die Umsetzung ein langwieriger Prozeß (Abb. 3-8). Eine flächendeckende geriatrische Versorgung wird in mehreren Stufen umgesetzt. Die Initiative geht in der Regel von engagierten Regionen aus. Über die Spitzenverbände der beteiligten Kosten- und Leistungsträger entwickelt sich ein bundesweites, geriatrisches Netzwerk.

Werden in Zukunft alle Möglichkeiten in diese Richtung weiter verfolgt, so wird sich der Gesundheitszustand und die Lebensqualität für die größere Zahl der älteren Menschen so stabilisieren lassen, daß Kranken- und Pflegekosten trotz der demographischen Entwicklung überschaubar und finanzierbar bleiben könnten.

Literatur

Arbeitsgruppe Geriatrisches Assessment/AGAST (1995) Geriatrisches Basisassessment. MMV Medizinverlag, München

Breyer F, Zweifel P (1997) Gesundheitsökonomie, 2. überarb. Aufl. Springer, Berlin Heidelberg New York Tokyo

Bundesministerium für Gesundheit/BMG (Hrsg) (1995) Kalkulation von Fallpauschalen und Sonderentgelten, Nomos, Baden-Baden

Deutsche Krankenhausgesellschaft (Hrsg) (1998) Zahlen, Daten, Fakten '98. Düsseldorf

Hunt SM, McEwen J, McKenna SP, Williams J, Paap E (1981) The Nottingham Health Profile: Subjective health status and medical consultations. Soc Sci Med 15A: 221–229

Jansen G, Willkomm M, GSbG (1998) Gutachten zur Geriatrie Hamburg; im Auftrag der Behörde für Arbeit, Gesundheit und Soziales der Freien und Hansestadt Hamburg. Hamburg

Jansen G, Willkomm M (1999) Geriatriegutachten Hamburg, Urban & Schwarzenberg, im Druck

Lachs MS, Feinstein AR, Cooney LM, Drickamer MA, Marottoli RA, Pannill CF, Tinetti ME (1990) A simple procedure for general screening for functional disability in elderly patients. Ann Intern Med 112: 699–706

Mahoney FI, Barthel DW (19965) Functional evaluation: The Barthel Index. Md Med J 14: 61–65

Rotering C, GSbG (1998) Schnell und einfach statt schwerfällig und teuer: MOKKA soll das Entgeltsystem für Krankenhäuser auf eine neue Grundlage stellen. Krankenhaus Umschau 9: 658–660

Rüschmann HH (1998) Neuorientierung in der Krankenhaus-Planung. In: Arnold M et al. (Hrsg) Krankenhaus-Report '98. Fischer, Stuttgart, S 109–135

Rüschmann HH, Schmolling K, Krauss C, Roth A (2000) Krankenhausplanung für Wettbewerbssysteme – Leistungssicherstellung statt Kapazitätsplanung. Springer, Berlin Heidelberg New York Tokyo

Thode R, Rüschmann HH, GSbG (1995) Projekt Geriatrie des Landes Schleswig-Holstein; im Auftrag des Ministeriums für Arbeit, Soziales, Jugend und Gesundheit des Landes Schleswig-Holstein MASJG. Medizin- und Systemforschung Bd 7, Eigenverlag, Kiel

VdAK/AEV (Hrsg) (1998) Ausgewählte Basisdaten des Gesundheitswesens. Siegburg

Soziale Pflegeversicherung aus geriatrischer Perspektive

K. Leistner

4.1 Die Etappen der Einführung
der sozialen Pflegeversicherung 27
4.2 Pflegebedürftigkeit als sozialmedizinische
Herausforderung – die zunehmenden Anforderungen
an die geriatrische Rehabilitation 28
4.3 Sozialmedizinische Dimension
von Pflegebedürftigkeit 28
4.3.1 Primum sit definire 28
4.3.2 Prävalenz von Pflegebedürftigkeit
in der Wohnbevölkerung
der Bundesrepublik Deutschland 29
4.3.3 Inanspruchnahme des MDK-Begutachtungsergebnisses 29
4.4 Grundbegriffe und Leistungsvoraussetzungen
des PflegeVG, Aspekte der Begutachtungsphilosophie
des Medizinischen Dienstes 30
4.4.1 Definition der Grundbegriffe 30
4.4.2 Leistungsvoraussetzungen 31
4.4.3 Begutachtungsphilosophie des MDK 31
4.4.4 Leistungen der Pflegeversicherung 33
4.5 Soziale Pflegeversicherung – was wurde erreicht? 34
4.6 Probleme und Grenzen bei der Umsetzung
des PflegeVG 36
4.7 Aufgaben von gesetzlicher Krankenversicherung
und MDK-Gemeinschaft bei der Umsetzung
des gesundheitspolitischen Grundsatzes
„Reha vor Pflege" 37
Literatur 38

Das „Gesetz zur sozialen Absicherung des Risikos der Pflegebedürftigkeit" (PflegeVG), das 1995 (Häusliche Pflegebedürftigkeit) bzw. 1996 (Pflegebedürftigkeit in vollstationären Einrichtungen) in Kraft trat, hat 2 strategische Zielsetzungen:

1. ein vordergründiges sozialpolitisches Ziel, die Absicherung gegen das Risiko von Pflegebedürftigkeit;
2. ein gesundheitspolitisches Ziel, d. h. Vermeidung bzw. Verminderung von Pflegebedürftigkeit oder Verhütung einer Verschlimmerung durch Maßnahmen der Prävention bzw. Krankenbehandlung und Rehabilitation.

Nach Darlegung der sozialmedizinischen Dimension von Pflegebedürftigkeit in der Bundesrepublik Deutschland werden die Grundbegriffe und Leistungsvoraussetzungen des PflegeVG, die im XI. Buch des Sozialgesetzbuches (SGB XI) enthalten sind sowie der Algorithmus der Begutachtungs- und Bewertungsschritte seitens der MDK-Gutachter bei der Bearbeitung von Anträgen auf Pflegebedürftigkeit nach SGB XI erläutert.

Nach einer Übersicht über das Spektrum von Geld- und Sachleistungen für Pflegebedürftige nach SGB XI wird eine Zwischenbilanz der Umsetzung des PflegeVG gezogen. In deren Ergebnis ist festzustellen, daß

- die sozialpolitischen Ziele weitgehend erreicht wurden;
- die gesundheitspolitische Zielstellung, insbesondere „Rehabilitation vor Pflege", jedoch nicht realisiert werden konnte.

Um diesen Auftrag des Gesetzgebers erfüllen zu können, sind v. a. 2 wesentliche Voraussetzungen zu schaffen:

1. Etablierung eines flächendeckenden Systems der ambulanten geriatrischen Rehabilitation in der Bundesrepublik Deutschland,
2. Ausbau des Fortbildungssystems auf den Gebieten der Rehabilitation und Geriatrie für die MDK-Gutachter sowie die Haus- bzw. Vertragsärzte.

4.1
Die Etappen der Einführung
der sozialen Pflegeversicherung

Am 01.01.1995 trat das „Gesetz zur sozialen Absicherung des Risikos der Pflegebedürftigkeit (Pflege-Versicherungsgesetz/PflegeVG)" in Kraft. Es handelt sich dabei um eine Pflichtversicherung. Ihre Leistungen wurden stufenweise eingeführt:

- 1. Stufe: (Häusliche Pflegebedürftigkeit)
  Leistungsgewährung: ab 01.04.1995,
- 2. Stufe: (Pflegebedürftigkeit in vollstationären Pflegeeinrichtungen)
  Leistungsgewährung: ab 01.07.1996.

Nach Inkrafttreten des 1. Gesetzes zur Änderung des XI. Sozialgesetzbuches (1. SGB XI-Änderungsgesetz) vom 14.06.1996 wurden auch Leistungen bei Pflegebedürftigkeit in vollstationären Einrichtungen der Behindertenhilfe gewährt.

Der Medizinische Dienst der Krankenversicherung (MDK) begann im Herbst 1994 mit den Begutachtungen von Anträgen auf häusliche Pflegeleistung. Er hat inzwischen ca. 5. Mio. Begutachtungen durchgeführt.

4.2
Pflegebedürftigkeit als sozialmedizinische Herausforderung – die zunehmenden Anforderungen an die geriatrische Rehabilitation

Die soziale Pflegeversicherung hat 2 strategische Ziele, die ihrerseits mehrere Facetten aufweisen:

1. Ein vordergründiges sozialpolitisches Ziel, das die Absicherung gegen das Risiko von Pflegebedürftigkeit betrifft, vergleichbar mit den Versicherungen gegen Krankheit, Unfall und Arbeitslosigkeit sowie zur Sicherung des Alterseinkommens, d.h. soziale Pflegeversicherung als 5. Säule des Systems sozialer Absicherung.
2. Ein gesundheitspolitisches Ziel, d.h. Vermeidung bzw. Verminderung von Pflegebedürftigkeit oder Verhütung einer Verschlimmerung durch Maßnahmen der Prävention bzw. Krankenbehandlung und Rehabilitation.

Absicherung gegen das Risiko von Pflegebedürftigkeit

Die wesentlichen Facetten der sozialpolitischen Zielsetzung sind (Deutscher Bundestag 1997):

- Sicherung einer Grundversorgung, die im Regelfall ausreicht, die pflegebedingten Aufwendungen abzudecken und dadurch gewährleistet, daß in der weit überwiegenden Zahl der Fälle die Betroffenen aufgrund von Pflegebedürftigkeit nicht mehr auf Sozialhilfe angewiesen sind,
- soziale Sicherung der nichterwerbstätigen Pflegepersonen (z.B. Angehörige, Nachbarn), um die Pflegebereitschaft im häuslichen Bereich zu fördern.

Vermeidung/Verminderung von Pflegebedürftigkeit

Die gesundheitspolitischen Zielgrößen bestehen darin,

- die Intention des Gesetzgebers „Rehabilitation vor Pflege" (§ 5 SGB XI) umzusetzen,
- dem wachsenden Betreuungsbedarf von Betagten und Hochbetagten im Zusammenhang mit der Geriatrisierung von Krankenbehandlung und Rehabilitation, verursacht durch die steigende Lebenserwartung und die Zunahme des Anteils der älteren Menschen in der Bevölkerung, zu entsprechen (Deutscher Bundestag 1997),
- die Pflegeinfrastruktur in der Bundesrepublik Deutschland weiter auf- und auszubauen und eine neue Kultur des Pflegens zu entwickeln. In diesem Zusammenhang stellt der Vorrang der häuslichen vor der vollstationären Pflege eines der wesentlichen Ziele der Pflegeversicherung dar, damit es den Pflegebedürftigen ermöglicht wird, möglichst lange in ihrer häuslichen Umgebung bleiben zu können.

Pflegebedürftigkeit, die durch die Maßnahmen des PflegeVG verhütet bzw. vermindert werden soll, ist in der Terminologie der „International Classification of Impairments, Disabilities and Handicaps" (International Classification of Impairments, Disabilities and Handicaps 1995, WHO 1980) eine Beeinträchtigung („handicap"), die erst im sehr hohen Lebensalter zu einem gesundheitspolitischen Problem ersten Ranges wird (s. auch Abschn. 4.3.2).

Der Hilfs- und Pflegebedürftigkeit soll, so sieht es das PflegeVG vor, durch Rehabilitationsmaßnahmen vorgebeugt werden. Daraus wird ein enorm und rasch steigender Bedarf nach geriatrischer Rehabilitation entstehen. Die Hinwendung zur geriatrischen Rehabilitation wiederum erfordert einen tiefgreifenden Umdenkungsprozeß auch in der rehabilitativen Medizin. Art und Umfang sowie Verfahren und Methoden der geriatrischen Rehabilitation müssen auf die Erfordernisse hochbetagter Menschen ausgerichtet, und es muß ein entsprechendes Angebot an Versorgungsstrukturen vorgehalten werden.

Das Ziel des geriatrischen Rehabilitation ist die Integration alter und hochbetagter Menschen in das häusliche und gesellschaftliche Umfeld sowie die Wiederherstellung von deren Fähigkeit zur Selbstbestimmung und Selbsthilfe. Oftmals dürfte die wohnortnahe ambulante Rehabilitation für die multimorbiden Hochbetagten die einzig sinnvolle Form sein. Daraus leitet sich der gesundheitspolitische Imperativ ab, ein umfassendes System der ambulanten geriatrischen Rehabilitation aufzubauen.

4.3
Sozialmedizinische Dimension von Pflegebedürftigkeit

4.3.1
Primum sit definire

Für die traditionelle ärztliche Begutachtung sind Krankheit, Behinderung und Funktionseinschränkung seit langem geläufige fundamentale begriffliche Kategorien. Mit dem Inkrafttreten des SGB V im

Jahre 1989 ist ein neuer Aspekt der Beurteilung des Gesundheitszustandes hinzugekommen: die Pflegebedürftigkeit. Nach dem Aufgabenverständnis der klinischen Medizin endet aber bei den sog. Pflegefällen die primäre ärztliche Zuständigkeit, und es beginnt der Verantwortungsbereich von Pflegewissenschaftlern und Institutionen der sozialen Betreuung. Daraus wird deutlich, daß zunächst einmal definitorische Grundlagenarbeit geleistet werden mußte, um den Begriff „Pflegebedürftigkeit" für die medizinische Begutachtungspraxis überhaupt handhabbar machen zu können. Aber auch die Beschreibung von Art und Umfang der aus Pflegebedürftigkeit entstehenden medizinischen und sozialen Betreuungserfordernisse ist auf eine solche Begriffsdefinition „angewiesen". Auf sie wird in Abschn. 4.4.1 näher eingegangen.

Die Deskription von Häufigkeit, Verteilung und sozialmedizinischen Auswirkungen von Pflegebedürftigkeit in der Wohnbevölkerung ist eine Domäne der Epidemiologie. Aber erst in den letzten 30 Jahren wendet sich diese Disziplin zunehmend der Behinderung, im Sinne einer „epidemiology of disability", zu. Pflegebedürftigkeit als besonders schwerer Grad von Behinderung blieb für die epidemiologische Forschung bisher außer Betracht. Mit der Einführung der sozialen Pflegeversicherung wurden die Voraussetzungen geschaffen, in der Bundesrepublik Deutschland auf der Grundlage definierter Kriterien und basierend auf einer körperlichen Untersuchung Art und Grad von Pflegebedürftigkeit zu bestimmen und damit den Umfang des sozialmedizinischen Problems zu beschreiben. Einschränkend ist jedoch anzumerken, daß diese Angaben nicht auf die Wohnbevölkerung bezogen werden können, sondern ausschließlich auf Personen, die einen Antrag auf Pflegeleistungen nach SGB XI gestellt haben.

4.3.2
Prävalenz von Pflegebedürftigkeit in der Wohnbevölkerung der Bundesrepublik Deutschland

Um das Vorkommen und die Verteilung von Pflegebedürftigkeit in der Wohnbevölkerung bestimmen zu können, sind epidemiologische Untersuchungen erforderlich.

Aus Tabelle 4-1 werden die altersgruppenspezifischen Prävalenzraten von Pflegebedürftigkeit in der Population der Bundesrepublik Deutschland ersichtlich. Sie wurden in einer Studie ermittelt, die der Einführung der sozialen Pflegeversicherung vorausging. Den Ergebnissen liegen Interviews in privaten Haushalten zugrunde (Schneekloth et al. 1996).

Fast 6% aller 60jährigen und älteren waren pflegebedürftig. Nach den 70. Lebensjahr kommt es zu einem steilen Anstieg des Anteils der Pflegebedürf-

Tabelle 4-1. Pflegebedürftige in Privathaushalten nach Altersgruppen der Bevölkerung (in Prozent der Gesamtbevölkerung). (Schneekloth et al. 1996)

Alter (Jahre)	Männlich	Weiblich	Insgesamt
Bevölkerung:			
– 15	0,4	0,6	0,5
16–39	0,3	0,4	0,5
40–59	0,7	0,3	0,7
60–64	2,0	1,1	1,5
65–69	2,6	1,1	1,5
70–74	3,9	2,9	3,3
75–79	7,2	5,9	6,4
80–84	8,9	11,5	10,8
85 u. m.	21,2	28,2	26,5
Senioren:			
60–79	3,2	2,4	2,7
80 und älter	13,4	18,6	17,1
60 und älter	4,6	6,2	5,6

Personen in Privathaushalten, in Prozent der Gesamtbevölkerung (Erhebungszeitpunkt 1991, hochgerechnet auf die Altersstruktur der Bevölkerung zum Jahresende 1993).
Neuabgrenzung in Anlehnung an die gültigen Regelungen der §§ 14, 15 PflegeVG.
Pflegeintervallmodell (aktualisierte Fassung): Infratest 1994.

tigen. Ab dem 85. Lebensjahr ist jede vierte Person davon betroffen.

4.3.3
Inanspruchnahme des MDK-Begutachtungsergebnisses

Die Anerkennung von Pflegebedürftigkeit nach SGB XI setzt eine Begutachtung und eine entsprechende Empfehlung durch den MDK (Arzt und/oder Pflegefachkraft) voraus.

Nach der Auftrags- und Erledigungsstatistik des MDK wurden 1997 718000 Erstbegutachtungen im häuslichen Bereich, 177000 in vollstationären Pflegeeinrichtungen sowie 40000 in vollstationären Einrichtungen der Behindertenhilfe durchgeführt. Die Ergebnisse in Form der Klassifizierung nach Pflegestufen bei Erstbegutachtungen (s. auch Absschn. 4.4.1) sind aus Tabelle 4-2 ersichtlich. Dabei ist zu berücksichtigen, daß bei Anträgen auf Pflegebedürftigkeit in vollstationären Einrichtungen der Behindertenhilfe entsprechend den gesetzlichen Bestimmungen nur 2 Klassifizierungsstufen, „pflegebedürftig" und „nicht pflegebedürftig", zugelassen sind. Wie erwartet unterscheiden sich die Pflegestufenprofile von ambulant und stationär Pflegebedürftigen erheblich. Bei den Antragstellern auf häusliche Pflegebedürftigkeit dominiert die Pflegestufe I mit 39%, bei denen auf stationäre Pflegebedürftigkeit die Pflegestufe II mit 37%. Der Anteil der Pflegestufe III bei den Antragstellern aus dem stationären Bereich ist mit 16% doppelt so hoch wie der bei denen im häuslichen

Tabelle 4-2. MDK-Begutachtungen von Anträgen auf Pflegebedürftigkeit nach SGB XI in der Bundesrepublik Deutschland im Jahre 1997, Anzahl und prozentuale Verteilung der Erstbegutachtungen nach Pflegestufen. (Aus Auftrags- und Erledigungsstatistik des MDK 1997)

Begutachtungsanlaß	Anzahl	Pflegestufenempfehlungen bei Erstbegutachtung [%]			
		Stufe I	Stufe II	Stufe III	Nicht pflegebedürftig
Antrag auf häusliche Pflegebedürftigkeit	717660	38,8	22,9	7,9	30,4
Antrag auf Pflegebedürftigkeit in vollstationären Einrichtungen	177261	31,2	37,2	15,7	16,0
		Pflegebedürftig		Nicht pflegebedürftig	
Antrag auf Pflegebedürftigkeit in vollstationären Einrichtungen der Behindertenhilfe	40111	37,6		62,4	

Bereich (8%). Bei den Nichtpflegebedürftigen (sog. „Pflegestufe 0") kehrt sich diese Relation um; 30% der Antragsteller aus dem häuslichen Bereich, jedoch nur 16% bei denen aus vollstationären Einrichtungen wurden als nicht pflegebedürftig eingestuft. In diesen eindeutigen Profilunterschieden kommt der höhere Schweregrad der stationär Pflegebedürftigen im Vergleich zu den Betroffenen im häuslichen Bereich zum Ausdruck.

Unter dem Aspekt der Intention des Gesetzgebers „Rehabilitation vor Pflege" hat der Sachverhalt eine besondere gesundheitspolitische Relevanz, daß 218000 Antragsteller aus dem häuslichen Bereich und 28000 aus vollstationären Pflegeeinrichtungen die Kriterien der „Pflegestufe 0" erfüllen, d.h. bei fast 1/4 Mio. Antragstellern könnte das Eintreten von Pflegebedürftigkeit nach SGB XI durch Maßnahmen der Prävention, Krankenbehandlung und Rehabilitation verzögert bzw. verhindert werden.

4.4
Grundbegriffe und Leistungsvoraussetzungen des PflegeVG, Aspekte der Begutachtungsphilosophie des Medizinischen Dienstes

4.4.1
Definition der Grundbegriffe

Entsprechend § 14 SGB XI gelten Personen als pflegebedürftig, die wegen einer körperlichen, geistigen oder seelischen Krankheit oder Behinderung für die gewöhnlichen und regelmäßig wiederkehrenden Verrichtungen im Ablauf des täglichen Lebens auf Dauer, voraussichtlich für mindestens 6 Monate, in erheblichem oder höherem Maße der Hilfe bedürfen.

Nach § 18 SGB XI hat der MDK feststellen, ob Pflegebedürftigkeit vorliegt und, wenn ja, welche Stufe.

Entsprechend den Begutachtungsrichtlinien (Richtlinien der Spitzenverbände der Krankenkassen zur Begutachtung von Pflegebedürftigkeit 1997) vom 21.03.1997 ist Pflegebedürftigkeit regelmäßig kein unveränderbarer Zustand, sondern ein Prozeß, der durch präventive, therapeutische bzw. rehabilitative Maßnahmen und durch aktivierende Pflege beeinflußbar ist.

Die maßgeblichen Kriterien für die Feststellung von Pflegebedürftigkeit durch den MDK sind:

- die Feststellung des Hilfebedarfs bei den definierten Verrichtungen,
- die Zuordnung dieser Verrichtungen im Tagesablauf,
- die Häufigkeit der hierzu erforderlichen Hilfeleistungen im Tagesdurchschnitt,
- der jeweilige Zeitaufwand für diese Hilfeleistungen im Tages-/Wochendurchschnitt,
- die zeitliche Gewichtung der Maßnahmen der Grundpflege sowie der hauswirtschaftlichen Versorgung,
- die Dauer des voraussichtlichen Hilfebedarfs über mindestens 6 Monate.

Der für die Feststellung der Pflegebedürftigkeit bzw. der Pflegestufe maßgebliche Hilfebedarf bei insgesamt 21 Verrichtungen der Grundpflege (Körperpflege, Ernährung, Mobilität) und hauswirtschaftlichen Versorgung (Einkaufen, Kochen, Reinigen der Wohnung, Spülen, Wechseln/Waschen der Kleidung und Wäsche, Beheizen der Wohnung) ergibt sich aus

- der individuellen Ausprägung von funktionellen Einschränkungen und Fähigkeitsstörungen durch Krankheit oder Behinderung,
- der individuellen Lebenssituation (Wohnverhältnisse, soziales Umfeld),
- der individuellen Pflegesituation

unter Zugrundelegung der Laienpflege.

4.4.2
Leistungsvoraussetzungen

Für die Gewährung von Leistungen nach dem SGB XI sind pflegebedürftige Personen einer der folgenden 3 Pflegestufen zuzuordnen:

1. *Pflegebedürftige der Pflegestufe I* (erheblich Pflegebedürftige) sind Personen, die bei der Körperpflege, der Ernährung oder der Mobilität für wenigstens 2 Verrichtungen aus einem oder mehreren Bereichen mindestens einmal täglich der Hilfe bedürfen und zusätzlich mehrfach in der Woche Hilfen bei der hauswirtschaftlichen Versorgung benötigen.
2. *Pflegebedürftige der Pflegestufe II* (Schwerpflegebedürftige) sind Personen, die bei der Körperpflege, der Ernährung oder der Mobilität mindestens 3mal täglich zu verschiedenen Tageszeiten der Hilfe bedürfen und zusätzlich mehrfach in der Woche Hilfen bei der hauswirtschaftlichen Versorgung benötigen.
3. *Pflegebedürftige der Pflegestufe III* (Schwerstpflegebedürftige) sind Personen, die bei der Körperpflege, der Ernährung oder Mobilität täglich rund um die Uhr, auch nachts, der Hilfe bedürfen und zusätzlich mehrfach in der Woche Hilfen bei der hauswirtschaftlichen Versorgung benötigen.

Für die Gewährung von Leistungen in vollstationären Einrichtungen der Behindertenhilfe (§ 43a SGB XI) reicht die Feststellung aus, daß die Voraussetzungen der Pflegestufe I erfüllt sind.

Der Zeitaufwand, den ein Familienangehöriger oder eine andere nicht als Pflegekraft ausgebildete Pflegeperson für die erforderlichen Leistungen der Grundpflege und hauswirtschaftlichen Versorgung benötigt, muß wöchentlich im Tagesdurchschnitt

1. in der Pflegestufe I mindestens 90 min betragen; hierbei müssen auf die Grundpflege mehr als 45 min entfallen;
2. in der Pflegestufe II mindestens 3 h betragen; hierbei müssen auf die Grundpflege mindestens 2 h entfallen;
3. in der Pflegestufe III mindestens 5 h betragen; hierbei müssen auf die Grundpflege mindestens 4 h entfallen.

Des weiteren ist bei der Beantragung von Sachleistung, Kombinationsleistung (d.h. Geldleistung + Sachleistung) oder vollstationärer Pflege in der Pflegestufe III das Vorliegen eines *außergewöhnlich hohen Pflegeaufwands* (vgl. § 36 Abs. 4 bzw. § 43 Abs. 3 SGB XI) zu prüfen, ggf. zu begründen und zu dokumentieren (vgl. Richtlinien der Spitzenverbände der Krankenkassen zur Anwendung der Härtefallregelungen 1995).

4.4.3
Begutachtungsphilosophie des MDK

Begutachtungsphilosophie ist eine Kurzformel für methodische Grundsätze zur Feststellung des individuellen Hilfebedarfs im Rahmen der Begutachtung der Pflegebedürftigkeit nach § 14 SGB XI. Ihre zentrale Kategorie ist der individuelle Hilfebedarf nach § 14 SGB XI. Der Begriff „individueller Hilfebedarf" hat eine normative Komponente. Leider hat es der Gesetzgeber unterlassen, den entsprechenden Maßstab vorzugeben, d. h. es wird nicht gesagt, woran der individuelle Hilfebedarf zu messen ist.

Drei Optionen (Maßstäbe) sind möglich:

- tatsächliche pflegerische Hilfeleistungen als Äquivalent des individuellen Hilfebedarfs (Real- bzw. Ist-Pflege),
- nicht defizitäre pflegerische Hilfeleistung („Normalpflege"), Kriterium ist die Prüfung des MDK-Gutachters, ob ein pflegerisches Defizit vorliegt, im Extremfall, ob die Pflege nicht sichergestellt ist,
- pflegerische Hilfeleistung zur Befriedigung eines normativen Hilfebedarfs entsprechend dem aktuellen und allgemein anerkannten Stand medizinisch-pflegerischer Erkenntnisse unter Einschluß der aktivierenden Pflege (Ideal- bzw. Sollpflege).

Nach der Option der Begutachtungsrichtlinien (S. 33, 4. Abs.) wird der Maßstab für die Ermittlung des individuellen Hilfebedarfs wie folgt beschrieben:

„Maßstab für die Feststellung der Pflegebedürftigkeit und die Zuordnung zu einer Pflegestufe ist der individuelle Hilfebedarf des Antragstellers bei den in § 14 Abs. 4 SGB XI abschließend genannten gewöhnlichen und regelmäßig wiederkehrenden Verrichtungen, orientiert an der tatsächlichen Hilfeleistung im Rahmen des medizinisch und pflegerisch Notwendigen."

Mit der Einführung der Formel des „medizinisch und pflegerisch Notwendigen" wird die Orientierung am Ist-Zustand relativiert. Als medizinisch und pflegerisch Notwendiges werden alle Maßnahmen verstanden, die dazu dienen, für den Pflegebedürftigen eine möglichst weitgehende Selbständigkeit im täglichen Leben zu fördern, zu erhalten und wiederherzustellen.

Die Individualität der Pflegeperson wird bei der Ermittlung des individuellen Hilfebedarfs nicht berücksichtigt.

Die Begutachtungsrichtlinien geben auch einen *Algorithmus der Begutachtungs- und Bewertungsschritte* vor. In diesem Rahmen ergibt sich folgende Sequenz:

a) Ermittlung der erbrachten Hilfeleistung bei den Verrichtungen nach § 14 SGB XI,

b) Plausibilitätsprüfung der Angaben zur erbrachten Hilfeleistung durch den MDK-Gutachter. Diese Plausibilitätsprüfung besteht in der Beantwortung folgender Fragen:
b1) Ist die erbrachte Hilfeleistung medizinisch und pflegerisch notwendig?
b2) Ist die erbrachte Hilfeleistung ausreichend?

Werden die beiden Fragen bejaht, entspricht die erbrachte Hilfeleistung dem individuellen Hilfebedarf.

Wird eine der Fragen verneint, hat dies der MDK-Gutachter in folgender Weise zu berücksichtigen:

Ist die erbrachte Hilfeleistung medizinisch und pflegerisch nicht notwendig (pflegerische Überversorgung), ist der Gutachter gehalten, Art, Häufigkeit und zeitlichen Umfang dieser Hilfeleistung von der erbrachten Hilfeleistung abzuziehen und zu begründen.

Ist die erbrachte Hilfeleistung aus gutachterlicher Sicht nicht ausreichend, dann besteht ein pflegerisches Defizit mit fließendem Übergang zu Situationen, in denen der Gutachter eine nicht sichergestellte Pflege feststellt. Der Gutachter ist im Falle eines pflegerischen Defizits gehalten, Art, Häufigkeit und zeitlichen Umfang der zusätzlich notwendigen realisierbaren Hilfeleistung hinzuzurechnen und im Gutachten festzuhalten und zu begründen.

Wird nachweislich aktivierend gepflegt, ist der daraus resultierende Pflegeaufwand als Bestandteil des medizinisch und pflegerisch Notwendigen zu werten. Allein die Tatsache, daß nicht aktivierend gepflegt wird, ist jedoch nicht gleichbedeutend mit einem pflegerischen Defizit im Sinne von b2).

Eine erbrachte Hilfeleistung ist dann ausreichend, wenn kein pflegerisches Defizit vorliegt.

Der Begriff des „pflegerischen Defizits" wird in den Begutachtungsrichtlinien (S. 46, 3. Abs.) wie folgt definiert:

„An ein pflegerisches Defizit ist insbesondere zu denken, wenn folgende Sachverhalte zutreffen bzw. Befunde zu erheben sind:
- Hinweise auf mögliche Gewalteinwirkung,
- nicht ärztlich verordnete Sedierung,
- kachektischer und/oder exsikkotischer Allgemeinzustand,
- unterlassene Pflegeleistung nach Einkoten und Einnässen,
- Kontrakturen,
- Dekubitalgeschwüre,
- unterlassene Beaufsichtigung von geistig Behinderten oder umtriebigen Dementen (im Zusammenhang mit den definierten Verrichtungen),
- Vernachlässigung der Körperhygiene,
- verschmutzte Wäsche,
- Vernachlässigung des Haushalts."

Im Zusammenhang mit der Definition des Bewertungsmaßstabs für den individuellen Hilfebedarf und der Vorgabe des o.g. Algorithmus der Begutachtungs- und Bewertungsschritte war es auch erforderlich, den Begriff der „aktivierenden Pflege" näher zu bestimmen. In den Begutachtungsrichtlinien heißt es auf S. 38, 5. Hilfebedarf und aktivierende Pflege:

„Unter der aktivierenden Pflege ist eine Pflegepraxis zu verstehen, die die Selbständigkeit und Unabhängigkeit des Patienten fördert. Diese berücksichtigt ständig die Ressourcen des Patienten, so daß dieser unter Beaufsichtigung bzw. Anleitung selbst aktiv sein kann. Sie hat die Erhaltung bzw. Wiedergewinnung der Selbständigkeit des zu pflegenden Menschen im Rahmen des medizinisch und pflegerisch Notwendigen zum Ziel. Aktivierende Pflege setzt eine bestimmte Geisteshaltung der Pflegenden voraus, nämlich die Abkehr vom Bild des passiven, zu verwahrenden pflegebedürftigen Menschen. Sie hat eine nachvollziehbare Pflegedokumentation und -planung zur Voraussetzung.

Die aktivierende Pflege soll gemeinsam mit den Rehabilitationsmaßnahmen dem Pflegebedürftigen helfen, trotz seines Hilfebedarfs eine möglichst weitgehende Selbständigkeit im täglichen Leben zu fördern, zu erhalten bzw. wiederherzustellen. Dabei ist insbesondere anzustreben

- vorhandene Selbstversorgungsaktivitäten zu erhalten und solche, die verloren gegangen sind, zu reaktivieren,
- bei der Leistungserbringung die Kommunikation zu verbessern,
- daß geistig und seelisch Behinderte, psychisch Kranke und geistig verwirrte Menschen sich in ihrer Umgebung und auch zeitlich zurechtfinden."

Die Inhalte der aktivierenden Pflege werden in den Begutachtungsrichtlinien anhand von Beispielen [Inkontinenz, vollständige Immobilität (Bettlägerigkeit)] eingehend erläutert.

Stellt der Gutachter fest, daß in ambulanten oder stationären Pflegeeinrichtungen nicht aktivierend gepflegt wird, so ist er gehalten, diesen Sachverhalt im Gutachtenformular zu dokumentieren und entsprechende Empfehlungen zu geben.

Seit Beginn der Begutachtung von Pflegebedürftigkeit nach SGB XI gibt es Bestrebungen in der MDK-Gemeinschaft, die Zeitbemessung für bestimmte Verrichtungen der Grundpflege nach § 14 SGB XI zu objektivieren.

In den Begutachtungsrichtlinien werden dem MDK-Gutachter Orientierungswerte zur Pflegezeitbemessung für bestimmte Verrichtungen der Grundpflege als Anhaltsgrößen im Sinne eines Orientierungsrahmens an die Hand geben. Für diese Orientierungswerte (Zeitkorridore) gilt, daß sie

- sich nur auf die vollständige Übernahme der Verrichtungen durch eine Laienpflegekraft beziehen,
- das Prinzip der Individualität der Begutachtung insofern nicht verletzen, als von den Orientierungswerten in begründeten Fällen, bei Vorliegen allgemeiner und/oder spezieller pflegeerleichternder oder bzw. pflegeerschwerender Faktoren, abgewichen werden kann,
- eine Spezifizierung der Verrichtungen zur Voraussetzung haben, z.B. wird die Verrichtung „Waschen" unterteilt in Ganzkörperwäsche (Zeitaufwand 20–25 min), Teilwäsche (Oberkörper: Zeitaufwand 8–10 min, Unterkörper: Zeitaufwand 12–15 min, Hände-Gesicht: Zeitaufwand 1–2 min).

Für bestimmte Unterverrichtungen der Mobilität wie Gehen, Stehen, Treppensteigen, Verlassen und Wiederaufsuchen der Wohnung konnten Orientierungswerte nicht vorgegeben werden.

Im Zusammenhang mit der Einführung der Orientierungswerte werden für alle Verrichtungen der Grundpflege bzw. deren Unter- und Teilverrichtungen

- die Form der Hilfe (Unterstützung, teilweise Übernahme, vollständige Übernahme, Beaufsichtigung, Anleitung) sowie
- die Häufigkeit (täglich bzw. wöchentlich) und
- der Zeitaufwand (täglich bzw. wöchentlich)

erfaßt und dokumentiert.

Die Zweckbestimmung dieser detaillierten Dokumentation des individuellen Hilfebedarfs besteht darin, das Gutachten

- nachvollziehbarer für Pflegekassen, Qualitätsprüfer des MDK und Sozialrichter zu gestalten sowie
- bei der Begutachtung durch den MDK einen Gewinn an Einheitlichkeit des Pflegezeitbemessungsverhaltens bei gleichen sozialmedizinischen Sachverhalten zu erreichen.

4.4.4 Leistungen der Pflegeversicherung

Sind bei einem Antragsteller die versicherungsrechtlichen Voraussetzungen (§ 33 SGB XI) erfüllt und ist eine Pflegebedürftigkeit nach § 15 SGB XI durch den MDK festgestellt worden, so können die pflegebedürftigen Versicherten und deren Pflegepersonen folgende Leistungen erhalten:

1. Pflegesachleistung (§ 36 SGB XI),
2. Pflegegeld für selbst beschaffte Pflegehilfen (§ 37 SGB XI),
3. Kombination von Geld und Sachleistung (§ 38 SGB XI),
4. häusliche Pflege bei Verhinderung der Pflegeperson (§ 39 SGB XI),
5. Pflegehilfsmittel, technische Hilfen und wohnumfeldverbessernde Maßnahmen (§ 40 SGB XI),
6. Tages- und Nachtpflege (§ 41 SGB XI),
7. Kurzzeitpflege (§ 42 SGB XI),
8. Vollstationäre Pflege (§ 43 SGB XI),
9. Leistungen zur sozialen Sicherung der Pflegepersonen (§ 44 SGB XI),
10. Pflegekurse für Angehörige und ehrenamtliche Pflegepersonen (§ 45 SGB XI).

Die Pflegebedürftigen können im Rahmen von Notwendigkeit und Wirtschaftlichkeit zwischen den aufgrund eines Versorgungsvertrags mit den Pflegekassen zugelassenen ambulanten und stationären Pflegeleistungen wählen.

Im folgenden wird näher auf bestimmte Leistungen bei häuslicher und vollstationärer Pflege eingegangen. Es handelt sich hierbei um die häufigsten „Leistungsfälle".

Leistungen bei häuslicher Pflege

Pflegesachleistung

Pflegebedürftige haben bei häuslicher Pflege Anspruch auf Grundpflege und hauswirtschaftliche Versorgung als Sachleistung. Der Anspruch auf häusliche Pflegehilfe umfaßt je Kalendermonat:

1. für Pflegebedürftige der Pflegestufe I Pflegeeinsätze bis zu einem Gesamtwert von 750 DM,
2. für Pflegebedürftige der Pflegestufe II Pflegeeinsätze bis zu einem Gesamtwert von 1800 DM,
3. für Pflegebedürftige der Pflegestufe III Pflegeeinsätze bis zu einem Gesamtwert von 2800 DM.

Die Pflegekassen können in besonders gelagerten Einzelfällen zur Vermeidung von Härten Pflegebedürftigen der Pflegestufe III weitere Pflegeeinsätze bis zu einem Gesamtwert von 3750 DM monatlich gewähren, wenn ein außergewöhnlich hoher Pflegeaufwand vorliegt, der das übliche Maß der Pflegestufe III weit übersteigt, beispielsweise wenn im Endstadium von Krebserkrankungen regelmäßig mehrfach auch in der Nacht Hilfe geleistet werden muß.

Pflegegeld für selbst beschaffte Pflegehilfen

Pflegebedürftige können anstelle der häuslichen Pflegehilfe ein Pflegegeld beantragen. Der Anspruch setzt voraus, daß der Pflegebedürftige mit dem Pflegegeld dessen Umfang entsprechend die erforderliche Grundpflege und hauswirtschaftliche Versorgung in geeigneter Weise selbst sicherstellt. Das Pflegegeld beträgt je Kalendermonat:

1. für Pflegebedürftige der Pflegestufe I 400 DM,
2. für Pflegebedürftige der Pflegestufe II 800 DM,
3. für Pflegebedürftige der Pflegestufe IIII 1300 DM.

Vollstationäre Pflege

Pflegebedürftige haben Anspruch auf Pflege in vollstationären Einrichtungen, wenn häusliche oder teilstationäre Pflege nicht möglich ist oder wegen der Besonderheit des einzelnen Falles nicht in Betracht kommt.

Die Pflegekasse übernimmt die pflegebedingten Aufwendungen, die Aufwendungen der sozialen Betreuung sowie in der Zeit vom 1. Juli 1996 bis zum 31. Dezember 1999 die Aufwendungen für Leistungen der medizinischen Behandlungspflege bis zu dem Gesamtbetrag von 2800 DM monatlich; dabei dürfen die jährlichen Ausgaben der einzelnen Pflegekasse für die bei ihr versicherten stationär Pflegebedürftigen im Durchschnitt 30 000 DM je Pflegebedürftigen nicht übersteigen.

4.5 Soziale Pflegeversicherung – was wurde erreicht?

Die sozialen Leistungen und Errungenschaften, die aus der Umsetzung des PflegeVG resultierten, sind an den unter Abschn. 4.2 formulierten strategischen Zielen des Gesetzgebers zu messen.

Sozialpolitische Zielsetzung

Aus der Stichtagbestandstatistik der Pflegekassen über die Leistungsempfänger der sozialen Pflegeversicherung (Tabelle 4-3) geht hervor, daß am Ende des ersten Halbjahres 1997 1,2 Mio. Personen beiderlei Geschlechts als Pflegebedürftige im häuslichen Bereich sowie 430 000 Personen in vollstationären Pflegeeinrichtungen Leistungen der sozialen Pflegeversicherung erhielten, d. h. Geld-, Sach- oder Kombinationsleistungen.

Im Rahmen der bereits erwähnten Infrateststudie in Privathaushalten (Schneekloth et al. 1996) wurde ein Bedarf an erheblicher häuslicher Pflegebedürftigkeit (Grundpflege) in der Wohnbevölkerung von 1,2 %, entsprechend 960 000 erheblichen Pflegebedürftigen, ermittelt. Dieser Vergleich belegt, daß eine wesentliche Aufgabe der sozialpolitischen Zielsetzung des SGB XI, die soziale Absicherung, zumindest bei den häuslich Pflegebedürftigen erreicht wurde.

Aus Tabelle 4-3 wird auch ersichtlich, daß Betagte und Hochbetagte die eigentliche Zielgruppe der sozialen Pflegeversicherung sind. 79 % aller Leistungsempfänger gehören der Altersgruppe 65 Jahre und älter an.

Im ersten Halbjahr 1997 wurden für die Zwecke der sozialen Pflegeversicherung insgesamt 13,69 Mrd. DM ausgegeben (Deutscher Bundestag 1997).

Die Strukturen der Leistungsempfänger der sozialen Pflegeversicherung nach Leistungsarten sind aus Abb. 4-1 ersichtlich. Bezogen auf alle Pflegebedürftigen erhielten etwa die Hälfte Pflegegeld, jeder vierte vollstationäre Pflege, die übrigen Kombinationsleistungen (10 %) bzw. Pflegesachleistung (7 %) und übrige Leistungsarten (2 %).

Die Strukturen der Leistungsempfänger der sozialen Pflegeversicherung nach Pflegestufen gehen aus den Abb. 4-2 und 4-3 hervor. Fast 90 % aller ambulanten Leistungsempfänger erhalten Leistungen entsprechend den Pflegestufen I und II. Bei den stationären Leistungsempfängern entfielen fast 70 % aller Leistungen auf die Pflegestufen II und III.

Eine wesentliche Aufgabe des PflegeVG bestand auch in der sozialen Absicherung von Laienpflegern. Aus Tabelle 4-4 wird ersichtlich, welcher „Zuwachs an Alterssicherung" für Laienpflegepersonen aus den Beitragszahlungen der Pflegekasse an die gesetzliche Rentenversicherung resultierte.

Der Gesetzgeber ist mit dem sozialpolitischen Ziel angetreten, durch die Pflegeversicherung möglichst viele Pflegebedürftige aus der pflegebedingten

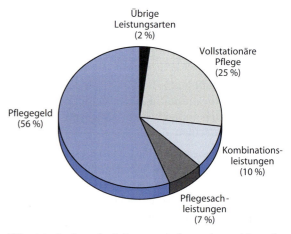

Abb. 4-1. Struktur der Leistungsempfänger der sozialen Pflegeversicherung nach Leistungsarten im II. Quartal 1997. (Aus Deutscher Bundestag 1997)

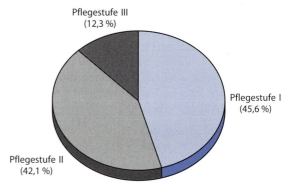

Abb. 4-2. Struktur der ambulanten Leistungsempfänger der sozialen Pflegeversicherung nach Pflegestufen am 30.06.1997. (Aus Deutscher Bundestag 1997)

Tabelle 4-3. Soziale Pflegeversicherung (Deutschland). Leistungsempfänger nach Altersgruppen, Pflegestufen und Geschlecht (Stichtag: 30. Juni 1997). (Aus Deutscher Bundestag 1997)

Alter in Jahren	Ambulant				Stationär				Insgesamt				
	Pflegestufe				Pflegestufe				Pflegestufe				
	I	II	III	Zusammen	I	II	III	Zusammen	I	II	III	Zusammen	%
Bis <15	22443	25133	12526	60102	828	436	538	1802	23271	13569	13064	61904	3,9
15 bis <20	5562	8058	4475	18095	771	153	180	1104	6333	8211	4655	19199	1,2
20 bis <25	4508	6619	3248	14375	1085	188	263	1536	5593	6807	3511	15911	1,0
25 bis <30	5837	7501	3455	16793	1817	295	388	2500	7654	7796	3843	19293	1,2
30 bis <35	7159	9000	3689	19848	2526	424	595	3545	9685	9424	4284	23393	1,5
35 bis <40	7424	8652	3233	19309	2395	577	732	3704	9819	9229	3965	23013	1,4
40 bis <45	6895	7570	2798	17263	2289	682	811	3782	9184	8252	3609	21045	1,3
45 bis <50	7610	7753	2890	18253	2406	943	952	4301	10016	8696	3842	22554	1,4
50 bis <55	8788	8262	2871	19921	2519	1230	1096	4845	11307	9492	3967	24766	1,6
55 bis <60	17130	15868	5036	38034	4898	2811	2064	9773	22028	18679	7100	47807	3,0
60 bis <65	23858	22631	6584	53073	5879	4281	2693	12853	29737	26912	9277	65926	4,1
65 bis <70	33679	31543	8688	73910	6585	6095	3934	16614	40264	37638	12622	90524	5,7
70 bis <75	50582	43743	11703	106028	8953	11160	7170	27283	59535	54903	18873	133311	8,4
75 bis <80	72341	57280	14650	144271	14330	20495	13342	48167	86671	77775	27992	192438	12,1
80 bis <85	94105	71241	17374	182720	22643	34098	20845	77586	116748	105339	38219	260306	16,3
85 bis <90	109873	93979	22523	226375	32761	52782	31213	116756	142634	146761	53736	343131	21,5
90 bis <95	54217	65568	17626	137411	22633	43326	27706	93665	76850	108894	45332	231076	14,5
Gesamt	532011	490401	143369	1165781	135318	179976	114522	429816	667329	670377	257891	1595597	100,0
Gesamt in %	33,3	30,7	9,0	73,1	8,5	11,3	7,2	26,9	41,8	42,0	16,2	100,0	
Männer	171452	179744	56917	408113	36722	33775	20324	90821	208174	213519	77241	498934	31,3
Frauen	360559	310657	86452	757668	98596	146201	94198	338995	459155	456858	180650	1096663	68,7

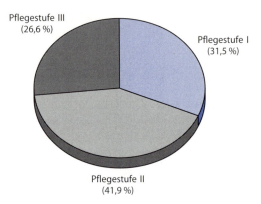

Abb. 4-3. Struktur der stationären Leistungsempfänger der sozialen Pflegeversicherung nach Pflegestufen am 30.06.1997. (Aus Deutscher Bundestag 1997)

Sozialhilfeabhängigkeit herauszuführen. Dies wurde mit den Leistungen der Pflegeversicherung weitgehend erreicht. Die Einsparungen in der Sozialhilfe durch die Pflegeversicherung betrugen für 1997 10,4 Mrd. DM. Im stationären Bereich, wo rund 80% der Heimbewohner sozialhilfeabhängig waren und die Ausgaben der Sozialhilfe 1995 rund 16,4 Mrd. DM betrugen, wird die größte Entlastung für die Sozialhilfe eintreten, denn die Leistungen der Pflegeversicherung werden einen Großteil der rund 453 000 Pflegebedürftigen in Heimen und Einrichtungen der Behindertenhilfe aus der Abhängigkeit der Sozialhilfe befreien (Deutscher Bundestag 1997).

Die sozialpolitische Erfolgsbilanz hat noch andere Aspekte. So wurde durch die Umsetzung des PflegeVG die Problematik der Pflegebedürftigkeit und der Betreuung (d.h. Prävention, Krankenbehandlung und Rehabilitation) von potentiell und tatsächlich Pflegebedürftigen ins öffentliche Bewußtsein gerückt; dies wiederum ist von außerordentlicher Bedeutung für die langfristige Bekämpfung des noch virulenten negativen Altenbildes in Gesellschaft und Medizin (s. auch Abschn. 4.6).

Bei ca. 5 Mio. Begutachtungen im häuslichen Umfeld und in vollstationären Pflegeeinrichtungen erlangten die MDK-Gutachter eine sozialmedizinische Intimkenntnis der Situation von Antragstellern auf Pflegebedürftigkeit, die bisher nur der Hausarzt besitzen konnte.

Gesundheitspolitische Zielsetzung

Die Einführung der sozialen Pflegeversicherung hat entsprechend der Intention des Gesetzgebers zu einem raschen und signifikanten Ausbau der pflegerischen Infrastruktur im ambulanten Bereich geführt. Waren 1992 ca. 4000 Sozialstationen vorhanden, so sind derzeit etwa 11 700 Pflegedienste von den Pflegekassen als zugelassen registriert (Deutscher Bundestag 1997).

Die in der Vergangenheit üblichen Wartelisten für einen Heimplatz gibt es in der Regel nicht mehr; vielfach sind freie Kapazitäten vorhanden. Derzeit sind rund 8000 Pflegeheime zugelassen. 1992 gab es 4300 stationäre Pflegeeinrichtungen. Dieser erhebliche Zuwachs ist jedoch z.T. darauf zurückzuführen, daß sonstige Einrichtungen der Altenhilfe (Wohnheime, Wohnstifte usw.) als stationäre Pflegeeinrichtungen zugelassen wurden (Deutscher Bundestag 1997).

4.6
Probleme und Grenzen bei der Umsetzung des PflegeVG

Nach den Begutachtungsrichtlinien ist der MDK-Gutachter verpflichtet, die Notwendigkeit der Weitergabe von Empfehlungen an die Pflegekasse zu prüfen bezüglich von

Tabelle 4-4. Übersicht über die Beitragszahlungen der Pflegekassen an die gesetzliche Rentenversicherung für die Alterssicherung der Pflegepersonen[a]. (Aus Deutscher Bundestag 1997)

Pflegestufe des Pflegebedürftigen	Wöchentlicher Pflegeaufwand von mindestens (h)	Beitragsabführung in DM auf der Basis von … v.H. der Bezugsgröße			Beitragshöhe in DM (monatlich)		Ergibt pro Jahr Pflegetätigkeit eine monatliche Rente von … DM	
			West	Ost	West	Ost	West	Ost
III	28	80	3416,00	2912,00	693,45	591,14	36,14	30,62
	21	60	2562,00	2184,00	520,09	443,35	27,11	22,97
	14	40	1708,00	1456,00	346,72	295,57	18,07	15,31
II	21	53,3333	2277,33	1941,33	462,30	394,09	24,09	20,41
	14	35,5555	1518,22	1294,22	308,20	262,73	16,06	13,61
I	14	26,6667	1138,67	970,67	231,15	197,05	12,05	10,20

[a] Ab 1. Juli 1997; zugrunde gelegt wurde ein Beitragssatz von 20,3 v.H. und die Bezugsgrößen für 1997: West 4270 DM und Ost 3640 DM.

- Maßnahmen zur Prävention und Rehabilitation,
- notwendigen Hilfsmitteln, Pflegehilfsmitteln und technischen Hilfen,
- Vorschlägen zur Verbesserung des individuellen Wohnumfeldes,
- Art und Umfang von Pflegeleistungen.

Die Mitarbeiter der Pflegekassen werten alle MDK-Gutachten zur Pflegebedürftigkeit aus. Sofern der MDK Empfehlungen zu ambulanten und/oder stationären Rehabilitationsmaßnahmen abgibt, werden diese an den zuständigen Sachbearbeiter der Krankenversicherung weitergeleitet und von diesem mit dem behandelnden Arzt, dem Pflegebedürftigen und/oder seinen Angehörigen erörtert im Sinne der Abstimmung des weiteren Vorgehens. Dies erfolgt in enger Zusammenarbeit mit dem Rehaberater bzw. den sozialen Diensten der Krankenkasse.

Die behandelnden Ärzte werden mündlich, telefonisch oder schriftlich informiert.

Erkenntnisse darüber, inwieweit die seitens des MDK empfohlenen Maßnahmen tatsächlich umgesetzt werden, fehlen bisher.

Eine für die Bundesrepublik Deutschland repräsentative aktuelle aussagefähige Auswertung zu den o.g. Empfehlungen der MDK-Gutachter konnte bisher nicht vorgelegt werden. Außerdem können die gutachterlichen Empfehlungen nicht in Beziehung gesetzt werden zum Rehabilitationsbedarf der Betagten und Hochbetagten, da dieser bisher nicht wissenschaftlich fundiert definiert wurde. So fehlen z.B. Vorgaben zur Bestimmung von Rehabilitationsbedürftigkeit und notwendigen persönlichen Voraussetzungen für eine Maßnahme der geriatrischen Rehabilitation (Rehabilitationsfähigkeit, Rehabilitationspotential, Rehabilitationsprognose und Zumutbarkeit) im Sinne einer Begutachtungsanleitung.

Der Vorrang von Rehabilitation vor Pflege kann vorerst nur programmatischen Charakter haben, da

- ambulante geriatrische Rehabilitation als das Hauptfeld der Umsetzung der gesundheitspolitischen Maxime „Rehabiliation vor Pflege" in der Bundesrepublik Deutschland bisher nur in Modellform existiert;
- der wissenschaftliche Vorlauf der Rehabilitationsmedizin und Pflegewissenschaften hinsichtlich der Umsetzung dieser Maxime, insbesondere bezüglich der Laienpflege, unzureichend ist;
- sich aus der Struktur der Leistungsvoraussetzungen des PflegeVG (Leistungsansprüche vs. Motivierung zur geriatrischen Rehabilitation) zusätzliche Hindernisse für die Rehabilitation ergeben. Aus einer erfolgreichen Rehabilitationsmaßnahme, die zur Verminderung der Pflegestufe führt, resultiert für den Rehabilitierten eine Kürzung der Leistungen der sozialen Pflegeversicherung;
- eine Marginalisierung der Thematik durch das „Massengeschäft" der Begutachtung von Pflegebedürftigkeit nach SGB XI unter hohem Zeit- und Erwartungsdruck nicht zu vermeiden war;
- die Fortbildung der MDK-Gutacher auf dem Gebiet der Rehabilitation, insbesondere geriatrischen Rehabilitation, intensiviert werden muß.

Die Umsetzbarkeit der gesundheitspolitischen Maxime des PflegeVG „Rehabilitation vor Pflege" stößt auch deswegen schnell an ihre Grenzen, da

- es einen Dualismus der Zuständigkeiten für die Erbringung von Leistungen für tatsächlich und potentiell Pflegebedürftige gibt.
  Für die Verhütung von Pflegebedürftigkeit bzw. Verzögerung ihres Eintritts durch Maßnahmen der Prävention sowie für die Beseitigung ihres Ausmaßes bzw. ihrer Progredienz durch Krankenbehandlung und Rehabilitation ist die Krankenversicherung zuständig. Die Leistungserbringung für die manifest Pflegebedürftigen obliegt jedoch der Pflegeversicherung. Leistungen zur Verringerung von Pflegebedürftigkeit, die die Krankenkassen erbringen, führen zu Einsparungen an Aufwendungen für Pflegebedürftige und kommen somit den Pflegekassen zugute;
- nach Illhardt (1993) Medizin und Gesellschaft nach wie vor große Mühe haben, Autonomie und Kompetenz des alten Menschen anzuerkennen (negatives Altenbild);
- die Strategie der drastischen Kosteneinsparung der Krankenkassen, insbesondere auf dem Gebiet der Rehabilitation, seit 1996 den Ausbau von Strukturen der geriatrischen Rehabilitation erschwert, insbesondere im ambulanten Sektor.

4.7
Aufgaben von gesetzlicher Krankenversicherung und MDK-Gemeinschaft bei der Umsetzung des gesundheitspolitischen Grundsatzes „Reha vor Pflege"

Die gesetzliche Krankenversicherung hat mit dem Gesundheitsreformgesetz und dem Gesundheitsstrukturgesetz den Auftrag erhalten, bei der Leistungsgewährung das Prinzip „Rehabilitation vor Pflege" vorrangig zu berücksichtigen. Dieser Auftrag wurde durch das am 01.01.1995 in Kraft getretene PflegeVG nachhaltig bekräftigt.

In diesem Zusammenhang haben die Spitzenverbände der Krankenkassen gemeinsam mit dem Medizinischen Dienst der Spitzenverbände der Krankenkassen (MDS) und externen Experten eine „Rahmenkonzeption zur Entwicklung der geriatrischen Rehabilitation der gesetzlichen Krankenversicherung" vom 28.03.1995 entwickelt. Sie definiert ein abgestuftes, aufeinander abgestimmtes und möglichst wohnortnahes Versorgungssystem ambulanter, teilstationärer und stationärer Rehabilitationsmaßnahmen. Ziel ist die Entwicklung einer bedarfsgerechten, effektiven und effizienten Rehabilitation auf geriatrischem Gebiet.

Eine der aus dieser Rahmenkonzeption abzuleitenden Hauptaufgaben von gesetzlicher Krankenversicherung und MDK-Gemeinschaft besteht darin, den Aufbau eines umfassendes Systems der ambulanten geriatrischen Rehabilitation in der Bundesrepublik Deutschland vorzubereiten.

Zu diesem Zweck wurden „Leitlinien der Spitzenverbände der Krankenkassen für gemeinsame Modellvorhaben zum Auf- und Ausbau der ambulanten geriatrischen Rehabilitation" vom 08.12.1997 (Diskussionsmaterial) erarbeitet.

Über einen Zeitraum von ca. 3 Jahren sollen in 8–10 geriatrischen Zentren empirisch fundierte Erkenntnisse gewonnen werden hinsichtlich der

- Akzeptanz von verschiedenen Modellen (Organisationsformen) der ambulanten geriatrischen Rehabilitation bei der Zielgruppe der rehabilitationsbedürftigen Betagten und Hochbetagten sowie bei den Ärzten (Vertrags- und Krankenhausärzten), die in der geriatrischen Rehabilitation die Funktion eines Weichenstellers haben;
- Praktikabilität der Versorgungsstruktur „ambulante geriatrische Rehabilitation";
- Qualität, Effektivität und Effizienz (Relation Aufwand und Ergebnis bzw. Kosten/Nutzen) der geriatrischen Rehabilitation unter den Bedingungen des Gesundheitswesens in der Bundesrepublik Deutschland.

Das bundesweite Modellvorhaben wird z. Z. vorbereitet, dazu gehört auch die Erarbeitung einer „Begutachtungshilfe – ambulante geriatrische Rehabilitation".

Von strategischer Bedeutung sind ferner der Ausbau des Fortbildungssystems auf dem Gebiet der geriatrischen Rehabilitation in der MDK-Gemeinschaft unter der Regie des MDS sowie die Etablierung analoger Curricula für die Haus- bzw. Vertragsärzte unter der Ägide der Ärztekammern.

Literatur

Auftrags- und Erledigungsstatistik des MDK (1997) Stichtag: 31.12.1997. Hrsg: Medizinischer Dienst der Spitzenverbände der Krankenkassen e.V. (MDS), Lützowstr. 53, 45141 Essen

Deutscher Bundestag 13. Wahlperiode (1997) Erster Bericht über die Entwicklung der Pflegeversicherung. Zugeleitet mit Schreiben des Bundesministeriums für Arbeit und Sozialordnung vom 17.12.1997 gemäß § 10 Abs. 4 SGB XI

Gesetz zur sozialen Absicherung des Risikos der Pflegebedürftigkeit (1994) Pflege-Versicherungsgesetz – PflegeVG vom 26. Mai 1994. BG Bl. I S. 1014, 2797

Illhardt FJ (1993) Ethische Analyse von Autonomie und Kompetenz alter Patienten. In: Medizinischer Dienst der Krankenversicherung Baden-Württemberg (Hrsg) Pflegeversicherung – Neue Aufgaben für den Medizinischen Dienst, Dritte Fortbildungstagung für Ärzte im MDK Baden-Württemberg am 11./12. Oktober 1993 in Karlsruhe

International Classification of Impairments, Disabilities and Handicaps/ICIDH (1995) Ein Handbuch zur Klassifikation der Folgeerscheinungen der Erkrankung, WHO 1980 (übers. von R.-G. Matthesius). Ullstein Mosby, Berlin Wiesbaden

Richtlinien der Spitzenverbände der Krankenkassen zur Anwendung der Härtefallregelungen (1995) Härtefall-Richtlinien-HRi vom 10.07.1995, geändert durch Beschlüsse vom 19.10.1995 und 03.07.1996

Richtlinien der Spitzenverbände der Krankenkassen zur Begutachtung von Pflegebedürftigkeit nach dem XI. Buch des Sozialgesetzbuches (1997) Medizinischer Dienst der Spitzenverbände der Krankenkassen e.V. (Hrsg) 1. Aufl.

Schneekloth U, Potthoff P, Piekara R, von Rosenbladt B (1996) Hilfe- und Pflegebedürftige in privaten Haushalten – Endbericht, Bd 111.2 der Schriftenreihe des Bundesministeriums für Familie, Senioren, Frauen und Jugend. Kohlhammer Stuttgart Berlin Köln

Prävention von Behinderung im Alter

A. E. STUCK

5.1 Behinderung im Alter 39
5.2 Entstehung von Behinderung im Alter 40
5.3 Das präventive Konzept im Alter 41
5.4 Allgemeine präventive Empfehlungen im Alter 41
5.5 Risikofaktoren von Behinderung im Alter 42
5.6 Präventive Konzepte für die Praxis 44
Literatur 44

Epidemiologische Daten zeigen eine exponentielle Zunahme der Behinderung mit dem Alter. Die Pathophysiologie der Behinderungsentstehung zeigt die möglichen Ansätze zur Prävention. Es gibt eine Liste von Vorsorgemaßnahmen, die bei periodischen Untersuchungen älterer Menschen berücksichtigt werden sollten. Bei präventiven Programmen im Alter sind zudem besonders zu berücksichtigen: der Affekt (mögliche Depression), der Alkoholkonsum, die Ernährung, funktionelle Einschränkungen im Alltag, Hör- und Sehfunktion, die Kognition, die Komorbidität, die körperliche Aktivität und Mobilität, Medikation, die soziale Unterstützung, eine mögliche Sturzgefährdung und Umgebungsfaktoren. Für diese Bereiche werden geeignete diagnostische Assessmentverfahren vorgestellt.

Zur praktischen Umsetzung der Behinderungsprävention sind deshalb multidimensionale Programme erforderlich. Präventive Hausbesuche mit mulitidimensionalem geriatrischem Assessment haben v. a. bei älteren Menschen mit niedrigem Risiko einen guten Erfolg gezeigt. Solche Programme können wirksam Pflegeheimeinweisungen vorbeugen und zur besseren Erhaltung der Selbständigkeit im Alter beitragen. Die Entwicklung von lokal angepaßten Modellen, die gut in die hausärztliche Grundversorgung integriert sind, wird diskutiert.

5.1
Behinderung im Alter

Die meisten unter 75jährigen Personen wohnen zu Hause und verrichten ihre alltäglichen Verrichtungen selbständig. Nach dem Alter von 75 Jahren kommt es jedoch zu einer exponentiellen Zunahme der Abhängigkeit und Pflegebedürftigkeit (Manton et al. 1997). Gemäß der Statistik der ambulanten und stationären Leistungsempfänger der sozialen Pflegeversicherung sind in Deutschland insgesamt etwa

- 2% aller 65- bis 69jährigen,
- 4% der 70- bis 74jährigen,
- 10% der 75- bis 79jährigen,
- 15% der 80- bis 84jährigen,
- 32% der 85- bis 89jährigen und
- 56% der über 90jährigen

Einwohner pflegebedürftig. Da die geburtenstarken Jahrgänge um 2030 bis 2040 das Alter von 75 Jahren erreichen werden, wird die demographische Entwicklung zu einer starken Zunahme der Hochbetagten in etwa 40–50 Jahren führen. Falls die Behinderungsrate im hohen Alter unverändert hoch bleibt, wird dies zu einer Verdoppelung oder Verdreifachung der Anzahl pflegebedürftiger Personen führen.

Eine wichtige Maßnahme für die Zukunft ist deshalb die Sicherstellung eines quantitativ und qualitativ ausreichenden Angebots an Langzeitpflege zu Hause und in Institutionen für ältere pflegebedürftige Personen. Zudem ist eine Stärkung der familiären Unterstützung pflegebedürftiger älterer Personen wünschenswert. Allerdings sind wegen der kleiner werdenden Familien und der vermehrten beruflichen Einbindung von Frauen zusätzlichen familiären Betreuungsmöglichkeiten Grenzen gesetzt. Angesichts der zu erwartenden Zunahme pflegebedürftiger Personen besteht deshalb eine wichtige Zielsetzung darin, durch eine wirksame Prävention von Behinderung darauf hinzuwirken, daß die Anzahl behinderter Personen im Alter weniger stark ansteigt.

Es ist denkbar, daß sich in Zukunft mit neuen Therapieformen chronischer Krankheiten Möglichkeiten der Behinderungsprävention eröffnen. So sind z. B. heute bei einer Alzheimer-Demenz die therapeutischen Möglichkeiten sehr beschränkt, da zum Zeitpunkt der Diagnosestellung bereits ungefähr 70% der Hirnsubstanz irreversibel zerstört sind und keine kausalen Therapiemöglichkeiten bestehen. Falls eine Früherkennung und wirksame kausale Therapie der

Alzheimer-Demenz in Zukunft möglich wird, könnte dies die Selbständigkeit und Lebensqualität im Alter wesentlich verbessern.

Solche Therapiemöglichkeiten konnten bis heute jedoch bei verschiedenen chronischen Krankheiten noch nicht realisiert werden. Es gibt aber schon jetzt wirksame Methoden zur Prävention der Behinderung und Pflegebedürftigkeit, die auf den aktuell zur Verfügung stehenden therapeutischen Möglichkeiten basieren.

5.2
Die Entstehung von Behinderung im Alter

Die Entstehung der Behinderung im Alter ist komplex, und die Forschung hat erst in den letzten Jahren begonnen, die Pathophysiologie der Behinderungsentstehung besser zu durchleuchten. Abbildung 5-1 zeigt modellhaft unseren heutigen Wissensstand über die Entstehung von Behinderung und Pflegebedürftigkeit im Alter (Verbrugge u. Jette 1994). Auf der horizontalen Achse ist der zentrale Pfad der Behinderungsentstehung abgebildet. Durch Krankheiten können Schädigungen von Organsystemen entstehen, die ihrerseits funktionelle Einschränkungen bewirken können. Beispielsweise kann eine Gonarthrose zu einer Gehbeeinträchtigung oder eine Katarakt zu einer Sehbeeinträchtigung führen. Funktionelle Beeinträchtigungen ihrerseits können zu Behinderung im Alltag führen. Dabei kann es sich um sehr unterschiedliche Schweregrade von Behinderung im Alltag handeln. Das Spektrum umfaßt leichtere Behinderungen mit Einschränkungen anspruchsvoller Alltagsaktivitäten (z.B. Einschränkung bei beruflicher Tätigkeit oder beim Reisen) bis zu schwerer Behinderung mit Verlust der Selbständigkeit und Pflegebedürftigkeit.

Das Modell zeigt auf, daß der Behinderungsprozeß auf eine breite Kette von kausalen Faktoren zurückzuführen ist. Der Prozeß der Behinderungsentstehung hat seinen Anfang oft im Auftreten einer oder mehrerer Krankheiten. Eine Vielzahl von potentiellen Risikofaktoren kann die Entstehenswahrscheinlichkeit von Krankheiten mit bedingen. Beispiele solcher Risikofaktoren sind

- die arterielle Hypertonie, die mit einem erhöhten Risiko eines Hirnschlags verbunden ist,
- die körperliche Inaktivität, welche das Risiko der kardiovaskulären Morbidität und Mortalität erhöht, oder
- die mangelnde Quadricepskraft, welche das Entstehen einer Gonarthrose begünstigt.

Deshalb spielt bei der Prävention von Behinderung im Alter die primäre und sekundäre Prävention von Krankheiten eine zentrale Rolle.

Die Abbildung verdeutlicht zudem, daß das Auftreten von Krankheiten zwar eine entscheidende Rolle bei der Entstehung von Behinderungen spielt, daß aber oft zusätzliche Faktoren entscheidend dafür sind, ob bei einer älteren Person eine Behinderung

Abb. 5-1. Modell der Entstehung von Behinderung um Pflegebedürftigkeit im Alltag. (Adaptiert nach Verbrugge u. Jette 1994)
▼

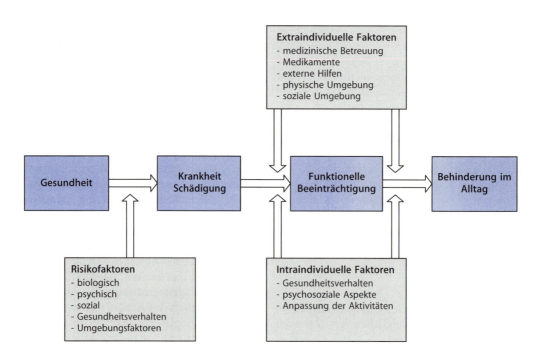

im Alltag entsteht. So können z. B. 2 Frauen mit gleich schwerer Gonarthrose und Augenerkrankung einen ganz unterschiedlichen Behinderungsgrad im Alltag aufweisen. Unterschiede in der Schmerzmedikation, der körperlichen Aktivität, der Einrichtung der Wohnung, der augenärztlichen Versorgung oder der individuellen Copingstrategien können bei diesen Frauen trotz identischer Morbidität zu unterschiedlichen Schweregraden der Behinderung im Alltag führen. Es ist denkbar, daß eine der Frauen dank optimalen Voraussetzungen selbständig zu Hause leben kann, die andere jedoch pflegebedürftig in einem Heim betreut werden muß. Aus diesen Gründen ist auch die Tertiärprävention ein wichtiger Bestandteil der Prävention von Behinderung im Alter.

5.3
Das präventive Konzept im Alter

Bei der Prävention im Alter sind Ansätze aus der Salutogenese (Entstehungsbedingungen von Gesundheit) und Pathogenese (Entstehungsbedingungen von Krankheit) erforderlich (Tabelle 5-1). Primär-, Sekundär- und Tertiärprävention basieren auf dem Modell der Pathogenese. Besonders hervorzuheben ist die Sekundärprävention im Alter. Da ältere Menschen und ihre Betreuer oft neu aufgetretene Probleme fälschlicherweise für normale Alterserscheinungen halten und damit als unabänderlich ansehen, spielt die Sekundärprävention im Alter eine besonders große Rolle. Ziel der Sekundärprävention ist das Aufdecken von vorher nicht erkannten Krankheiten mit dem Ziel, den Krankheitsprozeß noch früh genug günstig beeinflussen zu können. Ansätze zur Sekundärprävention gibt es im Alter viele. So werden beispielsweise Hörbehinderungen, Sehbehinderungen, depressive Symptome, kognitive Einschränkungen oder Schmerzen im Alter oft nicht korrekt oder erst sehr spät erkannt. Mit einem systematischen Screening können viele dieser Problem früher aufgedeckt werden, was eine frühzeitige und damit wirksamere Behandlung ermöglicht.

Präventive Maßnahmen können auch unterteilt werden in *individuelle* und *strukturelle* Maßnahmen. Für die klinisch Tätigen stehen die individuellen Maßnahmen im Vordergrund. Dazu gehört die Abklärung und Beratung des einzelnen älteren Menschen. Es ist besonders wichtig, daß präventive Beratungen im Alter auf die individuellen Ressourcen und Risiken jedes älteren Menschen abgestimmt sind. So kann sich beispielsweise der Konsum von einem Glas Wein pro Tag bei der einen älteren Person günstig auswirken (kardiovaskuläre Protektion), bei einer andern Person gleichen Alters dagegen ungünstig, wenn z. B. eine Interaktion des Alkohols mit Medikamenten oder Nebenwirkungen bei einer bestehenden Krankheit zu befürchten sind. Ebenso muß z. B. bei Empfehlungen im Zusammenhang mit der körperlichen Aktivität oder der Ernährung die individuelle Situation des älteren Person genau beachtet werden. Die Methode des multidimensionalen geriatrischen Assessments dient der individuellen, umfassenden Standortbestimmung und Therapieplanung (Stuck et al. 1993; Arbeitsgruppe Geriatrisches Assessment 1997).

Neben der individuellen Abklärung und Beratung älterer Menschen gibt es auch auf der systemischen Ebene Möglichkeiten, auf die Vermeidung von Behinderung einzuwirken. So können städtebauliche Maßnahmen die Selbständigkeit älterer Menschen mit beeinflussen. Auch Finanzierungssysteme oder Organisationsstrukturen in der Altersbetreuung können günstige oder ungünstige Anreize zur Vermeidung von Behinderung schaffen.

5.4
Allgemeine präventive Empfehlungen im Alter

Die folgende Übersicht faßt die von der US Preventive Task Force (1996) abgegebenen Empfehlungen für die periodische Gesundheitsuntersuchung bei

Tabelle 5-1. Grundlegende Konzepte der Gesundheitsförderung und Prävention

Perspektive	Ansatz	Definition
Salutogenese	Unspezifische Gesundheitsförderung	Verbesserung der allgemeinen biopsychosozialen Lebensbedingungen; Förderung der allgemeinen Ressourcen und Kompetenzen des Individuums
	Spezifische Gesundheitsförderung	Förderung von spezifischen gesundheitsrelevanten Faktoren bei ausgewählten Zielgruppen
Pathogenese	Primärprävention	Krankheitsentstehung zuvorkommen durch Erfassen und Beseitigen von Risikofaktoren
	Sekundärprävention	Früherfassung von nicht erkannten Symptomen und Risiken, damit die Möglichkeit zu einer frühzeitigen Intervention im reversiblen Stadium besteht
	Tertiärprävention	Rezidivprophylaxe und Rehabilitation bei bestehenden Krankheiten

über 65jährigen Personen zusammen. Diese Task Force veröffentlicht regelmäßig aktualisierte Richtlinien zur Prävention, basierend auf ausgedehnten Literaturrecherchen und Expertenkonsensus. Dabei veröffentlicht die Task Force auch altersspezifische Tabellen.

> **Empfehlungen für die periodische Gesundheitsuntersuchung bei über 65jährigen Personen. (Nach Report US Preventive Task Force 1996)**
>
> - Screening
>   - Blutdruck,
>   - Größe und Gewicht,
>   - okkultes Blut im Stuhl und/oder Sigmoidoskopie,
>   - Mammographie (Frauen ≤ 69 Jahre),
>   - Papanicolaou-Test (Frauen),
>   - Visusscreening,
>   - Evaluation Hörbehinderung,
>   - Evaluation Alkoholabusus.
> - Beratung (Counseling)
>   - *Suchtmittel:*
>   Raucherentwöhnung,
>   Vermeiden von Alkohol bei Aktivitäten (z.B. Autofahren, Schwimmen);
>   - *Ernährung und körperliche Aktivität:*
>   Beschränkung von Fett und Kalorien,
>   Einhaltung des kalorischen Gleichgewichts,
>   ausreichende Zufuhr von Körnern, Obst und Gemüse,
>   ausreichende Kalziumzufuhr (Frauen),
>   regelmäßige körperliche Aktivität;
>   - *Unfallverhütung:*
>   Gurttragen (Auto),
>   Helme (Fahrrad, Motorrad),
>   Sturzprävention,
>   Trainieren von lebensrettenden Sofortmaßnahmen durch Laien,
>   Anderes (Waffen, Brandverhütung);
>   - *Oraler Gesundheitszustand:*
>   regelmäßige Konsultation Zahnarzt/Dentalhygiene,
>   tägliche Zahnpflege;
>   - *Sexualverhalten:*
>   Verhütung sexuell übertragbarer Krankheiten.
> - Impfungen
>   - Pneumokokken,
>   - Influenza,
>   - Tetanus-Diphtherie.
> - Medikamentöse Prophylaxe
>   - Evaluation einer hormonellen Prophylaxe (Frauen).

Besondere Beachtung verdient die regelmäßige Messung des Blutdrucks im Alter. Eine Hypertonie wird bei über 50% der älteren Population angetroffen. Auch im Alter ist die Hypertonie ein Hauptrisikofaktor für die kardiovaskuläre Morbidität und Mortalität. Nachdem in früheren Studien ältere Menschen oft ausgeschlossen worden waren, sind in den letzten Jahren mehrere randomisierte Studien zur Hypertoniebehandlung bei älteren Menschen veröffentlicht worden (z.B. SHEP 1991). Die großen antihypertensiven Interventionsstudien bei älteren Patienten ergaben eine Reduktion der Gesamtmortalität von 20%, wobei die Reduktion der tödlichen Hirnschläge 58% und der kardialen Mortalität 39% betrug. Deshalb ist eine antihypertensive Therapie im Alter bei Werten von systolisch ≥160 mmHg oder diastolisch ≥90 mmHg kaum mehr umstritten.

In der vorangehenden Übersicht sind weitere Punkte aufgeführt, die bei der periodischen Gesundheitsuntersuchung im Alter empfohlen werden. Im Bereich der medikamentösen Prophylaxe werden die Ergebnisse neuer Studien möglicherweise zu zusätzlichen Empfehlungen führen (z.B. Vitamine, Osteoporoseprophylaxe, Thrombozytenaggregationshemmer).

5.5
Risikofaktoren von Behinderung im Alter

Aus Abb. 5-1 ist ersichtlich, daß medizinische Probleme den Prozeß der Behinderungsentstehung maßgeblich beeinflussen. Deshalb spielt die optimale medizinische Diagnostik und Therapie bei der Prävention von Behinderung eine zentrale Rolle. Die folgende Übersicht zeigt die 10 chronischen Krankheiten, die gemäß prospektiver Studien am häufigsten zu Behinderung und Pflegebedürftigkeit führen (Verbrugge et al. 1989).

> **Die 10 häufigsten chronische Krankheiten, die zu Behinderung führen. (Nach Verbrugge et al. 1989)**
>
> 1. Zerebrovaskuläre Krankheiten,
> 2. Frakturen, Unfälle,
> 3. Sehbehinderung,
> 4. Osteoporose,
> 5. Atherosklerose,
> 6. Diabetes,
> 7. Herzerkrankungen,
> 8. rheumatische Erkrankungen,
> 9. Krebserkrankungen,
> 10. andere vaskuläre Erkrankungen.

Da es sich um von den Personen selbst angegebene Krankheiten handelt, sind die dementiellen Erkrankungen nicht aufgeführt, obwohl die Demenz wahrscheinlich die bedeutendste Erkrankung ist, die zu schwerer Pflegebedürftigkeit führt. Tabelle 5-2 zeigt weitere wichtige Risikofaktoren auf, die bei einer optimalen Prävention von Behinderung im Alter zu berücksichtigen sind. Diese Zusammenstellung basiert auf einer systematischen Literaturrecherche der vorhandenen epidemiologischen Studien (Stuck et al. 1999). Bei diesen Studien wurden zunächst die Charakteristika von Bevölkerungsgruppen erfaßt und longitudinal das Auftreten von Behinderung registriert. Mittels multivariater statistischer Analysen konnten dann die relevanten Risikofaktoren von Behinderung identifiziert werden.

Die Tabelle zeigt, daß verschiedene funktionelle Einschränkungen wichtige Risikofaktoren von Behinderung sind. Deshalb ist die funktionelle Evalua-

Tabelle 5-2. Wichtige Risikofaktoren von Behinderung im Alltag bei älteren Personen (aufgrund von Resultaten longitudinaler Studien)

Bereich	Risiko erhöht bei	Mögliches Verfahren zur Risikoerfassung	Kommentar zur Intervention
Affekt	Depression	Depressionsfragebogen (Sheikh u. Yesavage 1986)	Diagnose wird oft verpaßt. Antidepressive Therapie auch indiziert bei Depression ohne Traurigkeit
Alkohol	Übermäßiger Alkoholkonsum	AUDIT Fragebogen (Babor et al. 1992)	Bei gesunden älteren Personen hat mäßiger Alkoholkonsum einen protektiven kardiovaskulären Effekt, cave jedoch Interaktion mit Medikamenten (z.B. Sedativa) oder chronischen Krankheiten (z.B. Hirnschlag mit Epilepsie- und Sturzgefährdung)
Ernährung	Übergewicht, Untergewicht	Body Mass Index	Übergewicht ist das Hauptproblem in der ambulanten Situation, Untergewicht mit Protein-Kalorien-Mangelernährung das Problem bei Akuterkrankung und Langzeitpflege
Funktion im Alltag	Beeinträchtigung (Hilfebedarf, Schwierigkeit, präklinische Beeinträchtigung)	Fragebogen (Lawton u. Brody 1969; Fried et al. 1996)	Leichte funktionelle Einschränkungen geben einen Hinweis auf zugrunde liegende Probleme, die angegangen werden sollten. Zudem Beratung zur Förderung der Selbständigkeit trotz Behinderung
Gehör	Beeinträchtigung des Gehörs im Alltag	Hearing Handicap Inventory for the Elderly (Lichtenstein et al. 1988)	Hörapparative Versorgung im Alter bringt Verbesserung kognitiver Funktion und Lebensqualität, Zeruminalpfropf ist häufig und leicht behebbar
Kognition	Kognitive Beeinträchtigung	Mini-Mental-Status (Folstein et al. 1985)	Verlauf der Demenz an sich nicht beeinflußbar; Optimierung der medizinischen Betreuung und psychosoziale Betreuung verbessert jedoch Lebensqualität
Komorbidität	Anzahl chronischer Krankheiten	Anamnese, Status	Interaktionen zwischen chronischen Krankheiten zu beachten
Körperliche Aktivität	Mangel an körperlicher Aktivität	Befragung nach körperlicher Aktivität (Washburn et al. 1993)	Körperliche Inaktivität ist weit verbreitet. Regelmäßige körperliche Aktivität verbessert kardiovaskuläre Risiken und fördert Lebensqualität (z.B. besserer Schlaf)
Medikamente	Anzahl Medikamente, ungeeignete Medikamente	Befragung/ Evaluation der Hausapotheke (Magaziner et al. 1989) Check ungeeigneter Medikamente (Stuck et al. 1994)	Interaktionen beachten. Etwa 20% der älteren Leute nehmen im Alter ungeeignete Medikamente ein (z.B. langwirksame Benzodiazepine, trizyklische Antidepressiva), mindestens so viele sind unterbehandelt (z.B. Hypertonie, Depression, Schmerz)
Mobilität	Gang und Gleichgewicht, obere Extremität	Timed Up & Go Test, Funktion obere Extremität (Podsiadlo u. Richardson 1991)	Training von Beweglichkeit, Kraft und Ausdauer bis ins hohe Alter wirkungsvoll
Rauchen	Rauchen	Befragung	Auch im hohen Alter verbessert Nikotinentzug die Prognose
Sehkraft	Reduzierter Visus	Befragung (Mangione et al. 1992) Sehtest	Bei reduzierter Sehfähigkeit sind oft erfolgreiche Interventionen möglich (z.B. Refraktion, Katarakt, Diabetes, Umgebungsmaßnahmen, Hilfsmittel)
Soziale Aktivität	Ungenügende soziale Aktivität	Befragung	Soziale Aktivität und Beitrag des Individuums an der Gesellschaft sind Bestandteil des erfolgreichen Alterns
Soziale Unterstützung	Ungenügendes Gleichgewicht	Befragung (Nikolaus et al. 1994)	Das Vorhandensein sozialer Ressourcen (von jemandem, der einem bei Bedarf hilft) ist wichtig. Auf der anderen Seite kann Überbetreuung die Abhängigkeit im Alter fördern
Stürze	Stürze	Anamnese, Fremdanamnese, Status (Tinetti et al. 1988)	Vor allem rezidivierende Stürze sind ein Indikator für zugrunde liegende Probleme, die angegangen werden sollten (z.B. Orthostase, Trainingsmangel)
Umgebung	Ungeeignete Wohnumgebung	Anamnese, Hausbesuch	Reduktion Sturzrisiko durch Elimination der Gefahrenquellen oder Einbau von Sicherheitsmaßnahmen (z.B. Geländer), Verbesserung der Erreichbarkeit, Nachbarschaft

tion der Kognition, der Mobilität, der Selbständigkeit und der Funktion der Sinnesorgane entscheidend zur Risikoabschätzung und präventiven Beratung im Alter. Bei frühzeitiger Erkennung von funktionellen Beeinträchtigungen ist zudem die Wahrscheinlichkeit höher, daß reversible und damit modifizierbare Faktoren vorliegen. Bei der Abklärung funktioneller Einschränkungen können sowohl Testuntersuchungen (z. B. Hörtest mit Flüsterzahlen) wie auch spezifische funktionelle Befragungen (z. B. spezifische Befragung nach funktionellen Folgen einer allfälligen Hörbeeinträchtigung, vgl. Lichtenstein et al. 1988) Hinweise liefern.

5.6
Präventive Konzepte für die Praxis

Einzelne präventive Maßnahmen werden bereits heute in der Praxis realisiert. Dies genügt jedoch den Anforderungen an eine wirksame Prävention nicht. Für eine wirksame Prävention sind Modelle notwendig, in denen die einzelnen präventiven Maßnahmen systematisch integriert werden. Nur durch eine strukturierte Beachtung aller verschiedenen Risikofaktoren und entsprechende Beratung älterer Menschen besteht die Möglichkeit, die geforderte Prävention wirksam in der Praxis zu realisieren. Die organisatorischen Voraussetzungen und die Finanzierungsanreize, die solche präventiven Konzepte fördern würden, sind jedoch leider an den meisten Orten nicht oder nur unzureichend vorhanden.

Präventive Hausbesuche mit multidimensionalem geriatrischem Assessment sind für die Prävention bei hochbetagten Menschen besonders gut geeignet, da dabei Umgebungsaspekte (z. B. Zugänglichkeit und Sturzgefährdung in der Wohnung, die Hausapotheke, die Mobilität in der eigenen Wohnung) in die Evaluation mit einbezogen werden können. An verschiedenen Orten wurden solche Modelle von präventiven Hausbesuchen mit besonders ausgebildeten „health visitors" oder Gesundheitsschwestern entwickelt und die Wirksamkeit von solchen Hausbesuchen überprüft (z. B. Hendriksen et al. 1984; Pathy et al. 1992; Stuck et al. 1995). Die Ergebnisse zeigen eine gute Wirksamkeit bezüglich Prävention von Behinderung und Pflegeheimeinweisungen.

Für selbständige ältere Menschen haben regelmäßige präventive Hausbesuche, in denen das multidimensionale geriatrische Assessment eingebaut ist und in denen ältere Leute über mehrere Jahre kontinuierlich begleitet werden, die beste Wirksamkeit.

Bei älteren Menschen mit Behinderungen oder schweren chronischen Krankheiten dagegen ist eine engmaschige therapeutische und rehabilitative Betreuung, in der zusätzlich die Koordination der Betreuung und die Umsetzung von präventiven Maßnahmen sichergestellt ist, besser geeignet (Rich et al. 1995; Mittelman et al. 1996; Bernabei et al. 1998).

Neuere Analysen zeigen, daß präventive Hausbesuchsprogramme mit mulitdimensionalem geriatrischem Assessment wirksam Pflegeheimeinweisungen vorbeugen können und v. a. bei älteren Personen mit einem niedrigen Behinderungsrisiko wirksam sind (Stuck et al. 2000).

Kostenanalysen zeigen, daß solche präventiven Modelle auch aus wirtschaftlicher Sicht sinnvoll sind. Die Entwicklung und Evaluation von lokal angepaßten neuen kooperativen Modellen zwischen Krankenpflege und hausärztlichen Grundversorgern, in enger Zusammenarbeit mit den stationären Leistungserbringern, könnten damit einen wesentlichen Beitrag zu einer Förderung der Lebensqualität im Alter leisten.

Literatur

Arbeitsgruppe Geriatrisches Assessment (1997) Geriatrisches Basisassessment. Handlungsanleitungen für die Praxis, 2. Aufl. MMV, München

Babor TF, de la Fuente JR, Saunders J, Granat M (1992) AUDIT- The Alcohol Use Disorders Identification Test: Guidelines for use in primary health care. Geneva: World Health Organisation

Bernabei R, Landi F, Gambassi G et al. (1998) Randomised trial of impact of model of integrated care and case management for older people living in the community. BMJ 316: 1348–1351

Folstein MF, Folstein SE, McHugh PR (1975) „Mini-Mental State". A practical method for grading the cognitive state of patients for the clinician. J Psychiatr Res 12:189–198

Fried LP, Bandeen-Roche K, Williamson JD et al. (1996) Functional decline in older adults: Expanding methods of ascertainment. J Gerontol Med Sci 51:M206–M214

Hendriksen C, Lund E, Stromgard E (1984) Consequences of assessment and intervention among elderly people: A three-year randomized controlled trial. BMJ 289:1522–1524

Lawton MP, Brody EM (1969) Assessment of older people: Self-maintaining and instrumental activities of daily living. Gerontologist 9:179–186

Lichtenstein MJ, Bess FH, Logan SA (1988) Validation of screening tools for identifying hearing-impaired elderly in primary care. JAMA 259:2875–2878

Magaziner J, Cadigan DA, Fedder DO, Hebel JR (1989) Medication use and functional decline among community dwelling older women. J Aging Health 1:470–484

Mangione CM, Phillips RS, Seddon JM et al. (1992) Development of the activities of daily vision scale. A measure of visual functional status. Med Care 30:1111–1126

Manton KG, Corder L, Stallard E (1997) Chronic disability trends in elderly United States populations: 1982–1994. Proc Natl Acad Sci USA 94:2593–2598

Mittelman MS, Ferris SH, Shulman E, Steinberg G, Levin B (1996) A family intervention to delay nursing home placement of patients with Alzheimer Disease. JAMA 276: 1725–1731

Nikolaus T, Specht-Leible N, Bach M, Oster P, Schlierf G (1994) Soziale Aspekte bei Diagnostik und Therapie hochbetagter Patienten. Erste Erfahrungen mit einem neu entwickelten Fragebogen im Rahmen des geriatrischen Assessments. Z Gerontol 27:240–245

Pathy MSJ, Bayer A, Harding K, Dibble A (1992). Randomised trial of case finding and surveillance of elderly people at home. Lancet 340:890–893

Podsiadlo D, Richardson S (1991) The timed „Up & Go": A test of basic functional mobility for frail elderly persons. J Am Geriatr Soc 39:142–148

Rich MW, Beckham V, Wittenberg C, Leven CL, Freedland KE, Carney RM (1995) A multidisciplinary intervention to prevent the readmission of elderly patients with heart failure. N Engl J Med 333:1190–1195

Sheikh JI, Yesavage JA (1986) Geriatric Depression Scale (GDS). Recent evidence and development of a shorter version. Clin Gerontol 5:12–13

SHEP Cooperative Research Group (1991) Prevention of stroke by antihypertensive drug treatment in older persons with isolated systolic hypertension. JAMA 265:3255–3265

Stuck AE, Siu AL, Wieland GD, Adams J, Rubenstein LZ (1993) Comprehensive geriatric assessment: A meta-analysis of controlled trials. Lancet 342:1032–1036

Stuck AE, Beers MH, Steiner A, Aronow HU, Rubenstein LZ, Beck JC (1994) Inappropriate medication use in community-residing older persons. Arch Intern Med 154: 2195–2200

Stuck AE, Aronow HU, Steiner A et al. (1995) A trial of annual in-home comprehensive geriatric assessments in older people living in the community. N Engl J Med 333: 1184–1189

Stuck AE, Walthert J, Nikolaus T, Büla CJ, Hohmann C, Beck JC (1999) Risk factors for functional status decline in community-dwelling elderly people: A systematic literature review. Soc Sci Med 48:445–449

Stuck AE, Minder CE, Peter-Wüst I, Gillmann C, Kesselring A, Leu RE, Beck JE (2000) A randomized trial of in-home visits for disability prevention in community-dwelling older people at low and at high risk for nursing home admission. Arch Intern Med (in Druck)

Tinetti ME, Speechley M, Ginter SF (1988) Risk factors for falls among elderly persons living in the community. N Engl J Med 319:1701–1707

US Preventive Health Services Task Force (1996) Guide to clinical preventive services, 2nd edn. Williams & Wilkins; Baltimore/MD

Verbrugge LM, Jette AM (1994) The disablement process. Soc Sci Med 38:1–14

Verbrugge LM, Lepkowski JM, Imanaka Y (1989) Comorbidity and its impact on disability. Milbank Q 67:450–484

Washburn RA, Smith KW, Jette AM, Janney CA (1993) The Physical Activity Scale for the Elderly (PASE): Development and evaluation. J Clin Epidemiol 46:153–162

Impfungen im Alter

M. Baethe

6.1 Immunisierungsverfahren 46
6.1.1 Passive Immunisierung 46
6.1.2 Aktive Immunisierung 46
6.2 Das Immunsystem des älteren Menschen 47
6.3 Impfempfehlungen und ihre Besonderheiten bei geriatrischen Patienten 47
6.3.1 Influenza 47
6.3.2 Pneumokokken 50
6.3.3 Tetanus 51
6.3.4 Sonstige Impfungen 52
Literatur 52

Die traditionelle Zielgruppe für Impfungen sind Kinder. Den Impfungen von Erwachsenen wurde bisher wenig Aufmerksamkeit geschenkt. Insbesondere für ältere Menschen erscheinen nach Studienlage manche Impfungen empfehlenswert. Diese Tatsache wird jedoch auch heute noch häufig ignoriert. Speziell Influenza- und Pneumokokkenimpfungen müssen in diesem Zusammenhang neu überdacht werden.

6.1
Immunisierungsverfahren

Es werden grundsätzlich passive und aktive Immunisierungsverfahren unterschieden.

6.1.1
Passive Immunisierung

Die passive Immunisierung erfolgt mit präformierten Antikörpern, wodurch eine vorübergehende „Leihimmunität" entsteht. Eine passive Immunisierung wird als prä- oder postexpositionelle Prophylaxe gegen Infektionserreger eingesetzt, insbesondere dann, wenn eine aktive Immunisierung nicht mehr durchgeführt werden kann.

Es stehen dazu folgende Immunglobuline zur Verfügung (Mertens 1997):

1. Humane (homologe) normale Immunglobuline (Standardimmunglobuline). Diese Immunglobuline werden aus einem Plasmapool von mindestens 1000 Spendern bezogen, wobei der Gehalt an spezifischen Antikörpern nicht garantiert ist.
2. Humane Hyperimmunglobuline. Diese Immunglobuline werden von geeigneten Spendern gewonnen und besitzen einen definierten Antikörpergehalt gegen bestimmte Erreger.
3. Tierische (heterologe) Immunglobuline. Diese Präparate enthalten Antiseren von entsprechend immunisierten Tieren. Sie finden nur Verwendung, wenn keine Humanpräparate zur Verfügung stehen.
4. Monoklonale Antikörper. Diese Antikörper werden in vitro gewonnen; alle Antikörper einer Präparation sind proteinchemisch identisch und immunologisch gegen ein Epitop gerichtet.

6.1.2
Aktive Immunisierung

Die aktive Immunisierung geschieht durch Antigengabe, die zu einer spezifischen Antikörperproduktion beim geimpften Patienten führt. Es werden verschiedene Impfstoffe unterschieden (s. Übersicht, S. 47).

Homologe Immun- und Hyperimmunglobuline besitzen einen hohen Sicherheitsgrad, seitdem seit 1985 alle Proben auf HIV und Hepatitis gescreent werden. Neben den eigentlichen Immunseren können sich in der Lösung auch andere Proteine, Stabilisatoren und Adjuvantien, wie z. B. Aluminiunsalze befinden und dadurch insbesondere bei subkutaner Injektion granulomatöse Entzündungen oder Abszesse verursachen. Das Bestehen einer Überempfindlichkeit gegen einen der Inhaltsstoffe gilt als Kontraindikation gegen eine Impfung.

Generell sollten aktive Immunisierungsverfahren mit attenuierter Lebendvakzine wegen einer höheren Nebenwirkungsrate vermieden werden, sofern Alternativen zur Impfung bestehen. Patienten, die mit Immunglobulinen geimpft wurden, sollten sich innerhalb von 3 Monaten keiner aktiven Immunisierung mit attenuierten Lebendimpfstoffen unterziehen, um Interferenzen zu vermeiden.

> 1. Attenuierte Lebendimpfstoffe. Es handelt sich dabei um vermehrungsfähige, apathogene Mutanten des krankmachenden Erregers. Es können vollstandig abgetötete Erregerzellen verwendet werden oder deren gereinigte Proteine und Polysaccharide.
> Eine Sonderform stellen dabei rekombinante Vakziniaimpfviren dar. Hierbei werden durch Genrekombination Gene gewonnen, die immunologisch relevante Proteine bestimmter Erreger kodieren und an entsprechender Stelle in das Genom des Vakziniavirus eingefügt werden. Die eingebrachten Antigene werden als Subunitvakzine bezeichnet; sie entsprechen damit gereinigten Antigenisolaten des Erregers.
> 2. Totimpfstoffe. Die Gruppe der Totimpfstoffe umfaßt eine Vielzahl von unterschiedlichen Präparationen. Wirksame Impfstoffe dieser Art sind v. a. bei Erregern mit wenigen, gut immunogenen Epitopen möglich.
>   2a. Toxoidimpfstoffe (Tetanus/Diphterie). Diese sind gereinigte, mit Formalin entgiftete Exotoxine, die zur Steigerung der Immunogenität an Aluminiumhydroxid adsorbiert werden. Toxoide erzeugen eine antitoxische, nicht aber eine antiinfektiöse Immunität.
>   2b. Spaltimpfstoffe (Influenza). Hierbei handelt es sich um Impfstoffe, die aus immunologisch relevanten Proteinanteilen eines Erregers bestehen, dabei aber weitgehend auf genetisches Material und Pyogene verzichten.
>   2c. Sonstige Totimpfstoffe. Es existieren weiterhin gentechnologisch hergestellte Impfstoffe, wie für z. B. Hepatitis B. Proteinsynthetisch hergestellte Peptidimpfstoffe befinden sich z. Z. noch im experimentellen Stadium.

Sämtliche Impfungen geriatrischer Patienten sollten auf dem Boden einer Nutzen-Risiko-Abwägung erfolgen (Eichhoff 1995).

6.2
Das Immunsystem des älteren Menschen

Der Alternsprozeß induziert eine Dysregulation des Immunsystems, die, soweit bisher erforscht, hauptsächlich durch Veränderungen der zellvermittelten Immunabwehr bedingt ist. Es kommt mit zunehmendem Alter zu einer Störung des Gleichgewichts peripherer B- und T-Lymphozyten, Abnahme des Verhältnisses von reifen zu unreifen T-Zellen, sowie geprägten und nichtgeprägten Gedächtniszellen. Aus diesen Veränderungen resultiert eine Abschwächung der zellvermittelten Immunabwehr, wodurch die fehlende Aktivierung von T-Zellen, somit die Unterstützung durch T-Helferzellen auf die B-Zellen ausbleibt und dadurch sekundär auch humoral vermittelte Immunantworten auf antigene Stimuli abgeschwächt werden.

Zusätzlich hat die Ernährung einen großen Einfluß auf das Immunsystem. Malnutrition mit verminderter Eiweißzufuhr, eines der großen Problemfelder in der Geriatrie, verursacht eine Abnahme der Lymphozytenproliferation und eine verminderte Zytokinfreisetzung, was zu einer verminderten zytotoxischen Funktion der T-Zellen führt und dadurch eine geringere Immunantwort auf Impfungen bedingt. Defizite bei der Nahrungsaufnahme von Spurenelementen, vornehmlich von Zink, Selen und Vitamin B_6 haben denselben Effekt. Somit haben Altern und Malnutrition bei der Abschwächung von Immunantworten eine additive Wirkung. Dies erklärt die große Infektgefährdung des alten Menschen (Lesourd 1997).

6.3
Impfempfehlungen und ihre Besonderheiten bei geriatrischen Patienten

6.3.1
Influenza

Die Influenza ist eine seit Jahrhunderten bekannte Infektionskrankheit, die vornehmlich in den Wintermonaten exazerbiert. Influenzaviren sind ubiquitär und auch im Tierreich weit verbreitet und zeigen eine außerordentlich hohe genetische Variabilität, wobei neu entstandene Virusstämme bei geringer oder fehlender Immunität in der Bevölkerung zu Epidemien oder Pandemien führen können. In diesem Jahrhundert konnten insgesamt 4 derartige Pandemien beobachtet werden, die immer dann auftreten, wenn sich der Influenzasubtyp verändert:

- 1918/19 spanische Grippe, Subtyp H_1/N_1,
- 1957 asiatische Grippe, Subtyp, H_2/N_2,
- 1968 Hong-Kong-Grippe, Subtyp H_3/N_2,
- 1977 russische Grippe, Subtyp H_1/N_1.

Die Influenza stellt auch heute noch eine ernstzunehmende Erkrankung dar, deren Komplikationen viel zu häufig unterschätzt werden. Insbesondere multimorbide ältere Meschen stellen eine Risikogruppe dar, bei der die Influenza eine hohe Morbidität und Mortalität zur Folge haben kann.

Genetische Variabilität

Das ubiquitäre Vorkommen und die hohe Rekombinationsfähigkeit der Influenzaviren bewirken ein hohes Ausmaß an Veränderungen an den Oberflächenproteinen, die bei Influenza A fast jährlich und bei Influenza B seltener vorkommen. Daraus resultiert, daß der neue Stamm Individuen in hohem Ausmaß infizieren kann und die bestehende Immunität verloren geht.

„Antigenetic drift" bedeutet die Mutation eines Gens, das Hämagglutinin oder Neuraminidase kodiert. Daraus folgen langsame Antigenveränderungen.

„Antigenetic shift" bedeutet, daß aus Kombination verschiedener Reservoire Genomstücke frei ausgetauscht werden können (Mensch und Tier) und dadurch neue menschenpathogene Influenzastämme enstehen. Diese Neukombinationen sind nicht vorhersagbar und selten. Sie sind die Grundlage für auftretende Pandemien.

Klinik

Beim alten Menschen äußert sich die Grippe oft durch hohes Fieber mit Spitzen bis 41 °C, das in der Regel 3 Tage anhält. Es kommen allgemeine Schwäche, respiratorische Symptome und häufig Verwirrtheit hinzu.

In der Regel verlaufen die Influenza A-Infektionen schwerer als die Infektionen mit Influenza B. Die Komplikationen der Influenza beinhalten die primäre Virus- und die sekundäre bakterielle Pneumonie. Es kann ferner zu Komplikationen wie Myo- und Perikarditis, Myositis und Exazerbation kardiovaskulärer und respiratorischer Grunderkrankungen kommen. Seltene Erkrankungen wie toxischer Schock und das Reye-Syndrom werden ebenfalls genannt.

Impfstoffe

Es werden heute trivalente Impfstoffe benutzt. Die WHO gibt jährlich einen Überblick über die aktuelle epidemiologische Situation. Ihre Empfehlungen für den Impfstoff der nächsten Saison erfolgen immer gegen Ende Februar des jeweiligen Jahres. Seine Zusammensetzung basiert auf den aktuellen WHO-Prognosen entsprechend dem zu erwartendem Virustyp. Der Impfstoff ist jeweils ab September erhältlich. Es handelt sich dabei um wässrige Suspensionen einer Mischung aus 2 Stämmen des Typs A und einem Stamm des Typs B. Die trivalenten Impfstoffe enthalten entweder inaktivierte Viruspartikel in ganzer (Ganzvirusimpfstoff) oder in aufgebrochener Form (Split- oder Subunitvakzine). Seit März 1998 ist zusätzlich ein neuer Grippeimpfstoff mit neuen Trägersubstanzen in Form von sog. Virosomen auf dem Markt, der sich durch eine hohe Immunogenität und gute Verträglichkeit auszeichnen soll.

Wirksamkeit

Die Wirksamkeit des Impfstoffes ist von im wesentlichen 3 Faktoren abhängig:

- Übereinstimmung zwischen den im Impfstoff enthaltenden Viren und den aktuell zirkulierenden Viren,
- Alter und Gesundheitszustand der geimpften Personen,
- Zeitraum zwischen erfolgter Impfung und dem Auftreten einer Epidemie.

Die Dauer der Wirksamkeit des Impfschutzes schwankt. Nach 4 Monaten läßt sich ein Abfall der Antikörperkonzentration nachweisen, so daß der optimale Impfschutz zwischen 4–6 Monaten schwankt. Die Impfung sollte jährlich zwischen September und November erfolgen.

Wirkungsmechanismus

Durch die Impfung werden spezifische IgG-Antikörper gegen die im Impfstoff enthaltenen Virusstämme gebildet. Die ausreichende Schutzwirkung des Impfstoffs hängt vorrangig von einer ausreichenden Hämagglutininantikörperbildung ab, wodurch eine Virusvermehrung im Epithel des Respirationstrakt verringert wird. Ein entsprechender Anstieg der IgA-Antikörper wird durch eine Impfung nicht induziert.

Altersspezifische Aspekte

Alte Menschen zeigen gegenüber jungen Menschen, insbesondere bei bestehender Multimorbidität, einen geringeren Antikörperanstieg und eine reduzierte Dauer des bestehenden Impfschutzes (Gross et al. 1995; Nichol et al. 1996).

Bei hochbetagten Patienten findet sich ein wirksames Ansprechen auf eine Influenzaimpfung zwischen 37–64%. Grippekomplikationen können in 32–65% der Fälle erfolgreich vermieden werden (Arbeitsgruppe Influenza und Fachgruppe für Impffragen 1996). Studien über die Wirksamkeit von Grippeschutzimpfungen haben gezeigt, daß sich das Auftreten von Pneumonien, sowie Hospitalisationen wegen der aus der Influenza resultierenden Komplikationen wie Myositis, Myokarditis und Enzephalitis, deutlich reduzieren lassen (Nichol et al. 1994; Wijma u. Ligthart 1996).

Nichtrandomisierte Studien konnten zeigen, daß Influenzaimpfungen einhergehen mit einer Senkung der Gesamtmortalität bei Pflegeheimpatienten. Durch Studien wurde deutlich, daß insbesondere die Impfung von Mitarbeitern im Gesundheitswesen signifikant dazu beitragen kann, das Auftreten einer Grippeerkrankung und die daraus resultierenden Komplikationen zu reduzieren (Potter et al. 1997). Es bestehen mehrere Gründe, warum institutionalisierte alte Menschen seltener von einer Influenzaimpfung profitieren, als gesunde alte Menschen. Zum einen haben gerade diese Patienten häufig chronische Erkrankungen, die ein Grund für die Institutionalisierung waren, zum anderen leiden diese Menschen häufig an Unterernährung und dementiellen Erkrankungen, was wiederum den Immunstatus schwächt. Dementielle Erkrankungen korrelieren zusätzlich mit einer erhöhten Mortalität. Deshalb lautet die allgemeine Empfehlung, nicht nur Patienten und Pflegeheimbewohner zu impfen, sondern auch das Personal, das mit diesen Hochrisikogruppen in Kontakt kommt.

Lagerung und Dosierung

Influenzaimpfstoffe sollten bei 2–8 °C gelagert werden; das Einfrieren des Impfstoffes muß vermieden werden (Potter et al. 1997).

Die Impfung erfolgt mit 0,5 ml eines Impfstoffes intramuskulär oder tief subkutan. In mehreren Studien konnte gezeigt werden, daß die Antikörperantwort auf trivalente Impfstoffe ausreichend hoch erscheint und die entsprechenden Antikörper über 3 Monate in wirksamer Höhe nachweisbar sind (Gross et al. 1995; Nichol et al. 1996).

Nebenwirkungen

Bei bis zu $1/3$ der Geimpften können sich innerhalb 12–24 h nach Verabreichung Juckreiz, Erythem und Schmerzen an der Impfstelle ausbilden. Diese lokalen Reaktionen klingen in der Regel nach 2 Tagen ab.

An systemischen Reaktionen können neben Fieber, Myalgien und Übelkeit auch allergische Reaktionen wie Urtikaria, Brochospasmus und systemische anaphylaktische Reaktionen auftreten (Margolis et al. 1990).

Indikation

Die Indikation für eine Grippeimpfung ist nach der STIKO (Ständige Impfkommission am Robert Koch Institut; Kiehl 1998) bei allen Personen gegeben, die einem erhöhten Risiko für Komplikationen durch eine Influenzaerkrankung ausgesetzt sind. Das gilt für alle Patienten mit chronischen Herz- und Kreislauferkrankungen, sowie mit weiteren Risikofaktoren, wie Stoffwechselerkrankungen, Niereninsuffizienz und Immunsuppression. Es existiert ferner eine Impfempfehlung für alle Personen über 65 Jahren, insbesondere dann, wenn sie chronisch pflegebedürftig und bettlägrig sind. Die o. g. Indikationen sind kassenzulässig und werden vollständig von der Krankenkasse übernommen. Die Impfung von Medizinpersonal und von Kontaktpersonen mit erhöhtem Risiko wird zwar zur Reduktion des Übertragungsrisikos empfohlen, gilt aber bisher in Deutschland noch als nicht kassenzulässige Impfindikation.

Kontraindikationen

Eine bekannte Allergie auf Eiproteine im Influenzaimpfstoff gilt als Kontraindikation für eine Impfung, ebenso wie febrile Erkrankungen mit Fieber über 38 °C. Diese Personen sollten bis zum Abklingen der Symptome nicht geimpft werden.

Antivirale Substanzen

Bei Personen mit erhöhtem Risiko ist eine Impfung auch nach Beginn einer Epidemie angezeigt. Wenn es sich dabei um eine Influenza A-Epidemie handelt, sollte zeitgleich die Gabe von Amantadin erfolgen (Libow et al. 1996), da der Impfschutz erst nach etwa 2 Wochen eintritt. Die Gabe von Amantadin ist auch bei bestehenden Kontraindikationen gegen eine Impfung indiziert. Amantadin kann in solchen Fällen während der ganzen Grippesaison verabreicht werden, sie ist aber kein Ersatz für eine Grippeimpfung.

Amantadinhydrochlorid (Symmetrel) hemmt die Replikation ausschließlich von Influenza A-Viren. Die prophylaktische Anwendung dieses Medikaments führt zu einer Reduktion der Erkrankungen um 70–90 %. In anderen Studien zeigte die Amantadinprophylaxe keinen Effekt auf die Senkung der Erkrankungsrate und das Auftreten sekundärer Pneumonien, führte aber zu einer Abkürzung der Erkrankungsdauer und Reduktion der Mortalität (Arbeitsgruppe Influenza und Fachgruppe für Impffragen 1996).

Dosierung

Die Dosierung für die Prophylaxe und Therapie beträgt bei Patienten über 65 Jahren maximal 100 mg/Tag. Sie muß entsprechend der Kreatininclearance angepaßt werden, da Amantadin renal eliminiert wird.

Nebenwirkungen

Nebenwirkungen treten gewöhnlich in den ersten 2–4 Behandlungstagen auf und betreffen vornehmlich das ZNS (Depression, Konzentrationsschwäche, Schwindel und Agitation) und den Gastrointestinaltrakt (Nausea, Erbrechen, Mundtrockenheit, Obstipation). Die beschriebenen Nebenwirkungen sistieren gewöhnlich 1–2 Tage nach Absetzen des Amantadins.

Ökonomische Aspekte

In mehreren amerikanischen Studien (1990–1993) konnte gezeigt werden, daß die Impfung nicht nur klinisch indiziert, sondern auch ökonomisch sinnvoll ist, da sie mit einer Reduktion der auftretenden Komplikationen und damit auch mit einer Reduktion der Hospitalisierungsrate verknüpft ist (Nichol et al. 1994). Am wirtschaftlichsten erscheint die Impfung bei kardiovaskulär oder respiratorisch vorgeschädigten Personen. Die Hospitalisierungsrate konnte hier zwischen 48 und 57 % gesenkt werden.

Konsens

Nach heutigem Wissensstand muß die Influenzaimpfung allen alten Menschen, insbesondere denen mit chronischen Erkrankungen empfohlen werden. Trotz dieser Erkenntnis nehmen viele alte Menschen nicht an den empfohlenen Impfungen teil, auch dann nicht, wenn sie von ihrem Hausarzt dazu aufgefordert wurden (Van Essen et al. 1997). Gerade alte gesunde Menschen nehmen das Impfangebot aus Angst vor Nebenwirkungen nicht wahr. Auch unter dem medizinischen Personal muß weiterhin Aufklärung über die Effektivität von Grippeimpfungen, gerade für alte Patienten, betrieben werden.

6.3.2 Pneumokokken

Das natürliche Habitat von Pneumokokken ist die Schleimhaut des oberen Respirationstrakts des Menschen. Gesunde Erwachsene sind zu etwa 40–70% Keimträger. Die Abwehrmechanismen des tieferen Respirationstrakts wie muköziläre Klärfunktion, alveoläre Makrophagenaktivität und protektive Wirkung pulmonaler Oberflächensubstanzen verhindern das Auftreten von Pneumokokkenpneumonien. Infektionen mit Pneumokokken sind in der Regel endogene Infektionen, die dann auftreten, wenn die körpereigene Immunabwehr gestört ist oder zusätzliche Noxen hinzukommen. Ansonsten treten üblicherweise Tröpfcheninfektionen auf. Pneumokokkeninfekte kommen endemisch zu allen Jahreszeiten vor, prädisponierende Faktoren sind dabei pulmonale Grundleiden, vorausgegangene Infektionen, Milzexstirpation, sowie Erkrankungen, die das Immunsystem schwächen. Menschenansammlungen begünstigen eine Infektionsübertragung.

Altersspezifische Aspekte

Der alte Mensch ist aufgrund seiner besonderen immunologischen Situation und häufig vorhandener Multimorbidität besonders gefährdet, an einer Pnemokokkeninfektion zu erkranken, insbesondere dann, wenn er an chronisch obstruktiven Lungenerkrankungen oder an einer chronischen Herzinsuffizienz leidet. Letztere erhöht das Risiko, an einer Pneumonie zu erkranken, fast um das 2fache. Gleichzeitig steigt das Mortalitätsrisiko im Alter beim Auftreten einer Pneumonie signifikant an. Insbesondere in Institutionen wie Pflegeheimen drohen große Ausbrüche an Pneumokokkeninfektionen, speziell bei ungeimpften Populationen.

Klinik

Die typische Erkrankung ist die Lobärpneumonie, wobei sich die Infektion in der Regel streng an die Lappengrenzen hält. Die Infektion geht mit hohem Fieber und Schüttelfrost, schwerem Krankheitsgefühl und der Produktion von rostig braunem, später fötid eitrigem Sputum einher. Die Fieberreaktion ist heftig abrupt und hoch.

Andere durch Pneumokokken hervorgerufene Krankheitsbilder sind kleinherdige diffuse Bronchopneumonien, Pleuraempyeme, Sinusitiden, Meningitiden und Otitis media.

Impfstoffe

Die üblicherweise durchgeführte Impfung erfolgt mit polyvalenten Subunitvakzinen in Form einer aktiven Immunisierung. Die Pneumokokkenvakzine enthält 25 µg von 23 verschiedenen gereinigten Kapselpolysaccharidantigenen, die für die meisten Pneumokokkeninfektionen verantwortlich sind.

0,5 ml des Impfstoffs werden tief subkutan oder intramuskulär appliziert. Gegenwärtige Studien zeigen, daß eine Auffrischimpfung beim alten Menschen aufgrund des unsichereren Impfstatus frühestens nach 3–4 Jahren erfolgen muß, während sonst üblicherweise eine einmalige Impfung eine ausreichende Immunität bewirkt (Sankilampi et al. 1997).

Durch Glykokonjugation von bakteriellen Kapselpolysacchariden werden neue Impfstoffe entwickelt, wodurch die physiologische Immuninkompetenz gegen gereinigte Polysaccharide umgangen wird und raschere Antikörperanstiege nach Immunisierung induzierbar werden.

Verschiedene Studien konnten zeigen, daß die simultane Pneumokokken- und Influenzaimpfung sich beim alten Menschen nicht nur als ökonomisch vorteilhaft erweist, sondern auch mit einem gleichwertigem Nebenwirkungsprofil und einer vergleichbaren Immunantwort einhergeht. Bei der Applikation des Impfstoffs muß auf getrennte Injektionsstellen geachtet werden (Honkanen et al. 1996).

Nebenwirkungen

Lokalreaktionen treten bei etwa 30% der Geimpften auf. Frauen zeigen dabei häufiger lokale Reaktionen als Männer. Die Häufigkeit für das Auftreten von Nebenwirkungen nimmt mit zunehmendem Alter ab. Die Reaktionen halten in der Regel bis höchstens 3 Tage an. Die Angaben über systemische Nebenwirkungen schwanken, mit dem Auftreten von Fieber ist in 12–24 Fällen auf 1000 Geimpfte zu rechnen (Koivula et al. 1997). Schwerwiegende Nebenwirkungen wurden bei Beachtung der Kontraindikationen nicht beschrieben.

Wirksamkeit

Die im Impfstoff repräsentierten Pneumokokkentypen sind für ca. 80–90 % aller schweren Pneumokokkeninfektionen, je nach Altersgruppe verantwortlich. Die Schutzrate der Impfung liegt bei etwa 60 %, wobei der Schutz vor systemischen Infektionen größer ist, als vor lokalen Infektionen. Die Effektivität nimmt bei zunehmender Multimorbidität ab. Die Impfung verhindert nicht nur das Auftreten von Pneumokokkenpneumonien, sondern bewirkt auch eine Senkung der Komplikationsrate (z. B. Sepsis) und der Mortalität (Koivola et al. 1997).

Der Antikörperanstieg auf die 23 valenten Pneumokokkenvakzine erwies in der Gruppe der 65- bis 91jährigen als zufriedenstellend, wobei der Antikörperanstieg bei Männern höher war als bei Frauen (ebd.). Die Verträglichkeit gleichzeitiger Influenzaimpfungen war gut (Honkanen et al. 1996).

Indikation

Geimpft werden sollten alle Erwachsenen mit einer erhöhten Morbidität oder Mortalität für Pneumokokken. Das gilt für alle Patienten mit chronischen kardiopulmonalen und konsumierenden Grunderkrankungen, die mit Resistenzminderung und Immunmangelzuständen verbunden sind.

Nach der aktuellen STIKO-Empfehlung in der Bundesrepublik Deutschland (Kiehl 1998] wird allen Menschen über 65 Jahren zu einer Pneumokokkenimpfung geraten, da die Inzidenzrate, an einer Pneumokokkenpneumonie zu erkranken, nach dem 55. Lebensjahr kontinuierlich zunimmt und und ab dem 65. Lebensjahr nochmal einen deutlichen Anstieg zeigt. Nach Studienlage liegt die Inzidenz, an einer Pneumonie zu erkranken, in der Gruppe mit hohem Risikoprofil bei 19 auf 1000 Personenjahre und bei Patienten mit niedrigem Risikoprofil bei 4 auf 1000 Personenjahre (Koivola et al. 1997).

Kontraindikation

Eine Impfung sollte nicht erfolgen nach durchgemachter Pneumokokkeninfektion oder nach vorausgegangener Impfung innerhalb der letzten 3–5 Jahre. Der kürzere Impfabstand bezieht sich auf alte Menschen (s. oben).

Erhöhung der Impfrate

Die Pneumokokkenvakzine und ihre Wirksamkeit gilt als bewiesen, um invasive Pneumokokkeninfektionen zu verhindern, sowie kostensparend durch Verhinderung von Komplikationen und Mortalität. Dennoch wird die Impfung nur in $^1/_4$ der Fälle der Influenzaimpfung angewendet (Sisk et al. 1997). Wahrscheinlich ist die geringe Anwendung der Impfung darauf zurückzuführen, daß frühere Impfprodukte keinen eindeutigen Hinweis auf die Wirksamkeit einer Pneumokokkenimpfung zeigten. Die simultane Impfung beider Vakzine, Influenza und Pneumokokken, läßt eine höhere Impfrate für Pneumokokken erwarten, bei guter Verträglichkeit und Abnahme der Nebenwirkungsrate mit zunehmendem Lebensalter. Da es schwierig ist, Patienten mit hohem Risikoprofil heraus zu filtern und gezielt zu impfen, erscheint es sinnvoller, alle alten Menschen zu impfen.

Die Pneumokokkenimpfraten im höheren Lebensalter müssen erhöht werden, um die ungünstigen epidemiologischen Auswirkungen einer zögerlichen Impfpolitik und die damit verbundenen Mehrkosten zu vermeiden.

6.3.3
Tetanus

Tetanus bleibt eine ernstzunehmende Erkrankung, die vornehmlich ungeimpfte oder nicht ausreichend geimpfte Personen betrifft. Ungefähr 50 % der über 60jährigen haben keinen protektiven Antikörperschutz gegen Tetanus und gehören damit zu einer der Hochrisikogruppen, an Tetanus zu erkranken (Steger et al. 1996; Bardenheier et al. 1998).

Klassifizierung des Erregers: Clostridium tetani

Das Clostridium tetani gehört zu anaeroben Exotoxinbildnern, kommt ubiquitär vor und wird parenteral übertragen, insbesondere bei tiefen verschmutzten Wunden und Wunden mit Fremdkörpereintritt.

Impfstoff

Es wird ein Formoltoxoid-Adsorbationsimpfstoff verwendet, wobei Monoimpfstoffe 40–75 IE Toxoid und Kombiimpfstoffe etwa 30–50 IE Toxoid enthalten. Für alte Menschen wird der Kombiimpfstoff Td empfohlen.

Indikation

Die Impfindikation beim alten Menschen unterscheidet sich nicht von der beim jungen Menschen. Eine Grundimmunisierung kann, wenn sie nicht in der Kindheit erfolgt ist, prinzipiell in jedem Alter durchgeführt werden. Auffrischimpfungen sollten im Verletzungsfall durchgeführt werden, je nach Größe und Verschmutzung der Wunde im Abstand von 5–10 Jahren. Zusätzlich sollte der Abstand der Auffrischimpfungen beim Wundmanagement davon abhängig gemacht werden, ob eine vollständige Grundimmunisierung vorhanden ist oder nicht.

Nebenwirkung

Es kann neben Rötung und Schwellung an der Injektionsstelle auch zur Schwellung der regionalen Lymphknoten kommen. In seltenen Fällen können Mono- und Polyneuritiden auftreten, ebenso können allergische Reaktionen jeden Schweregrades auftreten.

Kontraindikationen

Das Auftreten ernster neurologischer oder sonstiger allergischer Reaktionen bei früheren Impfungen gilt als Kontraindikation.

6.3.4
Sonstige Impfungen

Für alle weiteren Impfungen wie Poliomyelitis, Meningokokken, Hepatitis, Typhus, Cholera und Gelbfieber, die insbesondere bei Reisen ins Ausland notwendig werden, gelten die üblichen Impfempfehlungen des jeweiligen Reiselandes, hier gibt es keine speziellen Empfehlungen für alte Menschen (Brousse 1997).

Literatur

Arbeitsgruppe Influenza und Fachgruppe für Impffragen (1996) Empfehlungen zur Grippeprävention. BAG-Ordner Infektionskrankheiten: Diagnose und Bekämpfung, Kap. 1, Suppl. XIII: 1–8

Bardenheier B, Prevots DR, Khetsuriani N, Wharton M (1998) Tetanus surveillance – United States, 1995–1997. Mor Mortal Wkly Rep CDC Surveill Summ 47:1–13

Brousse G (1997) The elderly traveler. Med Trop 57:443–445

Eichhoff TC (1995) Vaccines and immunization. In: The Merck Manual of Geriatrics (ed) Merck & Co, INC, USA, pp 1091–1101

Gross PA, Hermogenes AW, Sacks HS, Lau J, Levandowski RA (1995) The efficacy of influenza vaccine in elderly persons. A meta-analysis and review of the literature. Ann Intern Med 123:518–527

Honkanen PO, Keistinen T, Kivela SL (1996) Reactions following administration of influenza vaccine alone or with pneumococcal vaccine to the elderly. Arch Intern Med 156:205–208

Kiehl W (1998) Epidemiologisches Bulletin 15/98. Robert Koch Institut, Berlin, S 102–112

Koivula I, Sten M, Leinonen M, Makela PH (1997) Clinical efficacy of pneumococcal vaccine in the elderly: A randomized, single-blind population-based trial. Am J Med 103:281–290

Lesourd BM (1997) Nutrition and immunity in the elderly: Modification of immune responses with nutritional treatments. Am J Clin Nutr 66:478S–484S

Libow LS, Neufeld RR, Olson E, Breuer B, Starer P (1996) Sequential outbreak of influenza A and B in a nursing home: Efficacy of vaccine and amantadine. J Am Geriatr Soc 44:1153–1157

Margolis KL, Nichol KL, Poland GA, Pluhar RE (1990) Frequency of adverse reactions to influenza vaccine in the elderly. A randomized, placebo-controlled trial. JAMA 264:1139–1141

Mertens T (1997) Schutzimpfungen. In: Domschke W, Hohenberger W, Meinertz T, Reinhardt D, Tölle R, Wilmanns W (Hrsg) Therapiehandbuch. Urban & Schwarzenberg, München Wien Baltimore, S S1–S31

Nichol KL, Margolis KL, Wouremna J, Von Sternberg T (1994) The efficacy and cost effectiveness of vaccination against influenza among elderly persons living in the community. N Engl J Med 331:778–784

Nichol KL, Margolis KL, Wouremna J, von Sternberg T (1996) Effectiveness of influenza vaccine in the elderly. Gerontology 42:274–279

Potter J, Stott DJ, Roberts MA, Elder AG, O'Donnell B, Knight PV, Carman WF (1997) Influenza vaccination of health care workers in long-term-care hospitals reduces the mortality of elderly patients. J Infect Dis 175:1–6

Sankilampi U, Honkanen PO, Bloigu A, Leinonen M (1997) Persistence of antibodies to pneumococcal capsular polysaccharide vaccine in the elderly. J Infect Dis 176:1100–1104

Sisk JE, Moskowitz AJ, Whang W et al. (1997) Cost-effectiveness of vaccination against pneumococcal bacteremia among elderly people. JAMA 278:1333–1339

Steger MM, Maczek C, Berger P, Grubeck-Loebenstein B (1996) Vaccination against tetanus in the elderly: Do recommended vaccination strategies give sufficient protection. Lancet 348:762

Van Essen GA, Kuyvenhoven MM, de Melker RA (1997) Why do healthy elderly people fail to comply with influenza vaccination? Age Ageing 26:275–279

Wijma G, Ligthart GJ (1996) Influenza vaccination for all elderly. Gerontology 42:270–273

Epidemiologie älterer Menschen

L. Pientka

7.1 Konzepte des Alterungsprozesses 53
7.2 Mortalität und allgemeine Lebenserwartung 54
7.3 Aktive Lebensjahre („acitve live expectancy") 56
7.4 Compression of Morbidity 57
7.5 Chronische Krankheiten und Multimorbidität 59
7.6 International Classification of Impairments, Disability and Handicap (ICIDH) 60
7.7 Epidemiologie funktioneller Defizite und geriatrischer Syndrome 63
7.8 Ausblick 66
Literatur 68

Allgemein wird eine epidemiologische Betrachtungsweise des Alterungsprozesses immer verbunden mit negativen Aspekten wie Mortalität, Gebrechlichkeit oder Pflegebedürftigkeit. Diese Sichtweise beruht auf einer Vorstellung, die geprägt ist von epidemiologischen Untersuchungen an jüngeren Personen. Dabei wird der enorme Fortschritt, der in den letzten Jahren sowohl theoretisch als auch empirisch zu verzeichnen ist, nicht ausreichend wahrgenommen. Ziel diese Kapitels ist es daher, die wesentlichen Konzepte und Forschungsergebnisse zu den Themen aktive Lebensjahre, chronische Krankheiten und funktionelle Defizite aufzuzeigen und so aufgrund dieser neuen oder zumindest anderen epidemiologischen Perspektive neue Wege für die Prävention und Behandlung älterer Menschen zu eröffnen.

7.1
Konzepte des Alterungsprozesses

Die epidemiologische Betrachtungsweise älterer Menschen wird häufig allein auf die demographische Perspektive reduziert. In dieser Diskussion spielen die Zunahme des Anteils der Hoch- und Höchstbetagten sowie die steigende Lebenserwartung eine herausragende Rolle. Aus geriatrischer wie aus gesundheitspolitischer Sicht werden bei einer derartigen Betrachtung die wesentlichen Konzepte des Alterungsprozesses außer acht gelassen (Pientka 1997).

Eine epidemiologische Sichtweise sollte in diesem Kontext folgende Konzepte berücksichtigen:

- Mortalität
  - allgemeine und altersadjustierte Mortalität,
  - krankheitsspezifische Mortalität,
  - Risikofaktorenepidemiologie;
- Lebenserwartung
  - allgemeine Lebenserwartung,
  - aktive Lebenserwartung,
  - Prävention („compression of morbidity");
- Morbidität
  - chronische Krankheiten und Multimorbidität,
  - Schädigungen, Fähigkeitsstörungen und Beeinträchtigungen (International Classification of Impairments, Disability and Handicap/ICIDH),
  - Epidemiologie funktioneller Defizite und geriatrischer Syndrome,
  - Versorgungsepidemiologie,
  - Gesundheitsmessung und Lebensqualität.

Dabei lassen sich analytisch 2 wesentliche Aspekte unterscheiden. Zum einen eine beschreibende oder beobachtende Perspektive des Alterungsprozesses im jeweiligen gesellschaftlichen Kontext, zum anderen die Quantifizierung des Einflusses von medizinischen, sozialen oder gesundheitspolitischen Interventionen. Das Dilemma der Epidemiologie des Alterns beruht auf der Tatsache, daß für viele Fragestellungen die Trennlinie zwischen Krankheit und natürlichem Alterungsprozeß nicht klar zu definieren ist. Die Sichtweise bei jüngeren Menschen, bei denen häufig von „vermeidbaren" Krankheiten gesprochen wird (z.B. Myokardinfarkt), beinhaltet ein klares Konzept, nämlich das sog. „biomedizinische Modell". Dieses bezieht seine Bedeutung letztendlich aus der Vorstellung, (einzelne) Krankheiten zu vermeiden oder zu heilen.

Im Gegensatz dazu ist der „normale" Alterungsprozeß von Veränderungen geprägt, die je nach Betrachtungsweise als pathologisch oder „natürlich" bezeichnet werden. Wesentlich für diese Perspektive ist die abnehmende Bedeutung der Mortalität als alles überragendes Erfolgskriterium interventionellen (ärztlichen) Handelns. Die Erweiterung des medizinischen Modells um zusätzliche Dimensionen wie z. B. Lebensqualität und individuelle Biographie läßt eine alleinige Ausrichtung der Erfolgsmessung an der Lebenserwartung also als verfehlt erscheinen. Aus diesem Grund dient der Geriatrie ein „biopsychosoziales Modell" als übergeordneter Bezugsrahmen. Die Implikationen, die eine Akzeptanz einer solchen Sichtweise hat, sind kaum zu unterschätzen.

Das auf Akuterkrankungen ausgerichtete medizinische Modell dient immer noch als Gradmesser sowohl bei der medizinischen Versorgung älterer Menschen als auch bei gesundheitspolitischen Entscheidungen. Dafür finden sich eine Vielzahl von Belegen. So zeigen Studien zur Behandlung des Myokardinfarkts älterer Patienten eine dramatische Unterversorgung z. B. mit Thrombolytika, Aspirin oder β-Blockern ohne harte Kontraindkationen. Als weiteres Beispiel können die (insuffizienten) Kriterien für die Genehmigung von geriatrischen Rehabilitationsmaßnahmen gelten. Diese wenigen Beispiele zeigen, daß eine alleinige Ausrichtung der epidemiologischen Betrachtungsweise auf herkömmliche Zusammenhänge zwischen klassischen Risikofaktoren, Morbidität und Mortalität an den wesentlichen geriatrischen Fragestellungen vorbeigehen würde. Die Tatsache, daß ältere Menschen häufiger sterben und auch mehr Krankheiten aufweisen als jüngere, ist banal. Wesentlich sind Studien, die den „natürlichen" Verlauf des Alterns in spezifischen Gruppen aufzeigen und wichtige Hinweise für präventive oder therapeutische Interventionen geben können. Durch eine solche Herangehensweise läßt sich auf viel präziserer Grundlage das Interventionspotential der „Anbieter" wie auch das Ergebnispotential der „Nachfrager" bestimmen.

Nur durch eine wissenschaftlich durchgeführte Analyse des derzeitigen medizinischen Interventionspotentials und eine wissenschaftlich begründete Kenntnis der spezifischen Probleme älterer Menschen läßt sich eine „sinnvolle" Verzahnung von Angebot und Nachfrage erzielen. Nur dann läßt sich auch ethisch vertretbar über Effektivität und Effizienz diskutieren. Letztendlich geht es um die Frage, wie die letzten Jahre des Lebens mit welcher (individuellen) Lebensqualität zugebracht werden und welchen Einfluß darauf medizinische Interventionen im weitesten Sinne haben können.

Da aufgrund des biologischen Alterungsprozesses eine Todesursache immer eintreten wird, gilt es, anhand wissenschaftlicher Daten in gesellschaftlichen Diskussionen festzulegen, welche Prioritäten den unterschiedlichen Interventionsmöglichkeiten eingeräumt werden. Dabei hilft eine epidemiologische Betrachtungsweise, die quantitativ den Gesundheitsverlauf älterer Menschen beschreibt und vor diesem Hintergrund die Größenordnung der durch medizinische oder soziale Interventionen erreichbaren Ergebnisse beziffern hilft. Zu diesem Zweck ist es notwendig, die eindimensionale Betrachtungsweise der „Lebenserwartung" zu verlassen und die komplexe Interaktion von Alterungsprozeß, konkurrierenden Todesursachen, Multimorbidität, funktionellen Defiziten und Lebensqualität in den Mittelpunkt zu stellen. Dabei kommt es darauf an, sog. „objektive" Zielvariablen des biomedizinischen Modells zu ersetzen durch solche, die auch der individuellen Biographie der Betroffenen einen festen Platz einräumen. Diese Hypothesen sollen anhand der gegenwärtigen Evidenz auf ihre Belastbarkeit überprüft werden.

7.2
Mortalität und allgemeine Lebenserwartung

Die mittlere Lebenserwartung hat in diesem Jahrhundert deutlich zugenommen und betrug z. B. 1995 in Deutschland für Frauen 79,8 Jahre und für Männer 73,3 Jahre. Dieser Trend läßt sich in vielen europäischen Ländern beobachten (La Vecchia et al. 1998; Bopp u. Gutzwiller 1998; Manton u. Stallard 1996). Anhand der allgemeinen Sterblichkeit (Mortalität) können allerdings keine Aussagen zu den Ursachen unterschiedlich hoher Lebenserwartung gemacht werden. Zu diesem Zweck muß die todesursachenspezifische Mortalität betrachtet werden (Statistisches Bundesamt 1998), welche exemplarisch für Deutschland in Tabelle 7-1 dargelegt ist.

Für die jüngeren und mittleren Altersgruppen liegen Anhaltszahlen für den Verlust an Lebensjahren (verlorene Lebensjahre durch Tod unter 70 Jahren je 100 000 Einwohner) oder „vermeidbare Sterbefälle" (Sterblichkeit an bestimmten Todesursachen für vorgegebene Altersgruppen) vor. Demgegenüber lassen sich diese (demographischen) Konzepte kaum auf die älteren Bevölkerungsgruppen übertragen. Unter dem Begriff der „epidemiologic transition" wird die Veränderung des Krankheitspanoramas von akuten zu degenerativen Krankheiten verstanden. Dieser Wandel der Todesursachenrangfolge impliziert nicht nur eine Verschiebung des Todesalters in höhere Altersgruppen und eine Veränderung des Spektrums der Todesursachen, sondern auch unterschiedliche Auswirkungen für verschiedene Bevölkerungsgruppen. Auch eine todesursachenspezifische Betrachtungsweise zeigt im wesentlichen nur die zunehmende Bedeutung bestimmter chronischer Erkrankungen im Alter in den letzten Jahrzehnten. Von Bedeutung sind die durch die erhöhte Lebenserwartung, die Fortschritte in der Prävention und Therapie chronischer Erkrankungen

Tabelle 7-1. Kennziffern zur todesursachenspezifischen Sterblichkeit 1995. (Aus Statistisches Bundesamt 1998)

Todesursache Kapitel der ICD-9	Sterbefälle (Anzahl)	In % aller Sterbefälle der		Standardisierte Sterbeziffer (je 100 000 Einwohner)		Sterbealter (in Jahren)		Ost-West-Relation (Westen = 1)	
		Männer	Frauen	Männer	Frauen	Männer	Frauen	Männer	Frauen
Insgesamt	884 588	100,0	100,0	1204,6	718,6	72,4	74,9	1,20	1,15
I Infektiöse und parasitäre Krankheiten	8129	1,1	0,7	12,2	5,9	60,9	67,1	0,37	0,36
II Neubildungen	218 597	27,0	22,8	313,7	183,4	71,6	69,9	1,05	0,98
III Endokrinopathien, Ernährungs- und Stoffwechselkrankheiten sowie Störungen im Immunsystem	26 323	2,2	3,6	27,2	25,9	73,6	76,8	1,17	1,33
IV Krankheiten des Blutes und der blutbildenden Organe	1612	0,2	0,2	2,0	1,5	73,4	72,9	1,02	1,19
V Psychiatrische Krankheiten	11 383	1,7	0,9	17,7	7,0	58,4	68,1	1,16	0,77
VI Krankheiten des Nervensystems und der Sinnesorgane	14 675	1,6	1,7	20,3	12,9	71,1	70,9	0,73	0,56
VII Krankheiten des Kreislaufsystems	429 407	43,5	52,9	547,0	351,8	76,9	80,2	1,33	1,33
VIII Krankheiten der Atmungsorgane	53 898	7,1	5,2	90,8	35,8	77,6	78,2	10,2	0,84
IX Krankheiten der Verdauungsorgane	41 821	5,3	4,2	57,9	32,6	67,1	71,3	1,61	1,21
X Krankheiten der Harn- und Geschlechtsorgane	9876	1,0	1,2	13,3	8,4	78,1	77,4	0,98	0,86
XI Komplikationen der Schwangerschaft, bei Entbindung und im Wochenbett	41	X	0,0	X	0,1	X	28,8	X	1,54
XII Krankheiten der Haut und des Unterhautzellgewebes	717	0,0	0,1	0,5	0,8	76,1	75,8	0,49	0,52
XIII Krankheiten des Skeletts, der Muskeln und des Bindegewebes	2260	0,2	0,3	1,8	2,5	74,7	75,7	1,06	0,88
XIV Kongenitale Anomalien	1990	0,3	0,2	3,1	2,9	9,3	10,7	1,12	1,07
XV Bestimmte Affektionen, die ihren Ursprung in der Perinatalzeit haben	1736	0,2	0,2	3,3	2,6	0,4	0,4	0,98	1,13
XVI Symptome und schlecht bezeichnete Affektionen	22 756	2,6	2,6	29,5	18,1	64,3	70,0	0,61	0,49
XVII Verletzungen und Vergiftungen	39 367	6,0	3,1	64,3	26,4	51,3	58,7	1,61	1,38

Die Sterbeziffern und das Sterbealter sind auf die neue Europastandardbevölkerung standardisiert. Die Ost-West-Relation bezieht die standardisierte Sterbeziffer im Osten auf die im Westen.

und andere Ursachen bedingten demographischen Veränderungen:

- schnelle Abnahme der Sterberaten in den höheren Altersgruppen,
- Verlagerung des Versterbens an chronischen Erkrankungen in hohe und höchste Altersgruppen,
- starke Zunahme der Überlebenswahrscheinlichkeit in den hohen Altersgruppen.

7.3
Aktive Lebensjahre („active life expectancy")

1983 publizierten Katz et al. einen Artikel mit dem Titel „active life expectancy", in dem sie Indikatoren wie Lebenserwartung, Überlebensraten und Mortalität durch ein sinnvolleres, gesundheitspolitisch benutzbares Instrument ersetzen. Dabei definieren sie „active life expectancy" als „expected duration of functional well-being". Nicht Mortalität wird als Endpunkt der aktiven Lebenserwartung definiert, sondern der Verlust der Selbständigkeit, normale Alltagsaktivitäten auszuführen. Das Konzept der „active (healthy) life expectancy" wurde zum erstenmal methodisch erst von Sullivan (1971) zu diesem Zweck eingesetzt. Robine u. Ritchie (1991) haben anhand neuerer Daten einen Überblick krankheitsfreier Lebensjahre für eine Reihe westlicher Länder zusammengestellt.

Die Daten in Tabelle 7-2 zeigen, daß Männer ca. 60 krankheitsfreie Lebensjahre und Frauen etwa 64 Jahre zu erwarten haben. Trotz niedriger Lebenserwartung verbringen Männer nur eine wenig geringere Zeit in Krankheitszuständen als Frauen. Im Alter von 65 Jahren haben Männer durchschnittlich 8 und Frauen 10 krankheitsfreie Jahre bei einer Lebenserwartung von ca. 14 Jahren für Männern und 19 Jahren für Frauen vor sich. Dabei ist zu anzumerken, daß diese Zahlen zwischen den verschiedenen sozioökonomischen Gruppen variieren. Personen in einer besseren soziodemographischen Situation sind gegenüber sozial schwächeren Gruppen deutlichen bevorzugt (vgl. Doblhammer u. Kytir 1998).

Die Bedeutung des Konzepts der krankheitsfreien Lebensjahre wird noch deutlicher, wenn der theoretische Gewinn an krankheitsfreien Lebensjahren gegenüber der allgemeinen Lebenserwartung bei Wegfall einzelner Krankheiten verglichen wird. So würde z. B. die „Eliminierung" maligner Erkrankungen die Lebenserwartung um 1,7 Jahre und die Zahl der krankheitsfreien Lebensjahre um 0,3 Jahre steigen lassen. Würden aber Erkrankungen des Bewegungssystems vermieden, so würde die Lebenserwartung nur um 0,2 Jahre vermehrt werden, aber die Zunahme an krankheitsfreien Jahren würde 5,1 Jahre betragen (vgl. dazu Chiang 1991; Wright u. Weinstein 1998).

Diese theoretische Betrachtung zeigt recht deutlich, welche Bedeutung funktionellen Problemen gesundheitspolitisch zukommen. Aus gesundheitsökonomischer und sozialplanerischer Perspektive ist nicht die allgemeine Lebenserwartung von Bedeutung, sondern nur die Zeit in (teuren) Krankheitszuständen oder einer unselbständigen Lebensführung (Nusselder et al. 1996; Boult et al. 1996; Bone et al. 1998). Wie die Diskussion um die „compression of morbidity" zeigt, weisen alle Daten darauf hin, daß die optimistische Hypothese einer positiven Korrelation von Lebenserwartung und krankheitsfreien Jahren bisher (noch) nicht ausreichend hinreichend belegt werden kann. Diese und andere Daten (Branch et al. 1991; Hayward et al. 1998) lassen die Vermutung zu, daß z. B. bei Frauen mit ähnlich vielen krankheitsfreien Jahren wie Männern die höhere Lebenserwartung am ehesten auf der größeren globalen Überlebenswahrscheinlichkeit beruht, die auch noch nach Eintritt von funktionellen Beeinträchtigung zu beobachten ist.

Neben diesen Studien, die mit aggregierten, meistens nationalen Daten arbeiten, gibt es auch eine Reihe von Einzelstudien, die in kleineren geographischen Einheiten durchgeführt worden sind und zu ähnlichen Ergebnissen kommen (Winblad 1993;

Tabelle 7-2. Lebenserwartung (*LE*) und krankheitsfreie Lebenserwartung (*DFLE*) in Jahren nach Geschlecht, und Prozentsatz der krankheitsfreien Lebenserwartung an der Gesamtlebenserwartung. (Aus Robine u. Ritchie 1991)

Studie/Jahr	Männer			Frauen		
	LE	DFLE	DFLE/LE (%)	LE	DFLE	DFLE/LE (%)
New Brunswick (1970)	70,0	56,7	81,0	78,1	61,1	78,2
USA (1980)	70,1	55,5	79,2	77,6	60,4	77,8
Frankreich (1982)	70,7	61,9	87,6	78,9	67,2	85,2
Niederlande (1961–1985)	72,8	56,6	80,8	79,5	60,7	76,4
England (1985)	71,8	58,7	81,8	77,7	61,5	79,2
Kanada (1966)	73,0	61,3	84,0	79,8	64,9	81,3
Quebec (1967)	72,1	64,0	88,8	79,5	68,7	86,4

Anttila 1991). Eine stärkere Betonung des Konzepts der „aktiven Lebensjahre" zur Beurteilung des Gesundheitszustandes von Bevölkerungen könnte die derzeitig gesundheitspolitische Priorität der alleinigen Ausrichtung an (Vermeidung von) Mortalität in Frage stellen (WHO 1989; Manton 1989).

Ein weiterer Aspekt dieses Konzepts könnte die Berechnung krankheitsfreier Jahre für einzelne Erkrankungen (z. B. demenzfreie Jahre) sein. So zeigt z. B. die Studie von Perenboom et al. (1996), daß die Zunahme von demenzfreien Jahren nicht nur einen gesundheitsökonomischen Effekt durch Verringerung der Rate an institutionalisierten älteren Menschen mit sich bringen würde, sondern v. a. einen Zugewinn an „Lebensqualität" bei den Angehörigen. Eine solche Betrachtungsweise würde bei der Priorisierung von Gesundheitszielen ebenso einsetzbar sein wie bei der Schwerpunktsetzung von Forschungsaktivitäten.

Ebenso bedeutsam wären epidemiologische Analysen getrennt für reversible und irreversible Erkrankungen im Alter, da, wie bereits gezeigt, viele Funktionsdefizite auch im Laufe der Zeit wiedergewonnen werden und so zu anderen Interventionsstrategien führen könnten (Rogers et al. 1990). Frauen und Männer weisen eine ähnliche Inzidenz von Funktionsdefiziten auf. Allerdings ist die Häufigkeit der Funktionsstörungen bereits beim Eintritt in die höheren Altersgruppen bei Frauen größer. Damit erklärt sich auch die gleich hohe Zahl an krankheitsfreien Jahren von Frauen trotz höherer Lebenserwartung (Merrill et al. 1997). Sowohl Männer wie Frauen erfahren im selben Ausmaß einen Rückgang ihrer Selbständigkeit, aber bei Frauen erstreckt sich dieser Prozeß über einen längeren Zeitraum.

7.4 Compression of Morbidity

Die Konsequenz aus den allgemeinen demographischen Trends ist derzeit nur in Umrissen erkennbar. Eine wesentliche Frage gilt es aber v. a. zu beantworten: Welche medizinischen und sozialpolitischen Implikationen sind mit der Zunahme der Lebenserwartung und Prävalenz chronischer Erkrankungen verbunden?

Die zunehmende Verschiebung des Sterbealters in höheren Altersgruppen macht es notwendig, sich gerade mit diesen speziellen Auswirkungen zu beschäftigen. Dabei ist zu klären, ob die zunehmende Lebenserwartung auch eine Verbesserung der Lebensqualität bedeutet. Die Diskussion um die allgemeine Lebensqualität der zusätzlichen Jahre ist geprägt von 2 gegensätzlichen Standpunkten (Kane et al. 1990). Einige sehen einen verbesserten Gesundheitsstatus älterer Menschen als Folge allgemeiner Entwicklungen und spezifischer präventiver Maßnahmen und konstatieren so einen säkularen Trend zu „gesünderen Alten". Die Inzidenz schwerer Erkrankungen habe abgenommen und i. allg. seien die älteren Menschen der gleichen Altersgruppe vitaler und gesünder als noch vor einigen Jahrzehnten. Auf der anderen Seite wird die Meinung vertreten, daß der Anstieg der Lebenserwartung nur eine Zunahme der Zahl chronischer Erkrankungen gebracht habe. Beide Meinungen sind in ihrer Pauschalität sicher unzutreffend und bedürfen einer differenzierteren Betrachtungsweise (Hébert 1997). Um aber die individuellen und sozialen Folgen der zunehmenden Lebenserwartung abschätzen zu können, muß zuerst auf den Zusammenhang zwischen Mortalität und Morbidität eingegangen werden.

Die gesundheitspolitische Bedeutung dieses Problems bezieht sich v. a. auf die Frage, ob die letzten Jahre (oder Jahrzehnte) mit gesundheitlichen Problemen einhergehen, die enorme Ressourcen erfordern. Es kann auf die Frage zugespitzt werden, ob die Zunahme älterer Menschen v. a. auf die größere Überlebenswahrscheinlichkeit derjenigen zurückzuführen ist, die vor Jahren an ihren Erkrankungen ohne entsprechende Intervention bereits früher verstorben wären oder ob eine allgemeine, „durchschnittliche" Verbesserung des Gesundheitszustandes älterer Menschen zu beobachten ist.

Aufgrund der dürftigen Datenlage wird derzeit Gesundheitsplanung durch Extrapolation der heutigen Daten und Annahmen der demographischen Entwicklung betrieben. Dabei werden mögliche gesundheitliche Veränderungen (Kohorten- und Periodeneffekte) nur grob berücksichtigt, obwohl schon geringere Veränderungen – z. B. der Zahl der schwer Pflegebedürftigen – enorme gesundheitspolitische und -ökonomische Implikationen bedeuten.

Dabei lassen sich 3 Möglichkeiten des Verhältnisses von Lebenserwartung, Morbidität, und Mortalität denken (vgl. Kunkel u. Applebaum 1992):

- krankheitsfreie (aktive) Lebensjahre steigen langsamer als die Lebenserwartung
  ⇒ Zunahme chronischer Krankheiten,
- krankheitsfreie (aktive) Lebensjahre steigen genauso schnell wie die Lebenserwartung
  ⇒ keine Änderung,
- krankheitsfreie (aktive) Lebensjahre steigen schneller als die Lebenserwartung
  ⇒ Abnahme chronischer Erkrankungen

Durch eher pessimistische Prognosen (Gruenberg 1977), die bereits eine „pandemic of mental disorders and associated chronic diseases" herannahen sahen, ist die Diskussion um Veränderungen der Morbidität bei älteren Menschen und dem Verhältnis von Mortalität und Morbidität v. a. von Fries (1983) und seiner These der „compression of morbidity" angeregt worden. Mit Verbrugge (1989) läßt sich das Problem auf folgende Frage zuspitzen:

„Hat die Zunahme der Lebenserwartung die Zahl sehr alter kranker und gebrechlicher Personen erhöht, die eine teure medizinische Versorgung benötigen und die eine stark reduzierte Lebensqualität aufweisen? Wenn es so wäre, können die Gesellschaft und die Betroffenen den Preis für diese Erhöhung der Lebensjahre bezahlen?"

Fries geht dabei von folgenden Annahmen aus (1980, 1988, 1996):

- das Lebensalter ist biologisch fixiert;
- der Anstieg der Lebenserwartung resultiert überwiegend aus der Abnahme frühzeitiger Todesfälle;
- die meisten Krankheiten können durch Prävention und/oder medizinische Behandlung vermieden oder zeitlich herausgezögert werden;
- chronische Erkrankungen werden dadurch in die letzten Lebensjahre verlagert;
- der Anstieg der Lebenserwartung wird niedriger sein als der näher an das Sterbealter verschobene Beginn chronischer Erkrankungen;
- der Anstieg der Überlebenswahrscheinlichkeit für früher lebensbedrohende Erkrankungen und die daraus resultierende Zunahme chronisch Kranker hebt die Erfolge präventiver Maßnahmen nicht auf.

Diese Hypothese, die in Abb. 7-1 schematisch und in Abb. 7-2 an einem Beispiel veranschaulicht wird, basiert an vielen Stellen auf philosophischen und moralischen Annahmen. Die empirische Untermauerung dieser These ist bisher noch nicht überzeugend gelungen. Ältere (Kane et al. 1990; Verbrugge 1984) wie auch neuere empirische Studien (Nusselder et al.

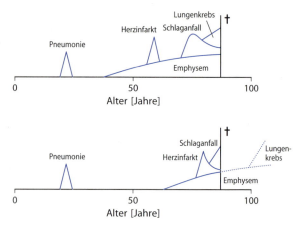

Abb. 7-2. Beispiel zu Abb. 7-1. (Aus Fries 1983)

1996, Nusselder u. Mackenbach 1997; Paccaud et al. 1998; Crimmins et al. 1997; Manton et al. 1998; Picavet u. Van den Bos 1997; Robine et al. 1998; Vita et al. 1998) zeigen, daß neben einer Zunahme der krankheitsfreien Jahre z. B. auch ein Anstieg der Mortalität bei den Höchstbetagten eine Erklärung für diese These (diese These ist bisher nicht formuliert, sondern nur die zugrunde liegenden Annahmen und Fragen) sein könnte.

Darum ist an diesem Konzept auch von zahlreichen Autoren Kritik geübt worden, die hier nur summarisch zusammengefaßt werden soll (Myers u. Manton 1984; Kane et al. 1990; Rothenberg et al. 1991):

- die derzeitigen altersspezifischen Sterberaten bleiben auch in Zukunft gleich;
- fehlende Begründung für die Annahme, daß die Mortalitätsraten im höheren Alter nicht reduziert werden können. Unpräzise Operationalisierung des Begriffs „Morbidität" und fehlende Methodik der Präzisierung von „irreversibler Morbidität";
- fehlende empirische Evidenz über das Ausmaß irreversibler Morbidität im Alter;
- fehlende empirische Evidenz für eine biologische Fixierung des Lebensalters;
- fehlende empirische Evidenz über das zahlenmäßige Verhältnis gesunder alter Menschen zu chronisch erkrankten;
- fehlende empirische Evidenz einer Abnahme der Morbidität in den letzten Lebensjahren;
- der Zusammenhang von Risikofaktoren und Mortalität wird ohne weiteres auch auf Morbidität übertragen, obwohl eine Modifikation von Risikofaktoren eher zu einer Verlängerung der Lebenserwartung, aber nicht unbedingt auch zu einer Zunahme krankheitsfreier Lebensjahre (active life expectancy) führt.

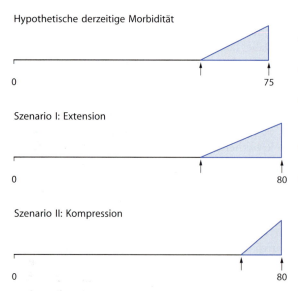

Abb. 7-1. Kompression und Extension der Morbidität. (Aus Fries 1983)

Für die gesundheitspolitische Diskussion würde dieses Konzept bedeuten, daß aus den demographischen Entwicklungen z.B. kein Anstieg der Pflegebedürftigen in Altenheimen oder eine Zunahme der Gesundheitsausgaben für ambulante und stationäre Versorgung älterer Menschen resultieren würde. Voraussetzung wäre eine Intensivierung der Prävention und dadurch eine Verkürzung der Zeit von der klinischen Manifestation von Erkrankungen und deren Letalität.

7.5
Chronische Krankheiten und Multimorbidität

Gegenwärtigärtig finden sich bei ca. $^2/_3$ aller Todesursachen chronische Erkrankungen wie Krebs, zerebrale Ischämien, Herz-Kreislauf-Krankheiten, Diabetes Mellitus, chronisch obstruktiv Lungenerkrankungen und Leberzirrhosen (vgl. Schlierf et al. 1990; Rothenberg 1990). Dahinter verbirgt sich aber ein komplexer Prozeß. Die meisten älteren Patienten entwickeln mehrere Erkrankungen mit wechselseitiger Beeinflussung, so daß chronische Erkrankungen nicht einfach die Infektionserkrankungen als Todesursache ersetzt haben, sondern untereinander um die Bezeichnung „Haupterkrankung" konkurrieren (Riggs u. Schochet 1992). Das Beispiel des Diabetes mellitus und seine geringe Häufigkeit in der Todesursachenstatistik zeigt, wie komplex chronische Krankheiten interagieren, so daß es schwerfällt, in vielen Fällen eine einzige Krankheit als Todesursache zu bezeichnen (Mackenbach et al. 1997).

Sehr viel bedeutsamer ist dieses Problem bei Betrachtung der medizinischen Versorgung. Gerade das Problem der Multimorbidität spielt mit zunehmendem Alter eine große Rolle (Verbrugge et al. 1989). Über die Häufigkeit gibt eine niederländische Studie aus dem ambulantem Bereich Auskunft (Schellevies et al. 1993), die für 5 wichtige Krankheitsgruppen (Hypertonie, Diabetes mellitus, koronare Herzerkrankung, chronische, nichtspezifische Lungenerkrankungen und Osteoarthrose) die Begleiterkrankungen in 7 großen Praxen mit zusammen über 23000 Patienten erhoben haben. Dabei wiesen bei den über 65jährigen 19,5 % eine, 3,2 % 2 und 0,3 % 3, aber 77 % keine chronische Erkrankung auf. Unter den Personen mit einer chronischen Erkrankung wiesen aber 16 % zumindest eine andere chronische Krankheit auf. Trotz der Einbeziehung von nur 5 Krankheitsgruppen weisen zwischen 22 und 40 % aller Patienten eine weitere Erkrankung auf.

Tabelle 7-3 zeigt diesen Zusammenhang zwischen einzelnen Diagnosen und dem Ausmaß der Komorbidität an einer ähnlichen holländischen Studie (Kempen et al. 1997), die 5279 ambulante Patienten im Alter von mindestens 57 Jahren einschloß.

Die Bedeutung einzelner Krankheitsgruppen für die beschriebenen Veränderungen variiert beträchtlich. An dieser Stelle kann nicht auf die Epidemiologie der einzelnen Krankheiten eingegangen werden. Aber z.B. bei den Herz-Kreislauf-Erkrankungen läßt sich bereits seit Jahren ein Rückgang feststellen, der sowohl bei den koronaren Herzerkrankungen (KHK) als auch den zerebrovaskulären Erkrankungen zum Tragen kommt. Dieser Trend dürfte sowohl durch effektivere Therapieformen als auch durch eine Verminderung von Risikofaktoren zu erklären sein. Der Rückgang der KHK betrifft v.a. die jüngeren Jahrgänge, der durch die Zunahme bei älteren Personen wieder ausgeglichen wird. In diesen Altersgruppen stellen kardiovaskuläre Erkrankungen fast in der Hälfte der Fälle die Todesursache dar.

Allerdings läßt sich zeigen, daß mit dem allgemeinen Rückgang dieser Krankheiten z.B. ein Anstieg muskuloskelettaler Erkrankungen einhergeht

Tabelle 7-3. Häufigkeit des Auftretens aktiver, chronischer Gesundheitsstörungen und Komorbidität. (Aus Kempen et al. 1997)

Chronische Gesundheitsstörung	Patienten mit aktiver Gesundheitsstörung		Patienten mit mindestens einer weiteren aktiven chronischen Gesundheitsstörung		
	Anzahl	%	Anzahl	%	Mittlere Anzahl der Begleiterkrankungen
Asthma/chronische Bronchitis	494	9,4	361	73,1	1,43
Herzerkrankung	939	17,8	655	69,8	1,35
Hypertonie	1190	22,5	785	66,0	1,20
Diabetes mellitus	367	7,0	265	72,2	1,53
Rückenprobleme	506	9,6	389	76,9	1,63
Rheumatoide Arthritis/ andere Gelenkbeschwerden	744	14,1	517	69,5	1,36
Migräne/chronischer Kopfschmerz	321	6,1	244	76,0	1,54
Hautkrankheiten	325	6,2	239	73,5	1,50

Hinweis: Als aktive Gesundheitsstörung werden diejenigen bezeichnet, die in den 12 Monaten vor dem Interview zu einem Arztbesuch geführt haben.

(Reynolds et al. 1998). Insgesamt lassen sich so Veränderung des Musters alterstypischer Erkrankungen in den letzten 40 Jahren feststellen. Diesem Trend ist die eher „klassisch" organbezogene Risikofaktorenepidemiologie nicht ausreichend gerecht geworden (Goldberg et al. 1996; Menotti et al. 1997; Fried et al. 1998; Kannel 1997; Weijenberg et al. 1997). So zeigen Studien, die sowohl klassische Risikofaktoren als auch Fähigkeitsstörungen untersuchen, die größere Bedeutung der letzteren (Menotti et al. 1996; Simons et al. 1996).

Aus epidemiologischen und gesundheitspolitischen Gründen ist also nicht die alleinige quantitative Erfassung von Diagnosen relevant. Bedeutsam werden diese Zahlen erst dann, wenn die Relation von Epidemiologie, medizinischer Interventionsmöglichkeit und deren Erfolge und Kosten zueinander betrachtet werden. Wenn „chronische Krankheiten" definiert werden als Erkrankungen ohne kurative Therapieoption, d. h. daß die medizinische Intervention mehr auf das Management und den Umgang mit den Patienten gerichtet ist als auf Heilung, so kann nur anhand empirischer Untersuchungen geklärt werden, welche versorgungspolitische und ökonomische Bedeutung der demographische Wechsel haben wird.

Als Beispiel mag die internationale Diskussion um eine „adäquate" Vergütung von Krankenhausbehandlungen sein. Der Trend zur Einführung von Fallpauschalen hat deutlich gemacht, welche Probleme mit einer alleinigen Ausrichtung an ICD-Diagnosen („International Classification of Diseases") auftreten. Die zunehmende Zahl von Patienten ohne exakt definierbare „Hauptdiagnose" und die fehlende Berücksichtigung von Multimorbidität (Komorbidität) z. B. bei chirurgischen Eingriffen hat dazu geführt, daß viele bestehende Vergütungssysteme nur an administrative Vorgaben, nicht aber an patientenspezifische Faktoren ausgerichtet sind. Zwar sind eine Reihe von Versuchen unternommen worden, dieser Tatsache durch die Einführung von „Erschwernisvariablen" wie Alter etc. gerecht zu werden. Letztendlich zeigen diese Versuche nur, daß die alleinige Verwendung von ICD-Diagnosen gemäß dem biomedizinischen Modell zumindest für die Mehrzahl der älteren Patienten untauglich ist. Hinzu kommt die Verkennung der Tatsache, daß zur Beurteilung der erforderlichen Behandlungsintensität in dieser Altersgruppe auch der „natürliche" Verlauf („natural history") von Krankheiten, die häufig zwangsläufig auftretenden iatrogenen Probleme (z. B. Folgen einer Immobilisierung) und die unterschiedlichen Patientenpräferenzen notwendig sind. Daraus folgert, daß das biomedizinische Krankheitsmodell für die wissenschaftliche und gesundheitsökonomische Beurteilung der Versorgung älterer Menschen dringend einer Ergänzung bedarf.

7.6
International Classification of Impairments, Disability and Handicap (ICIDH)

Für dieses Ziel ist die ICIDH entwickelt worden. Reicht (vielleicht) für die akutmedizinische Behandlung von jüngeren Patienten das verkürzte biomedizinische Modell, das von der Ätiologie bis zur Manifestation einer Erkrankung reicht, aus, so gerät bei chronischen und v. a. chronisch-progressiven oder irreversiblen Erkrankungen das wesentliche, die funktionellen Folgen, aus dem Blickfeld. An dieser Stelle soll nicht auf den eher philosophisch ausgerichteten Teil der Diskussion um den Krankheitsbegriff eingegangen werden. Statt dessen kann nur pragmatisch festgestellt werden, daß durch eine Verkürzung der Definition von Krankheit auf das (akut-)medizinische Modell die eigentlichen Konsequenzen von chronischen Erkrankungen, nämlich funktionelle Defizite, ausgegrenzt werden und damit Interventionskonzepte um wesentliche Dimensionen verkürzt werden. Denn gerade diese Konsequenzen, die funktionellen Defizite im alltäglichen Leben, haben für die Betroffenen eine überragende Bedeutung bei der Definition ihrer Lebensqualität und sind im wesentlichen für die Inanspruchnahme des Gesundheitssystems im weitesten Sinne verantwortlich.

Um diesem Problem gerecht zu werden, wurde die ICD-Klassifikation als Ausdruck der Trias Ätiologie, Pathogenese und Manifestation um ein weniger kausal orientiertes Konzept ergänzt. Die ICIDH-1 (Internationale Klassifikation von Schäden, Fähigkeitsstörungen und Beeinträchtigungen) wie auch die ICIDH-2 (Internationale Klassifikation der Schäden, Aktivitäten und Partizipation) haben als Hauptziel, einen einheitlichen Bezugsrahmen für die „Folgen von Gesundheitsproblemen" zu bilden. Während also die ICD, ausgehend vom biomedizinischen Krankheitsmodell, Gesundheitsprobleme klassifiziert, werden in der ICIDH im Rahmen eines biopsychosozialen Krankheitsmodells die Folgen abgebildet (Memel 1996; Edwards 1997: Nordenfelt 1997). Stellt also die ICD die Diagnose zur Verfügung, gibt die ICIDH Informationen über die „gesundheitliche Integrität" und „gesundheitsbezogene Erfahrungen" (WHO 1997). Dabei werden gesundheitliche Störungen auf 3 Ebenen konzeptualisiert (Abb. 7-3).

In der ICIDH-2 wird das Defizitmodell der ersten Version mehr auf die individuellen Ressourcen hin ausgerichtet (vgl. zur ersten Version Heerkens et al. 1994; Tabelle 7-4; Abb. 7-4).

Der Vergleich der unterschiedlichen Konzeptionen von Nagi, ICDH-1, ICDH-2 und Verbrugge/Jette (Nagi 1976; Matthesius et al. 1995; WHO 1997; Jette 1994) läßt schnell erkennen, daß eine alleinige kate-

7.6 International Classification of Impairments, Disability and Handicap (ICIDH)

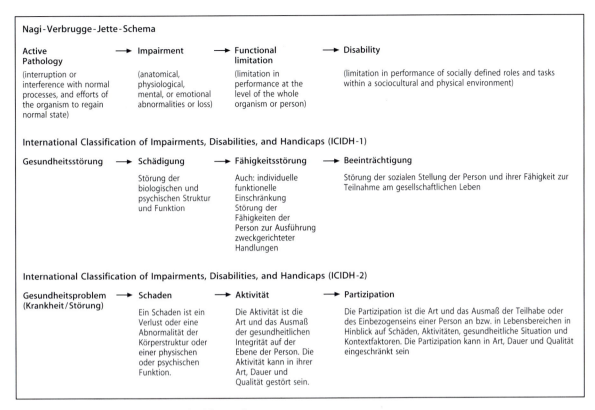

Abb. 7-3. Drei Ansätze des Konzepts „disablement"

Tabelle 7-4. Grundlegende Übersicht der Dimensionen der ICIDH-2. (Aus WHO 1997)

	Schäden	Aktivität	Partizipation	Kontextfaktoren
Ebene der gesundheitlichen Integrität	Körper (Körperteile)	Person (Person als Ganzes)	Gesellschaft (Beziehungen zur Gesellschaft)	Umweltbedingte Faktoren (äußere Einflüsse auf die gesundheitliche Integrität), persönliche Faktoren (innere Einflüsse auf die gesundheitliche Integrität)
Charakteristika	Körperfunktionen, Körperstruktur	Aktivitäten des täglichen Lebens	Einbezogensein in die Vielfalt der Lebensbereiche	Merkmale der physikalischen und sozialen Umwelt sowie der Einstellungen
Positiver Aspekt	Funktionelle und strukturelle Integrität (Unversehrtheit)	Aktivität	Partizipation	Begünstigende Faktoren
Negativer Aspekt	Schaden	Aktivitätsstörung	Einschränkung der Partizipation	Hindernisse/Hemmnisse
Zusatzkennungen	Schweregrad Lokalisation Dauer	Ausmaß der Schwierigkeiten bei Ausführung Assistenz Dauer Perspektive	Ausmaß der Partizipation begünstigende Faktoren oder Hindernisse in der Umwelt	Keine

gorielle Betrachtungsweise von Krankheiten bei älteren Menschen problematisch und damit auch die formale Trennung zwischen Akutbehandlung und Rehabilitation mehr als fragwürdig ist. Normalerweise werden bei einer geriatrischen Behandlung alle Ebenen der Gesundheit parallel angegangen, wobei situativ mehr die Behandlung von Gesundheitsproblemen oder mehr die Behandlung der Folgen, nämlich Schäden, Aktivitäten und Partizipation im Vordergrund stehen. Die wechselseitige Verschränkung

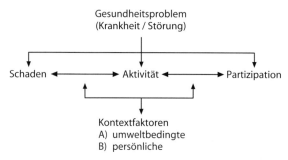

Abb. 7-4. Gegenwärtiges Verständnis der Interaktionen innerhalb der ICIDH-2-Dimensionen. (Aus WHO 1997)

dieser Einzelaspekte des Krankheitsprozesses läßt sich z. B. nicht als zeitlich lineares Geschehen begreifen. Eine Akutbehandlung von älteren Patienten kann nie ohne eine gleichzeitige Behandlung von Einschränkungen der Aktivität und Partizipation effektiv durchgeführt werden.

Aus methodischer Sicht bedeutsam ist die bisher nur ungenügende Umsetzung dieser Klassifikationen in Meßinstrumente (Assessmentskalen) und empirische Untersuchungen, wie es am Beispiel der Altersdepression gezeigt worden ist (Prince 1998). Aus geriatrischer Sicht bedeutsam ist die Ergänzung des ICIDH-Modells um wichtige Dimensionen der Lebensqualität (Wyller 1997; Verbrugge u. Jette 1994). Eine wichtige Kritik am ICIDH-Konzept stellt das Problem der Dekontextualisierung dar. Damit ist die Betrachtung des funktionellen Zustands durch Meßinstrumente gemeint, die z. B. bei den Aktivitäten des täglichen Lebens (ADL) quasi Normwerte für bestimmte Funktionen abfragen, ohne die kompensatorischen Fähigkeiten der Befragten adäquat zu konzeptualisieren. Dies bedeutet, einem funktionellen Defizit wird eine Bedutung zugesprochen, ohne die daraus resultierenden Auswirkungen oder Beeinträchtigungen, die interindividuell stark schwanken, zu berücksichtigen.

Eine epidemiologische Betrachtungsweise, die diesen Krankheitsmodellen folgt, läßt eine Unterscheidung in eine eher organbezogene (ICD) und eine auf Funktionalität bezogene (ICIDH: „Schäden", „Aktivität", „Partizipation") Epidemiologie als sinnvoll erscheinen. So läßt sich auch sinnvoller mit dem Begriff „Lebenserwartung" umgehen.

Während zu ersterer z. B. klassische Risikofaktorenstudien zu kardiovaskulären Krankheiten gehören, sind z. B. Kohortenstudien zur Eintrittwahrscheinlichkeit von ADL-Abhängigkeiten oder zum Pflegeheimeintritt eher ICIDH-bezogen. Zwar läßt sich keine strikte Trennung dieser beiden Ansätze vornehmen, aber die spezifischen Fragestellungen sind doch deutlich unterschiedlich.

Als Beispiel mag der Schlaganfall (zerebrale Ischämie) dienen. Zur ersten Kategorie von epidemiologischen Untersuchungen würden z. B. Studien zur Inzidenz und Prävalenz sowie zu Risikofaktoren wie Hypertonie, Vorhofflimmern etc. gehören. Studien der zweiten Kategorie würden Fragen zur Akut- und Rehabilitationsbehandlung sowie zum langfristigen Verlauf stellen. Kontrollierte klinische Studien würden an jeder Stelle zu Einzelaspekten der jeweiligen Interventionen durchgeführt, als Bindeglied zwischen „natürlichem" Verlauf und der Alltagseffektivität der Interventionen („effectiveness").

Aus dieser Betrachtungsweise verbietet sich eine alleinige Messung der Abweichung von einer biomedizinischen, „objektiven" Norm. Vielmehr muß der Verlust oder die Minderung der individuellen psychischen, physischen oder anatomischen Ressourcen oder der Leistungsfähigkeit erfaßt werden. Mit funktionellen Defiziten (Fähigkeitsstörungen) sind nicht Organerkrankungen, sondern nur Minderungen der individuellen Kapazität, bestimmte, individuell wesentliche Alltagsvollzüge adäquat ausführen zu können; zu deren Bestimmung können sowohl „objektive" als auch „subjektive" Kriterien herangezogen werden. Die Konsequenz der Minderung der Funktionsfähigkeit kann dann als „Fähigkeitsstörung" dargestellt werden, die definiert wird als Einschränkung oder Verlust des Vermögens, bestimmte Aktivitäten so auszuführen, wie es von einer Person als normal angesehen wird.

Aus dieser Perspektive gewinnt die „Funktion" den Stellenwert eines zentralen Begriffs in der Geriatrie (und Gerontologie). Dabei ist wesentlich, daß chronologisches Alter nur einen geringen prognostischen Wert für die Funktionsbeurteilung besitzt, da durch die Interdependenz von biologischen Alterungsprozessen und den physischen, sozialen und psychischen Folgen von Krankheit das „Normalitätsspektrum" sehr weit ist. Diese Tatsache einer sehr individuellen Krankheitsdefinition von älteren Menschen kann auch empirisch belegt werden (Deeg et al. 1989; Idler u. Angel 1990).

Ein weiteres wichtiges Problem stellt die Tatsache dar, daß zwischen physiologischen Alterungsprozessen und pathologischen Veränderungen keine präzise Trennungslinie verläuft. Im Gegensatz zu jüngeren Menschen ist die Bandbreite von Normalität wesentlicher weiter, was v. a. für interindividuelle Vergleiche älterer Menschen von Bedeutung ist (Forbes u. Thompson 1990). Das Problem führt sowohl zu Unter- wie zu Überschätzungen in der Diagnostik von Krankheiten.

Während z. B. im Laborbereich viele „pathologische" Werte als normal zu betrachten sind (Glukosetoleranz, Nierenwerte), werden auf der anderen Seite stereotyp Fehlernährung, Hirnleistungsstörungen oder Depression als zum Alter gehörende Begleiterscheinungen betrachtet. Weitere Untersuchungen zeigen, daß viele klassische Risikofaktoren wie Hypertonie, Hyperlipidämien etc. ihre prognostische Bedeutung im Alter in abgeschwächter Form zwar beibehalten, aber eine andere Gewichtungen bekommen. So fand sich z. B. in einer finnischen Longitudinalstudie, daß die Bedeutung des Diabetes mellitus in den höherern Altersgruppen für die Vorhersage von Fähigkeitsstörungen eher abnimmt und daß insgesamt die funktionelle Kapazität im Alter nur in einem schwachen Zusammenhang zu den Risikofaktoren stehen, die in jüngeren Altersgruppen von Bedeutung sind (Lammi et al. 1989). Diese Befunde finden sich auch in einer Reihe anderer Studien (Cornoni-Huntley et al. 1990; Lammi et al. 1990; Kosork et al. 1992).

Ein generelles Problem z. B. der meisten kardiovaskulären Risikofaktorenstudien besteht in ihrem weitgehenden Ausschluß älterer Menschen, so daß, wie auch bei anderen medizinischen Problemen, Studienergebnisse von jüngeren Personen auf höhere Altersgruppen generalisiert werden, ohne daß die typischen physiologischen Veränderungen dabei in Betracht gezogen werden.

7.7
Epidemiologie funktioneller Defizite und geriatrischer Syndrome

Chronische Krankheiten und physische Schäden sind wesentliche Ursachen für Fähigkeitsstörungen im Alter. Aber entgegen bestehender Vorurteile benötigen nur ca. 10% der zu Hause lebenden älteren Personen Hilfe bei der Verrichtung alltäglicher Aktivitäten wie Ankleiden, Baden etc. (Wiener et al. 1990). Neben Diagnose und Komorbidität spielt der funktionale Status auch eine wesentliche ökonomische Rolle wie z. B. bei der Krankenhausbehandlung (Covinsky et al. 1997). Allgemein zeigt die Epidemiologie funktioneller Defizite 2 wesentliche Varianten.

- Die erste betrifft bisher gesunde ältere Personen, die durch eine schwere Krankheit wie eine hüftgelenksnahe Fraktur vorübergehend oder permanent ihre Selbständigkeit verlieren. An dieser Stelle sollte durch Erkennen von Risikofaktoren (z. B. Sturzgefahr) die (sekundäre) Prävention ansetzen, um die Komplikationen der Akutbehandlung einschließlich iatrogener Faktoren zu vermeiden.
- Die zweite Variante betrifft einen mehr langsam, schleichend, oft unbemerkt verlaufenden Prozeß. Dabei resultiert ein fortschreitender, chronischer Funktionsverlust aus der Interaktion von physiologischem Alterungsprozeß, Krankheiten und globaler Dekonditionierung. Dieser Prozeß ist noch nicht ausreichend erforscht und variiert von Person zu Person und zwischen den einzelnen Aktivitäten des täglichen Lebens (ADL). Normalerweise werden diese ADL fast unbewußt durchgeführt. Erst wenn zur Durchführung einer Aufgabe Planung oder Vorbereitung benötigt wird, wird diese Tatsache von den Betroffenen wahrgenommen. Der nächste Schritt besteht oft in subjektiv oder objektiv bemerkbaren Schwierigkeiten und führt dann häufig zur Abhängigkeit von anderen bei der Durchführung (Reuben 1998).

Zu beiden chronischen Prozessen, die auch als akute oder subakute „functional decline"-Syndrome beschrieben werden (Hébert 1997), sind eine Reihe von empirischen Studien veröffentlicht worden. Für die akuten Verläufe finden sich v. a. Untersuchungen mit hospitalisierten älteren Patienten (Sager u. Rudberg 1998). Vor allem die HOPE-(„Hospital Outcomes Project for the Elderly"-)Studie hat zur Quantifizierung dieses Problems beigetragen (Sager et al. 1996a; Tabelle 7-5). So zeigt ein Vergleich des funktionellen Zustands bei Aufnahme, Entlassung und nach Entlassung, daß die Selbständigkeit

- bei 32% der Patienten in einer oder mehreren ADL-Fähigkeiten verloren ging,
- bei 10% zunahm und
- bei 59% unverändert blieb.

Diese Daten werden durch andere Studien bestätigt (Inouye et al. 1998; Carlson et al. 1998; Landefeld et al. 1995; Valderrama-Gama et al. 1998; Booth et al. 1998; Wilcox et al. 1996). Diese Studien zeigen, daß es sich um einen dynamischen Prozeß von Ab- und Zunahme der funktionellen Integrität handelt, der zwar im Krankenhaus beginnt, sich aber nach der Entlassung fortsetzt. Diese Verläufe dokumentieren, daß sich an mehreren Stellen dieses Prozesses durch präventive Interventionen Verbesserungen unterschiedlicher Größenordnung erzielen lassen.

Andererseits ist die alleinige Betrachtung von ADL wenig sensitiv für funktionelle Veränderungen. Denn v. a. eine Abnahme der Kompetenz bei den IADL weist frühzeitig auf eine Bedrohung einer selbständigen Lebensführung hin. Insgesamt können Veränderungen der Funktionalität durch eine Hospitalisierung Vorboten schwerwiegender Folgen wie Tod, erneute Krankenhauseinweisung oder Institutionalisierung im Pflegeheim sein.

Die Ursachen für die Zunahme funktioneller Defizite liegen zum einen im eigentlichen Krankheitsprozeß, den medikamentösen oder chirurgischen Interventionen und in der Dekonditionierung durch Bettlägerigkeit. Die Bedeutung von Nebenwirkungen medizinischer Maßnahmen und iatrogener Folgen einer Krankenhausbehandlung sind vielfältig dokumentiert (Potts et al. 1993; Gray et al. 1998). Vor allem medikamentöse Nebenwirkungen treten bei ca. 20–25% aller älteren Patienten auf (Bates et al. 1997).

Tabelle 7-5. Funktioneller Status nach 3 Monaten: Änderungen relativ zum Zeitpunkt vor Aufnahme (*ADL* bezeichnet die Aktivitiäten des täglichen Lebens, *IADL* instrumentelle Aktivitäten des täglichen Lebens. Die Dreimonatsergebnissse wurden durch Vergleich der Funktionsmessungen 3 Monate nach Entlassung mit den Werten vor Aufnahme für jede Patientengruppe ermittelt). (Aus Sager et al. 1996a)

	Änderungen in den ADL während des Krankenhausaufenthalts, Anzahl (%)			
	Verschlechterung[a] (n = 320)	Gleichbleibend[b] (n = 656)	Verbesserung[c] (n = 96)	Total (n = 1072)
3-Monats ADL-Status				
Verschlechterung	130 (41)	56 (9)	22 (23)	208 (19)
Gleichbleibend	157 (49)	573 (87)	15 (16)	745 (70)
Verbesserung	33 (10)	27 (4)	59 (61)	119 (11)
3-Monats IADL-Status				
Verschlechterung	169 (53)	224 (34)	33 (34)	426 (40)
Gleichbleibend	92 (29)	281 (43)	31 (33)	404 (38)
Verbesserung	59 (18)	151 (23)	32 (33)	242 (22)

[a] Fehlende Daten für 19 Patienten.
[b] Fehlende Daten für 43 Patienten.
[c] Fehlende Daten für 11 Patienten.

Die alleinige ICD-Diagnose ist daher nur von geringerer prognostischer Bedeutung (Ferrucci et al. 1997). Aus diesen Gründen kommt einer frühzeitigen Identifikation von funktionellen Risikopatienten eine überragende Bedeutung zu. Eine Reihe von Studien zeigt, daß ein solches „Risikoassessment" praktisch durchführbar ist und zu einer deutlichen Verbesserung der Prognose älterer Krankenhauspatienten beitragen kann (Sager et al. 1996b; Mateev et al. 1998; Freedman et al. 1996; Caplan et al. 1998; Mahoney et al. 1998; Winograd et al. 1997).

Zur chronischen Variante finden sich sowohl Querschnitts- als auch Longitudinalstudien. So zeigt die MRC CFAS („Medical Research Council Cognitive Function and Ageing Study"; McGee et al. 1998), eine Querschnittsstudie bei über 12 000 untersuchten Personen, die auch in anderen Studien gezeigten Ergebnisse (Laukkanen et al. 1997; Lyons et al. 1997). Die Zahl der in einem Score zusammengefaßten Funktionsstörungen nimmt mit dem Alter zu. Des weiteren ist die Prävalenz bei Männern geringer als bei Frauen derselben Altersgruppe. Bei gleicher Inzidenz ist aufgrund der höheren Lebenserwartung die Prävalenz bei Frauen höher. Wesentlich ist, daß die Mehrzahl der hoch- und höchstbetagten Personen keine oder nur geringradige funktionelle Defizite aufweist (Tabelle 7-6).

Zum langfristigen Verlauf sind eine Reihe von Studien durchgeführt worden (Bowling u. Grundy 1997; Schroll et al. 1997; Beckett et al. 1996; Scott et al. 1997; Femia et al. 1997; Hébert et al. 1997; Wolinsky et al. 1996; Gill et al. 1996). So zeigt eine große amerikanische Untersuchung, die 5151 ältere Personen über 70 Jahren zwischen 1984 und 1990 beobachtete, daß die Mehrzahl dieser Personen unabhängig von Hilfe ist (Anderson et al. 1998; Tabelle 7-7). Zwischen 13–22% der Männer und 14–21% der Frauen weisen eine Verbesserung ihres funktionellen Status inner-

Tabelle 7-6. Relative Patientenzahl nach Score, Alter und Geschlecht gruppiert für komplette Datensätze (n = 12.437). (Aus McGee et al. 1998)

Alter (Jahre)	Gruppierung der Beeinträchtigung nach Townsend				
	n	Keine oder leicht	Mäßig	Deutlich	Schwer
Männer					
<70	1426	82,3	11,5	3,2	2,9
70–74	1361	79,2	11,9	4,6	4,1
75–79	1125	66,3	19,0	6,5	8,0
80–84	746	50,0	26,9	11,6	11,3
>85	344	28,4	22,3	22,9	26,1
Frauen					
<70	1728	73,2	15,5	6,4	4,6
70–74	1741	64,2	21,1	9,4	5,1
75–79	1687	49,1	27,3	12,2	11,2
80–84	1360	30,2	27,5	18,9	23,1
>85	919	12,7	21,2	23,3	42,6

Tabelle 7-7. Verschiebungen im Funktionsstatus nach 2 Jahren. (Aus Anderson et al. 1998)

Initialer Status	Status am Ende der Beobachtung						
	Selbständig	IADL-beeinträchtigt	Mäßig ADL-beeinträchtigt	Stark ADL-beeinträchtigt	Heim-aufnahme	Verstorben	Fehlende Daten
Selbständig	64,4	13,8	3,7	1,6	1,5	7,4	7,6
Männer	64,8	11,6	3,6	1,4	1,5	10,8	6,3
Frauen	64,0	15,4	3,8	1,7	1,6	5,0	8,5
IADL-beeinträchtigt	19,6	37,2	12,3	6,2	3,2	13,4	8,1
Männer	21,3	33,4	10,0	7,3	2,2	18,2	7,6
Frauen	19,0	38,8	13,2	5,8	3,6	11,4	8,3
Mäßig ADL-beeinträchtigt	6,9	14,4	26,4	15,1	6,3	21,6	9,3
Männer	10,3	11,7	21,4	14,3	3,8	31,0	7,5
Frauen	5,6	15,5	28,3	15,4	7,2	18,0	10,0
Stark ADL-beeinträchtigt	1,3	3,7	8,8	31,2	10,2	36,7	8,2
Männer	1,7	4,3	7,0	28,2	7,5	44,0	7,3
Frauen	1,2	3,4	9,6	32,6	11,4	33,4	8,5

halb eines 2jährigen Beobachtungszeitraums auf. Des weiteren kann keine Veränderung z.B. bei den Personen mit schweren ADL-Defiziten in 28% bei Männern und 33% der Frauen gefunden werden. „Normal" in diesen Altersgruppen ist also eher die Verbesserung oder keine Veränderung und nicht die oft behauptete Verschlechterung des funktionellen Zustands. Zwar steigt mit dem Alter die Wahrscheinlichkeit, die „physiologische Homöostase" zu verlieren und damit auch funktionell abhängiger zu werden. Aber trotzdem besteht eine große interindividuelle Variabilität auch bei den über 80jährigen.

Wesentlich ist aber der empirische Nachweis, daß Altern nicht zwangsläufig mit Verschlechterung des Gesundheitszustandes gleichzusetzen ist und die Tatsache, daß sich eine Reihe von Faktoren identifizieren lassen, die prognostisch auf drohende Verluste der Funktionalität hinweisen und damit Möglichkeiten zur Intervention (Prävention) geben (Williamson u. Fried 1996; Smits et al. 1997; Kempen et al. 1998a). Vor allem die Mobilität steht dabei im Vordergrund (Strawbridge et al. 1998; Verbrugge et al. 1996; Gregg et al. 1996).

Trotz des Vorliegens von Krankheiten und Fähigkeitsstörungen bewerten viele ältere Menschen ihre Gesundheit als gut (Hoeymans et al. 1997; Kivinen et al. 1998). Welche Bedeutung dieser Tatsache zukommt, zeigen Studien, die eine hohe Korrelation zwischen der Selbstbeurteilung der eigenen Gesundheit und der Lebenserwartung zeigen (Bernard et al. 1997; Kempen et al. 1998 b; Hays et al. 1996; Grimby u. Svanborg 1997).

Dabei ist zwischen der Einschätzung des eigenen Gesundheitszustandes und der eigenen Funktionalität zu unterscheiden (Greiner et al. 1996; Langlois et al. 1996; Spiers et al. 1996). Aber auch andere Variablen wie das Gefühl von Müdigkeit bei den Aktivitäten des täglichen Lebens (Avlund et al. 1998) oder die Einschätzung der eigenen Lebenserwartung (Van Doorn u. Kasel 1998). spielen eine bedeutende prognostische Rolle. Eine Übersichtsarbeit der Studien der letzten Jahre weist auf eine Reihe von Erklärungsmöglichkeiten für diese Daten aus Selbsteinschätzungen hin (Idler u. Benyamini 1997):

- Selbsteinschätzung ist umfassender als Einzelfaktoren,
- es erfolgt eine sensitivere Erfassung von präklinischen Zuständen,
- eine sensitivere Erfassung komplexerer Interaktionen von Krankheiten und deren Schweregraden sowie Fähigkeitsstörungen,
- eine Erfassung der Dynamik von Krankheitsprozessen,
- die Berücksichtigung von eigenem Gesundheitsverhalten und Ressourcen.

Aus diesen Gründen ist auch die Berücksichtigung des sozialen Netzwerks in epidemiologischen Studien von großer Bedeutung, da dieses einen weiteren wichtigen prognostischen Faktor bedeutet (Penninx et al. 1997; Seeman et al. 1996; Bosworth u. Schaie 1997; Yasuda et al. 1997; Bowling u. Grundy 1998).

Wie bereits erwähnt, stellt z.B. die Messung von ADL und IADL als Kernpunkte einer ICIDH-orientierten Epidemiologie ein methodisches Problem dar (Picavet u. Van den Bos 1996; Rathouz et al. 1998). Abbildung 7-5 zeigt die vereinfacht verschiedene methodische Kategorien.

In der Mehrzahl der epidemiologischen Studien zu Fähigkeitsstörungen wird entweder auf die

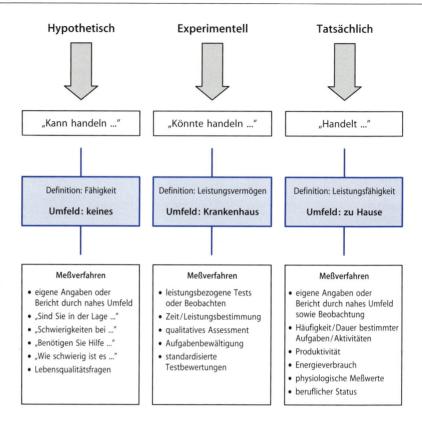

Abb. 7-5. Schema der unterschiedlichen Dimensionen des Funktionsstatus. (Aus Glass 1998)

Schwierigkeit bei der Ausübung (Keil et al. 1989; Roos u. Havens 1991) oder auf die Notwendigkeit externer Hilfe Bezug genommen (Guralnik et al. 1995; Gill et al. 1996; Dunn et al. 1992; Ettinger et al. 1994; Ferrucci et al. 1996 b). Nur selten werden beide Aspekte in solchen Studien betrachtet (Harris et al. 1989). Dabei zeigt eine neuere longitudinale Studie von Gill et al. (1998), welche Bedeutung dieser Unterscheidung zukommt. Durch diese Herangehensweise werden unterschiedliche Punkte auf dem Kontinuum von Selbständigkeit bis Abhängigkeit erfaßt. Dabei zeigt sich, daß sich alle 3 Gruppen deutlich in ADL-Funktionen und leistungsbezogenen Tests unterscheiden. Prognostisch bedeutsam ist die Tatsache, daß in einem Drei- bis Vierjahreszeitraum z. B. auch die Hospitalisierungsrate von dem Grad der Selbständigkeit im ADL-Bereich bei Studienausgang deutlich abhängig ist (Tabelle 7-8).

Andere Studien beschäftigen sich mit der zeitlichen Abfolge dieses chronischen Prozesses der Abnahme funktioneller Kompetenz. Einige Fähigkeitsstörungen erscheinen in einem frühen, leichteren Stadium, während andere in einem späteren, schweren Stadium auftreten (Dunlop et al. 1997; Rudberg et al. 1996). Dieser Prozeß ist nur sehr bedingt auf die zugrunde liegende Krankheit zurückzuführen (Kempen et al. 1995; Verbrugge u. Jette 1994). Diese und andere Untersuchungen zeigen, daß dieser Prozeß normalerweise Gruppen von ADL-Bereichen und nicht Einzelaktivitäten betrifft (Fried et al. 1994; Guralnik 1994). So zeigen Studien, daß Probleme bei der Mobilität oder Balance prospektiv mit Fähigkeitsstörungen korrelieren (Guralnik et al. 1995). Ferrucci et al. haben 1998 in ihrer Untersuchung recht deutliche Beweise für diese Hypothese eines hierarchischen Musters des chronischen Funktionsverlusts gefunden. So bleibt festzuhalten, daß der Zusammenhang zwischen Alter und Krankheit keineswegs einem simplen Muster folgt und daß neben organbezogenen Diagnosen v. a. Schädigungen, Fähigkeitsstörungen und Beeinträchtigungen von großer prognostischer Relevanz sind (Landerman u. Fillenbaum 1997).

Aus diesem Grund muß Gesundheit im Alter mit anderen Instrumenten gemessen werden. Vor allem der tatsächlichen, zu beobachtenden Leistungsfähigkeit kommt dabei die größte Bedeutung zu (Hughes et al. 1997; Hirsch et al. 1997; Fried et al. 1996; Gill et al. 1997; Hoeymans et al. 1996; Ferrucci et al. 1996a; Era et al. 1996).

7.8 Ausblick

Die epidemiologische Betrachtungsweise älterer Menschen macht auf eine Reihe von medizinischen, sozialen und gesundheitspolitischen Fakten aufmerksam:

Tabelle 7-8. Höhere funktionelle Leistungsfähigkeit, körperliche Leistungsfähigkeit und gesundheitsbezogene Ergebnisse in den 3 ADL Gruppen[a] in Prozent (*IADL* instrumentelle Aktivitäten des täglichen Lebens; *ADL* Aktivitäten des täglichen Lebens). (Aus Gill et al.) 1998

	Selbständig ohne Schwierigkeiten (n = 701)	Selbständig mit Schwierigkeiten (n = 227)	Unselbständig/abhängig (n = 137)
Höhere funktionelle Leistungsfähigkeit[b,c]			
Hilfsbedürftig in >1 IADL	50 (46–54)	68 (62–74)	96 (92–99)
Gehstrecke weniger als 1 Block (100–200 m)	26 (23–30)	41 (35–48)	55 (47–64)
Körperliche Aktivität in der schlechtesten Quartile	17 (14–20)	30 (24–36)	55 (47–64)
Soziale Aktivität in der schlechtesten Quartile	16 (13–19)	23 (18–29)	49 (40–57)
Körperliche Leistungsfähigkeit, schlechteste Quartile[b,c]			
Schnelles Gehen	17 (14–20)	39 (32–45)	74 (67–82)
Zeit zum Aufstehen aus dem Stuhl	16 (13–19)	40 (34–46)	62 (53–71)
360°-Drehung	15 (12–17)	38 (32–45)	72 (64–80)
Gesundheitsbezogene Ereignisse[d]			
Jede Krankenhausaufnahme[c]	46 (42–49)	57 (50–63)	72 (65–80)
Regelmäßige häusliche Pflege[c]	17 (14–20)	30 (24–37)	49 (40–59)
Neu aufgetretene ADL-Abhängigkeit[e]	18 (15–21)	31 (24–37)	–

[a] 95%-Konfidenzintervalle (KI) in Klammern.
[b] Anteil in Prozent.
[c] Chi-Quadrat für linearen Trend war jeweils auf p <0,001 signifikant.
[d] Krankenhausaufnahmen wurden über einen Zeitraum von 4 Jahren erfaßt; regelmäßige ambulante Pflege und neu aufgetretene Abhängigkeit in basalen ADL wurden durch Verlaufinterviews nach 1 und 3 Jahren ermittelt.
[e] Relatives Risiko, 1.7 (95% KI, 1,3–2,2) für den Vergleich von Personen, die selbständig mit Schwierigkeiten waren, mit solchen, die selbständig ohne Schwierigkeiten waren.

- die Lebenserwartung steigt,
- krankheitsfreie Jahre sind bedeutsamer als Lebenserwartung,
- altern ist nicht gleichzusetzen mit Krankheit,
- ältere Menschen sind (gesundheitlich) eine ebenso inhomogene Personengruppe wie die Jüngeren,
- die organbezogene Sichtweise (ICD-Diagnosen) sollte ergänzt werden um die der Funktionalität; das biomedizinische Modell sollte weitgehend durch ein biopsychosoziales ersetzt werden,
- funktionelle Defizite haben eine größere prognostische Bedeutung als ICD-Diagnosen und klassische Risikofaktoren,
- eine an Funktionen orientierte Epidemiologie ist in der Lage, präzise Daten für Prognose und Prävention bereitzustellen,
- Fragebogeninstrumente sind durch leistungsbezogene Meßverfahren zu ergänzen,
- die Interpretation epidemiolgischer Daten ist ohne Berücksichtigung der individuellen Biographie der Untersuchten nicht sinnvoll; daher sollten Fragen zur Lebensqualität etc. Bestandteil solcher Studien sein,
- eine so strukturierte epidemiologische Betrachtungsweise eröffnet neue Perspektiven für die Gesundheitsversorgung und -politik.

Diese Gesichtspunkte werden besonders deutlich, wenn man sich Untersuchungen an den Höchstbetagten anschaut (Dontas et al. 1996; Viitasalo et al. 1996; Buono et al. 1998). Sie bestätigen diese Aussagen beeindruckend, machen es aber notwendig, über die Abgrenzung von Krankheit, Gesundheit und Gebrechlichkeit („frailty") nachzudenken (Buchner u. Wagner 1992; Bortz 1993). Aus epidemiologischer Sicht sollte eine partikularistische, an einzelnen Dimensionen des Alterns ausgerichtete Betrachtungsweise durch ein ganzheitliches, dynamisch orientiertes „Modell" ersetzt werden (Rockwood et al. 1994; Ferrucci et al. 1996a; Jette et al. 1998). Nur durch die Einbeziehung aller wesentlichen Dimensionen des älteren Menschen und eine Dynamisierung des Alterungsprozesses lassen sich die wesentlichen medizinischen Interventionsbereiche ausmachen, für die eine effektive Gesundheitsversorgung vorgehalten werden sollten (Brown et al. 1995). Ein so definierter Alterungsprozeß macht v. a. den Weg frei für präventive Maßnahmen, die Quantität und Qualität der „letzten" Lebensjahre empirisch belegt erhöhen können (Campbell u. Buchner 1997; Fries 1997). Diese Diskussion wird unter dem Begriff des „erfolgreichen Alterns" geführt. Dieses Modell basiert auf zumindest 3 Komponenten (Rowe u. Kahn 1997):

- Vermeidung von Krankheit und Fähigkeitsstörungen,
- hohe kognitive und physische Kompetenz,
- Beteiligung am sozialen Leben.

Die Daten zu diesem Thema zeigen allgemein, daß die Bedeutung genetischer, intrinsischer Faktoren mit dem Alter abnimmt und extrinsische, veränderbare Risikofaktoren wesentliche Determinanten für erfolgreiches Altern sind (Strawbridge et al. 1996). Diese zeigen auch das komplexe Zusammenspiel zwischen physiologischen Faktoren und Funktionalität (Seeman et al. 1997). Wesentlich ist die wissenschaftlich erbrachte Evidenz, daß Prävention auch bei Hoch- und Höchstbetagten effektiv und effizient ist (Wagner 1997). Auf die Vielzahl von Studien kann an dieser Stelle nicht eingegangen werden (Fried u. Guralnik 1997). Hervorzuheben ist aber v. a. der Bereich der Mobilität, dem eine überragende Bedeutung zukommt (Lawrence u. Jette 1996).

Um diese vorliegende Evidenz aber auch adäquat umsetzen zu können, bedarf es ausreichender Ressourcen und einer effektiven Versorgungsstruktur. Diese Bedingungen können nur erfüllt werden, wenn der vorherrschende „Interventionsnihilismus" einer von Evidenz geprägten Argumentation folgt. Die stereotype Vorstellung, daß die medizinische Behandlung von alten Menschen teuer und wenig effektiv sei, resultiert in einer auch von vielen Ärzten praktizierten Verweigerungshaltung. Diese stellt explizit oder implizit immer die Frage nach der Effektivität und Effizienz („Lohnt sich das noch?") und beantwortet sie häufig ohne Kenntnis der Evidenz gegenüber dem Patienten.

Auf diese Weise hat sich in vielen Versorgungsstrukturen eine implizite Form der Rationierung aufgrund des Lebensalters durchgesetzt, die weder mit den Betroffenen noch gesellschaftlich thematisiert wird. Das numerische Lebensalter spielt somit im klinischen Alltag einen wichtigen Faktor zur Allokation von Ressourcen, ohne die Heterogenität der Gruppe der „alten Patienten" zu berücksichtigen. Die Zahlen zur Inanspruchnahme von Ressourcen, z.B. durch Pflegebedürftigkeit, zeigen, welche dieser Ressourcen bereits jetzt bereitgestellt werden müssen, um zumindest eine Versorgung auf niedrigem Niveau sicherzustellen (Bickel 1996; Kliebsch et al. 1998; Dening et al. 1998; Rosenberg u. Moore 1997; Schneekloth u. Potthoff 1993; Linden et al. 1996), zumal das familiäre Unterstützungssystem langfristig ebenso dramatische Umstrukturierungen erfahren wird (Uhlenberg 1996). Es wäre an der Zeit, die bereits vorliegende epidemiologische und geriatrische Evidenz hinsichtlich ihres Einsparungspotentials wahrzunehmen und ernsthaft Umsetzungmodelle mit adäquater wissenschaftlicher Begleitung durchzuführen (Khaw 1997a; Oliver 1998; Butler 1997). Erst eine faktische Berücksichtigung dieser Evidenz würde eine offene gesellschaftliche Diskussion über die Prioritäten der gesundheitlichen Versorgung älterer Menschen ermöglichen (Tallis 1998).

Literatur

Anderson RT, James MK, Miller ME, Worley AS, Longino Jr CF (1998) The timing of change: Patterns in transitions in functional status among elderly persons. J Gerontol 53B: S17–S27

Anttila S (1991) Functional capacity in two elderly populations aged 75 or over: Comparisons at 10 years' intervals. J Clin Epidemiol 44: 1181–1186

Avlund K, Schultz-Larsen K, Davidsen M (1998) Tiredness in daily activities at age 70 as a predictor of mortality during the next 10 years. J Clin Epidemiol 51: 323–333

Bates DW, Spell N, Cullen DJ, Burdick E, Laird N, Petersen LA (1997) The costs of adverse drug events in hospitalized patients. JAMA 277: 307–311

Beckett LA, Brock DB, Lemke JH et al. (1996) Analysis of change in self-reported physical function among older persons in four population studies. Am J Epidemiol 143: 766–778

Bernard SL, Kincade JE, Konrad TR (1997) Predicting mortality from community surveys of older adults: The importance of self-rated functional ability. J Gerontol 52B: 155–163

Bickel H (1996) Pflegebedürftigkeit im Alter: Ergebnisse einer Populations-bezogenen retrospektiven Längsschnittstudie. Gesundheitswesen 58 (Suppl): 56–62

Bone MR, Bebbington AC, Nicolaas G (1998) Policy applications of health expectancy. J Aging Health 10: 136–153

Booth BM, Blow FC, Loveland Cook CA (1998) Functional impairment and co-occuring psychiatric disorders in medically hospitalized men. Arch Intern Med 158: 1551–1559

Bopp M, Gutzwiller F (1998) Die mittlere Lebenserwartung in der Schweiz – historische und internationale Hintergrund und einige Gedanken zur zukünftigen Entwicklung. Soz Präventivmed 43: 149–161

Bortz WM II (1993) The physics of frailty. J Am Geriatr Soc 41: 1004–1008

Bosworth HB, Schaie KW (1997) The relationship of social environment, social networks, and health outcomes in the seattle longitudinal study: Two analytical approaches. J Gerontol 52B: 197–205

Boult C, Altmann M, Gilbertson D, Yu C, Kane R (1996) Decreasing disability in the 21st century: The future effects of controlling six fatal and nonfatal conditions. Am J Public Health 86: 1388–1393

Bowling A, Grundy E (1997) Activities of daily living: Changes in functional ability in three samples of elderly and very elderly people. Age Ageing 26: 107–114

Bowling A, Grundy E (1998) The association between social networks and mortality in later life. Rev Clin Gerontol 8: 353–361

Branch LG, Guralnik JM, Foley DJ (1991) Active life expectancy for 10 000 caucasian men and women in three communities. J Gerontol 46: M145–150

Brown I, Renwick R, Raphael D (1995) Frailty: Constructing a common meaning, definition, and conceptual framework. Int J Rehabil Res 18: 93–102

Buchner DM, Wagner EH (1992) Preventing frail health. Clin Geriatr Med 8: 1–17

Buono MD, Urciuoli O, De Leo D (1998) Quality of life and longevity: A study of centenarians. Age Ageing 27: 207–216

Butler RN (1997) Population aging and health. Br Med J 315: 1082–1084

Campbell AJ, Buchner DM (1997) Unstable disability and the fluctuations of frailty. Age Ageing 26: 315–318

Caplan GA, Brown A, Croker WD, Doolan J (1998) Risk of admission within 4 weeks of discharge of elderly patients from the emergency department – The DEED study. Age Ageing 27: 697–702

Carlson E, Zocchi KA, Bettencourt DM, Gambrel ML, Freeman JL, Zhang D (1998) Measuring frailty in the hospitalized elderly: Concept of functional homeostasis. Am J Phys Med Rehabil 77: 252–257

Caselli G, Lopez AD (1996) Health and mortality among elderly populations. Clarendon, Oxford
Chiang CL (1991) Competing risks in mortality analysis. Ann Rev Public Health 12:281–307
Cornoni-Huntley JC, Huntley RR, Feldman JJ (1990) Health status and well-being of the elderly. Oxford University Press, New York
Covinsky KE, Justice AC, Rosenthal GE, Palmer RM, Landefeld CS (1997) Measuring prognosis and case mix in hospitalized elders: The importance of functional status. J Gen Intern Med 12:203–208
Crimmins EM, Saito Y, Reynolds SL (1997) Further evidence on recent trends in the prevalence and incidence of disability among older Americans from two sources: The LSOA and the NHIS. J Gerontol 52:S59–71
Deeg DJH, Van Zonneveld RJ, Van der Maas PJ, Habbema JDF (1989) Medical and social predictors of longevity in the elderly: Total predictive value and interdependence. Soc Sci Med 29:1271–1280
Dening TR, Chi LY, Brayne C, Huppert FA, Paykel ES, O'Connor DW (1998) Changes in self-rated health, disability and contact with services in a very elderly cohort: A 6-year follow-up study. Age Ageing 27:23–34
Doblhammer G, Kytir J (1998) Social inequalities in disability-free and healthy life expectancy in Austria. Wien Klin Wochenschr 110:393–396
Dontas AS, Toupadaki N, Tzonou A, Kasviki-Charvati P (1996) Survival in the oldest old – Death risk factors in old and very old subjects. J Aging Health 8:220–237
Dunlop DD, Hughes SL, Manheim LM (1997) Disability in activities of daily living: Patterns of change and a hierarchy of disability. Am J Public Health 87:378–383
Dunn J, Rudberg MA, Furner SE, Casell CK (1992) Mortality, disability, and falls in older persons: The role of underlying disease and diability. Am J Public Health 82:395–340
Ebrahim S, Kalache A (1996) Epidemiology in old age. BMJ Publishing Group, London
Edwards SD (1997) Dismantling the disability/handicap distinction. J Med Phil 22:589–606
Era P, Schroll M, Ytting H, Gausenilsson I, Heikkinen E, Steen B (1996) Postural balance and its sensory-motor correlates in 75-year-old men and women: A cross-national comparative study. J Gerontol 51A:M53–M63
Ettinger WH, Fried LP, Bandeen-Roche K et al. (1994) Self-reported causes of physical disability in older people: The Cardiovascular Health Study. J Am Geriatr Soc 42: 1035–1044
Femia EE, Zarit SH, Johansson B (1997) Predicting change in activities of daily living: A longitudinal study of the oldest old in Sweden. J Gerontol 52B:P294–P302
Ferrucci L, Guralnik JM, Simonsick E, Salive ME, Corti C, Langlois J (1996a) Progressive versus catastrophic disability: A longitudinal view of the disablement process. J Gerontol 51A:M123–M130
Ferrucci L, Guralnik JM, Salive ME (1996b) Effect of age and severity of disability on short-term variation in walking speed: The Women's Health and Aging Study. J Clin Epidemiol 49:1089–1096
Ferrucci L, Guralnik JM, Pahor M, Corti MC, Havlik RJ (1997) Hospital diagnoses, Medicare charges, and nursing home admissions in the year when older persons become severely disabled. JAMA 277:728–734
Ferrucci L, Guralnik JM, Cecchi F, Marchionni N, Salani B, Kasper J (1998) Constant hierarchic patterns of physical functioning across seven populations in five countries. Gerontologist 38:286–294
Forbes WF, Thompson ME (1990) Age-related diseases and normal aging: The nature of the relationship. J Clin Epidemiol 43:191–193
Freedman JD, Beck A, Robertson B, Calonge BN, Gade G (1996) Using a mailed survey to predict hospital admission among patients older than 80. J Am Geriatr Soc 44:689–692
Fried LP, Guralnik JM (1997) Disability in older adults: Evidence regarding significance, etiology, and risk. J Am Geriatr Soc 45:92–100
Fried LP, Ettinger WH, Hermanson B, Newman AB, Gardin J (1994) Physical disability in older adults: A physiological approach. J Clin Epidemiol 47:747–760
Fried LP, Bandeen-Roche K, Williamson JD (1996) Functional decline in older adults: Expanding methods of ascertainment. J Gerontol 51A:M206–M214
Fried LP, Kronmal RA, Newman AB (1998) Risk factors for 5-year mortality in older adults: The Cardiovascular Health Study. JAMA 279:585–592
Fries JF (1980) Aging, natural death and the compression of morbidity. N Engl J Med 303:130–135
Fries JF (1983) The compression of morbidity. Milb Mem Fund Quart 61:397–419
Fries JF (1988) Aging, illness, and health policy: Implications of the compression of morbidity. Perspect Biol Med 31: 407–428
Fries JF (1996) Physical activity, the compression of morbidity, and the health of the elderly. J R Soc Med 89:64–68
Fries JF (1997) Can preventive gerontology be on the way? Am J Public Health 87:1591–1593
Gill TM, Williams CS, Richardson ED, Tinetti ME (1996) Impairments in physical performance and cognitive status as predisposing factors for functional dependence among nondisabled older persons. J Gerontol 51A:M283–M288
Gill TM, Williams CS, Mende de Leon CF, Tinetti ME (1997) The role of change in physical performance in determining risk for dependence in activities of daily living among nondisabled community-living elderly persons. J Clin Epidemiol 50:765–772
Gill TM, Robinson JT, Tinetti ME (1998) Difficulty and dependance: Two components of the disability continuum among community-living older persons. Ann Intern Med 128: 96–101
Glass TA (1998) Conjugating the „tenses" of function: Discordance among hypothetical, experimental, and enacted function in other adults. Gerontologist 38:101–123
Goldberg RJ, Larson M, Levy D (1996) Factors associated with survival to 75 years of age in middle-aged men and women – The Framingham Study. Arch Intern Med 156:505–512
Gray SL, Sager M, Lestico MR, Jalaluddin M (1998) Adverse drug events in hospitalized elderly. J Gerontol 53A: M59–M63
Gregg EW, Kriska AM, Fox KM, Cauley JA (1996) Self-rated health and the spectrum of physical activity and physical function in older women. J Aging Phys Activ 4:349–361
Greiner PA, Snowdon DA, Greiner LH (1996) The relationship of self-rated function and self-rated health to concurrent functional ability, functional decline, and mortality: findings from the Nun Study. J Gerontol 51:S234–S241
Grimby A, Svanborg A (1997) Morbidity and health-related quality of life among ambulant elderly citizens. Aging 9: 356–364
Gruenberg E (1977) The failure of success. Milb Mem Fund Quart 55:3–24
Guralnik JM (1994) Understanding the relationship between disease and disability. J Am Geriatr Soc 42:1128–1129
Guralnik JM, Ferrucci L, Simonsick EM, Salive ME, Wallace RB (1995) Lower-extremity function in persons over the age of 70 years as a predictor of subsequent disability. N Engl J Med 332:556–561
Guralnik JM, Fried LP, Salive ME (1996) Disability as a public health outcome in the aging population. Ann Rev Public Health 17:25–46
Harris T. Kovar MG, Suzman R, Kleinman JC, Feldman JJ (1989) Longitudinal study of physical ability in the oldest-old. Am J Public Health 79:698–702
Hays JC, Schoenfeld D, Blazer DG, Gold DT (1996) Global self-ratings of health and mortality: Hazard in the North Carolina Piedmont. J Clin Epidemiol 49:969–980

Hayward MD, Crimmins EM, Saito Y (1998) Cause of death and active life expectancy in the older population of the United States. J Aging Health 10:192–213

Hébert R (1997) Functional decline in old age. Can Med Assoc J 157:1037–1045

Hébert R, Brayne C, Spiegelhalter D (1997) Incidence of functional decline and improvement in a community-dwelling very elderly population. Am J Epidemiol 145:935–944

Heerkens YF, Brandsma JW, Lakerveld-Heyl K, van Ravensberg CD (1994) Impairments and disability – the difference: Proposal for adjustment of the International Classification of Impairments, Disabilities and Handicaps. Phys Ther 74: 430–442

Hirsch CH, Fried LP, Harris T (1997) Correlates of performance-based measures of muscle function in the elderly: The Cardiovascular Health Study. J Gerontol 52A:M192–M200

Hoeymans N, Feskens EJM, Van den Bos GAM, Kromhout D (1996) Measuring functional status: Cross-sectional and longitudinal associations between performance and self-report (Zutphen Elderly Study 1990–1993). J Clin Epidemiol 49:1103–1110

Hoeymans N, Feskens EJM, Van den Bos GAM, Kromhout D (1997) Age, time, and cohort effects on functional status and self-rated health in elderly men. Am J Public Health 87: 1620–1625

Hughes S, Gibbs J, Dunlop D (1997) Predictors of decline in manual performance in older adults. J Am Geriatr Soc 45: 905–910

Idler EL, Angel RJ (1990) Self-rated health and mortality in the NHANES-I Epidemiologic Follow-up Study. Am J Public Health 80:446–452

Idler EL, Benyamini Y (1997) Self-rated health and mortality: A review of twenty-seven community studies. J Health Soc Behav 38:21–37

Inouye SK, Peduzzi PN, Robison JT, Hughes JS, Horwitz RI, Concato J (1998) Importance of functional measures in predicting mortality among older hospitalized patients. JAMA 279:1187–1193

Jette AM (1994) Physical disablement concepts for physical therapy research and practice. Phys Ther 74:380–386

Jette AM, Assmann SF, Rooks D, Harris BA, Crawford S (1998) Interrelationships among disablement concepts. J Gerontol 53A:M395–M404

Kane RL, Radosevich DM, Vaupel JW (1990) Compression of morbidity: Issues and irrelevancies. In: Kane RL (ed) Improving the health of older people: A world view. Oxford University Press, Oxford, pp 30–49

Kannel WB (1997) Cardiovascular risk factors in the elderly. Coron Artery Dis 8:565–575

Katz S, Branch LG, Branson MH et al. (1983) Active life expectancy. N Engl J Med 309:1218–1224

Keil JE, Gazes PC, Sutherland SE, Rust PF, Branch LG, Tyroler HA (1989) Predictors of physical disability in elderly blacks and whites of the Charleston Heart Study. J Clin Epidemiol 42:521–529

Kempen GI, Myers AM, Powell LE (1995) Hierarchical structures in ADL and IADL: Analytical assumptions and applications for clinicians and researchers. J Clin Epidemiol 48: 1299–1305

Kempen GIJM, Ormel J, Brilman EI, Relyveld J (1997) Adaptive responses among Dutch elderly: The impact of eight chronic medical conditions on health-related quality of life. Am J Public Health 87:38–44

Kempen G, Miedema I, Van den Bos G, Ormel J (1998a) Relationship of domain-specific measures of health to perceived overall health among older subjects. J Clin Epidemiol 51: 11–18

Kempen GIJM, Verbrugge LM, Merrill SS, Ormel J (1998b) The impact of multiple impairments on disability in community-dwelling older people. Age Ageing 27:595–604

Khaw KT (1997a) Healthy aging. Br Med J 315:1090–1096

Khaw KT (1997b) Epidemiological aspects of ageing. Philos Trans Roy Soc London B Biol Sci 352:1829–1835

Kivinen P, Halonen P, Eronen M, Nissinen A (1998) Self-rated health, physician-rated health and associated factors among elderly man: The Finnish cohorts of the seven countries study. Age Ageing 27:41–48

Kliebsch U, Stürmer T, Siebert H, Brenner H (1998) Risk factors of institutionalization in an elderly disabled population. Eur J Public Health 8:106–112

Kosorok MR, Omenn GS, Diehr P (1992) Restricted activity days among older adults. Am J Public Health 829:1263–1267

Kunkel SR, Applebaum RA (1992) Estimating the prevalence of long-term disability for an aging society. J Gerontol 47: 253–269

La Vecchia C, Levi F, Lucchini F, Negri E (1998) Trends in mortality from major diseases in Europe, 1980–1993. Eur J Epidemiol 14:1–8

Lammi UK, Kivelä, SL, Nissinen A (1989) Predictors of disability in elderly finnish men – a longitudinal study. J Clin Epidemiol 43:1215–1225

Lammi UK, Kivelä SL, Nissinen A (1990) Predictors of high functional capacity and mortality in elderly Finnish men. Aging 21:65–77

Landefeld CS, Palmer RM, Kresevic DM (1995) A randomized trial of care in a hospital medical unit especially designed to improve the functional outcomes of acutely ill older patients. N Engl J Med 332:1338–1344

Landerman LR, Fillenbaum GG (1997) Differential relationships of risk factors to alternative measures of disability. J Aging Health 9:266–279

Langlois JA, Maggi S, Harris T (1996) Self-report of difficulty in performing functional activities identifies a broad range of disability in old age. J Am Geriatr Soc 44:1421–1428

Laukkanen P, Heikkinen E, Schroll M (1997) A comparative study of factors related to carrying out physical activities of daily living (PADL) among 75-year-old men and women in two nordic localities. Aging 9:258–267

Lawrence RH, Jette AM (1996) Disentangling the disablement process. J Gerontol 51B:S173–S182

Linden M, Gilberg R, Horgas AL, Steinhagen-Thiessen (1996) Die Inanspruchnahme medizinischer und pflegerischer Hilfe im hohen Alter. In: Mayer KU (Hrsg) Die Berliner Altersstudie. Akademie, Berlin, S 475–495

Lyons RA, Crome P, Monaghan S, Killalea D, Daley JA (1997) Health status and disability among elderly people in three UK districts. Age Ageing 26:203–209

Mackenbach JP, Kunst AE, Lautenbach H (1997) Competing causes of death: A death certificate study. J Clin Epidemiol 50:1069–1077

Mahoney JE, Sager MA, Jalaluddin M (1998) New walking dependance associated with hospitalization for acute medical illness: Incidence and significance. J Gerontol 53A: M307–M312

Manton KG (1989) Epidemiological, demographic and social correlates of disability among the elderly. Milbank Q 67 (Suppl 2):13–58

Manton KG, Stallard E (1996) Longevity in the United States: Age and sex-specific evidence on life span limits from mortality patterns 1960–1990. J Gerontol 51A:B362–B375

Manton KG, Stallard E, Corder LS (1998) The dynamics of dimensions of age-related disability 1982 to 1994 in the U.S. elderly population. J Gerontol 53A:B59–B70

Mateev A, Gaspoz JM, Borst F, Waldvogel F, Weber D (1998) Use of a short-form screening procedure to detect unrecognized functional disability in the hospitalized elderly. J Clin Epidemiol 51:309–314

Matthesius RG, Jochheim K-A, Barolin GS, Heinz C (1995) Die ICIDH: International Classification of Impairments, Disabilities, and Handicaps. Ullstein, Wiesbaden

McGee MA, Johnson AL, Kay DWK (1998) The description of activities of daily living in five centres in England and Wales. Age Ageing 27:605–613

Memel D (1996) Chronic disease of physical disability? The role of the general practitioner. Br J Gen Pract 46:10

Menotti A, Kromhout D, Nissinen A (1996) Short-term all-cause mortality and its determinants in elderly male populations in Finland, the Netherlands, and Italy: The FINE Study. Prev Med 25:319–326

Menotti A, Blackburn H, Seccareccia F (1997) The relation of chronic diseases to all-cause mortality risk – The Seven Countries Study. Ann Med 29:135–141

Merrill SS, Seeman TE, Kasl SV, Berkman LF (1997) Gender differences in the comparison of self-reported disability and performance measures. J Gerontol 52A:M19–M26

Myers GC, Manton KG (1984) Compression of mortality: Myth or reality? Gerontologist 24:346–353

Nagi S (1976) An epidemiology of disability among adults in the U.S. Milbank Mem Fund Q 54:439–455

Nordenfelt L (1997) The importance of a disability/handicap distinction. J Med Phil 22:607–622

Nusselder WJ, Mackenbach JP (1997) Rectangularization of the survival curve in the Netherlands: An analysis of underlying causes of death. J Gerontol 52B:S145–S154

Nusselder WJ, Van der Velden K, Van Sonsbeek JLA, Lenior ME, Van den Bos GAM (1996) The elimination of selected chronic diseases in a population: The compression and expansion of morbidity. Am J Public Health 86:187–194

Oliver M (1998) Theories of disability in health practice and research. Br Med J 317:1446–1449

Paccaud F, Pinto CS, Marazzi A, Mili J (1998) Age at death and rectangularisation of the survival curve: Trends in Switzerland, 1969–1994. J Epidemiol Community Health 52:412–415

Penninx BWJH, Tilburg TV, Kriegsman DMW, Deeg DJH, Boeke AJP, Van Eijk TM (1997) Effects of social support and personal coping resources on mortality in older age: The Longitudinal Aging Study Amsterdam. Am J Epidemiol 146:510–519

Perenboom RJM, Boshuizen HC, Breteler MMB, Ott A, VandeWater HPA (1996) Dementia-free life expectancy (DemFLE) in the Netherlands. Soc Sci Med 43:1703–1708

Picavet HSJ, Van den Bos GAM (1996) Comparing survey data on functional disability: The impact of some methodological differences. J Epidemiol Community Health 50:86–93

Picavet HSJ, Van den Bos GAM (1997) The contribution of six chronic conditions to the total burden of mobility disability in the Dutch population. Am J Public Health 87:1680–1682

Pientka L (1997) Funktionelle Beeinträchtigung im Alter: Epidemiologische Aspekte. Ther Umsch 6:298–302

Potts S, Feinglass J, Lefervere F, Kadah H, Branson C, Webster JA (1993) Quality-of-care analysis of cascade iatrogenesis in frail elderly hospital patients. QRB Qual Rev Bull 6:199–205

Prince M (1998) The classification and measurement of disablement, with emphasis on depression, and its applications for clinical gerontology. Rev Clin Gerontol 8:227–240

Rathouz PJ, Kasper JD, Zeger SL (1998) Short-term consistency in self-reported physical functioning among elderly women. Am J Epidemiol 147:764–773

Reuben DB (1998) Warning signs along the road to functional dependency. Ann Intern Med 128:138–139

Reynolds SL, Crimmins EM, Saito Y (1998) Cohort differences in disability and disease presence. Gerontologist 38:578–590

Riggs JE, Schochet SS Jr (1992) Rising mortality due to Parkinson's disease and amyotrophic lateral sclerosis: A manifestation of the competitive nature of human mortality. J Clin Epidemiol 459:1007–1012

Robine JM, Ritchie K (1991) Healthy life expectancy: Evaluation of global indicator of change in population health. Br Med J 302:457–460

Robine JM, Mormiche P, Sermet C (1998) Examination of the causes and mechanisms of the increase in disability-free life expectancy. J Aging Health 10:171–191

Rockwood K, Fox RA, Stolee P, Robertson D, Beattie BL (1994) Frailty in elderly people: An evolving concept. Can Med Assoc J 150:489–495

Rogers A, Rogers RG, Belanger A (1990) Longer life but worse health? Measurement and dynamics. Gerontologist 30:640–648

Roos N, Havens B (1991) Predictors of successful aging: A 12 y study of Manitoby elderly. Am J Public Health 81:63–68

Rosenberg MW, Moore EG (1997) The health of Canada's elderly population: Current status and future implications. Can Med Assoc J 157:1025–1032

Rothenberg RB (1990) Chronic disease in the 90 s. Ann Rev Public Health 11:267–296

Rothenberg R, Lentzner HR, Parker RA (1991) Population aging patterns: The expansion of mortality. J Gerontol 46:S66–S70

Rowe JW, Kahn RL (1997) Sucessful aging. Gerontologist 37:433–440

Rudberg MA, Parzen MI, Leonard LA, Cassel CK (1996) Functional limitation pathways and transitions in community-dwelling older persons. Gerontologist 36:430–440

Sager MA, Rudberg MA (1998) Functional decline associated with hospitalization for acute illness. Clin Geriatr Med 14:669–679

Sager MA, Franke T, Inouye SK (1996a) Functional outcomes of acute medical illness and hospitalization in older persons. Arch Intern Med 156:645–652

Sager MA, Rudberg MA, Jalaluddin M, Franke T, Inouye SK, Landefeld CS (1996b) Hospital admission risk profile (HARP): Identifying older patients at risk for functional decline following acute medical illness and hospitalization. J Am Geriatr Soc 44:251–257

Schellevis FG, van der Velden J, van de Lisdonk E (1993) Comorbidity of chronic diseases in general practice. J Clin Epidemiol 46:469–473

Schlierf G, Kruse W, Oster P (1990) Epidemiologie von Erkrankungen und Behinderungen Hochbetagter. Z Gerontol 23:108–111

Schneekloth U, Potthoff P (1993) Hilfe- und Pflegebedürftige in privaten Haushalten. Kohlhammer, Stuttgart

Schroll M, Avlund K, Davidsen M (1997) Predictors of five-year functional ability in a longitudinal survey of men and women aged 75 to 80. The 1914-population in Glostrup, Denmark. Aging 9:143–152

Scott WK, Macera CA, Cornman CB, Sharpe PA (1997) Functional health status as a predictor of mortality in men and women over 65. J Clin Epidemiol 50:291–296

Seeman TE, Bruce ML, McAvay GJ (1996) Social network characteristics and onset of ADL disability: MacArthur Studies of successful aging. J Gerontol 51B:S191–S200

Seemann TE, Singer BH, Rowe JW, Horwitz RI, McEwen BS (1997) Price of adaption – Allostatic load and its health consequences – MacArthur Studies of Successful Aging. Arch Intern Med 157:2259–2268

Simons LA, Friedlander Y, McCallum J, Simons J (1996) Predictors of mortality in the prospective Dubbo study of Australian elderly. Aust N Z J Med 26:40–48

Smits CHM, Deeg DJH, Jonker C (1997) Cognitive and emotional predictors of disablement in older adults. J Aging Health 9:204–221

Spiers N, Jagger C, Clarke M (1996) Physical function and perceives health: Cohort differences and interrelationships in older people. J Gerontol 51B:S226–S233

Statistisches Bundesamt (1998) Gesundheitsbericht für Deutschland. Metzler-Poeschel, Stuttgart

Strawbridge WJ, Cohen RD, Shema SJ, Kaplan GA (1996) Successful aging: Predictors and associated activities. Am J Epidemiol 144:135–141

Strawbridge WJ, Shema SJ, Balfour JL, Higby HR, Kaplan GA (1998) Antecedents of frailty over three decades in an older cohort. J Gerontol 53B:S9–S16

Sullivan DF (1971) A single index of mortality and morbidity. HSMHA Health Rep 86:347–354

Sutherland JE, Persky VW, Brody JA (1990) Proportionate mortality trends: 1959 through 1986. JAMA 264:3178–3184

Tallis R (1998) Increasing longevity: Medical, social and political implications. Royal College of Physicians, London

Uhlenberg P (1996) Mortality decline in the twentieth century and supply of kin over the life course. Gerontologist 36:681–685

Valderrama-Gama E, Damián J, Guallar E, Rodriguez-Manas L (1998) Previous disability as a predictor of outcome in a geriatric rehabilitation unit. J Gerontol 53A:M405–M409

Van Doorn C, Kasl SV (1998) Can parental longevity and self-rated life expectancy predict mortality among older persons? Results from an Australian cohort. J Gerontol 53B:S28–S34

Verbrugge LM (1984) Longer life but worsening health? Trends in health and mortality of middle-aged and older persons. Milbank Mem Fund Q 62:475–519

Verbrugge LM (1989) Recent, present, and future health of American adults. Ann Rev Public Health 10:333–361

Verbrugge LM, Jette AM (1994) The disablement process. Soc Sci Med 38:1–14

Verbrugge LM, Lepkowski JM, Imanaka Y (1989) Comorbidity and its impact on disability. Milbank Q 67:450–484

Verbrugge LM, Gruber-Baldini AL, Fozard JL (1996) Age differences and age changes in activities: Baltimore Longitudinal Study of Aging. J Gerontol 51B:S30–S41

Viitasalo V, Nissinen A, Kivinen P, Takala J (1996) The last year of life: Mortality, cause of death and need for help among old men. Scand J Soc Med 24:132–139

Vita AJ, Terry RB, Hubert HB, Fries JF (1998) Aging, health risks, and cumulative disability. N Engl J Med 338:1035–1041

Wagner EH (1997) Preventing decline in function – Evidence from randomized trials around the world. West J Med 167:295–298

Weijenberg MP, Feskens EJM, Souverijn JHM, Kromhout D (1997) Serum albumin, coronary heart disease risk, and mortality in an elderly cohort. Epidemiol 8:87–92

Wiener JM, Hanley RJ, Clark R, Van Nostrand JF (1990) Measuring the activities of daily living: Comparisons across national surveys. J Gerontol 45:S229–S37

Wilcox VL, Kasl SV, Idler EL (1996) Self-rated health and physical disability in elderly survivors of a major medical event. J Gerontol 51B:S96–S104

Williamson JD, Fried LP (1996) Characterization of older adults who attribute functional decrements to „old age". J Am Geriatr Soc 44:1429

Winblad I (1993) Comparison of the prevalence of disability in two birth cohorts at the age of 75 years and over. J Clin Epidemiol 46:303–308

Winograd CH, Lindenberger EC, Chavez CM (1997) Identifying hospitalized older patients at varying risk for physical performance decline: A new approach. J Am Geriatr Soc 45:604–609

Wolinsky FD, Stump TE, Callahan CM, Johnson RJ (1996) Consistency and change in functional status among older adults over time. J Aging Health 8:155–182

World Health Organization/WHO (1989) Health of the elderly. Report of a WHO Expert Committee. WHO Tech Rep Ser 779:1–98

World Health Organization/WHO (1997) ICIDH-2: International Classification of Impairments, Activities, and Participation. A manual of dimensions of disablement and functioning. Beta-1 draft for field trials. World Health Organization, Geneva

Wright JC, Weinstein MC (1998) Gains in life expectancy from medical interventions – Standardizing data on outcomes. N Engl J Med 339:380–386

Wyller TB (1997) Disability models in geriatrics: Comprehensive rather than competing models should be promoted. Disabil Rehabil 19:480–483

Yasuda N, Zimmerman SI, Hawkes W, Fredman L, Hebel JR, Magaziner J (1997) Relation of social network characteristics to 5-year mortality among young-old versus old-old white women in an urban community. Am J Epidemiol 145:516–523

Erkenntnisse gerontologischer Grundlagenforschung für Präventions- und Rehabilitationsmaßnahmen

U. LEHR

8.1 Sieben Ergebnisse der gerontologischen
Grundlagenforschung 73
8.1.1 Widerlegung des Defizitmodells des Alterns 73
8.1.2 Abkehr von den „wear and tear"-Theorien 74
8.1.3 Infragestellung von Altersnormen 74
8.1.4 Bedeutung des sozialen Netzwerks 76
8.1.5 Bedeutung der dinglichen Umwelt
für den Rehabilitationsprozeß 77
8.1.6 Bedeutung der kognitiven Repräsentanz 77
8.1.7 Bedeutung der Auseinandersetzungsformen
mit gesundheitlichen Belastungen 77

8.2 Ausblick 78

Literatur 78

Der Anteil älterer Menschen in der Bundesrepublik, in den anderen europäischen Ländern, ja in der ganzen Welt steigt rapide (vgl. Lehr 1996, 1998). Freuen wir uns über diese zunehmende Langlebigkeit, denn schließlich ist es das Ziel einer jeden Gesundheitspolitik seit Jahrzehnten, ein hohes Lebensalter bei psychophysischem Wohlbefinden zu erreichen – wie es die vielen Programme der WHO deutlich werden lassen.

Wir leben in einer Zeit des demographischen Wandels, bedingt einerseits durch zunehmende Lebenserwartung, andererseits durch abnehmende Geburtenzahlen. Dieser demographische Wandel bringt vielfältige Herausforderungen mit sich, u.a. im Hinblick auf die Sicherung der Altersversorgung wie auch die gesundheitliche Versorgung. Die Kosten im Gesundheitswesen sind in den letzten Jahren rapide gestiegen. Dafür sind allerdings neben der zunehmenden Zahl älterer Menschen viele andere Gründe verantwortlich zu machen wie etwa die Steigerung der Lohnkosten auch in den Gesundheitsberufen, medizintechnische Entwicklungen, Entwicklungen auf pharmazeutischem Gebiet und dergleichen mehr. Sicher ist die im höheren Alter gegebene Multimorbidität auch einer der Gründe; andererseits wurde aber auch festgestellt, daß jeder Mensch die letzten 2 Jahre seines Lebens am meisten „kostet" (würden viele Menschen mit 40 Jahren sterben, dann hätten wir einen Anstieg der Gesundheitskosten bei den Enddreißigern).

Doch gewiß nicht nur unter dem Aspekt der Kostenersparnis, sondern weit mehr unter der Erhaltung der Lebensqualität im Alter gilt die Devise, alles zu tun, um möglichst gesund ein hohes Lebensalter zu erreichen. Die Interventionsgerontologie (Baltes 1973; Lehr 1979; Kruse 1996, 1997) hat die Bedeutung einer Optimierung der Entwicklungsbedingungen schon in Kindheit und Jugend, einer lebenslangen Prävention (sowohl im Sinne der Vermeidung von gesundheitlichen Störungen als auch im Sinne von Abbauerscheinungen im psychischen Bereich) nachgewiesen, u.a. aber die Bedeutung verschiedener Rehabilitationsmaßnahmen auch nach Erkrankungen im hohen Alter aufgezeigt (Meier-Baumgartner et al. 1992). Die Wiedergewinnung der Fähigkeiten und der Kompetenz nach Krankheiten, nach Störungen, nach kritischen Lebensereignissen, welche zu einem Nachlassen, einem Abbau und Verlust im körperlichen, aber auch im psychischen und sozialen Bereich geführt haben, ist weit häufiger möglich als allgemein angenommen wird.

8.1
Sieben Ergebnisse der gerontologischen Grundlagenforschung

Die früher vertretene Annahme, daß Abbauerscheinungen und Funktionsverluste mit zunehmendem Alter bei jedem Menschen immer häufiger auftreten und irreversibel sind und daß man diese grundsätzlich hinnehmen muß, hat durch die psychologische und gerontologische Grundlagenforschung der letzten 4 Jahrzehnte eine Korrektur erfahren. Die wesentlichen hier relevanten Erkenntnisse seien unter 7 Aspekten dargestellt.

8.1.1
Widerlegung des Defizitmodells des Alterns

Altern muß nicht Abbau und Verlust bedeuten (vgl. Birren 1959; Thomae 1968, 1983; Lehr [1]1972/1996; Mayer u. Baltes 1996; Schaie 1993, 1996; Kruse 1990, 1995; Palmore 1970, 1974, 1985). Diese Erkenntnis konnte erst gewonnen werden, nachdem Psychologen den sog. „normalen" Alternsprozeß untersuchten, also nicht nur – wie es in der 1. Hälfte unseres Jahrhunderts üblich war, z.B. Gruhle in seinem Beitrag *Das seelische Altern* (1938) – vom Krankengut einer Klinik oder ärztlichen Praxis ausgingen. Vor allem die Erkenntnisse aus Längsschnittuntersuchungen an sog. „Durchschnittsbürgern" (z.B. die Duke-Studie, die Seattle-Studie, die Bonner Gerontologische Längsschnittstudie) haben zur Korrektur des Defizitmodells des Alterns beigetragen und nachgewiesen, daß für einen evtl. Abbau anderen Faktoren (Gesundheit, Schulbildung, Beruf, Training) eine weit größere Bedeutung zukommt als der Anzahl der Lebensjahre (Lehr [1]1972/1996; Rudinger 1987; Thomae 1968, 1983).

Auch der Nachweis einer Plastizität im Alter, einer Veränderbarkeit intellektueller Leistungen durch Training (Baltes u. Baltes 1989; Knopf 1987, 1993; Oswald et al. 1998) sowie die Erkenntnisse, die man mit den Methoden des „Gehirnjogging" gewonnen hat, ließen Rehabilitationsmaßnahmen sinnvoll erscheinen und öffneten den Blick für das Rehabilitationspotential älterer Menschen. Ermini-Fünfschilling (1992, 1995) konnte sogar nachweisen, daß ein kognitives Training selbst bei leichtgradig Demenzkranken Erfolge zeigt und dazu beiträgt, die Selbständigkeit im Alltag in den beginnenden Stadien der Krankheit zu erhalten.

Viele der Krankheitsfolgen im kognitiven Bereich, die bei geriatrischen Patienten früher für irreversibel gehalten wurden, lassen sich oft durch gezielte Maßnahmen verbessern bzw. weitgehend zurückführen.

8.1.2
Abkehr von den „wear-and-tear"-Theorien

Während man im letzten und noch zu Beginn unseres Jahrhunderts die „Lebenskraft-Aufbrauchs-Theorie" vertreten hatte und man älterwerdenden Menschen eine „Schonung" und Reduzierung aller Aktivitäten empfahl, um die „verbleibende Lebenskraft noch recht lange zu erhalten", haben Erkenntnisse neuerer Forschung diese Theorie zurückgewiesen. Psychologen und Sportwissenschaftler konnten in vielen Forschungen die „dis-use"-Hypothese bestätigen, die besagt, daß Fähigkeiten und Funktionen, die nicht gebraucht werden, verkümmern. Dagegen kann das Training körperlicher (und geistiger) Fähigkeiten oft weitgehend (durch Ruhigstellung und Nichtgebrauch) verkümmerte Funktionen wieder aufbauen.

Die Notwendigkeit körperlicher Aktivität für eine Lebensqualität im Alter, den Wert der Aktivierung körperlicher Kräfte und der Abforderung körperlicher Leistungen sowohl als Prävention als auch als Therapeutikum haben viele neuere Studien nachgewiesen (vgl. Meusel 1996; Huber 1997). Liselotte Diem (1974) hat den „Teufelskreis der Bewegungsarmut" beschrieben: Bewegungsarmut, geringe körperliche Aktivität, erzeugt Bewegungsunlust – und Bewegungsunlust verstärkt die Bewegungsarmut, die dann zu einer Inaktivitätsatrophie des Bewegungsapparates führen kann. Andererseits kann aber sportliche Aktivität vielen sonst im Alter auftretenden körperlichen Veränderungen entgegenwirken (vgl. Lehr 1997 b; Baumann u. Rieder 1994; Baumann 1992; Heikkinen 1997; Fleg 1997) bzw. Unfälle, Stürze und Krankheiten verhindern (Werle u. Zimber 1997; Lexell 1997; Ferrandez 1997). Gezielte körperliche Aktivitäten bei koronaren Erkrankungen, bei Erkrankungen des Skelettsystems sowie bei Wirbelsäulenerkrankungen haben sich häufig im Rahmen von Rehabilitationsprogrammen als erfolgreich erwiesen.

Nicht Schonung, Ruhigstellung, Inaktivität ist grundsätzlich geboten, sondern Aktivierung im körperlichen, aber auch im psychischen Bereich, ist die Devise.

8.1.3
Infragestellung von Altersnormen

Der Nachweis der intraindividuellen und interindividuellen Variabilität von Alternsprozessen ist in der gerontologischen Grundlagenforschung mehrfach erbracht worden. Es gibt kaum Altersnormen, sondern mannigfache Altersformen.

Daß Altern Veränderung, d.h. intraindividuelle Variabilität bedeutet, darüber besteht wohl in allen Alternswissenschaften Übereinstimmung. Aus psychologischer Sicht ist allerdings die Frage zu stellen, ob diese Veränderung immer negativ zu bewerten ist, als Defizit, Abbau und Verlust wie dies weitgehend in biologischer Hinsicht der Fall ist. Vor allem aber ist die Feststellung einer intraindividuellen Variabilität sogleich zu ergänzen durch die Feststellung einer hohen interindividuellen Variabilitätt, d.h. erheblicher Unterschiede zwischen den einzelnen gleichaltrigen Individuen.

Svanborg meinte in seinem Beitrag zur Denkschrift der IAG (International Association of Gerontology) zur UN-Weltversammlung des Alterns (Svanborg et al. 1982), daß diese hohe interindividuelle Variabilität von etwa 70 Jahren an abnehme. Die Berliner Altersstudie (Mayer u. Baltes 1996) zeigte jedoch, daß z.B. in wichtigen Funktionen der Intelligenz und der Alltagskompetenz auch bei 70- bis 105jährigen ein hohes Ausmaß an interindividuellen Unterschieden besteht. So ist bei den 90- und 100jährigen die Streuung der Testwerte keineswegs geringer als bei den 70jährigen. Mancher der über 100jährigen erzielten höhere Werte als 70- und 75jährige.

Ähnliche Unterschiede wurden auch in den verschiedenen Centenarian-Studies festgestellt. So fand schon Franke (1985), daß unter den von ihm untersuchten über 100jährigen

- 29,4% (39,4% der Männer und 25,4% der Frauen) der Gruppe der „Rüstigen" zuzuordnen waren,
- 47,8% jener der „Kränkelnden" (48,5% der Männer und 47,6% der Frauen) und
- 22,8% der Gruppe der „Siechen" (12,1% der Männer und 27% der Frauen).

Die Gruppe der Rüstigen wird als „voll im Besitz ihrer geistigen Fähigkeiten" befindlich beschrieben (ebd., S. 69); die Kränkelnden sind „durchaus noch in der Lage, ihre täglichen Verrichtungen selbst vorzunehmen ... in geistiger Hinsicht ist ein Kontakt mit der gewohnten Umgebung vorhanden", aber „ihr Lebensraum ist zum Teil wegen zunehmender Schwerhörigkeit, eines Starleidens, oder der beginnenden Auswirkungen der Alterspolypathie auf das Zimmer beschränkt"; die Gruppe der „Siechen" bedarf ständiger Pflege; sie sind fast immer bettlägerig (ebd., S. 70).

In der Budapester Hundertjährigen-Studie von Beregi und Mitarbeitern (1990) stellte man bei einem psychologischen Test fest, daß 60,7% normale Leistungen aufwiesen, 4,5% Grenzfälle waren, während 34% deutliche Abbauerscheinungen zeigten (Männer: 74% normale, 0% Grenzwerte und 26% Minderleistungen; bei Frauen lagen die entsprechenden Werte bei 55,5, 6 und 38,5%). Bei Persönlichkeitstests, die die Anpassungsfähigkeit erfaßten, schnitten 54% der über 100jährigen ausgezeichnet ab, 29% zufriedenstellend, 12% akzeptabel und 11% unangepaßt (Ivan 1990, S. 57).

Ergebnisse aus den Hundertjährigen-Studien aus der Arbeitsgruppe von Poon, Martin und Johnson in den USA belegen, daß selbst 100jährige in manchen Bereichen mit jüngeren Personen noch vergleichbare oder sogar bessere Leistungen erbringen. Poon (1992) zeigte z.B., daß 100jährige ebenso effektive Problemlösungsstrategien entwickeln können wie jüngere Altersgruppen. Martin et al. (1996) wies auch nach, daß 100jährige auf gesundheitliche Belastungen gleichermaßen wirkungsvoll mit kognitiven Copingreaktionen reagieren wie Jüngere.

In der sozialen und psychologischen Gerontologie ist das Phänomen der hohen interindividuellen Variabilität von Verhalten und Erleben im Alter seit mehr als 3 Jahrzehnten immer wieder aufgegriffen worden. Man hat häufig versucht, verschiedene Altersformen aufzuzeigen. Die erste dieser Studien legten Susanne Reichard u. Mitarbeiter 1962 vor: Aufgrund sehr eingehender Beobachtungen und Untersuchungen unterschieden sie mehrere Typen von alten Männern wie die „zornigen alten Männer", die „reifen alten Männer", die „Sich-selbst-Hassenden", die „Schaukelstuhlpatriarchen" usw. Maas u. Kuypers (1974) fanden bei ihrer Analyse der Alternsprozesse von Männern und Frauen „from thirty to seventy" unterschiedliche Persönlichkeitsstrukturen. Die Clusteranalyse erbrachte bei den Eltern der in der Berkeley-Growth-Studie erfaßten Kinder 4 Lebens- und Persönlichkeitsstile für Väter („family centered fathers", „hobbyist fathers", „remotely sociable fathers" und „unwell-disengaged fathers") und 6 Lebens- und Persönlichkeitsstile für Mütter („husband-centered wifes", „family-centered mothers" bzw. im Alter „uncentered mothers", „visiting mothers", „work-centered mothers", „disabled-disengaging mothers" und „group-centered mothers"). Über die 40 Jahre hinweg zeigten die Männer dieser Untersuchung mehr Kontinuität in ihren Persönlichkeitswerten und Lebensstilen als die Frauen. Bei den Frauen war bei den „visiting mothers" und „husband-centered mothers" ein hohes Ausmaß an Kontinuität gegeben, Veränderungen zum Negativen hin wurden nachgewiesen bei den „family-centered mothers" und bei der „disabled-disengaging mothers", während Veränderungen zum Positiven hin bei den „work-centered mothers" und den „group-centered mothers" feststellbar wurden.

Birren u. Renner (1980) unterschieden auf psychophysiologischer Basis zwischen „stress-amplifiers" und „stress-dampeners", also älteren Personen, die Streß anreichern und solchen, die Streß dämpfen, und konzeptualisierten damit Altersformen auf der Basis von Copingstilen.

Anhand der Daten der Bonner Gerontologischen Längsschnittstudie identifizierte Thomae (1983) auf der Basis der Verlaufs von 180 Variablen 12 Altersstile als relativ stark personabhängige Altersformen und 4 Altersschicksale auf der Basis von weniger personabhängigen Variablen. Zu den letzteren gehörte für die von uns damals (1965–1983) untersuchten Kohorten 1890–1895 und 1900–1905 das Geschlecht: Eine größere Gruppe älterer Frauen war z.B. durch eine Reihe widriger Lebensumstände in ihren Möglichkeiten so beeinträchtigt, daß sich bei ihnen ein Syndrom von geringer Aktivität, sehr niedriger Lebenszufriedenheit und Tendenz zur Niedergeschlagenheit fand. Bei den Männern dagegen war häufiger ein Altersschicksal zu finden, das sich durch gute Schulbildung, relativ guten Berufserfolg und hohe Zufriedenheit und Kompetenz im Alter auszeichnete.

Aufgrund anderer Indikatoren ermittelten Smith u. Baltes (1996) aus Daten der Berliner Altersstudie – d.h. bei gegenüber der BOLSA (Bonner Längsschnitt-Studie des Alterns) 20–40 Jahre älteren Probanden – 10 „Profile", die unterschiedliche Grade psychischer und sozialer Kompetenz (von sehr hoher bis äußerst niedriger) aufweisen.

Aufgrund einer Literaturanalyse stellte Thomae (1998) fest, daß in den letzten 30 Jahren zwischen 150–180 verschiedene Alternsformen beschrieben wurden. Dies ist insofern kein Wunder, als nach Nathan Shock et al. (1984) Altern ja ein höchst individueller Prozeß ist. Nach der Baltimore-Längsschnittstudie über das Altern fanden sich in einigen Variablen Befunde, nach denen 80jährige so gute Ergebnisse erzielten wie 60jährige und Jüngere. Das chronologische Alter sei von hier aus gesehen, so Shock, kein sehr verläßlicher Prädiktor der Funktionalität individuellen Alterns.

Auf der anderen Seite zeigt die Vielzahl der beschriebenen Alternsformen, daß sich die verschiedenen Forschergruppen auf eine bestimmte Zahl und Art von Variablen und Verfahren einigen müßten, um das Problem der interindividuellen Variabilität in einer praktikablen Weise anzugehen. Aber wahrscheinlich wird man von jeder praktischen Fragestellung aus, etwa der Prognose von Rehabilitationserfolg oder des Verlaufs von schweren Erkrankungen, zu unterschiedlichen Klassifikationen kommen.

Rehabilitationsmaßnahmen müssen nach individuellen Rehabilitationsplänen erfolgen. Sie dürfen sich keineswegs an der Anzahl der Lebensjahre orientieren, sondern an der Gesamtsituation und haben die Biographie des Patienten zu berücksichtigen. Sie müssen neben medizinischen Gesichtspunkten auch psychologische und soziale Aspekte mit einbeziehen.

8.1.4
Bedeutung des sozialen Netzwerks

Die Bedeutung des sozialen Netzwerks bei der Bewältigung gesundheitlicher Einschränkungen und kritischer Lebensereignisse im Alter ist durch viele Studien nachgewiesen worden (u. a. Bengtson u. Schütze 1994; Hagestad 1990; Klusmann et al. 1981; Kruse 1986). „Significant others" können oft Lebenssituationen erleichtern, können jedoch auch hindernd wirken und zur Verstärkung der Beeinträchtigung beitragen. Pflegende Angehörige zeigen oft eine „overprotection"-Haltung, welche den Rehabilitationserfolg verhindert oder mit der Zeit mindert (Kruse 1994).

Besonders kritisch scheint das Verhältnis pflegender Töchter zu den zu pflegenden Eltern. Schon 1965 beschrieb Blenkner die schwierige Situation, wenn die älterwerdende Frau ihre Erziehungspflichten ihren Kindern gegenüber erfüllt hat und nun plötzlich ihrer eigenen Mutter gegenüber die „Mutterrolle" übernehmen muß. Dies führt sehr häufig zu Konflikten, die in einem früheren Mutter-Tochter-Verhältnis ihre Wurzeln haben und nie ganz ausgetragen worden sind. Brody (1981) stellt 3 typische Verhaltensweisen pflegender Töchter heraus:

- Entweder reagieren alternde Töchter (nun schuldbewußt) übereifrig, versuchen nun ihre pflegebedürftige Mutter – gleichsam aus Wiedergutmachungstendenzen – zu verwöhnen und bringen sie dadurch erst recht in Abhängigkeit bzw. „pflegen sie krank".
- Eine 2. Form ist dort gegeben, wo die Töchter eine „aktive Vermeidungshaltung" einnehmen und der Mutter gegenüber distanziert bleiben – mit dem Erfolg, daß die Schuldgefühle der pflegenden Tochter zunehmen und es dann bei Mutter und Tochter plötzlich zu einem psychischen Zusammenbruch kommen kann.
- Am häufigsten wird jedoch eine 3. Form beobachtet: ein mehrmaliger Wechsel zwischen übereifriger Zuwendung und starkem Vermeidungsverhalten, bzw. starkem Sich-Zurückziehen. Hierdurch werden die zu Pflegenden stark irritiert.

Zu der einzig hilfreichen Verhaltensweise, nämlich die zurückliegenden Probleme anzusprechen und gemeinsam aufzuarbeiten, sind oft weder die selbst alternden Töchter noch die alten Eltern in der Lage, doch wiederaktivierte Konflikte sollten aktiv bearbeitet werden.

Auch unsere Untersuchungen (Lehr u. Wand 1986) an alternden Töchtern alter Eltern haben sehr deutlich biographische Einflußfaktoren nachgewiesen: Jene Töchter, die die jetzt zu pflegenden Eltern in ihrer eigenen Jugend und im jungen Erwachsenenalter als sehr hilfreich erlebten, meisterten nun die Pflege bestens. Jene Töchter aber, die in den weit zurückliegenden Jahren ihre Eltern als hindernd, die eigenen Lebenschancen verbauend, erlebten, tun sich sehr schwer mit der Pflege. Am schwersten aber fiel die Pflege jenen Schwiegertöchtern, die vor Jahrzehnten von den nun zu pflegenden Schwiegereltern abgelehnt wurden als „nicht gut genug" für den eigenen Sohn. In solchen Fällen sollten Ärzte von vornherein von einer Familienpflege abraten.

Die soziale Umwelt, die Angehörigen, die Partner bzw. die Töchter oder Schwiegertöchter sind unbedingt in Rehabilitationsmaßnahmen mit einzubeziehen. Sie sind zu informieren und, sofern eine häusliche Pflege nötig wird, zu qualifizieren. Dabei gilt es einerseits, Verständnis für den Kranken und den Verlauf seiner Krankheit zu wecken, andererseits aber auch sie zu trainieren, berechtigte eigene Bedürfnisse nicht zurückzustecken.

8.1.5
Bedeutung der dinglichen Umwelt für den Rehabilitationsprozeß

Die Bedeutung ökologischer Aspekte für menschliches Erleben und Verhalten wurde bereits in den 70er Jahren nachgewiesen und hat sich durch eine Vielzahl neuerer Untersuchungen mehr und mehr bestätigt. Schon 1970 hat Lawton die „docility"-Hypothese formuliert, die besagt: Je schlechter einer dran ist, je stärker sein gesundheitliches Wohlbefinden eingeschränkt ist, um so bedeutsamer werden für ihn ökologische Faktoren. Oft bestimmen Umweltgegebenheiten (Wohnsituation, Wohneinrichtung, Verkehrsverhältnisse, Transportsysteme und dergleichen mehr) sein Verhalten und seinen Lebensraum. Sie bestimmen, ob eine selbständige Lebensführung noch möglich ist und damit den Grad der Abhängigkeit, der Hilfs- und Pflegebedürftigkeit. Weitere Untersuchungen hierzu wurden u. a. von Lawton (1980), Wahl (1992, 1997), Wahl u. Baltes (1993) und Saup (1993) vorgelegt.

Bei Untersuchungen von Altenheimbewohnern zeigte sich, daß ein hoher Prozentsatz nicht in Heimen leben müßte, wenn die häusliche Wohnsituation altengerechter wäre. „Wohnen im Alter", Anpassung der Wohnung an spezielle Bedürfnisse im Alter, Versuch der Schaffung einer barrierefreien Umgebung ist auch in der praktischen Altenarbeit mehr und mehr zum Thema geworden. Selbst das Altenpflegegesetz sieht Gelder zur Wohnanpassung vor, um der Forderung „ambulant vor stationär" weitmöglichst gerecht werden zu können.

Ökologische Aspekte müssen unbedingt in Rehabilitationsmaßnahmen einbezogen werden. Oft ist eine ganz auf die individuellen Bedürfnisse zugeschnittene Wohnanpassung vonnöten, um dem gesundheitlich beeinträchtigten Menschen ein Höchstmaß an Selbständigkeit und Unabhängigkeit zu sichern. Daneben sollte neben der Barrierefreiheit auch der Anregungsgehalt einer Wohnsituation bedacht werden.

8.1.6
Bedeutung der kognitiven Repräsentanz

Die Bedeutung des subjektiven Erlebens hat sich in vielen psychologischen Untersuchungen als verhaltensbestimmender Faktor herausgestellt (Thomae 1970; Lehr [1]1972/1996; Lehr 1997 c). Der Mensch verhält sich nun einmal nicht nach der Situation, wie sie objektiv ist, sondern danach, wie er sie subjektiv erlebt. Das gilt sowohl für seine familiäre Situation, für die Wohnsituation, die gesundheitliche Situation bzw. die Krankheit. Das gilt aber auch für das Verhalten des Arztes dem Patienten gegenüber, das weitgehend dessen subjektives Gesundheitsgefühl mitbestimmt. Unklare Informationen, die dem Patienten nicht verständlich sind, führen häufig zu einer Schlechtereinschätzung des eigenen Gesundheitszustandes und wirken sich demotivierend und rehabilitationshemmend aus.

Unsere Untersuchungen – sowohl die Bonner Gerontologische Längsschnittstudie (BOLSA) als auch die Interdisziplinäre Längsschnittstudie der Erwachsenenalters (ILSE) – zeigten, daß es nicht nur auf den sog. „objektiven Gesundheitszustand", d. h. den vom Arzt diagnostizierten ankommt, sondern auch auf das subjektive Gesundheitsgefühl, das Wohlbefinden (vgl. Lehr 1997a). Dieser subjektive Gesundheitszustand, der häufig von dem objektiven abweicht, korreliert stärker mit Persönlichkeitsvariablen wie Stimmung, Anregbarkeit, Aktivität, positive Zukunftsausrichtung und Zukunftsplanung wie der objektive Gesundheitszustand, welcher allerdings größere Zusammenhänge mit einigen Leistungsvariablen aufzeigt. Auch in der Duke-Studie (Palmore 1985) hatte der subjektive Gesundheitszustand einen noch stärkeren Vorhersagewert für eine Langlebigkeit als der durch den funktionalen Status definierte objektive Gesundheitszustand.

Auch innerhalb epidemiologischer Studien wurde die Bedeutung des subjektiven Gesundheitszustandes für das Überleben durch Kaplan et al. (1988) aufgezeigt. In einer 3000 Personen umfassenden prospektiven Studie hatten jene Personen eine um 6mal höhere Wahrscheinlichkeit, die nächsten 4 Jahre zu überleben, welche bei Studienbeginn ihre Gesundheit selbst als sehr gut einschätzten.

Der Arzt bzw. alle im Rahmen der Rehabilitation Tätigen sollten um diese Ergebnisse wissenschaftlicher Untersuchungen wissen. Sowohl ein Zuwenig als auch ein Zuviel an Information – dazu noch im ungünstigen Augenblick gegeben – kann je nach individueller Voraussetzung und momentanen situativen Gegebenheiten zu einer erheblichen Unsicherheit des Patienten und einer Fehleinschätzung bzw. Schlechtereinschätzung seines Gesundheitszustandes führen und damit die weiteren Fortschritte der Rehabilitation entscheidend beeinflussen.

8.1.7
Bedeutung der Auseinandersetzungsformen mit gesundheitlichen Belastungen

Viele Untersuchungen zu den verschiedensten Krankheitsbildern (Schlaganfall, Herz-Kreislauf-Krankheiten, Tumorerkrankungen, Niereninsuffizienz u.a.) weisen die Bedeutung der Auseinandersetzungsformen oder Reaktionsformen für die weitere Lebensgestaltung bzw. Krankheitsbewältigung nach (vgl.

Thomae 1987, 1996). Auch Meier-Baumgartner et al. (1992, S. 101) stellten fest:

> „Für den Erfolg des Rehabilitationsprozesses ist von Belang, daß die emotionale bzw. kognitive Krankheitsverarbeitung und -bewältigung durch den Patienten ebenso hoch einzustufen ist wie die Besserung des funktionellen Status (ADL)."

Als rehabilitationsfördernd erwiesen sich dabei jene Reaktionsweisen oder Copingstile, die zunächst einmal die Erkrankung bzw. Behinderung akzeptierten, dann aber in Auseinandersetzungsformen einmündeten, die unter „sachliche Leistung", „Aufgreifen von Chancen", „Hoffnung auf Wende" oder „Anpassung an die Gegebenheiten der Situation" zusammenzufassen sind. Als rehabilitationshemmend hingegen erwiesen sich Reaktionsformen wie „Verdrängung", „evasive Reaktion", „Niedergeschlagenheit und Depression" wie auch „Widerstand" und „aggressive Durchsetzung eigener Bedürfnisse". Diese letztgenannten antirehabilitativ wirkenden Auseinandersetzungsformen fanden sich vorwiegend dann, wenn der Patient von der Unveränderbarkeit seiner Lebenssituation überzeugt war, wenn er die Kontrolle über seine Situation völlig verloren zu haben glaubte.

Sowohl der Arzt als auch das therapeutische Team sollte den Reaktionsweisen der Patienten mehr Aufmerksamkeit schenken. Es gilt, dem Patienten in jeder Situation neben den notwendig werdenden Begrenzungen auch die noch verbliebenen Möglichkeiten aufzuzeigen. Es gilt, ihn auch auf die Möglichkeiten einer Veränderung der Situation durch sein eigenes Zutun (und sei es auch in nur kleinsten Teilbereichen) hinzuweisen. Es gilt, ihn zu einer Akzeptanz seines Leidens zu bringen, aber zugleich Wege aufzuzeigen, das Beste daraus zu machen, alle Möglichkeiten auszuschöpfen und mit den Problemen sich innerlich auseinanderzusetzen. Man sollte nicht nur fragen, was ein Patient in einer spezifischen Situation (z. B. nach dem Schlaganfall) nicht mehr kann, sondern was er noch kann. Man sollte die noch vorhandenen Fähigkeiten stärken und abrufen und dann gezielt die verlorenen herausfordern und fördern.

8.2
Ausblick

Ein weiterer Ausbau geriatrischer Rehabilitationsmaßnahmen in Deutschland ist nötig. Die im Pflegegesetz verankerte Forderung „Rehabilitation vor Pflege" muß umgesetzt werden. Dazu bedarf es des Ausbaus weiterer geriatrischer Rehabilitationszentren und die entsprechende Schulung aller im Bereich der Rehabilitation tätigen Kräfte. Diese Schulung sollte neben vielen Rehabilitationspraktiken und Rehabilitationsmaßnahmen auch den Aspekt des „normalen Alterns" mit einbeziehen, denn nur ein realistisches Altersbild, ein Wissen um die Möglichkeiten auch Hochbetagter, trägt zur inneren Überzeugung bei, daß Rehabilitationsmaßnamen sinnvoll und erfolgversprechend sind. Es geht dabei nicht nur um die Erhöhung der Lebensqualität der Pflegebedürftigen, sondern auch um die ihrer pflegenden Angehörigen bzw. des Pflegepersonals in Institutionen. Die Kosten einer Rehabilitation zahlen sich weitgehend durch Einsparung von Pflegekosten aus.

Literatur

Baltes PB (1973) Strategies for psychological intervention in old age. Gerontologist 13:4–6

Baltes PB, Baltes MM (1989) Optimierung durch Selektion und Kompensation: Ein psychologisches Modell erfolgreichen Alterns; Z Pädagogik 35:85–105

Baumann H (1992) Altern und körperliches Training. Huber, Bern

Baumann H, Rieder H (1994) Bewegung und körperliche Aktivität – Psychomotorik. In: Olbrich E, Sames K, Schramm A (Hrsg) Kompendium der Gerontologie. ecomed, Landsberg, S. VII/9,1–24

Bengtson VL, Schütze Y (1994) Altern und Generationenbeziehungen. In: Baltes PB, Mittelstrass J, Staudinger U (Hrsg) Alter und Altern. De Gruyter, Berlin, S 492–517

Beregi E (Hrsg) (1990) Centenarians in Hungary. Karger, Basel

Birren JE (1959) Handbook of aging and the individual. Chicago University Press, Chicago

Birren JE, Renner VJ (1980) Stress: Physiological and psychological mechanism. In: Birren JE, Sloane RB (eds) Handbook of mental health and aging. Englewood Cliffs, Prentice Hall, pp 310–336

Blenkner M (1965) Social work and family relationships in later life. In: Shanas E, Streib GF (eds) Social structure and the family. John Wiley, New York, pp 46–59

Brody E (1981) The „woman in the middle" and family help to older people. Gerontologist 21:471–480

Diem L (1974) Aktiv bleiben. Lebenstechnik ab 40. DVA, Stuttgart (Neuauflage 1982, Kösel, München)

Ermini-Fünfschilling D (1992) Möglichkeiten und Grenzen eines Gedächtnistrainings mit Patienten bei beginnender Demenz. Moderne Geriatrie 12:459–465

Ferrandez AM (1997) Spatial regulations of locomotion: How elderly people can adapt efficiently to irregular terrain. In: Huber G (ed) Healthy aging. Health Promotion, Gamberg, pp 139–147

Fleg JL (1997) Role of physical activity in reducing coronary risk in older adults. In: Huber G (ed) Healthy aging. Health Promotion, Gamberg, pp 49–55

Franke H (1985) Auf den Spuren der Langlebigkeit. Schattauer, München

Gruhle HW (1938) Das seelische Altern. Z Alternsforschung 1/2:89–95

Hagestad GO (1990) Social perspectives on the life course. In: Binstock RH, George LK (eds) Handbook of aging and the social sciences, 3rd edn. Academic Press, San Diego, pp 151–168

Heikkinen E (1997) Physical activity: A pathway to autonomy in old age. In: Huber G (ed) Healthy aging. Health Promotion, Gamberg, pp 36–48

Huber G (ed) (1997) Healthy aging, activity and sports. Health Promotion, Gamberg

Ivan L (1990) Neuropsychiatric examination of centenarians. In: Beregi E (ed) Centenarians in Hungary. Karger, Basel, pp 53–64

Kaplan GA, Barell, E, Lusky A (1988) Subjective state of health and survival in elderly adults. J Gerontol 43:114–120

Klusmann D, Bruder J, Lauter H (1981) Die Betreuung alter Eltern im Mehrgenerationenhaushalt. Actuelle gerontologie 11:152–155

Knopf M (1987) Gedächtnis im Alter. Springer, Berlin Heidelberg New York Tokyo

Knopf M (1993) Gedächtnistraining im Alter. In: Klauer KJ (Hrsg) Kognitives Training. Hogrefe, Göttingen, S 319–342

Kruse A (1986) Strukturen des Erlebens und Verhaltens bei chronischer Krankheit im Alter. Phil. Diss. Univ. Bonn

Kruse A (1990) Potentiale im Alter. Z Gerontol 23:235–245

Kruse A (1994) Die psychische und soziale Situation pflegender Frauen – Beiträge aus empirischen Untersuchungen zur Rehabilitation und Pflege. Z Gerontolog 27:42–51

Kruse A (1995) Entwicklungspotentialität im Alter. Eine lebenslauf- und situationsorientierte Sicht psychischer Entwicklung. In: Borscheid P (Hrsg) Alter und Gesellschaft. Wissenschaftl. Verlagsgesellschaft, Stuttgart, S 63–86

Kruse A (1996) Geriatrie – Gesundheit und Kompetenz im Alter. Aufgaben der Prävention und Rehabilitation. In: Allhoff PJ, Leidel J, Ollenschläger G, Voigt P (Hrsg) Handbuch der Präventivmedizin. Springer, Berlin Heidelberg New York Tokyo, S 601–628

Kruse A (1997) Altersstörungen – Intervention. In: Perrez M, Baumann U (Hrsg) Klinische Psychologie. Huber, Bern, S 355–368

Lawton MP (1970) Ecology and aging. In: Pastalan LA, Carson DH (eds) Spatial behavior of older people. Univ Press Ann Arbor, Michigan, pp 40–83

Lawton MP (1980) Environment and aging. Wadsworth, Belmont/CA

Lehr U (1979) Interventionsgerontologie. Steinkopff, Darmstadt

Lehr U (1996) Psychologie des Alterns, 8. Aufl (1. Aufl 1972). Quelle & Meyer, Wiesbaden

Lehr U (1997a) Gesundheit und Lebensqualität im Alter. Z Gerontpsychol Gerontpsychiatr 10:277–288

Lehr U (1997b) Psychophysical activity in the elderly: Motivations and barriers. In: Huber G (eds) Healthy aging, activity and sports. Health Promotion, Gamberg, pp 25–35

Lehr U (1997c) Gesundes Altwerden – eine lebenslange Aufgabe. In: Seelbach H, Kugler J, Neumann W (Hrsg) Von der Krankheit zur Gesundheit. Huber, Bern, S 367–382

Lehr U (1998) Altern in Deutschland – Trends demographischer Entwicklung. In: Kruse A (Hrsg) Psychosoziale Gerontologie, Bd 1. Hogrefe, Göttingen, S 13–34

Lehr U, Wand E (1986) Ältere Töchter alter Eltern. Kohlhammer, Stuttgart

Lexell J (1997) Effects of physical exercise and training on skeletal muscle function in old age. In: Huber G (ed) Healthy aging. Health Promotion, Gamberg, pp 98–103

Maas HS, Kuypers JA (1974) From thirty to seventy. Bass, San Francisco/CA

Martin P, Poon LE, Kim E, Johnson MA (1996) Centenarians. Exp Aging Res 22:121–139

Mayer KU, Baltes PB (1996) Die Berliner Altersstudie. Akademie Verlag, Berlin

Meier-Baumgartner HP, Nerenheim-Duscha I, Görres S (1992) Die Effektivität von Rehabilitation bei älteren Menschen. Kohlhammer, Stuttgart

Meusel H (1996) Bewegung, Sport und Gesundheit im Alter. Quelle & Meyer, Wiesbaden

Oswald WD, Hagen B, Rupprecht R (1998) Bedingungen der Erhaltung und Förderung von Selbständigkeit im höheren Lebensalter (SIMA) – Verlaufsanalyse des kognitiven Status. Z Gerontpsychol Gerontpsychiatr 11:202–221

Palmore E (ed) (1970) Normal aging. Duke University Press, Durham/NC

Palmore E (ed) (1974) Normal aging II. Reports from the Duke Longitudinal Study 1970–73. Duke University Press, Durham/NC

Palmore E (1985) Predictors of the longevity difference. In: Palmore E, Busse EW, Maddox GL (eds) Normal aging III. Duke University Press, Durham/NC, pp 19–35

Poon LW (ed) (1992) The Georgia centenarian study. Baywood, Amityville/NY

Reichard S, Livson F, Peterson PG (1962) Aging and personality. Wiley, New York

Rudinger G (1987) Zur Stabilität der Intelligenz im höheren Alter. In: Lehr U, Thomae H (Hrsg) Formen seelischen Alterns. Enke, Stuttgart, S 66–73

Saup W (1993) Altern und Umwelt – eine Einführung in die ökologische Gerontologie. Kohlhammer, Stuttgart

Schaie KW (1993) The Seattle Longitudinal Study: A thirty-five-year inquiry of adult intellectual development. Z Gerontol 26:129–137

Schaie KW (1996) Intellectual development in adulthood. In: Birren JE, Schaie KW (eds) Handbook of the psychology of aging, 4th edn. Academic Press, San Diego, pp 167–209

Shock N, Greulich RC, Andres R, Arenberg D, Costa PT, Lakatt AEG, Tobin JD (1984) Normal human aging; the Baltimore longitudinal study of aging. NIH Publ. No. 84–254. Government Printing Office, Washington/DC

Smith J, Baltes PB (1996) Altern aus psychologischer Perspektive. In: Mayer KU, Baltes PB (Hrsg) Die Berliner Altersstudie. Akademie Verlag, Berlin, S 221–250

Svanborg A, Landahl S, Mellstroem D (1982) Basic issues in health care. In: Thomae H, Maddox G (eds) New perspectives in old age. Springer, New York, pp 31–52

Thomae H (1968) Psychische und soziale Aspekte des Alterns. Z Gerontolog 1:43–55

Thomae H (1970) Theory of aging and cognitive theory of personality. Human Development 13:1–16

Thomae H (1983) Alternsstile und Altersschicksale. Ein Beitrag zur differentiellen Gerontologie. Huber, Bern

Thomae H (1987) Responses to health and social problems in old age. In: Gregorio S di (ed) Social gerontology: New directions. Croom Helm, London, pp 161–176

Thomae H (1996) Das Individuum und seine Welt, 3. erw. Aufl. Hogrefe, Göttingen

Thomae H (1998) Probleme der Konzeptualisierung von Alternsformen. In: Kruse A (Hrsg) Psychosoziale Gerontologie, Bd 1, Grundlagen. Hogrefe, Göttingen, S 35–50

Wahl HW (1992) Ökologische Perspektiven in der Gerontopsychologie. Psychol Rundschau 43:232–248

Wahl HW (1997) Ältere Menschen mit Sehbeeinträchtigung. Lang, Frankfurt am Main

Wahl HW, Baltes MM (1993) Ökopsychologische Aspekte geriatrischer Rehabilitation. In: Niederfranke A (Hrsg) Fragen geriatrischer Rehabilitation. Kohlhammer, Stuttgart, S 136–141

Werle J, Zimber A (1997) Effects of a training programme for the prevention of falls in later life. In: Huber G (ed) Healthy aging. Health Promotion, Gamberg, pp 314–322

Gegen Vorurteile und Klischees

Die Berliner Altersstudie – neue Erkenntnisse über die Zielgruppe alte Menschen*

P. B. BALTES

9.1 Reserven und ihre Grenzen 80
9.2 Ein hohes Maß an Aktivitäten 81
9.3 Negative Persönlichkeitsaspekte verstärken sich 82
9.4 Fokus hohes Alter: ein neuer Blickwinkel? 83
9.5 Das Leben ab 80 83
Literatur 84
Anhang: Test „Behauptungen über das Alter" 85

Alte Menschen, die Hauptzielgruppe der Dienstleister in der häuslichen Pflege, haben kaum soziale Kontakte, leben v. a. in der Vergangenheit und können ihr Leben nicht mehr selbst bestimmen. Diese und andere häufig anzutreffende Klischees wurden jetzt von einer Studie in West-Berlin widerlegt (vgl. Test „Behauptungen über das Alter", im Anhang, S. 85 ff.). Die interdisziplinäre Erhebung von 516 alten Menschen zwischen 70 und 103 Jahren zeichnet für viele ein neues Bild und ist auf jede westdeutsche Großstadt übertragbar (Mayer u. Baltes 1996).

Wir sind uns der Gefahr bewußt, die differenzierte und vielschichtige Gestalt der Ergebnisse der Berliner Altersstudie durch einige zusammenfassende Schlußfolgerungen zu vereinfachen. Dennoch versuchen wir im folgenden, einige Akzente zu setzen.

9.1
Reserven und ihre Grenzen

Die Berliner Altersstudie hat eine Fülle empirischer Belege dafür erbracht, daß die Vorstellung vom Alter als eine insgesamt negativ und problematisch zu bewertende Lebensphase der Wirklichkeit nicht entspricht. Befunde, die gegen eine solche negative Vorstellung sprechen, finden sich zunächst einmal im Bereich der subjektiven Befindlichkeit alter Menschen. So sind die meisten alten Menschen mit ihrem Leben zufrieden. Zwei Drittel fühlen sich gesund, fast zwei Drittel fühlen sich gesünder als ihre Altersgenossen, fast ein Fünftel mindestens ebenso gesund wie Gleichaltrige. Solche positiven Vergleichsurteile nehmen mit dem Alter sogar noch zu: Je älter Menschen sind, desto gesünder fühlen sie sich im Vergleich zu ihren Altersgenossen. Über zwei Drittel meinen, daß sie ihr Leben selbst bestimmen können, und fühlen sich insoweit selbständig und unabhängig. Mehr als 9 von 10 alten Menschen haben noch ausgeprägte Lebensziele, und nur ein Drittel ist vorwiegend vergangenheitsorientiert. Weniger als ein Zehntel der Westberliner Alten beschäftigen sich stark mit Tod und Sterben.

Diese überwiegend positiven Einstellungen der alten Menschen können und dürfen allerdings nicht nur als eine bloße Widerspiegelung ihrer wirklichen, objektiven Situation interpretiert werden. Die subjektive Situation ist besser als die objektive Lage. Die meisten Menschen sehen die Realität besser, als sie eigentlich ist.

Es gibt aber in der Altersstudie viele Belege für positive Aspekte der objektiven Alterssituation. So fühlen sich alte Menschen nicht nur überwiegend selbständig, sie sind es auch weitgehend in ihrer Lebensführung. Mehr als 9 von 10 leben in Privathaushalten. Trotz des aufgrund der historischen Generationslage hohen Anteils an Kinderlosen leben weniger als 10% in Heimen. Drei Viertel der in Privathaushalten lebenden alten Menschen erhalten keine regelmäßige Hilfe von außerhalb. Neun von zehn sind nicht pflegebedürftig. Selbst unter den 85jährigen und Älteren ist nur ein Fünftel pflegebedürftig, und nur ein Drittel ist hilfsbedürftig. Betrachtet man alle Befunde und nur die Ältesten der Alten, dann geht es Männern im Durchschnitt besser als Frauen (Tabelle 9-1 und 9-2).

---

* Dieser Artikel wurde auf der Grundlage von Pressetexten zusammengestellt, die vom erweiterten Leitungsgremium der Berliner Altersstudie erarbeitet wurden. Dem Gremium gehörten Margret M. Baltes, Paul B. Baltes, Markus Borchelt, Julia Delius, Hanfried Helmchen, Michael Linden, Karl Ulrich Mayer, Jacqui Smith, Ursula M. Staudinger, Elisabeth Steinhagen-Thiessen und Michael Wagner an. Der Text erschien erstmals 1997 in Häusliche Pflege 2:46–51, und ist hier in leicht modifizierter Form wiedergegeben.

Tabelle 9-1. Hilfs- und Pflegebedürftigkeit in Prozentanteilen (gewichtet nach Alter und Geschlecht)

Hilfs- und Pflegebedürftigkeit	Männer	Frauen	Gesamt
A. Voll selbständig	76,9	81,1	78,0
B. Hilfsbedürftig	14,7	13,6	14,4
C. Pflegestufe I: mehrfach wöchentlich	2,1	2,7	2,3
D. Pflegestufe II: täglich	4,1	1,1	3,3
E. Pflegestufe III: ständig	2,2	1,5	2,0

Tabelle 9-2. Prozentanteil Hilfs- und Pflegebedürftiger in Privathaushalten und stationären Einrichtungen (jeweils pro Institution und in Klammern je Stufe der Hilfs- und Pflegebedürftigkeit), gewichtet nach Alter und Geschlecht

Hilfs- und Pflegebedürftigkeit	Privathaushalte		Seniorenwohnhaus (privat)		Seniorenheim		Kranken-, Pflegeheim		Gesamt
A. Voll selbständig	82,9	(88,6)	75,4	(7,7)	33,2	(2,5)	33,0	(1,2)	(100,0)
B. Hilfsbedürftig	11,6	(67,4)	23,2	(12,9)	35,1	(14,4)	27,8	(5,3)	(100,0)
C Pflegestufe I	1,5	(56,0)	0,2	(0,8)	11,9	(30,6)	10,5	(12,6)	(100,0)
D. Pflegestufe II	2,3	(58,0)	1,2	(2,9)	10,9	(19,4)	23,6	(19,7)	(100,0)
E. Pflegestufe III	1,7	(67,7)	0,0	(0,0)	8,8	(25,5)	5,0	(6,8)	(100,0)
Gesamt	100,0		100,0		100,0		100,0		

Checkliste

- Die Berliner Altersstudie räumt mit vielen Vorurteilen über das Altern auf.
- Es wurden nicht nur gesunde Alte, sondern auch Hilfs- und Pflegebedürftige untersucht.
- Es wurde ein hoher Bedarf an nicht erfüllter medizinischer Behandlung festgestellt, aber auch ein hoher Grad an Selbstbestimmung.
- Die Zielgruppe der ambulanten Dienste wird durch die Studie transparenter.

Zu den guten Nachrichten über das Alter kann man auch zählen, daß im Hinblick auf die geistige Gesundheit nur ein knappes Viertel der 70jährigen und Älteren psychiatrische Störungen aufweist und nur etwa ein Zehntel solche psychiatrischen Störungen, die mit Hilfsbedürftigkeit verbunden sind. Depressionen nehmen mit dem Alter nicht zu. Auch was die körperliche Gesundheit anbelangt, wäre die Gleichsetzung von Alter und Gebrechlichkeit irreführend. So sind fast die Hälfte der 70jährigen und Älteren frei von gravierenden Beschwerden über Einschränkungen des Bewegungsapparates, und selbst unter den 85jährigen und älteren knapp die Hälfte frei von klinisch manifesten Gefäßkrankheiten. In bezug auf die geistige und körperliche Gesundheit ist es darüber hinaus ein bemerkenswertes Ergebnis der Studie, daß wir im Hinblick auf Morbidität und Behandlungsbedürftigkeit kaum Unterschiede nach der Sozialschicht gefunden haben. Das ist vermutlich eine Auswirkung eines effektiven Krankenversicherungssystems und einer medizinischen Betreuung, die wenig nach Zahlungskraft und Versichertenstatus diskriminiert.

9.2
Ein hohes Maß an Aktivitäten

Auch die Vorstellung vom Alter als Phase von sozialer Isolation, gesellschaftlichem Rückzug und von Nichtstun im Alltagsleben kann als überwiegend falsch abgewiesen werden. Die alten Menschen sind nach der Studie aktiv, und zwar sowohl außerhäuslich als auch zu Hause. Sehr alte Menschen haben zwar insgesamt weniger soziale Beziehungen und fühlen sich emotional einsamer, sie geben aber eine gleichbleibende Anzahl sehr eng verbundener Personen an. Es gibt auch kaum altersbedingte Unterschiede in den Kontakthäufigkeiten mit Kindern und Freunden. Alte Menschen sind ferner weder in besonderem Maße einkommensarm, noch leben sie unter grundsätzlich schlechteren Wohnbedingungen. Wichtig ist schließlich, daß die meisten alten Menschen dann Hilfe und Pflege erhalten, wenn sie sie brauchen und wollen. Ein wichtiger Befund der Berliner Altersstudie ist ferner, daß alte Menschen nicht nur Hilfe erhalten, sondern nach ihren Berichten sehr häufig auch anderen helfen. Sie leisten damit einen wichtigen Beitrag für ihre Familien und die Gesellschaft.

Man darf freilich die Zurückweisung eines negativen Altersbildes nicht überziehen. Die Befunde belegen ebenso die Unausweichlichkeit körperlichen und geistigen Abbaus, die Zunahme chronischer Leiden mit höherem Alter und die vielfältigen Folgen sensorischer, geistiger und körperlicher Einschränkungen für eine aktive und selbständige Lebensführung. Sich z. B. gesund zu fühlen bedeutet nicht, daß man objektiv gesund ist. Fast alle alten Menschen haben mindestens eine mittel- bis schwergradige Erkrankung, etwa ein Drittel leidet an einer lebensbedrohlichen Erkrankung. Fast die Hälfte leidet an einer meist chronischen und schmerzhaften Erkrankung des Bewegungsapparates. Die Demenz steigt mit dem hohen Alter rasch an. In der Altersgruppe der 95jährigen und Älteren liegt dieser Anteil bei mindestens etwa 40%, wahrscheinlich bei 50%. Neben Beobachtungen von teilweise schädlicher Übermedikation wurde auch ein erheblicher nicht erfüllter medizinischer Behandlungsbedarf festgestellt. Ein ganz besonders gravierendes Defizit zeigt sich bei der zahnärztlichen Versorgung: Drei Viertel der alten Menschen hätten zahnärztliche Behandlung nötig.

Auch die sensorische Funktionsfähigkeit (Gehör und Sehvermögen) läßt aufgrund physiologischer und pathologischer Prozesse im Alter deutlich nach: Unter Anwendung einer Beeinträchtigungsklassifikation der World Health Organization (WHO 1980) erweist sich immerhin ein Drittel der älteren Westberliner als visuell mäßig bis schwer beeinträchtigt. Während dieser Anteil noch bei den 70- bis 79jährigen knapp 20% beträgt, sind bei den 90- bis 103jährigen etwa 80% mäßig bis schwer beeinträchtigt. Was das unkorrigierte Gehör angeht, so ist dies bei insgesamt 6 von 10 Älteren mäßig bis schwer beeinträchtigt (nach WHO-Klassifikation). Schon knapp die Hälfte der 70- bis 79jährigen ist betroffen, mehr als 90% der 90- bis 103jährigen. Ein Viertel der 70jährigen und älteren ist in beiden Sinnesmodalitäten (Sehen und Hören) mäßig bis schwer beeinträchtigt, wobei der Anteil von etwa 10% der 70- bis 79jährigen auf etwa 70% der 90- bis 103jährigen ansteigt.

9.3
Negative Persönlichkeitsaspekte verstärken sich

Trotz der relativ hohen Lebenszufriedenheit verstärken sich mit dem Alter negative Persönlichkeitsaspekte, wie etwa geringere Offenheit, weniger positive Emotionen sowie Gefühle, zunehmend fremdbestimmt zu sein. Die anscheinend hohen psychischen Anpassungsleistungen stoßen im hohen Alter an ihre Grenzen. Wie schon erwähnt, fühlen sich ältere Menschen einsamer (Abb. 9-1). Mit dem Altern nehmen soziale Aktivitäten ab, v. a. aufgrund gesundheitlicher Einschränkungen. Viele alte Menschen dieser Generation sind kinderlos oder haben keine Kontakte zu ihren Kindern und fühlen sich wahrscheinlich auch deshalb einsamer. Fast die Hälfte hat keine Vertrauensperson, wobei man nicht weiß, inwieweit sich dieser Befund bei jüngeren Erwachsenen unterschei-

Abb. 9-1. Mit zunehmendem Alter offenbart sich eine geringere Offenheit, weniger positive Emotionen sowie Gefühle, zunehmend fremdbestimmt zu sein. (Foto: Karl Groß, Berlin)
▼

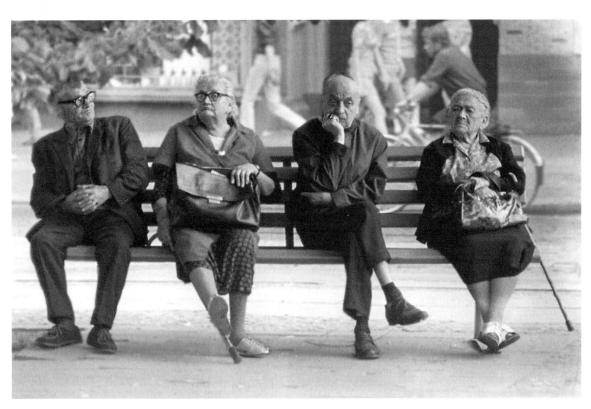

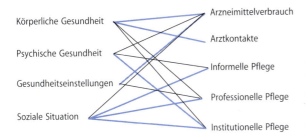

Abb. 9-2. Bedingungsgefüge ärztlicher und pflegerischer Hilfe

det. Vor allem alte Menschen, die im Heim wohnen, haben weniger Kontakt zur Außenwelt.

Fast ein Drittel der nach unseren Messungen Hilfs- und Pflegebedürftigen gibt an, von niemandem betreut zu werden (Abb. 9-2). Dies könnte bedeuten, daß zumindest ein Teil der beobachteten selbständigen Lebensführung auf einen Interventionsbedarf und nicht auf eine optimale Lebenssituation verweist. In unserem Versuch, Alterslagen über viele Dimensionen und Funktionsbereiche hinweg zu charakterisieren, hat sich nicht nur ergeben, daß ein Drittel körperlich und geistig sehr eingeschränkt, sensorisch beeinträchtigt, schwer krank und behindert ist, sondern auch, daß dies zumindest bei einem Viertel mit einer sehr negativen seelisch-geistigen Verfassung verbunden ist. In diesem Zusammenhang ist darüber hinaus aber besonders hervorzuheben, daß sich über die Hälfte der alten Menschen im hohen Alter (85 Jahre und darüber) und sogar zwei Drittel der 90jährigen und Älteren in den als schlecht zu charakterisierenden Alterslagen befinden. Die negativen Aspekte des Alters nehmen also mit zunehmendem Alter deutlich zu.

9.4
Fokus hohes Alter: ein neuer Blickwinkel?

Ein weiterer Schwerpunkt der Studie lag auf dem hohen Alter. Der überwiegende Teil gerontologischer Forschung beschäftigt sich mit den sog. jungen Alten, den 60- und 70jährigen. Daraus ergibt sich die Frage, ob Altern im hohen Alter qualitativ und quantitativ v.a. eine Weiterentwicklung dessen ist, was das junge Alter kennzeichnet. Ist es beispielsweise vertretbar, die relativ positiven Ergebnisse über die Vitalität und Kapazitätsreserven jüngerer Alter, also etwa der 70jährigen, auf das hohe Alter zu übertragen? Wenn man die vorliegenden querschnittlichen Ergebnisse zur Grundlage nimmt, dann scheint es, daß das hohe Alter nicht als eine einfache Fortschreibung des jungen Alters verstanden werden kann, sondern sich im hohen Alter eine veränderte Konstellation zeigt.

Was die jungen Alten angeht, so bestätigen unsere Befunde im großen und ganzen die im letzten Jahrzehnt entstandene Sichtweise, daß ältere Menschen einen überraschend hohen körperlichen, psychischen und sozialen Funktionsstatus haben (Baltes u. Mittelstraß 1992; Karl u. Tokarski 1989; Lehr 1991). So bestätigen die Ergebnisse die folgende Schlußfolgerung: Es gibt die jungen Alten mit einem beträchtlichen Ausmaß an Optimismus und Vitalität, und das „junge Alter" schiebt sich bis in ein höheres Lebensalter. In diesem Altersbereich gibt es also mehr als Hoffnung auf eine Zukunft des Alters. Unsere Beobachtungen und Messungen bieten ein empirisches Fundament für diese optimistische Sicht.

9.5
Das Leben ab 80

Wie wir in der Berliner Altersstudie gefunden haben, bietet sich jenseits des 8. Lebensjahrzehnts aber doch ein anderes Bild. Auf psychologischer Ebene wird beispielsweise deutlich, daß das hohe Alter eine beträchtliche Herausforderung an die psychische Widerstandsfähigkeit und Bewältigungskapazität darstellt. Auch im Bereich der geistigen Leistungsfähigkeit zeigt sich, daß sich der im jüngeren Alter eher vereinzelte und spezifische Leistungsrückgang in einen allgemeinen und alle Bereiche betreffenden Leistungsverlust transformiert.

Dieses Bild einer qualitativen Veränderung vom jungen ins höhere Alter wird weiterhin v.a. durch die psychiatrische Betrachtungsweise unterstützt. Nach dem 80. Lebensjahr nimmt die Altersdemenz stark zu, bis sie bei den 90- und 100jährigen eine Wahrscheinlichkeit um 50% erreicht. Diese Zunahme der Demenzprävalenz ist ein Kennzeichen des hohen Alters und beinhaltet, daß viele sehr alte Menschen sich qualitativ verändern – gelegentlich so sehr, daß sie von anderen nicht mehr als dieselbe Person erlebt werden.

Auch die Befunde aus der Geriatrie, beispielsweise zur Pflegebedürftigkeit und Multimorbidität, stimmen mit der Sichtweise überein, daß das hohe Alter eine neue und weniger gute körperliche und seelische Funktionslage schafft. Auch im Hinblick auf die soziale Lebenslage erweist sich das sehr hohe Alter als qualitativ andersartig: Die emotionale Einsamkeit nimmt zu, und die außerhäusliche gesellschaftliche Beteiligung nimmt ab, v. a. aber erhöht sich die Abhängigkeit von anderen bis hin zur Heimunterbringung.

Einfache Extrapolierungen in die Zukunft hinein können also leicht irreführend sein, da Veränderungen der äußeren natürlichen und gesellschaftlichen Umwelt, aber auch der Ressourcen und Orientierungen der zukünftigen Alten sich rasch wandeln (Baltes 1996; Bengtson u. Schütze 1992). Ein sehr wahrscheinliches Ergebnis dieser Veränderungen werden weiterhin ansteigende Überlebenswahrscheinlichkeiten sehr alter Menschen sein (Jeune u. Vaupel 1995; Kannisto 1994). Gerade neuere Entwicklungen der Biomedizin und der medizinischen Rehabilitation legen es nahe, weitere Impulse für eine verlängerte Lebensspanne und eine bessere Lebensqualität für das Alter zu erwarten. Wenn man also die in der Berliner Altersstudie erarbeiteten Befunde bewertet, ist mitzubedenken, in welchem Ausmaß diese bereits von den gesellschaftlichen Bedingungen überholt sein könnten. Und hierbei geht es sicherlich nicht nur um Fortschritte, sondern auch darum, ob der bisher gerade in der Bundesrepublik vorbildliche Generationenvertrag gefährdet wird, v.a., wenn zutreffen sollte, daß relativ gesehen die Kosten für das hohe Alter zunehmen.

Literatur

Baltes PB (1996) Über die Zukunft des Alterns: Hoffnung mit Trauerflor. Baltes MM, Montada L (Hrsg) Produktives Leben im Alter. Campus, Frankfurt/Main, S 29–68

Baltes PB, Mittelstraß J (Hrsg) (1992) Zukunft des Alterns und gesellschaftliche Entwicklung. de Gruyter, Berlin

Bengtson VL, Schütze Y (1992) Altern und Generationenbeziehungen: Aussichten für das kommende Jahrhundert. In: Baltes PB, Mittelstraß J (Hrsg) Zukunft des Alterns und gesellschaftliche Entwicklung. de Gruyter, Berlin, S 492–517

Jeune B, Vaupel JW (eds) (1995) *Exceptional longevity: From prehistory to the present.* (Monographs on Population Aging, vol 2). Odense Univ Press, Odense/Denmark

Kannisto V (eds) (1994) Development of oldest-old mortality, 1950–1990 – Evidence from 28 developed countries (Monographs on Population Aging, vol 1). Odense Univ Press, Odense/Denmark

Karl F, Tokarski W (1989) Die neuen Alten. Gesamthochschulbibliothek, Kassel

Lehr U (1991) Psychologie des Alterns, 7. Aufl. Quelle & Meyer, Heidelberg

Mayer KU, Baltes PB (Hrsg) (1996) Die Berliner Altersstudie. Akademie Verlag, Berlin

World Health Organization (WHO) (1980). International classification of impairments, disabilities, and handicaps. WHO, Genf

Anhang

Test: Behauptungen über das Alter – Berliner Altersstudie

Die nachfolgenden Antworten sind Behauptungen, die häufig in der Meinung über alte Menschen vorkommen. Auch diejenigen sind nicht frei davon, die sich nahezu täglich mit dieser Gruppe auseinandersetzen. Der folgende Katalog ermöglicht den Test für jeden einzelnen. Beantworten sie die Fragen und schauen sie sich dann die Lösungen auf S. 86/87 an.

	Richtig	Falsch
1. Die meisten alten Menschen erhalten zu viele Medikamente.	☐	☐
2. Die meisten alten Menschen haben eine Krankheit.	☐	☐
3. Die meisten alten Menschen fühlen sich krank.	☐	☐
4. Alte Frauen leben länger und sind deshalb weniger krank.	☐	☐
5. Mehr als die Hälfte der hochbetagten Frauen braucht Hilfe beim Baden oder Duschen.	☐	☐
6. Die meisten Blutwerte ändern sich nicht im Alter.	☐	☐
7. Depressionen werden im hohen Alter häufiger.	☐	☐
8. Die meisten Menschen über 70 Jahre leiden an einer ernsthaften Beeinträchtigung ihrer geistigen Leistungsfähigkeit.	☐	☐
9. Etwa die Hälfte der 90jährigen und älteren Menschen leidet an einem deutlichen geistigen Abbau (Demenz).	☐	☐
10. Die meisten alten Menschen erhalten zu viele Psychopharmaka.	☐	☐
11. Der Alltag sehr alter Menschen besteht vorwiegend aus Inaktivität und Ausruhen.	☐	☐
12. Wenn man alte Menschen fragt, womit sie sich stark oder sehr stark beschäftigen, hat das Thema Sterben und Tod bei den meisten hohe Priorität.	☐	☐
13. Das Gedächtnis wird mit zunehmendem Alter immer schlechter.	☐	☐
14. Die meisten alten Menschen können nichts Neues mehr lernen.	☐	☐
15. Die meisten alten Menschen glauben, daß sie ihr Leben nicht mehr selbst bestimmen können.	☐	☐
16. Nur ganz wenige alte Menschen haben noch ausgeprägte Lebensziele.	☐	☐
17. Alte Menschen leben vor allem in der Vergangenheit.	☐	☐
18. Fast alle alten Menschen haben eine vertraute Person, mit der sie über schwierige Probleme sprechen können.	☐	☐
19. Sehr viele alte Menschen sind arm.	☐	☐
20. Die Mehrzahl der 95jährigen und Älteren lebt in Heimen.	☐	☐
21. Pflegebedürftige alte Menschen in Privathaushalten werden überwiegend von ihren Kindern gepflegt.	☐	☐
22. Ärmere Menschen sind im Alter kränker, reichere Menschen gesünder.	☐	☐
23. Frauen, die ihr Leben lang überwiegend Hausfrauen waren, sind im hohen Alter schlechter gestellt als Frauen, die über lange Zeit erwerbstätig waren.	☐	☐

„Behauptungen über das Alter"

1. Die meisten alten Menschen erhalten zu viele Medikamente – *Falsch*
   92 Prozent der 70jährigen und älteren Menschen werden zwar mit mindestens einem Medikament behandelt, aber trotz dieser hohen Behandlungsintensität konnte bei etwa 24 Prozent der Probanden eine Untermedikation im Sinne unbehandelter, mittel- bis schwergradiger körperlicher Erkrankungen festgestellt werden. Das Problem der Medikation im Alter liegt insgesamt eher in der Qualität, weniger in der Quantität.
2. Die meisten alten Menschen haben eine Krankheit – *Richtig*
   Aus medizinischer Sicht läßt sich bei nahezu allen 70jährigen und Älteren mindestens eine Krankheit diagnostizieren. Demgegenüber ist nicht richtig, daß die meisten alten Menschen unter einer ernsthaften Erkrankung leiden. Lebensbedrohliche Krankheiten wurden bei deutlich weniger als der Hälfte (33 Prozent) festgestellt.
3. Die meisten alten Menschen fühlen sich krank – *Falsch*
   29 Prozent der 70jährigen und Älteren beurteilen ihre körperliche Gesundheit allgemein als sehr gut bis gut, 38 Prozent als befriedigend, 33 Prozent als ausreichend oder mangelhaft.
4. Alte Frauen leben länger und sind deshalb weniger krank – *Falsch*
   Obwohl Frauen eine höhere Lebenserwartung haben, unterscheiden sie sich im Alter insgesamt nicht wesentlich in ihrer körperlichen Gesundheit von gleichaltrigen Männern.
5. Mehr als die Hälfte der hochbetagten Frauen braucht Hilfe beim Baden oder Duschen – *Richtig*
   60 Prozent der 85jährigen und älteren Frauen sagen, daß sie Hilfe oder Unterstützung beim Baden oder Duschen brauchen. Im Vergleich dazu liegt der entsprechende Prozentanteil bei den gleichaltrigen Männern bei 32 Prozent.
6. Die meisten Blutwerte ändern sich nicht im Alter – *Richtig*
   Die Analysen der breitangelegten laborchemischen Blutuntersuchungen zeigen keine wesentlichen Abweichungen von den auch für jüngere Menschen geltenden Normalwerten.
7. Depressionen werden im hohen Alter häufiger – *Falsch*
   Die Häufigkeit depressiver Erkrankungen unterscheidet sich zwischen den verschiedenen Altersgruppen zwischen 70 bis über 100 Jahre nicht signifikant.
8. Die meisten Menschen über 70 Jahre leiden an einer ernsthaften Beeinträchtigung ihrer geistigen Leistungsfähigkeit – *Falsch*
   Nur etwa 17 Prozent der 70jährigen und Älteren haben kognitive Störungen im pathologischen Sinne, nur 14 Prozent vom Ausmaß einer Demenz. Es gibt aber einen allgemeinen Rückgang in der geistigen Leistungsfähigkeit.
9. Etwa die Hälfte der 90jährigen und älteren Menschen leidet an einem deutlichen geistigen Abbau (Demenz) – *Richtig*
   Die Demenzhäufigkeit steigt mit dem Alter stark an. In der Studie wurden in der Altersgruppe von 70 bis 74 Jahren keine Demenzen diagnostiziert, in der Altersgruppe der 90jährigen und Älteren dagegen etwa 43 Prozent.
10. Die meisten alten Menschen erhalten zu viele Psychopharmaka – *Falsch*
    Zwar nehmen zwei Drittel der alten Menschen psychotrope Pharmaka im weiteren Sinne ein, jedoch wurde in gut einem Drittel der Verordnungen eine Unterdosierung festgestellt, eine Überdosierung wurde überhaupt nicht beobachtet. Eine Untermedikation, das heißt Nichtverordnung von indizierten Medikamenten, wurde bei Demenzen in 4 Prozent, bei Depressionen sogar in 44 Prozent ermittelt.
11. Der Alltag alter Menschen besteht vorwiegend aus Inaktivität und Ausruhen – *Falsch*
    Die Rekonstruktion der Tagesabläufe zeigt für die TeilnehmerInnen an der Studie, daß 19 Prozent der Wachzeit mit Ruhephasen verbracht wurden. Bei den 70- bis 84jährigen waren es sogar nur 12 Prozent.
12. Wenn man alte Menschen fragt, womit sie sich stark oder sehr stark beschäftigen, hat das Thema Sterben und Tod bei den meisten hohe Priorität – *Falsch*
    Bei Vorgabe von zehn Lebensbereichen und -themen gaben 70 Prozent der TeilnehmerInnen an, sich stark oder sehr stark mit dem Wohlergehen ihrer Angehörigen zu beschäftigen, das Thema Sterben und Tod wurde nur von 30 Prozent genannt.
13. Das Gedächtnis wird mit zunehmendem Alter immer schlechter – *Richtig*
    Es finden sich beträchtliche negative Zusammenhänge zwischen dem Alter und der Leistung des Gedächtnisses.
14. Die meisten alten Menschen können nichts Neues mehr lernen – *Falsch*
    Bis ins hohe Alter hinein sind alte Menschen noch lernfähig, auch wenn die Gedächtnisleistungen schlechter werden.

15. Die meisten alten Menschen glauben, daß sie ihr Leben nicht mehr selbst bestimmen können – *Falsch*
70 Prozent der TeilnehmerInnen gaben an, daß sie das Gefühl haben, ihre Geschicke vor allem selbst beeinflussen zu können.

16. Nur ganz wenige alte Menschen haben noch ausgeprägte Lebensziele – *Falsch*
94 Prozent der TeilnehmerInnen entwarfen auf Befragen Zukunftsszenarien, selbst bis ins hohe Alter.

17. Alte Menschen leben vor allem in der Vergangenheit – *Falsch*
40 Prozent gaben an, daß sie meistens über die Gegenwart nachdenken, 30 Prozent berichteten vor allem von Gedanken über die Vergangenheit und 25 Prozent von Gedanken über die Zukunft.

18. Fast alle alten Menschen haben eine vertraute Person, mit der sie über schwierige Probleme sprechen können – *Falsch*
Fast die Hälfte der TeilnehmerInnen gab an, daß sie niemanden haben, mit dem sie über persönliche Probleme reden können.

19. Sehr viele alte Menschen sind arm – *Falsch*
Insgesamt sind das hohe und höhere Alter nicht mit großen finanziellen Benachteiligungen verbunden. Allerdings kann der Einkommensbedarf im hohen Alter auch überproportional steigen, so zum Beispiel für Hilfe im Haushalt und insbesondere bei Pflegebedürftigkeit.

20. Die Mehrzahl der 95jährigen und Älteren lebt in Heimen – *Falsch*
Der Prozentsatz liegt im Durchschnitt bei etwa neun Prozent. Allerdings sind 37 Prozent der 95jährigen und Älteren Heimbewohner.

21. Pflegebedürftige alte Menschen in Privathaushalten werden überwiegend von ihren Kindern gepflegt – *Falsch*
Es sind in der Regel nicht die Kinder, die ihre Eltern pflegen. Etwa 54 Prozent der hilfs- und pflegebedürftigen alten Menschen haben Kinder in Berlin. Innerhalb dieser Gruppe erhalten nur acht Prozent von ihren Kindern regelmäßige Haushalts-, Einkaufs- und Putzhilfen. Die meisten werden von Ehepartnern oder formellen Hilfs- und Pflegediensten betreut.

22. Ärmere Menschen sind im Alter kränker, reichere Menschen gesünder – *Falsch*
Die Stichprobe zeigte kaum Unterschiede zwischen sozialen Schichten oder Einkommensgruppen im Hinblick auf körperliche und geistige Funktionseinbußen und Krankheitsbefunde.

23. Frauen, die ihr Leben lang überwiegend Hausfrauen waren, sind im hohen Alter schlechter gestellt als Frauen, die über lange Zeit erwerbstätig waren – *Falsch*
Innerhalb der Gruppe der verheirateten und verwitweten Frauen hat die Dauer der Erwerbstätigkeit überraschenderweise keinen Einfluß auf die finanzielle Situation des Haushalts im Alter.

Zur Lebenssituation der „ältesten Alten"

P. Martin, C. Rott

10.1 Demographischer Überblick 88
10.2 Neuere Langlebigkeitsansätze 89
10.3 Bedeutsame Unterschiede in der Gruppe der ältesten Alten 89
10.3.1 Gesundheit oder funktionale Einschränkung 90
10.3.2 Kognitive Leistungsfähigkeit oder Demenz 90
10.3.3 Soziales Engagement oder Depression und Einsamkeit 90
10.3.4 Pflegebedürftigkeit und Lebensqualität 91
10.4 Schlußfolgerungen 92
Literatur 92

Wenn man sich erste Ergebnisse zur Lebenssituation der „ältesten Alten" (d.h. derjenigen Personen, die das 85. Lebensjahr vollendet haben) anschaut, dann könnte man zu dem Schluß gelangen, daß unsere gerontologischen und geriatrischen Lehrbücher bald umgeschrieben werden müssen. Nicht alle Forschungserkenntnisse, die man über 60- und 70-jährige Menschen gewonnen hat, lassen sich ohne weiteres auf sehr alte Menschen übertragen.

So besagt z. B. die Kontinuitätshypothese, daß ältere Menschen Kontinuität in ihrem Leben suchen und auch meistens finden (Atchley 1989). Diese Hypothese ist aber bei sehr alten Menschen nicht ohne weiteres haltbar, denn gerade in den letzten Jahren des Lebens kann es zu gehörigen körperlichen und seelischen Veränderungen kommen. Als weiteres Beispiel kann die Streßforschung herangezogen werden. Die Forschung geht davon aus, daß im Alter das Ausmaß an streßreichen Situationen zurückgeht (Murrell et al. 1988). Auch diese Annahme trifft bei sehr alten Menschen nicht zu, denn im hohen Alter gibt es oft mehr Verlustereignisse als zu anderen Lebzeiten. Ein drittes Beispiel bezieht sich auf Familienunterstützung. Die gängige These besagt, daß ältere Menschen sich im Alter auf ihre Familie verlassen können (Blieszner u. Bedford 1995). Dies trifft aber nicht unbedingt auf sehr alte Menschen zu, da viele Hochaltrige einen großen Prozentsatz an direkten Familienangehörigen verloren haben. Als viertes Beispiel können Demenz und andere psychische Beeinträchtigungen aufgeführt werden. Unsere Lehrbücher gehen davon aus, daß nur ein geringer Teil (weniger als 5%) unserer alten Bevölkerung von kognitiven Beeinträchtigungen betroffen ist (Livingston 1994). Auch Depression und Einsamkeit seien in der Regel keine allzu großen Probleme im Alter. Bei sehr alten Menschen verhält es sich jedoch anders, denn in diesem Alter spielen seelische Probleme eine erheblich größere Rolle.

Obwohl wir schon jetzt dramatische Bevölkerungsveränderungen zugunsten der ältesten Alten erfahren haben, gibt es noch relativ wenig gesicherte Studien über diese Altersgruppe. Im folgenden werden wir einen kurzen demographischen Überblick zur augenblicklichen Situation der ältesten Alten geben und kurz ansprechen, welche theoretischen Ansätze es zur Langlebigkeit gibt. Dann möchten wir 4 wichtige Themengebiete ansprechen, die unser Arbeitskreis zur Erfassung der Lebenssituation im späten Erwachsenenalter für besonders wichtig hält:

1. Gesundheit und funktionale Beeinträchtigung,
2. kognitive Leistungsfähigkeit,
3. soziales Engagement und
4. Pflegebedürftigkeit und Lebensqualität.

10.1
Demographischer Überblick

Zur Zeit leben in Deutschland mehr als 1,4 Mio. Einwohner, die 85 Jahre und älter sind. Das sind rund 300 000 mehr als noch vor 5 Jahren und entspricht einer Zuwachsrate von 26% in diesem Zeitraum. Die Bevölkerung über 85 ist die am stärksten wachsende Gruppe in der Bundesrepublik und in den meisten industrialisierten Ländern. Für den Zeitraum 1991 bis 2010 erwartet man, daß die Gruppe der Hochbetagten noch einmal um 30% zunehmen wird (Bucher 1996).

Ähnlich hat sich die Zahl der über 95jährigen dramatisch erhöht. Noch 1965 gab es lediglich 8000 Personen in dieser Altersgruppe. Die Daten für 1996 besagen, daß es mittlerweile über 67 000 sind. Die Zahl der 100jährigen folgt ebenfalls dieser Entwicklung. Sie stieg von 224 im Jahre 1965 auf 4604 im Jahre 1994 ebenfalls drastisch an (Franke 1996). Auf 1 Mio. Einwohner kamen 1994 56 Personen, die 100 Jahre und älter waren (1965 waren es für das frühere Bundesgebiet 4 Personen).

Auch die verbleibende Lebenserwartung ist uneingeschränkt hoch. Der durchschnittliche deutsche 80jährige kann davon ausgehen, 6 weitere Jahre zu leben, bei guter Gesundheit sind es sogar wesentlich mehr. Selbst eine 90jährige Frau kann im Mittel davon ausgehen, noch 4 weitere Jahre zu leben, bei guter Gesundheit wahrscheinlich eher 6 oder 7.

Ohne Zweifel steht fest, daß die Anzahl der ältesten Alten auch weiter dramatisch ansteigen wird, so daß manche Forscher heute schon vom „demographischen Imperativ" sprechen. Damit ist gemeint, daß wir dieser Altersgruppe allein durch ihre zahlenmäßige Zunahme einfach mehr Aufmerksamkeit schenken müssen.

10.2
Neuere Langlebigkeitsansätze

Für die Erklärung der Langlebigkeit gibt es mittlerweile eine große Anzahl von Modellen und theoretischen Ansätzen (Franke 1998; Lehr 1992; Poon et al. 1997). Erklärungsversuche reichen von genetischen Bedingungen, ökologischen Faktoren, Persönlichkeitsansätzen, Streß und Coping, gesundem Ernährungsverhalten bis zu Krankheitsanfälligkeit und psychischen Beschwerden. Wir möchten hier lediglich auf 3 neuere Ansätze eingehen, die jedoch die Erkenntnisse von klassischen Langlebigkeitsmodellen nicht in Frage stellen.

Selektionshypothese

Die Selektionshypothese (Perls et al. 1993) ist die z. Z. vielleicht populärste Erklärung der Langlebigkeit. Überlebende zeigen dementsprechend eine außerordentliche Fähigkeit (oder aber haben einfach Glück), bestimmten Schicksalen auszuweichen (Smith 1997). Langlebige

- haben schon in der frühesten Kindheit die Säuglingssterblichkeit überlebt,
- sind fatalen Infektionen ausgewichen und
- gehörten nicht der Gruppe von Kindern und Jugendlichen an, die einem erhöhtem Unfallrisiko zum Opfer fallen,
- sie haben die Grippeepidemie von 1918 überlebt, wie auch die TB-Ausbrüche in den frühen Jahrzehnten unseres Jahrhunderts,
- sie sind nicht von den beiden Weltkriegen direkt betroffen und
- haben im mittleren Erwachsenenalter keine Herz- und Kreislauferkrankungen, Schlaganfälle oder Lungenentzündungen vorzuweisen.

Aus dieser Perspektive stellen Langlebige in der Tat eine positive Auslese dar. Um alle diese Hürden zu überwinden, ist es nicht verwunderlich, warum nur relativ wenig Personen dieses hohe Alter erreichen. In der Selektionshypothese kommt somit zum Ausdruck, daß Langlebige einfach Risikoumwelten zu vermeiden wissen.

Verlangsamtes Altern

Ein erst kürzlich vorgelegtes Modell der Langlebigkeit besagt, daß diese Personengruppe v. a. in späten Jahren ein verlangsamtes Altern vorzuweisen scheint (Wilmoth u. Horiuchi 1998). Diese Hypothese stützt sich auf die Annahme, daß Mortalitätsraten, die von Altersgruppe zu Altersgruppe exponentiell ansteigen, sich bei den ältesten Alten zu verlangsamen scheinen. Mit anderen Worten: Wenn Altern durch einen Anstieg von Mortalitätsraten gemessen wird, kann man leicht zu der Schlußfolgerung kommen, daß die ältesten Alten einfach langsamer alt werden.

Ressourcenhypothese

Eine dritte These, die wir Ressourcenhypothese nennen, beinhaltet, daß Langlebige über ein höheres Maß an Ressourcen verfügen. Die meisten hierzu vorliegenden Studien beschäftigen sich jedoch mit jüngeren Alten und beantworten eher Fragen zur Mortalität in dieser Gruppe, anstatt die absolut Langlebigen zu untersuchen. Als Ressourcen von hoher Priorität werden z. Z. Schulbildung (Liu et al. 1998) und soziale Beziehungen (Sugisawa et al. 1994) angesehen. Aber auch subjektive Erwartungen (Van Doorn u. Kasl 1998) scheinen eine wichtige Rolle zu spielen.

10.3
Bedeutsame Unterschiede in der Gruppe der ältesten Alten

Wie sieht nun die augenblickliche Lebenssituation bei Langlebigen aus? Zunächst läßt sich festhalten, daß auch langlebige Menschen keine homogene Gruppe darstellen, die sich durch einfache Charakteristiken beschreiben ließe (Martin 1997). Wir möchten die Unterschiede innerhalb der Gruppe der ältesten Alten an 4 Punkten festmachen.

10.3.1
Gesundheit oder funktionale Einschränkung

Der erste Gesichtspunkt betrifft die Gesundheit und funktionale Einschränkungen. In unseren eigenen Studien stellen wir immer fest, daß selbst 100jährige bei relativ guter Gesundheit sind. Auch subjektiv fühlen sie sich nicht eingeschränkt. So berichten in unserer Studie 59% der 100jährigen, daß ihre Gesundheit entweder gut oder ausgezeichnet ist. Nur 7% bezeichnen ihre Gesundheit als ausgesprochen schlecht (Martin et al. 1996). Die wesentlichen Unterschiede liegen vielmehr in funktionalen Einschränkungen: verminderte Fähigkeit, mit den Aktivitäten des täglichen Lebens zurechtzukommen, verminderte Seh- und Hörfähigkeit, verminderte Mobilität (ebd. 1996). Auch die Langlebigen mit dem besten Wohlbefinden haben mit hoher Wahrscheinlichkeit Einschränkungen in diesen Bereichen. Man muß aber hinzufügen, daß diese Einschränkungen nicht lebensgefährlich sind oder unbedingt einen großen Kostenaufwand darstellen.

Wie Johnson u. Barer (1997) herausgestellt haben, sind es oft relativ unwichtige Ereignisse, die die ältesten Alten vulnerabel machen können: Ein Sturz kann zum Krankenhausaufenthalt führen, der dann wiederum eine Lungenentzündung nach sich zieht. Ein Umzug zur Tochter kann zur sozialen Isolierung führen, und diese Isolierung führt dann zur Institutionalisierung. Weiterhin konnte gezeigt werden, daß bestimmte Faktoren nachlassende Mobilität vorhersagen können: Ressourcen, wie Schulbildung, Einkommen und soziales Netzwerk, aber auch körperliche Aktivität, der Body Mass Index und Depression sagen in Nachfolgeuntersuchungen Einschränkungen in der Mobilität voraus (Ho et al. 1997).

Viele Veränderungen im späten Leben können durchaus mit den üblichen Interventionen abgefangen werden, wie Haushaltshilfe, Essen auf Rädern, Transportmöglichkeiten (Johnson u. Barer 1997). Sehr oft zieht man bei den ältesten Alten voreilig den Schluß, es sei nun an der Zeit, daß sie ihre selbstverantwortliche Lebensführung an Außenstehende abgeben.

10.3.2
Kognitive Leistungsfähigkeit oder Demenz

Wie sieht es mit den kognitiven Leistungen aus, beziehungsweise mit dem Auftreten von Demenzen? Erst seit wenigen Jahren gibt es verläßliche Statistiken zu diesem Thema. Eine ausführliche Studie aus Schweden schätzt die Demenzprävalenz längsschnittlich auf 31% im ersten Jahr der Untersuchung bis 42% im dritten Jahr der Untersuchung (Johansson u. Zarit 1995). Nach einem Vierjahresabstand zeigten in dieser Studie 22% der Probanden eine Demenz, für die es beim 1. Meßzeitpunkt noch keine Anhaltspunkte gab. Auch eine deutsche Studie von Fichter und Mitarbeitern (1995) kommt zu dem Ergebnis, daß mindestens 40% der ältesten Alten leichte kognitive Beeinträchtigungen aufweisen. Johansson u. Zarit (1995) konnten zeigen, daß Personen mit höheren Basiswerten bei Nachfolgeuntersuchungen größere Stabilität in kognitiven Werten aufweisen.

Die Einzelfallstudie von Sister Mary in den USA hat kürzlich besonderes Aufsehen erregt (Snowdon 1997). Die geistig sehr agile über 100jährige aus der Kentucky-Studie gab bis zu ihrem Lebensende keinen Anlaß, sie in die Gruppe der kognitiv Beeinträchtigten einzustufen. Bei der nach ihrem Tode durchgeführten Autopsie zeigte sich jedoch ein relativ hoher Anteil von Plaques und Fibrillen. Da diese Demenzcharakteristiken jedoch weniger im Neokortex als im Hippocampus vorzufinden waren, scheinen zum einen die Lokalisation von Plaques und Fibrillen, wie auch ein diffuses vs. geordnetes Bild eine bedeutende Rolle zu spielen.

10.3.3
Soziales Engagement oder Depression und Einsamkeit

Ebenso wie kognitive Beeinträchtigungen und funktionale Einbußen bei einer Hälfte der Langlebigen festzustellen sind, so sind auch innerhalb des sozialen und mentalen Bereichs einige Einschränkungen vorhanden. Es gibt kein anderes Alter, in dem so viele Verlustereignisse zu beklagen sind. Innerhalb der Streßforschung wird der Verlust vom Ehepartner, von Kindern und Freunden als größte Streßkomponente angesehen. Diese Ereignisse finden sich in hohem Ausmaß bei den ältesten Alten. Fast jeder 100jährige hat den Verlust eines Ehepartners zu beklagen, und 50% sehen mindestens ein Kind vor ihnen aus dem Leben gehen. Vor diesem Hintergrund ist es nicht verwunderlich, wenn $1/4$ aller ältesten Alten über keinen Kontakt zu Familienmitgliedern mehr verfügt (Johnson u. Barer 1997).

Neue Freundschaften sind davon abhängig, ob körperliche oder funktionale Einschränkungen soziale Kontakt innerhalb dieser sehr alten Bevölkerungsgruppe ermöglichen. Daher berichten Johnson u. Barer (1997) auch davon, daß Freundschaften einen geringeren Wichtigkeitsgrad unter sehr alten Menschen einnehmen. Hier lassen sich 2 interessante Thesen aufstellen: Es mag in der Tat so sein, daß sehr alte Menschen einen selektiven Rückzug antreten und sich allmählich an weniger Kontakte gewöhnen. Andererseits kann soziales Engagement auch „wohl dosiert" sein, einmal, weil das Vorhandensein von Kontakten weiter eingeschränkt ist, zum anderen, weil allzu regelmäßiger Kontakt auch ermüdend wirken kann (Adkins et al. 1996).

Trotz allem läßt sich bei sehr alten Menschen ein relativ hohes Ausmaß an Einsamkeit feststellen. Auch hier sind es wiederum rund 40%, die sich mindestens von Zeit zu Zeit als einsam bezeichnen (Martin et al. 1997). Welche Variablen sagen Einsamkeit in hohem Alter voraus? Wir haben in unserem Arbeitskreis gezeigt, daß sowohl Persönlichkeit als auch soziale Beziehungen und körperliche Gesundheit das Ausmaß an Einsamkeit entscheidend beeinflussen: Personen, die weniger ängstlich sind, die sozial gut integriert sind und die über eine gute körperliche Gesundheit verfügen, sind weniger oft einsam als diejenigen mit hohen Angstwerten, geringen sozialen Beziehungen und schlechtem körperlichen Gesundheitszustand.

Bould u. Longino (1997) bemerkten kürzlich zu diesem Thema, daß Langlebige ein besonderes Gefühl des Alleinseins und der Singularität aufweisen. Bei institutionalisierten Personen sind Nachbarschaftskontakte wichtigere Prädiktoren für Einsamkeit als bestehende Familienkontakte (Bondevik u. Skogstad 1996).

Die Prävalenzrate von Depressionen liegt bei den ältesten Alten nachweislich bei 13–34%, eine vergleichsweise hohe Zahl. Vaskuläre Demenz und chronische Erkrankungen und Beeinträchtigungen, wie Bronchitis und Inkontinenz, stehen dabei offensichtlich in enger Verbindung mit depressiven Stimmungen (Kiljunen et al. 1997).

10.3.4
Pflegebedürftigkeit und Lebensqualität

Wie wir bisher versucht haben darzustellen, gibt es bei den ältesten Alten Problembereiche, die deutlich auf einen Alternsprozeß hinwiesen. Eine große Zahl von sehr alten Leuten – aber nicht alle – werden abhängiger von ihrer Umwelt. Die Einschränkungen der eigenen Leistung betrifft aber in der Regel nicht schwere Pflegebedürftigkeit, sondern kleinere Problembereiche. So benötigen sehr alte Menschen viel Zeit, um mit den täglichen Routineaufgaben (z. B. Körperpflege, Ankleiden) fertigzuwerden. Diese Routine ist aber wichtig, sie sollte ihnen nicht immer sofort abgenommen werden. Um unabhängig zu bleiben, sollte an eine Vereinfachung der räumlichen Umwelt gedacht werden, Rituale und klare Regelungen sind dabei besonders wichtig (Johnson u. Barer 1997). Man muß sich immer wieder vor Augen halten, daß bei den ältesten Alten die Ausübung von Tätigkeiten, die für jüngere Personen kein Problem darstellt, sehr schwierig werden kann (ebd.).

Bei all den angesprochenen Problembereichen könnte man meinen, daß die ältesten Alten zu einer verwundbaren Gruppe gehören und daß die Lebensqualität im sehr hohen Alter nicht gerade optimal sei. Unsere eigene Arbeit mit über 100jährigen zeigt aber immer wieder, daß besonders diese ältesten Alten ihre augenblickliche Lage in der Regel nicht negativ sehen. Was können die Gründe dafür sein?

1. Die heutigen sehr alten Menschen wissen, daß sie Außerordentliches geleistet haben. Da trotz der stark anwachsenden Zahl der Älteren nur wenige Menschen das stolze Alter von 90 oder 100 Jahren erreichen, wissen diese Menschen, daß sie etwas Besonderes sind. Deshalb benennen wir unsere über 80jährigen „master surivors" und die über 100jährigen „expert survivors" (Poon et al. 1992). Als Überlebende können diese Personen auch jüngeren Menschen zeigen, wie man mit alltäglichen oder außergewöhnlichen Schwierigkeiten und Belastungen zurechtkommen kann.

2. Im Zusammenhang mit diesen Fähigkeiten stellen wir immer wieder fest, daß sehr alte Menschen in der Regel eine stabile Persönlichkeit aufweisen, die gewissermaßen als individuelle Ressource angesehen werden kann. Niedrige Werte von Neurotizismus und dosierte Extraversion mit einem hohen Maß an Selbstzufriedenheit scheinen viele dieser sehr alten Menschen auszuzeichnen.

3. Was das Anpassungs- und Bewältigungsverhalten der ältesten Alten betrifft, so fällt auf, daß diese Personen in besonderem Maße kognitive Strategien anwenden, um mit Problemen des täglichen Lebens fertig zu werden (Martin et al. 1992). Wenn man von der Unveränderbarkeit der eigenen Lage überzeugt ist, so kann man diese zumindest durchdenken, vorausgesetzt natürlich, daß ausreichende kognitive Kapazitäten vorhanden sind. Darüber hinaus fällt bei sehr alten Menschen ein hohes Ausmaß an Akzeptanz auf.

4. Sehr alte Menschen können auf eine sehr lange Biographie zurückschauen, die sie nicht nur im Familienkreis, sondern auch in der Nachbarschaft als Geschichtsträger auszeichnet. Im hohen Alter hat man eben Dinge erlebt, die jüngere Generationen so nicht erlebt haben. Dies führt dann zu einer Sonderstellung, als Geschichtsträger wird man auch weiter gebraucht und ist angesehen.

5. Es fällt uns immer wieder auf, daß bei sehr alten Leuten eine Diskrepanz zwischen der objektiven und subjektiven Situation vorzuliegen scheint (Goetting et al. 1996). Auch wenn eine große Zahl von sehr alten Menschen, wie in unseren Studien in den USA, unter der Armutsgrenze lebt oder funktionale Einschränkungen aufweist, sehen sich diese Menschen selbst nicht als eingeschränkt an.

Hier lassen sich zum einen soziale Vergleichsstrategien vermuten („mir geht es besser als den meisten anderen Menschen meines Alters") oder temporale Vergleichsstrategien („mir geht es gut im Vergleich zur großen Hungersnot im ersten Weltkrieg").

10.4
Schlußfolgerungen

Die aktive Art der Auseinandersetzung mit der eigenen Lebenssituation wirft ein gänzlich anderes und weitaus positiveres Bild auf die Altersgruppe der ältesten Alten im Vergleich zu einer eher objektiven Betrachtung körperlicher und psychischer Beeinträchtigungen. Der Mensch steht auch am Ende eines sehr langen Lebens noch im Entwicklungsprozeß (Martin 1997) und versucht, die eigene Vergangenheit mit dem heutigen Leben in Einklang zu bringen. Mit Sicherheit kann man die ältesten Alten heute als Pioniere ansehen, die den Weg für eine weitaus größere Anzahl von Menschen, die ohne Zweifel schon bald dieses Lebensalter erreichen werden, vorbereiten. Wenn die Zahl der ältesten Alten dann soweit angestiegen ist, daß Wissenschaftler und Politiker sich intensiv mit ihnen beschäftigen müssen, dann werden wir vielleicht tatsächlich unsere Lehrbücher umschreiben müssen.

Literatur

Adkins G, Martin P, Poon LW (1996) Personality traits and states as predictors of subjective well-being in centenarians, octogenarians and sexagenarians. Psychol Aging 11:408–416

Atchley RC (1989) A continuity theory of normal aging. Gerontologist 29:183–190

Blieszner R, Bedford VH (1995) Handbook of aging and the family. Greenwood, Westport/CT

Bondevik M, Skogstad A (1996) Loneliness among the oldest old, a comparison between residents living in nursing homes and residents living in the community. Int J Aging Hum Dev 43:181–197

Bould S, Longino CF Jr (1997) Women survivors: The oldest old. In: Coyle JM (ed) Handbook of women and aging. Greenwood, Westport/CT, pp 210–222

Bucher HJ (1996) Regionales Altern in Deutschland. Z Gerontol Geriatr 29:3–10

Fichter MM, Bruce ML, Schroepel H, Meller I, Merikangas K (1995) Cognitive impairment and depression in the oldest old in a German and in U.S. communities. Eur Arch Psychiatry Clin Neurosci 245:319–325

Franke H (1996) Neuartige Probleme des menschlichen Höchstalters. Z Gerontol Geriatr 29:51–64

Franke H (1998) Bedingungen der Langlebigkeit. In: Olbrich E, Sames K, Schramm A (Hrsg) Kompendium der Gerontologie. Ecomed, Landsberg, S 1–24

Goetting M, Martin P, Poon LW, Johnson MA (1996) The economic well-being of community-dwelling centenarians. J Aging Stud 10:43–55

Ho SC, Woo J, Yuen YK, Sham A, Chan SG (1997) Predictors of mortality decline: The Hong Kong Old-Old Study. J Gerontol Med Sci 52A:M356–M362

Johansson, B, Zarit SH (1995) Prevalence and incidence of dementia in the oldest old: A longitudinal study of a population-based sample of 84–90-year olds in Sweden. Int J Geriatr Psychiatry 10:359–366

Johnson CL, Barer BM (1997) Life beyond 85 years: The aura of survivorship. Springer, Berlin Heidelberg New York Tokyo

Kiljunen M, Sulkava R, Niinistoe L, Polvikoski T, Verkkoniemi A, Halonen P (1997) Depression measured by the Zung Depression Status Inventory is very rare in a Finish population aged 85 years and over. Int Psychogeriatr 9:359–368

Lehr U (1992) Wie wird man gesund alt? Langlebigkeit im Lichte interdisziplinärer gerontologischer Forschung. Forschung Med 110:613–616

Liu X, Hermalin AI, Chuang YL (1998) The effects of education on mortality among older Taiwanese and its pathways. J Gerontol Soc Sci 53B:S71–S82

Livingston G (1994) The scale of the problem. In: Burns A, Levy R (eds) Dementia. Chapman & Hall, London, pp 21–35

Martin P (1997) Langlebigkeit als Entwicklungsprozeß: Zeitgeschichtliche und individuelle Perspektiven. Z Gerontol Geriatr 30:3–9

Martin P, Poon LW, Clayton GM, Lee HS, Fulks JS, Johnson MA (1992) Personality, life events, and coping in the oldest-old. Int J Aging Hum Dev 34:19–30

Martin P, Poon LW, Kim E, Johnson MA (1996) Social and psychological resources of the oldest old. Exp Aging Res 22:121–139

Martin P, Hagberg B, Poon LW (1997) Predictors of loneliness in centenarians: A parallel study. J Cross-Cultural Gerontology 12:203–224

Murrell SA, Norris FH, Grote C (1988) Life events in older adults. In: Cohen LH (ed) Life events and psychological functioning: Theoretical and methodological issues. Sage, Newbury Park/CA, pp 96–122

Perls T, Morris JN, Ooi WL, Lipsitz LA (1993) The relationship between age, gender and cognitive performance in the very old: The effect of selective survival. J Am Geriatr Soc 41:1193–1201

Poon LW, Clayton GM, Martin P et al. (1992) The Georgia Centenarian Study. Int J Aging Hum Dev 34:1–17

Poon LW, Johnson MA, Martin P (1997) Looking into the crystal ball: Will we ever be able to accurately predict individual differences in longevity? In: Robine JM, Vaupel JW, Jeune B, Allard M (eds) Longevity: To the limits and beyond. Springer, Berlin Heidelberg New York Tokyo, pp 113–119

Smith DWE (1997) Centenarians: Human longevity outliers. The Gerontologist 37:200–207

Snowdon DA (1997) Aging and Alzheimer's Disease: Lessons from the Nun Study. Gerontologist 37:150–156

Sugisawa H, Liang J, Liu X (1994) Social networks, social support, and mortality among older people in Japan. J Gerontology Soc Sci 49:S3–13

Van Doorn C, Kasl SV (1998) Can parental longevity and self-rated life expectancy predict mortality among older persons? Results from an Australian cohort. J Gerontology Soc Sci 53B:S28–S34

Wilmoth JR, Horiuchi S (1998) Do the oldest old grow old more slowly? Presented at the IPSEN longevity conference, Paris

Gesundheitsbezogene Lebensqualität

T. Kohlmann

11.1 Definition der gesundheitsbezogenen
 Lebensqualität 93
11.2 Gesundheitsbezogene Lebensqualität
 im höheren Lebensalter 94
11.3 Methoden zur Erhebung
 der gesundheitsbezogenen Lebensqualität 95
11.3.1 Short-Form-36-Fragebogen zum Gesundheitszustand 95
11.3.2 Nottingham Health Profile 95
11.3.3 EuroQol-Fragebogen 97
11.3.4 Spitzer-Index 97
11.3.5 Older Americans Resources and Services –
 Multidimensional Functional Assessment
 Questionnaire (OARS-OMFAQ) 97
11.4 Resümee 98
 Literatur 98

Das Konzept der gesundheitsbezogenen Lebensqualität wurde vor etwa 25 Jahren zunächst im angloamerikanischen Sprachraum entwickelt und hat seither auch international in vielen Bereichen der Medizin eine ständig wachsende Popularität erlangt. Dieses Kapitel gibt zunächst eine kurze Einführung in die konzeptuellen Grundlagen und die Zielsetzung der Lebensqualitätsmessung in der Medizin. Auf eine Diskussion der Bedeutung des Lebensqualitätskonzepts in der Gerontologie und Geriatrie folgt eine anwendungsbezogene Darstellung verschiedener methodischer Zugänge zur Messung der gesundheitsbezogenen Lebensqualität.

11.1
Definition der gesundheitsbezogenen Lebensqualität

In einer besonders prägnanten Formulierung definiert M. Bullinger gesundheitsbezogene Lebensqualität als „die vom Befragten ausgehende Beurteilung von Befinden und Funktionsfähigkeit in psychischen, physischen, sozialen und emotionalen Lebensbereichen" (Bullinger 1996, S. 6). Mit dieser Betonung der eigenen Wahrnehmung und Bewertung gesundheitlicher Beeinträchtigungen durch die Betroffenen selbst und der darin eingeschlossenen Unterscheidung zwischen subjektivem Erleben und klinisch objektivierbaren Sachverhalten hat die Medizin ein im Grunde genommen altes Thema für sich wiederentdeckt: die mögliche Divergenz von (objektivem) Befund und (subjektivem) Befinden.

Die gezeigte Definition enthält als zweites Kernelement die mehrdimensionale Struktur der gesundheitsbezogenen Lebensqualität. Ihre zentralen Komponenten sind

- das körperliche Befinden,
- die seelische Verfassung und
- die soziale Situation.

Die in der Tradition der psychosoziologischen Lebensqualitätsforschung stehenden Ansätze versuchen, der Vielschichtigkeit des Konzepts durch eine Operationalisierung in der Form von Merkmalsprofilen gerecht zu werden. Demgegenüber werden bei den in der Gesundheitsökonomie vorherrschenden nutzentheoretischen Methoden die dimensionsbezogenen Einzeldaten in der Regel zu einem einzigen Globalwert („Index") zusammengefaßt (Raspe 1990).

Es scheint, daß die derzeit noch bestehende Heterogenität der empirischen Umsetzung des Lebensqualitätskonzepts nicht nur durch die in den einzelnen Fachdisziplinen vertretenen inhaltlichen Perspektiven bedingt ist, sondern auch als Ausdruck einer noch nicht völlig befriedigenden Theorieentwicklung verstanden werden kann. Dieses Defizit erschwert es auch, die Dimensionen der Lebensqualität von verwandten Konzepten wie z. B. der Lebenszufriedenheit, den körperlichen Allgemeinbeschwerden oder von psychologischen Konstrukten wie Depressivität und Angst trennscharf abzugrenzen. Im Detail erschließen sich die heute gebräuchlichen Lebensqualitätskonzepte deshalb in erster Linie aus der Praxis ihrer Anwendung, d.h. anhand der konkret in die Erhebungsinstrumentarien eingebundenen Merkmalsdimensionen und Meßvariablen.

11.2 Gesundheitsbezogene Lebensqualität im höheren Lebensalter

Die Bedeutung der gesundheitsbezogenen Lebensqualität bei Patienten im höheren Lebensalter ergibt sich nicht nur aus der in diesem Lebensabschnitt ansteigenden Morbidität und dem damit verbundenen Risiko von Verlusten an persönlicher Autonomie und funktioneller Selbständigkeit, sondern auch aus dem Bedeutungswandel, dem die Quantität und Qualität des Lebens im höheren Alter unterworfen ist. Die subjektive Gesundheitswahrnehmung scheint bei älteren Menschen noch weniger als bei Jüngeren mit objektiven Krankheitsmerkmalen zu korrespondieren und eine bemerkenswerte Stabilität aufzuweisen. Die empirisch beobachtbare Entkopplung der altersspezifisch ansteigenden objektiven Morbidität und der demgegenüber vergleichsweise stabilen subjektiven Gesundheitswahrnehmung ist deshalb auch als „Alters-Invarianz-Paradox" bezeichnet worden (Borchelt et al. 1996).

Es ist zu vermuten, daß dieses Phänomen durch eine Verschiebung des Bezugsrahmens der subjektiven Bewertungen und der sozialen Vergleichsprozesse mitverursacht wird (Heidrich u. Ryff, 1993). Demnach würde sich die Gesundheitswahrnehmung im höheren Alter weniger an der völligen Abwesenheit von Krankheiten oder Beschwerden und einer uneingeschränkten Leistungsfähigkeit orientieren, sondern an der Aufrechterhaltung einer selbständigen Lebensführung, einer angemessenen medizinischen Versorgung, einer tragfähigen sozialen, insbesondere familiären Einbindung und einer finanziell gesicherten Lebenssituation (Farquhar, 1995).

Im Kontext der relativen Entkopplung von objektiver und subjektiver Gesundheit darf jedoch nicht übersehen werden, daß im höheren Lebensalter beide Aspekte der Gesundheit einer hohen inter- und intraindividuellen Variabilität unterliegen (Oster u. Schlierf, 1998). Die subjektive Gesundheit kann durch das kumulative, häufig zeitlich eng zusammenhängende Auftreten von Gesundheitsstörungen bedroht sein (Cramer u. Spilker, 1998). Darüber hinaus bestehen hinsichtlich der zeitlichen Entwicklung einzelner Lebensqualitätsdimensionen deutliche Unterschiede. Die erwähnte relative Altersinvarianz gilt in weitaus stärkerem Maße für allgemeine Bewertungen des Gesundheitszustandes und für die Beschreibung der psychosozialen Situation als für spezifische körperliche Beeinträchtigungen.

Solche Unterschiede in der altersspezifischen Ausprägung von Lebensqualitätsdimensionen lassen sich auch anhand der deutschen Normdaten des Short-Form-36-(SF-36-)Gesundheitsfragebogens, eines weiter unten genauer beschriebenen Instruments zur standardisierten Messung verschiedener Aspekte der gesundheitsbezogenen Lebensqualität, nachvollziehen. In Abb. 11-1 sind die Mittelwerte einiger ausgewählter Unterskalen dieses Fragebogens für verschiedene Altersgruppen dargestellt. Es zeigt sich, daß die Skalen „allgemeine Gesundheitswahrnehmung" und „psychisches Wohlbefinden" gegenüber der speziell auf die körperliche Leistungsfähigkeit ausgerichteten Skala „körperliche Funktionsfähigkeit" eine geringere Altersabhängigkeit besitzen. Bei der Erfassung von Daten zur Lebensqualität im höheren Alter ist es auf der Basis dieser Befunde in der Regel unumgänglich, ausreichend differenzierte, d.h. mehrdimensionale Meßinstrumente zu verwenden.

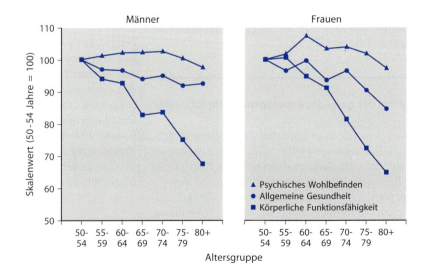

Abb. 11-1. Altersspezifische Mittelwerte ausgewählter Skalen des SF-36-Gesundheitsfragebogens für Männer und Frauen ab 50 Jahren (n = 1369). Die Skalenwerte wurden zur besseren Vergleichbarkeit auf den Mittelwert in der Altersgruppe der 50- bis 54jährigen (= 100) bezogen. Eigene Berechnungen auf der Basis der deutschen Normstichprobe. (Aus Bullinger u. Kirchberger 1998)

11.3 Methoden zur Erhebung der gesundheitsbezogenen Lebensqualität

Einen sehr guten Überblick über die Fülle der verschiedenen Einzelmethoden zur Messung der gesundheitsbezogenen Lebensqualität vermitteln einschlägige Kompendien und Übersichten (Bowling 1991, 1995; Westhoff 1993; McDowell u. Newell 1996). Die verfügbaren Erhebungsmethoden lassen sich anhand verschiedener Kriterien wie z. B. dem Grad der Standardisierung, der diagnoseübergreifenden („generischen") oder -spezifischen Ausrichtung, der Selbst- oder Fremdbeurteilung oder dem Grad der Datenaggregation (Profil vs. Index) unterscheiden und gruppieren. Die heute gebräuchlichsten Verfahren sind standardisierte Methoden der Selbstbeurteilung, die in der Form schriftlicher oder mündlicher Befragungen angewandt werden.

Angesichts der nahezu einhellig vertretenen Auffassung, daß die empirische Erfassung gesundheitsbezogener Merkmale bei älteren Menschen besondere Anforderungen an die inhaltliche und methodische Qualität der Erhebungsinstrumente stellt, ist es erstaunlich, daß kaum entsprechend spezialisierte Methoden für den Einsatz bei älteren Menschen existieren. Bei den in diesem Zusammenhang häufig als Standardmethoden genannten Instrumenten handelt es in der Regel um geriatrische Assessmentverfahren, die nur begrenzt Lebensqualitätsdimensionen im engeren Sinne erfassen (z. B. das „Multilevel Assessment Instrument", Lawton et al. 1982), sich auf ausgewählte Merkmalsbereiche beschränken (z. B. die „Philadelphia Geriatric Center Morale Scale", Lawton 1972) oder auf einen speziellen Personenkreis zugeschnitten sind (z. B. das „Standardised Assessment for Elderly People", Ross u. Bower 1995). Es ist deshalb verständlich, daß die Erhebung von Parametern der Lebensqualität in vielen der bisher durchgeführten Studien häufig in der Form von ad hoc entworfenen Skalen oder durch Anwendung von allgemeinen generischen Meßverfahren erfolgte.

Im folgenden werden exemplarisch einige ausgewählte Instrumente skizziert, die zur Messung der gesundheitsbezogenen Lebensqualität bei älteren Menschen verwendet werden können. Es handelt sich dabei um 3 standardisierte schriftliche Fragebögen (SF-36, NHP und EQ-5D) und um ein Verfahren zur Fremdbeurteilung (Spitzer-Index), die der Gruppe der generischen Meßinstrumente zuzurechnen sind, sowie um das OARS-Interview, ein speziell für die mündliche Befragung älterer Menschen konzipiertes Instrument. In die Auswahl wurden nur solche Instrumente aufgenommen, für die eine validierte deutschsprachige Fassung vorliegt.

11.3.1 Short-Form-36-Fragebogen zum Gesundheitszustand

Der SF-36-Fragebogen ist das national und international mit Abstand am besten eingeführte Instrument zur generischen Messung der gesundheitsbezogenen Lebensqualität. Der im Original in Nordamerika entwickelte schriftliche Fragebogen (Ware et al. 1993; deutsche Fassung: Bullinger u. Kirchberger 1998) besteht aus 36 Einzelfragen, von denen 35 zur Bildung der Skalenwerte von insgesamt 8 Unterskalen herangezogen werden (Tabelle 11-1). Durch weitere Aggregierung der Skalenwerte können 2 Komponenten „zweiter Ordnung", die physische und psychische Aspekte in sich vereinen, errechnet werden.

Der SF-36 erscheint aus mehreren Gründen für eine Anwendung bei älteren Menschen geeignet: Es existieren neben der schriftlichen Originalfassung weitere Versionen, mit denen die entsprechenden Angaben durch mündliche Befragung oder Fremdbeurteilung erfaßt werden können. Eine auf 12 Fragen verkürzte Fassung (SF-12) kann bei Akzeptanzproblemen der Langversion eingesetzt werden. Schließlich stehen umfangreiche Normdaten aus der deutschen Bevölkerung und Daten aus vielen klinischen Kollektiven zu Verfügung, so daß die in einer neuen Studie erzielten Ergebnisse einem breiten Spektrum von Vergleichsangaben gegenübergestellt werden können.

Neuere Untersuchungen zur Eignung des SF-36 für Befragte im höheren Lebensalter konnten allerdings zeigen, daß besonders die schriftliche Form der Befragung ohne zusätzliche Hilfestellung (z. B. in einer postalischen Befragung) zu relevanten Antwortausfällen und inkonsistenten Angaben führen kann (Mallinson 1998). Die Anwendung in einer Interviewsituation scheint hingegen weniger durch diese Probleme beeinträchtigt zu sein.

11.3.2 Nottingham Health Profile

Auch das Nottingham Health Profile (NHP) gehört zur Gruppe der generischen Lebensqualitätsinstrumente. Ursprünglich in England entwickelt (Hunt u. McEwen 1980; deutsche Fassung: Kohlmann et al. 1997), besteht der standardisierte schriftliche Fragebogen aus 38 im Ja-Nein-Format zu beantwortenden Items, die 6 Unterskalen zugeordnet sind (vgl. Tabelle 11-1). Eine weitergehende Aggregierung der Unterskalen ist im NHP nicht vorgesehen. Aufgrund der einfachen Art der Befragung ist der NHP-Fragebogen auch in Gruppen mit eingeschränkter psychomentaler Leistungsfähigkeit praktikabel. Vergleichszahlen stehen aus zahlreichen Stichproben, über-

Tabelle 11-1. Erfaßte Themenbereiche in ausgewählten Instrumenten zur Messung der gesundheitsbezogenen Lebensqualität

Instrument	SF-36	NHP	EQ-5D	Spitzer-Index	OARS-Interview (Teil A)
Erhebungsart	Schriftliche Befragung	Schriftliche Befragung	Schriftliche Befragung	Fremdbeurteilung	Mündliche Befragung
Quelle	Bullinger et al. 1998	Kohlmann et al. 1997	Graf von der Schulenburg et al. 1998	Spitzer et al. 1984	Döhner et al. 1994
Anzahl Dimensionen	8/2	6	5/1	5/1	6
Gesamtzahl der Items	36	38	5	5	120[b]
Erfaßte Themen[a]	Körperliche Funktionsfähigkeit (10)	Physische Mobilität (8)	Beweglichkeit (1)	Alltagsleben	Aktivitäten des Alltagslebens (15)
	Körperliche Rollenfunktion (4)		Allgemeine Aktivitäten (1)	Aktivität	
			Hygiene (1)		
	Allgemeine Gesundheit (5)			Gesundheit	Körperliche Gesundheit (16)
	Körperliche Schmerzen (2)	Schmerzen (8)	Schmerzen/ Beschwerden (1)		
	Vitalität (4)	Energieverlust (3)			
	Soziale Funktionsfähigkeit (2)	Soziale Isolation (5)		Umweltbeziehung	
	Psychisches Wohlbefinden (5)	Emotionale Reaktionen (9)	Angst/Nieder- geschlagenheit (1)	Zukunft	Psychische Gesundheit (6)
	Emotionale Rollenfunktion (3)				
		Schlafprobleme (5)			Demographie (11)
					Soziale Ressourcen (9)
					Ökonomische Ressourcen (15)
					Vertrauensperson/ Interviewer (29)

[a] In Klammern ist die Anzahl der Items in jedem Themenbereich angegeben.
[b] Einschließlich Unterfragen.

wiegend aus dem Bereich der klinischen und epidemiologischen Forschung zur Verfügung.

Mit diesen Eigenschaften scheint der NHP-Fragebogen für eine Anwendung bei Menschen höheren Alters besonders gut geeignet zu sein. Diese Eignung konnte in der langen Anwendungstradition des Instruments in entsprechenden Stichproben z. B. von Patienten nach Schlaganfall, mit chronischen Wunden oder benigner Prostatahyperplasie belegt werden. Eine umfassende Prüfung seiner Praktikabilität bei Älteren ist jedoch bislang nicht erfolgt. Wegen seiner Meßcharakteristik (mittel- und schwergradige Beeinträchtigungen werden differenzierter abgebildet als leichtgradige) ist das NHP besonders in Gruppen mit klinisch relevanten Gesundheitsstörungen anwendbar.

11.3.3
EuroQol-Fragebogen

Das EuroQol-Instrument ist der kürzeste in dieser Auswahl dargestellte Fragebogen (Kind 1996; deutsche Fassung: Graf von der Schulenburg et al. 1998). Seine nur 5, jeweils 3stufig skalierten Fragen werden durch eine von 0–100 reichende Ratingskala (0 = schlechtest denkbarer Gesundheitszustand, 100 = best denkbarer Gesundheitszustand) ergänzt. Im Unterschied zu den bisher beschriebenen Instrumenten gehört der EQ-5D zu den Fragebögen, bei denen die erfaßten Dimensionen zu einigen Skalenwert – zu einem „Index" – aggregiert werden (vgl. Tabelle 11-1). Die Entwicklung des mathematischen Algorithmus der Indexbildung beruhte zunächst auf einem Regressionsansatz. Sie wurde in jüngster Zeit auch mit präferenzbezogenen bzw. nutzentheoretischen Verfahren („time trade-off") repliziert (Claes et al. 1999).

Die Eignung des EQ-5D-Fragebogens für die Befragung älterer Menschen wurde noch nicht systematisch untersucht. Erste Erfahrungen der deutschen Testautoren (z. B. bei älteren Patienten mit peripherer Verschlußkrankheit) deuten auf eine gute Anwendbarkeit des Fragebogens hin (C. Claes, persönliche Mitteilung).

Durch das hohe Niveau der Datenaggregierung ist es möglich, die Skalenwerte im Rahmen der gesundheitsökonomischen Evaluation in Kosten-Nutzwert-Analysen (vgl. Rychlik 1999) zu verwenden. Hierbei wird der Gewinn an Lebensqualität, z. B. bei Anwendung einer bestimmten medizinischen Behandlung, mit den damit verbundenen Kosten in Beziehung gesetzt. Berechnet man unter Berücksichtigung der weiteren Lebenszeit sog. „qualitätsberichtete Lebensjahre" („quality-adjusted life years"/QALY), so können die Kosten pro QALY für unterschiedliche Therapieformen direkt verglichen werden und die Ergebnisse in Allokationsentscheidungen einfließen (Patrick u. Erickson 1993; Cramer u. Spilker 1998).

11.3.4
Spitzer-Index

Die Definition der gesundheitsbezogenen Lebensqualität legt es nahe, die Selbstbeurteilung durch die Betroffenen als Verfahren der Wahl zu betrachten. Ein solches Desiderat stößt dann an seine Grenzen, wenn Patienten z. B. aufgrund von Krankheitseinflüssen oder psychomentalen Defiziten nicht mehr oder noch nicht ausreichend in der Lage sind, ihre gesundheitliche Lage selbst zu beschreiben. Durch die Anwendung von Verfahren der Fremdbeurteilung ist es jedoch auch in solchen Fällen möglich, Angaben über die gesundheitsbezogene Lebensqualität wenigstens näherungsweise zu erfassen.

Der Spitzer-Index ist mit Sicherheit das bekannteste Verfahren zur Fremdbeurteilung der gesundheitsbezogenen Lebensqualität (Spitzer et al. 1981; eine deutsche Fassung ist in Spitzer u. Shenker 1984 zu finden). Es umfaßt eine 3stufige Einschätzung der Lebensqualität auf 5 Dimensionen (vgl. Tabelle 11-1). Wie beim EQ-Fragebogen wird aus diesen Angaben ein globaler Skalenwert gebildet. Während der Spitzer-Index sich durch hohe Praktikabilität auch in Personengruppen auszeichnet, bei denen eine Messung durch Selbstbeurteilung nicht möglich ist, scheint z. B. seine Fähigkeit, Veränderungen im Zeitverlauf mit befriedigender Sicherheit zu entdecken, fraglich zu sein.

Wie für wohl alle Methoden der Fremdbeurteilung der Lebensqualität gilt auch für den Spitzer-Index, daß generelle Vorbehalte im Hinblick auf deren Validität bereits dadurch gerechtfertigt sind, daß durch sie subjektive Wahrnehmungen und Bewertungen aus der Sicht einer anderen Person erfaßt werden. Studien zur Übereinstimmung von Selbst- und Fremdbeurteilungen belegen i. allg., daß nur eine geringe bis mittlere Korrelation zwischen diesen beiden methodischen Zugängen besteht. Die Fremdbeurteilung von Aspekten der subjektiven Gesundheit sollte sich aus diesen Gründen auf solche Erhebungssituationen und Studien beschränken, in denen eine unmittelbare Befragung der Betroffenen ausgeschlossen ist.

11.3.5
Older Americans Resources and Services – Multidimensional Functional Assessment Questionnaire (OARS-OMFAQ)

Der OARS-Fragebogen stellt ein umfassendes, daher auch sehr umfangreiches Instrumentarium zur Verfügung, mit dem wesentliche Dimensionen der gesundheitsbezogenen Lebensqualität (Teil A, 120 Items) und die Funktionskapazität bzw. der Bedarf an Hilfe bei alltäglichen Verrichtungen sowie der Erhalt therapeutischer und pflegerischer Leistungen (Teil B, 24 Items) dokumentiert werden können (Fillenbaum 1988). Der Teil A des Interviews wird ergänzt durch soziodemographische Fragen und durch Fragen zu verschiedenen sozialen und gesundheitlichen Aspekten, die an eine Vertrauensperson (z.B. an einen Angehörigen) gerichtet werden bzw. vom Interviewer zu beantworten sind. Eine adaptierte deutschsprachige Fassung wurde von Döhner et al. (1994) in sozialgerontologischen Studien verwendet.

Im Unterschied zu den bisher beschriebenen Meßverfahren wurde das OARS-Interview speziell für den Einsatz bei der Befragung älterer Menschen entwickelt und in zahlreichen Studien verwendet. Es handelt sich um ein sehr flexibles Instrumentarium mit einer i. allg. befriedigenden psychometrischen Qualität. Sowohl der Umfang des Erhebungsverfahrens und der damit verbundene Zeitaufwand als auch die Notwendigkeit einer eingehenden Interviewerschulung beschränken seine Anwendung allerdings auf solche Studien, in denen die mit dem OARS-Fragebogen erhobenen Daten einen zentralen Stellenwert einnehmen und nicht mit einfacheren Methoden erfaßt werden können. Aus Gründen der Praktikabilität wäre es denkbar, einzelne Skalen oder Teile des Interviews aus dem Gesamtinstrumentarium herauszulösen und nur diese in einer konkreten Erhebung zu verwenden.

11.4
Resümee

Die in den Dimensionen der gesundheitsbezogenen Lebensqualität erfaßten Aspekte des subjektiven Befindens sind in vielen Bereichen der medizinischen Versorgung und der klinischen oder epidemiologischen Forschung unverzichtbare Kriterien bei der Beschreibung des Gesundheitszustandes und der Bewertung des Therapieerfolgs. Obwohl allgemein anerkannt wird, daß diese Aussage für Menschen höheren Alters in ganz besonderem Maße gilt, existieren z.Z. kaum spezialisierte Meßverfahren, die sowohl inhaltlich als auch nach erhebungspraktischen Gesichtspunkten auf die besonderen Probleme dieser Altersgruppe zugeschnitten sind. Zur Erfassung relevanter Parameter können zwar Verfahren aus der Gruppe der generischen Instrumente verwendet werden. Die Entwicklung und Validierung eigenständiger Methoden, die hinsichtlich ihrer Praktikabilität und thematischen Ausrichtung den Erfordernissen im gerontologischen und geriatrischen Gebiet entsprechen, stehen z.Z. jedoch noch weitgehend aus. Aufgrund der dynamischen Entwicklung der Lebensqualitätsforschung ist zu erwarten, daß in naher Zukunft solche eigenständigen Methoden zur Verfügung stehen werden.

Literatur

Borchelt M, Gilberg R, Horgas AL, Geiselmann B (1996) Zur Bedeutung von Krankheit und Behinderung im Alter. In: Mayer KU, Baltes PB (Hrsg) Die Berliner Altersstudie. Akademie Verlag, Berlin, S 449–474

Bowling A (1991) Measuring health. A review of quality of life measurement scales. Open University Press, Milton Keynes

Bowling A (1995) Measuring disease. Open University Press, Buckingham

Bullinger M (1996) Trends in der internationalen Lebensqualitätsforschung. In: Petermann F (Hrsg) Lebensqualität und chronische Krankheit. Dustri, München, S S 5–28

Bullinger M, Kirchberger I (1998) SF-36 Fragebogen zum Gesundheitszustand. Hogrefe, Göttingen

Claes C, Greiner W, Uber A, Graf von der Schulenburg J-M (1999) An interview-based comparison of the TTO and VAS values given to EQ-5D states of health by the general German population. In: Greiner W, Graf von der Schulenburg J-M, Piercy J (eds) EuroQol: 11th Plenary Meetig Hannover. Uni-Verlag Witte, Hannover, S 13–38

Cramer JA, Spilker B (1998) Quality of life and pharmacoeconomics. An introduction. Lippincott-Raven, Philadelphia

Döhner H, Bleich C, Lauterberg J, Kelczynski S, Blask G, Schmidt T (1994) Zwischenbericht zum Projekt „Ambulantes Gerontologisches Team" (PAGT). Anhang. Universität Hamburg, Institut für Medizin-Soziologie, Hamburg

Farquhar M (1995) Elderly people's definitions of quality of life. Soc Sci Med 41:1439–1446

Fillenbaum GG (1988) Multidimensional functional assessment of older adults: The Duke Older Americans Resources and Services procedures. Erlbaum, Hillsdale/NJ

Graf von der Schulenburg J-M, Claes C, Greiner W, Uber A (1998) Die deutsche Version des EuroQol-Fragebogens. Z Gesundheitswiss 6:3–20

Heidrich SM, Ryff CD (1993) The role of social comparisons processes in the psychological adaptation of elderly adults. J Gerontol 48:P127–P136

Hunt SM, McEwen J (1980) The development of a subjective health indicator. Sociol Health Illness 2:231–246

Kind P (1996) The EuroQol instrument: An index of health-related quality of life. In: Spilker B (ed) Quality of life and pharmacoeconomics in clinical trials. Lippincott-Raven, Philadelphia, pp 191–201

Kohlmann T, Bullinger M, Kirchberger-Blumstein I (1997) Die deutsche Version des Nottingham Health Profile (NHP): Übersetzungsmethodik und psychometrische Validierung. Soz Präventivmed 42:175–185

Lawton MP (1972) The dimensions of morale. In: Kent DP, Kastenbaum R, Sherwood S (eds) Research planning and action for the elderly: The power and potential of social science. Behavioral Publications, New York, pp 144–165

Lawton MP, Moss M, Fulcomer M, Kleban MH (1982) A research and service oriented Multilevel Assessment Instrument. J Gerontol 37:91–99

Mallinson S (1998) The Short-Form 36 and older people: Some problems encountered when using postal administration. J Epidemiol Community Health 52:324–328

McDowell I, Newell C (1996) Measuring health. A guide to rating scales and questionnaires, 2nd edn. Oxford University Press, New York

Oster P, Schlierf G (1998) Die gesundheitliche Situation älterer Menschen. In: Kruse A (Hrsg) Psychosoziale Gerontologie, Bd 1: Grundlagen. Hogrefe, Göttingen, S 79–86

Patrick DL, Erickson P (1993) Health status and health policy. Allocating resources to health care. Oxford University Press, New York

Raspe H-H (1990) Zur Theorie und Messung der „Lebensqualität" in der Medizin. In: Schölmerich P, Thews G (Hrsg) „Lebensqualität" als Bewertungskriterium in der Medizin. Fischer, Stuttgart, S 23–40

Ross FM, Bower P (1995) Standardized Assessment for Elderly People (SAFE) – a feasibility study in district nursing. J Clin Nurs 4:303–310

Rychlik R (1999) Gesundheitsökonomie. Grundlagen und Praxis. Enke, Stuttgart

Spitzer WO, Shenker SC (1984) Messen der Lebensqualität bei Karzinompatienten: Zur Entwicklung eines exakten Lebensqualitätsindex. In: Rohde H, Troidl H (Hrsg) Das Magenkarzinom. Methodik klinischer Studien und therapeutischer Ansätze. Thieme, Stuttgart, S 62–73

Spitzer WO, Dobson AJ, Hall J et al. (1981) Measuring the quality of life of cancer patients. A concise QL-index for use by physicians. J Chron Dis 34:585–597

Ware JE, Snow KK, Kosinski M, Gandek B (1993) SF-36 Health Survey manual and interpretation guide. New England Medical Center, The Health Institute, Boston

Westhoff G (1993) Handbuch psychosozialer Meßinstrumente. Hogrefe, Göttingen

II
Strukturen geriatrischer Versorgung

Geriatrische Klinik/Krankenhausabteilung

W. von Renteln-Kruse

12.1 Eine Bestandsaufnahme 103
12.2 Entwicklung und Voraussetzungen stationärer geriatrischer Versorgung 104
12.3 Aufgaben der geriatrischen Klinik/Abteilung 105
12.4 Grundlegende Prinzipien geriatrischer Versorgung 106
Literatur 108

Im Krankenhaus-Report '97 findet sich unter der Zwischenüberschrift „Interessenswahrung oder Aufbruch zu neuen Ufern?" folgender Absatz (Buck 1997, S. 99-112):

„Alter, Multimorbidität und sich auflösende Familienstrukturen sind die soziodemographischen Faktoren unseres Gesundheitswesens, die immer mehr institutionalisierte Versorgung erfordern. Die Begriffe ‚medizinische Notwendigkeit' und ‚Indikation' müssen neu definiert werden, da die Veränderungen von Behandlungsmethoden im Rahmen des medizinisch-technischen Fortschritts die Grenzen zwischen ambulanter und stationärer Versorgung, aber auch zwischen Pflege, Akutversorgung und Rehabilitation immer mehr verschieben. Hier werden auch die Probleme von Definitionen und Zuständigkeiten aus ärztlicher und pflegerischer Sicht, aus Sicht der Krankenkassen und aus Sicht der ministeriellen Krankenhausplanung offenbar".

Eine Statistik der Gesamtmorbidität der Bevölkerung der Bundesrepublik Deutschland fehlt. Der Krankenhaus-Report '97 belegt jedoch als Auswirkung der demographischen Entwicklung einen deutlichen Altersgradienten der stationären Morbidität. Die Häufigkeit von Krankenhausbehandlung steigt bis zum 85. bis 90. Lebensjahr nahezu exponentiell an, um nach dem 90. Lebensjahr etwas abzufallen. Ab dem Alter von 55 Jahren liegt die Behandlungshäufigkeit bei Männern deutlich über der gleichaltriger Frauen. Die jedoch absolut höhere Anzahl von weiblichen Krankenhauspatienten erklärt sich durch das Überwiegen von Frauen in den hochaltrigen Jahrgängen der Gesamtbevölkerung (Reister 1997).

Die sich ergebenden Implikationen für bedarfsgerechte, qualitätsvolle und effiziente medizinische Versorgungsstrukturen erscheinen derzeit v. a. als Politikum, wobei ein deutlicher Schwerpunkt auf Effizienz gelegt wird. Zu den Belegen effizienter Wirkungsweise geriatrischer Versorgungseinrichtungen reihen sich erste bundesdeutsche Daten. Daraus ableitbare chancenträchtige Perspektiven für jetzt und zukünftig betroffene geriatrische Patienten werden an anderer Stelle dieses Buches ausführlich erörtert (s. Kap. 3).

12.1
Eine Bestandsaufnahme

Der Versuch einer Standortbestimmung und Beschreibung stationärer geriatrischer Versorgung in der Bundesrepublik Deutschland zeigt, daß existierende Einrichtungen sehr heterogen sind und unterschiedliche Aufgabenschwerpunkte wahrnehmen. Die Palette umfaßt geriatrische Fachkliniken, eigenständige geriatrische Krankenhausabteilungen und geriatrische Schwerpunkte. Die Heterogenität ist zurückzuführen auf:

- lokale Klinikbesonderheiten mit etablierten Versorgungsschwerpunkten aufgrund selektiver Zuweisungsmuster,
- regional unterschiedliche Entwicklungen,
- politische Vorgaben in Form bundeslandspezifischer Geriatriepläne oder Konzepte, sofern solche vorhanden sind.

Die strukturelle Etablierung und damit die Rahmenbedingungen sind für die inhaltliche Aufgabenstellung stationärer und teilstationärer geriatrischer Versorgung entscheidend. Sie bewegen sich in der theoretischen (gesundheitspolitischen) Diskussion und faktisch klinisch – vereinfacht und verkürzt formuliert – zwischen zwei Schwerpunkten, einem akuten und einem rehabilitativen.

Wie eingangs bereits zitiert, ist dies im Fluß und von der Sache im Grunde als überholt anzusehen. Abzulesen ist dies u. a. auch am Bemühen um Integration überregionaler Institutionen, etwa der Bundesarbeitsgemeinschaft der Klinisch-Geriatrischen Einrichtungen e.V., die zunächst ausschließlich Träger von Rehabilitationskliniken/Abteilungen als mögliche Mitgliedseinrichtungen berücksichtigte (Bundesarbeitsgemeinschaft der geriatrischen Rehabilitationseinrichtungen 1996; Bundesarbeitsgemeinschaft der Klinisch-Geriatrischen Einrichtungen e. V. 1998).

Andernorts werden unter dem wachsenden Druck zur Kostenreduzierung bereits alternative/ergänzende Modelle zur akuten stationären Versorgung älterer Patienten im Krankenhaus diskutiert und erprobt (Boult et al. 1998; Shepperd et al. 1998a, b; Richards et al. 1998; Coast et al. 1998). Im Rahmen einer kleinen Studie befragte ältere Patienten im Akutkrankenhaus, dort stationär aufgenommen wegen Pneumonie, kongestiver Herzinsuffizienz oder chronisch obstruktiver Atemwegserkrankung, würden mehrheitlich die Alternative einer adäquaten Akutbehandlung zu Hause („home hospital") dem Krankenhausaufenthalt vorziehen (Burton et al. 1998). Zukünftige Entwicklungen im Bereich von Versorgungsstrukturen für ältere Patienten werden zweifellos integrierte Konzepte beinhalten, die geeignet sind, die Häufigkeit stationärer Krankenhausaufnahmen älterer Patienten zu reduzieren (Bernabei et al. 1998).

Nach den Ergebnissen einer Umfrage des Bundesministeriums für Arbeit und Sozialordnung, Bonn, waren im Jahr 1997 in der Bundesrepublik Deutschland 141 stationäre akutgeriatrische mit zusammen 7818 Betten sowie 95 Rehabilitationseinrichtungen mit 4684 Betten in Betrieb. Im teilstationären Bereich waren es entsprechend 37 und 29 Tageskliniken mit 675 bzw. 397 Behandlungsplätzen (Fuhrmann u. Uhlig 1998). Die Größe bestehender Einrichtungen, geriatrische Kliniken und eigenständige Krankenhausabteilungen eingeschlossen, variiert erheblich. Sie liegt im Bereich Akutgeriatrie im Mittel bei 55 stationären Betten und 18 Tagesklinikplätzen, im Bereich Rehabilitation bei durchschnittlich 49 stationären Betten und 14 Tagesklinikplätzen.

Im Bundesdurchschnitt stehen derzeit für 100000 Einwohner 15,3 geriatrische Betten zur Verfügung. Die regional erheblich unterschiedliche Versorgungsdichte variiert allerdings zwischen 3,3 und 43,8 Betten pro 100000 Einwohner. Die mittlere bundesdeutsche Versorgungsdichte mit geriatrischen Betten zukünftig auf ca. 20 pro 100000 Einwohner zu erhöhen, ist geplant (Fuhrmann u. Uhlig 1998).

12.2
Entwicklung und Voraussetzungen stationärer geriatrischer Versorgung

Unter dem Motto „vom geriatrischen (Krankenhaus-) Block zum integrierten geriatrischen Service" könnte man eine Entwicklung beschreiben, die die stationäre geriatrische Versorgung in der Vergangenheit, v. a. im anglo-amerikanischen Raum, genommen hat und in der sie sich z. T. auch noch zu befinden scheint. Die Forderung nach eigenständiger räumlicher und organisatorischer Etablierung im Krankenhaus in Form von „blocks for chronic sick" wurde beispielhaft von Marjory W. Warren begründet.

Warrens Plädoyer basierte auf folgenden Argumenten:

- Geriatrie sei ein wichtiges Ausbildungsgebiet der Medizinstudenten und sollte Bestandteil deren Curriculums werden. Die spezifische Pflege sollte ein essentieller Bestandteil der Ausbildung der Krankenschwestern sein. Für die richtige (proper) Versorgung seien alle Möglichkeiten eines Krankenhauses erforderlich, und zwar sowohl für die korrekte Diagnose als auch die Therapie. Zur Förderung der Forschung seien alle Möglichkeiten eines Krankenhauses notwendig (Warren 1943). Es folgen dann u.a. Ausführungen zur Ausstattung, zu spezifischen Aufgaben (u. a. Anleitung von Angehörigen!) und besonders zur Bedeutung der Integration einer solchen Abteilung mit sichergestelltem Zugang der geriatrischen Patienten zu anderen Spezialabteilungen (Diagnostik und Konsiliarwesen!).

Aufgrund ihrer Erfolge bei zunächst vollständig bettlägerigen Patienten forderte Warren, daß kein älterer Mensch ohne eine vorherige sorgfältige Abklärung (geriatrisches Assessment) und ggf. den Versuch einer Rehabilitation im Pflegeheim untergebracht werden sollte. Stationäre geriatrische Abklärung und Behandlung (mittl. Aufenthaltsdauer $17,2 \pm 8,4$ Tage) von Patienten, mittleres Alter 85 Jahre, deren Umzug in ein Pflegeheim ärztlich empfohlen war, führte in 75% der Fälle nicht zur Entlassung in ein Pflegeheim. Die Untersuchung 5–12 Monate nach Entlassung zeigte, daß noch 36% der entlassenen Patienten zu Hause lebten (Hutchinson et al. 1998). Die prospektive Follow-up-Studie der Internistischen Notaufnahme der Baseler Medizinischen Universitätsklinik hatte gezeigt, daß von initial als Pflegeheimkandidaten beurteilten Patienten (mittl. Alter 83 ± 7 Jahre) 56% rehabilitiert in ihre häusliche Umgebung zurückkehren konnten (Schoenenberger et al. 1992). Als Schlußfolgerung wurde zur Vermeidung nicht indizierter Übersiedlung ins Pflegeheim ein direkter Zugang zu geriatrischer Abklärung und Behandlung postuliert.

Die Forderungen von Warren, die sich wesentlich an Bedürfnissen der Patienten orientierten, sind in aktuelle Empfehlungen und „Standards" zur Versorgung geriatrischer Patienten eingegangen, speziell auch in die Akutkrankenhausversorgung und Rehabilitation (British Geriatrics Society 1995, 1997). Grundsätzliche Feststellungen dieser Empfehlungen sind, daß alte Patienten ganz allgemein bezüglich des Zugangs zu diagnostischen und therapeutischen Leistungen nicht diskriminiert werden dürfen und daß, abhängig von örtlichen Gegebenheiten, hierzu eindeutige Richtlinien vorhanden sein müssen. Im besonderen darf keinem alten Patienten, der von der Versorgung durch geriatrisch ausgebildete Ärzte und deren multidisziplinäre geriatrische Teams profitieren könnte, diese vorenthalten werden oder erst zeitlich verzögert zukommen.

In den USA wurde das Konzept der speziellen geriatrischen Abklärung, das geriatrische Assessment, weiterentwickelt und spielte die entscheidende Rolle bei der Etablierung geriatrischer Versorgungseinrichtungen. Das Department of Veterans Affairs, später das Veterans Administration Health Care System richtete zuerst sog. Geriatric Research Education and Clinical Centers (GRECCs) ein. Deren Aufgaben waren die Entwicklung modellhafter klinischer Versorgung älterer Patienten, altersbezogene Forschung und die Entwicklung von Programmen für die Ausbildung von Experten auf dem Gebiet der Geriatrie (Goodwin u. Morley 1994). Nachdem der Nachweis der Effizienz des Konzepts in einigen Piloteinheiten geführt worden war, wurden weitere Abteilungen (Geriatric Evaluation and Management/GEM Units) eingerichtet (Epstein et al. 1987; Lavizzo-Moury et al. 1993).

Über 40 Evaluationsstudien belegen erfolgreiche Behandlungsergebnisse (Rubenstein 1995). Zugrunde gelegte Beurteilungskriterien sind beispielsweise:

- verringerte Mortalität,
- verbesserter funktioneller und kognitiver Status,
- verringerte Häufigkeit der Entlassung ins Pflegeheim,
- verminderte Anzahl verordneter Medikamente,
- verkürzter stationärer Aufenthalt.

Kontrollierte Studien zu geriatrischer Versorgung unter Anwendung von umfassendem geriatrischen Assessment sind einer Metaanalyse unterzogen worden. Diese zeigte eindrucksvolle Erfolge, gemessen an verringerter Mortalität und verlängerter Überlebenszeit zu Hause, die nicht im Pflegeheim verbracht wurde (Stuck et al. 1993). In deutscher Sprache sind die Ergebnisse einer Literaturrecherche zur Effektivität geriatrischer Rehabilitation publiziert worden. Die erfaßten Erkrankungen waren:

- Schlaganfall,
- Amputation im Bereich der unteren Extremitäten,
- proximale Femurfrakturen sowie
- kardiovaskuläre Erkrankungen (Meier-Baumgartner et al. 1992).

Die Diskussion zur formal-organisatorischen Etablierung geriatrischer Abteilungen im Krankenhausbereich ist auch über 50 Jahre nach den Ausführungen von Warren nicht beendet (Swift u. Severs 1997; Evans 1998). Als ein entscheidender Faktor effektiver Versorgung wurde bereits früh die koordinative Aufgabe mit dem Ziel reibungslos funktionierender Zusammenarbeit zwischen Akut- und Rehabilitationsbereich angesehen (Evans 1983). Möglichkeiten der Rehabilitation sind wichtiger Teil geriatrischer Behandlung im Krankenhaus (Füsgen 1988; Evans 1998). Rehabilitation ist auch Bestandteil der Definition der fakultativen Weiterbildung „Klinische Geriatrie". Weitere Bestandteile eines umfassenden „integrierten geriatrischen Service-Modells" sind:

- geriatrische Tagesklinik,
- Ambulanz,
- Verantwortlichkeit für einen Langzeitpflegebereich,
- Zusammenarbeit mit örtlichen ambulanten und institutionellen Versorgungsangeboten („community liaison").

„Strukturstandards für geriatrische und gerontopsychiatrische Einrichtungen" sowie „Empfehlungen für die klinisch-geriatrische Behandlung" sind von einer Expertenkommission der Deutschen Gesellschaft für Geriatrie und Deutschen Gesellschaft für Gerontologie und Geriatrie (1995) sowie der Bundesarbeitsgemeinschaft der Klinisch-Geriatrischen Einrichtungen e. V. (1998) veröffentlicht worden. Diese Publikationen enthalten Angaben über die räumliche, die apparative Ausstattung sowie die personelle Besetzung mit Anhaltszahlen für Stellenpläne der Mitglieder des interdisziplinären Teams (s. auch Kap. 22). Erläuterungen zu Grundlagen der Finanzierung sowie auch Kalkulationsbeispiele für den voll- und teilstationären Bereich sind von einer Arbeitsgruppe der Bundesarbeitsgemeinschaft der geriatrischen Rehabilitationseinrichtungen e. V. vorgelegt worden (Bundesarbeitsgemeinschaft der geriatrischen Rehabilitationseinrichtungen e. V. 1996).

12.3
Aufgaben der geriatrischen Klinik/Abteilung

Der Patientenzugang zu geriatrischen Abteilungen erfolgt unterschiedlich sowohl als Direktaufnahme, via Notaufnahme oder Aufnahmestation als auch als Verlegung aus anderen Krankenhausabteilungen bzw. anderen Kliniken. Als Besonderheit ist bei geriatrischen stationären und teilstationären Rehabilitationseinrichtungen (§ 111 SGB V) vor der Aufnahme die Kostenübernahmeerklärung des Kostenträgers erforderlich. Zuweisungen zur geriatrischen Rehabilitation erfolgen schriftlich über spezielle Anmeldebögen, die neben Diagnosen und angestrebtem Rehabilitationsziel auch Angaben zum basalen Selbsthilfestatus und damit zur Abschätzung der Hilfs- und Pflegebedürftigkeit enthalten (Runge u. Rehfeld 1995). Dieses Verfahren beinhaltet die Überprüfung des Rehabilitationsantrages und daraus resultierende Empfehlung des Medizinischen Dienstes der Krankenkassen/MDK an den ausschließlich über die Antragsgenehmigung entscheidenden Kostenträger. Diese Regularien sind eine formale Hürde beim Zugang zu geriatrischer Rehabilitation.

Entsprechend bestehender gesetzlicher Vorgaben beinhalten gesundheitliche Versorgungsleistungen neben Krankenbehandlung und präventiven Maßnahmen auch für alte Patienten rehabilitative Behandlung mit dem Ziel drohender Behinderung oder Pflegebedürftigkeit vorzubeugen oder sie nach Eintritt zu beseitigen, zu verbessern oder eine Verschlimmerung zu verhüten (Bundesärztekammer 1998).

Aufgaben einer geriatrischen Klinik/Krankenhausabteilung sind in nachfolgender Übersicht aufgeführt. Die mögliche Realisierung der erwähnten Bereiche ist abhängig von den jeweiligen Rahmenbedingungen einer Klinik bzw. Abteilung (s. oben). Bezüglich der Ausbildungsfunktionen ist festzustellen, daß ärztliche Aus- und Weiterbildung im Gebiet Geriatrie derzeit fast ausschließlich außeruniversitär stattfindet (Nikolaus 1998). Der Umfang vermittelbarer Inhalte, z. B. der Fakultativen Weiterbildung

---

Aufgabenspektrum einer geriatrischen Klinik/Krankenhausabteilung

- Diagnostik und Behandlung unter besonderer Berücksichtigung von Multimorbidität und spezifischen Risiken geriatrischer Patienten:
  - Frührehabilitation unter besonderer Berücksichtigung des Bedarfs für intensivere Überwachung instabiler Patienten.
- Geriatrische Rehabilitation untergliedert in stationär, teilstationär in geriatrischer Tagesklinik und ambulant:
  - Angehörigenberatung/-sprechstunde.
  - Therapeutische Hausbesuche (im Rahmen der Entlassungsvorbereitung).
- Übergangsbetreuung:
- Geriatrisches Assessment (Abklärung/Behandlungsplanung).
  - zur Bestimmung von Rehabilitationsbedürftigkeit, -potential und -fähigkeit, zur Entscheidungsfindung der optimalen von möglichen weiteren Versorgungsoptionen, zur Bestimmung/Überprüfung von Pflegebedürftigkeit.
- Geriatrische Konsiliartätigkeit (andere Fachabteilungen, Kliniken und ggf. in Ambulanz).
- Wahrnehmung von Aufgaben im Rahmen der Aus- und Weiterbildung (intern und extern; ärztlicher, pflegerischer und therapeutischer Bereich).
- Beratung von Institutionen im Bereich der Altenhilfe/-arbeit, Behörden (Gutachten), Interessensverbänden, Selbsthilfegruppen etc. (abhängig von örtlichen Gegebenheiten).
- Klinisch-geriatrische Forschung; interdisziplinär (im Verbund mit Universitäts- und anderen Einrichtungen, anderen geriatrischen Kliniken).

„Klinische Geriatrie" (Expertenkommission der Deutschen Gesellschaft für Geriatrie e.V. und Deutschen Gesellschaft für Gerontologie und Geriatrie e.V. 1993) ist abhängig vom Patientenspektrum und von den wahrgenommenen Aufgaben der Patientenversorgung. Grundlegende Prinzipien und Fertigkeiten sind jedoch essentielle Bestandteile jedweder Form geriatrischer Versorgung.

12.4
Grundlegende Prinzipien geriatrischer Versorgung

Essentielle Bestandteile erfolgreicher Behandlung:
1. Systematisch strukturierte und umfassende Informationserhebung.
2. Von Beginn an zielorientierte Interpretation und Bewertung der erhobenen Befunde.
3. Funktionierende Kommunikation und Zusammenarbeit der Mitglieder des multidisziplinären Teams.
4. Sorgfältige Berücksichtigung der besonderen Probleme an den sog. Versorgungsschnittstellen. Für den stationären Bereich sind dies die Aufnahme- und Entlassungssituation.

Die mehrdimensionale Diagnostik (immer Diagnose- und Funktionsbezogen), Behandlungszielsetzung, therapeutische Vorgehensweise, sorgfältige Entlassungsvorbereitung sowie personellen und räumlichen Rahmenbedingungen werden von den Bedürfnissen geriatrischer Patienten bestimmt. Sie müssen deshalb deren Besonderheiten Rechnung tragen. Dies gilt für jeden Versorgungsbereich, bringt jedoch im stationären Betrieb besondere Konsequenzen mit sich. Im weitesten Sinne lassen sich diese im wesentlichen unter Aspekten von Sicherheit und Komplikationsarmut zusammenfassen (s. auch Kap. 45).

Neben dem Auftreten krankheitsspezifischer Komplikationen können alle geriatrischen Syndrome im Rahmen eines stationären Aufenthaltes manifest werden oder exazerbieren (instabile gesundheitliche Situation, veränderte räumliche und personelle Umgebung sowie Tag-/Nacht-Gestaltung). Ergänzend zur räumlichen Gestaltung unter Sicherheitsaspekten sollten deshalb fester Bestandteil der „Routinearbeit" auch Strategien sein, Risikopatienten zu erkennen, um präventive Maßnahmen zu ergreifen. Wirksame Präventionsmaßnahmen werden in den einzelnen Kapiteln dieses Buches aufgezeigt. Wichtige Bereiche betreffen allgemein den Verlust funktioneller Kompetenz (physisch, psychisch und emotional) und im einzelnen (ohne Anspruch auf Vollständigkeit):

- Verwirrtheit, Delir,
- Depression,
- Immobilität, Sturz-/Verletzungsrisiko,

- Intaktheit der Haut, Dekubitusrisiko,
- Inkontinenz,
- Obstipation,
- Ernährungsstatus und tatsächliche Nahrungsaufnahme, Risiko für Mangelernährung,
- perioperative Situation mit spezifischen Risiken,
- Vorbereitung/Nachsorge bei belastenden Untersuchungen und Therapien.

Die Erkennung von Risikopatienten ist im wesentlichen (diagnostische) ärztliche und pflegerische Aufgabe (24 h-Krankenbeobachtung), die bereits bei der stationären Aufnahme beginnt. Das jeweilige (hausinterne) Pflegekonzept sollte deshalb Angaben zur Erkennung und Prävention o.g. Risiken enthalten. Erfolgreiche Projekte zur Verbesserung der Behandlungsergebnisse und Vermeidung von Verlusten funktioneller Fähigkeiten bei geriatrischer Patienten im Krankenhaus unterstreichen die Bedeutung entsprechend „proaktiver" Pflegekonzepte (Inouye et al. 1993). Ein Beispiel für ein derartiges, laufend fortentwickeltes Programm ist das „Nurses Improving Care to the Hospitalized Elderly-Programm"/NICHE, das ein pflegerisches Risikoscreening enthält (SPICES = „skin impairment, poor nutrition, incontinence, cognitive impairment, evidence of falls or functional decline, sleep disturbances"; Francis et al. 1998).

Die Kriterien zur vergleichenden Beurteilung der Behandlungsergebnisse in Modellstationen zur geriatrischen Akutbehandlung und konventionellen Krankenstationen sind ähnlich denen zur Beurteilung der Effekte umfassender geriatrischer Assessments. Der Nachweis von längerfristig anhaltenden Verbesserungen auf Patientenkarrieren stehen z.T. noch aus (Palmer et al. 1998). Für Patienten mit kongestiver Herzinsuffizienz und hohem Risiko für frühe stationäre Wiederaufnahme ergaben sich im Vergleich zur Kontrollgruppe erhöhte Lebensqualität, verringerte Rehospitalisierungsrate und poststationäre Behandlungskosten in der Interventionsgruppe (Rich et al. 1995).

Als weiterer bedeutender Bereich sind sog. „stroke units" zu nennen, die unter konsequenter Anwendung der o.g. Prinzipien zu eindeutig vorteilhaften Behandlungsergebnissen für die dort behandelten Patienten führen (Kalra et al. 1993; Jørgensen et al. 1995; The Stroke Unit Trialists' Collaboration 1997; Rønning u. Guldvog 1998 a, b; Indredavik et al. 1998). Systematisches Assessment, koordinierte Zusammenarbeit des interdisziplinären Teams mit individuell zielorientiertem therapeutischen Input sowie „proaktive" Erfassung und frühzeitige Behandlung von Komplikationen sind essentielle Voraussetzungen (Kalra u. Fowle 1994; Kalra et al. 1995).

Es finden sich darüber hinaus Hinweise (in Maß und Zahl) dafür, daß nicht unbedingt die Quantität therapeutischer Behandlungseinheiten, sondern natürlich auch wesentlich deren Qualität für die positiven Ergebnisse entscheidend ist. Ein Team ist eben noch nicht unbedingt a priori gut, sondern erst dann exzellent, wenn dessen einzelne Mitglieder für sich bereits gut, aber besonders hervorragend gut zusamenarbeiten. Teamfähigkeit, persönliches Können, (therapeutische) Erfahrung und Engagement der Personen, die an einem Teamprozeß teilhaben, ist durch nichts zu ersetzen – auch nicht durch hervorragend durchstrukturierte Ablauforganisation. Im pflegerischen Bereich sind vorgegebene Standards erforderlich und hilfreich, sollten aber ebensowenig wie Routineprogramme im therapeutischen Bereich Einfallsreichtum und gelegentlich notwendige individuelle Problemlösungen behindern.

Ebenso sind Dokumentationssysteme als absolut notwendiges Rüstzeug für die Arbeit anzusehen, sollten jedoch nicht zu einem Verlust und einer Verarmung an mündlicher Kommunikation und Informationsvermittlung führen. Zeitlich festgeschriebene Übergabebesprechungen, Teamsitzungen mit konzentriert eingehaltenem Ablauf und Fallbesprechungen sind selbstverständlich.

Ebenso selbstverständlich sollte die Pflege einer „Informationskultur" mit Patienten sowie deren Angehörigen sein. Die frühzeitige Erkundung und Berücksichtigung des Informations- und Unterstützungsbedarfs insbesondere letzterer, die in den meisten Fällen die notwendigen Arbeiten nach dem Krankenhausaufenthalt erbringen werden (müssen), bereitet die wichtige Entlassungsplanung vor.

Auch die Güte dieser kontinuierlich erbrachten Leistung, neben dem möglichen Angebot spezieller Angehörigenberatung, entscheidet nicht nur über (zu) lange stationäre Aufenthalte und frühe Wiederaufnahmen, sondern über die Akzeptanz geriatrischer Versorgung mit (Tierney u. Worth 1995; Jones u. Lester 1994; Zureik et al. 1995). Je professioneller und selbstverständlicher informiert wird, desto komplikationsloser sind erfahrungsgemäß auch gemeinsam Wege aus sehr schwierigen Situationen zu finden und zu gehen.

Die fest etablierte Einbindung der Krankenhausseelsorge sowie Austauschmöglichkeit z.B. im Rahmen eines „ethischen Konsils" sind empfehlenswert und sollten, wenn am Krankenhaus nicht vorhanden, aus der Geriatrie heraus initiiert werden.

Die Philosophie hinter erfolgreicher geriatrischer Arbeit besteht wahrscheinlich in einem klaren, für die Beteiligten transparenten und nachvollziehbaren Konzept. Dieses legt einen definierten Rahmen, der von den Teilnehmern sowohl mit Verstand als auch Empathie für alte Menschen ausgefüllt wird. Insbesondere über rehabilitative Erfolge entscheidet nicht selten maßgeblich auch der gut oder weniger gut gelungene Zugang zur individuellen Persönlichkeit des Patienten.

Es gehört zur Motivationsarbeit in der Geriatrie, die erarbeiteten Behandlungsergebnisse dem Team zurückzuspiegeln. Dies ist ein selten besonders erwähnter, jedoch nicht zu vernachlässigender Teilaspekt der Datensammlung für die Qualitätssicherung.

Abschließend bleibt anzufügen, daß neben günstigen Ergebnissen der Patientenbehandlung auch Hinweise für höhere (Arbeits-) Zufriedenheit der Mitarbeiter geriatrischer Stationen/Abteilungen existieren (Palmer et al. 1998). An der Gestaltung des „therapeutischen Milieus", der Arbeitsabläufe und der Atmosphäre einer Klinik/Abteilung/Station sind alle Mitglieder des Teams mehr oder weniger beteiligt. Sie sollten sich idealerweise hierfür auch mitverantwortlich fühlen (können). Auch unterstützende Berufsgruppen und paramedizinische Dienste sind bei der praktischen Umsetzung des Konzeptes zu berücksichtigen. So können und sollten beispielsweise Mitglieder der Transportdienste im Krankenhaus oder von Tageskliniken im Umgang mit alten Patienten geschult und für Transferleistungen trainiert werden. Freiwillige Laienhelfer, z. B. „grüne und blaue Damen", können für geriatrische Themen interessiert werden und z. B. Lotsendienste (in großen Kliniken) oder eine Patientenbibliothek betreuen.

Literatur

Bernabei R, Landi F, Gambassi G, Sgadari A, Zuccala G, Mor V, Rubenstein LZ, Carbonin P (1998) Randomised trial of impact of model of integrated care and case management for older people living in the community. Br Med J 316: 1348–1351

Boult C, Boult L, Pacala JT (1998) Systems of care for older populations of the future. J Am Geriatr Soc 46:499–505

British Geriatrics Society (1995) Acute medical care of elderly people. Guidelines, Policy Statements and Statements of Good Practice

British Geriatrics Society (1997) Standards of medical care for older people. Expectations and recommendations. Guidelines, Policy Statements and Statements of Good Practice

Buck R (1997) Substitutionspotentiale von stationären Leistungen. In: Arnold M, Paffrath D (Hrsg) Krankenhaus-Report '97. Gustav Fischer, Stuttgart Jena, S 99–112

Bundesarbeitsgemeinschaft der geriatrischen Rehabilitationseinrichtungen e. V. (1996) Empfehlungen für die geriatrische Rehabilitation. Gustav Fischer, Jena Stuttgart

Bundesarbeitsgemeinschaft der geriatrischen Rehabilitationseinrichtungen e. V. (1996) Empfehlungen für die Investitions- und Betriebskostenfinanzierung der Krankenhäuser und Fachabteilungen für Geriatrie. Gustav Fischer, Jena Stuttgart

Bundesarbeitsgemeinschaft der Klinisch-Geriatrischen Einrichtungen e. V. (1998) Empfehlungen für die Klinisch-Geriatrische Behandlung. Gustav Fischer, Jena Stuttgart Lübeck Ulm

Bundesärztekammer (1998) Gesundheit im Alter. Texte und Materialien der Bundesärztekammer zur Fortbildung und Weiterbildung, Bd 19, Köln

Burton LC, Leff B, Harper M, Ghoshtagore I, Steinwachs DA, Greenbough III WB, Burton JR (1998) Acceptability to patients of a home hospital. J Am Geriatr Soc 46:605–609

Coast J, Richards SH, Peters TJ, Gunnell DJ, Darlow MA, Pounsford J (1998) Hospital at home or acute hospital care? A cost minimisation analysis. Br Med J 316:1802–1806

Epstein AM, Hall JA, Besdine R (1987) The emergence of geriatric assessment units. The 'new technology of geriatrics'. Ann Intern Med 106:299–303

Evans JG (1983) Integration of geriatric with general medical services in Newcastle. Lancet 1:1430–1433

Evans JG (1998) Integration, disintegration, re-integration. British Geriatrics Society Newsletter, September 1998:1–9

Expertenkommission der Deutschen Gesellschaft für Geriatrie e. V. und Deutschen Gesellschaft für Gerontologie und Geriatrie e. V. (1993) Inhaltskatalog der Fakultativen Weiterbildung „Klinische Geriatrie"

Expertenkommission der Deutschen Gesellschaft für Geriatrie und Deutschen Gesellschaft für Gerontologie und Geriatrie (1995) Strukturstandards Geriatrischer und Gerontopsychiatrischer Einrichtungen. Rügheim

Francis D, Fletcher K, Simon LJ (1998) The geriatric resource nurse model of care. Nurs Clin North Am 33:481–496

Fuhrmann R, Uhlig T (1998) Entwicklung der Geriatrie in der Bundesrepublik Deutschland. Geriatrie Praxis 9:16–24

Füsgen I (1988) Alterskrankheiten und stationäre Rehabilitation. Kohlhammer, Stuttgart Berlin

Goodwin M, Morley JE (1994) Geriatric research, education, and clinical centers: Their impact in the development of American geriatrics. J Am Geriatr Soc 42:1012–1019

Hutchinson SG, Tarrant J, Severs MP (1998) An inpatient bed for acute nursing home admission. Age Ageing 27:95–98

Indredavik B, Bakke F, Slørdahl SA, Rokseth R, Håheim LL (1998) Stroke unit treatment improves long-term quality of life. A randomized controlled trial. Stroke 29:895–899

Inouye SK, Wagner DR, Acampora D, Horwitz RI, Cooney Jr LM, Tinetti ME (1993) A controlled trial of a nursing-centered intervention in hospitalized elderly medical patients: The Yale Geriatric Care Program. J Am Geriatr Soc 41:1353–1360

Jones D, Lester C (1994) Hospital care and discharge: patients' and carers' opinions. Age Ageing 23:91–96

Jørgensen HS, Nakayama H, Raaschou HO, Larsen K, Hubbe P, Skyhoj, Olsen T (1995) The effect of a stroke unit: reductions in mortality, discharge rate to nursing home, length of hospital stay, and cost. Stroke 26:1178–1182

Kalra L, Dale P, Crome P (1993) Improving stroke rehabilitation. A controlled study. Stroke 24:1462–1467

Kalra L, Fowle AJ (1994) An integrated system for multidisciplinary assessments in stroke rehabilitation. Stroke 25:2210–2214

Kalra L, Yu G, Wilson K, Roots P (1995) Medical complications during stroke rehabilitation. Stroke 26:990–994

Lavizzo-Moury RJ, Hillman AL, Diserens D, Schwartz JS (1993) Hospitals' motivations in establishing or closing geriatric evaluation management units. J Gerontol Med Sci 48:M78–M83

Meier-Baumgartner HP, Nerenheim-Duscha I, Görres S (1992) Die Effektivität von Rehabilitation bei älteren Menschen unter besonderer Berücksichtigung psychosozialer Komponenten bei ambulanter, teilstationärer und stationärer Betreuung. Schriftenreihe des Bundesministeriums für Familie und Senioren, Bd 12.2, Kohlhammer, Stuttgart Berlin Köln

Nikolaus T (1998) Forschung und Lehre in der Geriatrie an deutschen Universitäten und Hochschulen. Z Gerontol Geriat 31:277–280

Palmer RM, Counsell S, Landefeld CS (1998) Clinical intervention trials – The ACE unit. Clin Geriatr Med 14:831–849

Reister M (1997) Diagnosedaten der Krankenhauspatienten 1995 – Ergebnisse der Krankenhausdiagnosestatistik 1995, einschließlich neuer Ergebnisse der Auswertung der 10 %-Stichprobe. In: Arnold M, Paffrath D (Hrsg) Krankenhaus-Report '97. Gustav Fischer, Stuttgart Jena Lübeck Ulm, S 193–208

Rich MW, Beckham V, Wittenberg C, Leven CL, Freedland KE, Carney RM (1995) Effect of multidisciplinary intervention to prevent the readmission of elderly patients with congestive heart failure. N Engl J Med 333:1190–1195

Richards SH, Coast J, Gunnell DJ, Peters TJ, Pounsford J, Darlow M-A (1998) Randomised controlled trial comparing effectiveness and acceptability of an early discharge, hospital at home scheme with acute hospital care. Br Med J 316: 1796–1801

Rønning OM, Guldvog B (1998a) Stroke unit versus general medical wards, I: twelve- and eighteen-month survival. A randomized, controlled trial. Stroke 29:58–62

Rønning OM, Guldvog B (1998b) Stroke unit versus general medical wards, II: neurological deficits and activities of daily living. A quasi-randomized controlled trial. Stroke 29:586–590

Rubenstein LZ (1995) Hospital geriatric assessment and management units. In: Rubenstein LZ, Wieland D, Bernabei R (eds) Geriatric assessment technology: The state of the art. Editrice Kurtis, Milano, pp 195–209

Runge M, Rehfeld G (1995) Geriatrische Rehabilitation im therapeutischen Team. Georg Thieme, Stuttgart New York

Schoenenberger RA, Conzelmann M, Dubach UC, Schwander J (1992) Quality of emergency room triage of medical inpatients to an acute care clinic or chronic health care facilities. J Gen Intern Med 7:321–327

Shepperd S, Harwood D, Gray A, Vessey M, Morgan P (1998) Randomised controlled trial comparing hospital at home care with inpatient hospital care. II: cost minimisation analysis. Br Med J 316:1791–1796

Shepperd S, Harwood D, Jenkinson C, Gray A, Vessey M, Morgan P (1998) Randomised controlled trial comparing hospital at home care with inpatient hospital care. I: three month follow up of health outcomes. Br Med J 316:1786–1791

Stuck AE, Siu AL, Wieland GD, Adams J, Rubenstein LZ (1993) Effects of comprehensive geriatric assessment on survival residence, and function: A meta-analysis of controlled trials. Lancet 342:1032–1036

Swift CG, Severs MP (1997) The challenges of service provision. Age Ageing 26, S4:30–42

The Stroke Unit Trialists' Collaboration (1997) Collaborative systematic review of the randomised trials of organised (stroke unit) care after stroke. Br Med J 314:1151–1159

Tierney AJ, Worth A (1995) Review: readmission of elderly patients to hospital. Age Ageing 24:163–166

Warren MW (1943) Care of chronic sick A case for treating chronic sick in blocks in a general hospital. Br Med J: 822–823

Zureik M, Lang T, Trouillet JL, Davido A, Tran B, Levy A, Lombrail P (1995) Returning home after acute hospitalization in two French teaching hospitals: predictive value of patients' and relatives' wishes. Age Ageing 24:227–234

# Ambulante geriatrische Rehabilitation

H. Sandholzer

13.1 Der gemeindebezogene Ansatz
einer umfassenden Gesundheitsförderung 110

13.2 Leistungsrechtliche Zielsetzung
ambulanter Rehabilitation 111

13.3 Strukturen ambulanter Rehabilitation 111

13.4 Rehabilitationsbedarf und klinisches Spektrum
von Behinderungen im ambulanten Sektor 112

13.5 Therapieziele 113

13.6 Diagnostische und therapeutische Rehamaßnahmen
im ambulanten Sektor 113

13.7 Durchführung und Problematiken ambulanter
Rehabilitation anhand eines Fallbeispiels 114

13.8 Die Zukunft ambulanter geriatrischer
Rehabilitation 116

Literatur 116

Ältere Menschen beanspruchen – gemessen an ihrem Anteil in der Gesamtbevölkerung – einen etwa vierfach höheren Prozentsatz an den Ausgaben des Gesundheitssystems als jüngere Menschen. Ältere Patienten ohne Behinderung verursachen nur $1/5$ der Kosten Pflegebedürftiger. Die größten Kosten fallen kurz vor dem Tod an, v.a. durch die überproportionale Inanspruchnahme stationärer Angebote: 48% aller Patiententage in Allgemeinkrankenhäusern und 72% aller Patiententage in Langzeitpflegeeinrichtungen, 33% aller Patiententage in psychiatrischen Kliniken, aber nur 20% der ambulanten Arztkontakte entfielen auf die Pflegebedürftigen. Hieraus wird klar, daß v.a. die ambulanten Rehabilitationsmöglichkeiten verbessert werden müssen. Dafür sprechen auch wirtschaftliche und ethische Gesichtspunkte. Eine bessere Verzahnung der akuten Behandlung und ambulanter geriatrischer Rehabilitation muß ebenfalls dringend gefördert werden (Entschließung des 101. Deutschen Ärztetags 1998).

Der deutsche Gesetzgeber hat in den Sozialgesetzbüchern Anforderungen bezüglich der Qualität, Humanität und Wirtschaftlichkeit der medizinischen (§ 12, § 70 SGB V) und pflegerischen Versorgung (§ 2, § 3, § 5 SGB XI) festgelegt, die für die Versorgung älterer Menschen relevant sind. Die Kranken- bzw. Pflegekassen und die Leistungserbringer haben demnach eine bedarfsgerechte und gleichmäßige, dem allgemein anerkannten Stand der medizinischen Erkenntnisse entsprechende Versorgung der Versicherten zu gewährleisten und durch geeignete Maßnahmen auf eine humane Krankenbehandlung ihrer Versicherten hinzuwirken. Seit der 1995 in Kraft getretenen Pflegeversicherung hat der Vorrang von Prävention und Rehabilitation (§ 5) und „ambulant vor stationär" (§ 3 Vorrang der häuslichen Pflege) Eingang in die deutsche Gesetzgebung gefunden. Während diese Grundsätze durch den flächendeckenden Ausbau akutgeriatrischer und rehabilitativer Versorgungsstrukturen umgesetzt wurden, wobei allerdings regionale Unterschiede bestehen, hinkt die ambulante Primärversorgung bei der Umsetzung geriatriespezifischer, rehabilitativer Konzepte nach.

13.1 Der gemeindebezogene Ansatz einer umfassenden Gesundheitsförderung

In der Praxis fällt es oft schwer, begriffliche Abgrenzungen zwischen Vorsorge, Therapie und Nachsorge entsprechen den Konzepten von primärer, sekundärer und tertiärer Prävention zu ziehen. Die Deutsche Gesellschaft für Allgemeinmedizin und Familienmedizin spricht daher von einer „Gesundheitsbildenden Funktion". Auch der Bericht zum 101. Deutschen Ärztetag „Gesundheit im Alter" schlägt mit dem Begriff die „Präventive Rehabilitation" Brücken zwischen Vorsorge- und Nachsorgekonzepten.

Ein klassisches primärpräventives Konzept würde die Erfassung („screening") und Behandlung von Risikopersonen beinhalten, z.B. zur Schlaganfallprävention die Neuaufdeckung der Hypertonie und anderen Risikofaktoren bei breiten Bevölkerungsgruppen. Das klassische tertiärpräventive Konzept selektiert prognostisch günstige, bereits eingetretene Schlaganfälle und beseitigt die Krankheitsfolgen, meist unter großen Resourceneinsatz. Tatsächlich muß an verschiedenen „Zügeln" angesetzt werden, um die Gesundheit in der Gemeinde lebenden älterer Menschen zu optimieren, was sowohl bei Vorliegen

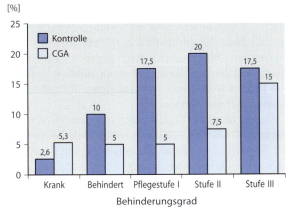

Abb. 13-1. Inzidenz von (RE-)Apoplexen bei Hausarztpatienten in Abhängigkeit von einem umfassenden geriatrischen Assessment und Allgemeinzustand. $p = 0{,}05$ auf dem 5%-Niveau signifikant

schwerer Schädigungen als auch noch im Stadium schwerster sozialer Beeinträchtigung möglich ist:

- Bereits bei den 40jährigen können durch Vorsorgeuntersuchungen und antihypertensive Behandlung rechtzeitig die Weichen für einen besseren Gesundheitszustand im Alter zu stellen (nachgewiesen durch Kohortenstudien).
- Im Rahmen der Therapie, (poststationären) Nachsorge und Rehabilitation kann der Gesundheitszustand verbessert oder gehalten werden (nachgewiesen durch randomisierte, kontrollierte Studien).
- Da Patienten mit Zustand nach früherem Schlaganfall einfach zu identifizieren sind, und behandelbare Grundkrankheiten – z.B. von Vorhofflimmern oder Hypertonie – und Risikofaktoren aufweisen, kann ein „screening" auf Zustand nach Schlaganfall – welcher eine manifeste Krankheit und nicht einen Risikofaktor darstellt – mit dem Ziel der Verhütung von Reapoplexen wirksam sein. In Abb. 13-1 sind Ergebnisse aus einem randomisierten kontrollierten Versuch zu geriatrischen Assessment wiedergegeben, in dem die Schlaganfallraten signifikant gesenkt werden konnte. Bei Behinderten und Pflegebedürftigen war der präventive Effekt am größten!

13.2
Leistungsrechtliche Zielsetzung ambulanter Rehabilitation

Trotz der Notwendigkeit für eine umfassende Gesundheitsförderung wird ambulante Rehabilitation leistungsrechtlich eng definiert, z.B.:

- zur Verkürzung des stationären Krankenhausaufenthalts als Anschlußheilbehandlung,
- zur Vermeidung/Verminderung von Pflegebedürftigkeit,
- als eigenständige Versorgungsform anstelle der stationären Rehabilitation,
- zur Verkürzung einer stationären Rehabilitation, wenn sich dadurch die gesamte Rehabilitationsdauer nicht verlängert.

13.3
Strukturen ambulanter Rehabilitation

Ambulante gemeindenahe Rehabilitation kann an verschiedenen Strukturen angesiedelt sein:

- an einer geriatrischen Fachklinik („Institutsambulanzmodell") oder an Rehabilitationskliniken, die sich verstärkt geriatrischen Fragestellungen widmen,
- als mobile ambulante Rehabilitation („Rehamobil"),
- aus einer klassischen hausärztlichen oder spezialistischen Praxis heraus (Hausarzt-, Facharztmodell),
- an einem ambulanten, von mehreren niedergelassenen Ärzten und Therapeuten gemeinschaftlich

---

Ambulante Rehabilitationsmaßnahmen

1. Regelmäßiges Screening und Assessment (periodische ärztliche Kontrollen):
   - Beurteilung des Rehabilitationspotentials (Schäden, Ressourcen, Belastbarkeit, Compliance),
   - Funktionsdiagnostik,
   - Rehabilitationsplan (Zielformulierung, Organisationsplanung) und Rehabilitationsevaluation (Erfolgskontrolle),
   - Frühdiagnose von Komplikationen (z.B. kardiale Überforderung, Stürze, schmerzhafte Schulter), Notfallversorgung (z.B. Stand-by in der Koronarsportgruppe).
2. Pharmakotherapie.
3. Patientenberatung und Patientenführung.
4. Angehörigenberatung und deren praktische Unterweisung, Angehörigenführung.
5. Qualifizierte rehabilitative Pflege.
6. Ökologische Therapie:
   - Ordnungs- und Milieutherapie, Aufbau eines therapeutischen Settings (Altenheim),
   - Hausbesuche,
   - Wohnraumadaptation,
   - Vermittlung von Hilfen, auch informelle (Freunde, Nachbarn etc.).
7. Psychosomatische und gerontopsychiatrische Grundversorgung.
8. Spezielle Schmerztherapie.
9. Soziale Interventionen in Kooperation mit Kostenträgern und Diensten.
10. Körperliche Aktivierung, Sportgruppen.
11. Physikalische Therapie.
12. Physiotherapie.
13. Ergotherapie.
14. Logotherapie.

betriebenen ambulanten Therapie- und Rehazentrum bzw. einer Tagesklinik,
- in Alten-, und Pflegeheimen als offene oder intramurale Maßnahmen,
- im „grauen", nicht ärztlich geleiteten Gesundheitsmarkt, z. B. in Anschluß an Fitneßzentren oder Hotels, Aktivitäten alternativer Heiler etc. (zunehmend wichtiges Marktsegment, dessen Qualität hier nicht weiter diskutiert werden soll).

Da die Modelle teilweise noch erprobt werden und die Entwicklung auch in der Gesetzgebung noch im Fluß ist, sollen an dieser Stelle grundsätzliche Probleme und praxisrelevante Vorgehensweisen ambulanter Rehabilitation exemplarisch dargestellt werden. Allen ernstzunehmenden Projekten gemein ist die Erkenntnis, daß Rehabilitation an die Zielgruppe aktiv herangetragen werden muß, da sie sonst nicht stattfindet.

13.4
Rehabilitationsbedarf und klinisches Spektrum von Behinderungen im ambulanten Sektor

Ursachen von Pflegebedürftigkeit und Behinderung sind in verschiedenen Felduntersuchungen der Wohnbevölkerung beschrieben worden. In den verschiedenen derzeit laufenden Modellversuchen zur ambulanten Rehabilitation werden neben dem Alter (i. a. >65 bis 70 Jahren) verschiedene Indikationsgruppen genannt. Hierzu werden einerseits Diagnosen (z. B. Apoplex), andererseits alterstypische Problembereiche (Immobilität, Multimorbidität) sowie Ausschlußkriterien aufgeführt. In Abb. 13-2 wird der Allgemeinzustand von über 70jährigen Patienten nach dem Alter dargestellt. Bei etwa $^1/_3$ aller über 75- bis 89jährigen ambulanten Patienten liegt eine chronische Funktionseinbuße mit Alltagsrelevanz vor, so daß hier die Indikation zur Rehabilitation bei drohender Pflegebedürftigkeit gegeben wäre. Zu einer realistischen Bedarfsplanung müßten jedoch alle Fälle mit leichtem oder mäßigem Pflegebedarf hinzugerechnet werden.

Das Ausmaß der Beeinträchtigung determiniert in starkem Maße die Prognose (Abb. 13-3). Während der Gesundheitszustand bei 28 % der leicht Kranken nach einem Jahr besser ist, liegt dieser Anteil bei den Patienten mit Pflegestufe I bei unter 10 %. Dies zeigt

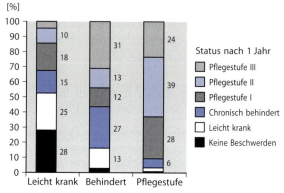

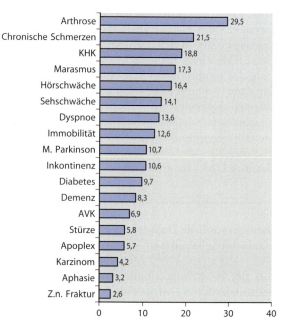

Abb. 13-3. Ein-Jahres-Prognose von Patienten, die zu Beginn gesund waren, alltagsrelevante Behinderungen aufwiesen oder bereits alltäglich Hilfe brauchen (Pflegestufe 1). Letztere stellen die Hauptzielgruppe einer ambulanten Rehabilitation dar, da 53 % dieser Patienten ohne Rehabilitationsmaßnahmen nach einem Jahr in die Pflegestufe 2 und 3 einzuordnen sind

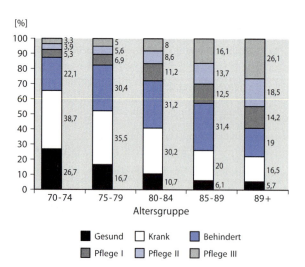

Abb. 13-2. Allgemeinzustand von Allgemeinpraxispatienten nach Altersgruppen

Abb. 13-4. Spektrum rehabilitationsbedürftiger Befunde in der Primärversorgung

den ungemein hohen Rehabilitationsbedarf im ambulanten Patientengut auf.

Die zahlenmäßige Verteilung einiger Rehabilitationsindikationen im unausgelesenen Patienten ist in Abb. 13-4 aufgeschlüsselt. Sie zeigt, daß sensomotorische und kognitive Behinderungen in einer Durchschnittspraxis das Schwergewicht ausmachen, während klassische Indikationen wie Schlaganfälle, Schenkelhalsfrakturen und arteriosklerotische Verschlußkrankheit im Gegensatz zur Klinik seltener sind, gleichwohl jedoch einer Rehabilitation bedürfen.

13.5 Therapieziele

Der ambulanten Rehabilitation liegen sowohl patientenbezogene als auch strukturelle Zielsetzungen zugrunde:

- Sicherstellung des Zugangs der älteren Versicherten zu medizinischen, pflegerischen und rehabilitativen Leistungen (Vermeidung der altersspezifischen Diskriminierung = „ageism");
- Wiederherstellung der Unabhängigkeit bzw. möglichst lange Aufrechterhaltung von Selbständigkeit (auch bei fortschreitend behindernden Erkrankungen);
- Erhaltung der Lebensqualität, auch bei chronischen, schwerwiegenden Erkrankungen (Symptomkontrolle);
- patientengerechte Beratung und Koordination von Behandlungsmaßnahmen;
- Behandlung in der gewohnten häuslichen Umgebung bzw. Lebensbereich des Patienten (z.B. ambulant vor stationär) bei auch im Alter optimierten Chancen selbstbestimmter Lebensentfaltung;
- Vermeidung von Exzeßmortalität und – morbidität (z B. alterstypische abwendbar gefährliche Komplikationen, zu spät entdeckte Krankheiten, iatrogene Schäden);
- verbesserter Informationsaustausch und bessere Zusammenarbeit von Haus- und Fachärzten, Pflegekräften, Fachberufen des Rehabilitationswesens und Kostenträgern (Kranken- und Pflegekassen, Sozialhilfeträgern) bei der Behandlung ältere Menschen.

Bedingt durch das weite Spektrum an Behinderungen lassen sich individuelle Therapieziele und abgeleitete Maßnahmen in der ambulanten Rehabilitation zunächst weniger gut standardisieren als bei spezielle ausgewählten Patientengruppen in der Akutphase. Die Formulierung von Therapieziele setzt sowohl eine medizinischen Stufendiagnostik als auch eine Verhandlung und Vereinbarung der davon abgeleiteten Maßnahmen mit Patienten und Angehörigen voraus (Abb. 13-5). Am Ende dieses Prozesses steht die Entscheidung, welche Maßnahmen indiziert und durchführbar sind. Bei dieser Entscheidung ist die Einschätzung des Gesundheitszustandes und die Verfügbarkeit von Interventionsmöglichkeiten vor Ort wesentlicher als die Beachtung starrer Altersgrenzen oder die organspezifische Zuordnung von Diagnosen.

13.6 Diagnostische und therapeutische Rehamaßnahmen im ambulanten Sektor

Dem niedergelassenen Arzt stehen erstens Maßnahmen in der eigenen Praxis zu Verfügung, die selbst oder vom Hilfspersonal erbracht werden und prinzi-

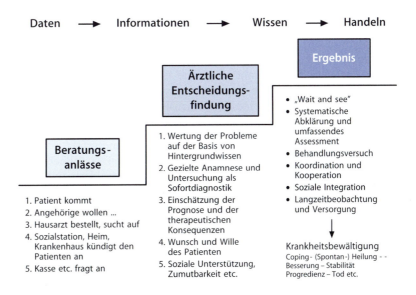

Abb. 13-5. Prozedere eines hausärztlichen geriatrischen Assessments

piell über die Kassenärztlichen Vereinigungen abzurechnen sind. Ferner ist die Verordnung von Medikamenten, Hilfsmitteln und Heilmitteln sowie von häuslicher Krankenpflege möglich. Ein drittes therapeutisches Standbein ergibt sich durch den Einbezug sozialmedizinischer Hilfen und Nutzen von Angeboten in der Gemeinde (Vereine, Beratungsstellen, öffentliches Gesundheitswesen, sozialpsychiatrische Dienste).

Bei der Verordnung von Pflege- und Rehamaßnahmen hat der leistungserbringende Therapeut die Durchführungsverantwortung. Der Arzt ist jedoch verpflichtet, die Indikation sorgfältig zu stellen und den Therapieerfolg zu überwachen; er haftet sonst sowohl im sozialrechtlichen Sinn (Budgetierung, Regreß) als auch im strafrechtlichen Sinn (z. B. Dekubitus bei unsachgemäßer Pflege). Bei der ambulanten Rehabilitation ist der Patient einen langen Zeitraum professioneller Krankenbeobachtung entzogen, was berücksichtigt werden muß. Die Mobilisierung bettlägeriger Patienten setzt sie bei Erzielung des gewünschten therapeutischen Erfolges zunächst einem größeren Sturzrisiko aus, nicht selten müssen diabetische oder antihypertensive Medikationen angepaßt werden etc. So selbstverständlich das klingt, so sehr muß dies in der Praxis Anlaß zur Vorsicht sein.

Bei der gesetzlichen Verankerung der Pflegeversicherung wurde der vertrags- bzw. hausärztliche Bereich vergessen. Dies bedeutet, daß sowohl bei der Begutachtung als auch bei der Überwachung der Pflege Hausärzte nicht direkt mit einbezogen sind, keine Honorierung zu erwarten haben und nur in enge Grenzen Verordnungen veranlassen dürfen.

Die Abgrenzung, wann eine Pflegemaßnahme oder ein Hilfsmittel eher der Krankenversorgung oder der Pflege dient, war in der Vergangenheit nicht immer einfach und hat zu Versorgungslücken (Verschiebebahnhöfe) geführt.

Das Altenheim ist jedoch ein gleichermaßen vernachlässigter wie sehr effektiver Ort für (ambulante) Rehabilitation. Rund 40% aller proximalen Femurfrakturen entstehen hier, obwohl wirksame Rehabilitationsmaßnahmen für die zugrundeliegenden Risikofaktoren dort am leichtesten umzusetzen wären!

13.7
Durchführung und Problematiken ambulanter Rehabilitation anhand eines Fallbeispiels

Beratungsanlaß: Donnerstags wird aus einer „Rehaklinik" angerufen, daß der Patient „Hamold" mit Zustand nach Apoplex morgen entlassen wird. Aus dem gefaxten Entlassungsbericht zitiert:

„*Befund:* affektlabiler Patient in übergewichtigem EZ (Körpergröße 176 cm, Gewicht 90 kg). RR 130/80 mmHg, normfrequent, absolute Arrhythmie. In Ruhe keine kardialen Dekompensationszeichen. Zentrale Fazialisparese li., Hemiparese des li. Armes, Teilparese des li. Beines. Unrhythmisches leicht unsicheres Gangbild nach Wernicke Mann mit Circumduktion des li. Beines, bei Bewegungsintention deutliche Tonuszunahme im Bereich der Zehen. Weitere differenzierende Gangprüfungen waren nicht durchführbar.
Epikrise: Wegen der KHK mit Zustand nach Herzinfarkt, der Polyglobulinämie und der absoluten Arrhythmie bei Vorhofflimmern und erlittenem Hirninfarkt wird eine Antikoagulantienbehandlung mit Marcumar durchgeführt. Die Herzinsuffizienz, der Hypertonus und die seit Jahren bestehende Hyperurikämie sind medikamentös kompensiert. Nach anfänglich bestehender Inkontinenz konnte der Blasenkatheder nach 4 Wochen entfernt werden. Durch intensive krankengymnastische Behandlung ist Herr H. jetzt in der Lage, kleinere Wegstrecken im Zimmer mit einer Stütze zurückzulegen."

Bei dem diagnostischen Hausbesuch am nächsten Tag ergaben sich schwerpunktmäßig folgende Probleme: Inkontinenz (fiel in der Klinik nicht ins Gewicht, weil die Toilette leicht erreichbar war), Harnwegsinfekt (Katheter zu spät gezogen), Spastische Parese, Depression, Unterstützung durch familiäre Ansprechpartner möglich.

Bedeutung für das ambulante Vorgehen

Zur Interpretation des Falls muß man wissen, daß Herr Hamold auf dem Land lebt, er wegen eines Schlaganfalls in eine Akutklinik kam und von dort umgehend in die nächste Rehabilitationsklinik, die ein freies Bett hatte, verlegt wurde. Gründe dieser Fehlentwicklung: dringliche Verlegungen („hier können wir sowieso nichts mehr machen", „wir brauchen das Bett") werden in der Regel jungen Assistenzärzten „aufgedrückt", denen die genuine Kenntnis von differentiellen Rehabilitationsindikationen und – angeboten fehlen; geriatrische bzw. neurologische Fachkliniken lagen in diesem Fall in über 100 km Entfernung vom Wohnort des Patienten, die Entscheidung der Angehörigen wurden mehr von Besuchsmöglichkeiten, äußeren „Qualitätsmerkmalen" und dem klassischen Versorgungsmodell determiniert als von einen geriatrisch fundierten Behandlungskonzept und Kompetenz der medizinischen Einrichtung.

Jeder erfahrene Arzt entnimmt dem Bericht, daß Herr Hamold aufgrund einer kompensatorischen Behandlungskonzepts eher einen Spontanverlauf nach Schlaganfall aufweist als einen gelungenen Behandlungserfolg.

Das Fallbeispiel veranschaulicht einige typische Aspekte ambulanter Rehabilitation, nämlich:

1. Die Tatsache, daß in Deutschland als Flächenstaat im bezug auf den Zugang der Bevölkerung zu qualifizierten Rehabilitation (auch noch heute) große Unterschiede bestehen. Kliniker und die für die Langzeitversorgung verantwortliche Hausärzte sollten ihre Verteilerfunktion ernst nehmen und

Anbieter im Interesse ihrer Patienten nach Qualitätskriterien auswählen. Qualitätssichernde Maßnahmen im Bereich der stationären Rehabilitation haben inzwischen das Niveau angehoben, jedoch keineswegs alle Zugangs- und Schnittstellenprobleme gelöst, so daß immer wieder Fehlplazierungen auftreten.
2. Geriatrisches Assessment ist für die Beurteilung rehabilitationsbedürftiger Patienten und bei „Plazierungsfragen" *die* wichtigste Entscheidungshilfe – gerade in der ambulanten Versorgung. Allerdings wird es hier nicht immer formalisiert durchgeführt und dokumentiert, v.a. wenn, wie in diesem Fall, dringender Entscheidungsbedarf herrscht.
3. Die patientenseitige Wahrnehmung bleibt ohne familienmedizinisches Assessment unvollständig. Alle Angehörigen sind hinsichtlich Belastbarkeit einzuschätzen, fachlich medizinisch und sozialmedizinisch zu beraten, psychisch zu stützen. Diese emotional und zeitlich aufwendige Betreuung wird gegenwärtig nicht angemessen honoriert. (Weiterer Aspekt: Wo kann der niederlassungswillige Arzt diese familienmedizinischen Kompetenzen erwerben?)
4. Die tiefe Erschütterung der Familie nach der Entlassung liegt darin gegründet, daß der in der Klinik nachvollziehbare Gewinn an Funktionskapazität („Mein Mann konnte doch schon gehen") nach Entlassung relativiert worden ist. Folge: der bislang kompensierte Hypertonus der Ehefrau entgleist und muß medikamentös neu eingestellt werden. Frau Hamold kommt in die Sprechstunde, nur um ihr Herz auszuschütten. Immer wieder muß man ihr sagen: „Ihr Mann kommt wieder auf die Beine", „Haben sie mit der Krankengymnastin Geduld, wichtig ist: die Spastik muß weg" und „nein, ein Bettgalgen ist nicht das Richtige!"
5. Ambulante Rehabilitation von akuten Fällen bedeutet: Erreichbarkeit auch außerhalb der Sprechstundenzeit, Hausbesuch, Zeit, exakte Kenntnis der Versorgungsmöglichkeiten vor Ort, Vertrauensbasis bei Patient und Angehörigen sowie Mitbehandlung der Familie. Intensität und Kosten für die ambulanten Verordnungen sind erheblich (s. nachfolgende Übersicht). Während in Großstädten spezialisierte Therapeuten gutes Auskommen haben (Behandlungshäufigkeit, Anfahrtswege, Rationalisierungsreserven), wird wohnortnahe Rehabilitation im ländlichen Bereich häufig nur durch den qualifizierten, generalistischen Therapeuten ermöglicht. In dem dargestellten Fall war glücklicherweise eine Bobath-Therapeutin im Einzugsgebiet der Praxis verfügbar. Die Übernahme der Behandlung war wegen des Anfahrtwegs und der Erbringung komplexer, nicht abrechenbarer Leistungen für diese gut qualifizierte Spezialistin unattraktiv, wurde jedoch gern für einen Patienten übernommen, mit dessen Hausarzt die Physiotherapeutin auf eine gute, gewachsene Zusammenarbeit zurückblicken konnte.
6. Patienten, Angehörige und z.T. auch Leistungserbringer sind nicht immer mit modernen, geriatrischen Behandlungsprinzipien (wie z.B. rehabilitative Pflege) vertraut. Daher ist auch immer Überzeugung und Aufklärung durch Arzt und Therapeuten notwendig (*Geriatrisches Wissen muß in die Gesellschaft hineinwirken*). Eine gute Umsetzungsmöglichkeit ist eine Vortragstätigkeit bei allgemeinbildenden Veranstaltungen (z.B. Landfrauenvereine, Volkshochschule, Gesundheitstage).
7. Ambulante Rehabilitation hat den Vorteil, daß die hohen und zeitlich über den Tag verteilten Alltagsanforderungen die Aktivität des Patienten wesentlich mehr fördern als der 3malige Besuch einer Physiotherapeutin auf einer Akutstation. Dies betrifft v.a. Patienten mit AVK, Zustand nach Hüftoperationen und fortgeschrittenem Therapieerfolg bei Schlaganfällen. Wenn der Patient belastbar ist, sollte er in die Praxis bestellt werden.
8. Rehabilitationserfolge sind etwas zutiefst befriedigendes: Herr Hamold läuft inzwischen in die Praxis, nimmt an Vereinsveranstaltungen teil, die handbetonte Spastik hat sich soweit gebessert, daß er selbständig sein Frühstück bereiten kann. Dies spricht sich in der Gemeinde herum, andere Patienten können an diesem Erfolg teilhaben.
9. Der Zustand des Patienten wurde auch aus Sicht der Leistungsträger so gut, daß die Kriterien für außergewöhnliche Gehbehinderung und Pflegebedüftigkeit nicht mehr zutrafen. Frau Hamold kam daher eines Tages aufgeregt in die Sprechstunde und beschwerte sich beim behandelnden Hausarzt wegen einer ihres Erachtens unzutreffenden „Rückstufung", ging damit vor das Sozialgericht. Leider sind Anspruchsdenken und fehlende Anreize zum Gesundheitsverhalten ausgeprägt, der Hausarzt muß das aushalten können.

Verlauf von Herrn Hamold (Auszug aus dem Praxiscomputer):

Dezember
- Erster Hausbesuch nach Entlassung, Organisation ambulante Pflege und Reha,
- Rp 10mal Krankengymnastik auf neurophysiologischer Grundlage als Hausbesuch (Mediainfarkt li mit Hemiparese re),
- TMS forte Nr. X (Behandlung Harnwegsinfekt),
- Rp Urinflasche Nr. 1,
- Rp Krankenunterlagen 69 × 90 Nr. L,
- Bescheinigung/Antrag Schwerpflegebedürftigkeit.

Januar
- 14 Hausbesuche Arzt, 28mal Häusliche Krankenpflege 20mal Physiotherapie,
- Quick zwischen 12% und 24%, RR 110/ 70, HF 68–87 Min.

Februar
- 8 Hausbesuche Arzt, 14mal Häusliche Krankenpflege 20mal Physiotherapie,
- Quick 22%, RR 130/80.

März
- Erstmals in die Praxis gekommen, relatives Wohlbefinden,
- RP 10mal Krankengymnastik als Hausbesuch, RR170/100, Wiederholungsrezept Bayotensin N3, Neotri N3, Isoket ret 180 N3, Novodigal 0,2 N3, Quick 18%.

April
- 10mal Krankengymnastik als Hausbesuch, Harnsäure 10,1 mg%, Krea 1,0, Kalium 3,6 mmol, Erörterung Hyperurikämie, Zyloric N3. Stimmung etwas besser.

Juni
- 10mal Krankengymnastik als Hausbesuch, Quick 34%, Kontrolle 22%, (Essen schmeckt).

August
- Normales Befinden, Schmerzen in Knie re: Diclac Gel, immer noch leicht Spastik der linken oberen Extremität. Bericht an das Vorsorgungsamt, RP 10mal Krankengymnastik Labor incl y-Gt o. B., Triglyceride 405, Harnsäure 5,6, Diätberatung (Thüringer-Wurst).

13.8
Die Zukunft ambulanter geriatrischer Rehabilitation

Ambulante geriatrische Rehabilitation muß dringend ausgebaut werden. Hierbei sind neben intensiven, klinischen und ambulanten Therapiemöglichkeiten auch niedrigschwellige Angebote wichtig. Gelingt es rehabilitatives Denken verstärkt in das Handeln des Hausarztes zu implementieren, können viele Patienten von einer dauerhaften Behinderung bewahrt werden. Wenn die noch verzettelten Zuständigkeiten verschiedener Kostenträger (Kranken-, Pflegeversicherung etc.) durch abgestimmte Konzepte ersetzt werden, ist ambulante Rehabilitation vermehrt finanzierbar. Sowohl die geriatrische Schwerpunktpraxis als auch Kooperationen von Ärzten und Therapeuten verschiedener Fachrichtungen in Netzwerken werden künftig die gegenwärtigen Versorgungslücken und -mängel schließen.

Literatur

Agency for Health Care Policy and Research (1995) Post stroke Rehabilitation. Clinical practice guideline No 16. US Department of Health and Human Services

Becker C, Conz A, Can H, Gebhard F, Muche R, Scheible S, Nikolaus Th (1999) Epidemiologie proximaler Femurfrakturen bei älteren Menschen. Geriatr Forsch 9:127–130

Fischer GC, Rhode JJ, Tewes U (1995) Die Situation über 60 Jahre alter Frauen mit einem pflegebedürftigen Ehemann. In: Schriftenreihe des Bundesministeriums für Familie, Senioren, Frauen und Jugend (Hrsg), Bd 49, Kohlhammer, Stuttgart Berlin Köln

Hartje W, Poeck K (Hrsg) (1997) Klinische Neuropsycholgie. Thieme, Stuttgart New York

Hirsch RD, Holler G, Reichwald W, Gerwink TH (1999) Leitfaden für die ambulante und teilstationäre gerontopsychiatrische Versorgung. Nomos, Baden-Baden

Hofmann W, Nikolaus T, Pientka L, Stuck AE (1995) Arbeitsgruppe „Geriatrisches Assessment" (AGAST): Empfehlungen für den Einsatz von Assessment-Verfahren. Z Gerontol Geriatr 28:29–34

Koudstaal P (1997) Secondary prevention following stroke or transient ischemic attack in patients with nonrheumatic atrial fibrillation: anticoagulant therapy versus control. In: Warlow C, Van Gijn J, Sandercock P (eds) Stroke Module of the Cochrane Database of Systematic Reviews, The Cochrane Library (database on disk and CDROM). The Cochrane Collaboration; Issue 1. Oxford

Kruse W, Nikolaus T (1992) Geriatrie. Springer, Berlin Heidelberg New York Tokyo

Neuperlacher Pocket Guides (o Jahr) Geriatrisches Assessment. Ergotherapeutisches Basisassessment. Logopädie. Hilfsmittelversorgung. Zentrum für Akutgeriatrie und Frührehabilitation, München-Neuperlach

Runge M, Rehfeld G (1995) Geriatrische Rehabilitation im therapeutischen Team. Thieme, Stuttgart

Sandholzer H. Behinderung. In: Fischer GC (Hrsg) (1991) Geriatrie für die hausärztliche Praxis. Springer, Berlin Heidelberg New York Tokyo, S 385–398

Sandholzer H, Kochen MM (1993) Stellenwert der Primärversorgung bei der gemeindenahen Rehabilitation älterer Menschen. In: Niederfranke H (Hrsg) Fragen geriatrischer Rehabilitation. Schriftenreihe des Bundesministeriums für Familie und Senioren, Bd 21. Kohlhammer, Stuttgart Berlin Köln, S 131–136

Stamm T, Runge M, Bernard W, Kolb G (1999) Ambulante geriatrische Rehabilitation. Lern und Seminarprogramm für Hausärzte. Schriftenr Geriatr Prax, MMV, München

Teasdale TA, Shuman L, Snow E, Luchi RJ (1983) A comparison of placement outcomes of geriatric cohorts receiving care in a geriatric assessment unit and on general medicine floors. J Am Geriatr Soc 31:529–534

Geriatrisch orientierte Allgemeinpraxis

H. Sandholzer

14.1 Weiterbildung und Zulassung
zur vertragsärztlichen Tätigkeit   117

14.2 Ambulantes (unausgelesenes) geriatrisches
Patientengut   118

14.3 Spezifische Funktionen des Allgemeinarztes   119
14.3.1 Primärärztliche Funktion   119
14.3.2 Koordinations- und Verteilerfunktion   119
14.3.3 Hausärztliche, familienärztliche
und ökologische Funktion   120
14.3.4 Gesundheitsförderung   121
14.3.5 Soziale Integrationsfunktion   122
14.3.6 Psychosomatische Grundversorgung   122

14.4 Defizite und Gefahren
bei schlechter geriatrischer Versorgung   123

Literatur   124

Obwohl klinisch-geriatrische und hausärztliche Versorgung älterer Menschen viel Gemeinsamkeiten aufweisen, erfüllen sie doch komplementäre Aufgaben (Tabelle 14-1).

An dieser Stelle sollen daher die speziellen Rahmenbedingungen der ambulanten Versorgung besprochen werden, in der über 90% der älteren Patienten medizinisch behandelt werden. Zunächst werden einige praktisch relevante Hinweise zu den rechtlichen Rahmenbedingungen gegeben werden, weil sie von in Weiterbildung befindlichen Kollegen meist zu spät bedacht werden.

14.1 Weiterbildung und Zulassung zur vertragsärztlichen Tätigkeit

Notwendige Voraussetzung für die selbständige ärztliche Tätigkeit ist der Erwerb einer Basiskompetenz in Form einer ärztlichen Weiterbildung (Weiterbildungsrecht). Die Weiterbildungen der Ärztekammern unterscheiden sich regional und je nach Fachgebiet. In der Musterweiterbildungsordnung für Allgemeinärzte werden geriatrische Inhalte (z.B. Durchführung geriatrischen Assessments) vorgeschrieben, die von Allgemeinärzten durch Ableistung eines obligatorischen Curriculums und durch den Nachweis spezifischer Leistungen erworben werden.

Hinreichende Bedingung zur Teilnahme an der ambulanten Versorgung ist ein positiver Bescheid des Zulassungsausschusses, der paritätisch von den Kassenärztlichen Vereinigungen und den Krankenkassen besetzt ist (Sozialrecht).

Für eine Niederlassung als Vertragsarzt muß ein Bedarf gegeben sein, der Vertragsarzt muß sich auf sein Fachgebiet beschränken, d.h. er darf nur facharzttypische Leistungen erbringen und abrechnen. Die Gliederung in die hausärztliche und fachärztliche Versorgung und weitere Rahmenbedingungen sind im Sozialgesetzbuch/SGB V festgelegt. Hier findet

Tabelle 14-1. Komplementärer Versorgungsauftrag von Klinik und Praxis

	Geriatrische Klinik	Hausärztliche Praxis
Zielsetzung	Entlassung	Langzeitbetreuung
Patientengut	Selektiert	Unausgelesen
Hauptproblem	Apoplex, akut bedrohte Selbständigkeit	Demenz, chronische Behinderung
Beziehung	Erstkontakt	„Jahrelang"
Versorgung	Maximalintervention	Basisversorgung
Vorgehensweise	Multiprofessionell, Fachspezifisch	Zentriert, Umfassend
Diagnostik	Aufnahmestatus, Geriatrisches Assessment	Erlebte Anamnese, Verlaufskontrollen, Geriatrisches Screening,
Maßnahmen	Rehabilitation, Therapie	Prävention, Therapie
Kosten	Hoch	Niedrig

sich auch die zentrale Anforderung an den Vertragsarzt, eine ausreichende, zweckmäßige und wirtschaftliche Behandlung zu gewährleisten.

Bei Vorliegen einer Teilgebietsbezeichnung oder Fachkunde (z. B. klinische Geriatrie) können sich erweiterte Behandlungsmöglichkeiten ergeben. Sonderqualifikationen werden im Rahmen des Zulassungsantrags geprüft. Nur bei positivem Bescheid dürfen solche Leistungen auch abgerechnet werden. Der in der klinischen Weiterbildung befindliche Arzt sollte dies frühzeitig berücksichtigen und keinesfalls anstreben, möglichst viele Tätigkeiten zu erlernen, sondern solche, die er später in seiner Praxis zum Nutzen der Patienten anwenden kann und darf! Nur in engen Grenzen können nach der Niederlassung weitere Qualifikationen erworben werden (Zeitmangel, Vorschriften, Kosten, Frage der Anerkennung).

Weitere relevante Details werden von zahlreichen Gremien (z. B. dem Bundesausschuß der Ärzte und Krankenkassen) in Form von Verordnungen und Verträgen festgelegt. Dazu gehören die Präsenzpflicht, die Residenzpflicht- (Wohnung am Praxisort), die Behandlungspflicht und die Teilnahme am ärztlichen Notdienst, die eine gemeindenahe Versorgung gewährleisten. Die einschlägigen Bestimmungen sind umfangreich und werden dem frischgebackenen Vertragsarzt in einer *Kiste!* zugeschickt. Dem in der Weiterbildung befindlichen Arzt wird jedoch dringend empfohlen, sich frühzeitig bei seiner Ärztekammer, dem Berufverband oder der wissenschaftlichen Fachgesellschaft zu erkundigen und einschlägige Lektüre (z. B. Bekanntgaben der Kassenärztlichen Bundesvereinigung und der Bundesärztekammer im Deutschen Ärzteblatt) aufmerksam zu verfolgen.

Wer die therapeutischen Mittel im Krankenhaus schätzt und gelernt hat, das Optimum für seine Patienten zu erreichen, muß nach seiner Niederlassung feststellen, daß Verordnungen (z. B. Krankengymnastik, Ergotherapie) budgetiert sind, und der Vertragsarzt im Rahmen der quartalsweisen Wirtschaftlichkeitsprüfung mit seinem Einkommen haftet („Regreß"). Nur das (gerade) Ausreichende, wenn es denn zweckmäßig und wirtschaftlich ist, darf auf Kosten der Gesetzlichen Krankenversicherung verordnet werden (§ 12 SGB V). Dies betrifft gleichermaßen Arznei-, Heil- und Hilfsmittel. Derzeit ist der geriatrisch engagierte Hausarzt gezwungen, v. a. die versicherungstechnisch als „niedrige Risiken" eingestuften „gesunden Patienten" anzuziehen, um einen gewissen „Verdünnungseffekt" des fallzahlorientierten Budgets zu erzielen. Es ist zu hoffen, daß im Rahmen einer Hinwendung zur evidenzbasierten Medizin vermehrt Mittel für wirksame geriatrische Interventionen, die sich letztlich „rechnen", zur Verfügung gestellt werden.

14.2
Ambulantes (unausgelesenes) geriatrisches Patientengut

Die zunehmende Spezialisierung in der klinischen Medizin hat dazu geführt, daß zwar eine Vielzahl von Einzelursachen bei der Behandlung eines Patienten in Frage kommen, daß im klinischen Krankengut die Morbidität meistens aufgrund weniger („Vital-few-") Faktoren, d. h. Diagnosen bestimmt wird (sog. Pareto-Prinzip). In publizierten Statistiken aus geriatrischen (Reha-)Kliniken machen Schlaganfälle, Zustand nach Schenkelhalsfrakturen, Herz-Kreislauf-Erkrankungen, Diabetes und Arthrose den Hauptteil der Diagnosen aus.

> **Die 10 häufigsten Diagnosen (ICPC-Code) bei 4354 geriatrischen Patienten aus 47 Allgemeinpraxen:**
>
> 1. K86: Hypertonie,
> 2. T90: Diabetes mellitus,
> 3. K77: Herzinsuffizienz,
> 4. K76: Koronare Herzkrankheit,
> 5. K89: Transitorische ischämische Attacke (Zustand nach),
> 6. K87: Hypertonie mit Folgeschäden an den Zielorganen,
> 7. R95: Chronisch obstruktive Lungenerkrankungen,
> 8. K90: Schlaganfall,
> 9. L91: Arthrose,
> 10. P70: Demenz.

In Abb. 14-1 sind deren absolute Häufigkeiten als Balken aufgetragen, die darüberliegende Linie gibt die kumulierte Häufigkeit an. Man sieht, daß das Pareto-Prinzip für das unausgelesene Patientengut nicht gilt, d. h. daß diese 10 häufigsten Diagnosen unter 50% des gesamten Diagnosenspektrums ausmachen. Auch wenn man die einzelnen Diagnosen zu den Hauptgruppen zusammenfaßt (Abb. 14-2), zeigt sich das breite diagnostische Spektrum. Erwartungsgemäß spielten Herz-Kreislauf-Erkrankungen eine führende Rolle bei den Hauptbetreuungsgründen. Aber auch der Orthopädie oder der Psychiatrie zurechenbare Krankheitsbilder sind sehr häufig. Dies

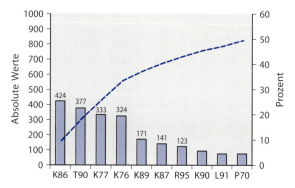

Abb. 14-1. Pareto-Diagramm zur Morbiditätsstatistik (Beratungsbestimmende Hauptdiagnosen) in der Allgemeinpraxis

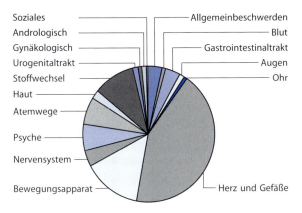

Abb. 14-2. Hauptbetreuungsgründe nach Organsystem klassifiziert (n = 4354 Patienten aus Hausarztpraxen)

zwingt den Hausarzt zu einer umfassenden medizinischen Kompetenz, um seiner Rolle als „erste Screening-Instanz" und als Koordinator für spezialistische Diagnostik und Therapie gerecht werden zu können.

14.3 Spezifische Funktionen des Allgemeinarztes

Der Allgemeinarzt erfüllt in jedem Gesundheitswesen basale Aufgaben, deren spezifische Bedeutung auf die ambulante geriatrische Versorgung beispielhaft diskutiert werden sollen.

14.3.1 Primärärztliche Funktion

Durch die gesetzlichen Vorgaben (Krankenversicherungspflicht, Sicherstellungsauftrag, Residenzpflicht, Präsenspflicht, Behandlungspflicht, Notdienstverpflichtung) und die große Zahl niedergelassener Haus- und Fachärzte existiert in Deutschland ein reichhaltiges medizinisches Angebot. Der angemessene Zugang zu den angebotenen medizinischen Leistungen und ihre adäquate Nutzung ist jedoch dem älteren Menschen erschwert. Eine Rolle spielt dabei:

- Unwissen,
- Trägkeit oder Scheu, bestimmte Angebote in Anspruch zu nehmen,
- Einschränkungen der Mobilität,
- soziale Barrieren,
- symptomarme Verläufe und Dissimulationstendenzen bei den älteren Patienten.

Fallbeispiel

In der nahen Universitätsklinik wird ein Patient unserer Praxis in der Vorlesung vorgestellt: Obwohl Herr Gadomski nach Aussagen seiner Ehefrau seit einem ³/₄ Jahr wegen Thoraxschmerzen beim Hausarzt in Behandlung war, wurde er erst vor 3 Tagen notfallmäßig mit Herzinfarkt eingewiesen! Die wahre Geschichte: Herr Gadomski betrat nach langer Karenz erstmals vor 3 Tagen die Praxis und wurde bei positiver Anamnese und Untersuchung unter der Verdachtsdiagnose Myokardinfakt nach Soforttherapie mit dem NAW umgehend eingewiesen. Die Zeit zuvor ließ er sich regelmäßig von seiner Frau mit dem Auto vor die Praxis bringen, winkte freundlich seiner Frau zum Abschied und suchte direkt das Wirtshaus auf, ohne je einen Fuß die Praxis gesetzt zu haben.

Obiges Fallbeispiel erweckt einerseits die Vorstellung, ein präventiver Hausbesuch hätte zu einer früheren Diagnose geführt, andererseits zeigt es das Hauptproblem der Primärmedizin auf: der Kontakt zur medizinischen Versorgung und ein Arzt-Patienten-Vertrag muß im ambulanten Bereich erst hergestellt werden. In Primärarztsystemen wie Großbritannien gibt es in den Praxen Register, die die Wohnbevölkerung im Einzugsgebiet erfassen; die Hausärzte haben dadurch die Möglichkeit und die gesetzlich festgelegte Verpflichtung, jährlich jedem über 75jährigen Patienten einen „health check" und präventive Hausbesuche anzubieten.

Die Wirksamkeit präventiver Hausbesuche auf die Senkung der Mortalität und der Heimeinweisungsquoten ist durch Metaanalysen gut belegt (Stuck et al. 1993, 1995). Da in Deutschland über 90% der über 65jährigen Wohnbevölkerung einen Hausarzt haben und bei der hohen Kontaktzahl die Chancen sehr groß sind, einen Patienten mindestens einmal pro Jahr bei einem Arztbesuch zu erfassen, bestünde auch hierzulande die Möglichkeit, über Jahreskontaktgruppenregister und Recallsysteme ein wirksames geriatrisches Screening einzurichten. Allerdings müßten hierfür erst verbindliche berufsrechtliche und sozialrechtliche Regelungen geschaffen werden.

14.3.2 Koordinations- und Verteilerfunktion

Die große Schwellenangst älterer Leute vor unbekannten Versorgungsangeboten (Krankenhaus, Sozialamt, Gerontopsychiatrie, Altenheim) und Tabuisierung bestimmter Behinderungen (z.B. Inkontinenz, kognitive Defizite, Armut) verpflichtet den Hausarzt, seinen Sieb- und Koordinierungsaufgaben gewissenhaft nachzukommen.

Fallbeispiel

Frau Gärtner verlangt bei einem Routinehausbesuch die Weiterverordnung eines Loperamidpräparats, daß ihr ein Vertreter im Notdienst verordnet habe, die „Durchfälle" seien damit besser geworden. Präzises Befragen fördert zutage, daß erst Verstopfung, dann blutiger Stuhlgang vorgelegen habe. Nach Überweisung stellt der rektoskopierende Internist ein Karzinom fest und empfiehlt palliative Kryotherapie, da die Patientin operative Maßnahmen ablehnen würde. Da Frau Gärtner in gutem Allgemeinzustand ist und im Überweisungsbefund steht, daß der Tumor in etwa 15 cm Tiefe liegt, wird sie trotzdem den Chirurgen vorgestellt, die eine tiefe anteriore Resektion mit Stapleranastomose durchführen. Die Patientin ist seit 2 Jahren beschwerdefrei. Das Wort „Krebs" ist zwischen Hausarzt und Patient nie gefallen, und vor der Überweisung zu den Chirurgen wurde ihre Angst diagnostiziert und zerstreut, einen künstlichen Darmausgang zu bekommen. Dazu muß man allerdings die chirurgischen Therapiemöglichkeiten kennen.

Während jeder 10. jüngere Patiente während eines Quartals einen Facharzt in Anspruch nimmt, kontaktiert von den älteren weniger als jeder 20. Patient einen Spezialisten. Bei den über 75jährigen wird am häufigsten an Augenärzte, Internisten, Orthopäden, Chirugen und Urologen überwiesen. Eine relative Unterinanspruchnahme – gemessen an der Problemhäufigkeit bei geriatrischen Patienten – findet sich im Bereich Zahlheilkunde, Psychiatrie, Gynäkologie und HNO. Das spezielle, auf die Bedürfnisse älterer Menschen ausgerichtete Angebot (Geriatrie, Gerontopsychiatrie und ambulante Rehabilitation) ist in Deutschland unzureichend. Mobilitätshindernisse (Patientenseitig, Entfernungen und Transportmöglichkeiten im ländlichen Gebieten) und fehlende Hausbesuchstätigkeit von Spezialisten bedingen einen hohen Anteil spezialistischer Leistungen in der geriatrischen Primärversorgung.

Die beste Gewähr für eine adäquate Erfüllung von ambulanten Koordinationsaufgaben ist gegeben bei:

- Übernahme der Gesamtverantwortung durch den Hausarzt zur Vermeidung der Balintschen „Verzettelung";
- langjährig gewachsenem Vertrauensverhältnis zu dem Hausarzt bei Patienten und professionellen Kooperationspartnern;
- Teamfähigkeit, Organisationstalent, Kooperation mit anderen Berufsgruppen aus Kenntnis berufsspezifischer Aufgaben und Qualitätsmerkmale;
- standardisierter Dokumentation, die Dritten verfügbar gemacht wird;
- bewußter Wahrnehmung der Grenzen eigener Kompetenz, gezielten Über-/Einweisungen mit Begleitbrief/Telefonat;
- Hinterfragen fachspezifischer Vorschläge durch Einordnen in den Gesamtzusammenhang des Patienten;
- Eigeninitiative mit Beschreitung des „kleinen Dienstwegs" statt Abwarten auf „offizielles Tätigwerden, v.a. bei sozialrechtlichen Fragestellungen.

Über 75jährige (2,7% aller Kontakte) werden häufiger als die jüngeren Altersgruppen (65–74jährige: 1,8%) eingewiesen. Höheres Alter bedingt auch eine größere Wahrscheinlichkeit zur Heimaufnahme. Die Indikation zur Einweisung sollte jedorch sorgfältig geprüft werden, da ein Krankenhausaufenthalt die Mortalität erhöhen kann, mit einem erhöhten Risiko schwerwiegenden Komplikationen (z.B. Verwirrtheitszuständen) einhergeht und als „geriatrische Einbahnstraße" im Pflegeheim enden kann. Hausärzte, die über eine langjährige Kenntnis des Patienten verfügen, sind besser als externe „case manager" in der Lage, diese Koordinationsaufgabe zu übernehmen. Wenn ein Krankenhausaufenthalt indiziert ist, sollte sorgfältig erwogen werden, in welche Abteilung der Ältere geschickt wird. Von der Kriterienliste der deutschen Gesellschaft für Geriatrie zur Entscheidung zwischen geriatrischer und internistischer stationärer Behandlung haben sich folgende Kriterien bewährt:

- Rehabilitationsbedarf,
- unklarer Relevanz einzelner Diagnosen bei Multimorbidität,
- Notwendigkeit eines geriatrischen Assessments.

Auch bei Behandlungsbedarf durch interdisziplinäre Teams und Demenz sind geriatrische bzw. gerontopsychiatrische Spezialkliniken zu bevorzugen.

14.3.3
Hausärztliche, familienärztliche und ökologische Funktion

Die Mehrheit der ambulanten Kontakte Älterer entfallen auf Allgemeinarzt, der seinen älteren Patienten im Schnitt seit über 10 Jahren kennt. Aufgrund einer gewachsenen haus- und familienärztlichen Beziehung, die schon lange vor Erreichen des Rentenalters konsolidiert ist, kann er alternde Menschen rechtzeitig auf gesundheitliche und soziale Umstellungen vorbereiten. Die aus der Langzeitversorgung gewonnene Kenntnis der Person und der Vorbefunde („erlebte Anamnese", „prior knowledge") befähigt einen *qualifizierten* Hausarzt zu einer akkuraten diagnostischen Klassifizierung und therapeutischen Entscheidungsfindung auch ohne aufwendige Mittel: jede Verlaufsbeurteilung sagt mehr aus als die beste Querschnittsuntersuchung!

Die Betreuungsintensität ist hierzulande hoch: Der deutsche Hausarzt sieht 77% aller von ihm erreichten über 70jährigen Männer bzw. 81% der Frauen jedes Quartal und führt 10mal soviel Hausbesuche wie ein portugiesischer Kollege, 3mal soviel wie eine Schweizer Hausarzt aus. Internationale und nationale Vergleichsstudien sowie randomisierte kontrollierte Versuche zeigen, daß die Hausbesuchstätigkeit wesentlich vom Gesundheitszustand des älteren Patienten determiniert ist und eine signifikante Verbesserung der Prognose bewirkt.

Drei wichtige Faktoren können eine Rolle spielen:

1. Der Hausbesuch eröffnet neue diagnostische Möglichkeiten, z.B. hinsichtlich Versorgungsdefizite (Vernachlässigung, Medikamenteneinnahme), ökologischer Risiken (Wohnqualität, kalte Jahres-

zeit, Unfallgefahr), Ressourcen (Ausmaß familiärer und nachbarschaftlicher Unterstützung) und Bedürfnisse (Hilfsmitteladaption).
2. Der schwerstkranke alte Mensch dekompensiert außerhalb seines Lebensbereichs. Eine effektive Hausbesuchstätigkeit ist die einzige Möglichkeit, kontinuierliche medizinische Versorgung außerhalb der Klinik sicherzustellen, ohne Hospitalisierungsrisiken einzugehen.
3. Der Hausbesuch schafft Raum für familienmedizinische Interventionen bei Angehörigen, die für den Verbleib des Patienten in der Gemeinde entscheidend sind (Versorgungsentscheidungen, Angehörigenberatung und Behandlung).

Der Zeitaufwand ist jedoch erheblich ($1/3$ der gesamten Arbeitszeit eines Hausarztes entfallen auf Hausbesuche), und bestimmte Patientengruppen fahren besser mit einer Einbestellung in die Praxis, wenn die Mobilität (arterielle Verschlußkrankheit) oder die Aktivität gefördert werden soll.

14.3.4
Gesundheitsförderung

Sie gehört zu den elementarsten hausärztlichen Tätigkeiten und erfolgt nach den Prinzipien aktivierender statt substituierender Versorgung (Autonomie des Patienten). Durch prospektives Denken soll die Krankheitskaskade „Behinderung Pflegebedürftigkeit" verhindert oder – auf jeder Stufe – vermindert werden.

In der geriatrischen Klinik sorgt das umfassende Assessment dafür, daß die sprichwörtliche „hidden morbidity" bei geriatrischen Patienten diagnostisch aufgedeckt wird. Im ambulanten Sektor kann eine zu niedrige Kontakt- und Hausbesuchsfrequenz bzw. und unsystematische Diagnostik und Therapie während Routinenanlässen Grund dafür sein, daß relevante Befunde im Verborgenen bleiben. Am leichtesten ließe sich dieses Problem durch ein häufiges geriatrisches Assessment in Verbindung mit Hausbesuchen lösen; am besten einmal pro Quartal. Da eine Allgemeinpraxis pro Jahr 500–1400 ältere Patienten versorgt, ist dies schwer zu bewerkstelligen (Zeitfaktor, Fehlen von Hilfspersonal).

Geriatrisches Screening stellt eine Antwort auf diese Bedingungen dar. Ziel der Untersuchungen ist nicht eine umfassende Quantifizierung geriatrischer Funktionseinbußen, wie es für rehabilitationsbedürftige oder instabile Ältere essentiell ist, sondern eine bewußte Beschränkung auf die Gesundheitsstörungen, die folgenden Kriterien Rechnung tragen:

- Prävalenz von Erkrankungen, eingeschränkten Funktionen und psychosozialen Beeinträchtigungen im unausgelesenen Patientengut;
- der Anteil dieser Probleme, die dem Hausarzt bislang unbekannt waren;
- Morbidität, Mortalität und Auswirkungen auf die Lebensqualität;
- Diagnostizierbarkeit und Therapierbarkeit eines aufgedeckten Problems;
- Annahme des Screenings durch Patient und Arzt;
- Kosten-Nutzen-Relation.

Verschiedene nationale und internationale Arbeitsgruppen haben danach evidenzbasierte Vorsorgeprogramme zusammengestellt. Neben typischen präventiven Untersuchungen wie z.B. Blutdruckscreening, Impfungen, Unfallverhütung etc. gehört die Beachtung bereits bekannter Erkrankungen in das Programm (Herzinfarkt, Apoplex). Wegen der hohen Rezidivquote kann mit einer Optimierung der Behandlung sehr viel erreicht werden. Depressionen, Sinnesbeeinträchtigungen, wiederholte Stürze und problematische Medikation (zu viele Medikamente, Unterlassen indizierter Aspirin- Antikoagulantien und antidepressiver Pharmakotherapie) sowie Complianceprobleme beim Patienten sind weitere wichtige Bausteine.

Eine weitere wichtige Rolle zur Bewältigung der Arbeitslast ist das sog. Targeting. Es ist zweckmäßig, Risikogruppen bevorzugt zu „screenen". In Tabelle 14-2 sind die Ergebnisse einer Längsschnittstudie bei über 1600 ambulanten Patienten dargestellt. Die beim Ausgangsstatus feststellbaren Risikoindikatoren sind mit der Entwicklung eines ungünstigen Verlaufs in den Folgejahren in bezug gesetzt. Ein beeinträchtigter Allgemeinzustand sowie das Vorliegen einer Demenz sind die wichtigsten Kriterien, die auf einen schlechten Verlauf bei *ambulanten* Patienten hinweisen. Andere, teils aus klinischen Studien bekannte Risikofaktoren spielen im unausgelesenen Patientengut keine Rolle, weil sie zu selten vorkommen oder besser durch andere Indikatoren erklärt werden. Der Allgemeinzustand kann relativ einfach, reliabel und valide eingeschätzt werden:

- gesund,
- krank,
- chronisch behindert (d.h. es liegen alltagsrelevante Funktionseinbußen vor),
- pflegebedürftig (1mal am Tag ist Hilfe notwendig),
- schwerpflegebedürftig (mehrfach am Tag ist Hilfe notwendig),
- intensivpflegebedürftig (rund im die Uhr muß Hilfe verfügbar sein).

Ab dem Zustand einer chronischen Behinderung ist ein erhöhtes Risiko für Mortalität, Heimaufnahme und Entwicklung schwerer Formen von Pflegebedürftigkeit gegeben, was eine rationale Grundlage für ein ausführliches Assessment und Management bietet.

Tabelle 14-2. Signifikante Risikoindikatoren bei den Älteren (>75 Jahre)

Risikofaktor	Mortalität	Heimaufnahme	Klinische Verschlechterung	Pflegebedarf
Alter	+	n.s.	n.s.	–
Geschlecht (weiblich)	–	n.s.	–	–
Allgemeinzustand	++ bis +++	+	–	+++
Schwäche, Marasmus	++	n.s.	n.s.	n.s.
Tremor		(++)	+++	+++
Apoplex	++	n.s.	n.s.	n.s.
Demenz	+ bis ++	+++	+ bis +++	+ bis +++
Sehschwäche	n.s.	+++	++	++
Immobilität	n.s.	+++	n.s.	n.s.
Wohnt nicht allein	n.s.	n.s.	–	n.s.
Keine Hilfsperson verfügbar	n.s.	+++	–	n.s.
Hausbesuche sind notwendig	n.s.	+	+	+
Zustand nach stationärem Aufenthalt	++	n.s.	n.s.	++
Heimbewohner	n.s.	n.s.	n.s.	+++

– odds ratio <1,0 (protektiv), + odds ratio >1, ++ odds ratio 1,5–1,9, +++ odds ratio ≥2 bei alpha von 0,5%, *n.s.* nicht signifikant.

14.3.5
Soziale Integrationsfunktion

Aus verschiedensten Gründen sind Familienangehörige, aber auch professionelle Hilfspersonen geneigt, den älteren Menschen in seiner Rolle als Abhängiger zu bestärken oder unangemessene Versorgungsentscheidungen zu treffen:

- Anlegen zu hoher Versorgungsstandards („Wohnung ist unsauber").
- Wohlgemeinte Überversorgung („Mein Vater soll sich nicht plagen").
- Unkenntnis der „wahren" Bedürfnisse und Ressourcen des Älteren („Ich will für meinen Angehörigen das Beste").
- Erlangen geldwerter Vorteile (Behindertenpaß, Frührente, Pflegegeld).
- Ängste vor Überlastung im Falle der Pflegebedürftigkeit („Ich bin mir nicht sicher, ob ich meinen Angehörigen genausogut wie ein Pflegeheim versorgen kann").
- Unkenntnis der geriatrischer Rehabilitationsprinzipien (aktivierende Pflege) und Behandlungserfolge („Herr Doktor, das war ja eine „schöne" Kurklinik: alles mußte mein pflegebedürftiger Mann selbst machen, die Pflegekräfte und Therapeuten sind untätig dabeigestanden").

Fallbeispiel

Ehepaar Schneebiegel führt ein Leben wie „Philemon und Baucis": Herr Schneebiegel (84 Jahre) sieht zwar schlecht und ist psychomotorisch etwas verlangsamt, ist jedoch kräftig und mobil; Frau Schneebiegel hat einen scharfen Verstand, gute Sinnesfunktionen und ist aufgrund einer schweren arteriosklerotischen Verschlußkrankheit gehbehindert. So führt „der Blinde den Lahmen" durchs Leben bis die Frau perakut infolge eines Schlaganfalls verstirbt. Ungefragt wird der alte Mann in ein 80 km entferntes Altenheim untergebracht, weil in dieser Stadt seine Tochter wohnt. Als sein Hausarzt aus dem Urlaub zurück ist, wird er von ihm telefonisch gebeten, ihn hier „rauszuholen". Pflegekräfte berichten über Depressivität, nächtliche Unruhe und Inkontinenz. Im Gespräch mit den Angehörigen kann herausgearbeitet werden, daß Herr Schneebiegel sich in seiner Heimatstadt wohler fühlt, dort sowohl jüngere als auch gleichaltrige Bekannte hat. Da seine Wohnung inzwischen aufgegeben ist, zieht er in eine Altenwohnung, wo er hauswirtschaftlich versorgt werden kann. Von hier kann er täglich zu seinen früheren Hausbewohnern spazieren, durch kleine Gefälligkeiten für andere sich soziale Anerkennung verschaffen. Durch Absetzen anticholinerger Psychopharmaka wurde die Inkontinenz (Überlaufblase) behoben; bis kurz vor seinem Tod, 4 Jahre später, war er niemals auf Pflege angewiesen.

Die soziale Integrationsfunktion erfordert hausärztliche Strategien zur Durchsetzung des Prinzips „gemeindenahe Betreuung" und „Reha vor Pflege":

- Übernahme einer „anwaltlichen" Vertretung der Patienteninteressen,
- bewußter Einsatz der Autorität als behandelnder Arzt zur Aktivierung von Hilfsmöglichkeiten im Lebensumfeld,
- Hinnahme suboptimaler Lösungen zugunsten des Verbleibens in der eigenen Häuslichkeit,
- gutachterliche Stellungnahmen (Schwerbehinderung, Pflegebedürftigkeit, Sozialhilfe, Unterbringung), zur Einleitung sozialmedizinischer Interventionen, die die Kenntnis der Leistungsgesetze erfordert,
- Veranlassung und Koordination von Rehamaßnahmen.

14.3.6
Psychosomatische Grundversorgung

Die Auseinandersetzung mit Sinnfragen, eigener Lebensleistung, Krankheit und Tod erfordert die stetige Ansprechbarkeit des Hausarztes auf psychosozialer

Ebene. Psychische Störungen im Alter sind enorm häufig, lebensgefährlich (Depressionen, Suizidalität) und behindernd (Demenz). Soziale Einschnitte durch Aufgabe der Berufstätigkeit, Armut, Verwitwung, Verlust von Altersgenossen durch Tod oder Wegzug, die Veränderung gesellschaftlicher Normen, u. a. Belastungen, werden häufig nicht von einem tragfähigen sozialen Netzwerk aufgefangen. Für alleinstehende Personen, – insbesonders für „Heimbewohner" – ist der Hausarzt aufgrund seiner langjährigen Bekanntschaft zu einer Art Vertrauensperson geworden: ein Hausbesuch wird als besonderer, den Lebensalltag strukturierender Anlaß bewertet, sein Rat im Falle eigener Verunsicherung eingeholt. Die gemeindenahe Behandlung eröffnet dem Hausarzt eine ideale Milieutherapie, die durch Angehörige, Nachbarn, Pflegekräfte, Rehabilitationsberufe und Einrichtungen der Gemeinde getragen werden kann.

Die Reduzierung der Behandlung auf „somatisch" oder psychosozial, auf medikamentös oder nichtmedikamentös ist unangemessen:

- Einerseits hat die Somatotherapie bei psychischen Erkrankungen einen Stellenwert (gerade bei vaskulären Demenzen).
- Andererseits sind bei einer schweren Depression im Alter Kombinationen aus gezieltem, langjährigen Einsatz wirksamer Psychopharmaka, Gesprächstherapie, Somatotherapie und familienmedizinische Intervention günstiger als eine reine Monotherapie.
- Auch aus rein körperlichen Störungen können sog. „banale" Angsterkrankungen (Angst vor Stürzen, Inkontinenz) mit sozialen Rückzugstendenzen resultieren.

Eine 3spurige „bio-psycho-soziale" Diagnostik und Therapie ist daher für den älteren Patienten unerläßlich. Ein letzter Hinweis: ein nicht unerheblicher Teil reversibler psychiatrischer Morbidität (Depressionen, „Pseudodemenz" bzw. Verwirrtheitszustände) ist durch Arzneimittelnebenwirkungen erklärbar und führt zur Spontanheilung beim Absetzen oder Reduktion der Medikation.

14.4
Defizite und Gefahren bei schlechter geriatrischer Versorgung

Wenn mit diesem Buch viel über „gute klinische Praxis" geschrieben wird, sind aus Praxis und Literatur auch erwähnenswerte Defizite gut bekannt:

- Eisbergphänomen („hidden morbidity" = Arzt kennt nur einen Teil der relevanten Gesundheitsprobleme des Älteren).
- Polypragmasie. Das geriatrische Kollektiv ist wesentlich mehr als die Jüngeren auf die Durchführung wirksamer Interventionen angewiesen, weil die Relation zu erzielbaren Benefit und Nebenwirkungsprofil bei Multimorbidität ungünstiger ist als bei einer einzigen Diagnose.
- Phänomen der inversen Versorgung (statt der gefährdeten oder bedürftigen Zielgruppe nimmt eine Versorgungselite Angebote wahr).
- Vorenthaltung einer wirksamen Therapie aufgrund des Patientenalters. Der unzureichende Forschungsstand in alten Kollektiven trägt hierzu bei. Beispielsweise galt Anfang der 80er Jahre eine Markumarisierung bei über 70jährigen als obsolet, jedoch hat sich später durch Studien gezeigt, daß gerade ältere Menschen mit Vorhofflimmern am meisten davon profitieren.
- Drehtüreffekt (Verschiebebahnhofmentalität, Wiederaufnahmekarussell bei nicht adäquater Problemlösung). „Ageism" ist am besten von Shem mit dem Akronym: GOMER („go out of my emergency room") als Bezeichnung für den geriatrischen Patienten illustriert worden. In diesem Buch sind auch Maxime der Geriatrie [problemorientiertes Vorgehen und ressoucenorientierten Medizin („tu möglichst wenig")] dargestellt.
- Phänomen der Überdiagnostik und Übertherapie mit den Folgen somatische Fixierung, iatrogene Komplikationen, Kostenexplosion im Gesundheitswesen, Ärztetourismus und bisweilen Unzufriedenheit mit dem Behandlungserfolg. Meistens steckt eine Kombination aus patientenseitigen schlecht kanalisierten Wünschen und gut gemeintem, professionellen Perfektionismus dahinter. Nicht jede Beschwerde muß sofort geklärt und therapiert werden. Abwartendes Offenlassen der Diagnose mit Verlaufskontrollen ist bei niedrigem Risiko und funktioneller Irrelevanz häufig die beste Strategie.

Die ärztliche Aus- und Weiterbildung stellt nur eine Basiskompetenz sicher. Gerade die stürmische Entwicklung geriatrischer Forschung führt zu einer reduzierten „Halbwertzeit" gängiger Lehrmeinungen. Nur durch praktische Tätigkeit, kontinuierliche Fortbildung in geriatrischen Themen und kritisches Hinterfragen alter wie neuer Therapiekonzepte ist eine qualifizierte hausärztliche Versorgung alter Patienten möglich. Leitlinien, d.h. von den wissenschaftlichen Fachgesellschaften laufend aktualisierte Zusammenfassungen der verfügbaren Evidenz, werden künftig dem praktisch tätigen Arzt eine rational begründete Versorgung erleichtern (Tabelle 14-3). Es ist damit zu rechnen, daß in naher Zukunft der Vertragsarzt die qualitätsgerechte Erbringung seiner Leistungen (Daten aus der Praxis) und eine kontinuierliche Fortbildung (Zertifikate) regelmäßig nachweisen muß.

Tabelle 14-3. Ambulante Maßnahmen mit hohem Evidenzgrad. Klassifizierung: *Evidenzgrad I* randomisierte, kontrollierte Untersuchung oder Metaanalysen *(M)*, *Evidenzgrad II* Kohorten oder Fall-Kontrollstudien, *Evidenzgrad III* Querschnittstudien, Case reports oder case series, *Evidenzgrad IV* Expertenmeinung, sonstige Studien

Versorgungsziel	Aspekte ambulanter Tätigkeit	Evidenzgrad
Patientenzufriedenheit	Kontinuierliche Behandlung durch einen Arzt	I
	Hausbesuche	III
	Beschäftigungstherapie	I
Verhütung schwerwiegender Komplikationen (Demenz, Delir, Schenkelhalsfrakturen)	Geriatrisches Assessment, Hausbesuche, rationale Pharmakotherapie	I
Senkung der Sterblichkeit	Medizinische Versorgung durch Allgemein/Primärarzt	II
	Geriatrisches Screening, präventive Hausbesuche	I
	Neuaufdeckung und medikamentöse Behandlung prävalenter, therapierbarer Krankheiten (z. B. Hypertonie)	I–IV
Bessere medikamentöse Einstellung	Überprüfung der Medikation (rationale Pharmokotherapie)	I
Senkung der Altenheimaufnahmen, Erhalt der Lebensqualität	Geriatrisches Screening, präventive Hausbesuche, Familienmedizin	I–IV
Besserer Funktionszustand Verminderung von Einweisungen	Hilfsmittelverordnung	I
	Geriatrisches Screening, präventive Hausbesuche	I–IV
	Nachbetreuung von aus dem Krankenhaus entlassenen Patienten	I
	Gemeindebezogene, familienmedizinische Interventionen bei Risikogruppen (Patienten mit Herzinsuffizienz, Demenz)	I

Literatur

Fischer GC (1991) Geriatrie für die hausärztliche Praxis. Springer, Berlin Heidelberg New York Tokyo

Sandholzer H (1999) Betreuungskonzepte für den geriatrischen Patienten. In: Bundesärztekammer und Deutschen Gesellschaft für Allgemeinmedizin (Hrsg) Kursbuch Allgemeinmedizin. Deutscher Ärzteverlag, Köln, 3. Aufl

Sandholzer H (1990) Entwicklung und Überprüfung einer allgemeinmedizinischen geriatrischen Einschätzung. Z Allg Med 66:114–120

Shem S (1996) House of God. Fischer, Stuttgart

Stuck AE (1995) Geriatrisches Assessment. Möglichkeiten und Grenzen. Z Gerontol Geriatr 28:3–6

Stuck AE, Sui AL, Wieland GD, Adams J, Rubenstein LZ (1993) Comprehensive geriatric assessment. A meta-analysis of controlled trials. Lancet 342:1032–1036

Wilcock GK, Gray JAM, Longmore JM (1991) A philosophy of geriatric medicine in general practice. In: Wilcock GK, Gray JAM, Longmore JM (Hrsg) Geriatric problems in general practice. 2. Aufl, Oxford Medical Publications, Oxford, pp 3–46

Williams EI (1995) Caring for older people in the community. Radcliffe Medical Press, Oxford

Gerontopsychiatrische Versorgung in Klinik und Tagesklinik 15

H. Wormstall

15.1   Tageskliniken   125
15.2   Vollstationäre Einrichtungen   127
15.2.1 Psychiatrische Fachkrankenhäuser   128
15.2.2 Psychiatrische Abteilungen
       in Allgemeinkrankenhäusern   128
15.2.3 Universitäre psychiatrische Versorgung   129
15.3   Gerontopsychiatrische Zentren   129
15.4   Zusammenfassung und Ausblick   129
       Literatur   130

Die für die Behandlung älterer psychisch Kranker erforderlichen gerontopsychiatrischen Versorgungsstrukturen haben sich in den letzten 100 Jahren zunächst nur langsam entwickelt (Zeller 1981). Auf den gerontopsychiatrischen Stationen stand eher die Verwahrung von Patienten mit höhergradiger Demenz als deren differenzierte psychiatrische Behandlung im Vordergrund. Erst nach dem 2. Weltkrieg und der psychiatriefeindlichen Zeit des Nationalsozialismus kam es zu einer deutlichen Zunahme des gerontopsychiatrischen Wissensstandes (Hippius u. Kanowski 1974). Dies wurde insbesondere durch Fortschritte auf den Gebieten der Diagnostik (z. B. Computertomographie, Kernspintomographie oder Nuklearmedizin) und der Psychopharmakologie (Entwicklung der Neuroleptika, Antidepressiva oder Nootropika) sowie durch neuere psychotherapeutische Ansätze (Radebold 1992) ermöglicht. Die Durchführung eines multiprofessionellen Assessments (Nikolaus u. Specht-Leible 1992; Stuck et al. 1993) oder die kombinierte psychiatrische und internistische Behandlung ist mittlerweile aus modernen Therapieschemata nicht mehr wegzudenken. Bei der psychiatrischen Diagnostik wird auf die besonderen Fragestellungen der älteren Patienten gezielt eingegangen. Hier sind zu nennen:

- biographische Materialfülle,
- historischer Hintergrund,
- Altersunterschied zwischen Therapeut und Patient,
- aktuelle Lebenssituation (z. B. Tod von nahen Bezugspersonen oder soziale Isolierung),
- altersspezifische Interaktionsmuster (z. B. bei Übertragung und Gegenübertragung).

Ohne Berücksichtigung dieser Faktoren kann eine tragende therapeutische Beziehung, die die Grundlage für alle medizinischen Behandlungsformen darstellt, nicht erreicht werden (Radebold 1992; Wormstall 1995).

Die sich verändernde demographische Situation machte auch Reformen der gerontopsychiatrischen Versorgungsstrukturen erforderlich. Bemerkenswert ist, daß diese überwiegend von politischer und nicht von ärztlicher Seite angestoßen wurden und 1975 zur Psychiatrie Enquete (Deutscher Bundestag 1994) oder 1991 zur Psychiatrie-Personalverordnung/PsychPV führten (Kunze u. Kaltenbach 1992). In Anbetracht des zunehmenden Kostendrucks rücken Fragen des Qualitätsmanagements und wirtschaftliche Aspekte immer mehr in den Vordergrund. So lassen sich durch fächerübergreifende Therapieansätze und den Aufbau von wohnortnahen geriatrischen Versorgungsnetzen unnötig lange Krankenhausliegezeiten verringern und vorschnelle Heimeinweisungen vermeiden.

Eine moderne Gerontopsychiatrie kann nur im Verbund mit gleichberechtigten Einrichtungen und dem ambulanten Sektor wirkungsvoll arbeiten (Wächtler et al. 1998). Die erreichte diagnostische und therapeutische Effektivität von gerontopsychiatrischen Einrichtungen ist jedoch in der Bevölkerung, aber leider auch bei vielen Ärzten, noch nicht ausreichend deutlich geworden. In Deutschland stehen mittlerweile für die Behandlung älterer psychisch Kranker unterschiedliche teilstationäre und vollstationäre Strukturen zur Verfügung, auf die im folgenden näher eingegangen werden soll.

15.1 Tageskliniken

Nachdem bereits in den 40er Jahren Tageskliniken für jüngere psychisch Kranke in der damaligen Sowjetunion, England und Kanada eingerichtet worden waren, kam es 1962 in Frankfurt/Main zur ersten Neugründung auf deutschem Boden. Diese Behandlungsform konnte sich in den folgenden Jahrzehnten soweit durchsetzen, daß 1995 in psychiatrischen Krankenhäusern 7% und in psychiatrischen Abteilungen an Allgemeinkrankenhäusern bereits 16% der allgemeinpsychiatrischen Patienten tagesklinisch behandelt wurden (Kunze et al. 1998).

Die erste deutsche gerontopsychiatrische Tagesklinik wurde 1976 in Hamburg eröffnet (Lauter et al. 1977). Nach initial nur langsamer Verbreitung der Idee, ältere psychisch Kranke tagesklinisch zu behandeln, kam es in den 90er Jahren zu einem sprunghaften Anstieg von Neugründungen. Dies führte dazu, daß sich die Anzahl der Tageskliniken in diesem Jahrzehnt fast verdreifachte. Bis 1998 waren in Deutschland 33 reine gerontopsychiatrische Tageskliniken in Betrieb; hinzu kommen 10 „gemischte" Tageskliniken, die zusätzlich auch jüngere oder geriatrische Patienten mit anderen Diagnosen behandeln (Wolter-Henseler 1999).

Die untere Aufnahmealtersgrenze liegt im Schnitt bei 56, das mittlere Alter der zu $^3/_4$ weiblichen Patienten bei 69 Jahren. Die Behandlungsdauer beträgt im Durchschnitt 6–7 Wochen (Wächtler 1995) und ist damit aufgrund der vielschichtigen Probleme der tagesklinischen Patienten länger als die vollstationäre psychiatrische Verweildauer von 36 Tagen (Statistisches Bundesamt 1998).

Die deutschen gerontopsychiatrischen Tageskliniken weisen (bei einer Durchschnittsgröße von 15 Plätzen) zwischen 8 und 30 Behandlungsplätze auf. Depressive Krankheitsbilder stellen die häufigste Diagnose dar. Es folgen Demenzen im Anfangsstadium und paranoide Syndrome bzw. Schizophrenien (Wächtler 1995). Die tagesklinischen Behandlungsmöglichkeiten von Demenzkranken wurden lange Zeit in Frage gestellt, da eine Überforderung der Patienten durch den täglichen Milieuwechsel vermutet wurde. Inzwischen besteht diesbzgl. eine größere Offenheit und Behandlungsbereitschaft, da die Erkenntnis gewachsen ist, daß Demenzkranke davon profitieren können, daß sie während der Therapie nicht gänzlich aus ihrem häuslichen Milieu herausgerissen werden. Ein Erfahrungswert besagt jedoch, daß der Anteil an Demenzkranken ein Fünftel nicht überschreiten sollte.

Therapeutisch stehen bei den meisten deutschen Tageskliniken neben der allgemeinpsychiatrischen und psychopharmakologischen Behandlung sozialpsychiatrische Maßnahmen, Ergo- und Bewegungstherapie sowie unterschiedliche Psychotherapieverfahren im Vordergrund. Psychotherapeutisch wird meistens in Gruppen mit einem tiefenpsychologi-

Abb. 15-1. Wochenplan der gerontopsychiatrischen Tagesklinik der Universitätsklinik für Psychiatrie und Psychotherapie Tübingen

Therapieplan für: ....

Therapeut: .... Bezugsperson: ....

Zeit	Montag	Dienstag	Mittwoch	Donnerstag		Freitag	
8.30 h	Ankunft / Frühstück						
9.15 h – 9.30 h	Morgenrunde	ab 9.00 h Morgenrunde Organisationsgruppe	Morgenrunde	Morgenrunde		Morgenrunde	
9.30 h – 10.15 h	Bewegungstherapie	9.30 h Oberarztvisite	Tanzen	Bewegungstherapie	Ergotherapie	Gedächtnistraining	VT
					B a c k e n		
	Ergotherapie					Ergotherapie	
	Orientierungsgruppe					Haushaltstraining	
10.30 h – 11.15 h	Entspannungstraining	Biographiegruppe	(Spielrunde)	Selbstsicherheitstraining	Ergotherapie	Entspannungstraining	Ergotherapie	Biographiegruppe
						Ergotherapie	
						Ergo-Einzelförderung	
11.30 h	Mittagessen						
12.00 h – 13.30 h	Mittagsruhe						
13.30 h – 14.15 h	Gedächtnistraining	Literaturstunde	Ergotherapie	Musik	VT	Aktivitäten	Zeitungsrunde	Musikstunde	Bewegungstherapie
14.30 h – 15.00 h	Spielerunde mit Kaffee	Bewegungstherapie			Sozialberatung		Offene Kaffeerunde	
15.00 h	Kaffeerunde	Kaffeerunde			Kaffeerunde			
15.30 h	Abfahrt						

schen oder verhaltenstherapeutischen Schwerpunkt gearbeitet. Viele Einrichtungen bieten noch besondere Behandlungsangebote an, wie z. B.:

- Tanzstunden,
- Biographiearbeit,
- Außenaktivitäten,
- spezielle Depressionsgruppen oder
- Musiktherapie (Abb. 15-1).

Die Vorteile der tagesklinischen Behandlung sind darin zu sehen, daß die Patienten weiter zu Hause leben und gleichzeitig das komplette diagnostische und therapeutische Angebot eines Krankenhauses wahrnehmen können. Da viele Tageskliniken einem größeren Klinikum angehören oder angegliedert sind, stehen die erforderlichen diagnostischen Verfahren ohne große Reibungsverluste zur Verfügung. Die Therapie kann alltagsrelevanter gestaltet und der Übergang in die weiteren Versorgungsstrukturen fließender erfolgen.

Trotz vieler Neugründungen gibt es in Deutschland noch einen großen Bedarf an dieser Behandlungsform. 1998 waren zwar schon 579 tagesklinische Plätze eingerichtet (Wolter-Henseler 1999), was aber den errechneten Maximalbedarf von 7000 Plätzen bei weitem noch nicht deckt.

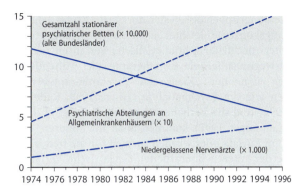

Abb. 15-2. Entwicklung in der stationären und ambulanten Versorgung psychisch Kranker (Näherungswerte). (Mod. nach Längle u. Buchkremer 1997)

15.2
Vollstationäre Einrichtungen

Im Bereich der vollstationären psychiatrischen Versorgung ist im Verlauf des letzten Vierteljahrhunderts ein bedeutender Umbruch zu verzeichnen. Bezogen auf die alten Bundesländer wurde zwischen 1970 und 1988 der gesamtpsychiatrische Bettenbestand von 117 600 auf 86 800 Planbetten reduziert (Kunze et al. 1998). In den folgenden 7 Jahren wurden (auch vor dem Hintergrund der PsychPV) nochmals 32 400 Betten abgebaut, was zur Folge hatte, daß 1995 in den alten Bundesländern noch 54 400 (s. Abb. 15-2) bzw. in Gesamtdeutschland 65 486 Betten/Plätze zur Verfügung standen.

Insgesamt wurde im vergangenen Vierteljahrhundert der psychiatrische Bettenbestand um 54 % reduziert. Für die psychiatrische Krankenhausbehandlung standen 1995 in Deutschland 401 Einrichtungen (nach § 39 SGB V) zur Verfügung. Der Bettenabbau kam fast vollständig durch eine Reduktion der realen Bettenzahl in psychiatrischen Fachkrankenhäusern zustande. Zusätzlich ist ein umfangreicher Bettentransfer aus den psychiatrischen Kliniken hin zu den Allgemeinkrankenhäusern als Ausdruck der angestrebten dezentralisierten Krankenhausbehandlung zu verzeichnen. Die Behandlungsintensität nahm hingegen zu. Zwischen 1990 und 1995 kam es zu einer Verkürzung der durchschnittlichen Verweildauer um ein Drittel sowie einem kontinuierlichen Anstieg der Anzahl der Mitarbeiter um ein knappes Viertel (durch neue Berechnungsmodalitäten nach PsychPV; Kunze et al. 1998).

Auf dem Gebiet der Gerontopsychiatrie wurde durch die bundesweite Erhebung zur Evaluation der Psychiatriepersonalverordnung deutlich, daß zwischen 1991 und 1995 ältere Patienten mit Regel- oder Intensivbehandlung im psychiatrischen Gesamtpatientengut um 3 % zugenommen hat (psychiatrische Kliniken: von 13 auf 16 % und psychiatrische Abteilungen bzw. Universitätskliniken von 10 auf 13 %). Im teilstationären Bereich zeigte sich ein Anstieg um 35 %, während sich die Zahl älterer Patienten mit rehabilitativer oder langdauernder Behandlung knapp halbierte (45 %).

Die Situation der voll- und teilstationären gerontopsychiatrischen Versorgung muß vor dem Hintergrund dieser gesundheitspolitischen Entwicklungen gesehen werden, da alterspsychiatrische Behandlungsplätze bisher nur in größeren Fachkrankenhäusern zur Verfügung standen. Die Frage nach dem Sinn von spezialisierten gerontopsychiatrischen Stationen oder Tageskliniken wird immer noch kontrovers diskutiert. Gegen eine Spezialisierung sprechen die Gefahr der Ghettoisierung der älteren Patienten sowie die erleichterten Kontakte zwischen alt und jung. Daneben scheinen Erschöpfungszustände (Burnout-Syndrom) bei Teams auf allgemeinpsychiatrischen Stationen seltener aufzutreten. Darüber hinaus können Demenzkranke auf nichtspezialisierten Stationen zu Außenseitern werden oder durch das gleichzeitige Behandeln von verwirrten älteren Patienten und erregten jüngeren Psychotikern Schwierigkeiten entstehen.

Vorteile von gerontopsychiatrischen Einheiten sind in der direkteren Entwicklung von geriatrischer Kompetenz oder der besseren Verfügbarkeit von Spezialwissen zu sehen. Aufgrund von homogenen Patientengruppen lassen sich dort geriatrische Behandlungskonzepte leichter entwickeln. Diesbzgl. sind altersmodifizierte humanistische Verfahren wie die Bewegungstherapie, Ergotherapie oder Milieutherapie zu nennen. „Klassische" Psychotherapieverfahren wie die Psychoanalyse (Hinze 1990; Radebold 1992) und die Verhaltenstherapie (Beck et al. 1979; Hautzinger 1997) kommen auch im höheren Alter zum Einsatz oder wurden speziell für die Bedürfnisse der Älteren überarbeitet. Geriatrische Verfahren im engeren Sinne sind:

- Gedächtnistraining,
- Realitätsorientierungstraining,
- Reminiszenztherapie oder
- Validation.

Stationäre Einweisungsgründe beruhen neben gezielten Behandlungsindikationen (z.B. schwerwiegende psychotische oder depressive Erkrankungen) auch auf diagnostischen Fragestellungen. Gerontopsychiatrische Einrichtungen dienen als „diagnostische Instanzen", wenn eine kontinuierliche Krankenbeobachtung erforderlich ist. Der dafür erforderliche beträchtliche Zeitaufwand kann im ambulanten Bereich nur schwer geleistet werden. Kriseninterventionen bei akuter Suizidalität oder schwerwiegenden Unruhe- und Verwirrtheitszuständen stellen weitere häufige Aufnahmekriterien dar. Jedoch wird der Auftrag zur „medikamentösen Einstellung" oft überschätzt, da ein gutes Funktionieren unter optimalen stationären Bedingungen noch lange nicht bedeutet, daß dies im angestammten Milieu genauso realisierbar ist. Vielmehr kann gerade ein Herausnehmen aus der gewohnten Umgebung die pathologische Symptomatik provozieren.

15.2.1
Psychiatrische Fachkrankenhäuser

1995 fanden sich nur noch knapp $2/3$ aller psychiatrischen Planbetten in psychiatrischen Fachkrankenhäusern. Die 166 Fachkrankenhäuser (Bezirkskrankenhäuser oder Zentren für Psychiatrie) sind derzeit noch mit über 41 000 Betten (Statistisches Bundesamt 1998) an erster Stelle für die psychiatrische Versorgung der deutschen Bevölkerung zuständig, wobei ein weiterer Trend zur Verkleinerung von Großkrankenhäusern zu erkennen ist. Unter den psychiatrischen Fachkrankenhäusern haben nur noch 18 % mehr als 500 Betten und nur 1,5 % mehr als 1000 Betten; gleichzeitig halten rund 40 % der Fachkrankenhäuser mittlerweile weniger als 100 Betten vor (Längle u. Buchkremer 1997).

Die durchschnittliche Größe der Kliniken mit 100 bis 500 Betten erlaubt prinzipiell den Ausbau von gerontopsychiatrisch spezialisierten Bereichen oder Abteilungen. Knapp 80 % der psychiatrischen Fachkrankenhäuser in den alten und ca. 40 % in den neuen Bundesländern verfügen über eigene gerontopsychiatrische Abteilungen. Alle gerontopsychiatrischen Abteilungen können jeweils zur Hälfte auf eigene oder externe internistische Konsiliarärzte zurückgreifen. Insbesondere bei multimorbiden älteren Patienten sollte jedoch immer wieder kritisch abgewogen werden, ob primär ein psychiatrisches oder ein somatisches Krankenhaus das geeignete ist.

Im Jahre 1991 standen in den psychiatrischen Fachkrankenhäusern 10 244 Betten, d.h. jedes 5. Bett, für die gerontopsychiatrische Versorgung zur Verfügung (Hirsch et al. 1991). Da derzeit ein deutlicher Umbauprozeß zu verzeichnen ist, gestaltet sich, auch aufgrund unterschiedlicher definitorischer Ansätze, eine exakte Bestimmung der gerontopsychiatrischen Bettenzahl als sehr schwierig. Weitergefaßte Berechnungen von Bruder (1995) gehen unter Einbezug aller Krankenhaustypen von einem gerontopsychiatrischen Gesamtbettenbestand von 14 000 bis 15 000 Betten aus. Zu ähnlichen Gesamtzahlen kommt auch Hirsch (1996), der das Vorhandensein von 0,22 gerontopsychiatrischen Betten auf 1000 Einwohner beschrieben hat.

15.2.2
Psychiatrische Abteilungen in Allgemeinkrankenhäusern

In Allgemeinkrankenhäusern stellen die über 65jährigen Patienten die größte Patientengruppe dar. Bei insgesamt 2269 deutschen Krankenhäusern mit knapp 600 000 Betten (Statistisches Bundesamt 1998) liegt der Anteil der über 65jährigen an den Gesamtpflegetagen deutlich über 50 % (Bruder 1995). Für die adäquate Behandlung von psychischen Erkrankungen älterer Menschen steht psychiatrisches Fachwissen meist nur begrenzt zur Verfügung, so daß regelmäßige psychiatrische Konsile benötigt werden. Die Bereitschaft zur Verlegung in eine gerontopsychiatrische Facheinrichtung ist jedoch vielerorts noch gering. Auch ergotherapeutische oder bewegungstherapeutische Behandlungsmöglichkeiten stehen hier nicht oder nur in begrenztem Umfang zur Verfügung.

Aufgrund der politischen Impulse der Psychiatrie-Enquete aus dem Jahre 1975 kam es zu einem Gründungsboom neuer psychiatrischer Abteilungen an Allgemeinkrankenhäusern, der dazu führte, daß bis zum Jahre 1995 155 Neugründungen erfolgten. Dies hatte zur Folge, daß 1995 bereits 18 151 Betten oder 28 % der deutschen Planbetten in psychiatrischen Abteilungen an Allgemeinkrankenhäusern zu finden waren (Kunze 1998) und damit die wohnortnahe psychiatrische Versorgung in den letzten 20 Jahren deutlich ausgebaut werden konnte. Diese Abteilungen haben i. d. R. zwischen 50 und 200 Betten. Die durchschnittliche Größe von 80 Betten erschwert jedoch eine gerontopsychiatrische Spezialisierung. Rössler fand bei seiner Erhebung (1996) nur 29 Abteilungen mit gerontopsychiatrischen Schwerpunktstationen. Die Hauptvorteile der Psychiatrischen Abteilungen sind in der wohnortnahen Versorgung und der leichteren Vorbereitung der poststationären Behandlungsphase zu sehen. Hiervon können auch die dort behandelten älteren Patienten direkt profitieren. Diese wohnortnahe Versorgungsform erreicht derzeit 15 Mio. bzw. 18 % der Einwohner Deutschlands (Pfeiffer 1997).

Am Rande bemerkt bedeutet dies, daß sich die im 19. Jahrhundert von seinen Zeitgenossen noch auf das heftigste bekämpften visionären Reformideen W. Griesingers (Zeller 1981) 100 Jahre später doch in die Tat umsetzen ließen.

15.2.3
Universitäre psychiatrische Versorgung

In 31 psychiatrischen Universitätskliniken waren 1995 insgesamt 4158 allgemeinpsychiatrische Planbetten und -plätze vorhanden (Kunze u. Kaltenbach 1998). Verläßliche Daten zur universitären gerontopsychiatrischen Versorgung stehen noch nicht zur Verfügung. Die Bedeutung der Altersmedizin für den universitären Bereich wird erst langsam erkannt. Geriatrische Lehrstühle wurden bisher lediglich an 4 Universitäten eingerichtet, einen gerontopsychiatrischen Lehrstuhl gibt es hingegen bis zum heutigen Tag noch nicht.

15.3
Gerontopsychiatrische Zentren

Die oben beschriebenen zeitgerechten und für schwerkranke ältere Menschen unersetzlichen stationären Strukturen heben geriatrische Behandlungsgrundsätze wie „ambulant vor teilstationär und teilstationär vor stationär" oder „Rehabilitation vor Pflege" nicht auf. So ist es nicht verwunderlich, daß gerade Klinikmitarbeiter auf der Grundlage ihrer gerontopsychiatrischen Fachkompetenz auf die Einrichtung von gerontopsychiatrischen Verbundsystemen drängten. Diese regional betonten Versorgungsaufgaben lassen sich durch gerontopsychiatrische Zentren (Leidinger et al. 1993; Hirsch 1996; Nissle 1998) sicherstellen, wie es von der Expertenkommission der Bundesregierung 1988 für ein Standardversorgungsgebiet von durchschnittlich 250 000 Einwohnern folgendermaßen empfohlen wurde: „Als Kernpunkt dieses Systems sollte eine neue Funktionseinheit (das gerontopsychiatrische Zentrum) dienen, das die zentrale Zusammenfassung einer Poliklinik, einer Tagesklinik und einer kleinen stationären „Assessment-Unit" darstellt. Dieses Zentrum könnte räumlich und organisatorisch an die gerontopsychiatrische Abteilung eines Krankenhauses angeschlossen werden, oder als Alternativlösung eigenständig die enge Zusammenarbeit mit den übrigen stationären gerontopsychiatrischen Einrichtungen anstreben" (Sozialministerium 1998, S. 27). An weiteren Aufgabenbereichen sind ein ambulanter Dienst, die Altenberatung oder koordinierende Tätigkeiten zu nennen.

Die Realisierung dieser fortschrittlichen Verbundsysteme ist bei unterschiedlichsten regionalen Voraussetzungen und Einstellungen hingegen noch mit Schwierigkeiten behaftet, so daß bis zum Jahre 1998 erst 8 gerontopsychiatrische Zentren ihren Betrieb aufnehmen konnten.

15.4
Zusammenfassung und Ausblick

Die Psychiatrie und Gerontopsychiatrie hat im Verlauf der letzten 25 Jahre umwälzende Veränderungen erfahren. Der psychiatrische Gesamtbettenstand ist halbiert worden und gleichzeitig wurden wohnortnahe vollstationäre und teilstationäre Versorgungsstrukturen aufgebaut. Aufgrund der drastischen Reduktion von stationären Langzeitbehandlungsplätzen für ältere psychisch Kranke ist im Gegenzug die Zahl der pflegebedürftigen und psychisch kranken Bewohner in den Alteneinrichtungen deutlich angestiegen (Schumacher et al. 1997). Infolge dieser strukturellen Umwälzungen und ökonomischen Zwänge sind Fehlbelegungen und Abgrenzungsschwierigkeiten von Behandlungs- zu Pflegefällen an der Tagesordnung. Der Aufbau von wohnortnahen Therapieeinrichtungen für ältere psychisch Kranke bleibt nur Stückwerk, wenn nicht gleichzeitig kompetente komplementäre Dienste und ambulante akutgeriatrische und rehabilitative Strukturen ausreichend zur Verfügung stehen. Das Krankenhaus der Zukunft sollte auch ein geriatrisches Krankenhaus sein, in dem man den mehrdimensionalen Bedürfnissen der älteren Patienten besser gerecht werden kann (Bergener 1990).

Aufgrund großer regionaler Unterschiede ist eine bundesweite Koordinierung der gerontopsychiatrischen Planungsschritte anzustreben. Der eklatante Mangel an Evaluationsforschung im Bereich der teilstationären- und stationären Alterspsychiatrie muß, nicht zuletzt in Anbetracht des zunehmenden Kostendrucks, behoben werden. Auch bei der Erstellung dieser Arbeit wurde deutlich, daß für die deutsche Psychiatrie noch zu wenig Strukturdaten zur Verfügung stehen. Hierbei ist es unumgänglich, daß sich die Universitäten mehr den unterschiedlichsten Facetten der Altersmedizin und der gerontologischen Grundlagenforschung widmen. Bedauerlicherweise hat die Gerontopsychiatrie im universitären Bereich immer noch nicht den ihr gebührenden Stellenwert erhalten. Dies ist nicht zuletzt auch daran zu ersehen, daß zwar einzelne Abteilungen oder Sektionen, jedoch noch kein Lehrstuhl für Gerontopsychiatrie eingerichtet wurde.

Literatur

Beck AT, Rush AJ, Shaw BF, Emery G (1979) Cognitive therapy of depression. Guilford, New York

Bergener M (1990) Die Rolle des Krankenhauses in der psychogeriatrischen Versorgung. In: Jovic NI, Uchtenhagen A (Hrsg) Psychische Störungen im Alter. Fachverlag, Zürich, S 133–146

Bruder J (1995) Geriatriepläne der Länder und ihre Realisierung. Geriatrie Praxis 7:16–27

Deutscher Bundestag (1994) Zwischenbericht der Enquete-Kommission Demographischer Wandel – Herausforderung unserer älter werdenden Gesellschaft an den einzelnen und die Politik. Drucksache 12/7876. Heger, Bonn

Hautzinger M (1997) Kognitive Verhaltenstherapie bei Depressionen im Alter. In: Radebold R et al. (Hrsg) Depressionen im Alter. Steinkopff, Darmstadt S 60–68

Hinze E (1990) Die psychoanalytische Behandlung von Älteren. Z Gerontopsychol und -psychiat 3:138–143

Hippius H, Kanowski S (1974) Zum gegenwärtigen Stand der Gerontopsychiatrie in der Bundesrepublik. Nervenarzt 45: 289–297

Hirsch RD, Luscher C, Lotze H, Schneider K (1991) Die aktuelle Situation der gerontopsychiatrischen Abteilungen in den Landeskrankenhäusern. Krankenhauspsychiat 2:66–71

Hirsch RD (1996) Das Gerontopsychiatrische Zentrum: (k)eine Zukunft? In: Remlein KH, Netz P (Hrsg) Von der Siechenstation zum Gerontopsychiatrischen Zentrum – Bestandaufnahme und Perspektiven einer gemeindeorientierten Versorgung. Hoddis, Gütersloh, S 86–110

Kunze H, Kaltenbach L (Hrsg) (1992) Psychiatrie-Personalverordnung: Textausgabe mit Materialien und Erläuterungen für die Praxis. Kohlhammer, Köln

Kunze H, Pohl J, Krüger U (1998) Bundesweite Erhebung zur Evaluation der Psychiatrie-Personalverordnung. Schriftenreihe des Bundesministeriums für Gesundheit. Bd 99, Nomos, Baden-Baden

Längle G, Buchkremer G (1997) Veränderungen im stationären und ambulanten Leistungsgeschehen: Psychiatrie. In: Arnold M, Paffrath D (Hrsg) Krankenhausreport '97. Fischer, Stuttgart Jena Lübeck Ulm, S 39–50

Lauter H, Lorenzen H, Wächtler C (1977) Erste Erfahrungen mit einer gerontopsychiatrischen Tagesklinik. Ärztl Prax 79:3257–3258

Leidinger F, Heissler M, Kankowski B, Hopfmüller E, Werner B (1993) Gerontopsychiatrisches Zentrum – mehr Gemeindenähe für die Alterspsychiatrie? In: Möller HJ, Rohde A (Hrsg) Psychische Krankheit im Alter. Springer, Berlin Heidelberg New York Tokyo, S 504–507

Nikolaus T, Specht-Leible N (1992) Das geriatrische Assessment. MMV Medizin Verlag, München

Nissle K (1998) Ergebnisse aus der Entwicklung benachbarter gerontopsychiatrischer Zentren (GZ) zu einem gerontopsychiatrischen Verbund. Spektr Psychiat Nervenheilk 27: 98–99

Pfeiffer W (1997) Psychiatrische Abteilungen an Allgemeinkrankenhäusern mit Versorgungsverpflichtung – eine erneute Bestandsaufnahme. Spektr Psychiat Nervenheilk 26:2–11

Radebold H (1992) Psychodynamik und Psychotherapie Älterer: psychodynamische Sicht und psychoanalytische Psychotherapie 50–75jähriger. Springer, Berlin Heidelberg NewYork Tokyo

Rössler W, Salize H J, Bauer M (1996) Psychiatrische Abteilungen an Allgemeinkrankenhäusern – Stand der Entwicklung in Deutschland. Psychiat Prax 23:4–9

Schumacher J, Zedlick D, Frenzel G (1997) Depressivität und kognitive Beeinträchtigungen bei Altenpflegeheim-Bewohnern. Z Gerontol Geriat 30:46–53

Sozialministerium (1998) Geriatriekonzept. Grundsätze und Zielvorstellungen. In: Politik für die ältere Generation 8, 4. Aufl, Stuttgart

Statistisches Bundesamt (1998) Statistisches Jahrbuch 1998 für die Bundesrepublik Deutschland. Metzler-Poeschel, Stuttgart

Stuck AE, Siu AL, Wieland GD, Adams J, Rubenstein LZ (1993) Comprehensive geriatric assessment: a meta-analysis of controlled trials. The Lancet 342:1032–1036

Wächtler C (1995) Die gerontopsychiatrische Tagesklinik: Bindeglied zwischen ambulanter und stationärer Versorgung. In: Hirsch RD, Kortus R, Loos H, Wächtler C (Hrsg) Gerontopsychiatrie im Wandel: Vom Defizit zur Kompetenz. Bibliomed, Melsungen S 131–141

Wächtler C, Laade H, Leidinger F, Matentzoglu S, Nissle K, Seyffert W, Werner B (1998) Gerontopsychiatrische Versorgungsstruktur: Bestehendes verbessern, Lücken schließen, die Versorgungselemente „vernetzen". Spektr Psychiat Nervenheilk 27:94–98

Wolter-Henseler D (1999) Gerontopsychiatrische Tageskliniken. In: Eikelmann B, Reker T, Albers M (Hrsg) Die psychiatrische Tagesklinik. Thieme, Stuttgart

Wormstall H (1995) Der Beziehungsaspekt als Grundlage für nichtmedikamentöse geronto-psychiatrische Therapieverfahren. Z Allgemeinmed 71:1428–1436

Zeller G (1981) Von der Heilanstalt zur Heil- und Pflegeanstalt – ein Beitrag zur Geschichte des psychiatrischen Krankenhauswesens. Fortsch Neurol Psychiat 49:121–127

Memory-Clinic

H. G. Nehen

16.1 Aufgaben der Memory-Clinic 131
16.1.1 Früherkennung und Differentialdiagnose
  von Hirnleistungsstörungen im Alter 131
16.1.2 Information der zuweisenden Ärzte in der Beurteilung
  von Patienten mit Hirnleistungsstörungen 132
16.1.3 Betreuung der Patienten und Beratung
  der Angehörigen 136
16.2 Fazit 137
  Literatur 138

Mit dem zunehmenden Anstieg der Altersbevölkerung steigen gleichzeitig selbst bei stabilen Inzidenzraten die Demenzerkrankungen an. Das Kriterium „Alter" stellt auch im internationalen Vergleich das wichtigste und bisher einzige prädiktive Personenmerkmal für das Demenzrisiko dar, wenn man in diesem Zusammenhang von genetischen Erkrankungen absieht (Cooper 1992). Die Prävalenz für Demenz wird bei den 65–69jährigen mit 3% angegeben und steigt bei Vergleich mit der Altersgruppe der über 85jährigen auf 24% an. Die WHO hat in ihrer Publikation „La gerontopsychiatrie dans la collectivité" im Jahr 1981 bereits die Einrichtung von Institutionen für die Frühdiagnose psychischer Störungen im Alter sowie die ambulante Frühbehandlung der Patienten verlangt, um damit die Isolierung und Institutionalisierung dieser Alterspatienten möglichst zu reduzieren (WHO 1981). 1983 wurde von Exton-Smith in London eine Memory Clinic eröffnet. Ziel dieser Ambulanzeinrichtung war es u.a., die Ursachen von Gedächtnisstörungen bei älteren Patienten möglichst früh zu erfassen.

Störungen im kognitiven Bereich werden vielfach als normale Altersveränderungen beurteilt. Häufig kommt es erst dann zu einer Diagnosestellung, wenn das soziale System aufgrund offensichtlicher Fehlleistungen des Patienten oder akuter Ereignisse massiv gestört wird.

16.1 Aufgaben der Memory-Clinic

1. Früherkennung und Differentialdiagnose von Hirnleistungsstörungen im Alter.
2. Information der zuweisenden Ärzte in der Beurteilung von Patienten mit Hirnleistungsstörungen.
3. Betreuung der Patienten und Beratung der Angehörigen.

Definition der Demenz

Die Diskussion über den Begriff „Demenz" ist bis heute nicht abgeschlossen. Vielfach wird die Demenz noch als statisch, irreversibles Krankheitsbild angesehen. Wichtig ist es, die Demenz als einen Prozeß zu begreifen, der wie andere Krankheitsbilder einen Beginn hat, einen bestimmten Verlauf und ein bestimmtes Erkrankungsende. Trotz erheblicher Fortschritte im Verständnis der Ätiologie der verschiedenen Demenzprozesse ist es immer noch schwierig, die Frühsymptome exakt zu diagnostizieren.

16.1.1 Früherkennung und Differentialdiagnose von Hirnleistungsstörungen im Alter

> **Derzeit gebräuchliche Klassifikationssysteme zur Diagnose der Demenzen**
>
> - International Classification of Diseases, 10. Fassung (ICD 10);
> - Diagnostic and Statistical Manual of Mental Disorders der American Psychiatric Association, 4. Fassung (DSM IV);
> - klinische Kriterien zur Diagnose der Alzheimer-Erkrankung des National Institute of Neurological and Communicative Disorders and Stroke (NINCDS);
> - Alzheimer Disease and Related Disorders Association (ADRDA).

Der Algorithmus der ICD 10 beruht auf 5 Kriterien:

1. Verlust von Gedächtnisleistungen,
2. Einbußen intellektueller Fähigkeiten,
3. Beeinträchtigung von emotionaler Kontrolle,

4. Motivation und Sozialverhalten,
5. Fehlen einer Bewußtseinstrübung bei mindestens 6monatiger Krankheitsdauer.

Für die Kriterien „Gedächtnisstörung" und „Einbußen intellektueller Fähigkeiten" werden die Schweregrade leicht, mittel und schwer angegeben. Die Tatsache, daß das klinische Erscheinungsbild der Demenz darüber hinaus durch zusätzliche Symptome geprägt wird, findet in der ICD 10, Kap. V ihren Niederschlag in der Möglichkeit zur spezifischeren Kodierung des im Einzelfall vorliegenden Zustandsbildes. Hiermit wird es möglich, bei der Vielfalt des psychopathologischen Spektrums der Demenzerkrankungen den individuellen Schwerpunkt zu kennzeichnen. Dieser kann im Bereich der Denkinhalte (Wahn), der Wahrnehmung (Halluzination), der Stimmung und der Gefühle (Depression, Angst) liegen sowie sich durch Veränderungen der prämorbiden Persönlichkeit und der Änderung von Verhaltensmustern äußern (Dilling 1991)

Definition und Abgrenzung des Demenzsyndroms
Das DSM IV ermöglicht eine klare begriffliche Definition des Demenzsyndroms und eine gute Abgrenzung von anderen organisch bedingten psychischen Störungen. Im Kriterium A wird eine Störung des Kurz- und Langzeitgedächtnisses gefordert. Kriterium B fordert eines von vier weiteren Merkmalen:

1. Störung des abstrakten Denkens,
2. Störung des Urteilsvermögens,
3. Störung weiterer zerebraler Funktionen (Aphasie, Apraxie, Agnosie etc.),
4. Persönlichkeitsveränderung.

Im Kriterium C wird ein Verlust der intellektuellen Leistungen von ausreichender Schwere gefordert, um die sozialen und beruflichen Leistungen zu beeinträchtigen.
Im Kriterium D wird gefordert, daß das Syndrom nicht nur während des Verlaufs eines Delirs auftritt. Hier erfolgt die Abgrenzung gegenüber vorübergehenden Zuständen.
Im Kriterium E wird der Ausschluß nichtorganischer psychischer Störungen bzw. der Nachweis eines spezifischen organischen Faktors für das Demenzsyndrom (Wittchen 1989) gefordert.
Nach den Kriterien der NINCDS-ADRDA wird die Bezeichnung Alzheimersche Erkrankung bei den Patienten angewendet, die einen typischen Krankheitsverlauf mit schleichendem Beginn und konstanter Progression der Symptomatik sowie globalem kognitivem Defizit und dem Fehlen einer bekannten Ätiologie als Ursache einer Demenz haben. Es wird unterschieden zwischen einem „wahrscheinlichen Alzheimer-Syndrom" und einem „möglichen Alzheimer-Syndrom". Zur klinischen Diagnose sollen Tests genutzt werden wie

- Minimental State oder ähnliche Untersuchungsinstrumentarien,
- apparative Untersuchungen mittels EEG und CT
- sowie klinische Beobachtungen der „impaired activitis of daily living and altered patterns of behaviour".

Aus den Algorithmen des DSM-IV sowie den 5 Kriterien der ICD 10 und den Kriterien der NINCDS-ADRDA sind für die Diagnose einer Demenz psychosoziale Datenerhebungen, testpsychologische Untersuchungen, nervenärztliche Untersuchungen und internistische Untersuchungen erforderlich. Ein einzelner Untersucher kann diesen Forderungen nicht gerecht werden. Ein Team aus verschiedenen Spezialisten mit unterschiedlichen methodischen Ansätzen ist für die Erkennung von Frühformen von Demenzen sinnvoll (s. Tabelle 16-1). Das Team einer Memory Clinic sollte sich dementsprechend zusammensetzen aus:

- einem Gerontologen,
- einem Dipl.-Psychologen,
- einem geriatrisch spezialisierten Nervenarzt sowie
- einem internistischen Geriater (Heuft 1997).

16.1.2
Information der zuweisenden Ärzte in der Beurteilung von Patienten mit Hirnleistungsstörungen

Untersuchung durch den Gerontologen
Die Untersuchung beginnt sinnvollerweise durch den Gerontologen, der mittels eines halbstrukturierten Interviews einen psychosozialen Status erhebt. Neben der Sozialanamnese ist hier besonderer Wert auf die Kompetenzdiagnostik zu legen (Kruse 1990 b). Folgende Daten werden hierbei erfaßt:

- Wohnsituation,
- höchster erreichter Schulabschluß,
- Berufsausbildung,
- z. Zt. oder zuletzt ausgeübter Beruf,
- derzeitige familiäre Situation.

Die Bedeutung dieser Daten liegt in dem Einfluß biografischer, sozialer und ökologischer Faktoren auf kognitive Funktionen; nur so ist eine sinnvolle Interpretation der nachfolgenden neuropsychologischen Testung möglich. Die Definition des Kompetenzbegriffes ist multidimensional zu verstehen. Erfaßt werden dabei die objektiv bestehenden Fähigkeiten und Fertigkeiten des Individuums und dessen subjektives Erleben. Hierbei werden dynamische, soziale

Tabelle 16-1. Untersuchungsdesign zur Demenzdiagnostik nach den ICD-10-, DSM-III-R- und NINCDS/ADRDA-Kriterien. (Mod. nach Heuft 1997)

Nervenärztliche Untersuchung (Arzt für Neurologie und Psychiatrie)

Psychiatrische Exploration

Achse	Prüfung durch
Bewußtseinslage	Achten auf Wachheit und Reaktionsbereitschaft
Speicherung neuerer Informationen	Reproduktion von Ereignissen, die kurz zuvor in der Untersuchungssituation stattgefunden haben
Abruf früher gespeicherter Informationen	Eintragung biographischer Daten, familiärer Verhältnisse
Denkvermögen	Problemerörterung des individuellen Alltags, des sozialen, familiären Gefüges, die nicht allein mit Wissen gelöst werden können
Urteilsfähigkeit	Einschätzung der gegenwärtigen, eigenen Lebenssituation, Meinung zu aktuellen sozialen und politischen Fragen
Affekt, Antriebsniveau, emotionale Kontrolle, abnorme Erlebnisweisen	Verhaltensbeobachtung

Neurologischer Status

Funktion	Prüfung durch
Sprache	Achten auf Wortfindungsstörungen, Vollständigkeit von Sätzen und Mitteilungsgehalt in der Spontansprache, Benennen von mehreren alltäglichen Gegenständen
Beherrschung praktischer Handlungsabläufe	Handhabung von mehreren Gegenständen, Imitation, Gestik, Ausführung mehrschrittiger Handlungen
Objekterkennen, -benennen	Erkennen von Alltagsgegenständen durch Betasten und Gebrauchserläuterungen
Konstruktive Fähigkeiten	Nachzeichnen geometrischer Figuren
Ischemic Score	
Fremdanamnese	

Information	Fragen
Beginn der gegenwärtigen Störung	Zeitpung der Erstmanifestation der gegenwärtigen Symptomatik
Allmählicher/plötzlicher Beginn	Beachtung eines scheinbar plötzlichen Beginns durch Überschreiten der Wahrnehmungsschwelle
Art des Verlauf	Langsam progredient, schrittweise verschlechternd, fluktuierend
Alltagsrelevanz von Gedächtnisstörungen	Vergessen von Namen oder Vereinbarungen, Verlegen von Gegenständen, Verlieren des Fadens im Gespräch, Wiederholen von Fragen
Alltagsrelevanz von Störungen des Denkvermögens	Versagen bei alltäglichen Problemlösungen und Planungen, Vermeiden anspruchsvollerer Tätigkeiten, Aufgabe von früheren Liebhabereien
Alltagsrelevanz von Sprachstörungen	Kommunikationsschwierigkeiten, Wortfindungsstörungen, nachlassende Präzision des sprachlichen Ausdrucks
Alltagsrelevanz von Störungen praktischer Handlungsabläufe	Probleme bei der Kleidung, im Umgang mit Gebrauchsgegenständen
Veränderungen der Persönlichkeit	Zuspitzung früherer oder Auftreten neuer Persönlichkeitszüge, herabgesetzte Gefühlskontrolle, Verletzung sozialer Konventionen
Problematische Verhaltensweisen	Angstzustände, Aggressivität, depressive Stimmungen, Unruhe, Verlaufen außer Hause
Erhaltene Eigenschaften und Fähigkeiten	Soziale Umgangsformen, Interessen, Lieblingsbeschäftigungen, Empfänglichkeit für Musik, Tanz oder andere körperliche Aktivitäten

Geriatrisch-internistische Untersuchung (Internist)
Vaskuläre Risiken
Stoffwechseldiagnostik
Endokriner Status
Wasser- und Elektrolythaushalt
Medikamentenanamnese

Psychologische Untersuchung (Dipl.-Psychologe)
Strukturiertes Interview für die Diagnose der Demenz vom Alzheimertyp, der Multiinfarktdemenz und Demenz anderer Ätiologie (SIDAM)
    SISCO; Verdacht auf Demenz ≤ 23 von 55 Punkten
    MMS; Verdacht auf Demenz ≤ 23 von 30 Punkten

Untersuchung zum psychosozialen Status (Dipl.-Pädagoge)
Sozialanamnese
Kompetenzdiagnostik, nach Kruse
„Global detoriation scale" (GDS)

und ökologische Aspekte bei der Kompetenzdiagnostik berücksichtigt.

Bei der lebenspraktischen Kompetenz wird beurteilt, ob und inwieweit den Betroffenen noch eine selbständige Lebensführung möglich ist. Es sind hierbei Fragen zur Ernährung, Körperpflege, regelmäßigen Medikamenteneinnahme sowie zu den eigenen Vermögens- und Sozialangelegenheiten zu beantworten. Bei der Frage nach der informativen Kompetenz wird beurteilt, inwieweit der Betroffene zum aktuellen Tagesgeschehen (Berichte in Zeitungen, Radio, Fernsehen) zutreffende Angaben machen kann. Die Wechselwirkungsprozesse zwischen dem Individium und seinem sozialen Umfeld schlagen sich in der sozialen Kompetenz nieder. Hier werden die Qualität und Quantität familiärer und außerfamiliärer Kontakte und die Fähigkeit, im indentifizierten Lebensraum Aufgaben und Verantwortung zu übernehmen, erfaßt. Die Überprüfung der reflektorischen und perspektivischen Kompetenz zeigt an, inwieweit der Patient in der Lage ist, seine gegenwärtige Situation realistisch einzuschätzen und Zukunftspläne zu entwickeln. Weiterhin wird beurteilt, inwieweit es dem Patienten gelungen ist, sich mit seinem eigenen Alter auseinanderzusetzen bzw., ob er über Potentiale verfügt, die nicht nur für sein eigenes Leben sondern auch für die Gesellschaft und Kultur von Bedeutung sind. Hat der Patient z.B. in der Konfrontation mit endgültigen Verlusten durch Alterskrankheiten (z.B. Lähmungen nach Apoplexie, Bewegungseinschränkungen durch schwerer Arthrosen, Visuseinschränkungen etc.) handlungsbezogene Techniken entwickelt, die auf eine Veränderung seiner äußeren Situation zielen oder emotionale/kognitive Techniken, die auf eine Veränderung der Einstellung gegenüber der Situation zielen? Diese Prozesse und Vorgänge, in deren Verlauf der ältere Mensch seine Identität als eine in der Gesellschaft handlungsfähige Persönlichkeit gewinnt, bezeichnen wir als tertiären Sozialisation.

Ziel ist es, zu beurteilen, inwieweit es einem Betroffenen gelungen ist, bei Berücksichtigung seines Ausbildungsniveaus, ausreichende Problemstrategien zur Bewältigung seines Alltags im Alter entwickelt zu haben bzw. inwieweit kognitive Defizite unter einer evtl. gut erhaltenen Fassade nachweisbar sind.

Untersuchung durch den Dipl.-Psychologen

Die Aufgabe des Dipl.-Psychologen ist die Durchführung neuropsychologischer Testverfahren. Bei der Fülle der vorhandenen unterschiedlichen Testinstrumente ist es derzeit nicht möglich, einen „Goldstandard" anzugeben. Die meisten Testuntersuchungen erfassen die Frühformen von Demenzen nicht ausreichend, sie sind bei mittleren Schweregraden gut einsetzbar. Bei schweren Demenzformen sind Testuntersuchungen sinnlos, da hier die Diagnose klinisch gestellt werden kann. Der in der Literatur am häufigsten genannte Test ist der Minimental State nach Folstein. Als Basisinstrument wird vielfach der SIDAM (strukturiertes Interview für die Diagnose der Demenz vom Alzheimer-Typ, der Multiinfarkt-Demenz und Demenzen anderer Ätiologien nach DSM III R und ICD 10; Zaudig 1990) eingesetzt. Anhand verschiedener Score-Bildungen kann mit dem SIDAM der gegenwärtige kognitive Zustand des Patienten eingeschätzt werden. Einen umfassenden Eindruck für den Schweregrad der kognitiven Beeinträchtigung gibt der SIDAM-Score (SISCO). Darüber hinaus ermöglicht der SIDAM weitere Score-Bildungen wie z.B.:

- den oben erwähnten Minimental-State (MMS),
- expanded Minimental-State (EMMS),
- Hachinski-Score
- sowie den modifizierten Hachinski-Score nach Rosen (Abschätzung der Wahrscheinlichkeit des Vorliegens einer vaskulären Demenz).

Außerdem ist im SIDAM eine ADL-Skala[1] enthalten.

Weitere häufig eingesetzte Testuntersuchungen sind:

- der SKT (Syndrom-Kurz-Test zur Beurteilung von Schweregrad und Verlauf von Aufmerksamkeits- und Gedächtnisstörungen),
- ADAS (Alzheimer Disease Assesment Scale zur Beurteilung kognitiver und nicht kognitiver Symptome der Demenz),
- der Uhrentest,
- der MWT-B (Mehrfach-Wahl-Wortschatz-Test B zur Abschätzung der prämorbiden Intelligenz).

Dies ist jedoch nur eine kleine Auswahl von vorhandenen Testmöglichkeiten.

Untersuchung durch den Nervenarzt

Aufgabe des Nervenarztes ist es, das gesamte Spektrum möglicher Differentialdiagnosen (affektive und schizophrene Psychose, Persönlichkeitsstörungen, neurotische Belastungs- und somatoforme Störungen etc.) zu erfassen. Besonders wichtig ist eine Medikamentenanamnese; insbesondere ist hier die Medikation mit Sedativa, Hypnotika und Neuroleptika aber auch die evtl. stattgehabten Therapieversuche mit Antidementiva angesprochen. Außerdem interpretiert der Nervenarzt die evtl. vorliegenden Ergebnisse apparativer Untersuchungen wie CT, MR, Doppler-Sonographie, EEG oder ordnet diese ggf. an (s. Abb. 16-1; Heuft 1997).

---

[1] ADL = „activities of dayly living".

16.1 Aufgaben der Memory-Clinic

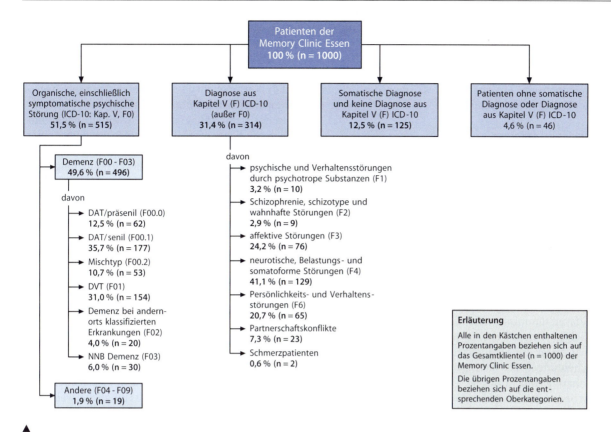

Abb. 16-1. Verteilung der Diagnosen bei 1000 Patienten mit Verdacht auf Gedächtnisstörung. (Mod. nach Heuft 1997)

Untersuchung durch den internistischen Geriater

Der internistische Geriater erfaßt den somatischen Gesundheitszustand durch Anamnese und körperliche Untersuchung sowie durch Auswertung apparativer Zusatzuntersuchungen und Labordaten. Bei der häufigen Multimorbidität der Alterspatienten ist zu beurteilen, ob erhobene pathologische somatische Befunde Auswirkungen auf die kognitive Funktion haben können. Als mögliche Ursachen sekundärer Demenzformen wird neben der Erfassung klinischer Symptome von Stoffwechselstörungen, endokrinen Veränderungen, Vitaminmangelzuständen, Wasser- und Elektrolytstörungen eine exakte Medikamentenanamnese erhoben.

Zu den Standardlaboruntersuchungen zählen:

- Blutbild, BKS, CRP,
- Elektrolyte (Na, K, Ca),
- Harnstoff, Kreatinin,
- GOT, GPT, GGT,
- Blutzucker (HbA1c),
- TSH,
- Vitamin B_{12}, Folsäure.

Bei spezieller Fragestellung können indiziert sein:

- Lues- und HIV-Serologie,
- Arzneimittelspiegel,
- Liquoruntersuchungen (z. B. Tau-Protein),
- genetische Analysen (z. B. ApoE-e4-Lipoprotein).

Da das zur Festlegung auf ein organisch bedingtes psychisches Syndrom notwendige Minimum an Informationen häufig nicht durch die Untersuchung des Patienten alleine gewonnen werden kann, ist die zusätzliche Exploration einer gut informierten Bezugsperson unabdingbar. Gespräche mit einer Bezugsperson können prinzipiell von allen Mitarbeitern der Memory Clinic geführt werden. Entscheidend ist hierbei, daß diese Exploration nicht im Beisein des Patienten erfolgt. Die Exploration erstreckt sich auf folgende Fragen:

- Beginn der Störung,
- Art des Verlaufs,
- Alltagsrelevanz von Gedächtnisstörungen,
- Störungen des Denkvermögens,
- Sprachstörungen,
- Störungen praktischer Handlungsabläufe,
- Veränderungen der Persönlichkeit,
- problematische Verhaltensweisen,
- Eigenschaften und Fähigkeiten.

Die Untersuchung des Patienten dauert in der Regel 2–3 h. Es wird darauf geachtet, daß Ermüdungsartefakte, z. B. in der neuropsychologischen Testung, vermieden werden.

Jeder Mitarbeiter legt sich nach Abschluß seiner Untersuchung mit Hilfe eines Formblattes auf eine diagnostische Einschätzung fest, ohne die Befunde der Kollegen zu kennen.

Diagnosekonferenz

Zentrales Instrument der Memory Clinic ist die Diagnosekonferenz. Hier referiert jeder Mitarbeiter in wechselnder Reihenfolge seine Einschätzung aufgrund der mittels seiner Methodik erhobenen Befunde. Nach Diskussion aller Ergebnisse wird die Diagnose formuliert und die sich daraus ergebenen Therapieempfehlungen paraphiert.

Ein Patient soll die Arbeit der Memory Clinic als Einheit und homogenen Prozeß erleben. Demzufolge müssen die unterschiedlich ausgebildeten Mitarbeiter, die auch an unterschiedlichen Zielen ihres Berufsverständnisses orientiert sind, ein gemeinsames Ziel erarbeiten bzw. einen Konsens finden. Teamarbeit bietet die Möglichkeit, die Gefahr von Fehlentscheidungen zu verringern durch gegenseitige Ergänzung und Kontrolle. Dabei darf der persönliche Arbeitsaufwand und der Wissensstand der einzelnen Teammitglieder nicht zu unterschiedlich sein, wenn eine zufriedenstellende gemeinsame Arbeit gewährleistet werden und das Ergebnis der Teamarbeit nicht die Leistung einer einzigen Person oder Subgruppe sein soll. Die Arbeitsfähigkeit des Teams kann blockiert werden durch persönliche Konflikte im Team, die nicht ausgetragen werden, durch neue Mitglieder im Team, durch Abwesenheit vertrauter Mitglieder, durch Nebenkonferenzen einzelner Mitglieder etc. Der Leiter des Teams hat dafür Sorge zu tragen, daß die personale und berufliche Indentität jedes einzelnen im Team erhalten und narzißtische Konflikte wie Identitätsstörungen, d. h. Probleme der Wertigkeit des Tuns, vermieden werden. Eine solche aufgabenbezogene Teamarbeit führt über die identitätserhaltende Interaktion zur Identifikation aller mit der gestellten Aufgabe, nämlich der Diagnose der Demenz. In der Diagnosekonferenz stellen die einzelnen Teammitglieder einerseits die Ergebnisse ihrer fachspezifischen Untersuchung dar. Andererseits entsteht aber auch ein Austausch über Beobachtungen und Erfahrungen in der Interaktion mit den Patienten. Es hat sich gezeigt, daß durch den Untersuchungsgang in der Memory Clinic unterschiedliche Beziehungsmuster und Verhaltensweisen des Patienten lebendig werden. So werden sich in dem halbstrukturierten Interview, das der Geragoge mit dem Patienten führt, dessen emotionale Kontrolle, die Motivation und das Sozialverhalten anders darstellen als durch die somatische Untersuchung durch den Geriater. Wenn es gelingt, eine Atmosphäre zu schaffen, in der die Authentizität und die Subjektivität der Mitteilungen der einzelnen Teammitglieder erhalten bleiben, entsteht in der Diagnosekonferenz die Gestalt des Patienten, die ein viel weitergehendes Verständnis ermöglicht als es die Aufzählung von Einzelfakten erreichen könnte (Nehen 1995).

In der Demenzdiagnostik hätte eine Längsschnitterhebung sicher erhebliche Vorteile gegenüber einer Querschnittserhebung. Die Beobachtung eines Patienten über einen bestimmten Zeitraum, möglichst noch in seinem gewohnten sozialen Milieu in verschiedenen sozialen Interaktionen, könnte eine Fülle von Hinweisen liefern; z. B. zur Kurz- und Langzeitgedächtnis-Problematik, zur Beeinträchtigung des Urteilsvermögens, der Veränderungen sozialer Kompetenzen usw. Dies wird sicher nur in Einzelfällen möglich sein. In der Regel wird eine punktuelle Untersuchung durchgeführt. In der Memory Clinic wird der Patient von verschiedenen Untersuchern mit unterschiedlicher Methodik und mit verschiedenen Fragestellungen konfrontiert. Es bleibt dabei aber auch nicht aus, daß sich verschiedene Fragestellungen z. B. nach dem augenblicklichen subjektiven Befinden oder nach der Ursache des Aufsuchens der Memory Clinic wiederholen. Das möglicherweise unterschiedliche Verhalten des Patienten bei den einzelnen Untersuchern, aber auch die jeweils unterschiedliche Wahrnehmung des Untersuchers auf Reaktion und Verhaltensweise des Patienten erlaubt im Team eine Beurteilung, die sicher noch keine Längsschnittuntersuchung darstellt, jedoch deutlich über die Möglichkeit einer punktuellen Untersuchung durch einen einzelnen Untersucher hinausgeht.

Neben der differentialdiagnostischen Abklärung der Demenz ist es auch Aufgabe der Memory Clinic, den Schweregrad zu beurteilen. Hier eignet sich die Einteilung nach Reisberg (GDS – Global Deterioration Scale; Reisberg 1982; s. Tabelle 16-2).

16.1.3
Betreuung der Patienten und Beratung der Angehörigen

In den letzten Jahren ist durch viele Veröffentlichungen Ärzten und Patienten das Problem der Demenz im Alter zunehmend bewußt geworden. Ältere Menschen, die das Phänomen einer Gedächtnisstörung bei sich selbst feststellen, suchen die Memory Clinic auf, um diagnostische Sicherheit zu bekommen. Die Analyse von 1000 Patienten, die die Essener Memory Clinic konsultierten, zeigt, daß gut die Hälfte (51,5%) tatsächlich eine Demenz hatten. Fast ein Drittel (31,4%) der Patienten wies psychische Störungen auf, die einer differenzierten psychiatrischen/psychotherapeutischen Behandlung zugeführt werden konnten.

Tabelle 16-2. Reisbergskala zum Assessment der Alzheimer-Demenz. (Mod. nach Reisberg 1986)

Klasse	Leitsymptome	Schweregrad	Sozialmedizische Konsequenz
I	Keine Symptome	Normales Altern	Aktivierung
II	Vergeßlichkeit	Normales Altern	Aktivierung, beruhigendes Gespräch
III	Versagen bei komplexeren Aufgaben in Beruf und Gesellschaft (z. B. Reisen an neuen Ort)	Leicht	Taktischer Rückzug aus überfordernden Aufgaben
IV	Benötigt Hilfe bei schwierigen Aufgaben des täglichen Lebens (z. B. Buchhaltung, Einkaufen, Einladungen)	Leicht	Überwachte Selbständigkeit, Finanzüberwachung
V	Benötigt Hilfe bei Wahl der Kleidung und beim Entscheid zum Baden	Mittelschwer	Organisierter Tagesablauf, Teilzeithilfe, Tagesklinik, Übergebungsmaßnahmen
VIa	Hilfe beim Ankleiden	Schwer	Ganztägige Hilfe und Betreuung oder Pflegeheim (Hilfe an Betreuer)
VIb	Hilfe beim Baden		
VIc	Hilfe bei Toilette		
VId	Urininkontinenz		
VIe	Stuhlinkontinenz		
VIIa	Sprechvermögen 6 Worte	Sehr Schwer	Langzeitpflege
VIIb	Kann nicht mehr sprechen		
VIIc	Kann nicht mehr gehen		
VIId	Kann nicht mehr sitzen		
VIIe	Kann nicht mehr lachen		
VIIf	Kann Kopf nicht mehr halten		

Bei 12,5% der Patienten fanden sich rein somatische Erkrankungen, die zu Gedächtnisstörungen geführt hatten (schleht eingestellter Diabetis mellitus, schwere Herzinsuffizienz etc.) Dies unterstreicht noch einmal die Notwendigkeit eines interdisziplinären Teams in einer Memory Clinic.

Nach der Diagnosestellung ergibt sich die Frage, inwieweit der Patient mit einer beginnenden Demenzerkrankung über seinen Zustand informiert wird. Bei häufig geäußerten Ängsten von Familienmitgliedern, die Diagnose einer Demenz würde den Patienten zu sehr belasten sowie auch bei der bestehenden diagnostischen Unsicherheit, muß es oberster Grundsatz sein, daß der Patient selbst – soweit wie möglich – über evtl. Therapiemaßnahmen, Versorgungsmodalität und seine weitere Lebensführung entscheiden kann. Eigenständige Entscheidung kann er aber nur treffen, wenn er über alle Informationen verfügt. Ein Patient, der nicht weiß, wie sich seine kognitiven Fähigkeiten in den kommenden Jahren mit großer Wahrscheinlichkeit entwickeln werden, ist auch nicht in der Lage, Vorsorge zu treffen. Insofern würde ihm das Recht auf Selbstbestimmung verweigert, zwar nicht allein im Hinblick auf medizinische Maßnahmen sondern auch auf private Belange, wenn er nicht über seine Diagnose informiert wird. Eine ebenso große Bedeutung hat die Aufklärung über die Diagnose für die Familienmitglieder. Für die pflegenden Angehörigen ist es zudem wichtig, Informationen über den Verlauf einer Demenzerkrankung zu erfahren. So können bei einer vaskulären Demenz anfangs luzide Intervalle auftreten, in denen der Patient für die Angehörigen „völlig normal" erscheint, so daß immer wieder an der Diagnose gezweifelt wird. Darüber hinaus können plötzlich auftretende affektive Durchbrüche von den Angehörigen dann besser akzeptiert werden, wenn sie über die Natur z. B. einer vaskulären Demenz aufgeklärt sind. In der Regel reagieren die Angehörigen auf phasenhaft auftretende Phänomene mit Unsicherheit, Betroffenheit evtl. auch Schuldgefühlen aus der Vorstellung heraus, „irgendetwas falsch gemacht zu haben". Eine wesentliche Hilfe für die Angehörigen sind sogenannte „Angehörigen-Gruppen", in denen die Angehörigen insbesondere die eigenen Ängste und Belastungen reflektieren können.

16.2
Fazit

Alle bisher vorliegenden Untersuchungen deuten darauf hin, daß durch Früherkennung einer Demenz und damit Früheinsetzen der adäquaten Behandlung sowie durch die Beratung und Anleitung der Hausärzte und der betreuenden Familienangehörigen der Krankheitsverlauf günstig beeinflußt und eine potentielle Heimeinweisung verzögert werden kann.

Literatur

Cooper B, Bickel H, Schäufele M (1992) Demenzerkrankungen und leichte kognitive Beeinträchtigungen bei älteren Patienten in der ärztlichen Allgemeinpraxis. Nervenarzt 63: 551–560

Dilling H, Mombour W, Schmidt MH (1991) Internationale Klassifikation psychischer Störungen der WHO. ICD-10 Kapitel V (F), Klinisch-diagnostische Leitlinien. Huber, Bern Stuttgart Toronto

Heuft G, Nehen HG, Haseke J, Gastpar M, Paulus HJ, Senf W (1997) Früh- und Differentialdiagnose von 1000 in einer Memory Clinic untersuchten Patienten. Nervenarzt 68:259–269

Nehen HG (1995) Das geriatrische Team in der Memory Clinic. Z Gerontol Geriat 28:113–117

Reisberg B, Ferris SH, Crook T (1982) The global deterioration scale (GDS): an instrument for the assessment of primary degenerative dementia. Am J Psychiatry 139:1136–1139

WHO (1981) Bureau régional de l'Europe. La gérontopsychiatrie dans la collective. La Santé publique en Europe, 10, Copenhagen

Wittchen HU, Sass H, Zaudig M, Koehler K (1989) Diagnostisches und Statistisches Manual psychischer Störungen DSM-III-R. Übersetzt nach der Revision der 3. Auflage des Diagnostic und Statistical Manual of Mental Disorders der American Psychiatric Association. Beltz, Weinheim Basel

Zaudig M, Mittelhammer J, Hiller W (1990) SIDAM – Strukturiertes Interview für die Diagnose der Demenz vom Alzheimer Typ, der Multiinfarkt-Demenz und Demenzen anderer Ätiologie nach DSM-III-R und ICD-10. Logomed, München

Ambulante Pflegedienste

S. Görres, K. Luckey

17.1 Quantitative Entwicklungen und Typisierung der ambulanten Pflegedienste 139
17.2 Zielsetzungen der ambulanten Pflegedienste und Auswirkungen der Pflegeversicherung 139
17.3 Dienstleistungsangebot der ambulanten Pflegedienste 141
17.3.1 Pflegerische Angebote 141
17.3.2 Spezielle pflegerische Angebote 141
17.3.3 Hauswirtschaftliche Leistungen zur Ergänzung des pflegerischen Angebots 142
17.3.4 Zusatzangebote von ambulanten Pflegediensten 142
17.3.5 Erweiterung des Dienstleistungsangebots im teilstationären und stationären Bereich 142

Literatur 143

Der ambulante Pflegebereich hat in den letzten 30 Jahren eine rasante Entwicklung vollzogen. Die veränderte, „scherenförmige" Entwicklung zwischen steigendem Bedarf einerseits und fehlenden Angeboten andererseits zeichnete sich bereits in den 70er Jahren ab und führte zur Gründung bzw. zur Neuorganisation von ambulanten Pflegediensten als Alternative zum stationären Bereich (vgl. Grunow 1993, S. 225 ff.; Damkowski et al. 1988).

Nachdem Anfang der 70er Jahre die ersten Sozialstationen in Rheinland-Pfalz gegründet wurden, legten nach und nach alle Bundesländer (mit Ausnahme des Landes Bremen) Förderprogramme je nach Bundesland zur Gründung von Sozial- und Diakoniestationen auf.

Ambulante Pflegedienste stellen inzwischen einen bedeutenden Dienstleistungssektor in der gesundheitlichen und sozialen Versorgung dar.

17.1
Quantitative Entwicklungen und Typisierung der ambulanten Pflegedienste

Seit der Gründungsphase hat die Zahl der ambulanten Pflegedienste vor allem durch die in den letzten Jahren enorm expandierten ambulanten Pflegeeinrichtungen im privat-gewerblichen Bereich kontinuierlich zugenommen (vgl. hierzu u.a. Häusliche Pflege 1993, S. 575 ff.): 1980 wurden etwa 1000, Ende der 80er Jahre mehr als 6000 Einrichtungen (in den alten Bundesländern) gezählt. Schätzungen gehen davon aus, daß gegenwärtig ca. 12 000 Einrichtungen ambulante Pflege anbieten (Stand 1997). Im Herbst 1997 wurden insgesamt 1,17 Mio. Pflegebedürftige nach den Leistungsgrundlagen der gesetzlichen Pflegeversicherung mit ambulanten Hilfen versorgt (BMA 1998).

Die ambulanten Einrichtungen sind hinsichtlich Organisationsform, Betriebsgröße, Dienstleistungsangebot, Ausstattung und Trägerschaft unterschiedlich. Eine regionale Untersuchung, die 1994 in Nordrhein-Westfalen durchgeführt wurde, zeigt, daß in 6 unterschiedlichen Regionen (Großstädte, ländliche Gebiete) knapp die Hälfte aller Pflegedienste in freigemeinnütziger und etwas mehr als die Hälfte in privat-gewerblicher Trägerschaft waren (vgl. Ministerium für Arbeit, Gesundheit und Soziales des Landes Nordrhein-Westfalen 1995, S. 26 ff.). Neben einer Vielzahl von kleinen und mittleren Betrieben mit relativ wenig Personal, entstehen mancher Orts ambulante Großbetriebe. So sind Sozialstationen mit mehr als 100 Mitarbeiter z.T. keine Seltenheit mehr. Dies trifft ebenso für überregional tätige Träger im privat-gewerblichen Bereich zu, die z.T. örtliche Zweigstellen unterhalten.

Zudem wird ein anderer Trend deutlich: Auch Krankenhäuser, Arztpraxen sowie Alten- und Pflegeheime bieten inzwischen ambulante Pflegeleistungen an.

17.2
Zielsetzungen der ambulanten Pflegedienste und Auswirkungen der Pflegeversicherung

Zentrale Zielsetzungen, die bereits seit der Gründung ambulanter Pflegedienste eine zentrale Bedeutung haben, beziehen sich auf (Damkowski et al.: 18 ff.; Brandt u. Braun 1981; Damkowski u. Luckey 1990, S. 152):

- Verkürzung und Vermeidung von Krankenhaus- bzw. Heimaufenthalten und die Sicherung des Verbleibs in der häuslichen Umgebung bei Hilfs- und Pflegebedürftigkeit (ambulant vor stationär).

- Erhalt und Förderung der selbständigen Lebensführung in der häuslichen Umgebung.
- Bündelung bzw. Integration von Dienstleistungsangeboten in einem regionalen Bereich. Dazu gehörte z. B. die häusliche Kranken-, Alten-, Haus- und Familienpflege sowie Haushalts- bzw. Hauswirtschaftshilfen und ggf. weitere gesundheits- und sozialbezogene Dienste (z. B. Essen auf Rädern, Besuchsdienste, Beratung, Therapien, mobile soziale Hilfsdienste, Pflegehilfsmittelverleih, Freizeitangebote etc.).
- Initiierung und Förderung der Selbsthilfefähigkeit der Klienten und ihres sozialen Umfeldes (Familie, Nachbarn), um langfristig den Erhalt der Selbständigkeit sichern zu können. Hierzu gehören auch die Vermittlung weiterer Dienste und die Aktivierung von nachbarschafts- und ehrenamtlichen Hilfen sowie von Angehörigenarbeit etc.
- Kooperation zwischen verschiedenen Versorgungsbereichen, Einrichtungen und Diensten. Vernetzung von medizinischen, pflegerischen und weiteren flankierenden Versorgungsleistungen.

Die grundlegenden Zielsetzungen in der ambulanten Pflege mit einem Aufgabenschwerpunkt der ambulanten Versorgung im pflegerischen und hauswirtschaftlichen Bereich haben sich seit der Gründung der ersten Sozialstation kaum gewandelt, jedoch sind die Rahmenbedingungen für Einrichtungen in den letzten Jahren durch die Einführung der gesetzlichen Pflegeversicherung tiefgreifend verändert worden.

Der gesetzlichen Pflegeversicherung kommt seit ihrer Einführung Mitte der 90er Jahre in der ambulanten pflegerischen Versorgung eine zentrale Bedeutung zu, mit weitreichenden Auswirkungen für die Absicherung des Pflegerisikos und die Zielsetzungen der ambulanten Pflegedienste. Mit den Leistungen der Pflegeversicherung sollen „vorrangig die häusliche Pflege und die Pflegebereitschaft der Angehörigen und Nachbarn unterstützt werden, damit die Pflegebedürftigen möglichst lange in ihrer häuslichen Umgebung bleiben können" (Bundesgesetzblatt 1994, § 2 Abs. 3 SGB XI). Damit wird der Grundsatz „ambulant vor teilstationär, vor stationär" festgeschrieben. Die Pflegeversicherung setzt dabei deutliche und grundlegende Akzente hinsichtlich der Zielsetzungen folgender Pflegeleistungen:

- Durch frühzeitige Maßnahmen zur Prävention, Krankheitsbehandlung und Rehabilitation soll die Pflegebedürftigkeit vermieden werden – § 5 Abs. 1 SGB XI – (Prävention und Rehabilitation vor Pflegebedürftigkeit).
- Bei Eintritt der Pflegebedürftigkeit sind im Rahmen des Leistungsrechts der Pflegeversicherung medizinische und ergänzende Leistungen zur Rehabilitation einzusetzen und darauf hinzuwirken, die Pflegebedürftigkeit zu überwinden, zu mindern sowie eine Verschlechterung zu verhindern – § 5 Abs. 2 SGB XI – (aktivierende Pflege).
- Die häuslichen und teilstationären Leistungen werden als ergänzende und unterstützende Maßnahmen verstanden, um die familiäre, nachbarschaftliche oder sonstige ehrenamtliche Pflege und Betreuung gewährleisten zu können – § 4 Abs. 2 SGB XI – (freiwillig, ehrenamtlich vor professionell).
- Die Förderung der Mitwirkung der Pflegebedürftigen bei Vorsorgemaßnahmen, Krankenbehandlung, medizinischer Rehabilitation und aktivierender Pflege stehen im Vordergrund. Durch Aufklärung und Beratung zur vorbeugenden und gesundheitsfördernden Lebensführung soll die Eigenverantwortlichkeit der Versicherten unterstützt und aktiviert werden – § 6 Abs. 1 SGB XI – (Mitwirkung und Eigenverantwortung des Pflegebedürftigen).
- Die Leistungen sind wirksam, wirtschaftlich und im notwendigen Umfang zu erbringen – § 4 Abs. 3 SGB XI – (Wirtschaftlichkeitsgrundsatz).
- Die Leistungen sind nach dem allgemein anerkannten Stand der medizinisch-pflegerischen Erkenntnis zu erbringen – § 11 Abs. 1 SGB XI.
- Die Pflegeeinrichtungen sind zur Einhaltung von allgemein verbindlichen Grundsätzen und Maßstäben für die Qualität, Qualitätssicherung und -kontrolle verpflichtet – § 80 SGB XI.

Die Markt- und Wettbewerbsorientierung, die durch das Pflegeversicherungsgesetz intendiert wird, führt zu einer Gleichstellung der privaten und freigemeinnützigen Leistungsanbieter. Die Marktöffnung hat zur Folge, daß sich insbesondere in großstädtischen Regionen ein Überangebot an Diensten und eine wachsende Konkurrenzsituation entwickelt hat. Der Wettbewerbsdruck führt in der Praxis dazu, daß die Organisations-, Angebots- und Personalstruktur effektiviert wird. Durch offensive Marketingstrategien, die Einführung von betriebswirtschaftlichen Steuerungsformen und die Entwicklung eines spezifischen Einrichtungs- und Qualitätsprofils, versuchen die Einrichtungen Wettbewerbsvorteile zu gewinnen. Die Handlungsspielräume hierzu sind jedoch aufgrund der Ausgaben- und Leistungsbegrenzung durch die Kostenträger eher begrenzt. Ökonomische Effizienzgesichtspunkte stellen zum Teil restriktive Rahmenbedingungen für eine bedarfs- und nutzerorientierten Qualitätsentwicklung in der ambulanten Pflege dar (vgl. Rothgang 1997, S. 191 ff.; Klie 1998, S. 44 ff.).

17.3
Dienstleistungsangebot der ambulanten Pflegedienste

Das Dienstleistungsangebot von ambulanten Pflegediensten hat sich in den letzten Jahren immer weiter ausdifferenziert (vgl. hierzu u.a. Damkowski u. Luckey 1990, 1993; Damkowski et al. 1997; Ministerium für Arbeit, Gesundheit und Soziales des Landes Nordrhein-Westfalen 1995; Wohlweber et al. 1991). Häusliche Kranken- und Altenpflege sowie hauswirtschaftliche Versorgungsangebote stellen zwar weiterhin das Kernangebot ambulanter Pflegedienste dar, für die Zukunft wird jedoch die Notwendigkeit und Chance gesehen, das Dienstleistungsspektrum darüber hinaus zu erweitern.

17.3.1
Pflegerische Angebote

Der deutliche Schwerpunkt der ambulanten Pflegedienste liegt aufgrund der besonderen Nachfragesituation nach wie vor bei der pflegerischen Versorgung von älteren bzw. chronisch kranken Menschen. Hierzu gehören vor allem Pflegeleistungen im Bereich der häusliche Krankenpflege; insbesondere Grund- und Behandlungspflege bzw. direkte und indirekte Pflegeleistungen nach § 37 SGB V sowie Alten- und Krankenpflege nach SGB XI (Bundesgesetzblatt 1994).

17.3.2
Spezielle pflegerische Angebote

- Ambulante Pflegedienste bieten immer mehr spezielle fachpflegerische Angebote für besondere Zielgruppen an. Hierzu gehören z.B. folgende Angebote:
  - Intensivpflege und pflegerische Spezialangebote: z.B. postoperative Versorgung, ambulante Schmerztherapie, Suchtbetreuung, ambulante Insulineinstellung (in Kooperation mit ÄrztInnen), Stomatherapie, PEG-Versorgung (Magensonden), Pflege von Krebskranken, Sterbebegleitung.
  - Hierzu gehört auch die Ausweitung von Betreuungsdiensten, z.B. durch Tages- und Nachtwachen.
- Psychiatrische bzw. gerontopsychiatrische Pflege (Kretschmann 1988; Bruder 1994; Lang et al. 1993). Dieses Angebot dient v.a. der Nachsorge und Rehabilitation sowie gezielten medizinischen, therapeutischen, pflegerischen und psychosozialen Versorgung von Personen mit psychischen Veränderungen und Krankheitsbildern v.a. im Alter (Demenzerkrankung). Die Ergebnisse von Modellversuchen zeigten, daß ambulante Pflegedienste bei entsprechender Personalausstattung, fachlicher Qualifizierung und Kooperation mit anderen Diensten aufgrund ihres flexiblen, gemeindenahen Arbeitsansatzes erfolgreich ergänzende bedarfsgerechte Versorgungsleistungen erbringen können (Kretschmann 1988; Seitz u. Stürmer 1987; Seitz 1988, S. 10ff.).
- Spezielle rehabilitativaktivierende Pflegeangebote: Sowohl im stationären als auch im ambulanten Bereich fehlt es in der Bundesrepublik Deutschland nach wie vor an einem fachlich ausreichenden, flächendeckenden Rehabilitationsangebot für ältere Menschen und chronisch Kranke (Deutscher Bundestag 1994, SS. 547ff.; Niederfranke 1993). Beispiele für multidisziplinäre Konzepte in der geriatrischen Versorgung sind mobile Rehabilitationsteams (z.B. Logopäden, Krankengymnasten, Ergotherapeuten, Ärzten, Alten- und Krankenpflegern) im ambulanten Bereich, die in einigen Modellversuchen bereits erfolgreich arbeiten. So wurde etwa im Rahmen eines Modellprojekts in Baden-Württemberg ein multiprofessionelles ambulantes Rehabilitationsteam gebildet, mit dem Ziel, die selbständige Lebensführung älterer Menschen in der häuslichen Umgebung zu erhalten oder sie wieder zu erlangen. Ähnliche Konzepte wurden modellhaft in Bremen und Mecklenburg-Vorpommern erprobt (Troester 1995, S. 170f.; Häusliche Pflege 1994, S. 799ff., Bolley 1995, S. 172; Neubart 1995, S. 74). Durch weitere gezielte Rehabilitationsangebote – v.a. in Form von vernetzten Angeboten zwischen stationärem, teilstationärem und ambulantem Bereich – könnte wesentlich zur Vermeidung oder Aufschiebung der Pflegebedürftigkeit oder dauerhaftem stationären Aufenthalt beigetragen werden. Entsprechende Modellvorhaben zielen insbesondere darauf ab, die „Schnittstellen" zwischen den verschiedenen Versorgungssettings zu verbessern. Hierzu gehören z.B.:
  - Formen des Case-Managements,
  - Brücken- und Überleitungskonzepte bezogen auf die Gestaltung der Überleitung von der stationären zur ambulanten Versorgung,
  - die Verbesserung der Zusammenarbeit mit den niedergelassenen Ärzten und ambulanten Pflegeeinrichtungen,
  - die Einrichtung von Pflegekonferenzen auf der regional-planerischen Ebene (vgl. hierzu die Übersicht zu Modellprojekten in Damkowski et al. 1997).
- Voraussetzung dafür ist u.a. ein geschultes Personal. Obwohl hier durch Fort- und Weiterbildungs-

maßnahmen, insbesondere im pflegerischen Bereich, erhebliche Fortschritte erzielt wurden, sind etwa Fachschwestern/-pfleger für „Geriatrie und Rehabilitation" bislang noch die Ausnahme. Weiterbildungskonzepte für Alten- und Krankenpflegekräfte in geriatrischer Rehabilitation wurden z. B. in der Medizinisch-geriatrischen Klinik, Albertinen-Haus, Hamburg entwickelt; ähnliche Fachweiterbildungen sowohl als mehrjährige Vollzeitausbildung als auch in Form von berufsbegleitenden Modulsystemen werden darüber hinaus u. a. in Niedersachsen und Nordrhein-Westfalen angeboten (vgl. Deutscher Bundestag 1994, S. 590).

17.3.3
Hauswirtschaftliche Leistungen zur Ergänzung des pflegerischen Angebots

Ein nicht unerheblicher Anteil älterer Menschen benötigt zusätzliche Hilfen in der hauswirtschaftlichen Versorgung. Leistungen der hauswirtschaftlichen Versorgung sind z. B. Zubereitung von Mahlzeiten, Einkäufe, Besorgungen, Reinigungsarbeiten, Wäschepflege, Heizen der Wohnung.

Neben der eigentlichen Pflege, aber auch unabhängig davon, sind hauswirtschaftliche Versorgungsleistungen besonders gefragt. Die heute versicherungsrechtlich geregelten Leistungen sind allerdings weitgehend auf den „somatischen" Bereich ausgerichtet. Untersuchungen zufolge liegt der Anteil der pflegebedürftigen älteren Menschen bei etwa 1,4 %, darüber hinaus bedürfen 2,5 % Personen in den alten und 3,4 % in den neuen Bundesländern hauswirtschaftliche Dienste. Vor dem Hintergrund der demographischen Entwicklung, der verkleinerten Haushaltsgrößen und aufgrund veränderter gesellschaftsstultureller Entwicklungen (z. B. Singularisierung, Frauenerwerbstätigkeit, Veränderung sozialer Netzwerke u. a.) ist neben den pflegerischen Leistungen von einem steigenden Bedarf in der hauswirtschaftlichen Versorgung auszugehen (vgl. Deutscher Bundestag 1994, S. 560 ff.). Diese, ebenso wie psychosoziale Leistungen und niederschwellige soziale Dienste, werden jedoch nicht im ausreichenden Maße durch die bisher vorhandenen Dienstleistungsangebote und Kostenträger gedeckt. Die Bundesrepublik Deutschland sticht im Ländervergleich – z. B. gegenüber Großbritannien, den Niederlanden und Skandinavien – bisher allerdings noch durch die Vernachlässigung hauswirtschaftlicher Hilfeleistungen durch das organisierte ambulante Dienstleistungssystem hervor (Deutscher Bundestag 1994, S. 563 f.).

17.3.4
Zusatzangebote von ambulanten Pflegediensten

Ambulante Pflegedienste bieten ein ganzes Spektrum von Zusatzangeboten an, z. B.:

- Verleih von Hilfs- und Pflegemitteln,
- Essen auf Rädern,
- präventive und gesundheitsfördernde Dienstleistungsangebote,
- Behindertentransporte und/oder Fahrdienste,
- Hausnotrufdienste (Rufbereitschaft rund um die Uhr),
- Beratung, z. B. zu finanziellen Aspekte der Betreuung, Sozialberatung und Beratung zur Wohnanpassung, die Weitervermittlung an andere Dienste und Einrichtungen, die Einleitung psychosozialer (Krisen-)Interventionen und die Aktivierung von Selbsthilfemöglichkeiten im sozialen Umfeld,
- Unterstützung von pflegenden Angehörigen: Zu diesem Leistungsspektrum gehört u. a. (Hedtke-Becker 1990) die Beratung von pflegenden Angehörigen. Für Personen, die Geldleistungen in Anspruch nehmen, sieht das Pflegeversicherungsgesetz zudem eine regelmäßige Beratung und Unterstützung von pflegenden Angehörigen und sonstigen Personen vor, die keine professionelle Hilfe in Anspruch nehmen (vgl. § 37 SGB XI). Weitere Angebote sind Hauskrankenpflegekurse und Gesprächskreise sowie Selbsthilfegruppen für pflegende Angehörige.

17.3.5
Erweiterung des Dienstleistungsangebots im teilstationären und stationären Bereich

Ambulante Pflegedienste integrieren immer mehr Dienstleistungen und Angebotsformen „unter einem Dach" (Görres u. Luckey 1991). Hierzu gehören z. B. zusätzliche und ergänzende (teil)stationäre Angebotsformen wie Kurzzeitpflege-, Tages- und Nachtpflege sowie betreute Krankenwohnungen (Engels 1994; KDA 1993, Damkowski et al. 1997). Darüber hinaus stellen ambulante Pflegedienste ein Angebotssegment neben stationären und teilstationären Leistungen im Rahmen von „Service-Häuser" dar.

In der Praxis wird inzwischen jedoch in Frage gestellt, ob mit dem Leistungsangebot der Pflegeversicherung tatsächlich und in jedem Falle den Ansprüchen und Notwendigkeiten für eine umfassende Versorgung in der häuslichen Umgebung Rechnung getragen werden kann (Bundesgesetzblatt 1994, S. 1014 ff.; Vogel 1994, S. 347 ff.). Fraglich ist, ob insbesondere aktivierende, rehabilitative Pflege, die zeitaufwendig ist, qualifiziertes Personal voraussetzt und ein integriertes Angebotsspektrum zur Grundlage haben muß, mit den zur Verfügung gestellten Versicherungsleistungen gewährleistet werden kann.

Auch die Zielsetzung, durch ambulante Pflegedienste, stationäre Versorgung zu verhindern oder herauszuzögern, wird von Fachleuten zunehmend skeptischer betrachtet. Gedeckelte Budgets- und Leistungspakete, niedrige Kostensätze, der mancher Orts starke Wettbewerbsdruck, mangelnde finanzielle Anreize zur Verbesserung des Gesundheitszustands der PatientInnen beizutragen, der qualitativ und quantitativ enge Spielraum, ein umfassendes, auf Flexibilität und Individualität setzendes Dienstleistungsangebot zu schaffen, sind z.B. Aspekte, die befürchten lassen, daß die Ansprüche an eine qualitativ hochwertige, bedarfs- und bedürfnisorientierte häusliche Versorgung nur bedingt erfüllt werden können.

Dennoch sind ambulante Pflegedienste heute ein fester und unverzichtbarer Teil der Versorgung. Insbesondere älteren Menschen ermöglichen sie den langfristigen Erhalt der Selbständigkeit in der gewohnten häuslichen Umgebung und tragen damit wesentlich zu deren Lebensqualität bei.

Literatur

Bolley J (1995) Ambulante geriatrische Rehabilitation Bremen, Blätter der Wohlfahrtspflege 7/8: 172–173
BMA (Bundesministerium für Arbeit) (1998) Erster Pflegebericht, Bonn
Brandt F, Braun S (1981) Die Effizienz und Funktionalität neue Organisationsformen in der Altenhilfe – dargestellt am Beispiel von Sozialstationen, Saarbrücken
Bruder J (1994) Aktuelle Entwicklungen in der Gerontopsychiatrie. In: Olbrich E, Sames K, Schramm A (Hrsg) (1994) Kompendium der Gerontologie, Landsberg
Bundesgesetzblatt (1994) Gesetz zur Absicherung des Risikos der Pflegebedürftigkeit (Pflege-Versicherungsgesetz – PflegeVG; Z 5702 A, Teil 1; Bonn, S 1014–1073
Damkowski W, Görres S, Luckey K (1988) Sozialstationen. Konzept und Praxis eines Modells ambulanter Versorgung, Frankfurt/aM New York
Damkowski W, Klie T, Kronseder E, Luckey K, Stappenbeck J (1997) Ambulante Pflegedienste, Veränderungen wahrnehmen, Ideen umsetzen, Hannover
Damkowski W, Luckey K (1990) Neue Formen lokaler Sozial- und Gesundheitsdienste, Köln
Damkowski W, Luckey K (1993) Lokale Sozial- und Gesundheitsdienste, Informationspool, Teil 3, Graue Reihe der Hans Böckler Stiftung, Düsseldorf
Deutscher Bundestag (Hrsg) (1994) Zwischenbericht der Enquete-Kommission „Demographischer Wandel" – Herausforderung unserer älter werdenden Gesellschaft an den einzelnen und die Politik, Bonn
Engels D (1994) Kurzzeitpflege in Deutschland – Entwicklungsstand 1993; Kuratorium Deutsche Altershilfe (Hrsg), Thema 104, Köln
Görres S, Luckey K (1991) Sozialstationen „neuen Typs" – Ein bewährtes Konzept in der Entwicklung. Sozialer Fortschritt 9: 224–229
Grunow D (1993) Ungenutzte Chancen. Sozialstation in der Bundesrepublik Deutschland: Entwicklung und Perspektiven, Quantitäten und Qualitäten. Blätter der Wohlfahrtspflege 7/8: 225–227
Häusliche Pflege (1993) Die Häusliche Pflege wächst weiter. Marktuntersuchung APLA 93. Häusliche Pflege 9: 575–577
Häusliche Pflege (1994) Diszipliniert interdisziplinär. Projekt „Mobile ambulante Rehabilitation" in Karlsruhe. Häusliche Pflege 12: 99–802
Hedtke-Becker A (1990) Die Pflegenden pflegen, Freiburg/Br
KDA (1993) Betreutes Wohnen. Erfahrungen aus der Praxis. Kuratorium Deutsche Altershilfe (Hrsg), Thema 80, Köln
Klie, T (1998) 1111 Tage danach. Veränderungen durch die Pflegeversicherung – ein Überblick, Häusliche Pflege 6: 44–49
Kretschmann R (1988) Ambulante psychiatrische Pflege durch Sozialstationen, Freiburg/Br
Lang E, Bahr G, Arnold K (1993) Geriatrische und gerontopsychiatrische Einrichtungen in der Bundesrepublik Deutschland, Berlin
Ministerium für Arbeit, Gesundheit und Soziales des Landes Nordrhein-Westfalen (Hrsg) (1995) Ambulante Pflegedienste in Nordrhein-Westfalen. Bestandsanalyse in typischen Regionen, o O
Neubart R (1995) Tagesklinik auf Rädern. Mobile geriatrische Rehabilitation im Landkreis Ober-Spree, Blätter der Wohlfahrtspflege 7/8: 74–176
Niederfranke A (Hrsg) (1993) Fragen geriatrischer Rehabilitation, Schriftenreihe des Bundesministeriums für Frauen und Senioren, Bd 21, Stuttgart Berlin Köln
Rothgang H (1997) Die Wirkungen der Pflegeversicherung – Analyse von Effekten des Pflegeversicherungsgesetzes, Archiv für Wissenschaft und Praxis der sozialen Arbeit 3: 191–219
Seitz B (1988) Ambulante Pflege psychisch veränderter älterer Menschen. Z Gerontol 21: 10–15
Seitz B, Stürmer W (1987) Psychogeriatrische Pflege durch Sozialstationen. Untersuchung im Auftrag des Landes Berlin, Berlin Köln
Troester A (1995) Mobile ambulante Rehabilitation Karlsruhe, Blätter der Wohlfahrtspflege 7/8: 170–171
Vogel G (1994) Gefragt sind Ideen und Kreativität. Das neue Pflege-Versicherungsgesetz (PflegeVG). Häusliche Pflege 6: 347–357
Wohlweber C, Frank-Winter A, Kellmayer M (1991) Leistungen und Kosten von Sozialstationen, Stuttgart

Geriatrie in Alten- und Pflegeheimen

C. Becker, B. Lindemann

18.1 Demographische Aspekte   144
18.2 Einführung der Pflegeversicherung   145
18.3 Struktur der Einrichtungen   145
18.4 Versorgungsauftrag   146
18.5 Zielsetzung geriatrischer Versorgung in Pflegeheimen   146
18.6 Assessment im Pflegeheim   147
18.7 Medizinische Diagnostik und Behandlung   147
18.8 Wege zur Verbesserung   148
18.9 Ausblick   149
Literatur   150

Pflegeheime sind ein integraler Bestandteil der Versorgungsmöglichkeiten für ältere chronisch Kranke mit Behinderungen. Trotz der Weiterentwicklung der Pflegeinfrastruktur im ambulanten und teilstationären Bereich wird der Bedarf und die Nachfrage nach Pflegeheimplätzen über die nächsten Jahrzehnte weiter anwachsen.

Gegenwärtig leben mehr als 450000 Pflegebedürftige in Pflegeeinrichtungen in Deutschland. Zusätzlich leben etwa 200000 Ältere in Altenheimen (Schneekloth 1996). Etwa 15% der Einrichtungen befinden sich in den neuen Bundesländern. In vielen Pflegeheimen wird eine hochwertige Pflege durchgeführt. Allerdings gibt es auch Einrichtungen mit schlechterer Pflegequalität. Die meisten Bemühungen der Verbesserung der Pflegequalität haben sich in den letzten 10 Jahren v. a. auf die Verbesserung der Strukturqualität (z. B. Bausubstanz und Personalschlüssel) beschränkt. Weniger systematisch wurde die Prozeßqualität (z. B. Verhütung von Dekubitalgeschwüren) und noch weniger die Ergebnisqualität in Deutschland untersucht.

Einen ganz wesentlichen Teil der Verantwortung für die medizinische Versorgung in stationären Einrichtungen tragen die Hausärzte. Die Familienmedizin, aber auch die Geriatrie, hatten bislang ein eher marginales Interesse für die medizinische und psychosoziale Versorgung von Alten- und Pflegeheimbewohnern. Die ärztliche Behandlung von Pflegeheimbewohnern bedarf in Deutschland bislang keiner spezifischen Weiterbildung. In den neuen Bundesländern wurde das bestehende Heimarztsystem aufgelöst.

Trotz der genannten Schwierigkeiten, die auch durch gesundheitsökonomische Restriktionen bedingt sind, gibt es aus geriatrischer Sicht definierte Prinzipien und Vorgehensweisen der Versorgung von Heimbewohnern. In machen Belangen unterscheidet sich das therapeutische und diagnostischen Vorgehen dabei wesentlich von der Zielsetzung bei älteren Patienten im eigenen Haushalt. Das Ziel dieses Kapitels ist es, die Grundzüge geriatrischen Handelns im Alten- und Pflegeheim zu beschreiben. Der Schwerpunkt wird hierbei auf den medizinischen Aspekten liegen, was nicht bedeuten soll, daß pflegerische oder psychosoziale Aspekte weniger bedeutsam sind.

18.1
Demographische Aspekte

Das Durchschnittsalter der Bewohner von Alten- und Pflegeheimen liegt in den meisten Regionen Deutschlands mittlerweile deutlich über 80 Jahren. Dies ist bedingt durch eine Zunahme funktioneller Beeinträchtigungen, aber auch sozialer und geistiger Einschränkungen, v. a. durch Einsamkeit, Depression und Demenz. Verstärkt wird die Nachfrage nach Pflegeheimplätzen durch die nachlassende Motivation und Verfügbarkeit von pflegebereiten Familienmitgliedern, z. B. aufgrund kleiner oder weit verstreuter Familien. Ein weiterer Aspekt ist die Zahl berufstätiger Frauen, die traditionell bislang den größten Anteil der Pflege der Ehemänner, Eltern oder Schwiegereltern übernommen haben.

In den nächsten 10 Jahren wird die Zahl der Höchstaltrigen (>90 Jahre) deutlich ansteigen. Dies ist die Gruppe mit dem größten Risiko, ein Pflegeheim zu benötigen. Die Zahl der über 80jährigen steigt dagegen bis 2005 nur langsam an. Dies ist bedingt durch die Geburtenausfälle in und nach dem 1. Weltkrieg. In der Zeit bis 2010 altern im „Pflegeheimalter" Senioren mit niedriger Scheidungsrate und meist mehreren Kindern.

Tabelle 18-1. Heimbewohneranteil verschiedener Altersgruppen. (Mod. nach Schneekloth 1996)

Altersgruppe	Männer [%]	Frauen [%]
65–69	0,4	0,6
70–74	0,7	1,3
75–79	1,8	2,3
80–84	3,1	5,8
85–89	7,0	14,1
≥390	18,5	28,3

Die Nachfrage nach Heimplätzen wird daher bis 2005 zunächst nur geringfügig zunehmen. Ein deutlich stärkerer Anstieg wird sich ab der 2. Dekade des 21. Jahrhunderts einstellen. Dann ist von einer stärker ansteigenden Zahl alleinstehender Männer und Frauen (höhere Scheidungsraten bzw. andere Lebensstile) mit kleinerer Kinderzahl auszugehen.

18.2
Einführung der Pflegeversicherung

Der Einfluß der Pflegeversicherung führte in den ersten 2 Jahren nach der Einführung zu einer Zunahme der Bereitschaft zur informellen (Familien-) und formellen (professionellen) häuslichen Pflege (s. Kap. 4). Es muß betont werden, daß die Pflegeversicherung im stationären Sektor keine zusätzlichen Mittel für die stationären Pflegeeinrichtungen zur Verfügung gestellt hat. Teilweise sind die Budgets der Einrichtungen sogar niedriger als vor der Einführung der Pflegeversicherung. Die Gesamtausgaben der Pflegeversicherung belaufen sich für den Heimbereich gegenwärtig auf 12–13 Mrd. DM.

Die Einführung der Pflegeversicherung hat zu Interessenkonflikten zwischen der Kranken- und Pflegeversicherung hinsichtlich der Finanzierung der pflegerischen und rehabilitativen Behandlung von Heimbewohnern geführt. So wird die Behandlungspflege eines Älteren in eigener Wohnung durch die Krankenkasse finanziert. Die gleiche Pflegeleistung des Bewohners einer Pflegeeinrichtung muß dagegen über den Gesamtpflegesatz abgerechnet werden. Bei Patienten mit einem hohen Anteil behandlungspflegerischer Maßnahmen ist dies für die Einrichtung defizitär. Ähnliche Diskriminierungen betreffen derzeit die Verordnung von individuellen Hilfsmitteln (z. B. Rollstühle und Rollatoren) und die Verfügbarkeit von Physiotherapie. Durch die finanzielle Absicherung der Kostenübernahme ist es möglich, Patienten schneller aus einer Krankenhausbehandlung zurückzuverlegen. Zwar führt dies zur Reduzierung von Fehlbelegungen, aber auch zu vorzeitiger Entlassung therapie- oder rehabilitationsfähiger Heimbewohner. Krankenkassenkosten werden so zu Ungunsten der Heimbewohner und der Pflegeversicherung umverteilt. Das im Pflegeversicherungsgesetz vorgeschriebene Primat der Rehabilitation vor Pflege wird auf diese Weise für den Bereich der stationären Pflege ausgehöhlt. Außerdem enthalten die Einstufungskriterien der Pflegeversicherung keinen Anreiz den Zustand des Bewohners zu verbessern.

Gegenwärtig verändert sich die Struktur der Heimbewohner auch durch die vorgeschaltete Kontrolle (Einstufung als Zugangsvoraussetzung) des Medizinischen Dienstes der Krankenkassen/MDK. Lebten 1996 noch bis zu $1/4$ der Bewohner ohne pflegeversicherungsrelevanten ADL-Hilfsbedarf[1] im Heim, wird sich diese Zahl im Laufe der nächsten 10 Jahre minimieren. Die Bewohner, die sich vor Einführung der Pflegeversicherung für ein Leben im Altenheim entschieden haben, müssen jetzt in andere Wohnformen einziehen. Für finanziell unzureichend abgesicherte Ältere klafft eine Versorgungslücke. Die Wohnform Altenheim wird aus finanziellen Gründen von den meisten Trägern aufgelöst oder in Pflegeeinrichtungen bzw. Wohnen mit Betreuung umgewandelt.

18.3
Struktur der Einrichtungen

Von den mehr als 8000 Pflegeheimen in Deutschland haben die meisten eine Größe von durchschnittlich 80 Betten. Gegenwärtig werden mehr als 80 % von gemeinnützigen Trägern betrieben. Viele Pflegeeinrichtungen haben ein differenziertes Angebot entwickelt, das Tagespflege, Kurzzeitpflege, betreutes Wohnen und ambulante Dienste umfaßt (siehe entsprechende Abschnitte). Die baulichen Voraussetzungen haben sich in den letzten 10 Jahren deutlich verbessert. Allerdings besteht in den neuen Bundesländern ein erheblicher Nachholbedarf. In Übereinstimmung mit den Forderungen des Kuratorium deutsche Altershilfe/KDA sollten verschiedene Voraussetzungen erfüllt werden:

- barrierefreies Wohnen nach DIN 18024/5,
- individuelle Gestaltung der Wohnräume,
- Größe der Einrichtungen < 100 Personen,
- Lage wohnortnah und zentral,
- Einzelzimmeranteil mit eigener Naßzelle > 80 %.

Die gültige Heimmindestbauverordnung von 1983 muß teilweise als veraltet betrachtet werden.

In der Betreuung (Alten- bzw. Krankenpflege) erreichen die meisten Pflegeeinrichtungen inzwischen eine Fachpersonalquote von über 50 %. Dies wurde

---
[1] ADL = „activities of daily living".

Tabelle 18-2. Einstufungsergebnisse Pflegeversicherung. (Heimbewohner, n = 654000, 31.12.1996, Becker 1998)

Pflegestufe	Anteil [%]
0	21,0
1	32,2
2	23,0
3	23,8

durch die Einführung der Heimpersonalverordnung 1993 festgelegt. Die Fluktuation des Personals ist regional unterschiedlich, aber mindestens ebenso ausgeprägt wie in der Krankenpflege (Weyerer u. Zimber 1998). Die meisten Pflegeheime haben Sozialarbeiter/-pädagogen und Ergotherapeuten bzw. Beschäftigungstherapeuten angestellt. Die Physiotherapie und Logopädie wird meist durch externe Therapeuten auf der Grundlage hausärztlicher Verordnung durchgeführt. Die ärztliche Versorgung erfolgt durch Hausärzte. Die neuen Bundesländer und das Bundesland Hamburg, die teilweise ein Heimarztsystem hatten, mußten dies in Folge der Einführung der Pflegeversicherung wegen mangelnder Finanzierbarkeit abschaffen.

18.4
Versorgungsauftrag

Der überwiegende Teil der Heimbewohner zieht in Deutschland in eine Pflegeeinrichtung als letztem Lebensort. Die Kurzzeitpflege ist in aller Regel eine Substitutionspflege bei Verhinderung oder zur Entlastung von Angehörigen. Anders als in einigen europäischen Nachbarländern und in den USA spielen Pflegeheime in Deutschland in der Rehabilitation nach akuten Erkrankungen keine Rolle.

Durch die Einführung der Pflegeversicherung als „Türsteherin" hat sich eine deutlich kürzere Überlebenszeit der Bewohner nach Einzug in ein Pflegeheim eingestellt. Noch vor 5 Jahren lag die durchschnittliche Lebenszeit in einer Einrichtung bei über 4 Jahren, weniger als 20% der Bewohner verstarben im ersten Jahr nach dem Einzug. Die durchschnittliche Lebenszeit der Pflegeheimbewohnern ist in vielen Einrichtungen auf unter 2 Jahre gesunken. Die Aufgaben in der Betreuung von terminal Kranken (Hospizcharakter) nimmt zu.

Der überwiegende Anteil der Alten- und Pflegeheimbewohner (>80%) ist weiblich, meist über 85 Jahre alt, i.d.R. verwitwet oder alleinstehend. Die Mehrheit der Alten- und Pflegeheimbewohner ist nicht mehr ohne Hilfsmittel gehfähig und bedarf der Hilfe und Pflege bei mehreren Aktivitäten des täglichen Lebens. Bis zu 50% haben eine Demenz (Reisberg-Skala V–VII; s. Kap. 34).

Aus geriatrischer Sicht lassen sich Pflegeheimbewohner in verschiedene Kategorien einteilen. Die erste Kategorie (bis zu 50%) umfaßt überwiegend kognitiv eingeschränkte Patienten häufig mit Verhaltensauffälligkeiten (Prototyp: Demenz). Eine zweite große Gruppe (Anteil ca. 20%) beinhaltet Patienten mit überwiegend körperlichen Erkrankungen (Prototyp: Schlaganfallerkrankung und Parkinsondrom). Eine dritte Gruppe (Anteil bis 10%) umfaßt terminal Kranke (Beispiel: Tumorkranke, Herzinsuffizienz). Die vierte Gruppe umfaßt Patienten mit überwiegend psychiatrischen Krankheitsbildern (v.a. Depression, Sucht und Schizophrenie).

In städtischen Gebieten entwickeln sich eine Schwerpunkte in der Versorgung, so daß einzelne Einrichtungen häufig einen hohen Anteil an einer oder mehrerer der o.g. Gruppen haben. Dies kann Vorteile hinsichtlich einer Professionalisierung haben, aber auch zu Qualitätsproblemen führen. In ländlichen Regionen sind die genannten Gruppen gleichmäßiger verteilt. Die Anteile der Gruppen haben einen großen Einfluß auf die Möglichkeiten der Pflegeplanungsstrategie der jeweiligen Einrichtung.

18.5
Zielsetzung geriatrischer Versorgung in Pflegeheimen

Voraussetzung für die Verbesserung der medizinischen Behandlung und Pflege von Heimbewohnern ist eine individuelle und institutionelle Zielformulierung. Die diagnostischen und therapeutischen Schritte müssen im Hinblick auf ihre funktionelle Auswirkungen, Lebensqualität, Komfort, Würde und Selbstbestimmung der Bewohner überprüft werden. Die Heterogenität der Heimbewohner muß berücksichtigt werden.

Häufig betreuen niedergelassene Ärzte nur eine kleine Anzahl von Pflegeheimbewohnern. Die meisten Pflegeheime arbeiten mit mehreren Hausärzte zusammen. Die Visiten der Bewohner finden meist 14tägig statt. Unter diesen Bedingungen gelingt es nur selten, eine Teamarbeit zwischen Hausärzten und Pflegemitarbeitern zu etablieren. Visiten in Pflegeeinrichtungen sind meist unstrukturiert, die Dokumentation lückenhaft. Behandelbare Probleme werden häufig nicht erkannt oder negiert. Die Behandlung vieler Probleme wie Verhaltensauffälligkeiten oder Inkontinenz setzen den Dialog im Team unter Einschluß des behandelnden Arztes voraus.

Der Prozeß der Zielformulierung der Behandlung wird auch dadurch erschwert, daß viele Pflegeheimbewohner nicht mehr in der Lage sind, Entscheidungen selbst zu treffen oder diese zu artikulieren. Behandlungsvorstellungen der Bewohner zu Therapiegrenzen sind häufig unbekannt oder zumindest nicht dokumentiert.

> **Behandlungsziele bei APH Bewohnern (Kane 1997)**
> - Bereitstellung einer sicheren Umgebung,
> - Erhaltung eines höchstmöglichen Maßes an funktioneller Unabhängigkeit,
> - Respektierung der Selbstbestimmung,
> - Anstreben einer größtmöglichen Lebensqualität,
> - Unterstützung und Würde für terminal Kranke,
> - Stabilisierung chronischer Erkrankungen,
> - Verhinderung von iatrogenen Schädigungen.

18.6
Assessment im Pflegeheim

Ähnlich den Prinzipien in der Akutbehandlung in der Geriatrie ist ein Assessment und Planungsprozeß die notwendige Voraussetzung einer effektiven Behandlung. Ziel ist die Erstellung eines individuellen Behandlungsplans. Das Assessment bei Heimbewohnern sollte folgende Bereiche umfassen:

- Demenz,
- Verhalten,
- Depression,
- Delir,
- Hören,
- Sehen,
- Mangelernährung,
- bewegungseinschränkende Maßnahmen,
- Schlaflosigkeit,
- chronische Schmerzen,
- Polypharmazie,
- Bewegungseinschränkungen und
- Stürze.

Anhand des Assessments sollte eine Problemliste erstellt werden, in der vermerkt wird, ob eine Verschlechterung, Verbesserung oder Stabilisierung erreicht wurde. Ein weiterer Bereich ist die Dokumentation der Bewohnerwünsche, der Entscheidungsfähigkeit und Vorstellungen zu Therapiebeschränkungen. Dies bedarf des Gespräches mit allen Beteiligten und ist ein wichtiger Entwicklungsschritt.

Das derzeit am besten untersuchte Assessmentinstrument für Heimbewohner ist das Minimum-Data-Set des Resident-Assessment-Instruments (MDS-RAI). Das MDS-RAI wurde 1989 in den USA gesetzlich verankert und muß in allen Heimen durchgeführt werden, in denen Bewohner leben, die über Medicare bzw. Medicaid finanzielle Unterstützung erhalten. Mittlerweile liegt eine deutsche Übersetzung vor (KDA 1992). Das MDS-RAI basiert auf der Dokumentation der Fähigkeiten und Einschränkungen der Bewohner durch Pflegemitarbeiter (Fremdeinschätzung) und nicht auf der direkten Befragung der Bewohner.

Mit der Durchführung des Assessments werden Triggerpunkte erfaßt, die spezifische Probleme, aber auch Fähigkeiten des Bewohners beschreiben. Das Assessment wird in regelmäßigen Abständen (3 Monate) wiederholt, um Veränderungen frühzeitig zu entdecken. Darüber hinaus bietet das MDS-RAI eine Vielzahl von Möglichkeiten, wie die Erfassung institutionsspezifischer Probleme, Fragen der Ressourcenallokation und des interinstitutionellen Vergleichs – Benchmarking (Ouslander 1997; Kane 1998).

18.7
Medizinische Diagnostik und Behandlung

Unter den gegebenen Arbeitsbedingungen für Ärzte in Heimen ist davon auszugehen, daß ein Teil behandelbarer Erkrankungen nicht erkannt wird. Durch die Immobilität der Bewohner oder den kognitiven Status besteht eine Zurückhaltung in der Durchführung diagnostischer Untersuchungen. Die Verfügbarkeit von apparativen Untersuchungsmöglichkeiten in den Heimen ist eingeschränkt. Unter diesen Umständen sind weiterführende Untersuchungen oft mit Krankenhauseinweisungen verbunden.

Epidemiologische Untersuchungen zur Zahngesundheit (s. Kap. 78) oder zur Erkennung von Augenkrankheiten zeigen eine Unterversorgung von Heimbewohnern (Tielsch et al. 1995).

Die folgende Aufstellung gibt einen Überblick über die wichtigsten klinischen Probleme von Pflegeheimbewohnern, die häufiger als im häuslichen Umfeld angetroffen werden. Sie repräsentieren ein breites Spektrum medizinischer Erkrankungen, neurologischer und psychiatrischer Probleme, aber auch der typischen geriatrischen Syndrome, die in den Kapiteln des Lehrbuches ausführlicher diskutiert werden.

> **Medizinische Probleme und Syndrome (Ouslander 1997)**
> - Demenz,
> - Delir,
> - Sensorische Defizite,
> - Depressivität,
> - Schlaganfallerkrankungen,
> - Schluckstörungen,
> - Schlafstörungen,
> - Psychopharmakaverordnung,
> - Gangstörungen und Stürze,
> - Frakturen,
> - Infektionen der Harnwege und Atemorgane,
> - Dekubitus,
> - arterielle Verschlußkrankheit und Amputation
> - Motilitätsstörungen des Darms und Stuhlinkontinenz,
> - Harninkontinenz,
> - Dehydratation,
> - Unter- oder Mangelernährung,
> - Tumorerkrankungen und Palliativbehandlung,
> - chronische Schmerzen.

Tabelle 18-3. Assessment der körperlichen Funktionsfähigkeit (ADL) im MDS – RAI. (Mod. nach Kuratorium Deutsche Altershilfe 1996)

			A	B
A	Bewegung im Bett	Hinlegen, Aufsitzen, Drehen, Lageveränderung.	☐	☐
B	Transfer	Zwischen Einrichtungsgegenständen (zu Bett, Stuhl, Rollstuhl), in aufrechter Position (ausgenommen: Weg zur Toilette/zum Bad).	☐	☐
C	Gehen im Zimmer	Bewegung im eigenen Zimmer.	☐	☐
D	Gehen im Korridor	Bewegung im Korridor des Wohnbereichs.	☐	☐
E	Fortbewegung auf eigenem Stockwerk	Bewegung vom eigenen Zimmer zu anderen Räumen des Wohnbereichs. Selbständigkeit im Rollstuhl.	☐	☐
F	Fortbewegung außerhalb des eigenen Wohnbereichs	Fortbewegung zum Speisesaal, zu Gemeinschaftsräumen, außerhalb des Wohnbereichs. Selbständigkeit im Rollstuhl.	☐	☐
G	An-/Auskleiden	Straßenkleider an-/ausziehen, zuknöpfen, Befestigung/Abnahme von Prothesen.	☐	☐
H	Essen/Trinken	Fähigkeit zu essen und zu trinken (abgesehen von Tischsitten), einschließlich Sonde und parenteraler Ernährung.	☐	☐
I	Toilettenbenutzung	Benutzung der Toilette (des Nachtstuhls, Urinals, Steckbeckens), hinsetzen/aufstehen, sich reinigen, wechseln von Einlagen, Stoma/Katheter handhaben, anziehen.	☐	☐
J	Persönliche Hygiene	Fähigkeit, sich pflegen, kämmen, Zähne putzen, rasieren, schminken; Gesicht, Hände, Intimbereich waschen und abtrocknen (ohne baden und duschen).	☐	☐
K	Baden/duschen	In welcher Weise ist der Bewohner fähig, ein Vollbad, Sitzbad/Dusche (ein- und auszusteigen) zu nehmen (Rücken- und Haarewaschen ausgenommen).	☐	☐

Wertungspunkte für die Bewertungsskalen A und B:
A ADL-Leistungsfähigkeit (Durchschnittliche Leistung/Selbstversorgung während der letzten 7 Tage eintragen).
0 Unabhängig – Keine Hilfe oder Überwachung oder Hilfe/Überwachung lediglich 1 bis 2mal in den letzten 7 Tagen erforderlich.
1 Aufsicht – Überwachung, Anleitung, Ermutigung reichen aus und wurden 3 oder mehrmals während der letzten 7 Tage erforderlich, aber Überwachung und körperliche Hilfe nur 1- bis 2mal.
2 Begrenzte Hilfe – beteiligt sich viel, erhält Unterstützung, um Beine gezielt zu bewegen oder mußte 3mal und öfter leicht gestützt werden; aber benötigte größere Hilfe nur 1- bis 2mal in den letzten 7 Tagen.
3 Verstärkte Hilfe – bei einzelnen Aktivitäten wurden während der letzten 7 Tage folgende Hilfen 3- oder mehrmals benötigt: – starkes Stützen; – vollständige Hilfe an einigen, aber nicht an allen der 7 Tage.
4 Vollständige Abhängigkeit – Vollständige Hilfe an allen 7 Tagen.
8 Traf nicht zu.
B Unterstützung/Hilfe bei ADL-Leistungen (nur für Fremdhilfe).
0 Weder Vorbereitung noch körperliche Hilfen für die Bewohnerin.
1 Nur Vorbereitungen, keine körperliche Hilfen.
2 Körperliche Hilfe nur durch eine Person.
3 Körperliche Hilfe durch 2 oder mehrere Personen.
8 Traf nicht zu.

Tabelle 18-4. Resident-Assessment-Protokoll (RAP). (Mod. nach KDA 1992)

Problembereiche/Risiko/Fähigkeiten	ja	nein
Psychopharmaka	☐	☐
Rehabilitationspotential in ADL	☐	☐
Urininkontinenz/Dauerkatheter	☐	☐
Kommunikative Fähigkeiten/Hören	☐	☐
Sehfähigkeit	☐	☐
Dehydration/Flüssigkeitsbilanz	☐	☐
Stürze	☐	☐
Sonden	☐	☐
Mundpflege	☐	☐
Ernährungszustand	☐	☐
Dekubitus	☐	☐
Freiheitsbeschränkende Maßnahmen	☐	☐
Akute Verwirrtheit/Delir	☐	☐
Kognitive Beeinträchtigung/Demenz	☐	☐
Stimmungslage	☐	☐
Verhalten	☐	☐

18.8 Wege zur Verbesserung

Die gegenwärtige Situation ist gekennzeichnet durch eine Unterfinanzierung der stationären Pflege. Dennoch erscheinen Verbesserungen möglich. Insbesondere kann dies durch eine bessere Ressourcenallokation erfolgen. Der Ruf nach mehr Geld macht nur Sinn, wenn dies zu nachprüfbaren und nachhaltigen Verbesserungen führt.

In der gegenwärtigen Situation gibt es mehrere Wege zur Verbesserung der geriatrischen Versorgung in Pflegeheimen. Zu unterscheiden sind die Rolle der Einrichtungen, des MDK's, der Weiterentwicklung der Pflegeversicherung, die Pflichten der Heimaufsicht, die Möglichkeiten der Pflegemitarbeiter und der ärztlichen Berufsgruppe.

Die Aufgabe der Heimträger und -leitungen ist die Erfassung der einrichtungsspezifischen Probleme und Fähigkeiten. Vielen Einrichtungen sind die Bewohnerstrukturdaten unbekannt bzw. sie können diese nicht einordnen. Einige wichtige Bereiche beschreibt die folgende Auflistung:

- Bewohnerstruktur (Alter und Geschlecht),
- Fallgruppenstruktur,
- Mortalität,
- Rate der Krankenhauseinweisungen,
- Umgebungsgefahren und Barrierefreiheit,
- Prävalenz Dekubitus,
- Art und Rate der bewegungseinschränkenden Maßnahmen,
- Frequenz der Psychopharmakaverordnung,
- Inzidenz von Frakturen,
- Inzidenz von Durchfallerkrankungen.

Eine differenzierte Betrachtungsweise schafft eine Basis, um die einrichtungsspezifischen Probleme zu erkennen. Insbesondere der Vergleich mit anderen Einrichtungen ist hierbei hilfreich. Eine Zusammenarbeit mit dem MDK und der Heimaufsicht als externer Qualitätskontrolle erscheint sinnvoll. In Zukunft werden möglicherweise auch Verbraucherschutzorganisationen Qualitätsmaßnahmen und -merkmale abfragen.

Die Leistungsträger haben mittlerweile akzeptiert, daß es Interessenskonflikte zwischen der Krankenversicherung und Pflegeversicherung gibt. Die Diskriminierung der Leistungsempfänger der Pflegeversicherung als nicht rehabilitierbare Patienten kann durch Schaffung inhaltlicher und finanzieller Anreize vermindert werden.

Die Rolle der Ärzte kann durch Fort- und Weiterbildung gestärkt werden. Das Einbeziehen der Besonderheiten der Diagnostik und Behandlung von Heimbewohnern in die studentische Ausbildung ist nötig. Die Zertifizierung der Hausärzte zur Berechtigung der Behandlung von Heimbewohnern ist ein international üblicher Schritt. Es ist unverständlich, daß für kleine Problemfelder Weiterbildungsangebote und -nachweise verlangt werden, für die Versorgung von mehr als 600 000 Heimbewohnern mit ihren spezifischen Problemen aber kein Qualifikationsnachweis erforderlich ist.

Die Verankerung von routinemäßig durchgeführten Screening- und Präventionsmaßnahmen sollte ebenfalls internationalen Erfahrungen folgen (Ouslander 1997). Dabei sollten folgende Bereiche bei Aufnahme und mindestens einmal im Jahr untersucht und dokumentiert werden:

- kognitive Funktion,
- Depressivität,
- Mobilitätsstatus,
- Visuskontrolle,
- Hörfunktion,
- Inspektion der Mundhöhle und Zahnstatus,
- Fußinspektion,
- Tinetest,
- Labortests (TSH, Blutbild, Elektrolyte, Nierenfunktion).

Als präventive Maßnahmen sind Impfprogramme (Grippe- und Pneumokokken) erwiesenermaßen für Heimbewohner sinnvoll.

Die Pflegeanamnese sollte die u. g. Felder verstärkt berücksichtigen. Beispiele für die Erfassung der Probleme enthält das MDS-RAI:

- psychosoziale Kompetenz,
- Kontinenzprotokoll,
- Delirerfassung,
- Dokumentation der Verhaltensauffälligkeiten,
- Wiegen (mindestens monatlich),
- Schluckprobleme.

18.9 Ausblick

Diese Ausführungen sind eine komprimierte Darstellung des Status der Alten- und Pflegeheime in Deutschland. Zentrale Fragen wie die Stärkung der Selbstbestimmung der Heimbewohner wurden nur gestreift. Hier gilt es die auch rechtliche Situation der Bewohner zu stärken und die geltenden Verordnungen umzusetzen und weiterzuentwickeln. Die Verbesserung oder Erhaltung der Lebensqualität ist neben der Verbesserung der Ergebnisqualität das zentrale Anliegen der medizinischen Versorgung. Es ist letztlich eine Frage des gesellschaftlichen Diskurses, ob die Bereitschaft vorhanden ist, mehr Geld für die Versorgung von Heimbewohnern zur Verfügung zu stellen. Unter den gegenwärtigen Rahmenbedingungen erscheint dabei keineswegs sichergestellt, daß eine verbesserte Finanzierung mit einer besseren Versorgung der Heimbewohnern gleichzusetzen ist. Allerdings gibt es die wichtig Ausnahme vieler Einrichtungen in den neuen Bundesländern. Durch ein Sonderprogramm der Bundesregierung werden hier bis zum Jahr 2002 deutliche Strukturverbesserungen eintreten. Schließlich muß es auch eine Aufgabe der wissenschaftlichen Geriatrie sein, die Probleme von Heimbewohnern wahrzunehmen und in ihren Forschungskatalog aufzunehmen.

Literatur

Bundesamt für Statistik (1998) Statistisches Jahrbuch 1998. Stuttgart: Metzler-Poeschel;

Becker C, Leistner K, Nikolaus T (1998) Introducing a statutory insurance system for long-term care (Pflegeversicherung) in Germany. In: Michel JP, Rubenstein LZ, Vellas BJ, Albarede JL. Geriatric Programs and departments around the world. Serdi, Springer, Paris New York, 55–64

Fries BE, Hawes C, Morris JN, Phillips CD, Mor V, Park PS (1997) Effect of the National Resident Assessment Instrument on selected health conditions and problems. J Am Geriatr Soc 45:994–1001

Hawes C, Morris JN, Phillips CD, Fries BE, Murphy K, Mor V (1997) Development of the nursing home Resident Assessment Instrument in the USA. Age Ageing 2:19–25

Hawes C, Morris JN, Phillips CD, Mor V, Fries BE, Nonemaker S (1995) Reliability estimates for the Minimum Data Set for nursing home resident assessment and care screening (MDS). Gerontologist 35:172–178

Kane RA, Kane RL (1986) Long term care priciples, programs and policies. Springer, New York

Kane RA (1991) Personal autonomy for residents in long-term care: concepts and issues of measurement. In: Birren JE, Lubben JE, Rowe JC, Deutchman DE. The concept and measurement of qualitiy of life in the elderly frail, Academic Press, Inc., San Diego, 315–334

Kane RL (1998) Assuring quality in nursing home care. J Am Geriatr Soc 46:232–237

Kane RL (1995) Improving the quality of long-term care. J Am Med Ass 273:1376–1380

Katz PR (1989) Calkins E, Principles and practice of nursing home care New York, Springer

Kliebsch U, Brenner H (1995) Untersuchungen zur Inter-rater-Reliabilität des Begutachtungsverfahrens des Medizinischen Dienstes der Krankenkassen (MDK) zum Vorliegen der Schwerpflegebedürftigkeit. Gesundheitswesen 57: 638–644

Kuratorium Deutsche Altershilfe (1996) Resident Assessment Instrument (RAI). Eigenverlag, Köln

Ouslander JG, Mosley J, Osterweil D (1997) Medical Care in the Nursing Home. McGraw-Hill, Inc. Health Professions Devisions, New York, St. Louis, San Francisco

Schneekloth U (1996) Entwicklung von Pflegebedürftigkeit im Alter. Z Gerontol Geriat 29:11–17

Tielsch JM, Javitt JC, Coleman A, Katz J, Sommer A (1995) The prevalence of blindness and visual impairment among nursing home residents in Baltimore. N Engl J Med 332: 1205–1209

Weyerer S, Zimber A (1998) Landespflegetag 1998 – Tagungsunterlagen. Spannungsfeld: Qualität und Kosten in der Altenpflege. Wo bleiben Pflegekräfte, Bewohner und Angehörige? – Arbeitsbelastung in der Altenpflege. Stuttgart: Fraunhofer IRB Verlag

Betreutes oder „Service"-Wohnen

H. P. Tews

19.1 Gemeinwesenorientierung   152
19.2 Baulich-räumliche Anforderungen   152
19.3 Dienstleistungen und Personalstrukturen   152
19.4 Organisation und Management   152
19.5 Fazit   155
Literatur   155

Betreutes Wohnen soll eine selbständige Lebensführung auch bei Hilfs- und Pflegebedürftigkeit gewährleisten und eine barrierefreie und kommunikationsfördernde Gestaltung und Ausstattung von Wohnungen und Wohnumfeld mit einem bedarfsgerechten, frei wählbaren und zuverlässigen Betreuungs- und Pflegeangebot rund um die Uhr verbinden. Dies ist der optimale und wünschenswerte Fall. Aus dem Blickwinkel der Versorgung versteht Betreutes Wohnen sich als Alternative sowohl zum Wohnen in den üblichen Miet- und Eigentumswohnverhältnissen als auch zu den bisherigen Sonderwohnformen der Heime. Es soll ein attraktives Wohnangebot sein, das bei Bedarf Hilfe und Pflege und damit auch Sicherheit garantiert. Hinzu kommt als weitestgehendes Kriterium die Wohngarantie bis zum Tode auch bei schwerer Pflegebedürftigkeit. Gegen den Begriff des Betreuten Wohnens läßt sich einwenden, er verbinde sich zu sehr mit Reglementierung und schon zur Nähe zum Heim. Alternativ wird deshalb heute häufig der Begriff „Service"-Wohnen benutzt, um die mit den angebotenen Diensten verbundenen Wahlfreiheiten bei den Hilfeangeboten in den Vordergrund zu stellen. Der frei finanzierte Wohnungsbau preist „Seniorenimmobilien" in Werbung und Verkauf häufig unter diesem Titel an. Der Begriff des Betreuten oder auch des „Service"-Wohnens ist nicht geschützt; darunter können sehr unterschiedliche Angebote verbergen. Es besteht deshalb die Notwendigkeit, immer genauer nachzufragen, was mit den jeweiligen Angeboten verbunden ist.

In Baden-Württemberg z. B. werden 3 Leistungsstufen des Betreuten Wohnens unterschieden:

1. In einer 1. Leistungsstufe geht es zunächst um die Bereitstellung des „altengerechten" Wohnraumes. Die Bewohner sind weitestgehend selbständig und benötigen allenfalls in geringem Umfang pflegerische und/oder hauswirtschaftliche Hilfen. Bei länger andauernder schwerer Pflegebedürftigkeit wird ein Umzug in ein Pflegeheim kaum zu vermeiden sein.
2. In der Leistungsstufe 2 gibt es umfangreichere betreuerische und hauswirtschaftliche Hilfen; der Umzug in ein Pflegeheim wird bei schwerer Pflegebedürftigkeit dennoch oft notwendig.
3. Bei betreuten Wohnanlagen mit Betreuung der Leistungsstufe 3 werden darüber hinaus umfangreiche pflegerische Hilfen angeboten und ermöglichen den Bewohnern den Verbleib in der Wohnung bis zum Tode, auch dann, wenn eine längere und aufwendigere Pflege erforderlich ist. Erst hier wird der Ersatz des Pflegeheims zum Ziel.

Ausgegangen wird beim Betreuten Wohnen grundsätzlich von einem autonomen Mieter oder Eigentümer einer Wohnung, typischerweise heute in einer neu erstellten barrierefreien Wohnanlage mit einer Anzahl unterschiedlich großer Wohnungen. Hinzu kommen Gemeinschafts- und Serviceeinrichtungen. Diese Basisvoraussetzungen sind in einigen Bundesländern festgeschrieben. Die öffentliche Förderung ist von der Erfüllung dieser Voraussetzungen abhängig. Die Mieter, teilweise auch Eigentümer, schließen einen Mietvertrag und (in der Regel) einen Betreuungsvertrag ab, der festlegt, welche Dienste und Leistungen abrufbar zur Verfügung stehen. Hierbei werden Leistungen der Grundversorgung und Wahl- und Zusatzleistungen unterschieden. Die Leistungen der Grundversorgung (Grundservice wie Beratung, Notruf) werden mit einer monatlich den Mietkosten zugeschlagenen Betreuungspauschale abgedeckt, die Wahl- oder Zusatzleistungen (hauswirtschaftliche und pflegerische Leistungen) individuell abgerechnet.

Das Konzept Betreuten Wohnens enthält eine Reihe moderner Elemente, die sozusagen die Ideologie des Betreuten Wohnens ausmachen:

- Der Mieter ist und soll möglichst autonom sein und bleiben.

- Vertragspartner schließen Verträge ab, die auch gekündigt werden können.
- Leistungen sollen nach dem Prinzip der „knappen" Hilfen angeboten werden.
- Selbständigkeit soll damit gefördert und erhalten werden.

Ziel ist die Individualisierung von Diensten und Leistungen – bezahlt werden soll möglichst nur, was in Anspruch genommen wird. Heute übliche Anforderungen lassen sich 4 Schwerpunkten zuordnen:

- der Gemeinwesenorientierung,
- der baulichen Konzeption,
- der Dienstleistungsstruktur und
- dem Management.

19.1
Gemeinwesenorientierung

Wohnen im Betreuten Wohnen soll an die vorhandenen städtebaulichen, regionalen und lokalen Strukturen anknüpfen und vorhandene räumliche, infrastrukturelle Gegebenheiten und soziale Netze nutzen, verstärken und möglichst festigen. Dies bedeutet:

- Orientierung an gewachsenen Strukturen des Stadtteils, der Gemeinde, des Quartiers und eine möglichst zentrale Lage der Betreuten Wohnungen im Ort.
- „Soziale Einbindung", es sollen v. a. Bewohner aus dem Stadtteil und der Gemeinde dort wohnen und damit die vorhandenen familiären und nachbarschaftlichen Beziehungen gestützt werden. Die räumliche Unterstützung vorhandener Beziehungen soll erleichtert, der Bedarf des täglichen Lebens in unmittelbarer Umgebung gedeckt werden können.
- Das Umfeld des Wohnens sollte die oft eingeschränkte Mobilität Älterer berücksichtigen: Durch Vermeidung von Schwellen oder Treppen sollten Gehbehinderten und Rollstuhlfahrern Zugänge erleichtert werden.
- Eine hohe Akzeptanz der Wohnanlage bzw. der Wohnungen im Quartier sollte gewährleistet sein. Der Eindruck eines „Altenghettos" sollte nicht entstehen. Naheliegend erscheint, daß dies bei 80 Wohnungen für ältere Menschen eher der Fall ist als bei 30.

19.2
Baulich-räumliche Anforderungen

Betreutes Wohnen zielt auf eine barrierefreie und kommunikationsfördernde Gestaltung und Ausstattung von Wohnungen und Wohnumfeld. Die Wohnungen sind entsprechend dem Umfang des Wohnangebots durch Gemeinschaftseinrichtungen und Betreuungsstützpunkte zu ergänzen. Der Anteil der Wohnungen für alleinstehende ältere Menschen sollte etwa 70–80% betragen, wobei auch Alleinlebende 2-Zimmer-Wohnungen zunehmend häufiger nachfragen. Die öffentlich geförderten Wohnungen haben zwischen etwa 35 und 60 qm für ein bzw. zwei Personen. Wohn- und Sanitärbereich müssen den Normen des barrierefreien Planens (DIN 18025, Teil 2) entsprechen. Zur Ausstattung Betreuter Wohnungen gehört ein Notruf.

19.3
Dienstleistungen und Personalstrukturen

Das Angebot an Diensten und Leistungen muß heutigen Standards der Versorgung, Betreuung und Beratung, Hilfe, Pflege, Therapie und Rehabilitation entsprechen. Dieses Angebot ist flexibel vorzuhalten. Die Dienstleistungen können folgendes umfassen:

- hauswirtschaftliche Hilfen,
- Pflege (Grundpflege, Behandungspflege, Tages-, Kurzzeit- und Nachtpflege),
- Beratung,
- Betreuung (soziale Angebote und Veranstaltungen) sowie
- therapeutische und rehabilitative Angebote.

Über die für das Betreute Wohnen erforderliche Personalstruktur scheint es noch die größte Uneinigkeit zu geben. Dies liegt ganz sicher an den sehr großen Unterschieden der realisierten Konzepte und den häufig noch fehlenden Erfahrungen mit dem Betreuten Wohnen über längere Zeiträume.

19.4
Organisation und Management

Bauträger, Wohnungs- und Dienstleistungsanbieter sollten zusammenarbeiten, um ein bedarfsgerechtes Konzept unter Einbindung regionaler Versorgungsstrukturen zu erstellen. Betreutes Wohnen stellt auch ein Experimentierfeld für neue Finanzierungsmodelle auf Seite der Investitionskosten (z. B. durch eine Mischung von geförderten Sozialwohnungen und Eigentumswohnungen) und der laufenden Kosten (durch Betreuungspauschalen, Mietkosten, Kosten für Pflege und Therapien bei unterschiedlichen Kostenträgern) dar. Dies führt zu erhöhten Anforderungen an das betriebswirtschaftliche Management. Das betriebswirtschaftliche Management umfaßt zum Beispiel:

- Die Gewährleistung der Flexibilität des Dienstleistungsangebots: Ein problemloses Wachstum bzw.

eine möglichst problemlose Anpassung an Erhöhung oder Verringerung des Bedarfs an Dienstleistungen im Rahmen des geplanten Konzeptes sollte gegeben sein.
- Die individualisierte Leistungszu- und -abrechnung unter Einbeziehung „harter" (hauswirtschaftlicher Hilfen, Pflege) und „weicher" Dienstleistungen (Betreuung, Beratung) oder auch nur von Gesprächen zwischen Personal und Bewohnern.

Durchmischte Strukturen
Eine wesentliche Voraussetzung für die Erreichung und Aufrechterhaltung der Ziele Betreuten Wohnens ist die Beeinflussung und die Steuerung der Bewohnerstruktur, die Mischung der Bewohnerschaft und die Aufrechterhaltung dieser Mischung durch eine entsprechende Vermietungspolitik – nach Alter, Hilfs- und Pflegebedarf – eine der schwierigsten Management-Aufgaben des Betreuten Wohnens auf Dauer. So sollten nach einer verallgemeinerbaren Faustregel etwa $1/3$ der Bewohner selbständig ohne Hilfe- und Pflegebedarf, etwa $1/3$ nur Hilfe- und Unterstützungsbedarf und etwa $1/3$ hilfs- und pflegebedürftig bei Einzug sein, um die durchs Altern der Bewohnerschaft sich ergebenden „Pflegeheimeffekte" vermeiden oder besser steuern zu können. Weitere Aufgaben sind:

- psychosoziale Hilfen (Beratung, Unterstützung),
- Übertragung von Gemeinschaftsaufgaben an die Bewohner,
- Umgang mit Situationen, die bei ambulanter Versorgung schwierig zu bewältigen sind und in der Regel zu einem Umzug in ein Heim führen:
  - der Umgang mit Problemgruppen – etwa mit desorientierten, dementen Bewohnern,
  - Inkontinenzproblematik,
  - Bettlägerigkeit,
  - Weglaufgefährdung,
  - Bewältigung von Krisensituationen, wie z.B. der Übergang ins und die Rückkehr aus dem Krankenhaus, Sterben und Tod.

Bisherige Umsetzung und Akzeptanz
Repräsentative Untersuchungen der Bewohner des Betreuten Wohnens liegen zwar noch nicht vor. Aber vermutlich dürften diese sich nicht wesentlich von vorhandenen kleineren Untersuchungen unterscheiden. Einer Befragung von Bewohnern in Häusern des Betreuten Wohnens in West- und Ostdeutschland (Schweikart u. Wessel 1995) sind Einzugsmotive und Bewohnermerkmale zu entnehmen. Es sind meistens alleinstehende, vorher schon alleinlebende Frauen. Etwa die Hälfte waren 80 Jahre und älter, eine Minderheit war unter 70 Jahre alt. Unter den Befragten waren nur wenige Ehepaare oder alleinstehende Männer. Als häufigstes Motiv findet sich mit über 60% „Sicherheit im Eventualfall". Wichtig ist auch das Ergebnis, daß der Großteil aus der näheren Umgebung ins Betreute Wohnen zog und für ein $1/4$ die Nähe der Angehörigen ein wichtiger Grund für den Einzug war. Ebenfalls ein $1/4$ gaben an, die Wohnung sei inzwischen zu groß gewesen. Insgesamt hielten nur 4% der Befragten die Entscheidung für den Einzug für falsch. Für 88% war die Entscheidung richtig (8% machten keine Angaben). Typisch für das Betreute Wohnen ist, daß zunächst meist keine klaren Vorstellungen über den Bedarf an Betreuungsleistungen bestehen. Sicherheit, Geborgenheit und Eigenständigkeit sind nach den Erhebungen die zentralen Bedürfnisse der Bewohnerschaft. Das auf Selbständigkeit und Selbsthilfe angelegte Konzept ist anspruchsvoll, mancher mag mehr „betüttelt" und auch „betreut" werden wollen als es das Konzept vorsieht. Die Betreuungsträger dürfen sich dem Vorwurf der Unterversorgung jedoch nicht aussetzen. Will man Selbständigkeit fördern und erhalten, erfordert dies manchmal eine Gratwanderung zwischen „Überversorgung" und „Unterversorgung".

Entwicklung des Betreuungs- und Pflegebedarfs
Eine ganz zentrale Frage ist die nach der Entwicklung des Betreuungs- und Pflegebedarfs im Betreuten Wohnen. Es gibt auch Hinweise darauf, daß die Steuerung der Bewohnerschaft dazu führt, daß Häuser des Betreuten Wohnens nicht zu Pflegeheimen werden müssen. „Einzelne Menschen im Betreuten Wohnen werden zwar pflegebedürftig, sie machen jedoch nach wie vor lediglich rund 10% der Bewohnerschaft aus. In keiner der befragten Einrichtungen wurde es als Problem empfunden, ihre Versorgung sicherzustellen." Und: „Die Bewohner/innen bleiben länger mobil oder erlangen sogar wieder größere Mobilität. Wenn jedoch Pflegebedürftigkeit eintritt, dann häufig während einer vergleichsweise kurzen Phase vor ihrem Tod. Die befragten Praktikerinnen und Praktiker nennen hier einen Zeitraum von etwa drei Monaten." (Schweikart u. Wessel 1995). Die Propagierung des Betreuten Wohnens als Heimalternative oder gar Pflegeheimersatz läßt die mit dem Konzept verbundenen Probleme allerdings leicht aus dem Blick geraten. Die bisherigen Erfahrungen im Betreuten Wohnen machen deutlich, daß der Übergang in ein Pflegeheim nicht gänzlich vermieden werden kann und konnte. Das steht gegen eine möglicherweise bei Einzug gegebene weitestgehende Garantie der Aufrechterhaltung des Wohnens im Betreuten Wohnen auch bei schwerer Hilfs- und Pflegebedürftigkeit. Im von den Landesbausparkassen herausgegebenen „Handbuch für Investoren" wurden rund 80 Angebote Betreuten Wohnens ausführlich beschrieben. Von etwa $1/4$ wird eine weitestgehende Garantie der Aufrechter-

haltung der Wohnsituation auch bei schwerer Hilfs- und Pflegebedürftigkeit geboten; bei den meisten anderen wird ein Umzug in ein meistens angeschlossenes Pflegeheim gewährleistet. Auch andere Experteneinschätzungen gehen davon aus, daß von etwa $1/5$ bis $1/4$ der Häuser des Betreuten Wohnens diese weitgehenden Garantien geboten werden. Verallgemeinerbare Aussagen über die Grenzen der Versorgung im Betreuten Wohnen gibt es offenbar noch nicht. Die angegebenen kritischen Situationen und Zustände sind auch die typischen Gründe für die Notwendigkeit des Umzugs in ein Pflegeheim:

- notwendige Hilfe und Pflege nachts, zudem durch qualifiziertes Personal,
- Desorientierung und Verwirrtheitszustände, die zur Selbstgefährdung der Bewohner führen bzw. die Toleranzfähigkeit der Mitbewohner überschreiten,
- beständige Inkontinenz,
- Sturz- und Verletzungsgefahr,
- Verwahrlosung – fehlende Einsichtsfähigkeit und Ablehnung von Hilfeangeboten zur Wohnungsreinigung und Körperpflege.

Es hängt sicher auch von der Zahl der Bewohner ab, die von solchen Einschränkungen betroffen sind, ob Versorgung und Wohnen im Betreuten Wohnen aufrechterhalten werden können. Und es gibt Wohnanlagen im Betreuten Wohnen, die belegen können, daß sie in der Lage sind, Heimübergänge gänzlich oder fast ganz zu vermeiden. Offenbar hängt dies auch von den Planungen selbst ab. Es gibt Planungen in Verbindung mit Heimen oder „aus dem Heim heraus" und von Heimen getrennte und völlig isolierte Planungen (Solitärtyp). Betreutes Wohnen ist eher als Gestaltungsprinzip zu verstehen, weil es in unterschiedlichen Kombinationen realisiert werden kann.

Heimnahe Planung
Naheliegende Gründe für heimnahe Planungen sind die Verbesserung der Heimsituation selbst durch ein neues oder anderes Versorgungsangebot und die Nutzung der Dienste der stationären Einrichtung. Festgestellt wurde auch, daß heimverbundene Pflege und Einrichtungen mit Kurzzeitpflege schneller auf die stationäre Versorgung zurückgreifen und daß von den Heimen gleichsam eine kritische Sogwirkung ausgeht, die in den von Heimen getrennten Anlagen offenbar stärker vermieden werden kann. Der in Zukunft mit einiger Sicherheit steigende Bedarf für die Versorgungsalternative Betreutes Wohnen erscheint offensichtlich. Das zeigt die Nachfrage vielerorts, die mit den erstellten Anlagen und Angeboten nicht befriedigt werden konnte. Regional gibt es allerdings auch schon Überangebote. Es besteht jedoch kaum ein Zweifel darüber, daß durch eine absehbar erscheinende weitere sprunghafte Verbreitung des Betreuten Wohnens Druck auf die Heimversorgung ausgeübt wird, umso mehr, je deutlicher das Betreute Wohnen sich als Heimersatz erweist. Es wird schon heute angenommen, daß – zwar regional unterschiedlich – das Betreute Wohnen den Bedarf an Pflegeheimplätzen spürbar mitbeeinflußt. Weil die Begriffe des „Betreuten" oder „Service"-Wohnens nicht geschützt sind, gibt es hier offenbar „Mogelpackungen" – offensichtlich besonders häufig im frei finanzierten Wohnungsbau, wo Betreuungskonzepte nicht ausgewiesen sein müssen.

Förderung
Baden-Württemberg beansprucht unter den Bundesländern eine Vorreiterfunktion beim Ausbau des Betreuten Wohnens. 1989 wurde eine „Verwaltungsvorschrift" erlassen, die 1996 aktualisiert wurde und die Bedingungen für die Beteiligung des Landes an der Förderung von „Betreuten Wohnungen" formuliert, woran gleichzeitig die Überprüfung und Einhaltung von Mindestvoraussetzungen geknüpft wird. Nachteil: der nicht öffentlich geförderte Wohnungsbau braucht sich an die Mindestanforderungen nicht zu halten.

Wirtschafts- und Sozialministerium fördern gemeinsam und in Abstimmung: das Wirtschaftsministerium fördert die Wohnungen, das Sozialministerium die Gemeinschaftseinrichtungen. Gefördert werden vom Land 50% der Baukosten, die anderen müssen die Gemeinden bzw. Träger aufbringen. Gefördert wurden jährlich etwa 1000 Wohnungen im sozialen Wohnungsbau, aber durch Zuschüsse auch Eigentumswohnungen mit Nutzungsbindung. Inzwischen wurden die Fördermittel stark eingeschränkt. Die Landespolitik setzte beim Betreuten Wohnen einen ihrer altenpolitischen Schwerpunkte. Das Konzept wurde zum Selbstläufer. Eine Erhebung durch das Sozialministerium erfaßte 1994 insgesamt 13 400 Betreute Wohnungen im Land, im Jahre 1998 wird mit 17 000 Wohnungen und rd. 22 000 Bewohnern gerechnet. Eine bundesweite Ermittlung der Betreuten Wohnungen gibt es nicht; dies ist auch bedingt durch konzeptionelle Unterschiede schwierig. Über die Häufigkeit neuer und alternativer Wohnformen für ältere Menschen sollte man sich keinen übertriebenen Vorstellungen hingeben. Nach dem Zweiten Altenbericht der Bundesregierung (Zweiter Altenbericht 1998, S. 94) leben 93% der Älteren (11,6 Mio) in sog. normalen Wohnverhältnissen, 5,3% (661 000) in Heimen (1993). Nach Schätzungen leben (eher wahrscheinlich unterschätzt) ca. 30 000 ältere Menschen im Betreuten Wohnen. Für Betreute Wohngruppen werden ca. 100 Wohneinheiten, für Wohn- und Hausgemeinschaften ca. 1000 und für integriertes und Mehrgenerationenwohnen ebenfalls ca. 100 Wohneinheiten für das gesamte Bundesgebiet angegeben. Die Landesbausparkassen haben unter dem Titel „Wohnen mit Service" ein ortsbezogenes Verzeichnis (LBS 1997) herausgegeben, vom Sozialministerium Baden-Württemberg wurde ein auf das Land bezogenes Verzeichnis erstellt. Es gibt große Unterschiede in den Angeboten Betreuten Wohnens und auch Kritik der Bewohner an der Höhe oder Erhöhungen von Betreuungspauschalen. Das Problem der Qualitätssicherung stellt sich. In Baden-Württemberg wurde deshalb ein landeseinheitliches „Qualitätssiegel" entwickelt und ein Handbuch „Betreutes Wohnen für Senioren – Qualitätssiegel Baden-Württemberg" erarbeitet. Die Angebote des Betreuten Wohnens reichen von überteuert bis hin zu Wohnanlagen, die in ihrem Preis-Leistungs-Verhältnis als erstklassig und überzeugend bezeichnet werden. Das Handbuch leistet einen wichtigen Beitrag zu mehr Transparenz und zur Sicherung der Qualität auf einem definierten Mindeststandard. Dies schlägt sich weniger in der Anerkennung von Häusern mit Qualitätssiegel und stärker in den durch das Handbuch vermittelten Planungsorientierungen nieder. Ein Mustervertrag dient zur Orientierung für die Vertragsgestaltung. Er enthält in seiner kommentierten Präambel auch den Hinweis, daß das „Betreute Wohnen" „die Betreuung und Pflege in einem Pflegeheim nicht ersetzen" kann. Leistungsbereiche werden detailliert aufgeführt, Qualitätsanforderungen präzisiert und durch Empfehlungen ergänzt. Weiterhin gibt es auch ein Zertifizierungsverfahren.

19.5
Fazit

Betreutes oder „Service"-Wohnen hat in verhältnismäßig kurzer Zeit eine weite Verbreitung gefunden, ist inzwischen ein fester Bestandteil für Wohnen und Versorgung älterer Menschen geworden. Die weitere Verbreitung Betreuten Wohnens ist absehbar. Das Pflegeversicherungsgesetz kennt nur noch das „Pflegeheim" und den eigenständigen Haushalt. Die traditionelle Dreiteilung in Altenwohn-, Altenheim und Pflegeheim hat sich zu einem beträchtlichen Teil aufgelöst. Altenheime wurden in starkem Maße in Pflegeheime umgewandelt und damit der Pflegeheimbedarf weitgehend gedeckt. Gleichzeitig wurde das heimverbundene Betreute Wohnen mit ambulanter Versorgung ausgebaut, da das Pflegeversicherungsgesetz die „eigene Häuslichkeit" vom Pflegeheim unterscheidet. Eine offene Frage ist, in welchem Ausmaß die Heime die mit dem Konzept des Betreuten Wohnens verbundenen (v. a. räumlichen) Anforderungen tatsächlich erfüllen.

Literatur

Bundesgeschäftsstelle Landesbausparkassen (Hrsg) (1995) Handbuch für Investoren – Altersgerechtes Wohnen, Bonn

Kremer-Preiß U (1998) Betreutes Wohnen in Altenwohnheimen und Altenwohnanlagen – Analyse der Betreuungsverträge. In: Deutsches Zentrum für Altersfragen (Hrsg) Betreutes Wohnen und Wohnen im Heim. Rechtliche Aspekte. Expertisenbd 5 zum Zweiten Altenbericht der Bundesregierung. Campus, Frankfurt New York, S 64–144

Kuratorium Deutsche Altershilfe (Hrsg) (1993) Betreutes Wohnen – Erfahrungen aus der Praxis, Kuratorium Deutsche Altershilfe, Reihe „Thema", Heft 80, Köln

Loeschke G, Pourat D (1996) Betreutes Wohnen, Kohlhammer, Stuttgart Berlin Köln

LBS (Bundesgeschäftsstelle LBS im Deutschen Sparkassen- und Giroverband e. V.) (Hrsg) (1997) Wohnen mit Service, Mairs Geographischer Verlag, Bonn

Ministerium für Bauen und Wohnen des Landes Nordrhein-Westfalen/MBW (Hrsg) (1997) Neue Wohnformen für ältere Menschen. Ministerium für Bauen und Wohnen, Düsseldorf

Narten R, Stolarz H (1997) Neue Wohnmodelle für das Alter. Dokumentation des Expertenworkshops am 11./12.6.97 in Bonn-Oberkassel. Erscheint in der Schriftenreihe des Bundesministeriums für Familie, Senioren. Frauen und Jugend „Wohnkonzepte der Zukunft"

Schweikart R, Wessel W (1995) Qualitätsmerkmale des Betreuten Wohnens, IRB Verlag, Stuttgart

Städtetag Baden-Württemberg, Gemeindetag Baden-Württemberg, Landeswohlfahrtsverband Baden, Landeswohlfahrtsverband Württemberg-Hohenzollern Stuttgart (Hrsg) (1995) Betreutes Wohnen für Senioren. Qualitätssiegel Baden Württemberg. Anforderungen – Prüfverfahren – Informationen, Landeswohlfahrtsverband, Karlsruhe

Tews HP (1994) Selbständig, aber nicht allein – Betreutes Wohnen im Alter. In: Altenheim 9:628–639

Tews HP (1996) Betreutes oder Service-Wohnen. Wohnen und Versorgung in einem neuen Konzept. In: Kuratorium Deutsche Altershilfe (Hrsg) Rund ums Alter, Beck, München, S 13–34

Deutsches Zentrum für Altersfragen/DZA (Hrsg) (1998) Wohnformen älterer Menschen im Wandel. Expertisenbd 3 zum Zweiten Altenbericht der Bundesregierung. Campus, Frankfurt New York

Wirtschaftsministerium und Sozialministerium Baden-Württemberg (Hrsg) (1993) Wohnungen für ältere Menschen – Beispiele betreuter Seniorenwohnanlagen, Stuttgart

Wüstenrot Stiftung (Hrsg) (1994) Selbständigkeit durch Betreutes Wohnen im Alter, Karl Krämer, Stuttgart Zürich

Zweiter Bericht zur Lage der älteren Generation in der Bundesrepublik Deutschland: Wohnen im Alter (1998). Bundestags-Drucksache 13/9750 vom 28.1.98, Bonner Universitäts-Buchdruckerei, Bonn

Die Hospizbewegung

I. Ebert

20.1 Ziele der Hospizbewegung   156
20.2 Organisationsformen   157
20.2.1 Das stationäre Hospiz
 (1997 ca. 30 in Deutschland)   157
20.2.2 Das teilstationäre Hospiz   157
20.2.3 Der ambulante Hospizdienst
 (1997 ca. 800 in Deutschland)   157
20.2.4 Sitzwachen   157
20.3 Erfahrungen in der Hospizarbeit   158
20.4 Bundesweit arbeitende Hospizorganisationen
 in Deutschland   158
 Literatur   158

Die Wurzeln der modernen Hospizbewegung reichen ins Mittelalter zurück. Die ältesten „Hospize" entstanden entlang den Pilgerstraßen, die durch ganz Europa führten. Sie wurden in der Regel von Ordensleuten betrieben und dienten den Pilgern als Herberge, auch als Zuflucht vor Räubern, bei Krankheit oder in seelischer Not. Mit dem Abnehmen der mittelalterlichen Pilgerbewegung verloren auch die Hospize ihre Bedeutung. Im 19. Jahrhundert nahmen irische Nonnen die Tradition wieder auf, nun eher im Sinne eines Herbergsangebotes für Menschen, die sich auf ihrer letzten Lebensreise befinden.

Kurz nach dem 2. Weltkrieg begegnete die junge Krankenschwester Cicely Saunders dem polnischen Juden David Tasma, dessen Schicksal sie tief berührte und dessen Sterben sie in einer Klinik begleitete. Sie entwickelten miteinander die Idee von einem besseren Ort für Sterbende und ihre Angehörigen als Kliniken es sein können.

Die 500 englischen Pfund, die David Tasma hinterließ und der gemeinsame Traum waren das Vermächtnis, das Cicely Saunders dazu bewegte, zunächst Sozialarbeit, danach Medizin zu studieren, um dann – 20 Jahre später – das St. Christopher's Hospice in London zu eröffnen. Wie die mittelalterlichen Hospize „sollte dieses neue Hospiz des zwanzigsten Jahrhunderts für Menschen am Ende ihrer irdischen Pilgerreise ein Ort sein, an dem sie all das fanden, was sie benötigten, um gestärkt ihren letzten Weg gehen zu können." (Student 1991, S. 19).

Aus diesem Anfang entstand die moderne Hospizbewegung, die sich seither weltweit ausgebreitet hat.

20.1 Ziele der Hospizbewegung

Um die Ziele der Hospizbewegung zu beschreiben, soll die Präambel der Grundordnung zitiert werden, die sich die Landesarbeitsgemeinschaft Hospiz Baden-Württemberg 1996 gegeben hat:

„Die Hospizarbeit geht von dem Vorbild der englischen Hospize und den in der modernen Hospizbewegung gemachten Erfahrungen aus:

Durch eine umfassende Zuwendung soll ein vertrauter Raum, ein „Zuhause" bewahrt und geschaffen werden, in dem der Mensch bis zuletzt in Würde leben und hoffen darf ohne Angst vor Schmerzen oder davor, daß sein Leben künstlich verlängert oder verkürzt wird. Der sterbende Mensch und die betroffenen Nahestehenden sollen auch in der Zeit der Trauer gleichermaßen unterstützt werden. Der Respekt vor ihrer Selbstbestimmung, ihrer persönlichen Lebensgeschichte und ihren daraus resultierenden Wünsche und Bedürfnisse ist, unabhängig von ihrer Weltanschauung oder sozialen Zugehörigkeit, Grundlage dieser Unterstützung. Unverzichtbarer Bestandteil ist die palliativ-medizinische, vor allem schmerztherapeutische Versorgung nach modernem Standard.

In allen Bereichen unseres gesellschaftlichen Lebens soll ein Verständnis geschaffen werden dafür, daß Sterben ein bedeutsamer Teil menschlichen Lebens ist.

Alle in der Hospizarbeit Tätigen, ehren- wie hauptamtliche MitarbeiterInnen, bejahen den gegenseitigen Austausch und die gegenseitige Unterstützung. Die ehrenamtliche Tätigkeit ist dabei ein unverzichtbarer Bestandteil der Hospizarbeit" („Grundordnung" der Landesarbeitsgemeinschaft/LAG Hospiz Baden-Württemberg, Stuttgart, Präambel, S. 1).

20.2
Organisationsformen

Es haben sich 4 unterschiedliche Organisationsformen der Hospizarbeit in Deutschland herausgebildet, die nachfolgend beschrieben werden.

20.2.1
Das stationäre Hospiz (1997 ca. 30 in Deutschland)

Stationäre Hospize können entweder als unabhängige stationäre und ambulante Einheiten organisiert oder in eine Klinik oder in ein Pflegeheim eingebunden sein.

Im stationären Hospiz werden Menschen mit eng begrenzter Lebenserwartung v. a. dann aufgenommen, wenn sie allein leben oder wenn die Pflege zuhause im allerletzten Stadium die Angehörigen überfordert bzw. auch, wenn diese eine vorübergehende Entlastung brauchen.

Stationäre Hospize sind gekennzeichnet durch interdisziplinäre Zusammenarbeit zwischen Ärzten, Seelsorgern, Psychologen, Krankenschwestern, Sozialarbeitern, ehrenamtlichen Helfern und Angehörigen. Palliativmedizin, insbesondere moderne Schmerztherapie bestimmen das therapeutische Angebot. Anstelle des therapeutischen Ziels „Heilung" wird das Ziel „Wohlbefinden des Patienten" in einer ganzheitlichen Sicht angestrebt.

Eine erste Pflegesatzrahmenvereinbarung für stationäre Hospize wurde im März 1998 zwischen der Bundesarbeitsgemeinschaft Hospiz und Krankenkassen erreicht.

20.2.2
Das teilstationäre Hospiz

Teilstationäre Hospize werden im Zusammenhang mit stationären Hospizen erprobt. Sie arbeiten wie Tageskliniken, könnten auch als Nachtklinik konzipiert werden. In Deutschland hat sich diese Ausprägung bisher wenig durchgesetzt.

20.2.3
Der ambulante Hospizdienst
(1997 ca. 800 in Deutschland)

Ambulante Hospizdienste setzen sich vorwiegend dafür ein, daß Menschen ihr Sterben zu Hause in der vertrauten Umgebung erleben können. Auch in Krankenhäusern und Pflegeheimen werden sie tätig. Sie arbeiten mit ambulanten Pflegediensten, Palliativstationen und stationären Hospizen, Klinik-Sozialdiensten, Hausärzten und Seelsorgern zusammen.

Ambulanter Hospizdienst wird überwiegend von freiwillig und ehrenamtlich arbeitenden Mitarbeitern geleistet. Aufgabe der Hauptamtlichen ist es, die gute Vorbereitung, fachliche Begleitung und Fortbildung der Ehrenamtlichen zu gewährleisten und die Dienste zu koordinieren.

Sterbebegleitung im ambulanten Hospizdienst heißt:

- Hausbesuche,
- Gespräche,
- Entlastung und Unterstützung der Angehörigen,
- Hilfe bei der Organisation der Pflege,
- Nachtwache,
- Begleitung beim Abschied und in der Trauerzeit.

Es handelt sich dabei überwiegend um ein Angebot, das in den Abrechnungsmodulen der professionellen Pflegedienste nicht aufgeführt ist. Die Beratung beim Abfassen von Patientenverfügungen und Vorsorgevollmachten gehört zunehmend zum Angebot ambulanter Hospizdienste.

Die Trägerschaft ambulanter Hospizdienste ist unterschiedlich, je nach Entstehung der einzelnen Initiativen. Zuschüsse und Fördermittel von öffentlicher Hand sind nicht verbindlich geregelt.

20.2.4
Sitzwachen

Sitzwachengruppen sind eine besondere Ausprägung des Hospizdienstes im Raum Württemberg. Ihr Angebot ist die nächtliche Begleitung sterbender Menschen in Alten- und Pflegeheimen.

Diese Initiative ist aus der Beobachtung entstanden, daß aufgrund der knappen Personalausstattung in solchen Institutionen die Nachtwachen nicht in der Lage sind, sterbende Heimbewohner ausreichend zu betreuen. Angehörige sind oft nicht vorhanden oder mit dem nächtlichem Dabeisein überfordert. Sitzwachen bleiben in den Nachtstunden bei den sterbenden Menschen, achten auf ihre Bedürfnisse und suchen die Angst und das Gefühl der Einsamkeit zu verringern. Auch wird der Nachtdienst im Pflegeheim dadurch deutlich entlastet.

Sitzwachen setzen sich ehrenamtlich und freiwillig ein, häufig sind sie in ökumenischer Trägerschaft organisiert und arbeiten mit den örtlichen Hospizinitiativen zusammen.

20.3
Erfahrungen in der Hospizarbeit

Seit den Anfängen von Cicely Saunders 1967 hat sich die Hospizbewegung auch in Deutschland stürmisch entwickelt. Aus kleinen Anfängen bürgerschaftlichen Engagements sind Organisationen erwachsen, die wesentlich dazu beitragen, daß Tod und Sterben in der modernen Gesellschaft nicht weiter ausgegrenzt, sondern als Teil des Lebens begriffen werden.

Menschen, die als Sterbende oder als Angehörige von Sterbenden vom Tod betroffen werden, erleben durch den Hospizdienst, daß sie in der Zeit des Abschiednehmens nicht alleingelassen sind. Sie machen die oft überraschende und überwältigende Erfahrung bisher nicht erlebter Solidarität. Sie werden ermutigt, ihren Gefühlen Raum zu geben und miteinander über das bisher vermiedene Thema Sterben zu kommunizieren.

Vor allem die ehrenamtlichen Hospizhelferinnen bringen etwas mit, was die professionellen Dienste oft versagen müssen: Zeit. Ihr ruhiges Dasein und Zuhören ermöglicht es Sterbenden, ihr Leben zu bilanzieren. Ungeklärtes in ihren Beziehungen kann angesprochen und zu einem versöhnten Abschluß gebracht werden. Verlorengeglaubte Spiritualität kann wiedergefunden werden.

Eine wichtige Voraussetzung für dies alles ist Schmerzfreiheit. Wer angespannt auf die nächste Schmerzattacke wartet, ist anderen Gedanken und Gefühlen verschlossen. Deshalb wird Schmerztherapie wie in stationären Hospizen so auch im ambulanten Hospizdienst als ein Gebot der Menschenwürde angesehen. Hausärzte werden bei Bedarf beraten.

Mitarbeiter in Hospizteams machen die im klinischen Alltag eher ungewohnte Erfahrung, daß sie sich in der interdisziplinären Zusammenarbeit gegenseitig unterstützen und bereichern können. Oft kommen gerade auch von den sogenannten medizinischen Laien entscheidende Impulse zum Verstehen und Begleiten eines sterbenden Menschen.

Wer in der Hospizbewegung tätig ist, lernt das eigene Leben anders zu betrachten: dankbarer, tiefer, reicher. Die eigene Einstellung zu Tod und Sterben wird bewußt und verändert sich. Die belastenden Erfahrungen, die bei der Sterbebegleitung nicht ausbleiben, können im Team oder in Supervisionsgruppen bearbeitet werden. Oft jedoch wird das Miterleben der letzten Zeit eines Menschen eher wie ein Geschenk erfahren.

Voraussetzung für solche Erfahrungen ist die sorgsame und verantwortungsbewußte Vorbereitung und Begleitung der Hospizmitarbeiter und die gegenseitige Unterstützung im Team.

Vieles bleibt noch zu tun, um der Angst vor einem Sterben in Einsamkeit zu begegnen, und gerade auch alten Menschen die Hoffnung auf ein Sterben in Würde und Frieden zu stärken.

20.4
Bundesweit arbeitende Hospizorganisationen in Deutschland

1. Bundesarbeitsgemeinschaft Hospiz zur Förderung von ambulanten, teilstationären und stationären Hospizen und Palliativmedizin e.V., Renkerstraße 45, 52355 Düren, Tel. 02421-599472, Fax 599473
2. OMEGA Mit dem Sterben leben (Mitglied im Paritätischen Wohlfahrtsverband), Ostbergerstraße 78, 58239 Schwerte, Tel. 02304-43123, Fax 45711
3. IGSL Internationale Gesellschaft für Sterbebegleitung und Lebensbeistand e.V., Im Rheinblick 16, 55411 Bingen, Tel. 06721-10328, Fax 10381
4. Malteser Hospizarbeit, Kalker Hauptstraße 22-24, 51103 Köln, Tel. 0221-9822581, Fax 9822589
5. Deutsche Hospiz Stiftung. Weil Sterben auch Leben ist, Hohle Eiche 29, 44229 Dortmund, Tel. 0231-7380730, Fax 7380731

Literatur

Albrecht E, Orth C, Schmid H (1995) HospizPraxis. Ein Leitfaden für Menschen, die Sterbende begleiten wollen. Herder Spektrum, Freiburg Basel Wien

Saunders C (1963) The treatment of intractable pain in terminal cancer. In: Proceedings of the Royal Society of Medicine 56:195

Saunders C (1982) Principles of symptom control in terminal care. In: Med Clin North Am, vol. 66/5, September

Saunders C (1993) Hospiz und Begleitung im Schmerz. Herder Spektrum, Freiburg Basel Wien

Stoddard S (1988) Die Hospiz-Bewegung. Ein anderer Umgang mit Sterbenden. Lambertus, Freiburg

Student, JC (Hrsg) (1991) Das Hospiz-Buch, Lambertus, Freiburg

III
Geriatrisches Assessment

Grundlagen

T. Nikolaus

21.1 Geschichtlicher Rückblick 161
21.2 Konzept des geriatrischen Assessments 162
21.3 Struktur und Inhalt
des geriatrischen Assessments 166
21.3.1 Patientenauswahl 166
21.3.2 Durchführung des geriatrischen Assessments 167
21.3.3 Assessmentebenen 170
21.3.4 Assessmentinstrumente 171
21.3.5 Physische Gesundheit 171
21.3.6 Kognitive Gesundheit 177
21.3.7 Emotionale Gesundheit 180
21.3.8 Soziale Gesundheit 180
21.3.9 Andere Gesundheitsbereiche 186
21.4 Zusammenfassung 186
Literatur 186

Das umfassende Assessment ist das Herzstück der geriatrischen Vorgehensweise. Sowohl die ganzheitliche Betrachtung des Patienten und Evaluierung der Gesundheitsprobleme auf physischer, psychischer und sozialer Ebene, als auch die Einbindung des therapeutischen Teams in Diagnostik und Behandlung sind im geriatrischen Assessment verwirklicht. Es ist der Schlüssel zu einer individuell sorgfältig geplanten medizinischen, pflegerischen und therapeutischen Behandlung mit dem Ziel, größtmögliche Selbständigkeit zur Bewältigung des Alltags wiederzuerlangen.

Validierte, auf Reliabilität überprüfte Tests sind nicht nur ein wichtiges diagnostisches Hilfsmittel zur Beurteilung funktioneller Fähigkeiten, sondern eignen sich auch bei wiederholter Anwendung zur Therapieevaluation. Die strukturierte Vorgehensweise stellt nicht nur eine wichtige Ergänzung zur üblichen medizinischen Diagnostik dar, sondern kann auch einen wichtigen Beitrag zur Prozeß- und Ergebnisqualität leisten. Die Verwendung international gebräuchlicher Assessmentinstrumente erleichtert die Charakterisierung von Studienpopulationen, ermöglicht den internationalen Vergleich und ist daher für Forschungsvorhaben unabdingbare Voraussetzung.

21.1
Geschichtlicher Rückblick

Die Anfänge des geriatrischen Assessments gehen auf die 30er Jahre in Großbritannien zurück. Sie sind mit der Ärztin Dr. Marjory Warren verknüpft, die am West Middlesex Hospital in London arbeitete. Sie war verantwortlich für 714 „unheilbare" Patienten in den entsprechenden Abteilungen für chronisch Kranke. Sie fand dort eine unerwartet hohe Zahl von Patienten mit therapierbaren Erkrankungen und großem Rehabilitationspotential. Unter Berücksichtigung psychologischer Umstände, des sozialen Umfelds und der funktionellen Fähigkeiten der chronisch Kranken konnten beeindruckende Therapieerfolge erzielt werden. Als Ergebnis ihrer Arbeit folgerte Dr. Warren, daß ältere chronisch kranke Patienten nicht in Akutabteilungen der Krankenhäuser aufgenommen und behandelt werden sollten, sondern in speziellen Aufnahme- und Abklärungsstationen mit speziell ausgebildeten Krankenschwestern und Ärzten. Dies stellte den Beginn der sog. „geriatrischen Assessment Units" dar (Warren 1943).

Die positiven Behandlungsergebnisse und -berichte aus Großbritannien führten zu einer weiteren Verbreitung des Gedankens des geriatrischen Assessments. So wurden in den Vereinigten Staaten in den 70er Jahren Behandlungsprogramme initiiert, die Komponenten des geriatrischen Assessments aufwiesen. Die erste große Gesundheitsorganisation, die das geriatrische Assessment in ihren Diagnostik- und Behandlungsplan aufnahm, war das Department of Veterans Affairs (VA), später US Veterans Administration Health Care System. Dort wurden spezielle Abteilungen für geriatrische Patienten eingerichtet, die sog. Geriatric Research Education and Clinical Centers (GRECC).

Die hauptsächlich in den Vereinigten Staaten durchgeführten randomisierten Studien zeigten den großen Nutzen der Vorgehensweise für ältere Patienten mit multiplen funktionellen Problemen. Die überzeugenden Ergebnisse dieser Untersuchungen trugen wesentlich zur weiteren Verbreitung von sog.

Geriatric-Evaluation-and-Management-(GEM-)Programmen sowie Geriatric Evaluation and Management Units (GEMU) bei.

Die Methodik dieser standardisierten Vorgehensweise wurde im folgenden auch von anderen Ländern wie Italien, Dänemark, Kanada oder Australien übernommen.

Seit 1994 erhalten in den Vereinigten Staaten alle Patienten in Pflegeheimen ein standardisiertes geriatrisches Assessment bei der Aufnahme, und dieses Assessment wird danach regelmäßig wiederholt. Das bestentwickelte und am weitesten verbreitete Instrument ist das sog. Minimum Data Set/Resident Assessment Instrument (MDS/RAI; Morris et al. 1990).

Seit Einführung dieser regelmäßigen Evaluation hat sich die Qualität von Pflege und Behandlung der Heimbewohner deutlich verbessert. Das Minimum Data Set (MDS) wird mittlerweile in einigen Ländern in verschiedenen Pflegeheimen auf freiwilliger Basis durchgeführt, so z. B. in Italien, Dänemark, Schweden, Niederlande, Island und Schweiz.

Standardisierte Meßverfahren zur Beurteilung der Funktionsfähigkeit wurden im deutschsprachigen Raum erstmals Mitte der 80er Jahre in der Schweiz erprobt. Ende der 80er Jahre wurde dort auch die erste Aufnahme- und Abklärungsstation nach amerikanischem Vorbild gegründet.

Die Einführung des geriatrischen Assessments begann in Deutschland erst Anfang der 90er Jahre (Nikolaus u. Specht-Leible 1992). In einigen wenigen Kliniken wurden Assessmentkomponenten in den routinemäßigen diagnostischen Prozeß integriert. Aufnahme- und Abklärungstationen gibt es bisher (noch) nicht. Neben den Ergebnissen einer Metaanalyse von randomisierten kontrollierten Studien in verschiedenen klinischen Strukturen beschleunigte die Notwendigkeit des Leistungsnachweises gegenüber den Kostenträgern die weitere Verbreitung des strukturierten geriatrischen Assessments. Eine große randomisierte, 3armige Studie konnte zeigen, daß sich ein umfassendes geriatrisches Assessment auch in die Krankenhausstrukturen in Deutschland integrieren läßt und zu einer verbesserten Diagnostik und Patientenplazierung führt (Nikolaus et al. 1999).

Um eine drohende Aufsplitterung mit Benutzung höchst unterschiedlicher Assessmentinstrumente zu verhindern, wurde eine deutsch-schweizerische Expertengruppe ins Leben gerufen, die sich auf einen Konsens für ein sog. geriatrisches Basisassessment einigen konnte. Die Empfehlungen der Arbeitsgruppe (AGAST) haben mittlerweile weite Verbreitung gefunden. In vielen Kliniken werden die empfohlenen Instrumente routinemäßig zur Diagnostik eingesetzt (Bach et al. 1995).

Inzwischen gibt es Bestrebungen, das Assessment verstärkt auch im ambulanten Bereich einzuführen.

Eine Vergütung erfolgt im Rahmen von Modellprojekten außerhalb des gedeckten Budgets, sofern die teilnehmenden Ärzte eine entsprechende Qualifikation nachweisen können. Weiter sind Bestrebungen im Gange, das bereits erwähnte MDS auch in breiterem Rahmen in deutschen Alters- und Pflegeheimen einzusetzen. Eine entsprechende autorisierte Übersetzung dieses Instruments wurde vom Kuratorium Deutsche Altershilfe und der Robert-Bosch-Stiftung gefördert und liegt mittlerweile vor (Morris et al. 1996).

Eine in den USA durchgeführte randomisierte Studie zeigte, daß durch regelmäßige Besuche bei älteren Gemeindebewohnern durch eine Assessment-/Gesundheitsschwester drohende funktionelle Einbußen besser erkannt wurden und Behinderungen damit in ihrer Entwicklung verhindert bzw. verzögert werden konnten (Stuck et al. 1995). Ene Studie zur Wirksamkeit und möglichen Umsetzung solcher präventiven Hausbesuche im deutschen und schweizerischen Gesundheitssystem läuft derzeit (Peter-Wüest et al. 1999).

21.2
Konzept des geriatrischen Assessments

Bei der Betrachtung des Phänomens des Krankseins beruft man sich gewöhnlich auf das Konzept der Krankheit. Dieses medizinische Krankheitsmodell kann symbolisch durch die Sequenz: Ätiologie – Pathogenese – Manifestation dargestellt werden. Die International Classification of Diseases (ICD) beruht auf diesem Modell. Gerade bei chronisch progressiven oder irreversiblen Erkrankungen ist diese medizinische Betrachtungsweise unzulänglich, weil es die Folgeerscheinungen der Krankheit außer acht läßt. Insbesondere die Krankheitsfolgen greifen in das Alltagsleben ein und bedrohen die selbständige Lebensführung.

Die Sequenz, die dem mit Kranksein bzw. Störungen der Befindlichkeit verbundenen Phänomen zugrunde liegt, muß daher erweitert werden und funktionelle Einschränkungen und soziale Beeinträchtigungen mit einbeziehen. Diese krankheitsbedingten Folgeerscheinungen mit Verlust oder Minderung der psychischen oder physiologischen Ressourcen und der Leistungsfähigkeit haben für die Betroffenen eine überragende Bedeutung für die Bewältigung des täglichen Lebens. Sie beeinflussen zudem essentiell deren Lebensqualität.

Das Denkmodell der ICD hat sich insbesondere vor dem Hintergrund der Zunahme chronischer Krankheiten und ihrer Folgezustände als zu eng erwiesen, um ausreichend differenzierte und komplexe Behandlungsmaßnahmen abzuleiten.

1980 wurde von der Weltgesundheitsorganisation (WHO) in Ergänzung zu der ICD ein Konzept für die Krankheitsfolgen entwickelt: die International Classification of Impairments, Disabilities and Handicaps (ICIDH). Eine erste deutsche Fassung erschien 1990; sie wurde 1994 vollständig überarbeitet und kommentiert. Sie hat in Deutschland Eingang gefunden in die ärztlichen Weiterbildungsordnungen für die Zusatzbezeichnung „Rehabilitationswesen" und „Sozialmedizin".

Die erste Fassung hatte einige Schwächen, die eine Revision unausweichlich machte. Die zweite Fassung wurde erstmals im April 1997 auf einer Tagung der WHO in Genf vorgestellt. In der Zwischenzeit liegt eine deutsche Übersetzung vor, die gegenwärtig in einem Beta-Test erprobt wird. Die deutschsprachige Fassung der ICIDH-2 (WHO 1999) ist über das Internet verfügbar (http:\\www.vdr.de oder http:\\www.who.ch). Ein erklärtes Ziel der ICIDH-2 ist es, nicht nur ein negatives Bild der gesundheitlichen Integrität einer Person zu zeichnen, sondern mehr Gewicht auf die Ressourcen des Betreffenden zu legen. Die ICIDH-2 weist formal 3 Konzepte zur Charakterisierung der gesundheitlichen Integrität auf:

1. das Konzept der Körperfunktionen und -strukturen,
2. das Aktivitätskonzept und
3. das Partizipationskonzept.

Zur näheren Beschreibung der Partizipation wurden ergänzend sog. Kontextfaktoren eingefügt. Ziel der ICIDH-2 ist es, eine wissenschaftliche Grundlage für das Verständnis von Gesundheit zu bilden, eine gemeinsame Sprache zur gesundheitlichen Integrität und ihrer Störungen zu schaffen und damit auch eine gemeinsame Basis für die Forschung auf diesem Gebiet zu legen.

Das gegenwärtige Verständnis der Interaktionen innerhalb der ICIDH-2-Dimensionen zeigt nachfolgende Abb. 21-1.

Definitionen

Unter *gesundheitlicher Integrität* („functioning") versteht man einen Oberbegriff, der alle neutralen Aspekte der Dimensionen der ICIDH-2 enthält.

Ein *Schaden* ist ein Verlust oder eine Abnormalität der Körperstruktur oder einer physischen oder psychischen Funktion. Die Schäden werden im sog. I-Code klassifiziert. Hinsichtlich der Funktionsstörung gibt es insgesamt 11 Kapitel. Die Klassifikation der Strukturschäden hat insgesamt 10 Hauptkapitel.

Eine *Aktivität* ist die Art und das Ausmaß der gesundheitlichen Integrität auf der Ebene der Person als handelndem Subjekt. Der Begriff Aktivität ist sehr weit gefaßt und wird benutzt, um alles, was eine Person tut, zu erfassen (basale Aktivitäten des täglichen Lebens/BADL, instrumentelle Aktivität des täglichen Lebens/IADL, erweiterte Aktivitäten des täglichen Lebens/AADL). Die Aktivitäten einer Person werden kodiert mit einem Aktivitätencode, der von 0–4 reicht (0: keine Schwierigkeiten, 4: nicht in der Lage, die Aktivitäten durchzuführen). Die zweite Zusatzkennung ist optional und beschreibt, welche Hilfe bei der Durchführung der Aktivität notwendig ist (0: keine Hilfe benutzt bis 3: Hilfsmittel und personelle Hilfe).

Die *Partizipation* ist die Art und das Ausmaß des Einbezogenseins einer Person an bzw. in Lebensbereiche in bezug auf Schäden, Aktivitäten, gesundheitliche Situation und Kontextfaktoren. Aktivität und Partizipation kann in Art, Dauer und Qualität gestört oder eingeschränkt sein.

Die Partizipation – oder Eingliederung, Teilhabe – bezieht sich auf verschiedene Lebensbereiche und Situationen. Sie ist im sog. P-Code klassifiziert (0: uneingeschränkte Partizipation bis 3: keine Partizipation), zusätzlich einiger ergänzender Zusatzkennungen. Bei den Kontextfaktoren wird zwischen umweltbedingten und persönlichen unterschieden. Auf der Makroebene findet hier beispielsweise die Stadt- und Regionalplanung, die Architektur, insbesondere der Wohnungen, die Infrastruktur, das öffentliche Transportsystem oder aber die Organisation des Wirtschaftslebens Eingang. Auf der Individualebene gehen soziale Netze, Bräuche, Regeln und Gewohnheiten ein.

Zu den persönlichen Faktoren gehören Alter, Abstammung, Geschlecht, Ausbildung, Erfahrung, Persönlichkeit und Charakter, Lebensstil, Fitness, Bewältigungsstrategien, Beruf und vieles mehr.

Da es sich bei der revidierten Fassung der ICIDH um eine völlig neue Form handelt, die gesundheitliche Integrität und ihre Störung zu betrachten, existieren bisher noch keine Assessmentinstrumente, die die einzelnen Bereiche exakt abbilden und messen können. Einfache praktikable und valide Meßinstrumente für die einzelnen Bereiche zu entwickeln, wird eine der vordringlichsten Aufgaben sein, um die Akzeptanz der revidierten Fassung zu gewährleisten und eine weite Verbreitung zu ermöglichen. Eine bessere Abbildung von Krankheitsfolgen mit genauer

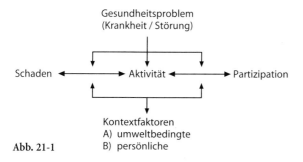

Abb. 21-1

Tabelle 21-1. Grundlegende Übersicht der Dimensionen der ICIDH-2

	Schäden	Aktivität	Partizipation	Kontextfaktoren
Ebene der gesundheitlichen Integrität	Körper (Körperteile)	Person (Person als Ganzes)	Gesellschaft (Beziehungen zur Gesellschaft)	Umweltbedingte Faktoren (äußere Einflüsse auf die gesundheitliche Integrität) persönliche Faktoren (innere Einflüsse auf die gesundheitliche Integrität)
Charakteristika	Körperfunktionen, Körperstruktur	Aktivitäten des täglichen Lebens einer Person	Einbezogensein in die Vielfalt der Lebenssituation	Merkmale der physikalischen und sozialen Umwelt sowie der Einstellungen
Positiver Aspekt	Funktionelle und strukturelle Integrität (Unversehrtheit)	Aktivität	Partizipation	Begünstigende Faktoren
Negativer Aspekt	Schaden	Aktivitätsstörung	Einschränkung der Partizipation	Hindernisse/Erschwernisse
Zusatzkennungen	Schweregrad, Lokalisation, Dauer	Ausmaß der Schwierigkeiten bei Ausführungen, Assistenz, Dauer, Perspektive	Ausmaß der Partizipation, begünstigende Faktoren oder Hindernisse in der Umwelt	Keine

Evaluierung von Ressourcen und Defiziten hilft auch niedergelassenen Ärzten bei der Therapieplanung, der Abschätzung von Therapieaufwand und Pflegebedarf und kann weit besser als die ICD-Diagnosestatistik als Argument für eventuelle Praxisbesonderheiten dienen. Mit der wachsenden Bedeutung von chronischen und nicht übertragbaren Krankheiten sowie dem steigenden Alter der Bevölkerung haben die Krankheitsfolgen aufgrund der Notwendigkeit einer lebenslangen Versorgung an Bedeutung gewonnen. An die Stelle einer Heilung ist das Ziel einer funktionell ausgerichteten Behandlung des Problems getreten, mit dem Ziel der Wiedererlangung bzw. Erhaltung größtmöglicher Selbständigkeit.

Um die internationale Forschung auf diesem Gebiet zu fördern und Studienergebnisse einzelner Länder miteinander vergleichbar zu machen, ist eine gemeinsame Sprache dringend wünschenswert. Ob es die ICIDH-2 sein wird, wird sich in den nächsten Jahren erweisen.

Die grundlegende Übersicht der Dimensionen der ICIDH-2 zeigt Tabelle 21-1.

Das Denkmodell der WHO zur Erfassung der Krankheitsfolgen hat die Forschung hinsichtlich des Entstehungsprozesses von Beeinträchtigungen im Alter und deren Risikofaktoren nachhaltig beeinflußt. Basierend auf der ersten Fassung der ICIDH ist von Jette und Verbrugge (Verbrugge u. Jette 1994) ein Modell zum Entstehungsprozeß von Beeinträchtigungen im Alter entwickelt worden (Abb. 21-2).

Vor diesem theoretischen Hintergrund sind erste Untersuchungen zu Risikofaktoren für funktionelle Beeinträchtigungen durchgeführt worden (Stuck et

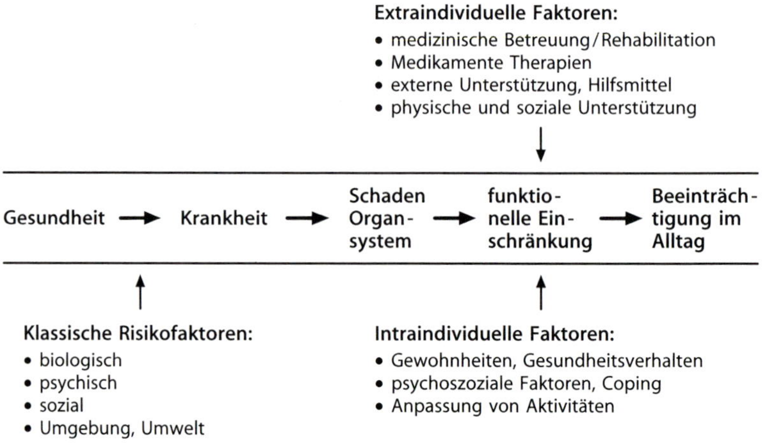

Abb. 21-2. Modellhafter Entstehungsprozeß von Beeinträchtigung im Alter und Möglichkeiten der Intervention zur Stärkung der Kompetenz. (Mod. nach Verbrugge u. Jette 1994)

Extraindividuelle Faktoren:
- medizinische Betreuung/Rehabilitation
- Medikamente Therapien
- externe Unterstützung, Hilfsmittel
- physische und soziale Unterstützung

Gesundheit → Krankheit → Schaden Organsystem → funktionelle Einschränkung → Beeinträchtigung im Alltag

Klassische Risikofaktoren:
- biologisch
- psychisch
- sozial
- Umgebung, Umwelt

Intraindividuelle Faktoren:
- Gewohnheiten, Gesundheitsverhalten
- psychosoziale Faktoren, Coping
- Anpassung von Aktivitäten

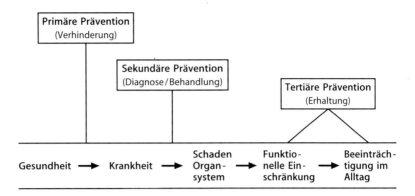

Abb. 21-3. Präventionsstrategien und deren Ansatzpunkte im Entstehungsprozeß von Beeinträchtigungen. (Mod. nach Verbrugge u. Jette 1994)

al. 1999). Erst wenn entsprechende Risikofaktoren erkannt sind, lassen sich Präventionsstrategien entwickeln.

Im folgenden Schema (Abb. 21-3) werden Präventionsstrategien, deren Ansatzpunkte im Entstehungsprozeß von Beeinträchtigungen und mögliche Meßverfahren zu deren Erfolgskontrolle aufgelistet.

Zu den Aktivitäten nach WHO-Definition werden komplexe Leistungsbereiche der Fähigkeiten eines Menschen gezählt, die die Voraussetzung für die Bewältigung des Alltags darstellen. Dabei wird die normale Funktionsweise von Menschen der gleichen Altersgruppe und dem gleichen Kulturraum erfaßt. Für diese Ebene wurde ein breites Assessmentinstrumentarium entwickelt, um z.B. nach Rehabilitationsmaßnahmen erreichte Verbesserungen sowie den verbliebenen Hilfsbedarf zu dokumentieren. Auf der Ebene der Partizipation sollen Assessmentinstrumente die Umsetzung verbliebener und neu bzw. wiederentwickelter Fähigkeiten im Hinblick auf die Anforderungen im Wohn-, Arbeits- und Freizeitbereich beschreiben und dabei mögliche Diskrepanzen zwischen Erwartung des Betroffenen und der Gesellschaft und dem tatsächlichen Gesundheitszustand erfassen. Diese Betrachtungsweise hat dazu geführt, daß bei der Beurteilung von medizinischen therapeutischen Interventionen auch die Lebensqualität des Patienten verstärkt Berücksichtigung findet.

Ein Charakteristikum geriatrischer Patienten ist die Multimorbidität. Die meist chronischen Erkrankungen führen in ihren komplexen Wechselwirkungen zu einer Beeinträchtigung körperlicher Leistungsfähigkeit und Störungen der Psyche. Funktionseinschränkungen, die von den Krankheiten hervorgerufen werden, bedrohen die selbständige Lebensführung der Patienten. Steht bei jüngeren Patienten entweder die Heilung von einer akuten Erkrankung oder eine weitgehende Rückkehr in die Normalität des Alltags und Berufslebens im Vordergrund, zeigen die Behandlungsziele bei alten Menschen andere Schwerpunkte. Höchste Priorität hat die Erhaltung bzw. Wiederherstellung der Selbständigkeit. Dies setzt eine genaue Diagnostik von Funktionsverlusten unter Einbeziehung des sozialen und ökonomischen Umfelds des Patienten bei der Therapieplanung voraus (Nikolaus et al. 1994). Nicht so sehr der Schweregrad verschiedener Krankheiten, wie vielmehr das Ausmaß der beeinträchtigten Funktionen bestimmen vorrangig die Lebensqualität betagter und hochbetagter Menschen.

Mehrere Untersuchungen belegen, daß sich ein Teil der im Alter gehäuft auftretenden Krankheiten und Funktionsstörungen der Erfassung durch konventionelle Methoden entzieht (Mateev et al. 1998; Williamson et al. 1964). Auch das soziale Umfeld und die ökonomische Situation von Patienten werden in der Routinediagnostik zu wenig berücksichtigt.

Die Assessmentmethodik stellt hier eine sinnvolle Ergänzung zur herkömmlichen Diagnostik dar. Sie dient zudem der Strukturierung und Systematisierung der Behandlungsplanung und bei wiederholter Anwendung der Kontrolle des Therapieerfolgs.

In Anlehnung an Rubenstein (Rubenstein et al. 1987) kann man das geriatrische Assessment wie folgt definieren:

Unter umfassendem geriatrischen Assessment versteht man einen multidimensionalen und interdisziplinären diagnostischen Prozeß mit dem Ziel,

die medizinischen, psychosozialen und funktionellen Probleme und Ressourcen des Patienten zu erfassen und einen umfassenden Behandlungs- und Betreuungsplan zu entwickeln.

Es ist daher besser, von geriatrischem Assessment und Behandlungsplanung („geriatric evaluation and management"/GEM) zu sprechen, da die Funktionsbewertung nur als integraler Bestandteil der Behandlung sinnvoll ist.

Die grundlegenden Ziele geriatrischen Assessments sind in nachfolgender Übersicht aufgelistet.

Wichtige Ziele des geriatrischen Assessments
- Verbesserung der diagnostischen Genauigkeit,
- Optimierung der medizinischen Behandlung,
- Verbesserung der funktionellen Fähigkeiten,
- Erreichung und Erhaltung größtmöglicher Selbständigkeit,
- Steigerung der Lebensqualität,
- angemessenere Patientenunterbringung und -versorgung,
- Prävention von Behinderung,
- Vermeidung unnötiger Heimunterbringung,
- Qualitätskontrolle der Behandlung.

Durch das geriatrische Assessment haben die funktionellen Beeinträchtigungen den Stellenwert erhalten, der ihnen bei der Diagnostik betagter Patienten zukommt.

Untersuchungen (Creditor 1993) zeigen, daß insbesondere in den ersten Tagen nach Krankenhausaufnahme schwerwiegende Verschlechterungen funktioneller Fähigkeiten wie der Mobilität oder Körperpflege auftreten, die sehr viel langsamer kompensiert werden können als akute Krankheitsbilder. Jede Krankenhausbehandlung birgt für ältere Patienten das Risiko, Selbständigkeit einzubüßen (Sager et al. 1996).

Häufig manifestieren sich beim alten Menschen Krankheiten nur durch Funktionsverluste, die zunächst nicht an spezifische Erkrankungen denken lassen: Nahrungsverweigerung, Sturz, Inkontinenz, Schwindel, akute Verwirrtheit, Gewichtsverlust, Antriebsschwäche u. a. m. In vielen Fällen ist eine erhebliche Diskrepanz zwischen der Schwere der Grunderkrankung und der Funktionsbehinderung im Alltagsleben festzustellen. In diesen Fällen ist das geriatrische Assessment geeignet, eine realistische Bewertung des Schweregrads einer oder mehrerer Erkrankungen hinsichtlich Lebensqualität und Selbständigkeit des Patienten vorzunehmen.

Die standardisierte Erhebung von funktionellen Fähigkeiten ermöglicht es, das Assessment für wissenschaftliche Zwecke einzusetzen und verschiedene Studienpopulationen miteinander zu vergleichen.

Durch die Erfassung funktioneller Ressourcen und Defizite ist es möglich, in epidemiologischen Studien den Grad der Beeinträchtigung in bestimmten Bevölkerungsgruppen zu untersuchen. Das geriatrische Assessment kann zudem als Bestandteil von Qualitätssicherungsprogrammen angewendet werden, ebenso wie zur Beurteilung von Hilfs- und Pflegebedürftigkeit nach dem neuen Pflegeversicherungsgesetz in Deutschland. Je nach Zielsetzung (Behandlungszwecke, wissenschaftliche oder administrative Zwecke) muß das geriatrische Assessment strukturell und inhaltlich Modifikationen erfahren.

21.3
Struktur und Inhalt des geriatrischen Assessments

21.3.1
Patientenauswahl

Da ein geriatrisches Assessment zeit-, personal- und damit auch kostenintensiv ist, ist eine möglichst genaue Eingrenzung der Patientengruppe, die am meisten vom geriatrischen Assessment profitiert, notwendig. Für Patienten mit einer akuten Erkrankung, die sowohl im Bereich der basalen als auch erweiterten Aktivitäten des täglichen Lebens selbständig sind, ist die Durchführung eines strukturierten, geriatrischen Assessments wenig sinnvoll. Dies gilt auch für stark beeinträchtigte Patienten mit einer weit fortgeschrittenen Demenz oder terminalen Erkrankung.

Um die Patientenauswahl schärfer umreissen zu können, ist es notwendig den geriatrischen Patienten zu definieren:

Bei einem geriatrischen Patienten handelt es sich um einen älteren Menschen, der in der Regel an mehreren, meist chronischen Krankheiten leidet, die sich wechselseitig beeinflussen und die Selbständigkeit bedrohen.

Eine Gefährdung der oft labilen Homöostase stellen zusätzliche akute und/oder akut exazerbierte chronische Krankheiten dar. Neben der Kuration dieser Akuterkrankungen und Linderung der chronischen Beschwerden ist ein weiteres wichtiges Therapieziel in der Geriatrie die Erhaltung oder Wiederherstellung der Selbständigkeit des Betroffenen. Aufgrund der Vielschichtigkeit der Gesundheitsprobleme erfolgt die Diagnostik und Therapie im multiprofessionellen, therapeutischen Team.

Wie die Definition des geriatrischen Patienten zeigt, läßt sich mit dem chronologischen Alter die Zielgruppe der Patienten, die von einem geriatrischen Assessment profitieren, nicht definieren. Allerdings weiß man aus klinischen epidemiologischen Studien, daß die sog. alten Alten (>75 Jahre) in der

Regel eine Reihe von funktionellen Problemen aufweisen. In dieser Altersgruppe kann daher das chronologische Alter als Kriterium für ein Screening dienen, das sinnvollerweise in regelmäßigen Abständen (z. B. alle 2 Jahre) durchgeführt werden soll. Das Screening liefert Hinweise, ob ein weiteres Assessment notwendig ist.

Aufgrund der bisherigen Erfahrungen läßt sich durch eine Kombination von chronologischem Alter mit einem oder mehreren hier nachfolgenden Kriterien am besten die Patientengruppe identifizieren, die von einem umfassenderen geriatrischen Assessment profitiert: Funktionelle Beeinträchtigungen mit Schwierigkeiten bei der Bewältigung des Alltags, geriatrische Syndrome wie Inkontinenz, Gangstörungen und Stürze, chronische Schmerzen, Immobilität, Malnutrition, iatrogene Störungen sowie bestimmte Erkrankungen, wie akute zerebrale Ischämien, Morbus Parkinson, frische Frakturen und Depression. Daneben gibt es noch eine Reihe von sozialen Kriterien, wie Einweisung eines Patienten aus einem Altenheim ins Krankenhaus, die nicht geplante Wiedereinweisung innerhalb von 3 Monaten nach Krankenhausentlassung, zunehmende Bettlägerigkeit innerhalb der letzten 2 Wochen sowie der Tod des Lebenspartners innerhalb der letzten 12 Monate. Diese Kriterien sind in einer Reihe von Untersuchungen als Problembereiche erkannt worden (Reuben et al. 1992; Wieland u. Rubenstein 1996). Ihnen kam darin eine größere prognostische Bedeutung zu als den medizinischen Diagnosen der Patienten (Abb. 21-4).

Insgesamt ist davon auszugehen, daß etwa 10–40% der älteren Krankenhauspatienten in Akutkrankenhäusern und etwa 70% in geriatrisch-rehabilitativen Einrichtungen die Zielgruppe für ein geriatrisches Assessment im stationären Bereich darstellen. Für den ambulanten Bereich liegen ebenso wenig verläßliche Zahlen vor wie für den Bereich der Alten- und Pflegeheime.

21.3.2
Durchführung des geriatrischen Assessments

Die Vielschichtigkeit der Erkrankungen und die daraus resultierenden Probleme machen eine Diagnostik, Beurteilung und Behandlung im interdisziplinären Team erforderlich. Die Zusammensetzung der Arbeitsgruppe hängt von den strukturellen Bedingungen, der Auswahl der Patienten und den Behandlungszielen ab. Typischerweise besteht das sog. Kernteam aus folgenden Berufsgruppen:

- Medizin,
- Krankenpflege,
- Sozialarbeit.

Die Arbeitsgruppe wird je nach Anforderung ergänzt durch Krankengymnasten, Ergotherapeuten, Logopäden, Psychologen, Seelsorger, Ernährungsberater, Zahnärzte usw. Die Teammitglieder teilen sich die Untersuchungen im Rahmen des Assessmentprogramms entsprechend ihrer beruflichen Qualifikation auf. Die Ergebnisse werden in einer Besprechung diskutiert, das Behandlungsziel formuliert und die Behandlungsstrategie festgelegt. In regelmäßigen Teambesprechungen erfolgt ein Informationsaustausch unter den einzelnen Mitgliedern. Behandlungsfortschritte oder -rückschritte werden dokumentiert, die Behandlungsstrategie hinterfragt und

Abb. 21-4. Kriterien für die Patientenauswahl zur Durchführung eines umfassenden Assessments

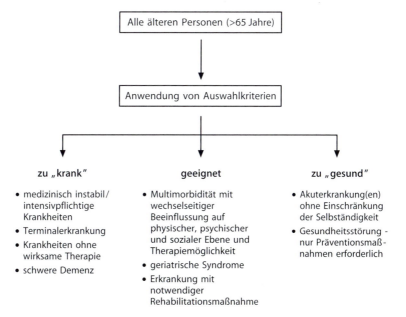

ggf. verändert. Bei wiederholter Durchführung können einzelne Meßparameter des Assessments zur Objektivierung des Behandlungsverlaufes beitragen. Die praktische Erfahrung und kritische Einschätzung erfahrener Therapeuten ist durch die Erhebung einzelner funktioneller Fähigkeiten nicht zu ersetzen, jedoch können die Ergebnisse des Assessments bestimmte Beurteilungen durch Meßparameter unterstützen oder auch in Frage stellen.

Von großem praktischem Nutzen ist die standardisierte Befunderhebung bei Übergabe des Patienten an andere Therapeuten z. B. nach Krankenhausentlassung oder bei Krankenhauswiedereinweisung als Verlaufsparameter, wenn beim ersten Aufenthalt bereits ein Assessment erfolgt ist. Ein geschulter Therapeut vermag die Resultate der Funktionsbefragungen und Tests richtig zu werten und in seine therapeutischen Überlegungen mit einzubeziehen.

Wichtig für eine effektive Teamarbeit ist die Kompetenz im Bereich der eigenen und Kenntnisse der Tätigkeit der jeweils anderen Berufsgruppen. Dies gilt insbesondere für den Leiter eines solchen interdisziplinären Teams, der die Koordination und das Teammanagement übernehmen muß.

Die geschilderten Strukturen gelten für den klinischen Bereich. Im ambulanten Sektor wird man je nach Personalressourcen anders verfahren müssen. Prinzipiell können alle allgemeinen Tests auch von nichtärztlichem Personal durchgeführt werden. Wichtig ist eine genaue Einführung und Schulung in die Tests und eine exakte Einhaltung der jeweiligen Handlungsanleitungen. Nur spezifische Tests, wie z. B. neuropsychologische Untersuchungen sollten durch speziell ausgebildete Personen durchgeführt werden. Der Zeitbedarf zur Durchführung eines Assessments hängt von der jeweiligen Fragestellung, den ausgewählten Instrumenten und den Patienten ab. Beispiele für den durchschnittlichen Zeitbedarf eines Assessments bei einem Hausbesuch sowie eines Assessments im klinischen Bereich sind in Tabelle 21-2 aufgeführt.

Erfahrungsgemäß ist die Aufmerksamkeit und Leistungsbereitschaft eines älteren Patienten nach etwa einer $3/4$ h erschöpft, so daß ein umfangreicheres Assessment über 2 oder mehrere Tage verteilt durchgeführt werden sollte. Bei Durchführung der Funktionsuntersuchungen und Befragungen sollte der Patient in einem medizinisch stabilen Zustand sein, denn der Patient mit seinen funktionellen Fähigkeiten und Defiziten soll beurteilt werden und nicht eine Akuterkrankung in ihren Auswirkungen auf diese Fähigkeiten.

Das geriatrische Assessment ist mittlerweile in vielen klinischen und ambulanten Strukturen zur Beurteilung älterer Patienten etabliert. Für mehrere Bereiche liegen auch kontrollierte Studien zum Nachweis seiner Wirksamkeit vor (s. Übersicht).

> **Rahmenbedingungen für das geriatrische Assessment**
>
> - Assessment in spezialisierten Abteilungen („geriatric evaluation and management unit"/GEMU)*,
> - Assessment in geriatrischen Rehabilitationseinrichtungen,
> - Assessment in geriatrischen Tageskliniken („outpatient assessment service"/OAS)*,
> - geriatrisches Konsil im Akutkrankenhaus („inpatient geriatrics consultation service"/IGCS)*,
> - Assessment in der Gerontopsychiatrie,
> - Assessment in hausärztlichen Praxen,
> - häusliches Assessment („home assessment service"/HAS)*,
> - häusliches Assessment nach Klinikentlassung („hospital home assessment service"/HHAS)*,
> - Assessment in Alten-/Pflegeheimen,
>
> * Bereiche mit kontrollierten Studien zur Effektivität.

Eine von Stuck et al. (1993) veröffentliche Metaanalyse, die 28 kontrollierte Studien mit knapp 10 000 Patienten einschloß, zeigte eine Reduktion der Mortalität um 35% innerhalb der ersten 6 Monate durch die Assessmentprogramme. Die Lebenszeit zu Hause konnte verlängert werden, im kognitiven und funktionellen Bereich wiesen die Patienten der Interventionsgruppen positive Effekte auf. Die deutlichste Wirkung zeigte sich bei den Assessmentprogrammen, die eine Kontrolle über die Therapieempfehlungen hatten.

Die Schlußfolgerungen und Ergebnisse dieser Untersuchung konnten durch einige neuere prospektive, randomisierte Studien weiter erhärtet und erweitert

Tabelle 21-2. Aufwand für einzelne Teile des geriatrischen Assessments im ambulanten und stationären Bereich bei neuen Patienten

Teil	Ambulant (min)	Stationär (min)
Anamnese und körperliche Untersuchung	25	40
Kognitiver und affektiver Status	15	15
Funktionelle Fähigkeiten (ADL und IADL; Befragung und Performance)	15	15
Häusliche Situation	10	15
Befragung sozioökonomischer Status/Angehörige	10	15
Gesamt	75	100

werden (Stewart et al. 1998; Boult et al. 1998; Bernabei et al. 1998). Die strukturierte Vorgehensweise hat in folgenden Bereichen positive Ergebnisse gezeigt:

Diagnostik
In zahlreichen Untersuchungen kam es durch das geriatrische Assessment zu einer verbesserten Diagnostik. Die Anzahl der neu entdeckten Diagnosen reichte von einer bis mehr als 4 pro Patient. Am häufigsten wurden durch die herkömmlichen Untersuchungsmethoden kognitive und emotionale Störungen, Visuseinschränkungen, Malnutrition und Harninkontinenz übersehen (Rubenstein et al. 1984 a). Es hilft auch Patientengruppen zu erkennen, die ein hohes Risiko für einen funktionellen Abbau haben (Cho et al. 1998; Sager et al. 1996).

Wahl der Behandlungs- und Versorgungsform
Bei den meisten Untersuchungen stand die Vermeidung von Einweisungen in Alten- und Pflegeheime im Vordergrund. So hatten die GEMU-, HAS- und HHAS-Programme einen günstigen Einfluß auf die Wohnsituation. In einer Untersuchung (Williams et al. 1987) wird berichtet, daß nur 38 % der Patienten, die in ein Pflegeheim eingewiesen werden sollten, auch tatsächlich dort aufgenommen werden mußten, 23 % konnten nach Hause zurück, 39 % wurden in ein Altenheim entlassen. Ähnliche Ergebnisse wurden auch in anderen Untersuchungen gefunden (Applegate et al. 1990).

Krankenhauswiedereinweisung
In allen Assessmentprogrammen zusammengenommen zeigte sich in der Metaanalyse eine Reduktion der Krankenhauswiederaufnahmen während des „follow-up" um 12 %. In einigen Studien konnte die Rehospitalisierungsrate gesenkt werden und/oder die Zeitspanne bis zur erneuten Krankenhausaufnahme (Nikolaus et al. 1999; Naylor et al. 1999).

Funktioneller Status
Der funktionellen Ebene wird in den Assessmentuntersuchungen große Bedeutung zugemessen. Bei den kontrollierten Untersuchungen in den geriatrischen Assessmentabteilungen (GEMU) zeigte sich eine signifikante Besserung des funktionellen Status. Präventive Hausbesuche bewirkten eine Verzögerung des Abbaus funktioneller Fähigkeiten (Stuck et al. 1995; Büla et al. 1999).

Psychischer Status
Eine signifikante Verbesserung der kognitiven Leistungsfähigkeit und des emotionalen Status konnte bei den Studien in den GEMU und bei den Konsiliaruntersuchungen (IGCS) in Krankenhäusern gezeigt werden.

Lebenserwartung
Das bedeutsamste Ergebnis des geriatrischen Assessments ist die Verlängerung der Lebenserwartung. Bei den gepoolten Daten der Metaanalyse zeigte sich eine signifikante Reduktion der Sterblichkeit. Diese lag bei den Studien in GEMU um 35 % niedriger in der Behandlungsgruppe als in der Kontrollgruppe nach einem halben Jahr. Bei den häuslichen Assessmentprogrammen (HAS) reduzierte sich in der Interventionsgruppe die Mortalität um 14 % innerhalb des Beobachtungszeitraums von 3 Jahren. Die kombinierten Ergebnisse der Assessmentprogramme im häuslichen Bereich kurz nach Krankenhausentlassung sowie der Assessmentprogramme in Ambulanzen und Tageskliniken zeigten keine Effekte hinsichtlich einer Verlängerung der Lebenserwartung.

Medikamentenverbrauch
Obwohl durch Assessmentuntersuchungen häufig neue Krankheiten entdeckt wurden, beschrieben mehrere Untersucher einen Rückgang der Medikamentenzahl und -menge durch besser den Bedürfnissen angepaßte Verordnung (Rubenstein et al. 1987). In anderen Studien kam es aufgrund neu entdeckter Erkrankungen zu keiner signifikanten Änderung des Medikamentenverbrauchs (Rubenstein et al. 1984b), in keinem Falle aber zu einer Zunahme.

Wirtschaftlichkeit
Kosten-Nutzen-Analysen von Assessmentstudien aus dem angloamerikanischen Raum auf deutsche Verhältnisse zu übertragen ist schwierig, da die Gesundheitssysteme der verschiedenen Länder teilweise große Unterschiede aufweisen. Aus diesem Grund sollten Schlußfolgerungen nur sehr vorsichtig gezogen werden. Dabei müssen die Kosten für eine verlängerte Lebenserwartung, eine umfangreichere Diagnostik und Therapie, personeller Mehraufwand durch das geriatrische Assessment sowie Zunahme der häuslichen Pflege der Verminderung von Krankenhauswiederaufnahmen, Alten- und Pflegeheimeinweisungen, Reduktion des Medikamentenverbrauchs und Besserung der funktionellen und mentalen Leistungsfähigkeit gegenübergestellt werden. Völlig unberücksichtigt bleiben bei diesen Kosten-Nutzen-Analysen Fragen zur Lebensqualität der Betroffenen.

Mit diesen Einschränkungen betrachtet, konnte eine Reihe der Untersuchungen eine Reduktion der Gesundheitskosten durch die Assessmentprogramme nachweisen (Rubenstein et al. 1984b; Williams et al. 1987). Als Gründe wurden die niedrige Rate an Pflegeheimeinweisungen, Verminderung der Rehospitalisierungsrate, Verzögerung der Klinikaufnahme und niedrigere Kosten aufgrund frühzeitigerer Problemerfassung und Einleitung entsprechender Vorbeugemaßnahmen angeführt. Zu ähnlichen Ergebnissen kommt eine deutsche Untersuchung (Nikolaus et al. 1999).

21.3.3
Assessmentebenen

Unabhängig von der klinischen Struktur und der jeweiligen Fragestellung muß das geriatrische Assessment die physischen, psychischen und sozialen Dimensionen von Gesundheit erfassen, um ein genaues Bild der Lebensumstände, Lebensführung und Selbsthilfefähigkeit des älteren Patienten zu erhalten. Im folgenden wird auf die für das geriatrische Assessment bedeutsamen Inhalte der einzelnen Gesundheitsebenen eingegangen.

Physische Gesundheit
Bei multimorbiden geriatrischen Patienten besteht sehr häufig eine Multimedikation. Die genaue Medikamentenanamnese ist deshalb sehr wichtig. Eine nicht korrekte Verordnung oder Einnahme von Medikamenten kann erhebliche gesundheitliche Störungen zur Folge haben und Ursache einer Hospitalisierung sein. Im Rahmen der Anamnese muß zudem gezielt nach Immobilität, Stürzen, Inkontinenz und chronischen Schmerzen gefragt werden. Stürze sind bei älteren Menschen häufig. Durch ein einfaches Assessment können Risikopatienten erkannt und eine entsprechende Sturzprävention durchgeführt werden. Eine Harninkontinenz wird nur selten diagnostiziert, weil der Patient sie aus Scham verschweigt. Sie kommt aber bei bis zu 30 % der ambulant behandelten älteren Menschen vor und bringt immense Belastungen und soziale Auswirkungen für die Betroffenen mit sich. Zunehmende Immobilität führt zu wachsender Hilfsbedürftigkeit. Dies hat oft den Zusammenbruch des häuslichen Versorgungssystemes zur Folge.

Chronische Schmerzzustände sind im Alter weit verbreitet und stellen einen der häufigsten Gründe dar, weshalb die Patienten ihren Hausarzt aufsuchen. Chronische Schmerzattacken beeinträchtigen die Lebensqualität stark und können Depressionen verschlimmern oder hervorrufen. Chronische Schmerzen sind zudem ein Risikofaktor für Malnutrition. Die Beurteilung des Ernährungszustandes ist ein weiterer wichtiger Punkt, da Malnutrition Auswirkungen auf Rekonvaleszenz, Immunabwehr etc. hat.

Psychische Gesundheit
Akute Verwirrtheit tritt bei geriatrischen Patienten im Rahmen vieler akuter Erkrankungen auf. Diese ist potentiell reversibel und muß von Verwirrtheitszuständen bei Demenz unterschieden werden. Die hohe Prävalenz der Demenz und Depression bei älteren Menschen muß ebenfalls in der Diagnostik berücksichtigt werden. Die Differentialdiagnose zwischen Demenz und Depression kann ebenso schwierig sein wie die Diagnose einer Depression bei Demenz, da sich Depression im Alter wenig in somatischen Symptomen manifestiert, sondern eher in Störungen der Stimmung, des Antriebs und der kognitiven Fähigkeiten.

Selbsthilfefähigkeit
Der Verlust an Selbsthilfefähigkeit des geriatrischen Patienten ergibt sich aus seinen krankheitsbedingten Funktionseinbußen sowie seinem kognitiven und emotionalen Zustand. Ein Teil der multimorbiden Patienten hat keine wesentliche Behinderung. Andererseits kann bereits eine einzelne Erkrankung (z. B. Schlaganfall) erhebliche Funktionseinbußen mit sich bringen. Art und Anzahl von Diagnosen korrelieren also nur lose mit dem Grad der Selbständigkeit eines Patienten. Die Funktionseinbußen sind jedoch häufig limitierende Faktoren bei der Wiedereingliederung eines Patienten in seinen häuslichen Bereich und müssen bei der Therapieplanung berücksichtigt werden.

Soziale Gesundheit, ökonomischer Status, Lebensqualität
Nicht zuletzt die soziale und ökonomische Situation entscheidet darüber, was ein krankheitsbedingter Funktionsverlust für den Menschen bedeutet. Ein Patient nach einem Schlaganfall, der aufgrund einer Hemiparese immobil geworden ist, kann bei einem guten sozialen Netz sein weiteres Leben zu Hause im Kreis der Familie oder anderer Pflegepersonen führen. Patienten mit fehlender sozialer Absicherung sind in der Regel auf institutionalisierte Hilfen angewiesen (Alten- bzw. Pflegeheim). Ältere Menschen, die sozial gut integriert sind, erholen sich im Krankheitsfall besser und haben eine längere Lebenserwartung. Soziale Isolation ist ein Risikofaktor hinsichtlich Morbidität und Mortalität. Bei der Beurteilung der sozialen Situation müssen im besonderen Maße die sozialen Beziehungen, die Aktivitäten, Hobbies und Interessen, das soziale Umfeld mit Erfassung der Wohnsituation und die soziale Unterstützung insbesondere bei eventuellen Notfällen berücksichtigt werden. Problematisch ist eine Bewertung im Summenscore, da in jedem Einzelfall bestimmte Punkte subjektiv eine besondere Bedeutung haben können. Es ist daher notwendig, die Gewichtung der Probleme durch den Patienten in das therapeutische Konzept miteinzubeziehen. Dies gilt insbesondere bei der Erfassung der Lebensqualität. Hier ist man grundsätzlich auf die subjektive Beurteilung durch den Probanden angewiesen.

21.3.4
Assessmentinstrumente

Für die einzelnen Dimensionen, die im geriatrischen Assessment erfaßt werden, wurde in den letzten beiden Jahrzehnten eine Reihe verschiedener Befragungen und Tests entwickelt. Von der Amerikanischen Gesellschaft für Geriatrie, der Britischen Gesellschaft für Geriatrie und der Britischen Gesellschaft der Allgemeinärzte sowie einer deutsch-schweizerischen Arbeitsgruppe wurden Empfehlungen zur Durchführung bestimmter Befragungen und Testverfahren erarbeitet (A report of joint workshops 1992; Hofmann et al. 1995; National Institutes of Health 1987). Dabei wurden methodische Kriterien (Reliabilität, Validität, Sensitivität) berücksichtigt und die Praktikabilität beurteilt.

Ein Meßinstrument muß in der Lage sein, die Dimension, die es vorgibt zu überprüfen, auch tatsächlich zu messen (Validität). Daneben müssen mit einem standardisierten Meßverfahren 2 unabhängige Untersucher zum selben Ergebnis kommen (Interraterreliabilität) und wiederholte Untersuchungen desselben Patienten das gleiche Ergebnis bringen (Test-Retest-Reliabilität). Ein Test muß auch bei Patientengruppen aus verschiedenen sozioökonomischen Verhältnissen gleich zuverlässig sein. Ein Test, der einen Verlauf dokumentieren soll, muß klinisch wichtige Veränderungen im Zustand des Patienten erfassen (Unterschiedssensitivität). Je gröber das Design eines Tests ist, um so höher ist die Wahrscheinlichkeit, daß evtl. wichtige diskrete Veränderungen im Zustand des Patienten mit diesem Test nicht erfaßt werden.

Bei vielen Tests werden die Punktzahlen einzelner Testabschnitte zu einer Gesamtsumme addiert. Solche Gesamtergebnisse können für die Beschreibung der Gesamtfunktion sinnvoll sein, sie können aber auch ebensoviel an Information verbergen, wie sie offenbaren. Eine Veränderung in 1 oder 2 Variablen kann für den einzelnen Patienten eine Verbesserung entscheidender Funktionen bedeuten, wird sich aber im Gesamtergebnis möglicherweise kaum oder gar nicht niederschlagen.

Auf der Ebene der Alltagsaktivitäten ist zwischen einer Befragung zu diesen Fähigkeiten und Funktionstests („performance tests") zu unterscheiden, bei denen der Patient aufgefordert wird, eine bestimmte Aufgabe durchzuführen. Diese Aufgaben sollen Situationen des alltäglichen Lebens simulieren und Rückschlüsse über deren Problembewältigung zulassen. Der Vorteil dieser Funktionstests liegt darin, daß die aktuellen Fähigkeiten des Patienten zur Bewältigung einer bestimmten Aufgabe in standardisierter Form festgehalten werden können. Handelt es sich dabei um Tests, deren Zeitdauer gemessen wird, sind sie auch für eine Verlaufskontrolle sehr gut geeignet. Einschränkend ist jedoch festzuhalten, daß mit dem Testaufbau eine Alltagssituation simuliert werden soll, diese jedoch nicht den realen Gegebenheiten in der häuslichen Situation entspricht. Die Ergebnisse der Funktionstests werden zudem durch die zwischenmenschlichen Interaktionen beeinflußt und sind von der Kooperation und Motivation der Testperson abhängig.

Bei den Befragungen zu den Aktivitäten des täglichen Lebens muß unterschieden werden, zwischen der Befragung des Patienten selbst („self-report") und der Befragung von Angehörigen oder Pflegepersonen („proxy-report"). Die Selbstbewertung durch den Patienten ist weniger aufwendig, bei kognitiv eingeschränkten Patienten jedoch auch wenig verläßlich. Bei der Bewertung durch Angehörige oder Pflegepersonen können Fehler durch mangelhafte Beobachtung oder subjektive Bewertungskriterien entstehen. In einer Untersuchung von Rubenstein (Rubenstein et al. 1984b) stellte sich heraus, daß die Patienten selbst ihre Fähigkeiten eher zu hoch einschätzten, während Familienangehörige oder Pflegepersonen diese eher unterbewerten. Eine genaue Einschätzung der Aktivitäten des täglichen Lebens erfordert die Unterscheidung, was der Patient möglicherweise unter bestimmten Umständen noch tun kann und was er auch tatsächlich durchführt (Magaziner et al. 1997).

Eine repräsentative Auswahl von Befragungen und Funktionstests für die einzelnen Bereiche, die in einem umfassenden geriatrischen Assessment überprüft werden, ist in der nachfolgenden Tabelle 21-3 zusammengestellt. Aufgeführt sind solche Instrumente, die international weit verbreitet angewendet werden, reliabel und valide sind. Besonders berücksichtigt wurden Meßverfahren, die auch in deutscher Übersetzung vorliegen (Nikolaus 1996).

21.3.5
Physische Gesundheit

Fragebogen zu den Aktivitäten des täglichen Lebens

Ein Kernbestandteil jeder Beurteilung funktioneller Fähigkeiten stellt die Erhebung sog. basaler Aktivitäten des täglichen Lebens (BADL) sowie erweiterter oder instrumenteller Aktivitäten des täglichen Lebens (IADL) dar. Mit der Erfassung dieser Aktivitäten läßt sich das Ausmaß der basalen Selbsthilfefähigkeit älterer Menschen bestimmen. Zu den basalen Aktivitäten des täglichen Lebens gehören Essen, Waschen und Baden, Harn- und Stuhlkontinenz, Toilettenbenutzung, Transfer, Ankleiden, Laufen und Treppen steigen. Bei den erweiterten oder instrumentellen

Tabelle 21-3. Ausgewählte Meßinstrumente für verschiedene Bereiche des geriatrischen Assessments

Instrument	Bewertete Funktionen/geprüfte Funktion/überprüfter Bereich
Physische Gesundheit/Funktionelle Fähigkeiten	
Barthel-ADL[a] (Befragung)	Basisaktivitäten des täglichen Lebens (Essen, Baden, Waschen, Ankleiden, Urin-/Stuhlkontrolle, Toilettenbenutzung, Bett/Stuhltransfer, Laufen, Treppensteigen)
Katz-ADL[a] (Befragung)	Basisaktivitäten des täglichen Lebens (Ankleiden, Austehen, Baden, Essen, Kontinenz, Toilettenbenutzung)
Rivermead-ADL(Befragung)	Basisaktivitäten und Aktivitäten zur selbständigen Lebensführung (Essen bereiten, Wäsche waschen, Betten machen, Geldgeschäfte erledigen, Einkäufe machen, Benutzung öffentlicher Verkehrsmittel etc.)
Lawton-IADL[a] (Befragung)	Aktivitäten zur selbständigen Lebensführung(Telefonieren, Einkaufen, Kochen, Wäsche waschen, Haushalt führen, Finanzen regeln, Benutzung öffentlicher Verkehrsmittel, Medikamenteneinnahme)
Frenchay Activities Index (Befragung)	Aktivitäten zur selbständigen Lebensführung (Essen bereiten, abwaschen, Wäsche waschen, Einkaufen, schwere Hausarbeit, Hobbies, soziale Aktivitäten, Bücher lesen, Gartenarbeit, Auto fahren, Busbenutzung)
Timed Manual Performance Test (TMPT)[a] (Performance)	Öffnen haushaltsüblicher Schlösser (Teil 1)Satz schreiben, Karten umdrehen, kleine Gegenstände bewegen, Essen simulieren, Damesteine aufstapeln (Teil 2)
Physical Performance Test (PPT)[a] (Performance)	Einige Aufgaben des TMPT sowie Buch aufheben und in ein Regal stellen, Jacke an- und ausziehen, Münze vom Boden aufheben, sich um die Körperachse drehen, 15 m gehen, Treppen steigen
Timed Test of Money Counting (TTMC)[a] (Performance)	Zählen eines definierten Geldbetrags in einer standardisierten Geldbörse
Timed „Up and Go"[a] (Performance)	Aus einem Stuhl mit Armlehne aufstehen, 3 m gehen und sich wieder hinsetzen
Mobilitätstest[a] (Performance Oriented Mobility Assessment) (Performance)	Prüfung von Stand und Balance sowie Beurteilung des Gangbildes
Handkraft[a] (Performance)	Zusammendrücken eines Gummiballons mit der dominanten Hand
„Functional reach"[a] (Performance)	Prüfung der Balance durch Stehen und standardisiertes Vorbeugen
Kognitive Leistungsfähigkeit	
Mini-Mental State Examination (MMSE)[a]	Orientierung z. Z., Ort und Person, Gedächtnis, Aufmerksamkeit, Benennen, Lesen, Schreiben, visuell-konstruktive Fähigkeiten, Rechnen
Short Portable Mental Status Questionnaire (SPMSQ)[a]	Orientierung z. Z., Ort und Person, Rechnen, Gedächtnis
Zahlenverbindungstest[a]	Kognitives Leistungstempo
Syndrom Kurztest (SKT)[a]	Aufmerksamkeit und Gedächtnis
Clock Completion Test (CCT)[a]	Einzeichnen von Uhrziffern in einen vorgebenen Kreis
Clinical Dementia Rating (CDR)	Fremdbeurteilung zur Orientierung, Gedächtnis, Problemlösung, Hobbies, Selbständigkeit
Brief Assessment Interview (BAI)[a]	Demenz, Depression
Hachinski-Ischämie-Skala (HIS)[a]	Differenzierung zwischen Demenz vom Alzheimer-Typ und der Multi-infarktdemenz
Emotionales Befinden	
Geriatrische Depressionsskala (GDS)[a]	Depression
Beck Depression Inventory[a]	Depression
Zung Self-Rating-Depressionsskala	Depression
Hamilton Depression Inventory	Depression, Angst
Allgemeine Depressionsskala (CES-D Scale)[a]	Depression
SCL-90 R Symptom-Checkliste[a]	Depression, Angst, Aggressivität, psychotischesund paranoides Denken
Soziale Situation	
Social Interview Schedule (SIS)[a]	Wohnen, Hausarbeit, Rollenzufriedenheit, Freizeit, Kontakte, Partnerschaft
Lubben Social Support Scale	Soziales Netzwerk
OARS Social Resources Scale	Soziale Kontakte und Aktivitäten, ökonomische Ressourcen
Soziale Situation (SoS)[a]	Soziale Kontakte, Aktivitäten, Wohnsituation, ökonomische Ressourcen

[a] Übersetzungen/Handlungsanleitungen in Deutsch.

Tabelle 21-3 (Fortsetzung)

Instrument	Bewertete Funktionen/geprüfte Funktion/überprüfter Bereich
Spezielle Anwendungsgebiete	
Mini Nutritional Assessment	Malnutrition
Nutritional Risk Measure	Malnutrition
Nutritional Risk Assessment Scale[a]	Malnutrition
Norton-Scale	Dekubitus
Braden-Scale	Dekubitus
Geriatrischer Schmerzbogen[a]	Chronischer Schmerz
Schmerzanamnesebogen[a]	Chronischer Schmerz
Nottingham Health Profile (NHP)[a]	Lebensqualität
Sickness Impact Profile (SIP)[a]	Lebensqualität
Philadelphia Geriatric Morale Scale	Lebensqualität, Moral
Care-giving Burden Scale (CBS)	Pflegebelastung
Häusliche Pflegeskala (HPS)[a]	Belastung pflegender Angehöriger
Minimum Data Set (MDS)[a]	Patientenbeurteilung in der Langzeitpflege
Nurses' Observation Scale for Geriatric Patients (NOSGER)[a]	Beurteilung von Patienten mit gerontopsychiatrischen Verhaltensauffälligkeiten

Aktivitäten des täglichen Lebens werden Verrichtungen wie Einkaufen, Kochen, Haushaltsführung, Wäsche waschen, Telefonieren, Benutzung von Verkehrsmitteln, Regelung der Finanzen und Einnahme von Medikamenten überprüft.

Die IADL-Funktionen sind komplexer als die ADL-Funktionen und stehen in einer streng hierarchischen Ordnung über diesen, weshalb eine Überprüfung der IADL-Funktionen nur bei intakter ADL-Funktion für sinnvoll gehalten wird. Defizite in den IADL-Funktionen kommen häufiger vor und treten früher auf als Defizite bei den ADL-Funktionen, weil mit dem IADL-Index komplexere und hierarchisch höher stehende Funktionen erfaßt werden. Viele Menschen sind innerhalb ihrer Wohnung noch selbständig, benötigen jedoch Hilfe beim Einkaufen und bei der Zubereitung des Essens. Auch innerhalb der ADL-Funktionen besteht eine feste Hierarchie. So vollzieht sich die Wiedererlangung der Funktionen in einer streng festgelegten Reihenfolge, die der Entwicklung und Reifung dieser Fähigkeiten in der Kindheit entspricht. Zuerst wird die Unabhängigkeit beim Essen und die Kontinenz wiedergewonnen, danach die Selbständigkeit beim Transfer und beim Gang zur Toilette. Unabhängigkeit beim Baden oder Ankleiden wird zuletzt erlangt (Katz et al. 1963). Hieraus ergibt sich, daß es im Verlauf eines therapeutischen Prozesses wenig Sinn macht, in der Hierarchie höher stehende Tätigkeiten einzuüben, bevor nicht niedrigere Funktionen beherrscht werden.

Bei einer sekundären Analyse mehrerer Studien zum Gesundheitszustand älterer Menschen zeigte sich, daß Patienten mit Defiziten in den IADL-Funktionen im Vergleich zu völlig Selbständigen ein erhöhtes Risiko hatten, auch in den BADL abhängig zu werden. Bereits vorhandene Behinderungen erschweren rehabilitative Massnahmen (Valderrama-Gama et al. 1998). Ebenso fand sich bei diesen Patienten gegenüber den ganz Unabhängigen ein erhöhtes Mortalitätsrisiko. In allen Studien zeigte sich für Personen mit Defiziten im IADL- und BADL-Index im Vergleich zu weniger abhängigen Personen ein deutlich gesteigertes Mortalitätsrisiko (Inouye et al. 1998).

Die Bedeutung der Fragebogen zu den Aktivitäten des täglichen Lebens besteht in der einfachen Ansetzbarkeit im klinischen Alltag. Da die Skalen nicht von den Angaben der Patienten selbst abhängig sind sondern die entsprechenden Informationen durch Fremdbeobachtung gewonnen werden können, sind diese Instrumente auch bei Patienten mit leicht bis mäßigen Graden von Demenz einsetzbar, und es läßt sich die Pflegeintensität bei Patienten sowohl im Krankenhaus, zu Hause als auch im Pflegeheim im Zeitvergleich abschätzen. ADL-Skalen sind prädiktiv für das Risiko einer Pflegeheimeinweisung (Nikolaus et al. 1995). Mit ihrer Hilfe lassen sich in den epidemiologischen Studien funktionelle Veränderungen analysieren. Bei ihrer wiederholten Anwendung lassen sich Behandlungsfort- bzw. -rückschritte dokumentieren. Der Vergleich mit anderen Kliniken, die Patienten mit ähnlichen funktionellen Defiziten behandeln, kann der Qualitätskontrolle dienen.

Es gibt jedoch auch einige methodische Probleme mit dem ADL-IADL-Konzept. So sind die Instrumente in der Regel so angelegt, daß von der Additivität der einzelnen Items ausgegangen wird, ohne daß der Effekt, den ein Funktionsdefizit für die anderen Funktionen hat, genauer angeben werden kann. Summierung über verschiedene Dimensionen führt oft zur Nichtbeachtung von Defiziten in Teilbereichen. Die Durchführung der Befragung oder Beobachtung in anderen Umgebungen kann zur Unter- oder Überschätzung führen und die Angaben von Angehörigen, Betroffenen und medizinischem Fachpersonal führen oft zu divergierenden Beurteilungen. Viel zu wenig beachtet wird oft die Kooperationsfähigkeit und der Wille der Untersuchten zur Teilnahme. Zu wenig berücksichtigt wird auch die subjektive Bewertung der Patienten, was die Hierarchie der funktionellen Defizite betrifft. Bei all den Instrumenten muß daran gedacht werden, daß diese letztendlich nur ein Ersatz für eine teilnehmende Beobachtung im häuslichen Kontext des Betreffenden darstellen.

Im folgenden wird entsprechend den Empfehlungen der Arbeitsgruppe Geriatrisches Assessment (AGAST) der Barthel-Fragebogen zur Erfassung der Alltagsaktivitäten vorgestellt (Hofmann et al. 1995). Daneben gibt es eine Vielzahl weiterer Fragebögen, die die basalen und erweiterten Aktivitäten des täglichen Lebens erfassen.

Barthel-Index

Der Barthel-Index wurde 1965 eingeführt und war ursprünglich zur Beurteilung des funktionellen Status von Patienten mit neuromuskulären und muskoskelettalen Störungen in einem Hospital für chronisch Kranke im US-Bundesstaat Maryland entwickelt worden (Mahoney u. Barthel 1965). Die Autorinnen (Ärztin und Physiotherapeutin) entwickelten dieses Verfahren zur Erfassung grundlegender Alltagsfunktionen. Es hat sich zur Beurteilung von alten Patienten, neben der bereits erwähnten Patientengruppe mit neuromuskulären oder muskuloskelettalen Erkrankungen, gut bewährt und deshalb eine weite Verbreitung in der Geriatrie gefunden (Solomon 1988).

Der Barthel-Index enthält 10 in 5, 10 oder 15-Punkte-Schritten unterschiedlich gewichtete Items. Maximal können 100 Punkte vergeben werden, er ist ordinal skaliert. Für jede Funktion, die vollständig selbständig geleistet werden kann, erhält der Patient die maximale Punktzahl. Wird leichte Hilfe oder Supervision benötigt, so wird nicht mehr die volle Punktzahl gegeben. Kein Punkt wird gegeben, wenn die erforderte Leistung überhaupt nicht selbständig erbracht werden kann. In zahlreichen Studien konnte eine prognostische Aussagekraft für den Verlauf therapeutischer Interventionen festgestellt werden (Nikolaus et al. 1996a). Die Bewertung erfolgt durch den Interviewer und basiert auf Beobachtung oder Einschätzung. Am zuverlässigsten wird der Barthel-Index von Pflegekräften erhoben (Weinberger et al. 1992).

In den oberen Bereichen, nahe der maximalen Punktezahl von 100, die eine Unabhängigkeit in funktionellen Basisfunktionen ausdrückt, kann dennoch Unterstützungsbedarf bestehen. Fehlende Aktivitäten, die allerdings durch Außenanregungen stimulierbar wären und zu denen sich der Patient durch bloße Anwesenheit einer Betreuungsperson aus Sicherheitsgründen in der Lage fühlen würde, werden ebensowenig wie Geschwindigkeitsaspekte erfaßt. Seine Unterschiedssensitivität ist begrenzt, so können beispielsweise auch Patienten mit einem Barthel-Index von 100 Punkten noch gravidierende Abhängigkeiten in den IADL aufweisen, die entsprechend in der Behandlung berücksichtigt werden müssen, aber nicht mehr im ADL-Index erfaßt werden („ceiling"-Effekt). In solchen Fällen muß ein zusätzliches Instrument ausgewählt werden, das die IADL überprüft.

Kleinere Behandlungsfortschritte können der groben Skalierung im Barthel-Index entgehen. Es wurden daher einige Modifikationen vorgenommen, um diese Insensitivität zu verbessern, innerhalb des Rahmens von weiterhin bestehenden 100 Punkten. Man muß jedoch davon ausgehen, daß diese modifizierten Barthel-Indizes eine geringere Reliabilität aufweisen und in ihrer Handhabung komplexer sind.

Die Gesamtpunktzahl des Barthel-Index ist bei der Beurteilung der funktionellen Fähigkeiten und auch des Therapieverlaufs weniger wichtig als die Ergebnisse der einzelnen ADL-Funktionen, da diese die individuellen Defizite, Therapiefort- oder -rückschritte anzeigen. Häufig ist die Veränderung von Einzelwerten wichtiger als die Veränderung der Gesamtpunktzahl. Die Zurückerlangung der Kontinenz beispielsweise kann für den einzelnen von entscheidender Bedeutung sein, wird sich aber im Gesamtergebnis evtl. kaum bemerkbar machen. Es ist weiterhin zu berücksichtigen, daß die gleiche Punktzahl für verschiedene Patienten ganz unterschiedliche Auswirkungen haben können. Ein Patient mit einer guten sozialen Unterstützung kann seine Einschränkung besser kompensieren als ein anderer Patient mit der gleichen Punktzahl ohne Unterstützung.

Der Barthel-Index kann als Standardinstrument zur Beurteilung der basalen Alltagsaktivitäten empfohlen werden. Er ist international weit verbreitet, es liegen zahlreiche Studien zur Validität und Reliabilität vor. Er ist reliabel bezüglich Test-Retest, zwischen Beobachtern („interrater"), als Befragungsinstrument oder als Beobachtungsinstrument, in seiner Telefonversion sowie in verschiedenen klinischen Strukturen. Die Handhabung ist sehr einfach und seine Durchführung dauert bei vielen Patienten nicht mehr als 3–4 min. Eine wiederholte Beurteilung zum Verlauf und zur Therapiekontrolle ist daher einfach möglich.

Seine Anwendung wird neben der AGAST von der Amerikanischen Gesellschaft für Geriatrie, der Britischen Gesellschaft für Geriatrie und der Bri-

Tabelle 21-4. Aktivitäten des täglichen Lebens (Barthel-Index)

Zeitpunkt	Punkte: A	B
Essen:		
Unabhängig, ißt selbständig, benutzt Geschirr und Besteck	10	10
Braucht etwas Hilfe, z. B. Fleisch oder Brot schneiden	5	5
Nicht selbständig, auch wenn o.g. Hilfe gewährt wird	0	0
Bett/(Roll-)Stuhltransfer:		
Unabhängig in allen Phasen der Tätigkeit	15	15
Geringe Hilfen oder Beaufsichtigung erforderlich	10	10
Erhebliche Hilfe beim Transfer, Lagewechsel, Liegen/Sitz selbständig	5	5
Nicht selbständig, auch wenn o.g. Hilfe gewährt wird	0	0
Waschen:		
Unabhängig beim Waschen von Gesicht, Händen; Kämmen, Zähneputzen	5	5
Nicht selbständig bei o.g. Tätigkeit	0	0
Toilettenbenutzung:		
Unabhängig in allen Phasen der Tätigkeit (inkl. Reinigung)	10	10
Benötigt Hilfe, z. B. wegen unzureichenden Gleichgewichtes od. bei Kleidung/Reinigung	5	5
Nicht selbständig, auch wenn o.g. Hilfe gewährt wird	0	0
Baden:		
Unabhängig bei Voll- oder Duschbad in allen Phasen der Tätigkeit	5	5
Nicht selbständig bei o.g. Tätigkeit	0	0
Gehen auf Flurebene bzw. Rollstuhlfahren:		
Unabhängig beim Gehen über 50 m, Hilfsmittel erlaubt, nicht Gehwagen	15	15
Geringe Hilfe oder Überwachung erforderlich, kann mit Hilfsmittel 50 m gehen	10	10
Nicht selbständig beim Gehen, kann aber Rollstuhl selbständig bedienen, auch um Ecken und an einen Tisch heranfahren, Strecke mindestens 50 m	5	5
Nicht selbständig beim Gehen oder Rollstuhlfahren	0	0
Treppensteigen:		
Unabhängig bei der Bewältigung einer Treppe (mehrere Stufen)	10	10
Benötigt Hilfe oder Überwachung beim Treppesteigen	5	5
Nicht selbständig, kann auch mit Hilfe nicht Treppe steigen	0	0
An- und Auskleiden:		
Unabhängig beim An- und Auskleiden (ggf. auch Korsett oder Bruchband)	10	10
Benötigt Hilfe, kann aber 50% der Tätigkeit selbständig durchführen	5	5
Nicht selbständig, auch wenn o.g. Hilfe gewährt wird	0	0
Stuhlkontrolle:		
Ständig kontinent	10	10
Gelegentlich inkontinent, maximal einmal/Woche	5	5
Häufiger/ständig inkontinent	0	0
Urinkontrolle:		
Ständig kontinent, ggf. unabhängig bei Versorgung eines DK/Cystofix	10	10
Gelegentlich inkontinent, maximal einmal/Tag, Hilfe bei externer Harnableitung	5	5
Häufiger/ständig inkontinent	0	0
Gesamtpunkte:		

tischen Gesellschaft für Allgemeinärzte empfohlen (Tabelle 21-4).

Performance-Testverfahren

Die Aktivitäten des täglichen Lebens werden häufig überprüft, indem Patienten selbst oder Angehörige befragt werden. Bei stationären Aufenthalten erfolgt diese teilweise durch Beobachtung der Patienten durch das Pflegepersonal. Diese Art der Informationsvermittlung hat einige Vorteile, jedoch auch einige gravierende Nachteile. So sind die Angaben von nahen Verwandten abhängig von ihrer Beobachtungsgabe und der Zeit, die sie mit den betreffenden Personen verbringen. Vergleicht man die Angaben, die Patienten selbst machen, und die Angaben von Angehörigen mit denen von geschultem Pflegepersonal, so zeigt sich, daß Patienten dahin tendieren, ihre eigene funktionelle Kapazität höher einzuschätzen, während Angehörige oder nahe Freunde die funktionellen Fähigkeiten eher unterschätzen.

Dies führte zu einer Entwicklung von leistungsbezogenen standardisierten Testverfahren, die Alltagsaktivitäten simulieren. In genau festgelegten Räumlichkeiten sowie mit standardisierter Ausstattung wird der Proband gebeten, eine entsprechende Aufgabe durchzuführen. Das Ergebnis stellt beispielsweise die Zeit dar, die für die Ausführung notwendig ist oder die Anzahl von Wiederholungen in einem bestimmten Zeitraum. Manche Messungen wie z. B. die Handkraft oder auch die Balance sind sehr einfach durchzuführen und durch die standardisierte Vorgehensweise nicht so sehr von subjektiven Beurteilungen des Untersuchers beeinflußt. Manche Performance-Untersuchungen beurteilen sehr viel komplexere Aufgabenstellungen und versuchen damit, Bereiche aus den BADL bzw. IADL nachzustellen.

Welches sind die Vor- und welches die Nachteile einer solchen Vorgehensweise? Eine objektive Beurteilung besteht darin, eine Person eine bestimmte konkrete Aufgabe praktisch durchführen zu lassen und das Ergebnis anhand standardisierter Kriterien zu bewerten. Ein großes Problem jeder Funktionsmessung besteht darin, daß derzeit kein Gold-Teststandard zur Validitätsprüfung verfügbar ist und auf Ersatzindikatoren wie Inanspruchnahme von Ressourcen des Gesundheitssystems oder Mortalität zurückgegriffen werden muß.

Bei Fragebögen zu funktionellen Fähigkeiten werden oft summarisch komplexe Handlungsabläufe auf eine Antwortmöglichkeit reduziert, so daß oft nicht präzise definiert werden kann, was der Untersuchte nun genau nicht kann, Beispiel: Benötigen sie beim Essen Hilfe?

Eine leistungsorientierte Untersuchung hat den Vorteil, sehr viel genauer Leistungsvorgaben zu bieten und deren Erfüllung auch genau messen zu können. So läßt sich z. B. die Frage nach Problemen beim Laufen mit den möglichen Antwortkategorien von wenig bis groß weniger beantworten als eine Messung der Zeit, die ein Patient wirklich für eine definierte Wegstrecke braucht. Nicht nur auf der Ebene der Validität haben diese Instrumente einen zumindest theoretischen Vorteil, sondern ebenso hinsichtlich der Reliabilität, wie beispielsweise der Geh-Test gezeigt hat. Dies gilt ebenso für die Sensitivität, auch geringe Veränderungen des Funktionszustandes zu erfassen.

Eines der Hauptprobleme jeglicher Messung liegt darin, das maximale tatsächliche Leistungsvermögen zu bestimmen, denn oft verhindern Faktoren der augenblicklichen Umgebung (z. B. Krankenhaus), Motivationsfaktoren oder eigene Über- oder Unterschätzung die konkrete aktuelle Leistungsbestimmung. Performance-Untersuchungen werden zwar auch von der kognitiven Leistungsfähigkeit beeinflußt, jedoch nicht in diesem Maße wie Befragungen zu Alltagsaktivitäten, da ein wichtiges Eingangskriterium zur Durchführung von Performance-Tests das Verstehen der Instruktionen ist.

Im Gegensatz zu einfachen Fragebögen sind Performance-Messungen in der Regel zeitaufwendiger. Häufig ist ein spezieller Raum und eine genau festgelegte Ausstattung notwendig; dies beschränkt seine Anwendbarkeit häufig auf Kliniken. Man kann zudem nicht immer direkt von der künstlichen Laborsituation auf die Fähigkeit des Probanden schließen, in seiner gewohnten Umgebung entsprechende Tätigkeiten auszuführen. Performance-Untersuchungen bergen das Risiko einer Verletzung in sich. Nicht alle Performance-Meßergebnisse haben einen direkt umsetzbaren praktischen Nutzen, beispielsweise die Messung der Gehgeschwindigkeit oder die Zeit, 5mal von einem Stuhl aufzustehen und sich wieder hinzusetzen.

Unstrittig ist jedoch, daß die Performance-Untersuchungen wichtige Informationen liefern können, die der Proband oder nahe Angehörige nicht präzise berichten. So zeigte sich z. B. in einer Studie (Sager et al. 1992), daß über 25% der Personen, die angaben, keine Hilfe beim Baden oder Anziehen zu brauchen, entweder Hilfe benötigten oder überhaupt nicht in der Lage waren, diese Aktivitäten durchzuführen. Ein weiterer Vorteil der Performance-Messungen besteht darin, daß bei einigen Handlungen die Performance-Untersuchungen genauerer Rückschlüsse zulassen, wie hoch das Ausmaß der funktionellen Fähigkeiten ist. So zeigte sich beispielsweise in einer prospektiven Untersuchung bei Personen, die angaben, keine Hilfe bei den Aktivitäten des täglichen Lebens zu benötigen, Treppen zu steigen oder etwa einen Kilometer zu gehen, eine alters- und geschlechtsabhängige Abnahme der Performance-Scores. In dieser Studie hatten sogar einige, die angaben, beeinträchtigt bei den Aktivitäten des täglichen Lebens zu sein, relativ hohe Punktwerte, während ein kleiner Anteil von denen, die angaben, keine Beeinträchtigungen zu haben, mit ihren Punktewerten darunter lagen (Guralnik u. Winograd 1994). Dies zeigt die große Spannbreite, wenn man die Angaben der Person selbst bei der Gruppeneinteilung zugrunde legt.

In mehreren prospektiven Studien konnte gezeigt werden, daß die Performance-Tests eine hohe prädiktive Wertigkeit in der Verlaufsbeobachtung haben. So zeigte sich z. B. beim Timed-Manual-Performance-Test, daß Ergebnisse dieser Untersuchung eine prognostische Wertigkeit hinsichtlich des zukünftigen Bedarfs an ambulanter Hilfe hatten (Williams u. Hornberger 1984). In anderen Untersuchungen konnte die prädiktive Wertigkeit von Performance-Untersuchungen hinsichtlich Behinderung, Pflegeheimeinweisung und Tod demonstriert werden (Reuben et al. 1992).

Ein weiterer Vorteil der Performance-Untersuchungen ist die hohe Sensitivität hinsichtlich Veränderungen über einen gewissen Zeitraum hinweg oder infolge von therapeutischen Interventionen (Ikegami 1995). In der EPESE-(Established Populations for Epidemiologic Studies of the Elderly-) Studie zeigte sich, daß Performance-Messungen gute Indikatoren für eine zukünftige Behinderung bei Probanden waren, die zum Zeitpunkt der Erstuntersuchung keine Beeinträchtigung bzw. Behinderung aufwiesen (Guralnik et al. 1995). Zu guter Letzt können Performance-Untersuchungen, insbesondere wenn sie sich auf mehrere funktionelle Fähigkeiten beziehen, Erkenntnisse über den Behinderungsprozeß bringen. Betrachtet man beispielsweise einen Patienten, der unter Diabetes mellitus, Gonarthrose und grauem Star leidet und Schwierigkeiten bei der täglichen Hausarbeit hat, so lassen sich mit Performance-Untersuchungen einzelne Komponenten, die zu diesen Schwierigkeiten beitragen, identifizieren.

Die normale klinische Untersuchung schließt leistungsorientierte Tests wie z.B. den Finger-Nase-Versuch mit ein. Standardisierte Meßverfahren sind vor allen Dingen in der Rehabilitation entwickelt worden. Dort finden sich sowohl ADL-Skalen, in die Leistungsaufgaben integriert sind, wie die Rivermead-ADL-Skala, als auch spezifische Beurteilungen für motorische Komponenten. Andere Entwicklungen betreffen z.B. die Fallneigung oder das präzise Messen des Gehens sowie anderer Körperfunktionen. Zahlreiche standardisierte Performance-Instrumente sind in der jüngeren Zeit konzipiert worden. Auf die von AGAST empfohlenen Tests soll im folgenden ausführlicher eingegangen werden.

Timed-Test of Money-Counting
Beim Timed-Test of Money-Counting wird der Proband gebeten, aus einer präparierten Geldbörse sämtliches Geld herauszunehmen und den Betrag zusammenzuzählen. Die Zeit bis zur korrekten Nennung des Betrags wird gestoppt. Überprüft werden bei diesem Test die manuelle Geschicklichkeit, die rechnerische Fähigkeit und der Visus. Der kompetente Umgang mit Geld ist für eine selbständige Lebensführung essentiell. Es konnte gezeigt werden, daß der Test eine prädiktive Validität hat hinsichtlich des zukünftigen Hilfebedarfs. In einer prospektiven Untersuchung zeigten die Probanden, die für den Test weniger als 45 s benötigt hatten, nach 18 Monaten nur einen geringen Bedarf an ambulanter Hilfe. Probanden, die für die Durchführung der Aufgaben mehr als 70 s benötigten, waren jedoch nach 18 Monaten in erheblichem Umfang auf fremde Hilfe angewiesen (Nikolaus et al. 1995).

Timed-Up-and-Go-Test
Der Timed-Up-and-Go-Test ist eine Weiterentwicklung des Tests von Matthias et al. (1986). Er besteht darin, Patienten in standardisierter Weise von einen Stuhl aufstehen, 3 m laufen und sich wieder hinsetzen zu lassen. Dabei wird die Zeit gemessen, die der Proband hierfür benötigt (Podsiadlo u. Richardson 1991). Der Test zeigt eine ausreichende Sensitivität für Veränderungen der Mobilität. Das Überqueren einer Straße erfordert eine minimale Gehgeschwindigkeit von etwa 0,5 m/s. Diese Gehgeschwindigkeit wird erreicht, wenn für den Test weniger als 30 s benötigt werden. Es ist allerdings anzumerken, daß Probanden, die zwischen 20 und 29 s zur Durchführung des Tests benötigen, in ihrer Mobilität schon soweit eingeschränkt sind, daß funktionelle Auswirkungen wahrscheinlich sind. Interrater- und Test-Retest-Reliabilität sind hoch. Der Test ist schnell durchführbar und benötigt keine besondere Ausstattung.

Performance-Oriented-Mobility-Assessment
Dieser Test, auch „Mobilitätstest nach Tinetti" genannt, analysiert einzelne Funktionen der Mobilität wie Balance und Stand sowie Gangbild mit Hilfe eines vorgegebenen Punktescores. Die prädiktive Validität hinsichtlich Sturzrisiko ist hoch (Tinetti 1986). Der Test hat eine ausreichende Test-Retest- und Interraterreliabilität. Er ist weit verbreitet und einfach ohne Hilfsmittel durchführbar.

21.3.6
Kognitive Gesundheit

Leider ist es bisher noch nicht möglich, frühzeitig Personen zu identifizieren, die ein erhöhtes Risiko haben, eine dementielle Erkrankung zu entwickeln. Da es mittlerweile erste medikamentöse Ansätze gibt, in den Frühstadien des Morbus Alzheimer therapeutisch zu intervenieren, ist es von herausragender Bedeutung, diese Frühstadien auch treffsicher zu diagnostizieren. Generell lassen sich die diagnostischen Ansätze in mehrere Kategorien einteilen:

- Anamnese und Fremdanamnese,
- klinischer Status (besonders psychiatrisch-neurologisch),
- Tests zur kognitiven Leistungsfähigkeit,
- Laboruntersuchungen,
- radiologische Untersuchungen.

Neben der Anamnese kommt den Testinstrumenten eine überragende Bedeutung zu, da die übrige diagnostischen Abklärung (mit Ausnahme des TSH-Screenings) zum Ausschluß seltener Ursachen für die kognitiven Veränderungen von untergeordnetem Interesse ist. Wie wichtig ein formales und strukturiertes Vorgehen ist, dokumentiert eine Studie bei niedergelassenen Ärzten. Es zeigte sich in dieser Untersuchung, daß die Hausärzte nur selten die formalen Kriterien (ICD-10 oder DMS-IV-R) für die Diagnostik einer dementiellen Erkrankung benutzten und keine Testinstrumente einsetzten. Eine deutsche Studie belegt, daß Ärzte im ambulanten Bereich dann fähig sind die kognitiven Probleme ihrer Patienten zu erkennen, wenn sie entsprechend angeleitet werden.

Von herausragender Bedeutung bei der Diagnostik dementieller Erkrankungen ist die Anamnese. Ein eingehendes Gespräch, in dem die unterschiedlichen Aspekte des Patienten und seiner Umgebung Beachtung finden, kann eine Reihe wichtiger Hinweise auf mentale Probleme erbringen. Dazu gehört die Beobachtung des Aussehens, der Kleidung, des Verhaltens, der Körperhaltung und der Sprache. Diese Vorgehensweise ist allerdings sehr zeitintensiv und erfordert Erfahrung. Aus diesem Grund sollte zumindest ein anerkanntes Screeninginstrument zum Routineprogramm jeder Erstuntersuchung älterer Menschen gehören. In Verdachtsfällen ist eine weitergehende Diagnostik zur Evaluierung der Art und Schwere der Hirnleistungsstörung sowie zur Behandlungsplanung notwendig.

Das frühzeitige Erkennen kognitiver Defizite durch ein Screeningverfahren erleichtert die Verhinderung von Komplikationen während eines Krankenhausaufenthalts, hilft bei der Auswahl von Medikamenten und schafft Raum für das Bewältigen der neuen Situation und das Erlernen eines neuen Umgangs zwischen Patienten und Angehörigen. Mögliche Nachteile müssen allerdings immer berücksichtigt werden: Stigmatisierung, Zukunftsängste bei den Betroffenen und deren Angehörigen, sozialer Rückzug und Vermeidung der Inanspruchnahme professioneller Hilfe. Um verschiedene kognitive Symptome besser eingrenzen zu können (Delirium, Depression, Demenz, Frontalhirnsyndrom, Linkshirnläsion etc.), ist es wichtig, daß bei einem Demenzscreening Fragen oder Aufgaben zu folgenden Funktionen enthalten sind:

- Gedächtnis: allgemeines Gedächtnis, Kurzzeitgedächtnis, Langzeitgedächtnis,
- Sprache: Verständnis, Sprachflüssigkeit, Wiederholung, Wortfindung, Lesen, Schreiben,
- Rechnen,
- Abstraktionsvermögen,
- visuelle konstruktive Fähigkeiten.

Es gibt mittlerweile eine Vielzahl von Testverfahren, die den methodischen Kriterien wie Validität und Reliabilität genügen. Nur einige dieser Tests sind jedoch auch empirisch hinreichend untersucht worden. In den meisten empirischen Studien ist dabei zur Validierung eine eingehende psychiatrische Untersuchung als Vergleichstandard herangezogen worden.

Mini-Mental State Examination
Im folgenden wird entsprechend den Empfehlungen der AGAST die Mini-Mental State Examination (MMSE) zur Erfassung der kognitiven Leistungsfähigkeit vorgestellt (Tabelle 21-5).

Die MMSE ist das am häufigsten angewandte Screeningverfahren für Hirnleistungsstörungen (Folstein et al. 1975). Der Test ist in mehreren Sprachen verfügbar und in einer Vielzahl von epidemiologischen und klinischen Studien benutzt worden. Der Test ist nicht krankheitsspezifisch. Die Originalversion beinhaltet 30 Fragen mit der entsprechenden Anzahl von maximal 30 Punkten. Sie besteht aus 2 Teilen. Im 1. Teil werden Orientiertheit, Gedächtnis und Aufmerksamkeit überprüft, im 2. Teil das Benennen, Lesen und Schreiben sowie visuell-konstruktive Fähigkeiten. Die Testdurchführung dauert durchschnittlich 15–20 min.

Generell wird davon ausgegangen, daß eine Punktzahl von 23 und weniger als pathologisch zu werten ist und mit großer Wahrscheinlichkeit auf eine kognitive Einschränkung hinweist. Testergebnisse unter 18 Punkten zeigen eine schwere Störung an. Insgesamt läßt sich sagen, daß ein gewisser Lerneffekt bei Wiederholungsuntersuchungen auftritt. Der MMSE ist daher nur mit Einschränkung als Instrument zur Verlaufsbeobachtung geeignet. Situationsvariablen beeinflussen ebenfalls das Ergebnis, so daß z. B. die Durchführung in der häuslichen Umgebung bessere Ergebnisse liefert, als im Krankenhaus (Ward et al. 1990). Im Punktebereich zwischen 18 und 23, der eine milde Störung anzeigt, sollte die Interpretation des Testergebnisses sehr zurückhaltend erfolgen und eine weitergehende neuropsychologische Abklärung durchgeführt werden. Bei akuten Verwirrtheitszuständen ist der MMSE nicht ausreichend sensitiv und bedarf der Ergänzung durch klinische Untersuchungen oder spezielle Tests.

Ein wesentliches Problem besteht in dem Einfluß, den soziodemographischen Variablen, v.a. Bildung, auf das Testergebnis haben. Dabei zeigt sich, daß dieses Bias nur für einige Einzelfragen zutrifft und für Personen mit niedrigem Bildungsstatus ein Trennwert von 17/18 in Betracht gezogen werden sollte (Brayne u. Calloway 1990).

Wegen der niedrigen diagnostischen Treffsicherheit sollen Patienten mit Kommunikationsstörungen (in erster Linie Sehbehinderungen) und/oder einem niedrigen Bildungsstatus nur in Ausnahmefällen mit einem strukturierten Test untersucht werden. Zu bedenken ist ferner, daß die Testergebnisse auch durch affektive Störungen wie Depression verfälscht

Tabelle 21-5. Mini-Mental State Examination (MMSE)

Punkte	Frage	
(0/1)	1.	Was für ein Datum ist heute?
(0/1)	2.	Welche Jahreszeit?
(0/1)	3.	Welches Jahr haben wir?
(0/1)	4.	Welcher Wochentag ist heute?
(0/1)	5.	Welcher Monat?
		Wo sind wir jetzt?
(0/1)	6.	welches Bundesland?
(0/1)	7.	welcher Landkreis/welche Stadt?
(0/1)	8.	welche Stadt/welcher Stadtteil?
(0/1)	9.	welches Krankenhaus?
(0/1)	10.	welche Station/welches Stockwerk?
		Bitte merken Sie sich:
(0/1)	11.	Apfel
(0/1)	12.	Pfennig
(0/1)	13.	Tisch
		Anzahl der Versuche: _____
		Ziehen Sie von 100 jeweils 7 ab oder buchstabieren Sie Stuhl rückwärts:
(0/1)	14.	93 L
(0/1)	15.	86 H
(0/1)	16.	79 U
(0/1)	17.	72 T
(0/1)	18.	65 S
		Was waren die Dinge, die Sie sich vorher gemerkt haben?
(0/1)	19.	Apfel
(0/1)	20.	Pfennig
(0/1)	21.	Tisch
		Was ist das?
(0/1)	22.	Uhr
(0/1)	23.	Bleistift/Kugelschreiber
(0/1)	24.	Sprechen Sie nach: „Kein Wenn und oder Aber."
		Machen Sie bitte folgendes:
(0/1)	25.	Nehmen Sie bitte das Blatt in die Hand
(0/1)	26.	Falten Sie es in der Mitte und
(0/1)	27.	Lassen Sie es auf den Boden fallen
(0/1)	28.	Lesen Sie und machen Sie bitte die Augen zu!
(0/1)	29.	Schreiben Sie bitte einen Satz (mindestens Subjekt und Prädikat)
(0/1)	30.	Kopieren Sie bitte die Zeichnung (2 sich überschneidende Fünfecke)

werden. In einer Untersuchung zeigte sich, daß der MMSE in einigen Fällen v. a. depressive Patienten und solche mit niedrigem Bildungsniveau von kognitiv gestörten Personen nicht unterscheiden konnte. Während dem Faktor Bildungsstand aufgrund der doch recht hohen Schulbildung in Deutschland nicht die Bedeutung zukommt, muß eine depressive Erkrankung bei der Interpretation von Hirnleistungstests immer ausgeschlossen sein bzw. mit berücksichtigt werden.

Uhrenzifferergänzungstest

Ein relativ neuer einfacher Screeningtest bei Verdacht auf eine milde Demenz stellt der Uhrenzifferergänzungstest dar (Watson et al. 1993). Er besteht nur aus einer Aufgabe, nämlich in einem vorgegebenen Kreis die Ziffern einer Uhr einzuzeichnen. Dabei lassen sich überraschenderweise bestimmte Fehlermuster reproduzieren, die nur bei dementiell Erkrankten auftreten. Der Test kann zudem Hinweise auf Neglectphänomene und Apraxie sowie Gesichtsfeldeinschränkungen liefern. Der Uhrenzifferergänzungstest ist auch für Verlaufskontrollen geeignet. Er ist einfach und in kurzer Zeit durchführbar. Er weist eine hohe Sensitivität und Spezifität auf. Unklar ist allerdings bisher, wie weit er durch das Merkmal Bildungsabschluß beeinflußt werden kann.

Problematik kognitiver Leistungstests

Grundsätzlich gilt beim Einsatz von Testverfahren zur Überprüfung der kognitiven Leistungsfähigkeit, daß:

- die Instrumente nur eine Einschätzung der globalen kognitiven Fähigkeiten ermöglichen,
- keine Aussage hinsichtlich der Nosologie getroffen werden kann,
- sehr niedriger Bildungsstand und eingeschränkte Kommunikationsmöglichkeiten bei der Interpretation des Ergebnisses beachtet werden müssen,
- akute Verwirrtheitszustände (Delir) ausgeschlossen sein müssen.

Ein großes Problem stellen Patienten dar, bei denen aufgrund des Schweregrads der kognitiven Beeinträchtigung Tests zur Überprüfung der kognitiven Leistungsfähigkeit nicht durchgeführt werden können. Hier muß man auf Aussagen und Beobachtungen von Angehörigen, Pflegepersonal oder anderen Personen bei der Diagnostik und Verlaufsbeobachtung zurückgreifen.

Es konnte in einer Reihe von Studien gezeigt werden, daß häufig eine ausgeprägte Divergenz der Angaben hinsichtlich der Leistungsfähigkeit besteht (Ritchie u. Fuhrer 1992). Dabei werden v. a. von den Patienten Probleme eher negiert oder unterschätzt, während Angehörige diese meistens überbewerten. Um einen detaillierten Behandlungsplan aufzustellen, sollte bei der Diagnose einer Demenz versucht werden, immer auch den Schweregrad berücksichtigen. Die Interpretation eines Hirnleistungstests sollte nicht anhand des Gesamtscores erfolgen, sondern die einzelnen abgefragten Dimensionen berücksichtigen.

21.3.7
Emotionale Gesundheit

20–45 % aller alten Patienten weisen depressive Störungen auf, die in der Hälfte der Fälle nicht erkannt werden. Häufig treten depressive Symptome gemeinsam mit dementiellen auf und erschweren so die Zuordnung zur dominanten Erkrankung. Beiden gemeinsam sind Dysfunktionen im kognitiven Bereich wie Konzentration, Aufmerksamkeit, verbales und visuelles Erinnern. Depressionen können durch körperliche oder kognitive Symptome maskiert sein (Kennedy et al. 1990). Zusätzlich können depressionsähnliche Zustände durch Medikamentennebenwirkungen (z.B. Neuroleptika, Antihypertensiva) hervorgerufen werden. Die Tatsache, daß Depressionen bei betagten Menschen in der Diagnostik häufig übersehen werden, unterstreicht die Bedeutung eines routinemäßigen Screenings. Hauptbestandteil ist hierbei das ärztliche Gespräch und in Ergänzung eine strukturierte Befragung. Es wurden in den letzten Jahren eine Reihe von Depressionsfragebögen entwickelt, die methodisch hinreichend überprüft worden sind und als ausreichend valide und reliabel angesehen werden können. Die Auswahl der einzelnen Instrumente hängt wesentlich von den Erfahrungen des Untersuchers ab und ist von dem konkreten Verwendungszweck abhängig.

Im Zusammenhang mit Depressionen sollte immer nach chronischen Schmerzen gefahndet werden, da diese eine wichtige Kontextvariable darstellen (Parmelee et al. 1991).

Von der AGAST wird die Skala nach Yesavage zum Screening von depressiven Störungen empfohlen (Yesavage et al. 1982). Diese speziell für alte Menschen entwickelte „geriatric-depression-scale" hat in einer Kurzfassung, die 15 Fragen enthält, international sehr weite Verbreitung gefunden. Sie kommt ohne Fragen zum körperlichen Befinden aus, da diese Fragen häufig keinen diagnostischen Wert für die Verdachtsdiagnose „Depression" im Alter aufweisen. Ältere Menschen leiden häufig an multiplen oft chronischen körperlichen Beschwerden ohne zwangsläufig depressiv sein zu müssen.

Die Geriatrische Depressionsskala ist in hohem Maße sensitiv und reliabel und eignet sich bei wiederholter Anwendung für Verlaufskontrollen. 6 Punkte oder mehr sprechen für das Vorliegen einer depressiven Symptomatik und sollten Anlaß zur weiteren Abklärung sein. Eine Punktzahl von weniger als 6 schließt eine Depression nicht vollständig aus (Tabelle 21-6).

Eine wesentliche Einschränkung dieses Screeningtests besteht jedoch in der geringen Empfindlichkeit für Angstsymptome oder in einem möglichen Nichteingestehen depressiver Verstimmung durch den Untersuchten. Die Angst gehört zu den wenig beachteten affektiven Störungen älterer Menschen. Schätzungen gehen jedoch davon aus, daß ca. 10–20 % von ihnen klinisch signifikante Angstsymptome aufweisen. Ähnlich wie die Depression ist die Angst ein häufiger Begleiter somatischer Erkrankungen und medikamentöser Therapien (McCullough 1992). Die Diagnostik beruht in erster Linie auf einem eingehenden Gespräch. In Deutschland ist ein strukturiertes Angstinterview für Senioren zur weiteren Abklärung entwickelt worden (Nowotny et al. 1990).

21.3.8
Soziale Gesundheit

Sowohl in der WHO-Definition von Gesundheit, als auch im Konzept der ICIDH nimmt die soziale Dimension bzw. Komponente einen wichtigen Platz ein. Bei der Therapieplanung und -durchführung spielt bei älteren oft multimorbiden Patienten die soziale Ebene eine wichtige Rolle. In einem umfassenden geriatrischen Assessment müssen daher immer auch soziale Aspekte mit berücksichtigt werden. Im Gegensatz zu anderen Bereichen wie der Abklärung der physischen oder psychischen Leistungsfähigkeit ist die soziale Ebene nicht so klar umrissen und daher auch schwieriger zu messen. Obwohl es mittlerweile eine umfangreiche Literatur über die Messung sozialer Funktionen in gerontologischen Studien gibt (Antonucci 1990; Kahn 1994) hat sich bislang noch kein Goldstandard für die Messung dieses Bereichs in der praktischen Alltagsarbeit herauskristallisiert. Sozialarbeiter sind zwar mittlerweile fester Bestandteil

Tabelle 21-6. Geriatrische Depressionsskala (GDS)

Frage	Antwort[a]
1. Sind Sie grundsätzlich mit Ihrem Leben zufrieden?	(Ja/Nein)
2. Haben Sie viele Ihrer Aktivitäten und Interessen aufgegeben?	(Ja/Nein)
3. Haben Sie das Gefühl, Ihr Leben sei unausgefüllt?	(Ja/Nein)
4. Ist Ihnen oft langweilig?	(Ja/Nein)
5. Sind Sie die meiste Zeit guter Laune?	(Ja/Nein)
6. Haben Sie Angst, daß Ihnen etwas Schlimmes zustoßen wird?	(Ja/Nein)
7. Fühlen Sie sich die meiste Zeit glücklich?	(Ja/Nein)
8. Fühlen Sie sich oft hilflos?	(Ja/Nein)
9. Bleiben Sie lieber zu Hause, anstatt auszugehen und Neues zu unternehmen?	(Ja/Nein)
10. Glauben Sie, mehr Probleme mit dem Gedächtnis zu haben als die meisten anderen?	(Ja/Nein)
11. Finden Sie, es sei schön, jetzt zu leben?	(Ja/Nein)
12. Kommen Sie sich in Ihrem jetzigen Zustand ziemlich wertlos vor?	(Ja/Nein)
13. Fühlen Sie sich voller Energie?	(Ja/Nein)
14. Finden Sie, daß Ihre Situation hoffnungslos ist?	(Ja/Nein)
15. Glauben Sie, daß es den meisten Leuten besser geht als Ihnen?	(Ja/Nein)

[a] Für die Fragen 1, 5, 7, 11, 13 gibt es für die Antwort „nein", für die übrigen Fragen für die Antwort „ja" jeweils einen Punkt.

eines geriatrischen Teams. Sie erwiesen sich bisher jedoch als resistent gegen eine systematisierte Vorgehensweise bei ihrer Arbeit. Häufig wird argumentiert, daß die sozialen Ebenen so komplex und individuell verschieden sind, daß sie sich mit einem strukturierten Fragebogen in der Regel nicht hinreichend erfassen lassen.

Es gibt jedoch einige gute Gründe, trotzdem systematisch die soziale Situation zu erfassen. Unstrittig ist mittlerweile, daß die soziale Funktion die Gesundheit beeinflußt und umgekehrt. In einigen prospektiven Studien konnte klar gezeigt werden, daß eine niedrige Quantität und wahrscheinlich eine niedrige Qualität von sozialen Kontakten einen Risikofaktor für erhöhte Mortalität darstellt (House et al. 1988). Gerade bei älteren Patienten mit multiplen Erkrankungen, die sich wechselseitig beeinflussen, ist es sehr wahrscheinlich, daß durch Änderungen im sozialen Umfeld die labile Homöostase entscheidend beeinflußt werden kann und die Selbständigkeit bedroht wird.

In einem umfassenden geriatrischen Assessment muß die soziale Dimension als unabhängige Variable aus folgenden Gründen gemessen werden (Kane 1987):

- um zu sehen, ob ein Patient die Schwelle zur sozialen Isolation oder ungenügenden sozialen Unterstützung überschritten hat und damit seine Gesundheit gefährdet ist und eine Intervention gerechtfertigt wird,
- um zu überprüfen, ob die soziale Situation eines Patienten so gestaltet ist, daß sie die Wiedergenesung oder das größtmögliche Wohlfühlen behindert,
- um die Ausdehnung und Belastungsfähigkeit des sozialen Netzes abzuschätzen und zu überprüfen, wie sicher der Patient in seinem häuslichen Umfeld leben kann,
- um die sozialen Präferenzen und Werte des Patienten abschätzen zu können und in den Therapieplan einfließen zu lassen.

Anders als eine Akutbehandlung hat ein Behandlungsplan, der soziale Komponenten miteinschließt, einen erheblichen Einfluß auf die zukünftige Lebensgestaltung des Betroffenen und kann zu dramatischen Einschnitten in der Lebensführung führen. Beispielsweise kann das geriatrische Team vorschlagen, daß eine Einkaufs- oder Putzhilfe die Haushaltsführung unterstützt. Das Team kann den Patienten nötigen, ein Seniorenzentrum aufzusuchen oder – noch wesentlich dramatischer – den Vorschlag unterbreiten, die Wohnung aufzugeben, um in ein Alten- bzw. Pflegeheim überzusiedeln.

Es ist daher stets mit zu bedenken, wie weit die Vorschläge des geriatrischen Teams einen Eingriff in die soziale Situation des Patienten darstellen und einen negativen Effekt auf das soziale Wohlbefinden des Betreffenden haben. Gleichzeitig gilt es zu bedenken, inwieweit die Therapieansätze einen negativen Einfluß auf das Wohlbefinden betreuender Angehöriger haben.

Betrachtet man die Sozialisation eines Menschen, kann man unterscheiden zwischen zugeordneten oder ererbten Rollen (z.B. Rasse, Alter, Geschlecht, familiäre Verbindungen mit den Eltern und Geschwistern) und erworbenen Rollen (wie Ehegatte, bzw. -gattin, Eltern, Beruf sowie Dutzende von Rollen in formellen und informellen Gruppen). Die verschiedenen Rollen lassen eine nahezu unbegrenzte Anzahl von Kombinationsmöglichkeiten zu, die in ihrer Gesamtheit die differenzierte Persönlichkeit, die beurteilt werden soll, erst erstehen läßt. Solche komplexen

Wechselwirkungen zu erfassen, hat einen zweifelhaften diagnostischen und therapeutischen Nutzen und erfordert sehr viel Zeit. Dies kann nicht Aufgabe eines sozialen Assessments zur Erstellung eines Therapieplanes bei älteren Menschen sein, die durch ihre Erkrankung in erster Linie massiv in ihrer Selbständigkeit bedroht sind.

Methodische Schwierigkeiten bereitet das Messen der sozialen Ebene auch aufgrund der vorhandenen objektiven und subjektiven Komponente. Bei der Messung und Erfassung von sozialen Kontakten, Aktivitäten und auch der sozialen Unterstützung muß neben der objektiven Ebene (wie viele Personen, wie häufig Kontakt etc.), immer auch mit erfaßt werden, wie befriedigend diese Kontakte, Aktivitäten und Unterstützung für den Patienten tatsächlich sind. Dies gilt in gleichem Maße auch für die pflegenden Angehörigen.

Soziale Funktionen sind von Natur aus interaktiv angelegt. Je mehr Bezugspersonen existieren, um so komplexer ist das Beziehungsgeflecht und um so schwieriger ist es, die für eine Behandlung wichtigen Personen und ihre Verbindungen untereinander herauszufiltern.

Eine weitere Schwierigkeit besteht in der Festlegung von Schwellenwerten. Ab wann ist ein Patient sozial isoliert oder erfährt zu wenig Unterstützung? Dies ist natürlich abhängig von den individuellen Lebensgewohnheiten und den Präferenzen des Betreffenden. Diese Probleme insgesamt machen es sehr schwierig, den Bedarf an sozialer Unterstützung exakt zu erfassen und in Punktewerten auszudrücken.

Aus zahlreichen Untersuchungen konnten mindestens 6 Aspekte herausgefiltert werden, die bei einem sozialen Assessment erfaßt werden sollten. Für einen Teil dieser Bereiche existieren bereits Fragebögen, in anderen Bereichen ist die Entwicklung bisher noch nicht so weit fortgeschritten. Teilweise ist es jedoch möglich, mit einigen unstrukturierten Fragen diese Ebenen zu erfassen. Dies ist allemal besser als eine völlige Vernachlässigung.

Soziales Netz

Unter dem sozialen Netz versteht man die Verbindungen und Kontakte, die ein Individuum haben kann. Erfragt werden kann

- die Größe des Netzwerks (wieviele Personen),
- die Tiefe (die Anzahl der Personen, die sich untereinander in dem sozialen Netz kennen),
- die Homogenität (Ähnlichkeit von Mitgliedern des sozialen Netzes im Hinblick auf verschiedene Charakteristika),
- die Vielgestaltigkeit (die Anzahl unterschiedlicher Arten von Verbindungen) und
- die Gegenseitigkeit (die Balance zwischen Erhalt und Gewährung von Unterstützung).

Auch die Funktion des sozialen Netzes kann gemessen werden. Dieses beinhaltet

- die informelle Unterstützung (wie z. B. Ratschläge),
- die affektive Unterstützung (wie Mitgefühl, Bestärkung und Liebe),
- die soziale Unterstützung (wie Gesellschaft oder Begleitung) und
- die greifbare Hilfe (wie Geld oder körperliche Hilfe).

Eine Reihe von Fragebögen zum sozialen Netz sind mittlerweile entwickelt worden. Die in diesen Fragebögen aufgenommenen Items wurden in epidemiologischen Arbeiten als wesentlich herausgefiltert (Berkman 1983). Eine weit verbreitete Skala, die in verschiedenen Studien zum Wohlbefinden unter gebrechlichen älteren Menschen Anwendung fand, ist die Lubben Social Network Scale (Lubben 1988). Die Lubben-Skala zum sozialen Netz zeigte bei einem Gesundheitsvorsorgeprogramm von Medicare eine hohe Korrelation mit der unabhängigen Beurteilung durch Sozialarbeiter hinsichtlich der Risikoidentifikation von sozialer Isolation.

Soziale Unterstützung

Die soziale Unterstützung hängt eng mit dem sozialen Netz zusammen. Während man das soziale Netz eher in objektiven Kriterien beschreiben kann, hat die soziale Unterstützung ein sehr subjektives Element. Die Verbindung zwischen dem sozialen Netz und der daraus resultierenden Unterstützung ist in einer Vielzahl von Studien untersucht worden. Jedoch sind die Ergebnisse nicht immer eindeutig. So ist z. B. die Erwartung an Unterstützung bei Verwandten größer als bei Freunden, wird jedoch deutlich weniger wertgeschätzt. In einer anderen Untersuchung (Silverstein u. Bengston 1994) zeigte sich, daß weder faßbare noch emotionale Unterstützung von erwachsenen Kindern mit dem subjektiven Wohlbefinden von älteren Menschen i. allg. korrelierte, daß aber eine solche Korrelation bei den älteren Menschen zu finden war, die schwerwiegende Gesundheitsprobleme hatten oder verwitwet waren.

Zu wenig berücksichtigt wurde bisher auch die „negative" soziale Unterstützung. So erwies sich in einer Studie unnütze Hilfe, übermäßige Hilfe, unangenehme bzw. unerwünschte Kontakte als kontraproduktiv (Antonucci 1990).

Um für klinische Zwecke die soziale Unterstützung in einem möglichst kurz gefaßten Fragekatalog zu erfassen, schlagen Seeman u. Berkman (1988) folgende Fragen vor:

1. Wenn Sie extra Hilfe benötigen, können Sie auf jemanden zählen, der Ihnen bei täglichen Aufgaben wie Einkaufen, Wohnungsputz, Kochen, Telefonieren oder eine Fahrt unternehmen hilft?

2. Könnten Sie mehr Hilfe bei täglichen Verrichtungen brauchen, als Sie erhalten?
Würden Sie sagen viel mehr, einige mehr, ein wenig mehr, nicht mehr?
3. Können Sie auf jemanden zählen, der Sie emotional unterstützen kann (über Probleme reden oder bei der Entscheidung von schwierigen Problemen helfen)?
4. Könnten Sie mehr emotionale Unterstützung vertragen als Sie erhalten?
Würden Sie sagen viel mehr, einige mehr, ein wenig mehr, nicht mehr?

Subjektives Wohlbefinden und Zufriedenheit
Obwohl jeder Teil der sozialen Unterstützung objektiv (Wieviel Hilfe erhalten Sie von anderen?) und subjektiv (Wie zufriedenstellend ist für Sie die angebotene Hilfe?) gemessen werden kann, ist es üblich, das subjektive Wohlbefinden getrennt davon zu erfassen. Zur Lebenszufriedenheit und Moral wurde einige Fragebögen entwickelt. Der Life Satisfaction Index A (Liang 1984) und die Philadelphia Geriatric Center Morale Scale (Lawton 1975) sind unter diesen am weitesten verbreitet.

Belastung pflegender Angehöriger und professioneller Helfer
Die Messung der Pflegebelastung von Angehörigen und professionellen Helfern erfolgt entsprechend dem multidimensionalen Konzept auf physischer, sozialer, emotionaler und finanzieller Ebene und beinhaltet sowohl objektive als auch subjektive Parameter. Viele dieser Fragebögen wurden für Angehörige von Demenzkranken entwickelt. Es gibt mittlerweile zahlreiche Skalen, die sowohl die täglichen Mühseligkeiten erfassen als auch generelle Beschwernisse und Nöte, aber auch den Gewinn, den pflegende Angehörige aus dieser Rolle ziehen können ("uplifts"; Kinney u. Stephens 1989). Wie bereits erwähnt, existiert eine Vielzahl unterschiedlicher Befragungen, die sich erheblich in Länge, Anzahl und Art erfaßter Faktoren unterscheiden sowie darin, inwieweit objektive und subjektive Kriterien erfaßt werden. Im breiten Umfang angewendet wird bei Angehörigen von Alzheimer-Patienten die Montgomery Caregiver Burden Measures (Montgomery et al. 1985), die sowohl eine objektive als auch eine subjektive Skala beinhaltet.

Wertvorstellungen und Vorlieben
Die Wertvorstellung und Vorlieben von älteren Menschen werden normalerweise nicht routinemäßig und systematisch durch ein geriatrisches Assessment erfaßt. Wenn auch Klarheit darüber herrscht, daß die Wertvorstellungen und Vorlieben jedes Individuums ganz wesentlich sein soziales Umfeld mitgestalten und prägen, so ist es dennoch nicht klar, in welchem Maße die erfragten bzw. erfaßten Werte in therapeutische Konzepte mit einfließen können und welche Bedeutung sie überhaupt für die Gesundheit des einzelnen haben. Es ist jedoch sicher wichtig zu erfragen, inwieweit sich die therapeutischen Vorstellungen des geriatrischen Teams mit den eigenen Wertvorstellungen und Vorlieben des Patienten decken. Obwohl es zu diesem Bereich bisher keine strukturierten Fragebögen gibt, sollten Patienten vor Therapieplanung beispielsweise befragt werden,

- wie sie ihre Alltagsroutine organisieren,
- welche Eigenschaften ein professioneller Helfer haben sollte, damit er akzeptiert werden kann,
- wie wichtig die Privatsphäre z. B. bei der persönlichen Hygiene, bei finanziellen Angelegenheiten oder der Akzeptanz fremder Menschen in der eigenen Wohnung ist,
- welche Grundvoraussetzungen an eine Wohnung gestellt werden, um sich dort wohlzufühlen,
- welche Aktivitäten innerhalb und außerhalb des Hauses wichtig sind und
- welche Pläne für die Zukunft gemacht werden.

Wohnsituation und soziale Ressourcen
Eine weitere wichtige Domäne bei der Erfassung sozialer Faktoren sind die ökonomischen Verhältnisse und die Wohnsituation sowie die Wohnungsumgebung (Carter et al. 1997).

Ein Hauptaugenmerk auf genau diese Bereiche legt ein Sozialfragebogen, der mit dem Ziel entwickelt worden ist, die Wohnsituation und -umgebung auch dann besser in die Therapieplanung mit einbeziehen zu können, wenn ein diagnostischer Hausbesuch nicht möglich ist (Nikolaus et al. 1994). Der Sozialfragebogen (SoS), der auch von der AGAST zur Durchführung empfohlen wird, umfaßt neben dem Schwerpunkt Wohnsituation mit 11 Fragen auch die sozialen Kontakte und Unterstützung des Patienten mit 6 Fragen, die sozialen Aktivitäten mit 6 Fragen sowie die ökonomischen Verhältnisse mit 4 Fragen (Tabelle 21-7).

Insgesamt fließen 25 dieser Fragen in die Bewertung mit ein. Es zeigte sich eine hohe Korrelation des Punktescores im Sozialfragebogen mit der Beurteilung von Sozialarbeitern nach einem diagnostischen Hausbesuch hinsichtlich der sozialen Situation der untersuchten Patienten. Werden 17 oder weniger Punkte erzielt, muß mit Problemen im häuslichen Bereich bei der Wiedereingliederung gerechnet werden. Mit Hilfe des Sozialfragebogens lassen sich für Therapie- und Entlassungsplanung relevante Sozialdaten erfassen und Risikopatienten herausfiltern, bei denen es notwendig erscheint, die sozialen Verhältnisse intensiver abzuklären und bei denen ein Hausbesuch angestrebt werden sollte.

Tabelle 21-7.
Soziale Situation (SoS)

Frage	Punkte
Soziale Kontakte und Unterstützung (Kon)	
1. Wie leben Sie?	
schon lange allein	1
seit kurzem allein (<1 Jahr)	0
bei Familienangehörigen oder mit rüstigem Partner	1
mit Lebenspartner, der selbst Hilfe braucht	0
2. Haben Sie Personen (auch professionelle Helfer), auf die Sie sich verlassen und die Ihnen zu Hause regelmäßig helfen können? (aufzählen)	
Bezugsperson(en) vorhanden	1
keine Bezugsperson vorhanden (weiter mit Frage 5)	0
3. Wie oft sehen Sie diese Person(en)?	
mehrmals täglich/jeden Tag	1
ein-/mehrmals in der Woche	1
selten (1- bis 2mal im Monat)	0
(fast) nie	0
4. Wie ist Ihr Verhältnis zu o. g. Person(en)?	
Beziehung harmonisch und vertrauensvoll	1
Beziehung teilweise konfliktbeladen und gespannt	0
5. Wie haben sich in letzter Zeit Ihre Kontakte entwickelt?	
habe neue Bekannte gewonnen	1
keine Veränderung	1
einige Kontakte habe ich aufgeben müssen	0
habe nahezu alle wichtigen Kontakte verloren (z. B. Lebenspartner verstorben)	0
6. Sind Sie mit diesem Zustand zufrieden?	
fühle mich rundum gut versorgt	1
es geht so, man muß zufrieden sein	0
fühle mich einsam und im Stich gelassen	0
Soziale Aktivitäten (Akt)	
1. Welchen Beruf haben Sie ausgeübt? (erzählen)	
2. Welche Hobbies (Handarbeit, handwerkl. Tätigk., Basteln, Musizieren, Gartenarbeit, Briefmarken o. ä. sammeln etc.) oder Interessen (Vorträge, Ausflüge, Theater, Sport, Bücher lesen, Kirchgang, Seniorentreff, Enkel hüten etc.) haben Sie, die Sie noch reglmäßig betreiben? (aufzählen)	
Hobbies/Interessen vorhanden	1
keine Hobbies/Interessen	0
3. Haben Sie ein Haustier?	
ja	1
nein	0
4. Wie oft verlassen Sie Ihre Wohnung [Einkaufen, Erledigungen, Spazierengehen, (Arzt-)Besuche, Garten usw.]?	
täglich	1
mindestens 1- bis 2mal in der Woche	1
seltener als einmal pro Woche	0
(fast) nie	0
5. Wie haben sich in letzter Zeit Ihre Interessen entwickelt?	
habe noch neue Pläne und Interessen	1
unverändert	1
habe einige Interessen aufgeben müssen	0
habe (fast) alle Interessen verloren	0
6. Sind Sie mit diesem Zustand zufrieden?	
voll und ganz, fühle mich nicht beeinträchtigt	1
fühle mich schon eingeschränkt, muß zufrieden sein	0
nein, bin durch Alter/Krankheit stark behindert	0

Tabelle 21-7 (Fortsetzung)

Frage	Punkte
Wohnsituation (Wohn)	
1. Treppen	
Wohnung im Erdgeschoß oder Lift im Haus	1
viele Treppen, erster Stock oder höher	0
2. Komfort	
Wohnung eingeschossig, geräumig und rollstuhlgängig	1
beengte Verhältnisse, Türschwellen, viele Teppiche	0
mehrere Wohnebenen, nicht rollstuhlgeeignet	0
3. Heizung	
gut und bequem heizbar (Öl- oder Gaszentralheizung)	1
schlecht und mühsam heizbar (Kohle- oder Ölöfen)	0
4. Wasser	
warmes Wasser in Küche und/oder Bad	1
kein warmes Wasser vorhanden	0
5. Bad/WC	
innerhalb der Wohnung, rollstuhlgeeignet	1
klein, nicht rollstuhlgängig, außerhalb der Wohnung	0
6. Telefon	
vorhanden	1
nicht vorhanden	0
Beleuchtung	
Treppenhaus und Flure hell, genügend Lichtschalter	1
Treppenhaus und Flure schummrig beleuchtet	0
wenig Lichtschalter	0
8. Einkaufen	
alle Geschäfte des täglichen Bedarfs leicht erreichbar	1
nur Bäcker/Metzger in der Nähe	0
alle Geschäfte weiter entfernt	0
9. Nahverkehr	
Haltestelle in der Nähe (<1 km)	1
nächste Haltestelle weiter entfernt	0
10. Wohndauer	
wohnt schon lange Zeit in der Wohnung (>5 Jahre)	1
hat innerhalb der letzten 5 Jahre Wohnung bezogen	0
11. Fühlen Sie sich in Ihrer Wohnung und der Wohngegend wohl?	
bin mit der Wohnsituation sehr zufrieden	1
geht so, muß zufrieden sein	0
bin unzufrieden	0
Ökonomische Verhältnisse (Ökon)	
1. Wieviel Geld steht Ihnen monatlich zur Verfügung?	
_____	
2. Kommen Sie mit Ihrem Geld gut über die Runden?	
ja	1
es geht so; muß schon sehen, daß ich damit zurechtkomme	0
nein, schlecht	0
3. Haben Sie Ersparnisse, Vermögen (eigenes Haus)? (aufzählen)	
ja, ausreichend	1
nur wenig	0
nein	0
4. Regeln Sie Ihre Finanzen selbst?	
ja	1
nein	0

GESAMTPUNKTZAHL

Punkte Kon _____

Punkte Akt _____

Punkte Ökon _____

Punkte Wohn _____

Insgesamt: _____

21.3.9
Andere Gesundheitsbereiche

In einer Reihe anderer Bereiche sind ebenfalls standardisierte Instrumente entwickelt worden, um die diagnostische Genauigkeit zu erhöhen (Nikolaus u. Pientka 1999). Dies betrifft die Anwendungsgebiete Malnutrition, Dekubitusgefährdung, chronischer Schmerz, Lebensqualität, Moral, Pflegebelastung, Belastung pflegender Angehöriger sowie Patientenbeurteilung (vgl. Tabelle 21-3). Ein weiteres Gebiet stellt die adäquate Medikamentenverordnung und die Medikamentencompliance dar. Hier sind standardisiere Performance-Tests zur Handhabung von verschiedenen Medikamentenverpackungen entwickelt worden (Nikolaus et al. 1996 b).

21.4
Zusammenfassung

Das geriatrische Assessment kann bei richtiger Anwendung einen wichtigen Beitrag zur Diagnostik, Therapieplanung und Verlaufskontrolle leisten. Neben einem sog. Basisassessment, das in kompakter Form bei allen Patienten durchgeführt werden sollte, die ein Risikoprofil aufweisen, können weitere Assessmentinstrumente – fallbezogen ausgewählt – helfen, die diagnostische Genauigkeit hinsichtlich Selbständigkeit und Selbsthilfefähigkeit zu erhöhen und individuelle Problembereiche besser einzugrenzen. Die Assessmentdaten stellen jedoch nur Mosaiksteinchen bei der Beurteilung des Patienten dar. Komplexe Wechselwirkungen und Interaktionen von Befunden, Personen und dem sozialen Umfeld lassen sich in keinem einzelnen Messinstrument erschöpfend und repräsentativ wiederspiegeln. Eine Würdigung der Gesamtpersönlichkeit des Patienten ist letztlich nur durch einen erfahrenen Arzt möglich, der die Einzelergebnisse auch ihrer Bedeutung entsprechend bei der Gesamtbeurteilung werten kann.

Literatur

A report of joint workshops of the Research Unit of the Royal College of Physicians and the British Geriatrics Society (1992) Standardised assessment scales for elderly people. The Royal College of Physicians of London and the British Geriatrics Society, London

Antonucci TC (1990) Social supports and social relationships. In: Binstock RH, George LK (eds) Handbook of social science and aging, 3rd edn. Academic Press, San Diego/CA, pp 205–227

Applegate WB, Miller ST, Graney MJ, Elam JT, Burns R, Akins DE (1990) A randomized controlled trial of a geriatric assessment unit in a community rehabilitation hospital. N Engl J Med 322:1572–1578

Bach M, Hofmann W, Nikolaus T für die Arbeitsgruppe Geriatrisches Assessment (AGAST) (1995) Geriatrisches Basisassessment. MMV Medizin Verlag, München (Schriftenreihe Geriatrie Praxis)

Berkman LF (1983) The assessment of social networks and social supports in the elderly. J Am Geriatr Soc 31:743–749

Bernabei R, Landi F, Gambassi G, Sgadari A, Zuccala G, Mor V (1998) Randomised trial of impact of model of integrated care and case management for older people living in the community. Br Med J 316:1348–1351

Boult C, Boult L, Morishita L, Smith SL, Kane RL (1998) Outpatient geriatric evaluation and management. J Am Geriatr Soc 46:296–302

Brayne C, Calloway P (1990) The association of education and socioeconomic status with the Mini Mental State Examination and the clinical diagnosis of dementia in elderly people. Age Ageing 19:91–96

Büla CJ, Berod AC, Stuck AE et al. (1999) Effectiveness of preventive in-home geriatric assessment in well functioning, community-dwelling older people: Secondary analysis of a randomized trial. J Am Geriatr Soc 47:389–395

Carter SE, Campbell EM, Sanson-Fisher RW (1997) Environmental hazards in the homes of older people. Age Ageing 26:195–202

Cho C-Y, Alessi CA, Cho M, Aronow HU, Stuck AE, Rubenstein LZ (1998) The association between chronic illness and functional change among participants in a comprehensive geriatric assessment program. J Am Geriatr Soc 46:677–682

Creditor MC (1993) Hazards of hospitalization of the elderly. Ann Intern Med 118:219–223

Folstein M, Folstein S, McHugh P (1975) „Mini Mental State": A practical method for grading the cognitive state of patients for the clinician. J Psychiatr Res 12:189–198

Guralnik JM, Winograd CH (1994) Physical performance measures in the assessment of older persons. Aging Clin Exp Res 6:303–305

Guralnik JM, Ferrucci L, Simonsick EM, Salive ME, Wallace RB (1995) Lower-extremity function in persons over the age of 70 years as a predictor of subsequent disability. N Engl J Med 332:556–561

Hofmann W, Nikolaus T, Pientka L, Stuck AE, Arbeitsgruppe Geriatrisches Assessment (AGAST) (1995) Empfehlungen für den Einsatz von Assessment-Verfahren. Z Gerontol Geriatr 28:29–34

House JS, Landis KR, Umberson D (1988) Social relationships and health. Science 241:540–545

Ikegami N (1995) Functional assessment and its place in health care. N Engl J Med 332:598–599

Inouye SK, Peduzzi PN, Robinson JT, Hughes JS, Horwitz RI, Concato J (1998) Importance of functional measures in predicting mortality among older hospitalized patients. J Am Med Assoc 279:1187–1193

Kahn RL (1994) Social supports, content, causes, and consequences. In: Abeles RP, Gift HC, Ory MG (eds) Aging and quality of life. Springer, Berlin Heidelberg New York Tokyo, pp 367–393

Kane RA (1987) Assessing social function. Clin Geriatr Med 3:87–98

Katz S, Ford AB, Moskowitz RW, Jackson BA, Jaffe MW (1963) Studies of illness in the aged. The index of ADL: A standardized measure of biological and psychosocial function. J Am Med Assoc 185:914–919

Kennedy GJ, Kelman HR, Thomas C (1990) The emergence of depressive symptoms in late life: The importance of declining health and increasing disability. J Community Health 15:93–104

Kinney JM, Stephens MA (1989) Caregiving Hassles Scale. Assessing the daily hassles of caring for a familiy member with dementia. Gerontologist 29:328–332

Lawton MP (1975) The Philadelphia Geriatric Morale Scale: A revision. J Gerontol 30:85–89

Liang J (1984) Dimensions of the life satisfaction index A: A structural formulation. J Gerontol 41:268–276

Lubben JE (1988) Assessing social networks among elderly populations. Fam Comm Health 11:268–276

Magaziner J, Zimmerman SI, Gruber-Baldini AL (1997) Proxy reporting in five areas of functional status. Comparison with self-reports and observations of performance. Am J Epidemiol 146:418–428

Mahoney FI, Barthel DW (1965) Functional evaluation. The Barthel Index. Md Med J 14:61–65

Mateev A, Gaspoz JM, Borst F, Waldvogel F, Weber D (1998) Use of a short-form screening procedure to detect unrecognized functional disability in the hospitalized elderly. J Clin Epidemiol 51:309–314

Matthias S, Nayah USL, Isaacs B (1986) Balance in the elderly patient: The „Get-up and Go" test. Arch Phys Med Rehabil 67:387

McCullough PK (1992) Evaluation and management of anxiety in the older adult. Geriatrics 47:35–44

Montgomery RJ, Gonyea J, Hooyman NR (1985) Caregiving and the experience of objective and subjective burden. Fam Rel 34:19–36

Morris JN, Hawes C, Fries BE et al. (1990) Designing the National Resident Assessment Instrument for nursing homes. Gerontologist 30:293–307

Morris JN, Hawes C, Murphy C et al. (1996) Resident Assessment Instrument. Training manual. Elliot, Natick/MA (deutsche Bearbeitung: Garms-Homolova V, Gilgen R, Weiss U, 1996, RAI-System zur Klientenbeurteilung und Dokumentation. Forum 28, Kuratorium Deutsche Altershilfe, Köln)

National Institutes of Health (1987) Geriatric assessment methods for clinical decisionmaking. US Department of Health and Human Services. Bethesda

Naylor MD, Brooten D, Campbell R et al. (1999) Comprehensive discharge planning and home follow-up of hospitalized elders. J Am Med Assoc 281:613–620

Nikolaus T (1996) Die Bedeutung des Geriatrischen Assessment für Diagnostik und Therapie älterer Patienten. Habilitationsschrift, Ruprecht-Karls-Universität Heidelberg

Nikolaus T, Pientka L (1999) Funktionelle Diagnostik. Quelle & Meyer, Wiesbaden

Nikolaus T, Specht-Leible N (1992) Das geriatrische Assessment. MMV Medizin Verlag, München (Schriftenreihe Geriatrie Praxis)

Nikolaus T, Specht-Leible N, Bach M, Oster P, Schlierf G (1994) Soziale Aspekte bei Diagnostik und Therapie hochbetagter Patienten. Erste Erfahrungen mit einem neu entwickelten Fragebogen im Rahmen des geriatrischen Assessment. Z Gerontol 27:240–245

Nikolaus T, Bach M, Oster P, Schlierf G (1995) The Timed Test of Money Counting: A simple method of recognizing geriatric patients at risk for increased health care. Aging Clin Exp Res 7:179–183

Nikolaus T, Bach M, Oster P, Schlierf G (1996a) Prospective value of self-report and performance-based tests of functional status for 18-month outcomes in elderly patients. Aging Clin Exp Res 8:271–276

Nikolaus T, Kruse W, Bach M, Specht-Leible N, Oster P, Schlierf G (1996 b) Elderly patients' problems with medication – an in-hospital and follow-up study. Eur J Clin Pharmacol 49:255–259

Nikolaus T, Specht-Leible N, Bach M, Oster P, Schlierf G (1999) A randomised trial of comprehensive assessment and home intervention in the care of hospitalised patients. Age Ageing 28:543–550

Nowotny B, Schlote-Sautter B, Rey E-R (1990) Entwicklung eines strukturierten Angstinterviews für Senioren. Z Gerontol 23:218–225

Parmelee PA, Katz IR, Lawton MP (1991) The relation of pain to depression among institutionalized aged. J Gerontol 46:P15–P21

Peter-Wüest I, Stuck AE, Dapp U, Nikolaus T et al. (2000) Präventive Hausbesuche im Alter: Entwicklung und Pilottestung eines multidimensionalen Abklärungsinstrumentes. Z Gerontol Geriatr 33 (in Druck)

Podsiadlo D, Richardson S (1991) The timed „Up and Go": A test of basic functional mobilty for frail elderly persons. J Am Geriatr Soc 38:142–148

Reuben DB, Rubenstein LV, Hirsch SH, Hays RD (1992) Value of functional status as a predictor of mortality: Results of a prospective study. Am J Med 93:663–669

Ritchie K, Fuhrer RA (1992) Comparative study of the performance of screening tests for senile dementia using receiver operating characteristics analysis. J Clin Epidemiol 45:627–637

Rubenstein LZ, Schairer C, Wieland GD, Kane R (1984a) Systematic biases in functional status assessment of elderly adults. Effects of different data sources. J Gerontol 39:686–691

Rubenstein LZ, Josephson KR, Wieland GD, English PA, Sayre JA, Kane RL (1984b) Effectiveness of a geriatric evaluation unit: A randomized controlled trial. N Engl J Med 311:1664–1670

Rubenstein LZ, Josephson KR, Wieland D (1987) Geriatric assessment in a subacute hospital ward. Clin Geriatr Med 3:131–143

Sager MA, Cross Dunham N, Schwantes A, Mecum L, Halverson K, Harlowe D (1992) Measurement of activities of daily living in hospitalized elderly: A comparison of self-report and performance-based methods. J Am Geriatr Soc 40:457–462

Sager MA, Rudberg MA, Jalaluddin M et al. (1996) Hospital admission risk profile (HARP): Identifying older patientsat risk for functional decline following acute medical illness and hospitalization. J Am Geriatr Soc 44:251–257

Seemann TE, Berkman LF (1988) Structural charakteristics of social networks and their relationship with social support in the elderly: Who provides support. Soc Sci Med 26:737–749

Silverstein M, Bengston VL (1994) Does intergenerational social support influence the psychological wellbeing of older parents? The contingencies of declining health and widowhood. Soc Sci Med 38:943–957

Solomon D (1988) National Institutes of Health consensus development conference statement: Geriatric assessment methods for clinical decision-making. J Am Geriatr Soc 36:342–347

Stewart S, Pearson S, Luke CG, Horowitz JD (1998) Effects of home-based intervention on unplanned readmissions and out-of-hospital deaths. J Am Geriatr Soc 46:174–180

Stuck AE, Siu AL, Wieland GD, Adams J, Rubenstein LZ (1993) Comprehensive geriatric assessment: A meta-analysis of controlled trials. Lancet 342:1032–1036

Stuck AE, Aronow HU, Steiner A et al. (1995) A trial of annual in-home comprehensive geriatric assessments for elderly people living in the community. N Engl J Med 333:1184–1189

Stuck AE, Walthert JM, Nikolaus T et al. (1999) Risk factors for functional status decline in community-living elderly people: A systematic literature review. Soc Sci Med 48:445–469

Tinetti ME (1986) Performance-oriented assessment of mobility problems in elderly patients. J Am Geriatr Soc 34:119–126

Valderrama-Gama E, Damian J, Guallar E, Rodriguez-Manas L (1998) Previous disabilty as a predictor of outcome in a geriatric rehabilitation unit. J Gerontol 53:M405–M409

Verbrugge LM, Jette AM (1994) The disablement process. Soc Sc Med 38:1–14

Ward HW, Ramsdell JW, Jackson JE et al. (1990) Cognitive function testing in comprehensive geriatric assessment: A comparison of cognitive test performance in residential and clinic settings. J Am Geriatr Soc 38:1088–1092

Warren MW (1943) Care of the chronic sick. A case for treating chronic sick in blocks in a general hospital. Br Med J 2:822–823

Watson IJ, Arfken CL, Birge SJ (1993) Clock Completion: An objective screening test for dementia. J Am Geriatr Soc 37: 730–734

Weinberger M, Samsa GP, Schmader K, Greenberg SM, Carr DB, Wildman DS (1992) Comparing proxy and patients' perceptions of patients' functional status: Results from an outpatient geriatric clinic. J Am Geriatr Soc 40:585–588

Wieland D, Rubenstein LZ (1996) What do we know about patient targeting in geriatric evaluation and management (GEM) programs? Aging Clin Exp Res 8:297–310

Williams ME, Hornberger JC (1984) A quantitative method of identifying older persons at risk for increasing long term care services. J Chron Dis 37:705–711

Williams ME, Williams TF, Zimmer JG, Hall WJ, Podgorski CA (1987) How does the team approach to outpatiernt geriatric evaluation compare with traditional care: A report of a randomized controlled trial. J Am Geriatr Soc 35:1071–1078

Williamson J, Stokoe IH, Gray S, Fisher M, Smith A, Mc Ghee A, Stephenson E (1964) Old people at home: Their unreported needs. Lancet I:1117–1120

World Health Organization/WHO (1999) International Classification of Impairments, Disabilities and Handicaps. A manual of classification relating to the consequences of disease, rev. Version (ICIDH-2). WHO, Geneva

Yesavage JA, Brink TL, Ross TL et al. (1982) Development and validation of a geriatric depression screening scale: A preliminary report. J Psychiatr Res 17:37–49

Das geriatrische Team

P. Oster

22.1 Grundlagen der Teamarbeit   189
22.2 Zusammensetzung des geriatrischen Teams   191
22.3 Probleme bei der Teamarbeit   193
22.4 Das Familiengespräch als Teamaufgabe   193
22.5 Entwicklung eines Teams   194
Literatur   194

Die geriatrische Medizin erhebt den Anspruch einer ganzheitlichen Sichtweise des älteren Menschen in seinen körperlichen, seelisch-geistigen und sozialen Bezügen vor einem funktionellen Hintergrund. Dies geht über den Ansatz der klassischen organbezogenen Medizin hinaus und beinhaltet deshalb auch andere Strukturen, die über den arztzentrierten Bezug hinausgehen. Diese Strukturen sind an der vielfältigen und diversifizierten Problematik orientiert; die Zusammenarbeit mehrerer Berufsgruppen ist erforderlich. Diese Philosophie ist die Grundlage des geriatrischen Teams. Naturgemäß gibt es auch alte Patienten, die an einer unidimensionalen Krankheit leiden. Bei genauerem Hinsehen haben aber ab dem 75. bis 80. Lebensjahr fast alle Patienten eine Form der Fähigkeitsstörung („disability"), welche den „team-approach" sinnvoll macht (Campbell u. Cole 1987; Meier-Baumgartner 1991; Nehen 1998; Oster u. Schlierf 1998; Runge u. Rehfeld 1995).

22.1
Grundlagen der Teamarbeit

In unserer Heidelberger Akademie hat Frau Born-Teuber zur Erläuterung des Teambegriffs das Bild von 2 Ochsen benutzt, die gemeinsam einen Karren ziehen und sich dabei nicht behindern, sondern unterstützen. Alleine könnten sie den Karren nicht fortbewegen; ziehen sie nicht gemeinsam, bewegt sich der Karren auch weniger gut vorwärts (zitiert nach Voigt 1993). Anders ausgedrückt: Aus der Teamarbeit ergibt sich ein Ergebnis, das besser ist als die Einzelteile: 3 + 3 = 7. So schlicht dieses Beispiel auch ist, so sehr müssen alle Teammitglieder den Sinn der Teamarbeit verstehen, die entsprechende Einstellung und Geisteshaltung mitbringen: Leistung wird auf der Basis von Kooperation erbracht, die von der Organisationsleitung gestützt wird (Born u. Eiselin 1996). Ein Team besteht aus Mitgliedern, deren Fähigkeiten sich einander ergänzen. Teamarbeit läßt sich kaum mit harten organisatorischen Maßnahmen bewerkstelligen, sondern hängt eher von den „weichen" Faktoren ab.

Die Teamarbeit ist auf den Patienten zentriert. In den ersten Tagen nach der Aufnahme untersuchen die Mitglieder der verschiedenen Berufsgruppen den Patienten, teilweise in standardisierter Form (siehe Assessment). Die Befunde werden zusammengetragen und daraus ein Behandlungsziel formuliert, das an den Bedürfnissen von Patient (und Angehörigen) orientiert sein muß. Dazu müssen Patient und Angehörige ausreichend über die Krankheit und deren Folgen informiert sein, besonders bei aphasischen und neuropsychologischen Störungen; hier ist häufig Unverständnis festzustellen.

Diese Zielformulierung, unterteilt in Nah- und Fernziel inklusive der erforderlichen Maßnahmen, ist der erste routinemäßige Teamschritt; da jede Berufsgruppe angehalten ist, eine Therapieplanung auf der Basis einer Untersuchung (Assessment) vorzulegen, ist die gemeinsame Zielformulierung bisweilen ein schwieriger Prozeß. Der Status vor der Akuterkrankung ist als Ausgangspunkt unbedingt zu beachten. Häufig ist eine 100%ige Selbständigkeit in den Aktivitäten des täglichen Lebens nicht mehr zu erreichen. Das Ziel „Laufen" ist sehr unspezifisch und bedarf oft sehr genauer Unterteilungen bzw. Zwischenziele wie Transfer Bett/Stuhl, Laufen mit welchem Hilfsmittel, Einbeziehung von Treppen oder auch die realistische Beschränkung auf Lokomotion im Rollstuhl. Wöchentliche Teambesprechungen, in denen in Anwesenheit aller relevanten Berufsgruppen jeder Patient durchgesprochen wird, stellen somit das Gerüst der Teamarbeit dar. Dazu gehört auch die Information der Angehörigen über Zielveränderungen. Die Kommunikation mit nicht anwesenden Teammitgliedern (z.B. Nachtschwester, seltenere Berufe wie Logopädie, Psychologie oder Musiktherapie) muß anderweitig sichergestellt sein (Cardex-System mit entsprechenden Eintragungen).

Eine schlechte Kommunikation kann vergleichbar einer Arzneimitteltherapie zu Nebenwirkungen führen, weil fehlende Information u. U. zu gefährlichen Handlungen führt (Vincent et al. 1998). Ein wichtiger Aspekt der Kommunikation ist auch eine einheitliche Sprache. Die Ergebnisse der Teambesprechungen sind schriftlich festzuhalten mit einem besonderen Augenmerk auf die erzielten Fortschritte bzw. möglichen Zielveränderungen. Bei dieser Gelegenheit können auch die formalen Aspekte geklärt werden. In letzter Zeit nehmen leider Formalitäten, wie die Probleme mit Kostenzusagen/-verlängerungen, einen immer größeren Raum ein.

Damit die Teambesprechungen gut ablaufen, ist eine Struktur hilfreich. Einige mögliche Regeln für die Teambesprechung finden sich in nachfolgendem Beispiel. Denkbar ist auch eine wöchentliche Rotation innerhalb des Teams hinsichtlich der Moderation.

Regeln für die Teambesprechung
(Beispiel: Rehastation Bethanien-Krankenhaus, Heidelberg)
- Beginn: 13 Uhr,
- Moderation/Dokumentation: Stationsarzt,
- Ablauf (nach Nr. der Patientenzimmer):
  - Ziele festlegen,
  - Stand von letzter Woche vorlesen,
  - Ist-Zustand beschreiben,
  - Handlungsschritte festlegen.

Reihenfolge: Arzt stellt Patient vor, danach Pflege, Krankengymnastik, Ergotherapie, Logopädie, Sozialdienst, am Ende nochmals Arzt.

Die Teambesprechung dient einerseits dem Informationsaustausch, ist aber ebenfalls ein wichtiges Instrument für die interdisziplinäre Weiterbildung und für die interne Teamkontrolle. Erfahrungsgemäß muß immer wieder über typische Störungen nach Läsionen der rechten Hirnhälfte gesprochen werden, weil diese Patienten häufig als schwierig erlebt werden (Rechtshirn- oder Chaossyndrom). Dies gilt auch für Patienten mit Apraxien oder mit Aufmerksamkeitsstörungen. Oft finden sich aber Mitarbeiter, die aus verschiedenen Gründen zu einem bestimmten Patienten einen besonders guten Zugang entwickeln und die folgerichtig dann auch die Führung der Behandlung übernehmen. Gesundheitliche Probleme werden häufig erst bei größerer Belastung im Verlauf der Therapie deutlich und müssen vom Arzt ebenso wie Komplikationen erkannt werden. Ist der Fortschritt langsamer als erwartet, sind neue Überlegungen notwendig. Oft ist der Grund eine bisher unerkannte Depression, ein kleinerer interkurrenter Apoplex oder leichte kognitive Defizite (Bennett u. Ebrahim 1995).

In einigen Kliniken hat sich eine tägliche Morgenbesprechung aller Teammitglieder bewährt, um einen möglichst raschen Informationsaustausch beispielsweise über nächtliche Probleme zu erreichen. Die Therapiezeiten können abgesprochen werden, auch unter Berücksichtigung eines morgendlichen oder nachmittäglichen Hochs. Alternativ können große Therapietafeln auf Station angebracht werden, auf denen mit Magneten alle Therapien markiert sind.

Das Dokumentationssystem ist das Herzstück der Behandlung. Hier müssen alle relevanten Informationen zusammengetragen werden, für jedes Teammitglied zugänglich und nutzbar. Mündliche Informationen können niemals die schriftliche Dokumentation ersetzen. Unabhängig von der Notwendigkeit der Dokumentation für eine sinnvolle Arbeit ist die Dokumentation auch für allfällige spätere Überprüfungen wichtig.

In der deutschsprachigen Geriatrie hat sich, ein weiterer Teamaspekt, das Bobath-Konzept bei der Behandlung von Apoplexpatienten durchgesetzt. Alle Teammitglieder müssen entsprechend informiert sein, um die Stärken dieses Konzeptes ausnutzen zu können. Es besteht in einem 24stündigen Ansatz des „handlings", also der Durchführung aller Arten von Körperstellungen, vom Liegen über das Sitzen bis zum Gehen einschließlich der entsprechenden Transfers. Nur wenn alle Teammitglieder nach denselben Regeln arbeiten, kann es funktionieren. Dies gilt natürlich auch für andere Krankheitsbilder.

Bei Patienten mit Läsionen des Zentralnervensystems (ZNS) besteht der Grundgedanke des Bobath-Konzepts darin, möglichst normale Bewegungen anzubahnen. Dabei werden gezielte Informationen an das ZNS gegeben (z. B. auch nachts durch die Lagerung), um den pathologischen Muskeltonus (Hypotonus, Spastik) zu regulieren und kontrollierte Bewegungsabläufe wiederzuerlernen. Wenn in einer längeren physiotherapeutischen Sitzung diese Bahnungen gelungen sind, darf nicht durch unsachgemäße Bewegungen der Erfolg zunichte gemacht werden (z. B. durch Benutzung eines Bettgalgens).

Es sei an dieser Stelle betont, daß es noch zahlreiche andere gute Konzepte in der internationalen Geriatrie gibt. Sie beziehen sich meist auf die Behandlung des Schlaganfallpatienten. Es ist möglich, daß ein bestimmtes Konzept bei den Patienten unterschiedlich gut anspricht. Als Grundlage ist das Bobath-Konzept jedoch auch dann sinnvoll, wenn andere Konzepte erforderlich sind (auch unter Berücksichtigung anderer Gesichtspunkte wie z. B. Superweichlagerung bei Dekubitusgefährdung).

Lehnt ein Patient die Behandlung oder Teile der Behandlung ab, muß nach den Ursachen geforscht und ggf. die Ablehnung auch in positiver und freundlicher Weise verarbeitet werden. Unser Ziel ist nicht, dem Patienten unsere Ziele aufzuerlegen, sondern ihm zur Verwirklichung seiner eigenen Ziele zu verhelfen.

22.2 Zusammensetzung des geriatrischen Teams

Der Patient
Am wichtigsten im geriatrischen Team ist der Patient. Ohne den Patienten gäbe es kein geriatrisches Team, der Patient ist unser Kunde. Im gleichen Atemzug sind jene Angehörigen zu nennen, die eine für den Patienten wichtige Rolle spielen. Diesen Auftrag dürfen wir niemals vergessen.

Der Arzt
In unserem System ist der Arzt rund um die Uhr für den Patienten verantwortlich und muß für Entscheidungen zur Verfügung stehen. Wegen dieser Verantwortlichkeit fällt dem Arzt – auch formalrechtlich – die Rolle des Teamleaders zu. Dies ist nicht gleichbedeutend mit der unbedingten Führung des Teams, die durchaus je nach Kompetenz und spezieller Problematik des Patienten auch von anderen Teammitgliedern übernommen werden kann im Sinne einer Delegation, die Verantwortung bleibt beim Arzt. Daraus leitet sich die Forderung ab, daß der Arzt auch im Falle der Delegation die durchgeführten Maßnahmen inhaltlich vertreten können muß.

Der Arzt ist für Diagnostik und Therapie auf der „impairment"-Ebene zuständig. Der medizinische Schaden bzw. die Funktionsfähigkeit auf biologischer Ebene muß geklärt werden; dazu gehört auch das Erkennen und Behandeln möglicher Komplikationen.

Pflegeberufe
Die meiste Zeit verbringen die Pflegeberufe mit dem Patienten: 24 h am Tag und in der Nacht. Sie bestimmen das Milieu, die Grundstimmung, ob der Patient sich angenommen fühlt. Wesentliche, wenngleich schwer meßbare Aspekte der „soft rehabilitation" (Young 1996) wie Zuhören, Trösten, Mut zusprechen, Beraten, Anspornen, der Umgang mit den persönlichen Problemen des Patienten werden von der Pflege geprägt.

In der Geriatrie arbeiten 3jährig ausgebildete Krankenschwestern/pfleger und Altenpfleger gleichberechtigt zusammen. Aber nur in der Altenpflegeausbildung wird auch über die speziellen Bedürfnisse des alten Menschen gesprochen. Dafür werden viele Anteile der Akutmedizin nicht gelehrt. Das bedeutet für die Zusammensetzung des Teams aus pflegerischer Sicht, daß eine Mischung aus diesen beiden Berufen zum Wohle des Patienten sinnvoll ist. Liegt der Schwerpunkt auf der Rehabilitation, kann der Anteil an Altenpflegern höher sein (bis zu 50%, abhängig von Person und Ausbildungsstätte). Je akuter die Krankenversorgung ist, desto höher wird der Anteil an Krankenschwestern/-pflegern. Der Zustand der Patienten bestimmt auch das Tätigkeitsprofil:

- von der Grundversorgung bei Pflegebedürftigkeit über
- Behandlungspflege und
- aktivierde Pflege bis zur
- rehabilitativen Pflege, die dem Patienten wieder zur Selbständigkeit verhelfen soll.

Eine rehabilitative Pflege, die immer durch Analyse und Planung gekennzeichnet ist, kann sich z. B. auf die Gebiete Nahrungsaufnahme, Anziehen, Waschen, Bewegung (Lagerung, Transfer, Sitzen, Stehen, Gehen), Hilfsmittelgebrauch, Kommunikation oder auch Kontinenztraining beziehen. Letzteres verdient besonderes Augenmerk, insbesondere die Entdeckung oder Behandlung einer funktionellen Inkontinenz bei schlechter Mobilität oder depressiver Grundstimmung. Abklärung, Beratung und Kontinenztraining sind ohne Mitwirkung der Pflege nicht durchführbar (in Großbritannien gibt es spezielle Kontinenzschwestern!). Immer ist mit einer rehabilitativen Pflege die fachgerechte Anleitung verbunden, oft auch als Fortsetzung therapeutischer Ansätze z. B. aus der Ergotherapie:

- nicht Nahrung verabreichen oder „Häppchen richten", sondern den Patienten zur selbständigen Nahrungsaufnahme anleiten,
- nicht den Patienten waschen, sondern ihm zeigen, wie er sich selbst waschen kann.

Physiotherapie
Die Physiotherapeuten erstellen, dem Patienten und seiner Erkrankung angepaßt, einen individuellen Therapieplan. Er umfaßt in der Einzelbehandlung neben Kreislauf- und Atemtraining verschiedene Maßnahmen zur Schmerzlinderung, Übungen zur Wiederherstellung der altersentsprechenden Gelenkbeweglichkeit und zur Optimierung gestörter Funktionen und Bewegungsabläufe. In diesem Rahmen werden ggf. entsprechende Hilfsmittel verordnet. Unterstützend finden verschiedene Gruppenangebote statt. Entscheidend bei der Zielformulierung sind die persönlichen Verhältnisse des Patienten (Wieviele Treppen wird er/sie steigen müssen?). Komplexe Alltagsabläufe stehen im Mittelpunkt. Aufstehen vom Stuhl lernt man am besten, wenn man das Aufstehen vom Stuhl übt. Dies gilt auch für die vielen kognitiv eingeschränkten Patienten, die sich mehr oder weniger selbst mobilisieren und bei denen spezifische Übungen auch für den Therapeuten oft frustrierend sind. Ausgebildete Laienhelfer (bei uns „Therapieassistenten" genannt) können diese Aufgabe übernehmen.

Bei komplexen Bewegungsstörungen wie z. B. einer Halbseitenlähmung wird durch Tonusregulierung, Orientierung zur Körpermitte, Gleichgewichtsschulung, Vermeidung von Spastik und Schmerz die Anbahnung physiologischer Bewegungsmuster angestrebt (Bobath-Konzept).

Obwohl die Stärkung der Muskelkraft und die Schulung des Gleichgewichts seit jeher Bestandteil der Krankengymnastik sind, eröffnet sich in Zusammenarbeit mit der Sportwissenschaft eine neue Dimension der Physiotherapie im Sinne eines gezielten Kraft- und Koordinationstrainings. Wenn auch nicht alle alten Patienten diesen Übungsformen aufgeschlossen gegenüberstehen, sind die Erfolge der Teilnehmer um so ermutigender. Viel mehr muß auch von der Möglichkeit Gebrauch gemacht werden, den Patienten mit in die Verantwortung zu nehmen, z. B. durch Hausaufgaben nach Instruktion der Krankengymnastik, die mehrmals täglich durchzuführen und vom Patienten zu notieren sind.

Ergotherapie

In der Ergotherapie werden auf der Basis von Wahrnehmung und Wiedererlernen von Planung (z. B. nach Affolter) die alltagspraktischen Fertigkeiten wie Anziehen, Essen, Körperpflege, aber auch Küchentätigkeiten etc. geübt. Ein Schwerpunkt liegt dabei auf der Schulter-Arm-Hand-Funktion und der Verordnung von individuell ausgetesteten Hilfsmitteln, auch von Einhänderhilfsmitteln und Rollstühlen. Bei komplexen Bewegungsstörungen werden ebenfalls die Grundsätze der Bobath-Therapie mit Tonusregulierung, Vermeidung von Spastik etc. angewendet. Beim diagnostischen Hausbesuch mit der Bestandsaufnahme der häuslichen Verhältnisse und deren Adaptation an die aktuellen Bedürfnisse des Patienten sind die Ergotherapeuten am wichtigsten.

Logopädie

Die Logopädie führt ein Sprach- und Sprechtraining durch mit dem Ziel, die Kommunikation zu verbessern. In einigen Kliniken sind für diese Aufgabe auch Linguisten tätig. Obwohl der Therapieansatz grundsätzlich individuell ist, können gelegentlich „Kommunikationsgruppen" sinnvoll sein. Ein weiteres Feld der Logopädie sind die Kau- und Schluckstörungen mit einem Eß/Schlucktraining inklusive der Anleitung von Pflege und Angehörigen.

Physikalische Therapie

Die physikalische Therapie mit Kälte- und Wärmeanwendung, Ultraschall- und Strombehandlung und auch Lymphdrainage wird teilweise von den Physiotherapeuten, teilweise von Masseuren und Bademeistern eingesetzt, von letzteren noch ergänzt um Wasserbehandlungen und weitere entspannende und damit oft tonusregulierende Maßnahmen. Auch passive Anwendungen können zum Wohlbefinden des Patienten beitragen.

Sozialarbeit

Die Sozialarbeiter unterstützen Patient und Angehörige mit dem Ziel der Reintegration in den bisherigen Lebensbereich oder der Vorbereitung auf eine neue Lebenssituation. Die (rechtzeitige) Entlassungsplanung beinhaltet Beratung, Koordination und Vermittlung von hauswirtschaftlichen Hilfen, ambulanten Pflegediensten sowie teil- und vollstationären Einrichtungen wie Tagespflegestätten oder Seniorenheim. Dazu gehören klärende und stützende Gespräche, Krankheits- und Konfliktverarbeitung ebenso wie Beratung und Hilfe in sozialmedizinischen Angelegenheiten.

Psychologie

Der Psychologe versucht in Gesprächen und speziellen Untersuchungen, Verhalten und Leistungsmöglichkeiten des Patienten zu beurteilen. In den meisten Fällen erfolgt die Diagnostik und Therapie von neuropsychologischen Defiziten, beispielsweise von Aufmerksamkeits-, Wahrnehmungs-, Gedächtnis- oder Problemlösestörungen. Oft erfolgt die Untersuchung durch Anregung oder in Absprache mit anderen Berufsgruppen. Dazu gehören auch Krisenintervention, Partner- bzw. Familientherapie.

Orthopädietechnik

Orthopädisch-technische Probleme werden meist von Externen gelöst, wobei entsprechende Beratung und Anpassung der meist teuren Hilfsmittel wie Prothesen, Schienen oder spezielle Schuhe in diesen Preisen bereits enthalten ist.

Seelsorge

Seelsorger, insbesondere mit der Zusatzausbildung Klinische Seelsorge, sind für viele Patienten wesentlich mit ihren Gesprächsangeboten oder einfach nur durch einen Gottesdienst. Sie stehen Sterbenden zur Seite und helfen bei der Krankheitsverarbeitung, in der Rolle eines Besuchers, Freundes oder Advokaten (Bennett u. Ebrahim 1995).

Weitere Therapieangebote

Viele weitere Berufsgruppen und auch Laienhelfer mit bestimmten Aufgaben können den therapeutischen Prozeß befördern, sei es durch gezielte Angebote in der Arbeitstherapie wie Seidenmalerei oder Tonarbeiten, als Einzel- oder Gruppenangebot wie in der Musiktherapie, Anregung durch Literatur- oder Zeitungsgruppe, Arbeit in der Gedächtnisgruppe oder Erledigung kleiner persönlicher Bedürfnisse durch freiwillige Helfer etc.

Koordination der einzelnen Teammitglieder

Die Aufgabenverteilung ist in einem funktionierenden Team nicht die primäre Aufgabe; wichtiger ist die entsprechende Absprache zwischen Arzt, Pflege, Krankengymnastik, Ergotherapie, Psychologie:

- Wer findet heraus, wieviele Treppen der Patient zu Hause bewältigen muß? (Arzt, Pflege, Krankengymnastik?)
- Wer realisiert, daß der Patient einsam ist und Gesellschaft benötigt? (Pflege, Arzt, Psychologie, andere Therapeuten?)
- Wer testet die kognitiven Fähigkeiten? (Arzt, Pflege, Ergotherapie, Psychologie?)

Die tägliche Arbeit der verschiedenen Teammitglieder bietet viele Überlappungen. So behandeln Physiotherapie, Ergotherapie und Pflege die ADL-(Aktivitäten des täglichen Lebens-)Fähigkeiten. Hier ist eine alternierende Therapie denkbar; am wichtigsten ist dabei die Umsetzung der in der Therapiesituation geübten Muster in den Alltag. Dies unterstreicht erneut die Bedeutung eines gemeinsamen Therapiekonzepts.

Für die Umsetzung in den Klinikalltag ist in der Regel die Pflege zuständig. Bis heute sind allerdings diese entscheidenden Inhalte einer rehabilitativen Pflege weder richtig definiert noch werden sie von Patient, Angehörigen oder auch Ärzten und Kostenträgern richtig wahrgenommen. Dabei ist jeder Transfer, z.B. wenn der Patient zum Essen am Tisch nicht im Rollstuhl, sondern auf einem normalen Stuhl sitzt oder wenn er auf die Toilette überwechselt, ein rehabilitatives Angebot (welches übrigens auch regelmäßig am Wochenende stattfindet). Umgekehrt müssen Physio-/Ergotherapeuten auch in der Lage sein, den Patienten beim Toilettengang entsprechend zu unterstützen.

Ärzte und Pflege übernehmen „soziale" Aufgaben, weil sie am häufigsten mit den Angehörigen Kontakt haben. Die Einbeziehung der Angehörigen kann gar nicht oft genug betont werden, damit sie Verständnis für die rehabilitative Pflege entwickeln (warum der Patient alleine essen soll) und demzufolge möglichst entsprechend agieren. Auch darf die Rolle der Mitpatienten als „Kotherapeuten" nicht unterschätzt werden: Sie ermutigen, geben Beispiel, unterstützen, helfen mit.

22.3
Probleme bei der Teamarbeit

Wenn in der Teambesprechung Mitarbeiter sagen „dies sei nicht ihre Aufgabe", liegen Probleme vor. Die Behandlung des Patienten, sein Befinden und seine Erlebnissituation müssen im Vordergrund stehen, nicht die Abgrenzung der Tätigkeiten voneinander: Der Teamleader, in der Regel der Arzt, muß für die Absprache des gemeinsamen Ziels sorgen in Kenntnis der Fähigkeiten der einzelnen Teammitglieder. Diese sind durch deren Beruf, aber auch durch deren Persönlichkeit vorgegeben. Wie im normalen Leben gibt es linkshirn- und rechtshirnbetonte Typen. Während der eine nur fest strukturiert mit entsprechenden Vorgaben arbeiten möchte, benötigt der rechtshirnbetonte Typ entsprechenden Freiraum zum Ausprobieren von verschiedenen Therapieansätzen. Dieser Spannungsbogen läßt sich beispielsweise von einer auf Gelenkbeweglichkeit und mit Winkelmaßen kontrollierten Physiotherapie zu einer mit viel Intuition ausgeführten Behandlung nach Bobath spannen. Der eine Therapeut wird lieber die von Tag zu Tag besseren Winkelmaße registrieren, der andere lieber die von Tag zu Tag nachlassende Spastik spüren. Die eine Pflegeperson wird jeden Transfer korrekt durchführen, die andere den Patienten auch einmal im Rollstuhl an den Tisch setzen und statt dessen über den letzten Angehörigenbesuch sprechen. Beide Vorgehensweisen haben ihre Vorteile, auch jeweils noch abhängig von der Struktur des Patienten. Im Team muß für den gesunden Ausgleich gesorgt werden mit Respekt vor der Persönlichkeit der einzelnen und vor dem Hintergrund einer gegenseitigen Wertschätzung, auch der fachlichen Qualifikation.

Manchmal bewährt es sich, die Teamleaderrolle probeweise an andere zu übergeben. Kontinuität und Erfahrung sind jedoch gerade für den Teamleader wichtig.

Grundsätzlich ist es in einem Team wie in einer Familie: Ein stetiges auf und ab, und irgendwie geht es meist weiter. Am besten für den Erhalt des Teams ist die dauernde erfolgreiche Behandlung von Patienten. Eine regelmäßige externe Teamsupervision kann dabei helfen.

22.4
Das Familiengespräch als Teamaufgabe

- Wenn es im Verlauf einer Behandlung zum Stillstand kommt,
- wenn verschiedene Teammitglieder immer wieder verschiedene Wahrnehmungen des Patienten haben,
- wenn es zu dauernden Auseinandersetzungen mit Patient oder Angehörigen kommt,
- wenn die Erwartungen nicht an die Realität angepaßt werden können, die Teamziele nicht vermittelbar scheinen oder nicht verstanden werden,
- wenn immer wieder Energie durch Reibung verloren geht,

dann ist der Zeitpunkt für ein Familiengespräch gekommen. Alle behandelnden Teammitglieder, Patient und Angehörige setzen sich an einem verabredeten Termin zusammen und tauschen ihre Probleme miteinander aus. Meistens läßt sich in einem solchen Familiengespräch die Situation klären, nachdem viele neue Gesichtspunkte erfahren wurden. Alle Beteiligten können anschließend wieder an einem Strang ziehen; die therapeutische Arbeit wird wieder leichter. In aller Regel lohnt sich der zeitliche Aufwand, wobei es sinnvoll ist, von Anfang an eine Begrenzung auf höchstens 45 min zu verabreden; ggf. muß danach ein weiterer Termin vereinbart werden.

22.5
Entwicklung eines Teams

Aus den obigen Ausführungen geht hervor, wie kritisch bereits die Einstellungsphase ist. Ein neuer Mitarbeiter muß teamfähig sein, was nicht mit angepaßt zu verwechseln ist. Dies mag wie eine verwegene Forderung klingen, wenn in manchen Berufszweigen die Auswahl an Mitarbeitern an bestimmten Standorten nicht so groß ist. Hilfreich kann eine genaue Stellenbeschreibung für die entsprechende Berufsgruppe sein, die auch schon entsprechende Hinweise auf die notwendige Teamarbeit enthält.

Am Beginn der Tätigkeit sollten Einführungstage für neue Mitarbeiter angeboten werden. Entweder im eigenen Haus oder sogar an einem eigens ausgesuchten auswärtigen Platz wird beispielsweise an einem Wochenende ein Überblick über die Behandlungsgrundsätze an der geriatrischen Klinik gegeben. Dieses Vorgehen hat sich außerordentlich bewährt, zumal dies auch interdisziplinär geschieht. Das Verständnis ist danach wesentlich besser, die neuen Mitarbeiter fühlen sich willkommen. Insgesamt ist der Ansatz des interdisziplinären Lernens in der Geriatrie erfolgreich. Im Basiskurs Geriatrie unserer Akademie haben wir damit sehr positive Erfahrungen gemacht (Oster et al. 1997). Gerade auch bei Kursteilnehmern, die sich erstmals mit der Geriatrie befaßten, konnte die Keimzelle für die Teamarbeit gelegt werden, was sich in der anschließenden gemeinsamen Tätigkeit auch bestätigt hat.

Schwieriger ist das Problem eines permanenten Teamtrainings. In einem Mannschaftssport wie Fußball ist es üblich, die ganze Woche zu trainieren, um sich in den 2 h am Wochenende als eingespieltes Team präsentieren zu können. Offensichtlich sind wir beim geriatrischen Team noch weit von diesen Übungszeiten entfernt. Es soll hiermit auch nur aufgezeigt werden, wie wichtig eine „Teampflege" in anderen Zusammenhängen ist. In der Wirtschaft gibt es darüber zahlreiche Veröffentlichungen (Cassier-Woidasky 1997; Comelli u. Rosenstiel 1995; Neges u. Neges 1993).

Die Teamarbeit ist eine der Stärken der geriatrischen Medizin, ein Kernstück der umfassenden Betreuung alter Patienten mit ihren körperlichen, geistig-seelischen und sozialen Problemen. Dabei ist die Zusammensetzung des Teams vielfach beschrieben, wenngleich rein empirisch. Auch die publizierten Anhaltszahlen sind aus der Erfahrung entstanden (Bundesarbeitsgemeinschaft Klinisch-Geriatrischer Einrichtungen 1998). Sicher ist bei dem umfassenden Ansatz der geriatrischen Medizin eine hohe Dichte von gut ausgebildetem Personal erforderlich. Der von speziellen Berufsgruppen zu erbringende Anteil kann hinterfragt werden. Gut in rehabilitativer Pflege ausgebildete Kranken- oder Altenpfleger können und müssen viele Therapieanteile übernehmen. Umgekehrt kann ein „Multifunktionstherapeut" viele einfache Therapien durchführen. In manchen Berufsgruppen wie z. B. der Physiotherapie können die gut ausgebildeten und häufig noch weiter qualifizierten Mitarbeiter von einfachen Tätigkeiten durch „Therapieassistenten" entlastet werden. In jeder Einrichtung muß in Abhängigkeit von den zu versorgenden Patienten über diese Fragen nachgedacht und nach entsprechenden Lösungen gesucht werden. Ein Gradmesser ist die Gewährleistung von aktivierend-rehabilitativen Maßnahmen.

In einem guten Team bildet der Patient den Mittelpunkt des gemeinsamen Handelns. Eine gute Kommunikation ist ebenso wichtig wie der Verzicht auf die Abgrenzung von Berufsgruppen in der täglichen Arbeit. Grundlage ist ein multidisziplinäres Assessment, die anschließende Zielformulierung von Prioritäten und die regelmäßige Begleitung des Fortschritts in Teambesprechungen.

Danksagung

Mein Dank gilt den Mitgliedern unseres Teams für Anregung und Kritik zu diesem Beitrag, jeweils stellvertretend für den ärztlichen Bereich Herrn Prof. Schlierf, für die Pflege Frau Reinecke und Herrn Paul, für die Physiotherapie Frau Schilling und Frau Krastl, für die Ergotherapie Frau Miksch, für die Logopädie Frau Reinhardt, für die Sozialarbeit Frau Wittmann und Frau Dipl. Psych. Schneider sowie Herrn Schumacher, Sozialwissenschaftler aus Steinheim und Herrn Dr. Linster, Psychologe aus Freiburg.

Literatur

Bennett GC, Ebrahim S (1995) The essentials of health care in old age. Edward Arnold, London, pp 177–230

Born M, Eiselin S (1996) Teams. Chancen und Gefahren. Huber, Bern

Bundesarbeitsgemeinschaft Klinisch-Geriatrischer Einrichtungen (1998) Empfehlungen für die klinisch-geriatrische Behandlung. Fischer, Jena

Campbell LJ, Cole KD (1987) Geriatric assessment teams. Clin Geriatr Med 3:99–110

Cassier-Woidasky AK (1997) Kooperation und Interprofessionalität. In: Beier J et al. (Hrsg) Jahrbuch der Pflege- und Gesundheitsfachberufe. Verlag für Medizin und Technik, Reinbek, S 43–94

Comelli G, Rosenstiel L v (1995) Führung durch Motivation. Beck, München

Haug CV (1994) Erfolgreich im Team. Beck, München

Meier-Baumgartner HP (1991) Geriatrische Rehabilitation im Krankenhaus. Quelle & Meyer, Wiesbaden

Neges G, Neges R (1993) Management Training. Ueberreuter, Wien

Nehen HG (1998) Rehabilitation in der Geriatrie aus Sicht verschiedener Disziplinen. In: Kruse A (Hrsg) Jahrbuch der Medizinischen Psychologie 16, Bd 2. Hogrefe, Göttingen, S 127–139

Oster P, Schlierf G (1998) Die gesundheitliche Situation älterer Menschen. In: Kruse A (Hrsg) Jahrbuch der Medizinischen Psychologie 15, Bd 1. Hogrefe, Göttingen, S 79–86

Oster P, Kuno E, Specht N, Schlierf G (1997) Interdisziplinäre Fortbildung in der Geriatrie. Z Gerontol Geriatr 30:127–129

Runge M, Rehfeld G (1995) Geriatrische Rehabilitation im therapeutischen Team. Thieme, Stuttgart

Vincent C, Taylor-Adams S, Stanhope N (1998) Framework for analysing risk and safety in clinical medicine. Br Med J 316: 1154–1157

Voigt B (1993) Team und Teamentwicklung. Organisationsentwicklung 3:44–58

Young J (1996) Rehabilitation and older people. Br Med J 313: 677–681

Assessmentnetzwerk

H. W. Heiss

23.1 Entwicklung der Assessmentverfahren 196
23.2 Ergotherapeutisches Assessment 197
23.3 Logopädisches Assessment 199
23.4 Physiotherapeutisches Assessment 199
23.5 Soziales Assessment 202
23.6 Ethikassessment 202
23.7 Schlußfolgerungen 204
Literatur 204

Das Assessmentnetzwerk ist ein berufsgruppenübergreifendes Instrument zur Dokumentation, Ressourcenerkennung, Therapiezielfindung und Evaluation der Behandlungserfolge bei Patienten mit Behinderungen, die sich als Folge einer oder mehrerer chronischer Erkrankungen ausgebildet haben. Es ermöglicht eine umfassende Begutachtung in zahlreichen Domänen und 4 Kategorien unterschiedlicher Schweregrade, wobei bestimmte Fähigkeiten innerhalb einer Domäne aufgelistet sind (Items). Das Instrument ist modulartig aufgebaut und kann unter Berücksichtigung der aktuellen Situation des Patienten erweitert oder gekürzt werden. Die Entwicklung einer gemeinsamen Plattform für den Zugang zu Patienten mit Behinderungen erleichtert den Informationsfluß zwischen Ärzten, Therapeuten und den Mitarbeitern der sozialen Arbeit. Es erleichtert auch Diagnostik und Therapie im multidisziplinären Team.

23.1
Entwicklung der Assessmentverfahren

Obwohl sich in Deutschland das geriatrische Assessment weiterhin um allgemeine Anerkennung bemühen muß, haben die von ihm ausgehenden Impulse (Heiss 1995) bei zahlreichen auf dem Gebiet der Geriatrie tätigen Berufsgruppen Prozesse ausgelöst, die bestehende Berufsbilder tiefgreifend und nachhaltig verändern. Sie zielen darauf ab, die traditionell ausschließlich fachbezogene Ausrichtung in einen integrativen, interdisziplinären Denkansatz umzugestalten. Diese Entwicklung ist nach einer vorzugsweise im angelsächsischen Raum sich über mehr als 50 Jahre erstreckenden Anwendungsperiode des geriatrischen Assessments verwunderlich und erfreulich zugleich. Das lange Intervall läßt sich zum einen daraus ableiten, daß wesentliche Elemente des geriatrischen Assessments, z. B. der Barthel-Index, aus dem Wunsch nach einer qualifizierten Pflege für Bewohner von Pflegeheimen stammen und darauf ausgerichtet sind, deren funktionelle Ressourcen für Therapie und Rehabilitation zu bestimmen. Die Betonung der Pflegeaspekte verhinderte lange Zeit, daß sich die anderen an der Rehabilitation wesentlich beteiligten Berufsgruppen wie Ergotherapie, Logopädie und Physiotherapie am Assessmentprozeß beteiligten. Erst in den letzten Jahren dieses ausgehenden Jahrhunderts beginnt man auch in Deutschland, die integrative Kraft und die Vorteile zu erkennen, die von der Entwicklung und Etablierung berufsspezifischer Assessmentverfahren ausgehen.

Aufgrund vorhandener Erfahrung aus anderen Bereichen (De Langen et al. 1995; Feys et al. 1998; Henon et al. 1999; Potempa et al. 1995; Stähelin et al. 1989) und aus dem Feldversuch für das ergotherapeutische Assessment (Voigt-Radloff et al. 2000) läßt sich bereits absehen, daß diese neuen Assessmentinstrumente die berufsspezifische Diagnostik, Therapieplanung und Evaluation des Behandlungserfolges verbessern bzw. überhaupt erst in standardisierter Weise ermöglichen und darüber hinaus Effizienz und Effektivität der therapeutischen Leistungen ganz im Sinne qualitätsverbessernder Maßnahmen steigern. Durch die Entwicklung gemeinsamer Schnittstellen im Assessmentprozeß für die genannten therapeutischen Berufe ist zusätzlich eine Plattform für die Entwicklung des geriatrischen Teams zu einem interdisziplinären Team geschaffen, ein nicht zu unterschätzender Schritt für einen wahrhaft ganzheitlichen und professionellen Umgang mit den Patienten, der durch den Einbezug der Sozialdienste und ein medizinethisches Assessment wesentlich vertieft wird.

Die Implikationen, die von dieser Entwicklung ausgehen, sind derzeit noch nicht abzusehen. Durch die Struktur der Instrumente selbst und deren Anbindung an die International Classification of Impairments, Disabilities, and Handicaps (ICIDH; Matthesius et al. 1995) werden die Alltagsrelevanz von Behinderungen, die Kompensationsmöglichkeiten und der personale Unterstützungsbedarf der Betroffenen transparent. Grundlagen für die Anwendung dieser Assessments sind begleitende Handbücher. Zu ihrer Erstellung sind die verschiedenen Berufsgruppen aufgerufen, sich über bestimmte Definitionen, diagnostische und therapeutische Maßnahmen zu verständigen. Dies hat zu tiefgreifenden Abstimmungsprozessen zwischen den Therapeuten angeregt und dadurch ihre Kommunikation deutlich gefördert. Die Schulung für die Instrumente und ihre Anwendung verbessern zusätzlich die Qualität der täglichen Arbeit. Sie fördert die Kommunikation der am Assessmentprozeß Beteiligten untereinander und über deren berufliche Grenzen hinweg.

Wie die Ergebnisse eines ersten Feldversuchs zu Praktikabilität, Akzeptanz und Prozeßqualität (Voigt-Radloff et al. 2000) zeigen, wird die zeitaufwendigere, aber mit der Nutzung des Instruments vertiefte Diagnostik alltagsorientierter und erleichtert die therapeutische Zielfindung. Sie dokumentieren außerdem, daß mit dem Assessmentprozeß ein Lerneffekt verbunden ist, das Instrument von den Fachkräften akzeptiert und die Kooperation mit anderen Rehabilitationspartnern potentiell verbessert wird.

Die einzelnen Assessmentverfahren sind nachfolgend beschrieben und zur besseren Anschaulichkeit auszugsweise abgebildet. Vor Beginn eines Assessment sammeln die verschiedenen Berufsgruppen für sie relevante Vorinformationen (z.B. Personaldaten, ärztliche Diagnosen) und solche Informationen, die keine Zielgröße für die Therapie oder die Beratung sind, im Rahmen des Assessmentverfahrens aber Berücksichtigung finden sollen (z.B. biographische Aspekte, Wohn- und Lebenssituation, bisherige Versorgungssituation, vorhandene Hilfen/Hilfsmittel).

Die Beurteilungsdomänen im Assessmentteil selbst beziehen sich auf thematisch gruppierte Items, eine Erstbefundung zu Beginn der Therapie/der Beratung und eine Zweitbefundung am Ende derselben sowie die Zuordnung von Schädigungen, Fähigkeitsstörungen und Beeinträchtigungen anhand von 4 Schweregradkategorien, die für alle Berufsgruppen kompatibel sind. Die dafür erforderlichen Definitionen für die Kategorien selbst und ihre Abgrenzungen untereinander sind jeweils in einem Handbuch niedergelegt. Bei jedem Untersuchungszeitpunkt ist für jedes Item ein Textfeld für eine zusätzliche freie deskriptive Darstellung vorgesehen. Den Abschluß des Assessmentprozesses stellt eine deskriptive individuelle Zusammenfassung durch den Behandler/Berater dar, in der auch die von dem Patienten vorformulierten Vorstellungen über die therapeutischen Ziele im Sinne einer zielorientieren Ergebnisbeschreibung dargestellt werden.

23.2
Ergotherapeutisches Assessment

Die Entwicklung des ergotherapeutischen Assessments (Kiesinger u. Voigt-Radloff 1996) ist am weitesten fortgeschritten, wenn auch noch nicht abgeschlossen. Aufgrund des positiven Ergebnisses des Feldversuchs zu Akzeptanz, Praktikabilität und Prozeßqualität (Voigt-Radloff et al. 2000) sind Struktur und Organisation dieses Instruments, die sich auch im logopädischen und physiotherapeutischen Assessment wiederfinden, an dieser Stelle ausführlicher dargestellt.

Ausgangspunkt für die Erarbeitung des ergotherapeutischen Assessments waren die aus dem Gesundheitswesen an alle therapeutischen Berufe gerichteten Forderungen nach einer standardisierten Dokumentation und Evaluation des Behandlungserfolgs, Optimierung der Behandlungsmaßnahmen durch Berücksichtigung von Kriterien des Qualitätsmanagements und die verstärkte Nutzung von Wirtschaftlichkeitsreserven unter Berücksichtigung von Vernetzungsmöglichkeiten zwischen den therapeutischen Bereichen. Außerdem sollte das Rehabilitationspotential eines Patienten systematisch erarbeitet und die daraus abzuleitenden Behandlungen zielgerichtet geplant und durchgeführt werden. Ein solches Instrument sollte die Therapeuten auch in die Lage versetzen, wissenschaftlich evaluierbare Behandlungsprojekte durchzuführen und die Kommunikation zwischen den Therapeuten eines Bereichs und zwischen verschiedenen therapeutischen Bereichen zu verbessern. Zur Vertiefung der Therapietreue und der Motivation der Patienten für eine länger dauernde Behandlung sollten bei den Therapien die Vorstellungen und Zielsetzungen der Patienten, soweit vertretbar, stärker berücksichtigt werden. Aus dieser Auflistung ist ersichtlich, daß zur Erreichung der Vorgaben eine neue Dokumentations- und Evaluationsform zu erarbeiten war.

Ausgehend von der Erfassung der ICD-10-Diagnosen (World Health Organization 1994) und ihrer Kodierung berücksichtigt das ergotherapeutische Assessment beispielhaft für die anderen therapeutischen Bereiche Behinderungen im Sinne von Fähigkeitsstörungen und Schädigungen nach der ICIDH (Matthesius et al. 1995). Daran schließen sich die fachorientierten Domänen für externe Kompensationsmittel, Aktivitäten zur körperlichen Selbstversorgung und solchen zur eigenständigen Lebensführung, alltagsrelevante Folgen sensomotorischer, kognitiver und psychosozialer Funktionen an. Jeder der genannten Bereiche ist in die Kategorien I–IV unterteilt:

- Kategorie I: „keine Einschränkung/völlige Selbständigkeit im vertrauten und unvertrauten Umfeld",
- Kategorie II: „leichte Einschränkung/Selbständigkeit auch ohne Hilfsperson im vertrauten Umfeld",
- Kategorie III: „mittlere Einschränkung/teilweise Selbständigkeit mit Hilfsperson" und
- Kategorie IV: „starke Einschränkung/keine Selbständigkeit".

Sollte, aus welchem Grund auch immer, die betreffende Funktion bei dem Patienten aktuell nicht beurteilbar sein, ist eine 5. Kategorie „N" eingerichtet. Die jeweiligen Kategorien und ihre Abgrenzungen gegeneinander sind in dem Handbuch ausführlich beschrieben. Sie werden in den Itemfeldern für den Erstbefund und Folgebefund angekreuzt und können durch freie Texte ergänzt werden. Das entstehende Bild (Abb. 23-1) läßt nicht nur in übersichtlicher Weise den Status des betreffenden Patienten erkennen, sondern gestattet auch, Veränderungen zwischen den Kategorien leicht zu erfassen. Feinere, im Einzelfall durchaus alltagsrelevante Veränderungen, die nicht zu einer Kategorieverschiebung führen (im Feldversuch zum ergotherapeutischen Assessment war dies nur in 8,6% der Fall), bleiben bei dieser Betrachtung unberücksichtigt. Dies bedeutet sicherlich einen gewissen Nachteil, der aber durch die Vorteile der besseren Abgrenzbarkeit der Kategorien, besseren Übersichtlichkeit und sicheren Erfassung der vom Gesundheitssystem vorgegebenen Alltagsrelevanz der Behinderungen und Behandlungserfolge aufgewogen wird.

Der Prozeß der Erstbeurteilung (Aufnahme) schließt im Assessment mit der Dokumentation der vom Patienten formulierten Ziele und der ergotherapeutischen Ziele, wie sie mit dem Patienten, seinen Angehörigen/Bezugspersonen und dem geriatrischen Rehabilitationsteam abgestimmt worden sind. Im Rahmen der Zweitbeurteilung (Verlauf) werden zusätzlich zu den Kategorieerfahrungen in einer Zusammenfassung die Therapieergebnisse unter besonderer Berücksichtigung der gesetzten Ziele beschrieben und Empfehlungen zum weiteren Vorgehen ausgesprochen. Die vorgesehene EDV-Version der berufsspezifischen Assessmentverfahren gestattet, die Ergebnisse vieler Patientenbeurteilungen

Abb. 23-1. Auszug aus dem ergotherapeutischen Assessment: Aktivitäten zur eigenständigen Lebensführung

I: Der Patient hat im jeweiligen definierten Item bei Alltagsaktivitäten in dem für ihn vertrauten Umfeld, aber auch im nicht vertrauten Umfeld, keine Einschränkungen.

II: Der Patient kann seine leichten Einschränkungen im jeweiligen definierten Item bei Alltagsaktivitäten in dem für ihn vertrauten Umfeld noch selbständig und sicher durch Hilfsmittel oder Kompensationsstrategien kompensieren.

III: Eine Hilfsperson, die Teilleistungen oder Aufsicht übernimmt, ist zeitweise nötig, um die mittleren Einschränkungen des Patienten im jeweiligen definierten Item zu kompensieren und Alltagsaktivitäten in dem für ihn vertrauten Umfeld zu gewährleisten. Der Patient erbringt relevante Teilleistungen.

IV: Aufgrund seiner starken Einschränkungen im jeweiligen definierten Item kann der Patient auch mit Hilfsperson bei Alltagsaktivitäten in dem für ihn vertrauten Umfeld keine relevanten Teilleistungen im jeweiligen definierten Item erbringen.

N: Ergotherapeutisch derzeit nicht beurteilbar.

▼

Aktivitäten zur eigenständigen Lebensführung													
	Aufnahme: Datum		I	II	III	IV	N		I	II	III	IV	N	Verlauf: Datum
1								Telefon-benutzung						
2								Medikament-einnahme						
3								Schreiben						
4								Lesen						
5								Geld-haushalt						
6								Verkehrs-mittel						
7								Einkaufen						
8								Kochen						
9								Haushalts-führung						

(Verlaufsbeobachtungen) zu erfassen und somit den gesamten Rehabilitationsprozeß über lange Zeitläufe hinweg darzustellen.

Ergänzend findet sich im Formular eine statistische Auswertung, die den Therapiezeitraum und die Therapieintensität, die Therapieeinheiten insgesamt und den damit verbundenen Zeitaufwand sowie den Zeitaufwand für die Hilfsmittelversorgung, Angehörigenberatung, Hausbesuche, Dokumentation und Wege und die sonstige mit dem Patienten verbrachte Zeit erfaßt.

Eine solchermaßen standardisierte ergotherapeutische Befundung mit Checklistencharakter, kombiniert mit frei formulierten Texten, verhindert, daß für die Behandlung wichtige Gesichtspunkte übersehen werden. Sie stellt die erbrachte Leistung prägnant und profiliert dar, verbessert den Informationsfluß zwischen den ergotherapeutischen Fachkräften und mit anderen therapeutischen Berufsgruppen und bildet die Basis für die Evaluation des Behandlungserfolges und seine wissenschaftliche Bewertung. Die Beschäftigung mit diesem Instrument erleichtert außerdem die Ausprägung einer gemeinsamen Sprache innerhalb der ergotherapeutischen Profession. Sie hat den weiteren Vorteil, die erhobenen Daten in EDV-Form erfassen und bearbeiten zu können. Ihr modulartiger Aufbau gestattet es, dieses Instrument zukünftigen Entwicklungen ohne großen Aufwand anzupassen und es je nach Bedarf durch weitere Itemblöcke zu ergänzen.

Die Feldstudie zur Akzeptanz und Praktikabilität des ergotherapeutischen Assessment ergab folgende wertvolle Hinweise (Voigt-Radloff et al. 2000): Der mit der Anwendung des Instruments primär verbundene vermehrte Zeitaufwand ist nicht gravierend. Zum einen verringert er sich durch Lerneffekte bei der Anwendung des Instruments, zum anderen erleichtert die genauere Diagnostik zu Beginn der Behandlung die Therapiezielfindung und die Strategien, die dem Erreichen dieser Ziele dienen. Zusätzlich ist der mit der Erstellung des Assessments verbundene positive Effekt auf das Therapeut-Patient-Verhältnis hervorzuheben. Die Anwender empfinden in hohem Maße, daß das Instrument die berufsspezifische Diagnostik strukturierter und umfassender gestaltet. Im Hinblick auf die Zusammenarbeit im geriatrischen Team mit den anderen therapeutischen Berufsgruppen werden für diese ähnlich strukturierte Assessmentverfahren gewünscht. Insgesamt ist die Akzeptanz des ergotherapeutischen Assessments bei den Fachkräften groß. Es hat sich gezeigt, daß sich das ergotherapeutische Assessment gut in die täglichen Arbeitsabläufe integrieren läßt und die Prozeßqualität positiv beeinflußt.

Somit können das ergotherapeutische Assessment wie auch die anderen therapeutischen Assessments für Logopädie und Physiotherapie als wichtige Elemente der professionellen Qualitätssicherung und des Qualitätsmanagement dienen.

Validität und Reliabilität der Instrumente sind noch in multizentrischen Studien zu klären.

23.3
Logopädisches Assessment

Das logopädische Assessment (Schwer et al. 1997) folgt den Grundüberlegungen, wie sie für das ergotherapeutische Assessment angestellt wurden, in identischer Weise. Form und Umfang der Erfassung der Stammdaten sowie die Statistik und die Kategorien sind identisch. Das logopädische Assessment umfaßt insgesamt 7 Domänen. Dabei handelt es sich um:

- die Voraussetzungen für logopädische *Diagnostik* und *Therapie* mit den Unterbereichen Neuropsychologie, psychoemotionaler, somatischer, soziokultureller Bereich und Kommunikationskompetenz;
- *Aphasie* mit situativem Sprachverständnis, verbales Sprachverständnis, Lese-Sinn-Verständnis, Wortfindung, Wortwahl/Bedeutung, Lautstruktur, Grammatik, Schreiben, Lesen;
- *Sprechapraxie*;
- *Dysarthrie/Dysarthrophonie* mit Mundmotorik, Artikulation, Atmung, Stimme, Prosodie, Körperhaltung;
- *Dysphagie* mit vorbereitender, oraler, pharyngealer und ösophagealer Phase;
- *Umgang mit der Störung* mit Fehlerbewußtsein, Fehlerlokalisation, Fehlerkorrektur, Kompensation und Verständigungssicherung sowie
- *Verständigungsfähigkeit* mit lautsprachlichen, schriftsprachlichen und sprachersetzenden Qualitäten.

Somit bietet das logopädische Assessment dieselben Möglichkeiten, wie sie bereits für das ergotherapeutische Assessment aufgezeigt sind. Die inhaltliche Beschreibung der einzelnen Kategorien ist fachlich angepaßt (Abb. 23-2), strukturell jedoch ähnlich wie bei dem ergotherapeutischen Assessment. Bezüglich weiterer Einzelheiten ist der interessierte Leser auf die Literatur verwiesen (Schwer et al. 1997).

23.4
Physiotherapeutisches Assessment

Bei ebenfalls gleichartigem Aufbau, Struktur und Kategorien zielen die physiotherapeutischen Domänen (Dorfmüller-Küchlin et al. 1998) auf die funktionellen Störungen unter besonderer Berücksichtigung

	Aphasie											
	Aufnahme: Datum	I	II	III	IV	N		I	II	III	IV	N	Verlauf: Datum
1							Sprachverständnis: Situatives SV						
2							Verbales SV						
3							Lese-/Sprachverständnis						
4							Sprachproduktion: Spontansprache						
5							Benennen						
6							Lesen						
7							Schreiben: Kopieren						
8							Schreiben nach Diktat						
9							Freies Schreiben						
10							Sonstiges						
11							Verständigungsfähigkeit: rezeptiv, expressiv						

Abb. 23-2. Auszug aus dem logopädischen Assessment: Aphasie

I: Völlige Selbständigkeit in der Kommunikationsfähigkeit und/oder der Verständigungsfähigkeit und/oder der Nahrungsaufnahme
  – keine Hilfestellung durch Hilfsmittel und/oder professionelle Hilfspersonen erforderlich bzw.
  – keine sprach-, sprech-, stimm- und schluckpathologischen Formen bzw.
  – angemessener Aufwand, um Anforderungen/Aufgaben suffizient zu erfüllen.

II: Patient kann die leichten Einschränkungen in der Kommunikationsfähigkeit und/oder der Verständigungsfähigkeit und/oder der Nahrungsaufnahme selbst bewältigen
  – Patient kann Hilfsmittel und -strategien selbständig und effektiv einsetzen bzw.
  – auftretende sprach-, sprech-, stimm- und schluckpathologische Formen werden vom Patienten bemerkt und korrigiert bzw.
  – Patient benötigt mehr Aufwand, um Anforderungen/Aufgaben suffizient erfüllen zu können.

III: Patient kann die mittelschweren Einschränkungen in der Kommunikationsfähigkeit, der Verständigungsfähigkeit und der Nahrungsaufnahme nur unzureichend bewältigen; es sind noch Teilleistungen des Patienten vorhanden
  – externe Hilfestellung durch professionelle Hilfsperson oder geschulte Laienhilfe erforderlich bzw.
  – sprach-, sprech-, stimm- und schluckpathologische Formen können von Patienten noch eigenständig bemerkt, jedoch nicht mehr korrigiert werden bzw.
  – Anforderungen/Aufgaben können trotz mehr Aufwand nur teilweise suffizient erfüllt werden.

IV: Patient kann die schweren Einschränkungen in der Kommunikationsfähigkeit, der Verständigungsfähigkeit und der Nahrungsaufnahme nicht alleine bewältigen; keine Teilleistungen des Patienten mehr vorhanden
  – trotz Hilfestellung durch Hilfsmittel und/oder professionelle Hilfsperson sind Einschränkungen nicht suffizient zu bewältigen bzw.
  – fast ausschließlich sprach-, sprech-, stimm- und schluckpathologische Formen können vom Patienten weder bemerkt, noch korrigiert werden bzw.
  – Anforderungen/Aufgaben können trotz erheblich mehr Aufwand nur insuffizient erfüllt werden.

N: Einschränkungen logopädisch derzeit nicht beurteilbar.

von Ataxie, Akinese, Rigor, Tremor, Koordination, Feinmotorik, Gleichgewicht, Schwindel, Hypertonus, Hypotonus, Ödeme, Trophik, Ausdauer, Schmerzen, Gesichtsfeldstörungen und Fazialisparese, die Lokomotionsstufen unter Einbezug der Esslinger Transferskala (Abb. 23-3 bis 23-6), die Vigorimetrie, den Mobilitätstest nach Tinetti (1986), den Timed Up-and-Go-Test (Mathias et al. 1986), die aktive Beweglichkeit von Kopf, Rumpf, oberen und unteren Extremitäten, die Muskelkraft und die Sensibilität in diesen Bereichen sowie auf die kognitiven und psychomotorischen Funktionen. Den Abschluß des Assessments bildet auch hier die Statistik und Möglichkeit zum Ergänzen durch freien Text für die Hauptprobleme nach dem Empfinden und den Zielsetzungen des Patienten sowie eine Zusammenfassung mit den erreichten Behandlungszielen und Hinweisen für das weitere Prozedere.

23.4 Physiotherapeutisches Assessment

	Lokomotionsstufen												
	Aufnahme: Datum	I	II	III	IV	N		I	II	III	IV	N	Verlauf: Datum
1							Lageveränderung im Liegen						
2							Aufsetzen aus dem Liegen						
3							Frei sitzen						
4							Aufstehen und stehen						
5							Frei stehen (evtl. mit festhalten)						
6							Gehen						
7							Treppe steigen						
8		H0	H1	H2	H3	H4	Esslinger Transferskala	H0	H1	H2	H3	H4	

Abb. 23-3. Auszug aus dem physiotherapeutischen Assessment: Lokomotionsstufen
I: Keine Einschränkung/volle Funktion/völlige Selbständigkeit.
II: Leichte, aber kompensierte Einschränkung/langsamer Bewegungsablauf/Hilfsmittel nötig/Selbständigkeit noch ohne Hilfsperson.
III: Mittlere, teilkompensierbare Einschränkung/Hilfsperson nötig/Funktion beeinträchtigt/teilweise Selbständigkeit mit Hilfsperson.
IV: Starke, nicht kompensierbare Einschränkung/keine Selbständigkeit/immer Hilfe notwendig.
N: Physiotherapeutisch derzeit nicht beurteilbar.
H0 keine personelle Hilfe erforderlich, *H1* spontane Laienhilfe ausreichend, *H2* geschulte Laienhilfe erforderlich, *H3* Hilfe professionellen Standards erforderlich, *H4* mehr als ein Helfer professionellen Standards nötig.

Erstbefund am:		Zweitbefund am:	
Rechte Hand:	Linke Hand:	Rechte Hand:	Linke Hand:

Durchschnittswerte: Männer: großer Ball 0,8–1,3 kp; Frauen: mittlerer Ball: 0,7–1,2 kp.

Abb. 23-4. Auszug aus dem physiotherapeutischen Assessment: Vigorimetrie

Erstbefund am:	I	II	III	IV	N		I	II	III	IV	N	Zweitbefund am:
						Mobilitätstest nach Tinetti						

Abb. 23-5. Auszug aus dem physiotherapeutischen Assessment: Mobilitätstest nach Tinetti
I: > 20 Punkte: Mobilität kaum eingeschränkt.
II: 15–20 Punkte: Mobilität leicht eingeschränkt.
III: 10–15 Punkte: Mobilität mäßig eingeschränkt.
IV: < 10 Punkte: Mobilität deutlich eingeschränkt, Sturzrisiko erhöht, Hilfsmittel nötig.
N: Physiotherapeutisch derzeit nicht beurteilbar.

Erstbefund am:	I	II	III	IV	N		I	II	III	IV	N	Zweitbefund am:
						Timed Up-and-Go-Test						

Abb. 23-6. Auszug aus dem physiotherapeutischen Assessment: Timed Up-and-Go-Test
I: 10 s Mobilität nicht eingeschränkt.
II: 11–19 s reduzierte Mobilität ohne Einschränkung für die Erfordernisse des täglichen Lebens.
III: 20–29 s Einschränkung der Mobilität mit Fähigkeitsstörungen.
IV: > 30 s ausgeprägte Mobilitätseinschränkung, intensive Betreuung und Hilfsmittelversorgung in der Regel erforderlich.

Soziales Netz / Kontakte											
	Aufnahme: Datum	I	II	III	IV	N		I	II	III	IV	N	Verlauf: Datum
1. Angehörige												
1							Emotionale Unterstützung						
2							Praktische Unterstützung						
2. Freunde / Bekannte												
1							Emotionale Unterstützung						
2							Praktische Unterstützung						
3. Weitere soziale Kontakte												
1							Vereine						
2							Sonstige						

Abb. 23-7. Auszug aus dem sozialen Assessment: Soziales Netz/Kontakte
- I: Im Bereich dieses Items liegen die Stärken und Ressourcen des Patienten und/oder es besteht kein Handlungsbedarf für den Sozialdienst (Maßnahmen erledigt, gewährleistet oder sichergestellt).
- II: Es bestehen Probleme für den Patienten, die er jedoch weitgehend aus eigener Initiative oder mit Hilfe von Bezugspersonen aus seinem sozialen Umfeld bewältigen kann und/oder es besteht Beratungs- und Informationsbedarf für den Sozialdienst.
- III: Es bestehen Probleme für den Patienten, die er weder aus eigener Initiative noch mit Hilfe von Bezugspersonen aus seinem sozialen Umfeld bewältigen kann und/oder der Sozialdienst muß konkrete Handlungsschritte einleiten und die Entwicklung nachverfolgen.
- IV: Es bestehen ungeklärte Probleme für den Patienten und/oder es besteht dringender und/oder erhöhter Handlungsbedarf für den Sozialdienst.
- N: Sozialdienstlich nicht beurteilbar.

23.5 Soziales Assessment

Im sozialen Asssessment sind die sozialen Kontakte (Abb. 23-7) der Patienten, d. h. ihr soziales Netz in bezug auf Angehörige, Freunde, Bekannte und Gruppenbegegnungen zu ermitteln. Außerdem werden sozialrechtliche Aspekte in den Bereichen Pflegeversicherung, gesetzliche Betreuung, Schwerbehinderung und Finanzierung gewürdigt sowie die weitere Versorgung der Patienten in bezug auf die vorgesehene Wohnform sowie im ambulanten, teil-/stationären und rehabilitativen Bereich bearbeitet.

23.6 Ethikassessment

Die Operationalisierung medizinethischer Gesichtspunkte mit dem Ziel, sie in den klinischen Alltag zu integrieren, ist nicht nur eine besondere Herausforderung, sondern noch mehr ein schwieriges Unterfangen. Denn dieser Prozeß soll Diagnostik und Therapie multimorbider geriatrischer Patienten unter dem Aspekt der Berücksichtigung ihrer Ansprüche auf Selbstbestimmung im Medizinbetrieb, der Wiedererlangung oder Erhaltung ihrer größtmöglichen Selbständigkeit, der Bewältigung des Alltags, der Fairneß im Umgang mit ihnen und der Akzeptanz ihrer Werturteile durch die Behandler berücksichtigen. Die Erweiterung medizinischer Strategien um explizite medizinethische Gesichtspunkte vermag Wahrnehmung und Bewußtsein der Behandler zu verändern und sie für Wertimplikationen zu sensibilisieren. Dieser Prozeß hilft, Vorurteile gegenüber geriatrischen Patienten zu vermeiden oder abzubauen.

Ziel eines medizinethischen Assessments (Thomsen 1995) ist es somit, die Wahrnehmungsfähigkeit für die Situation geriatrischer Patienten zu schärfen, subjektive Krankheitsvorstellungen zu erkennen und zu berücksichtigen und die Entscheidungsfähigkeit der Patienten im medizinischen Alltag zu berücksichtigen.

Die Einstimmung auf Wertvorstellungen ist nicht nur auf Patienten beschränkt, sondern gilt auch für die in den medizinischen Berufen Tätigen selbst. Mit Hilfe des ethischen Assessments wird der Abstimmungsprozeß zwischen unterschiedlichen Wertvorstellungen und der Weg für Lösungsansätze erleichtert.

Die Bereiche des ethischen Assessments (Abb. 23-8), das sich formal und inhaltlich von den vorgenannten Verfahren unterscheidet, fragen nach der Entscheidungsfähigkeit eines informierten und aufgeklärten Patienten, der Ermittlung seines Willens und der Berücksichtigung des „informed consent" oder einer Stellvertretung oder auch einer Abwägung (Nutzen-Risiko-Abwägung, mutmaßlicher Wille). Im

Fragegruppe: Behandlung

7.0 Ist der Behandlungsplan eigens besprochen worden?
  ja ☐
  nein (weiter bei 8.0) ☐

7.1 Wurde der Behandlungsplan besprochen mit ...? (Mehrfachnennung möglich)

übergeordneten Ärzten	☐	den Angehörigen	☐
dem Stationsteam	☐	dem Seelsorger	☐
einzelnen aus dem Pflegeteam	☐	dem geriatrischen Konsil	☐
einzelnen aus dem Ärzteteam	☐	anderen Konsiliardiensten	☐
dem Patienten	☐	anderen Einrichtungen (z.B. Supervision)	☐

7.2 Spielten dabei ethische Probleme eine Rolle?
  ja ☐
  nein (weiter bei 8.0) ☐
  nicht bekannt (weiter bei 8.0) ☐

7.3 Betrafen diese ethischen Probleme ...? (Mehrfachnennungen möglich)

Einwilligung und Verständnis	☐	Einbeziehung in Studien	☐
Zumutbarkeit der Behandlung	☐	Informationsweitergabe	☐
Risikobewertung	☐	Lebensstil und Milieu nach Entlassung	☐
Bewertung des Therapieansatzes	☐	Wahrheit am Krankenbett	☐
Wiederbelebungsmaßnahmen	☐	Fortsetzung der Behandlung	☐
augenblicklichen Lebensstil	☐	Verlegung / Entlassung	☐
Compliance	☐	Sonstiges	☐

8.0 Sind Behandlungshinweise (z.B. zu Wiederbelebung, Informationsweitergabe, Bluttransfusion, Verfügung für terminale Phasen usw.) in den Patientenunterlagen verzeichnet?
  ja ☐
  nein ☐

9.0 Wie haben Sie v.a. den expliziten oder mutmaßlichen Willen des Patienten ermittelt? (Bitte nur eine Antwort)
  durch guten Kontakt zum Patienten ☐
  durch spezielle Gespräche mit dem Patienten ☐
  durch Gespräche und Kontakte mit den Angehörigen ☐
  durch Verfügungen des Patienten ☐
  durch Intuition der Helfer ☐
  wurde nicht gezielt ermittelt ☐

9.1 Bemüht sich Ihre Station bei geriatrischen Patienten um eindeutige Stellvertretung des Patienten oder um Vorausbestimmungen des Patienten selbst?
  ja ☐
  nein ☐
  wird diskutiert ☐
  dazu fehlt Personal ☐

▲
Abb. 23-8. Auszug aus dem Ethikassessment: Fragegruppe Behandlung

Bereich der Vorsorgemaßnahmen wird besonders geprüft, ob der Informed consent oder die Ablehnung bestimmter Therapiemaßnahmen schon im Vorfeld der ärztlichen Behandlung erfolgte oder ob eine Vertretung im Willen möglich ist für den Fall, daß der Patient wegen seines Krankheitszustandes nicht mehr fähig ist, seinen Willen zu äußern.

Die Erfahrungen mit dem Ethikassessment zeigen, daß es dadurch möglich wird,

- Motive, Ziele und Werte der Patienten besser zu analysieren,
- die Wertvorzugsurteile der Behandler kennenzulernen,

- die Reflexion über Entscheidungs- und Behandlungsprozesse zu vertiefen,
- zu klären, ob Normvorgaben erreicht wurden, und
- ob für Patienten wichtige Problembereiche zu operationalisieren waren (wie z. B. Willensermittlung und Vorsorgemaßnahmen).

Das Ethikassessment regt zu Kommunikations- und Lernprozessen bei Patienten und Behandlern an und schafft Transparenz in der Arzt-Patient-Beziehung (Thomsen et al. 1998).

23.7
Schlußfolgerungen

Durch das Assessmentnetzwerk in der hier beschriebenen Form wird die immer wieder erhobene Forderung nach Transparenz für Therapieplanung und Behandlungserfolg umfassend erfüllt. Darüber hinaus bieten diese Instrumente die Grundlage für die wissenschaftliche Bearbeitung diagnostischer und therapeutischer Verfahren bei Behinderungen. Sie erweitern wesentlich die intra- und interdisziplinäre Kommunikation und sind in sich Eckpfeiler für Qualitätsmanagement und Qualitätsverbesserung in den therapeutischen Bereichen. Dazu ist es erforderlich, sich nicht nur eng an den Anleitungen der Handbücher zu orientieren, sondern auch die Schulungen für die Anwendung des Instrumentes zu nutzen. Voraussetzung für eine Verbreitung dieser Instrumente des Assessmentnetzwerks ist der noch ausstehende Nachweis der Validität und Reliabilität seiner verschiedenen Elemente.

Literatur

De Langen EG, Frommelt P, Wiedemann KD, Amann J (1995) Messungen der funktionale Selbständigkeit in der Rehabilitation mit dem funktionalen Selbständigkeitsindex (FIM). Rehabilitation 34:IV–XI

Dorfmüller-Küchlin S, Schlennstedt D, Voigt-Radloff S, Heiss HW (1998) Das Physiotherapeutische Assessment. Krankengymnastik Z Physiotherpeuten 50:1711–1723

Feys HM, De Weerdt WJ, Selz BE et al. (1998) Effect of a therapeutic intervention for the hemiplegic upper limb in the acute phase after stroke. Stroke 29:785–792

Heiss HW (1995) Das geriatrische Assessment. Z Ärztl Fortbild 89:791–801

Henon H, Lebert F, Durieu I, Godefroy O, Lucas C, Pasquier F, Leys D (1999) Confusional state in stroke. Relation to preexisting dementia, patient characteristics, and outcome. Stroke 30:773–779

Kiesinger A, Voigt-Radloff S (1996) Das ergotherapeutische Assessment. Ergotherapie & Rehabilitation 7:647–651

Mathias S, Nayak USL, Isaacs B (1986) The „Get up and Go" text: A simple clinical test of balance in old people. Arch Phys Med Rehab 67:387–389

Mattheisius RG, Jochheim KA, Barolin S, Heinz C (Hrsg) (1995) International Classification of Impairments, Disabilities, and Handicaps ICIDH. Ullstein Mosby, Berlin Wiesbaden

Potempa K, Lopez M, Braun LT, Szidon JP, Fogg L, Tincknell T (1995) Physiological outcomes of aerobic exercise training in hemiparetic stroke patients. Stroke 26:101–105

Schwer B, Hauck E, Voigt-Radloff S (1997) Das logopädische Assessment. Forum Logopädie 6:23–25

Stähelin HB, Ermini-Fünfschilling D, Grunder B, Krebs-Roubicek E, Monsch A, Spiegel R (1989) Die Memory-Klinik: Programm und erste Erfahrungen. Geriat Rehab 2:205–211

Thomson A (1995) Medizin-ethische Fragestellungen im Geriatrischen Assessment. Dokumentation, Auswertung und Beurteilung ausgewählter Fragestellungen im ZGGF-Assessment. Inaugural-Dissertation, Universität Freiburg

Thomson A, Illhardt FJ, Dornberg M, Heiss HW (1998) Erweiterung des Geriatrischen Assessment durch ein Ethik-Assessment: Auswertung eines Pilotprojektes zu medizinethischen Fragestellungen im Geriatrischen Assessment. Geriat Forsch 8:193–201

Tinetti ME (1986) Performance-orientated assessment of mobility problems in elderly patients. J Am Geriatr Soc 34:119–126

Voigt-Radloff S, Schochat T, Heiss HW (2000) Das Ergotherapeutische Assessment: Feldstudie zu Akzeptanz, Praktikabilität und Prozeßqualität. Rehabilitation (in Druck)

World Health Organization/WHO (1994) Internationale statistische Klassifikation der Krankheiten und verwandter Gesundheitsprobleme, 10. Revision. Deutsches Institut für medizinische Dokumentation und Information (Hrsg) Springer, Berlin Heidelberg New York Tokyo

IV
Pharmakotherapie

Grundlagen der Pharmakokinetik und pharmakokinetische Besonderheiten im Alter

K. Mörike, M. Schwab

24.1 Pharmakokinetik im Alter 207
24.2 Resorption und Bioverfügbarkeit 208
24.3 Verteilung 209
24.4 Elimination 210
24.4.1 Renale Ausscheidung 210
24.4.2 Metabolismus 211
24.5 Pharmakokinetische Interaktionen 213
24.6 Zusammenfassung und Schlußfolgerung 215
Literatur 215

Im höheren Lebensalter werden oft verstärkte oder veränderte Wirkungen von Arzneimitteln beobachtet. Die Gründe können in pharmakokinetischen oder pharmakodynamischen Veränderungen liegen:

1. *Pharmakokinetik:* Die Funktionen arzneimitteleliminierender Organe nehmen im Alter physiologischerweise ab. Hinzu kommen krankheitsbedingte Veränderungen, die angesichts der häufigen Multimorbidität älterer Menschen einen besonders wichtigen Faktor darstellen. Die Multimorbidität trägt auch dazu bei, daß ältere und alte Menschen mit mehreren, oft sogar zahlreichen Arzneimitteln gleichzeitig behandelt werden („Polypharmazie"). Dies kann zu Wechselwirkungen Anlaß geben.
2. *Pharmakodynamik:* Eingeschränkte Regulationsmechanismen sowie veränderte Empfindlichkeiten auf Rezeptorebene können im Alter qualitativ oder quantitativ veränderte Arzneimittelwirkungen verursachen.

In diesem Kapitel werden die Änderungen der Pharmakokinetik im Alter dargestellt, wobei die relevanten pharmakokinetischen Parameter jeweils kurz erläutert werden. Ein nennenswerter mathematischer Aufwand ist dafür nicht erforderlich.

24.1 Pharmakokinetik im Alter

Was ist Pharmakokinetik?

„Unter Pharmakokinetik versteht man die Lehre von der quantitativen Auseinandersetzung zwischen Organismus und einverleibtem Pharmakon."

Mit diesen Worten beschrieb Dost, der als Gründer der Pharmakokinetik gilt, das Wesen dieser Disziplin (Dost 1968). Zur Relevanz pharmakokinetischer Parameter für die Pharmakotherapie sind zahlreiche Darstellungen verfügbar (z. B. Klotz 1984; Rowland u. Tozer 1995; Sjöqvist et al. 1997).

Die Bedeutung der Pharmakokinetik für die Therapie ergibt sich aus der zentralen Rolle der Arzneimittelkonzentration für dessen Wirkungen und Nebenwirkungen. Es ist allgemein akzeptiert, daß sowohl erwünschte wie auch die Mehrzahl der unerwünschten Wirkungen eines Arzneimittels von seiner Konzentration – genauer: vom freien (ungebundenen) Anteil – am Wirkort abhängen. Die Arzneimittelkonzentration hängt einerseits von der Dosis und andererseits von den pharmakokinetischen Eigenschaften des Arzneimittels bei dem betreffenden Individuum ab.

Die Blut- bzw. Plasmakonzentration ist der Messung leicht zugänglich und bildet daher in aller Regel die Grundlage für pharmakokinetische Untersuchungen. Dies ist insofern gerechtfertigt, als die Konzentration am Wirkort mit der Konzentration im Blut bzw. Plasma in konstantem Verhältnis steht, wenn sich ein Gleichgewicht eingestellt hat. Bei chronischen Erkrankungen ist in der Regel eine Dauertherapie erforderlich. Für pharmakokinetische Studien von Arzneistoffen, die zur Dauertherapie vorgesehen sind, ist demnach zu fordern, daß sie unter Dauertherapie (d.h. im Fließgleichgewicht/„steady state") – und nicht etwa nur mit Einzeldosen – durchgeführt werden.

Warum ist Pharmakokinetik für die Arzneimitteltherapie im Alter von Bedeutung? Pharmakokinetische Eigenschaften eines Arzneimittels werden zunächst in Studien an jungen gesunden Probanden erarbeitet. Erst in jüngerer Zeit, seit man sich möglicher Veränderungen im Alter zunehmend bewußt wird, werden auch Untersuchungen an älteren und alten Probanden durchgeführt. Pharmakokinetische Studien sind von der Population zu fordern, für die das Arzneimittel bestimmt ist. Ein praktisches Problem ist dabei, daß gesunde alte Probanden bzw. Patienten mit „typischen" Alterskrankheiten nur schwer in Studien einzuschließen sind.

Ein Grundproblem der Pharmakotherapie besteht darin, daß die optimale Dosis eines Arzneimittels von Person zu Person oft sehr unterschiedlich ist. Die individuell optimale Dosis zu finden („Individualisierung" der Dosierung), ist ein wichtiger Bestandteil der ärztlichen Behandlung. Für ältere und alte Patienten, eine besonders heterogene Population, gilt dies in besonderem Maße. Zu Besonderheiten der Pharmakokinetik im Alter liegen einige zusammenfassende Publikationen vor (z. B. Bühl u. Eichelbaum 1994; Parker et al. 1995; Cusack et al. 1997; Hämmerlein et al. 1998; Kinirons u. Wood 1998; Klotz 1998).

Eine Übersicht über die physiologischen Veränderungen im Alter mit potentiellen Auswirkungen auf die Pharmakokinetik gibt Tabelle 24-1.

Diese Vorgänge werden nachfolgend im einzelnen erläutert.

24.2
Resorption und Bioverfügbarkeit

Eine Reihe von Veränderungen, die die Resorption von Arzneimitteln betreffen, sind durch die in Tabelle 24-1 genannten Veränderungen vorstellbar. Die aus der relativen Achlorhydrie des Magensafts resultierende Zunahme des pH-Werts im Magen führt bei sauren Arzneimitteln zu einer Abnahme des undissoziierten Anteils, der wegen höherer Lipophilie leichter resorbiert wird. So wäre z. B. bei Acetylsalicylsäure eine im Alter herabgesetzte Resorption zu erwarten. Da aber infolge der verzögerten Magenentleerung und gastrointestinalen Motilität die Kontaktzeit mit der Schleimhaut erhöht ist, wird letztendlich eine im Vergleich zu jungen Erwachsenen unveränderte Resorptionsquote gefunden (Tregaskis u. Stevenson 1990).

Trotz höheren pH-Werts im Magen – als Folge atrophischer Veränderungen der Magenschleimhaut mit herabgesetzter Säuresekretionskapazität und reduzierten gastrointestinalen Blutflusses – bleibt die Resorption von Arzneimitteln im Alter in der Regel unverändert (Bender 1968; Geokas u. Haverback 1969). Entgegen früherer Annahme ergaben neuere Studien mit pH-Messung über 24 h keinen Hinweis darauf, daß die Magenentleerung im Alter eingeschränkt ist (Gainsborough et al. 1993). Bei Studien mit Digoxin wurden altersbedingte Unterschiede, die über die Veränderungen der Nierenfunktion (s. unten) hinausgehen, nicht gefunden. Dies deutet ebenfalls darauf hin, daß die Resorption im Alter nicht verändert ist.

Während in vielen Quellenwerken die Resorptionsquote erwähnt wird, ist für die Therapie vielmehr die Bioverfügbarkeit entscheidend. Unter der absoluten Bioverfügbarkeit (F_{abs}) versteht man das Ausmaß und die Geschwindigkeit, mit der der therapeutisch wirksame Bestandteil eines Arzneimittels nach extravasaler Applikation aus der Formulierung freigesetzt, resorbiert und am Wirkort verfügbar wird. Es handelt sich also um den Anteil einer Dosis, der den systemischen Kreislauf erreicht. F_{abs} wird

Tabelle 24-1. Physiologische Veränderungen im Alter mit potentiellen Auswirkungen auf die Pharmakokinetik. (Nach Dawling u. Crome 1989; Vestal et al. 1992; Crome u. Flanagan 1994)

Pharmakokinetischer Prozeß	Physiologische Variable	Veränderung
Resorption	Magensäureproduktion	Reduziert
	Magenentleerungsgeschwindigkeit	Reduziert
	Gastrointestinale Motilität	Reduziert
	Gastrointestinaler Blutfluß	Reduziert
	Resorptionsfläche	Reduziert
Verteilung	Gesamtkörpermasse	Reduziert
	Anteil des Körperfetts	Erhöht
	Anteil des Körperwassers	Reduziert
	Plasmaalbumin	Reduziert
	α_1-saures Glykoprotein	Krankheitsbedingt erhöht
	Relative Gewebeperfusion	Verändert
Metabolismus	Lebermasse	Reduziert
	Leberblutfluß	Reduziert
	Hepatische metabolische Kapazität	Teilweise reduziert
Renale Ausscheidung	Renaler Blutfluß	Reduziert
	Glomeruläre Filtration	Reduziert
	Tubuläre Funktion	Reduziert

demnach bei peroraler Applikation sowohl durch unvollständige gastrointestinale Resorption als auch durch präsystemischen Metabolismus, der in der Darmschleimhaut und in der Leber bei der ersten Passage stattfindet („first pass"), vermindert.

Der First-pass-Metabolismus kann im Alter reduziert sein. Dies resultiert dann in einer signifikant erhöhten Bioverfügbarkeit, wenn die First-pass-Extraktion hoch ist (Gibaldi u. Perrier 1982). Beispiele, für welche dies beschrieben wurde, sind Propranolol (Castleden u. George 1979) und Metoprolol (Larsson et al. 1984). Für Levodopa wurde gezeigt, daß die Bioverfügbarkeit im Alter auf das 3fache zunehmen kann. Dies beruht offenbar auf einem reduzierten Gehalt an Decarboxylase in der Magenwand (Evans et al. 1980).

Die Bioverfügbarkeit von Ondansetron nimmt mit dem Alter zu (Roila u. Del Favero 1995). Dagegen haben eine Anzahl von Untersuchungen, so z.B. mit Digoxin (Cusack et al. 1979), Paracetamol (Divoll et al. 1982a, b), Lorazepam (Kraus et al. 1978), Theophyllin (Cusack et al. 1980), Bumetanid (Oberbauer et al. 1995) bzw. Flumazenil (Roncari et al. 1993), keine Änderung der systemischen Bioverfügbarkeit ergeben.

Ob altersbedingte Veränderungen der Resorption praktische Konsequenzen für die Dosierung von Arzneimitteln bei alten Patienten haben, ist nach heutiger Kenntnis unsicher. Bei einzelnen Pharmaka spielt dagegen eine erhöhte Bioverfügbarkeit, die aus einem verringerten First-pass-Metabolismus resultiert, eine Rolle und kann eine Dosisreduktion erfordern.

24.3
Verteilung

Unter dem scheinbaren Verteilungsvolumen (V) versteht man das Flüssigkeitsvolumen, das zur Auflösung der gesamten Arzneimittelmenge erforderlich wäre, um dieselbe Konzentration zu erhalten wie die im Plasma gefundene. Das Verteilungsvolumen (V) stellt die Verbindung zwischen der verabreichten Dosis (D) und der resultierenden initialen Plasmakonzentration (c_0) her:

$$c_0 = D/V. \qquad (1)$$

Zur Berechnung von V existieren verschiedene Methoden, die in einer Übersichtsarbeit dargestellt sind (Greenblatt et al. 1983).

Bei bestimmten Arzneimitteln kann V das Körpervolumen weit übertreffen, wenn die Substanz in Geweben angereichert wird. Dies ist z.B. für Digoxin (ca. 7 l/kg) oder Amiodaron (ca. 66 l/kg) der Fall.

Bei Dosierungsüberlegungen ist V in erster Linie für Einmal- bzw. Initial-(„loading"-)Dosen bedeutsam. Außerdem geht V in die Berechnung der Eliminationshalbwertszeit ein (s. unten). Neben den physikochemischen Eigenschaften (Hydro- bzw. Lipophilie) des Arzneimittels bestimmen die Zusammensetzung des Körpers (relativer Anteil an Fett bzw. Wasser) und die Proteinbindung die Verteilung einer Substanz im Organismus.

Die genannten Veränderungen in der Zusammensetzung des Körpers (vgl. Tabelle 24-1) führen im Alter zu einer Zunahme des V bei hochgradig lipophilen Arzneimitteln. Gezeigt wurde dies für Diazepam (Klotz et al. 1975), Lorazepam (Kraus et al. 1978), Lidocain (Nation et al. 1977a), trizyklische Antidepressiva, Clomethiazol (Nation et al. 1977b). Umgekehrt nimmt V bei hydrophilen Substanzen, z.B. Ethanol (Vestal et al. 1977), ab. Die im Alter reduzierte Muskelmasse führt dazu, daß V von Digoxin niedriger wird (Cusack et al. 1979).

Die Albuminkonzentration im Serum kann im Alter unverändert bleiben oder um 15–20% abnehmen, wobei die Gesamtproteinkonzentration nicht betroffen ist (Campion et al. 1988). Damit kann der freie (ungebundene) Anteil des Arzneimittels – und nur dieser ist für die Wirkung verantwortlich – zunehmen (Wallace u. Whiting 1976). Das α_1-saure Glykoprotein (AAG), das für die Bindung von lipophilen basischen Arzneimitteln eine Rolle spielt, neigt zu einer Zunahme im Alter (Paxton 1983). Bei akuten Erkrankungen, z.B. beim akuten Myokardinfarkt, nimmt die Bindung an AAG zu (Piafsky 1980). Ob dem Alter als unabhängiger Faktor eine relevante Bedeutung für die Plasmaproteinbindung zukommt, ist jedoch fraglich (Wallace u. Verbeeck 1987).

Zur Bedeutung der Proteinbindung allgemein ist anzumerken, daß sie für die Interpretation von Arzneimittelkonzentrationen im Plasma – hier werden in aller Regel die Gesamtspiegel, d.h. gebundener + ungebundener Anteil, gemessen und angegeben – wichtig sein kann (Greenblatt et al. 1982). Ein Beispiel ist Phenytoin: Das therapeutische Fenster, d.h. der Bereich zwischen therapeutisch wirksamer und toxischer Plasmakonzentration, liegt bei Niereninsuffizienz tiefer als bei normaler Nierenfunktion, weil der ungebundene Anteil von Phenytoin von etwa 0,1 bei normaler Nierenfunktion auf etwa 0,25–0,3 bei schwerer Nierenfunktion zunimmt (Rowland u. Tozer 1995).

Verschiedene Arzneimittel können um Bindungsstellen an Plasmaproteinen konkurrieren (s. Abschn. 24.5).

Insgesamt ist es fraglich, ob ausschließlich altersbedingte Veränderungen in der Verteilung relevante Auswirkungen auf die Dosierung von Arzneimitteln haben, und allgemeine Aussagen sind nicht möglich. Nach heutigem Kenntnisstand kommt allenfalls den Veränderungen, die durch Krankheiten bedingt sind, eine solche Bedeutung zu. Einzelheiten dazu sind in der Übersichtsarbeit von Klotz (1976) beschrieben.

24.4
Elimination

Die wichtigste Größe, die die Elimination charakterisiert, ist die Clearance (CL). Die Gesamtplasma-CL gibt diejenige Plasmamenge an, die pro Zeiteinheit von einem Arzneimittel geklärt wird. Sie stellt die Summe der Clearances aller an der Elimination beteiligten Organe dar, in erster Linie der Leber und der Nieren. Funktionsstörungen eines Organsystems wirken sich deshalb um so stärker auf die Elimination aus, je größer dessen Anteil an der Gesamt-CL ist.

Für Dosierungsüberlegungen ist das CL-Konzept außerordentlich hilfreich. Ein Vorteil besteht darin, daß die CL eine aus der Nierenphysiologie vertraute Größe ist. Der Ansatz geht von der Annahme aus, daß die pro Zeiteinheit eliminierte Arzneimittelmenge proportional der im Fließgleichgewicht („steady state") bestehenden Konzentration (c^{ss}) ist. Diese Annahme trifft für die meisten Arzneimittel zu. Die CL ist der Proportionalitätsfaktor dieser Beziehung:

$$\text{Ausfuhr} = c^{ss} \times \text{CL} . \qquad (2)$$

Die Einfuhr entspricht der pro Zeiteinheit zugeführten Dosis (D). Im Falle der oralen Verabreichung muß D um die Bioverfügbarkeit (F) korrigiert werden, und die Zeiteinheit wird in Form des Dosisintervalls (τ) angegeben:

$$\text{Einfuhr} = D \times F / \tau . \qquad (3)$$

Im Fließgleichgewicht ist die Einfuhr gleich der Ausfuhr. Damit ergibt sich folgende zentrale Beziehung:

$$c^{ss} = D \times F / \tau \times \text{CL} . \qquad (4)$$

Aus dieser Beziehung folgt, daß bei allen Zuständen mit reduzierter CL entweder D verringert oder τ verlängert werden muß, wenn es nicht zu einer Erhöhung der c^{ss} mit dem Risiko toxischer Wirkungen kommen soll. Die CL ist eine Größe, die für das betreffende Individuum in bezug auf den Arzneistoff charakteristisch ist.

CL-Werte, die in Tabellen (z.B. Benet et al. 1996) für die einzelnen Arzneimittel angegeben werden, sind in der Regel auf das Körpergewicht bezogen und haben die Dimension $\text{ml} \times \text{min}^{-1} \times \text{kg}^{-1}$. Daraus ergibt sich, daß Dosierungen bei Dauertherapie ebenfalls vom Körpergewicht abhängen. Bei der Überprüfung der Arzneimitteltherapie alter Patienten wird jedoch oft beobachtet, daß das Körpergewicht nicht angemessen berücksichtigt wird (Campion et al. 1987). In Formel 4 erscheint V nicht; es ist somit für Dosierungsüberlegungen bei Dauertherapie nicht entscheidend. Das CL-Konzept ist deshalb so nützlich, weil es auf die Annahme komplizierter pharmakokinetischer Modelle nicht angewiesen ist (Sjöqvist et al. 1997).

Die Eliminationshalbwertszeit ($t_{1/2}$) hängt sowohl von der CL als auch vom V ab (Greenblatt 1985):

$$t_{1/2} = 0{,}693 \times V/\text{CL} . \qquad (5)$$

Somit führen sowohl ein vergrößertes V als auch eine verringerte CL zu einer Zunahme der $t_{1/2}$. Sind bei bestimmten Krankheitszuständen (dies kann z. B. beim akuten Myokardinfarkt der Fall sein) sowohl V als auch CL gleichermaßen vermindert, resultiert nach Formel 5 eine unveränderte $t_{1/2}$. Dennoch ist der Dosisbedarf bei Dauertherapie reduziert. Denn nach der Beziehung in Formel 4 führt eine verringerte CL zu erhöhter Konzentration im Fließgleichgewicht, sofern nicht die Dosis entsprechend reduziert wird.

Die Kenntnis der $t_{1/2}$ ermöglicht die Abschätzung der Zeitdauer, bis ein Fließgleichgewicht erreicht ist. Nach einer Dauer von 4 $t_{1/2}$ einer bestimmten Dosierung sind 94% der Fließgleichgewichtsplasmakonzentration erreicht. Dieselbe Zeit nach Absetzen eines Arzneimittels sind 94% der Menge aus dem Organismus eliminiert. Wird beispielsweise für Digoxin eine $t_{1/2}$ von 36 h (für den nierengesunden jüngeren Erwachsenen) angenommen, so beträgt diese Zeitdauer 6 Tage, bei Digitoxin ($t_{1/2}$ von ca. 6 Tagen) über 3 Wochen. Ähnliche Überlegungen gelten auch z.B. für die Abschätzung der Dauer von Digitalisintoxikationen.

24.4.1
Renale Ausscheidung

Die Nierenfunktion nimmt im Alter ab. Wenn ein Arzneimittel vorwiegend renal eliminiert wird, folgt – aufgrund des CL-Konzepts – die Notwendigkeit, älteren und alten Patienten niedrigere Dosen zu verordnen.

Während die glomeruläre Filtrationsrate (GFR) im Alter abnimmt, bleibt die Kreatininserumkonzentration, die im klinischen Alltag gewöhnlich als Maß für die Nierenfunktion verwendet wird, dagegen oft unverändert (Lindeman 1992). Diese Stabilität der Kreatininserumkonzentration darf nicht als Konstanz der Nierenfunktion mißverstanden werden. Denn die Muskelmasse, die die Produktionsstätte für Kreatinin darstellt, nimmt im Alter ab, und die Kreatininserumkonzentration ist dem Quotienten aus gesamter Kreatininproduktion und GFR proportional. Wenn also im Alter – und dies stellt den Normalfall dar – Kreatininproduktion und GFR parallel abnehmen, resultiert eine über das Leben hinweg konstante Kreatininserumkonzentration (Beck 1998), hinter der sich eine abnehmende Nierenfunktion verbirgt.

Um die Kreatinin-CL (CL_{crea}) als Maß für die Nierenfunktion dennoch auf der Grundlage der Kreatininserumkonzentration (C_{crea}) abschätzen zu können, sind verschiedene empirische Verfahren entwickelt worden. Am weitesten verbreitet ist die Formel von Cockcroft u. Gault (1976):

$$CL_{crea} = \frac{(140 - \text{Alter [J]}) \times \text{Körpergewicht [kg]}}{72 \times C_{crea} \text{ [mg/dl]}}$$

($\times$ 0,85 bei Frauen). (5)

Der Einfluß des Alters wird anhand eines Beispiels deutlich: Bei einer Kreatininserumkonzentration von 1,2 mg/dl errechnet sich mit der Cockcroft-Gault-Gleichung (Formel 5) für einen 40jährigen Mann mit 80 kg Körpergewicht eine Kreatinin-CL von 93 ml/min, für eine 70jährige Frau mit 60 kg Körpergewicht dagegen von nur 41 ml/min.

Aufgrund neuerer Untersuchungen erscheint es unklar, ob das „Dogma" von der Abnahme der Nierenfunktion im Alter per se aufrechterhalten werden kann bzw. ob der Einfluß von Erkrankungen in Wirklichkeit nicht größer ist (Fliser et al. 1997a, b). Auch haben einige Studien ergeben, daß die Cockcroft-Gault-Gleichung ungenaue Vorhersagen liefert. Die GFR kann danach bei niedrigen Clearances über- bzw. bei hohen Clearances unterschätzt werden (Goldberg u. Finkelstein 1987; Baracsay et al. 1997). Die direkte Bestimmung der Kreatinin-CL ist bei älteren und alten Patienten besonders schwierig, da sie eine zuverlässige 24 h-Urinsammlung erfordert. Daher ist es, wenn die Cockcroft-Gault-Gleichung zur Abschätzung verwendet wird, besonders wichtig, die Dosis renal eliminierter Arzneimittel immer wieder kritisch zu überprüfen. Dazu gehören die klinische Bewertung der erwünschten und unerwünschten Wirkungen sowie – im Falle von Arzneimitteln mit engem therapeutischen Bereich – zusätzlich das Plasmaspiegelmonitoring („therapeutic drug monitoring").

Bei Arzneimitteln, die überwiegend renal eliminiert werden und einen engen therapeutischen Bereich aufweisen, ist die richtige Dosisanpassung an die Nierenfunktion besonders kritisch. Beispiele sind Digoxin, Lithium, Aminoglykosidantibiotika und Vancomycin (Tabelle 24-2).

Für Atenolol, das überwiegend unverändert renal eliminiert wird, wurde bei jüngeren Männern eine höhere renale Clearance als bei gesunden älteren Männern gefunden (Sowinski et al. 1995).

Für die Dosierung verschiedener renal eliminierter Arzneimittel in Abhängigkeit von der Nierenfunktion wurden Nomogramme entwickelt, z. B. Digoxin (Ohnhaus et al. 1974), Vancomycin (Moellering et al. 1981). Es gibt für die Verwendung solcher Nomogramme Einschränkungen: Sie sollten für Patienten mit akutem Nierenversagen oder sich rasch ändernder Nierenfunktion nicht verwendet werden (Dettli 1998). Sie sind auch nicht für Patienten an der Hämodialyse geeignet, bis die Steady-state-Serumkonzentration von Kreatinin sich wieder eingestellt hat.

Ob und inwieweit die Dosis von Arzneimitteln bei Niereninsuffizienz reduziert werden muß, findet sich in entsprechenden Werken (z. B. Bennett 1998).

24.4.2
Metabolismus

Die Größe der Leber – sowohl absolut wie auf das Körpergewicht bezogen – und der Leberblutfluß gehen im Alter zurück (Bach et al. 1981). Leberfunktionstests ergeben verschiedenen Studien zufolge keine abnormen Resultate, sofern keine Krankheiten vorliegen (Tumer et al. 1992). Die metabolische Fähigkeit der Leber nimmt mit zunehmendem Alter für zahlreiche Arzneimittel ab, jedoch nicht für alle Pharmaka in vergleichbarer Weise (Vestal et al. 1979).

In 54 menschlichen Lebergewebsproben wurden keine altersabhängigen Veränderungen im Gehalt mikrosomalen Proteins oder in den Aktivitäten der NADPH-Cytochrom-c-Reduktase, der Kohlenmon-

Tabelle 24-2. Ausgewählte Beispiele häufig verwendeter Arzneimittel, deren Dosis bei Niereninsuffizienz reduziert werden muß. Die Liste ist nicht vollständig[a]

Arzneimittel	Renale Ausscheidung in unveränderter Form [%]
Allopurinol	Niedrig, der wirksame Metabolit Oxipurinol wird renal eliminiert
Amikacin, Gentamicin, Tobramycin	90–98
Atenolol	94
Digoxin	76–85
Lithium	100
Ofloxacin	68–80
Vancomycin	90–100

[a] Für genauere Angaben siehe die ausführliche Tabelle bei Bennett 1998.

oxidbindungskapazität mikrosomalen Zytochroms-P450 oder im relativen Gehalt einiger Zytochrome-P450 gefunden (Schmucker et al. 1990; Shimada et al. 1994).

In einer neueren Studie an 226 Patienten mit bioptisch gleichen histopathologischen Veränderungen der Leber (leichte bis mäßige Leberparenchymveränderungen wie Verfettung, Verfettung mit Fibrose, Fibrose Grad 0–3, sowie Granulomata oder portale Infiltrate) zeigte sich eine Reduktion des Zytochrom-P450-Gehalts um 32% bei >70jährigen im Vergleich zu 20- bis 29jährigen und eine Reduktion der Antipyrinclearance um 29%, jedoch eine schlechte Korrelation zwischen beiden Größen (Sotaniemi et al. 1997). Eine geringe Abnahme des Metabolismus von Antipyrin, an dem zahlreiche Zytochrom-P450-Enzyme beteiligt sind (Engel et al. 1996), war bereits früher gezeigt worden (Vestal et al. 1992). Das Alter als Einflußgröße auf die hohe interindividuelle Variabilität der Antipyrinclearance spielt jedoch insgesamt nur eine geringe Rolle (Vestal et al. 1975).

Antipyrin wird von der Leber relativ langsam metabolisiert. Dabei hängt die Clearance entscheidend von der Enzymkapazität ab. Solche Arzneimittel weisen einen niedrigen Extraktionsquotienten auf (Tabelle 24-3). Mit dem Alter nimmt die Lebermasse ab, so daß bei solchen Arzneimitteln eine reduzierte Clearance erwartet werden muß (Vestal et al. 1992).

Bei Arzneimitteln mit raschem hepatischen Metabolismus (hoher Extraktionsquotient, vgl. Tabelle 24-3) ist der Leberblutfluß die den Metabolismus limitierende Größe. Daten aus Untersuchungen mit Propranolol sowie der Testsubstanz Indocyaningrün lassen zwischen dem Alter von 30 und 75 Jahren eine Abnahme des Leberblutflusses um 25–35% vermuten (Vestal et al. 1992). Die Folge ist eine Reduktion des präsystemischen Metabolismus und damit eine Zunahme der Bioverfügbarkeit. Obwohl nur unvollständige Daten dies belegen, ist daher auch bei anderen Arzneimitteln mit hoher hepatischer Extraktion (z.B. Kalziumkanalblocker, trizyklische Antidepressiva und die meisten Neuroleptika) mit höheren Plasmakonzentrationen zu rechnen. Vergleichsweise niedrige Dosen könnten somit bereits therapeutische oder auch toxische Wirkungen hervorrufen (Vestal et al. 1992).

Zur altersabhängigen Pharmakokinetik metabolisierter Arzneimittel gibt es insgesamt eine große Anzahl von Studien (Übersichten bei Cusack et al. 1997; Dawling u. Crome 1989; Hämmerlein et al. 1998; Kinirons u. Crome 1997; Kinirons u. Wood 1998; Klotz 1998; Tregaskis u. Stevenson 1990; Vestal et al. 1992; Woodhouse 1998). Beispielhaft seien folgende erwähnt:

- Die Clearance von Desipramin ist im Alter reduziert (Abernethy et al. 1985).
- Bei Midazolam, das jüngeren und älteren Patienten vor Backenzahnextraktion verabreicht wurde, ergaben sich keine signifikanten altersabhängigen Unterschiede in der Pharmakokinetik, jedoch im Alter eine verstärkte sedative Wirkung (Platten et al. 1998). Die Konzentrations-Wirkungs-Beziehung ist demnach im Alter verändert. Diese Daten zeigen, daß bei Studien zu pharmakokinetischen Unterschieden möglichst auch pharmakodynamische Parameter untersucht werden sollten.
- Bei dem Kalziumantagonisten Verapamil wurde eine altersabhängige Abnahme der Clearance für das *S*-, nicht jedoch für das *R*-Enantiomer (Schwartz et al. 1993) beschrieben. In neueren Untersuchungen fand sich keine Altersabhängigkeit der Pharmakokinetik, der Rifampicin-Induzierbarkeit und der Stereoselektivität des Verapamil-Metabolismus (Fromm et al. 1996, 1998).
- Für intravenös verabreichtes Nifedipin war die Plasmaclearance bei älteren Probanden um $1/3$ niedriger als bei jüngeren (Robertson et al. 1988).
- Die Pharmakokinetik von Prazosin ist im Alter unverändert (Andros et al. 1996).

Einige Zytochrome-P450 (CYP), die am Arzneimittelstoffwechsel beteiligt sind, und der Einfluß des Alters auf die Clearance in vivo enthält Tabelle 24-4 (Kinirons u. Crome 1997).

Bei Konjugationsreaktionen wurden geringfügige oder keine Veränderungen gefunden. So ist die Konjugation von Paracetamol im Alter praktisch unverändert (Divoll et al. 1982a, b). Die Clearance von Oxazepam, Lorazepam und Temazepam – Benzodiazepinen, die über Konjugationen eliminiert werden – ist im Alter nicht reduziert (Vestal et al. 1992), wäh-

Tabelle 24-3. Extraktionsquotient ausgewählter Arzneimittel, die bei alten Patienten häufig verwendet werden. (Nach Kinirons u. Wood 1998)

Niedrig (<0,3), limitiert durch die Enzymkapazität	Mittel (0,3–0,7), limitiert durch Kapazität und Fluß	Hoch (>0,7), limitiert durch Leberblutfluß
Carbamazepin	Acetylsalicylsäure	Clomethiazol
Chlorpromazin	Kodein	Desipramin
Diazepam	Morphin	Dextropropoxyphen
Indometacin	Nortriptylin	Glyzeroltrinitrat
Phenytoin	Triazolam	Lidocain
Procainamid		Pethidin
Theophyllin		Propranolol

Tabelle 24-4. Einige Zytochrome-P450 (CYP), die am Arzneimittelstoffwechsel beteiligt sind, und der Einfluß des Alters auf die Clearance in vivo. (Nach Kinirons u. Crome 1997)

CYP	Typische Substrate	Alterseffekt in vivo
1A1	Koffein, Theophyllin	Reduktion
2C9 und 10	Tolbutamid, Hexobarbital	Reduktion
2D6	Debrisoquin, Spartein, β-Blocker, trizyklische Antidepressiva, Kodein u.a.	Keine Reduktion
2E1	Chlorzoxazon	Mögliche Reduktion
3A3/4	Nifedipin, Erythromycin	Reduktion
3A5	Nifedipin	Reduktion

rend bei Benzodiazepinen, die durch Oxidation biotransformiert werden, zumindest teilweise verringerte Clearances im Alter ermittelt wurden (Greenblatt et al. 1991).

In bezug auf interindividuelle Unterschiede sind ältere Patienten durch eine größere Heterogenität als jüngere Personen gekennzeichnet. Gebrechlichkeit („frailty") – definiert als Abhängigkeit von anderen Menschen für Aktivitäten des täglichen Lebens – ist möglicherweise ein Faktor („Indikator"), dem größere Bedeutung als dem chronologischen Alter zukommt. Ältere „gebrechliche" Menschen (Woodhouse et al. 1988) haben offenbar einen reduzierten Arzneimittelmetabolismus (Kinirons u. Crome 1997). Dies wurde beispielsweise für die Konjugation von Paracetamol gezeigt (Wynne et al. 1990) – im Gegensatz zu den oben erwähnten Daten für ältere Patienten (Divoll et al. 1982 a, b). Für Oxazepam wurde eine reduzierte Clearance des *un*gebundenen Arzneimittels bei sehr alten Patienten gefunden (Sonne 1993) – wahrscheinlich in Zusammenhang mit verstärkter „Gebrechlichkeit". Für Nitrazepam wurde bei älteren hospitalisierten Patienten eine verlängerte Halbwertszeit ermittelt, nicht jedoch bei gesunden älteren Personen (Crome u. Flanagan 1994). Ergänzend gibt es Daten, die auch Ernährungsfaktoren eine Rolle zuweisen; so wurde bei niedriger Proteinzufuhr eine um 20–40% reduzierte Clearance von Antipyrin bzw. Theophyllin demonstriert (Übersicht bei Walter-Sack u. Klotz 1996).

Insofern ist es fraglich, ob zur Untersuchung altersbedingter Änderungen der Pharmakokinetik vergleichende Studien an älteren („fit elderly") vs. jüngeren gesunden Probanden ausreichen oder ob zur Verbesserung der Arzneimittelsicherheit zusätzlich Plasmakonzentrationen an größeren Stichproben aus der Bevölkerung („population pharmacokinetics") herangezogen werden sollten (Crome u. Flanagan 1994). Bei pharmakokinetischen Vergleichsstudien ist die Auswahl der Probanden entscheidend, und es spricht einiges dafür, daß der „ideale" ältere Proband (Nichtraucher, keine Komedikation, keine relevante Erkrankung, nicht übergewichtig, mit normalem EKG und Blutdruck) dem jüngeren viel ähnlicher als dem typischen geriatrischen Patienten ist.

24.5 Pharmakokinetische Interaktionen

Das Potential für Arzneimittelwechselwirkungen nimmt mit dem Alter und eindeutig mit der Anzahl der verschriebenen Arzneimittel zu. Neuere Daten an älteren Patienten haben gezeigt, daß zudem die Anzahl der verschreibenden Ärzte, die an der Betreuung der Patienten beteiligt sind, die wichtigste Determinante des Risikos für möglicherweise unangemessene Arzneimittelkombinationen darstellt (Seymour u. Routledge 1998).

Pharmakokinetische Interaktionen können sich auf allen Ebenen (Resorption, Verteilung, Elimination) ereignen. Die wichtigsten Mechanismen für pharmakokinetische Wechselwirkungen zwischen Arzneimitteln sind die Induktion bzw. die Inhibition des Metabolismus. Induktion resultiert in einer Erhöhung bzw. Inhibition in einer Reduktion der Clearance. Nicht alle Interaktionen erlangen jedoch klinische Relevanz (McInnes u. Brodie 1988).

Am häufigsten an schweren Arzneimittelwechselwirkungen sind diejenigen Arzneimittel beteiligt, die in der alltäglichen Behandlung älterer Patienten mit chronischen Erkrankungen verwendet werden (Seymour u. Routledge 1998). Dazu gehören insbesondere Digoxin, Diuretika, Kalziumantagonisten, orale Antidiabetika, trizyklische Antidepressiva, nichtsteroidale Antiphlogistika (inkl. Acetylsalicylsäure), Phenytoin, zentralwirksame Analgetika, Theophyllin und antipsychotisch wirksame Mittel. Die meisten dieser Arzneimittel haben einen engen therapeutischen Bereich, so daß dosisabhängige Nebenwirkungen bereits früh bei der Dosistitration eintreten können. Arzneimittel, die in der klinischen Geriatrie erfahrungsgemäß häufig bei klinisch relevanten pharmakokinetischen Interaktionen beteiligt sind, sind in den Tabellen 24-5 und 24-6 aufgeführt.

Die durch Rauchen hervorgerufene Enzyminduktion ist bei Älteren geringer als bei Jüngeren (Vestal u. Wood 1980). Dagegen wurde keine altersassoziierte Abnahme der Induzierbarkeit durch Phenytoin und Rifampicin gefunden (Kinirons u. Crome 1997;

Tabelle 24-5. Einige bei älteren Patienten relevante pharmakokinetische Interaktionen, die durch eine Reduktion der Clearance von A zu einer Wirkungsverstärkung von A führen. (In Anlehnung an Seymour u. Routledge 1998)

Arzneimittel A	Kann interagieren mit Arzneimittel B
Trizyklische Antidepressiva	Enzyminhibitoren[a]
Carbamazepin	Enzyminhibitoren[a], Verapamil
Ciclosporin	Enzyminhibitoren[a]
Digoxin	Amiodaron, Diltiazem, Verapamil, Chinidin
Lithium	Nichtsteroidale Antiphlogistika, Thiaziddiuretika
Phenytoin	Enzyminhibitoren[a]
Theophyllin	Enzyminhibitoren[a], manche Chinolone

[a] Beispiele gängiger Enzyminhibitoren sind Amiodaron, Fluconazol, Miconazol, Ketoconazol, Erythromycin, Clarithromycin, Sulfonamide, Cimetidin, Ciprofloxacin.

Tabelle 24-6. Einige bei älteren Patienten relevante pharmakokinetische Interaktionen, die durch eine Steigerung der Clearance bzw. Abnahme der Bioverfügbarkeit von A zu einer Wirkungsabschwächung von A führen. (In Anlehnung an Seymour u. Routledge 1998)

Arzneimittel A	Kann/können interagieren mit Arzneimittel B
Antidepressiva	Enzyminduktoren[a]
Kalziumantagonisten	Enzyminduktoren[a]
Kortikosteroide (oral)	Enzyminduktoren[a]
Ciclosporin	Enzyminduktoren[a]
Digoxin	Resorptionshemmer: Colestyramin
Chinolone	Resorptionshemmer: Colestyramin
Theophyllin	Enzyminduktoren[a]
Thyroxin	Enzyminduktoren[a]

[a] Beispiele gängiger Enzyminduktoren sind Rifampicin, Phenobarbital, Phenytoin, Primidon, Carbamazepin.

Fromm et al. 1998). Insgesamt liegen zu dieser Frage bislang nur wenige Daten vor.

Interaktionen an den Plasmaproteinbindungsstellen können dann zu einer relevanten Erhöhung der freien Plasmakonzentration der verdrängten Substanz und damit ihrer Wirkung führen, wenn sie sich zu einem hohen Anteil im Kreislauf aufhält, also ein niedriges V aufweist, und eine hohe Plasmaproteinbindung hat. Dieser Anstieg der freien Konzentration ist jedoch vorübergehend, da für die glomeruläre Filtration bzw. die Aufnahme in die Leberzellen auch mehr Arzneimittel zur Verfügung steht und sich ein neues Gleichgewicht auf dem alten Niveau der freien Konzentration, jedoch auf niedrigerer Gesamtkonzentration, einstellt. Ein Beispiel ist die Interaktion zwischen Phenylbutazon und Warfarin mit erhöhtem Blutungsrisiko. Dabei ist die Hemmung des Warfarin-Metabolismus durch Phenylbutazon als Mechanismus sehr wahrscheinlich bedeutsamer als die – früher in ihrer Bedeutung überschätzte – Verdrängung aus der Proteinbindung (Stockley 1999). Die Interaktion an der Proteinbindung ist insgesamt kompliziert und kaum vorherzusagen.

Neben pharmakokinetischen Wechselwirkungen gibt es relevante Arzneimittelinteraktionen pharmakodynamischer Art. Ein Beispiel ist die verstärkte Blutungsneigung durch Thrombozytenaggregationshemmer (z. B. Acetylsalicylsäure) bei antikoagulierten Patienten. Zu diesem Thema sei auf entsprechende Literatur hingewiesen (Seymour u. Routledge 1998).

Wie können unerwünschte pharmakokinetische Arzneimittelwechselwirkungen verhindert werden? Die Polypharmazie ist, wie eingangs erwähnt, für ältere und alte Patienten nicht untypisch (Stewart u. Cooper 1994). Sie resultiert vielfach aus Verschreibungen durch mehrere Ärzte sowie auch aus rezeptfrei erhältlichen Mitteln (Selbstmedikation). Daher ist es empfehlenswert, die vollständige Liste der eingenommenen Arzneimittel regelmäßig daraufhin zu überprüfen, welche Pharmaka wirklich noch indiziert bzw. welche inzwischen entbehrlich sind.

Die Problematik von Arzneimittelwechselwirkungen entsteht oft daraus, daß mit ihnen a priori nicht gerechnet wird. Es gibt einige hilfreiche Quellen, die über untersuchte Interaktionen Auskunft geben und insbesondere auch ihre Relevanz bewerten (z.B. Stockley 1994; McInnes u. Brodie 1988; Hansten u. Horn o.J.; Quinn u. Day 1997). Im deutschen Sprachraum ist die Tabelle von Lauterburg (1999) nützlich. In der Praxis ist es wichtig, auf klinische Zeichen unerwünschter Arzneimittelwirkungen v.a. dann besonders zu achten, wenn in der *Begleit*medikation Veränderungen vorgenommen werden. Es könnte eine Interaktion im Sinne einer Hemmung des Metabolismus oder des Wegfalls einer Inhibition zugrunde liegen. Umgekehrt könnte bei einem Wirkungsverlust ein neu verordnetes Mittel, das den Metabolismus induziert, oder die Wegnahme eines Mittels, das den Metabolismus hemmt, die Ursache sein. Wenn ein Verdacht auf eine Interaktion besteht, kann in bestimmten Fällen die Bestimmung der Plasmakonzentration die Bestätigung liefern.

Unspezifische Symptome wie Verwirrtheit, Schläfrigkeit, Schwindel, Inkontinenz, Depression oder ein Sturz sollten einen genauen Blick auf die Arzneimittelliste des Patienten veranlassen (Seymour u. Routledge 1998).

Wenn eine pharmakokinetische Arzneimittelinteraktion entdeckt wird, löst oft eine Dosisanpassung das Problem, und ein Absetzen ist nicht immer zwingend erforderlich.

24.6
Zusammenfassung und Schlußfolgerung

- Generelle Aussagen über die Art, Größenordnung und Bedeutung altersabhängiger Unterschiede in der Pharmakokinetik sind – insbesondere in bezug auf Bioverfügbarkeit und Metabolismus – nicht möglich. Ausnahmen bilden die Arzneimittel, die vorwiegend durch renale Ausscheidung eliminiert werden. Hier ist zu bedenken, daß sich hinter einer normalen Kreatininserumkonzentration eine altersbedingt reduzierte Einschränkung der Nierenfunktion verbergen kann.
- Bei alten Patienten bestehen oft Krankheiten, die mit Funktionseinschränkungen arzneimitteleliminierender Organe, in erster Linie der Nieren bzw. der Leber, verbunden sind. Zur Dosierung von Arzneimitteln bei Niereninsuffizienz bzw. Lebererkrankungen existieren nützliche Tabellen (z. B. Bennett 1998 bzw. Hebert 1998, Arzneimittelkommission der deutschen Ärzteschaft 2000).
- Aus diesen Gründen ist insgesamt im Alter mit einem niedrigeren Dosisbedarf vieler Arzneimittel zu rechnen. Hinzu kommen weitere Faktoren, wie reduziertes Körpergewicht sowie Veränderungen auf pharmakodynamischer Ebene, die es ratsam erscheinen lassen, bei alten Patienten die Dosis zumindest solange niedriger zu wählen, bis die erwünschten und unerwünschten Wirkungen individuell beurteilt werden können.
- Arzneimittelwechselwirkungen stellen v. a. dann ein Problem dar, wenn mit ihnen nicht gerechnet wird. Die Symptomatik ist oft unspezifisch. Wird eine pharmakokinetische Interaktion erwartet bzw. entdeckt, reicht eine Dosisanpassung vielfach aus, um das Problem zu lösen.

Abschließend ist darauf hinzuweisen, daß die beschriebenen altersabhängigen Veränderungen in der Pharmakokinetik die Ergebnisse von Querschnitts- („cross-sectional"-)Studien sind. Longitudinalstudien zum Einfluß des Alters auf die Pharmakokinetik, speziell den Arzneimittelmetabolismus, liegen bislang nur ausnahmsweise vor (Crome u. Flanagan 1994; Korrapati et al. 1997).

Danksagung

Die Arbeiten aus dem Dr. Margarete Fischer-Bosch-Institut für Klinische Pharmakologie wurden von der Robert-Bosch-Stiftung, Stuttgart, unterstützt. Die Autoren danken Herrn Prof. Dr. U. Klotz für wertvolle Hinweise.

Literatur

Abernethy D, Greenblatt D, Shader R (1985) Imipramine and desipramine disposition in the elderly. J Pharmacol Exp Ther 232:183–188

Andros E, Detmar-Hanna D, Suteparuk S, Gal J, Gerber JG (1996) The effect of aging on the pharmacokinetics and pharmacodynamics of prazosin. Eur J Clin Pharmacol 50:41–46

Arzneimittelkommission der deutschen Ärzteschaft (2000) Arzneiverordnungen, 19. Aufl. Deutscher Ärzte-Verlag, Köln

Bach B, Hansen JM, Kampmann JP, Rasmussen SN, Skovsted L (1981) Disposition of antipyrine and phenytoin correlated with age and liver volume in man. Clin Pharmacokinet 6:389–396

Baracskay D, Jarjoura D, Cugino A, Blend D, Rutecki GW, Whittier FC (1997) Geriatric renal function: Estimating glomerular filtration in an ambulatory elderly population. Clin Nephrol 47:222–228

Beck LH (1998) Changes in renal function with aging. Clin Geriatr Med 14:199–209

Bender AD (1968) Effect of age on intestinal absorption: Implications for drug absorption in the elderly. J Am Geriatr Soc 16:1331–1339

Benet LZ, Øie S, Schwartz JB (1996) Appendix II: Design and optimization of dosage regimens, pharmacokinetic data. In: Hardman JG, Limbird LE, Molinoff PB, Ruddon RW, Gilman AG (eds) Goodman and Gilman's the pharmacological basis of therapeutics, 9th edn. McGraw-Hill, New York St. Louis San Francisco, pp 1707–1792

Bennett WM (1998) Guide to drug dosage in renal failure. In: Clinical Pharmacokinetics: Drug Data Handbook, 3rd edn. Adis International, Auckland, pp 49–112

Bühl K, Eichelbaum M (1994) Besonderheiten der Arzneimitteltherapie im Alter. In: Neises M, Wischnik A, Melchert F (Hrsg) Der geriatrische Tumorpatient, Beitr Onkol 45. Karger, Basel, S 81–94

Campion EW, Avorn J, Reder VA, Olins NJ (1987) Overmedication in the low-weight elderly. Arch Intern Med 147:945–947

Campion EW, de Labry LO, Glynn RJ (1988) The effect of age on serum albumin in healthy males: Report from the Normative Aging Study. J Gerontol 43:M18–M20

Castleden CM, George CF (1979) The effects of aging on the hepatic clearance of propranolol. Br J Clin Pharmacol 7:49–54

Cockcroft DW, Gault MH (1976) Prediction of creatinine clearance from serum creatinine. Nephron 16:31–41

Crome P, Flanagan RJ (1994) Pharmacokinetic studies in elderly people – are they necessary? Clin Pharmacokinet 26:243–247

Cusack BJ, Kelly J, O'Malley K, Lavan J, Noel J, Horgan JH (1979) Digoxin in the elderly: Pharmacokinetic consequences of old age. Clin Pharmacol Ther 25:772–776

Cusack B, Kelly JG, Lavan J, Noel J, O'Malley K (1980) Theophylline kinetics in relation to age: The importance of smoking. Br J Clin Pharmacol 10:109–114

Cusack BJ, Nielson CP, Vestal RE (1997) Geriatric clinical pharmacology and therapeutics. In: Speight T, Holford NHG (eds) Avery's drug treatment, 4th edn. Adis International, Auckland, pp 173–223

Dawling S, Crome P (1989) Clinical pharmacokinetic considerations in the elderly. An update. Clin Pharmacokinet 17:236–263

Dettli L (1998) Nomogram method of dose estimation in renal failure. In: Clinical Pharmacokinetics: Drug Data Handbook, 3rd edn. Adis International, Auckland, pp 113–119

Divoll M, Ameer B, Abernethy DR, Greenblatt DJ (1982a) Age does not alter acetaminophen kinetics in the elderly. Clin Pharmacol Ther 30:240–244

Divoll M, Abernethy DR, Ameer B, Greenblatt DJ (1982b) Acetaminophen kinetics in the elderly. Clin Pharmacol Ther 31:151–156

Dost FH (1968) Grundlagen der Pharmakokinetik, 2. Aufl. Thieme, Stuttgart

Engel G, Hofmann U, Heidemann H, Cosme J, Eichelbaum M (1996) Antipyrine as a probe for human oxidative drug metabolism: Identification of the cytochrome P450 enzymes catalyzing 4-hydroxyantipyrine, 3-hydroxymethylantipyrine, and norantipyrine formation. Clin Pharmacol Ther 59:613–623

Evans MA, Triggs EJ, Broe GA, Saines N (1980) Systemic availability of orally administered L-dopa in the elderly Parkinsonian patient. Eur J Clin Pharmacol 17:215–221

Fliser D, Franek E, Joest M, Block S, Mutschler E, Ritz E (1997a) Renal function in the elderly: Impact of hypertension and cardiac function. Kidney Int 51:1196–1204

Fliser D, Franek E, Ritz E (1997b) Renal function in the elderly – is the dogma of an inexorable decline of renal function correct? Nephrol Dial Transplant 12:1553–1555

Fromm MF, Busse D, Kroemer HK, Eichelbaum M (1996) Differential induction of prehepatic and hepatic metabolism of verapamil by rifampin. Hepatology 24:796–801

Fromm MF, Dilger K, Busse D, Kroemer HK, Eichelbaum M, Klotz U (1998) Gut wall metabolism of verapamil in older people: Effects of rifampicin-mediated enzyme induction. Br J Clin Pharmacol 45:247–255

Gainsborough N, Maskrey V, Nelson M, Keating J, Sherwood SH, Swift CG (1993) The association of age with gastric emptying. Age Ageing 22:37–40

Geokas MC, Haverback BJ (1969) The aging gastrointestinal tract. Am J Surg 117:881–892

Gibaldi M, Perrier D (1982) Pharmacokinetics, 2nd edn. Dekker, New York Basel

Goldberg TH, Finkelstein MS (1987) Difficulties in estimating glomerular filtration rate in the elderly. Arch Intern Med 147:1430–1433

Greenblatt DJ (1985) Elimination half-life of drugs: Value and limitations. Ann Rev Med 36:421–427

Greenblatt DJ, Sellers EM, Koch-Weser J (1982) Importance of protein binding for the interpretation of serum or plasma drug concentrations. J Clin Pharmacol 22:259–263

Greenblatt DJ, Abernethy DR, Divoll M (1983) Is volume of distribution at steady state a meaningful kinetic variable? J Clin Pharmacol 23:391–400

Greenblatt DJ, Harmatz JS, Shader RI (1991) Clinical pharmacokinetics of anxiolytics and hypnotics in the elderly: Therapeutic considerations, Part I. Clin Pharmacokin 21:165–177

Hämmerlein A, Derendorf H, Lowenthal DT (1998) Pharmacokinetic and pharmacodynamic changes in the elderly. Clinical implications. Clin Pharmacokinet 35:49–64

Hansten PD, Horn JR (eds) Drug Interactions & Updates Quarterly. Applied Therapeutics Inc. (Loseblattsammlung mit regelmäßiger Aktualisierung)

Hebert MF (1998) Guide to drug dosage in hepatic disease. In: Clinical Pharmacokinetics: Drug Data Handbook, 3rd edn. Adis International, Auckland, pp 121–179

Kinirons MT, Crome P (1997) Clinical pharmacokinetic considerations in the elderly: An update. Clin Pharmacokinet 33:302–312

Kinirons MT, Wood AJJ (1998) Pharmacokinetics. In: George CF, Woodhouse KW, Denham MJ, MacLennan WJ (eds) Drug therapy in old age. John Wiley & Sons, Chichester, pp 39–46

Klotz U (1976) Pathophysiological and disease-induced changes in drug distribution volume: Pharmacokinetic implications. Clin Pharmacokin 1:204–218

Klotz U (1984) Klinische Pharmakokinetik, 2. Aufl. Fischer, Stuttgart

Klotz U (1998) Effect of age on pharmacokinetics and pharmacodynamics in man. Int J Clin Pharmacol Ther 36:581–585

Klotz U, Avant GR, Hoyumpa A, Schenker S, Wilkinson GR (1975) The effects of age and liver disease on the disposition and elimination of diazepam in adult man. J Clin Invest 55:347–359

Korrapati MR, Sorkin JD, Andres R, Muller DC, Loi CM, Vesell ES, Vestal RE (1997) Acetylator phenotype in relation to age and gender in the Baltimore Longitudinal Study of Aging. J Clin Pharmacol 37:83–91

Kraus JW, Desmond PV, Marshall JP, Johnson RF, Schenker S, Wilkinson GR (1978) Effects of aging and liver disease on disposition of lorazepam. Clin Pharmacol Ther 24:411–419

Larsson M, Landahl S, Lundborg P, Regårdh CG (1984) Pharmacokinetics of metoprolol in healthy, elderly, non-smoking individuals after a single dose and two weeks of treatment. Eur J Clin Pharmacol 27:217–222

Lauterburg BH (1999) Interaktionen. http://www.cxunibe.ch/ikp/lab3/interaktionen.html

Lindeman RD (1992) Changes in renal function with aging. Implications for treatment. Drugs Aging 2:423–431

McInnes GT, Brodie MJ (1988) Drug interactions that matter. A clinical reappraisal. Drugs 36:83–110

Moellering RC, Krogstad DJ, Greenblatt DJ (1981) Vancomycin therapy in patients with impaired renal function. A nomogram for dosage. Ann Intern Med 94:343–346

Nation RL, Triggs EJ, Selig M (1977a) Lignocaine kinetics in cardiac patients and aged subjects. Br J Clin Pharmacol 4:439–448

Nation RL, Vine J, Triggs EJ, Learoyd B (1977b) Plasma level of chlormethiazole and two metabolites after oral administration to young and aged human subjects. Eur J Clin Pharmacol 12:137–145

Oberbauer R, Krivanek P, Turnheim K (1995) Pharmacokinetics and pharmacodynamics of the diuretic bumetanide in the elderly. Clin Pharmacol Ther 57:42–51

Ohnhaus EE, Spring P, Dettli L (1974) Eliminationskinetik und Dosierung von Digoxin bei Patienten mit Niereninsuffizienz. Dtsch Med Wochenschr 99:1797–1803

Parker BM, Cusack BJ, Vestal RE (1995) Pharmacokinetic optimisation of drug therapy in elderly patients. Drugs & Aging 7:10–18

Paxton J (1983) Alpha-1-acid glycoprotein and binding of basic drugs. Methods Find Exp Clin Pharmacol 5:635–648

Piafsky K (1980) Disease induced changes in the plasma binding of basic drugs. Clin Pharmacokinet 5:246–262

Platten H-P, Schweizer E, Dilger K, Mikus G, Klotz U (1998) Pharmacokinetics and pharmacodynamic action of midazolam in young and elderly patients undergoing tooth extraction. Clin Pharmacol Ther 63:552–560

Quinn DI, Day RO (1997) Guide to clinically more important drug interactions. In: Speight T, Holford NHG (eds) Avery's Drug Treatment, 4th edn. Adis International, Auckland, pp 1665–1699

Robertson DR, Waller DG, Renwick AG, George CF (1988) Age-related changes in the pharmacokinetics and pharmacodynamics of nifedipine. Br J Clin Pharmacol 25:297–305

Roila F, Del Favero A (1995) Ondansetron clinical pharmacokinetics. Clin Pharmacokinet 29:95–109

Roncari G, Timm U, Zell M, Zumbrunnen R, Weber W (1993) Flumazenil kinetics in the elderly. Eur J Clin Pharmacol 45:585–587

Rowland M, Tozer TN (1995) Clinical pharmacokinetics: Concepts and applications, 3rd edn. Lea & Febinger, Philadelphia

Schmucker DL, Woodhouse KW, Wang RK, Wynne H, James OF, McManus M, Kremers P (1990) Effects of age and gender on in vitro properties of human liver microsomal monooxygenases. Clin Pharmacol Ther 48:365–374

Schwartz JB, Troconiz IF, Verotta D, Liu S, Capili H (1993) Aging effects on stereoselective pharmacokinetics and pharmacodynamics of verapamil. J Pharmacol Exp Ther 265:690–698

Seymour RM, Routledge PA (1998) Important drug-drug interactions in the elderly. Drugs & Aging 12:485–494

Shimada T, Yamazaki H, Mimura M, Inui Y, Guengerich FP (1994) Interindividual variations in human liver cytochrome P-450 enzymes involved in the oxidation of drugs, carcinogens and toxic chemicals: Studies with liver microsomes of 30 Japanese and 30 Caucasians. J Pharmacol Exp Ther 270:414–423

Sjöqvist F, Borgå O, Dahl M-L, Orme MLE (1997) Fundamentals of clinical pharmacology. In: Speight T, Holford NHG (eds) Avery's drug treatment, 4th edn. Adis International, Auckland, pp 1–73

Sonne J (1993) Factors and conditions affecting the glucuronidation of oxazepam. Pharmacol Toxicol 73(Suppl 1):1–23

Sotaniemi EA, Arranto AJ, Pelkonen O, Pasanen M (1997) Age and cytochrome P450-linked drug metabolism in humans: An analysis of 226 subjects with equal histopathologic conditions. Clin Pharmacol Ther 61:331–339

Sowinski KM, Forrest A, Wilton JH, Taylor AM 2nd, Wilson MF, Kazierad DJ (1995) Effect of aging on atenolol pharmacokinetics and pharmacodynamics. J Clin Pharmacol 35:807–814

Stewart RB, Cooper JW (1994) Polypharmacy in the aged. Practical solutions. Drugs & Aging 4:449–461

Stockley IH (1999) Drug interactions. A source book of adverse interactions, their mechanisms, clinical importance and management, 5th edn. Pharmacentical Press, London

Tregaskis BF, Stevenson IH (1990) Pharmacokinetics in old age. Br Med Bull 46:9–21

Tumer N, Scarpace PJ, Lowenthal DT (1992) Geriatric pharmacology: Basic and clinical considerations. Annu Rev Pharmacol Toxicol 32:271–302

Vestal RE, Wood AJ (1980) Influence of age and smoking on drug kinetics in man: Studies using model compounds. Clin Pharmacokin 5:309–319

Vestal RE, Norris AH, Tobin JD, Cohen BH, Shock NW, Andres R (1975) Antipyrine metabolism in man: Influence of age, alcohol, caffeine, and smoking. Clin Pharmacol Ther 18:425–432

Vestal RE, McGuire EA, Tobin JD, Andres R, Norris AH, Mezey E (1977) Aging and ethanol metabolism. Clin Pharmacol Ther 21:343–354

Vestal RE, Wood AJ, Branch RA, Shand DG, Wilkinson GR (1979) Effects of age and cigarette smoking on propranolol disposition. Clin Pharmacol Ther 26:8–15

Vestal RE, Montamat SC, Nielson CP (1992) Drugs in special patient groups. The elderly. In: Melmon KL, Morrelli KL, Hoffman BB, Nierenberg DW (eds) Melmon and Morrelli's Clinical Pharmacology. Basic principles in therapeutics, 3rd edn. McGraw-Hill, New York St. Louis San Francisco, pp 851–874

Wallace S, Whiting B (1976) Factors affecting drug binding in plasma of elderly patients. Br J Clin Pharmacol 3:327–330

Wallace SM, Verbeeck RG (1987) Plasma protein binding of drugs in the elderly. Clin Pharmacokinet 12:41–72

Walter-Sack I, Klotz U (1996) Influence of diet and nutritional status on drug metabolism. Clin Pharmacokinet 31:47–64

Woodhouse KW (1998) Biochemical pharmacology of ageing. In: George CF, Woodhouse KW, Denham MJ, MacLennan WJ (eds) Drug therapy in old age. John Wiley & Sons, Chichester, pp 47–58

Woodhouse KW, Wynne H, Baillie S, James OFW, Rawlins MD (1988) Who are the frail elderly? Q J Med 68:505–506

Wynne HA, Cope LH, Herd B, Rawlins MD, James OF, Woodhouse KW (1990) The association of age and frailty with paracetamol conjugation in man. Age Ageing 18:39–42

Medikamentencompliance

W. von Renteln-Kruse

25.1 Complianceforschung 218
25.2 Methodik der Complianceerfassung 219
25.2.1 Direkte Verfahren 219
25.2.2 Indirekte Verfahren 220
25.3 Phänomene von Noncompliance 221
25.4 Einflußfaktoren der Medikamentencompliance 222
25.4.1 Patientenmerkmale 222
25.4.2 Therapiefaktoren 224
25.5 Ansätze für Interventionen zur Verbesserung der Medikamentencompliance 225
25.6 Zusammenfassung 226
Literatur 226

Dieses Kapitel beschäftigt sich mit der Zuverlässigkeit und Regelmäßigkeit der Anwendung ärztlich verordneter Arzneimittel durch Patienten. Dies wird üblicherweise mit „Compliance" bezeichnet. Wörtlich aus dem Englischen übersetzt bedeutet Compliance Einwilligung, Willfährigkeit, Einverständnis oder Bereitschaft, und zwar im Sinne der Befolgung ärztlicher Anordnungen. Entsprechend wird mit „Noncompliance" das Verhalten bezeichnet, ärztlich empfohlenen Maßnahmen nicht nachzukommen.

Die am häufigsten verwendete allgemeine Definition des Begriffs „Compliance" stammt von Haynes (1979b) und lautet in der deutschen Übersetzung:

„Unter dem Begriff „Compliance" versteht man den Grad, in dem das Verhalten einer Person in bezug auf die Einnahme eines Medikaments, das Befolgen einer Diät oder die Veränderung des Lebensstils mit dem ärztlichen oder gesundheitlichen Rat korrespondiert."

Im Englischen wird auch der Begriff „Adherence" synonym verwendet. Favorisiert wird neuerdings, eher von „Concordance" zu sprechen. Damit soll auch begrifflich der Wandel von der herkömmlichen, eher einseitig direktiven Arzt-Patient-Beziehung hin zu einem partnerschaftlichen Behandlungsverhältnis mit einem gemeinsamen Ziel, nämlich dem erfolgreichen Behandlungsergebnis, zum Ausdruck gebracht werden.

Compliance beschränkt sich also nicht ausschließlich auf Medikamentenbehandlung, sondern z. B. auch auf das Einhalten verordneter diätetischer Behandlung (Tang et al. 1998) oder die Wahrnehmung von Wiedervorstellungsterminen.

25.1
Complianceforschung

Die Compliance bei der Anwendung von Medikamenten, besonders der peroralen Einnahme, ist jedoch besonders intensiv untersucht worden. Systematische Beachtung erfuhr die Thematik erst etwa zu Beginn der 50er Jahre, als wirksame Arzneimittel zur Behandlung der Tuberkulose und des rezidivierenden rheumatischen Fiebers zur Verfügung standen. Interessanterweise erfährt eine in dieser Anfangszeit der Complianceforschung entwickelte und sehr wirkungsvolle Interventionsmaßnahme, das Konzept der überwachten Therapie eine bedeutende Renaissance. Dies bedeutet Medikamenteneinnahme unter professioneller Aufsicht („supervised therapy"). Die Einnahme von Tuberkulostatika unter Aufsicht verringert eindeutig die Häufigkeit primärer und erworbener Resistenzen sowie von Rezidiven und erspart Folgekosten (Weis et al. 1994).

Die Compliance der Patienten ist ein essentieller Therapiefaktor, maßgeblich verantwortlich für variable Arzneimittelwirkungen, der auch in klinischen Studien zum Tragen kommt. Es besteht Grund zur Annahme, daß mangelnde Berücksichtigung der Noncompliance in Therapiestudien zur Überschätzung der tatsächlich notwendigen Dosis führt. Um jedoch Nonresponse zu vermeiden, werden primär eher hohe Dosen gewählt und auch später empfohlen (Benet 1990).

Seit den Anfängen ist die Literatur zu Themen der Compliance auf über 6000 Publikationen angewachsen. Complianceforschung ist kein gut definiertes und abgrenzbares Gebiet. Arbeiten zur Theorienbildung sowie Faktorensuche zur Identifikation complianten bzw. noncomplianten Verhaltens und zur Compliance bei chronischen Erkrankungen nehmen den größten Raum ein, während insbesondere Mitteilungen zur Methodik der Erfassung von Compliance, aber auch Untersuchungen zur Compliance im höheren Lebensalter nur in geringer Zahl vorliegen (Van Campen u. Sluijs 1989). Aufgrund der erheblichen methodischen Schwierigkeiten, Medikamentencompliance v. a. auch quantitativ zu erfassen, besteht eine deutliche Diskrepanz zwischen verbreiteten Annahmen und gesicherten Erkenntnissen.

Obwohl bereits Haynes (1979) zum Ergebnis kam, daß die Variable Lebensalter per se keine maßgebliche Einflußgröße sei, hält sich trotz einer widersprüchlichen Datenlage die Auffassung, daß die Compliance an den Extremen der Altersverteilung generell besonders schlecht sei. Dies wird auch durch eine aktuelle Literaturrecherche nicht bestätigt (MEDLINE, Suchbegriffe: „compliance", „medication", „elderly" sowie „geriatric patients"; erfaßter Zeitraum 1991 bis 1. Halbjahr 1998). Von den identifizierten 56 Artikeln waren knapp die Hälfte Originalarbeiten, in denen Medikamentencompliance mit irgendeinem Verfahren bestimmt wurde. Weitere 18 Originalarbeiten waren Untersuchungen über mit Compliance verknüpfte Faktoren.

Kein Zweifel besteht indessen darüber, daß im höheren Alter Complianceprobleme bestehen, die den Erfolg medikamentöser Behandlung gefährden können (Monane et al. 1994). Direkte Folgen unzureichender Compliance sind Abschwächung oder das Ausbleiben erwünschter Behandlungseffekte, aber auch unerwünschte Wirkungen. Indirekte Folgen sind die Eskalation diagnostischer und therapeutischer Maßnahmen, komplizierte Behandlungsverläufe, stationäre Auf- und Wiederaufnahmen mit Sekundärfolgen und -kosten. Notwendige Krankenhausauf- und -wiederaufnahmen durch Noncompliance sind insbesondere für ältere Patienten mit kardiovaskulären Erkrankungen beschrieben. Dekompensierte Herzinsuffizienz und entgleiste arterielle Hypertonie sind dabei die besonders häufig registrierten klinischen Manifestationen.

25.2
Methodik der Complianceerfassung

Jahrzehntelang wurde in unzähligen Studien nachgewiesen, daß Patienten von verordneter Therapie abweichen. Noncompliance ist ein Faktum in der Praxis wie in klinischen Studien. Sie findet sich bei Patienten aller Lebensalter und betrifft sowohl Kurzzeit- als auch Langzeittherapien (Cramer u. Spilker 1991). Erstaunlich wenig jedoch war und ist immer noch bekannt, wie Medikamente eigentlich von Patienten eingenommen werden. Erkenntnisse hierzu sind abhängig von den verwendeten Erfassungsmethoden.

Ein optimales Verfahren zur Messung der Compliance müßte sämtliche Komponenten der ärztlichen Verordnung berücksichtigen. Diese spezifiziert in der Regel:

- das Arzneimittel einschließlich der Zubereitungsart,
- die Einzeldosis,
- die Anwendungszeitpunkte,
- die Anwendungsdauer und
- die Art der Anwendung, z. B. vor oder zu Mahlzeiten, bei Bedarf etc.

Eine optimale Methode müßte entsprechend alle denkbaren Möglichkeiten von Noncompliance erfassen. Ein derartiges Verfahren existiert nicht. Beschrieben sind allein 15 verschiedene Möglichkeiten, von einer ärztlichen Verordnung abzuweichen. Eine gebräuchliche und instruktive Einteilung der Verfahren zur Messung von Compliance unterscheidet 2 Kategorien: direkte und indirekte Verfahren (v. Renteln-Kruse 1997).

25.2.1
Direkte Verfahren

Zu den direkten Verfahren zählen der Nachweis der Prüfsubstanz oder eines Metaboliten bzw. eines Markers (oder Tracers) in Plasma, Urin, Stuhl oder Expirium. Auch die Analyse von Haaren ist zur Ermittlung der Exposition mit Arzneimitteln und Suchtstoffen herangezogen worden. Der Aussagewert des Nachweises einer Prüfsubstanz ist abhängig vom pharmakokinetischen Verhalten der gemessenen Substanz, v. a. ihrer Halbwertszeit. Pharmaka mit relativ kurzer Halbwertszeit geben am ehesten Auskunft über die Einnahme kurz vor der Probenentnahme und sind auch durch kurzfristige Dosisänderungen des Patienten manipulierbar. Die Resultate von Spiegelbestimmungen von Pharmaka mit längerer Halbwertszeit werden hierdurch weniger beeinflußt. In der Routine haben Arzneimittelspiegelbestimmungen ihren Platz vornehmlich im Rahmen des „drug monitoring", bei antiepileptischer oder immunsuppressiver Therapie. Serienmäßige Konzentrationsbestimmungen unter „steady-state"-Bedingungen können allenfalls Schwankungen der Compliance widerspiegeln.

Anhand festgelegter Grenzwerte erfolgt eine Einteilung in Compliance und Noncompliance. In neueren Untersuchungen wurden zwei Marker mit längerer Halbwertszeit verwendet, niedrig dosiertes Phenobarbital und Digoxin in Minimaldosierung. In bestimmten Grenzen erfaßt die Digoxin-Methode auch Dosisverminderungen durch Patienten. Von Vorteil ist die einfache Probengewinnung in Form einer routinemäßig durchführbaren Urinprobe. Eine Beurteilung, ob die verordnete Dosis zu den vorgegebenen

Zeitpunkten regelmäßig angewendet wurde, ist mittels direkter Nachweisverfahren nicht möglich.

25.2.2
Indirekte Verfahren

Zu den indirekten Verfahren zählen die subjektive Einschätzung durch Ärzte oder medizinisches Personal, das Patienteninterview, das Medikationstagebuch, die Erfassung therapeutischer Effekte oder spezifischer klinischer Zeichen, die Arzneimittelschwundmessung („pill count"), die Erfassung des Nachforderns sowie Einlösens von Rezepten und schließlich das Prinzip kontinuierlicher Messung mittels elektronischer Monitoren.

Subjektive Einschätzung

Untersuchungen unter gleichzeitiger Verwendung objektiver Verfahren haben gezeigt, daß eine subjektive Einschätzung der Compliance in der Regel zu hoch ausfällt. Die subjektive Beurteilung ist auch nicht in der Lage, Patienten mit niedriger von jenen mit hoher Compliance sicher zu unterscheiden.

Therapeutischer Effekt

Das Erreichen eines therapeutischen Effektes als „Indikator" für die Compliance heranzuziehen ist ebenfalls problematisch. Der Therapieerfolg ist abhängig von einer Reihe weiterer Faktoren, die nicht notwendigerweise von der Compliance bestimmt werden. Zu nennen sind beispielsweise

- der Spontanverlauf von Erkrankungen,
- die korrekte Indikationsstellung zur medikamentösen Therapie,
- die Bioverfügbarkeit des Medikamentes und
- die Höhe der Dosierung.

Liegt letztere z. B. deutlich über der minimal wirksamen Dosis, so wird mangelnde Compliance die Wirksamkeit der Behandlung kaum beeinflussen. Verringerte Einnahme kann Patienten in diesem Fall u. U. sogar vor Toxizität – aufgrund der Verordnung einer überhöhten Dosis – schützen (Weintraub et al. 1973).

„Prescription record" und „prescription refill"

In epidemiologischen Studien wird die Erfassung der Rezeptnachforderungen („prescription record"/ „claims") und Rezepteinlösung („prescription refill") als Compliancemaß verwendet (Monane et al. 1994, 1997). Nach Schätzungen in den USA werden ca. 30 % der Verschreibungen nicht eingelöst (Levy 1991). In England lösten 5,2 % einer Stichprobe von 4854 Patienten während eines 3monatigen Zeitraumes 5,2 % der insgesamt 20.291 ausgestellten Rezepte nicht ein (Beardon et al. 1993).

Patienteninterview

Die einfachste und wenig aufwendige Methode ist die Patientenbefragung. Ihr kommt für die Belange der Praxis ein hoher Stellenwert zu. Das Patienteninterview erfaßt zwischen 25 und 50 % der Patienten mit Noncompliance. Prinzipiell gilt, daß Befragte natürlich die von ihnen „erwünschten" Antworten geben können, aber nicht geben müssen. Für die Resultate einer Befragung ist deshalb die Art des Fragens entscheidend. Sie sollte auf keinen Fall vorwurfsvoll, zurechtweisend oder bevormundend sein. Zur Gewinnung von Informationen über Gründe von Noncompliance ist die Patientenbefragung unerläßlich. Angaben aus Tagebüchern als patientengeführte Compliancedokumentation, auch auf der Basis einfach zu bedienender Computer, überschätzen ebenfalls eher die tatsächliche Compliance, wie Vergleiche mit simultan durchgeführten objektiven Verfahren zeigten (Olivieri et al. 1991).

Arzneimittelschwundmessung

Die in klinischen Studien am häufigsten verwendete Methode ist die Arzneimittelschwundmessung („pill count"). Sie wurde lange Zeit als Standardverfahren angesehen. Bei der Tablettenzählmethode wird die zu Beginn einer Behandlung ausgegebene Arzneimittelmenge gemessen. Der während der Behandlungsdauer zu erwartende Schwund wird am Ende mit dem beobachteten Schwund verglichen. Der aus Soll- und Ist-Schwund gebildete Quotient ergibt dann die Maßzahl für die Compliance. Wird die Tablettenzählmethode in kurzen, z. B. wöchentlichen Abständen durchgeführt, sind erhebliche inter- wie auch intraindividuelle Schwankungen der Compliance erkennbar, die durch das üblicherweise angegebene globale Compliancemaß (Verbrauch in Prozent) nicht erkennbar sind. Auch wenn Medikamentenvorräte von 150 % ausgegeben wurden, brachten Patienten leere Behälter zurück. Diese „Hypercompliance" korrespondierte jedoch nicht mit der meßbaren Blutdrucksenkung (Rudd et al. 1989). Ergebnisse anderer Untersucher deuten ebenfalls darauf hin, daß übriggebliebene Tabletten vor der Rückgabe von Patienten verworfen werden („pill dumping"). Der Aussagewert der Arzneimittelschwundmessung ist deshalb bereits früh bezweifelt worden. Diese Zweifel wurden durch die Ergebnisse neuerer Studien bestätigt (Pullar et al. 1989; v. Renteln-Kruse 1999). Pill counts überschätzen die tatsächliche Compliance und bilden deren Variabilität nicht ab.

Compliancemonitoring

Wegen der skizzierten methodischen Probleme wurde bereits früh an Verfahren zur kontinuierlichen Erfassung der Compliance gearbeitet. Derartige, technisch auch praktikable Verfahren auf der Basis kontinuierlichen elektronischen Monitorings stehen mittlerweile für feste und inhalativ anzuwendende Medikamente sowie Augentropfen zur Verfügung (Urquhart 1995). Im Prinzip handelt es sich dabei um Medikamentenbehältnisse, die über einen Mikroprozessor kontinuierlich über Monate mit Datum und Uhrzeit die Arzneimittelentnahme registrieren und speichern. Wie die zuvor genannten Methoden ist das Compliancemonitoring ein indirektes Verfahren, das die Einnahme eines Medikaments nicht beweist. Das System mißt, wann der Medikamentenbehälter (Monitor) benutzt wurde. Dieses zeitlich eng mit der Medikamenteneinnahme verbundene Ereignis wird „medication event" genannt. Aus den registrierten Medication events wird auf die Einnahme geschlossen.

Bezüglich des Leistungsspektrums zur Erfassung von Teilkomponenten der Compliance ist das Monitoring allen anderen geläufigen indirekten Verfahren überlegen (Hasford 1995). Es erfaßt sowohl für Verum als auch Plazebo (in klinischen Studien) Dosis, Zeitpunkt sowie Dauer und Regelmäßigkeit der Anwendung, womit auch Forderungen an aussagefähige Compliancestudien erfüllt werden.

Quantitative Maße, die sich aus Monitoringdaten ableiten, beschreiben

- „Verbrauchscompliance" (Gesamtmenge des verbrauchten Arzneimittels),
- „korrekte Dosierung" und
- „Zeitcompliance" (Einhaltung des verordneten Dosierungsschemas und Regelmäßigkeit der Einnahme) sowie
- „therapeutische Sicherheit".

Der letzte Parameter beruht auf einem Vergleich der gemessenen Dosierungsintervalle mit der Wirkdauer eines Arzneimittels, sofern diese bekannt ist. Auf diese Weise werden Compliancedaten und eine arzneimitteldynamische Determinante in einer gemeinsamen Maßzahl zusammengefaßt (Leenen et al. 1997; v. Renteln-Kruse 1998). Versteht man so gemessene variable Compliance als ein Maß für variable Arzneimittelexposition, so ergibt sich als Definition: Medikamentencompliance stellt das Maß der Übereinstimmung zwischen tatsächlicher (d.h. gemessener) und ärztlich verordneter Zeitfolge von Dosierungen dar.

25.3
Phänomene von Noncompliance

Studien unter Verwendung des Compliancemonitorings haben neue Einsichten in das Einnahmeverhalten von Patienten geliefert, die in der folgenden Übersicht zusammengefaßt werden.

Phänomenologie von Medikamentennoncompliance

- Mindereinnahme (Unterdosierung) > Mehreinnahme (Überdosierung),
- Auslassung einzelner Dosen,
- Abweichungen von verordneter Einnahmezeit,
- Nichteinhalten von Dosierungsintervallen,
- morgendliche Einnahme regelmäßiger als abendliche Einnahme,
- in Phasen regelmäßiger Einnahme eingestreute Perioden ohne jegliche Einnahme, „drug holidays" (Dauer >2–3 Tage),
- vollständiger Abbruch der Einnahme,
- regelmäßigere Einnahme in zeitlich engem Zusammenhang mit Arztbesuch, „toothbrush effekt", „whitecoat compliance",
- Unterbrechungen „routinierter" Alltagsabläufe = kritische Zeiten für Störungen regelmäßiger Medikamentenanwendung.

Medikamentencompliance ist keine konstante Größe, sondern über die Zeit sehr variabel. Noncompliance in Form geringerer Einnahme überwiegt bei weitem, während Mehreinnahme ausgesprochen selten ist (<5%). Am häufigsten sind Auslassungen einzelner Dosen (Vergessen) sowohl bei Kurzzeit- wie Langzeittherapien. Abweichungen von verordneter Einnahmezeit sind ebenfalls sehr häufig und bei fast jedem Patienten zu beobachten. Werden für die Beurteilung der Regelmäßigkeit der Einnahme definierte Zeitintervalle zugrunde gelegt, so sind Schwankungen der innerhalb dieser Intervallgrenzen (z.B. 24 ± 3,5 h bei einmal täglicher Einnahme) aufgezeichneten Dosierungsereignisse zwischen 10 und 100% (!) zu messen. Für höhergradige Dosierungsfrequenzen, insbesondere ab 3mal täglicher Einnahme, steigt die Wahrscheinlichkeit für Abweichungen deutlich an. Die Compliance für morgendliche Einnahme ist in der Regel höher als für Abenddosen (Kruse et al. 1993). Im zeitlichen Wochenverlauf ist Noncompliance an Wochenenden häufiger registriert worden als an allen anderen Wochentagen (Kruse et al. 1994). Überhaupt sind Unterbrechungen in Routineabläufen des Alltags kritische Zeiten, die Kontinuität und Regelmäßigkeit von Medikamenteneinnahme gefährden können (Wochenenden, Urlaub, besondere Anlässe).

Im Zeitverlauf zwischen Phasen regelmäßiger Einnahme eingestreute Perioden von mehreren aufeinanderfolgenden Tagen ohne jegliche Medikamenteneinnahme wurden bei $1/4$ bis zur Hälfte der untersuchten Patienten aufgezeichnet. Diese werden als (patienteninitiierte) „drug holidays" bezeichnet und sind wahrscheinlich wesentlich häufiger als bisher vermutet.

Des weiteren wurde beschrieben, daß sich die Compliance unmittelbar vor Arztbesuchen verbesserte, was treffenderweise mit „toothbrush effect" oder „whitecoat compliance" bezeichnet worden ist. Abhängig von der Therapie sind in der Praxis gemessene Therapieeffekte (z. B. Augeninnendruck bei Glaukombehandlung oder Blutdruck unter Antihypertensiva) nicht unbedingt repräsentativ oder sogar fehlweisend, wenn zwischen Kontrolluntersuchungen die Compliance eben nur unzureichend ausfällt (Kass et al. 1986).

Diese Phänomene von Noncompliance sind mit einem erstaunlich hohen Maß an Übereinstimmung in verschiedenen Ländern für die unterschiedlichsten Therapien (Kurz- und Langzeitbehandlung) bei Patienten unterschiedlichen Lebensalters erfaßt worden. Grundsätzliche Unterschiede zwischen jungen und alten Patienten sind nicht festzustellen. Es fanden sich – unter den jeweiligen Studienbedingungen – für ältere Patienten sogar höhere Compliancewerte und regelmäßigere Medikamenteneinnahme als für jüngere Patienten (Maillon et al. 1996; Braun Curtin et al. 1997; v. Renteln-Kruse 1998).

25.4
Einflußfaktoren der Medikamentencompliance

Nach einem üblichen Denkansatz werden die 3 Determinanten „Patient, Krankheit und Behandlung" als wesentliche Einflußfaktoren der Compliance angesehen. Im Hinblick auf Interventionsmaßnahmen ergeben sich daraus 2 wesentliche Ansatzpunkte, nämlich der Versuch, eine positive Verhaltensänderung des Patienten zu erwirken sowie eine günstige Beeinflussung der Behandlungsmodalitäten im weitesten Sinne (s. die folgende Übersicht).

Ursachen für Medikamentennoncompliance

- Bewußte, beabsichtigte Noncompliance (selbstregulatorisches Verhalten, u. U. „intelligent non-compliance"),
- unbewußte, nicht beabsichtigte Noncompliance (Vergessen, Medikationsfehler, erschwerter Zugang zum Medikament),
- Therapiefaktoren (Verordnungsmodus, komplexe Dosierung etc.),
- Patientenfaktoren (unzureichendes Therapie-, Krankheitswissen, funktionelle Beeinträchtigungen).

25.4.1
Patientenmerkmale

Verschiedene Regressionsmodelle sind zur Erklärung und Beschreibung von Complianceverhalten entwickelt worden. Eines der ersten war das „Health Belief Model", das allerdings, für sich genommen, lediglich 10%, und erweitert um die Theorie der „reasoned action", ebenfalls nur insgesamt 29% variabler Compliance erklärte (Reid u. Christensen 1988). Das Health Belief Model ist auch die Basis für ein neues Instrument, die BMCS („Beliefs about Medication Compliance Scale") und BDCS („Beliefs about Dietary Compliance Scale") bei Patienten mit kongestiver Herzinsuffizienz (Bennett et al. 1997).

Für selbst berichtete Noncompliance wurde ein Regressionsmodell entwickelt (Coons et al. 1994). In einer Untersuchung bei 785 Patienten im Alter ab 55 Jahren fanden sich damit Assoziationen von Noncompliance mit höherem sozioökonomischem Status, höherer Anzahl verordneter Medikamente und größerer psychologischer Belastung. De Geest und Mitarbeiter (1994) entwickelten eine „Long-term Medication Behaviour Self Efficacy Scale", von deren Items sich einige in einer hochselektierten Gruppe nierentransplantierter Patienten als prädiktiv für Noncompliance (immunsuppressiveTherapie) erwiesen.

Ein weiteres Modell wurde an älteren Patienten erarbeitet (McElnay et al. 1997). Von 517 Patienten (mittleres Alter 74 Jahre) berichteten 10,7% über verringerte und 4,3% über vermehrte Medikamenteneinnahme im Interview. Die Analyse erbrachte schließlich 5 „Risikofaktoren":

- verordnete Diuretika,
- Bronchodilatatoren sowie Benzodiazepine,
- Unabhängigkeit bei der Medikamenteneinnahme und
- die Anzahl der nicht ärztlich verordneten Arzneimittel (Selbstmedikation).

Das Modell erkannte knapp 89% der Patienten mit guter Compliance und $1/3$ der nichtcomplianten Patienten. Deshalb ist auch dieses Modell nicht zur Vorhersage von Noncompliance geeignet.

Damit bestätigt sich, daß nach über 35 Jahren Complianceforschung selbst mit der ausgeklügelsten Kombination von Merkmalen eine einigermaßen zutreffende Identifikation von nichtcomplianten Personen nicht möglich ist. Gut bekannt sind hingegen zahlreiche Faktoren, von denen nachgewiesen wurde, daß sie Medikamentencompliance beeinflussen können.

Potentiell negative Faktoren finden sich bei älteren Patienten gehäuft (Owens et al. 1991). Hierzu zählen eingeschränkte Kognition und unzureichendes Krankheits- und Therapiewissen. Dem Informationsstand der Patienten wird große Bedeutung beigemessen. Vermehrtes Informationsangebot führte bei Herzkranken zu weniger Fehlern bei der Medikamenteneinnahme (Hulka et al. 1976). Glaukompatienten hielten nach einer Informations- und Instruktionsveranstaltung die notwendigen Dosierungsintervalle bei der Applikation ihrer Augentropfen besser ein (Norell 1979).

Informations- und Lernprogramme sind deshalb auch fester Bestandteil von neueren „Interventionskonzepten". Die Informationsvermittlung speziell für ältere Patienten muß dabei Kommunikationserschwernisse (Verständnis, Verwendung geeigneter Medien wegen sensorischer Einschränkungen etc.) berücksichtigen, wenn sie nachhaltig wirksam sein soll (Morrow et al. 1988). Die Güte der wechselseitig funktionierenden Kommunikation zwischen Patient und Arzt ist zweifellos einer der wichtigsten die Compliance beeinflussenden Faktoren. Fähigkeiten im Bereich zwischenmenschlicher Kommunikation („interpersonal skills") sind in der Arzt-Patient-Interaktion essentiell wichtig. Diesbezüglich ausgeprägte Fähigkeiten sind möglicherweise wichtiger für Zufriedenheit und Compliance von Patienten als die Quantität angebotener Information (Bartlett et al. 1984). Festzuhalten ist jedoch, daß hohes Wissen keineswegs hohe Compliance garantiert (Smith u. Andrew 1983; McElnay et al. 1997).

Persönliche Einstellungen und Therapieerwartungen sind zu berücksichtigen. Daten aus der Normative Aging Study zeigten, daß Männer (mittleres Alter 68 Jahre), die selbst überzeugt waren, zuviel Medikamente einzunehmen (4% von 1256 Studienteilnehmern), häufiger auch über geringere Compliance berichteten als jene Männer, die meinten, die richtige Menge an Medikamenten verordnet bekommen zu haben (Fincke et al. 1998).

Medikamentencompliance kann also als selbstregulatorisches Verhalten angesehen werden. Danach bestimmt sich Complianceverhalten als das Resultat aus persönlichen Überzeugungen und kognitiven Funktionen. Insbesondere letzteren soll speziell im höheren Lebensalter zunehmende Bedeutung zukommen. Compliance wäre danach abgängig von der Überzeugung, daß Medikamenteneinnahme bezüglich des Verlaufs einer Erkrankung wichtig ist. Die dafür erforderliche „illness representation" ist aber eine dynamische Größe und kann sich im Krankheitsverlauf verändern. In diesem Zusammenhang sind Ansätze zur Erklärung und Förderung von Compliance zu nennen, die das Konzept der „self-efficacy" (vgl. Parallelen zu Interventionsansätzen bei Patienten mit ausgeprägter Sturzangst) und sozialer Kompetenz zur Grundlage haben (De Geest et al. 1998). Inwieweit persönliche Einstellungen die Compliance verschiedener Medikamente unterschiedlich beeinflussen könnten, ist unklar (Morell et al. 1997). Die Praxis zeigt allerdings, daß Patienten den ihnen verordneten Medikamenten subjektiv durchaus sehr unterschiedliche Bedeutung für ihr Wohlergehen beimessen. Diese muß mit der medizinischen Wichtigkeit keineswegs übereinstimmen. Die Compliance ist für verschiede Medikamente unterschiedlich (Inui et al. 1980; Monane et al. 1997).

Funktionell sind des weiteren im Alter von Bedeutung die Fähigkeit, lesen zu können (nicht gleichbedeutend mit der Sehkraft!), ausreichende Sehschärfe sowie die Fähigkeit der Farbdiskrimination und die Händigkeit. Praktische Schwierigkeiten bei der Handhabung von Arzneimittelbehältnissen sind nicht selten, wenn dies geprüft wird (Atkin et al. 1994; Nikolaus et al. 1996). Einschränkungen im kognitiven Status, des Sehens und der Händigkeit kommen hierbei zum Tragen. Mit steigendem Lebensalter der Patienten ist mit einer höheren Wahrscheinlichkeit für das Vorliegen von Schwierigkeiten bei der praktischen Handhabung von Arzneimitteln zu rechnen.

Das Ausmaß einer Behinderung, nicht unbedingt der Schweregrad einer Erkrankung, wie häufig angenommen, scheint hingegen positiv mit Compliance verknüpft zu sein (Donabedian u. Rosenfeld 1964). Dies erklärt sich möglicherweise plausibel aus einem hiermit verbundenen größeren Maß an Betreuung. Dies könnte auch z.T. die höhere Compliance über 85jähriger im Vergleich mit unter 84jährigen Patienten erklären (Monane et al. 1994).

Patienten, bei denen die Akzeptanz ihrer gesundheitlichen Situation gering ausgeprägt ist, die depressive Reaktionen zeigen oder Patienten mit eindeutig diagnostizierter Depression sind eher weniger compliant (Bothelho u. Dudrak 1992; Kruse u. Brandenburg 1994; Carney et al. 1995). Bei über 66jährigen Patienten mit koronarer Herzerkrankung, die außerdem depressiv erkrankt waren, wurde signifikant schlechtere Compliance (Sekundärprophylaxe mit Acetylsalicylsäure) gemessen als bei Patienten ohne Depression (Carney et al. 1995).

Trotz eines hohen Maßes an Kompetenz und Aktivität verlassen sich ältere Menschen bei der Medikamenteneinnahme häufig auf andere Personen. Es bestehen positive Beziehungen zwischen sozialer Unterstützung und Compliance (Levy 1983). Über den Einfluß von Familienangehörigen und dessen Bedeutung ist jedoch immer noch wenig bekannt (Mishara 1997). Wieviele geriatrische Patienten bei der Anwendung von Arzneimitteln (Rezepteinlösung, Herrichten/Planen, Applikation) überhaupt auf Unterstützung angewiesen sind, ist ebenfalls nicht bekannt. In der Gruppe aller Personen mit „regelmäßigem Pflegebedarf" in privaten Haushalten (1,123 Mio. Personen; Hochrechnung) sind es knapp

44%, die Medikamente nicht ohne fremde Hilfe richten/einnehmen können, 23,6% derer mit mehrfach wöchentlichem, 86,4% derer mit ständigem und 2,1% der Personen mit unregelmäßigem Pflegebedarf (Bundesministerium für Familien und Senioren 1992).

Das Herrichten von Medikamenten zur Einnahme als eine Form äußerer Kontrolle ist für sich allein jedoch keine absolut wirkungsvolle Maßnahme zur Sicherstellung der Einnahme (Gundert-Remy et al. 1977). Professionelle Überwachung der Patientencompliance, oder besser die Compliance professioneller Helfer ist selten untersucht worden. Eine „Fehlerrate" von 20% (397 Fehler bei 2001 zu applizierenden Arzneimitteldosen) wurde für 275 Patienten in Pflegestationen registriert (vergessene Applikation 54%!, falsches Medikament, falsche Dosis, falscher Applikationsmodus, falsches Dosierungsintervall; Kayne u. Cheung 1973). Diese Abweichungen von verordneter Therapie sind denjenigen bei Selbstanwendung durch Patienten in der Tat vergleichbar.

Versucht man eine vorsichtige Wertung der relativen Bedeutung der zahllos untersuchten Patientenmerkmale, so scheinen – v.a. angesichts neuerer Erkenntnisse zum Einnahmeverhalten – den Bedingungen der Lebensumstände, Alltagsabläufe sowie den Behandlungsbedingungen wesentliche Bedeutung zuzukommen.

25.4.2
Therapiefaktoren

Die Therapieverordnung selbst kann Medikamentencompliance beeinflussen. Konsistent in zahlreichen Studien ist der Befund abnehmender Compliance und erhöhter Fehlerrate mit komplexeren Dosierungsschemata. Die Frage, ob eine niedrigere tägliche Dosierungsfrequenz speziell bei älteren Patienten zu verbesserter Compliance und wichtiger zu verbesserten Therapieergebnissen führen, ist bisher kaum untersucht. Wenn pharmakologisch möglich, ist die tägliche Einmaldosierung als Vereinfachung der Therapie günstig. Neuere Untersuchungen zeigten jedoch, daß auch bei täglicher Einmaldosierung das Einnahmeverhalten sehr variabel sein kann. Durch Patienten herbeigeführte „therapiefreie Zeiten" (Gefährdung z.B. durch Reboundeffekte) belaufen sich auf 20–40% der untersuchten Zeiträume (Eisen et al. 1987; Kruse u. Weber 1990; Kruse et al. 1992; Vander Stichele et al. 1992; Paes et al. 1997). Entscheidend für die Überbrückung solcher Einnahmelücken ist deshalb die Wirkdauer des Medikamentes, da sonst der Vorteil der täglichen Einmaldosierung durch partielle Compliance ebenfalls in Frage gestellt wird (Levy 1993).

Erstaunlicherweise ist ebenfalls immer noch äußerst wenig über den Einfluß von unerwünschten Arzneimittelwirkungen auf die Compliance bekannt (Haynes 1979a). Unter den von Patienten angegebenen Gründen für Abweichungen von verordneter Therapie rangieren tatsächliche oder vermeintliche Nebenwirkungen auf unteren Rängen (<5–10%; Klein et al. 1984). Ältere Patienten ordnen Symptome möglicher Nebenwirkungen seltener ihrer Medikation zu als jüngere und verfügen in der Regel auch weniger häufig als junge Patienten über Wissen zu möglichen Nebenwirkungen. Patienten unter Therapie mit nichtsteroidalen Antiphlogistika (mittleres Alter 67 Jahre), die nicht über das Verhalten bei Anzeichen von Nebenwirkungen aufgeklärt worden waren, setzten die Einnahme häufig „unbeirrt" (hohe Compliance!) fort – bis zur stationären Aufnahme wegen gastrointestinaler Blutung (Wynne u. Long 1996). Obwohl gut $1/3$ dieser Patienten bereits vor Eintritt der gastrointestinalen Blutung abdominelle Schmerzen verspürt hatten, gaben nur 11% an, deswegen die Dosis des Medikamentes reduziert zu haben.

Für erfolgreiche Behandlungsergebnisse kann die Bedeutung der therapeutischen Rahmenbedingungen nicht hoch genug veranschlagt werden. Hierzu zählt natürlich das ärztliche Verordnungsverhalten. Ein wichtiges Charakteristikum von Ärzten, deren Patienten höhere Compliancewerte erzielten, war, daß diese häufiger zeitlich konkrete Anweisungen und Erläuterungen zur Einnahme/Therapie sowie definitive Termine für Kontrollen an ihre Patienten abgaben als andere Kollegen (DiMatteo et al. 1993). Zu optimierten Rahmenbedingungen zählen (Burns et al. 1992; Sawicki et al. 1993):

- ausreichend Zeit zum Gespräch,
- fortlaufende ärztliche Dokumentation der Therapie,
- Strukturierung von Praxisabläufen,
- Schulungen von Patienten und medizinischem Personal,
- ggf. engmaschige Besuchstermine,
- Maßnahmen zur Gewährleistung kontinuierlicher Betreuung (konstante Ansprechpartner) und
- die Weiterleitung wichtiger Informationen beim Wechsel von stationärer zu ambulanter Behandlung und vice versa.

Compliance betrifft also die Seite der Verschreibenden ebenso wie die der Behandelten. Hypertoniepatienten, deren behandelnde Ärzte geschult worden waren, erzielten – ohne patientenorientierte Intervention (!) – eine bessere medikamentöse Blutdruckeinstellungen als die Patienten einer Kontrollgruppe von Ärzten, die keine Schulung erhielten (Inui et al. 1976).

25.5 Ansätze für Interventionen zur Verbesserung der Medikamentencompliance

Maßnahmen zur Verbesserung der Medikamentencompliance mit dem Ziel optimierter Therapieergebnisse benötigen Aufwand, d.h. Zeit und Geld. Zu Beginn muß darum die Identifikation von Noncompliance und der individuellen Probleme stehen. Nicht nur der Vollständigkeit halber ist es ebenfalls notwendig, sich zuvor die selbstverständlich vorauszusetzenden Bedingungen der medikamentösen Therapie zu vergegenwärtigen. Es sollte sich um ein wirksames Medikament handeln, das im individuellen Fall indiziert und in korrekter Dosis und geeigneter Applikationsform verordnet ist. Es muß sich also um eine medikamentöse Therapie handeln, von der bekannt ist, daß sie dem Patienten nutzen kann. Die Zielgruppe für Interventionen sind folglich ausschließlich jene Patienten, die trotz der genannten Vorbedingungen das angestrebte Therapieziel nicht erreichen.

Für praktische Belange ist es am einfachsten, Patienten zu möglichen Problemen mit der Arzneimitteltherapie zu befragen. Erste Hinweise können sich bereits bei der Medikamentenanamnese ergeben, wenn nach verordneten und allen (!) eingenommenen Arzneimitteln, deren Dosierung und Applikationsfrequenz sowie Selbstmedikation gefragt wird. Diskrepanzen zwischen Patientenangaben und Verordnungsplan sind häufig (Spagnoli et al. 1989), bedürfen stets der (Er-)Klärung und sind ein Einstieg in ein weiterführendes, detailliertes Gespräch. Dies gilt ebenso für Gespräche mit versorgenden Angehörigen, wenn Patienten selbst nicht in der Lage sind, Auskunft zu geben. Mit beispielsweise 4 eingeschalteten, gezielten Fragen (Formulierung offen) sind die wichtigsten Gründe für beabsichtigte und unbeabsichtigte Noncompliance rasch zu erkunden:

1. Haben Sie gelegentlich Mühe, rechtzeitig an die Einnahme Ihrer Medikamente zu denken?
2. Lassen Sie ein Medikament auch schon einmal weg, wenn es Ihnen besser geht?
3. Lassen Sie ein Medikament auch schon einmal weg, wenn es Ihnen schlechter geht?
4. Haben Sie Schwierigkeiten bei der Handhabung ihrer Medikamente?

Es empfiehlt sich, sämtliche zu Hause vorhandenen Arzneimittel zu inspizieren (Horten nicht mehr gebrauchter Medikamente, Gefährdung durch Verwechslungen) bzw. sich mitbringen zu lassen. Wichtige Informationen zu möglicherweise bestehenden funktionellen Einschränkungen (Ursachen für unbeabsichtigte Noncompliance) ergeben sich aus Ergebnissen des geriatrischen Assessment (Kruse 1995). Im Zweifelsfall sollte man sich von der sicheren Beherrschung komplizierter kindersicherer Verschlüsse ebenso überzeugen wie von der Benutzung inhalativ anzuwendender Arzneimittel oder z.B. auch dem Nitrospray. Für Trainingszwecke stehen teilweise Dummies zur Verfügung.

Die Datenlage über die Effektivität von Interventionen zur Verbesserung von Medikamentencompliance mit dem Ziel verbesserter therapeutischer Ergebnisse ist nach wie vor enttäuschend gering (Haynes et al. 1987, 1996). Dies mag im wesentlichen auf bereits ausgeführten methodischen Schwierigkeiten wie auch Schwächen der Mehrzahl bislang durchgeführter Studien beruhen. Nur sehr wenige Studien haben neben der Compliance auch therapeutische Resultate erfaßt, was natürlich für die Sinnhaftigkeit aufwendiger Bemühungen wesentlicher ist. Es ist derzeit z.B. auch nicht bekannt, wie lange positive Effekte nach Beendigung von Interventionen nachzuweisen sind. Es gibt wenig Hinweise dafür, daß Noncompliance krankheits- oder therapiespezifisch ist.

Zukünftige Fortschritte werden wahrscheinlich nur durch grundsätzlich neue konzeptionelle Ansätze zu erzielen sein. Deren wesentliche Charakteristika werden Interdisziplinarität über ärztlich-fachspezifische Grenzen hinaus sowie adäquate Compliancemeßverfahren mit Bezug zur pharmakologischen Wirkung des entsprechenden Medikaments sein müssen. In diesem Zusammenhang dürfen auch die Ergebnisse einer pharmazeutischen Forschungsinitiative zur „Therapiebegleitung" („pharmaceutical care") älterer Patienten in der Apotheke durch die Arbeitsgruppe Arzneimittelepidemiologie/Sozialpharmazie der Humboldt-Universität Berlin erwartet werden (Müller-Jaeger u. Schaefer 1996). Ziele dieser Untersuchung sind die Ermittlung der Art und Häufigkeit von sowie die Entwicklung strukturierter Hilfe bei arzneimittelassoziierten Problemen älterer multimorbider Patienten. Unabhängig davon wird die fortschreitende Entwicklung anwenderfreundlicher Arzneimittelzubereitungen mit über längere Zeiträume protrahierter Wirkstofffreisetzung zur Lösung der Problematik durch partielle Compliance beitragen.

Ein Resumee bisheriger Kenntnisse über erfolgreiche Interventionen ist, daß isoliert auf Teilaspekte abzielende Einzelmaßnahmen wenig oder gar keine Aussicht auf nachhaltige Verbesserungen haben. Wesentliche Komponenten erfolgreicher, zielorientierter Maßnahmen sind Individualisierung, Dokumentation, Information, Kommunikation und Reevaluation (s. nachfolgende Übersicht).

> **Komponenten erfolgreicher Interventionsmaßnahmen zur Sicherstellung regelmäßiger Medikamentenanwendung**
>
> - Identifikation der individuellen Probleme (systematisch danach suchen und fragen!),
> - individualisierte Interventionsmaßnahmen (Information mündlich und schriftlich!),
> - Gewohnheiten bilden, Ritualisierung, technische Hilfen (Vorteile durch vereinfachte Dosierung und angepaßte Applikationsform nutzen),
> - Möglichkeiten für Feedback nutzen (z.B. RR-Selbstmessung, BZ-Monitoring, Peak-flow-Werte),
> - Kontinuität (Wiederholungseffekt nutzen),
> - regelmäßige Überprüfung des Therapieerfolgs (nach Therapiebeginn engmaschigere Konsultationen),
> - interdisziplinärer Ansatz (Einbeziehen der an der Versorgung Beteiligten und von Angehörigen).

Diese sollten Bestandteil sein eines auf Kontinuität angelegten umfassenden und interdisziplinären Versorgungskonzeptes, wie kontrollierte Interventionsstudien zur Behandlung älterer Patienten mit kongestiver Herzinsuffizienz zeigen (Rich et al. 1995; Shah et al. 1998). Regelmäßige telephonische Patientenkontakte, z.B. durch eine Krankenschwester des Behandlungszentrums sind dabei neue Wege, die zur Sicherstellung der Therapie gegangen werden. Weitere, zukunftsträchtige Entwicklungen nutzen bereits modellhaft moderne Kommunikationsmöglichkeiten zur fortlaufenden Übermittlung elektronisch gemessener Compliancedaten bei Risikopatienten (hohes Risiko für Krankenhauswiederaufnahmen bei kritischer Noncompliance) via Modem ins Telephonnetz an ein Therapiezentrum.

Für die Praxis sind derzeit Erinnerungshilfen zur Sicherstellung der Einnahme wegen häufiger zu erwartender Gedächtnisschwierigkeiten (Vergessen einer Dosis = häufigste Form von Noncompliance) von Bedeutung. Sie stehen für verschiedene Applikationsformen zur Verfügung (Rivers 1992). Ältere Menschen entwickeln von sich aus bereits Strategien, die sie an die Einnahme ihrer Medikamente erinnern helfen. Nach Ergebnissen der MacArthur-Studie über Faktoren erfolgreichen Alterns sind dies der Häufigkeit nach (Wallstein et al. 1995):

- die Einnahme an eine alltägliche Routinetätigkeit zu koppeln,
- schriftliche Verordnungspläne zu lesen (!),
- selbständig bediente Erinnerungshilfen zu benutzen,
- Gewohnheiten,
- Erinnerung durch eine andere Person,
- Sortieren bzw. Richten der Medikamente und
- auf Symptome zu achten.

Über Strategien durch Routinebildung älterer Personen wurde auch von anderen Untersuchern berichtet (Spiers u. Kutzig 1995). Bei der Auswahl von Dosierungshilfen ziehen ältere Menschen einfache und unkomplizierte Hilfen jenen vor, deren Gebrauch relativ mühsam zu erlernen ist (Mackowiak et al. 1994).

Je sorgfältiger bei Beginn einer neuen Therapie auch die diversen Aspekte der Compliance der Behandelten berücksichtigt werden, um so eher dürfen gute Aussichten auf erfolgreiche Therapieresultate erwartet werden, denn initial hohe Compliance (Konkordanz zwischen ärztlichem Anliegen und Patientenerwartungen) scheint prädiktiv für die zukünftige Compliance.

25.6
Zusammenfassung

Ältere Patienten sind a priori nicht schlechter compliant als jüngere Patienten. Die Complianceproblematik bei Patienten höheren Lebensalters beruht auf dem häufigeren Zusammentreffen mehrerer, die Compliance ungünstig beeinflussender Faktoren. Unterschieden werden können Patienten- und Therapiefaktoren, die zu beabsichtigter und/oder nicht beabsichtigter Noncompliance führen können. Interventionsmaßnahmen zur Verbesserung von Medikamentencompliance mit dem Ziel optimierter Behandlungsergebnisse haben am ehesten Aussicht auf Erfolg, wenn sie individuell angepaßt und in ein umfassendes, interdisziplinäres Konzept eingebunden sind, das Kontiuität in der Versorgung berücksichtigt.

Literatur

Atkin PA, Finnegan TP, Oogle SJ, Shenfield GM (1994) Functional ability of patients to manage medication packaging: a survey of geriatric inpatients. Age Ageing 23:113–116

Bartlett EE, Grayson M, Barker R, Levine DM, Golden A, Libber S (1984) The effects of physician communication skills on patient satisfaction, recall, and adherence. J Chron Dis 37:755–764

Beardon PHG, McGilchrist MM, McKendrick AD, McDevitt DG, MacDonald TM (1993) Primary non-compliance with prescribed medication in primary care. Br Med J 307: 846–848

Benet LZ (1990) Principles of prescription order writing and patient compliance instructions. In: Goodman Gilman A, Rall TW, Nies AS (eds) The pharmacological basis of therapeutics, 8th edn. Pergamon, Oxford New York, pp 1640–1649

Bennett SJ, Milgrom LB, Champion V, Huster G (1997) Beliefs about medication and dietary compliance in people with heart failure: An instrument development study. Heart Lung 26:273–279

Botelho RJ, Dudrak IIR (1992) Home assessment of adherence to long-term medication in the elderly. J Fam Pract 35: 61–65

Braun Curtin R, Svarstad BL, Andress D, Keller T, Sacksteder P (1997) Differences in older versus younger hemodialysis-patients' noncompliance with oral medications. Geriatr Nephrol Urol 7:35–44

Bundesministerium für Familie und Senioren (1992) Hilfe- und Pflegebedarf in Deutschland 1991. Schnellbericht zur Repräsentativerhebung im Rahmen des Forschungsprojekts „Möglichkeiten und Grenzen selbständiger Lebensführung" durch Infratest Sozialforschung und Infratest Epidemiologie und Gesundheitsforschung, München

Burns JM, Sneddon I, Lovell M, McLean A, Martin BJ (1992) Elderly patients and their medication: A post-discharge follow-up study. Age Ageing 21:178–181

Carney RM, Freedland KE, Eisen SA, Rich MW, Jaffe AS (1995) Major depression and medication adherence in elderly patients with coronary artery disease. Health Psychol 14:88–90

Coons SJ, Sheahan SL, Martin MS, Hendricks J, Robbins CA, Johnson JA (1994) Predictors of medication noncompliance in a sample of older adults. Clin Ther 16:110–117

Cramer JA (1991) Overview of methods to measure and enhance patient compliance. In: Cramer JA, Spilker B (eds) Patient compliance in medical practice and clinical trials. Raven, New York, pp 3–10

Cramer JA, Spilker B (eds) (1991) Patient compliance in medical practice and clinical trials, Raven, New York

De Geest S, Abraham I, Gemoets H, Evers G (1994) Development of the long-term medication behaviour self-efficacy scale: Qualitative study for item development. J Adv Nurs 19:233–238

De Geest S, v. Renteln-Kruse W, Steeman E, Degraeve S, Abraham IL (1998) Compliance issues with the geriatric population. Nurs Clin North Am 33:467–480

DiMatteo MR, Sherbourne CD, Hays RD et al. (1993) Physicians' characteristics influence patients' adherence to medical treatment: Implications from the Medical Outcomes Study. Health Psychol 12:93–102

Donabedian A, Rosenfield LS (1964) Follow-up study of chronically ill patients discharged from hospital. J Chron Dis 17:847–862

Eisen SA, Woodward RS, Miller D, Spitznagel E (1987) The effect of medication compliance on the control of hypertension. J Gen Intern Med 2:298–305

Fincke BG, Miller DR, Spiro III A (1998) The interaction of patient perception of overmedication with drug compliance and side effects. J Gen Intern Med 13:182–185

Gundert-Remy U, Möntmann V, Weber E (1977) Studien zur Regelmäßigkeit der Einnahme verordneter Medikamente bei stationären Patienten. I. Methodik und Basisdaten. Inn Med 5:27–33

Hasford J (1995) Die Bedeutung der Therapieexpositionsmessung in klinischen Studien – Neuere methodische und statistische Aspekte der Compliance. In: Hitzenberger (Hrsg) Compliance. 19. Symposium Teil 2, Österreichische Arbeitsgemeinschaft für Klinische Pharmakologie. Blackwell, Wien, S 27–43

Haynes RB (1979a) Determinants of compliance: The disease and mechanics of treatment. In: Haynes RB, Taylor DW, Sackett DL (eds) Compliance in health care. The Johns Hopkins University Press, Baltimore London, pp 49–62

Haynes RB (1979b) Introduction. In: Haynes RB, Taylor DW, Sackett DL (eds) Compliance in health care. The Johns Hopkins University Press, Baltimore London, pp 1–7

Haynes RB, Wang E, Da Mota Gomes M (1987) A critical review of interventions to improve compliance with prescribed medications. Patient Educ Couns 10:155–166

Haynes RB, McKibbon KA, Kanani R (1996) Systematic review of randomised trials of interventions to assist patients to follow prescriptions for medications. Lancet 348:383–386

Hulka BS, Cassel JC, Kupper LL, Burdette JA (1976) Communications, compliance, and concordance between physicians and patients with prescribed medications. Am J Publ Health 66:847–853

Inui TS, Yourtee EL, Williamson JW (1976) Improved outcomes in hypertension after physician tutorials. A controlled trial. Ann Intern Med 84:646–651

Inui TS, Carter WB, Pecorera RE, Pearlman RA, Dohan JJ (1980) Variations in patient compliance with common long-term drugs. Med Care 18:986–993

Kass MA, Meltzer DW, Gordon M, Cooper D, Goldberg J (1986) Compliance with topical pilocarpine treatment. Am J Ophthalmol 101:515–523

Kayne RC, Cheung A (1973) An application of clinical pharmacy in extended care facilities. In: Davis RH, Smith WK (eds) Drugs and the elderly. University of Southern California Press, Los Angeles, pp 65–69

Klein LE, German PS, Levine DM, Feroli ER, Ardery J (1984) Medication problems among outpatients. A study with emphasis on the elderly. Arch Intern Med 144:1185–1188

Kruse WH-H (1995) Comprehensive geriatric assessment and medication compliance. Z Gerontol Geriat 28:54–61

Kruse W, Brandenburg H (1994) Kognitive und verhaltensrelevante Aspekte im Umgang mit verordneten Arzneimitteln bei geriatrischen Patienten. Z Gerontol 27:214–219

Kruse W, Weber E (1990) Dynamics of drug regimen compliance – its assessment by microprocessor-based monitoring. Eur J Clin Pharmacol 38:561–565

Kruse W, Koch-Gwinner P, Nikolaus T, Oster P, Schlierf G (1992) Measurement of drug compliance by continuous electronic monitoring: A pilot study in elderly patients discharged from hospital. J Am Geriatr Soc 40:1151–1155

Kruse W, Nikolaus T, Rampmaier J, Weber E, Schlierf G (1993) Actual versus prescribed timing of lovastatin doses assessed by electronic compliance monitoring. Eur J Clin Pharmacol 45:211–215

Kruse W, Rampmaier J, Ullrich G, Weber E (1994) Patterns of drug compliance with medications to be taken once and twice daily assessed by continuous electronic monitoring in primary care. Int J Clin Pharmacol Ther 32:452–457

Leenen FHH, Wilson TW, Bolli P et al. (1997) Patterns of compliance with once versus twice daily antihypertensive drug therapy in primary care: A randomized clinical trial using electronic monitoring. Can J Cardiol 13:914–920

Levy G (1993) A pharmacokinetic perspective on medicament noncompliance. Clin Pharmacol Ther 54:2422–244

Levy RA (1991) Failure to refill prescriptions. Incidence, reasons, and remedies. In: Cramer JA, Spilker B (eds) Patient compliance in medical practice and clinical trials. Raven, New York, pp 11–18

Levy RL (1983) Social support and compliance: A selective review and critique of treatment integrity and outcome measurement. Soc Sci Med 17:1329–1338

Mackowiak ED, O'Connor TW Jr, Thomason M et al. (1994) Compliance devices preferred by elderly patients. Am Pharm NS 34:47–52

Maillon J-M, Dutrey-Dupagne C, Vaur L et al. (1996) Benefits of electronic pillboxes in evaluating treatment compliance of patients with mild to moderate hypertension. J Hypertens 14:137–144

McElnay JC, McCallion CR, Al-Deagy F, Scott M (1997) Self-reported medication non-compliance in the elderly. Eur J Clin Pharmacol 53:171–178

Mishara BL (1997) L'ecologie familiale et la consomation de medicaments chez les personnes agees: Commentaires sur un facteur important ignore dans les recherches et les projects de prevention. Sante Ment Que 22:200–215

Monane M, Bohn RL, Gurwitz JH, Glynn RJ, Avorn J (1994) Noncompliance with congestive heart failure therapy in the elderly. Arch Intern Med 154:433–437

Monane M, Bohn RL, Gurwitz JH, Glynn RJ, Levin R, Avorn J (1997) The effects of initial drug choice and comorbidity on antihypertensive therapy compliance Results from a population-based study in the elderly. Am J Hypertens 10:697–704

Morrell RW, Park DC, Kidder DP, Martin M (1997) Adherence to antihypertensive medication across the life span. Gerontologist 37:609–619

Morrow D, Leirer V, Sheikh J (1988) Adherence and medication instructions review and recommendations. J Am Geriatr Soc 36:1147–1160

Müller-Jaeger A, Schaefer M (1996) Pharmaceutical Care in der Praxis: Startschuß für Pilotprojekt in Berlin. Pharm Z 141: 11–20

Nikolaus T, Kruse W, Bach M, Specht-Leible N, Oster P, Schlierf G (1996) Elderly patients' problems with medication. An in-hospital and follow-up study. Eur J Clin Pharmacol 49: 255–259

Norell SE (1979) Improving medication compliance: A randomised clinical trial. Br Med J 2:1031–1033

Olivieri NF, Matsui D, Herman C, Koren G (1991) Compliance assessed by the Medication Event Monitoring System. Arch Dis Child 66:1399–1402

Owens NJ, Lorrat EP, Fretwell MD (1991) Improving compliance in the older patient. In: Cramer JA, Spilker B (eds) Patient compliance in medical practice and clinical trials. Raven, New York, pp 1107–119

Paes AHP, Bakker A, Soe-Agnie CJ (1997) Impact of dosage frequency on patient compliance. Diabetes Care 20:1512–1517

Pullar T, Kumar S, Tindall H, Feely M (1989) Time to stop counting the tablets? Clin Pharmacol Ther 46:540–545

Reid LD, Christensen DB (1988) A psychosocial perspective in the explanation of patient' drug-taking behavior. Soc Sci Med 27:277–285

Renteln-Kruse W v (1997) Medikamenten-Compliance Erfassungsmethoden – Stand der Forschung und Konsequenzen für die Praxis der Arzneimitteltherapie. PZ Prisma 4:1–6

Renteln-Kruse W v (1998) Lifestyle and medication compliance in elderly patients. Age Ageing 27:657

Renteln-Kruse W v (1999) Amlodipin 1-mal täglich versus Nifedipin 2-mal täglich – Eine Studie zur Compliance bei Hypertoniepatienten. Fortschr Med 117:121–129

Rich MW, Beckham V, Wittenberg C, Leven CL, Freedland KE, Carney RM (1995) A multidisciplinary intervention to prevent the readmission of elderly patients with congestive heart failure. N Engl J Med 333:1190–1195

Rivers PH (1992) Compliance aids – do they work? Drugs Aging 2:103–111

Rudd P, Byyny RL, Zachary V, LoVerde ME, Titus C, Mitchell WD (1989) The natural history of medication compliance in a drug trial: Limitations of pill counts. Clin Pharmacol Ther 46:169–176

Sawicki PT, Mühlhauser I, Didjurgeit U, Reimann M, Jörgens V, Bender R, Berger M (1993) Strukturoptimierung der antihypertensiven Therapie. Langzeitergebnisse einer randomisierten prospektiven Studie in Arztpraxen. Dtsch Ärztebl 90:B1241–B1245

Shah NB, Der E, Ruggerio C, Heidenreich PA, Massie BM (1998) Prevention of hospitalizations for heart failure with an interactive home monitoring program. Am Heart J 135:373–378

Smith P, Andrews J (1983) Drug compliance not so bad, knowledge not so good. Age Ageing 12:336–342

Spagnoli A, Ostino G, Borga AD et al. (1989) Drug compliance and unreported drugs in the elderly. J Am Geriatr Soc 37: 619–624

Spiers MV, Kutzig DM (1995) Self-reported memory of medication use by the elderly. Am J Health Syst Pharm 52:985–990

Tang JL, Armitage JM, Lancaster T, Silagy CA, Fowler GH, Neil HAW (1998) Systematic review of dietary intervention trials to lower blood cholesterol in free-living subjects. Br Med J 316:1213–1220

Urquhart J (1995) Patient compliance with prescribed drug regimens: Overview of the past 30 years of research. In: Nimmo WS, Tucker GT (eds) Clinical measurement in drug evaluation. John Wiley & Sons, Chichester New York Brisbane Toronto Singapore, pp 213–227

Van Campen C, Sluijs EM (1989) Bibliography patient compliance. A survey of reviews (1979–1989). Netherlands Institute of Primary Health Care (NIVEL), CIP-Gegevens Koninklijke Bibliotheek, Den Haag

Vander Stichele RH, Thomson M, Verkoelen K, Droussin AM (1992) Measuring patient compliance with electronic monitoring: Lisinopril versus atenolol in essential hypertension. Post Mark Surv 6:77–90

Wallstein SM, Sullivan RJ, Hanlon JT, Blazer DG, Tyrey MJ (1995) Medication taking behaviors in the high- and low-functioning elderly: MacArthur field studies of successful aging. Ann Pharmacother 29:359–364

Weintraub M, Au WYW, Lasagna L (1973) Patient compliance as a determinant of serum digoxin concentrations. J Am Med Assoc 224:481–485

Weis SE, Slocum PC, Blais FX et al. (1994) The effect of directly observed therapy on the rates of drug resistance and relapse in tuberculosis. N Engl J Med 330:1179–1184

Wynne HA, Long A (1996) Patient awareness of the adverse effects of non-steroidal anti-inflammatory drugs (NSAIDs). Br J Clin Pharmacol 42:253–256

Gerontopsychopharmakologie

W. Meins

26.1 Veränderungen der Pharmakodynamik 229
26.2 Veränderungen der Pharmakokinetik im Alter 229
26.3 Antidepressiva 230
26.3.1 Definition und Einteilung 230
26.3.2 Indikationen und Wirksamkeit 230
26.3.3 Nebenwirkungen und Interaktionen 230
26.4 Neuroleptika 231
26.4.1 Definition und Einteilung 231
26.4.2 Indikationen und Nebenwirkungen 231
26.5 Anxiolytika 232
26.5.1 Definition und Einteilung 232
26.5.2 Indikationen 232
26.5.3 Nebenwirkungen 233
26.6 Hypnotika 233
26.6.1 Definition und Einteilung 233
26.6.2 Benzodiazepin-Hypnotika 233
26.6.3 Nicht-Benzodiazepin-Hypnotika 234
Literatur 234

Epidemiologische Untersuchungen zur Verordnung von Psychopharmaka in der Bundesrepublik Deutschland belegen einen exponentiellen Anstieg mit zunehmendem Alter (Klauber 1992). Geriatrische Patienten sind folglich eine wichtige Zielgruppe für eine psychopharmakologische Behandlung. Eine Beschäftigung mit zumindest den wichtigsten altersspezifischen pharmakologischen Aspekten erscheint deshalb sinnvoll, auch wenn für die Geriatrie – im Gegensatz zur Pädiatrie – unser Wissen über die verwendeten Arzneimittel weiterhin sehr lückenhaft ist.

26.1
Veränderungen der Pharmakodynamik

Neben morphologischen Veränderungen des ZNS, wie beispielsweise dem Neuronen- und Synapsenverlust, kommt es mit zunehmendem Alter auch zu zahlreichen neurochemischen Veränderungen. Von wesentlicher Bedeutung sind dabei die verschiedenen Systeme der Neurotransmission, deren altersabhängige Veränderungen meist komplexer Natur sind und sowohl zur Zunahme als auch zur Abnahme von Aktivität führen können (Sunderland 1992). Psychopharmaka wirken im wesentlichen durch ihre Beeinflussung der Neurotransmission. Dabei ist im Alter in der Regel eine gesteigerte Empfindlichkeit des Gehirns auf Psychopharmaka zu beobachten, sowohl im Hinblick auf erwünschte als auch auf unerwünschte Wirkungen. Allerdings ist es durchaus schwierig, in vivo Änderungen der Pharmakodynamik bei älteren Patienten zu belegen. Das gilt nicht zuletzt auch wegen der häufigen Multimorbidität: Körperliche Erkrankungen können beispielsweise auf metabolischem Wege die Hirnfunktion beeinflussen oder, etwa bei Hirninfarkten, direkt zu strukturellen und neurochemischen Veränderungen führen.

In bezug auf die Benzodiazepine gilt, daß ältere Patienten empfindlicher auf diese Substanzen reagieren bzw. geringere Dosen für eine bestimmte Wirkung erforderlich sind. Auch für die Antidepressiva gilt, daß Alterspatienten besonders empfänglich sind für die zentralen und peripheren Nebenwirkungen. Ein klinisch besonders relevantes Beispiel dafür ist die hohe deliriogene Potenz von Antidepressiva mit erheblichen anticholinergen Eigenschaften auf dem Boden einer bereits vorhandenen alters- oder krankheitsbedingten Abnahme der cholinergen Neurotransmission (Sunderland 1992).

26.2
Veränderungen der Pharmakokinetik im Alter

Wichtige Veränderungen von pharmakokinetischen Parametern für Psychopharmaka beim älteren Patienten sind die Abnahme von Plasmaproteinbindung, Gewebebindung, renaler Elimination, „first-pass"-Metabolismus und hepatischer Elimination. Bedingt durch eine verringerte Plasmaproteinbindung kann es für einzelne Substanzen zu einer Zunahme der freien Fraktion im Plasma kommen. Dieser Aspekt hat für einzelne Substanzen relevante Auswirkungen. Es gilt aber immer zu bedenken, daß die Plasmaproteinbindung nur einen Teilaspekt der Pharmakokinetik von Arzeimitteln ausmacht (Müller 1997).

Die unter praktischen Gesichtspunkten wichtigste pharmakokinetische Änderung beim alten Patienten dürfte in der hepatischen Elimination zu suchen sein. Abgesehen von Lithium spielt die direkte renale Elimination bei Psychopharmaka dagegen praktisch kaum eine Rolle, da die meisten Psychopharmaka hepatisch eliminiert werden. Aufgrund der Abnahme von hepatischer Elimination und damit auch des First-pass-Metabolismus kann es im Alter zu höheren Plasmaspiegeln bei unveränderter Dosis kommen. Die Zunahme der hepatischen Eliminationshalbwertszeit führt noch zu 2 weiteren, praktisch relevanten Auswirkungen: Beim alten Patienten ist die Zeit bis zur Einstellung eines Fließgleichgewichts verlängert. Ferner besteht auch ein längerer Zeitbedarf, bis nach Absetzten des Medikaments der Plasmaspiegel sich der Nullinie nähert. Die verlängerte Eliminationshalbwertszeit ist für die Behandlung mit Psychopharmaka im Alter der wesentliche Grund dafür, daß bereits bei normalen Dosen Zeichen der Überdosierung zu beobachten und optimale Wirkungen bereits bei niedrigeren Dosierungen zu erwarten sind.

Wegen dieser besonderen Bedeutung der hepatischen Elimination sei noch kurz auf 2 grundlegende Mechanismen eingegangen: Bei älteren Menschen ist die Fähigkeit für Prozesse wie Oxydierung, Reduzierung und Hydrolyse vermindert, aber nicht für Reaktionen wie Konjugation mit Bildung von Glukuroniden. Substanzen (z. B. Lorazepam, Oxazepam), die im wesentlichen über diesen letztgenannten Stoffwechselweg eliminiert werden, zeigen folglich eine geringer ausgeprägte Abnahme der Eliminationshalbwertszeit und sollten deshalb im Alter bevorzugt werden. Allerdings werden die meisten Psychopharmaka nicht oder nicht überwiegend konjugiert.

26.3
Antidepressiva

26.3.1
Definition und Einteilung

Antidepressiva (AD) sind Pharmaka, die bei depressiven Syndromen einen stimmungsaufhellenden Effekt haben. Da sie bei einer Reihe weiterer Störungsbilder wirksam sind, charakterisiert der Begriff „Antidepressiva" nur einen Aspekt ihrer therapeutischen Möglichkeiten. Die Einteilung der AD erfolgt entweder nach der chemischen Struktur in trizyklische (TZ), tetrazyklische sowie chemisch neuartige AD oder aber nach ihrem primären Angriffspunkt im ZNS. Hier sind die wichtigsten Gruppen die überwiegenden oder selektiven Serotoninwiederaufnahmehemmer (SSRI), die Noradrenalinwiederaufnahmehemmer, die kombinierten Serotonin- und Noradrenalinwiederaufnahmehemmer und Moclobemid als reversibler und selektiver Monoaminoxidase-A-(MAO-)Hemmer. Außerdem sei hier noch auf den Hypericum-Extrakt (Johanniskraut) hingewiesen, der offenbar mehrere Neurotransmittersysteme beeinflußt.

26.3.2
Indikationen und Wirksamkeit

Bei depressiven Störungen sind AD nosologieübergreifend wirksam. Am besten begründet ist die Indikation für Depressionen, die die Kriterien einer „major depression" bzw. einer depressiven Episode erfüllen. Bei geriatrischen Patienten liegen häufig sog. subsyndromale Depressionen vor und/oder die Depression geht einher mit einer erheblichen somatischen Komorbidität bzw. Behinderung. Für diese Depressionsformen sowie für chronische depressive Störungen (Dysthymie) oder rezidivierende kurze Depressionen ist die Wirksamkeit weniger gut untersucht. Durch kontrollierte Studien kaum abgesichert sind bei geriatrischen Patienten die weiteren Indikationsfelder der AD: Panikstörung, phobische Störungen, generalisierte Angststörung und Zwangsstörung.

Schließlich kommen v. a. TZAD in niedriger Dosierung zur symptomatischen Behandlung chronischer Schmerzzustände in Betracht. Für Demenzpatienten liegen – allerdings überwiegend unkontrollierte – Beobachtungen vor über einen günstigen Effekt von SSRI auf dysphorische Gereiztheit und Antriebsarmut.

In Studien, die TZAD und SSRI direkt miteinander vergleichen, zeigt sich bei älteren Patienten mit Major depression in etwa die gleiche Wirksamkeit. 60–80% sprechen auf die Behandlung an (Schneider 1996). Bei den erst seit kurzer Zeit zugelassenen Substanzen wie Venlafaxin, Nefazodon und Mirtazapin liegen allerdings zu dieser Frage weniger Daten vor. Ob die Annahme einer in etwa gleichen Wirksamkeit auch für klinisch relevante Subgruppen gilt, v. a. ältere Patienten mit chronischen und schweren Depressionen, ist noch unsicher (Lebowitz et al. 1997).

Hypericum-Extrakt (Johanniskraut) ist wirksamer als Plazebo in der Behandlung von leichten bis mittelschweren depressiven Störungen. Ob Hypericum-Extrakt allerdings genauso wirksam ist wie Standard-AD kann noch nicht sicher beurteilt werden (Linde et al. 1996).

26.3.3
Nebenwirkungen und Interaktionen

Junge und alte Patienten tolerieren die SSRI besser als die TZAD. Aber bestimmte unerwünschte Wirkungen der TZAD, wie orthostatische Hypotension,

Sedierung und solche kardialer Art sind bei älteren Personen besonders problematisch (Lebowitz et al. 1997). Die wichtigste kardiale Wirkung von TZAD ist die Verlangsamung der Erregungsleitung. Klinisch bedeutsame anticholinerge Nebenwirkungen sind Miktionsstörungen bis zum Harnverhalt, besonders bei Prostatahyperplasie, ferner Obstipation bis zum paralytischen Ileus und delirante Syndrome. Typische Nebenwirkungen der SSRI sind Übelkeit, Durchfall, Schlafstörungen, Kopfschmerzen und psychomotorische Unruhe. Unter den TZAD weist besonders Nortriptylin ein relativ günstiges Nebenwirkungsprofil auf und ist zudem bei älteren Patienten besonders gut untersucht (Abou-Saleh 1998).

Aufgrund ihrer behandelten Multimorbidität müssen bei geriatrischen Patienten mögliche Arzneimittelinteraktionen besonders sorgfältig beachtet werden. Die einzelnen SSRI hemmen – unterschiedlich stark – die Zytochrom-P450-Isoenzyme und können dadurch die Konzentration und Eliminationshalbwertszeit der von diesem Enzymsystem verstoffwechselten Substrate erhöhen. Das gilt sowohl für die Interaktion mit verschiedenen Psychopharmaka als auch mit zahlreichen anderen Medikamentengruppen (Normann et al. 1998). Bei insgesamt noch unbefriedigender Datenlage scheinen die älteren SSRI (Fluoxetin, Fluvoxamin) ein ungünstigeres Profil aufzuweisen als Paroxetin und v. a. die neu auf den Markt gekommenen Substanzen Sertralin und Citalopram. Von klinischer Bedeutung sind v. a. die Beeinflussung der Plasmaspiegel von TZAD durch SSRI, von Theophyllin durch Fluvoxamin und mögliche Interaktionen zwischen SSRI und Kumarinderivaten.

26.4
Neuroleptika

26.4.1
Definition und Einteilung

Neuroleptika (NL) sind eine heterogene Gruppe von Pharmaka mit antipsychotischer Wirksamkeit und unterschiedlichem Nebenwirkungsschwerpunkt. Eine Einteilung ist hinsichtlich der chemischen Struktur (u. a. trizyklische NL, Butyrophenone), der neuroleptischen Potenz (hoch, mittel, niedrig) und der „Atypizität" möglich (Benkert u. Hippius 1998). Bei der „Atypizität" handelt es sich um einen neuen Einteilungsmodus in atypische und typische oder auch klassische Neuroleptika, wobei die Übergänge zwischen beiden Polen fließend sind. Unter atypisch im engeren Sinne werden NL, die keine extrapyramidalmotorischen Störungen (EPMS) auslösen, verstanden. Im weiteren Sinne gelten NL auch als atypisch, wenn sie weniger EPMS verursachen als klassische NL. Ein atypisches NL im engeren Sinne ist Clozapin, atypische NL im weiteren Sinn sind z. B. Olanzapin und Sulpirid. Auch Melperon und Pipamperon können aufgrund der geringen Wahrscheinlichkeit von EPMS zu den atypischen NL im weiteren Sinne gerechnet werden.

Das Wirkungs- und Nebenwirkungsprofil der NL ist abhängig von den jeweils beeinflußten Rezeptortypen. So gilt die Blockade D_2-artiger Dopaminrezeptoren als verantwortlich sowohl für den antipsychotischen Effekt als auch für die EPMS. Eine H_1-Rezeptorblockade induziert oder potenziert zentral dämpfende Wirkungen.

26.4.2
Indikationen und Nebenwirkungen

NL sind nosologieübergreifend wirksam, wobei die wichtigste Indikation die Schizophrenie ist. In der Geriatrie spielt jedoch die nosologische Indikationsstellung nur eine untergeordnete Rolle. Von zentraler Bedeutung sind hier Indikationen der NL nach Zielsymptomen. Klinisch bedeutsam dürften in der Geriatrie v. a. die folgenden Symptome sein:

- psychotische Wahrnehmungsstörungen und Wahn,
- affektive Spannung oder erhöhte Reizbarkeit,
- psychomotorische Erregung.

Nosologisch oder syndromal bedeutsame Indikationen in der Geriatrie sind v. a. delirante Zustände. Aufgrund ihres sedierenden Effekts sind einige NL zur Behandlung von Schlafstörungen geeignet. Das gilt in der Geriatrie v. a. für Melperon und Pipamperon, wegen anticholinerger Nebenwirkungen weniger für Promethazin und gar nicht für Levomepromazin.

Der Einsatz von NL wird generell und ganz besonders bei älteren Patienten eingeschränkt durch zahlreiche Nebenwirkungen. Die α_1- und mACH-Rezeptorblockaden sind verantwortlich für den größten Teil der vegetativen Nebenwirkungen, wie orthostatische Hypotension, Tachykardie, Obstipation, Harnverhalt, Akkomodationsstörungen und Delir. Alle EPMS treten bevorzugt bei hochpotenten NL auf. Während die Frühdyskinesie, u. a. Zungen- und Schlundkrämpfe, bevorzugt bei jungen Männern vorkommt, sind ältere Patienten besonders vulnerabel für die Entwicklung eines Parkinsonoids. Es manifestiert sich typischerweise in der 1. bis 10. Behandlungswoche und ist gekennzeichnet durch kleinschrittigen Gang, Hypokinese, Hypomimie, Rigor, Hypersalivation und Ruhetremor. Die Therapie besteht in einer Dosisreduktion oder auch Umsetzen auf ein anderes NL. Die zusätzliche Gabe von Anticholinergika (z. B. Biperiden) sollte bei älteren Patienten zurückhaltend erfolgen, da nicht selten ein delirantes Syndrom ausgelöst wird. Die Akathisie, eine als quälend erlebte Sitz- und Stehunruhe, die sich in der 1. bis 7. Behandlungswoche manifestiert, dürfte häufig nicht erkannt werden. Auch hier sollte die Dosis reduziert oder auf ein anderes NL umgestellt werden.

Hohes Alter gilt als einer der Risikofaktoren für das Auftreten von Spätdyskinesien. Sie können sich nach einer Behandlungsdauer von 3 Monaten bis etwa 3 Jahren manifestieren. Es handelt sich dabei um hyperkinetische Dauersyndrome mit abnormen unwillkürlichen Bewegungen im Zungen-, Mund- und Gesichtsbereich. Sie sind potentiell irreversibel und persistieren in knapp der Hälfte der Fälle auch nach Absetzen des NL. Ein Umstellversuch auf atypische NL (z. B. Clozapin) kann versucht werden. In prophylaktischer Hinsicht gilt es, von vornherein eine möglichst niedrige NL-Dosis zu wählen bei strenger Indikationsstellung.

Vegetative Nebenwirkungen treten bevorzugt zu Beginn der Behandlung auf, dann erfolgt eine gewisse Adaptation. Diese Nebenwirkungen sind bei älteren Patienten problematischer als bei jüngeren, da sie das Risiko für Stürze deutlich erhöhen. Von den hochpotenten NL weist Haloperidol nur wenig vegetative Nebenwirkungen auf. Von den niedrigpotenten erscheinen Melperon und Dipamperon aufgrund ihrer seltenen vegetativen Nebenwirkungen und der nur in höheren Dosen gelegentlich zu beobachtenden EPMS besonders geeignet. Melperon scheint zudem – im Gegensatz zu den übrigen NL – die Krampfschwelle nicht zu senken. Ein wichtiger Aspekt, da epileptische Anfälle nach Schlaganfällen und Demenzen das dritthäufigste neurologische Problem im höheren Lebensalter sind (Krämer 1998).

Unter den NL-Interaktionen dürften aus geriatrischer Sicht die folgenden klinisch besonders relevant sein: Kombinationen von anticholinerg wirksamen NL mit Anticholinergika oder anticholinerg wirksamen AD und Kombination von NL mit α_1-antagonistischer Wirkung, da sie die Wirkung von entsprechenden Antihypertensiva verstärken können.

Ein verbindlicher Konsens darüber, wann ein Neuroleptikum als „atypisch" zu bezeichnen ist, besteht nicht. Letztlich gründet die Definition auf klinisch festgestellten Besonderheiten von Clozapin im Vergleich zu den klassischen Neuroleptika. Angesichts der besonderen Empfänglichkeit geriatrischer Patienten für EPMS erscheint die Entwicklung atypischer NL gerade für diesen Personenkreis besonders vielversprechend. Das gilt um so mehr, da bei der atypischen Muttersubstanz Clozapin zwar EPMS fehlen, die Anwendbarkeit aber v.a. durch die erhebliche Sedierung und orthostatische Dysregulation sowie das Agranulozytoserisiko deutlich eingeschränkt wird. Mittlerweile sind weitere atypische NL auch in Deutschland zugelassen:

Risperidon, Olanzapin, Sertindol und Quetiapin. Die Zulassung dieser Substanzen basiert auf Studien an jüngeren schizophrenen Patienten. Inwieweit Ergebnisse dieser Studien übertragbar sind auf geriatrische Patienten mit Demenz und Verhaltensstörungen, Psychosen unter Anti-Parkinson-Medikamenten oder Verwirrtheitszuständen, bleibt abzuwarten. Lediglich für Risperidon liegen mehrere Untersuchungen an gerontopsychiatrischen Patienten vor, darunter auch kontrollierte. Demnach scheinen demente Patienten mit Verhaltensstörungen von dieser Substanz zu profitieren. Die Dosis liegt zwischen 0,5 und 2,5 mg pro Tag und damit deutlich unter der bei Schizophrenie üblichen (Sweet u. Pollock 1998).

26.5
Anxiolytika

26.5.1
Definition und Einteilung

Anxiolytika sind angstlösende Substanzen. Diese Gruppe enthält Präparate mit unterschiedlicher Strukturchemie, z. B. Benzodiazepine, Buspiron und Kavain. Benzodiazepine verstärken die hemmende Funktion GABAerger Systeme. Sie wirken angstlösend und sedierend, in unterschiedlichem Maße auch schlafinduzierend, muskelrelaxierend und antikonvulsiv. Buspiron beeinflußt die serotonerge Neurotransmission. Es wirkt in üblicher Dosierung nicht sedierend; das gilt auch für Kavain, dessen Wirkmechanismus noch nicht erklärt ist.

26.5.2
Indikationen

Wesentliche Indikation ist die nosologieübergreifende akute Therapie von Angst- und Unruhezuständen. Unter den Angststörungen im engeren Sinne sind Benzodiazepine gut geeignet zur Behandlung von akuten Panikattacken. Besteht die Notwendigkeit zu einer medikamentösen Erhaltungstherapie bzw. Prophylaxe sind Antidepressiva den Benzodiazepinen vorzuziehen. Hinsichtlich phobischer Störungen gelten ähnliche Empfehlungen. Für die Behandlung der generalisierten Angststörung, bei der die Symptomatik generalisiert und anhaltend vorkommt und nicht auf bestimmte Umstände beschränkt ist, kommt Buspiron in Betracht. Eine Wirklatenz von etwa 14 Tagen gilt es zu beachten. Bei leichter generalisierter Angststörung ist auch der Einsatz von Kavain möglich. Die Gleichwirksamkeit dieser Substanz gegenüber anderen Anxiolytika muß allerdings weiter belegt werden.

Ein weiterer Indikationsbereich für Benzodiazepine sind Suizidalität im Rahmen von Depressionen oder auch schwere gehemmt-depressive Syndrome. Hier werden Benzodiazepine jeweils in Kombination mit Antidepressiva verabreicht.

Bei älteren Patienten sollten Benzodiazepine bevorzugt werden, die nur kurz wirksam sind, direkt glukoronidiert werden und so keine aktiven Metaboliten bilden. Substanzen dieser Art sind Alprazolam, Lorazepam und Oxazepam. Hier besteht jeweils eine nur geringe Kumulationsgefahr.

26.5.3
Nebenwirkungen

Auch wenn Benzodiazepine als gut verträgliche Substanzen mit einer großen therapeutischen Breite gelten, muß die Indikation stets kritisch gestellt werden. Das gilt insbesondere für eine langfristige (>4–6 Wochen) Behandlung. Hintergrund dieser Empfehlung ist das Abhängigkeitsrisiko der Benzodiazepine. Nach etwa 4monatiger Einnahme muß nach abruptem Absetzen mit Entzugssymptomen gerechnet werden. Allerdings besteht bei älteren Patienten mit einer langfristigen Benzodiazepin-Einnahme in niedriger Dosierung ohne Tendenz zur Dosissteigerung keine zwingende Notwendigkeit des Absetzens bzw. Ausschleichens.

Bei älteren Patienten wird die Behandlung mit Benzodiazepinen kompliziert durch häufigere Nebenwirkungen, wie Tagessedation, Aufmerksamkeits- und Gedächtnisstörung, Gangstörung und Stürze. Schon seit vielen Jahren ist bekannt, daß bei älteren Patienten das Risiko von Oberschenkelfrakturen besonders durch die Einnahme von Benzodiazepinen erhöht ist (Ray et al. 1987). Besonders bei der Gabe langwirksamer Benzodiazepine bestehen aufgrund der Kumulationsneigung verstärkte Nebenwirkungen.

Im Hinblick auf Interaktionen ist die Potenzierungsgefahr durch gleichzeitige Einnahme anderer sedierender Pharmaka oder Alkohol zu beachten.

26.6
Hypnotika

26.6.1
Definition und Einteilung

Das Ziel der therapeutischen Anwendung von Hypnotika ist die Schlafinduktion. Es wird geschätzt, daß in der Bundesrepublik über 850000 Menschen jeden Abend ein Schlafmittel einnehmen (Lohse u. Müller-Oerlinghausen 1992). Die Gruppe der Hypnotika enthält Präparate mit unterschiedlicher Strukturchemie.

Aus didaktischen Gründen erscheint eine Zweiteilung in Benzodiazepin-Hypnotika und Nicht-Benzodiazepin-Hypnotika sinnvoll. Die wichtigsten Vertreter der letztgenannten Gruppe sind Zolpidem und Zopiclon, auf die deshalb auch näher eingegangen wird (s. Abschn. 26.6.3). Außerdem gehören in diese Gruppe noch Chloralhydrat, Clomethiazol sowie pflanzliche Präparate. Auf die hypnotischen Wirkungen von Anitidepressiva und Neuroleptika wurde bereits eingegangen.

Ein ideales Hypnotikum gibt es nicht. Die Anforderungen an eine solche Substanz wären (Benkert u. Hippius 1998):

- keine Veränderung des physiologischen Schlafs,
- keine Toleranzentwicklung,
- kein Abhängigkeitspotential,
- keine Kumulation und
- keine Lähmung des Atemzentrums bei Überdosierung.

Bei der Verordnung von Hypnotika gilt es ganz besonders, bestimmte allgemeine Therapieprinzipien zu berücksichtigen (s. Kap. 42):

- Ursache der Schlafstörung,
- Möglichkeit der kausalen Therapie,
- Berücksichtigung schlafhygienischer Maßnahmen,
- eine genaue Schlafanalyse, z. B. Ein-, Durchschlafstörung oder Früherwachen,
- Verordnung eines Hypnotikums möglichst für nicht mehr als 4 Wochen.

Eine Langzeiteinnahme in niedriger Dosis ohne Tendenz zur Dosissteigerung und ohne relevante Nebenwirkungen ist aber dennoch im Alter im Einzelfall zu verantworten.

26.6.2
Benzodiazepin-Hypnotika

Die Benzodiazepin-Hypnotika lassen sich nicht streng von den Benzodiazepin-Anxiolytika abgrenzen. Entscheidend für die hypnotische Wirkung ist ein rasches Anfluten mit wirksamer Konzentration im ZNS. Grundsätzlich bestehen die gleichen Nebenwirkungen wie bei den Benzodiazepin-Anxiolytika. Besonders zu berücksichtigen sind bei Benzodiazepin-Hypnotika mit langer oder mittellanger Halbwertszeit und aktiven Metaboliten die Gefahr von „hang-over"-Effekten mit Tagesschläfrigkeit, Beeinträchtigungen der Aufmerksamkeit sowie Muskelrelaxation und ataktische Störungen. Benzodiazepin-Hypnotika mit kurzer oder ultrakurzer Halbwertszeit sind für Durchschlafstörungen weniger geeignet. Für die Anwendung in der Geriatrie erscheinen Brotizolam und Temazepam als Ein- und Durchschlafmittel geeignet. Bei älteren Patienten kann jeweils die Hälfte der Regeldosis ausreichend sein.

Unter Bezodiazepin-Hypnotika kommt es v. a. zu den folgenden Veränderungen von Schlaf-EEG-Parametern:

- Verkürzung der Einschlaflatenz bei Verlängerung der Gesamtschlafzeit,
- Abnahme des Tiefschlafes,
- Abnahme des REM-Anteils und Verlängerung der REM-Latenz.

26.6.3
Nicht-Benzodiazepin-Hypnotika

Der wesentliche Wirkmechanismus von Zolpidem und Zopiclon dürfte eine Verstärkung der GABAergen Signalübertragung sein. Dabei sind die Bindungsstellen für Benzodiazepine bzw. Zopiclon und Zolpidem überlappend, aber nicht identisch.

Insgesamt scheint das Nutzen-Risiko-Verhältnis bei diesen beiden Substanzen günstiger zu sein als bei den Benzodiazepin-Hypnotika (Benkert u. Hippius 1998; Lader 1997). So werden seltener Hang-over-Effekte gesehen. Die Entwicklung von Toleranz und Abhängigkeit kommt zudem deutlich seltener vor. Prinzipiell können aber alle benzodiazepintypischen Nebenwirkungen auftreten. Eine spezielle, häufige Nebenwirkung ist der bittere bis metallische Geschmack.

Von den beiden Substanzen weist Zolpidem die deutlich kürzere Eliminationshalbwertszeit auf, was bei ungenügender Beeinflussung von Durchschlafstörungen ggf. zu berücksichtigen ist. Standarddosierungen in der Geriatrie betragen für Zopiclon 3,75–7,5 mg und für Zolpidem 5–10 mg (pro Dosis).

Literatur

Abou-Saleh MT (1998) Pharmacologic treatment of mood disorders in the elderly. Curr Opin Psychiatry 11: 441–445

Benkert O, Hippius H (1998) Kompendium der Psychiatrischen Pharmakotherapie. Springer, Berlin Heidelberg New York Tokyo

Klauber J (1992) Arzneimittelverordnungen nach Altersgruppen. In: Schwabe U, Paffrath D (Hrsg) Arzneiverordnungs-Report '92. Fischer, Stuttgart Jena, S 424–443

Krämer G (1998) Epilepsien im höheren Lebensalter. Thieme, Stuttgart New York

Lader M (1997) Hypnotics in the elderly. Int J Geriatr Psychopharmacol 1: 10–14

Lebowitz BD, Pearson JL, Schneider LS et al. (1997) Diagnosis and treatment of depression in late life. JAMA 278: 1186–1190

Linde K, Ramirez G, Mulrow CD et al. (1996) St John's wort for depression – an overview and meta-analysis of randomised clinical trials. BMJ 313: 253–258

Lohse MJ, Müller-Oerlinghausen B (1992) Hypnotika und Sedativa. In: Schwabe U, Paffrath D (Hrsg) Arzneiverordnungs-Report '92. Fischer, Stuttgart Jena, S 232–243

Müller WE (1997) Besonderheiten der Psychopharmakotherapie im Alter. In: Förstl H (Hrsg) Lehrbuch der Gerontopsychiatrie. Enke, Stuttgart, S 141–151

Normann C, Hesslinger B, Bauer J et al. (1998) Die Bedeutung des hepatischen Cytochrom-P450- Systems für die Psychopharmakologie. Nervenarzt 69: 944–955

Ray WA, Griffin MR, Schaffner W et al. (1987) Psychotropic drug use and the risk of hip fracture. New Engl J Med 316: 363–369

Schneider LS (1996) Pharmacological considerations in the treatment of late life depression. Am J Geriatr Psychiatry 4 (Suppl 1): 51–65

Sunderland T (1992) Neurotransmission in the aging central nervous system. In: Salzman C (ed) Clinical geriatric psychopharmacology. Williams & Wilkins, Baltimore, pp 41–59

Sweet RA, Pollock BG (1998) New atypical antipsychotics. Experience and utility in the elderly. Drugs Aging 12: 115–127

V
Geriatrische Problemfelder und Syndrome

Harninkontinenz

A. Welz-Barth, I. Füsgen

27.1 Epidemiologie 237
27.2 Pathogenese 238
27.3 Klinik 239
27.3.1 Streßinkontinenz 240
27.3.2 Urgeinkontinenz 240
27.3.3 Überlaufinkontinenz 240
27.3.4 Reflexinkontinenz 241
27.3.5 Extraurethrale Inkontinenz 241

27.4 Diagnostik 241

27.5 Therapie 243
27.5.1 Streßinkontinenz 243
27.5.2 Urgeinkontinenz 245
27.5.3 Reflexinkontinenz 245
27.5.4 Überlaufinkontinenz 245
27.5.5 Extraurethrale Inkontinenz 246

Literatur 247

Mit zunehmendem Alter nimmt die Harninkontinenz zu und gehört zu den Hauptproblemen der Geriatrie. Kaum ein anderer Symptomenkomplex ist so facettenreich und hat so mannigfaltige sozialpsychologische als auch medizinische Auswirkungen. Aufgrund der immer noch vorherrschenden Tabuisierung und der hohen Dunkelziffer sowie nur vereinzelter Untersuchungsansätze in diese Richtung fehlen für die Bundesrepublik Deutschland exakte Daten zur Prävalenz der Inkontinenz.

Zur Abschätzung der Häufigkeit der Harninkontinenz sind daher Studien aus anderen europäischen Ländern und in den USA unter Berücksichtigung der spezifisch demografischen Entwicklungsschritte heranzuziehen (Beske 1994; Campbell et al. 1989).

27.1 Epidemiologie

Während nur 0,2 % der Menschen im Alter von 5–64 Jahren unter Inkontinenz leiden, sind es bei den Älteren zu Hause lebenden Mitbürgern schon über 30 %, bei den akut Pflegebedürftigen etwas über $1/3$, im Krankenhaus etwa 30 % und in Pflegeheimen 50–70 % (Resnick 1995; Molander 1993; Steel u. Fonda 1995; Ouslander 1990; Borrie u. Davidson 1992; Diokno 1995). Dabei steigt die Prävalenz der Inkontinenz bei den Frauen mit der Zahl der Geburten und nach gynäkologischen Operationen (Molander 1993). Die Altersabhängigkeit der Inkontinenz ist ein Faktor, der bei unserer derzeitigen Bevölkerungsentwicklung für die Zukunft eine enorme Bedeutung hat. Im Jahr 2000 werden etwa 25 % der Gesamtbevölkerung über 60 Jahre alt sein und im Jahr 2030 mehr als $1/3$ der Bevölkerung die 60-Jahresgrenze überschritten haben. Das heißt, durch diese Entwicklung wird die Zahl inkontinenter Personen in der Bundesrepublik von derzeit etwa 3,7 Mio. auf 4,4 Mio im Jahr 2030 ansteigen (Borrie u. Davidson 1992; Diokno 1995). Diese Berechnungen gehen von einer eher konservativen Schätzung aus, die für die Gesamtbevölkerung der über 60jährigen eine Häufigkeit der Harninkontinenz von 12,3 % annimmt (Ekelund et al. 1993).

In geriatrischen Kliniken und Pflegeinstitutionen ist mit einem noch höheren Anteil inkontinenter Patienten zu rechnen. Verschiedenen Untersuchungen zeigten eine Inkontinenz bei schwer Bettlägerigen von etwa 83 %. Mit zunehmender Pflegebedürftigkeit, insbesondere Immobilität und Hirnleistungsstörungen steigt die Inzidenz der Inkontinenz weiter an. Die Häufigkeitsangaben bzgl. der einzelnen Inkontinenzformen sind stark schwankend und abhängig vom untersuchten Patientenklientel. Im gynäkologischen Krankengut entfallen z. B. nach Untersuchungen von Schwenzer (1992) $2/3$ bis 75 % aller Fälle von Urininkontinenz auf die Streßinkontinenz. Bei 10–15 % der Patienten findet man eine Urgeinkontinenz. Weitere 10–15 % der Inkontinenzfälle in urogynäkologischen Untersuchungen (Thomas et al. 1980; Urinary Incontinence Guideline Panel 1992) umfassen kombinierte Inkontinenzformen von Urge- mit Streßharninkontinenz. Andere Untersuchungen von Diokno, der Miktionsstörungen von alten Männern untersucht hat, fand nach urodynamischen Befunden in 42 % der Untersuchten eine Blasenauslaßobstruktion, in 28 % eher eine Detrusorinsuffizienz, in 20,5 % einen reduzierten Miktionswiderstand und in 10 % auch bei vorliegender Inkontinenz eine urodynamisch normale Blasenfunktionfunktion (Diokno 1995).

27.2 Pathogenese

Harninkontinenz ist definiert als Unvermögen den Harn willkürlich zurückzuhalten.

Unter Harninkontinenz versteht man also jeden unfreiwilligen Harnabgang ohne Kontrolle über den Miktionsprozeß, d. h. Ort und Zeit des Harnablassens können selbst willentlich nicht mehr bestimmt werden. Dies wird nicht als Krankheit, sondern als Symptom für eine Bandbreite möglicher ursächlicher Krankheiten gesehen. Aus diesem Grunde ist es wichtig, den Miktionsprozeß in seiner Physiologie zu verstehen und alle Störungen dieser Mechanismen als Ursachen im evtl. funktionellen, neurogenen und/oder anatomischem Bereich nachzuvollziehen. Die Harnblase als Hohlorgan hat die Aufgabe, die kontinuierlich anfallende Urinproduktion zu speichern, so daß eine Harnentleerung in größeren Portionen und Abständen möglich ist. Die klassischen Eigenschaften der glatten Detrusormuskulatur machen dabei eine Akkomodation unterschiedlicher Füllungsvolumina möglich, ohne daß eine wesentliche Erhöhung des Blaseninnendrucks auftritt. Dabei wird in der Speicherphase durch den Sympathikus die Motorik des Detrusors inhibiert (β-Rezeptoren), gleichzeitig der glattmuskuläre Sphinkter tonisiert (α-Rezeptoren). Der Dehnungsreiz wird über die vegetativen Nerven im Gehirn weitergeleitet und wird als Harndrang bewußt wahrgenommen. Die Steuerung der Füllungsphase und der Entleerungsphase erfolgt durch:

- Hirnareale (Arreale im Gyrus frontalis superior und Gyrus singuli anterior), Thalamus,
- limbisches System,
- Basalganglien sowie
- Hirnstamm und
- Bereiche des Kleinhirns.

Von besonderer Bedeutung für die Koordination von Blasenentleerung und Urinspeicherung ist dabei das Kleinhirn. Diese Bereiche koordinieren die muskuläre Tonuserhöhung im Beckenbodenbereich mit einem steigendem Blasenvolumen sowie die Unterdrückung von Detrusorkontraktionen während der Speicherphase. Bei abgeschlossener zerebraler Entwicklung können diese unwillkürlichen Kontraktionen während der Blasenfüllung vollständig unterdrückt werden und die Blase entleert sich nur noch nach willkürlicher Aufhebung der hemmenden Impulse, die mit der Erschlaffung des Beckenbodens verbunden sind. Bei dieser Miktion kehren sich also die Synergienverhältnisse der aktivierenden und hemmenden Impulse um. Die Hemmung der Neurone zum Detrusormuskel wird aufgehoben, gleichzeitig werden aber Blasenhals, Urethra und Beckenboden gehemmt, dadurch ensteht eine Tonusverminderung mit Druckreduzierung. Das führt zur reflektorischen Erschlaffung des Sphinktersystems. Über den parasympathischen N. pelvicus erfolgt dann eine Kontraktion des Detrusors. Nach Beendigung der Miktion wird der Zustand der Blasenfüllung durch erneute Umkehr der aktivierenden und hemmenden Impulse erreicht (Abb. 27-1; Fowler et al. 1994; Griffith 1996; Salathe 1994).

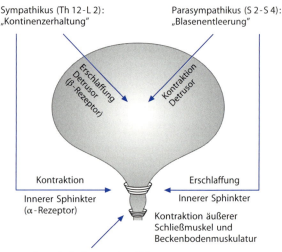

Abb. 27-1. Physiologische Mechanismen der Blasenfunktion. (Nach Madersbacher 1996)

Bei Auftreten einer Inkontinenz handelt es sich somit um Störungen innerhalb dieses Systems, wobei bei inkontinenten Patienten i. allg. 4 Mechanismen abgegrenzt werden können, die alleine oder in Kombination zur Harninkontinenz führen:

- nervale Steuerungsdefekte,
- lokale Veränderungen,
- Koodinationsstörungen des Miktionsablaufes,
- iatrogene Einflüsse auf den Miktionsablauf.

Prädisponierend bzw. verstärkend wirken dazu ohne Zweifel die altersphysiologischen Veränderungen in Form von Reduktion der Blasenkapazität, häufigerem Restharn und ungewollten Detrusorkontraktionen aufgrund von degenerativen Veränderungen der Harnblase selbst. Auch Umgebungseinflüsse spielen eine große Rolle, so daß deutlich wird, daß in einem streng pathogenetischem Ansatz unbedingt die mit Inkontinenz assoziierten Faktoren berücksichtigt werden müssen (vgl. Übersicht).

Ursachen für Urininkontinenz im Alter. (Nach Fonda 1995)

- Urologische und gynäkologische Inkontinenzursachen:
  - Harnwegsinfekt,
  - Blasensteine,
  - Blasenkarzinome,
  - instabile Blase,
  - Detrusorhyperreflexie mit eingeschränkter Detrusorkontraktilität,
  - Detrusor-Urethra-Dyssynergie,
  - Prostatahypertrophie,
  - Urethrastenose,
  - Urinfistel,
  - Beckenbodenschwäche,
  - atrophische Vaginitis,
  - Zustand nach gynäkologischer Operation,
  - akontraktile Blase.
- Krankheiten, die Inkontinenz verursachen oder verstärken können:
  - akute Krankheiten,
  - Verwirrtheitszustände,
  - eingeschränkte Mobilität (z.B. Schlaganfall, Arthritis),
  - Immobilisation (z.B. Oberschenkelhalsbruch, Pneumonie),
  - Medikamente bei Multimorbidität,
  - chronische Obstipation (Impaktbildung),
  - Demenz,
  - Depression,
  - chronischer Alkoholismus,
  - Diabetes mellitus,
  - Übergewicht.
- Neurologische Inkontinenzursachen:
  - Lähmungen,
  - Schädelverletzungen,
  - Demenz,
  - Schlaganfall,
  - Morbus Parkinson,
  - Gehirntumore,
  - Hydrozephalus,
  - multiple Sklerose und andere demyelinisierende Erkrankungen,
  - Polyneuropathie (z.B. Diabetes mellitus, Alkohol),
  - Rückenmarksverletzungen oder Tumore (z.B. Paraplegie)
  - Umgebungseinflüsse,
  - unpassende Möbelhöhe (z.B. Bett, Stuhl, Toilette),
  - weit entfernte Toilette,
  - schlechte Beleuchtung,
  - fehlende Toilettenbeschriftung, insbesondere im Krankenhaus oder Altenheim,
  - unpassende Kleidung,
  - Ursachen für inkontinenzauslösende Reflexe (z.B. Geräusch von laufendem Wasser, mit bloßen Füßen auf einem kalten Linolboden).

Diese Ursachenkomplexe finden in der Klassifikation der International Continence Society ihren Ausdruck, wo 5 Hauptformen der Inkontinenz unterschieden werden:

- Streßinkontinenz,
- Urgeinkontinenz,
- Reflexinkontinenz,
- Überlaufinkontinenz sowie
- extraurethrale Inkontinenz (Tabelle 27-1).

27.3 Klinik

Die einzelnen Inkontinenzformen zeichnen sich auch durch eine unterschiedliche klinische Symptomatik aus, welche im Rahmen der Differentialdiagnostischen Klärung defizil erfaßt werden müssen.

Unabhängig von den unterschiedlichen Erscheinungsformen und Facetten der Inkontinenzsymptomatik ist dieser Symptomenkomplex ein medizinisches, hygienisches, soziales, psychologisches und auch ökonomisches Problemfeld mit starker Beeinträchtigung der Lebensqualität. Dabei stehen v.a. emotionale Probleme und sozial negative Konsequenzen im Vordergrund (Diokno 1995 Herzog 1984;

Tabelle 27-1. Klassifikation der Harninkontinenz

Name	Ursache
Belastungs-(Streß-)inkontinenz	Sphinkterschwäche (Schließmuskelschwäche)
Drang-(Urge-)inkontinenz	
Ungehemmte neuropathische Blase (supraspinale Reflexinkontinenz)	Zerebrale Läsion (hirnorganische Schädigung)
Motorische Drang-(Urge-)inkontinenz	Detrusorhyperaktivität (Blasenmuskelüberaktivität)
Harninkontinenz bei Detrusorinstabilität	Detrusordegeneration
Sensorische Drang-(Urge-)inkontinenz	Blaseninstabilität (Blasenüberempfindlichkeit)
Überlaufinkontinenz	
Obstruktive Überlaufinkontinenz	Blasenauslaßobstruktion
Funktionelle Überlaufinkontinen	Detrusorinsuffizienz, Blasenmuskelinsuffizienz
Detrusorareflexie (infranukleäre Inkontinenz)	Spinalläsion
Reflexinkontinenz (supranukleäre Reflexinkontinenz)	Spinalläsion (Rückenmark)
Extraurethrale Inkontinenz	Urinfistel

Norton 1986). Die Entwicklung von Schamgefühl, Minderung des Selbstwertgefühls, Kompetenzverlust und die daraus resultierende Isolation mit all ihren Konsequenzen seien hier an dieser Stelle nur kurz formuliert. Dabei wird die Inkontinenz nicht nur von seiten der Betroffenen tabuisiert, sondern auch von seiten der Behandelnden und stellt mit Zunahme der Lebenserwartung ein immer dringlicher zu lösendes medizinisches wie soziales Problem dar.

27.3.1
Streßinkontinenz

Bei der Streßinkontinenz entsteht ein unwillkürlicher Urinabgang aus der Harnröhre bei passiver intraabdomineller Druckerhöhung (Husten, Niesen, Pressen) ohne nachweisbare Detrusorkontraktion und ohne Harndrang. Es handelt sich dabei also um eine Beeinträchtigung der Verschlußfunktion der Urethra, die häufig mit einem Verlust der unterstützenden Wirkung des Beckenbodens und dadurch mit einem Deszensus verbunden ist. Die Streßinkontinenz wird in 3 Schweregrade (Engelman und Sundberg 1972) eingeteilt:

Grad 1: Urinabgang bei Husten, Lachen oder Niesen.
Grad 2: Urinabgang beim Gehen oder leichter körperlicher Tätigkeit.
Grad 3: Permanenter Urinabgang auch im Liegen.

Die abgehende Harnmenge hängt vom Füllungszustand der Blase ab und betrifft v. a. Frauen, deren Schließmuskelsystem im Verlauf ihres Lebens mehreren Schädigungsprozessen ausgesetzt ist. Vor allem bei Geburten kommt es häufig zu Beeinträchtigungen der Muskulatur und zu Schädigungen des N. pudendus und damit zu einer Schwächung des Beckenbodens. Je nach Beschaffenheit des Beckenbodens und des Blasenaufhängeapparates findet man eine Zystozele. Die Tonusverminderung der Harnröhre kann nervös auch z. B. durch Sympathikushypotonien und operativen Läsionen des Plexus hypergastricus oder mechanisch durch urethrale oder periurethrale meist postpartale Fibrose bedingt sein. Bei Männern ist eine Streßinkontinenz außergewöhnlich selten und ist fast immer exogen traumatisch (ausgedehnte Beckenringfrakturen etc.) oder durch Prostataoperationen bedingt (Molander 1993).

27.3.2
Urgeinkontinenz

Bei der Urgeinkontinenz unterscheidet man 2 Formen:

1. motorische Urgeinkontinenz (instabile Blase) und
2. sensorische Urgeinkontinenz.

Bei der motorischen Urgeinkontinenz kommt es zu einem unwillkürlichen Urinabgang aus der Harnröhre durch nicht unterdrückbare Detrusorkontraktionen, welche zu intravesikalen Drucksteigerungen über 15 cm H_2O führen und die als Harndrang empfunden werden, ohne daß eine Innervationsstörung der Blase nachweisbar ist. Wenn die Toilette nicht rechtzeitig erreicht wird, sind Pollakisurie, Nykturie und häufiger, imperativer Harndrang mit gelegentlicher Inkontinenz, die Folge. Häufig kann es zu einer Verstärkung der Symptomatik durch psychovegetative Streßbedingungen kommen. Meist ist die Blasenkapazität reduziert, der Harnstrahl abgeschwächt. Diese Form der Dranginkontinenz findet sich bei Älteren am häufigsten (Mans u. Füsgen 1990).

Kaum unterschiedliche Symptome zeigt die sensorische Dranginkontinenz, wobei es hier zu einem unwillkürlichen Urinabgang aus der Harnröhre bei imperativem Harndrang ohne primäre intravesikale Drucksteigerung und ohne nachweisbare Innervationsstörungen kommt. Die sensorische Dranginkontinenz auf dem Boden einer Blasenhypersensiblität ist in erster Linie Folge von krankhaften Prozesse an Blasenwand oder Blasenschleimhaut wie z. B. bakterielle oder abakterielle Entzündungen. Auch Infektionen bei Blasentumoren oder Steine können als Ursache in Frage kommen (Molander 1993; Resnick u. Yalla 1987; Resnick 1988).

27.3.3
Überlaufinkontinenz

Bei dieser Form der Inkontinenz finden wir aufgrund einer Erhöhung des Miktionswiderstandes durch eine Blasenauslaßobstruktion (z. B. eine Prostatahyperplasie eine Harnröhrenstenose oder ein Prostatakarzinom) eine zunehmende Restharnbildung i. S. einer obstruktiven Form. Dabei kommt es aufgrund einer passiven Überdehnung der Blasenwand bei bestehender Auslaßobstruktion zu unwillkürlichem Urinabgang durch die Harnröhre. Es findet sich aber auch eine funktionelle Überlaufinkontinenz mit intermittierendem oder tröpfelndem Urinabgang bei passiver Überdehnung der Blasenwand ohne nachweisbare Auslaßobstruktion aufgrund einer Detrusorinsuffizienz, durch z. B. medikamentöse Einflüsse, psychogene oder neurogene Störungen als Folge von Stoffwechselerkrankungen wie z. B. dem Diabetes (Tabelle 27-2; Fowler 1994).

Tabelle 27-2. Formen der Harninkontinenz

Ursachen	Inkontinenzsymptomatik
Sensorische Dranginkontinenz Entzündliche Erkrankungen (Infektionen, nach Strahlentherapie)	Häufiges Wasserlassen mit geringen Urinmengen
Mechanische Reize (Blasenstein, Tumoren, Verengung der Harnröhre bzw. Prostatavergrößerung)	Brennen beim Wasserlassen
Nervenwurzelerkrankungen	Bisweilen starke Schmerzen im Unterleib
Blasenreizung durch Erkrankung der Nachbarorgane	Bei einer ausgedehnten Blasenentzündung kann der Urin auch blutig sein
Motorische Dranginkontinenz Demenz (Morbus Alzheimer, Multiinfarktdemenz)	Harndrang
Schlaganfall	Das Gefühl für die Blase ist erhalten, aber unkontrolliert
Morbus Parkinson	Die abgehenden Harnmengen sind größer als bei der Streßinkontinenz
Hirntumoren Psychische Störungen	
Überlaufinkontinenz Mechanische Abflußstörung (z. B. Prostatavergrößerung, Tumor oder Harnröhrenverengung)	Startschwierigkeiten
Funktionelle Austreibungsschwäche durch Überdehnung des Blasenmuskels oder Nervenschädigung (z. B. bei Diabetes mellitus)	Abgeschwächter Harnstrahl Harnträufeln, häufiges Wasserlassen Bei Prostatavergrößerung Harndrang

27.3.4
Reflexinkontinenz

Das klinische Bild ist ein intermittierender Urinabgang ohne Harndrang bei kompletter oder inkompletter Paraplegie oder Tetraplegie. Hier spielen entzündliche, traumatische, degenerative, vaskuläre oder neoplastische Erkrankungen des Rückenmarks oder der Wirbelsäule eine Rolle, welche das obere motorische Neuron der Blasenfunktion geschädigt haben. Das Problem dieser Inkontinenzform liegt weniger in den sozialen hygienischen Folgen des unwillkürlichen Harnabgangs, als vielmehr in der fehlenden Koordination von Detrusor und Sphinkteraktivität mit der Konsequenz einer Detrusormuskelhypertrophie mit hohem intravesikalem Druck. Dies führt zu einer Überdehnung der Blasenwand und zu einer Zerstörung des urovesikalen Ventilmechanismus mit sekundärem Reflux mit Dilatation des oberen Harntrakts und somit letztlich zu einer Niereninsuffizienz.

27.3.5
Extraurethrale Inkontinenz

Die Symptome sind hier ein permanenter Urinabgang in Form des ständigen Harnträufelns. Angeborene Fehlanlage der Harnwege und/oder erworbene Fistelgänge können hier ursächlich in Frage kommen.

Bei älteren Patienten finden wir oft Mischbilder der beschriebenen Inkontinenzformen. Gerade altersphysiologische Veränderungen, eine oft bestehenden Multimorbidität (viele Erkrankungen, die schon einzeln jeweils eine Inkontinenzform bedingen können: Apoplex, Diabetes, Prostatahyperplasie) und eine oft begleitenden Multimedikation, wobei hier gerade eingesetzte gängige Medikamente entweder zum Auslösen oder auch zur Verschlechterung einer bestehenden Inkontinenz führen können, prädisponieren zu Mischformen. Die häufigste Form im Alter ist jedoch wie schon betont die Dranginkontinenz mit ihren verschiedenen Untergruppierungen welche oft mit anderen beeinflussenden Faktoren assoziiert auftritt.

27.4
Diagnostik

Unterschieden wird heute in der differentialdiagnostischen Klärung der Harninkontinenz eine Basisdiagnostik, die eigentlich ohne Probleme von jedem Arzt vor Ort durchgeführt werden kann, sowie eine vertiefte Diagnostik durch Spezialisten. Diese Stufendiagnostik ist nicht zuletzt auch deshalb notwendig, weil bei der großen Zahl v. a. Älterer von Harninkontinenz betroffener Menschen von vornherein nicht jeder vom Spezialisten gesehen werden muß und viele Fälle im Rahmen der Basisdiagnostik schon differentialdiagnostisch geklärt werden können. Wichtig ist jedoch die Frage, wieviel Diagnostik ist notwendig und wieviel Diagnostik ist zweckmäßig.

Art und Umfang der Diagnostik ist bei den einzelnen Inkontinenzformen individuell vom einzelnen Patienten abhängig, von dessen Allgemeinzustand, Alter und geplanter Therapie.

Das Ziel jeder Abklärung sollte es sein, die Harninkontinenz, wenn möglich, zu objektivieren und zumindestens grob zu quantifizieren, sowie Faktoren zu erfassen, die sie verursachen bzw. dazu beitragen. Weiter sollte aufgrund der Abklärung eine Unterscheidung der einzelnen Inkontinenzformen erfolgen und ggf., wenn nötig, eine Weiterleitung an Facharztkollegen möglich werden. Bei der Inkontinenzdiagnostik beim älteren Menschen steht die Basisdiagnostik im Vordergrund. Dazu gehört:

- ausgiebige Anamneseerhebung inkl. Miktionsprotokoll,
- gezielte klinische Untersuchung,
- Harnanalyse,
- Restharnmessung.

Diese 4 diagnostischen Basiselemente sollten bei jedem Inkontinenten gleichberechtigt durchgeführt werden. Ergebnisse rechtfertigen eine Einteilung in die einzelnen Inkontinenzformen und ermöglichen erste Therapieverfahren (Ekelund et al. 1993; Engelman u. Sundberg 1995).

Die Anamneseerhebung spielt bei dieser Fragestellung eine bedeutende Rolle. Oft ist es sinnvoll einen Anamnesebogen zu benutzen, den der Patient evtl. mit Angehörigen und/oder Pflegenden ausfüllt. Ein solcher Anamnesebogen (Abb. 27-2) bietet die Möglichkeit, leichter Schamgefühl zu überwinden, differenziertere Aussagen zu bekommen und auch eine schon erste differentialdiagnostische Eingrenzung zu vollziehen.

Eine wichtige Bedeutung hat in diesem Zusammenhang das Miktionsprotokoll, weil dieses Protokoll auch Basis für ein späteres Toilettentraining bei einer evtl. Dranginkontinenz sein kann und auch zu einer Objektivierung von Angaben führt.

Mit einer sonographischen Untersuchung läßt sich eine Überlaufblase mit Restharn oder ein akontraktiler Detrusor z. B. bei Diabetes mellitus, aber ebenso auch aufgrund der Anamnese eine Dranginkontinenz mit abgeschwächter Detrusorkontraktilität bei bestehendem Restharn feststellen (Resnick und Yalla 1987).

Eine klinische Untersuchung einschließlich rektaler Untersuchugn sowie eine Harnanalyse sind obligat.

Schafft man dann nach ausgiebiger klinischer Untersuchung und unauffälligem Befund im Rahmen der Harnanalyse keine eindeutige Differenzierung, sollten dann von Spezialisten weitere invasivere Methoden wie die Zystourethrokospie, die Urodynamik sowie das Zystogramm zur Diagnosesicherung hinzugezogen werden (Abb. 27-3; Madersbacher 1993, 1996; Mans u. Füsgen 1990; Salathe 1994).

Neben der endoskopischen Beurteilung von Urethra und Harnblase mittels Urethrozystoskopie, die gerade bei Hämaturien, chronischen oder rezidivierenden Harnwegsinfekten, Steinverdacht oder radiologisch diagnostiziertem Füllungsdefekt der Harnblase indiziert ist, bilden urodynamische Untersuchungen die speziellste Funktionsdiagnostik bei Inkontinenz. Das bedeutet, Druckflußkurven aufzuzeichnen, um die Funktion der Blase und der Urethra zu prüfen, wobei hier von praktischer Bedeutung die Harnflußmessungen (Uroflowmetrie), die Zystomanometrie sowie das Urethradruckprofil sind. Bei der Uroflowmetrie handelt es sich um eine einfache, nicht invasive, jederzeit reproduzierbare Untersuchung zur Diagnostik von Blasenentleerungsstörungen. Dabei ermittelt ein elektronisches Meßgerät den Miktionsfluß und die Zeiteinheiten. Dafür gibt es verschiedene Verfahrensweisen (Engelman u. Sundberg 1995). Bei der Zystomanometrie handelt es sich um eine physiologisch-klinische Untersuchungsmethode zur qualitativen und quantitativen Analyse des Detrusorfunktion. An einem großen urodynamischen Meßplatz könnten simulante Druckflußmessungen unter Röntgenbildverstärker/TV-Kontrolle, ggf. mit Ableitung des EMG des Beckenboden-(Sphinkter-)Muskulatur, vorgenommen werden (Simultane Videozystomanoflowmetrie mit EMG). Während der Blasenfüllung wird der intravesikale Druck in Abhängigkeit vom Füllungsvolumen gemessen, während der Miktion werden Miktionsdruck und Miktionszeit erfaßt. Auch hier gibt es verschiedene technische Verfahrensweisen. Die Zystometrie liefert die entscheidenden Basisinformationen über die viskoelastischen Eigenschaften der Blasenwand, die Kontraktionskraft des Detrusors, den Miktionswiderstand des Blasenauslasses und über die Pathophysiologie der Blaseninnervation. Sie ist die differenzierteste Untersuchung zur Klärung der einzelnen Inkontinenzformen. Im Einzelfall ist immer abzuwägen, bei wem mit welcher Zielsetzung diese Untersuchung durchgeführt werden sollte. Sie hat in den letzten Jahren gerade in der präoperativen Diagnostik bekommen vermehrt Relevanz (Schwenzer 1992; Thüroff et al. 1987).

Zusammenfassung

Zusammenfassend kann man sagen, daß die Basisdiagnostik bei allen Patienten zur Abklärung einer vorhandenen Inkontinenzproblematik durchgeführt werden sollte. Bei Mischformen und mangelndem Therapieerfolg bieten sich dann weitere Differenzierungen und Funktionsanalysen an.

Abb. 27-2. Inkontinenzfragebogen

Name:		Datum:		
Sonstige Diagnosen:		geb. am:		
Miktionsanamnese:				
Miktionshäufigkeit		tagsüber		
		nachts		
Urgeinkontinenz:		ja/nein	häufig	gel.
Gefühl der vollen Blase				
Starker Harndrang				
Kommt nicht rechtzeitig zur Toilette				
Streßinkontinenz:		ja		nein
Husten/Niesen				
Körperliche Belastung				
Lagewechsel				
Näßt ein, ohne es zu merken				
Harninkontinenz im Liegen				
Benutzt Vorlagen				
Wieviel?				Stück/d
Grad der Feuchtigkeit				
Blasenentleerungsstörungen:		ja		nein
Schwierigkeiten zu Beginn des Wasserlassens				
Schwierigkeiten am Ende des Wasserlassens				
Strahl				
Unterbrechung der Miktion				
Sexualfunktion (Erektion)				
Allgemein:				
Schmerzen beim Wasserlassen				
Harnwegsinfekt				
Obstipation				
Miktionsstörungen seit:				
Diabetes mellitus seit:				
Medikamente:				
Untersuchungen:		Befund:		
Neurologische Untersuchungen:				
Rektal-digital:				
Urinstatus:				
Sonographie:				

27.5 Therapie

27.5.1 Streßinkontinenz

Die Therapiemöglichkeiten der Streßinkontinenz bestehen aus 5 Elementen mit konservativem Schwerpunkt, die oftmals auch gemeinsam zum Einsatz kommen:

1. Aufklärung und Information,
2. Physiotherapie,
3. Pharmakotherapie,
4. Pessarbehandlung, prothetische Behandlung, Hilfsmittelversorgung,
5. Eliminierung belastender Faktoren (auch psychische Belastungsfaktoren).

Erst wenn die entsprechend angegebenen Verfahren ausgeschöpft sind und auch über einen adäquaten Zeitrahmen zum Einsatz kamen und insgesamt ohne Erfolg blieben, sollte ein operatives Vorgehen unter Berücksichtigung der individuellen Situation in Betracht gezogen werden. Wobei hier in den letzten Jahren ein Umdenken stattfand und eine Operation nicht mehr die zentrale Therapiekonzeption sein sollte. Dies basiert letztlich auf Publikationen (Engelman u. Sundberg 1995; Molander 1993) über Spätergebnisse von Deszensus- und Inkontinenzoperationen, die gerade ein Nachlassen des Therapieeffektes im Laufe der Zeit erkennen ließen und somit natür-

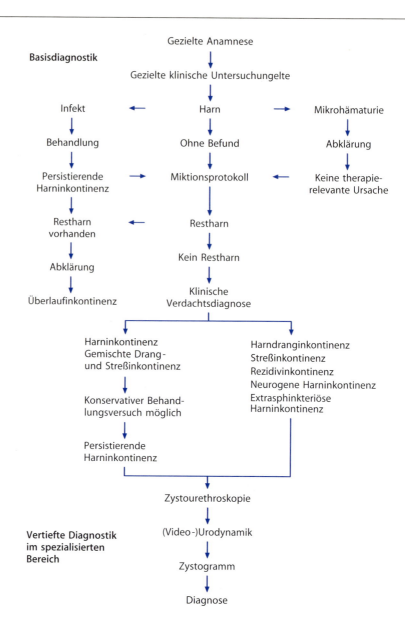

Abb. 27-3. Stufendiagnostik der Harninkontinenz

lich gerade für ältere Patientinnen auch eine entsprechend Tragweite haben. Unter einer Inkontinenzbehandlung einschließlich Rehabilitation verstehen wir heute zunehmend eine kontinuierliche Betreuung, bei der die Operation einen Baustein der Behandlungskonzeption ausmacht und es auch die Enttabuisierung und Aufklärung zum Thema Inkontinenz für die Patienten leichter wird, früher und bereits mit leichteren Inkontinenzformen den Arzt aufzusuchen.

Welche Therapie man nun wählt, hängt vom Allgemeinzustand der Patientin, von der Funktion des Verschlußorgans und dem Ausmaß der Beckenbodeninstabilität insgesamt ab. Berücksichtigen muß man weiterhin, daß frühestens nach 4–6 Monaten unter intensiver Physiotherapie ein Effekt abzuschätzen ist.

Vorrangig wird in der Physiotherapie bei der Streßinkontinenz das Beckenbodentraining eingesetzt.

Motivation und Compliance der Betroffenen spielen hier eine wichtige Rolle und auch die fachkundige Anleitung des Beckenbodentrainings ist von immenser Bedeutung. Berücksichtigen muß man weiterhin, daß frühestens nach 4–6 Monaten unter intensiver Physiotherapie ein Effekt abzuschätzen ist und weitere Verfahren mit Biofeedback und Elektrostimulationsverfahren mit einbezogen werden sollten (Thüroff et al. 1987).

Die Funktion des Schließmuskelapparates ist durch pharmakologische Therapie nur bei ganz geringgradiger Streßinkontinenz erfolgversprechend beeinflußbar. Wobei hier die Sympathomimetika zu nennen sind (Schwenzer 1992). Zahlreiche Studien belegen jedoch seit den 40er Jahren den klinischen Nutzen einer Östrogentherapie (Raz u. Stamm 1993). Der Effekt basiert auf einer Proliferation des Harnröhrenepithels, einer submukösen Kongestion und einer gesteigerten Sensitivität von α-Rezeptoren, die auf endogene Katecholamine zugeschrieben sind, so daß es zu einer Rückbildung z. B. der postmenopausalen atrophen Urethritis kommen kann.

Weiterhin können vielfältigste andere „Inkontinenz-Devices" zum Einsatz kommen (Harnröhrenstöpsel etc.; Jünemann et al. 1997).

Ist die Streßinkontinenz durch eine ausgeprägte Lageveränderung der Blase durch eine schlaffe Schließmuskellähmung oder eine erhebliche Verletzung des Schließmuskels bedingt, so ist die Operation dann die Methode der Wahl. Bei Frauen muß die normale Anatomie des Beckenbodens und der Blase wieder hergestellt werden. Hierzu gibt es verschiedene Operationsmethoden, die unterschiedlich favorisiert werden; es haben sich jedoch insgesamt die Methode nach Burch und Modifikationen durchgesetzt (Engelman u. Sundberg 1995).

Die in letzter Zeit vielfach propagierten Methoden der Unterspritzung des Blasenhalses mit Teflon, Kollagen oder Silikonsubstanzen haben keine zufriedenstellenden Langzeitergebnisse erbracht (Beske 1994).

Daneben sollten auch Regelungen der Lebensweise und Elimination belastender Faktoren wie z. B. Gewichtsreduktion etc. immer mit einbezogen werden. Bei Persistenz der Beschwerdesymptomatik sollten andere „Inkontinenz Devices" zum Einsatz kommen (Harnröhrenverschlußstöpsel etc.; Jünemann et al. 1997; Nativ et al. 1997; Raz u. Stamm 1993).

27.5.2
Urgeinkontinenz

Die Behandlung besteht zunächst darin, faßbare Ursachen, die zu einer verstärkten Afferentierung führen, zu beseitigen (z. B. die Sanierung eines chronisch rezidivierenden Harnwegsinfektes, Beseitigung einer Obstruktion). Persistieren diese Symptome trotz Beseitigung der Ursache oder ist eine solche nicht faßbar oder nicht zu beseitigen, so beruht die Therapie der Dranginkontinenz auf 2 Säulen, nämlich dem Kontinenztraining und der Pharmakotherapie, wobei sich beide Behandlungen gegenseitig unterstützen und deshalb auch häufig gemeinsam durchgeführt werden. Im Individualfall muß man versuchen, das am besten wirksame und verträglichste Medikament sowie die optimale Dosierung herauszufinden. Die Wirkung dieser Medikamente beruht in erster Linie darauf, daß sie die Rezeptoren für den Neurotransmitter Acetylcholin, der die Detrusorkontraktionen bewirkt, an der glatten Muskelzelle kompetitiv hemmen. Alle haben darüber hinaus auch einen direkt spasmolytischen Effekt auf die glatte Muskelzelle. In erster Linie sind es Aminverbindungen wie Trospiumchlorid, Oxybutynin, Propiverin und Tolterodin, die heute dafür verwendet werden. Restharnkontrollen sollten unter diesem Therapieregime zur Kontrolle der Nebenwirkungen durchgeführt werden. Auch weitere Nebenwirkungen wie Mundtrockenheit und Akkomodationsstörungen müssen abgewogen werden. Ebenso sollte die Elektrotherapie nicht unberücksichtigt bleiben (Differentialtherapie, s. Fowler et al. 1994; Mazur 1993; Resnick u. Yalla 1987; Salathe 1994).

27.5.3
Reflexinkontinenz

Die Behandlung der sog. Reflexinkontinenz ist heute in erster Linie ebenfalls eine Domäne der Pharmakotherapie zumal die oben erwähnten Anticholingerika gerade bei der Detrusorhyperreflexie, der neurogenen Form der Detrusorhyperaktivität, besonders gut wirken. Die angestrebte Schwächung des Detrusors bei nicht beeinflußter Spastizität des quergestreiften Schließmuskels erfordert allerdings dann die Harnentleerung mittels Katheterisierung. Die Kombination von Katheterismus und Anticholinegika garantiert oft eine regelmäßige restharnfreie Blasenentleerung bei gleichzeitiger Harnkontinenz zwischen den Katheterisierungen. Eine weitere Möglichkeit zur Behandlung ist die Unterbrechung des sakralen Reflexbogens durch Blockierung des afferenten Schenkels mittels intravesikaler Instillation von z. B. Capsaicin. Ist ein Patient therapierefraktär, gibt es noch weitere operative Möglichkeiten im Sinne einer ebenfalls sakralen Reflexbogenunterbrechung und anschließend notwendigem Katheterismus. Weiterhin ist der Einsatz eines Vorderwurzelstimulators möglich, der eine elektrisch induzierte Blasenentleerung erlaubt. Diese Methoden kommen jedoch bei älteren Patienten nur unter ganz spezifischen Voraussetzungen überhaupt in Betracht.

27.5.4
Überlaufinkontinenz

Die Therapie der Überlaufinkontinenz besteht zunächst in der Entleerung der übervollen Blase durch eine instrumentelle Harnableitung. Welches Verfahren man dann weiter wählt, ob die Entleerung mittels Einmalkatheterismus oder durch einen suprapubischen Katheter erfolgt, hängt von dem Ursachekomplex und der Patientensituation ab. Bei obstruktiven Blasenentleerungsstörungen ist die operative Sanierung des Blasenauslasses oft Voraussetzung. Die Behandlung einer neurogenen Störung mit Detrusorakontraktilität ist oft schwieriger anzugehen. Hier kommen ebenfalls Trainingsmöglichkeiten mit Un-

Tabelle 27-3. Therapiemöglichkeiten

Inkontinenz	Therapie
Detrusordysfunktion	
Sensorische Dranginkontinenz	Kausale Therapie, z. B. Infektsanierung
	Operation bei anatomischer Ursache
Motorische Dranginkontinenz	Toiletten-(Kontinenz-)Training
	Allgemeine Maßnahmen im Sinne eines körperlichen und geistigen Trainings
	Medikamente
Überlaufinkontinenz	Entfernung des Abflußhindernisses
	Stuhlregulierung, ggf. instrumentelle Harnableitung
	U. U. Medikamente
Streßinkontinenz	Beckenbodentraining
	Wenn möglich, operative Korrektur
	Lokale Maßnahmen (Östrogene)
	Pessareinlage

terstützung durch Biofeedback-Maßnahmen in Betracht (Tabelle 27-3).

Bei dieser Form der Inkontinenz ist der Einsatz einer instrumentellen Harnableitung im Sinne eines Dauerkatheters am ehesten indiziert. Wenn eine instrumentelle Harnableitung – also der Dauerkatheter – gewählt werden muß, sollte man den suprapubischen dem transurethralen Katheter vorziehen, denn der Fremdkörper in der Harnröhre und – besonders bei Frauen – die Nähe zu Anus und Scheidenöffnung, bedeutet geradezu eine Erleichterung der Bakterienaszension. Weitere Vorteile der suprapubischen Ableitung sind:

- die Möglichkeit, im Rahmen der Blasenrehabilitation das normale Wasserlassen via Harnröhre zu trainieren,
- keine postinstrumentelle Urithritis, Prostatitis oder Epididimitis,
- Vermeidung von Harnröhrenstrikturen,
- deutliche Reduktion kathetervermittelter problematischer Harnwegsinfektionen,
- Spontanmiktion,
- Restharnbestimmung.

Dies ist im Rahmen des Trainingsprogramms möglich und bietet auch ein subjektiv empfundenen verbesserten Tragekomfort.

Wenn hier noch die Beinbeutelversorgung unter Beibehaltung des geschlossenen Systems mit ins Auge gefaßt wird, ist das ebenfalls noch von Vorteil (Beske 1994).

27.5.5
Extraurethrale Inkontinenz

Hier gibt es operative und/oder konservative Fistelbehandlungsmöglichkeiten oder auch die operative Versorgung bei angeborener Fehlanlage der Harnwege.

Zusammenfassung

Obwohl die Harninkontinenz ein immer größer werdendes Problem v.a. für die ältere Bevölkerung darstellt, wissen wir nur wenig über ihre Prävention. Epidemiologisch gesicherte Zusammenhänge gibt es nur zwischen dem Alter und dem Auftreten der Harninkontinenz, zwischen Geburten und Harnstreßinkontinenz sowie hinsichtlich der Einnahme von Antipsychotika und Diuretika. Der Einfluß von Kofaktoren wird ebenfalls in vereinzelten Arbeiten beschrieben.

Auch in Anbetracht der Kostensituation wird in Zukunft der Qualitätssicherung auch bei der Therapie der Harninkontinenz besondere Bedeutung zukommen. Dazu bedarf es der Erarbeitung genauer Definitionen von Erfolg, Mißerfolg und Rezidiven unter Einbeziehung objektiver Verlaufskontrollen als auch subjektiver Ergebnisanalysen anhand standardisierter Fragebögen (Engelman u. Sundberg 1995). Klinische Studien benötigen:

- definierte Einschlußkriterien,
- feste Endpunkte,
- eine schon bei der Planung definierte, ausreichende Patientenzahl und auch
- Nachbeobachtungszeit.

Nur so und erst durch solche Untersuchungen werden wir in Zukunft in die Lage versetzt werden, die Relevanz mancher Innovationen klassischer Therapiestrategien in der Harninkontinenzbehandlung richtig bewerten zu können. Die intensive Forschung auf dem Gebiet der Harninkontinenz hinsichtlich Ätiologie, Pathophysiologie, Diagnostik und Therapie führt jedoch schon heute zu Behandlungsergebnissen, wie sie dargestellt wurden, die noch vor wenigen Jahren nicht vorstellbar waren.

Literatur

Asmussen M, Umsten U (1983) On the physiologie of continence and pathophysiology of stress incontinence in the female. Control Gynec Obstet 10:32

Beske F (1994) Epidemiologie und soziale Bedeutung der Harninkontinenz. In: Gesellschaft für Inkontinenzhilfe (Hrsg) Weißbuch, Harninkontinenz. Eine sozialpolitische Herausforderung. MMV-Medizin, München, S 12-25

Borrie MJ, Davidson HA (1992) Incontinence in institutions: costs and contributing factors. Can Med Assoc J 147:322-328

Campbell AJ, Reinken J, McCosh L (1989) Incontinence in the elderly: Prevalance and prognosis. Age Ageing 14:65-70

Diokno AC (1995) Epidemiology and psychosocial aspects of incontinence. Urol Clin North Am 22:481-485

Ekelund P, Grimgy AG, Milsom I (1993) Urinary incontinence – social and financial costs high. BMS 306:1344

Engelman H, Sundberg J (1995) Harninkontinenz. Urogynäkologie in Praxis und Klinik. In: Fischer W, Köbel H (Hrsg) Urogynäkologie in Praxis und Klinik. De Gryter, Berlin

Fowler CJ et al. (1994) Neurol. Neurosurg. Psych 57:169-173

Griffith DJ et al. (1996) Variability of post-void residual urine volume in the elderly. Urological Research 24:23-26

Herzog AR (1984) Attitudes and beliefs about urinary incontinence among older adults. Presented at the Symposium on continence and incontinence in the elderly. A research program. 37th Annual meeting of the Gerontological Society of America, San Antonio, TX, 16.-28. Nov.

Jünemann KP, Alken P (1997) Aktueller Therapiestandard in der Behandlung der genuinen Streßinkontinenz der Frau mittels Harnröhren-Mini-Devices. Urologe A 36:405-412

Madersbacher H (1993) Wieviel Diagnostik ist notwendig? Therapiewoche 43:1798-1802

Madersbacher H (1996) Rationelle Diagnostik der Harninkontinenz im Alter. Urologe B 36:441-443

Mans U, Füsgen I (1990) Diagnose der Inkontinenz: einfach und sicher. Geriatrie Praxis 7:54-61

Mazur D (1993) Pharmakotherapie der Harinkontinenz. Arzneimitteltherapie 12:392-400

Molander U (1993) Urinary incontinence and related urogenital symptoms in elderly women. Acta Obstet Gynecol Scand Suppl 158:1-22

Molander U, Milson I, Ehelund P, Mellström D (1990) An epidemiological study of urinary incontinence and related urogenital symptoms in elderly women. Maturitas 12:51-60

Nativ O (1997) Intraurethral sphincter prosthesis with a self contained urinary pump for treatments of females with atonic bladder. J Urol 157, Suppl 318:1242

Norton C (1986) Nursing for Continence. Beaconsfield

Ouslander JG (1990) Urinary incontinence in nursing homes. J Am Geriatr Soc 38:289-291

Raz R, Stamm WE (1993) A controlled trial of intravaginal Estriol in post menopausal women with recurrent urinary tract infections. N Engl J Med 329:753-756

Resnick NM (1995) Urinary incontinence. Lancet 346:94

Resnick N, Yalla SV (1987) Detrusorhyperactivity with impaired contractile function. JAMA 257:3078-3081

Resnick NM (1988) Voiding dysfunction in the elderly. In: Yalla V, Rossier BA, Fam FB et al. (Eds) Neuroulogy and urodynamics. Principles and practice. Macmillian, NY, pp 303-330

Salathe B (1994) Abklärung und Management in der Praxis. Geriatr Prax 1:33-36

Schwenzer Th (1992) Derzeitiger Stand der medikamentösen Beeinflußbarkeit des unteren Harntrakts. Gynakol 25:247

Steel J, Fonda D (1995) Minimising the cost of urinary incontinence in nursing homes. Pharmacoeconomics 7:191-197

Thomas TM et al. (1980) Prevalence of urinary incontinence. Brit Med J 281:1243-1245

Thüroff JW, Casper F, Heidler H (1987) Pelvic floor stress response: effect on periurethral muscle contraction and pelvic floor tone on substitute urethra. Neurourol Urodyn 6:153

Urinary Incontinence Guideline Panel (1992) Urinary incontinence in adults: clinical practice guidelines. AHCPR Pub, No 92-0038; Agency for Health Care Policy and Research. Rockville, MD, Public Health Service, US Derpartment of Health and Human Services

Stuhlinkontinenz

A. Roempp

28.1 Pathophysiologie 248
28.2 Klinische Befunde 249
28.3 Therapie der Inkontinenz 250
28.3.1 Spezifische Therapie 250
28.3.2 Unspezifische Therapie 251
28.3.3 Biofeedback-Training 251
Literatur 252

Tabelle 28-1. Spektrum der Beschwerden von Patienten mit Inkontinenz (Angaben in %). (Nach Ewe 1997)

Beschwerden	
Stuhlverschmutzte Unterwäsche	81
Unangenehm starker Stuhldrang	69
Schwierigkeiten sich sauber zu halten	34
Inkontinenz unterwegs	67
Unwillkürlicher Windabgang	7
Unwillkürlicher Abgang von flüssigem Stuhl	79
Unwillkürlicher Abgang von festem Stuhl	14
Benutzung von Einlagen	55
„Furcht vor einem Unfall"	2
Durchfälle	10

Stuhlinkontinenz ist als kontinuierliche oder immer wiederkehrende unkontrollierte Passage von Stuhl für mehr als einen Monat Dauer definiert. Stuhlinkontinenz kann entweder schwergradig oder leichtgradig sein. Mit leichtgradiger Inkontinenz wird der Abgang von kleinen Mengen, v. a. flüssigen Stuhls, beschrieben. Die hochgradige Inkontinenz ist die nicht kontrollierbare Abgabe eines flüssigen oder auch festen Stuhlgangs. Inkontinenz ist in der Gesamtbevölkerung ein seltenes Problem, die angenommene Prävalenz liegt bei ca. 0,5–1,5 %. Bei hospitalisierten Patienten > 65 Jahre steigt die Häufigkeit auf ca. 25 %, bei Patienten von Pflegeheimen ist fast jeder 2. Patient stuhlinkontinent. Ungefähr 10 % der Pflegeheimpatienten haben jede Woche ein Inkontinenzereignis. Pflegeheime mit einem höheren Prozentsatz an dementen Patienten haben eine höhere Stuhlinkontinenzhäufigkeit.

Die meisten Patienten, die an Inkontinenz leiden, reden nicht über ihre Symptome, nur eine kleine Gruppe sucht medizinische Hilfe und diejenigen, die einen Arzt aufsuchen, reden nicht freiwillig über ihre Erkrankung. Die Beschreibungen der Patienten variieren erheblich voneinander, das häufigste Problem, über das geklagt wird, sind Durchfälle. Eine Übersicht von inkontinenzassoziierten Symptomen gibt die nachfolgende Tabelle 28-1.

28.1
Pathophysiologie

Die Stuhlkontinenz wird durch ein Zusammenwirken von vielen verschiedenen Mechanismen aufrechterhalten und hängt hauptsächlich von folgenden Faktoren ab:

1. Analsphinkterfunktion,
2. Stuhlvolumen und -konsistenz als Resultat der Kolonfunktion,
3. rektale Dehnbarkeit,
4. anorektale Sensibilität.

Um stuhlkontinent zu sein, muß die Fähigkeit verschiedene Arten und Beschaffenheiten von Rektuminhalten (fest vs. flüssig vs. gasförmig) zu unterscheiden und zu erkennen erhalten sein. Der Analkanal hat ein sehr dichtes Geflecht an sensiblen Nervenendigungen die die Beschaffenheit des Darminhaltes erkennen können. Weiterhin muß im Sigma und Rektum die Fähigkeit erhalten sein, als Reservoir für den Darminhalt zu dienen, bis die geeignete Zeit zur Defäkation gegeben ist. Somit kann jeder Prozeß, der die sensible Funktion und/oder die Reservoirfunktion beeinträchtigt, zur Stuhlinkontinenz führen. Ein dritter wichtiger Faktor zum Erhalt der Kontinenz ist die koordinierte Kontraktion und Relaxation des inneren und äußeren Schließmuskels. Das autonome Nervensystem kontrolliert die Funktion des inneren Schließmuskels, der N. pudendus des peripheren Nervensystems innerviert hingegen die quergestreifte Muskulatur des äußeren Schließmuskels. Somit können sowohl Erkrankungen des zentralen wie auch des peripheren Nervensystems über eine Dysfunktion einer der beiden oder auch beider Schließmuskel zur Inkontinenz führen. Viertens ist die bewußte Wahrnehmung des Stuhldranges und die Kontrolle über den Stuhlabgang bis zur richtigen Zeit und Gelegenheit mit einer der wichtigsten Faktoren in der willentlichen Kontrolle der Defäkation. Hochgradig demente Patienten mit einer Einschränkung ihrer kognitiven Funktionen leiden somit an Inkontinenz, weil ihre sog. „willkürliche" Stuhlentleerung zu einer unpassenden Zeit und an einem unpassenden Ort erfolgt.

Die nachfolgende Tabelle 28-2 gibt eine Übersicht über die verschiedenen Mechanismen, die der Stuhlinkontinenz zugrunde liegen können. In Tabelle 28-3 sind die verschiedenen strukturellen und neurologischen Ursachen der Stuhlinkontinenz und ihre Prävalenzen aufgeführt.

28.2 Klinische Befunde

Eine sorgfältige perineale und rektale Untersuchung ist essentiell wichtig. Besonderer Augenmerk sollte auf die erhaltene oder fehlende perianale Sensibilität und den Analsphinktertonus, sowohl in Ruhe, als auch beim Preßakt, gelegt werden. Narben oder Fistelöffnungen im perinealen Bereich sollten bemerkt und registriert werden. Prolabierte Hämorrhoiden oder große Marisken können die Ursache für eine gestörte Kontinenz mit einer Leckage von kleinen Mengen flüssigen Stuhles sein. Eine Koprostase mit Stuhlimpaktion im Rektum kann sich als Inkontinenz präsentieren, wenn flüssiger Stuhlgang die solide, impaktierte Stuhlmasse umfließt.

In jedem Fall von Inkontinenz sollte auch eine flexible Proktosigmoidoskopie zum Ausschluß eines distalen kolorektalen Karzinoms oder einer Kolitis durchgeführt werden.

Um eine quantitative Aussage über das Ausmaß einer Inkontinenz zu bekommen, können verschiedene standardisierte Testverfahren eingesetzt werden. Die sog. Retentionstests für flüssige oder feste Substanzen zeigen signifikant unterschiedliche Ergebnisse bei Vergleichsuntersuchungen zwischen inkontinenten Patienten und Kontrollgruppen und sind somit valide. Obwohl die Retentionstests sehr hilfreich bei der Quantifizierung einer Stuhlinkontinenz sind, haben sie keinen verbreiteten Einsatz in der klinischen Routinediagnostik gefunden. Der am häufigsten eingesetzte Test für die Evaluation einer Inkontinenz ist die anorektale Manometrie. Hiermit kann eine direkte, quantitative Aussage über den tatsächlichen Druck im Analkanal unter Ruhebedingungen und während des Preßaktes gemacht werden.

Patienten mit Stuhlinkontinenz haben nachgewiesenermaßen einen signifikant niedrigeren basalen Druck und auch der evozierte Druck während des

Tabelle 28-2. Mechanismen der Stuhlinkontinenz

Problem	Beispiel
Gestörte Passage des Stuhles in das Rektum	Diarrhoe, Kolon irritabile
Verminderte rektale Compliance	Rektale Ischämie, entzündliche Darmerkrankungen
Verminderte rektale Sensation	Diabetes, Apoplex
Verminderte Funktion des inneren Analsphinkters	Diabetes, Zustand nach Dilatation
Verminderte Funktion des äußeren Analsphinkters	Polyneuropathie, Trauma

Tabelle 28-3. Prävalenz der Stuhlinkontinenz bei verschiedenen Erkrankungen

Gebiet	Erkrankung	Prävalenz [%]
Gastroenterologie	Entzündliche Darmerkrankung	28–51
	Diarrhoe	14–20
	Kolon irritabile	19–21
Endokrinologie	Diabetes	7–20
Gynäkologie	Trauma bei der Entbindung	Bis zu 4
	Episiotomie	15–30
Chirurgie	Partielle/totale Rektumexstirpation	10–50
	Dilatation	0–4
	Hämorrhoidektomie	10–26
	Laterale Sphinkterotomie	7
	Fistelchirurgie	14
Neurologie	Multiple Sklerose	50
	Spina bifida	3

Preßaktes zeigt signifkante Unterschiede im Vergleich zu alters- und geschlechtsbezogenen Vergleichsgruppen mit gesunden Personen. Der gemessene Analkanaldruck korreliert hierbei mit dem Schweregrad der Inkontinenz und mit den klinischen Befunden. Ein erniedrigter Basaldruck (<45 mm Hg) weist auf eine Schwäche des inneren Analspinkters hin und korreliert mit dem Ausmaß des unwillkürlichen Stuhlabganges sowohl für festen als auch für flüssigen Stuhl. Ein erniedrigter evozierter Druck beim Pressen (<75 mm Hg) ist ein Hinweis auf eine Störung des äußeren, willkürlich innervierten Sphinkters, und korreliert mit der Streßinkontinenz und einem reduzierten anorektalen Winkel. Eine sehr wirkungsvolle Methode, um ein adäquates Ansprechen des äußeren Sphinkters auf einen erhöhten intraabdominellen Druck zu prüfen, ist die manometrische Aufzeichnung des analen und rektalen Druckanstieges während einer Hustenaktion. Der Test hat eine Spezifität von nahezu 100%, die Sensitivität liegt bei 43%. Zusammenfassend sind die oben beschriebenen objektiven Meßmethoden in therapeutischen Studien hilfreich, um zugrundeliegende Mechanismen der Inkontinenz zu entdecken und den Schweregrad der Inkontinenz einzuschätzen. Für die klinische Diagnose einer Inkontinenz bleiben weiterhin Symptomkriterien der entscheidende Maßstab.

28.3
Therapie der Inkontinenz

Das Therapieziel bei der Inkontinenz ist, daß der Stuhlgang, unabhängig vom Alter und der Ursache der Inkontinenz, zu einem vorhersagbaren Zeitpunkt stattfindet und die Konsistenz nicht zu hart und nicht zu weich ist.

Es gibt also 2 verfolgbare Therapieziele:

1. Einen Stuhl mit einer idealerweise weichen Konsistenz zu erzielen.
2. Die Darmentleerung zu einem bestimmten, vorhersagbaren Zeitpunkt stattfinden zu lassen.

Die konservative, nicht chirurgische Therapie der Inkontinenz beinhaltet zum einen die medikamentöse Therapie, zum anderen das Biofeedback-Training. Wenn notwendig können beide Therapieformen auch in Kombination angewendet werden (s. auch Tabelle 28-4). Die medikamentöse Therapie läßt sich wiederum in eine spezifische und eine unspezifische Behandlungsform unterteilen.

28.3.1
Spezifische Therapie

Spezifische Therapie bedeutet die Behandlung einer identifizierbaren Störung die zur Inkontinenz geführt hat. Bei einer Stuhlinkontinenz im Rahmen einer chronisch entzündlichen Darmerkrankung hemmen Steroide und/oder Salizylate (z. B. Mesalazin) die Entzündungsreaktion und verbessern somit assoziierte Inkontinenzsymptome. Gelegentlich werden zusätzlich obstipierende Medikamente wie Loperamid für eine suffiziente Kontrolle der Inkontinenz benötigt.

Die sog. Overflow-Inkontinenz stellt die häufigste Form der Inkontinenz v. a. bei älteren Patienten dar. Ursächlich ist eine chronische Obstipation mit Koprostase. Der erste therapeutische Schritt ist die manuelle Entfernung von impaktiertem Stuhl. Weitere Episoden von Stuhlimpaktionen sollten durch ein Erlernen von bestimmten Verhaltensmustern vermieden werden; so sollte der Patient dahin geführt werden, daß er täglich jeweils zur gleichen Zeit einen Defäkationsversuch macht. In speziellen Fällen ist hierzu ein regelmäßiger Einsatz von Laxanzien notwendig, häufig sind auch Suppositorien oder Einläufe ausreichend. Es muß nochmals betont werden, daß die Overflow-Inkontinenz die einzige Form der Inkontinenz darstellt, die mit Laxanzien behandelt werden kann und darf.

Eine Koprostase kann auch das Resultat einer Beckenbodendyssynergie sein. Bei dieser Störung kommt es zu einer funktionellen Störung der Defäkation durch eine paradoxe Kontraktion des M. puborektalis und des äußeren Analspinkters während des

Tabelle 28-4. Nichtchirurgische Formen der Inkontinenztherapie

Ursache der Inkontinenz	Biofeedback	Loperamid	Spezifische Therapie
Idiopathisch	++	(+)	k. A.
Entzündliche Darmerkrankung	(+)	+	Steroide, Salizylate
Strahlenkolitis	(+)	+	k. A.
Diabetes mellitus	+	+	Diabetestherapie, Clonidin
Koprostase	+[a]	-	Laxantien
Posttraumatisch, oder nach anorektaler OP	+	k. A.	Chirurgische Korrektur von Defekten

++ Therapie der Wahl, + therapeutische Option, (+) nur in Einzelfällen, – nicht indiziert,
[a] Biofeedback-Training bei Patienten mit Beckenbodendyssynergien unterscheidet sich von Biofeedback-Methoden bei anderen Formen der Inkontinenz, da ihr Ziel die Erleichterung der Defäkation darstellt.

Defäkationsversuches. Bei dieser Form ist eine spezielle Therapie des analen Biofeedback-Trainings hilfreich, bei der der Patient eine willentliche Relaxation des äußeren Analsphinkters bei der Defäkation erlernt. Vor allem bei jüngeren Patienten konnte eine Verbesserung der Inkontinenzsymptomatik bei 67% aller Patienten unter dieser Therapie beobachtet werden.

Der Diabetes mellitus ist häufig mit dem Vorliegen einer Inkontinenz assoziiert. Die Inkontinenz tritt bei Diabetikern häufig nachts auf. Die vorliegenden Mechanismen sind multifaktoriell, sowohl der innere wie auch der äußere Analsphinkter weisen eine verminderte Funktion in der Analmanometrie auf. Weiterhin ist die anale Sensibilität bei Diabetikern deutlich gestört. Zusätzlich wird durch die vorliegende autonome Neuropathie die Kolonsekretion exzessiv erhöht und die Kolonperistaltik weist unphysiologisch hohe nächtliche Kontraktionsamplituden auf. Neben einer optimierten Blutzuckereinstellung ist bei Diabetikern der Einsatz von antidiarrhoische Substanzen wie Loperamid sinnvoll. Zusätzlich kann bei Diabetikern eine Therapie mit Clonidin hilfreich sein, da Clonidin über eine Erhöhung der Flüssigkeitabsorption im Kolon den Effekt der erhöhten Kolonsekretion antagonisiert. Die Dosierung des Clonidins beträgt $3 \times 0,3$ mg/Tag, Kontraindikationen für diese Therapie sind Hypotonie, Sick-Sinus-Syndrom. Bradykardien und das Vorliegen eines AV-Blocks II. bzw. III. Grades.

Eine weitere Methode der Inkontinenzbehandlung bei Diabetikern ist wiederum die Biofeedback-Methode, durch die eine Verbesserung der Analsphinkterfunktion und der gestörten rektalen Sensibilität erzielt wird.

28.3.2
Unspezifische Therapie

Die unspezifische Therapie der Inkontinenz beinhaltet eine ballaststoffreiche Ernährung (s. Kap. 29), stuhlverfestigende Zusätze, antidiarrhoische Substanzen und Verhaltenstraining. Durch eine Erhöhung des Ballaststoffanteils in der Nahrung bzw. zusätzlicher Einnahme von stuhlverfestigenden Zusätzen wie z. B. Psylliumsamen (2 Teelöffel abends mit anschließender Zufuhr von 1–2 l Flüssigkeit) wird ein Stuhl mit weicher Stuhlkonsistenz erreicht, der wesentlich leichter als ein dünnflüssiger Stuhl zu kontrollieren ist.

Ein zusätzliches Verhaltenstraining mit dem Ziel einer täglich am Morgen stattfindenden Defäkation erleichtert die Kontrolle der Inkontinenz, da hierdurch während des Tages ein stuhlentleertes Rektum vorliegt. Antidiarrhoische Substanzen sind insbesondere dann sinnvoll, wenn eine kausale Therapie der zugrundeliegenden Erkrankung (wie z. B. bei der radiogenen Kolitis) nicht möglich ist. Das am häufigsten verwendete Loperamid entfaltet seine Wirkung hierbei über eine erhöhte Wasserabsorption und dem Hervorrufen einer nichtpropulsiven Peristaltik. Weiterhin verbessert das Medikament die rektale Compliance und erhöht den Ruhedruck des inneren Analsphinkters.

28.3.3
Biofeedback-Training

Biofeedback ist eine Lernstrategie die vom Konzept der psychologischen Lerntherapie abgeleitet ist. Sie basiert auf der Methode des operanten Konditionierens und wurde erstmals 1974 bei der Behandlung der Stuhlinkontinenz angewendet. Der Patient bekommt bei dieser Methode eine visuelles Feedback seiner momentanen Sphinkterfunktion, die Signale werden hierbei über an der perianalen Haut angebrachten Elektroden abgeleitet. Die Patienten lernen dadurch die Funktion des Analsphinkters zu modifizieren. Die Rückkoppelung erfolgt entweder visuell über eine verschiedene Anzahl von Leuchtdioden oder akustisch über verschieden hohe oder verschieden laute Tonsignale. Mit der Biofeedback-Methode können alle Formen der Stuhlinkontinenz mit einer akzeptablen Ansprechrate behandelt werden. Patienten mit einer schwerwiegenden, die afferenten Nervenbahnen betreffenden Erkrankung (z. B. multiple Sklerose, Diskusprolaps), sprechen hingegen nur schlecht auf die Behandlung an, da eine minimale anorektale Sensibilität zur erfolgreichen Durchführung erhalten sein muß. Die besten Ergebnisse (Ansprechraten >90%) wurden bei Patienten mit einer gestörten Analsphinkterfunktion aber mit vollständig erhaltener anorektaler Sensibilität erreicht. Faßt man die vorliegenden Studienergebnisse über den Stellenwert der Biofeedback-Methode bei der Stuhlinkontinenz zusammen, so zeigt sich eine mittlere Erfolgsrate der Methode von ca. 80%. Weiterhin wurde in diesen Studien gezeigt, daß die Biofeedback-Methode einem reinen konventionellen Training der Beckenbodenmuskulatur ohne Biofeedback überlegen ist. Ebenso war das Biofeedback in 2 durchgeführten Studien einer Plazebomanipulation signifikant überlegen. Ergänzend muß jedoch hinzugefügt werden, daß der Erfolg der Methode und die notwendige Therapiedauer entscheidend von der Erfahrung des Therapeuten und der Motivation des Patienten abhängt. Die Biofeedbacksitzungen wurden in Studien im Durchschnitt 7×/Woche (Standardabweichung 2–11×/Woche) bei dafür speziell ausgebildeten Therapeuten durchgeführt.

In einer Langzeituntersuchung konnte bei 62% der Patienten (n = 13) eine anhaltende Verbesserung der Inkontinenzsymptomatik über einen Beobachtungszeitraum von 25 Monaten nach Beendigung des Biofeedback-Trainings beobachtet werden. Die anale Biofeedback-Methode ist zusammenfassend die derzeit beste nichtchirurgische Behandlungsmethode der Stuhlinkontinenz.

Literatur

Enck P (1994) Einteilung der Stuhlinkontinenz. Kontinenz 3:25

Enck P, Musial F, Däublin G, Gantke B, Koletzko S, Lübke HJ (1992) Long term efficacy of biofeedback training in faecal incontinence. Gastroenterology 103:A1380

Ewe K, Eckardt VF (1997) Constipation and anorectal insufficiency. Kluwer Academic, p 146

Glia A, Gylin M (1998) Biofeedback training in patients with fecal incontinence. Dis Colon Rectum 41(3):359–364

Hirsh T, Lembo T (1996) Diagnosis and management of fecal incontinence in elderly patients. Am Fam Physician 54(5):1559–1564, 1569–1570

Leigh RJ, Turnberg LA (1982) Faecal incontinence: the unvoiced symptom. Lancet 1:1139–1151

Miner PB, Donelly TC, Read NW (1990) Investigation of mode of action of biofeedback in treatment of faecal incontinence. Dig Dis Sci 35:1291–1298

Patankar SK, Ferrara A, Levy SW, Williamson PR (1997) Biofeedback in colorectal practice: a multicenter, statewide, three year experience. Dis Colon Rectum 40(7):827–831

Read NW, Herford WV, Schmulen AC, Read MG (1979) A clinical study of patients with faecal incontinence and diarrhea. Gastroenterology 76:747–756

Read NW, Celik AF, Katsinelos P (1995) Constipation and incontinence in the elderly. In: Holt PR (ed) The aging gut. J Clin Gastroenterol 20(1):61

Schiller LR (1986) Faecal incontinence. Clin Gastroenterol 15(3):687

Schiller LR, Santa Ana CA, Schmulen AC, Hendler RS, Harford WV, Fordtran JS (1982) Pathogenesis of faecal incontinence in diabetes mellitus. Evidence of internal-anal-spincter dysfunction. N Engl J Med 307:1666–1671

Valdovinos MA, Camilleri M, Zimmermann BR (1993) Chronic diarrhea in diabetes mellitus: mechanisms and an approach to diagnosis and treatment. Mayo Clin Proc 68(7):691–702

Wald A (1994) Constipation and fecal incontinence in the elderly. Semin Gastrointest Dis 5(4):179–188

Obstipation

A. ROEMPP

29.1 Pathophysiologie 253
29.2 Klinische Befunde 255
29.2.1 Anamnese 255
29.2.2 Untersuchungen 255
29.3 Therapie 256
29.3.1 Schlackenreiche Kost 256
29.3.2 Quellmittel 256
29.3.3 Laktulose 256
29.3.4 Laxanzien 256
29.3.5 Suppositorien 257
29.3.6 Einläufe und Klysmen 257
29.3.7 Operative Behandlung 257
Literatur 258

Ein häufiges Problem bei älteren hospitalisierten Patienten ist die Obstipation und die Koprostase. Die Koprostase ist dabei eine Komplikation oder Folgeerscheinung der Obstipation. Die genaue Prävalenz der Obstipation ist bei der gesunden, nur in ambulanter Therapie befindlichen Bevölkerungsgruppe, nur schwer zu erheben, jedoch klagen ältere Patienten häufiger über Obstipationsbeschwerden als Jüngere. Der Prozentsatz der Patienten, die einen Arzt wegen Obstipationsbeschwerden aufsuchen, liegt bei Patienten, die älter als 60 Jahre sind bei etwa 30 %.

Obstipation bezeichnet die verzögerte Entleerung harten Stuhls. Die Darmentleerung ist dabei sowohl zu Beginn als auch am Ende der Defäkation mit Anstrengung verbunden, manchmal auch mit dem Gefühl einer nicht vollständigen Entleerung. Die Häufigkeit des Stuhlgangs spielt dabei eine untergeordnete Rolle. Umfragen haben ergeben, daß sowohl „3mal täglich" als auch „3mal pro Woche" als normale Stuhlgewohnheiten gelten können. Nur weniger als 2 % der Bevölkerung fallen aus diesem Rahmen, und es kommt gar nicht so selten vor, daß Gesunde nur einmal in der Woche Stuhlgang haben und sich dabei sehr wohl fühlen. Eine Definition auf wissenschaftlicher Grundlage umfaßt die Messung der Stuhlgewichts und der Passagezeit vom Mund bis zum Anus. In Europa liegt das Stuhlgewicht normalerweise zwischen 80 und 160 g/24 h, bei Vegetariern sind es 200–250 g/24 h.

Eine gute, faserreiche Kost mit einem Faseranteil von 30–40 g sollte täglich mindestens eine Darmentleerung mit einem Stuhlgewicht von 150–200 g/Tag und einer Passagezeit von 36–48 h bewirken. Im Rahmen einer Umfrage in einem Altersheim klagten 20 % der alten Menschen über Verstopfung, die Hälfte der Befragten nahmen Abführmittel. 70 % aller Laxanzien werden an Personen über 55 Jahre abgegeben. Oft ist eine Obstipation medizinisch nicht relevant, kann jedoch eine ernsthafte Erkrankung ankündigen. Der Arzt sollte sein Augenmerk auf diejenigen Patienten lenken, deren Stuhlgewohnheiten sich von einem bestimmten Zeitpunkt an verändert haben, nachdem sie zuvor als unproblematisch empfunden worden waren.

29.1 Pathophysiologie

Die Steuerung der Motilität des Verdauungstraktes ist komplex und unterliegt neurogenen, myogenen, hormonellen, biochemischen und bakteriellen Faktoren. Innerhalb all dieser Faktoren können wiederum sowohl stimulierende als auch hemmende Elemente unterschieden werden. Das Verständnis der Funktion des Kolons wird erleichtert, wenn man bedenkt, daß das Kolon 2 Reservoire hat: das Zökum und das Rektosigmoid.

Das Zökum erweitert sich, um eine Stuhlmenge aus dem Ileum aufzunehmen und entleert sich später wieder durch eine peristaltische Bewegung. Aufgrund der intensiven bakteriellen Besiedelung ist das Lumen des Zökums jedoch auch metabolisch aktiv. Die Bakterien zersetzen nichtabsorbierte Speisen; beim Gesunden sind es i.d.R. unverdaute Faseranteile. Der unverdaute Faseranteil der Nahrung erreicht das Zökum in fast unverändertem Zustand. Dennoch macht der Faseranteil nur ungefähr die Hälfte der festen Bestandteile des Stuhls aus, die andere Hälfte besteht aus bakterieller Masse. Der Wasseranteil des Stuhlvolumens liegt bei ca. 70–80 %. Durch Zufuhr faserhaltiger Kost wird das Stuhlvolumen auf 2fache Weise vergrößert:

- Kleie, Zellulose und Ligninfasern passieren das Kolon unverändert und führen durch ihre hohe Wasserbindungskapazität zur Flüssigkeitsansammlung.
- Obst und Gemüse enthalten aufspaltbare Fasern und erhöhen das Stuhlgewicht über eine Steigerung des Bakterienwachstums; dieser Effekt ist jedoch relativ gering.

Das Reservoir des Sigmoids ist eine wirksame Unterbrechung der Kolonpasssage. Dieses Darmsegment hat Dehnungsrezeptoren und zusätzlich noch Rezeptoren, die die Passagezeit und damit die Absorption von Wasser und die Stuhlkontinenz beeinflussen. Der Kot bleibt normalerweise im Sigmoid, während das Rektum noch leer ist. Er wird erst unmittelbar vor der Stuhlentleerung in das Rektum weitertransportiert. Dies geschieht schubweise, so daß dadurch der Defäkationsreflex ausgelöst wird, durch den normalerweise der ganze Stuhl auf einmal entleert werden sollte. In den 20er Jahren wurde aufgrund verschiedener Versuche die Behauptung aufgestellt, daß das Kolon ein weitgehend funktionsloses Organ sei, das lediglich dem Stuhltransport dient. Heute weiß man, daß beim Kolon, ähnlich wie beim Dünndarm, 2 Bewegungsprinzipien unterschieden werden können:

1. Die Segmentierung fördert die Verdauung und die Absorption; eine zu starke Segmentierung hemmt die Passage und führt zu Verstopfung.
2. Die Peristaltik führt zur Weiterbewegung und zur Exkretion; eine zu schwache Peristaltik führt zu Verstopfung. Im Sigmoid kann gelegentlich auch eine Rückwärtsbewegung beobachtet werden; dadurch soll flüssiger Stuhl zurückgehalten werden, um die Konsistenz zu verbessern.

Die Anatomie und die Physiologie des anorektalen Bereichs sind noch komplexer und bisher nur wenig erforscht. Der Drang zur Entleerung tritt erst auf, wenn der Kot das Rektum erreicht und die Rektumwand aufdehnt. Durch diese Dehnung des Rektums, den sog. „anorektalen Reflex", wird der Tonus des Sphinkter internus gesenkt; die Kontinenz wird durch den Sphinkter externus aufrechterhalten. Die Relaxierung des Sphinkter internus hält, wenn das Stuhlvolumen nur gering ist, nicht lange an. Bei zunehmender Dehnung der Rektumwand bleibt der Sphinkter relaxiert und der Sphinkter externus übernimmt seine Funktion bis er ermüdet oder sich willkürlich entspannt. Der Stuhl kann dann passieren, die Dehnung des Rektums nimmt ab und der Sphinkter internus gewinnt wieder seinen Tonus. Die willkürliche Kontrolle über den Sphinkter externus muß erlernt werden, bei Kindern bis zu einem Alter von 2 Jahren läuft die Defäkation ausschließlich reflexabhängig.

Bei älteren Menschen kann die Verbindung mehrerer Faktoren zu einer signifikanten Obstipation führen. Bei hospitalisierten, immobilen Patienten kann sich die Kolontransitzeit erheblich verlängern. Patienten, die bettlägerig sind, können große Schwierigkeiten dabei empfinden, den Stuhlgang auf einer Bettpfanne erledigen zu müssen. Depressionen und ein veränderter mentaler Status interferieren mit einer zeitlich regelmäßigen Defäkation. Inadäquate Flüssigkeitszufuhr und verminderte Zufuhr von faserreicher Kost führen zu einer Dehydratation und können somit einen harten Stuhlgang begünstigen. Viele Begleiterkrankungen und verschiedene Medikamente führen ebenfalls zu einer signifikanten Obstipation (nachfolgende Übersichten):

Einteilung und Ursachen der Obstipation

- Allgemeine Ursachen:
  - Ernährungsfehler[a],
  - schmerzhafter Stuhlgang,
  - Bewegungsmangel[a].
- Perianale Erkrankungen:
  - langsame Passage.
- Idiopathische Motilitätsstörungen:
  - schlaffes Kolon[a],
  - gewisse Formen des Megakolon.
- Erkrankungen des Kolons:
  - Hirschsprung-Krankheit,
  - Megakolon (Defekte des Plexus myentericus),
  - Sklerodermie,
  - Karzinom[a],
  - Strikturen,
  - ulzeröse Proktitis.
- Endokrine/metabolische Störungen:
  - Myxödem[a],
  - Hyperkalzämie[a],
  - Hypokaliämie[a].
- Neurologische Ursachen:
  - Plexusanomalie,
  - Paraplegie (kongenital/traumatisch),
  - multiple Sklerose,
  - Meningozele.
- Psychologische Faktoren:
  - Depression[a],
  - psychotische Syndrome[a].

[a] Häufige Ursachen im Alter.

Medikamente, die eine Obstipation verursachen

- Antazida (z. B. kalzium- und aluminiumhaltige),
- Analgetika (z. B. Opiate),
- Anticholinergika,
- Eisenpräparate,
- Antidepressiva (z. B. trizyklische),
- blutdrucksenkende Medikamente,
- Diuretika (über Dehydratation),
- zytotoxische Substanzen,
- Bariumkontrastmittel,
- Abführmittelmißbrauch.

29.2 Klinische Befunde

29.2.1 Anamnese

Durch eine sorgfältige Ananmnese können mögliche Ursachen der Obstipation ausgeschlossen werden. Auf die folgenden Punkte sollte im besonderem geachtet werden:

- Was versteht der Patient unter Verstopfung?
- Alter des Patienten beim Auftreten der Beschwerden.
- Ernährungsgewohnheiten.
- Medikamentenanamnese.
- Begleitsymptome.

Es gibt unterschiedliche Auffassungen darüber, was normale Stuhlgewohnheiten sind, weshalb man sich nicht auf die Aussage des Patienten verlassen sollte. Man muß sich unbedingt vergewissern, ob überhaupt eine Obstipation vorliegt, oder ob diese nur eingebildet ist. Es muß gefragt werden, was der Patient unter normalem Stuhlgang versteht, bevor man beginnt, auf genannte Symptome wie „zu seltener Stuhlgang","Unregelmäßigkeiten" und „unvollständige Entleerung" hin zu untersuchen. Die Befragung des Patienten sollte zumindest die folgenden Informationen erbringen:

- Häufigkeit des Stuhlganges,
- Regelmäßigkeit,
- Anstrengung bei der Defäkation (zu Beginn, am Ende oder sowohl zu Beginn als auch am Ende),
- Form, Menge und Konsistenz des Stuhls.

Weiterhin ist nach folgenden Begleitsymptomen zu fragen:

- Blut im Stuhl,
- Abgang von Schleim,
- Schmerzen,
- Tenesmen,
- Gewichtsverlust,
- Aufblähung des Abdomens.

29.2.2 Untersuchungen

Rektal-digitale Untersuchung

Eine sorgfältige rektale Untersuchung dient zum Ausschluß eines Karzinoms des Rektums. Das Rektum ist bei Obstipation in der Regel mit Stuhl gefüllt. Ist bei der Palpation kein Stuhl im Rektum tastbar, so kann dies ein Hinweis auf eine höherliegende Obstruktion sein. Durch die Inspektion und die digitale Untersuchung kann eine schmerzhafte Veränderung, wie z.B. eine Analfissur, ausgeschlossen werden. Als primäres, wie auch als sekundäres Symptom, kann bei einer Obstipation ein Verlust der perinealen, analen und rektalen Sensibilität auftreten und bei der Untersuchung festgestellt werden.

Rektosigmoidoskopie

Mit dem starren Rektoskop kann zunächst ein Befund der digitalen Untersuchung bestätigt werden. Die Untersuchung ermöglicht die direkte Beobachtung der Darmwand und evtl. vorliegender Veränderungen. Des weiteren können eine Ausweitung des Darmlumens, das Vorliegen von Stuhl, die Beschaffenheit des Stuhls sowie eine Melanosis coli nachgewiesen werden. Ein Rektumprolaps oder Hämorrhoiden können aufgrund des exzessiven Pressaktes im Rahmen einer Obstipation auftreten. Umgekehrt kann aufgrund der Schmerzhaftigkeit des Preßaktes bei Vorliegen von Fissuren, einer Herpes-simplex-Proktitis oder bei Vorliegen von entzündeten, arrodierten Hämorrhoiden, eine Obstipation auftreten oder begünstigt werden.

Falls in den letzten Jahren bei dem Patienten keine Dickdarmuntersuchung durchgeführt wurde und die Obstipation in Verbindung mit einer Eisenmangelanämie und einem signifikanten Gewichtsverlust auftritt, sollte eine komplette Koloskopie zur vollständigen Untersuchung des Dickdarmes und zum Ausschluß eines Kolonkarzinoms durchgeführt werden.

Kolonkontrasteinlauf

Durch einen Bariumeinlauf können ein mechanischer Verschluß oder eine überdehnte Darmschlinge, die für einen Volvulus prädisponierend ist, dargestellt werden. Außerdem können Größe, Form und Tonus des Kolons beurteilt werden, woraus sich Anhaltspunkte für die bestmögliche Therapie ergeben können. Eine langstreckige Engstellung des Rektums weist auf eine Hirschsprung-Krankheit hin, die z.B. durch eine Vollwandbiopsie bestätigt werden kann.

Spezialuntersuchungen

Die folgenden Spezialuntersuchungen können in besonderen Fällen weiterhelfen. Sie zielen darauf ab, eine Klassifizierung der verschiedenen Ursachen der chronischen Obstipation und damit eine rationale Basis für die Behandlung zu erarbeiten:

- Analkanaldruckmessung: Der Spinkterdruck beim Pressen liegt bei einer Obstipation im Normbereich.
- Aufdehnungsreflex: Im Rektum wird ein Ballon plaziert und auf 200 ml aufgefüllt. Ist der Patient nicht in der Lage, den Ballon auszustoßen, kann dies an einem fehlendem Analreflex oder an einer

Beeinträchtigung der Sensibilität des Rektums liegen.
- Druckverhalten des Sigmas: Wird in Ruhe und nach Stimulierung durch die intrarektale Gabe von Bisacodyl gemessen. In manchen Fällen zeigt sich ein schlaffes, reaktionsloses Kolon.
- Elektromyographie: Normalerweise ist die Aktivität des Sphinkter internus während der Defäkation gemindert. Bei manchen Patienten ist zu Beginn des Stuhlganges eine erhöhte motorische Aktivität in der Puborektalisschlinge zu beobachten; dies führt zu einer Obstipation. Andere Sonden können über ein Sigmoidoskop eingeführt werden, um den elektromyographischen Rhythmus aus dem Sigmoid abzuleiten
- Andere Methoden: z. B. Defäkationsproktogramm.

29.3
Therapie

Die folgenden einfachen Maßnahmen sollten immer der Verordnung von Laxanzien vorausgehen:

- Falsche Ansichten des Patienten über eine normale Darmtätigkeit sind auszuräumen.
- Prädisponierende Ursachen müssen ausgeschlossen werden (z. B. perianale Läsionen, obstipierende Medikamente).
- Starke Laxanzien müssen abgesetzt werden. Dem Wunsch des Patienten nach weiterer Verabreichung von Abführmitteln darf nicht nachgegeben werden.
- Die Ernährungsgewohnheiten des Patienten müssen erfragt und die vermehrte Zufuhr schlackenreicher Kost empfohlen werden.
- Der Patient muß ausreichend trinken (mindestens 1,5 l täglich).
- Hinweis auf ausreichende körperliche Betätigung.
- Bei Stuhldrang muß sofort eine Toilette aufgesucht werden.
- Die Körperhaltung beim Stuhlgang kann möglicherweise verbessert werden.
- Die Patienten sollten sich für den Stuhlgang ausgiebig Zeit nehmen.

29.3.1
Schlackenreiche Kost

Dies ist das A und O bei der Behandlung der Obstipation. Bei der Obstpation kommen eher Weizenkleie und Getreideprodukte als Obst und Gemüse in Frage. Weizenkleie wird anfangs in einer Menge von einem Teelöffel/Tag eingenommen, und die Einnahmemenge wird dann so lange schrittweise erhöht, bis täglich ein weicher Stuhlgang abgesetzt wird. Die wichtigste unerwünschte Nebenwirkung der Weizenkleie ist die Gasbildung im Darm.

29.3.2
Quellmittel

Manche Patienten vertragen keine Weizenkleie, bei anderen ist es nicht möglich, die zur Produzierung eines weichen Stuhles erforderliche Fasermenge zuzuführen. In solchen Fällen können sog. hydrophile Kolloide gegeben werden, deren Wirkmechanismus auf der Absorption von Wasser beruht, wodurch ein weicher, massiger Stuhl entsteht. Die wichtigsten Stoffe sind:

- Methylzellulose,
- Agar-Agar,
- Psylliumsamen.

Die Wirkung dieser Mittel gleicht der von Weizenkleie, der Vorteil ist, daß sie billig und wohlschmeckend sind. Sie können nicht als Ersatz für faserreiche Kost eingesetzt werden, vielmehr sollten Obst und Gemüse zusätzlich gegessen werden. Wie bei der Weizenkleie sollte auch hier die Dosierung langsam erhöht werden, bis es zu einem weichen Stuhl kommt. Das jeweilige Mittel sollte dann lebenslang in dieser Dosierung eingenommen werden. Es ist wichtig, die Patienten auf gleichzeitige Flüssigkeitszufuhr hinzuweisen.

29.3.3
Laktulose

Die Laktulose ist ein nicht resorbierbares Disaccarid mit einer entsprechenden osmotischen Wirkung. Sie beeinflußt auch den pH-Wert, den Bakterienhaushalt und den Stoffwechsel im Kolon und dies hat wiederum Auswirkungen auf das Stuhlvolumen und die -konsistenz. Laktulose kann kombiniert mit faserreicher Kost und Quellmitteln gegeben werden. Die Dosierung sollte, ausgehend von 10 ml/Tag langsam gesteigert werden, bis eine ausreichende Stuhlkonsistenz erreicht ist. Laktulose eignet sich besonders gut für ältere und schwache Patienten, problematisch ist höchstens der süßliche Geschmack und die Neigung zur Gasbildung. Die Patienten müssen auf eine regelmäßige Einnahme achten, da die gelegentliche Einnahme nutzlos ist.

29.3.4
Laxanzien

Wenn die Obstipation andauert, kann es notwendig sein, auf ein Laxativum überzugehen. Dies sollte in keinem Fall leichtfertig geschehen, da die meisten der betroffenen Patienten gut auf die Zufuhr schlackenreicher Kost in Kombination mit Füllmitteln oder Laktulose ansprechen, vorausgesetzt, sie nehmen eine ausreichende Menge und setzen die regelmäßige Einnahme fort. Bei Patienten mit einem schlaffen, stuhlgefüllten Kolon können Laxanzien angezeigt sein. Die Einnahme sollte am Abend erfolgen, beginnend mit kleinen Dosierungen, die allmählich gesteigert werden, bis sich der Stuhl normalisiert hat. Danach kann die Dosierung langsam wieder reduziert werden, diese Behandlung kann über mehrere Wochen oder auch Monate dauern.

Detergenzien (z. B. Paraffinum liquidum)
Sie haben einen unphysiologischen Wirkmechanismus und bedingen eine Reihe von unangenehmen Nebenwirkungen. Man sollte deshalb auf ihren Einsatz verzichten.

Netzmittel (z. B. Poloxamer)
Diese Mittel bewirken eine Minderung der Oberflächenspannung und dadurch eine Durchdringung des Stuhls mit Wasser, wodurch dieser weicher wird. Allerdings beeinträchtigen sie, wie die stimulierenden Laxanzien, die Wasser- und Elektrolytresorption der Kolonschleimhaut und verursachen flüssigen Stuhl. Sie sollten deshalb vorsichtig eingesetzt und keinesfalls für eine Langzeittherapie verwendet werden.

Osmotische Substanzen (z. B. Magnesiumsulfat, Bittersalz)
Diese salinischen Abführmittel haben keine direkte osmotische Wirkung, allerdings stimulieren sie die Wasser- und Elektrolytakkumulation im Darm; dies geht vermutlich auf einen Cholezystokinineffekt zurück. Die Wirkung der Mittel ist unphysiologisch, sie führt nicht zu einer Wiederherstellung der Kolonfunktion. Ihre Anwendung ist für eine kurze, durchgreifende Behandlung bei hartnäckigen Beschwerden oder bei der Vorbereitung für eine Koloskopie zu vertreten, nicht jedoch als Langzeittherapie.

Schleimhautirritierende Mittel
Von Antrachinon, Polyphenol und Rhizinusöl hatte man angenommen, daß sie den Plexus mesentericus und die glatte Muskulatur stimulieren. In Wirklichkeit haben sie jedoch eine toxische Wirkung auf die Schleimhaut, weil sie den Wasser- und Elektrolythaushalt durch eine Vernetzung des Wassers im Darmlumen stören. Sie sollten nur angewendet werden, wenn sich beträchtliche Rückstände im Lumen angesammelt haben. Eine Verordnung über längere Zeit sollte vermieden werden.

29.3.5
Suppositorien

Glyzerinsuppositorien haben keine pharmakologische Wirkung, sondern stimulieren lediglich das Rektum und leiten den normalen Defäkationsreflex ein. Sie sind ideal bei temporärer Obstipation, weil sich nach der Entleerung des unteren Kolon und des Rektums die Darmfunktion verbessert und normalisiert. Wenn jedoch das Rektum mit hartem Stuhl gefüllt ist, bleibt dieser Effekt meist aus und die Beschwerden des Patienten verschlimmern sich eher. Für Zäpfchen mit pharmakologischer Wirkung gelten die gleichen Indikationen und Vorbehalte wie bei den oralen schleimhautirritierenden Mitteln.

29.3.6
Einläufe und Klysmen

Großvolumige Einläufe werden selten gebraucht. Einmalverpackte Klysmen sind in 2 verschiedenen Größen erhältlich. Sogenannte Mikroklistiere enthalten 5 ml Flüssigkeit und haben den gleichen Wirkansatz wie Zäpfchen. Die Wirkungsweise der in einer Menge von 125 ml abgepackten Phosphateinläufe ist noch nicht ganz erforscht. Es ist jedoch anzunehmen, daß sie zu einer Wasserretention im Lumen führen und dadurch das Rektum aufgedehnt und die Peristaltik angeregt wird. Es könnte auch sein, daß sie als Netzmittel wirken. Ihr Einsatz ist besonders nützlich, wenn der Darm mit Skybala gefüllt ist.

29.3.7
Operative Behandlung

Tumoren und aganglionäre Segmente (z. B. Hirschsprung-Krankheit) müssen durch Resektion behandelt werden. Bei anderen Formen der Obstipation ist die operative Behandlung umstritten. Es ist erwiesen, daß eine Myektomie bei manchen Patienten von Nutzen ist. Mit Hilfe spezieller Untersuchungsmethoden (s. Abschn. 29.2.2) können Funktionsanomalien des Kolons aufgezeigt werden, die operativ zu beheben sind. Bei schlaffem Kolon und langsamer Passage kann duch eine subtotale Kolektomie mit ileorektaler Anastomose eine Besserung erzielt werden. Bei Patienten, die einen ins Rektum eingeführten Ballon nicht auspressen können und einen erhöhten Sphinktertonus aufweisen, ist eine teilweise Durchtrennung der Beckenbodenmuskulatur zu erwägen. Diese Techniken sind alle noch nicht voll ausgereift. Sie bieten jedoch eine logische Alternative bei schwerer chronischer Obstipation, bei der eine initiale, maximale konservative Therapie keine Besserung bewirkt hat.

Literatur

Drossman DA (1984) Diagnosis of the irritable bowel syndrome. Gastroenterology 87:224–225

Harari D, Gurwitz JH, Avorn J, Bohn R, Minaker KL (1996) Bowel habits in relation to age and gender. Findings from National Health Interview Survey and clinical implications. Arch Intern Med 156(3):315–320

Merkel IS, Locher J, Burgio K, Towers A, Wald A (1993) Physiologic and psychologic characteristics of an elderly population with chronic obstipation. Am J Gastroenterol 88(11):1854

Talley NJ, Fleming KC, Evans JM, O'Keefe EA Weaver AL, Zinsmeister AR, Melton LJ (1996) Constipation in an elderly community: a study of prevalence and potential risk factors. Am J Gastroenterol 91(1):19–25

Wald A, Caruana BJ, Freimannis MG, Baumann DH, Hinds JP (1990) Contributions of evacuation proctography and anorectal manometry to evaluation of adults with constipation and defecatory difficulty. Dig Dis Sci 35:481

Gangstörungen und Stürze

C. BECKER, U. LINDEMANN, S. SCHEIBLE

30.1 Stehen und Gehen; Physiologie und Altern 259
30.2 Untersuchungsgang 261
30.3 Epidemiologie von Gangstörungen 265
30.4 Nosologie: Gangstörungen als Leitsymptom 266
30.5 Stürze 268
30.6 Resümee 271
Literatur 272

Mobilität ist eine Grundvoraussetzung menschlicher Unabhängigkeit. Sie ist eng verknüpft mit sozialer und intellektueller Interaktion. Der Verlust der Mobilität ist umgekehrt eine der wichtigsten Ursachen für Pflegebedürftigkeit und eingeschränkte Lebensqualität. Gangunsicherheit und eingeschränkte Gehfähigkeit gehen oft einem Sturz voraus. Jedoch ist es meist erst eine sturzbedingte Verletzung, die vom Betroffenen und der Umgebung als bedrohlich wahrgenommen wird. Voraussetzung für Mobilität ist ein intaktes sensorisches System und eine adäquate motorische Kontrolle. Ein weiterer wichtiger Faktor sind die erhaltenen Gelenkfunktionen. Daneben ist eine ausreichende kardiopulmonale Leistungsfähigkeit von Bedeutung. Eine Dysfunktion kann auf den unterschiedlichen Ebenen auftreten und steht in der ständigen Interaktion mit der Umwelt. Dieses Kapitel beschreibt im ersten Abschnitt Alterseffekte auf den Stand (statische Balance) und das Gangbild (dynamische Balance). Es werden die häufigsten Krankheiten beschrieben, die die neuromuskuläre Kontrolle der Stehfähigkeit und des Ganges beeinträchtigen. Der Begriff Mobilität wird im Kapitel synonym mit der Fähigkeit, sicher zu stehen und zu gehen, benutzt. Gangstörungen liegen dann vor, wenn entweder ein abnormes Gangmuster oder eine verminderte Gehgeschwindigkeit (<1 m/s) beobachtet wird.

Im weiteren Verlauf des Kapitels wird die Bedeutung des Syndroms Sturz für Ältere beschrieben. Die wichtigsten diagnostischen und therapeutischen Strategien im Umgang mit dem Problem Sturzgefährdung werden erläutert. Im Kapitel wird Sturz als: Unbeabsichtigtes auf einer tiefer gelegenen Ebene zu liegen kommen („unintentionally coming to rest on lower level") definiert.

30.1
Stehen und Gehen; Physiologie und Altern

Motorische Komponenten der Mobilität sind Stand, Gang und Lauf. Das Laufen, das sich vom Gang im wesentlichen durch eine kontaktfreie Phase beider Füße vom Boden unterscheidet, soll hier nicht ausführlich besprochen werden.

Stand

Zur Aufrechterhaltung des freien Standes ist es nötig, daß die Extensoren der Muskulatur die Schwerkraft des eigenen Körpergewichts überwinden. Der Körperschwerpunkt (COG – „center of gravity") muß über seiner Unterstützungsfläche ausbalanciert werden. Diese ist durch den Fußkontakt mit dem Boden und die Fläche zwischen den Füßen determiniert.

Die Grenzen der anterior/posterioren Stabilität (LOS – „limits of stability") werden bei parallelem Stand durch die Höhe des Körperschwerpunktes und die Fußfläche bestimmt. Für die laterale Stabilität sind die Standbreite und ebenfalls die Höhe des Körperschwerpunkts entscheidend. Normale Schwankungsbereiche sind anterior/posterior bis 12,5° und lateral bis 16° (Schieppati et al. 1994).

Kompensationsstrategien

Im Stand treten Schwankungen ständig auf und müssen daher kontinuierlich ausgeglichen werden. Die Schwankungsamplitude (Sway) ist nur apparativ meßbar (Posturographie) und ist bei älteren Menschen vergrößert (Wolfson et al. 1992). Zur Aufrechterhaltung des Gleichgewichtes kommen verschiedene Bewegungsstrategien zur Anwendung: ankle, hip und stepping strategy (Horak 1986). Bei jungen Erwachsenen wird der Schwankungsausgleich bei ausreichender Standfläche vorwiegend über distale Muskelgruppen ausgeglichen („ankle strategy"). Bei größerer Unsicherheit oder verringerter Standfläche wird dann die Haltungskontrolle (posturale Kontrolle) vorwiegend von proximalen Muskelgruppen übernommen („hip strategy"). Auch Kombinationen dieser Strategien sind möglich. Die „stepping strategy" ist nötig, wenn der Körperschwerpunkt außerhalb der Stabilitätsgrenzen gerät. Sehr heftige Schwankungen haben letztendlich zur Folge, daß durch die Auslösung eines Schrittes („step") die Standfläche vergrößert wird. Bei älteren Menschen kommt die „ankle strategy", die stark von somato-sensorischen Afferenzen abhängig ist, kaum noch zur Anwendung. Posturale Haltungskontrollen werden vornehmlich über die „hip strategy" gelöst, wobei verstärkt vestibuläre Afferenzen genutzt werden.

Sensorik

Afferente, sensorische Informationen, die der Erhaltung des Gleichgewichts dienen, werden zentralnervös verschaltet (sensorische Organisation). Die Informationen stammen aus dem visuellen, vestibulären und somatosensorischen System (Muskelspannung, Gelenkstellung, taktile und tiefensensorische Information). Solange keine Fortbewegung stattfindet, reichen bei ebenem und festem Untergrund die somatosensorischen Informationen aus, den Körperschwerpunkt über den Stabilitätsgrenzen auszubalancieren. Bei ungleichmäßigem Untergrund übernimmt die visuelle Information die führende Rolle (Paulus et al. 1987). Wenn ausreichende somatosensorische und visuelle Informationen vorliegen, spielt das vestibuläre System hierbei nur in Konfliktsituationen eine wichtige Rolle. Vestibuläre Informationen sind zur Einstellung der Kopfhaltung und Augenbewegung wichtig, v. a. wenn der Körper sich in Bewegung befindet.

Ab dem 65. Lebensjahr ist der Visus, somatosensorische Qualitäten, wie das Vibrationsempfinden, die taktile Sensorik und die Wahrnehmung der Gelenkstellung sowie die Nervenleitgeschwindigkeit, eingeschränkt (Shik u. Orlovsky 1976). Sensorische Einschränkungen werden durch eine verstärkte Nutzung anderer Informationen kompensiert. Die Einschränkungen sind bis auf die Minderung des Vibrationsempfinden diskret und werden nur beim Vorliegen mehrerer Einschränkungen oder bei Multimorbidität symptomatisch und führen zu Defiziten des Gleichgewichts (Duncan et al. 1993). Eine Dominanz der sensorischen Einschränkungen in der unteren Extremität ist in erster Linie auf die Länge der afferenten Leitungsbahnen zurückzuführen. Im Verhältnis zu den o.g. Veränderungen haben altersassoziierte Verschlechterungen des Vestibularapparates eine nachgeordnete Rolle bei der Verschlechterung der Gleichgewichtskontrolle.

Motorische Antworten

Die efferenten motorischen Antworten sind bei monosynaptischen Reflexen nach 35–40 ms elektromyographisch meßbar (Prototyp: PSR). Monosynaptische Reflexe werden auf spinaler Ebene geschaltet. Polysynaptische Reflexe sind nach 90–100 ms meßbar, wobei die zeitliche Spanne die Beteiligung des Hirnstamms und möglicherweise auch kortikaler Strukturen zeigt. Die willkürliche Aktivierung der Muskulatur benötigt mindestens 150 ms. Hierbei hat der motorische Kortex die führende Rolle bei der sensorischen Integration. Die biomechanische Aktivität der Muskulatur folgt 20–40 ms nach den o.g. Zeitabschnitten. Im Alter sind die motorischen Antworten verzögert, wobei die polysynaptischen und willkürlichen motorischen Aktivitäten stärker betroffen sind.

Gangbild

Die Beschreibung des Gangbildes erfolgt über verschiedene Parameter:

- Schrittlänge,
- Schrittbreite,
- Schrittfrequenz,
- Schrittrhythmik,
- Gangmuster (flüssige Bewegung),
- Fähigkeit der Richtungsänderung und
- Gehgeschwindigkeit.

Die Abfolge zweier aufeinanderfolgender Schritte wird als Schrittzyklus bezeichnet. Das Gehen ist beim Menschen weitestgehend automatisiert. Die Abrufbarkeit des Gangmusters ist neben der posturalen Kontrolle die zweite wichtige koordinative Aufgabe. Wesentlich sind dabei die intermuskuläre Koordination der Beine und die Stabilisation durch ausbalancierende Mitbewegung der Rumpf- und Armmuskulatur. Die wesentlichen Einflüsse bei der sensorischen Integration sind vermutlich im Mittelhirn lokalisiert. Die selbst gewählte Gehgeschwindigkeit beträgt bei gesunden Erwachsenen bis zum 60. Lebensjahr 1,4–1,5 m/s. Für gesunde 70jährige ist ein Wert von 1,3 m/s normal. Gesunde 80jährige gehen im Mittel nur noch mit einer Geschwindigkeit von 1–1,2 m/s. Die Dauer der Standbeinphase (Bodenkontaktzeit) jedes einzelnen Beines beträgt beim Gang Jüngerer jeweils 60–65% eines Zyklus. Die Zeit in der beide Füße gleichzeitig Kontakt (Doppelkontakt) haben, macht 20–25% eines Schrittzyklus aus (s. Abb. 30-1; Sudarsky 1990).

Bei der Schrittauslösung (Propulsion) kommt es zu einer Verschiebung des Körperschwerpunktes von der Vorderkante des 2. Sakralwirbelkörpers nach vorne. Bevor der Körperschwerpunkt die Projektion der Unterstützungsfläche verläßt, muß zur Sturzvermeidung ein Schritt erfolgen. Bezüglich der Auf-

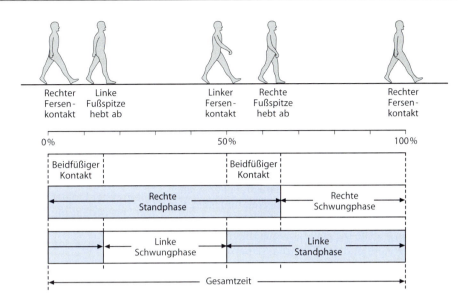

Abb. 30-1. Gangzyklus

rechterhaltung des Gleichgewichts ist im Vergleich zum beidbeinigen Stand die Unterstützungsfläche halbiert. Die räumliche und zeitliche Orientierung der Füße teilt sich in eine Stand- und eine Schwungbeinphase. Die Schrittlänge beträgt normalerweise mindestens eine Fußlänge. Der seitliche Abstand beider Füße zueinander ist 5 bis 10 cm und wird bei zunehmender Geschwindigkeit geringer. Während der Schwungbeinphase werden die Füße im höchsten Punkt etwa 2 cm über dem Boden geführt. Sowohl die Schrittfolge im Zyklus als auch die aufeinanderfolgenden Zyklen sind kontinuierlich.

Ältere Menschen kompensieren ihre reduzierte Gleichgewichtsfähigkeit dadurch, daß sie die Schrittlänge auf weniger als eine Fußlänge reduzieren, also ihren Körperschwerpunkt nur wenig über der Unterstützungsfläche verschieben. Gleichzeitig ist eine flache Fußführung in der Schwungbeinphase zu beobachten („Schlurfen") und die beidbeinige Kontaktphase ist verlängert. Zur lateralen Stabilisierung wird die „Spurbreite" vergrößert. Eine weitere Veränderung des Gangbildes im Alter ist die oft verminderte Rotation im Schulter- und Beckengürtel. Dies wird besonders durch die geringe Amplitude beim Mitschwingen der Arme deutlich. Die beschriebenen altersbedingten Verschlechterungen sind teilweise auf eine passive Lebensführung und nicht auf Altersveränderungen per se zurückzuführen (s. nachfolgende Übersicht).

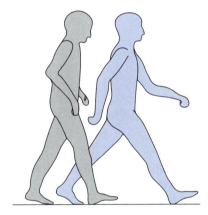

Abb. 30-2. Gangbild Älterer und Jüngerer

> **Gangveränderungen im Alter**
>
> - verkürzte Schrittlänge (s. Abb. 30-2),
> - breiteres Gangbild,
> - flache bis „schlurfende" Fußführung,
> - längere Doppelfußkontaktphase,
> - verzögerte Schrittauslösung,
> - unregelmäßige Schrittfolge,
> - verminderte Gehgeschwindigkeit.

30.2 Untersuchungsgang

Die nachfolgende Darstellung konzentriert sich auf die Beschreibung der Gangstörungen, bei denen Gangveränderungen häufig Leitsymptome darstellen. Meist bestehen die Gangstörungen über einen längeren Zeitraum (>4 Wochen). Bei akut aufgetretenen Gangstörungen ist das diagnostische Vorgehen zu modifizieren.

Anamnese und körperliche Untersuchung

Die Diagnostik von Gangstörungen umfaßt eine neurologische (Müngersdorf 1999), ophtalmologische und orthopädische Untersuchung. Die körperliche Untersuchung sollte präzise folgende Bereiche beschreiben und nach Problemen fahnden:

- motorische und sensible Defizite,
- Ataxie,
- sensorische Einschränkungen,
- Gelenkbeschwerden v. a. der unteren Extremität,
- Flexibilität des Rumpfes und
- Fußdeformitäten.

Dabei ist zu bedenken, daß begrenzte muskuloskelettale, sensorische und zentralnervöse Einschränkungen dem Untersucher häufig nur unter Provokation oder Belastungsbedingungen auffallen (Vieregge 1997). Die weitere Untersuchung sollte ein Assessment des Gangbildes und der Gleichgewichtsfähigkeit umfassen. Ein Teil der Verfahren wurde bereits im Abschn. „Assessment" dargestellt. Die apparativ-quantitative Messung des Gangbildes und der Balance ist einerseits speziellen Zentren wie Sturzkliniken oder neurologischen Untersuchungseinheiten vorbehalten und andererseits unter klinischen Bedingungen meist auch nicht erforderlich.

Allgemeine Testverfahren

Das statische Gleichgewicht sollte über die Untersuchung verschiedener Standpositionen (über 10 oder 15 s) geprüft werden. Die Positionen sind:

- offener Stand,
- geschlossener Stand,
- Semitandemstand (Ferse direkt neben medialem Großzehenrand),
- Tandemstand (ein Fuß direkt vor dem anderen)
- und Einbeinstand.

Der Vorzug dieses Tests liegt in seiner schnellen und einfachen Durchführbarkeit, seiner guten Reliabilität und Validität.

Die Messung der Gehgeschwindigkeit ist eine obligatorische Testung zur Untersuchung von Gangstörungen. Zur Therapiekontrolle ist bei kognitiv nicht eingeschränkten Patienten, die forcierte Gehgeschwindigkeit zu bevorzugen. Bei Messung mit einer Handstoppuhr sollte eine Gehstrecke von mindestens 10 m zur Vermeidung von Meßfehlern benutzt werden.

Als 3. Testverfahren sollte ein Verfahren gewählt werden, daß die Beschreibung der Gangqualitäten beinhaltet wie:

- Schrittauslösung,
- Richtungsänderungen,
- Gangbreite,
- Schritthöhe,
- Schrittlänge,
- Schrittsymmetrie,
- Wegabweichung,
- Rumpfstabilität.

Das am besten untersuchte Verfahren ist der Performancetest der Arbeitsgruppe von M. Tinetti. Die Bedeutung des Tests liegt bei der Untersuchung von Gangstörungen nicht im Erstellen eines Punktescores, sondern in der Untersuchung und Beschreibung der einzelnen Items. Sinnvolle ergänzende Untersuchungen, die im derzeit genutzten „Tinetti-Test" nicht enthalten sind, sind die Testung der Fähigkeit rückwärts zu gehen und des Richtungswechsels.

Neben den genannten Testverfahren existiert eine große Anzahl anderer Meßverfahren. Diese sind derzeit in erster Linie für wissenschaftliche Fragestellungen von Bedeutung. Eine Ausnahme hiervon bilden Meßskalen zur Bewertung eines Behandlungserfolges im Rahmen der Rehabilitation.

Therapiekontrolle

Die Berg-Balance-Skala gibt eine detaillierte Beschreibung (14 Items, s. Abb. 30-3) des funktionellen Gleichgewichtes. Durch ihre hohe Sensitivität bei der Beurteilung der einzelnen Items (jeweils 0–4 Punkte) ist auch der Erfolg einer Intervention gut dokumentierbar. Daneben ist die Messung der Gehgeschwindigkeit und einer zeitlimitierten Gehstrecke („6-minute-walk") zur Therapiekontrolle geeignet. Andere Verfahren sind derzeit noch nicht validiert.

Qualitative Abweichungen vom normalen Gangbild

Bei der Untersuchung von Gangstörungen ist die Beschreibung der kompensatorischen Haltungsveränderung des Stammes ein wichtiger Hinweis für die Differentialdiagnose der zugrundeliegenden Erkrankung. Die Veränderungen können als laterale, posteriore und anteriore Rumpfverlagerung beschrieben werden. Daneben kann es zu einer verstärkten lumbalen Lordose, einer veränderten Höhenschwankung beim Gehen und zu Haltungsasymmetrien kommen.

Bei der lateralen Verlagerung des Körperschwerpunktes über die betroffene Hüfte (Trendelenburg-Zeichen) wird eine Entlastung der Glutealmuskulatur erreicht. Als häufigste Ursache kommen eine Muskelschwäche der Hüftabduktionsmuskulatur, Beinlängendifferenzen und degenerative Veränderungen des Hüftgelenks in Frage (s. Abb. 30-4).

Durch eine Rumpfbeugung nach vorne kann eine Schwäche der Knieextensoren kompensiert werden (Abb. 30-5). Schwache (Beispiel Myopathie) oder spastische Hüftextensoren, eine Beugekontraktur der Knie und eine Ankylose des Hüftgelenks werden durch eine Rumpfbeuge nach hinten ausgeglichen (Abb. 30-6). Beugekontrakturen der Hüfte, schwache Bauchmuskulatur, schwache Hüftextensoren oder

1. Von einem Stuhl ohne Armlehne aufstehen

Anweisung: Bitte stehen Sie auf. Versuchen Sie dies, ohne dabei Ihre Hände zur Hilfe zu nehmen.

- Fähig aufzustehen, ohne sich mit den Händen abzustützen und sicher zu stehen 4
- Fähig, mit Abstützen aufzustehen 3
- Fähig, nach mehreren Versuchen mit Abstützen aufzustehen 2
- Benötigt minimale Hilfe, um aufzustehen oder um sicher zu stehen 1
- Benötigt mittlere oder maximale Hilfe um aufzustehen 0

2. Freier Stand

Anweisung: Bitte versuchen Sie 2 Minuten zu stehen, ohne sich irgendwo festzuhalten.

- Fähig, 2 Minuten sicher zu stehen 4
- Fähig, 2 Minuten zu stehen mit Überwachung 3
- Fähig, 30 Sekunden zu stehen, ohne sich abzustützen 2
- Benötigt mehrere Versuche, um 30 Sekunden zu stehen, ohne sich abzustützen 1
- Nicht fähig, 30 Sekunden ohne Hilfe zu stehen 0

Wenn ein Proband fähig ist, 2 Minuten frei zu stehen, erhält er auch in Test 3 (Freies Sitzen mit den Füßen am Boden) die höchste Punktzahl. Test 3 überspringen und mit Test 4 fortfahren.

3. Freies Sitzen mit den Füßen am Boden

Anweisung: Bitte sitzen Sie 2 Minuten mit verschränkten Armen, ohne sich anzulehnen.

- Fähig, 2 Minuten sicher und stabil zu sitzen 4
- Fähig, 2 Minuten mit Überwachung frei zu sitzen 3
- Fähig, 30 Sekunden frei zu sitzen 2
- Fähig, 10 Sekunden frei zu sitzen 1
- Nicht fähig, 10 Sekunden zu sitzen, ohne sich anzulehnen 0

4. Auf einen Stuhl ohne Armlehne absitzen

Anweisung: Bitte setzen Sie sich.

- Setzt sich sicher und gebraucht die Hände nur minimal 4
- Kontrolliert das Absitzen durch den Gebrauch der Hände 3
- Benutzt den Kontakt der Oberschenkelrückseite, um das Absitzen zu kontrollieren 2
- Sitzt selbständig, aber kann das Absitzen nicht kontrollieren 1
- Braucht zum Absitzen Hilfe 0

5. Transfer mit 90° Drehung

2 Stühle im Winkel von 90°; einer mit und einer ohne Armlehne.
Proband sitzt auf dem Stuhl mit Armlehne.

Anweisung: Setzen Sie sich bitte auf den Stuhl ohne Armlehne und anschließend wieder zurück auf den Stuhl mit Armlehne.

- Fähig, sicher den Transfer zu vollziehen mit minimalem Gebrauch der Hände 4
- Fähig, sicher den Transfer zu vollziehen, aber mit Gebrauch der Hände 3
- Fähig, den Transfer zu vollziehen, aber mit verbaler Anleitung und/oder Überwachung 2
- Benötigt zum Transfer die Hilfe einer Person 1
- Benötigt zum sicheren Transfer 2 Personen zur Hilfe oder Überwachung 0

6. Freier Stand mit geschlossenen Augen

Anweisung: Bitte schließen Sie Ihre Augen und bleiben Sie 10 Sekunden ruhig stehen.

- Fähig, 10 Sekunden ruhig mit geschlossenen Augen zu stehen 4
- Fähig, 10 Sekunden mit geschlossenen Augen zu stehen, aber unsicher 3
- Fähig, mindestens 3 Sekunden mit geschlossenen Augen zu stehen 2
- Steht sicher, aber ist nicht fähig, die Augen für mindestens 3 Sekunden zu schließen 1
- Braucht Unterstützung beim Stehen, um nicht umzufallen 0

7. Freier Stand mit geschlossener Fußstellung

Anweisung: Stellen Sie bitte Ihre Füße geschlossen nebeneinander, und versuchen Sie 1 Minute zu stehen, ohne sich festzuhalten.

- Fähig, mit geschlossenen Füßen 1 Minute sicher zu stehen 4
- Fähig, mit geschlossenen Füßen 1 Minute zu stehen, aber unsicher 3
- Fähig, mit geschlossenen Füßen zu stehen, aber weniger als 30 Sekunden 2
- Braucht Hilfe, um die Position einzunehmen, kann die Position dann aber mindestens 15 Sekunden halten 1
- Braucht Hilfe, um die Position einzunehmen und kann die Position dann keine 15 Sekunden halten 0

Abb. 30-3. Berg-Balance-Skala. (Mod. nach Berg et al. 1992). *Fortsetzung s. S. 264*

8. Stehend mit ausgestreckten Armen nach vorne greifen (Functional Reach)

Anweisung: Bitte heben Sie beide Arme waagerecht hoch. Umgreifen Sie mit der einen Hand den Daumen der anderen Hand. Strecken Sie die anderen Finger gerade nach vorne. (Ein Lineal wird vom Untersucher, mit dem Nullpunkt bei den Fingerspitzen, an die Wand gehalten.) Schieben Sie nun Ihre Fingerspitzen soweit wie möglich nach vorne.

- Kann sicher >25 cm nach vorne schieben 4
- Kann sicher >12 cm nach vorne schieben 3
- Kann sicher >5 cm nach vorne schieben 2
- Kann nach vorne schieben, ist aber unsicher 1
- Verliert beim Versuch das Gleichgewicht 0

9. Aus dem Stand einen Gegenstand vom Boden aufheben

Anweisung: Heben Sie bitte den Gegenstand (Schuh) auf, der vor Ihren Füßen liegt.

- Fähig, den Gegenstand sicher und ohne Schwierigkeiten aufzuheben 4
- Fähig, den Gegenstand aufzuheben, aber unsicher 3
- Nicht fähig, den Gegenstand aufzuheben, reicht aber bis nahe (2-5 cm) an den Gegenstand heran und kann das Gleichgewicht halten 2
- Nicht fähig, den Gegenstand aufzuheben und ist beim Versuch unsicher 1
- Nicht fähig, den Versuch zu machen und braucht Hilfe, um nicht zu fallen 0

10. Aus dem Stand den Kopf drehen und über die linke und rechte Schulter schauen

Anweisung: Bitte stellen Sie die Füße hüftbreit. Drehen Sie bitte Ihren Kopf und schauen Sie über die Schulter gerade nach hinten. Der Oberkörper darf mitdrehen. Danach das gleiche zur anderen Seite.

- Schaut zu beiden Seiten nach hinten, ohne das Gleichgewicht zu verlieren 4
- Schaut zu einer Seite nach hinten, ohne Gleichgewichtsprobleme, die andere Seite mit geringen Problemen 3
- Dreht beidseits nur seitwärts, aber hält das Gleichgewicht 2
- Ist unsicher beim Drehen 1
- Braucht Hilfe beim Drehen, um nicht zu stürzen 0

11. Drehung um 360 Grad

Anweisung: Drehen Sie sich bitte einmal um die eigene Achse. Pause. Drehen Sie sich dann bitte einmal zur anderen Seite um die eigene Achse.

- Dreht sich sicher zu beiden Seiten um 360° in weniger als 4 Sekunden 4
- Dreht sich sicher zu beiden Seiten um 360°, aber nur zu einer Seite in weniger als 4 Sekunden 3
- Dreht sich sicher zu beiden Seiten um 360°, aber langsam 2
- Dreht unsicher oder braucht Anleitung 1
- Kann nur mit Hilfe drehen 0

12. Aus dem freien Stand abwechselnd einen Fuß auf einen Tritt stellen

Anweisung: Bitte stellen Sie abwechselnd einen Fuß auf den Tritt, so oft, bis jeder Fuß viermal auf dem Tritt stand.

- Fähig, frei und sicher zu stehen und die 8 Tritte in 20 Sekunden auszuführen 4
- Fähig, frei zu stehen und die 8 Tritte in mehr als 20 Sekunden auszuführen 3
- Fähig, mindestens 4 Tritte auszuführen, aber unsicher 2
- Fähig, mindestens 2 Tritte auszuführen, aber mit minimaler Hilfe 1
- Nicht fähig, den Versuch ohne Hilfe zu machen 0

13. Freier Stand, mit einem Fuß direkt vor dem anderen (Romberg)

Anweisung: (dem Probanden vorzeigen) Bitte versuchen Sie einen großen Schritt zu machen, so daß die Ferse des vorderen Fußes vor den Zehen des anderen Fußes zu stehen kommt. (Wenn der Proband dies sicher erreicht:) Bitte setzen Sie einen Fuß unmittelbar vor den anderen.

- Fähig, einen Fuß direkt vor den anderen zu stellen (Tandemstand) und diese Stellung 30 Sekunden zu halten 4
- Fähig, einen Fuß vor den anderen zu stellen (nicht Tandemstand) und diese Stellung 30 Sekunden zu halten 3
- Fähig, nur einen kleinen Schritt vorwärts zu machen und diese Stellung 30 Sekunden zu halten 2
- Benötigt Hilfe um einen Schritt vorwärts zu machen, kann diese Stellung aber mindestens 15 Sekunden halten 1
- Verliert das Gleichgewicht beim Schritt vorwärts oder beim Halten der eingenommenen Stellung 0

14. Auf einem Bein stehen (rechtes oder linkes Bein nach freier Wahl)

Anweisung: Stehen Sie bitte so lange wie möglich auf einem Bein, ohne sich irgendwo festzuhalten.

- Fähig, 10 Sekunden auf einem Bein zu stehen 4
- Fähig, 5 - 10 Sekunden auf einem Bein zu stehen 3
- Fähig, 3 - 5 Sekunden auf einem Bein zu stehen 2
- Versucht das Bein zu heben, gelingt nur weniger als 3 Sekunden, bleibt aber stehen 1
- Nicht fähig, den Versuch ohne Hilfe zu machen 0

.... / 56 (Gesamtsumme)

Abb. 30-3 (Fortsetzung)

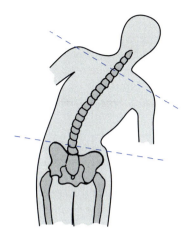

Abb. 30-4. Laterale Rumpfverlagerung

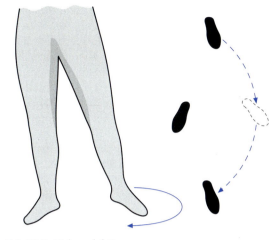

Abb. 30-7. Zirkumduktion

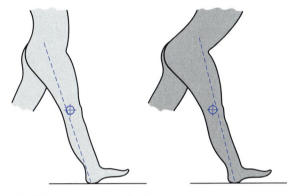

Abb. 30-5. Ventrale Rumpfverlagerung

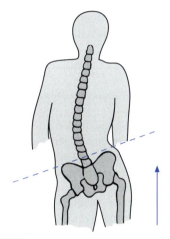

Abb. 30-8. Hüfthebung

des Rumpfes (Abb. 30-8) und eine verstärkte Kniebeugung in der Schwungphase und bei beiden eine vergrößerte Spurbreite (Brummel-Smith 1995).

Qualitative Gangveränderung (Symptome) sind:

- Rumpfbeugung (lateral, vorne oder hinten),
- verstärkte lumbale Lordose,
- funktionelle Beinlängendifferenz,
- veränderte Hüftrotation.

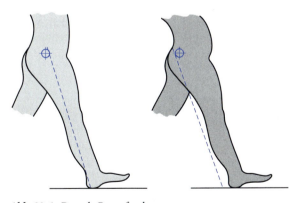

Abb. 30-6. Dorsale Rumpfverlagerung

eine Ankylose des Hüftgelenks können eine verstärkte lumbale Lordose bewirken.

Funktionelle Beinlängenveränderungen treten nach Schlaganfall, peripherer Parese oder anderen unilateralen Veränderungen auf. Kompensationsmöglichkeiten sind bei der Hemiplegie v. a. die Zirkumduktion (Abb. 30-7) und bei der peripheren Lähmung das Heben der Hüfte ohne laterales Abknicken

30.3
Epidemiologie von Gangstörungen

Die meisten Autoren berichten eine Abnahme der Gehgeschwindigkeit von etwa 1% pro Jahr jenseits des 65. Lebensjahres. Die Abnahme verstärkt sich ab einem Lebensalter über 75 Jahren. Dies ist v. a. Folge der abnehmenden Schrittlänge und nicht der Schrittfrequenz. Die Gehgeschwindigkeit älterer Männer ist ca. 10 % höher als die gleichaltriger Frauen. Dies führt z. B. dazu, daß durch die Fallrichtung bei höherer Gehgeschwindigkeit der Rumpf häufiger noch nach vorne gerichtet ist. Mehr als 10 % älterer Menschen (≥ 65 Jahre) berichten von Gangstörungen oder benutzen Hilfsmittel beim Gehen. Dieser Anteil erhöht sich auf über 30 % für die über 80jährigen, die im eigenen Haushalt leben. Bei den gehfähigen Pflegeheimbewohnern liegt der Prozentsatz bei über 60 %. Die Betrachtung des Gangbildes und der Gehgeschwindigkeit sind wichtige Prädiktoren für die Sturzgefährdung. In mehreren Untersuchungen hat sich gezeigt, daß reduzierte Gehgeschwindigkeit bzw. Gangstörungen Vorboten der Einschränkungen von Alltagsaktivitäten und des Selbstvertrauens sind. Darüber hinaus hat eine verminderte Gehgeschwindigkeit eine erhöhte Gefährdung im öffentlichen Verkehr zur Folge. So ist zum sicheren Überqueren einer Straße während der Grünphase eine Gehgeschwindigkeit von 1,4 m/s nötig (Alexander 1996).

30.4
Nosologie: Gangstörungen als Leitsymptom

Verschiedene Krankheitsbilder können als Leitsymptom Gangstörungen bzw. Stürze aufweisen, ohne daß andere Symptome der Erkrankungen bis zum Untersuchungstermin zu einer definitiven Diagnose geführt haben. Diese stehen im Mittelpunkt der folgenden Darstellung. Mögliche Mischformen verschiedener Erkrankungen erschweren die Interpretation (Sudarsky 1990).

M. Parkinson und Parkinsonsyndrom

Mehr als 2 % der über 75 Jahre alten Bevölkerung sind betroffen. Das Gangbild ist durch eine gebeugte Haltung und eine verminderte Armschwingung charakterisiert. Es besteht eine erhöhte Bodenkontaktzeit, die Patienten haben häufig Schwierigkeiten, Bewegungen zu beginnen (Schrittauslösung) und Richtungsänderungen vorzunehmen, die Gehgeschwindigkeit ist vermindert. Verschlechterungen der Balance, der Gangbreite und -symmetrie treten erst im weiteren Verlauf der Erkrankung auf. Bei Patienten die initial v. a. über Balancestörungen klagen, sollte zum Ausschluß einer progressiven nukleären Lähmung eine augenmuskuläre Untersuchung (Verlust des Blickes nach unten), durchgeführt werden. Die Gangstörung kann häufig durch medikamentöse Therapie verbessert werden (vgl. Kap. 69).

Vaskulär bedingte Gangstörungen

In dieser Gruppe werden Erkrankungen mit vaskulär bedingten Makro- und Mikroangiopathien subsumiert. Neben kleineren, anamnestisch oft nicht bekannten Infarkten, ist die Hypertonie die häufigste Ursache. Klinisch wird dies meist als subkortikale arteriosklerotische Enzephalopathie/SAE oder M. Binswanger beschrieben. Nicht selten fehlen bei diesen Patienten kardiovaskuläre Risikofaktoren. Computer- oder Kernspintomographien zeigen häufig lakunäre Infarktareale, insbesondere im Bereich der Basalganglien, periventrikuläre Lakunen bzw. eine diffuse periventrikuläre Dichteminderung.

Patienten haben Schwierigkeiten die Schrittfolge auszulösen. Es kommt zu einem schlurfenden Gangbild (Verminderung von Schritthöhe und -länge). Es bestehen Schwierigkeiten bei der Richtungsänderung. Im Unterschied zum M. Parkinson ist die Balance frühzeitig eingeschränkt. Entsprechend ist die Gangbasis verbreitert. Fokalneurologische Defizite sind häufig nicht nachweisbar. Die wichtigste Differentialdiagnose ist der Normaldruckhydrozephalus.

Frontale Gangataxie[1]

Das Krankheitsbild wird von einigen Autoren bei den vaskulären Erkrankungen subsumiert. Im Vordergrund steht ein normaler Bewegungsablauf im Sitzen und Liegen bei deutlich veränderter Ganginitiierung (Apraxie) und verändertem Bewegungsablauf (Ataxie) im Stehen. Gehäuft werden die Veränderungen auch bei Demenzkranken beobachtet. Die Füße scheinen am Boden zu kleben. Es besteht häufig eine Retropulsion mit Sturzgefährdung.

Normaldruckhydrozephalus[2]
Zum Vollbild der Erkrankung gehören, außer den Gangunregelmäßigkeiten, kognitive Einschränkungen und eine Urininkontinenz (unwillkürlicher Urinabgang). Das Gangbild ist charakterisiert durch eine verminderte Schrittfrequenz. Die Füße scheinen am Boden zu haften. Die Veränderungen ähneln den vaskulär bedingten Gangveränderungen. Die Diagnose wird aufgrund eines erweiterten Liquorsystems gestellt. Der wichtigste Test ist die Verbesserung der Symptome nach Punktion von 40–50 ml Liquor. Als Erfolgsparameter empfiehlt sich die Gehgeschwindigkeit und ein retestfähiger Balance- und Kognitionstest (z. B. Berg-Balance Skala, ein Miktionspro-

---

[1] Syn.: Gangapraxie, „frontal gait disorder".
[2] „Normal Pressure Hydrocephalus"/NPH.

tokoll und der Zahlenverbindungstest). Die Identifikation der Patienten ist v. a. deswegen wichtig, weil es sich um eine behandelbare Störung handelt.

Zerebelläre Störungen

Neben einer toxischen Genese, am häufigsten durch chronischen Alkoholismus, treten auch familiäre und idiopathische Formen auf. Der Stand und Gang ist breitbasig und arrhythmisch. Das Gangbild ist durch eine laterale Instabilität des Körperstamms charakterisiert. Schrittauslösung und Schrittlänge sind weniger beeinträchtigt. Durch Ausschaltung der visuellen Kompensation sind die Symptome verstärkt nachweisbar. Die Veränderungen sind z. B. beim Versuch des Seiltänzerganges deutlich nachweisbar (Müngersdorf 1999).

Sensible Gangataxie/Polyneuropathie

Besonders Diabetiker sind betroffen, da neben der Propriorezeption häufig auch das visuelle und vestibuläre System geschädigt ist. Das Gangbild ist breitbasig und verlangsamt. Unter Ausschaltung der visuellen Kontrolle kommt es zu einer deutlichen Verstärkung der Symptome. Differentialdiagnostisch sollte auch an eine Multiple Sklerose und Neurolues gedacht werden.

Medikamentös bedingte Gangstörungen

Neben der Verbreiterung des Gangbildes kommt es häufig zu einer verstärkten Retropulsion. Am häufigsten sind toxische Einflüsse bei Neuroleptika und langwirksamen Benzodiazepinen. Da das Absetzen der Medikamente ein potenter Ansatzpunkt ist, sollte ein entsprechend hoher diagnostischer Verdacht vorliegen.

Zervikale Spinalkanalstenose

Die Symptome beinhalten Spastizität, Hyperreflexie, evtl. Hinterstrangzeichen und Dranginkontinenz. Seltener klagen die Patienten auch über radikuläre Schmerzen. Es zeigt sich ein steifes Gangbild (Schrittauslösung vermindert), die Zehen werden kaum vom Boden abgehoben (Schritthöhe reduziert) und manchmal beidseitige Zirkumduktion (Scherengang). Die diagnostische Methode der Wahl ist ein NMR der Halswirbelsäule, alternativ die Myelographie (s. Kap. 54). Differentialdiagnostisch sollte ein Vitamin B_{12}-Defizit ausgeschlossen werden. Bei Autopsiestudien wurden bei bis zu 10 % Hochaltriger Einengungen des Spinalkanals mit Kompression gefunden.

Degenerative Gelenkveränderungen der Extremitäten

Vor allem arthrosebedingte Schmerzen führen zu Veränderungen des Gangbildes und durch die Schonhaltungen auch zu charakteristischen Muskeldysbalancen. Die wichtigsten Formen sind die Hüft- und Kniegelenksarthrose. Bei der Hüftarthrose ist der Körperstamm während des Ganges zur betroffenen Seite verlagert. Bei Gonarthrose kommt es durch die Standbeinkontaktverkürzung zur Schonung des betroffenen Beines und Gangarrhythmie (Hinken).

Fußdeformitäten und Schuhwerk

Die Inspektion der Füße ist elementarer Bestandteil der Untersuchung. Zehdeformitäten, Nagelerkrankungen und Gelenkprobleme führen häufig zu Gangbildveränderungen, die oft durch adäquate Fußpflege oder angepaßtes Schuhwerk kompensiert werden können. Sinnvollerweise sollten alle vom Patienten benutzten Schuhe einer Prüfung unterzogen werden.

Andere

Depressive Erkrankungen und Angststörungen führen häufig zu einer Verminderung der Gehgeschwindigkeit (psychogene Gangstörungen, „cautious gait").

Gangstörungen treten häufig bei Makuladegeneration, Katarakt und Glaukom auf (vgl. Kap. 48). Schädigungen des vestibulären Systems werden nicht selten nach Einnahme von ototoxischen Medikamenten auffällig.

Daneben postulieren einige Autoren eine senile Gangstörung, die durch eine verminderte Ganggeschwindigkeit und Schrittlänge bei im übrigen fehlenden pathologischen Untersuchungsbefunden charakterisiert ist.

Häufige Erkrankungen/Syndrome mit Gangstörungen als Leitsymptom

- Parkinson-Syndrom,
- Normaldruckhydrozephalus,
- Gangapraxie (SAE, M. Binswanger),
- zervikale Spinalkanalstenose,
- Cox- und Gonarthrose,
- Fußdeformitäten,
- Polyneuropathie,
- Visusminderung.

Behandlung

Bei etwa $1/4$ der Patienten kann eine behandelbare Ursache der Gangstörungen gefunden werden. Insbesondere betrifft dies Patienten mit Medikamentennebenwirkungen, Vitamin-B_{12}-Defizit, NPH- und Parkinson-Patienten. Für fast alle Patienten ist eine physiotherapeutische Behandlung indiziert. Die Effektivität der Therapie sollte allerdings überprüft und dokumentiert werden. Hilfsmittel in Form einer Gehstütze oder ggf. einem Rollator sind v. a. bei Patienten mit lateraler Instabilität wichtig. Eine entsprechende Anleitung bei der Benutzung der Hilfsmittel ist von Bedeutung. Andere Interventionen sind in den folgenden Abschnitten dargestellt (s. nachfolgende Übersicht).

Therapeutische Interventionen
- Behandlung der Grunderkrankung,
- Schmerztherapie,
- Gehhilfen,
- Umgebungsanpassung.

30.5 Stürze

Der Sturz ist oft ein Warnsignal des drohenden oder bereits eingetretenen Verlustes selbständiger Mobilität. Ähnlich wie die Angina pectoris den Verdacht auf eine KHK hervorruft, sollte ein Sturz eine adäquate diagnostische Abklärung mit entsprechender therapeutischer Intervention bedingen. Bis heute werden Stürze und sturzbedingte Verletzungen älterer Menschen oft als schicksalhaft betrachtet. Glatteisunfälle, Stolpern über Teppichkanten und Synkopen wurden ungeprüft als häufigste Ursachen vermutet und als unveränderbar hingenommen. Das Interesse an Sturzprävention hat sich nicht zuletzt deshalb ergeben, weil sich die medikamentöse Osteoporosebehandlung zur Frakturbehandlung als unzureichend erwiesen hat.

Bei der Betrachtung des Phänomens Sturz ist zu beachten, daß es sich bei älteren Menschen um eine sehr heterogene Gruppe handelt (s. nachfolgende Übersicht).

Zielgruppen für Diagnostik und Intervention zur Sturzreduktion
1. zukünftige Ältere,
2. unabhängige Ältere,
3. hilfsbedürftige aber noch nicht pflegebedürftige Ältere,
4. Ältere, die mit Hilfs- und Pflegebedarf zu Hause leben,
5. im Alten- und Pflegeheim lebende Ältere.

Epidemiologie von Stürzen und Sturzfolgen

Unfälle, insbesondere mit folgenschweren Verletzungen, sind im Alter zu mehr als 80% Folge von Stürzen. Leider gibt es im deutschsprachigen Raum bislang kaum bevölkerungsbezogene Untersuchungen zur Häufigkeit von Stürzen und Sturzfolgen. Die am besten übertragbaren Daten zur Inzidenz von Stürzen stammen aus Großbritannien, Skandinavien und – mit demographiebedingten Einschränkungen – den USA. Insgesamt stürzen mehr als 30% aller ≥65jährigen mindestens einmal im Jahr (Blake 1988). Die Häufigkeit steigt pro Lebensdekade um etwa 10% an. Bei Alten- und Pflegeheimbewohnern stürzt bereits mehr als jeder zweite mindestens einmal im Jahr. Bei etwa 10% der Stürze muß mit medizinisch behandlungsbedürftigen Verletzungen gerechnet werden. Bei der Hälfte dieser Fälle handelt es sich um Frakturen, bei den anderen um chirurgisch versorgungsbedürftige Wunden, Prellungen und Schädelhirntraumen. Mehr als 5% aller stationären Krankenhausaufenthalte sind sturzbedingt (King u. Tinetti 1995).

Sturzbedingte Verletzungen werden im Kap. 77 diskutiert.

In der Diskussion über Sturzfolgen sind neben den Frakturen aber auch funktionelle, psychologische und soziale Beeinträchtigungen zu berücksichtigen. Bis zu 3% der Gestürzten können auch ohne Frakturen nach einem Sturz nicht alleine aufstehen. Sturzangst führt zu eingeschränkten Aktivitäten und mangelndem Selbstvertrauen. Ein Teufelskreis aus nachlassender Kraft und erhöhter Sturzgefahr ist die Folge. Nicht selten ist der Umzug in ein Pflegeheim die Folge wiederholter Stürze (s. Tabelle 30-1; Becker et al. 1998).

Diagnostik

Zweifelsfrei handelt es sich bei Stürzen und sturzbedingten Verletzungen um häufige und folgenschwere Ereignisse. Die folgende Aufzählung beschreibt die

Tabelle 30-1. Inzidenz und Prävalenz von Sturzfolgen Älterer. (Mod. nach King u. Tinetti 1995)

Komplikation	Häufigkeit
Ärztliche Behandlung ohne Fraktur	250–1000/100 000 EW
Unfähigkeit allein aufzustehen (>20 min)	3%
Sturzangst (nach Sturz)	40–70%
Eingeschränkte Aktivitäten nach Sturz	40%

wichtigsten Fragen, die sich im ambulanten bzw. klinischen Tätigkeitsfeld stellen:

- Welche Testinstrumente und Fragebögen sollten zur Abklärung nach einem Sturz eingesetzt werden?
- Ist ein Screening Älterer, die noch nicht gestürzt sind, sinnvoll?
- Wie aufwendig muß ein Screening sein?
- Worin unterscheiden sich ambulante und stationäre Diagnosestrategien?
- Wie häufig, pathogenetisch bedeutsam, behandelbar bzw. kompensierbar sind die Risikofaktoren?
- Kann dies in alltagstaugliche Konzepte einer Intervention für die genannten Fallgruppen umgesetzt werden?

Tabelle 30-2. Häufige Sturzgefahrenquellen in Privathaushalten. (Mod. nach Carter et al. 1997)

Ort	Gefahrenquelle
Küche	Schlechte Erreichbarkeit der Küchenutensilien
Bad/Toilette	Toilettensitzhöhe (zu niedrig/zu hoch) Haltegriffe (nicht vorhanden) Badewannenbrett und -matte (nicht vorhanden)
Treppen	Einseitige Handläufe
Beleuchtung	Lichtstärke (<150 Lux) Unzureichende Nachtbeleuchtung
Stolperfallen	Lose Teppichlage Kabel im Raum
Andere	Sitzgelegenheiten (Höhe) Betthöhe (Höhe)

Sturzursachen

Versuche, Risikofaktoren monokausal zuzuordnen, stoßen an Grenzen, da es sich bei mehr als 90% der Stürze um multifaktorielle Ereignisse handelt. Entsprechend bedurfte es mehrerer Studien, um die wichtigsten Risikofaktoren zu identifizieren und zu bewerten. Risikofaktoren lassen sich in folgende Kategorien einteilen:

habituelle Prädisposition,
Diagnosen,
Syndrome und Ereignisse,
funktionelle Einschränkungen,
medikamentöse, verhaltens- und umweltbedingte Gefährdungen.

Gesicherte habituelle Risikofaktoren sind weibliches Geschlecht und ein Lebensalter über 80 Jahre. Anamnestisch berücksichtigt werden sollten an erster Stelle:

vorausgegangene Stürze und Frakturen,
Untergewicht,
Parkinsonsyndrom,
Schlaganfallerkrankung mit
persistierendem neurologischen Defizit,
Demenz,
Alkoholabhängigkeit und
Depression.

Funktionell zu erfassen sind Einschränkungen in den Basisaktivitäten des täglichen Lebens, Störungen der Balance, des Gangbildes sowie Sehbehinderung. Folgende Medikamentengruppen erhöhen das Sturzrisiko: Neuroleptika, Antidepressiva und langwirksame Benzodiazepine. Für Antihypertensiva und Diuretika liegen widersprüchliche Daten vor. Im Unterschied zu den Psychopharmaka besteht oft keine therapeutische Alternative. Die wichtigsten häuslichen Gefahrenquellen sind in Tabelle 30-2 aufgeführt (Carter et al. 1997).

Mit den o.g. Faktoren lassen sich bis zu 90% der Sturzgefährdeten identifizieren. In Abhängigkeit von soziokulturellen Gegebenheiten der Studien lassen sich Hierarchien und Rangordnungen, nicht aber kommagenaue Prozentwerte der Sturzursachen bestimmen. Der Anteil synkopaler Stürze (zerebrale Ischämie, symptomatische Herzrhythmusstörung oder Epilepsie) liegt unter 10%, wahrscheinlich sogar unter 5%. Stürze sind bei <20% durch äußere Faktoren wie Verkehrsunfälle, Stolpern und Ausrutschen verursacht. Die Erfassung verhaltensbedingter Risikofaktoren ist schwieriger und bislang noch kein Teil der Routineabklärung. Als Beispiel seien hier ein beeinträchtigtes Erleben der eigenen Leistungsfähigkeit oder eine Überschätzung der eigenen Fähigkeiten genannt.

Multifaktorielle Ursachen bedeuten aber auch, daß durch die Elimination oder Kompensation von verschiedenen Risikofaktoren eine erfolgreiche Prävention des Ereignisses Sturz und sturzbedingter Verletzung prinzipiell möglich ist. Dies unterscheidet die diagnostische und therapeutische Strategie von vielen anderen medizinischen Interventionen. Die bislang veröffentlichten Untersuchungen zeigten eine große Übereinstimmung der Risikofaktoren für Stürze *und* schwere sturzbedingte Verletzungen.

Sturzabklärung wann, wie und für wen?

Ein Screeningprogramm zur Reduktion von Stürzen sollte idealerweise folgende Eigenschaften haben: geringer Zeitaufwand, geringe Kosten, hohe Sensitivität und Spezifität. Die o.g. Faktoren lassen sich mit geringen Sachkosten – aber nicht unerheblichem Zeitaufwand – durchführen. Die meisten Angaben werden in der hausärztlichen Praxis oder in der klinischen Routine ohnehin bereits bekannt sein. Ein

Screening ist v. a. für ältere Patienten, die noch in eigener Wohnung leben, anzustreben. Bei älteren Patienten, die nicht gestürzt sind, sollte regelmäßig eine Risikoabschätzung (Assessment) erfolgen. Die Ermittlung eines Risikoprofils sollte bei jedem Patienten durchgeführt werden, der sich wegen eines Sturzes mit oder ohne Verletzungsfolgen in ärztliche Behandlung begibt. Gegenwärtig werden unterschiedliche Algorithmen für stationäre und ambulante Patienten hinsichtlich ihrer Sensitivität und Spezifität untersucht. Die in der nachfolgenden Übersicht dargestellten unabhängigen Risikofaktoren sind untersucht und allgemein anerkannt (relatives Risiko >1.0). Möglicherweise gelingt es zukünftig mit einem weiter vereinfachten Programm mit noch geringerem Zeitaufwand Hochrisikopatienten zu erfassen (Tinetti et al. 1988; s. nachfolgende Übersicht).

Checkliste Sturzrisikofaktoren

- weibliches Geschlecht,
- Untergewicht,
- Alter >80 Jahre,
- Hypotonie (<90 mm Hg),
- Fraktur in den letzten 5 Jahren,
- Hilfs- und Pflegebedürftigkeit (ADL-Hilfsbedarf),
- Visusminderung (Lesen einer Zeitungsüberschrift),
- Demenz (Mini-Mental-Test <21 Punkte),
- M. Parkinson/Parkinson-Syndrom,
- neurologisches Defizit nach Schlaganfall,
- Einnahme von Psychopharmaka (Neuroleptika und/oder Benzodiazepine),
- häusliche Gefahrenquellen (s. Tabelle 30-2),
- Balancetest (Semitandemstand oder Tandemstand nicht möglich),
- Einbeinstand (>5 s nicht möglich, 3 Versuche erlaubt),
- Gehgeschwindigkeit (<1 m/s),
- „Timed-up-and-go-Test": >20 s (s. Teil III),
- Mobilitätstest nach Tinetti (<18 Punkte).

Handlungs- und Interventionsbedarf besteht sicher beim Vorliegen von mehr als 2 Faktoren. Der Zeitaufwand beträgt für die umfassende Abklärung 30–40 min. Die Testverfahren sind im Kap. 21 beschrieben. Bei Patienten, die sich nach einem Sturz vorstellen, sollten die Problembereiche auch abgeklärt werden, um eine möglichst große Anzahl therapeutisch veränderbarer Faktoren zu identifizieren. Beim Vorliegen mehrerer Faktoren kumuliert das Sturzrisiko. Die Sturz- und Verletzungsrate ist bei Heimbewohnern so hoch, daß a priori jeder nicht bettlägerige Heimbewohner als sturzgefährdet angesehen werden muß. Auch hier sollten mit dem Ziel der Intervention möglichst viele veränderbare Risikofaktoren identifiziert werden (Becker et al. 1998).

Zur Zeit wird in verschiedenen Sturzambulanzen (Fall-Assessment-Clinics) an der weiteren Verbesserung der Untersuchungsprogramme gearbeitet, um den Zeitaufwand weiter zu reduzieren und die Spezifität der Programme zu erhöhen (Close et al. 1999).

Interventionen

Primär- und Sekundärprävention von Stürzen und sturzbedingten Verletzungen

Beratung über den Sinn körperlicher Betätigung, gesunder Ernährung und der Beeinflußbarkeit der Sturzgefährdung gehören zur „good clinical practise" und werden an anderer Stelle dargestellt. Gleiches gilt für die Bereiche Training von Muskelkraft und Balance, medikamentöse Behandlung der Osteoporose, iatrogene Schäden wie Polypharmazie und rationale Psychopharmakaverordnung. Außerdem lassen sich noch 3 weitere Prinzipien formulieren, die Sturzgefährdung zu beeinflussen bzw. Sturzfolgen zu minimieren. Die Behandlungsansätze können in mehrere Ebenen des Syndroms Sturz eingreifen (s. nachfolgende Übersicht).

Interventionsebenen zur Sturz- und Verletzungsreduktion

- Muskelkraft,
- Balance,
- Flexibilität,
- Knochendichte und -struktur,
- Weichteilpolsterung des Skeletts,
- Umgebungsgestaltung,
- Verhalten,
- iatrogene Schädigungen.

Knochen- und Weichteilschützende Maßnahmen – Hüftprotektoren

Die Grundidee von mechanischen Protektoren ist denkbar einfach. Die beim Sturz einwirkenden Kräfte werden entweder umverteilt oder absorbiert. Die Krafteinwirkung wird so weit reduziert, daß auch beim osteoporotischen Oberschenkel eine Fraktur verhindert wird. Mittlerweile ist unstrittig, daß Hüftprotektoren mit entsprechenden biomechanischen Eigenschaften bei bis zu 90% der Stürze eine proximale Femurfraktur verhindern können. Ähnlich wie bei der Einführung von Sicherheitsgurten in Kraftfahrzeugen und von Fahrradhelmen, ist die Schlüsselfrage, wie die Akzeptanz bei Betroffenen und Verantwortlichen verbessert werden kann. Für Bewohner von Pflegeheimen und Patienten in gerontopsychiatrischen oder geriatrischen Kliniken ist es eine schnell verfügbare und effektive Methode. Insbesondere ist es oft die einzige Alternative zur Anwendung von bewegungseinschränkenden Maßnahmen (Becker u. Scheible 1998).

Umgebungsanpassung und Hilfsmittel

Es ist zwischen der Anpassung der eigenen Wohnung sowie der Gestaltung öffentlicher Räume und Institutionen zu unterscheiden. Überproportional mit Unfällen verbunden sind:

- Aufstehen morgens und nachts,
- Transfer,
- Toilettengänge,
- Treppensteigen sowie
- überfordernde Hausarbeit.

Von besonderer Bedeutung ist auch das Tragen adäquaten Schuhwerks. In der Wohnung sollten die nächtliche Beleuchtung (z. B. durch Bewegungsmelder gesteuerte Nachtbeleuchtung), Toilettenhöhe, Treppenhandläufe (auf beiden Seiten) und ggf. die hauswirtschaftliche Hilfe verbessert werden. Im Privathaushalt ist die Umgebungsanpassung oft nur mit Kompromissen möglich. Zu selten genutzt wird die Möglichkeit einer ergotherapeutischen Beratung.

Untersuchungen von Stürzen in Alten- und Pflegenheimen zeigen 4 Bereiche, die mit vertretbarem Aufwand beeinflußt werden können. Kurzfristig können die Beleuchtung (Mindestanforderung 150 Lux) und Haltegriffe in Bädern und Toiletten angebracht werden. Mittelfristig sollten in Bädern und Toiletten schockabsorbierende Fußbodenbeläge (z. B. Kunstkautschuk oder Kork) statt Kacheln verwendet werden. Weiterhin sind die meisten Pflegebetten nicht ausreichend für kleinere Menschen (<165 cm) absenkbar. Dies bedeutet eine Gefährdung beim Aufstehen und Transfer (Hack 1998). In Institutionen sollte eine Dokumentation der Sturzorte und -zeiten erstellt werden, um einrichtungsbezogene Probleme zu erkennen. Die architektonischen Voraussetzungen sind in der DIN 18024/5 formuliert.

Ein wichtiger Ansatz ist die Fortbildung des Personals bezüglich vermeidbarer Sturzursachen. Ein weiteres Problem ist die unzureichend durchgeführte Anpassung und Wartung von Hilfsmitteln wie Rollstühlen und Rollatoren.

Verhaltensorientierte Maßnahmen und Interventionen bei psychischen Erkrankungen

Das Risikoverhalten und die Risikobereitschaft älterer Menschen ist wenig untersucht. Psychische Störungen bedürfen der besonderen Intervention. Angststörungen und Depressionen sind mit einem erhöhten Sturzrisiko verbunden und häufig therapeutisch beeinflußbar. Zu den sinnvollen Maßnahmen gehören:

- Verhaltenstherapie,
- Fall- und Aufstehtraining,
- antidepressive oder
- anxiolytische Behandlung.

Besondere Beachtung gilt der Behandlung von verhaltensauffälligen, dementen Patienten. Dies erklärt sich aus der Häufigkeit von Gangstörungen, sensorischen Einschränkungen und dem häufig bestehenden Bewegungsdrang. Der Einsatz von bewegungseinschränkenden Maßnahmen führt in einen Teufelskreis aus Fixierung, Immobilisierung, Muskelatrophie, Verstärkung der Verhaltensstörung mit wiederum zunehmender Sturzgefährdung. Bei Bewegungsunruhe und Weglaufgefährdung sind milieutherapeutische Maßnahmen erforderlich. Wichtig ist die Einführung einer Tagesstruktur mit regelmäßiger Bewegung, angemessener Beschäftigung und ggf. geplanten Toilettengängen („prompted voiding").

Wichtig bei Hypotoniepatienten ist eine Gymnastik vor dem Aufstehen zur Verminderung der Orthostasereaktionen.

Anabolika

Die Gabe von Medikamenten zur Verbesserung der Muskelkraft im Alter ist wenig untersucht. Von Interesse sind anabole Steroide, Wachstumshormone, Beta-Mimetika, Östrogene und Vitamin D. Zum gegenwärtigen Zeitpunkt lassen sich keine gesicherten Empfehlungen abgeben. Es zeichnet sich aber ab, daß die alleinige Gabe von Anabolika, ohne gleichzeitige Trainingsmaßnahmen, wirkungslos ist. Gegenwärtig werden Studien mit verschiedenen Substanzklassen durchgeführt.

30.6 Resümee

Stürze gehören zu den häufigsten Gesundheitsproblemen älterer Menschen. Meist ist der Sturz Folge des Zusammenwirkens umweltbedingter und nosologisch nicht sicher zuzuordnender Faktoren. Wichtigste Sturzprädiktoren sind Demenz, Parkinsonsyndrom und neurologische Defizite nach Schlaganfall. Die wichtigsten Symptome, die auf eine Sturzgefährdung hinweisen, sind Gangstörungen, Balanceprobleme und Untergewicht. Die wichtigsten anamnestischen Angaben sind eine Sturzanamnese (mehr als ein Sturz in den letzten 90 Tagen bzw. eine Fraktur in den letzten 5 Jahren) und der Unterstützungsbedarf bei den Aktivitäten des täglichen Lebens (ADL) sowie die Medikamenteneinnahme (Psychopharmaka). Häusliche bzw. institutionelle Gefahrenquellen (Beleuchtung, Badeinrichtung, Fußbodenbeschaffenheit und Treppen) sind die herausragenden Umweltfaktoren. Dabei handelt es sich um unabhängige Risikofaktoren. Beim Vorliegen mehrerer Faktoren addiert oder potenziert sich das Risiko. Die effektivsten Interventionen, um Sturzereignisse zu reduzieren, zeigen multimodale Ansätze. Adaptiert an die jeweilige Gruppe, läßt sich eine Reduktion der Sturzinzidenz um mehr als 30% erreichen (Tinetti et al. 1994, Close et al. 1999). Die Herausforderung der Zukunft liegt in der Verbreitung dieses Wissens und in der Umsetzung und Weiterentwicklung von zielgruppenorientierten Interventionen.

Literatur

Alexander NB (1996) Gait disorders in older adults. J Am Geriat Soc 44:434–451

Becker C, Gründler B, Nikolaus T (1998) Hüftprotektoren – ein neuer Weg zur Verhütung von proximalen Femurfrakturen. Geriatr Prax 5:51–54

Becker C, Scheible S (1998) Stürze und sturzbedingte Verletzungen älterer Menschen. Fortschr Med 116(2):22–29

Becker C, Walter-Jung B, Scapan K, Kron M, Nikolaus T (1997) Effektivität einer multifaktoriellen Intervention zur Reduktion von Stürzen mit proximalen Femurfrakturen in Alten- und Pflegeheimen. Z Gerontol Geriatr 30:293–297

Berg KO, Maki BE, Williams JI et al. (1992) Clinical and laboratory measures of postural balance in an elderly population. Arch Phys Med Rehabil 73:1073–1080

Blake AJ, Morgan K, Bendall MJ et al. (1988) Falls by elderly people at home: prevalence and associated factors. Age Ageing 17:365–372

Brummel-Smith K (1995) Assessment of gait problems. Conference proceedings. Annual Meeting of the American Geriatrics Society, Mai 17th–21st 1995

Bundesamt für Statistik (1998) Statistisches Jahrbuch 1998. Stuttgart, Metzler & Poeschel

Capezuti E, Evans L, Strumpf N, Maislin G (1996) Physical restraint use and falls in nursing home residents. J Am Geriatr Soc 44:627–633

Carter SE, Campell EM, Sanson-Fisher RW, Redinan S, Gillespie WJ (1997) Enviromental hazards in the homes of older people. Age Ageing 26:195–202

Close J, Ellis M, Hooper R, Glucksman E, Jackson S, Swift C (1999) Prevention of falls in the elderly trial (PROFET): a randomised controlled trial. Lancet 353:93–97

Downton JH (ed) (1993) Falls in the elderly. Arnold, London

Duncan PW, Studenski S, Chandler J, Prescott B (1992) Functional reach: predictive validity in a sample of elderly male veterans. J Gerontol 47:M93–98

Duncan J, Studenski S, Hughes M, Prescott B (1993) How do physiological components of balance affect mobility in elderly men? Arch Phys Med Rehabil 74:1343–1349

Gillespie LD, Gillespie WJ, Cumming R, Lamb SE, Rowe BH (1999) Interventions to reduce the incidence of falling in the elderly. Cochrane Library 4

Hack A, Fleischer S, Walter-Jung B, Nikolaus T, Becker C (1998) Einflüsse von Architektur auf Sturzhäufigkeit in Alten- und Pflegeheimen. (7. Jahrestagung der Deutschen Gesellschaft für Geriatrie, München) Geriatr Forsch, Suppl

Horak FB, Nashner LM (1986) Central programming of postural movements: adaption to altered support-surface configurations. J Neorophysiol 55:1369–1381

King MB, Tinetti ME (1995) Falls in community-dwelling older persons. J Am Geriatr Soc 143:1146–1154

Masdeu JC, Sudarsky L, Leslie W (1997) Gait disorders of aging – Falls and therapeutic strategies. Philadelphia, Lippincott & Raven.

Müngersdorf M, Reichmann H (1999) Gangstörungen. Internist 40:83–93

OECD (1998) OECD-Gesundheitheitsdaten 98. Paris

Paulus W, Straube A, Brandt TH (1987) Visual postural performance after loss of somatosensory and vestibular function. J Neurol Neurosurg Psychiatry 50:1542–1545

Ray WA, Taylor JA, Meador KG et al. (1997) A randomized trial of a consultation service to reduce falls in nursing horries. J Am Med Ass 278:557–562

Runge M (1998) Gehstörungen, Stürze, Hüftfrakturen. Steinkopf, Darmstadt

Schieppati M, Hugon M, Grasso M, Nardone A, Galante M (1994) The limits of equilibrium in young and elderly normal subjects and in parkinsonians. Electroencephalogr Clin Neurophysiol 93:286–298

Shik ML, Orlovsky GN (1976) Neurophysiology of locomotor automation. Physiol Rev, 465–501

Sudarsky L (1990) Geriatrics: Gait disorders in the elderly. N Engl J Med 322:1441–1446

Sudarsky L, Simon S (1987) Gait disorder in late-life hydrocephalus. Arch Neurol 44:263–267

Tinetti ME, Baker DI, McAvay G et al. (1994) A multifactorial intervention to reduce the risk of falling among elderly people living in the community. N Engl J Med 331:821–827

Tinetti ME, Mendes de Leon CF, Doucette JT, Baker DI (1994) Fear of falling and fall-related efficacy in relationship, to functioning among community-living elders. J Gerontol 49:140–147

Tinetti ME, Speechley M, Ginter SF (1988) Risk factors for falls among elderly persons living in the community. N Engl J Med 319:1701–1707

Vellas BJ, Wayne SJ, Romero L, Baumgartner RN, Rubenstein LZ, Garry PJ (1997) One-leg balance is an important predictor of injurious falls in older persons. J Am Geriatr Soc 45:735–738

Vieregge P (1996) Idiopathische Gangstörung im Alter. Huber, Bern

Vieregge P (1997a) Gangstörungen und Stürze aus neurologischer Sicht. 1. Grundlagen. Z Gerontol Geriatr 30:259–262

Vieregge P (1997b) Gangstörungen und Stürze aus neurologischer Sicht. 2. Klinische Aspekte. Z Gerontol Geriatr 30:263–266

Wolfson L, Whipple R, Derby CA, Amerman P, Murphy T, Tobin JN, Nashner L (1992) A dynamic posturography study of balance in healthy elderly. Neurology 42:2069–2075

Komplikationen langer Immobilisation bei Älteren

W. O. Seiler, H. B. Stähelin

31.1   Ursachen der Immobilität   273
31.2   Folgen der Immobilisation
       und deren Prävention   274
31.2.1 Tiefe Venenthrombosen und Lungenembolien   275
31.2.2 Muskelatrophie   276
31.2.3 Gelenks- und Muskelkontrakturen   276
31.2.4 Osteoporose   277
31.2.5 Dekubitalulzera   278
31.2.6 Orthostatische Hypotonie   279
31.2.7 Obstipation und Koprostase   280
31.2.8 Einfluß auf Metabolismus
       und endokrines System   281
31.2.9 Psychische Störungen   281
31.3   Zusammenfassung   281
       Literatur   281

Immobilität und ihre Sekundärkomplikationen verursachen in Pflegeheimen und Akut- und Chronisch-Krankenhäusern große medizinische und pflegerische Probleme. Sie steigern die Kosten im Gesundheitswesen und vermindern die Lebensqualität der Patienten. Immobilisierung von Patienten sollte daher, wenn immer möglich, vermieden werden. Wo eine längere Immobilisation unumgänglich ist, lassen sich bei Kenntnissen der potentiellen Komplikationen und durch frühzeitiges Einleiten entsprechender Prophylaxemaßnahmen viele schädliche Effekte der Immobilisation auf ein Minimum reduzieren (Coletta u. Murphy 1992).

Folgende Komplikationen der Immobilität und Inaktivität treten im Alter am häufigsten auf (Selikson et al. 1988):

- Muskelatrophie,
- Kontrakturen,
- Verschlechterung kognitiver Funktionen,
- Osteoporose,
- Delirien,
- Dekubitalulzera,
- Schenkelhalsfraktur und
- Beinbrüche.

Chronischkranke, betagte und behinderte Menschen sind besonders gefährdet für lange Phasen von Bettlägrigkeit, Immobilität und Inaktivität. Die Immobilisation und Inaktivität beeinträchtigen initial meist nur die Funktion eines Einzelorgans. Später verursachen sie zahlreiche Organkomplikationen und metabolische Störungen. In diesem Kapitel wird nicht umfassend, sondern nur auf einige der häufigsten Sekundärkomplikationen durch langdauernde Immobilisation und Inaktivität bei Älteren eingegangen.

31.1
Ursachen der Immobilität

Jede Krankheit und jede Verschlechterung des Allgemeinzustandes im Alter stellt ein starkes Risiko für Immobilität dar (Tabelle 31-1 und Tabelle 31-2). Bei noch zu Hause lebenden Älteren führen am häufigsten degenerative Gelenkskrankheiten und soziale Isolation zur Immobilität. Weitere Risikofaktoren in dieser Gruppe sind:

- Depression,
- Angst vor Stürzen,
- Fehlen von geeigneten Hilfsmitteln,
- Malnutrition,
- Alkohol und
- schlechter Visus.

Nicht selten begünstigt ein zu frühzeitiger Gebrauch des Rollstuhls die vorzeitige Immobilisation.

In erster Linie sind es Demenz, zerebrovaskuläre Krankheiten, Medikamente und inadäquat verordnete Bettruhe, welche in Akutkrankenhäusern und Pflegeheimen zur Immobilität führen (Selikson et al. 1988). Sedierende Medikamente wie Tranquilizer, Neuroleptika und Hypnotika verschlechtern prinzipiell bei Älteren die Mobilität. Bei der Verordnung von Medikamenten sollte nach deren Effekt auf die Mobilität geachtet werden.

Oft wird verminderte Mobilität im Alter als normal betrachtet. Es ist aber wichtig zu wissen, daß bei zunehmender Immobilität fast immer eine erkennbare Ursache entdeckt werden kann, wenn danach gesucht wird. Nur wenn diese identifiziert wird, ist eine frühzeitige Prävention und gezielte Remobilisation möglich.

Tabelle 31-1. Risikofaktoren für Immobilität bei Älteren durch Organveränderungen

Organ	Risikosituation
Muskulatur, Gelenke, Knochen	Inaktivitätsatrophie der Muskulatur Polymyalgia rheumatica Myopathien jeder Genese Akute und chronische Arthropathien Osteoporose Frakturen
Lunge und Kreislauf	Chronisch obstruktive Lungenkrankheiten Schwere systemische Erkrankungen Herzinsuffizienz Chronisch-koronare Herzkrankheit Periphere arterielle Verschlußkrankheit
Zentrales Nervensystem	Zerebrovaskuläre Störungen Zerebelläre Dysfunktionen Morbus Parkinson Multiple Sklerose Paraplegie Neuropathien
Stoffwechsel	Schwere Adipositas oder Katabolismus Gedeihstörungen Hypothyreose

Tabelle 31-2. Risikofaktoren für Immobilität bei Älteren durch psychosoziale Faktoren und Medikamente

Risikofaktor	Risikosituationen
Psychosoziale Faktoren	Isolation Depression Angst vor Stürzen Schmerzen Physische Immobilisation durch z. B. Anbinden etc. Demenz jeden Grades und jeder Ursache Delirium
Medikamente	Orthostase durch Medikamente, z. B. Trizyklische Antidepressiva, Antihypertensiva und Diuretika Sedation durch Medikamente, z. B. Schlafmittel, Tranquilizer Neuroleptika Extrapyramidale Effekte durch Neuroleptika Ataxie durch Medikamente, z. B. alle Anticholinergika Visusstörungen durch Medikamente, z. B. alle Anticholinergika
Malnutrition	„Protein energy malnutrition" Kachexie Tumorleiden Spezifische Mangelerscheinungen Vitaminmangel (B_{12}, Folsäure)

31.2
Folgen der Immobilisation und deren Prävention

Inaktivität und Bettlägrigkeit führen zu zahlreichen Organ- und Stoffwechselveränderungen (Tabelle 31-3 und Tabelle 31-4). Bereits bei Gesunden, jedoch intensiver bei Kranken, treten während Phasen der Immobilisation erhebliche pathophysiologische Veränderungen im Körper auf. Wenn gesunde Menschen aus irgendeinem Grunde für mehr als 1–2 Wochen immobilisiert werden, entwickeln sie schwere Komplikationen, z. B.

- Muskelschwund,
- Osteoporose,
- Hyperkalzämie,
- negative Stickstoffbilanz,
- Obstipation,
- allgemeine Muskelschwäche und
- psychische Alterationen.

Gegenüber jüngeren treten diese Veränderungen bei älteren Menschen schneller und ausgeprägter klinisch zu Tage. Dies einerseits wegen der häufig vorhandenen Multimorbidität der Älteren und andererseits wegen ihrer kleineren Organreserven, wie z. B. prämorbid kleinere Muskelmassen, geringere Knochendichte und oft beeinträchtigte kognitiven Funktionen. All diese Veränderungen wirken immobilisierend und leiten so einen Circulus vitiosus ein, der sich nur durch eine frühzeitige Prävention verhindern läßt.

Tabelle 31-3. Metabolische Veränderungen an Haut, Muskulatur und Knochen während langer Bettlägrigkeit

Betroffenes Organsystem	Durch Immobilität induzierte Veränderungen
Haut	Druckinduzierte lokale Ischämie
	Druckinduzierte lokalisierte Akkumulation von Milchsäure
	Ischämische Nekrose, Dekubitalulzera
Muskulatur	Inaktivitätsatrophie
	Verminderte kardiopulmonale Reaktion
	20fache Abnahme der Muskeldurchblutung
	50–100fache Verminderung der metabolischen Rate
	Ischämischer Muskelschwund
	Langzeitige Akkumulation von Milchsäure
Knochen	Verlust von Knochenmasse
	Bis 3 Wochen:
	Initial rascher Verlust
	Rascher Wiederaufbau
	Nach 3 Wochen:
	Langsamer Verlust
	Langsamer Wiederaufbau
	Hyperkalzämie ab 4. Woche bei Jungen
	Normales Plasmakalzium bei Älteren

Tabelle 31-4. Hormonelle und metabolische Veränderungen während langer Bettlägrigkeit

Betroffenes Substrat	Durch Immobilität induzierte Veränderungen
Stickstoff	N-Urinausscheidung vermehrt bis 2 g/Tag
	Führt zu Hypoproteinämie
	Normalisierung der Stickstoffausscheidung: nach 2 Wochen Mobilisation
Antidiuretisches Hormon	Verminderte Sekretion
	Vermehrte Diurese
	Urininkontinenz bei Älteren
	Gewichtsverlust
Kortisol	Erhöhte Konzentration im Urin
	Induziert katabolen Metabolismus
Androgene Hormone	Verminderte Sekretion
	Begünstigt katabolen Metabolismus
Kohlenhydrate	Verminderte Glukosetoleranz während Bettlägrigkeit
	Begünstigt Hyperglykämie

Im folgenden werden nur die häufigsten Komplikationen der Immobilisation diskutiert. Für eine umfassende Abhandlung sei auf einschlägige Literatur verwiesen (Halar u. Bell 1990).

31.2.1
Tiefe Venenthrombosen und Lungenembolien

Tiefe Venenthrombosen und Lungenembolien stellen die gefährlichsten und akutesten Komplikationen der Bettruhe dar. Ab Immobilisation benötigen diese Älteren eine prophylaktische „Low-dose-Antikoagulation". Als Standard werden allen immobilen Patienten mit einem Körpergewicht von weniger als 70 kg und mit einem niedrigen Thromboserisiko (Alter > 70 Jahre, Übergewicht, relevante Varikosis, Bettruhe länger als 3 Tage vorgesehen, unter Östrogentherapie, z. B. als Osteoporoseprophylaxe, entzündliche Darmkrankheiten, schwere Infektionen, Venenkrankheiten, keine Tumoren) mit 2500 IE eines Niedermolekularen Heparins einmal täglich subkutan appliziert. Bei mittlerem und hohem Risiko (Alter ≥ 70 Jahre, Körpergewicht > 90 kg, manifeste Herzinsuffizienz, Herzinfarkt, Tumoren, Status nach Venenthrombose, Gipsverband an unterer Extremität, zerebrovaskulärer Insult mit Hemiplegie) werden 5000 IE einmal täglich subkutan verordnet. Diese Prophylaxe wird, solange die Immobilität besteht, weitergeführt. Nach dem gleichen Schema sollten auch Bettlägrige zu Hause und in Pflegeheimen behandelt werden. Bei Rollstuhlpatienten wird die Prophylaxe mit 2500 IE weitergeführt, wenn sie keine Physiotherapie und kein Geh- oder Stehtraining erhalten und wenn ein mittleres bis hohes Risiko (s. oben) besteht. Diese Prophylaxe ist wirksam und hat sich sehr bewährt, sind doch Thrombosen lebensgefährlich, therapieintensiv (Langzeittherapien nach einer Thrombose, z. B. Ödeme, Schmerzen, Hautulzera etc.), kostenintensiv und schmerzhaft.

31.2.2
Muskelatrophie

Zum besseren Verständnis der Vorgänge, welche sich in der Muskelzelle während Phasen von Immobilität abspielen, werden hier kurz einige Bemerkungen zur Muskelphysiologie der ruhenden und aktiven Muskulatur angebracht. Bei Gesunden erhöht sich der Energieumsatz im Stehen um ca 20% gegenüber dem Wert in liegender Position, z. B. bei Bettruhe. Körperliche Aktivität und bereits Gehen steigern den Metabolismus der Muskelzelle um das 50–100fache gegenüber Ruhephasen im Bett (Greenleaf u. Kozlowski 1983). Diese Aktivitäten triggern eine kardiopulmonale Reaktion, welche die nutritive Mikrozirkulation der Muskulatur um das 20fache erhöht.

Bei Bettruhe in Rückenlage drosseln pathophysiologische Mechanismen signifikant die Blutzufuhr zur Muskulatur. Zusätzlich nimmt die Anzahl und Stärke trophischer Nervenstimuli rasch ab. All dies führt zum Untergang von Muskelgewebe. Ferner beschleunigen weitere Faktoren, insbesondere selektive oder generelle Malnutrition, biologische Altersveränderungen, z. B. Zunahme des Anteils an Fett und Bindegewebe, und Multimorbidität den Muskelschwund.

Nach langer Bettruhe lassen sich histologisch in der Muskulatur eine Degeneration von Muskelfasern und eine Vermehrung von Fett und Bindegewebe nachweisen (Booth u. Gollnick 1983). Bei kompletter Inaktivität während 2 Monaten schrumpft die Muskulatur um etwa die Hälfte. Der Muskelschwund ist am ausgeprägtesten an den unteren Extremitäten und am Rücken. Die Inaktivität führt über den Muskel- bzw. Eiweißabbau zu einer negativen Stickstoffbilanz mit stark erhöhter Stickstoffausscheidung im Urin.

Nach langer Bettruhe und Malnutrition fällt klinisch eine ausgeprägte Muskelatrophie mit signifikanter Abnahme von Muskelmasse und Muskelkraft auf. Diese Muskelschwäche der langzeitig immobilisierten Älteren ist weitverbreitet und trägt wesentlich bei zur bekannten Hinfälligkeit und „Altersschwäche" betagter Kranken, zur zunehmenden Unselbständigkeit, zu Immobilität und zu Stürzen.

Die beste Behandlung der Inaktivitätsatrophie und der Muskelschwäche ist die frühzeitige Prophylaxe der Immobilität. Kann Immobilisation nicht vermieden werden, so helfen präventive Maßnahmen bei Eintritt der Immobilisation den Schweregrad und die Häufigkeit der schädlichen Effekte der Immobilität auf ein Minimum zu reduzieren.

Wichtig ist es, die Dauer der Immobilisation und Inaktivität möglichst kurz zu halten und frühzeitig nach Komplikationen zu achten. Schon eine leichte Verbesserung der Mobilität verringert Häufigkeit und Schweregrad der Komplikationen. Mindestens regelmäßiges Umbetten, häufiger Lagewechsel und Durchbewegen lassen sich auch beim komplett immobilen Patienten durchführen.

Weitere sehr wirksame präventive Maßnahmen bei Bettlägrigkeit umfassen physiotherapeutische Behandlung, inklusive Muskeltraining, Frühmobilisation aus dem Bett und häufiger Transfer in den Lehnstuhl sowie Steh- und wenn möglich Gehübungen. Werden bereits ab Immobilisationsbeginn die wichtigsten Muskelgruppen täglich mindestens mit 30% der Maximalkraft kontrahiert, bleibt die Muskelkraft bei gleichzeitig optimaler Ernährung weitgehend erhalten.

31.2.3
Gelenk- und Muskelkontrakturen

Bis zu 50% der behinderten und dadurch immobiler gewordenen Älteren leiden an mindestens einer Kontraktur. Diese verschlechtert die Selbständigkeit und Mobilität zusätzlich. Patienten mit Kontrakturen an den oberen Extremitäten sind gegenüber solchen ohne Kontrakturen 2mal häufiger nicht mehr imstande, selbständig zu essen. Eine einzige Kontraktur an den Unterextremitäten stellt ein hohes Risiko für komplette Immobilität dar (Yip et al. 1996).

In der kontrakten Muskulatur, im gelenksnahen Bindegewebe und Knochen lassen sich krankhafte Veränderungen nachweisen, welche sich kaum von jenen nach Inaktivität und kompletter Immobilisation unterscheiden. Zusätzlich schrumpfen wegen verminderter Blutzirkulation und fast ganz fehlenden trophischen Nervenimpulsen die gelenksnahen Muskeln. Im histologischen Bild erkennt man Muskeldegeneration und Proliferation von neuem Bindegewebe, noch bevor klinisch eine Muskelverkürzung auffällt.

Ferner vermindert sich während Phasen der Inaktivität und Immobilisation die Zahl der willkürlichen und unwillkürlichen Gelenksbewegungen bereits merklich bei gesunden jüngeren Patienten, stärker bei gesunden Älteren und sehr drastisch bei akutkranken und chronischkranken Älteren. Die reduzierte oder fehlende Anzahl an Gelenksbewegungen stellt den häufigsten selbständigen Risikofaktor für Kontrakturen dar.

Prinzipiell entstehen Kontrakturen aufgrund jeder krankhaften Veränderung im muskulären, knöchernen oder bindegewebigen Anteil des Gelenkes, wenn diese zur Reduktion der Anzahl an Gelenksbewegungen führt.

Muskuläre Ursachen für Gelenkskontrakturen umfassen Spastizität und zerebrovaskuläre Insulte mit neurologischem Defizit. Nebenwirkungen von Medikamenten können über ihren immobilisierenden, sedativen Effekt und wegen Ataxie und Schwindel die Mobilität beeinträchtigen und so zu vermehrter Bettruhe führen. Antipsychotische Medikamente, speziell jene vom Phenothiazintyp, aber auch Buthyrophenone, weisen starke extrapyramidale Nebenwirkungen auf, welche über Rigor und generell medikamtös induziertem Parkinsonismus zu Muskelrigor und zur Gefahr von Kontrakturen führen. Nicht nur die mechanische und lagebedingte Einschränkung der Gelenksfreiheit, etwa mittels Schienen oder sonstigen Fixierungen, sondern auch die Sedierung vermindert die Gelenksbeweglichkeit und erhöht so das Risiko für Kontrakturen.

Arthrogene Kontrakturen treten besonders häufig auf bei Gelenksentzündungen, Arthrosen und Gelenkstraumata. Ohne eine Kausaltherapie kombiniert mit einer adäquaten Analgesie behindern diese schmerzhaften Läsionen die vorgesehenen präventiven Maßnahmen, insbesondere das passive Durchbewegen. Da die meisten Analgetika auch sedieren, ist eine gute Schmerztherapie nicht leicht zu erreichen. Lokale Maßnahmen wie analgesierende Salben und Hautpflaster, Kälte- oder Wärmeapplikation, in Einzelfällen Röntgenbestrahlung sowie intraartikuläre Injektionen mit Kortikosteroiden und Lokalanästhetika oder orthopädische Eingriffe sind nebenwirkunsärmer und werden von Älteren besser toleriert als jahrelange Verordnung von systemischen Analgetika. Entscheidet man sich für eine systemische Analgesie, wird zuerst mit Paracetamol begonnen, bevor dann der Einsatz von NSAR (nichtsteroidale Antirheumatika) mit mehr Nebenwirkungen gewählt wird. NSAR verursachen fast regelmäßig Magen-Darm-Probleme, welche sich bei Älteren meistens nur in Form einer Appetitlosigkeit manifestieren. Diese führt zur oft nicht erkannten Malnutrition! Älteren sollten NSAR deshalb nur in Kombination mit einem Protonenpumpenblocker verordnet werden!

Auch beim gesunden Älteren steigt die Tendenz zur Muskelverkürzung. Jede, auch zeitlich begrenzte und nur ein Gelenk betreffende Immobilisation wegen Schmerzen oder Trauma führt zu mehr oder weniger ausgeprägter Immobilisation anderer Gelenke. Da nur zeitlich begrenzt und meistens einen sonst gesunden Körper betreffend bessern sich die Einschränkungen nach Beenden der Immobilisation bzw. nach Freigabe der Gelenke rasch und ohne Dauerschäden.

Die Präventionsstrategie sucht zuerst die Ursachen der Immobilisation und der Kontraktur zu identifizieren und wenn möglich zu behandeln. Hiezu ist eine sorgfältige Untersuchung des Patienten notwendig. So kann z.B. eine neu aufgetreten Flexion in Knie- und Hüftgelenk bei einem komplett bettlägerigen Patienten durchaus auf eine verborgene Schenkelhalsfraktur oder eine traumatisierte Koxarthrose hinweisen.

Zur Verhinderung arthrogener Komplikationen haben sich v.a. 2 Methoden bewährt: frühzeitige Gelenksmobilisation, oft nur unter Analgesie möglich, z.B. Schultergelenksmobilisation bereits eine Woche nach subkapitaler Humerusfraktur, sowie optimale Lagerung der betroffenen Extremität. Sehr hilfreich sind neuere Geräte, welche ein automatisches und sehr schonendes passives Durchbewegen von Armen und Beinen ermöglichen (Bentham et al. 1987).

Durch eine routinemäßige, d.h. ins Rehabilitationskonzept eingeplante Prävention ab Eintritt der Immobilisation einer Extremität oder des ganzen Patienten (komplette Bettlägrigkeit) lassen sich viele Sekundärkomplikationen vermeiden. Bei gesunden Inaktiven genügt aktives oder passives Durchbewegen 3mal pro Woche während 15 min. Ältere Patienten benötigen ein häufigeres Durchbewegen der Gelenke, d.h. ein solches während 20 min 1–2mal/Tag (Müller 1970).

31.2.4
Osteoporose

Ungefähr 30% der Älteren leiden an multifaktorieller Osteoporose. Die aufgrund von Immobilisation entstandene Osteoporose ist aber wesentlich häufiger.

Osteoporose entwickelt sich beim Vorliegen einer Imbalanz zwischen Knochenresorption und Knochenanbau. Der allmähliche Knochenverlust bleibt klinisch lange Zeit stumm. Radiologische Routineaufnahmen entdecken die Osteoporose erst, wenn die Knochendichte um 40% geschwunden ist. Nicht selten weist erst eine Fraktur nach minimalem Trauma auf eine Osteoporose hin. Typische, bei Osteoporose auftretende Frakturen betreffen den Schenkelhals, den Radius, Wirbelkörper und die Rippen.

Während längerer Immobilisation wird Knochenmasse vermehrt resorbiert. Die Knochenmasse nimmt bei gleichbleibendem Verhältnis zwischen organischen und anorganischen Anteilen als Ganzes ab. Dies führt initial zu einer vermehrten Ausscheidung von Kalzium, Phosphor und Hydroxyproline im Urin. Dadurch nimmt der Körpergehalt an Kalzium ab und dies bis zu 4% innerhalb von 6 Monaten (Donaldson et al. 1970).

Eine wirksame Osteoroseprophylaxe muß bereits in früher Jugend beginnen und den Aufbau einer möglichst großen Knochenmasse anstreben. Dies beinhaltet eine tägliche Kalziumzufuhr von mehr als 1000 mg und viel Bewegung und Sport, sowie das Ausschalten von Risikofaktoren wie:

- Langzeittherapie mit Kortikosteroiden,
- geringe nutritive Kalziumaufnahme,

- Zigarettenrauchen,
- starker Alkoholkonsum und
- Langzeittherapie mit Neuroleptika langer Halbwertszeit (Kelsey 1989).

Später geht es darum, den Knochenabbau zu verlangsamen.

Die Therapie der Osteoporose umfaßt Muskeltraining, Östrogene, Kalzitonin, Vitamin D, Fluoride und hohe Kalziumzufuhr. Eine täglich Aufnahme von mehr als 1000 mg Kalzium kombiniert mit einer Supplementierung von Vitamin D_3 in einer Dosis von 800 IU vermindert effizient Schenkelhalsfrakturen bei Älteren (Chapuy 1992). Eine weit fortgeschrittene Osteoporose benötigt eine Behandlung mit Kalzitonin und Fluoriden. Sehr wirksam ist die Östrogentherapie bei Frauen, wenn sie frühzeitig, also um das 50. Lebensjahr eingesetzt wird. Dann kann sie den Knochenabbau verlangsamen und die Häufigkeit von Schenkelhalsfrakturen vermindern. Jedem immobilen Älteren sollte, neben den physiotherapeutischen Maßnahmen (mindestens passives Durchbewegen etc.), ab Beginn der Immobilisation eine tägliche Kalziumzufuhr von mehr als 1000 mg, inklusiv nutritives Kalzium, und Vitamin D_3 800 IU verordnet werden. Bei manifester Osteoporose muß die medikamentöse Therapie wie oben erwähnt, intensiviert werden (Chapuy 1992).

Ganz neu entdeckt ist der Effekt von Vitamin K auf die biologische Aktivität von Ossin. Dementsprechend wird Vitamin K neuerdings als nebenwirkungsarme und billige Prophylaxe und Therapie der Osteoporose empfohlen (Craciun et al. 1998; Feskanich et al. 1999).

31.2.5
Dekubitalulzera[1]

Eine stark vernachlässigte Komplikation der Immobilität Älterer stellen Dekubitalulzera dar. Dies auch, weil sie in einem sog. medizinischen Niemandsland angesiedelt sind, wo die Kompetenzen zwischen Ärzten und Pflegepersonal nicht genügend geregelt sind. Soll die Dekubitusinzidenz in einem Krankenhaus oder Pflegeheim vermindert werden, muß ein Dekubitusteam aufgebaut werden, welches koordiniert, die Kompetenzen regelt, die Ausbildung aktiviert und die Dekubitusstatistik führt.

In ein Dekubitusteam gehören neben Pflegepersonal auch Ärzte der Medizin, der Dermatologie und der plastischen Chirurgie, sowie Ernährungsspezialisten und pro Abteilung ein sog. Dekubitusdelegierter. Wichtig ist, daß in einem Krankenhaus nach einheitlichen Richtlinien gearbeitet wird. Dann bleibt der Erfolg nicht aus.

Dekubituspathogenese

Die Mobilität, gemessen in Anzahl Bewegungen des Körperstamms pro Zeiteinheit, nimmt mit dem Alter kontinuierlich ab. Am geringsten ist die Mobilität nachts im Schlaf. Deshalb steigt das Dekubitusrisiko im Schlaf und während der Nacht stark an (Exton-Smith u. Sherwin 1961).

Die Ursache der Dekubitusentstehung ist die komplette Immobilität, weil die natürliche und intrinsische Druckentlastung durch willkürliche und unwillkürliche Bewegungen fehlt.

Immobile bettlägerige Ältere bewegen sich pro Nacht im Schlaf überhaupt nicht mehr. Bei ihnen fällt das sakrale Motilitätsscore auf null Bewegungen pro 7 h, weil die willkürlichen und unwillkürlichen, sowie die artifiziellen, durch Pflegeaktivitäten bedingten Bewegungen, gemessen mit dem Sakralen Motilitätsscor, nicht mehr vorhanden sind (Seiler et al. 1992). In dieser Situation wirkt der Auflagedruck der Patientenunterlage (z. B. Matratze oder Sitzfläche) während Stunden an der gleichen Hautstellen ein, z. B. an der Haut über dem Kreuzbein in Rückenlage oder an der Haut über den Sitzbeinhöckern im Sitzen. Durch den Auflagedruck wird die Mirkozirkulation der Haut komprimiert, die Durchblutung sistiert. Nach 2 h Ischämie entsteht, wenn der Druck wegen fehlenden Bewegungen ununterbrochen auf die Haut einwirken kann, die ischämische Hautnekrose, auch Dekubitus genannt (Kosiak 1959).

Dekubitusrisikofaktoren

Dekubitusrisikofaktoren sind Krankheiten oder Zustände, welche die Motilität, gemessen in Anzahl Bewegungen des Körperstamms pro Zeiteinheit, vermindern (z. B. starke medikamentöse Sedierung) oder welche den intraarteriolären Okklusionsdruck senken (z. B. hypovolämischer Schock). Solche Risikofaktoren sind u. a.:

- Fieber,
- komatöse Zustände,
- zerebrovaskulärer Insult oder
- andere neurologische Krankheiten mit Lähmungen,
- Sepsis,
- Schock,
- Anämie,
- Malnutrition,
- Kachexie,
- zu starke Sedierung,
- Hypotension,
- Dehydration,
- Narkose und
- Lymphopenie (Allman 1997).

---
[1] Umfassende Abhandlung s. Kap. 32.

Prophylaxe
Wenn Dekubitusrisikofaktoren auftreten, muß unverzüglich eine wirksame Prophylaxe eingeleitet werden. Um Dekubitalulzera verhindern zu können, muß das Pflegepersonal Gegenmaßnahmen zu den Mechanismen der Dekubitusentstehung, das sind Immobilität und hoher Auflagedruck, einleiten. Regelmäßiges 2stündliches Umbetten in eine 30°-Schräglage bedeutet Mobilisieren und Unterbrechen der kontinuierlichen Druckeinwirkung (Seiler et al. 1986). Ein Auflagedruck („interface pressure") von mehr als 25 mm Hg komprimiert bei Älteren die Hautmikrozirkulation. Durch Betten dekubitusgefährdeter Älterer auf eine weiche Matratze wird der Auflagedruck unterhalb dekubitogener Werte, d.h. unterhalb 25 mm Hg gesenkt. Die Kombinationsprophylaxe mit regelmäßigem 2stündlichem Umbetten und gleichzeitigem Einsatz weicher Matratzen ergibt eine äußerst wirksame Prophylaxe.

Dekubitustherapie
Die Therapie von Dekubitalulzera darf v.a. keine polypragmatische sein. Wird die Behandlung nach festen Prinzipien geleitet, entfallen lange und zeitraubende Diskussionen über die persönlichen Erfahrungen zur Wirksamkeit einzelner Präparate und Methoden. Bewährt hat sich die Dekubitustherapie nach 5 Prinzipien, welche auf pathophysiologischen Erkenntnissen der Wundheilungsstörung basieren (Seiler u. Stähelin 1991). Die 5 Therapieprinzipien umfassen:

1. Komplette und permanente Druckentlastung.
2. Debridement der Nekrose, chirurgisch oder enzymatisch.
3. Lokalinfektion und Sepsis behandeln.
4. Permanent feuchter Wundverband mit Ringer-Lösung.
5. Weitere Risikofaktoren beachten und behandeln, sowie eine plastisch-chirurgische Intervention diskutieren.

31.2.6
Orthostatische Hypotonie

Immobilität und lange Bettlägrigkeit verschlechtern die normale kardiovaskuläre Reaktion auf Lagewechsel, vermindern das Herzminutenvolumen und begünstigen thromboembolische Komplikationen.

Beim raschen Wechsel von der liegenden in die stehende Position kommt es physiologischer Weise zu einer Umverteilung von 600–800 ml Blut in die untere Körperhälfte, besonders in die Beine. Diese abrupte Umverteilung der Blutflüssigkeit verursacht initial eine Reduktion des Herzminutenvolumens um 20% und der Auswurffraktion um 35%. Gleichzeitig steigt die Herzfrequenz um 30% an (Marées 1974). Dieser Pulsanstieg und die rasch einsetzende Vasokonstriktion verhindern beim Gesunden einen signifikanten Blutdruckabfall.

In pathologischen Situationen wie langer Bettlägrigkeit verlieren sich diese gegenregulatorischen Mechanismen. Eine nur 3 Wochen dauernde Bettlägrigkeit führt auch bei Gesunden zu einer wesentlichen Verschlechterung der Gegenregulation.

Bei kranken Älteren ist diese Störung viel ausgeprägter. Wie kommt es zu dieser gestörten Gegenregulation? Im Liegen in Rückenlage, z.B. bei Bettlägrigkeit, fließen normalerweise 600–800 ml Blut zurück in Lunge und Herz. Dies führt via Stimulation der Barorezeptoren zu einer Zunahme der Herzfrequenz, des Herzminutenvolumens und der Auswurffraktion. Um diesen relativen Volumenüberschuß zu verringern, wird initial in den ersten Wochen der Bettruhe die Sekretion von antidiuretischem Hormon gedrosselt. Die so gesteigerte Diurese verringert das Plasmavolumen in den ersten 2 Wochen um 10% und später sogar um mindestens 20%. Zudem werden Rezeptoren im Atrium stimuliert, welche die initial normale kardiovaskuläre Antwort deregulieren. Das Endresultat nach Wochen ist ein stark vermindertes Herzminuten- und Schlagvolumen. Dies führt bei Älteren zur orthostatischen Hypotonie, weil Ältere sich beim Aufstehen durch eine schnelle Steigerung des Schlagvolumens vor Orthostase schützen und weniger durch Vasokonstriktion, zu der sie kaum noch fähig sind (Luutonen 1995).

Die posturale Hypotension ist definiert durch einen Blutdruckabfall von 20 mm Hg oder mehr als pathologische Antwort auf den Lagewechsel vom Liegen zum Stehen. Zusätzlich müssen klinische Symptome zerebraler Ischämie wie Schwindel, Schwarzwerden vor den Augen oder Synkopen auftreten. Steigt die Herzfrequenz um 10 und mehr Schläge pro Minute an, handelt es sich um eine Orthostase vom sympathikotonen Typ, bleibt der Pulsanstieg unterhalb 10 pro Minute, spricht man von asympathikotoner Hypotonie (Marées 1974).

Eine schwere Orthostase führt zu klinischen Symptomen wie Schwitzen, Kopfschmerzen, Schwindel oder sogar zu Stürzen.

Neben langdauernder Immobilisation verursachen v.a. Krankheiten und Medikamente eine Orthostase.

Zur Prophylaxe einer akuten Orthostase nach langer Bettruhe gehören eine genaue neurologische Untersuchung der sympathischen Reflexe, ein medizinischer Status und eine Überprüfung der Medikamente noch vor der ersten Mobilisation des Patienten. Bei der ersten, vorsichtigen Mobilisation werden mehrmals Blutdruck und Puls kontrolliert.

Die wichtigsten und wirksamsten Maßnahmen umfassen:

- Absetzen von blutdrucksenkenden Medikamenten,
- Muskeltraining der Bein- und Abdominalmuskulatur,
- Anpassung von Kompressionsstrümpfen und elastischen Bauchbinden,
- salzreiche Diät und
- Vermeiden von raschem Aufstehen.

Oft ist aber eine pharmakologische Behandlung notwendig, wobei zuerst alle blutdrucksenkenden Medikamente (Antidepressiva, Antihypertensiva, Diuretika, Medikamente mit α-blockierender Wirkung etc.) abgesetzt werden.

Das Ziel bei der asympathikotonen Orthostase ist die Vermehrung des intravaskulären Volumens. Dabei beginnt man mit der Steigerung der Flüssigkeitszufuhr auf 1.5 l/Tag. Bessert sich die Orthostase nicht, werden zusätzlich Antirheumatika wie Indomethacin 3×25 mg, Flurbiprofen $1-2 \times 100$ mg oder Diclofenac 2×50 mg/Tag (cave Nebenwirkungen: Magenulzera, Kreatininanstieg etc.) wegen ihrem wasserretinierenden Effekt (durch Verminderung der glomerulären Perfusion) verordnet. Das stärker wirksame Fludrokortisonazetate, ein Mineralokortikosteroid, retiniert Wasser stärker und kann so durch Vermehrung des intravaskulären Volumens zu einem Blutdruckanstieg führen. Fludrokortisonazetate (bis höchstens $3 \times 0,05$ mg/Tag) kann jedoch erhebliche Nebenwirkungen verursachen (Hyponatriämie, Zunahme der Herzinsuffizienz, Lungenödem). Kombinationen der besprochenen Medikamente sind bei sehr hartnäckiger Orthostase möglich, jedoch auch sehr gefährlich und sollten nur unter sogfältigen täglichen Kontrollen durchgeführt werden.

Bei der sympathikotonen Orthostase beginnt man, nach Verordnen der allgemeinen Maßnahmen (Kompressionsstrümpfe, Steigern der Flüssigkeitszufuhr, Absetzen von blutdrucksenkenden Medikamenten etc.) mit Sympathikomimetika (z. B. Midodrin bis $2 \times 2,5$ mg/Tag, Etilefrin bis 25 mg/Tag, Norfenefrin bis 45 mg/Tag etc.) oder mit Ergotalkaloiden.

Midodrine, Yohimbin (bis 3×5 mg/Tag) und Desmopressin (Antidiuretisches Hormon, als Nasalspray bis zu maximal 2×10 µg/Tag, cave Nebenwirkungen: Hyponatriämie, Zunahme der Hezinsuffizienz, Lungenödem) werden bei schweren Formen der Orthostase eingesetzt, weil sie nicht ohne Nebenwirkungen sind. Die Behandlung der orthostatischen Hypotonie erfolgt mit Vorteil als Kombination der hier besprochenen Methoden und Medikamenten (Stumpf u. Mitrzyk 1994), wobei man über die zu erwartenden Nebenwirkungen orientiert sein sollte.

31.2.7
Obstipation und Koprostase

Langzeitige Immobilisation verlangsamt die Kolonpassagezeit („colon transit time"). Je länger die Passagezeit, desto mehr Flüssigkeit wird aus dem Stuhlbrei reabsorbiert und umso härter wird die Stuhlkonsistenz. Ohne Gegenmaßnahmen in Form von faserreicher Kost, osmotischen oder stimulierenden Laxativa kommt es zur Obstipation, zur Koprostase und schließlich zum Koprostaseileus. Im Gegensatz zu jüngeren Patienten klagen Ältere bei Ostipation kaum je über Bauchbeschwerden, auch wenn sich aus der Obstipation bereits eine Koprostase entwickelt hat. Auch ein Ileus ist beim Älteren nicht immer von subjektiven Beschwerden begleitet, dafür aber von objektiven. Auf solche ist daher immer zu achten.

Die häufigsten zusätzlichen Faktoren, welche die Obstipation begünstigen sind:

- faserarme Kost,
- zu kleine Trinkmengen,
- Depression,
- chronische Angst,
- prämorbid falsche Stuhlgewohnheiten,
- Mangel an Bewegung,
- Schmerzmittel, insbesondere Morphin und Opiate,
- psychotrope Medikamente sowie
- anticholinerg wirkende Substanzen.

Eine wirksame Prophylaxe umfaßt:

- regelmäßige Kontrolle der Stuhlgewohnheiten,
- bei Unklarheiten, rektale Untersuchung und Inspektion und Auskultation des Abdomens,
- routinemäßige Verordnung von Laxativa ab Beginn der Immobilisation und
- Verordnen einer reichlichen Flüssigkeitszufuhr.

Zusätzlich sind Bewegungsübungen im Bett sinnvoll. Am bestes ist es, wenn der Patient periodisch mobilisiert werden kann, auch wenn dies nur einige Minuten Sitzen im Lehnstuhl bedeutet.

Osmotisch wirkende salzhaltige Laxativa ziehen Wasser ins Darmlumen und vermögen harte Stuhlmassen aufzuweichen. Sie stimulieren durch Volumenwirkung die Peristaltik. Laktulose ist das meist verwendete und wenig schädliche Laxativum für geriatrische Patienten. Laktulose, ein osmotisch wirkendes synthetisches Disaccharid, entwickelt im Kolon Milch-, Ameisen- und Essigsäure sowie Kohlensäure.

31.2.8
Einfluß auf Metabolismus und endokrines System

Immobilisation verursacht auch metabolische und endokrine Störungen (s. Tabelle 31-4). Die Veränderungen beginnen schleichend und werden oft erst bei der Mobilisation bemerkt. Auslöser sind erhöhte Plasmakortisolspiegel, welche den Stoffwechsel auf Katabolismus umstellen. Dies führt zur Verminderung des Proteinumsatzes, zu Muskelabbau und erhöhter Stickstoffausscheidung im Urin (Lehmann et al. 1989). Schon nach 7 Tagen Immobilität steigt die Stickstoffausscheidung im Urin signifikant an. Hypoproteinämie, Ödembildung und Gewichtsverlust sind die Folgen. Liegen gleichzeitig andere Krankheiten vor wie Malnutrition, Traumata, Schenkelhalsfrakturen oder Infektionen, kann der Stickstoffverlust über den Urin bis zu 12 g/Tag erreichen. Die pathogenetischen Mechanismen, welche diese hohen Verluste verursachen, sind nicht exakt geklärt. Man nimmt an, daß Interleukine wegen Krankheiten (Multimorbidität) vermehrt produziert werden. Diese stimulieren den Tumor-Nekrose-Faktor-α (TNF-α). Die Leber drosselt die Albuminsynthese zugunsten der Akutphasenproteine wie C-reaktives Protein und α_2-Mirkoglobulin. TNF-α und die erhöhten Kortisolkonzentrationen im Plasma leiten den katabolen Metabolismus ein. Während der katabolen Phase werden wertvolle Muskelproteine durch Glukoneogenese zur Energiegewinnung aus Glukose verbraucht. Ein rascher Muskelschwund setzt ein.

Die erwähnte Unterdrückung der ADH-Sekretion (Anti-Diuretisches Hormon) steigert die Diurese und führt so zusammen mit dem Muskelschwund zu einer signifikanten Gewichtsabnahme (Halar u. Bell 1990). Muskelschwund und vermindertes zirkulierendes Blutvolumen führen zu Hypotonie und Kraftlosigkeit. Beim Versuch, solche Patienten zu mobilisieren, kann der Blutdruck in stehender Position nicht gehalten werden. Ausgeprägte Orthostase und Muskelschwäche beherrschen das klinische Bild und verhindern anfänglich die Mobilisation. Nur durch eine programmierte, langsame Mobilisation wird sich die Muskelkraft und die Kreislaufsituation erholen.

31.2.9
Psychische Störungen

Langdauernde Immobilisation prädisponiert zu anfänglich Apathie, dann zu Isolation und schließlich zu eigentlicher reaktiver Depression. Ein Circulus vitiosus ist unverkennbar: Vereinsamung noch mobiler Älterer zu Hause führt ebenfalls zu Apathie und Depression, welche die Älteren an die Wohnung fesselt und die Immobilität sukzessive verstärkt. Zudem löst Immobilität aufgrund fehlender umgebungsbedingter Stimuli oft Delirien und einen raschen Verfall kognitiver Fähigkeiten aus. Routinemäßige Prävention dieser Störungen durch psychische Betreuung und regelmäßige Kontrolle der mentalen Fähigkeiten helfen, solche Komplikationen auf ein Minimum zu reduzieren.

31.3
Zusammenfassung

Langdauernde Inaktivität und Bettlägrigkeit sind im Alter häufig. Die daraus resultierenden Sekundärkomplikationen übertreffen oft an Schwere die ursprüngliche Krankheit oder Ursache, welche zur Immobilität führte. Zu Beginn liegt meistens nur eine funktionelle Behinderung, bezogen auf ein einziges Organ, vor. Später entstehen dadurch weitere Einschränkungen der Mobilität, welche sukzessive mehrere Organe mit einbeziehen. So kann, z.B., eine schwere Omathrose das Halten beim Gehen und richtiges Essen behindern und so zu Stürzen und Malnutrition führen. Immobilität bei Älteren verhält sich dann wie eine eigenständige Krankheit, welche ohne Gegenmaßnahmen weiter fortschreitet.

Sekundärkomplikationen der Immobilität und von allgemeiner Behinderung lassen sich wesentlich reduzieren, wenn prinzipiell eine wirksame Prophylaxe bereits ab Beginn der Immobilisation eingeleitet und eine indizierte Immobilisation auf eine möglichst kurze Dauer begrenzt wird. Ein solches Konzept verbessert das Rehabilitationsresultat der Patienten und verhindert, daß sich Immobilität zu einer selbständigen Krankheit weiterentwickelt (Halar u. Bell 1990; Del Puento et al. 1996).

Literatur

Allman RM (1997) Pressure ulcer prevalence, incidence, risk factors, and impact. Clin Geriatr Med 13:421–436

Bentham JS, Bereton WDS, Cochrane IW, Lyttle D (1987) Continuous passive motion device for hand rehabilitation. Arch Phys Med Rehab 68:248–250

Booth FW, Gollnick PD (1983) Effects of disuse on the structure and function of skeletal muscle. Med Sci Sports Exerc 15:415–420

Chapuy MC, Arlot ME, Duboeuf F et al. (1992) Vitamin D_3 and calcium to prevent hip fractures in elderly women. NEJM 327:1637–1642

Coletta EM, Murphy JB (1992) The complications of immobility in the elderly stroke patient. J Am Board Fam Pract 5:389–397

Craciun AM, Wolf J, Knapen MH, Brouns F, Vermeer C (1998) Improved bone metabolism in female elite athletes after vitamin K supplementation. Int J Sports Med 19:479–484

Del Puente A, Pappone N, Mandes MG, Mantova D, Scarpa R, Oriente P (1996) Determinants of bone mineral density in immobilization: a study on hemiplegic patients. Osteoporos Int 6:50–54

Donaldson CL, Hulley SB, Vogel JM, Hattner RS, Bayers JH, McMillan DE (1970) Effect of prolonged bed rest on bone mineral. Metabolism 19:1071–1084

Exton-Smith AN, Sherwin RW (1961) The prevention of pressure sores: the significance of spontanous bodily movements. Lancet ii:1124–1126

Feskanich D, Weber P, Willett WC, Rockett H, Booth SL, Colditz GA (1999) Vitamin K intake and hip fractures in women: a prospective study. Am J Clin Nutr 69:74–79

Greenleaf JE, Kozlowski S (1983) Reduction in peak oxygen uptake after prolonged bedrest. Sci Sports Exerc 14: 477–480

Halar EM, Bell KR (1990) Rehabilitation's relationship to inactivity. In: Kottke FJ, Lehmann JF (eds) Krusen's handbook of physical medicine and rehabilitation. W. B. Saunders, Philadelphia, pp 1113–1133

Kelsey JL (1989) Risk factors for osteoporosis and associated fractures. Public Health Rep 104(Suppl.):14–20

Kosiak M (1959) Etiology and pathology of ischemic ulcers. Arch Phys Med Rehabil 57:62–70

Lehmann AB, Johnston D, James OF (1989) The effects of old age and immobility on protein turnover in human subjects with some observations on the possible role of hormones. Age Ageing 18:148–157

Luutonen S, Antila K, Erkko M, Raiha I, Rajala T, Sourander L (1995) Haemodynamic response to head-up tilt in elderly hypertensives and diabetics. Age Ageing 24:315–320

Marées HD (1974) Hämodynamik der orthostatischen Sofortregulation. In: Dengler H (Hrsg) Das Orthostasesyndrom. Schattauer, Stuttgart, S 169–179

Müller EA (1970) Influence of training and inactivity on muscle strength. Arch Phys Med Rehabil 51:449–462

Seiler WO, Stähelin HB (1991) Dekubitalulzera in der Geriatrie: Pathogenese, Prophylaxe und Therapie. Ther Umschau 48: 329–340

Seiler WO, Stähelin HB, Stoffel F (1992) Recordings of movement leading to pressure relief of the sacral skin region: identification of patients at risk for pressure ulcer development. Wounds, USA, 4:256–261

Seiler WO, Allen S, Stähelin HB (1986) Influence of the 30° laterally inclined position and the „super-soft" 3-piece mattress on skin oxygen tension on areas of maximum pressure. Implications for pressure sore prevention. Gerontology 32:158–166

Selikson S, Damus K, Hamerman D (1988) Risk factors associated with immobility. J Am Geriatr Soc 36:707–712

Stumpf JL, Mitrzyk B (1994) Management of orthostatic hypotension. Am J Hosp Pharm 51:648–660; quiz 697–698

Yip B, Stewart DA, Roberts MA (1996) The prevalence of joint contractures in residents in NHS continuing care. Health Bull, Edinburgh, 54:338–43

Dekubitalulzera bei Älteren

W. O. Seiler, H. B. Stähelin

32.1 Einführung 283
32.2 Dekubituspathophysiologie 284
32.2.1 Druckverweilzeit 284
32.2.2 Auflagedruck 285
32.2.3 Dekubitusrisikofaktoren 286
32.2.4 Klassische Dekubituslokalisationen 287
32.2.5 Gradeinteilung von Dekubitalulzera 287
32.3 Dekubitusprophylaxe 287
32.3.1 Prinzipien der Dekubitusprophylaxe 288
32.3.2 Verkürzen der Druckverweilzeit 288
32.3.3 Vermindern des Auflagedrucks 288
32.3.4 Behandeln weiterer Dekubitusrisikofaktoren 290
32.4 Dekubitustherapie 290
32.4.1 Grundlagen der Ulkustherapie 290
32.4.2 Dekubitustherapie nach 5 Prinzipien 291
32.5 Zusammenfassung 293
       Literatur 294

Dekubitalulzera sind lokalisierte, druckbedingte ischämische Hautnekrosen über Knochenvorsprüngen. Sie entstehen, wenn der Auflagedruck der harten Matratze oder der Sitzfläche den Kapillardruck der Hautmikrozirkulation während mehr als 2 h überschreitet. Größe und Verweildauer des Auflagedrucks stellen daher die physikalischen Determinaten der Dekubituspathogenese dar. Prophylaxemaßnahmen sind nur dann effizient, wenn sie an diesen 2 Kausalfaktoren angreifen, mit dem Ziel, Größe und Verweildauer des Auflagedrucks unterhalb dekubitogene Werte zu vermindern. Krankheit und insbesondere Multimorbidität immobilisieren ältere Menschen in einem viel stärkeren Masse als jüngere und verlängern bei diesen so die Druckverweilzeit auf dekubitogene Werte. Daher stellen Ältere die größte Dekubitusrisikopopulation dar. Die Zahl der Älteren mit Dekubitalulzera wird in der Literatur mit bis zu 33% angegeben.

Wenn Ulzera schlecht heilen, liegt das am Vorliegen von heilungsverzögernden Faktoren. Dekubitustherapie bedeutet daher Wiederherstellen physiologischer Wundverhältnisse durch Elimination von Störfaktoren der Wundheilung. Mit den 5 Therapieprinzipien läßt sich dieses Ziel konsequent erreichen:

1. komplette Druckentlastung,
2. Debridement von Nekrosen,
3. Behandlung der Lokalinfektion und Sepsis,
4. permanentes Feuchthalten des Wundverbandes mit Ringer-Lösung,
5. tägliche Identifikation und Behandlung von Dekubitusrisikofaktoren und Störfaktoren der Wundheilung.

32.1 Einführung

Ältere stellen die größte Dekubitusrisikogruppe dar

Ungefähr 1,5–3 Mio Menschen leiden in den USA an einem Dekubitalulkus. Krankheit und insbesondere Multimorbidität immobilisieren Ältere und erzeugen so ein großes Dekubitusrisiko. Daher stellen Ältere die größte Dekubitusrisikopopulation dar. Die Zahl der Älteren mit Dekubitalulzera ist hoch: in Allgemeinkrankenhäusern leiden 17%, in orthopädischen Kliniken 31% und in Pflegeheimen 33% an einem oder mehreren Dekubitalulzera. Ungefähr 5% der Älteren entwickeln in der ersten Woche nach Aufnahme in ein Akutkrankenhaus ein Druckgeschwür (Evans et al. 1995). Mit dem raschen Anwachsen der Anzahl Älterer wird die Dekubitusinzidenz in den nächsten Jahren erheblich ansteigen, wenn an den Medizinischen Universitäten Lehre und Forschung auf dem Gebiete der Dekubituspathogenese nicht ins Curriculum des Medizinstudiums aufgenommen werden.

Dekubitus: Ob ein Pflegefehler oder nicht, das entscheiden die Gerichte

Nach Maklebust u. Sieggreen (1996) betragen die zusätzlichen Kosten, die durch Dekubitalulzera entstehen, in den USA eine Milliarde Dollar pro Jahr. Dekubitalulzera bedeuten großes Leid für die betroffenen Patienten und für ihre Angehörigen, aber auch viel Frustration für das Pflegepersonal. Weil die Entstehung eines Druckgeschwürs mancherorts auf einen Pflegefehler zurückgeführt wird, sind Dekubitalgeschwüre in den USA oft Gegenstand eines gerichtlichen Verfahrens. Jährlich werden dort etwa 17000–20000 Gerichtsverfahren wegen neu entstandenen Dekubitalulzera eingeleitet (Taylor 1994; Tingle 1997).

Der Bundesgerichtshof verlangt minimale Standards

Auch in Europa werden Gerichtsverfahren zunehmend häufiger (Eisenmenger 1989). Vom Bundesgerichtshof werden in seinen Urteilen minimale Kriterien betreffend Früherkennung von Dekubitusrisikopatienten und den Mindestanforderungen an Dokumentation und Prävention gefordert.

Zum Begriff Risikopatient äußert sich der Bundesgerichtshof (1988) ebenfalls. Er betrachtet Patienten mit Lähmungen, Sensibilitätsstörungen und Bewußtseinsstörungen als besonders gefährdet. Als weitere Risikofaktoren werden folgende Krankheiten oder Zustände erwähnt:

- Kachexie,
- Schock in jedem Lebensalter,
- periphere arterielle Verschlußkrankheit,
- Fieber über 39 °C,
- Dehydratation,
- Anämie,
- chirurgische Eingriffe,
- schwere Depression und
- Katatonie in höherem Lebensalter.

Die wichtigste Forderung des Bundesgerichtshofs betrifft die Dokumentationspflicht. Gerade diese wird in der täglichen Praxis am meisten vernachlässigt. Beim Vorliegen eines oder mehrerer der erwähnten Risikofaktoren wird als Minimalreaktion ein Vermerk im Krankenblatt verlangt, woraus hervorgeht, daß das erhöhte Risiko erkannt und entsprechende Prophylaxemaßnahmen eingeleitet wurden. Bei nicht Erfüllen dieser minimalen Anforderungen wurden Krankenhäuser zur Haftung verurteilt.

32.2
Dekubituspathophysiologie

Verweildauer und Größe des Auflagedrucks sind die physikalischen Determinanten der Dekubituspathogenese

Druckgeschwüre sind lokalisierte, durch eine druckbedingte Ischämie erzeugte nekrotische Hautläsionen, meistens über Knochenvorsprüngen. Sie entstehen, wenn der Auflagedruck der harten Matratze oder einer Sitzfläche den Kapillardruck der Hautmikrozirkulation während mehr als 2 h überschreitet. Während Neurone und Myokardzellen ohne Sauerstoffzufuhr innerhalb von Minuten absterben, vermögen die bradytrophen Hautzellen eine Anoxie von 2 h gerade noch zu überleben. Druckverweilzeit und Größe des Auflagedrucks stellen daher die physikalischen Determinaten der Dekubituspathogenese dar. Prophylaxemaßnahmen sind nur dann effizient, wenn sie an diesen 2 Kausalfaktoren angreifen, mit dem Ziel, Größe und Verweildauer des Auflagedrucks unterhalb dekubitogene Werte zu vermindern.

32.2.1
Druckverweilzeit

Die physiologische Druckverweilzeit von weniger als 2 h schützt den Menschen vor Dekubitus

Die Druckverweilzeit/T wird definiert als jene Zeitspanne, während welcher der Auflagedruck ununterbrochen an der gleichen Hautstelle erwirkt. Die Druckverweilzeit/T ist umgekehrt proportional zur Mobilität/M eines Patienten. Die Formel lautet:

$T = 1/M$.

Wie aber läßt sich Mobilität quantifizieren? Mobilität kann definiert werden als Anzahl Bewegungen pro Zeiteinheit. Wenn es um die Beurteilung der Mobilität in Bezug auf die Dekubituspathogenese geht, interessieren nur jene Anzahl willkürlicher und unwillkürlicher Körperbewegungen, die beim Liegen in Rückenlage zu einer Druckentlastung am sakralen Hautareal führen. Diese Art der Mobilität, ausgedrückt durch das sakrale Mobilitätsscore/SMS in Anzahl Bewegungen pro Stunde schützt den Menschen normalerweise vor der Entstehung eines Druckgeschwürs (intrinsische Dekubitusprophylaxe).

Bei jungen gesunden Probanden beträgt das sakrale Mobilitätsscore/SMS durchschnittlich 4 Bewegungen/h nachts im Schlaf, was einer Druckverweilzeit von 15 min entspricht (Seiler et al. 1992). Bei diesen Probanden führen 4 Körperbewegungen/h im Schlaf zu einer Druckentlastung am sakralen Hautareal, indem sie die Druckeinwirkung auf die Mikrozirkulation unterbrechen und die Reperfusion des ischämischen Hautbezirks einleiten. Ein physiologisches sakrales Mobilitätsscore von 4 Bewegungen/h schützt jeden gesunden Menschen vor Dekubitalulzera. Ein solches wiederherzustellen ist das Ziel der Prophylaxe.

Ein pathologisches Mobilitätsscore von weniger als eine Bewegung/2 h ist dekubitogen

Ein komplett immobiler Patient hat seine willkürlichen und unwillkürlichen Bewegungen weitgehend verloren. Er bewegt sich nachts im Schlaf nullmal/7 h. Sein sakrales Mobilitätsscore erreicht daher den Wert

0. Daraus berechnet sich eine Druckverweilzeit von T = 1/SMS, d.h. 1/0 gibt theoretisch den Wert „unendlich" (Seiler et al. 1992). „Unendliche" Druckverweilzeit bedeutet für die Praxis, daß ein komplett immobiler Patient so lange auf der gleichen Hautstelle liegen bleibt, bis durch „äußere" Kräfte, z.B. durch Umbetten, die Druckwirkung unterbrochen wird.

Koma bedeutet komplette Immobilität und damit Mobilitätsgrad 0. Gemäß Formel – 1 dividiert durch 0 – entspricht dies wiederum einer theoretisch „unendlich" langen Druckverweilzeit. Die Druckverweilzeit im Koma dauert so lange, bis der Patient aus dem Koma erwacht oder bis er umgelagert wird. Analoges gilt für den Patienten in Narkose: die Druckverweilzeit ist mindestens so lange wie die Narkose. Im Koma und während einer langen Narkose sind deshalb alle Patienten hochgradig dekubitusgefährdet. Ob ein Druckgeschwür entsteht, hängt von der Dauer der Narkose oder des Komas und von der Wirksamkeit der Prophylaxemaßnahmen ab.

Die Mobilität nimmt mit dem Alter stetig ab. Doch das sakrale Mobilitätsscore beträgt bei gesunden Älteren immer noch 1–2 Bewegungen/h im Schlaf. Da die bradytrophen Hautzellen eine Anoxie von 2 h gerade noch überleben, treten bei gesunden Älteren keine Druckgeschwüre auf. Doch der „Vorrat an Mobilität" ist im Alter klein und jede plötzliche Verminderung durch Krankheit kann sich deletär auswirken. Die Mobilität ist nachts im Schlaf am geringsten, weil dann die willkürlichen Bewegungen und jene durch Pflegeaktivität ganz fehlen. Dekubitalulzera entstehen daher hauptsächlich in der Nacht. Alle Krankheiten oder Zustände, die das Sakrale Mobilitätsscore, d.h. die Anzahl der Bewegungen/h, beeinträchtigen, sind Dekubitusrisikofaktoren (s. Übersicht, links).

Das Prophylaxeziel heißt daher, die Immobilität, oder mit anderen Worten ausgedrückt, das pathologisch tiefe sakrale Mobilitätsscore der kranken Älteren durch regelmäßiges Umbetten wieder annähernd zu normalisieren. Um wieder ein physiologisches sakrales Mobilitätsscore von 4 Bewegungen h zu erreichen, müßten Patienten alle 15 min umgebettet werden. Aus theoretischen Überlegungen und zum besseren Verständnis der Prophylaxemechanismen sei hier erwähnt: Ein so häufiges Umbetten würde für jeden, auch den höchstgefährdeten Patienten eine 100%ig wirksame Dekubitusprophylaxe bedeuten! In der Praxis ist ein so häufiges Umbetten nicht durchführbar.

Dekubitusrisikofaktoren bei geriatrischen Patienten

- Faktoren, die das Mobilitätsscore vermindern und die Druckverweilzeit verlängern:
  - neurologische Krankheiten mit Lähmungen;
  - zerebrovaskulärer Insult;
  - komatöser Zustand jeder Genese;
  - Paraplegie, Hemiplegie, Tetraplegie;
  - chirurgische Eingriffe: Prämedikation, Narkose, Aufwachphase;
  - akute Psychosen: Katatonie und akute Depression;
  - Medikamente: zu starke Sedierung mit Neuroleptika, Tranquilizern, etc.
- Faktoren, die den intravaskulären Druck vermindern:
  - arterielle Hypotension: Schock: hypovolämisch, septisch, kardiogen, Dehydratation.
- Faktoren, die den Sauerstofftransport zur Zelle vermindern oder den Sauerstoffverbrauch in der Zelle erhöhen:
  - Anämie: Hämoglobin < 8 g/dl; Fieber: > 38 °C; Hypermetabolismus; Infektionen.
- Faktoren, die Albumin, Vitamine und Spurenelemente vermindern und die Abwehr schwächen:
  - Malnutrition: geringes Körpergewicht;
  - Kachexie: Immobilität durch Muskelschwäche;
  - Lymphopenie: Immunabwehrschwäche.
- Faktoren, die den Widerstand der Haut gegen Bakterien, Pilze und Infektion schwächen und so die bradykinininduzierten Shunts in der Mikrozirkulation aufrechterhalten:
  - trockene, rissige Haut: begünstigt Dermatitiden;
  - druckgeschädigte, gerötete Haut: als Zeichen der schädlichen Shuntzirkulation;
  - senile und steroidinduzierte Hautatrophie: dünne, leicht verletzliche Haut; Immunzellen vermindert;
  - diabetische Mikroangiopathie: Mukopolysaccharideinlagerungen in die Arteriolenwände;
  - chronische Hautischämie bei peripherer arterieller Verschlußkrankheit.

32.2.2
Auflagedruck

Größe des Auflagedrucks: mehr als 25 mmHg sind dekubitogen

Mittels Messung der transkutanen Sauerstoffspannung ($TcPO_2$) kann jener Auflagedruck ermittelt werden, der die Mirkozirkulation der Haut komprimiert und somit den Blutfluß unterbricht (Seiler u. Stähelin 1979). Wird z.B. das Hautareal über dem Sakrum bei einem jungen Probanden im Experiment druckbelastet, so sinkt die $TcPO_2$ ab, und zwar bei einer Belastung des Sauerstoffsensors mit 50 g/cm^2 von 90 mmHg (Ausgangswert) auf 50 mmHg, bzw. bei einer Belastung mit 100 g/cm^2 auf eine $TcPO_2$ von 0 mmHg. Dies entspricht einer Anoxie. Wird dagegen der Sauerstoffsensor an einer sog. „weichen Stelle", z.B. an der Haut über der Quadrizepsgruppe am Oberschenkel angebracht, fällt die $TcPO_2$ auch bei einer Belastung des Sensors mit 175 g/cm^2 nicht ab. Darin liegt begründet, warum Druckgeschwüre fast ausschließlich an den drucksensiblen Hautarealen über Knochenvorsprüngen auftreten und nicht an den sog. „weichen Hautstellen" über Muskelgruppen. Hier braucht es unphysiologische, hohe Auflagedruckwerte, d.h. solche, die unter normalen Bedingungen nicht vorkommen.

Die Sauerstoffmessungen zeigen folgendes: bei gesunden jungen Probanden vermag eine Druckbelastung der Haut mit 100 g/cm² den mittleren Kapillardruck vom 4,2 kPa, das sind 32 mmHg, zu überwinden und die Mikrozirkulation von Hautarealen über Knochenprominenzen zu unterbrechen.

Die Größe des Auflagedrucks, der den Blutfluß in den Kapillaren zu unterbrechen vermag, hängt von vielen Faktoren ab. Bei Dehydratation, systemischer Hypotonie oder bei seniler Hautatrophie vermögen schon Druckwerte von weniger als 32 mmHg die Mikrozirkulation zu komprimieren. Ferner verstärken viele anderen Faktoren den schlußendlich an der Mikrozirkulation einwirkenden Druck:

- Härtegrad einer Unterlage (Matratze),
- Hautatrophie,
- Lokalisation der Druckeinwirkung,
- Körpergewicht,
- Ernährungsstatus und
- Hauterkrankungen wie Dermatitis und Mykosen.

Unter allen Risikofaktoren (s. Übersicht oben) kann für die Prophylaxe lediglich die Härte der Matratze und die Lokalisation der Druckeinwirkung durch entsprechende Lagerung (Tabelle 32-1) innerhalb nützlicher Frist beeinflußt werden.

32.2.3
Dekubitusrisikofaktoren

Dekubitusrisikofaktoren vermindern das Mobilitätsscore und den intravaskulärer Druck

Dekubitusrisikofaktoren (s. Übersicht oben) sind Zustände oder Krankheiten, die die Anzahl willkürlicher und unwillkürlicher Bewegungen eines Patienten hochgradig vermindern und dadurch die Druckverweilzeit in dekubitogene Bereiche verlängern. Ferner begünstigen all jene Zustände eine Dekubitusentstehung, die den kritischen arteriolären Verschlußdruck senken und so bereits bei kleinerem Auflagedruck, z. B. bereits mit 20 mmHg, eine druckinduzierte Ischämie erzeugen. Einige der wichtigsten und häufigsten Dekubitusrisikofaktoren im Alter sind (s. auch Übersicht oben):

- Fieber,
- komatöse Zustände,
- zerebrovaskulärer Störungen,
- Infektionen,
- Anämie,
- Malnutrition,
- Kachexie,
- Hypotonie,
- hypovolämischer Schock,
- Dehydratation,
- zu starke Sedierung,
- chirurgische Interventionen,
- Narkose,
- neurologische Krankheiten mit Lähmungen,
- Lymphopenie,
- präsakral trockene Haut und
- chronische druckbedingte Rötungen präsakral.

Dekubitusrisikofaktoren sind die besten und frühesten Indikatoren der Dekubitusgefährdung. Wenn solche auftreten, muß unverzüglich eine Prophylaxe eingeleitet werden.

Risikoerfassung mit der Norton-Skala gehört zum Aufnahmestatus

Weil ein Großteil der älteren Patienten bereits bei Krankenhauseinweisung ein erhöhtes Dekubitusrisiko aufweisen, soll die Beurteilung des Dekubitusrisikos routinemäßig in den Aufnahmestatus integriert werden. Es gibt viele Risikoerfassungsskalen. Die meistens basieren auf den Arbeiten von Doreen Norton (Norton 1989).

Die Norton-Skala beurteilt anhand eines Punktescores folgende 5 klinische Zustände:

- Bewußtsein,
- Allgemeinzustand,
- Aktivitätsgrad,
- Mobilität und
- Inkontinenz.

Die Summe der Scorepunkte reicht von 5 bis maximal 20. Bei 16 und weniger Punkten besteht ein erhöhtes Dekubitusrisiko, und je tiefer die Punktezahl, desto höher die Gefährdung. Die Norton-Skala ist leicht in der Anwendung, gut validiert und dient als objektive Dokumentation des Ulkusrisikos. Sie ist hilfreich, wenn es darum geht, den Krankenversicherungen die Indikation der Prophylaxemaßnahmen zu begründen.

Tabelle 32-1. Die 5 klassischen Dekubituslokalisationen

Bezeichnung	Knochenprominenz	Lage bei der Entstehung[a]
Sakraler Dekubitus	Crista mediana sacralis	Rückenlage
Fersendekubitus	Tuber calcanei	Rückenlage
Trochanterdekubitus	Trochanter major	90°-Seitenlage
Malleolardekubitus	Malleolus lateralis	90°-Seitenlage
Sitzbeindekubitus	Tuber ischiadicum	90°-Seitenlage

[a] Körperlage, die für die Dekubitusentstehung verantwortlich ist.

32.2.4
Klassische Dekubituslokalisationen

Hautareale über Knochenprominenzen sind Dekubituslokalisationen

Der Auflagedruck ist an Hautstellen über Knochenvorsprüngen (s. Tabelle 32-1) am größten. Deshalb sind diese Hautareale besonders druckempfindlich und damit ischämiegefährdet. Dies zeigt die Messung der transkutanen Sauerstoffspannung $TcPO_2$ (Seiler u. Stähelin 1979): Im Experiment läßt sich am sakrale Hautareal mit einer Druckapplikation von lediglich 100 g/cm² eine Ischämie erzeugen. Um hingegen am Hautareal über der Quadrizepsmuskulatur ebenfalls eine Ischämie zu erzeugen, werden mindestens 1 kg Gewicht pro cm² benötigt.

Die klassischen und damit häufigsten Dekubituslokalisationen sind die Hautareale über den Knochenprominenzen vom Sakrum, Trochanter und Sitzbein sowie über dem lateralen Knöchel und Fersenbein (s. Tabelle 32-1). Welche dieser Lokalisationen gefährdet ist, hängt von der Körperposition ab: In Rückenlage erreicht der Auflagedruck ein Maximum am Hautareal über dem Kreuzbein und den Fersen. In der 90°-Seitenlage wird das Hautareal über dem Trochanter major und dem Malleolus lateralis belastet. Im Sitzen schließlich ist es die Haut über den Sitzbeinhöckern, die einem enormen Druck ausgesetzt ist. Umgekehrt entlastet die sitzende Position alle anderen Lokalisationen, außer der Sitzbeingegend. Ein Patient mit einem Trochanterdekubitus darf sitzen. Ein Patient mit einem Sitzbeindekubitus hat dagegen Sitzverbot, Rückenlage ist günstig. Analoge Überlegungen müssen für die anderen Dekubituslokalisationen angestellt werden. In der 30°-Schräglage sind alle Dekubituslokalisationen druckentlastet, wie anhand von Messungen der transkutanen Sauerstoffspannung nachgewiesen wurde (Seiler et al. 1986). Diese Überlegungen sind für die Beurteilung, ob und wie ein Dekubituspatient mobilisiert werden darf, äußerst wichtig, wenn ein Arzt in der Lage sein soll, auf betreffende Fragen des Pflegepersonals kompetent antworten zu können.

32.2.5
Gradeinteilung von Dekubitalulzera

Die Gradeinteilung basiert auf der Tiefenausdehnung des Ulkus

Die Dekubituseinteilung nach Graden ist einfach, gut validiert und genügt für den klinischen Alltag (Tabelle 32-2). Diese Gradeinteilung basiert auf histopathologischen Untersuchungen. Grad I bezeichnet die nicht wegdrückbare Hautrötung der intakten Haut. Hiezu gehören auch Hautödem, Induration, schmerzhafte Schwellung und Überwärmung. Beim Dekubitus Grad II sind die obersten Hautschichten geschädigt oder es liegt eine Blasenbildung vor. Beim Defekt kann es sich um eine sehr oberflächliche Exkoriation oder um eine tiefere Läsion handeln, die bis an die Basalmembran grenzt. Subkutane Strukturen dürfen im Ulkusgrund nicht sichtbar sein. Bei Grad III ist die ganze Haut defekt. Subkutane Strukturen wie Muskeln, Bänder, Sehnen und Fettgewebe sind nun angegriffen und im Wundgrund sichtbar. Der Grad-IV-Dekubitus bezeichnet die Osteomyelitis, Knochengewebe liegt offen da oder Fistelgänge weisen auf eine Knochenbeteiligung hin.

32.3
Dekubitusprophylaxe

Dekubusentstehung: eine Nacht genügt

Dekubitalulzera können sich innerhalb von 3–4 h entwickeln, wenn plötzlich, meistens in der Nacht, entsprechende Risikofaktoren auftreten. Deshalb darf der entscheidende Moment, eine Dekubitusprophylaxe einzuleiten, nicht verpaßt werden. Die häufigsten und plötzlich auftretenden Risikofaktoren sind u. a.:

- nächtliches Fieber um 39°,
- Hirnschlag mit Lähmung,
- Bewußtlosigkeit jeder Genese und
- Sturz mit unentdecktem Liegenbleiben über längere Zeit.

Anhand der obigen Übersicht oder einer Skala, z. B. der Norton-Skala, läßt sich das Risiko umfassend und meistens frühzeitig erkennen.

Tabelle 32-2. Gradeinteilung der Dekubitalulzera

Grad	Lokalbefund
Grad I:	Nicht wegdrückbare Hautrötung. Haut intakt. Eventuell Ödem, schmerzhafte Schwellung und Überwärmung.
Grad II:	Kleine bis größere Hautläsion. Der Hautdefekt kann von einer kleinen Exkoriation bis zu einem großen Defekt bis an die Basalmembran reichen. Blasenbildung analog zur Verbrennung 2. Grades.
Grad III:	Defekt betrifft alle Hautschichten. Nekrose des Subkutangewebes. Oft Nekrosen von Fettgewebe, Muskeln, Bändern und Sehnen. Gelenke können betroffen sein.
Grad IV:	Wie Grad III. Zusätzlich Osteomyelitis. Fistelgänge.

32.3.1
Prinzipien der Dekubitusprophylaxe

Das Ziel: frühzeitige und komplette Druckentlastung
Die Methoden einer wirksamen Dekubitusprophylaxe zielen auf die Beeinflussung der physikalischen Determinanten der Dekubituspathogenese hin, d. h. auf eine Reduzierung von Verweildauer und Größe des Auflagedrucks. Die Prinzipien der Dekubitusprophylaxe heißen demnach:

- Verkürzen der Druckverweilzeit durch regelmäßiges 2stündliches Umbetten in die 30°-Schräglagen.
- Vermindern der Größe des Auflagedrucks an allen 5 klassischen Dekubituslokalisationen unterhalb 25 mmHg durch den Einsatz von weichen Matratzen.
- Verbesserung des Allgemeinzustandes des Patienten durch Behandlung weiterer Risikofaktoren wie Malnutrition, Anämie etc.

Die Kombination aller 3 Methoden ist äußerst wirksam und sollte routinemäßig eingesetzt werden.

32.3.2
Verkürzen der Druckverweilzeit

Das Ziel: physiologische Druckverweilzeit wiederherstellen
Regelmäßiges Umbetten gibt dem Patient die verlorene Mobilität wieder zurück und stellt daher eine „physiologische" Dekubitusprophylaxe dar. Regelmäßiges Umbetten unterbricht die Druckeinwirkung an der ischämischen Hautstelle und verkürzt die Druckverweilzeit. Beim 6stündlichem Umbetten beträgt die Druckverweilzeit immer noch 6 h, bei 2stündlichem 2 h. Um die Druckverweilzeit auf die geforderte physiologische Druckverweilzeit von 2 h zu reduzieren, muß 12mal täglich umgebettet werden! Dies ist kaum durchführbar. Durch den Einsatz von speziell weichen Matratzen kann jedoch die Frequenz des Umbettens stark vermindert werden. Bei der Verwendung von speziell weichen Matratzen erübrigt sich das Umbetten bei 80% der Patienten. Ob und wie oft umgebettet wird, entscheidet die klinische Inspektion der betroffenen Hautareale am Morgen bei der Pflege: ist eine Hautrötung sichtbar, muß in der kommenden Nacht einmal häufiger umgebettet werden, z. B. um 24.00 Uhr und um 04.00 Uhr. Besteht die Rötung weiterhin, wird um 24.00, 02.00 und 04.00 Uhr umgebettet usw.

Das Umbetten darf in keiner Nacht vergessen werden. Bei schwer dekubitusgefährdeten Patienten kann sich in einer einzigen Nacht ein Druckgeschwür bilden. Beim Umbetten werden nur noch die 30°-Schräglagen und die Rückenlage verwendet (Seiler et al. 1986). Die gefährliche 90°-Seitenlage hat in der Routineprophylaxe keinen Platz mehr. Denn sie führt allzu oft zur Entstehung eines Trochanterdekubitus. Die 30°-Schräglagen entlasten alle 5 klassischen Dekubituslokalisationen (s. Tabelle 32-1), verhindern an diesen Hautstellen eine Ischämie und sind für ältere Patienten angenehmer als die 90°-Seitenlage. Das Umbetten in die 30°-Schräglagen kann ohne Hilfsmittel überall und zu jeder Zeit sofort zur Anwendung kommen.

Bei Mangel an Pflegepersonal, bei Patienten mit schmerzhaften Knochenmetastasen und, um die Nachtruhe der Patienten nicht zu stören, werden heute zunehmend moderne Antidekubitusmatratzen eingesetzt. Diese sind in der Lage, die Patienten automatisch und schonend langsam umzubetten, d. h. vom Patienten unbemerkt und ohne Schmerzen oder Unterbrechung des Schlafs. Diese Matratzen vom Typ Turn Soft bestehen aus sehr weichem Material und drehen den Patienten regelmässig und beliebig oft, je nach eingestellter Frequenz, automatisch in die 30°-Schräglagen und die Rückenlage um (Seiler u. Stähelin 1992). Dadurch wird eine hohe Sicherheit erreicht.

32.3.3
Vermindern des Auflagedrucks

Weiche Spezialmatratzen senken den Auflagedruck unter 25 mmHg
Eine große Auswahl an Antidekubitusmatratzen sind heute erhältlich. Die druckmindernden Komponenten bestehen meistens aus Schaumstoff, Gel, Wasser oder Luft. Man unterscheidet die hocheffizienten, teuren, dynamischen Spezialbetten und die für die Routineprophylaxe konzipierten statischen Antidekubitusmatratzen.

Bei den dynamischen Modellen sind jene nachweislich sehr effizient, die nach dem „Low-air-loss-Prinzip" funktionieren. Diese teuren Spezialbetten werden manchmal in besonders schwierigen Situationen eingesetzt, z. B. bei Patienten mit großen oder multiplen oder sehr schmerzhaften Dekubitalulzera. Die Hauptindikation ist für jene Patienten gegeben, die postoperativ nach plastisch-chirurgischer Dekubituschirurgie (Rotationslappenplastiken etc.) nur in Rückenlage, auf dem frisch operierten Hautareal, liegen können (Evans et al. 1995). Dies ist möglich, weil durch den Mechanismus des „Low-air-loss-Prinzips" der Auflagedruck weit unterhalb 25 mmHg gesenkt wird. Erst diese Spezialbetten ermögliche plastisch-chirurgische Dekubituschirurgie an geriatrischen Patienten.

Für die Routineprophylaxe, aber weniger in der Dekubitustherapie großer Ulzera, haben sich dynamische Matratzen vom Typ „Turn soft" sehr bewährt. Sie bestehen aus speziell weichem Schaumstoff mit der Eigenschaft „superweich" (s. unten). Zusätzlich ist in diese Schaumstoffmatratzen ein Mechanismus eingebaut, durch den die Patienten schonend, d.h. vom Patienten unbemerkt, automatisch nach vorgegebener Häufigkeit in die 30°-Schräglagen links, rechts und Rückenlage bis zu 4mal/h (vergleiche physiologische Druckverweilzeit) gedreht werden. Diese Matratzen gewährleisten die erwähnte Kombinationsprophylaxe mit Weichbetten und gleichzeitigem 15minütigem Umbetten. Dies verschafft ihnen eine sehr hohe Effizienz und eine beträchtliche Personalersparnis, da das manuelle Umbetten entfällt (Seiler u. Stähelin 1992).

Die statischen Antidekubitusmatratzen werden mit Erfolg in der Routineprophylaxe eingesetzt. Um eine genügend hohe Effizienz zur erreichen, müssen sie gewissen Anforderungen entsprechen, die die sog. „superweichen Matratzen" (s. unten) aufweisen. Die Auswahl der richtigen Schaumstoffmatratzen breitet jedoch Schwierigkeiten. Als Minimalkriterien sollte man daher bei der Anschaffung solcher Matratzen das Raumgewicht, die Eindruckhärte, die Stauchhärte und die Lebensdauer kennen.

Welcher Weichheitsgrad garantiert eine wirksame Prophylaxe?

Zur Charakterisierung des Weichheitsgrads von Schaumstoffen und Schaumstoffmatratzen werden die Begriffe Eindruckhärte/EH und Stauchhärte/SH verwendet (Tabelle 32-3).

Die normale, für die Dekubitusprophylaxe zu harte Krankenhausmatratze weist üblicherweise eine Eindruckhärte von mehr als 500 N bzw. eine Stauchhärte von mehr als 4.5 kPa auf. Damit erzeugt diese Matratze an den klassischen Dekubituslokalisationen einen Auflagedruck von mehr als 55 mmHg. Dieser übersteigt leicht den intraarteriolären Verschlußdruck von 25–32 mmHg und führt zur Kompression der Hautmikrozirkulation mit konsekutiver Ischämie. Mit der Messung der transkutanen Sauerstoffspannung ($TcPO_2$) läßt sich dies nachweisen. Die $TcPO_2$ im sakralen Hautareal fällt selbst bei einem jungen Probanden auf 0 kPa, wenn er in Rückenlage auf einer Krankenhausmatratze liegt (Seiler et al. 1986). In dieser Situation entsteht beim Gesunden mit normalem Mobilitätsscore ein Ischämieschmerz, der auch im Schlaf zu einer Abwehrbewegung und damit zu einer Druckentlastung führt. Bei einem immobilen Patenten hingegen mit sakralem Mobilitätsscore von null bleibt die Mikrozirkulation so lange komprimiert, bis ein Umlagern erfolgt. Wenn nicht umgebettet wird, entsteht ein Druckgeschwür. Daher sind normalen Krankenhausmatratzen für immobile Patienten immer dekubitogen.

Speziell weiche, sog. „superweiche" statische Schaumstoffmatratzen zur Dekubitusprophylaxe müssen gewissen Anforderungen genügen. Die Eindruckhärte darf 200 N, bzw. die Stauchhärte 1.5 kPa nicht überschreiten. Der entsprechende Auflagedruck an den klassischen Dekubituslokalisationen liegt um 25 mmHg und wird normalerweise die Mikrozirkulation nicht komprimieren. Beim Liegen in Rückenlage auf einer solchen, speziell weichen Matratze bleibt bei 95% der jungen gesunden Probanden und bei 80% der geriatrischen Patienten die $TcPO_2$ der sakralen Hautregion normal (Seiler et al. 1986). Der Weichheitsgrad von Schaumstoffmatratzen mit einer Stauchhärte von weniger als 1.5 kPa oder einer Eindruckhärte von weniger als 200 N wird „superweich" genannt. Diese Matratzen schützen 80% der dekubitusgefährdeten Älteren vor der Entstehung eines Dekubitus.

Bei den restlichen 20% der Patienten genügt die Verwendung dieser speziell weichen Antidekubitusmatratzen allein ohne Umbetten nicht. Es sind dies Patienten mit einem sehr hohen Dekubitusrisiko, z. B. kachektische Patienten mit Knochenmetastasen, Patienten mit Multimorbidität oder multiplen Dekubitusrisikofaktoren. Um die Effizienz der Prophylaxemaßnahmen in solchen Situationen zu steigern, wird bei diesen Patienten die Kombinationsprophylaxe (s. oben), d.h. statische und dynamische Methoden, gleichzeitig eingesetzt: Betten auf speziell weicher Matratze und gleichzeitiges 2stündliches, bzw. je nach Bedarf häufigeres Umbetten in die 30°-Schräglagen (Seiler u. Stähelin 1991). Oft hilft nur der Einsatz der Spezialbetten vom „Low-air-loss-Typ" oder vom „Turn-soft-Typ", besonders bei Personalknappheit.

Tabelle 32-3. Qualifizierung von Matratzen zur Dekubitusprophylaxe

	Stauchhärte	Eindruckhärte	Auflagedruck
Normale Matratze	>4,0 kPa[a]	>500 N	55 mmHg
Normale Schaumstoffmatratzen	>1,8 kPa[a]	>300 N	43 mmHg
Speziell weiche Matratzen[b]	<1,5 kPa	<200 N	25 mmHg

[a] Werte der Stauchhärte von mehr als 1,5 wirken dekubitogen.
[b] Die sog. „superweichen" Matratzen.

32.3.4
Behandeln weiterer Dekubitusrisikofaktoren

Alle Dekubituspatienten leiden an Immobilität

Genügend mobile Patienten entwickeln selbst auf harten Matratzen liegend keine Dekubitalulzera. Immobilität stellt daher den einzigen initialen Kausalfaktor in der Dekubitalpathogenese dar. Die Mobilität eines geriatrischen Patienten sollte immer im Auge behalten werden, um eine beginnende Immobilität sofort zu erkennen. Ist die Immobilität unabwendbar, gibt es verschiedene Stufen der Mobilisierung, um die Folgen der Immobilität zu vermindern:

- regelmäßiges 2stündliches Umbetten in die 30°-Schräglagen,
- Aufsitzen im Bett,
- Sitzen am Bettrand,
- Sitzen im Lehnstuhl,
- Stehübungen und
- schließlich Gehübungen.

Eine oder mehrere dieser Intensitätsstufen des Mobilisierens ist bei jedem Patient durchführbar.

Alle Dekubituspatienten leiden an Malnutrition

Obwohl die Immobilität und die daraus folgende pathologisch hohe Druckverweilzeit die eigentlichen Kausalfaktoren, d. h. die conditio sine qua non, in der Dekubituspathogenese darstellen, geht aus der neuesten Literatur klar hervor, daß Malnutrition die Dekubitusentstehung bei sonst vergleichbaren Dekubitusrisikofaktoren stark begünstigt (Breslow u. Bergstrom 1994). Am häufigsten findet sich bei geriatrischen Patienten ein Mangel an Proteinen, speziell Albumin, an Zink und an Vitamin B_{12}.

Ein Albuminmangel erweist sich unter experimentellen Bedingungen eindeutig als eigenständiger und zusätzlicher Risikofaktor in der Dekubitusentstehung (Takeda et al. 1992). Lauber (1995) fand bei 60% der Akutkranken und bei 90% jener Akutkranken mit zusätzlich einem Dekubitus Grad III ein tiefes Plasmazink. Zinkmangel verlangsamt die Wundheilung (Maitra u. Dorani 1992). Bei Dekubituspatienten ist es daher sinnvoll, die Plasmazinkbestimmung in die Eintrittsroutine aufzunehmen. Beim Vorliegen eines Zinkmangels wird dieser selektiv substituiert. Ein Vitamin-B_{12}-Mangel kommt bei $1/3$ der geriatrischen Patienten vor.

Die Bestimmung des Ernährungsstatus gehört bei kranken Älteren zum festen Bestandteil der Routineuntersuchungen. Bewährt hat sich das folgende Vorgehen:

- Aufnahme der Ernährungsanamnese,
- Bestimmen von Körpergewicht,
- Body-Maß-Index,
- absolute Lymphozytenzahl,
- Hämoglobin,
- Elektrolyten,
- Albumin,
- Zink,
- Transferrin,
- Magnesium,
- Kalzium und
- Vitamin B_{12}.

32.4
Dekubitustherapie

32.4.1
Grundlagen der Ulkustherapie

Das Ziel: Wiederherstellen physiologischer Wundverhältnisse

Ulzera heilen nur, wenn normale physiologische Wundverhältnisse wiederhergestellt sind. Nach Zederfeldt (1980) kann die Wundheilung nicht über das normale Maß hinaus beschleunigt werden. Wenn Wunden oder Ulzera schlecht oder nicht heilen, liegt das am Vorliegen von heilungsverzögernden Faktoren und nicht am Fehlen eines heilungsfördernden Medikaments. Es hat daher keinen Sinn, Ausschau zu halten nach Mittel zur Beschleunigung der Wundheilung, wohl aber nach individuellen Störfaktoren der Wundheilung.

Dekubitustherapie bedeutet Elimination von Störfaktoren der Wundheilung

Bei jedem schlecht heilenden Ulkus wird immer wieder aufs neue nach heilungsverzögernden Faktoren gefahndet und nach der Möglichkeiten, diese zu eliminieren oder zu behandeln. Gelingt es, alle aktuell vorhanden Störfaktoren der Heilung bei einem Patienten zu beseitigen, heilt die Wunde.

Die Ulkustherapie richtet sich daher nach pathophysiologischen Befunden des Wundgewebes und damit nach Störfaktoren der Wundheilung.

Beim Druckgeschwür steht die rezidivierende, druckinduzierte Ischämie als Störfaktor ersten Rages im Vordergrund. Die wichtigste und einzig wirksame Maßnahme zur Vermeidung der Ischämie bzw. zur Verbesserung der Mirkozirkulation an den gefährdeten Hautarealen besteht in einer dauernden und kompletten Druckentlastung. Diese in der Praxis zu erreichen, ist allerdings nicht immer einfach (s. Abschn. 32.2).

Weitere lokale Störfaktoren der Wundheilung sind:

- Lokalinfektion mit Bakterien oder Pilzen,
- Dekubitussepsis,
- Osteomyelitis,
- Nekrosen,

Tabelle 32-4. Dekubitustherapie nach 5 Prinzipien

Prinzip	Ziele	Maßnahmen
Prinzip 1	Durchblutung normalisieren Komplette Druckentlastung Auflagedruck auf 0 mmHg senken	Betten auf weichen Matratzen Regelmäßiges Umbetten 30°-Schräglagen verwenden
Prinzip 2	Nekrosefreies Ulkus Nekrosefreies Ulkus Reinigung des Ulkus	Chirurgisches Debridement Enzymatisches Debridement Permanente Feuchttherapie
Prinzip 3	Diagnostik der Lokalinfektion Therapie der Lokalinfektion Diagnostik der Sepsis Therapie der Sepsis	Nach klassischen Symptomen Systemische Antibiotikatherapie Nach klassischen Symptomen Systemische Antibiotikatherapie
Prinzip 4	Permanent feuchte Ulkusfläche Wundreinigung, Schmerztherapie Granulationsförderung	Permanent feuchter Verband Ringer-Lösung Verbandwechsel 4–5mal/Tag
Prinzip 5	Risikofaktoren identifizieren Störfaktoren identifizieren	Elimination der Risikofaktoren Elimination der Störfaktoren
Weitere mögliche Prinzipien:		
Prinzip 6	Plastisch-chirurgische Intervention bei Dekubitalulzera der Grade III und IV in Betracht ziehen	
Prinzip 7	Einsatz von Wachstumsfaktoren, wenn ihre Wirksamkeit nachgewiesen	

- chronische Applikation von wundtoxischen Substanzen,
- eingetrocknete Wundverbände,
- verminderte fibrinolytische Aktivität,
- geschwächtes Migrationspotential der wundrandnahen Epithelzellen,
- TGF-β-Mangel[1] im Wundgewebe
- und viele mehr (Seiler u. Stähelin 1994).

Viele weitere Krankheiten und Zustände des Patienten (s. Übersicht oben) verzögern die Wundheilung. Unter den wichtigsten und häufigsten sind zu erwähnen:

- Malnutrition,
- Zinkmangel,
- Albuminmangel,
- Eisenmangel,
- Anämie,
- Fieber,
- chronische Infektionen,
- Herzinsuffizienz sowie
- wundheilungshemmende Medikamente wie Glukokortikosteroide und
- Zytostatika.

Bei schlecht heilenden Ulzera stellt sich daher heute nicht mehr die Frage, welche anderen Salben oder Therapiemethoden sollen neu verordnet werden, sondern, welche Störfaktoren der Heilung liegen vor und wie können sie eliminiert werden.

---

[1] TGF-β = „transforming growth factor β".

32.4.2
Dekubitustherapie nach 5 Prinzipien

Therapieprinzipien auf pathophysiologischer Grundlage

Die 5 Therapieprinzipien basieren auf Erkenntnissen aus der Pathophysiologie der Wundheilungsstörung (Tabelle 32-4):

1. Komplette Druckentlastung.
2. Debridement von Nekrosen.
3. Behandlung der Lokalinfektion und Sepsis.
4. Permanent feuchter Wundverband mit Ringer-Lösung.
5. Beachten und Behandlung weiterer Dekubitusrisikofaktoren und von Störfaktoren der Wundheilung.

Als weitere mögliche Prinzipien gelten: Plastisch-chirurgische Maßnahmen diskutieren (Lüscher 1989) und den Einsatz von Wachstumsfaktoren, wenn deren Wirksamkeit dereinst nachgewiesen ist.

■ **Therapieprinzip 1: Komplette Druckentlastung.**
Ulzera jeder Genese heilen unter ischämischen Bedingungen nicht. Komplette Druckentlastung ist die beste und einzige Maßnahme zur Verbesserung der Mirkozirkulation und damit der Gewebsdurchblutung an den Dekubituslokalisationen. Dies kann erreicht werden durch den kombinierten Einsatz von statischen und dynamischen Methoden der Druckentlastung (s. Abschn. 32.2). Bei großen Dekubitalulzera, bei Patienten mit multiplen Dekubitusrisikofaktoren und postoperativ nach einer Dekubituschirurgie werden Antidekubitusmatratzen vom Typ „low

air loss" verwendet, um eine hochgradige Druckentlastung in Rückenlage auch am sakralen Hautareal zu erreichen.

■ **Therapieprinzip 2: Debridement von nekrotischem Gewebe.** Nekrosen werden immer entfernt. Eine Ausnahme bilden die Nekrosen an den Fersen. Hier wird nur debridiert, wenn vorgängig angiologisch eine periphere arterielle Verschlußkrankheit ausgeschlossen oder eine Rekanalisationsoperation erfolgreich durchgeführt wurde. Nekrotisches Gewebe oder eine Blasenbildung müssen so früh wie möglich chirurgisch debridiert werde, da sich unter einer Nekrosekruste eine Infektion unbemerkt in die Tiefe ausdehnen kann. Die Gefahr der Entwicklung einer Dekubitalsepsis oder Osteomyelitis steigt rasch an. Zudem verhindern Nekrosen die Epithelialisierung.

Das chirurgische Debridement (Lüscher 1989) sollte wegen Schmerzen und möglichen Komplikationen unter adäquaten Anästhesiebedingungen und im Operationssaal durchgeführt werden. Späte Nachblutungen aus vertikalen Arteriolen des Spongiosaknochens oder aus kleinen arteriellen Hautgefäßen, Schmerzen beim Debridieren und Sepsis lassen sich so vermeiden. Vom Debridement am Krankenbett auf der Station sollte man Abstand nehmen.

Das enzymatische Debridement ist beim Vorliegen von schmierigen Belägen und kleinen Nekrosefetzen indiziert. Präparate mit bakterieller Kollagenase sind am besten untersucht und versprechen besseren Erfolg (Seiler 1998). Die beste Wundreinigung wird mit der permanenten Feuchttherapie mit Ringer-Lösung erzielt.

■ **Therapieprinzip 3: Lokalinfektion und Sepsis frühzeitig diagnostizieren und behandeln.** Die Lokalinfektion des Dekubitalulkus ist eine sehr häufige Komplikation. Wird sie nicht frühzeitig erkannt, kann sich eine perakute und oft deletäre Dekubitalsepsis oder unbemerkt eine Osteomyelitis entwickeln. Die chronische Lokalinfektion, quantifizierbar anhand der Werte des C-reaktiven Proteins und von Röntgenaufnahmen, ist ein Störfaktor der Wundheilung und muß behandelt werden. Die chronische Lokalinfektion präsentiert sich prinzipiell mit den klassischen Symptomen der Lokalinfektion:

- Rötung: gerötete Hautareale ringsum das Ulkus.
- Überwärmung: die Hautareale um des Ulkus sind überwärmt.
- Schmerzen: brennende Spontanschmerzen im Ulkusgrund und der Wundumgebung.
- Druckdolenz: Druckschmerzen des Ulkusrandes und der Wundumgebung.
- Ödem: Ödematös aufgedunsene Haut am Ulkusrand und der Wundumgebung.

Systemisch erwartet man Fieber, Leukozytose und ein erhöhtes C-reaktives Protein. Eine kleine Gewebebiopsie für die bakteriologische Kultur ist sehr hilfreich. Sie ermöglicht die Verordnung einer gezielten Antibiotikatherapie bei plötzlichem Ausbruch einer Dekubitalsepsis.

Wird eine Lokalinfektion anhand der klinischen Infektionszeichen diagnostiziert, wird, wie bei Sepsis, eine systemische Antibiotikatherapie verordnet. Die Anwendung von lokalen Desinfektionsmittel wird heute abgelehnt. Neuere Untersuchungen zeigen eindeutig (Cooper et al. 1991; Forseman et al. 1993; Lineaweaver et al. 1985), daß alle Desinfektionsmittel den Keratinozyten, Fibroblasten und dem Granulationsgewebe mehr schaden als den Bakterien. Zudem zerstören Desinfektionsmittel die für die Wundheilung essentiellen Elemente wie Zytokine, Wachstumsfaktoren, lokal sezernierte Abwehrstoffe wie Immunglobulin/IgA, sowie Makrophagen, Leukozyten und Lymphozyten. Permanentes Feuchthalten der Wundfläche mit einer unschädlichen Lösung, wie z. B. mit Ringer-Lösung, schont hingegen all diese für die Wundheilung äußerst wichtigen Elemente. Zudem erreichen Desinfektionsmittel jene Bakterien nicht, welche in der Tiefe des Hautgewebes die Infektion verursachen. Die Lokaldesinfektion gilt daher heute als obsolet und paradox.

■ **Therapieprinzip 4: Permanent feuchter Wundverband mit Ringer-Lösung.** Aus Studien über Wundpathophysiologie geht hervor, daß Wunden unter feuchten Verbänden besser heilen als unter trockenen (Winter 1971). Ferner verlieren Epithelzellen in trockener Umgebung ihre Fähigkeit zur Migration über die Wundfläche und sistieren ihre Mitoseaktivität.

Die Aufgabe eines Wundverbandes besteht im folgenden: Schutz des Ulkus vor

- externer, mechanischer Schädigung,
- Austrocknung,
- Auskühlung und
- externer bakteriellen Kontamination.

Unbegründet ist die Anwendung von okklusiven Folien aus Aluminium oder Plastik sowie die lokale Applikation von Pudern, Salben, Desinfektionsmitteln oder Antibiotika. Da die Ulkustherapie eine chronische, d. h. eine Langzeittherapie bedeutet, sollten nur atoxische Substanzen verwendet werden.

Der permanent mit Ringer-Lösung feuchtgehaltene Wundverband ist am physiologischsten. Die Ringer-Lösung setzt sich wie folgt zusammen: pro 100 ml:

- Na^+ 155,5 mmol,
- Ca^{++} 0,275 mmol,
- K^+ 0,4 mmol,
- Cl^- 16,35 mmol,
- HCO_3^- 0,1 mmol.

In dieser Lösung überleben Fibroblasten unter experimentellen Bedingungen im Labor für einige Tage. In der sog. physiologischen, 0.9%igen Kochsalzlösung sterben sie nach kurzer Zeit ab (Kallenberg et al. 1970). Der permanent mit Ringer-Lösung feuchtgehaltene Verband schafft ein Medium ähnlich jenem in Zellkulturen.

In der Praxis werden Ulzera von Grad II und mehr, d.h. mit einer Tiefenausdehnung von mehr als 2 mm nach Abnahme des alten Verbandes mit Ringer-Lösung abgespült, aber nicht mittels Reibbewegungen abgewischt. Dann wird inspiziert, ob Zeichen der Infektion aufgetreten sind. Wenn nicht, wird das Ulkus mit dünnen, maximal 3 mm dicken Baumwollgazen, getränkt in Ringer-Lösung, abgedeckt und verbunden. Der Wundverband muß unbedingt permanent feucht gehalten werden. Um dies zu erreichen, wird er anfänglich alle 3–4 h erneuert, auch nachts! Ein über Nacht eingetrockneter Verband reißt beim Verbandwechsel die neugebildeten Epithelzellen weg, verursacht starke Schmerzen und entfernt aus der Wunde viele für die Heilung wichtige Stoffe. Die permanente Feuchttherapie bedeutet gleichzeitig, neben dem reinigenden Effekt, eine ausgezeichnete Therapie der Ulkusschmerzen (Seiler u. Stähelin 1998).

Oberflächliche Ulzera vom Grad I mit einer Tiefenausdehnung von weniger als 2 mm sind revaskularisiert. Sie granulieren sauber als Zeichen einer optimalen Sauerstoffversorgung. Hier genügt eine dünne fett- oder parafinhaltige Gaze als Verband.

Heilt das Ulkus ungenügend, wird das Einhalten der 5 Therapieprinzipien überprüft.

■ **Therapieprinzip 5: Zusätzliche Risikofaktoren behandeln.** Wenn Ulzera nicht heilen, so liegt es, falls die 5 Therapieprinzipien eingehalten werden, an zusätzlichen Störfaktoren der Wundheilung. Nach solchen wird immer gesucht, wenn die Wundheilung sistiert. Beim Auftreten von Risiko- oder Störfaktoren werden sie eliminiert, behandelt oder in ihrer Wirkung abgeschwächt.

Malnutrition ist, neben einer ungenügenden Druckentlastung, am häufigsten Schuld für die schlechte Heilungstendenz. Bei Patienten mit einem großen Dekubitus liegt in über 80% eine Malnutrition vor. Deshalb gehört zur Eintrittsuntersuchung immer auch die Überprüfung des Ernährungsstatus. Die Malnutrition zeigt sich bei diesen Patienten hauptsächlich in einem Mangel an

- Zink,
- Selen,
- Magnesium,
- Kalzium,
- Vitamin B_{12},
- Folsäure,
- Albumin,
- Transferrin und
- Cholinesterase.

Werden pathologische Ernährungsparameter gefunden, wird die Ernährung entsprechend durch Substitution optimiert. Empfohlen werden 1,5 g Proteine und 40 Cal/kg Körpergewicht, Multivitaminpräparate und 20 mg Zink/Tag. Beim Auftreten anderer Risikofaktoren gilt ein analoges Vorgehen.

Je nach Möglichkeiten des Krankenhauses gibt es noch 2 Therapieprinzipien:

- Therapieprinzip 6
  Es regelt das plastisch-chirurgische Vorgehen. Dekubitalulzera der Grade III und IV heilen ohne eine plastisch-chirurgische Operation nicht. Für das Wohl des Patienten, aber auch aus ökonomischer Sicht soll eine Dekubitusoperation immer in Betracht gezogen werden, falls es der Allgemeinzustand des Patienten erlaubt (Lüscher 1989).
- Therapieprinzip 7
  Dieses befaßt sich mit der topischen Applikation von Wachstumsfaktoren. Im Experiment vermögen Wachstumsfaktoren die Migration von Epithelzellen zu beschleunigen und normalisieren die im Alter verlangsamte Heilungstendenz. TGF-β scheint ein vielversprechender Kandidat zu sein (Cox et al. 1992). Erst ausgedehnte klinische Studien werden aber zeigen, ob Wachstumsfaktoren in der Wundheilung auch beim Menschen einen Platz finden.

32.5 Zusammenfassung

Die Mechanismen der Dekubitusentstehung sind bekannt: Verweildauer und Höhe des Auflagedrucks sind die Kausalfaktoren in der Dekubituspathogenese, d.h. sie sind eine conditio sina qua non. Alle übrigen Risikofaktoren verstärken die schädigende Wirkung der beiden Kausalfaktoren, verursachen aber ohne diese keinen Dekubitus. Die prophylaktischen Anstrengungen müssen sich auf diese beiden physikalischen Determinanten konzentrieren. Durch konsequentes Verkürzen der Druckverweilzeit unterhalb 2 h kombiniert mit einer Verminderung des Auflagedrucks unterhalb 25 mmHg lassen sich alle Dekubitalulzera der Grade II–IV vermeiden. In der Praxis bedeutet das: 2stündliches Umbetten in die 30°-Schräglagen und Verwendung weicher Matratzen mit einer Stauchhärte von weniger als 1,5 kPa.

Diese Methoden sind überall durchführbar und setzen wenig Prophylaxematerial voraus. Bei Patienten mit sehr hohem Dekubitusrisiko allerdings, die zur kompletten Immobilität noch mehrere andere

Risikofaktoren aufweisen wie Kachexie, Knochenmetastasen, Hautkrankheiten und Kontrakturen, sowie zur postoperativen Druckentlastung nach Dekubituschirurgie sind Spezialbetten vom Typ „low air loss" indiziert.

Sind Druckgeschwüre aufgetreten, heilen sie nur, wenn physiologische Wundbedingungen wieder hergestellt und Störfaktoren der Heilung eliminiert werden. Mit folgenden 5 Therapieprinzipien, basierend auf Erkenntnissen aus der Wundpathophysiologie, ist dies möglich:

1. Komplette Druckentlastung.
2. Entfernen der Nekrosen.
3. Lokalinfektion und Sepsis frühzeitig erkennen und behandeln.
4. Permanent mit Ringer-Lösung befeuchteter Wundverband.
5. Risikofaktoren erkennen und die Möglichkeiten einer plastisch-chirurgische Intervention diskutieren.

Trotz den großen Fortschritten in anderen medizinischen Bereichen ist die aktuelle Dekubitusinzidenz mit 17–33% erschreckend hoch. Dies ist ein Zeichen dafür, daß die Dekubitusproblematik von medizinischen Fakultäten vernachlässigt wird. Es wäre doch beschämend, wenn die moderne Medizin das Dekubitusproblem nicht lösen könnte. Ethisch begründbar gewappnet werden wir nur sein, wenn der demographischen Entwicklung mit der starken Zunahme an Älteren, der größten Dekubitusrisikogruppe, Rechnung getragen wird und an den Universitäten die Dekubitusproblematik in Lehre und Forschung integriert wird. Dies schulden wir unseren Älteren.

Literatur

Breslow RA, Bergstrom N (1994) Nutritional prediction of pressure ulcers. J Am Diet Assoc 94:1301–1304

Bundesgerichtshof (1988) Urteil vom 2.6.1987-VI ZR 174/86. Neue Juristische Wochenschrift 12:762

Cooper ML, Laxer JA et al. (1991) The cytotoxic effects of commonly used topical antimicrobial agents on human fibroblasts and keratinocytes. J Trauma 31(6):775–782

Cox DA, Kunz S, Celetti N, McMaster GK, Burk RR (1992) Wound healing in aged animals – effects of locally applied transforming growth factor beta 2 in different model systems. Exs 61(1):287–295

Eisenmenger W (1989) Expert assessment of decubitus ulcers. Beitr Gerichtl Med 47:345–347

Evans JM, Andrews KL, Chutka DS, Fleming KD, Gamess SL (1995) Pressure ulcers: prevention and management. Mayo Clin Proc 70:788–799

Forseman PA, Payne DS, Becker D, Lewis D, Rodeheaver G (1993) A relative toxicity index for wound cleanser. Wounds (Compend Clin Res Pract) 5:226–231

Kallenberg A, Roth W, Ledermann M (1970) Experimentelle und bakteriologische Untersuchungen zur Wahl des Spülmittels für die bakterielle Spüldrainage. In: Hierholzer G, Rehn J (eds) Die posttraumatische Osteomyelitis. Schattauer, NY, pp 266–274

Lauber C (1995) Malnutrition in geriatric acute patients. Thesis. Medical faculty, University Basel, pp 89

Lineaweaver W, Howard R, Soucy D et al. (1985) Topical antimicrobial toxicity. Arch Surg 120:267–275

Lüscher NJ (1989) Dekubitalulzera der Beckenregion: Diagnose und chirurgische Therapie. Huber, Bern

Maitra AK, Dorani B (1992) Role of zinc in post-injury wound healing. Arch Emerg Med 9(2):122–124

Maklebust J, Sieggreen M (1996) Pressure ulcers. Guidelines for prevention and nursing management. Springerhouse Corporation, PA, pp 44–55

Norton D (1989) Calculating the risk: reflections on Norton scale. Decubitus 2:23–31

Seiler WO (1998) Der Einsatz von Kollagenasen in der Behandlung des Dekubitus. Prax J Dtsch (9):13–18

Seiler WO, Allen S, Stähelin HB (1986) Influence of the 30° laterally inclined position and the „super-soft" 3-piece mattress on skin oxygen tension on areas of maximum pressure. Implications for pressure sore prevention. Gerontology 32:158–166

Seiler WO, Stähelin HB (1979) Skin oxygen tension as a function of imposed skin pressure: implication for decubitus ulcer formation. J Am Geriatr Soc 27:298–301

Seiler WO, Stähelin HB (1991) Dekubitalulzera in der Geriatrie: Pathogenese, Prophylaxe und Therapie. Ther Umschau 48:329–340

Seiler WO, Stähelin HB (1992) Efficient pressure ulcer prevention using a new automatic pressure relieving mattress system. Wounds 4(3):108–116

Seiler WO, Stähelin HB (1994) Identification of factors that impair wound healing: a possible approach to wound healing research. Wounds 6:101–106

Seiler WO, Stähelin HB (1998) Feuchttherapie chronischer Hautulzera. Krankenpflege 7–8:35–38

Seiler WO, Stähelin HB, Stoffel F (1992) Recordings of movement leading to pressure relief of the sacral skin region: identification of patients at risk for pressure ulcer development. Wounds 4(6):256–261

Takeda T, Koyama T, Koyama T, Izawa Y, Makita T, Nakamura N (1992) Effects of malnutrition on development of experimental pressure sores. J Dermatol 19(10):602–609

Taylor JS (1994) Malpractice implications of pressure ulcers. Adv Wound Care 7(5):43–44, 46, 48–49

Tingle J (1997) Pressure sores: counting the legal cost of nursing neglect. Br J Nurs 6(13):757–758

Winter GD (1971) Healing of skin wounds and the influence of dressing on the repair process. Harkiss KJ (ed) Surgical dressings and wound healing. Bradford University Press

Zederfeldt B (1980) Factor influencing wound healing, Symposium on wound healing. In: Sundel BW, Lindgren, A, Söner AB (eds) Symposium on Wound Healing, Mölndal, Sweden, pp 11–22

Das „Failure-to-thrive-Syndrom"

H. Werner

33.1 Definition 295
33.2 Epidemiologie 296
33.3 Entstehungsmechanismus des FTT-Syndroms 296
33.4 Auslösende Ereignisse und Ursachen
des FTT-Syndroms 297
33.5 Geriatrisches Assessment bei FTT-Syndrom 297
33.6 Therapie 300
Literatur 301

Der Begriff „failure to thrive" (FTT) stammt ursprünglich aus der pädiatrischen Literatur und wird treffend mit Gedeihstörungen übersetzt. FTT beschreibt ein Krankheitsbild bei Kindern, das durch Appetitlosigkeit, fehlende Gewichtszunahme, Teilnahmslosigkeit, relative Immobilität sowie eine Retardierung der mentalen und sozialen Entwicklung gekennzeichnet ist (Braun et al. 1988; Frank u. Zeisel 1988).

Braun et al. (1988) haben dieses Konzept in die Geriatrie übertragen:

„Das klinische Bild oder der Symptomenkomplex bei einem alten Menschen mit FTT ist ein Spiegelbild des FTT im Kindesalter. Der alte Mensch verliert Gewicht, seine körperlichen und mentalen Funktionen lassen nach, und er zeigt oft Zeichen der Hilflosigkeit und der Resignation."

Im hohen Alter bedeutet FTT im Gegensatz zum Kindesalter Regression, Verlust oder Minderung bis dahin vorhandener körperlicher, sozialer und mentaler Funktionen und Fähigkeiten, Abnahme der Vitalität bis zum Tod. Der Begriff Gedeihstörungen läßt sich daher auf das FTT-Syndrom im Alter nicht anwenden.

Eine Übersetzung von „failure to thrive", die den vielfältigen Aspekten dieses Syndroms des hohen Lebensalters gerecht wird, ist schwierig und in der deutschsprachigen Literatur nicht bekannt. In deutschsprachigen Lehrbüchern der Geriatrie ist der Begriff FTT daher auch nicht zu finden.

Häufig synonym gebrauchte Krankheitsbegriffe wie Marasmus, Gebrechlichkeit, Antriebsarmut, Altersschwäche, Altersinvolution, Alterskachexie, Ernährungsstörungen im Alter beschreiben zwar einzelne Symptome und Erscheinungen, die beim FTT-Syndrom beobachtet werden, erfassen jedoch nicht den ganzen Umfang des Krankheitsbildes.

Deswegen soll in diesem Beitrag die englische Bezeichnung des Syndroms „failure to thrive"/FTT beibehalten werden.

33.1
Definition

Das geriatrische FTT-Syndrom wird definiert als eine Konstellation von Symptomen bestehend aus:

- Gewichtsverlust,
- Appetitlosigkeit,
- Unterernährung,
- Inaktivität,
- oft begleitet von Dehydratation,
- Depression,
- verminderten Immunfunktionen und
- niedrigem Cholesterin.

Das FTT-Syndrom kann akut und chronisch verlaufen, zu progredienter Abnahme körperlicher und/oder kognitiver Funktionen, zu erhöhter Morbidität durch Infektionen und Dekubitus sowie schließlich zu erhöhter Mortalität führen (NIH Guide 1992)

3 Schlüsselelemente kennzeichnen dieses Syndrom:

1. Das Nachlassen oder Versagen körperlicher, geistiger und sozialer Funktionen.
2. Gewichtsverlust und andere Zeichen der Unterernährung bzw. Fehlernährung.
3. Für dieses Syndrom findet sich keine unmittelbare Erklärung (Egbert 1996).

Die oben beschriebene Definition arbeitet mit Begriffen wie Verlust, Nachlassen, Versagen von Funktionen, die keine sehr scharfe Abgrenzung und Festlegung erlauben. Sie basiert auf der Grundlage der WHO-Definition von Krankheit und geht von den Ebenen „disability" (Funktionsminderung) und „handicap" (soziale Auswirkung) aus. Diese Ausgangspunkte sind für die Betrachtung von Krankheit im Alter typisch und lassen im Fall des FTT-Syndroms eine Vielfalt von Krankheiten („pathology") und Krankheitszeichen („impairment") zu, die zum FTT-Syndrom führen bzw. Bestandteil des FTT-Syndroms sein können.

Das FTT-Syndrom ist stets ein pathologischer Prozeß, der niemals im Rahmen des normalen Alternsprozesses auftritt und diesem keinesfalls zugeschrieben werden darf.

Diese Feststellung ist insofern wichtig, als sie auf die Notwendigkeit sorgfältiger geriatrischer Diagnostik beim FTT-Syndrom hinweist und die Möglichkeit wirksamer therapeutischer Maßnahmen impliziert. Darüber hinaus zwingt sie dazu, zwischen normalem Altern und Krankheit im Alter sorgfältig zu unterscheiden, eine Herausforderung, die sich in der Geriatrie immer wieder stellt.

FTT darf auch niemals mit Demenz gleichgesetzt werden, obwohl das FTT-Syndrom auch häufig bei Demenzkranken zu finden ist.

Das FTT-Syndrom muß ebenfalls unterschieden werden von dem Krankheitsbild der Sarkopenie. Sarkopenie bedeutet die mit zunehmendem Alter verbundene Abnahme der Muskelmasse und der Muskelqualität, die zu Geh- und Gleichgewichtsstörungen führen kann mit der Folge des erhöhten Sturzrisikos. Sarkopenie ist oft beim FTT-Syndrom zu beobachten, darf jedoch nicht mit diesem verwechselt werden (Dutte u. Hadley 1995).

Schließlich ist das FTT-Syndrom auch keine Beschreibung für das Endstadium einer terminalen Erkrankung, obwohl es auch zum Tod des betroffenen alten Menschen führen kann.

Eine terminale Erkrankung ist jedoch in der Regel auf einen scharf umrissenen pathologischen Prozeß zurückzuführen und bedeutet nicht unbedingt, daß der Patient Verluste in allen 3 oben beschriebenen Funktionen erleidet.

33.2
Epidemiologie

Zur Inzidenz oder Prävalenz des FTT-Syndroms in den verschiedenen Gruppen alter Menschen finden sich keine präzisen Angaben. Die Prävalenz bei >85jährigen wird auf 20% geschätzt, genaue Zahlen liegen allerdings nicht vor (Verdery 1995).

Eine Studie am General Massachusetts Hospital über alle erwachsenen Patienten, die mit der Diagnose FTT-Syndrom im Jahr 1985 aufgenommen wurden, konnte zeigen, daß das FTT-Syndrom eine Erkrankung des hohen Lebensalters ist: 86% waren älter als 65 Jahre, das mittlere Lebensalter in dieser Patientengruppe betrug 78,6 Jahre (Egbert 1996).

Die Folgen des FTT-Syndroms sind gravierend. Nur 1% der Patienten war in der Lage, allein in der häuslichen Umgebung zu leben. Die Inzidenz von Dekubitalulzera, von Infektionen, von Einweisungen in Pflegeheime und von perioperativer Mortalität war hoch. Die Krankenhausmortalität betrug in der oben erwähnten Studie 13% (Egbert 1996).

Patienten mit FTT-Syndrom haben offenbar auch ein erhöhtes Risiko für häufige Hospitalisierung. 35–40% der Patienten, die wegen FTT-Syndrom stationär eingewiesen wurden, waren im voraufgegangenen Monat bereits stationär behandelt worden. Dies kann ein Hinweis dafür sein, daß das Syndrom nicht erkannt wurde, die Therapie erfolglos war, an der falschen Stelle einsetzte oder gar nicht erst versucht wurde (Osato et al. 1993).

33.3
Entstehungsmechanismus des FTT-Syndroms

Verdery (1995) hat das Trigger–Modell zur Entstehung des FTT-Syndroms entwickelt. Körperliche und psychische Funktionen des alten Menschen nehmen mit zunehmendem Alter innnerhalb eines physiologischen Rahmens ab, wobei die Bandbreite des Physiologischen im Alter größer wird.

Wenn zu einem bestimmten Zeitpunkt ein Triggerereignis den alten Menschen trifft, z. B. eine Infektion, eine Schenkelhalsfraktur, der Verlust des Partners, so kann dieses Ereignis ohne Folgen bleiben und der alte Mensch erholt sich vollständig davon.

Es ist aber auch möglich, daß dieses Ereignis den alten Menschen in bestimmten Funktionen, z. B. in der Nahrungsaufnahme, so gravierend beeinträchtigt, daß er die Schwelle zur Funktionseinschränkung unterschreitet. Die Folge ist Gewichtsverlust. Der Gewichtsverlust seinerseits kann sekundäre Prozesse in Gang setzen, z. B.

- Appetitlosigkeit,
- Fehlernährung,
- Schwäche,
- Muskelatrophie mit der Folge der Sturzgefahr oder Immobilität,
- Hypalbuminämie,
- Hypocholesterinämie.

Es entsteht ein Circulus vitiosus, der, wenn er nicht erkannt, aufgehalten und unterbrochen wird, die Kompetenz des betroffenen alten Menschen empfindlich beeinträchtigen und schließlich zu seinem Tod führen kann (Abb. 33-1).

Dieses Triggermodell entspricht sehr gut der täglichen geriatrischen Erfahrung und ist für die Beurteilung und für das Assessment des FTT-Syndroms außerordentlich nützlich. Wenn diese Sequenz von Ur-

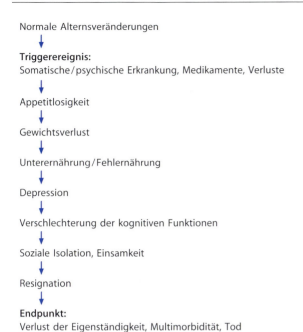

Abb. 33-1. Verlauf des FTT-Syndroms. (Nach Egbert 1996)

sprungsereignis und Folgeerscheinungen aufgeklärt werden kann, ergibt sich daraus ein besseres Verständnis und klareres Bild des FTT-Syndroms und es eröffnen sich Möglichkeiten, den Prozeß zu unterbrechen und möglicherweise wirksam zu behandeln.

Der Geriater wird mit dem FTT-Syndrom bei einem alten Patienten in der Regel an einem mehr oder weniger weit fortgeschrittenen Punkt der beschriebenen Krankheitskette konfrontiert. Das Triggermodell erleichtert es, den Prozeß bis zu seinem Ausgangspunkt zurückzuverfolgen, nach Triggerereignissen oder Triggerzuständen zu forschen und sie soweit als möglich auszuschalten.

Das FTT-Syndrom kann jedoch auch ohne oder zumindest ohne nachweisbares Triggerereignis entstehen.

In keinem Fall darf die Diagnose FTT der Endpunkt eines diagnostischen Prozesses sein, mit dem man sich zufriedengeben kann. Im Gegenteil: FTT muß stets der Ausgangspunkt für einen intensiven, multidimensionalen diagnostischen Prozeß sein, weil das FTT-Syndrom fast immer Folge einer potenziell behandelbaren Erkrankung ist und einer solchen in der Regel zugeordnet werden kann (Verdery 1996).

33.4
Auslösende Ereignisse und Ursachen des FTT-Syndroms

Tabelle 33-1 zeigt häufige Ursachen und auslösende Faktoren des FTT-Syndroms in Form einer mnemotechnischen Hilfe.

Auslösende Ereignisse oder Ursachen können körperlicher, psychischer und/oder sozialer Natur sein. Auf Einzelheiten der obenstehenden Erkrankungen, Syndrome und Funktionsstörungen und wie sie sich im Alter präsentieren, soll an dieser Stelle nicht eingegangen werden. Dazu wird auf die einschlägigen Kapitel in diesem Buch verwiesen.

Die o. g. auslösenden Faktoren können einzeln, aber häufiger noch in unterschiedlichen Kombinationen und durch Interaktionen zum FTT-Syndrom führen.

33.5
Geriatrisches Assessment bei FTT-Syndrom

Bei einem Patienten mit Verdacht auf FTT-Syndrom muß sich die Untersuchung zunächst darauf konzentrieren, Triggerfaktoren zu finden, die für das

Tabelle 33-1. Häufigste Ursachen und auslösende Faktoren des FTT-Syndroms in Form einer mnemotechnischen Hilfe

F	Fehlernährung
A	Arzneimittel, Alkohol
I	Immobilitätssyndrom und seine Ursachen, Inkontinenz
L	Laborbefunde (Anämie, Hypalbuminämie, Hypocholesterinämie)
U	Unterernährung mit Gewichtsverlust
R	Resignation bis Depression
E	Endokrinologische Erkrankungen (Hypo-, Hyperthyreose, Diabetes, Mangel an Wachstumshormon, Testosteron)
T	Tumorerkrankungen
O	Organveränderungen (pulmonale Kachexie, kardiale Kachexie, Niereninsuffizienz, Leberzirrhose, Erkrankungen des Magendarmtraktes)
T	Therapiefehler, Therapieverzögerung
H	Hirnleistungsstörungen, z. B. Demenzkrankheit, Verwirrtheitszustände
R	Risikofaktoren wie Einsamkeit, Armut, Schmerz, Sarkopenie,
I	Infektionen, chronisch-entzündliche Erkrankungen
V	Verluste wie Partnerverlust, Verlust der eigenen Umgebung, soziale Verluste
E	Erkrankungen der Sinnesorgane, der Mundhöhle, der Zähne

FTT-Syndrom auslösend gewesen sei könnten. In weiteren Schritten müssen Funktionsminderungen und Folgezustände ermittelt werden, die sich im Rahmen des oben beschriebenen Circulus Vitiosus ergeben haben und die Auskunft darüber geben, wie weit das Syndrom bereits fortgeschritten ist.

Der gründlichen Anamnese einschließlich der Fremdanamnese kommt in diesem diagnostischen Prozeß entscheidende Bedeutung zu. Das gilt in gleichem Maß für die klinische Untersuchung. Die Vielfalt der möglichen Ursachen und auslösenden Faktoren macht darüber hinaus das in der Geriatrie übliche multiprofessionelle Assessment unumgänglich.

In zweiter Linie müssen, abhängig von den erhobenen Befunden, bestimmte laborchemische und ggf. apparative Untersuchungen die Diagnostik vervollständigen (Übersicht).

Obligate Untersuchungen bei Verdacht auf FTT-Syndrom

- Röntgenuntersuchung der Lungen,
- Sonographie der Oberbauchorgane,
- CRP,
- Gesamtblutbild,
- Glukose,
- Kreatinin, Harnstoff,
- Transaminasen, γ-Gt,
- Cholesterin,
- Albumin,
- Schilddrüsenhormone,
- Urinstatus.

Auf einige besonders wichtige Faktoren, die beim FTT-Syndrom eine Rolle spielen, soll im folgenden näher eingegangen werden.

Präsentation der Symptome und Krankheiten

Wie so oft in der Geriatrie präsentiert sich auch das FTT-Syndrom zunächst in unspezifischen Funktionsverlusten wie:

- Schwäche,
- zunehmende Immobilität,
- Appetitlosigkeit,
- Gewichtsverlust,
- nachlassende geistige Aktivitäten,
- soziale Isolation,
- depressive Stimmung.

Dahinter verbergen sich oft schwerwiegende und potenziell therapierbare und therapiepflichtige Erkrankungen, z. B. Infektionen.

Diese unspezifischen Störungen dürfen daher nicht zu diagnostischer Trägheit verleiten, sondern sie müssen im Gegenteil als Alarmsymptome gewertet werden, die intensive diagnostische Maßnahmen zwingend notwendig machen.

Körperliche Kräfte

Schwächegefühl wird von den alten Patienten oft als subjektive Beschwerde angegeben, ohne daß sich dafür objektive Befunde ergeben.

Ein einfach und schnell durchzuführender Test zur Prüfung der körperlichen Fähigkeiten und Kräfte eines alten Patienten ist der Up-and-go-Test, der in diesem Fall mit oder ohne Zeitnahme durchgeführt werden kann (Arbeitsgruppe Geriatrisches Assessment 1997).

Er vermittelt einen schnellen Überblick über:

- Stärke der proximalen Muskulatur,
- Fähigkeit zum Transfer,
- Gehfähigkeit,
- Gangbild und
- Gleichgewicht des Patienten.

Fehlernährung/Unterernährung

Bis zu 65% der alten Patienten in geriatrischen Kliniken leiden an Protein-Energie-Unterernährung oder erleiden ein Ernährungsdefizit während der stationären Behandlung (Sullivan 1995). 40% der Demenzkranken leiden an Fehl- und/oder Unterernährung (Vellas u. Riviere 1998).

Die meisten dieser Fälle werden nicht diagnostiziert und nicht behandelt, obwohl Unterernährung ein erheblicher Risikofaktor für Krankheit, Krankheitskomplikationen und Mortalität bei geriatrischen Patienten ist (Sullivan 1995).

Fehl-/Unterernährung ist oft selbst auslösender Faktor, aber auch sekundäre Folge anderer Ursachen beim FTT-Syndrom.

Das „Mini Nutritional Assessment"/MNA) hat sich zur Beurteilung des Ernährungszustandes bei alten Menschen bewährt und ist mit geringem Zeitaufwand durchführbar (Guigoz et al 1994).

Medikation

Neben der allgemeinen Anamnese ist die Erhebung der Medikamentenanamnese beim FTT-Syndrom von großer Bedeutung. Pharmakotherapie kann in 2facher Hinsicht zum FTT-Syndrom führen. Zum ersten durch Versäumen einer pharmakotherapeutischen Intervention bei Erkrankungen, die behandelbar sind.

Nachfolgende Übesicht zeigt einige Krankheitsbilder, die zum FTT-Syndrom führen können und die durch geeignete therapeutische Intervention gebessert oder geheilt werden können.

> **Einige Krankheitsbilder die zum FTT-Syndrom führen und durch pharmakotherapeutische Intervention gebessert werden können**
>
> - Anämie,
> - chronische Lungenerkrankungen,
> - Herzinsuffizienz,
> - Depression, andere psychiatrische Krankheitsbilder,
> - gastrointestinale Erkrankungen,
> - Infektionen,
> - Schmerzen,
> - Schilddrüsenerkrankungen,
> - Knochen- und Gelenkerkrankungen.

Zum zweiten können Arzneimittel selbst – und das ist sicher häufiger der Fall – ein FTT-Syndrom auslösen. Dies kann auf vielfältige Weise und über ganz unterschiedliche Mechanismen geschehen.

Tabelle 33-2 gibt einen Überblick über einige Medikamente und ihre möglichen Auswirkungen auf die Funktionen alter Patienten (Carr-Lopez u. Phillips 1996; Verdery 1997).

Bei sorgfältiger Beachtung der pharmakokinetischen und pharmakodynamischen Veränderungen im Alter und regelmäßiger kritischer Überprüfung der Pharmakotherapie bei alten Menschen kann ein durch Arzneimittel verursachtes FTT-Syndrom vermieden bzw. rechtzeitig erkannt werden.

Risikofaktoren

Folgende Risikofaktoren können dem FTT-Syndrom im Alter zugrunde liegen und bedürfen besonderer Aufmerksamkeit:

- übermäßiger Alkoholkonsum,
- Rauchen,
- fehlende körperliche Bewegung,
- chronische Schmerzzustände unterschiedlicher Genese,
- die kritische Phase nach Entlassung aus dem Krankenhaus und
- Hochaltrigkeit selbst.

Soziale Faktoren

Alleinstehende alte Menschen ohne soziale Bindungen oder regelmäßige Kommunikation sind besonders gefährdet. Das Gefühl der Einsamkeit und der sozialen Isolation führt oft zu Depression, zu Unlust am Essen, zu Gewichtsverlust. Schlechte Wohnbedingungen oder schlechte finanzielle Verhältnisse kommen oft erschwerend hinzu.

Faktoren, an die im Zusammenhang mit dem FTT-Syndrom gedacht werden muß, sind:

- Aufgabe der Eigenständigkeit,
- Übersiedlung in eine Pflegeinstitution,
- Verlust des Partners,
- Vernachlässigung durch die Familie,
- Gewalt gegen alte Menschen.

Der Sozialfragebogen nach Nikolaus sowie die „Geriatric Depression Scale" sind für diesen Bereich sinnvolle Assessmentinstrumente.

Demenz

Gewichtsverlust bei Demenzkranken ist ein vielschichtiges und weitgehend unerforschtes Problem. Du et al. (1993) haben einen signifikanten Gewichtsverlust bei Demenzkranken gefunden, der etwa 1% pro Jahr betrug und eng mit der nachlassenden Fähigkeit zu selbständiger Nahrungsaufnahme korrelierte.

Es ist nicht geklärt, ob der Gewichtsverlust auf die Demenzkrankheit selbst zurückzuführen ist (dafür gibt es Hinweise bei Katz u. DiFilippo 1997), oder Folge der Unfähigkeit des Demenzkranken ist, Nahrungsmittel einzukaufen, Essen zuzubereiten und schließlich Nahrung aufzunehmen.

In jedem Fall ist der qualitativ und quantitativ ausreichenden Ernährung des Demenzkranken im Hinblick auf die Prävention des FTT-Syndroms besondere Aufmerksamkeit zu widmen.

Tabelle 33-2. Einige Arzneimittel, die ein FTT-Syndrom auslösen können

Arzneimittel	Mögliche Wirkung
Diuretika	Dehydratation, Obstipation
NSAR	Gastrointestinale Beschwerden, Anorexie
Opioide	Kognitive Störungen, Obstipation
Trizyklische Antidepressiva	Mundtrockenheit, Dysgeusie
Anticholinergika	Mundtrockenheit, kognitive Störungen
Antibiotika	Durchfälle, Anorexie
Digitalis-Glykoside	Übelkeit, Erbrechen, Anorexie
Parkinson-Medikamente	Kognitive Störungen, Anorexie
Benzodiazepine	Übersedierung, Gangstörungen
Polypharmakotherapie	Oft Übelkeit, Anorexie

33.6 Therapie

Ein allgemein gültiges Behandlungskonzept für das FTT-Syndrom gibt es nicht. Der wichtigste Schritt auf dem Weg zu einer erfolgreichen Therapie ist das Erkennen aller möglichen Faktoren und Risiken, die zur Genese des FTT-Syndroms bei einem alten Patienten beitragen können. Dabei ist zu beachten, daß in der Regel eine Vielzahl von überlappenden und interagierenden Faktoren zu komplexen Funktionsminderungen in körperlichen, psychischen und sozialen Bereichen führen, die das FTT-Syndrom ausmachen. Auf der Basis dieser multidimensionalen und multiprofessionellen Diagnostik müssen die Entscheidungen für geeignete Behandlungsmaßnahmen individuell getroffen werden.

Die therapeutischen Anstrengungen müssen sich auf therapierbare und reversible Ursachen konzentrieren. Oft wird es unmöglich sein, alle indentifizierten Ursachen zu behandeln. Patienten können aber bereits davon profitieren, wenn ein besonders schwerwiegendes Problem erfolgreich behandelt wird. So kann z.B. bei einem Demenzkranken die Grunderkrankung nicht beseitigt werden, aber die mit einer Unterernährung und Fehlernährung einhergehende Verschlechterung der kognitiven Fähigkeiten kann durch sorgfältige Überwachung und Einhaltung einer qualitativ und quantitativ hochwertigen Ernährung vermieden bzw. behandelt werden.

Im Gegensatz zu einigen anderen auslösenden Ursachen sind Fehlernährung und Unterernährung durch entsprechende Maßnahmen im allgemeinen gut zu behandeln. Pflegende Angehörige müssen in die Behandlung einbezogen und eingewiesen werden. Die Unterstützung durch eine Ernährungsfachkraft ist äußerst sinnvoll.

Zusätzlich zur normalen täglichen Ernährung sollte Patienten mit FTT-Syndrom Zusatznahrung in Form der auf dem Markt befindlichen Flüssignahrung angeboten werden. In der Regel ist eine eiweißreiche Zusatznahrung von Vorteil.

Die Therapie zugrundeliegender Erkrankungen oder Störungen muß möglichst frühzeitig einsetzen, um eine Gefährdung des alten Patienten und ein möglicherweise irreversibles FTT-Syndrom zu vermeiden. Die therapeutischen Interventionen müssen risikoarm sein und dürfen nicht ihrerseits zum Entstehen eines FTT-Syndroms führen. Eine sorgfältige Abwägung des Nutzen-Risiko-Verhältnisses ist daher in allen Fällen erforderlich.

In einigen Fällen von FTT-Syndrom z.B. bei Hochaltrigen wird abzuwägen sein, was das Ziel therapeutischer Intervention sein soll: Heilung oder nur Erleichterung und Pflege. Die Vorstellungen, Erwartungen und Wünsche des betroffenen Patienten müssen in diesen oft sehr schwierigen Entscheidungsprozeß einbezogen werden und unter allen Umständen respektiert werden.

Ist der alte Patient selbst nicht mehr entscheidungsfähig, müssen alle therapeutischen Entscheidungen mit den pflegenden Angehörigen oder dem gesetzlich bestimmten Betreuer besprochen und abgestimmt werden.

Diese Entscheidungsprozesse können in Einzelfällen auch zu dem Ergebnis kommen, daß von jeglicher therapeutischer Intervention Abstand genommen wird. Hier ist verantwortliches geriatrisches Handeln in besonderer Weise gefordert.

Die Therapie des FTT-Syndroms erfordert sorgfältiges Beobachten und fürsorgliches Begleiten des alten Patienten über einen längeren Zeitraum, u. U. sogar eine lebenslange Begleitung. Dies gilt v. a. für bestimmte Patientengruppen, die rezidivgefährdet sind.

Die nachfolgende Übersicht zeigt Patientengruppen, bei denen ein besonderes Risiko für ein FTT-Syndrom besteht. Wenn bei diesen Patienten bisher noch keine Zeichen eines FTT-Syndroms festzustellen sind, müssen sie trotzdem im Sinne einer Prävention unter besonders aufmerksamer Beobachtung stehen.

> **Patientengruppen, mit besonderem Risiko für ein FTT-Syndrom**
> - hochaltrige und alleinstehende Menschen,
> - Patienten mit Demenz,
> - Patienten mit Depression,
> - Patienten in der Zeit nach Entlassung aus dem Krankenhaus,
> - Patienten in der Zeit nach Verlust des Partners,
> - Patienten in der Zeit nach Übersiedlung ins Pflegeheim.

Medikamente zur Behandlung von Gewichtsverlust

Folgende Medikamente werden zur Behandlung des Gewichtsverlustes bei FTT-Syndrom angewendet:

- Wachstumshormon,
- β_2-Agonisten mit anaboler Wirkung,
- Megestrol,
- anabole Steroide,
- Antidepressiva/Neuroleptika,
- Bluttransfusionen.

Wachstumshormon wurde in einigen Studien erfolgreich als anabole Substanz bei alten Menschen eingesetzt (Morley 1997). Keine der Studien konnte allerdings eine Verbesserung in bezug auf Mortalität oder funktionellen Status nachweisen. STH ist sehr teuer und hat bei Anwendung länger als 6 Monate erhebliche unerwünschte Wirkungen wie Arthralgien, Gynäkomastie, Karpaltunnelsyndrom.

Neuere STH-Analoga haben möglicherweise positive Effekt bei Kurzzeittherapie (Morley 1997).

Die anabol wirksamen β_2-Agonisten Clenbuterol und Salbutamol wurden bei jungen Männern erfolgreich eingesetzt, sind aber für alte Menschen nicht untersucht und aus kardiovaskulären Gründen auch nicht geeignet (Carter 1995).

Megestrol wurde bei Karzinompatienten erfolgreich eingesetzt. Bei Pflegeheimbewohnern war ein geringer Gewichtszuwachs mit nicht akzteptablen unerwünschten Wirkungen wie Delir, Megakolon, Ödem und Herzinsuffizienz verbunden (Morley 1997).

Von den anabolen Steroiden haben Kortikosteroide appetitanregende und gewichtssteigernde Wirkung, sind aber aufgrund der bekannten unerwünschten Wirkungen allenfalls für eine sehr kurzfristige Therapie geeignet (Morley 1997).

Testosteron erhöht bei alten Männern die Muskelkraft, vermindert das Körperfett, verbessert das visuell-räumliche Gedächtnis und führt zu einer allgemeinen Steigerung des Wohlbefindens (Morley et al. 1997). Ein wesentlicher unerwünschter Effekt ist die Zunahme des Hämatokrit. Es gibt keine sicheren Hinweise, daß Testosteron die Arteriosklerose beschleunigt und das Prostatawachstum fördert.

Bei alten Männern kann Testosteron zur Behandlung des Gewichtsverlustes eingesetzt werden. Bei alten Frauen haben Morley und Mitarbeiter das anabole Steroid Oxandrolon mit Erfolg zur Behandlung von Anorexie und Gewichtsverlust eingesetzt (Morley 1997).

Wenn dem FTT-Syndrom eine Depression ursächlich zugrunde liegt oder zum FTT-Syndrom beiträgt, ist die Gabe eines Antidepressivums indiziert. Die Gewichtsreduktion bei depressiven alten Menschen kann sich im Verlauf einer Therapie mit trizyklischen Antidepressiva normalisieren (Katz u. DiFilippo 1997).

Die im Handel befindlichen und bei alten Menschen gut untersuchten Antidepressiva unterscheiden sich kaum hinsichtlich ihrer Wirksamkeit, wohl aber im Hinblick auf das Profil unerwünschter Arzneimittelwirkungen/UAW. So besitzt das in Deutschland vielfach eingesetzte trizyklische Antidepressivum Amitriptylin ausgeprägte anticholinerge, orthostatische und sedierende Wirkungen, während diese bei einem anderen trizyklischen Antidepressivum, Nortriptylin, deutlich weniger ausgeprägt sind. Nortriptylin ist daher bei alten Menschen zu bevorzugen.

Antidepressiva vom SSRI-Typ („specific serotonin re-uptake inhibitors") wie Fluoxetin, Sertralin oder Paroxetin zeigen bei alten Menschen ebenso wie die TCA eine Responderrate von etwa 60–80 %. Sie sind bei dieser Altersgruppe gut verträglich. UAW sind ex-trapyramidale Symptome, Bradykardie, Hyponatriämie (Katz u. DiFilippo 1997).

Für die Wahl des optimalen Antidepressivums bei FTT-Syndrom gibt es keine Leitlinien, sie bleibt daher der Erfahrung und Entscheidung des Behandlers überlassen. Auch unter der Therapie mit Antidepressiva muß der alte Patient sorgfältig und kontinuierlich überwacht und begleitet werden. Besteht eine erhebliche psychotische Begleitsymptomatik (z.B. die Behauptung, das Essen sei vergiftet), muß häufig zusätzlich ein Neuroleptikum gegeben werden.

Alte Menschen mit einer Anämie fühlen sich oft schwach, kraftlos, deprimiert, klagen über nachlassende körperliche und geistige Leistungsfähigkeit und weisen weitere Symptome eines FTT-Syndroms auf. Nach Gabe von 1 oder 2 Erythrozytenkonzentraten zeigen diese Patienten häufig eine erstaunliche Besserung. Im Alter kann die Indikation zur Bluttransfusion weiter gestellt werden als bei Jugendlichen.

In einer Untersuchung von Verdery und Mitarbeitern über den Verlauf des FTT-Syndroms bei Patienten, die mit Gewichtsverlust ins Krankenhaus kamen, ergab sich, daß ein Drittel nach der Entlassung aus der Klinik weiter an Gewicht verloren.

Drei Viertel dieser Patienten starben innerhalb eines Jahres (Verdery 1997). Das FTT-Syndrom ist also mit hoher Mortalität verbunden. Es gibt keine kontrollierten Studien, die belegen, daß diese Mortalität durch eine gut fundierte, kontollierte Therapie gemindert werden kann. Wenn nicht eine maligne Erkrankung zugrunde liegt, spricht jedoch viel dafür, daß sich unter einer sorgfältig geplanten, gut begründeten und kontinuierlich überwachten gezielten Therapie das FTT-Syndrom zurückbildet, das Gewicht zunimmt und die Funktionsdefizite sich bessern oder zumindest nicht weiter zunehmen.

Die qualifizierte Diagnostik und Therapie des geriatrischen FTT-Syndroms kann daher zur Erhaltung der gefährdeten Eigenständigkeit und zu einer Verbesserung der Lebensqualität des betroffenen alten Patienten beitragen.

Literatur

Arbeitsgruppe Geriatrisches Assessment (Hrsg) (1997) Geriatrisches Basisassessment. MMV Medizin, München

Braun JV, Wylde MH (1988) Cowling WR III. Failure to thrive in older persons: a concept derived. Gerontologist 28: 809–812

Carr-Lopez SM, Phillips SL (1996) The role of medication in geriatric failure to thrive. Drugs Aging 9 (4): 221–225

Carter WJ (1995) Effect of anabolic hormones and insulin-like growth factor-I on muscle mass and strength in elderly persons. Clin Geriatr Med 11 (4): 735

Du W, Di Luca C, Growdon JH (1993) Weight loss in Alzheimer's disease. J Geriatr Psychiatr Neurol 6: 34–37

Dutta C, Hadley EC (1995) The significance of sarcopenia in old age. J Gerontol, Series A, Biol Med Scien 50: SpecNo: 1–4

Egbert AM (1996) The dwindles: failure to thrive in older patients. Nutr Rev 54: (II) S25–S30

Frank DA, Zeisel SH (1988) Failure to thrive. Pediatr Clin North Am 35: 1187

Guigoz G, Vellas B, Garry PJ (1994) Mini nutritional assessment: a practical assessment tool for grading the nutritional state of elderly patients. Facts and Research in Gerontology 2: 15–59

Katz IR, DiFilippo S (1997) Neuropsychiatric aspects of failure to thrive. Clin Geriatr Med 13 (4): 623–638

Morley JE (1997) Anorexia of aging: physiologic and pathologic. Am J Clin Nutr 66: 760–773

Morley JE, Kaiser FE, Sih R, Hajjar R, Perry HM (1997) Testosterone and frailty. Clin Geriatr Med 13 (4): 685–695

NIH Guide (1992) Failure to thrive syndrome among older persons. Vol 21, No 42

Osato EE, Stone JT Winnie DM (1993) Clinical manifestations: failure to thrive in the elderly. J Gerontol Nurs 19 (8): 28–34

Sullivan DH (1995) The role of nutrition in increased morbidity and mortality. Clin Geriatr Med 11, No 4, p 661

Vellas B, Riviere S (1998) Weight loss and eating behaviour in Alzheimer's disease (editorial). Serdi, Paris

Verdery RB (1995) Failure to thrive in the elderly. Clin Geriatr Med 11 (4): 653

Verdery RB (1996) Failure to thrive in older people (editorial). JAGS 44: 465–466

Verdery RB (1997) Clinical evaluation of faiure to thrive in older people. Clin Geriatr Med 13 (4): 769–778

Demenz   34

C. Hock

34.1 Diagnostik und Differentialdiagnose 303
34.1.1 Diagnostisches Prozedere 304
34.1.2 Differentialdiagnose 306
34.2 Ätiologie der Alzheimer-Demenz 307
34.3 Verlauf der Alzheimer-Demenz 309
34.4 Risikofaktoren der Alzheimer-Demenz 309
34.5 Therapeutische Konzepte 310
34.5.1 Alzheimer-Demenz: Therapeutische Strategien 311
34.5.2 Nichtpharmakologische Therapie der Alzheimer-Krankheit 313
34.5.3 Pharmakotherapie der nichtkognitiven Störungen 313
       Literatur 315

Mit dem zunehmenden Anteil älterer Menschen an der Gesamtbevölkerung nehmen auch diejenigen Erkrankungen an Häufigkeit zu, die eine deutliche Altersassoziation aufweisen. Dazu gehören kardiovaskuläre Erkrankungen, Neoplasien sowie unter den psychiatrischen Erkrankungen, v. a. depressive und demenzielle Syndrome. Aufgrund der Pflegebedürftigkeit demenzkranker Patienten in fortgeschrittenen Stadien können erhebliche Folgekosten entstehen. Etwa 50–60% der demenziellen Erkrankungen der über 65jährigen werden klinisch der Alzheimer-Demenz zugeordnet. Die Prävalenzraten steigen mit dem Alter in der Periode zwischen 60 und 90 Jahren exponenziell an (Jorm et al. 1987). Die derzeitige demographische Entwicklung der Verschiebung der Alterspyramide zugunsten der Älteren wird in den kommenden Jahrzehnten zu einer dramatischen Zunahme der Häufigkeit dieser Erkrankung führen. Vaskuläre Demenzen (VD) und Frontotemporal-Lappen-Demenz (FTLD) kommen mit einer Häufigkeit von je 5–10% vor. Mischformen von Alzheimer-Demenz mit Parkinson-Erkrankung (Alzheimer-Demenz/„dementia with Lewy bodies"/DLB) liegen zu 15% vor, Mischformen von Alzheimer-Demenz mit vaskulärer Demenz zu 10%. Der Anteil anderer, häufig im Gegensatz zur früher als primär degenerativen Demenz bezeichneten Alzheimer-Demenz, als sekundäre oder reversible Demenzen bezeichneten Erkrankungen, wird auf ca. 5% geschätzt. Angesichts der Dominanz der Alzheimer-Demenz und der vaskuläre Demenz unter den Demenzen wird hierauf der Schwerpunkt der folgenden Ausführungen gelegt.

34.1 Diagnostik und Differentialdiagnose

Die Diagnose einer Alzheimer-Demenz ist im Wesentlichen eine Ausschlußdiagnose, d. h. es kann nach Überprüfung einer Reihe von Kriterien die Diagnose einer klinisch wahrscheinlichen Alzheimer-Demenz gestellt werden. Eine sichere Bestätigung der klinischen Verdachtsdiagnose ist nur duch neuropathologische Postmortemuntersuchungen möglich. Als Basis für die klinische Diagnostik haben sich die diagnostischen Leitlinien der neuen internationalen Klassifikation psychischer Störungen (Dilling H 1991) bzw. der 4. Auflage des Diagnostic and Statistical Manual of Mental Disorder/DSM-IV (American Psychiatric Association 1994) und der Kriterienkatalog der NINCDS-ADRDA (National Institute of Neurological and Communicative Disorders and Stroke/Alzheimer's Disease and Related Disorders Association, McKhann et al. 1984) bewährt. Danach liegt ein demenzielles Syndrom dann vor, wenn gravierende Gedächtnisstörungen und intellektuelle Einbußen zu einer erheblichen Beeinträchtigung der sozialen Kompetenz geführt haben, wenn ein progredienter Verlauf zu beschreiben ist, und wenn Defizite

> **NINCDS-Kriterien der Alzheimer-Demenz**
> - Durch klinische Untersuchung festgestelltes demenzielles Syndrom, dokumentiert mit Hilfe des MMS oder vergleichbarer Instrumente und bestätigt durch neuropsychologische Tests.
> - Defizite in 2 oder mehr Bereichen der Kognition.
> - Progrediente Verschlechterung des Gedächtnisses und anderer kognitiver Funktionen.
> - Keine Bewußtseinsstörung.
> - Beginn im Alter zwischen 40 und 90, meist nach dem 65. Lebensjahr.
> - Abwesenheit von systemischen oder anderen Hirnerkankungen, die die progredienten kognitiven Störungen erklären könnten.

in mindestens 2 verschiedenen Bereichen von Gedächtnis, Merkfähigkeit und anderen Bereichen der Kognition (Sprache, Erkennen, Handeln oder exekutive Funktionen) zu quantifizieren sind (s. Übersicht, S. 303).

34.1.1
Diagnostisches Prozedere

Grundsätzlich kann die Demenzabklärung nach einem 2-Stufen-Modell (Stähelin et al. 1997) erfolgen: zunächst müssen die möglichen Patienten bei einer Demenzfrüherfassung erkannt werden (1); anschließend erfolgt eine multidimensionale diagnostische und differentialdiagnostische Abklärung (2). Die Demenzfrüherfassung sollte von allen Ärzten und insbesondere von den Hausärzten vorgenommen werden (Stähelin et al. 1999).

Die Demenzfrüherfassung kann anläßlich jeder Routineuntersuchung durchgeführt werden. Neben der Anamnese, dem Status, den Laboruntersuchungen, der Bildgebung und der neuropsychologischen Untersuchung (s. unten) eignen sich zur Dokumentation des funktionellen und mentalen Status in der Praxis die folgenden Untersuchungsinstrumente:

- Kognitiv:
  - „Mini Mental State Examination"/MMSE (Folstein et al. 1975),
  - Uhr-Zeichnen-Test (Freedman et al. 1994; Thalmann et al. 1997).
- Kognitiv/funktionell:
  - „Informant Questionnaire on Cognitive Decline in the Elderly"/IQCODE: Fragebogen zum Nachlassen geistiger Leistungsfähigkeit für ältere Personen (Jorm et al. 1994).

Weitere geeignete Tests sind z. B.:

- „Nurses' Observation Scale for Geriatric Patients"/ NOSGER (Spiegel et al. 1991),
- „Functional Activities Questionnaire"/FAQ (Pfeffer et al. 1982).

Die Bestimmung des Demenzstadiums erfolgt am einfachsten nach folgendem Schema (DSM-III-R; American Psychiatric Association 1987):

- Leicht:
  Obwohl Arbeit und soziale Aktivitäten deutlich beeinträchtigt sind, bleibt die Fähigkeit, mit entsprechender persönlicher Hygiene und intaktem Urteilsvermögen unabhängig zu leben, erhalten.
- Mittel:
  Eine selbständige Lebensführung ist mit Schwierigkeiten möglich; ein gewisses Maß an Aufsicht ist erforderlich.
- Schwer:
  Die Aktivitäten des täglichen Lebens sind derart beeinträchtigt, daß eine kontinuierliche Aufsicht benötigt wird, z. B. besteht Unfähigkeit, eine minimale persönliche Hygiene aufrecht zu erhalten, es bestehen weitgehende Inkohärenz und Mutismus.

Das Demenzstadium kann mithilfe einer validierten Skala dokumentiert werden („Global Deterioration Scale"; Reisberg 1986; „Clinical Dementia Rating"; Hughes et al. 1982).

Alle diese Instrumente können die sorgfältige klinische Befunderhebung nicht ersetzen und begründen an sich keine Diagnose. Sie sind zweckmäßige Mittel zur Dokumentation und wertvolle Hilfe zur Interpretation der Resultate. Das Vorliegen normaler Testresultate schließt bei erkennbaren klinischen Hinweisen das Vorliegen einer Demenz nicht aus.

Die weitere diagnostische Abklärung beinhaltet mehrere Schritte, die im Folgenden skizziert sind (Stähelin et al. 1999). Zum diagnostischen Programm gehören ein umfassender klinischer Status, die Erhebung eines Psycho- und Neurostatus sowie technische Untersuchungen.

Der Arzt sollte eine detaillierte Anamnese durchführen, die folgende Elemente erhält:

- Symptomatik im kognitiven, funktionellen und im Verhaltensbereich.
- Beginn (plötzlich oder allmählich).
- Verlauf (schrittweise oder kontinuierlich, Verschlechterung, Schwankungen oder Verbesserung).
- Medizinische Anamnese:
  relevante Systemerkrankungen,
  - psychiatrische Störungen,
  - neurologische Erkrankungen (insbesondere Schädel-Hirn-Trauma),
  - Alkohol- und anderer Substanzmißbrauch,
  - Stoffwechselerkrankungen,
  - Medikamentenanamnese:
    Einige Medikamente können kognitive Defizite und, besonders bei älteren Patienten mit Gedächtnisstörungen, u. U. ein Delir versursachen; darunter Benzodiazepine, Neuroleptika, Antidepressiva, Antiparkinsonmittel.
- Familienanamnese.
- Biographie:
  - Lebenssituation,
  - Bildungsstand,
  - sozioökonomische Situation,
  - kultureller Background.
- Fremdanamnese.
- Sinnvolle Laboruntersuchungen:
  - BSR und CRP,
  - differenziertes rotes und weißes Blutbild,
  - Leberfunktion (ASAT, ALAT, Gamma-GT, Alk. Phosphatase),

- Nierenfunktion (Kreatinin, Harnstoff),
- Elektrolyte (Na, K, Ca),
- Glukose oder HbA_{1c},
- Vitamin B_{12},
- Folsäure,
- TSH,
- Luesserologie (VDRL),
- (HIV-Serologie).

Die neuropsychologische und psychopathologische Untersuchung gehören zur Standardabklärung und helfen bei der diagnostischen Klassifizierung und beim Ausschluß potenziell kausal behandelbarer Demenzsyndrome sowie zur möglichst frühzeitigen Evaluation einer spezifischen Therapie.

Psychopathologie

Die Erfassung formaler und inhaltlicher Denkstörungen, von Wahrnehmung, Verhalten, Affektivität und Psychomotorik sind wichtige Bestandteile der psychopathologischen Untersuchung. Besondere Bedeutung kommt der Enthemmung im Hinblick auf die frontotemporale Demenz (The Lund and Manchester group 1994) bzw. visuellen Halluzinationen im Hinblick auf die Demenz mit Lewy-Körpern (McKeith 1996) zu. Als Instrument bieten sich z. B. NPI („Neuropsychiatric Inventory", Neuropsychiatrisches Inventar; Cummings et al. 1994) oder die Kurzform der CERAD-Behavioral-Rating-Scale-for-Dementia (Patterson et al. 1997) an.

Neuropsychologie

Die neuropsychologische Untersuchung liefert ein differenziertes Leistungsprofil der kognitiven Fähigkeiten. Dies erlaubt:

- die Abgrenzung zwischen normalen und pathologischen Veränderungen der Hirnalterung,
- einen entscheidenden Beitrag zur ätiologischen Differentialdiagnose,
- die individuelle Optimierung eines Therapieplans,
- die Dokumentation des Krankheitsverlaufs,
- die Objektivierung der Effizienz therapeutischer Interventionen.

Eine validierte und praktikable Testbatterie ist die ins Deutsche übersetzte und an 617 Gesunden normierte Testbatterie des amerikanischen Consortium to Establish a Registry for Alzheimer's Disease/CERAD (Morris et al. 1989; Stähelin et al. 1999). Mit dieser Testsammlung können in 30–45 min die interessierenden Hirnleistungen getestet werden. Diese neuropsychologische Untersuchung wird je nach Patient und Fragestellung durch weitere Tests ergänzt (Schnider 1997).

Werden die Kriterien für die Diagnose einer Demenz aufgrund einer neuropsychologischen Evaluation nicht erfüllt (vgl. Kriterien nach DSM-IV; American Psychiatric Association 1994), aber neuropsychologische Defizite festgestellt, kann es sich um eine sog. leichte kognitive Beeinträchtigung („age-associated memory impairment" oder „mild cognitive impairment") handeln (Crook et al. 1986). Oft sind hier die Resultate in Diskrepanz zum subjektiven Beschwerdebild der üblichen Screeningtests unauffällig. Ob es sich hier um eine physiologische Variante oder um den Beginn einer Demenz handelt, kann nur aufgrund von Verlaufsuntersuchungen entschieden werden. Eine ausführliche neuropsychologische Verlaufsuntersuchung sollte in der Regel nach 6 Monaten durchgeführt werden.

Bildgebende Verfahren

■ **CT und MRT.** Ein altersentsprechend normales CT oder MRT ist mit der Diagnose Demenz vereinbar. Fehlende Hinweise im MRT schließen diese einerseits eine vaskuläre Demenz weitgehend aus. Auf der anderen Seite läßt sich aus dem vaskulären Befund alleine eine vaskuläre Demenz nicht ableiten. Bei der Erfassung vaskulärer Läsionen ist das MRT dem CT überlegen. Die Früherkennung der Alzheimer-Krankheit mit spezifischer Darstellung des medialen Temporallappens könnte durch das MRT erleichtert werden.

Weitere Untersuchungen

■ **Liquor.** Zum Ausschluß entzündlicher Ätiologien sind Liquoruntersuchungen unerläßlich. Wie weit eine positive Diagnose der Alzheimer-Krankheit aufgrund von spezifischen Liquorproteinen möglich sein wird, ist Gegenstand der Forschung.

■ **EEG.** Diagnostisch hilfreich kann das EEG bei der Differentialdiagnose Alzheimer-Krankheit vs. kognitive Störungen bei Depression sein; gleichzeitig auch im Hinblick auf Intoxikationen z. B. mit Sedativa oder beim Delir. Das EEG eignet sich auch für Verlaufsuntersuchungen und Therapiemonitoring. Diverse demenzielle Syndrome gehen mit charakteristischen EEG-Veränderungen einher (z. B. Creutzfeldt-Jakob-Krankheit, hepatische Enzephalopathie, Herpes-Enzephalitis, Dämmerzustände; Nuwer 1997).

■ **Funktionelle bildgebende Verfahren wie PET, SPECT und funktionelles MRT.** Sie sind speziellen Zentren vorbehalten. Sie können für die Früherkennung sowie Differentialdiagnose degenerativer Demenzen (z. B. Abgrenzung zwischen Alzheimer- und frontotemporaler Demenz, vaskulärer Demenz sowie Demenz mit Lewy-Körpern) hilfreich sein. Funktionelles Kernspin ist derzeit Forschungszwecken vorbehalten.

■ **Genetische Analysen.** Gezielte genetische Analysen bei präsenilen familiären Demenzformen (z. B. Chorea Huntington, Mutationen auf den Chromosomen 1, 14 oder 21) können diagnostisch hilfreich sein. Eine entsprechende genetische Beratung ist aber vor und nach der Analyse erforderlich.

Allelvarianten oder Mutationen, z. B. auf den Genen für Apolipoprotein-E (Chromosom 19) oder α_2-Makroglobulin (Chromosom 12), können das Erkrankungsrisiko erhöhen, sind aber an sich nicht diagnostisch wegweisend.

34.1.2 Differentialdiagnose

Wird die Diagnose einer Alzheimer-Demenz gestellt, so sind zunächst differentialdiagnostisch viele verschiedene primäre und sekundäre Demenzen sowie affektive Erkrankungen und die benigne Altersvergeßlichkeit auszuschließen („age associated memory impairments", Crook et al. 1986). Eine besondere Schwierigkeit kann in der differentialdiagnostischen Abgrenzung zwischen einer primär depressiven Erkrankung mit sekundären kognitiven Störungen, z. B. Verlangsamung des Denkablaufes, und einer primär degenerativen Demenz mit sekundärer depressiver Symptomatik liegen (Tabelle 34-1).

In Analogie zu den oben aufgeführten NINCDS-ADRDA-Kriterien (McKhann et al. 1984) wurden die diagnostischen Kritierien der vaskulären Demenz in ähnlicher Weise zusammengefaßt („ADDTC criteria", Alzheimer's Disease Diagnostic and Treatment Centers of the State of California; Chui et al. 1992; Tabelle 34-2):

Eine weitere Subklassifizierung der vaskulären Demenz unter Einbeziehung pathophysiologischer Überlegungen (diffuse Arteriosklerose aller Hirnarterien,

Tabelle 34-1. Differentialdiagnose kognitiver Störungen

Kognitive Störung	Differentialdiagnose
Zerebrale neurodegenerative Erkrankungen	Alzheimer-Demenz Spektrum der frontotemporalen Demenzen Demenz mit Parkinson-Syndrom (dementia with Lewy bodies, DLB) Andere Systemdegenerationen
Erworbene zerebrale Störungen	Vaskuläre Demenzen Multiple Sklerose Intrakranielle Neoplasmen (z. B. Meningeome) Schädel-Hirn-Trauma (inkl. subdurales Hämatom) Normaldruckhydrozephalus Übertragbare spongioforme Enzephalopathien (z. B. Creutzfeldt-Jakob-Krankheit)
Andere systemische Störungen	Metabolische Störungen Mangelernährung Vitamin-B_{12}-Mangel Infektionen (z. B. HIV) Neurosyphilis Virale Enzephalitiden
Psychiatrische Störungen	Depression Delir Alkohol- und Drogenmißbrauch

Tabelle 34-2. ADDTC-Kriterien der vaskulären Demenz

Erkrankungswahrscheinlichkeit	ADDTC-Kriterein
Mögliche Erkrankung	1. Demenz 2. Schlaganfall, unabhängig von der Demenz 3. Kortikales Syndrom
Wahrscheinliche Erkrankung	1. Demenz 2. Anamnestisch mindestens zwei Schlaganfälle oder ein Schlaganfall in zeitlichem Zusammenhang mit der Demenz 3. CT/MRI Nachweis von mindestens einem Infarkt außerhalb des Zerebellums
Sichere Erkrankung	1. Klinisches Bild der Demenz 2. Neuropathologischer Nachweis von supratentoriellen Infarkten und Abwesenheit von Merkmalen der Alzheimer-Demenz

Erkrankungen der großen und kleinen Hirnarterien) sowie der Auswirkung spezifischer Lokalisationen struktureller Läsionen auf kognitive Leistungen ist derzeit Gegenstand intensiver Forschung (Hennerici 1995). Prinzipiell sind folgende Untergruppen der vaskuläre Demenz zu unterscheiden:

- Multiple kortikale und/oder subkortikale Infarkte („Multi-Infarkt-Demenz").
- Einzelne fokale Läsionen in strategisch wichtigen Lokalisationen (Befunde, die mit Hilfe der MR- und PET-Technik erhoben wurden, unterstützen die Hypothese, daß verschiedene Hirnterritorien bevorzugt mit kognitiven Störungen und Verhaltensänderungen assoziiert sind, sog. „strategische Infarkte", z.B. thalamokortikale Unterbrechung im Bereich des Genu capsulae, paramedianer Thalamusinfarkt).
- Diffuse „white matter lesions" (z.B. Binswanger-Erkrankung, „Leukaraiose").
- Zerebrale Amyloidose.

Hilfen zur Diagnose bieten strukturell (CCT, MR) und funktionell bildgebende (SPECT, PET) Verfahren sowie strukturierte psychometrische Instrumente (z. B. „Hachinski-Score", Hachinski et al. 1975), die gezielt nach Items fragen, die für eine vaskuläre Genese der Demenz sprechen (fokal neurologische Zeichen, plötzlicher Beginn, stufenweiser Verlauf, Infarkte im CCT etc.). Bei Verdacht auf vaskuläre Demenz ist gezielt nach vaskulären Risikofaktoren, thromboembolischen Quellen sowie nach spezifischen Grunderkrankungen (Hypertonus, Hyperlipidämie, Arteriitis etc.) zu suchen.

Demenz mit Lewy-Körpern/DLB (McKeith et al. 1996)

- Obligate Merkmale (2 der folgenden):
  - fluktuierender kognitiver Status, mit deutlich variierender Aufmerksamkeit und Vigilanz,
  - rezidivierende visuelle Halluzinationen, typischerweise ausgestaltet und detailliert Parkinson-Syndrom.
- Die Diagnose unterstützen Merkmale:
  - wiederholte Stürze,
  - Synkopen,
  - transienter Verlust des Bewußtseins,
  - Empfindlichkeit für neuroleptische Substanzen,
  - systematisierter Wahn,
  - Halluzinationen in anderen Sinnesmodalitäten.

Spektrum der frontotemporalen Demenzen (Kaye 1998)

- Pick-Krankheit,
- Demenz ohne distinkte Pathologie,
- progressive Aphasie mit Demenz,
- primäre progressive Apraxie bei Pickscher Erkrankung,
- familiäre progressive subkortikale Gliose,
- Frontallappendemenz mit Erkrankung des motorischen Neurons,
- Frontotemporaldemenz und Parkinson-Syndrom assoziiert mit Chromosom 17.

Besonderes Augenmerk sollte auf die Abgrenzung gegenüber der Demenz mit Lewy-Körpern/DLB und den Frontallappendemenzen gelegt werden. Die diagnostischen Kriterien sind im Folgenden aufgeführt (s. Übersichten).

Charakteristische Merkmale der frontotemporalen Demenz (The Lund and Manchester groups 1994)

- Allmählicher Beginn mit langsamer Progredienz.
- Frühes Auftreten von überwiegenden Defiziten im Verhalten und sozialen Umgang.
- Verlust der Selbstwahrnehmung (Vernachlässigung von Hygiene und Körperpflege):
  - Verlust der sozialen Wahrnehmung, Distanzlosigkeit,
  - sexuelle Enthemmung, Witzelsucht,
  - Impulsivität, Ablenkbarkeit,
  - Hyperoralität (exzessives Essen, Rauchen, Alkoholkonsum),
  - sozialer Rückzug,
  - stereotypes oder perseverierendes Verhalten (Umherwandern, repetitives Klatschen, Summen oder Singen).
- Veränderung der Sprachproduktion:
  - progressive Reduktion des Sprechens,
  - Stereotypien,
  - Echolalie.
- Somatische Symptome:
  - früh auftretende primitive oder „frontale" Reflexe,
  - früh auftretende Inkontinenz,
  - spät auftretende Akinesie, Rigidität, Tremor.
- Die Defizite des sozialen Verhaltens und Umgangs, der Urteilsfähigkeit und der Sprache überwiegen deutlich im Vergleich zu den Gedächtnisstörungen.

34.2 Ätiologie der Alzheimer-Demenz

Zerebrale Amyloidose

Histopathologische Hauptmerkmale der Alzheimer-Demenz sind die Anhäufung von senilen Plaques und neurofibrillären Bündeln in Kortex, Hippocampus, Amygdala und in anderen für Gedächtnisfunktionen relevanten Hirnregionen sowie eine zerebrovaskuläre Amyloidose. Die Amyloidablagerung in Form von senilen Plaques kommt außer bei Alzheimer-Demenzpatienten auch beim Down-Syndrom (Trisomie 21), bei einer erblichen zerebralen Amyloidose („hereditäry cerebral hemorrhage with amyloidosis", Dutch type) sowie in geringerem Ausmaß im Rahmen des normalen Alterungsprozesses vor. Hauptbestandteil der senilen Plaques und des zerebrovaskulären Amyloids ist ein schwer lösliches ca. 4 kDa schweres Protein, das in einer β-Faltblattstruktur vorliegt, das sog. A_4-Protein oder β-Amyloid. Molekularer Hauptbestandteil der neurofibrillären Bündel bzw. der paarigen helikalen Filamente ist die abnorm phosphorilierte Form des mit den Mikrotubuli assoziierten Proteins Tau. Phosphorilierung vermindert die Bindung von Tau an Mikrotubuli und könnte so zu einer Destabilisierung des Zytoskeletts führen (Selkoe 1994; Goedert 1998).

Molekularer Hauptbestandteil der senilen Plaques ist das sog. Amyloid-β-Peptid/A_β. Es entsteht durch proteolytische Spaltung aus einem Vorläuferprotein (Amyloidvorläuferprotein, „amyloid precursor protein"/APP), dessen Gen auf dem Chromosom 21 lokalisiert ist. Das APP ist ein nahezu ubiquitär vorkommendes Protein, wobei die biologische Funktion noch nicht ausreichend geklärt ist. Das APP ist ein integrales transmembranes Protein mit einer extrazellulären (aminoterminalen), einer transmembranen (hydrophoben) und einer intrazellulären (karboxyterminalen) Domäne. Das 40–42 Aminosäuren umfassende A_β-Protein liegt an der Grenze zwischen extra- und transmembraner Domäne, mit 28 Aminosäuren außerhalb der Zelle und ca. 14 Aminosäuren innerhalb der Zelle. Die physiologische Spaltung des APP erfolgt innerhalb der A_β-Sequenz, durch die sog. „APP-Sekretease". Das APP liegt in mindestens 5 Isoformen vor mit 563, 695, 714, 751 und 77 Aminosäuren, die im Rahmen der Transkription durch alternative Spaltung der Messenger RNA entstehen. APP 751 und APP 770 enthalten Aminsäuresequenzen mit proteasenhemmenden Eigenschaften. Die Messenger-RNA von APP 695 kommt vorwiegend im Gehirn vor. Der Mechanismus der Amyloidablagerung in Form von senilen Plaques ist nicht geklärt. Als grundlegende Faktoren werden bei den Trisomie-21-Patienten die Erhöhung der APP-Gen-Dosis und ein damit verbundener Abbau des APP über einen alternativen Stoffwechselweg diskutiert. Bei Familien mit einer familiären Alzheimer-Demenz mit frühem Beginn wurden krankheitsverursachende Mutationen in den Genen für APP und Presenilin 1/PS1 und Presenilin 2/PS2 gefunden (s. Abschn. 34.4). Sämtliche bekannten Mutationen führen in Modellsystemen zu einer erhöhten Produktion von Amyloidpeptiden, z. T. von der rasch aggregierenden Form A_β-42/43. Weitgehend unklar geblieben sind bisher die pathologischen Mechanismen bei der sporadischen Form der Alzheimer-Demenz. Diskutiert wird ein abnormer Stoffwechsel des APP, z. B.:

- abnorme Transkription,
- abnorme posttranslationale Modifikationen,
- abnorme proteolytische Spaltung oder
- abnorme Prozessierung über einen alternativen (endosomal/lysosomalen) Stoffwechselweg.

Abnorme Aggregation des A_β unter dem Einfluß von Apo-E_4 oder oxidativem Streß sowie ein möglicher protektiver Einfluß von Östrogenen ist derzeit Gegenstand der Forschung.

Störung des zerebralen Glukosestoffwechsels

Einige Untersuchungen der letzten Jahre haben belegt, daß relativ früh im Verlauf der Alzheimer-Erkrankung eine Störung des zerebralen Glukosestoffwechsels auftritt. Die Ergebnisse der zunächst mit invasiven Techniken durchgeführten Untersuchungen wurden durch die Anwendung der Positronenemissionstomographie/PET bestätigt. Die deutlichsten Abfälle des Glukoseverbrauchs zeigten sich im Parietal- und Temporallappen des Neokortex, also in Regionen, in denen auch signifikante neuropathologische Veränderungen auftreten. Die zerebrale metabolische Rate von Glukose im temporoparietalen Assoziationskortex zeigte dabei die deutlichste Korrelation mit dem Schweregrad der Erkrankung. Zeitlicher Verlauf und Ausmaß der Glukosestoffwechselstörung sowie die Befunde bei noch nicht erkrankten Trägern von Risikogenen deuten dabei darauf hin, daß sich die Veränderungen bereits vor der klinischen Manifestation der Erkrankung entwickeln können. Zusätzlich werden Störungen auf der Insulin/Insulinrezeptorebene, auf der Ebene des Glukosetransports durch die Blut-Hirn-Schranke, des Pyruvatdehydrogenasekomplexes und des mitochondrialen Stoffwechsels diskutiert (Rapoport et al. 1991; Heiss et al. 1992).

Hirndurchblutung

Mit Hilfe der SPECT-Technik („single photon emission computed tomography") konnten bei der Untersuchung von Alzheimer-Patienten Hinweise auf eine parietotemporale meist beidseitige Aktivitätsminderung im Sinne eines verminderten Blutflusses in dieser Region gefunden werden. In fortgeschrittenen Stadien wurde zusätzlich ein frontales Defizit beschrieben, der Grad der Hypoperfusion korrelierte dabei mit dem Schweregrad der Erkrankung. Mit Hilfe der PET konnten diese Veränderungen bestätigt und noch differenzierter dargestellt werden. Es zeigte sich neben der Reduktion des zerebralen Blutflusses im parietotemporalen Assoziationskortex auch eine Reduktion der $CMRO_2$ („cerebral metabolic rate of oxygen") in denselben Regionen. Die verminderte Hirndurchblutung im parietotemporalen Assoziationskortex könnte wiederum zum einen Folge eines degenerativen Prozesses sein, zum anderen möglicherweise aber auch ein initialer Schritt in der Pathogenese mit Amyloidablagerungen oder Membranveränderungen als deren Folge (Heiss et al. 1992; Jagust et al. 1991).

Störung des Membran-Phospholipid-Stoffwechsels

Mit Hilfe der MR-Spektroskopie/MRS, die durch die Aufspaltung des MR-Signals eines bestimmten Elements in seine verschiedenen chemischen Formen Aussagen z.B. über den relativen Gehalt an Laktat, N-Acetyl-Aspartat sowie an Cholin- und Inositolverbindungen eines Gewebes ermöglicht, ist es gelungen, zunächst in vitro, später in vivo, Aussagen über Stoffwechselprozesse in definierten Hirnregionen zu treffen. In vitro wurden so in Postmortemgewebe Veränderungen von Membranphospholipiden gefunden, die sich auch biochemisch bestätigen ließen. So wurde z.B. die Erhöhung des Membranphospholipidabbauprodukts Glyzerophosphocholin in Postmortemgewebe von Alzheimer-Patienten nachgewiesen, nicht jedoch bei Patienten mit Parkinson, mit Morbus Huntington oder mit Down-Syndrom. Dies könnte Ausdruck eines abnormen „Phospholipid-Turnovers" sein, der cholinerge Neurone besonders betreffen könnte, da sie Cholin zum einen zur Synthese des Membranphospholipids Phosphatidylcholin, zum anderen zur Synthese von Azetylcholin benötigen. Vorläufige nichtinvasive In-vivo-Untersuchungen von Alzheimer-Patienten mit der ^{31}P-Spektroskopie zeigten ferner temporoparietal hohe Phosphomonoesterwerte und einen hohen Phosphomonoester-Phosphodiester-Quotienten sowie hohe frontale und temporoparietale Werte für anorganisches Phosphat. Das Vorhandensein des Membranvorläufers PME könnte als Ausdruck eines Defekts in der Membransynthese interpretiert werden (Pettegrew et al. 1988, Wurtman 1992).

34.3
Verlauf der Alzheimer-Demenz

Der klinische Verlauf der Alzheimer-Demenz ist durch die Kernsymptomatik einer progredienten Verminderung kognitiver Funktionen gekennzeichnet. Der Zeitraum vom Auftreten der ersten klinischen Symptome bis zum Tod des Patienten, meist an Sekundärfolgen der mit der Demenz verbundenen Immobilität und Reduktion des Allgemeinzustandes, beträgt im Durchschnitt ca. 7 Jahre, wobei die Jahresangabe einer relativ großen interindividuellen Variabilität unterliegt (Locascio et al. 1995; Helmes et al. 1995). Die Abbaurate kognitiver Leistungsfähigkeit scheint dabei in 3 Phasen mit jeweils unterschiedlicher Geschwindigkeit abzulaufen:

1. Initiale Phase mit allmählichem Auftreten kognitiver Defizite.
2. Mittlere Phase mit relativ raschem Abbau der kognitiven Leistungsfähigkeit.
3. Endphase mit wieder langsamerem Abbau der verbliebenen Fähigkeiten (Helmes et al. 1995).

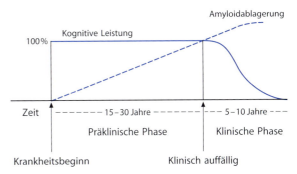

Abb. 34-1. Hypothetischer klinischer und präklinischer Verlauf der Alzheimer-Demenz

Der eigentliche Beginn der neurodegenerativen Krankheitsgrundprozesse in Form von zerebralen Depositionen seniler Plaques und neurofibrillärer Bündel wird jedoch weit vor dem Auftreten der ersten klinischen Symptome vermutet. Einige neuropathologisch-klinische Korrelationsuntersuchungen legen nahe, daß der Beginn der spezifischen Ablagerungen in einem Zeitraum von 15–30 Jahren vor der Erstmanifestation der klinischen Symptomatik in Form kognitiver Störungen anzusiedeln ist (Rumble et al. 1989; Davies et al. 1988). Dies bedeutet, daß einer mehrjährigen klinischen Krankheitsphase eine wahrscheinlich jahrzehntelange präklinische Phase neurodegenerativer Veränderungen vorausgeht, so daß sich der gesamte (präklinische und klinische) Krankheitsprozeß letztlich über einen Zeitraum von 30–40 Jahren erstreckt. In diesem Geschehen spielen Risikofaktoren eine wichtige Rolle: sie entscheiden über den Beginn und die Geschwindigkeit dieser Prozesse, und sie entscheiden darüber, ob der Hauptrisikofaktor der Alzheimer-Demenz, das Altern, für das betroffene Individuum relevant wird (Abb. 34-1).

34.4
Risikofaktoren der Alzheimer-Demenz

Risikofaktor Altern

Die Alzheimer-Demenz ist eine altersassoziierte Erkrankung. Eine ganze Reihe von epidemiologischen Studien belegt eindrucksvoll den altersabhängigen Anstieg der Prävalenzdaten (Ott et al. 1995; Yoshitake et al. 1995). Während in der Altersgruppe der >65jährigen 9% betroffen sind, erkranken in der Altersgruppe der >85jährigen 34%, bei den >95jährigen 43%. Die grundlegenden zellbiologischen und molekularen Mechanismen, die im Rahmen des Alterungsprozesses zur Ablagerung von senilen Plaques und neurofibrillären Bündeln beitragen, sind derzeit noch unklar. Die verschiedenen Hypothesen, wie z.B. die quantitative Verschiebung der Expression des „amyloid precursor proteins"/

APP, eines der Schlüsselproteine in der Pathogenese der Erkrankung, im Alter zugunsten der von Protease-Inhibitor-Sequenzen/KPI-haltigen Isoformen, bleiben derzeit noch Spekulation.

Spezifische genetische Risikofaktoren

Die Alzheimer-Demenz wird in familiäre und sporadische Formen aufgeteilt, wobei der Anteil der familiär bedingten Alzheimer-Demenzen auf etwa 5–10% geschätzt wird. Dabei sind familiäre Typen mit frühem Krankheitsbeginnbeginn (<60 Jahre, „familial AD with early onset"/FADeo) von solchen mit spätem Krankheitsbeginnbeginn zu unterscheiden („FAD with late onset"/FADlo). Der Anteil der sporadischen Form der Alzheimer-Demenz wird auf etwa 90% geschätzt. Zu den sog. kausativen Gendefekten gehören Mutationen auf den Chromosomen 1, 14 und 21 (s. dazu Van Broeckhoven 1995). Die auf dem Chromosom 21 beschriebenen Mutationen betreffen das APP, das die Sequenz des Hauptbestandteils der senilen Plaques, des Amyloid-β-Peptids, enthält. Die Genmutationen auf den Chromosomen 14 und 1 betreffen Proteine (Presenilin 1/PS1, Presenilin 2/PS2), die rezeptorähnliche Strukturen aufweisen und deren sowohl physiologische Bedeutung als auch Beziehung zum neurodegenerativen Prozeß bei der Alzheimer-Demenz noch weitgehend unklar ist. Zu einem erhöhten Risiko für die Alzheimer-Demenz führt ferner die Trisomie 21 (Down-Syndrom), wahrscheinlich durch Erhöhung der Gendosis des auf diesem Chromosom lokalisierten APP-Gens (Beyreuther et al. 1993). Zu den prädisponierenden genetischen Faktoren der Alzheimer-Demenz gehört das Vorhandensein des Apolipoprotein-E_4-/Apo-E_4-Allels in heterozygoter oder homozygoter Form. Die Häufigkeit eines Apo-E_4-Allels wurde bei autoptisch bestätigten sporadischen Fällen mit 40% angegeben, verglichen mit 16% in einer Kontrollpopulation (Saunders et al. 1993). Das relative Risiko für die Alzheimer-Demenz stieg von 1,0 unter Nichtgenträgern auf 2,8 bei jenen, die für Apo-E_4 heterozygot waren und auf 8,1 bei jenen, die dafür homozygot waren (Corder et al. 1993). Der Krankheitsbeginn bei homozygoten Alzheimer-Demenzpatienten lag im Mittel um einige Jahre früher als bei heterozygoten und Nicht-Apo-E_4-Trägern (Corder et al. 993). Interessanterweise scheint die Präsenz des Apo-E_4-Allels auch den Krankheitsbeginn bei Alzheimer-Demenzpatienten, bei denen bereits eine Genmutation vorhanden ist, ungünstig zu beeinflussen, wie es für Patienten mit einer Mutation im APP-Gen, APP 717 Val/Ile (Valin/Isoleucin), gezeigt wurde (Sorbi et al. 1995). Die Addition oder Potenzierung von verschiedenen genetischen Risikofaktoren könnte also eine wesentliche Rolle für die Einschätzung des Risikopotentials für das einzelne Individuum spielen. Es muß hier betont werden, daß die Relevanz des Vorhandenseins eines prädisponierenden genetischen Faktors, wie des APO-E4-Allels, für den individuellen Patienten ganz wesentlich davon abhängt, ob die *weiteren* Risiko- (oder Schutz-)faktoren bei diesem Patienten vorhanden sind. Somit kann die Relevanz von prädisponierenden genetischen Faktoren eigentlich nur in Kenntnis des gesamten Risiko- und Schutzfaktorspektrums, das bislang jedoch nur in Ansätzen bekannt ist, eingeschätzt werden (Tabelle 34-3).

Weitere Risikofaktoren der Alzheimer-Demenz sind in Tabelle 34-4 zusammengefaßt.

34.5
Therapeutische Konzepte

Zu den Behandlungsmethoden gehören pharmakologische und nicht pharmakologische Ansätze. Das Hauptziel der Behandlung von Alzheimer-Patienten ist es, die Lebensqualität der Betroffenen und ihres Umfeldes zu verbessern. Dies geschieht durch Optimierung der Selbständigkeit, der Kognition, der Stimmung und des Verhaltens (Stähelin et al. 1999). Vor dem Beginn der Behandlung ist abzuklären, ob andere medizinische Erkrankungen oder Pharmakotherapien die Denkleistung beeinträchtigen.

Tabelle 34-3. Genetische Risikofaktoren der Alzheimer-Demenz *(AD)*

Lokus	Defekt	Chromosom	Beginn der Erkrankung (Jahre)	%AD	%FAD	Genprodukt
n.b.	Trisomie	Chromosom 21	30–50	–	–	APP
AD1	Mutationen	Chromosom 21	45–65	<1	<5	APP
AD3	Mutationen	Chromosom 14	30–60	<5	50–8	PS1
AD4	Mutationen	Chromosom 1	40–70	<1	5–10?	PS2
AD2	Polymorphologie	Chromosom 19	>60	?	?	Apo-E_4

AD Alzheimer-Demenz; *APP* „amyloid precursor proteins"; *Apo-E_4* Apolipoprotein-E_4; *FAD* „familial Alzheimer's disease"; *n. b.* nicht benannt; *PS* Presenilin.

Tabelle 34-4. Risikofaktoren der Alzheimer-Demenz. (Aus Hock u. Müller-Spahn 1999)

Faktor	RR/OR-Wert (95% CI)	Referenz
Familäre Belastung mit Demenz	OR 3.5 (2.6–4.6)	Van Duijn et al. 1991
	OR 2.62 (1.53–4.51)	Canadian Study 1994
Familäre Belastung mit M. Parkinson	OR 2.4 (1.0–5.8)	Van Duijn et al. 1991
	OR 0.86 (0.28–2.61)	Canadian Study
Familäre Belastung mit Down Syndrom	RR 2.7 (1.2–5.7)	Van Duijn et al. 1991
Alter der Mutter bei Geburt > 40 Jahre	RR 1.7 (1.0–2.9)	Rocca et al. 1991
15–19 Jahre	RR 1.5 (0.8–3.0)	Rocca et al. 1991
Schädel-Hirn-Trauma	RR 1.82 (1.20–2.67)	Mortimer et al. 1991
Depression	RR 1.82 (1.16–2.86)	Jorm et al. 1991
	OR 0.87 (0.46–1.67)	Canadian Study
	RR 2.94 (1.76–4.91)	Devanand et al. 1996
Einfluß von Ausbildung und Beruf		
Zuordnung zu den 2 niedrigen Ausbildungslevels[a]	RR 4.0, 2.3 (2.5–6.2, 1.3–4.1)	Ott et al. 1995
Ausbildungsjahre (0–6 Jahre vs. >10 Jahre)	OR 4.00 (2.49–6.43)	Canadian Study
Ausbildungsjahre (0–6 Jahre vs. >6 Jahre)	RR 1.18 (0.61–2.27)	Yoshitake et al. 1995
Vaskuläre Risiken		
Schwere Atherosklerose	OR 3.0 (1.5–6.0)	Hofman et al. 1997
Diabetes	RR 2.18 (0.97–4.90)	Yoshitake et al. 1995
Schilddrüsenunterfunktion	RR 2.3 (1.0–5.4)	Breteler et al. 1991
Exposition mit toxischen Substanzen		
Klebstoffe	OR 2.16 (1.25–3.70)	Canadian Study
Pestizide	OR 2.17 (1.18–3.99)	Canadian Study
Lösungsmittel	OR 2.3 (1.1–4.7)	Kukull et al. 1995
Alkoholmißbrauch	Kein erhöhtes RR	Graves et al. 1991

RR Relatives Risiko; *OR* Odds Ratio; *CI* Confidence Interval.
[a] Ausbildungsgrade: (1) Primarschulbildung; (2) niedrige Berufsbildung; (3) Sekundarschulbildung; (4) Höhere Berufsbildung bis Universitätsstudium.

34.5.1
Alzheimer-Demenz: Therapeutische Strategien

Das therapeutische Vorgehen in der Behandlung der Alzheimer-Demenz umfaßt neben der Therapie internistisch-neurologischer Begleiterkrankungen die symptomatische Behandlung psychopathologischer Störungen (Verhaltensstörungen) sowie spezielle Konzepte zur Beeinflussung kognitiver Defizite. Bislang konzentrierten sich die therapeutischen Strategien v. a. auf die symptomatische Verbesserung der im Rahmen der Demenz auftretenden progredienten kognitiven Einschränkungen. In den letzten Jahren werden mit zunehmendem Erkenntnisgewinn aus der molekularen Neurobiologie auch therapeutische Strategien entwickelt, die sich mehr an den vermuteten primären Krankheitsmechanismen orientieren, mit dem Ziel, die Alzheimer-Demenz entweder bezüglich ihrer Progredienz günstig zu beeinflussen (protektive Therapie), degenerierende Nervenzellen wiederherzustellen (restorative Therapie) oder sogar die Erkrankung selbst zu verhindern (präventive Therapie; Growdon 1992). Die verschiedenen Therapieansätze werden im Folgenden kurz skizziert.

Ziel eines **symptomatischen Therapieansatzes** ist es, in Analogie zur Behandlung des Parkinson-Syndroms, durch Substitution vorhandener Transmitterdefizite, die kognitiven Einbußen und damit die Kernsymptomatik der Alzheimer-Demenz zu verbessern. Aufgrund des Befundes, daß frühe Veränderungen insbesondere das cholinerge Transmittersystem betreffen, wurden diese Substitutionsversuche v. a. mit direkt oder indirekt cholinerg wirksamen Substanzen durchgeführt. Zum experimentellen Einsatz kamen bisher cholinerge Präkursoren, Azetylcholin freisetzende Substanzen, muskarinerge oder nikotinerge Agonisten sowie Azetylcholinesterasehemmer/AChE-H. Zur Behandlung der Alzheimer-Demenz wurden mittlerweile Azetylcholinesterasehemmer zugelassen, darunter die Substanzen Tacrin (Cognex), Donepezil (Aricept) und Rivastigmin (Exelon). Diese Substanzen bewirken eine Stabilisierung der kognitiven Leistung und z. T. leichte, im Gruppenvergleich, statistisch signifikante Verbesserungen der kognitiven Leistungen bei Patienten mit leichter bis mittelgradiger Alzheimer-Demenz über einen Zeitraum von Monaten bis 1–2 Jahren. In kontrollierten Studien wurde nachgewiesen, daß die Verschlechterung der Kognition bei der Alzheimer-Krankheit mit Cholinesterasehemmern um 6–10 Monate verzögert werden kann (Giacobini 1998). Die Responderrate liegt bei 40–80%. Einzelfallbeobachtungen und offene Studien liegen auch mit anderen

Akute Verwirrtheitszustände

W. Hewer

36.1 Epidemiologie 329
36.2 Ätiologie und Pathogenese 329
36.3 Klinik 331
36.4 Diagnostik 332
36.4.1 Syndromdiagnostik 332
36.4.2 Abklärung der Ätiologie 333
36.5 Therapie 334
36.5.1 Kausale Therapie 334
36.5.2 Allgemeintherapeutische Maßnahmen 334
36.5.3 Prinzipien des therapeutischen Umgangs 334
36.5.4 Psychopharmaka 335
36.5.5 Indikation zur stationären Aufnahme 336
36.5.6 Präventive Aspekte 336
36.6 Zusammenfassung 337
Literatur 337

In den heute geltenden psychiatrischen Klassifikationssystemen (Internationale Klassifikation psychischer Störungen/ICD-10, Diagnostisches und Statistisches Manual Psychischer Störungen/DSM-IV) existiert der Terminus „akuter Verwirrtheitszustand" nicht als eigene diagnostische Kategorie. Vielmehr wird er, wie in der ICD-10 auch explizit der Fall, unter dem – weitgefaßten – Begriff des Delirs (s. Übersicht „Diagnostische Leitlinien") subsumiert. Dabei werden unterschieden:

- zum einen das „nicht durch Drogen oder Alkohol bedingte Delir" (F 05) und
- zum anderen das „Entzugssyndrom mit Delir" in Verbindung mit dem Konsum psychotroper Substanzen (F 1x. 4),
  wobei die erstgenannte Kategorie noch einmal unterteilt wird in „Delir ohne Demenz" (F 05.0) und „Delir bei Demenz" (F 05.1). Im Kontrast dazu ist der Delirbegriff in der deutschen psychopathologischen Tradition sehr viel enger definiert. Es wird darunter ein Zustandsbild verstanden, das über die in der Übersicht genannten Symptome hinaus durch eine Reihe weiterer psychopathologischer Auffälligkeiten gekennzeichnet ist, u.a.:
- lebhafte illusionäre Verkennungen,
- Halluzinationen (v.a. in der optischen Sinnesmodalität),
- ausgeprägte psychomotorische Unruhe mit Nestelmotorik,
- Suggestibilität,
- Zeichen einer Überaktivierung des sympathischen Nervensystems.

Wenn im vorliegenden Beitrag – den terminologischen Gepflogenheiten im deutschen Sprachraum folgend – der Begriff des „akuten Verwirrtheitszustandes" benutzt wird, dann als Synonym zum „Delir" in der weitgefaßten Definition der ICD-10.

> **Diagnostische Leitlinien nach ICD-10 für das nicht durch Alkohol oder sonstige psychotrope Substanzen bedingte Delir (F05).** (Originaltext der ICD-10 in leicht modifizierter Form; Weltgesundheitsorganisation 1991; s. auch die obenstehenden Ausführungen zur Terminologie)
>
> Vorliegen leichter oder schwerer Symptome in jedem der folgenden Bereiche:
>
> 1. *Störung des Bewußtseins* (auf einem Kontinuum zwischen leichter Bewußtseinsminderung und Koma) und *der Aufmerksamkeit* (reduzierte Fähigkeit, die Aufmerksamkeit auszurichten, zu fokussieren, aufrechtzuerhalten und umzustellen).
> 2. *Globale Störungen der Kognition* mit Beeinträchtigung von abstraktem Denken und Auffassung, u. U. flüchtigen Wahnideen, inkohärentem Denken; mnestischen Störungen (v. a. des Immediat- und Kurzzeitgedächtnisses bei relativ intaktem Langzeitgedächtnis); Desorientierung zur Zeit, in schweren Fällen auch zu Ort und Person. *Wahrnehmungsstörungen* (Wahrnehmungsverzerrungen, Illusionen und meist optische Halluzinationen).
> 3. *Psychomotorische Störungen* (Hypo- oder Hyperaktivität, nicht vorhersehbarer Wechsel zwischen beiden; verlängerte Reaktionszeit; vermehrter oder verminderter Redefluß; verstärkte Schreckreaktion).
> 4. *Störungen des Schlaf-Wach-Rhythmus* (Schlafstörungen bis hin zu völliger Schlaflosigkeit oder Umkehr des Schlaf-Wach-Rhythmus. Schläfrigkeit am Tage; nächtliche Verschlimmerung der Symptomatik; unangenehme Träume oder Alpträume, die nach dem Erwachen als Halluzinationen weiterbestehen können).
> 5. *Affektive Störungen* wie Depression, Angst oder Furcht, Reizbarkeit, Euphorie, Apathie oder staunende Ratlosigkeit.
>
> Verlaufskriterien: akuter Beginn, wechselnde Symptomausprägung im Tagesverlauf, Krankheitsdauer meist weniger als 4 Wochen, aber protrahierte Verläufe bis zu 6 Monaten möglich.

36.1 Epidemiologie

Die vorhandenen epidemiologischen Daten beziehen sich im wesentlichen auf Kollektive älterer Patienten, die in Akutkrankenhäusern behandelt wurden, während – im Gegensatz zu den Demenzerkrankungen – Ergebnisse über die Häufigkeit akuter Verwirrtheitszustände in Bevölkerungsstichproben nicht in nennenswertem Umfang vorliegen. Die Vergleichbarkeit der vorhandenen Studien, die nahezu alle aus dem angloamerikanischen und skandinavischen Raum stammen, ist aufgrund verschiedener methodischer Probleme eingeschränkt, z.B. wegen der unterschiedlichen diagnostischen Kriterien, die verwandt wurden.

Bei vorsichtiger Schätzung kann man aber davon ausgehen, daß im Mittel 10–20% der älteren, d.h. über 65jährigen Patienten bei stationärer Aufnahme von einem akuten Verwirrtheitszustand betroffen sind bzw. dieses Krankheitsbild im stationären Verlauf entwickeln (Bucht et al. 1999). In den operativen Fächern wurden sogar Häufigkeiten in einer Größenordnung von 25–50% ermittelt (Levkoff et al. 1991). Bei diesen Zahlen ist zu berücksichtigen, daß sie unter Studienbedingungen erhoben wurden, während in der Routineversorgung akute Verwirrtheitssyndrome bei einem beträchtlicher Teil der Erkrankten vermutlich unerkannt bleiben. Es wird geschätzt, daß dieser Anteil etwa ein bis zwei Drittel der betroffenen Patienten beträgt (Inouye 1994).

36.2 Ätiologie und Pathogenese

Wie bereits von Bonhoeffer Anfang dieses Jahrhunderts erkannt wurde, stellen akute Verwirrtheitszustände, die dem von ihm so benannten „akuten exogenen Reaktionstypus" zuzurechnen sind, ein Syndrom dar, das durch sehr unterschiedliche Erkrankungen verursacht sein kann (s. Übersicht „Wichtige Grunderkrankungen"). Es handelt sich also um ein ätiologisch unspezifisches Zustandsbild, das als gemeinsame Endstrecke einer Vielzahl von Noxen, die unmittelbar oder mittelbar auf die Hirnfunktion einwirken, aufgefaßt werden kann.

Die Grunderkrankungen, die akuten Verwirrtheitszuständen zugrunde liegen können, lassen sich prinzipiell in 4 Hauptgruppen einteilen (Lipowski 1990):

1. Hirnerkrankungen,
2. extrazerebrale Erkrankungen,
3. exogen-toxische Einwirkungen, einschließlich medikamentöser Ursachen,
4. entzugsbedingte Syndrome bei Alkohol- und Medikamentenabhängigkeit.

In nachfolgender Übersicht sind für die beiden erstgenannten Kategorien wichtige Beispiele aufgeführt.

Wichtige Grunderkrankungen bei akuten Verwirrtheitszuständen. (Mod. nach Hewer u. Förstl 1994; Jacobson 1997)

1. Hirnerkrankungen:
   - Hirninfarkte,
   - intrakranielle Blutungen (z.B. subdurales Hämatom),
   - entzündliche Affektionen (Meningoenzephalitiden, immunologische Systemerkrankungen mit zerebraler Beteiligung),
   - Anfallsleiden (z.B. sog. Status nonconvulsivus),
   - Schädel-Hirn-Trauma,
   - raumfordernde Läsionen.
2. Allgemeinerkrankungen:
   - schwere kardiopulmonale Erkrankungen, z.B. Herzinfarkt, Herzinsuffizienz, bestimmte Herzrhythmusstörungen, Lungenembolie, respiratorische Insuffizienz, hypertensive Enzephalopathie, ausgeprägte hypotensive Zustände,
   - Störungen des Wasser-, Elektrolyt- und Säure-Basen-Haushalts, z.B. Exsikkose, Hyper-, Hyponatriämie, Hypercalcämie,
   - Störungen von Metabolismus und Endokrinium, z.B. Hypoglykämie, Nieren- und Leberinsuffizienz, Vitaminmangelzustände, Funktionsstörungen von Schilddrüse und Nebenschilddrüse,
   - Infektionen, z.B. Pneumonie, Harnwegsinfekte,
   - ausgeprägte Anämie.
3. Exogene Intoxikationen.
4. Entzugssyndrome.

Bezüglich der Pathogenese akuter Verwirrtheitszustände liegen schlüssige Erkenntnisse bisher nur in begrenztem Umfang vor, wobei nach heutigem Wissensstand die folgenden Faktoren von pathophysiologischer Bedeutung sein können (Wetterling 1994; Trzepacz 1996):

- Reduktion des oxidativen zerebralen Metabolismus,
- veränderter zerebraler Hydratationszustand,
- Neurotransmitterveränderungen (z.B. cholinerges Defizit, erhöhte dopaminerge Aktivität, Veränderungen des noradrenergen, serotonergen, Gabaergen Systems u.a.m.),
- veränderte Zytokinaktivitäten,
- in morphologischer Hinsicht: Läsionen des präfrontalen Kortex, der rechten Hemisphäre (v.a. parietal) sowie subkortikaler Kerne (insbesondere Thalamus und Kaudatus rechts).

Ob es im individuellen Fall zum Auftreten eines akuten Verwirrtheitszustandes kommt oder nicht, kann als ein Schwellenphänomen verstanden werden (Jacobson 1997). Bei fehlender oder nur geringer Vorschädigung des Gehirns bedarf es stärkergradiger delirogener Einwirkungen, während mit zunehmender Schwere der Hirnschädigung bereits relativ leichte Erkrankungen – etwa ein unkomplizierter Harnwegsinfekt – zur Krankheitsmanifestation führen können.

Bei betagten Patienten stellen dementielle Abbauprozesse ohne Zweifel die wichtigste Form der zerebralen Vorschädigung dar, die zum Auftreten von Verwirrtheitszuständen prädisponiert. Das Schwellenkonzept beinhaltet auch, daß die Wahrscheinlichkeit, daß dieses Krankheitsbild auftritt, mit dem Zusammenwirken verschiedener Noxen zunimmt. So stellt mit zunehmendem Alter der Patienten und steigender Multimorbidität das Vorhandensein mehrerer ätiologisch bedeutsamer Faktoren eher die Regel denn die Ausnahme dar (Beispiel: Entwicklung eines akuten Verwirrtheitszustands bei einem fieberhaften Infekt, gleichzeitig bestehender Exsikkose bei reduziertem Durstempfinden und Einnahme multipler Medikamente).

Tabelle 36-1 faßt eine Reihe von Merkmalen zusammen, die aufgrund neuerer Studien als Risikofaktoren für die Entwicklung akuter Verwirrtheitszustände beim alten Menschen gelten können. Es handelt sich hierbei um Merkmale, für die ein statistischer Zusammenhang mit einer erhöhten Inzidenz dieses Krankheitsbilds aufgezeigt werden konnte und die – zumindest teilweise – auch ätiologisch bedeutsam sein dürften. Inwieweit sie im klinischen Alltag prädiktive Aussagen in Bezug auf die Identifizierung von Risikopatienten erlauben, ist zum gegenwärtigen Zeitpunkt noch offen (Förstl 1999). Die in der Tabelle aufgeführten Risikofaktoren können vereinfacht in 3 Gruppen aufgeteilt werden. Neben den eher krankheitsübergreifend wirksam werdenden *allgemeinen Risikofaktoren* handelt es sich v. a. um Merkmale, die zustandsabhängig aus einer Störung der körperlichen Homöostase durch *akute Erkrankungen* bzw. *in Verbindung mit operativen Eingriffen* resultieren.

Psychosoziale Faktoren, wie z. B. ein Umgebungswechsel, stellen für sich keine hinreichende Erklärung für das Auftreten akuter Verwirrtheitszustände dar. Bedeutung können sie jedoch gewinnen in Verbindung mit einer vorbestehenden Einschränkung der kognitiven Kapazität, die unter den genannten Umständen einer situativen Fehlverarbeitung mit daraus resultierendem maladaptivem Verhalten Vorschub leisten kann – wie dem Auftreten von psychomotorischer Unruhe, Störungen des Schlaf-Wach-Rhythmus, Änderung des Trinkverhaltens etc. – also Auffälligkeiten, die ihrerseits die Entwicklung eines akuten Verwirrtheitssyndroms begünstigen können.

Zweifellos gehören Medikamente zu den besonders wichtigen delirogenen Faktoren. Dies gilt nicht

Tabelle 36-1. Akute Verwirrtheitszustände beim alten Menschen: Risikofaktoren. (Nach Elie et al. 1999; Förstl 1998; Inouye 1994; Inouye et al. 1996; O'Keeffe et al. 1994; Trzepacz 1996)

Allgemeine Risikofaktoren	Internistische Risikofaktoren	Perioperative Risikofaktoren
Hohes Alter (>80 Jahre)	Vorliegen einer Infektion	Blutdruckabfall
Männliches Geschlecht	Fieber, Hypothermie	Reduziertes Herzzeitvolumen
Zerebrale Vorschädigung, insbesonders vorbestehender dementieller Abbauprozeß	Hypoxämie	Verminderter Sauerstoffpartialdruck
Vorliegen einer Depression	Hypotonie	Größerer Blutverlust
Alkoholabhängigkeit	Retention harnpflichtiger Substanzen, erhöhter Harnstoff-Kreatinin-Quotient	Vorliegen von Frakturen (z. B. Schenkelhalsfraktur)
Malnutrition	Exsikkose	Zustand nach ausgedehntem operativem Eingriff, z. B. Herzoperation
Bestehen einer sensorischen Beeinträchtigung (z. B. Visusminderung)	Elektrolytstörungen, insb. Hyper-/Hyponatriämie	Ausgeprägte Schmerzzustände, höherdosierte Schmerzmedikation
Einschränkung in den Aktivitäten des täglichen Lebens	Diabetes mellitus, aktuelle Hyper-/Hypoglykämie	Insomnie
Soziale Deprivation	Erniedrigtes Albumin	Fieber, Infektionen
Eingeschränkte Mobilität, mechanische Bewegungseinschränkung (Fixierung)	Kataboler Zustand	Elektrolytstörungen
Liegender Blasenkatheter	Ausgeprägte Anämie	
Einnahme von Psychopharmaka, insbesonders mit anticholinerger Begleitwirkung; Einnahme multipler Medikamente	Fortgeschrittene Tumorleiden	
Generell: multiple, schwere und instabile körperliche Erkrankungen		

Tabelle 36-2. Medikamente als Auslöser von Verwirrtheitszuständen. (Mod. nach Francis 1992; Hewer u. Förstl 1994)

Substanzgruppe	Beispiele
Analgetika, Antiphlogistika	Opiate, Salizylate, nichtsteroidale Antiphlogistika
Anticholinergika	Atropin, Skopolamin
Antiarrhythmika	Chinidin, Lidocain
Antibiotika	Zephalosporine, Penizilline, Gyrasehemmer
Antihistaminika	Diphenhydramin, Ranitidin, Cimetidin
Antihypertensiva	Clonidin, alpha-Methyldopa, Captopril
Antikonvulsiva	Phenobarbital, Phenytoin, Valproat
Kortikosteroide	
Parkinson-Therapeutika	Biperiden, l-Dopa, Bromocriptin, Amantadin
Psychopharmaka	Antidepressiva, Neuroleptika (v. a. trizyklische Substanzen mit starker anticholinerger Begleitwirkung), Benzodiazepine, Lithium
Virostatika	Aciclovir
Zytostatika	5-Fluoro-Uracil
Verschiedene	Herzglykoside, Theophyllin, Chloroquin u. a. m.

nur für Substanzen mit primär zentralnervösem Angriffspunkt, sondern auch für eine Vielzahl von Pharmaka, die bei extrazerebralen Krankheiten eingesetzt werden. In Tabelle 36-2 sind diejenigen Substanzgruppen aufgeführt, die in der klinischen Praxis von besonderer Bedeutung sind. Die Pathomechanismen, die medikamentös verursachten Verwirrtheitszuständen zugrunde liegen, sind bisher nur teilweise bekannt. Unbestritten ist, daß anticholinerge Begleitwirkungen eine wichtige Rolle spielen (Moore u. O'Keeffe 1999), und zwar vermutlich auch bei einer Reihe von internistisch angewandten Medikamenten, deren anticholinerge Wirkkomponente in Lehrbüchern der Pharmakologie üblicherweise nicht erwähnt wird (z.B. Nifedipin, Ranitidin, Theophyllin; Tune et al. 1992).

36.3 Klinik

Verändertes Antriebsverhalten (z. B. Unruhezustände, aber auch Lethargie und Rückzugstendenzen), Reizbarkeit, Ängstlichkeit, Stimmungsschwankungen und Störungen des Konzentrations- und Denkvermögens stellen typische Prodromal- bzw. Frühsymptome des Krankheitsbildes dar. Leitsymptome des voll ausgebildeten akuten Verwirrtheitszustands (s. Übersicht „Diagnostische Leitlinien") sind zum einen die Störung von Bewußtseinslage und Aufmerksamkeit (Kriterium 1), zum anderen besteht eine globale Einschränkung kognitiver Funktionen (Kriterium 2). Dabei kann eine Bewußtseinsstörung dann relativ zuverlässig festgestellt werden, wenn darunter eine Vigilanzminderung verstanden wird. Eine „Bewußtseinstrübung" im Sinne einer „verminderten Helligkeit der Umgebungswahrnehmung" – wie sie im DSM-IV definiert wird (American Psychiatric Association 1994) – stellt hingegen ein Symptom dar, dessen reliable Erfassung Probleme bereitet in Anbetracht der unterschiedlichen psychopathologischen Konzepte, die hiermit verbunden sind (Peters 1976). Hingegen ergeben sich bei den Kriterien 3 und 4 der ICD-10 i. a. keine Schwierigkeiten unter der Voraussetzung, daß eine zuverlässige Verlaufsbeobachtung möglich ist, z. B. durch Pflegepersonal oder aufgrund fremdanamnestischer Angaben betreuender Angehöriger. Abgrenzungsprobleme können hier am ehesten aus einer iatrogenen Störung des Tag-Nacht-Rhythmus resultieren, etwa durch die Verordnung sedierend wirkender Pharmaka am Tage. Die in den ICD-10-Kriterien genannten affektiven Störungen (Kriterium 5) können, in Verbindung mit den vorgenannten Symptomen, das klinische Bild prägen, nicht selten jedoch offenbaren sie sich dem Untersuchenden erst bei gezielter Exploration bzw. durch die bereits angesprochene Verhaltensbeobachtung im Krankheitsverlauf. Von wesentlicher diagnostischer Bedeutung sind schließlich die in der Übersicht „Diagnostische Leitlinien" genannten Verlaufsmerkmale. Charakteristisch ist hierbei das „Sundowning-Phänomen", also eine Zunahme der akuten Verwirrtheit in den Abendstunden, wozu es gehäuft beim Aufenthalt in einer ungewohnten Umgebung kommt.

■ **Affektive und paranoid-halluzinatorische Phänomene.** Diese zeigen generell einen stark fluktuierenden Verlauf, häufig sind sie nur flüchtig zu beobachten. Ähnlich wie affektive Störungen können psychotische Symptome in manchen Fällen im Vordergrund stehen. Bei der Mehrzahl der Patienten prägen sie jedoch das klinische Bild weniger als die kognitiven Leistungseinschränkungen, also verwirrtes Denken, Desorientierung etc. Wenn es zum Auftreten eines Wahns kommt, so ist dieser in der Regel nicht systematisierter Art. Bei den Wahrnehmungsstörungen stehen illusionäre Verkennungen und optische Halluzinationen in der Mehrzahl der Fälle im Vordergrund.

■ **Neurologische Auffälligkeiten.** Diese sind als Ausdruck einer generalisierten zerebralen Funktionsstörung anzusehen. Sie treten mit zunehmender Schwere eines akuten Verwirrtheitssyndroms gehäuft auf (American Psychiatric Association 1999). Im einzelnen handelt es sich dabei um Symptome wie

- Tremor,
- Myoklonien,
- Ataxie,
- Asterixis,
- Dysarthrie,

aber auch aphasische, apraktische und agnostische Störungen können beobachtet werden.

■ **Vegetative Symptome.** Symptome einer vegetativen Dysfunktion wie Tachykardie, Hyperhidrosis, Tremor, Mydriasis etc. sind beim alten Menschen eher selten. Ihr Auftreten läßt an ein Entzugssyndrom bei Substanzabhängigkeit (Alkohol, Benzodiazepine) denken, wobei auch hier die vegetativen Auffälligkeiten i. allg. weniger prominent sind als beim jüngeren Menschen (Francis 1992). Fieber in leichtgradiger Ausprägung kann ebenfalls im Rahmen einer vegetativen Dysfunktion auftreten. Ein solcher Zusammenhang sollte jedoch erst dann angenommen werden, wenn eine begleitende oder komplizierende Erkrankung – also insbesondere eine Infektion – als Ursache des Fiebers ausgeschlossen werden konnte.

Schließlich sind als wichtige **Allgemeinsymptome**, die bei manchen akut verwirrten Patienten beobachtet werden, zu nennen:

- Neuauftreten einer Inkontinenz,
- Sturzneigung,
- sekundäre Malnutrition und
- Störungen des Flüssigkeitshaushalts.

■ **Prognose.** Die Prognose akuter Verwirrtheitszustände variiert naturgemäß sehr stark in Abhängigkeit von Art und Schwere der Grunderkrankung(en), Lebensalter des betroffenen Patienten, zerebralen und extrazerebralen Vorschädigungen etc. Einerseits kommt es bei einer großen Gruppe betroffener Patienten zu einer kompletten Remission der akuten Verwirrtheit mitunter schon nach wenigen Stunden, häufiger aber im Verlauf einiger Tage bis mehrerer Wochen. Andererseits darf nicht übersehen werden, daß das Auftreten eines akuten Verwirrtheitszustands in nicht wenigen Fällen den Beginn einer terminalen Krankheitsphase anzeigt. Aufgrund des häufig lebensbedrohlichen Charakters der auslösenden Erkrankungen und vielfältiger Vorschädigungen, die bei vielen Patienten bestehen, versterben im Laufe einer 6monatigen Nachbeobachtungszeit im Mittel etwa 25% der Patienten (Trzepacz 1996).

Zwischen diesen beiden Polen des prognostischen Spektrums bewegen sich jene Patienten, bei denen sich das Vollbild eines akuten Verwirrtheitssyndroms zwar im Laufe einiger Tage bis mehrerer Wochen zurückbildet, die jedoch von einer längerdauernden (Levkoff et al. 1994; Rockwood 1993) oder auch bleibenden Funktionseinbuße, gemessen am prämorbiden Zustand, betroffen sind. Exemplarisch sei hier eine finnische Studie erwähnt, in der bei einem Drittel der Patienten eine Verschlechterung der kognitiven Leistungsfähigkeit nach durchgemachtem akutem Verwirrtheitszustand beschrieben wurde (Koponen et al. 1989). Prinzipiell möglich, wenn auch eher selten, ist das Zurückbleiben einer Demenz als Restzustand (Lipowski 1990). Vermutlich häufiger ist jene Situation, in der es in der Folge eines akuten Verwirrtheitszustands zu einer „Demaskierung" eines präexistenten demenziellen Abbauprozesses kommt (Levkoff et al. 1991). Insgesamt zeigen verschiedene in den zurückliegenden Jahren publizierte Studien sehr deutlich auf, daß das Auftreten von Verwirrtheitszuständen neben einem erhöhten Letalitätsrisiko mit weiteren prognostisch ungünstigen Merkmalen korreliert, auch dann, wenn potenziell konfundierende Variablen, wie Lebensalter, Krankheitsschwere etc., statistisch kontrolliert werden (Inouye et al. 1998; Übersicht).

Prognostische Bedeutung des akuten Verwirrtheitszustands beim alten Menschen. (Nach O'Keeffe u. Lavan 1997)

Akuter Verwirrtheitszustand unabhängiger Risikofaktoren für:

- verlängerten Krankenhausaufenthalt,
- Zunahme des funktionellen Defizits im stationären Verlauf,
- Entwicklung von Behandlungskomplikationen u. a.:
  - Inkontinenz,
  - Stürze,
  - Dekubitus.
- Einweisung in Pflegeheim.

36.4 Diagnostik

36.4.1 Syndromdiagnostik

An erster Stelle steht die Syndromdiagnostik. Das heißt, es gilt, das Syndrom „akuter Verwirrtheitszustand" zu erkennen und es von anderen Syndromen abzugrenzen. Die wichtigste Differentialdiagnose ist ohne Zweifel die Demenz, wobei es neben der Unterscheidung von akuter Verwirrtheit und Demenz auch eine Überlagerung einer vorbestehenden Demenz durch ein Verwirrtheitssyndrom abzuklären gilt. Wichtige Unterscheidungskriterien, die für ein Delir sprechen, sind u. a.:

- ein akuter Beginn bzw. eine akute Verschlechterung der Symptomatik,
- ihr wechselnder Verlauf,
- eine Störung des Tag-Nacht-Rhythmus sowie
- eine, meist fluktuierende, Störung von Bewußtseinshelligkeit und Aufmerksamkeitsniveau.

Im Querschnitt können jedoch akute Verwirrtheit und Demenz u. U. sogar ein identisches klinisches Bild bieten, so daß eine sichere Diagnose dann erst im Verlauf und unter Hinzuziehung weiterer Informationen – insbesondere fremdanamnestischer Angaben – gestellt werden kann.

Die Abgrenzung gegenüber Psychosen des höheren Lebensalters und affektiven Erkrankungen fällt i. allg. nicht schwer, wenn man sich vergegenwärtigt, daß eine fluktuierende Veränderung von Bewußtseinslage und Aufmerksamkeitslage sowie ein globales kognitives Defizit Leitsymptome des akuten Verwirrtheitszustands darstellen, die bei psychotischen Zustandsbildern und manisch-depressiven Erkrankungen normalerweise fehlen und – wenn vorhanden – dann eine vergleichsweise geringere Ausprägung zeigen. Differentialdiagnostische Probleme können sog. „hypoaktive" Verwirrtheitssyndrome bereiten, da hierbei psychomotorische Plusphänomene ebenso wie Wahnerleben und Halluzinationen oder markante affektive Auffälligkeiten nicht im Vordergrund stehen. Diese Patienten sind zurückgezogen und in sich gekehrt und können deshalb, bei oberflächlicher Betrachtung, als „unauffällig" imponieren, u. U. kann auch ein erkennbares Antriebsdefizit zur Fehldiagnose einer Depression führen. Bei gezielter Exploration gelingt es jedoch die Leitsymptome eines akuten Verwirrtheitszustands – also insbesondere Störungen von Orientierung, Mnestik, formalem und inhaltlichem Denken etc. – zu erfassen.

Die Diagnose akuter Verwirrtheitszustände wird also im wesentlichen klinisch gestellt durch Anamnese- und Befunderhebung. Zusätzlich können am Krankenbett anwendbare psychometrische Verfahren zum Einsatz kommen, wie etwa der Mini-Mental- oder der Syndrom-Kurz-Test. Betont sei aber, daß diese zwar eine Aussage über die Schwere der aktuellen kognitiven Leistungseinschränkung erlauben, aber keine Aussage zu deren syndromaler Zuordnung, also der Abgrenzung von akuter Verwirrtheit und Demenz, gestatten. Im englischen Sprachraum sind in den letzten 2 Jahrzehnten verschiedene Instrumente zur operationalisierten Diagnostik akuter Verwirrtheitszustände entwickelt worden (Jacobson 1997). Inwieweit diese im Vergleich zu einer sorgfältigen Anamnese- und Befunderhebung zusätzliche klinisch bedeutsame Informationen liefern, ist zum gegenwärtigen Zeitpunkt noch offen. Außerdem steht keines dieser Verfahren bisher in einer deutschsprachigen Version zur Verfügung.

36.4.2
Abklärung der Ätiologie

Der zweite diagnostische Schritt besteht darin, die ursächlichen Grunderkrankungen zu identifizieren, also in der Abklärung der Ätiologie des Syndroms „akute Verwirrtheit". Dabei stehen die Anamnese- und internistisch-neurologische Befunderhebung an erster Stelle, in der Regel ergänzt durch bestimmte, i. allg. leicht verfügbare Zusatzuntersuchungen (z. B. Basislabor, s. Übersicht). Die Indikation zum Röntgenthorax und zur Liquorpunktion sollte großzügig gestellt werden, wenn entsprechende Verdachtsmomente vorliegen. Die Ableitung eines EEG liefert insoweit nützliche Informationen, als eine Veränderung des Grundrhythmus – meist eine Frequenzverlangsamung – einen wichtigen Hinweis auf einen akuten Verwirrtheitszustand darstellt (Jacobson 1997). Von entscheidender diagnostischer Bedeutung ist die EEG-Registrierung, wenn ein Delir im Rahmen eines nichtkonvulsiven Anfallsstatus vermutet wird (Peinemann u. Stefan 1998). Die Notwendigkeit zu einer zerebralen bildgebenden Diagnostik besteht immer dann, wenn eine primäre Hirnerkrankung aufgrund anamnestischer Informationen oder klinischer Befunde zu vermuten ist.

Diagnostisches Vorgehen zur Abklärung der Ätiologie von akuten Verwirrtheitszuständen. (Mod. nach Förstl 1999; Jacobson 1997; Radanov 1997)

1. Basisdiagnostik:
   - Anamnese (inkl. Fremdanamnese), körperlicher Befund (unter besonderer Berücksichtigung der Vitalparameter, evtl. Oximetrie!),
   - Labor: BKS, Blutbild, Elektrolyte, Retentionswerte, Leberfunktionsparameter, Blutzucker, CK, Gesamteiweiß, Urinstatus und -sediment.
2. Erweiterte Diagnostik:
   - zerebrale Bildgebung (CT oder MRT),
   - EKG,
   - Röntgenthorax,
   - weiterführende Labordiagnostik: z.B. Schilddrüsenhormone, Eiweißelektrophorese, Blutgasanalyse, Ammoniak, Medikamenten- und Vitaminspiegel,
   - Liquoruntersuchung,
   - EEG.
3. Weitere Untersuchungen:
   - bei spezieller Indikation.

Eine dringliche Indikation ist dann gegeben, wenn – z. B. aufgrund eines fokal-neurologischen Defizits oder einer zunehmenden Eintrübung – eine akute zerebrale Erkrankung anzunehmen ist. Spezielle technische Untersuchungen kommen dann zur Anwendung, wenn gezielte Verdachtsmomente in Richtung bestimmter Erkrankungen bestehen (z. B. Echokardiographie, Abnahme von Blutkulturen bei klinischem Verdacht auf subakute bakterielle Endokarditis).

In welchem Umfang der akut verwirrte Patient einer apparativen Diagnostik unterzogen wird, hängt in entscheidendem Maße von der individuellen Befundkonstellation ab. Während einerseits bei einem bis dahin kognitiv nicht eingeschränkten Patienten, der erstmals an einem Verwirrtheitssyndrom erkrankt ist, eine intensive diagnostische Abklärung angezeigt ist, wird man sich andererseits bei einem Patienten mit vorbekannter schwerer Demenz, der unter Einnahme eines Medikaments mit bekannter delirogener Potenz entsprechende Symptome entwickelt, nach dessen Absetzen u. U. erst einmal abwartend verhalten können.

Von erheblicher praktischer Bedeutung ist die Tatsache, daß es nicht selten akut behandlungsbedürftige Krankheiten sind, die sich unter dem Bild eines akuten Verwirrtheitszustands manifestieren. Deshalb muß die ätiologische Diagnostik prinzipiell ohne Verzug eingeleitet werden. Wenn sich, wie häufig der Fall, Probleme aufgrund einer eingeschränkten Kooperationsfähigkeit und psychomotorischer Unruhe des Patienten ergeben, so läßt sich mitunter die Verabreichung einer sedierenden Prämedikation nicht vermeiden, etwa vor Durchführung eines CCT. Aufgrund eigener Erfahrung gelingt dies i. allg. gut mit niedrigen Dosen eines i. v. gegebenen schnellwirksamen Benzodiazepins wie Midazolam. Wegen möglicher respiratorischer Komplikationen sollte dies unter pulsoximetrischer Überwachung geschehen, auch empfiehlt es sich, den Benzodiazepinantagonisten Flumazenil zur Hand zu haben.

36.5
Therapie

Auch wenn bei akuten Verwirrtheitszuständen nicht selten ungünstige Krankheitsverläufe gesehen werden, so bleibt dennoch festzuhalten, daß es sich um ein Syndrom handelt, das prinzipiell therapeutisch gut beeinflußbar ist. Deshalb sollten die notwendigen Behandlungsmaßnahmen ohne Verzug und konsequent eingeleitet werden mit dem Ziel, im günstigsten Falle eine rasche Restitution zu erreichen. Dies gilt auch für diejenigen Situationen, in denen noch nicht geklärt ist, ob es sich bei einem kognitiven Defizitsyndrom eher um eine akute Verwirrtheit oder eine Demenz handelt.

36.5.1
Kausale Therapie

Kontrollierte Studien zur Evaluation therapeutischer Maßnahmen beim Delir des alten Menschen liegen nur in sehr geringem Umfang vor (Francis 1992, Trzepacz 1996). Deshalb beruhen die folgenden Ausführungen im wesentlichen auf klinischer Empirie und Plausibilitätserwägungen. Naturgemäß an erster Stelle steht dabei die kausale Therapie, also z. B. der Ausgleich einer Exsikkose oder einer Hypoglykämie, die antibiotische Behandlung einer Pneumonie etc.

36.5.2
Allgemeintherapeutische Maßnahmen

Besonders beim multimorbiden älteren Patienten, der durch vielfältige Komplikationen gefährdet ist, sind allgemeintherapeutische Maßnahmen von erheblicher Bedeutung. Dies betrifft u. a.:

- die bedarfsgerechte Ernährung und Flüssigkeitszufuhr – wobei auf letzteres angesichts des verminderten Durstempfindens der meisten Patienten besonders zu achten ist,
- ggf. die Bilanzierung des Flüssigkeitshaushalts,
- die Prophylaxe von Thromboembolien und sekundären Infektionen,
- die regelmäßige Lagerung und Mobilisation sowie
- die Überwachung der Vitalparameter,

also sämtlich Maßnahmen, die eine Stabilisierung der Homöostase wichtiger körperlicher Funktionen zum Ziel haben. Weiterhin ist eine Beschränkung der verordneten Medikamente auf das absolut notwendige Maß anzustreben.

36.5.3
Prinzipien des therapeutischen Umgangs

Unverzichtbar ist ferner die Beachtung der Prinzipien des therapeutischen Umgangs mit dem Patienten (s. Übersicht). Dies kann wesentlich zu seiner Beruhigung beitragen und situativen Fehlverarbeitungen entgegenwirken. Nicht zuletzt besteht aber auch die Notwendigkeit einer engmaschigen, mitunter auch lückenlosen Beobachtung, um Eigengefährdungen, die insbesondere aus einer häufig eingeschränkten Gangsicherheit und der räumlichen, zeitlichen und situativen Desorientierung resultieren, entgegenzuwirken. Angesichts der bereits angesprochenen häufig fluktuierenden Symptomausprägung besteht diese Notwendigkeit auch dann, wenn der Patient in bestimmten Phasen vielleicht sogar „unauffällig" ist. Bewegungseinschränkende Maßnahmen im Sinne einer Fixierung dürfen nur zur Anwendung kommen, wenn Eigen- oder Fremdgefährdungen auf andere Weise nicht begegnet werden kann. Zu beachten ist, daß eine Fixierung nicht selten zu einer Zunahme von Unruhe und Erregung führt. Deshalb sollte man versuchen, die Notwendigkeit einer Fixierung durch eine möglichst engmaschige Betreuung des Patienten gar nicht erst entstehen zu lassen (American Psychiatric Association 1999).

> **Prinzipien des therapeutischen Umgangs mit akut verwirrten Patienten. (Mod. und ergänzt nach Meagher et al. 1996)**
>
> - Engmaschige Überwachung,
> - Versuch der Reorientierung,
> - Beheben sensorischer Beeinträchtigungen,
> - Gewährleistung einer überschaubaren Umgebung (Orientierungshilfen, Beleuchtungsverhältnisse etc.),
> - Regulierung des Schlaf-Wach-Rhythmus,
> - Vermeiden einer Reizüberflutung (z.B. durch Lärmeinwirkung), aber auch einer Reizdeprivation, (z.B. durch Ermöglichen von Beschäftigung),
> - möglichst hohe Konstanz der Bezugspersonen,
> - enger Kontakt zu den Angehörigen,
> - vorbeugende Maßnahmen zur Verhinderung eigen- und fremdgefährdenden Verhaltens.

36.5.4
Psychopharmaka

Die psychopharmakologische Behandlung akuter Verwirrtheitszustände (Tabelle 36-3) orientiert sich an der mutmaßlichen Ursache des Krankheitsbildes:

Bei zugrundeliegender Hirn- und Allgemeinerkrankung kommen Psychopharmaka unter rein symptomatischem Aspekt zum Einsatz, wenn durch die anderen genannten Maßnahmen keine ausreichende Wirkung erzielt werden konnte. Deshalb ist eine längerfristige Pharmakotherapie in der Regel auch nicht erforderlich, d.h. man sollte versuchen, die im folgenden genannten Pharmaka nach Erreichen des gewünschten therapeutischen Effekts im Laufe einiger Tage schrittweise abzusetzen (Francis 1992). Generell muß auf die verschiedenen unerwünschten Wirkungen der angewandten Medikamente sorgfältig geachtet werden (Hewer 1998), wie z.B. das Auftreten von Gangstörungen infolge eines Parkinsonoids oder einer stärker als erwünschten Sedierung.

Haloperidol ist als hochpotentes Neuroleptikum wegen seiner vergleichsweise geringen vegetativen Nebenwirkungen Mittel der ersten Wahl, und zwar v.a. dann, wenn produktiv-psychotische Phänomene im Vordergrund stehen. Man sollte versuchen, mit möglichst niedrigen Dosierungen auszukommen. Übliche Initialdosierungen bewegen sich, in Abhängigkeit von der Schwere der Erkrankung, in der Größenordnung von 0,5–5 mg/Tag. Bei der Mehrzahl der Patienten muß dieser Dosisbereich nicht überschritten werden. Ist dies der Fall, kommt alternativ eine Kombination mit primär dämpfend wirkenden Pharmaka (s. unten) in Betracht. Wenn es unter Haloperidol zu der gewünschten Symptomsuppression gekommen ist, so kann u. U. schon am darauffolgenden Tag mit einer Dosisreduktion begonnen werden (Jacobson u. Schreibman 1997). Bei höherdosierter Haloperidolmedikation sind EKG-Kontrollen angezeigt, um eine möglicherweise auftretende QT-Verlängerung frühzeitig zu erkennen (American Psychiatric Association 1999).

Für Patienten mit einem erhöhten Risiko in Bezug auf die extrapyramidalen Nebenwirkungen hochpotenter Neuroleptika kommen als Alternativen entweder das mittelpotent wirksame Phenothiazin Perazin (cave: vegetative Nebenwirkungen) oder eines der neueren atypischen Neuroleptika, wie Risperidon (Patkar u. Kunkel 1997) in Betracht. Auch für diese Pharmaka gilt, daß sie beim alten Menschen in deutlich niedrigerer Dosis, wie sie für jüngere Patienten üblich sind, verabreicht werden.

Wenn eine Zielsymptomatik im Sinne von Erregung und psychomotorischer Unruhe besteht, kom-

Tabelle 36-3. Wichtigste Substanzen zur Psychopharmakotherapie akuter Verwirrtheitszustände (weitere Ausführungen im Text)

Substanz	Zielsymptomatik, Indikationsgebiet	Übliche initiale Tagesdosis	Anmerkungen
Hochpotente Neuroleptika (Haloperidol)	Psychotische Symptomatik Psychomotorische Unruhe	0,5–5 mg	Cave: Morbus Parkinson, extrapyramidale Störungen
Niederpotente Neuroleptika (vom Butyrophenontyp)	Psychomotorische Unruhe, Schlafstörungen	Melperon: 50–150 mg Pipamperon: 60–120 mg	Vegetative und extrapyramidale Nebenwirkungen eher gering, dennoch zu beachten
Clomethiazol	Als Alternative zu Neuroleptika Alkoholentzugsdelir	2–6 Kapseln 10–30 ml Mixtur	Cave: schwere bronchopulmonale Erkrankungen, respiratorische Insuffizienz, Schlafapnoesyndrom

men niederpotente Neuroleptika vom Butyrophenontyp als Alternative bzw. in Ergänzung zu Haloperidol in Frage. Dies sind zum einen Melperon (übliche initiale Tagesdosis 50–150 mg) und zum anderen Pipamperon (übliche initiale Tagesdosis 60–120 mg). Der Einsatz niederpotenter Neuroleptika vom Phenothiazin- bzw. Thioxanthentyp (also z. B. Levomepromazin, Chlorprothixen, Thioridazin) sollte wegen der vegetativen, insbesondere anticholinergen Effekte dieser Substanzen vermieden werden.

Als Alternative zu den genannten Neuroleptika kommt, bei sorgfältiger Beachtung der Kontraindikationen, Clomethiazol in Betracht. Die Regeldosis liegt beim geriatrischen Patienten in der Größenordnung von 32 Kapseln bzw. 310 ml Mixtur/Tag.

Eine Monotherapie mit Benzodiazepinen stellt bei Verwirrtheitszuständen im Rahmen von Allgemein- und Hirnerkrankungen keine Behandlung der ersten Wahl dar, u. a. wegen der Möglichkeit paradoxer Wirkungen. Wenn Benzodiazepine angewandt werden, sollte Substanzen mit kürzerer Halbwertszeit in möglichst niedriger Dosierung der Vorzug gegeben werden (z. B. Lorazepam 0,25–2 mg/Tag, Oxazepam 5–30 mg/Tag). Benzodiazepine kommen in erster Linie in Ergänzung zu Haloperidol zur Dämpfung von Unruhezuständen bzw. Schlafanstoßung zum Einsatz, z. B. dann, wenn bei höherdosierter neuroleptischer Behandlung mit dem Auftreten extrapyramidaler Nebenwirkungen zu rechnen wäre. Mit Clomethiazol dürfen Benzodiazepine keinesfalls kombiniert werden.

Entzugsdelirien. Bei den im Alter eher seltenen Entzugsdelirien muß eine spezifische Pharmakotherapie unverzüglich eingeleitet werden. Beim Alkoholdelir ist Clomethiazol Mittel der ersten Wahl. Bei Kontraindikationen gegen Clomethiazol können Benzodiazepine eingesetzt und bei mangelnder Wirkung der Monotherapie bzw. Auftreten psychotischer Phänomene durch Haloperidol ergänzt werden. Wenn ein Delir durch den Entzug von Sedativa (Benzodiazepine, Barbiturate) hervorgerufen wurde, so hat sich die Substitution mit einem Medikament der entsprechenden Substanzgruppe bis zum Abklingen der Symptome und anschließendem Ausschleichen über einen mehrwöchigen Zeitraum bewährt. Bei dieser Indikation können durchaus auch Substanzen mit längerer Halbwertszeit, wie Diazepam, eingesetzt werden. Die notwendige Dosis wird individuell festgelegt.

Bei **anticholinergem Delir** steht die Vermeidung der auslösenden Noxen an erster Stelle (also z. B. Absetzen der entsprechenden Medikamente). Bei massiv ausgeprägter Symptomatik kommt der Einsatz von Physostigmin unter sorgfältiger Beachtung der Kontraindikationen und intensivmedizinischen Überwachungsbedingungen in Betracht.

36.5.5
Indikation zur stationären Aufnahme

In der Regel ist bei akuten Verwirrtheitszuständen eine stationäre Aufnahme nicht zu vermeiden im Hinblick auf das erforderliche Maß an medizinischer und pflegerischer Betreuung sowie die nicht selten bestehende akute Gefährdung des Patienten. Dabei ist zu beachten, daß sich die Konfrontation des Patienten mit einer ihm fremden Umgebung nachteilig auswirken kann. Deshalb kann unter bestimmten Voraussetzungen, etwa bei Ausschluß einer akut bedrohlichen körperlichen Erkrankung oder bei geringerem Ausprägungsgrad der akuten Verwirrtheit, von einer Aufnahme abgesehen werden, sofern eine lückenlose häusliche Betreuung gewährleistet ist.

36.5.6
Präventive Aspekte

Wegen der vielfältigen ungünstigen Auswirkungen akuter Verwirrtheitszustände für die betroffenen Patienten sollten nicht zuletzt präventive Maßnahmen das Ziel ärztlicher und pflegerischer Bemühungen sein. Angesichts der zahlreichen potenziell delirogenen Faktoren, die speziell beim akut erkrankten alten Patienten zum Tragen kommen können, sollte besonderer Wert auf eine gute Allgemeinbehandlung gelegt werden. Dies z. B. durch:

- die Gewährleistung stabiler Kreislaufverhältnisse,
- eines ausgeglichenen Flüssigkeitshaushalts,
- eines ausreichenden Nachtschlafs oder
- den sparsamen Umgang mit Pharmaka (Francis 1992).

Ebenso sollte auf ein therapeutisches Milieu, das den Bedürfnissen einer multimorbiden und kognitiv beeinträchtigten Klientel entgegenkommt, geachtet werden. Soweit hierzu Studienergebnisse vorliegen, lassen sie erhoffen, daß Maßnahmen, die der physiologischen wie der psychologischen Homöostase des geriatrischen Patienten zuträglich sind, eine delirpräventive Wirkung haben (Cole et al. 1996). So wurde in einer kürzlich erschienenen Studie gezeigt, daß mit einem entsprechend ausgerichteten standardisierten Interventionsprogramm die Häufigkeit akuter Verwirrtheitszustände bei betagten internistischen Akutpatienten um ein Drittel reduziert werden konnte (Inouye et al. 1999). Desweiteren ist es wichtig, Hinweise auf einen beginnenden Verwirrtheitszustand zu beachten, um die notwendigen Interventionen zu einem möglichst frühen Zeitpunkt in die Wege zu leiten, und zwar insbesondere bei Risikopatienten (vgl. Tabelle 36-1). Möglicherweise werden in der Zukunft am Krankenbett anwendbare Screeningverfahren und Risikoscores solche präventiven Bemühungen erleichtern (Marcantonio et al. 1994).

36.6
Zusammenfassung

Der akute Verwirrtheitszustand stellt eine der häufigsten psychischen Störungen des alten Menschen dar. Es handelt sich um ein ätiologisch unspezifisches Syndrom, dessen Leitsymptomatik in einem akut auftretenden globalen kognitiven Defizit in Verbindung mit einer Störung von Bewußtseinslage und Aufmerksamkeit besteht. Eine Vielzahl von Faktoren kann einen akuten Verwirrtheitszustand verursachen bzw. dessen Auftreten begünstigen. Besonders wichtig sind, neben unerwünschten Arzneimittelwirkungen, akute zerebrale bzw. extrazerebrale Erkrankungen, die mit zunehmendem Alter des Patienten meist mit chronischen Vorschädigungen des Organismus, insbesondere zerebraler Natur, zusammenwirken. Angesichts der vielfältigen Risiken, denen ein akut verwirrter Patient ausgesetzt ist, sollte eine möglichst frühzeitige und konsequente Therapie des Krankheitsbildes angestrebt werden. Dabei steht die Behandlung der ursächlichen Faktoren an erster Stelle, gefolgt von Maßnahmen der Allgemeinbehandlung, die mit dem Ziel einer verbesserten physiologischen und psychologischen Homöostase eingeleitet werden. Psychopharmaka kommen unter symptomatischem Aspekt zur Anwendung, wenn auf anderem Wege keine ausreichende Besserung erzielt werden konnte. Lediglich bei Entzugsdelirien ist eine primäre Medikamentenbehandlung angezeigt.

Literatur

American Psychiatric Association (1994) Diagnostic and statistical manual of mental disorders (DSM IV). American Psychiatric Press, Washington DC
American Psychiatric Association (1999) Practice guidelines for the treatment of patients with delirium. Am J Psychiatry 156(5 Suppl):1–20
Bucht G, Gustafson Y, Sandberg O (1999) Epidemiology of delirium. Dement Geriatr Cogn Disord 10:315–318
Cole MG, Primeau F, McCusker J (1996) Effectiveness of interventions to prevent delirium in hospitalized patients: a systematic review. Can Med Ass J 155:1263–1268
Elie M, Cole MG, Primeau FJ, Bellavance F (1998) Delirium risk factors in elderly hospitalized patients. J Gen Intern Med 13:204–212
Förstl H (1999) Organische (und symptomatische) psychische Störungen. In: Berger M (Hrsg) Psychiatrie und Psychotherapie. Urban & Schwarzenberg, München, S 259–344
Francis J (1992) Delirium in older patients. J Am Geriat Soc 40:829–838
Hewer W (1998) Akut- und Notfallsituationen durch unerwünschte Arzneimittelwirkungen. In: Hewer W, Rössler W (Hrsg) Das Notfall-Psychiatrie-Buch. Urban & Schwarzenberg, München, S 498–534
Hewer W, Förstl H (1994) Verwirrtheitszustände im höheren Lebensalter – eine aktuelle Literaturübersicht. Psychiat Prax 21:131–138
Inouye SK (1994) The dilemma of delirium: clinical and research controversies regarding diagnosis and evaluation of delirium in hospitalized elderly medical patients. Am J Med 97:278–287
Inouye SK, Charpentier PA (1996) Precipitating factors for delirium in hospitalized elderly persons. JAMA 275: 852–857
Inouye SK, Rushing JT, Foreman MD et al. (1998) Does delirium contribute to poor hospital outcomes? J Gen Intern Med 13: 234–242
Inouye SK, Bogardus ST, Charpentier PA et al. (1999) A multicomponent intervention to prevent delirium in hospitalized older patients. N Engl J Med 340:669–676
Jacobson S (1997) Delirium in the elderly. Psychiatr Clin N Am 20:91–110
Jacobson S, Schreibman B (1997) Behavioral and pharmacologic treatment of delirium. Am Fam Phys 56:2005–2012
Koponen H, Stenbäck U, Mattila E et al. (1989) Delirium among elderly persons admitted to a psychiatric hospital: clinical course during the acute stage and one-year follow-up. Acta psychiatr scand 79:579–585
Levkoff S, Cleary P, Liptzin B, Evans DA (1991) Epidemiology of delirium: an overview of research issues and findings. Int Psychogeriatr 3:149–167
Levkoff SE, Liptzin B, Evans DA et al. (1994) Progression and resolution of delirium in elderly patients hospitalized for acute care. Am J Geriat Psychiat 2:230–238
Lipowski ZJ (1990) Delirium: acute confusional states. Oxford University Press, New York
Marcantonio ER, Goldman L, Mangione CM et al. (1994) A clinical prediction rule for delirium after elective noncardiac surgery. JAMA 271:134–139
Meagher DJ, O'Hanlon D, O'Mahony D, Casey PR (1996) The use of environmental strategies and psychotropic medication in the management of delirium. Brit J Psychiat 168: 512–515
Moore AR, O'Keeffe ST (1999) Drug-induced cognitive impairment in the elderly. Drugs Aging 15:15–28
O'Keeffe S, Lavan J (1997) The prognostic significance of delirium in older hospital patients. J Am Geriat Soc 45: 174–148
O'Keeffe ST, Ni Chonchubhair Á (1994) Postoperative delirium in the elderly. Br J Anaesth 73:673–687
Patkar AA, Kunkel EJS (1997) Treating delirium among elderly patients. Psychiatr Serv 48:46–48
Peinemann A, Stefan H (1998) Altersepilepsie. Nervenarzt 69: 110–116
Peters UH (1976) Bewußtseinstrübung – Vigilität – Vigilanz. Nervenarzt 47:173–175
Radanov BP (1997) Differentialdiagnose und Therapie des Deliriums. Ther Umschau 54:372–375
Rockwood K (1993) The occurrence and duration of symptoms in elderly patients with delirium. J Gerontol 48: M162–M166
Trzepacz PT (1996) Delirium: advances in diagnosis, pathophysiology, and treatment. Psychiatr Clin N Am 19: 429–448
Tune L, Carr S, Hoag E et al. (1992) Anticholinergic effects of drugs commonly prescribed for the elderly: potential means for assessing risk of delirium. Am J Psychiatry 149: 1393–1394
Weltgesundheitsorganisation (1991) Internationale Klassifikation psychischer Störungen ICD-10, Kapitel V (F), Klinisch-diagnostische Leitlinien. Dilling H, Mombour W, Schmidt MH (Hrsg), Huber, Bern
Wetterling T (1994) Delir – Stand der Forschung. Fortschr Neurol Psychiat 62:280–289

Malnutrition

D. Volkert

37.1 Epidemiologie 338
37.2 Pathogenese 338
37.2.1 Unzureichende Nahrungsaufnahme 339
37.2.2 Beeinträchtigte Nährstoffverwertung und erhöhter Bedarf 340
37.2.3 Entstehung von Unterernährung 341
37.3 Klinik 342
37.3.1 Äußeres Erscheinungsbild 342
37.3.2 Funktionsstörungen 343
37.3.3 Klinische Symptome von Nährstoffdefiziten 343
37.3.4 Beschwerden und Auffälligkeiten 343
37.4 Diagnostik 344
37.4.1 Ernährungszustand 344
37.4.2 Nahrungsaufnahme 346
37.4.3 Risiko für Ernährungsprobleme 346
37.5 Behandlung 347
37.5.1 Sicherung einer bedarfsgerechten Nahrungsaufnahme 348
37.5.2 Beseitigung bzw. Vermeidung von Risikofaktoren 349

Literatur 350

Unter- oder Mangelernährung (Malnutrition), definiert als unzureichende Versorgung des Organismus mit Energie und Nährstoffen bis hin zur körperlichen Auszehrung (Kachexie), zählt zu den häufigsten geriatrischen Symptomen mit weitreichender Bedeutung für Lebensqualität, Krankheitsverlauf und Lebenserwartung.

37.1 Epidemiologie

Während bei jüngeren, selbständig lebenden Senioren ebenso wie bei Erwachsenen im mittleren Lebensalter Übergewicht das Haupternährungsproblem darstellt, steigt mit zunehmendem Alter und schlechter werdendem Gesundheits- und Allgemeinzustand das Risiko für Unterernährung und Ernährungsdefizite. Geriatrische Patienten und Hochbetagte in Langzeitpflegeeinrichtungen sind am häufigsten von Mangelernährung betroffen.

Uneinheitliche Definitionen und eine allgemein geringe Beachtung der Problematik erschweren allerdings eine genaue Bezifferung der Verbreitung. Je nach Beurteilungskriterium werden unterschiedliche Häufigkeiten beschrieben. Einzelne unbefriedigende Ernährungsparameter (geringes Körpergewicht, erniedrigte Serumprotein-, Serumvitaminkonzentrationen) werden bei bis zu 85% aller geriatrischen Patienten festgestellt. Unter Berücksichtigung mehrerer Parameter wurde Mangelernährung in verschiedenen Studien bei 16–61% älterer Patienten mit unterschiedlichen Akuterkrankungen diagnostiziert (Übersichten bei Clarke et al. 1998; Volkert 1997).

In der Bethanien-Ernährungsstudie, einer umfassenden Untersuchung zur Ernährungssituation geriatrischer Patienten in Heidelberg, waren 23% von 300 über 75jährigen Patienten klinisch unterernährt; dieser klinische Eindruck wurde durch niedrige anthropometrische Meßwerte bestätigt. Bei 21% lag der BMI unter 20 kg/m^2, bei weiteren 20% zwischen 20 und 22 kg/m^2. Die Konzentrationen verschiedener Serumproteine waren bei 10 bis 26% erniedrigt, unbefriedigende Vitaminversorgungsparameter wurden bei 10 bis 37% der Patienten festgestellt (Volkert et al. 1992).

Auch unbeabsichtigter Gewichtsverlust ist ein häufiges Problem bei geriatrischen Patienten. So berichten Cederholm et al. (1993) z.B. bei 34% der mangelernährten älteren Patienten ihrer Studie von einem Gewichtsverlust von mehr als 5% in den letzten 6 Monaten. Meist sind Klinikaufenthalte mit einer weiteren Gewichtsabnahme und Verschlechterung der Ernährungssituation verbunden (McWhirter u. Pennington 1994; Incalzi et al. 1996).

37.2 Pathogenese

Unterernährung ist die Folge einer negativen Energie- bzw. Nährstoffbilanz. Die aufgenommene Energie- bzw. Nährstoffmenge ist geringer als der aktuelle Bedarf. Dies kann einerseits durch Reduktion der Nahrungsaufnahme bei normalem Bedarf bedingt sein (Abschn. 37.2.1), andererseits kann die Nährstoffverwertung beeinträchtigt oder der Bedarf an Energie und Nährstoffen erhöht sein (Abschn. 37.2.2).

37.2.1
Unzureichende Nahrungsaufnahme

Physiologische Altersveränderungen

Appetitverlust im Alter und die daraus resultierende geringe Nahrungsaufnahme werden als wesentliche Ursache für Ernährungsdefizite im Alter angesehen. Häufig tritt Appetitlosigkeit zusammen mit anderen Risikofaktoren wie geringe Aktivität und Immobilität, Krankheiten, Schmerzen, Medikamenteneinnahme, Demenz, Depression oder Einsamkeit auf, so daß das Lebensalter meist nicht allein für die Anorexie und unzureichende Nahrungsaufnahme verantwortlich gemacht werden kann.

Da die geschmackliche und geruchliche Wahrnehmung eine wichtige Rolle für die Akzeptanz von Lebensmitteln spielt und auch den Appetit beeinflußt, wird davon ausgegangen, daß die verringerte Geschmacks- und Geruchswahrnehmung im Alter zu einer Reduktion der Nahrungsaufnahme beiträgt.

Ernährungsverhalten

Ungünstige Ernährungsgewohnheiten wie z. B. einseitige Lebensmittelauswahl, die Bevorzugung nährstoffarmer Lebensmittel oder die Einhaltung restriktiver Diäten, können die Entstehung von Nährstoffdefiziten begünstigen.

In der Gemeinschaftsverpflegung kann ein monotones, unattraktives Essensangebot, das Geschmack, Bedürfnisse und Gewohnheiten des Einzelnen zu wenig berücksichtigt, zu einer unzureichenden Nahrungsaufnahme beitragen.

Körperliche Situation, Gesundheitszustand

Schwierigkeiten bei Einkauf, Zubereitung und Essen

Behinderungen, die die Gehfähigkeit und die Bewegungsfähigkeit von Armen und Fingern einschränken, erschweren Essenseinkauf und -zubereitung und begrenzen die Verfügbarkeit frischer Lebensmittel und regelmäßiger warmer Mahlzeiten. Immobilität ist darüber hinaus durch fehlende körperliche Aktivität mit beeinträchtigtem Appetit verbunden und erhöht dadurch das Risiko für Ernährungsdefizite.

Ein Verlust der manuellen Beweglichkeit, Koordination oder Geschicklichkeit, z. B. bei Lähmungen nach einem Schlaganfall, oder starkes Zittern bei Morbus Parkinson, und Sehstörungen erschweren die Nahrungsaufnahme. Auch ständiges Husten, z. B. bei chronischer Bronchitis, behindert das Essen.

Im akuten Krankheitsfall kann die Nahrungsaufnahme durch Übelkeit oder Schmerzen gehemmt sein. Bauchkrämpfe bei Verdauungsstörungen oder Darmkrankheiten und Völlegefühle (z. B. bei Obstipation oder abdomineller Ischämie) führen zur frühen Beendigung einer Mahlzeit. Bei Hemineglekt infolge eines Schlaganfalls wird die Hälfte des Essenstabletts ignoriert, der Teller nur halb leergegessen.

Mit zunehmendem Grad körperlicher Beeinträchtigungen wird die Essensversorgung zunehmend von verfügbaren Hilfs- bzw. Pflegepersonen abhängig. Personalmangel in Heimen, Krankenhäusern und Sozialstationen bzw. zu geringe Zeitspannen für die Mahlzeiten und zu geringer Stellenwert der Ernährung wirken sich negativ auf die Ernährungsversorgung eßabhängiger Personen aus. Pflegepersonen in Institutionen müssen oft mehrere Bewohner beim Essen versorgen, entweder gleichzeitig oder nacheinander. Das Essen wird dabei kalt, Zeitdruck entsteht, die persönliche Zuwendung leidet, die Nahrungsaufnahme sinkt.

Kaubeschwerden

Kauprobleme sind bei alten Menschen weit verbreitet und werden als wesentliche Ursache für eine unzureichende Nahrungsaufnahme und Mangelernährung im Alter angesehen. Bei Kauproblemen wird weniger gegessen und die Lebensmittelauswahl auf weiche, leicht zu zerkleinernde Produkte beschränkt. Die Ernährung wird dadurch eintöniger und meist auch nährstoffärmer. Die warmen Mahlzeiten werden sehr lange weich gekocht, was ebenfalls zu einer unbefriedigenden Nährstoffaufnahme beitragen kann.

Schluckstörung

Auch Schluckstörungen können die Art und Menge der eßbaren Speisen begrenzen und eine ausreichende Nahrungsaufnahme verhindern. Bei schweren Schluckstörungen kann die orale Ernährung völlig unmöglich werden, die Nährstoffversorgung muß dann durch Sondenernährung oder parenterale Maßnahmen sichergestellt werden (s. Kap. 38). Schluckstörungen gelten in jedem Fall als Risikofaktor für Unterernährung und erfordern zur Erhaltung des Ernährungszustands besondere Beachtung der Ernährung und rasche Therapiemaßnahmen.

Medikamenteneffekte

Beeinträchtigung von Appetit, Geschmacks- und Geruchssinn sowie Übelkeit und Erbrechen zählen zu den unerwünschten Nebenwirkungen vieler Medika-

Tabelle 37-1. Beispiele für Medikamente, die durch unerwünschte Nebenwirkungen die Nahrungsaufnahme beeinträchtigen

Nebenwirkung	Medikament
Appetitverlust	Digoxin, Captopril, NSAID, Antibiotika, Digitalis, Antihistaminika, Sedativa, Neuroleptika, Trizyklika, Tranquillizer
Gestörtes Geschmacksempfinden	Captopril, Penizillin, Antihypertensiva, Analgetika, Antidiabetika, Psychopharmaka, Zytostatika, Vasodilatoren
Mundtrockenheit (Xerostomie)	Anti-Parkinson-Mittel, trizyklische Antidepressiva, Antihistaminika, anticholinerge Mittel, bestimmte psychotrope Medikamente
Übelkeit	Antineoplastische Medikamente, Antihypertensiva
Somnolenz	Psychopharmaka

mente, die die Nahrungsaufnahme beeinträchtigen können. Bestimmte Medikamente führen durch Reduktion der Speichelsekretion zu Mundtrockenheit und erschweren dadurch das Essen. Die Einnahme sedierender Medikamente hat zur Folge, daß die Patienten meist auch bei den Mahlzeiten schläfrig und desinteressiert sind und nicht oder nicht genug essen, Gewichtsabnahme und Unterernährung werden begünstigt. Tabelle 37-1 zeigt Beispiele für Medikamente, die durch unerwünschte Nebenwirkungen die Nahrungsaufnahme beeinträchtigen können.

Geistige Verfassung

Geistige Beeinträchtigungen können die Fähigkeit, für eine ausgeglichene Ernährung zu sorgen, einschränken. Einkauf, Lagerung und Zubereitung von Lebensmitteln werden nicht mehr bewältigt. Selbstvernachlässigung, Indifferenz und Desinteresse führen dazu, daß nicht mehr täglich gekocht wird. Unter Umständen werden alte oder verdorbene Lebensmittel gegessen.

Oft wird das Essen einfach vergessen, die Notwendigkeit zu essen wird nicht erkannt. Neben Gedächtnisverlusten können Änderungen von Appetit und Geruchsempfinden auftreten und die Ernährung beeinflussen.

Psychische Ursachen

Psychische Belastungen durch zunehmende Hilfsbedürftigkeit und Abhängigkeit oder durch einschneidende Lebensereignisse wie der Tod des Lebenspartners oder ein Umzug ins Heim schlagen bei älteren Menschen häufig auch auf den Magen. Depressionen sind mit Appetitverlust verbunden, schlechter Appetit zählt zu den häufigsten depressiven Symptomen. Depressionen gehen außerdem oft mit Verhaltensveränderungen einher, die sich negativ auf die Ernährung auswirken können. Depressive Personen neigen zur Isolation und zu einer schlechteren Selbstversorgung, Kochen und Einkaufen werden vernachlässigt.

Soziale und finanzielle Situation

Alleinleben in Verbindung mit anderen Risikofaktoren wie Behinderung und der Unfähigkeit einzukaufen, Mangel an Einkaufs- oder Zubereitungshilfen oder in Zusammenhang mit psychischen Belastungen erhöht das Risiko für Unterernährung.

Auch die Wohnsituation im Heim wird häufig in Verbindung mit einem erhöhten Ernährungsrisiko gesehen. Fremdbestimmte Essenszeiten und Speisepläne, ein monotones, wenig abwechslungsreiches und unattraktives Essensangebot, geprägt von finanziellen Beschränkungen und Zeitmangel, können zu einer unbefriedigenden Ernährung beitragen. Auch die Eßumgebung und Atmosphäre beim Essen in einem Heim sind nicht immer förderlich für die Nahrungaufnahme.

Ein geringer Bildungsstand und niedriges Einkommen können den Ernährungszustand älterer Menschen ebenfalls beeinträchtigen: Bei finanziellen Engpässen wird oft am Essen gespart. Auch Zahnsanierungen und neue Zahnprothesen, die für die Qualität der Ernährung mit entscheidend sind, scheitern häufig aus finanziellen Gründen.

Tabelle 37-2 zeigt die möglichen Ursachen unzureichender Nahrungsaufnahme bei älteren Menschen im Überblick.

37.2.2 Beeinträchtigte Nährstoffverwertung und erhöhter Bedarf

Maldigestion und Malabsorption

Erbrechen und Durchfälle, gastrointestinale Entzündungen oder Resektionen und Funktionsstörungen der Verdauungsorgane (z. B. Achlorhydrie, Pankreatitis, Zöliakie) beeinträchtigen die Verdauung und

Tabelle 37-2. Ursachen unzureichender Nahrungsaufnahme bei älteren Personen

Bereich	Ursache
Altersveränderungen	Anorexie, Appetitverlust
	Reduzierte Geschmacks- und Geruchswahrnehmung
Ernährungsverhalten	Restriktive Diäten
	Auswahl nährstoffarmer Lebensmittel
Körperliche Situation	Kauprobleme
	Schluckprobleme
	Schwierigkeiten beim Schneiden von Lebensmitteln
	Immobilität
	Krankheiten und Medikamente
Geistige Situation	Verwirrung
	Demenz
Psychische Faktoren	Einschneidende Lebensereignisse
	Depression
Sozioökonomische Situation	Einsamkeit
	Unbefriedigende Wohnsituation im Heim
	Geringes Einkommen

Aufnahme der Nährstoffe vom Gastrointestinaltrakt ins Blut. Von den Erkrankungen des Verdauungstrakts, die sich auf Resorption und Nährstoffversorgung negativ auswirken, ist die *atrophische Gastritis* besonders erwähnenswert, deren Häufigkeit im Alter stark zunimmt. Die verringerte Säuresekretion bringt die Gefahr übermäßigen Bakterienwachstums im Dünndarm mit sich und wirkt sich negativ auf die Löslichkeit und Bioverfügbarkeit von Kalzium und Eisen, sowie auf die Bioverfügbarkeit von Folat, Vitamin B_6 und proteingebundenem Vitamin B_{12} aus (Bowman et al. 1992; Russell 1992).

Medikamente können durch Interaktionen mit Nährstoffen ebenfalls die Nährstoffresorption beeinträchtigen. Durch Veränderungen von pH und Bakterienflora, Komplexbildung, Ausfällung oder Inaktivierung von Gallensalzen kann die Bioverfügbarkeit einzelner Nährstoffe verringert sein.

Metabolische Veränderungen

Zahlreiche Krankheiten sind mit einer Steigerung der Stoffwechselrate und dadurch erhöhtem Nahrungsbedarf verbunden. Akute Infektionen (Lungen, Harnwege, Sepsis), Hyperthyreose, konsumierende Erkrankungen, Hyperaktivität bei Demenz und ständige unwillentliche Bewegungen bei Morbus Parkinson sind häufige Beispiele bei Älteren. Bei konsumierenden Erkrankungen, kardialer Kachexie und chronisch obstruktiven Lungenkrankheiten ist ein erhöhter Stoffwechsel mit Anorexie verbunden.

Heilungsprozesse nach operativen Eingriffen oder von offenen Wunden wie z. B. bei Dekubitalgeschwüren, Verletzungen, Verbrennungen oder Entzündungen gehen mit einer deutlichen Erhöhung des Protein- und Energiebedarfs einher (vgl. Übersicht).

> **Häufige Ursachen eines erhöhten Energiebedarfs bei geriatrischen Patienten**
> - Infektionen, Fieber,
> - Dekubitus, Wundheilung,
> - Frakturen,
> - Krebserkrankungen,
> - Morbus Parkinson,
> - Hyperthyreose,
> - Demenz.

Erhöhte Exkretion

Eine übermäßige renale Exkretion von Mineralstoffen oder Vitaminen kann durch Bindung an Medikamentenabbauprodukte oder durch Langzeiteinnahme von Diuretika auftreten, bei Laxanzieneinnahme gehen durch die geringere Transitzeit des Darminhalts Nährstoffe über den Stuhl verloren.

Während Kurzzeiteinnahme von Medikamenten den Ernährungszustand nicht wesentlich beeinflußt, besteht v. a. bei chronischer Einnahme und mit steigender Anzahl verschiedener Präparate die Gefahr für Nährstoffdefizite.

37.2.3
Entstehung von Unterernährung

Viele der genannten Faktoren wurden wiederholt in Zusammenhang mit Unterernährung beschrieben und werden auch als Risikofaktoren für Unterernährung bezeichnet.

Man geht davon aus, daß verschiedene Faktoren bei der Entstehung von Unterernährung zusammenwirken, selten ist eine einzelne Ursache verantwortlich (multifaktorielles Geschehen). In welchem Umfang die verschiedenen Faktoren zur Entstehung von Unterernährung beitragen, kann individuell sehr unterschiedlich sein; die genaue Ursache läßt sich in den seltensten Fällen eindeutig identifizieren.

Generell steigt das Risiko für Unterernährung mit zunehmenden körperlichen und geistigen Beeinträchtigungen, schlechter werdendem Gesundheits- und Allgemeinzustand. Krankheiten haben immer wesentlichen Einfluß auf den Ernährungszustand und bringen das Risiko für Gewichtsverlust und Verschlechterung des Ernährungszustands mit sich. Relativ geringer Streß von kurzer Dauer wie bei Lungen- oder Harnwegsinfektionen oder kleineren Operationen wirkt sich im Alter schnell negativ aus. Eine unzureichende Nährstoffbedarfsdeckung für wenige Tage kann nach Lipschitz (1992) bereits zu deutlichen Einbußen der Immun-, Leber- und Gastrointestinalfunktion und zur Entwicklung bedeutender Mangelzustände führen.

Der negative Einfluß akuter Krankheiten auf Ernährung und Ernährungszustand zeigt sich auch in der Beobachtung, daß geriatrische Patienten im Krankenhaus mit Energiemengen zwischen 1000 und 1400 kcal nur auffallend geringe Nahrungsmengen zu sich nehmen. Infolgedessen verschlechtert sich der Ernährungszustand im Verlauf von Krankenhausaufenthalten häufig.

Durch die gegenseitige Beeinflussung von Gesundheits- und Ernährungszustand kann leicht ein Teufelskreis entstehen, der oft nur schwer wieder zu durchbrechen ist (Abb. 37-1). Kommt zu den altersbedingten Veränderungen in der Lebenssituation, die sich oft negativ auf Appetit, Einkauf, Zubereitung und Nahrungsaufnahme auswirken eine Krankheit hinzu, werden Appetit und Nahrungsaufnahme zusätzlich beeinträchtigt, möglicherweise die Nährstoffverwertung gestört oder der Bedarf erhöht. Die Bedarfsdeckung mit Energie und Nährstoffen ist nicht mehr gesichert, der Ernährungszustand verschlechtert sich folglich. Ein schlechter Ernährungszustand führt zu beeinträchtigter Krankheitsgenesung, die Anfälligkeit für weitere Krankheiten steigt. Anhaltende Krankheit führt zu einer weiteren Verschlechterung des Ernährungszustands mit allen negativen Folgen für Gesundheit und Wohlbefinden.

37.3
Klinik

Während bei leichteren Formen der Unterernährung zunächst meist keine Effekte auf physiologische Funktionen nachweisbar sind, führt eine anhaltend unzureichende Nahrungsaufnahme mit defizitärer Energie- und Nährstoffversorgung zu charakteristischen klinischen Erscheinungsbildern, Funktionsstörungen und Mangelsymptomen.

37.3.1
Äußeres Erscheinungsbild

Eine energetisch unzureichende Ernährung zeigt sich am äußeren Erscheinungsbild in Form von:

- Abnahme der Körpermasse,
- Auszehrung und
- offensichtlichen Verlusten von Unterhautfettgewebe und Muskelmasse.

Weitere Anhaltspunkte bei der Identifikation von Unterernährung sind schlaffe Hautfalten an Gesäß und Abdomen sowie markant hervorstehende Knochen,

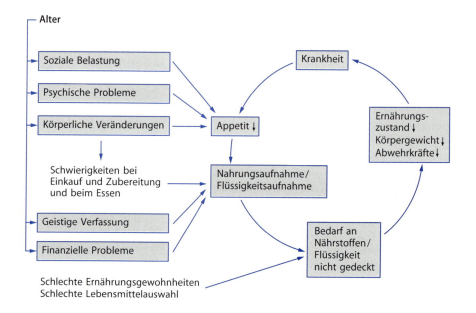

Abb. 37-1. Kreislauf der Mangelernährung

wo sich normalerweise Fettpolster und Muskeln befinden.

37.3.2 Funktionsstörungen

Bei mittleren bis schweren Formen von Mangelernährung mit mehr als 15–20 % Gewichtsverlust treten physiologische Störungen auf, die durch Abbau von Körperprotein bedingt sind und sich je nach Ausmaß in Form von Kraftlosigkeit und allgemeiner Schwäche bis zu Apathie und Immobilität äußern. Bei einem Verlust von mehr als 20 % des Körperproteinbestands sind die meisten physiologischen Funktionen gestört, es treten mehr postoperative Komplikationen auf, die Krankenhausaufenthalte sind länger.

37.3.3 Klinische Symptome von Nährstoffdefiziten

Ausgeprägte Nährstoffdefizite zeigen sich an oberflächlichen Geweben (Haut, Augen, Mund) in Form von typischen, charakteristischen Symptomen, z. B. in Form von Ödemen bei ausgeprägtem Proteinmangel, Blässe bei Eisenmangel oder geringem Hautturgor bei Wassermangel. Neurologische Störungen können ebenfalls auf Nährstoffmangel hinweisen. Tabelle 37-3 zeigt einige klinische Symptome und mögliche Ernährungsursachen.

Da klinische Symptome meist durch multiple Mangelzustände entstehen und die Symptome in frühen Mangelstadien oft wenig spezifisch sind, können Symptome und Nährstoffdefizite nicht immer eindeutig zugeordnet werden. Bei älteren Personen ist die klinische Beurteilung von Nährstoffdefiziten besonders schwierig, da klinische Symptome im Alter in atypischen Erscheinungsformen auftreten können und oft weniger ausgeprägt und weniger spezifisch sind. Viele Symptome von Nährstoffdefiziten haben große Ähnlichkeit mit üblichen Alterserscheinungen. So können z. B. Hautveränderungen wie Purpura, Petechien oder Pigmentationen ebenso durch Vitamindefizite wie durch Altersveränderungen der Haut bedingt sein.

Obwohl klinisch eindeutige Mangelzeichen und Symptome bei uns nur selten anzutreffen sind, sollten klinische Hinweise für Ernährungsprobleme ernst genommen werden. Sie können erste Hinweise auf Defizite geben, die durch Ernährungsmaßnahmen reversibel sind.

37.3.4 Beschwerden und Auffälligkeiten

Auffallende Veränderungen des Appetits und Appetitlosigkeit sowie auffällige Veränderungen des Kör-

Tabelle 37-3. Klinische Hinweise auf Nährstoffdefizite

Klinischer Befund	Mögliches Ernährungsdefizit
Hautveränderungen	
Purpura Unterhautblutungen	Vitamin C, K
Geringer Turgor	Wasser
Ödeme	Protein, Vitamin B_1
Blässe	Folsäure, Eisen, Biotin, Vitamin B_{12}, B_6
Dekubiti	Proteinenergie
Seborrhoeische Dermatitis	Vitamin B_6, Biotin, Zink
Schlechte Wundheilung	Vitamin C, Protein, Zink
Augen	
Blasse Konjunktiva	Vitamin B_{12}, Folat, Eisen
Nachtblindheit, Keratomalazie	Vitamin A
Photophobie	Zink
Mund und Lippen	
Glossitis	Vitamin B_2, B_6, B_{12}, Niacin, Eisen, Folsäure
Gingivitis	Vitamin C
Anguläre Fissuren, Stomatitis	Vitamin B_2, Eisen, Protein
Cheilose	Niacin, Vitamin B_6, B_2, Protein
Atrophische Papillen	Vitamin B_2, Niacin, Eisen
Neurologische Auffälligkeiten	
Desorientiertheit, Verwirrung	Vitamin B_1, B_2, B_{12}, Wasser
Depression, Lethargie	Biotin, Folsäure, Vitamin C
Schwäche, Lähmung der Beine	Vitamin B_1, B_6, B_{12}, Pantothensäure
Periphere Neuropathie	Vitamin B_2, B_6, B_{12}
Ataxischer Gang	Vitamin B_{12}
Hyporeflexie	Vitamin B_1
Geistige Störungen	Vitamin B_{12}, Niacin, Magnesium
Zuckungen, Krämpfe	Vitamin B_6, Kalzium, Magnesium

pergewichts sind als wichtige Warnhinweise für Ernährungsprobleme immer ernst zu nehmen. Auch Symptome wie Übelkeit, Erbrechen, Durchfall oder andere Verdauungsbeschwerden können auf ernste Ernährungsprobleme hinweisen.

37.4
Diagnostik

Die Diagnostik von Unterernährung – v. a. im subklinischen Stadium – ist durch die oft schleichende Entwicklung und Oligosymptomatik nicht einfach. Aufgrund der schlechten Prognose bei Unterernährung ist die rechtzeitige Feststellung von Ernährungsproblemen jedoch äußerst wichtig. Neben der Erfassung des Ernährungszustands (Abschn. 37.4.1) können die aktuelle Nahrungsaufnahme (Abschn. 37.4.2) und die Abklärung von Risikofaktoren für Unterernährung (Abschn. 37.4.3) frühzeitig Hinweise liefern (vgl. Übersicht).

Ernährungsassessment bei geriatrischen Patienten

- Erfassung des Ernährungszustands:
  - klinische Einschätzung und Untersuchung,
  - Körpergewicht und BMI, Gewichtsverlust,
  - Ernährungsabhängige Blutwerte:
    Serumproteine,
    Vitamine,
    Lymphozyten,
    Cholesterin,
- Erfassung der Nahrungsaufnahme,
- Identifikation von Risikofaktoren/behebbaren Ursachen.

37.4.1
Ernährungszustand

Da kein einzelner Parameter alle Aspekte des Ernährungszustands berücksichtigt und eine eindeutige Diagnose ermöglicht, ist es wichtig, mehrere Parameter heranzuziehen.

Bei umfassender Betrachtung schließt die Erhebung des Ernährungszustands eine klinische Untersuchung, anthropometrische Messungen und die Bestimmung ernährungsabhängiger Blutwerte mit ein.

Klinische Untersuchung

Eine erste Beurteilung des Ernährungszustands kann durch die grobe Einschätzung des äußeren Erscheinungsbilds als unter-, normal- oder überernährt erfolgen.

Die Methode unterliegt zwar subjektiven Einflüssen, insbesondere in den Übergangsbereichen, und erfordert klinische Erfahrung, ihr großer Vorteil liegt jedoch in der einfachen, wenig aufwendigen und schnellen Durchführung. In verschiedenen Studien wurde gezeigt, daß der subjektive Eindruck gut mit objektiven Parametern korreliert.

Die weitergehende klinische Untersuchung sollte die Suche nach Mangelsymptomen beinhalten. Eine sorgfältige Inspektion von Haut, Augen und Mund sowie neurologische Auffälligkeiten können erste Hinweise auf Nährstoffdefizite liefern (s. Abschn. 37.3.3, Tabelle 37-3).

Anthropometrie

Körpergewicht, Körpergröße, Bodymass-Index

Körpergewicht und Körpergröße sollten routinemäßig bei jedem Patienten gemessen werden. Aus Gewicht und Größe läßt sich der Bodymass-Index/BMI[1] berechnen, der eine bessere Beurteilung des Ernährungszustands ermöglicht als das Gewicht allein. Ist die Messung der Körpergröße nicht möglich, kann eine Schätzung aus der Armspanne (Entfernung von Fingerspitze zu Fingerspitze bei seitlich ausgestreckten Armen) bzw. aus dem Doppelten der halben Armspanne (Entfernung zwischen Sternum und Fingerspitzen des gestreckten Armes) erfolgen.

Verschiedene Studien weisen darauf hin, daß sich die prognostische Bedeutung des Körpergewichts mit dem Alter ändert. Wünschenswertes Gewicht bzw. wünschenswerter BMI liegen bei Senioren höher als in jüngeren Altersgruppen. Eine Reihe von Studien hat gezeigt, daß ein niedriges Körpergewicht bzw. ein niedriger BMI bei Senioren mit deutlich erhöhter Morbidität und Mortalität verbunden ist. Bei BMI-Werten zwischen 24 und 29 kg/m^2 wurden bei über 65jährigen die geringsten Mortalitätsraten beobachtet. Werte unter 24 kg/m^2 werden als Risiko für Unterernährung interpretiert. BMI-Werte unter 20 kg/m^2 sind eindeutig als Unterernährung zu bewerten.

Gewichtsverlauf

Neben dem aktuellen Körpergewicht bzw. BMI ist der Gewichtsverlauf ein wichtiger Indikator für ein Ernährungsrisiko. Unbeabsichtigter Gewichtsverlust wird als einer der wichtigsten und sensitivsten Indikatoren für Mangelernährung im Alter angesehen. Bei älteren Patienten ist unbeabsichtigter Gewichtsverlust hoch prädiktiv für Morbidität und Mortalität. Dabei sind Ausmaß und Geschwindigkeit der Gewichtsabnahme von Bedeutung. Ein Gewichtsverlust von mehr als 1–2% des ursprünglichen Körpergewichts in einer Woche, von mehr als 5% im letzten

---

[1] BMI = Körpergewicht in kg/(Körpergröße in m)^2.

Tabelle 37-4. Signifikanter Gewichtsverlust

Gewichtsverlust in %	Zeitraum
1–2	1 Woche
5	1 Monat
7,5	3 Monaten
10	6 Monaten

Monat bzw. von mehr als 10% im letzten halben Jahr kann als sinnvolle Orientierungshilfe zur Beurteilung eines Gewichtsverlusts angesehen werden (Tabelle 37-4).

Regelmäßige Gewichtskontrollen sind zur frühzeitigen Erkennung von Ernährungsproblemen unbedingt erforderlich. Störungen im Wasserhaushalt – Ödeme oder Exsikkose – müssen bei der Beurteilung des Gewichts allerdings unbedingt berücksichtigt werden.

Ernährungsabhängige Blutwerte

Die Bestimmung von ernährungsabhängigen Blutwerten ermöglicht auch bei älteren Menschen Rückschlüsse auf die Nährstoffversorgung. Biochemische Veränderungen treten bei Nährstoffmangel lange vor klinischen Veränderungen auf und können daher bei der frühzeitigen Erkennung unbefriedigender Ernährungssituationen und spezifischen Mangelsituationen hilfreich sein.

Altersveränderungen (Nierenfunktion, Körperzusammensetzung, hormonelle Veränderungen), krankheits- und medikamentenbedingte Einflüsse, teilweise unsichere klinische Bedeutung und selektive Effekte der Mortalität in vorhergehenden Altersgruppen müssen bei der Interpretation von Laborwerten allerdings berücksichtigt werden.

Serumproteine

Erniedrigte Serumproteinkonzentrationen spiegeln einen reduzierten viszeralen Proteinbestand wider und deuten auf eine ungenügende Proteinversorgung hin. Während Albumin durch seine relativ lange Halbwertszeit von ca. 20 Tagen eher chronische Mangelzustände anzeigt, liefern die kurzlebigeren Plasmaproteine Transferrin, Präalbumin und retinolbindendes Globulin/RBG Information über kurzfristige Veränderungen der Proteinzufuhr. Neben der Proteinaufnahme werden die Serumwerte jedoch auch durch Leber- und Nierenfunktion und durch akute Krankheiten, insbesondere Entzündungen, beeinflußt. Albuminwerte unter 35 g/l sind in jedem Fall mit einer schlechten Prognose für die weitere Lebenserwartung verbunden. Transferrinspiegel unter 2 g/l, Präalbuminspiegel unter 0,1 g/l und RBG-Konzentrationen unter 0,03 g/l werden als Hinweise für Proteinmangel gewertet.

Vitamine

Vitaminbestimmungen liefern auch im Alter Hinweise auf Versorgungslücken. Latente, über einen längeren Zeitraum unbehandelte Vitamindefizite können im weiteren Verlauf Gesundheitsstörungen bedingen. Zur Beurteilung können die Normbereiche für jüngere Erwachsene herangezogen werden.

Lymphozyten

Proteinenergiemangelernährung ist mit einer Abnahme der zellvermittelten Immunfunktion verbunden, die durch Bestimmung der Lymphozytenzahl im Blut charakterisiert werden kann. Lymphozytenzahlen <1200/mm^3 Blut werden als moderate, <800/mm^3 als schwere Mangelernährung interpretiert.

Da physiologische Altersveränderungen oftmals in ähnlicher Weise wie Nährstoffdefizite den Immunstatus ungünstig beeinflussen, können immunologische Parameter nur bedingt zur Einschätzung der alimentären Versorgung dienen. Zusätzlich vermindern Krankheits- und Medikamenteneffekte die Aussagekraft immunologischer Ergebnisse bei geriatrischen Patienten.

Cholesterin

Nicht nur erhöhte sondern auch erniedrigte Cholesterinwerte sind mit Gesundheitsrisiken verbunden bzw. weisen auf solche hin. Cholesterinwerte unter 160 mg/dl werden als Hinweis für Proteinenergiemangelernährung gewertet und sind mit einem erhöhten Mortalitätsrisiko verbunden.

Gesamtbeurteilung

Da verschiedene Parameter unterschiedliche Bedeutung und Aussagekraft haben und jede Methode ihre Vorteile, Grenzen und Mängel hat, wird die Notwendigkeit, mehrere Parameter zu untersuchen, betont. Verschiedene Methoden können sich gegenseitig ergänzen, sie ermöglichen die Berücksichtigung der verschiedenen Aspekte des Ernährungszustands und ergeben ein vollständigeres Bild.

Einmalige Messungen sind bei älteren Patienten durch fehlende Standards, Ähnlichkeiten von Mangelhinweisen mit Altersveränderungen und große Streubreite normaler Werte oft wenig aussagekräftig. *Verlaufsbeobachtungen* sind daher diagnostisch und prognostisch wichtiger als einzelne Bestimmungen. Serielle Messungen im Verlauf der Zeit liefern Informationen über auffällige Veränderungen im Ernährungszustand, die meist mit Gesundheitsrisiken verbunden sind. Bei akut kranken Senioren sollten die

Messungen in kürzeren Intervallen (mindestens wöchentlich) wiederholt werden, um mögliche Veränderungen zu erfassen, bei chronisch Kranken und Gesunden sind Untersuchungen in größeren Abständen (mehrere Wochen bis mehrere Monate) ausreichend.

37.4.2
Nahrungsaufnahme

Die Erfassung des Eßverhaltens im Krankenhaus liefert wichtige Informationen über die aktuelle Energie- und Nährstoffzufuhr und kann Hinweise auf Ernährungsprobleme geben. Eine über mehrere Tage anhaltende unzureichende Energie- und Nährstoffversorgung führt im Alter schnell zum Abbau vorhandener Fett- und Proteinreserven und zur Verschlechterung des Ernährungszustands und muß deshalb rechtzeitig erkannt werden.

Ebenso wie beim sog. „Trinkzettel" zur besseren Kontrolle des Flüssigkeitshaushalts kann mit Hilfe einfacher Eßprotokolle die Nahrungsmenge erfaßt werden (s. Abb. 37-2). Nach jeder Mahlzeit wird die verzehrte Menge grob beurteilt und mit einem Kreuz an der entsprechenden Stelle auf dem Eßprotokoll vermerkt. Bei der ärztlichen Visite kann so mit einem Blick erfaßt werden, ob Ernährungsprobleme vorhanden sind, die in die Therapieplanung mit einbezogen werden müssen.

Eine genaue Beobachtung des Eßverhaltens kann darüber hinaus Aufschluß über die eigentlichen Probleme und über Ansatzpunkte zur Verbesserung der Situation liefern. Was ißt der Patient, was läßt er stehen? Warum wird wenig gegessen? Können geeignete Hilfsmittel – Schnabeltasse, Besteck mit dicken Griffen, Teller mit hohem Rand, Schneidebrettchen mit Nägeln zur Fixierung einer Brotscheibe – das Essen erleichtern? Die Beobachtung des Eßverhaltens ist eine wichtige Voraussetzung für adäquate Maßnahmen zur Verbesserung der Ernährungssituation (s. Abschn. 37.5.1).

37.4.3
Risiko für Ernährungsprobleme

Im Rahmen der Aufnahmeuntersuchung lassen sich durch die Abklärung von Risikofaktoren mögliche Ursachen für eine zu geringe Nahrungsaufnahme und daraus resultierende Unterernährung identifizieren. Ein einfacher Fragebogen, beispielhaft in Abb. 37-3 dargestellt, erleichtert die Abklärung vorhandener Risikofaktoren für Mangelernährung, ermöglicht bei regelmäßiger Wiederholung die rechtzeitige Identifikation bestehender oder drohender Ernährungsprobleme und liefert mögliche Ansatzpunkte für Interventionsmaßnahmen. Eine hohe Anzahl positiver Antworten (4 oder mehr) weist dabei nicht nur auf ein erhöhtes Risiko für Unterernährung hin, sondern ist meist bereits mit Ernährungsdefiziten verbunden.

Abb. 37-2. Eßprotokoll (Bethanien-Krankenhaus Heidelberg, Volkert 1997)

Tag	Datum	Mahlzeit	(Fast) nichts	Wenig	Etwa die Hälfte	Fast alles	Alles
		Frühstück					
		Mittagessen					
		Abendessen					
		Sonstiges					
		Frühstück					
		Mittagessen					
		Abendessen					
		Sonstiges					
		Frühstück					
		Mittagessen					
		Abendessen					
		Sonstiges					

Name: .... Diät: ....

Abb. 37-3. Erfassung von Risikofaktoren für Mangelernährung bei geriatrischen Patienten (Bethanien-Krankenhaus Heidelberg, Nikolaus et al. 1995, Volkert 1997)

1. ja / nein **Auffallende Gewichtsabnahme** in letzter Zeit
   - Ist Ihnen der Rock bzw. die Hose spürbar zu weit geworden?
   - Haben Sie in der letzten Zeit deutlich Gewicht abgenommen? (> 2–3 kg im letzten Monat oder >5 kg im letzten halben Jahr)

2. ja / nein **Appetitlosigkeit** / Veränderung des Appetits
   - Ist Ihr Appetit mäßig oder schlecht?
   - Hat er sich in den letzten Wochen verschlechtert?

3. ja / nein **Schwierigkeiten beim Kauen** (Apfel, Fleisch, Brotrinde)
   - Haben Sie Probleme beim Apfel essen oder Fleisch beißen?
   - Macht es Ihnen Schwierigkeiten, Brot mit der Rinde/Kruste zu essen?

4. ja / nein **Schluckstörung** (Cerebrale Ischämie, Morbus Parkinson)
   - Haben Sie Probleme beim Schlucken?

5. ja / nein **Schwierigkeiten beim Schneiden** von Lebensmitteln
   - Haben Sie Probleme ein Stück Fleisch kleinzuschneiden?
   - Macht es Ihnen Schwierigkeiten, ein Marmeladebrot zu schmieren?

6. ja / nein **Immobilität** (Gehen nur einige Schritte ohne Hilfe möglich)
   - Kann der Patient weniger als 10 m ohne Hilfsperson gehen?
   - Timed Up & Go > 20 s

7. ja / nein **Gastrointestinale Erkrankung**
   - Krankheit mit Beeinträchtigung der Verdauung und/oder Resorption?

8. ja / nein **Chronische Schmerzen** und/oder **chronische Erkrankung**
   - Hatten Sie innerhalb des letzten halben Jahres mehrmals pro Woche Schmerzen?
   - Besteht bei dem Patienten eine Erkrankung mit Auswirkung auf seine Ernährung? (Verminderte Nahrungsaufnahme z.B. bei Tumoren und/oder gesteigerter Nährstoffbedarf z.B. bei Stoffwechselerkrankungen)

9. ja / nein **Geistige Beeinträchtigung**
   - Gesicherte Demenz
   - MSE < 24 Punkte

10. ja / nein **Depression** / einschneidendes Lebensereignis (Tod des Partners, Umzug)
    - Fühlen Sie sich oft traurig oder niedergeschlagen?
    - GDS > 5 Punkte

11. ja / nein Hoher Konsum an **Medikamenten** und/oder **Genußmitteln**
    - Nimmt der Patient 5 oder mehr verschiedene Medikamente pro Tag ein?
    - Raucht der Patient mehr als 10 Zigaretten pro Tag?
    - Trinkt der Patient mehr als 3 Gläser alkoholische Getränke pro Tag?

12. ja / nein **Unbefriedigende soziale Situation**
    - Haben Sie Schwierigkeiten, mit Ihrem Geld über die Runden zu kommen?
    - Essen Sie zu Hause meistens alleine?
    - Ist es für Sie problematisch, selbst einzukaufen (bzw. einkaufen zu lassen) oder Ihr Essen zuzubereiten (bzw. zubereiten zu lassen)?

37.5 Behandlung

Die Therapie von Unterernährung und Verbesserung eines reduzierten Ernährungszustands ist oft schwierig und mühsam. Neben der Behandlung muß daher der Prävention von Unterernährung besondere Bedeutung beigemessen werden.

Sowohl bei der Behandlung als auch bei der Prävention von Unterernährung werden 2 wesentliche Ziele verfolgt:

- Die Sicherung einer bedarfsgerechten Energie- und Nährstoffaufnahme (s. Abschn. 37.5.1).
- Die Beseitigung bzw. Vermeidung von Risikofaktoren für Mangelernährung (s. Abschn. 37.5.2).

37.5.1
Sicherung einer bedarfsgerechten Nahrungsaufnahme

Optimierung des Nahrungsangebots (s. auch Kap. 90)

Ein bedarfsgerechtes, nährstoffreiches und abwechslungsreiches Essensangebot ist die Voraussetzung für eine bedarfsgerechte Ernährung. Bei der Versorgung älterer Menschen müssen deren spezielle Bedürfnisse berücksichtigt werden.

■ **Kost bei Kau- und Schluckstörungen.** Häufig vorkommende Kau- und Schluckbeschwerden machen das Angebot einer vollwertigen Kost in verschiedenen Konsistenzen erforderlich, je nach vorhandener Fähigkeit, das Essen im Mund zu zerkleinern und zu schlucken. Eine Vollkost bei Kaustörungen muß harte Lebensmittel durch möglichst gleichwertige weichere oder pürrierte Produkte ersetzen. Brotrinde muß evtl. abgeschnitten, hartes Obst fein gerieben oder gedünstet werden. Bei völliger Kaunfähigkeit oder bei Schluckstörungen müssen dickflüssige bis breiige Speisen angeboten werden. Eine besondere Herausforderung für jeden Koch ist die attraktive und abwechslungsreiche Gestaltung dieser pürrierten Kost.

■ **Wunschkost.** Ist der Patient in der Lage, seine Vorlieben und Abneigungen und besondere Wünsche zu äußern, sollte, soweit dies im Ablauf einer Großküche und einer Krankenstation möglich ist, darauf eingegangen werden. Auch ein häufigeres Angebot ansprechender Zwischenmahlzeiten kann bei Unterernährung und Appetitlosigkeit zu einer besseren Nahrungsaufnahme beitragen.

■ **Energiereiche Kost.** Da Unterernährte einen hohen Energiebedarf haben, um verlorene Körpersubstanz wieder aufzubauen, müssen energiereiche Lebensmittel und Gerichte bei Unterernährung vermehrt eingesetzt werden. Suppen, Soßen und Breie können mit Sahne, Butter oder Speiseöl angereichert, Desserts mit fettreichen Milchprodukten zubereitet werden. Als energiereiche Zwischenmahlzeiten bieten sich beispielsweise Eis, Kuchen oder Sahnepudding an.

■ **Restriktive Diäten.** Auf *restriktive Diäten* sollte bei Tendenz zu Unterernährung hingegen verzichtet werden. In jedem Fall müssen Nutzen der Diät für Stoffwechsel und Befindlichkeit und mögliche negative Folgen für den Ernährungszustand sorgfältig abgewogen werden.

Bei allen Kostformen ist ein ausreichender Gehalt aller essenziellen Nährstoffe wesentlich. Frisches Obst und Gemüse sollte deshalb ebenso zum täglichen Essen gehören wie Milch- und Vollkornprodukte (s. Kap. 90). Regelmäßige Berechnungen des Nährstoffangebots und Qualitätskontrollen der Küche, die sich an den Richtlinien und Empfehlungen des Referats für Gemeinschaftsverpflegung der Deutschen Gesellschaft für Ernährung für das Nahrungsangebot in Kliniken und Altenheimen orientieren können, decken Defizite auf, liefern Ansatzpunkte für Verbesserungen und sind im Interesse der Patientenversorgung in jeder Klinik und in jedem Seniorenheim wünschenswert.

Eine effektive Steigerung der Energie- und Nährstoffaufnahme ist außerdem durch flüssige Zusatznahrung möglich, die zusätzlich zur Klinikkost, am besten zwischen den Mahlzeiten, angeboten werden sollte. Ist eine orale Ernährung nicht in ausreichendem Maße möglich, muß die Energie- und Nährstoffversorgung unter Abwägung von Nutzen und Risiken durch Sondenernährung bzw. parenterale Ernährung sichergestellt werden (s. Kap. 38).

Optimierung der Ernährungspflege

Bei der Sicherung einer ausreichenden Nahrungsaufnahme in geriatrischen Kliniken und Heimen kommt dem Pflegepersonal eine wichtige Funktion zu.

Optimale Bedingungen beim Essen und Aufmerksamkeit gegenüber Ernährungsproblemen sind neben einem bedarfsgerechten Angebot wesentliche Voraussetzungen für eine ausreichende Nahrungsaufnahme. Dabei sollten eigentlich selbstverständlich sein:

- Genügend Zeit zum Essen.
- Eine angenehme entspannte Atmosphäre.
- Eine aufrechte Sitzhaltung im Bett oder wenn immer möglich am Tisch.
- Keine Toilettenstühle und Nachttöpfe im Zimmer.
- Verzicht auf Untersuchungen oder Therapien während der Essenszeiten.

Jeder einzelne Patient sollte seinen Bedürfnissen entsprechend beim Essen versorgt werden. Eine solche *individuelle Ernährungsbetreuung* bedeutet je nach Bedarf:

- Einsetzen der Zahnprothese zum Essen.
- Hilfe beim Kleinschneiden oder beim Öffnen der Portionspackungen.
- Das Besteck oder den Trinkbecher reichen.
- Aufmuntern und Auffordern zum Essen.
- Den Löffel zum Mund zu führen.
- Der Patient sollte ermutigt werden, soviel wie möglich zu essen.

37.5.2
Beseitigung bzw. Vermeidung von Risikofaktoren

Möglichkeiten sinnvoller Interventionsmaßnahmen ergeben sich aus den vorhandenen Risikofaktoren bzw. Ursachen von Unterernährung. Nicht alle Ursachen von Unterernährung sind jedoch Interventionsmaßnahmen zugänglich. Es wird daher zwischen unbeeinflußbaren, irreversiblen bzw. nicht behebbaren Ursachen und potenziell behebbaren Ursachen unterschieden.

■ **Unbeeinflußbare Ursachen.** Zu den unbeeinflußbaren Ursachen von Gewichtsverlust und Unterernährung zählen:

- unheilbare maligne Erkrankungen,
- Lungen-, Herz-, Nieren- und Leberkrankheiten im Endstadium,
- fortgeschrittene Krankheiten des Dünndarms sowie
- die Unfähigkeit zu essen bei gleichzeitiger Verweigerung von künstlicher Ernährung.

Physiologische Altersveränderungen und Demenzen werden ebenfalls als unbeeinflußbare Mangelernährungsursachen angesehen. Auch bei unbeeinflußbaren Ursachen ist Ernährungstherapie jedoch durchaus möglich und sinnvoll. Die Ernährungsmaßnahmen erfolgen dann symptomatisch und richten sich auf eine Steigerung der Energie- und Nährstoffversorgung mit dem Ziel, das Gewicht zu steigern, zu erhalten oder zumindest den Gewichtsverlust zu minimieren.

■ **Behebbare Ursachen.** Bei behebbaren Ursachen müssen entsprechende Maßnahmen in die Wege geleitet werden. Mögliche Interventionsmaßnahmen erstrecken sich auf dieselben Bereiche, aus denen Ursachen und Risikofaktoren stammen und sind in Abb. 37-4 zusammengestellt. Die Spanne der Interventionen, die einem Patienten nützen können, ist dabei so groß und vielfältig wie die verschiedenen

Abb. 37-4. Checkliste Unterernährung: Risikofaktoren für Unterernährung und mögliche Maßnahmen

Risikofaktor	Mögliche Maßnahmen
• Gewichtsabnahme	• Medizinische Ursachen abklären und behandeln
• Appetitlosigkeit	• Medikamente überprüfen • Energiereiche Kost • Wunschkost • Zusatznahrung • Appetizer
• Schwierigkeiten beim Kauen	• Zahnarzt • Mundpflege • Kost bei Kaustörung • Breikost
• Schluckstörung	• Logopädie • Kost bei Schluckstörung • Sondenernährung / PEG
• Schwierigkeiten beim Schneiden von Lebensmitteln	• Ergotherapie - Eßtraining • Hilfsmittel • Hilfe beim Essen
• Immobilität	• Krankengymnastik - Mobilisierung • Hilfe beim Essen
• Chronische Erkrankung und Schmerzen	• Angemessene medizinische Behandlung • Schmerztherapie
• Demenz, Desinteresse, Müdigkeit	• Medikamente überprüfen • Behandlung der Demenz • Betreuung beim Essen, Aufforderung
• Depression	• Medikamente überprüfen • Behandlung der Depression
• Hoher Medikamentenkonsum (>4 Präparate)	• Medikamente überprüfen
• Hoher Genußmittelkonsum	• Ernährungsberatung • Zusatznahrung
• Unbefriedigende soziale Situation	• Besuchsdienst • Sozialdienst • Essen auf Rädern

Faktoren, die den Ernährungszustand bestimmen. Durch die komplexen Zusammenhänge wird es in den seltensten Fällen eine einfache Lösung geben; selten wird eine einzelne Maßnahme die Problemsituation beseitigen.

Interdisziplinäre Bemühungen mit Austausch zwischen allen an der Ernährungsversorgung und Ernährungstherapie im weitesten Sinne beteiligten Personen sind für eine erfolgreiche Therapie in jedem Fall unumgänglich.

Literatur

Bowman BA, Rosenberg IH, Johnson MA (1992) Gastrointestinal function in the elderly. In: Munro HN, Schlierf G (eds) Nutrition of the elderly. Nestlé Nutrition Workshop Series, Vol 29, Raven, New York, pp 43–50

Cederholm T, Jägren C, Hellström K (1993) Nutritional status and performance capacity in internal medical patients. Clin Nutr 12:8–14

Clarke DM, Wahlqvist ML, Strauss BJG (1998) Undereating and undernutrition in old age: integrating bio-psychosocial aspects. Age and Ageing 27:527–534

Horowitz A, MacFadyen DM, Munro H, Scrimshaw NS, Stehen B, Williams TF (eds) (1989) Nutrition in the elderly. Oxford University Press

Incalzi RA, Landi F, Cipriani L et al. (1996) Nutritional assessment: A primary component of multidimensional geriatric assessment in the acute care setting. J Am Geriatr Soc 44:166–174

Lipschitz DA (1992) Nutrition and ageing. In: Evans JG, Williams TF (eds) Oxford textbook of geriatric medicine. Oxford University Press, pp 119–129

McWhirter JP, Pennington CR (1994) Incidence and recognition of malnutrition in hospital. Br Med J 308:945–948

Mobarhan S, Trumbore LS (1991) Nutritional problems of the elderly. Clin Geriatr Med 7:191–214

Morley JE, Glick Z, Rubenstein LZ (eds) (1996) Geriatric nutrition: A comprehensive review. 2nd edn, Raven, New York

Munro H, Schlierf G (eds) (1992) Nutrition of the elderly. Nestlé Nutrition Workshop Series, Vol 29, Raven, New York

Nikolaus T, Bach M, Siezen S, Volkert D, Oster P, Schlierf G (1995) Assessment of nutritional risk in the elderly. Ann Nutr Metab 39:340–345

Roe DA (1994) Medications and nutrition in the elderly. Primary Care 21:135–147

Russell RM (1992) Changes in gastrointestinal function attributed to aging. Am J Clin Nutr 55:1203S–1207S

Schlenker ED (1993) Nutrition in aging. 2nd edn. Mosby Year Book, Inc, St. Louis, MO

Seiler WO, Stähelin HB (1996) Besondere Aspekte der Malnutrition in der Geriatrie. Schweiz Med Wochenschr 125:149–158

Volkert D (1997) Ernährung im Alter. Quelle & Meyer, Heidelberg, UTB für Wissenschaft

Volkert D, Frauenrath C, Kruse W, Oster P, Schlierf G (1992) Malnutrition in geriatric patients – Diagnostic and prognostic significance of nutritional parameters. Ann Nutr Metab 36:97–112

Wilson MMG, Morley JE (1999) Older people: Nutritional management of geriatric patients. In: Sadler MJ, Strain JJ, Caballero B (eds) Encyclopedia of Human Nutrition. Academic Press, London, pp 1485–1495

Perkutane endoskopische Gastrostomie/PEG in der Geriatrie 38

D. Müller, N. Sommer

38.1 Teil A: Theoretische Aspekte 351
38.1.1 Indikationen, allgemein und geriatrisch 351
38.1.2 Kontraindikationen 352
38.1.3 Voraussetzungen 352
38.1.4 Komplikationen 353
38.1.5 Vergleich PEG und nasogastrale Sonde 355
38.1.6 Alternativen 356

38.2 Teil B: Praktische Durchführung 356
38.2.1 Technik der Fadendurchzugsmethode 356
38.2.2 Verbandswechsel 357
38.2.3 Kostaufbau 357
38.2.4 Sondenpflege 357
38.2.5 Ambulante Versorgung 358
38.2.6 Entfernung der Sonde 358
Literatur 358

Bei der perkutanen endoskopischen (kontrollierten) Gastrostomie/PEG handelt es sich um ein Verfahren zur enteralen Ernährung und Flüssigkeitszufuhr unter Umgehung des zervikothorakalen Verdauungstraktes. Dieses Verfahren steht seit Mitte der 80er Jahre in der klinischen Routine zur Verfügung (Gauderer et al. 1980).

38.1
Teil A: Theoretische Aspekte

38.1.1
Indikationen, allgemein und geriatrisch

Alle Krankheitszustände, in denen eine ausreichende Ernährung oder Flüssigkeitszufuhr nicht gewährleistet sind, stellen potentielle Indikationen zur Anlage einer PEG dar.

Bezüglich geriatrischer Patienten können im Hinblick auf die Anlage einer PEG 2 Gruppen unterteilt werden.

Die erste Gruppe umfaßt die Patienten mit einer Schluckstörung im Rahmen eines ischämischen, seltener eines hämorrhagischen Insultes. Die Anlage einer PEG sollte in diesen Fällen frühzeitig erfolgen, damit keine katabole Stoffwechselsituation entsteht und das Risiko einer Aspiration durch den Versuch einer peroralen Nahrungs- und Flüssigkeitszufuhr vermieden wird (Raha u. Woodhouse 1993). Zur zweiten Gruppe zählen die Patienten mit dementiellen Syndromen unterschiedlicher Genese und dadurch bedingter gestörter Nahrungs- und Flüssigkeitszufuhr (Hasan et al. 1995). Weitere Indikation zur PEG-Anlage betreffen onkologische Patienten mit z. B. stenosierenden HNO- und Ösophagustumoren, im Rahmen der palliativen Radiochemotherapie oder zur Behandlung der Tumorkachexie. Darüber hinaus erfolgt die Anlage der PEG zur Palliation von Schluckstörungen bei fortgeschrittenen neurodegenerativen Erkrankungen (multiple Sklerose, Morbus Parkinson etc.; Gossner et al. 1995, Löser et al. 1996).

Besondere Erwägungen bei dementen Patienten

Die Indikation zur PEG-Anlage bei dementen Patienten mit gestörtem Eß- und Trinkverhalten ist problematisch.

Bei diesen Patienten existieren für den deutschsprachigen Raum keine verbindlichen Richtlinien oder Empfehlungen hinsichtlich der Indikation zur Anlage einer PEG oder zur Unterbrechung bzw. dem Absetzen der enteralen Ernährung und Flüssigkeitszufuhr.

Die Vorgehensweisen in anderen Staaten müssen vor dem Hintergrund der dortigen medizinischen Versorgungsstruktur, der herrschenden Rechtsprechung und der öffentlichen Meinung gesehen werden. Sie können keinesfalls auf die Situation in Deutschland übertragen werden (Goodhall 1997).

Zum Zeitpunkt der geplanten PEG-Anlage sind von seiten des Patienten in der Regel keine Willensäußerungen mehr zu erhalten. Früher gemachte schriftliche Aussagen können bei der Entscheidung wichtige Richtgrößen sein (z. B. Patientenverfügung). Die Einbeziehung nahestehender Angehöriger in den Entscheidungsprozeß setzt voraus, daß diese sich intensiv mit der Erkrankung, der Prognose und dem Tod des Patienten auseinandergesetzt haben.

Die dann getroffene Entscheidung sollte dem mutmaßlichen Willen des Patienten entsprechen. Weiterhin ist für den Entscheidungsprozeß zu berücksichtigen, daß demente Patienten in der Terminalphase der Erkrankung ohne PEG-Anlage bei entsprechenden pflegerischen Maßnahmen (Mundpflege) nicht unter quälendem Durstgefühl leiden.

Aus medizinischer Sicht sind die aktuellen Beschwerden des Patienten, sofern er sie äußern kann, das Stadium der Erkrankung und der zu erwartende Verlauf sowie die daraus resultierenden Maßnahmen in die Entscheidung mit einzubringen. Sicherlich ist im Terminalstadium einer Demenz die Anlage einer Ernährungssonde nicht sinnvoll. Zur weiteren Information bzgl. der Therapiebegrenzung in der Terminalphase einer Erkrankung sei auf die Grundsätze der Bundesärztekammer zur ärztlichen Sterbebegleitung und auf den Teil VII, Ethik, in diesem Buch verwiesen.

Der Beweis, daß durch eine PEG-Anlage bei dementen Patienten im fortgeschrittenen Stadium eine Vermeidung wiederholter Krankenhauseinweisungen wegen Dehydratation, schwerer Infekte oder Dekubitalgeschwüren erreicht werden kann, ist durch Studien bislang nicht erbracht (Rabeneck et al. 1997; Ackerman 1996).

38.1.2
Kontraindikationen

Absolute Kontraindikationen sind die fehlende Diaphonoskopie, schwerwiegende Gerinnungsstörung, Peritonitis, massiver Aszites sowie generelle Kontraindikationen für eine enterale Ernährung (z. B. Ileus). Aktive Ulzera im Magen müssen vor der Anlage einer PEG abgeheilt sein (Löser u. Fölsch 1997).

38.1.3
Voraussetzungen

Einverständniserklärung

Die wesentliche Voraussetzung für die Anlage einer PEG ist die Zustimmung des Patienten bzw. seines Betreuers. Mindestens 24 h vor der Durchführung des geplanten Eingriffs muß der Patient durch den Arzt über den Eingriff aufgeklärt werden. Die Aufklärung erfaßt die Gründe, die die Anlage einer PEG in der speziellen Situation ratsam erscheinen lassen. Darüber hinaus müssen die Alternativen unter Berücksichtigung der Vor- und Nachteile einzelner Verfahren genannt werden. Abschließend wird der Ablauf einer PEG-Anlage geschildert, wobei auch seltene Komplikationen genannt werden müssen.

In den Fällen, in denen die bewußte Zustimmung des Patienten nicht möglich ist (z. B. im Rahmen einer schweren Demenz, eines ausgedehnten Apoplexes oder eines komatösen Zustandes) bzw. ein Betreuer bei einem nicht einwilligungsfähigen Patienten noch nicht bestellt worden ist, muß die Erlaubnis zur Anlage einer PEG-Sonde vormundschaftsrichterlich genehmigt werden. Grundlage der richterlichen Entscheidung ist ein ärztliches Gutachten, in dem zum einen die Gründe zur Anlage einer PEG genannt werden und zum anderen die Ursachen für die fehlende Zustimmungsfähigkeit des Patienten.

Labor

Vor der PEG-Anlage muß sichergestellt werden, daß ein aktueller Gerinnungsstatus vorliegt. Dabei sollte der Quickwert über 50%, die PTT unter 35 s und die Thrombozytenzahl über 50000/mm^3 sein (Löser u. Fölsch 1997; Markgraf et al. 1993).

Antibiotikaprophylaxe

Prophylaxe bei Patienten mit Endokarditisrisiko

Die antibiotische Prophylaxe wird dringend empfohlen für endoskopische Eingriffe bei Patienten mit hohem Endokarditisrisiko oder hohem Risiko für eine symptomatische Bakteriämie als Folge von Immunsuppression oder Neutropenie (Mani et al. 1997; Rey et al. 1998). Die jeweiligen Fachgesellschaften (Endocarditis Working Party of the British Society of Antimicrobiochemotherapy/BSAC, The American Society of Gastrointestinal Endoscopy/ASGE und The American Heart Association/AHA) aktualisieren laufend ihre Empfehlungen zur antibiotischen Endokarditisprophylaxe bei endoskopischen Eingriffen. Derzeit genügt bei Eingriffen im oberen Gastrointestinaltrakt in den meisten Fällen die parenterale Gabe von Amoxicillin und Gentamicin. Die zusätzliche parenterale Gabe von Metronidazol wird für Patienten mit Neutropenie (z. B. nach Chemotherapie) empfohlen. Bei Penizillinallergie gelten Vancomycin oder Teicoplanin als Ausweichpräparate. Aufgrund der geographisch unterschiedlichen antibiotischen Empfindlichkeiten der Erreger sollten auch Empfehlungen der nationalen Fachgesellschaften beachtet werden, die eine regelmäßige Überprüfung und Anpassung der internationalen Empfehlungen an die regionalen Bedingungen bei Risikopatienten vornehmen (Merkblatt Arbeitsgemeinschaft „Endokarditis" der Paul-Ehrlich-Gesellschaft für Chemotherapie e.V.; Merkblatt der Deutschen Gesellschaft für Kardiologie, Herz- und Kreislaufforschung mit den „Revidierten Empfehlungen zur Prophylaxe der Bakterien-Endokarditis"; Deutsche Gesellschaft für Verdauung und Stoffwechsel, Sektion Endoskopie: Merkblatt „Standards in der Gastroenterologie").

Allgemeine Antibiotikaprophylaxe bei Nichtrisikopatienten

Infektiöse Komplikationen nach PEG-Anlage sind gut untersucht und betreffen v. a. lokale Wundinfekte an der Durchtrittsstelle der Gastrostomiesonde. Ob die prophylaktische Gabe von Antibiotika zur Vermeidung lokaler Stomainfekte bei PEG hilfreich ist, wird kontrovers diskutiert (Jain et al. 1987; Sturgis et al. 1996). Wundabstriche nicht vorbehandelter Patienten ergaben in den meisten Fällen Mischinfekte mit grampositiven (z. B. Steph. aureus) und gramnegativen Keimen (z. B. Enterobacter Pseudomonas u. a.). Da die Antibiotikaempfindlichkeit der Erreger regional unterschiedlich ausfällt und einem steten Wandel im Laufe der Jahre unterworfen ist, können früher wirkungsvoll eingesetzte Erstgenerationscephalosporine (z. B. Cephazolin) ihre Wirksamkeit im Laufe der Jahre verlieren. In manchen Arbeiten wird von einer bis zu 72%iger Resistenz der Wundkeime gegenüber Cephazolin berichtet, so daß dieses Antibiotikum als Prophylaktikum obsolet erscheint. In mehreren Arbeiten wird die präinterventionelle Gabe von Amoxicillin + Clavulansäure erfolgreich eingesetzt (Akkersdijk et al. 1995; Kern et al. 1998).

Patienten, die zum Zeitpunkt der PEG-Anlage bereits mit einer kontinuierlichen Breitspektrumantibiotikatherapie aus anderen Gründen abgedeckt waren und daher natürlich keiner Prophylaxe bedurften, entwickelten in nahezu allen Arbeiten deutlich weniger peristomale Wundinfekte (Sturgis et al. 1996).

Fazit: Unter Berücksichtigung des grampositiven und gramnegativen Spektrums der Wundkeime ist eine prophylaktische Antibiotikagabe 30 min vor Anlage der PEG sinnvoll. Eine Antibiotikaprophylaxe entfällt, wenn der Patient zum Zeitpunkt der Intervention schon aus anderen Gründen breit antibiotisch abgedeckt wird.

Einfluß des Magen-pH auf lokale Wundinfekte

Der genaue Einfluß des Magen-pHs auf die Infektionsrate bei PEG-Anlage ist nicht genügend untersucht. Ein anazider pH des Magens scheint die Infektionsrate zu erhöhen. Die Ursachen hierfür sind unklar. Sie können einerseits in der fehlenden säurebedingten Sterilisierung der PEG-Sonde beim Durchtritt durch den Magen liegen. Anderseits könnte die durch Hypochlorhydrie begünstigte Kolonisierung des Magens mit gramnegativen Keimen zur Kontamination der PEG-Sonde führen. Zumindest liegt in der Magenchirurgie die Rate postoperativer infektiöser Komplikationen bei hypaziden Patienten deutlich höher. Bislang gilt die Empfehlung, eine nicht unbedingt notwendige säuresuppressive Medikation zum Zeitpunkt der PEG-Anlage vorübergehend auszusetzen (Löser et al. 1996; Sturgis et al. 1996).

Thrombozytenaggregationshemmer

Im Gegensatz zu exogenen Faktoren (wie z. B. Marcumarisierung, Vollheparinisierung mit unfraktioniertem Heparin), die die plasmatische Gerinnung nachhaltig beeinflussen, werden Aspirin-induzierte Störungen der Blutgerinnung mit den Globaltests (Quick, PTT und PTZ) nicht erfaßt. Gerade bei älteren Patienten ist die Selbstmedikation mit Aspirin oder nichtsteroidalen Antiphlogistika sehr hoch und wird als häufigste Ursache für eine nicht exakt faßbare Erhöhung des Blutungsrisikos bei endoskopischen Eingriffen angesehen (Schepke et al. 1997). Studien zum Einfluß von Aspirin auf die Blutungsereignisse bei PEG-Anlage liegen nicht vor. Verfahrensbedingt muß bei der perkutanen endoskopischen Gastrostomie transabdominell punktiert werden, mit der Konsequenz einer gezielten Verletzung der Bauchdecke und der Magenwand. Der Ort der Punktion kann zudem nicht frei gewählt werden, sondern richtet sich nach dem Ort der optimalen Diaphanie. Letztere kann mitunter im Bereich von Risikozonen liegen (Verlauf der A. und V. epigastrica superior, Arterien und Venen der Magenwand). In der Literatur sind stärkere Blutungen, die zur Transfusionspflichtigkeit und zur chirurgischen Intervention geführt haben, beschrieben (Larson et al. 1987; Gossner et al. 1995; Schapiro u. Edmundowicz 1996, Choudhry et al. 1996). Zudem ist die PEG-Anlage eine *elektive* endoskopische Maßnahme, die daher eine besonders strenge Eingrenzung des Blutungsrisikos erfordert. Zusätzlich müssen bei polymorbiden PEG-Patienten im hohen Alter erworbene nichtmedikamentöse Thrombozytenfunktionsstörungen aufgrund von Lebererkrankungen, chronischer Niereninsuffizienz oder Paraproteinämie berücksichtigt werden (Schepke et al. 1997). Somit muß das rechtzeitige Absetzen thrombozytenfunktionsstörender Medikamente vor einer PEG-Anlage gefordert werden (Aspirin-Pause 3–5 Tage vor dem geplanten Eingriff; Löser u. Fölsch 1997).

38.1.4 Komplikationen

Mortalität

Die methodenbedingte Letalität liegt in großen Statistiken deutlich unter 1%. Laryngospasmus und Aspiration während der PEG-Anlage sowie Asystolie beim Einführen des Gastroskopes sind sehr seltene, bereits aus der Routineendoskopie bekannte Komplikationen. Sehr seltene, kasuistisch berichtete Letalitätsursachen sind z. B. antibiotisch nicht mehr beherrschbare Sepsis bei diffuser Peritonitis, schwere

Lokalinfektionen, Komplikation nach Perforation des Magens oder punktionsbedingte schwere Blutung. Insgesamt ist die PEG eine sichere Intervention von sehr geringer Letalität (Larson et al. 1987; Richter et al. 1995; Meier et al. 1994; Gossner et al. 1995).

Die Frühmortalität in den ersten 30 Tagen nach PEG-Anlage streut in weiten Bereichen und hängt eindeutig vom Patientengut und deren zugrundeliegender Erkrankung ab (leichte oder sehr schwere neurologische Störungen, Tumorerkrankung mit langsamer oder rascher Progredienz; Grant et al. 1998; Light et al. 1995). Nach einer prospektiven Untersuchung von Sanders et al. (1998) liegen die 1-Monats- und 6-Monatsüberlebensraten bei Patienten mit akutem Apoplex und Dysphagie, zerebralen Erkrankungen wie multiple Sklerose, Morbus Parkinson und Schädelhirntraumata bei ca. 80%. Demgegenüber weisen Patienten mit Anorexie bei schwerer kognitiver Störung/Demenz sowie Unwilligkeit bzw. Unfähigkeit zur Nahrungsaufnahme eine deutlich schlechtere Prognose auf mit einer 1-Monatsüberlebensrate von 46% und einer 6-Monatsüberlebensrate von 20% (Sanders et al. 1998).

In der letztgenannten Patientengruppe ist die Indikation zur PEG somit aufgrund des oft präterminal fortgeschrittenen Krankheitsbildes sehr kritisch zu stellen.

Majorkomplikationen

Bei den nicht letal verlaufenden Komplikationen wird zwischen Major- und Minorkomplikationen unterschieden. Die Rate schwerer, therapiebedürftiger Komplikationen liegt sehr niedrig im Bereich zwischen 1 und 3% und besteht aus:

- Peritonitiden,
- Fehlpunktionen mit Blutungen,
- Perforationen und
- chirurgisch therapiepflichtigen Wundinfekten (Mellinger u. Ponsky 1996; Richter et al. 1995; Gossner et al. 1995; Meier et al. 1994; Larson et al. 1987).

Minorkomplikationen/Infektionen

Die Rate leichter Komplikationen schwankt i. a. zwischen 7 und 18%, wovon allein 5–10% auf peristomale Wundinfekte entfallen. Wie im Abschnitt Antibiotikaprophylaxe ausgeführt, sind diese Infektionen hauptsächlich auf Staphylokokken, Streptokokken und eine Anzahl gramnegativer Keime und Anaerobier zurückzuführen. Bei einigen Patienten kommt es nach der PEG-Sondenanlagen zu einem transienten Fieberschub mit leichter Leukozytose von nur kurzer Dauer, so daß eine primär antibiotische Therapie nicht notwendig ist. Bei ca. 5–10% der Patienten treten lokale Schmerzen im Sinne einer zirkumskripten Peritonitis auf, die lediglich einer Analgesie und ggf. Antibiotika-Therapie bedarf. Eine chirurgische Intervention ist in der Regel nicht notwendig. Dort, wo unter dem Verdacht auf eine Perforation laparotomiert wurde, fand sich kein morphologisches Korrelat. Als Ursache dieser seltenen, peritonealen Reizung werden Austritt von Magensaft oder Blut zwischen die Peritonealblätter im Rahmen der PEG-Anlage diskutiert. Peristomale Wundinfekte gehören zu den häufigeren Minorkomplikationen, sie sind in den seltensten Fällen lebensbedrohlich und bedürfen nur in Einzelfällen der chirurgischen Intervention (Gossner et al. 1995; Meier et al. 1994).

Ernährungsbedingte Komplikationen

In der Frühphase der Sondenernährung werden als typische ernährungsabhängige Komplikationen folgende gastrointestinale Beschwerden genannt:

- Obstipation,
- Durchfälle,
- Völlegefühl,
- Meteorismus und
- Erbrechen.

Die Obstipation ist häufig auf eine unzureichende enterale oder parenterale Flüssigkeitsaufnahme zurückzuführen. Mittels Umsetzen der Sondenkost auf ballaststoffreiche Diät und individuell angepaßter Flüssigkeitszufuhr kann in der Regel eine Laxanziengabe vermieden werden. Völlegefühl, Erbrechen und Durchfälle können als Zeichen einer initialen Adaptationsschwierigkeit des Verdauungstraktes auf die ungewohnte Sondenkost erklärt werden. Gefährdet sind hier Patienten, deren Intestinum durch eine längerzeitige total parenterale Ernährung ruhiggestellt war. Über die Drosselung der Zufuhrgeschwindigkeit oder nach Einlegen einer kurzen „Tee-Pause" lassen sich diese Adaptationsprobleme in aller Regel beheben. Kurzfristig können motilitätsfördernde Medikamente zur Behebung der Adaptationsstörungen hilfreich sein. Nur in besonderen Fällen ist eine begleitende Motilitätsstörung des oberen Gastrointestinaltrakts radiologisch oder szintigraphisch abzuklären. In seltenen Fällen können bei Patienten mit schweren neurologischen Krankheitsbildern bei Beginn der enteralen Ernährung trotz radiologisch gesicherter Lage der Sondenspitze im Duodenum duodenogastroösophageale Refluxepisoden mit Gefahr der Aspiration auftreten (Gossner et al. 1995; Meier et al. 1994; Rabast 1989).

Sondenspezifische Spätkomplikationen

In großen Statistiken werden sondenbedingte Spätkomplikationen wie Dislokation, Sondenbruch oder Sondenokklusion oder peristomale Hypergranulation in einer Häufigkeit von unter 5% angegeben. Sehr selten werden materialbedingte Komplikationen mit Ablösung der inneren Halteplatte beschrieben. Mechanische Sondenprobleme werden in ca. 0,6–3% gesehen und können in der Regel kurzfristig ambulant behoben werden.

Dicklumigere Sonden (15 oder 18 Charrière) scheinen weniger häufig zu okkludieren als dünnlumigere Sonden (9 Charrière).

Auf die Rate der im Langzeitverlauf im Vordergrund stehenden Wundinfekte von ca. 4–7% kann durch intensivierte Stomapflege sowie eine optimierte Anleitung des betreuenden Pflegepersonals und der Angehörigen durch das Ernährungsteam auf unter 1% gesenkt werden (Larson et al. 1987; Gossner et al. 1995, Meier et al. 1994; Gutt et al. 1996).

Aspiration

Die Aspiration ist ein multifaktorielles Geschehen, bei dem die schluckreflektorische Trennung von oberem Verdauungstrakt und proximalen Atemwegen und Schutzreflexen (Hustenreflex) gestört ist.

Ursachen für diese Störung können umschriebene neurologische Ausfälle (Apoplex), neurodegenerative Prozesse (M. Alzheimer, M. Parkinson), lokale destruierende oder stenosierende Prozesse (Tumor) oder auch stärkere sedierende Maßnahmen mit Vigilanzminderung sein.

Neben Sekret aus dem Nasen-Rachen-Raum können oral angebotene Speisen und Flüssigkeiten sowie regurgierter Inhalt des oberen Gastrointestinaltraktes aspiriert werden.

Für die klinische Routine ist es wichtig, aspirationsgefährdete Patienten rechtzeitig zu identifizieren und zeitgerecht Maßnahmen zur Diagnostik und Prophylaxe einzuleiten.

Als primäre Maßnahme ist ein Probleschluck mit destilliertem Wasser im Rahmen der Aufnahmeuntersuchung zu nennen. Bei pathologischem Befund folgt dann eine logopädische Schluckdiagnostik, welche gleichzeitig Therapiemöglichkeiten mitfassen sollte. Bezüglich der apparativen Diagnostik stehen Videofluoroskopie und endoskopische Diagnostik in Abhängigkeit vom klinischen Zustand des Patienten zur Verfügung.

Zahlreiche Publikationen sind zum Thema PEG und Aspiration bzw. deren Verhinderung erschienen. Ein sicheres Verhindern einer Aspiration ist durch die Anlage einer PEG nicht möglich und durch die oben beschriebenen komplexen Zusammenhänge auch nicht zu erwarten. Die PEG kann lediglich den Anteil der Aspiration verhindern, der durch oral angebotene Flüssigkeit und Nahrung induziert wird (van Someren et al. 1994, Pick et al. 1996).

Zu der Frage, ob nach PEG-Anlage Magenentleerungsstörungen oder eine Zunahme der Regurgitation auftreten, findet sich in der Literatur keine Angabe. Szintigraphische Untersuchungen konnten eine Zunahme des gastroösophagealen Refluxes bei Bolusapplikation im Vergleich zu kontinuierlicher Nahrungszufuhr nachweisen (Coben et al. 1994).

38.1.5
Vergleich PEG und nasogastrale Sonde

Die Applikation einer transnasalen Ernährungssonde in den Magen oder in das Duodenum ist in der Regel technisch einfach, der Eingriff für den Patienten wenig belastend und die Komplikationsrate extrem niedrig. Dennoch sind in Kasuistiken gravierende Fehllagen von Ernährungssonden dokumentiert, so daß die Sondenlage radiologisch kontrolliert werden sollte.

Die sichere Applikation der Ernährungssonde in tiefer gelegene Dünndarmabschnitte (distales Duodenum, 1. oder 2. Jejunalschlinge) gelingt meist nur mittels endoskopischer oder radiologischer Techniken. Der gravierendste Nachteil der nasogastralen Sonde ist ihre Neigung zur Dislokation. Insbesondere bei bewußtlosen oder bewußtseinsgetrübten Patienten können intratracheale Fehllagen mit der Folge von Pneumonien, Empyem, Mediastinitis oder Hydrothorax vorkommen. Diese Komplikation können nur durch wiederholte Lagekontrolle der Sonde vor Beginn der Ernährung vermieden werden. Bei bewußtseinsklaren Patienten führt die nasoenterale Sonde zur deutlichen Behinderung der Schluckfunktion und zur Irritation im Nasenrachenraum. Dies kann v.a. bei Patienten mit Schluckstörungen zu einer verzögerten Wiedererlangung der Schluckfunktion führen. Die kosmetische Beeinträchtigung ist v.a. bei der nasoenteralen Langzeiternährung subjektiv störend, da das Sondenende mit dem Konektor im Bereich des Kopfes fixiert werden muß. Dies schränkt den Gebrauch dieser Sonde bei ambulanten Patienten deutlich ein. Eine kosmetische Hilfe bietet die sog. „Nasenolive", bei der in den ernährungsfreien Phasen das proximale Sondenende durch einen individuell zugeschnittenen Platzhalter in einem Nasenloch versenkt werden kann. Im Vergleich zur PEG hat sich diese technische Neuerung noch nicht in einem breiten Umfang durchsetzen können.

Insbesondere sind nasoenterale Sonden für das Auftreten von gastroösophagealem Reflux prädisponiert. Im Gegensatz hierzu erhöht die PEG per se den Druck des unteren Ösophagussphinkters und wirkt damit einem Reflux eher entgegen. Aufgrund der deutlichen geringeren Patientenakzeptanz für nasogastrale Sonden und der größeren Diskolationsgefahr favorisieren wir für die enterale Langzeiternährung die Anlage einer PEG (Norton et al.1996; Park et al. 1992; Baeten u. Hoefnagels 1992).

38.1.6
Alternativen

In der Literatur sind verschiedene Alternativverfahren beschrieben worden, die zum Einsatz kommen, wenn die endoskopische PEG-Anlage nicht möglich ist. Hierbei handelt es sich um die radiologisch kontrollierte Direktpunktion des Magens oder Jejunums und die chirurgisch-laparoskopische Stomaanlage. Beiden Verfahren ist gemein, daß der apparative Aufwand im Vergleich zu den endoskopischen Verfahren wesentlich größer ist. Aus diesem Grund sind beide Methoden im klinischen Alltag als Reserveverfahren einzustufen. Bezüglich einer ausführlichen Beschreibung dieser Methoden mit Datenaufstellung sei auf die weiterführende Literatur im Anhang verwiesen (Ho et al. 1988; Wollmann et al. 1995; Edelmann et al. 1994).

38.2
Teil B: Praktische Durchführung

38.2.1
Technik der Fadendurchzugsmethode

Vor der PEG-Anlage wird eine mindestens 12stündige Nüchternphase gefordert. Auf der Station wird zunächst evtl. vorhandene Bauchbehaarung entfernt, Prothesen aus dem Mund genommen und eine Antibiotikaprophylaxe (z.B. Amoxicillin und Clavulansäure) als „Single-shot-Gabe" 30 min vor dem Eingriff intravenös appliziert. In der Endoskopieabteilung wird der Patient in Rückenlage positioniert und der Fingerclip zur pulsoxymetrischen Überwachung angelegt. Im Bedarfsfall kann Sauerstoff über eine Nasensonde verabreicht werden.

Im Rahmen der Prämedikation erhält der Patient eine Rachenschleimhautanästhesie mit Lidocain Spray. Zur Sedierung wird Midazolam in einer Dosierung von 1–2,5 mg intravenös verabreicht.

Die dann folgende Gastroduodenoskopie dient dem Ausschluß von Blutungen, frischen Ulzerationen und Passagehindernissen. Am Ort der optimalen Diaphanoskopie wird durch Fingerdruck die Einstichstelle überprüft (Abb. 38-1). Nach großzügiger lokaler Desinfektion und Abdeckung wird in Richtung der Diaphanoskopie mit einer dünnen Kanüle vorpunktiert und das Lokalanästhetikum (z.B. Mepivacain) in Bauch- und Magenwand appliziert (Abb. 38-2).

Nach ausreichender Stichinzision (12–15 mm) wird die Punktionskanüle unter endoskopischer Kontrolle in den prall mit Luft gefüllten Magen eingestochen und die scharfe Metallnadel entfernt (Abb. 38-3).

Mittels Einführhilfe wird der Faden durch die Plastikkanüle in den Magen vorgeschoben und mit der Faßzange gegriffen (Abb. 38-4). Nun zieht man das Endoskop zusammen mit dem Faden heraus, so daß die Ernährungssonde an dem peroral ausgeleiteten Fadenende befestigt werden kann (Abb. 38-5).

Unter kontinuierlichem Fadenzug wird die Sonde in den Magen und durch den Stichkanal soweit nach

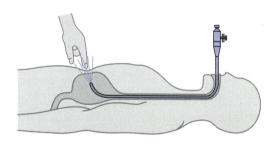

Abb. 38-1. Überprüfung der Einstichstelle durch Fingerdruck am Ort der optimalen Diaphanoskopie

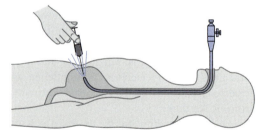

Abb. 38-2. Vorpunktion mit dünner Kanüle in Richtung der Diaphanoskopie und Applikation des Lokalanästhetikums in Bauch- und Magenwand

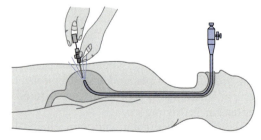

Abb. 38-3. Einstich der Punktionskanüle unter endoskopischer Kontrolle in den prall gefüllten Magen und Entfernen der scharfen Metallnadel

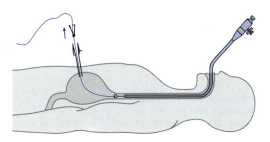

Abb. 38-4. Vorschieben des Fadens mittels Einführhilfe in den Magen und Ergreifen des Fadens mit der Faßzange

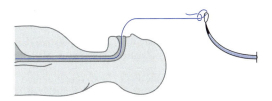

Abb. 38-5. Gemeinsames Herausziehen des Endoskops und des Fadens und Befestigung der Ernährungssonde an dem peroral ausgeleiteten Fadenende

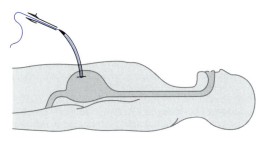

Abb. 38-6. Unter kontinuierlichem Fadenzug Nach-außenleiten der Sonde in den Magen und durch den Stichkanal, bis sich leichter Widerstand findet

außen geleitet, bis sich ein leichter Widerstand findet. Dieser zeigt an, daß Magenaußen- und -innenwand eng an die Bauchwand adaptiert sind (Abb. 38-6). Mittels äußerer Halteplatte wird dieser leichte Zug über 24 h aufrechterhalten, damit eine Verklebung der Peritonealblätter erreicht wird. Die Spitze der Sonde wird dann gerade abgeschnitten. Nachdem eine Verschlußklemme und der Adapter für das Zuleitungssystem angebracht wurde, wird ein steriler Verband angelegt (Löser u. Fölsch 1997).

Die technische Erfolgsrate der eben beschriebenen PEG-Anlage über Fadendurchzugsmethode liegt in den meisten Zentren zwischen 97 und 100%. Eine routinemäßige endoskopische Kontrolle nach unkomplizierter PEG-Anlage ist nicht mehr erforderlich (Sartori et al. 1996).

38.2.2
Verbandswechsel

Der Verbandswechsel erfolgt unter sterilen Kautelen einmal pro Tag. Sollte eine stärkere Nachblutung oder Sekretion bestehen, muß das Intervall verkürzt werden. Wichtig ist, daß der leichte Zug, der ein Verkleben der Peritonealblätter bewirken soll, nach 24 h gelockert wird, damit es nicht zu gastralen Mukosaschäden kommt (Löser u. Fölsch 1997).

38.2.3
Kostaufbau

Eine vergleichende Untersuchung hat gezeigt, daß ein Beginn des Kostaufbaus am Tag der Anlage keine Nachteile im Vergleich zu einem späteren Beginn hat (Chowdhury u. Batey 1996). Es kann somit eine kleine Menge einer enteralen Nährstofflösung noch am gleichen Tag, frühestens 3 h nach PEG-Anlage, verabreicht werden. Der weitere Kostaufbau muß individuell erfolgen. Hierbei ist zu berücksichtigen, wie lange der Patient keine oder nur sehr wenig Nahrung peroral zu sich genommen hat, da durch Atrophie der Darmschleimhaut die resorptive Kapazität erheblich eingeschränkt und das Auftreten von Diarrhoen begünstigt wird. Bei der Auswahl der Nährstofflösungen stehen verschiedene Produkte mit unterschiedlichem Kalorienanteil pro ml zur Verfügung. Für besondere Indikationen werden ballaststoffreiche Lösungen oder stoffwechseladaptierte Lösungen (z. B. Diabetes mellitus) angeboten. Die Applikation der Nährlösung kann schwerkraftgesteuert mittels Tropfenzähler, durch elektrisch betriebene Pumpensysteme oder als Bolusgabe mit Spritzen erfolgen.

38.2.4
Sondenpflege

Neben einem regelmäßigen Verbandswechsel ist ein Durchspülen der Ernährungssonde mit ca. 40 ml Wasser nach Beendigung der Nährstoff- oder Medikamentengabe erforderlich. Wegen der Gefahr der Ausflockung sollten Fruchtsäfte und schwarzer Tee nicht zum Durchspülen verwendet werden. Wenn bei liegender Sonde keine regelmäßige Gabe von Flüssigkeit oder Nährstofflösung erfolgt, muß die Sonde einmal täglich gespült werden, damit eine Okklusion verhindert wird.

38.2.5
Ambulante Versorgung

Für den Patienten und dessen Angehörige muß nach Anlage der Ernährungssonde die häusliche Versorgung sichergestellt sein. Gewährleistet wird diese durch die Sozialstation, ambulante Pflegedienste oder durch Ernährungsteams der Industrie. Sie sind verantwortlich für:

- regelmäßigen Verbandswechsel,
- Durchspülen der Sonde,
- Inspektion der Wunde und
- adäquate Auswahl der Nährlösung.

Bei medizinischen Fragestellungen oder bei auftretenden Komplikationen ist ärztliche Hilfe durch den Hausarzt sowie die Ärzte der PEG-legenden Einrichtung gegeben.

Darüber hinaus verfügen bestimmte Zentren über Spezialambulanzen mit interdisziplinärem Charakter (Pflegefachkraft, Arzt, Ernährungswissenschaftler).

38.2.6
Entfernung der Sonde

Bei Wiedererlangung der Schluckfähigkeit kann jederzeit die PEG-Sonde komplikationslos entfernt werden. Die PEG-Entfernung sollte grundsätzlich endoskopisch erfolgen, da bei einfachem Abschneiden der Sonde 2 Probleme auftreten können, die u. U. letale Folgen für den Patienten nach sich ziehen:

1. PEG-Ileus,
2. eingewachsene Halteplatte mit Abszeßgefahr.

Die frühestmögliche Entfernung der PEG-Sonde wird erst nach ca. 10 Tagen empfohlen, wenn Magenwand und Bauchdecke sicher adaptiert sind. Der nach PEG-Entfernung zurückbleibende Fistelkanal der Bauchdecke verschließt sich in aller Regel innerhalb von wenigen Tagen spontan (Löser u. Fölsch 1997).

Literatur

Ackerman TF (1996) The moral implicatioans of medical uncertainty: tube feeding demented patients. J Am Geriatr Soc 44:1265–1267

Akkersdijk WL, van Bergeijk DJ, van Egmond T, Mulder CJJ, van Berge Henegouwen GP, van der Werken C, van Erpecum KJ (1995) Percutaneous endoscopic gastrostomy (PEG): comparison of push and pull methods and evaluation of antibiotic prophylaxis. Endoscopy 27:313–316

Baeten C, Hoefnagels J (1992) Feeding via nasogastric tube or percutaneous endoscopic gastrostomy – a comparison. Scand J Gastroenterol Suppl 194:95–98

Choudhry U, Barde CJ, Markert R, Gopalswamy N (1996) Percutaneous endoscopic gastrostomy: a randomized prospective comparison of early and delayed feeding. Gastrointest Endosc 44:164–167

Chowdhury MA, Batey R (1996) Therapeutic endoscopy: complications and outcome of percutaneous endoscopic gastrostomy in different patient groups. J Gastroenterol Hepatol 11:835–839

Coben RM, Weintraub A, DiMarino AJ, Cohen S (1994) Gastroesophageal reflux during gastrostomy feeding. Gastroenterology 106:13–18

Edelmann DS, Arroyo PJ, Unger SW (1994) Laparoscopic gastrostomy versus percutaneous endoscopic gastrostomy. Surg Endosc 8:47–49

Gauderer MWL, Ponsky JL, Izant RJ (1980) Gastrostomy without laparotomy: a percutaneous endoscopic technique: J Paediatr Surg 15:872–875

Goodhall L (1997) Tube feeding dilemmas: can artificial nutrition and hydration be legally or ethically withheld or withdrawn? J Adv Nurs 25:217–222

Gossner L, Ludwig J, Hahn EG, Ell C (1995) Risiken der perkutanen endoskopischen Gastrostomie. Dtsch Med Wschr 120, 51/52:1768–1772

Grant MD, Rudberg MA, Brody JA (1998) Gastrostomy placement and mortality among hospitalized medicare beneficiaries. J Am Med Assoc 279:1973–1976

Grundsätze der Bundesärztekammer zur ärztlichen Sterbebegleitung. Dtsch Ärztebl 95 (1998), pp B-1851–1853

Gutt CN, Held S, Paolucci V, Encke A (1996) Experiences with percutaneous endoscopic gastrostomy. World J Surg 20:1006–1009

Hasan M, Meara RJ, Bhowmich BK, Woodhouse K (1995) Percutaneous endoscopic gastrostomy in geriatric patients: attitudes of health care professionals. Gerontology 41:326–331

Ho CS, Yee ACN, McPherson R (1988) comlications of surgical and percutaneous nonendoscopic gastrostomy: review of 233 patients. Gastroenterology 95:1206–1210

Jain NK, Larson DE, Schroeder KW, Burton DD, Cannon KP, Thompson RL, DiMagno EP (1987) Antibiotic prophylaxis for percutaneous endoscopic gastrostomy a prospective, randomized, double-blind clinical trial. Ann Intern Med 107:824–828

Kern WV, Preclik G, Grune S et al. (1998) A prospective, randomized, double-blind trial of antibiotic prophylaxis with a single dose of amoxicillin/clavulanic acid in percutaneous endoscopic gastrostomy (PEG). Abstract MN-53, 38th Annual Interscience Conference on Antimicrobial Agents and Chemotherapy, p 603

Larson DE, Burton DD, Schroeder KW, DiMagno EP (1987) Percutaneous endoscopic gastrostomy. Gastroenterology 93:48–52

Light VL, Slezak FA, Porter JA, Gerson LW, McCord G (1995) Predictive factors for early mortality after percutaneous endoscopic gastrostomy. Gastrointest Endosc 42:330–335

Löser C, Fölsch UR (1996) Richtlinien der Deutschen Gesellschaft für Verdauungs- und Stoffwechselkrankheiten (DGVS). Standards in Gastroenterology. Richtlinien für die Anlage einer perkutanen endoskopischen Gastrostomie (PEG-Sonde). Z Gastroenterol 34:404–408

Löser C, Fölsch UR (1997) Perkutane endoskopische Gastrostomie (PEG). In: Sauerbruch T, Scheurlen Ch (Hrsg) DGVS, Deutsche Gesellschaft für Verdauungs- und Stoffwechselkrankheiten. Demeter, Balingen, S 122–128

Mani V, Cartwright K, Dooley J, Swarbrick E, Fairclough P, Oakley C (1997) Antibiotic prophylaxis in gastrointestinal endoscopy: a report by a Working Party for the British Society of Gastroenterology Endoscopy Committee. Endoscopy 29:114–119

Markgraf R, Geitmann K, Pientka L, Scholten T (1993) Langzeitergebnisse enteraler Ernährungstherapie über perkutane endoskopische Gastrostomie bei polymorbiden internistischen Patienten. Z Gastroenterol (Suppl 5) 31:21–23

Meier R, Bauerfeind P, Gyr K (1994) Die perkutane endoskopische Gastrostomie in der Langzeiternährung. Schweiz Med Wochenschr 124:655–659

Mellinger JD, Ponsky JL (1996) Percutaneous endoscopic gastrostomy: an overview for 1996. Endoscopy 28:66–70

Norton B, Homer-Ward M, Donnelly MT, Long RG, Holmes GKT (1996) A randomised prospective comparison of percutaneous endoscopic gastrostomy and nasogastric tube feeding after acute dysphagic stroke. BMJ 312:13–16

Park RHR, Allison MC, Lang J et al. (1992) Randomised comparison of percutaneous endoscopic gastrostomy and nasogastric tube feeding in patients with persisting neurologic dysphagia. BMJ 104:1406–1409

Pick N, McDonald A, Bennett N et al. (1996) Pulmonary aspiration in a long-term care setting: clinical and laboratory observations and an analysis of risk factors. J Am Geriatr Soc 44:763–68

Rabast U (1989) Komplikationen der enteralen Ernährung. Z Gastroenterologie (Suppl 2) 27:53–57

Rabeneck L, McCullough LB, Wray NP (1997) Ethically justified, clinically comprehensive guidelines for percutaneous endoscopic gastrostomy tube placement. Lancet 349:496–498

Raha SK, Woodhouse KW (1993) Who should have a PEG? Age and Ageing 22:313–315

Rey JR, Axon A, Budzynska A, Kruse A, Nowak A (1998) Guidelines of the European Society of Gastrointestinal Endoscopy (E.S.G.E.) Antibiotic prophylaxis for gastrointestinal endoscopy. Endoscopy 30:318–324

Richter G, van Held I, Fleischmann R, Scheubel R, Beyer A, Wienbeck M (1995) Percutaneous endoscopic gastrostomy in 1000 consecutive patients – an effective nutritional prodedure with a low complication rate. Gut 37 (Suppl 2): A124

Sanders DS, Carter MJ, D'Silva J, James G, Bolton RP, Bardhan KD (1998) Percutaneous endoscopic gastrostomy (PEG): The unseen mortality. Gastroenterology 114 (4): A38, G0157

Sartori S, Trevisani L, Nielsen I, Tassinari D, Abbasciano V (1996) Percutaneous endoscopic gastrostomy placement using the pull-through or push-through techniques: is the second pass of the gastroscope necessary? Endoscopy 28: 686–688

Schapiro GD, Edmundowicz SA (1996) Complications of percutaneous endoscopic gastrostomy. Gastrointest Endosc Clin N Am 6: 409–422

Schepke M, Unkrig C, Sauerbruch T (1997) Endoskopie bei Patienten mit Blutungsrisiko. In: Sauerbruch T, Scheurlen Ch (Hrsg) DGVS, Deutsche Gesellschaft für Verdauungs- und Stoffwechselkrankheiten, Demeter, Balingen, S 143–152

Someren van RNM, Benson MJ, Fawcett H, Powell-Tuck J, Swain CP (1994) Origin of pulmonary aspirate in percutaneous endoscopic gastrostomy. Gastrointest Endosc 39:290, A172

Sturgis TM, Yancy W, Cole JC, Proctor DD, Minhas BS, Marcuard SP (1996) Antibiotic prophylaxis in percutaneous endoscopic gastrostomy. Am J Gastroenterol 91(11):2301–2304

Wollman B, D'Agostino HB, Walus-Wigle JR, Easter DW, Beale A (1995) Radiologic, endocopic, and surgical gastrostomy: an institutional evaluation and metaanalysis of the literature. Radiology 197:699–704

Exsikkose und Elektrolytentgleisungen

A. Mertz, F. Keller

39.1 Altersphysiologie 360
39.2 Alterspathologie 361
39.2.1 Exsikkose und assoziierte Elektrolytstörungen 361
39.2.2 Elektrolytstörungen ohne Exsikkose 361
39.2.3 Cave „viel Trinken" 362
39.3 Klinische Probleme 363
39.3.1 Wasser- und Elektrolyttherapie 363
39.3.2 Palliative Flüssigkeit? 364

Literatur 364

Der Alterungsprozeß ist mit verschiedenen diskreten, subjektiv für die Patienten völlig asymptomatischen Elektrolytstörungen und Veränderungen des Wasserhaushaltes verbunden. Die Nierenmasse wird deutlich geringer infolge zunehmender Sklerose und Obliteration intakter Glomeruli, ohne daß dies in einem Anstieg des Serumkreatinins erkennbar wäre. Dies wird erst ab einem Abfall der glomerulären Filtrationsrate um ca. 50% möglich (Kreatininblinder Bereich). Die Leber schrumpft, die Leberdurchblutung nimmt ab, ebenfalls ohne wesentliche Funktionsausfälle bis auf den alterstypischen Albuminmangel (Campion et al. 1988).

39.1 Altersphysiologie

Die altersphysiologischen Veränderungen führen zu einer verminderten Muskelmasse, vermehrten Fettmasse und Abnahme des Wasseranteils (Forbes u. Reina 1970). Bei einem jüngeren Patienten besteht das Körpergewicht zu 60% aus Wasser, bei einem älteren nur noch zu 50%.

Die altersabhängigen renalen Veränderungen sind vielfältig. Der durch den zunehmenden Verlust funktionsfähiger Nephrone bedingte Abfall der glomerulärer Filtrationsrate (GFR $\downarrow$) bedingt eine Störung der Natriumexkretion besonders bei akuter Salzbelastung. Dies kann zur Hypernatriämie führen (Na $\uparrow$). An dieser Störung mitbeteiligt ist auch die verminderte Ansprechbarkeit der Niere auf atriales natriuretisches Peptid (ANP $\uparrow$), obwohl erhöhte Plasmaspiegel gefunden werden. Die relative Resistenz auf ANP macht sich auch in der peripheren Mikrozirkulation bemerkbar und führt durch mangelnde Antagonisierung pressorischer Stimuli zu systolischer Hypertonie.

Gleichzeitig kann die Fähigkeit der alternden Niere der Salzkonservierung besonders bei mangelnder Zufuhr reduziert sein (Epstein u. Hollenberg 1976), so daß eine Hyponatriämie resultieren kann (Na $\downarrow$). Hier spielen ursächlich anatomisch-pathologische Veränderungen des tubulointerstiziellen Apparates ebenso eine Rolle wie funktionelle Aspekte, so die verminderte Renin- und Aldosteronaktivität (s. unten).

Mit zunehmendem Alter kann es auch zu einer deutlichen Abnahme der Konzentrationsfähigkeit der Niere trotz erhöhter Spiegel von Vasopressin (AVP $\uparrow$ = ADH-Resistenz) kommen. Es besteht eine Neigung zur Hypokalzämie (Ca $\downarrow$) durch gestörte Kalziumbilanz. Sie erklärt sich durch verminderte Aktivität der renalen 1α-Hydroxylase und verminderten Plasmaspiegeln an 1,25-OH-Vitamin-D_3. Der tubuläre Phosphattransport und damit die Reabsorption ist im Alter deutlich vermindert und kann zu Hypophosphatämie ($PO_4 \downarrow$) führen.

Bedeutsam sind die Veränderungen des Renin-Angiotensin-Aldosteron-Systems (RAAS). Die Reninaktivität beim alten Menschen ist um 30–50% gegenüber jungen Menschen reduziert. Das gehäufte Vorkommen der renal-tubulären Azidose Typ IV (hyporeninämischer Hypoaldosteronismus) im Alter ist hierdurch gut erklärt. Folge kann eine Hyperkaliämie sein (K $\uparrow$), die auch noch durch verschiedentliche Pharmaka wie Kalium-sparende Diuretika, nichtsteroidale Antirheumatika (NSAR) oder ACE-Hemmer verstärkt werden kann.

Eine bedeutsame altersabhängige Veränderung ist eine Verminderung der Durstregulation (Philipps et al. 1984; Miller et al. 1982). Trotz höherer Serumosmolarität wird geringeres Durstgefühl oder Mundtrockenheit empfunden und folglich geringere Flüssigkeitsmengen zugeführt. Dies stellt einen wesentlichen prädisponierenden Faktor für die Entstehung einer Hypernatriämie (s. oben) dar. Die Hypernatriämie ist ein wichtiger Mechanismus in der

Entstehung der Hypertonie des Menschen mit nachlassender Nierenfunktion. Sie ist wahrscheinlich salzsensitiv und läßt sich daher besonders gut durch Saluretika behandeln (MRC 1992).

39.2 Alterspathologie

39.2.1 Exsikkose und assoziierte Elektrolytstörungen

Die altersabhängigen Veränderungen der renalen Konzentrationsfähigkeit und der Natriumausscheidung prädisponieren ebenso zu Volumendepletion (Exsikkose) und Hypernatriämie wie der erwähnte altersabhängig gestörte Durstmechanismus. Zudem bringt nahezu jede Gesundheitsstörung (insbesondere Infektionen) den älteren Menschen an die Grenze seiner Leistungsreserven, so daß bereits aufgrund der eingeschränkten Physis Nahrungsaufnahme und Flüssigkeitszufuhr gestört sind. Psychische Faktoren wie z. B. Altersdepression oder mangelnder Überlebenswille wirken zusätzlich negativ in dieser Situation. (Er will nicht mehr, er kann nicht mehr.) Die Exsikkose verschlimmert jede dieser Erkrankungen und trägt so zur Morbidität und Mortalität der Älteren wesentlich bei. Besonders zu erwähnen ist die Wirkung der Dehydratation auf manifest oder latent insuffiziente Nieren des älteren Menschen: Insuffiziente Nieren reagieren hinsichtlich ihrer Funktion empfindlich auf Volumenmangel. Ältere Patienten haben keine normale Nierenfunktion mehr (Davies u. Shock 1950). Ab dem 60. Lebensjahr gilt die Beziehung:

$$\text{GFR} = (140 - \text{Alter}) \times \text{kg KG} \times 1{,}2/C_{\text{kreat}} \, (\mu\text{mol/l})\,.$$

Nach einer hypothetischen Rechnung würden demzufolge die meisten der über 140jährigen wahrscheinlich eine Dialysebehandlung benötigen.

Der Volumenmangel wird zunächst klinisch erkannt [Hautturgor ↓, Füllung der Halsvenen ↓ und Füllung der zentralen Venen (Sonographie) ↓]. Es kann sich als Hypernatriämie (Na ↑; Ursache meist Hypodipsie, Schleifendiuretika, renale Verluste oder Diarrhö) oder Hyponatriämie (Na ↓; Ursache meist: Thiaziddiuretikaexzeß, Mineralokortikoidmangel, Erbrechen, Diarrhö) bemerkbar machen (Kumar u. Berl 1998). Bei Volumenmangel und Hypernatriämie (hypovolämische Hypernatriämie) wird der Wasserbedarf entsprechend dem Körpergewicht nach folgender Gesetzmäßigkeit berechnet, wobei C_{Na} als Natrium-Ist und der Wert 140 als Natrium-Soll angenommen wurde:

$$\text{Wasserdefizit} = [(C_{Na} - 140)/140] \times 0{,}55 \times \text{KG}\,.$$

Zweckmäßigerweise gibt man 5%ige Glukoselösungen, da die Glukose rasch verstoffwechselt wird und dann freies Wasser zur Verfügung steht, das sowohl das intrazelluläre wie auch das extrazelluläre Flüssigkeitsdefizit auszugleichen vermag (Luft 1998).

Bei Hyponatriämie (hypovolämische Hyponatriämie) muß der Volumenmangel zunächst durch 0,9% NaCl behoben werden, wobei der Volumenstatus am besten durch Messung des zentralen Venendrucks erfolgen sollte. Ein darüber hinaus fortbestehendes Natriumdefizit sollte nur bei schwerer neurologischer Symptomatik (Krampfanfälle, Koma) mit 3% NaCl und einer Geschwindigkeit von 4–6 ml/kg/h ausgeglichen werden. Eine asymptomatische Hyponatriämie soll nicht schneller als 1,0–1,5 mmol/l/h wegen der Gefahr der Myelinolyse ausgeglichen werden (Laureno u. Karp 1997). Den Natriummangel errechnet man ebenfalls nach dem Körpergewicht, wobei C_{Na} als Natrium-Ist angenommen wurde.

$$\text{Natrium Defizit} = (140 - C_{Na}) \times 0{,}55 \times \text{KG}\,.$$

39.2.2 Elektrolytstörungen ohne Exsikkose

Eine Hyponatriämie kann aber auch ohne Volumenmangel (euvolämische Hyponatriämie) in Erscheinung treten und wird häufig bei hospitalisierten Patienten vorgefunden. Besonders postoperativ finden sich solche Zustände relativ oft. Aber auch Medikamente wie Antipsychotika (Haldol, Amitryptilin) oder Zytostatika können Ursache sein. Häufig liegt das Syndrom der inadäquaten ADH-Sektretion/SIADH vor, das bei verschiedenen malignen Erkrankungen (kleinzelliges Bronchialkarzinom), aber auch bei intrakraniellen Blutungen oder Tumoren gefunden wird. Die Flüssigkeitsrestriktion ist die Therapie der Wahl und sehr effektiv. Ein Schleifendiuretikum führt bevorzugt zur Ausscheidung freien Wassers und ist daher auch geeignet.

Eine Hyponatriämie bei Überwässerung (hypervolämische Hyponatriämie) tritt bei älteren Menschen häufig auf und wird bei Herzinsuffizienz, aber auch beim nephrotischem Syndrom und bei Leberzirrhose gesehen. Aus therapeutischer Sicht muß in solchen Fällen in erster Linie freies Wasser eliminiert werden, weshalb Schleifendiuretika hier bevorzugt zum Einsatz kommen.

$$\text{Wasserüberschuß} = [(140 - C_{Na})/140] \times 0{,}55 \times \text{KG}\,.$$

Eine Hypernatriämie bei normalem Volumenstatus (euvolämische Hyernatriämie) wird bei Diabetes insipidus (zentral oder renal) gefunden. Therapeutisch werden bei renalen Formen erfolgreich nichtsteroidale Antirheumatika/NSAR und Thiaziddiuretika eingesetzt, bei zentralen Formen werden ADH-Analoga (z. B. Minirin) angewandt.

Am gestörten Wasserhaushalt im Alter kann auch eine Mangelernährung mitbeteiligt sein, da in diesem Falle in vermindertem Maße Oxidationswasser anfällt:

$6 O_2 + (CHOH)_6 \rightarrow 6 CO_2 + 6 H_2O$

Sauerstoff + Glukose → Kohlendioxid + Wasser

Mangelernährung → Exsikkose.

Infolge des Alters kann es zu tubulären Syndromen der Niere mit Bikarbonat- und Salzverlust kommen; dies führt zu einer Hyponatriämie, Hypokaliämie und Azidose. Außer zur partialen kann es zu einer globalen Niereninsuffizienz mit Kreatininanstieg und Natriumretention kommen. Gelegentlich besteht eine Nebenniereninsuffizienz mit Mineralokortikoidmangel, Hyponatriämie (Na ↓) und Hyperkaliämie (K ↑).

Häufige Ursachen der Hypokaliämie bei Älteren sind die übermäßige Anwendung von Diuretika und Laxanzien, aber auch die osmotische Diurese bei Hyperglykämie in Verbindung mit diabetischer Ketoazidose. Oft liegt zusätzlich eine Hypokalzämie und ein Magnesiummangel (< 0,7 mmol/l) vor (bei Alkoholismus!). Bei dieser Konstellation sind kardiale Symptome wie Herzrhythmusstörungen und EKG-Veränderungen (ST-Senkung, QT-Verlängerung!) häufig.

Die diabetische Ketoazidose führt darüber hinaus zur Bikarbonatmobilisierung aus den Knochen und Osteopathie (Osteoklasten). Erst bei fortgeschrittener Niereninsuffizienz und einem erhöhten Kreatinin mit nicht zu übersehender Nierenfunktionseinschränkung kommt es auch zur Hyperkaliämie; dann sind besonders kaliumsparende Diuretika (Triamteren, Amilorid, Spironolacton) gefährlich. Noch gefährlicher sind ACE-Hemmer, die bei eingeschränkter Nierenfunktion durch verminderte Aldosteronbildung und dadurch bedingter verminderter Kaliumsekretion im distalen Tubulus zu plötzlicher Hyperkaliämie führen können.

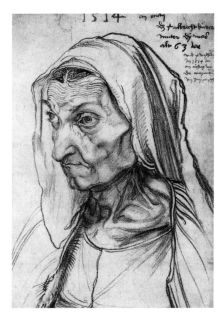

Abb. 39-1. „Viel Trinken?" Eine solche Empfehlung kann bei dieser Frau möglicherweise deletäre Folgen haben. Es handelt sich um die 63jährige Mutter von Albrecht Dürer (Halsvenenstauung!, vermutlich Kachexie bei Herzinsuffizienz)

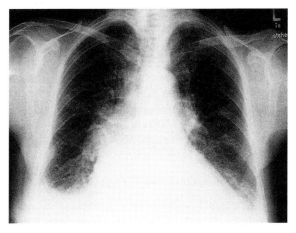

Abb. 39-2. „Viel Trinken?" Thoraxröntgenaufnahme. Der Aspekt des Patienten ließ eine Dehydratation erwarten, hingegen ist radiologisch eine deutliche zentrale Überwässerung erkennbar

39.2.3
Cave „viel Trinken"

Eine wichtige Veränderung im Alter – nicht Störung – ist wie erwähnt ein veränderter Durstmechanismus, die Hypodipsie. Älteren Patienten wird oft pauschal zu großen Trinkmengen geraten. Das ist jedoch aus mancherlei Gründen problematisch (s. Abb. 39-1 und Abb. 39-2). Ältere Patienten sind oftmals herzinsuffizient und haben eine herabgesetzte Volumencompliance. Sie weisen oftmals eine Hypokaliämie, einen ADH-Überschuß sowie eine reduzierte Serumnatriumkonzentration auf und sind latent niereninsuffizient. Die unkritische Anweisung „viel Trinken" kann ein Lungenödem präzipitieren. Ältere Patienten sollten daher wie jüngere Patienten den äußeren Umständen angepaßte Flüssigkeitsmengen, d. h. zwischen $1^1/_2$ und 2 l zuführen. Volumina von mehr als 2 l täglich sind nur selten sinnvoll wie z. B. bei fieberhaften akuten Krankheitszuständen, schwerer körperlicher Betätigung oder hohen Außentemperaturen.

Die klinische Erfahrung lehrt auch, daß Patienten in schlechter körperlicher Verfassung die Wasserhomöostase durch Trinken nur schwer einhalten können: sie benötigen die intravenöse Flüssigkeitszufuhr. Dies gilt insbesondere bei Zuständen mit heftiger Diarrhö, hohem Fieber, aber auch in der initialen Progressionsphase des akuten Nierenversagens.

39.3
Klinische Probleme

Folgende Probleme treten bei älteren Patienten häufig auf („3 B's") und sind eng mit Dysregulation des Wasser-Elektrolyt-Haushaltes verknüpft:

- „brain", „bone", „bladder".

Ins Deutsche übertragen sind dies: Kopf, Knochen, Blase bzw. Darm. Störungen des Zentralnervensystems (brain) reichen von frühzeitiger Vigilanzstörung bei Dehydratation bis hin zur Demenz und Depression. Dabei gelten vereinfacht folgende Beziehungen:

- Demenz:
  oft Folge einer metabolischen Enzephalopathie.
- Depression:
  häufig bei Hypothyreose; Ursache für Mangelernährung und verminderte Flüssigkeitszufuhr
- Knochenfrakturen/-schmerz:
  Folge von Osteoporose, begünstigt durch Hypokalzämie, Hypophosphatämie, Östrogenmangel und Sturzneigung bei Orthostasesymptomatik.
- Orthostase:
  häufig Folge von Volumenmangel.
- Konstipation:
  häufig Folge von Elektrolytstörungen (Magnesiummangel, Hypokaliämie).
- Inkontinenz:
  Folge von Demenz und Ursache für Infekte und Niereninsuffizienz.

Im Alter können folgende laborchemischen Veränderungen auf den gestörten Wasser-, Mineral- und Elektrolythaushalt und weiter auf krankhafte Zustände hinweisen:

- Kreatininerhöhung: Niereninsuffizienz (cave: Medikamentenüberdosierung!),
- Albumin ist erniedrigt: Ödemneigung,
- Hypokaliämie: Diuretika-/Laxanzienmißbrauch, Herzinsuffizienz (cave: Digitalisüberdosierung, Herzrhythmusstörungen (meist zusammen mit Magnesiummangel infolge Diuretika, Alkoholismus),
- Hypokalzämie: Vitamin-D-Mangel, Osteopathie,
- Hypernatriämie: Wassermangelzustände,
- Hyponatriämie: Diuretikaüberdosierung, Laxanzienmißbrauch, SIADH [bei Tumoren (Bronchialneoplasma) und chronische Entzündungen].

39.3.1
Wasser- und Elektrolyttherapie

Die Akutmaßnahmen bei typischen altersbedingten Wasser-, Elektrolyt- und Mineralstörungen sind frühzeitig erforderlich und umfassen:

- Infusionen von Elektrolytgrundlösungen.
- Glukoseinfusion (Malnutrition).
- Langprophylaxe ist gerade bei altersbedingten Störungen sinnvoll. Paradoxe Folge der altersphysiologischen Störung des Wasser- und Elektrolythaushaltes ist eine Hypertonie, die klassischerweise durch Thiazide zu behandeln ist (Philipp 1997). Thiazide schränken die Verdünnungsfähigkeit der Niere ein im Gegensatz zu Schleifendiuretika.
- Antihypertensiva (Thiazide, z. B. Hydrochlorothiazid) bei Hypertonie.
- Eisen, Vitamin B_{12} und Folsäure, ggf. Erythropoietin bei Anämie.
- Kalzium- und Vitamin-D-(z. B. Vigantoletten)-Applikation bzw. den renalen Metaboliten Calcitriol bei symptomloser Osteopathie.
- Bisphosphonatgabe [z. B. Pamidronat (Aredia) i. v.] bei Knochenschmerzen und Osteoporose.
- Bei mangelnder Wasserdiurese (SIADH) wirkt Lithium diuretisch (Diabetes Insipidus).
- Schleifendiuretika sind bei präterminaler Herzinsuffizienz und Niereninsuffizienz selbst bei Hyponatriämie noch wirksam, da sie einen verdünnten Urin produzieren (Luft 1998).
- Bei tubulären Syndromen mit renalem Diabetes insipidus dagegen (ADH-Refraktärität) wirken Thiazide – paradoxerweise – antidiuretisch, da sie am wasserimpermeablen Teil des distalen Tubulus angreifen (Luft 1998).

Aus den altersphysiologischen Veränderungen ergeben sich einfache ernährungstherapeutische Richtlinien: Alte Patienten sollen Milch trinken, da das Kalzium aus der Milch besser verwertet wird als aus Tabletten und weniger zu Nephrokalzinosen führt (Curhan et al. 1997). Wegen der häufigen Kombination von Hypokaliämie und Kalzium-/Magnesiummangel beim alten Patienten ist oftmals bei der Kor-

Tabelle 39-1. Alterspysiologische Änderungen des Elektrolyt- und Wasserhaushaltes (*k. A.* keine Angaben)

	Normal	Alter
Muskelmasse	k. A.	↓
Fettanteil	k. A.	↑
Gesamtkörperwasser	60%	50%
Nierengröße	k. A.	↓
Glomeruläre Filtrationsrate	k. A.	↓
Lebergröße	k. A.	↓
Leberdurchblutung	1200 ml/min	1000 ml/min

Tabelle 39-2. Ursachen von therapiebedürftigen Änderungen des Elektrolyt-und Wasserhaushaltes im Alter

	Symbol	Ursachen
Hypokaliämie	(K ↓)	Diuretika, Laxanzien, Magnesiummangel
Hyperkaliämie	(K ↑)	ACE-Hemmer, Niereninsuffizienz
Hypernatriämie	(Na ↑)	Wasserdefizit, Diuretika, Diarrhö
Hyponatriämie	(Na ↓)	Natriumdefizit (Malnutrition, Laxanzien, Diuretika), SIADH (ADH = Vasopressin ↓ bei Neoplasien und chronischen Infekten
Hypokalzämie	(Ca ↓)	Vitamin-D-Mangel, Diuretika
Anämie	(Hb ↓)	Eisenmangel (Verlust oder Malnutrition), relativer Erythropoietinmangel (Niereninsuffizienz), Vitamin-B_{12}- und Folsäuremangel (chronisch atrophische Gastritis, Malnutrition)
Hypomagnesiämie	(Mg ↓)	Diuretika, Diarrhö, Alkoholismus, Malnutrition
Azidose	(pH ↓)	Diabetes mellitus, Niereninsuffizienz, Laktat (Metformin, Vitamin-B-Mangel)
Alkalose	(pH ↑)	Diuretika

rektur der Elektrolytstörungen auch an eine Magnesiumsubstitution zu denken. Dies gilt im besonderen für scheinbar „therapierefraktäre" Formen der Hypokaliämie, die durch Mg-Substitution reversibel sind!

39.3.2
Palliative Flüssigkeit?

Eine denkbare Ursache für eine mangelnde Flüssigkeitsaufnahme bei älteren Patienten ist die Ausschüttung von Opioiden und Endorphinen beim Dursten (Barney et al. 1992; Plonowski et al. 1997). Entgegen der landläufigen Meinung geht ein Flüssigkeitsmangel für ältere Patienten nicht mit einem entscheidenden Verlust an Lebensqualität einher. Das ist insbesondere in Palliativsituationen wichtig. Die Substitution von Flüssigkeit bei schwerkranken älteren Patienten ist in der Regel nur i.v. möglich und ausschießlich bei temporärer Anwendung indiziert. Eine langfristige parenterale Flüssigkeitszufuhr bei älteren Patienten sollte vermieden werden. In solchen Fällen ist eine nasogastrale Sonde (Magensonde) oder eine perkutane Gastrostomiesonde (PEG-Sonde) zu diskutieren.

In Palliativsituationen ist die subkutane Flüssigkeitszufuhr oft ausreichend (Hypodermoklyse). Bei sterbenden Patienten sollte gänzlich auf eine Flüssigkeitszufuhr verzichtet werden (Chadfield-Mohr u. Byatt 1997).

Literatur

Barney CC, Morrison CM, Renkema LA, Vergoth C (1992) Opioid modulation of thermal dehydration-induced thirst in rats. Pharmacol Biochem Behav 43: 1065–1070

Campion EW, deLabry LO, Glynn RJ (1988) The effect of age on serum albumin in healthy males: report from the normative aging study. J Geronterol 43: M18-M20

Chadfield-Mohr SM, Byatt CM (1997) Dehydration in the terminally ill-iatrogenic insult or natural process. Postgrad Med J 73: 476–480

Curhan GC, Willett WC, Speizer FE, Spiegelmann D, Stampfer MJ (1997) Comparison of dietary calcium with supplemental calcium and other nutrients as factors affectin the risk for kidney stones in women. Ann Intern Med 126: 497–504

Davies D, Shock N (1950) Age changes in glomerular filtration rates, effective renal plasma flow, and tubular excretory capacity in adult males. J Clin Invest 29: 496–507

Epstein M, Hollenberg N (1976) Age as a determinant of renal sodium conservation in normal man. J Lab Clin Med 87: 411–417

Forbes G, Reina J (1970) Adult lean body mass declines with age: some longitudinal observations. Metabolism 19: 653–663

Kumar S, Berl T (1998) Electrolyte quintet: Sodium. Lancet 352: 220–228

Laureno R, Karp BI (1997) Myelinolysis after correction of hyponatremia. Ann Intern Med 126: 57–62

Luft FC (1998) Salz- und Wasserhaushalt für den klinischen Alltag. Internist 39: 804–809

Miller P, Krebs R, Neal B, McIntyre D (1982) Hypodipsia in geriatric patients. Am J Med 73: 354–356

MRC Working Party (1992) Medical research concil trial of treatment of hypertension in older adults: principal results. Br Med J 304: 405–412

Murphy S, Khaw KT, May H, Compston JE (1994) Milk consumption and bone mineral density in middle aged and elderly women. Br Med J 308: 939–941

Philipp T, Anlauf M, Dister A, Holzgreve H, Michaelis J (1997) Randomized double blind, multicentre comparison of hydrodrochlorothiazide, atenolol, nitrendipine and enalapril in antihypertensive treatment: results of the HANE study. Br Med J 315:154–159

Phillips P, Phil D, Rolls B et al. (1984) Reduced thirst after water deprivation in healthy elderly men. N Engl J Med 311: 753–759

Plonowski A, Szymanska-Debinska T, Radzikowska M, Baranowska B, Wozniewicz R (1997) Are muopioid receptors involved in the control of endothelin-I release from the pituitary gland in normal and dehydrated rats? Regul Pept 26: 89–94

Schwindel und Synkopen

E. Lang

40.1 Definition und Epidemiologie 365
40.2 Pathogenese 367
40.3 Klinik 368
40.3.1 Drehschwindelattacken 369
40.3.2 Anhaltender Drehschwindel 369
40.3.3 Kopflage- oder Lagerungsschwindel 369
40.3.4 Schwankschwindel 370
40.3.5 Asystematischer Schwindel 370
40.3.6 Der sog. Altersschwindel 371

40.4 Diagnostik 372
40.4.1 Anamnese 372
40.4.2 Klinische Untersuchung 372
40.4.3 Weiterführende Diagnostik 372
40.4.4 Internistische Untersuchungsverfahren 372

40.5 Therapie 373
40.5.1 Kausale Therapie 373
40.5.2 Therapie bei Störung der orthostatischen Regulation 373
40.5.3 Therapie akuter Schwindelattacken 374
40.5.4 Verbesserung der Mikrozirkulation 374
40.5.5 Physikalische Begleittherapie 374

40.6 Zusammenfassung 374

Literatur 375

Die Zusammenfügung der Begriffe Schwindel und Synkopen bedeutet sowohl die gleichwertige Aneinanderreihung zweier Symptome als auch die konsequente Verknüpfung dieser beiden Symptome. Schwindel wird in diesem Kapitel einerseits – im engeren Sinne – als Störung der zentralen oder peripheren Gleichgewichtsfunktion, Synkope als kurzdauernde Bewußtlosigkeit – wodurch auch immer – verstanden. Andererseits kann Schwindel – im weiteren Sinne –, z. B. in Form des kurzfristigen „Schwarzwerdens vor den Augen", aber auch der zeitlich kurz oder langfristig vorausgehende Vorläufer einer Synkope sein. Schon die anamnestische Differenzierung des Schwindels „im engeren" vom Schwindel „im weiteren Sinne" erlaubt demnach den äußerst hilfreichen Einstieg in eine rationelle Diagnostik und Therapie.

40.1
Definition und Epidemiologie

Schwindel ist ein subjektives Symptom, das zumeist bei fehlender Kongruenz derjenigen Sinnesinformationen auftritt, die der Stabilisation von Haltung und Eigenbewegung im Raum dienen. Dieser allgemeinen Definition wäre zunächst nichts hinzuzufügen, wenn nicht unter dem Begriff Schwindel – insbesondere im deutschen Sprachraum – von vielen Menschen auch Zustände wie Schwarzwerden vor den Augen, Benommenheit, Kopfleere, Schwäche in den Beinen und Ähnliches bezeichnet würden. Unter dieser Voraussetzung ist es verständlich, daß in Feldstudien bei niedergelassenen Ärzten das Symptom Schwindel bei 13–65% aller Patienten gefunden wird, je nachdem, ob es sich um Spontanangaben oder um die Antwort auf die gezielte Frage nach Schwindel handelt. In einer eigenen Untersuchung in der Praxis eines niedergelassenen Kardiologen (Haggenmiller u. Lang 1988) gaben 32,9% unter 1000 zufällig ausgewählten Patienten an, daß sie gelegentlich bis häufig unter Schwindel leiden. Enthalten sind darin auch Patienten, die bei gezielter Befragung angaben, daß im Zusammenhang mit Schwindel gelegentlich auch das Bewußtsein gestört oder – in Einzelfällen – eine vollständige kurzzeitige Bewußtlosigkeit eingetreten sei. Dabei nimmt die Häufigkeit des Symptoms Schwindel mit dem Alter zu (Abb. 40-1). In einer Untersuchung bei 10335 neurootologischen Patienten (Claussen 1992) zeigt sich, daß bei über 75jährigen v. a.

- Schwankschwindel (51,5%),
- Unsicherheitsgefühl (51,5%) sowie
- Drehschwindel (36,6%)

als nähere Charakterisierung des subjektiven Symptoms Schwindel angegeben werden. Vor allem Schwankschwindel und „Unsicherheitsgefühl" zeigen eindeutig einen Alterstrend (Tabelle 40-1).

Eine Synkope ist immer ein ernstzunehmendes Symptom, da Rezidivgefahr besteht und zudem potenziell ernsthafte Folgen auftreten können. Die Synkope ist definiert als eine kurzdauernde, Sekunden

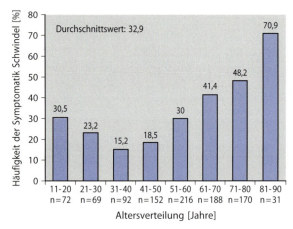

Abb. 40-1. Schwindelerscheinungen und Synkopen in Abhängigkeit vom Lebensalter. (Nach Haggenmiller u. Lang 1988)

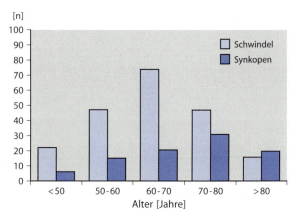

Abb. 40-2. Altersverteilung von Schwindel und Synkopen in einem internistischen Krankengut. (Schwindel: n = 207, x̄ = 64,5 Jahre, Männer: n = 133, x̄ = 63,2 Jahre, Synkopen: n = 93, x̄ = 69,2 Jahre, Frauen: n = 167, x̄ = 68,2 Jahre)

Tabelle 40-1. Ursachen des Schwindels in der Geriatrie

Ursachen des systematischen Schwindels	Ursachen des systematischen Schwindels
Asystematisch, nicht vestibulär; (ohne Bewegungsempfindung, z. B. Schwarzwerden vor Augen, Leeregefühl im Kopf, Benommenheit, Gangunsicherheit)	Systematisch, vestibulär (mit Bewegungsempfindung, z. B. Drehschwindel, Schwankschwindel, Liftgefühl, Lateropulsion)

ZNS und Psyche
  Zerebrovaskulär
  Zerebellär
  Parkinson-Syndrom
  Intrakranielle Drucksteigerung
  Depression
 	
  Epileptische Anfälle
  „drop attacks"
Kardiovaskulär
  Herzinsuffizienz
  Vitia
  Bradykarde Herzrhythmusstörungen
  Tachykarde Herzrhythmusstörungen
  Arterielle Hypertonie
  Arterielle Hypotonie
  Orthostatische Dysregulation
Okulär
  Dezentrierte Brille, falsche Starbrille
  Augenmuskelparese
  Glaukom
  Augenläsionen
Endokrin
  Hypoglykämie
  Hypothyreose
Hämatologisch und rheologisch
  Anämie
  Polyglobulie
  Hyperviskositätssyndrom
Medikamente
  Sedativa
  Antidepressiva
  Antihypertensiva
  Nitrate
  Nichtsteroidale Antiphlogistika
  (Alkohol)
	Peripher
	  Gutartiger paroxysmaler Lagerungsschwindel
	  Morbus Menière
	  Entzündung des Innenohrs
	  Posttraumatisch
	  Ototoxische Medikamente wie Aminoglykosidantibiotika,
	    Diuretika, Azetylsalizylsäure
	
	Zentral
	  Tumor
	  Zerebrovaskulär
	  Posttraumatisch
	  Zoster oticus

bis Minuten anhaltende Bewußtlosigkeit. Im Gegensatz zum Schwindel werden Synkopen häufiger im internistischen und hier insbesondere im kardiologisch-internistischen Krankengut beobachtet. Bei 300 konsekutiv untersuchten Patienten mit Schwindel und Synkopen wurde bei 93 Patienten eine Synkope mit oder ohne gleichzeitige Schwindelsymptomatik in der Anamnese beobachtet (Hardt et al. 1988a). Dabei liegt das Maximum der Häufigkeit der Synkopen zwischen dem 70. und 80. Lebensjahr (Abb. 40-2).

40.2 Pathogenese

Die Einhaltung des Gleichgewichts beruht auf Informationen, die von verschiedenen Meßfühlern an das zentrale Nervensystem geleitet werden und Auskunft über die Lage des Körpers im Raum geben. In dieses Informationssystem sind das vestibuläre, das optische und das propriozeptive System einbezogen. So dienen Informationen, die über die Augen zum Gehirn gelangen, der Lagebestimmung des Körpers im Raum, während die in den Muskelsehnen und Gelenken angeordneten Dehnungsrezeptoren Informationen über die jeweilige Lage einer Extremität im Raum an das zentrale Nervensystem abgeben. Das heißt, daß für den aufrechten Gang eines Menschen eine kontinuierliche Informationsvermittlung aus allen 3 genannten Systemen notwendig ist. Zu Schwindel und begleitenden vegetativen Symptomen kommt es immer dann, wenn die aus den verschiedenen Systemen eingehenden Informationen nicht deckungsgleich sind.

Das allgemeine Symptom Schwindel wird in systematischen (vestibulär) und asystematischen (nichtvestibulär) Schwindel unterteilt. Dabei geht der systematische Schwindel immer mit einer Bewegungsempfindung einher und wird der Empfindung gemäß als Drehschwindel, Schwankschwindel oder Liftschwindel bezeichnet (Hofferberth 1994).

Erkrankungen des vestibulären Systems werden in peripher-pathologische (Labyrinthorgan sowie Verbindung zum Hirnstamm) und zentral-pathologische (Vestibulariskerne im Hirnstamm und alle efferenten und afferenten Warnsysteme des Vestibulariskerns) unterschieden. Erstere gehören in das Gebiet der Hals-Nasen-Ohren-Heilkunde, letztere in das Fachgebiet der Neurologie (s. Tabelle 40-1).

Schwindel aus internistisch und insbesondere internistisch-kardiologischer Sicht ist dann zu erwarten, wenn funktionell-hämodynamische und biochemisch gesteuerte Regelkreise eine Minderperfusion (Substratmangel) des Gehirns nicht verhindern können, wobei die individuelle Toleranz sehr unterschiedlich sein kann, aber mit dem Alter deutlich abnimmt. Die hypoxisch-metabolische Störung der Hirnzellen ist das dem Schwindel aus internistischer Sicht zugrundeliegende Korrelat. Vor allem dieser asystematische, nichtvestibuläre, meist kardiovaskulär begründete Schwindel ist es, der bei Erschöpfung der Kompensationsreserven sich bis zur Synkope mit Bewußtseinsverlust steigern kann. Daneben müssen in der Geriatrie zerebrale Erkrankungen – häufig sind es zerebrale Krampfanfälle – in der Differentialdiagnostik der Synkope Berücksichtigung finden.

Pathogenetische Ursachen für einen otogenen Schwindel lassen sich anatomisch in 3 Hauptstrukturen lokalisieren:

1. Im äußeren Gehörgang: Hier kann einzig und allein der Herpes zoster oticus Ursache für Schwindel seien. Die Neurotropie des Virus, der als Zoster oticus auf das äußere Ohr, die Ohrmuschel und den äußeren Gehörgang lokalisiert ist, äußert sich in einer Schädigung des 7. und 8. Hirnnervs.
2. Zum anderen können otogene Schwindelursachen auf Erkrankungen des Mittelohrs beruhen. So ist die chronische Otitis media und v.a. die epitympanale Otitis media chronica zu nennen. Letztere ist Ausgangspunkt für die Bildung eines sog. „Cholesteatoms", das expansiv wachsen und die Struktur des Mittelohrs zerstören kann. Die akute Otitis media ist im Zeitalter der Antibiotika nur noch selten Schwindelursache. Häufig werden bei älteren Menschen traumatische Schädigungen bei Reinigungsversuchen des Gehörgangs mit Stricknadeln, Wattestäbchen oder Streichhölzern sowie anderen frustranen Reinigungsversuchen gefunden. Bei der Otosklerose handelt es sich um einen Knochenumbauprozeß im Bereich des Steigbügels, der nicht nur zu einer langsam zunehmenden Schalleitungsschwerhörigkeit führt, sondern auch auf das Innenohr übergreifen und dadurch Schwindel hervorrufen kann. Zu beachten sind auch die lokalen Anwendungen von Ohrentropfen, die häufig ototoxische Substanzen enthalten und sekundär zu einer Schädigung des Labyrinths mit entsprechender Symptomatik führen können.
3. Schließlich haben Schwindelursachen häufig ihren Ursprung im Innenohr. Hier ist v.a. der Morbus Menière zu nennen. Akut auftretender Schwindel kann auch durch einen akuten Vestibularisausfall hervorgerufen sein, der im höheren Lebensalter ein fast immer vaskulär bedingtes Ereignis ist, das ätiologisch mit einem Hörsturz in Verbindung gebracht wird. Oft kommen auch im höheren Lebensalter infektbedingte Schädigungen des Labyrinths, nämlich die „Neuronitis vestibularis" oder „Neuropathia vestibularis" aufgrund von

Grippe-, Coxsackie-, Adenoviren und anderen Erregern vor. Der sog. benigne paroxysmale Lagerungsschwindel hat seine Ursache in abgesprengten, frei im Endolymphraum der Bogengänge schwimmenden Otolithen (Cupololithiasis), die die Sinneszellen unphysiologisch irritieren. Die Commotio labyrinthi infolge eines traumatischen Ereignisses muß auch beim geriatrischen Patienten unter den Ursachen erwähnt werden. Zuletzt sei noch das Akustikusneurinom genannt. Es handelt sich dabei um einen langsam wachsenden gutartigen Tumor, der vom vestibulären System ausgeht und immer mehr zum Symptom Schwindel führt.

■ **Neurologische Ursachen.** In der Geriatrie sind auch neurologische Ursachen des Schwindels von Bedeutung. Unter der Voraussetzung, daß das Kleinhirn auf die Kerne einen vorwiegend hemmenden Einfluß hat, bedeutet der Wegfall der Kleinhirnsteuerung die Entstehung eines Bildes, wie wenn im peripheren Rezeptor die gesunde Seite ausgefallen wäre. Pathogenetisch liegt derartigen Steuerungsstörungen die Arteriosklerose von Zerebellargefäßen zugrunde. Hirnstamminfarkte können die Verbindung zu den Vestibulariskernen stören und damit Haltungsdysregulation und ähnliche Symptome wie peripher vestibuläre Störungen verursachen. Im Rahmen der häufigen Sturzneigung alter Menschen müssen Schädel-Hirn-Traumen (z. B. Fraktur des Felsenbeins) als mögliche Schwindelursache beachtet werden. Hirnkontusionen führen eher zu unsystematischem Schwindel durch Störung der Vigilanz des Patienten. Temporallappenläsionen können im Rahmen von psychomotorischen Anfällen zu Drehschwindelattacken führen. Zu denken ist immer auch an sog. „drop attacks", die sich in plötzlichem anfallsweisen Umfallen bei erhaltendem Bewußtsein ausweisen und als Symptom einer intermittierenden Basilarisinsuffizienz angesehen werden müssen. Auch die beim älteren Menchen eher seltene Hyperventilation kann grundsätzlich Schwindelattacken auslösen.

Okulärer Schwindel tritt auf, wenn die Information, die die Augen liefern, nicht mehr mit denen des Vestibularorgans übereinstimmen. Er kann aber auch entstehen, wenn die Information des rechten Auges eine andere ist als die des linken. Dies kommt bei Doppelbildern – gleich welcher Ursache – vor. Immer wieder wird auch beim akuten Glaukomanfall über begleitende Schwindelerscheinungen geklagt. Sie lassen sich durch vagovasale Reflexe (stark erhöhter Augeninnendruck) erklären. Darüber hinaus können verschiedene Motilitätsstörungen der Augen Schwindelursachen sein. Zu nennen sind supranukleäre Störungen, wobei beide Augen gleichmäßig betroffen sind (z.B. Störung der Blickhebung), die internukleäre Ophthalmoplegie (Entstehung eines Schielwinkels bei Seitenblick) und die nukleären Störungen, wobei der Kern oder der periphere Nerv eines Augenmuskels geschädigt ist. Dazu werden gelegentlich auch im höheren Lebensalter bei Störungen im Bereich des neuromuskulären Überganges (Myasthenie, Botulismus) und bei myogenen Störungen (Myositis, endokrine Myopathie usw.) Schwindelerscheinungen beobachtet.

■ **Internistische Ursachen.** Dies sind zunächst Störungen der Blutdruckregulation. Besonders häufig ist es die orthostatische Hypotonie. Sie ist als Abfall des systolischen Blutdrucks um mindestens 20 mm Hg oder des diastolischen Blutdrucks um mindestens 10 mm Hg im Stehen innerhalb von 3 Minuten nach dem Aufstehen im Vergleich zu den Ruhewerten im Liegen definiert. Gewöhnlich ist der Blutdruckabfall mit einer Steigerung der Pulsfrequenz verbunden. Nicht so beim geriatrischen Patienten, bei dem die kompensatorische Pulsfrequenzsteigerung unzulänglich ist oder gar ausbleibt. Begleitende subjektive Beschwerden während des Stehversuches sind zu beachten und ggf. zu protokollieren. Andererseits führen aber auch extreme Blutdrucksteigerungen im Sinne der hypertensiven Krise zu Schwindelerscheinungen. Auch alle kardiovaskulären Erkrankungen, die mit einer Verminderung des Herzzeitvolumens einhergehen (bradykarde und tachykarde Herzrhythmusstörungen, Aortenklappenstenosen, ausgedehnte Herzinfarkte sowie andere schwere Störungen der Herzmuskelfunktion, wie Kardiomyopathien) können durch das Leitsymptom Schwindel auffallen. Hinzu kommen akute Störungen der zerebralen Durchblutung, die mit metabolischen Störungen verbunden sind und zu Hypoxämie, Hypokapnie und Hypoglykämie führen (Lang 1989). An eine Hypovolämie bei Exsikkose, aber auch an arzneimittelinduzierte Schwindelsymptome (besonders häufig durch Antihypertensiva) ist zu denken.

40.3 Klinik

Angesichts der vielen Einteilungsversuche der Gleichgewichtsstörungen scheint es für praktische Bedürfnisse sinnvoll, nach Schwindelsensationen zu unterschieden, die mit Bewegungsempfindungen einher gehen (systematischer Schwindel), d.h. sich in Drehschwindelattacken, anhaltendem Drehschwindel, Kopflage- oder Lagerungsschwindel sowie Schwankschwindel äußern, und solchen Schwindelsensationen, bei denen Bewegungsempfindungen fehlen oder nur gelegentlich auftreten (asystematischer Schwindel) (Tabelle 40-1).

Dabei sind wir uns bewußt, daß diese Trennung neurophysiologisch nicht sinnvoll ist, da vestibuläre visuelle und somatosensorische Bewegungsinformationen in Hirnstamm, Thalamus und vestibulären Kortex konvergieren.

40.3.1
Drehschwindelattacken

Sie halten im allgemeinen Sekunden oder Minuten an und sind mit einem Nystagmus und einer gerichteten Fallneigung verbunden. Die im Erwachsenen- und höheren Lebensalter rezidivierenden Drehschwindelattacken sind grundsätzlich gutartig und werden folgerichtig als benigne Drehschwindelattacken bezeichnet. Abzugrenzen sind solche Attacken jedoch von der vestibulären Epilepsie bei Läsionen des tempero-parietalen Übergangsbereiches. Auch der Morbus Menière kann in Form von rezidivierenden Drehschwindelattacken auftreten. Zur Klinik des Morbus Menière gehören – neben dem anfallsweisen Auftreten von Drehschwindel – die im Anfall eintretende Innenohrschwerhörigkeit und der sehr quälende Tinnitus. Der Schwindel ist am Anfang sehr dramatisch, kann sich über Stunden hinziehen, selten einmal Tage anhalten.

Als typisches Altersleiden, das mit Drehschwindelattacken einher geht, gilt die vertebro-basiläre Insuffizienz. Die Blutversorgung der Vestibulariskerne liegt im Endstromgebiet der Circumferenzarterien der ponto-medulären Haube und ist damit durch Störungen der Blutzirkulation besonders gefährdet. Pathogenetisch sind hier nicht nur die Gefäßstenosen im zerebrovaskulären Stromgebiet ursächlich beteiligt, sondern auch die im höheren Lebensalter geänderte kritische Grenze für die blutdruckabhängige Autoregulation der Hirndurchblutung. So kann es im höheren Lebensalter bereits beim Unterschreiten eines mittleren Blutdrucks von 110 oder 120 mm Hg zu einer deutlichen Abnahme der Gehirndurchblutung und damit zu Schwindel kommen.

40.3.2
Anhaltender Drehschwindel

Dauerdrehschwindel mit einem Anschwellen der Symptomatik über Stunden bis Tage ist meist durch eine Labyrinthfunktionsstörung verursacht. Es wird angenommen, daß hierbei periodische Rupturen der Trennmembran zwischen Endo- und Perilymphe, welche diese Attacken mit Nystagmus, Ohrensausen und flukturierender Schwerhörigkeit auslösen, verantwortlich sind.

Sehr häufig wird der akute Vestibularisausfall initial mit dem Morbus Menière verwechselt. Er beginnt aus vollem Wohlbefinden heraus mit plötzlich einsetzendem Drehschwindel, der als Dauerschwindel über Tage andauern kann, dann erst allmählich langsam abklingt. Im Gegensatz zum Morbus Menière wird diese Schwindelform jedoch weder von Hörstörungen noch von Tinnitus begleitet.

Bei akuten einseitigen Labyrinthläsionen, die mit gerichtetem, über Tage anhaltenden Decrescendodrehschwindel und Spontannystagmus verbunden sind, liegt in der Regel eine meist viral bedingte Neuronitis vestibularis zugrunde. Sie ist häufig mit – gelegentlich unstillbarem – Erbrechen verbunden. Es besteht i. allg. Vernichtungs- und Angstgefühl. Erst nach einigen Tagen tritt eine allmähliche Linderung der Beschwerden ein als Hinweis darauf, daß das subakute Stadium erreicht ist. Während der Remissionsphase wird Schwindel meist nur noch bei abrupten Kopf- und Körperbewegungen ausgelöst. Nur gelegentlich wird ein vorübergehender Tinnitus beobachtet.

Wichtig ist es, im Rahmen des anhaltenden Drehschwindels zentrale Dauerdrehschwindelformen abzugrenzen, da sie als ponto-medulläre Hirnstammläsionen nicht nur vaskulär oder entzündlich, sondern auch tumorbedingt sein können.

40.3.3
Kopflage- oder Lagerungsschwindel

Er ist meist mit Nystagmus und oft auch mit Übelkeit verbunden. Auslösbar ist er durch Kopfseitenlagerung auf das betroffene Ohr oder Kopfreklination. Bei der Provokation durch Kopfseitenlagerung wird vom Patienten ein in Sekunden abschwellender Drehschwindel angegeben, der mit einem rotierenden Nystagmus verbunden ist. Die häufigste Form ist der sog. benigne paroxysmale Lagerungsschwindel, der seinen Altersgipfel um das 60. Lebensjahr hat, aber auch bei geriatrischen Patienten immer wieder angetroffen wird. Differentialdiagnostisch muß auch an eine Perilymphfistel sowie an eine Nerven- oder Gefäßkompression gedacht werden. Als zentralvestibuläre Ursachen kommen infrage:

- Tumore,
- Blutungen,
- Entzündungen sowie v. a. beim älteren Patienten
- vaskuläre Prozesse.

40.3.4
Schwankschwindel

Er ist verbunden mit Stand- und Gangunsicherheit. Nystagmus kann ihn begleiten, aber auch fehlen. Über Übelkeit wird bei dieser Schwindelform allgemein nicht geklagt. Die Spielarten des Schwankschwindels sind sehr umfassend und unspezifisch. Für praktische Bedürfnisse wird der Schwankschwindel i. allg. noch in spontan auftretende und bewegungsinduzierte Schwindelformen unterteilt. Sie lassen sich durch eine subtile Anamnese differenzieren. Diese erlaubt auch eine weitere Differenzierung nach der charakteristischen Schwankrichtung, nämlich nach vorwärts oder rückwärts, seitlich oder ungerichtet. Ungerichteter Schwankschwindel hat häufig seine Ursache in einer Herz-Kreislauf-Erkrankung, in einer Labyrinthstörung oder Kleinhirnfunktionsstörung. Er kann aber auch optisch-visuell oder psychosomatisch bedingt sein.

40.3.5
Asystematischer Schwindel

Im geriatrischen Krankengut ist er v.a. durch internistisch-kardiologische Erkrankungen verursacht. Grundsätzlich können alle Kreislaufstörungen, die zu einer Verminderung der Durchblutung im Vestibulariskerngebiet führen, Ursache für Schwindelsensationen sein, akute Störungen der allgemeinen zerebrovaskulären Durchblutung darüber hinaus zu Synkopen führen.

Die Patienten klagen über Schwarzwerden vor den Augen, Kopfleere, Benommenheit und ähnliche Symptome, die gewöhnlich nicht mit Bewegungsempfindungen verbunden sind.

Oft verbirgt sich eine konstitutionelle, kardiogene, neurogene, aber auch medikamentös bedingte Hypotonie hinter dieser Form des „Schwindels". Besonders häufig sind es orthostatische Regulationsstörungen, die beim Aufrichten aus der Horizontalen sofort (Frühregulationsstörungen) oder nach wenigen Minuten (Spätregulationsstörungen) zu entsprechenden Symptomen führen. Die Ursachen derartiger orthostatischer Regulationsstörungen sind vielfältig. Das Spektrum der Ursachen reicht von einer Störung des Venentonus, einer venösen Insuffizienz bis hin zu einer schweren Varikosis. Störungen der Venenfunktion, kombiniert mit einem weitgehend asympathikotonen Regulationsverhalten beim Aufrichten, werden beim älteren und alten Menschen besonders häufig gefunden. So kommt es bei ca. 25% der über 65jährigen beim Aufrichten aus der Horizontalen zu einem mehr oder weniger deutlichen systolischen Blutdruckabfall bei gleichbleibendem oder nur gering ansteigendem diastolischen Blutdruck. Auch die Pulsfrequenz steigt dabei nur sehr wenig an und reicht nicht aus, bei vermindertem venösen Rückfluß eine adäquate Organdurchblutung – v.a. des Gehirns – kompensatorisch zu gewährleisten. Dabei ist die Blutdruckausgangslage nicht entscheidend. Orthostatische Regulationsstörungen mit entsprechender Symptomatik wurden bei alten Menschen sowohl bei Hypo-, Normo- und Hypertonie beobachtet (Lang 1975).

Bereits aus den hämodynamischen Konsequenzen dieser Kreislaufregulationsstörung läßt sich ableiten, daß alle anderen kardiogen oder vaskulär bedingten Durchblutungsstörungen des Gehirns nicht nur zu „Schwindel", sondern auch zu Bewußtseinsstörungen bis zum Bewußtseinsverlust (Synkope) führen können (Übersicht). Sie entstehen durch extreme Bradykardien (Sinusbradykardien, Bradyarrhythmia absoluta sowie sinuaurikuläre und atrioventrikuläre Leitungsstörungen höheren Grades), gelegentlich aber auch durch tachykarde Herzrhythmusstörungen, die aufgrund der erheblich eingeschränkten diastolischen Füllung zu erheblicher Perfusions- und Druckverminderung im Systemkreislauf und insbesondere im zerebrovaskulären Kreislauf führen können (Tabelle 40-2). Im höheren Lebensalter werden derartige rhythmogen ausgelöste Schwindelsensationen auch bei an sich harmlosen Herzrhythmusstörungen, z.B. beim Bigeminus, beobachtet (Hardt et al. 1988b), der bei alten Menschen hämodynamisch oft mit einer Bradykardie gleichgesetzt werden muß (Abb. 40-3).

Ursachen für Synkopen

Kardiovaskulär:
- arterielle Hypotonie (Orthostasesyndrom),
- Vitia (Aortenstenose, Mitralstenose),
- Kardiomyopathien,
- Herzrhythmusstörungen (bradykarde, tachykarde),
- Myokardinfarkt.

Reflektorisch bedingt:
- Karotissinussyndrom,
- Hustenattacken,
- Defäkation,
- Miktion.

Neurologische Erkrankungen:
- zerebrale Krampfanfälle,
- zerebrovaskuläre Erkrankungen.

Medikamente und Alkohol:
- Antidepressiva, Antihypertensiva, Diuretika, Insulin, Nitrate, Sedativa, Sulfonylharnstoffe,
- Alkohol.

Pathologische Blutwerte:
- verminderter Sauerstoffgehalt (Hypoxämie),
- verminderter Glucosegehalt (Hypoglykämie),
- akut verminderter Hb-Gehalt (Anämie),

Hypovolämie bei Exsikkose.

Neben den Herzrhythmusstörungen führen aber auch Aortenklappenstenosen (entzündlich oder sklerotisch bedingt) sowie die verschiedenen Kardiomy-

Tabelle 40-2. Herzrhythmusstörungen. Auswirkung auf die zerebrale Zirkulation

Auswirkungen	Reduktion in %
Häufige SVES[b]	8
Häufige VES	12
Vorhoftachykardie, Vorhofflattern, Vorhofflimmern	23–40[a]
Ventrikuläre Tachykardie	40–70

[a] Je nach AV-Überleitung.
[b] SVES Supraventrikuläre Extrasystolen.

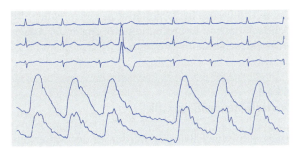

Abb. 40-3. Fehlende hämodynamische Antwort bei ventrikulärer Extrasystole *von unten nach oben*: EKG-Ableitung I, II und III, Karotispulskurve, Temporalispuls

pathien zu kreislaufbedingten Schwindelerscheinungen und Synkopen (Püllen u. Füsgen 1996).

Genannt sei hier noch die besonders im hohen Alter auftretende degenerativ bedingte Störung der Kreislaufregulation, das sog. Karotissinussyndrom. Dem Syndrom liegt eine Störung der Regelmechanismen im Karotissinus zugrunde, die zu einer extremen Bradykardie mit Asystolie, aber auch zu einer deutlichen Blutdruckminderung führen kann.

40.3.6
Der sog. Altersschwindel

Den Altersschwindel, der ursächlich durch den physiologischen Alternsprozeß entsteht, gibt es nicht. Es ist davon auszugehen, daß es sich beim „Altersschwindel" um ein multifaktorielles Geschehen handelt, das ursächlich auf degenerativen Veränderungen des peripheren und zentralen vestibulären Systems, auf Störungen der zerebrovaskulären Durchblutung und schließlich auf individuell verschiedenen physiologischen Alternsveränderungen beruht. Insgesamt führen diese Veränderungen zu einer psychischen und physischen Unfähigkeit, eine normale Gleichgewichtsregulation des Gehens und des Stehens zu erhalten. Dabei kann der Einfluß von Medikamenten, die zur Behandlung ursächlicher Begleitumstände

Tabelle 40-3. Differenzierung des Schwindels aus Anamnese und Begleitphänomenen. (Nach Pongratz u. Scriba 1998)

Anamnese	Begleitphänomene	Verdachtsdiagnose
Schwankgefühl des Patienten in Ruhe (z. B. beim Sitzen), kein Drehgefühl ohne auslösende Situation	Patient muß sich festhalten oder setzen	Zerebrale Durchblutungsstörung
Umgebung dreht sich kreisförmig (ähnlich einem Karussel)	Nausea, Vomitus	Vestibuläre Störung
Umgebung wird als schwankend empfunden	Sehstörungen, Bewußtseinsstörungen	Nystagmus, okulärer Schwindel, zerebelläre, vaskulär-ischämische Genese
Unsicherheit beim Gehen	Breitbeinig, spürt Boden unter den Füßen nicht	Zerebelläre Ataxie Polyneuropathie
	Steifigkeit, Tonuserhöhung	Morbus Parkinson, Paraspastik
Unsicherheit bei Bewegungen, Patient greift häufig neben Gegenstände oder läßt sie fallen	Evtl. Ataxie, Bradydiadochokinese, Nystagmus	Zerebelläre Erkrankung
Patient berichtet, er sei „kurz weg" gewesen	Evtl. mit Amnesie	Absence im Rahmen einer „Petit-mal-Epilepsie"
Patient berichtet, er sei plötzlich gestürzt	kein Bewußtseinsverlust	„Drop attacks" im Rahmen basilärer Ischämie
Schwindel bei raschem Aufstehen	„Schwarz vor den Augen" evtl. mit Sturz	Orthostatische Fehlregulation bei Hypotonie, Synkope
Schwindel bei Herzsensationen (z. B. Präkordialschmerzen, Herzjagen etc.)		Herzrhythmusstörungen, paroxysmale Tachykardien
Schwindel in Abhängigkeit von Kopfdrehungen	Evtl. bei Gefäßrisikopatienten	Hirnstamm-TIA
Schwindel tritt auf in Verbindung mit Armbewegungen		„Subclavian steal syndrom"

Anwendung finden, die Imbalance des Gleichgewichts noch erhöhen.

Klinisch läßt sich am ehesten eine gewisse Taumeligkeit als „Alterstaumeligkeit" alterstypisch ausweisen (Claussen 1995). Sie ist Folge der altersbedingt verminderten Anpassungsfähigkeit des komplizierten Regelsystems zur Stabilisierung des Gleichgewichts. Die „Alterstaumeligkeit" verursacht eine elementare Unsicherheit in der Bewältigung des Raums, beim Herum- und Hinausgehen, was die Erhaltung der sozialen Kontakte erheblich gefährdet (s. Kap. 30).

Pathogenetisch könnte noch die Vertebralis-Basilaris-Insuffizienz kausal den Begriff „Altersschwindel" stützen, zumal diese Erkrankung fast ausschließlich bei älteren und alten Personen vorkommt. Klinisch ist die Vertebralis-Basilaris-Insuffizienz nicht einheitlich. Sie kann sowohl zu systematischem Schwindel (Drehschwindel oder Fallneigung) als auch zu unsystematischem Schwindel (Benommenheitsgefühl, Betrunkenheitsgefühl u. ä.) führen. Insgesamt halte ich den Begriff Altersschwindel für bedenklich. Er sollte vermieden werden. Hinsichtlich medikamentös verursachter Schwindelerscheinungen informiert das Kap. 30 (s. auch Tabelle 40-3).

40.4
Diagnostik

40.4.1
Anamnese

In der Diagnostik ist die Anamnese von unschätzbarem Wert. In den meisten Fällen ist es möglich, alleine durch eine exakte Anamnese zwischen systematischem und asystematischem Schwindel zu unterscheiden. Zu fragen ist nach:

- der Art des Schwindels,
- Auslösemechanismen,
- zusätzlichen Organsymptomen wie Seh- und Hörstörungen, aber auch nach
- begleitenden vegetativen Symptomen wie Übelkeit, Erbrechen und Schweißausbruch.

Ferner sollte die Anamnese auf begleitende Krankheiten im Rahmen der Multimorbidität des älteren Menschen eingehen. Hierbei sind v. a. von Bedeutung:

- Hochdruckkrankheit,
- orthostatische Regulationsstörungen,
- arteriosklerotische Komplikationen,
- das Bestehen einer Herzerkrankung oder
- Diabetes mellitus.

40.4.2
Klinische Untersuchung

Die klinische Untersuchung besteht zunächst in der Beobachtung des Gangbildes beim Blindgang. Der Romberg-Stehversuch sowie der Unterberg-Tretversuch gehören zu den einfachen klinischen Untersuchungsmethoden. Die Stimmgabelprüfungen nach Weber und Renne dienen zur Seitenlokalisation einer Schallempfindungsstörung, deren Ergebnis auf eine Läsion des Labyrinths (gleichzeitig Innenohrschwerhörigkeit) als Ursache des Schwindels hinweisen kann. Die Frenzelbrille gestattet in vielen Fällen die Aufdeckung von Koordinationsstörungen der Augen oder eines Spontannystagmus.

40.4.3
Weiterführende Diagnostik

Diese klinischen Befunde werden in der weiterführenden Diagnostik apparativ dokumentiert (Craniocorpographie zur quantitativen Taumeligkeitsmessung sowie Elektronystagmographie u. ä.). Andere apparative Untersuchungsmethoden dienen der Ergänzung und Vertiefung der Diagnostik. So ist bei entsprechender Vorgeschichte in der neurologischen Diagnostik die kraniale Computertomographie (CCT) unerläßlich. Sie dient nicht nur der Diagnostik eines mit Schwindel einhergehenden Tumors, sondern erlaubt auch eine Beurteilung des morphologischen Zustands der verschiedenen Gehirnabschnitte. Sie ergibt – v. a. in Ergänzung der Anamnese – weitere Indizien hinsichtlich der Pathogenese des Schwindels. Meist noch aufschlußreicher ist die Kernspintomographie (NMR). Sie deckt v. a. eher als das CCT kleine Läsionen im Kleinhirn und an der Hirnbasis auf.

40.4.4
Internistische Untersuchungsverfahren

Ergänzt wird die Diagnostik durch internistische Untersuchungsverfahren. Neben den Basisuntersuchungen:

- Anamnese,
- körperliche Untersuchung,
- Blutdruckmessung im Liegen und Stehen,
- Standardelektrokardiogramm und
- Röntgenthoraxaufnahme

sind hier zu nennen:

- Langzeitelektrokardiogramm (nötigenfalls über 7 h),

bei Störungen der Blutdruckregulation:

- Langzeitblutdruckmessung,
- Echokardiographie zum Ausschluß oder Verifizierung einer Herzkrankheit und schließlich
- Doppler- bzw. Duplexsonographie der hirnversorgenden Arterien unter Einbezug der A. vertebralis.

Als Bestandteile des Untersuchungsprogramms neben den biochemischen Befunden des Basislabors (Blutbild, Elektrolyte, Stoffwechselparameter) sollten direkte oder indirekte Methoden Anwendung finden, die Hinweise auf die Viskosität des Bluts geben (z.B. direkte Viskositätsmessung, Hämatokrit, Hb, Fibrinogen).

40.5 Therapie

40.5.1 Kausale Therapie

Grundsätzlich sollte auch bei der Therapie des Schwindels eine kausale Therapie Vorrang besitzen, wenn die Diagnostik die Ursache hat eruieren können. Häufig führen Indizien zumindest zu einem kausalen Ansatz, der genutzt werden sollte, bevor symptomatische Therapiemaßnahmen Anwendung finden. Eine kausale Behandlung oder die Behandlung bei kausalem Ansatz zielt z.B. auf die operative Entfernung oder Verkleinerung eines Tumors ab (z.B. Neurinom). Bei der Neuronitis vestibularis ist eine antientzündliche und antibiotische Behandlung indiziert. Vor allem in den ersten Tagen, in denen der Schwindel sowie die Begleitsymptome oft unerträglich sind, ist aber durchaus eine symptomatische Behandlung mit Antivertiginosa sinnvoll und oft notwendig. Zum anderen sind Erkrankungen des Herzens wenn möglich auszuschalten (u.U. auch bei Patienten im höheren Lebensalter operativ, z.B. Aortenklappenstenose) oder so zu behandeln, daß eine hämodynamische Verbesserung der kardialen Funktion resultiert, die mit dazu beiträgt, eine Stabilisierung der zerebrovaskulären Perfusion (Erhöhung des Perfusionsvolumens und -drucks) herbeizuführen. Dabei ist zu berücksichtigen, daß in der modernen Therapie der Herzinsuffizienz ACE-Hemmer und Diuretika nicht nur zu einer Hypovolämie (Exsikkose), sondern auch zu einer Störung der Mikrozirkulation (Erhöhung der Blutviskosität) führen können. Herzrhythmusstörungen, die zu Schwindel und Synkopen führen, müssen sorgfältig und in der Geriatrie besonders behutsam medikamentös oder auch durch die Implantation eines Schrittmachers behandelt werden. Zu beachten sind in der Geriatrie v.a.:

- Die negative Inotropie fast aller Antiarrhythmika, auch wenn noch keine manifeste Herzinsuffizienz vorliegt.
- Die erhebliche Verstärkung einer Obstipation durch Verapamil.
- Die v.a. bei älteren Menschen häufig auftretende Hyperthyreose bei der Behandlung mit Amiodaron (s. Kap. 57).

Die Behandlung der Hypertonie ist beim alten Patienten äußerst vorsichtig vorzunehmen. Oft entsteht Schwindel (besonders auch Schwarzwerden vor den Augen) erst im Zusammenhang mit der Blutdrucksenkung. Der Blutdruck sollte nicht nur im Liegen, sondern auch im Stehen gemessen werden. Die Reduzierung des Blutdrucks auf ein normales Niveau sollte allmählich über Wochen und Monate erfolgen.

40.5.2 Therapie bei Störung der orthostatischen Regulation

Bei Störungen der orthostatischen Regulation können gut angepaßte Kompressionsstrümpfe Wunder wirken, v.a. dann, wenn gleichzeitig eine venöse Insuffizienz oder sogar eine ausgeprägte Varikosis besteht. An die notwendige Hilfestellung beim Anziehen der Kompressionsstrümpfe muß gedacht werden. Die Förderung der Muskelpumpfunktion sollte neben den Kompressionsstrümpfen durch entsprechendes Venentraining berücksichtigt werden. Die physikalischen Maßnahmen können durch venentonisierende Substanzen wie Dihydroergotamin oder Midodrin ergänzt werden. Bei therapieresistenten Patienten mit schwerer orthostatischer Hypertonie können minerale Kortikoide (Fludrokortison, 0,1–0,2 mg/Tag, initial bis 0,5 mg/Tag) versucht werden, wenn eine alleinige Steigerung der oft zu niedrigen Kochsalzzufuhr nicht ausreicht. Die unerwünschten pharmakologischen Wirkungen wie Natrium- und Wasserretention, Ödeme, Kaliumverlust, Hypokaliämie und Alkalose müssen ebenso berücksichtigt werden wie die zahlreichen Interaktionen mit anderen, in der Geriatrie oft angewandten Pharmaka (z.B. Saluretika, Laxanzien, Antazida usw.).

Bei neurogener Ursache der orthostatischen Regulationsstörung (z.B. Diabetes mellitus) gehören Methoden, die die Barorezeptoren schulen, zur physikalischen Basistherapie. Diese erfolgt durch allmähliche Höherstellung des Bettes am Kopfende, so daß eine Schlaflage in schiefer Ebene eingenommen werden kann. In ähnlicher Weise wirkt die sog. Lehnstuhltherapie, bei der die Rückenlehne immer weiter in die Vertikale gestellt wird.

40.5.3
Therapie akuter Schwindelattacken

Bei akuten Schwindelsensationen und Schwindelattacken neurootologischen Ursprungs ist zunächst fast immer der Einsatz von Antivertiginosa vom Typ der Antihystaminika aus der Benzhydrilgruppe (z. B. Vomex, Peremisin, Diligan u. ä.) oder aus der Phenothiazingruppe (z. B. Triflubromazyn, Dihydrobenzperidol oder Haloperidol) bewährt (Haid 1997). Während die Pharmaka der Benzhydrilgruppe offenbar eine direkte Wirkung am Vestibularisapparat durch Blockierung spezifischer Rezeptoren entfalten, besitzen die Pharmaka aus der Phenothiazingruppe einen dopaminblockierenden Effekt, der in seiner antivertiginösen Wirkung durch die antihystaminische, anticholinergische und antiemetische Wirkung verstärkt wird. Gelegentliche Nebenwirkungen, z. B. extrapyramidale Störungen sowie Herabsetzung des Reaktionsvermögens sind zu beachten.

Nur ausnahmsweise sollten Tranquillanzien und Sedativa wie Diazepam oder Medazebam beim geriatrischen Patienten eingesetzt werden. Sie haben einen dämpfenden Effekt auf das vestibuläre System und besitzen darüber hinaus eine anxiolytische Wirkung. Der Einsatz dieser Substanzen wird aber begrenzt durch die allgemein sedierende Wirkung, die mit einer Verminderung des Reaktionsvermögens verbunden ist. Damit kann die Sturzursache Schwindel durch vermindertes Reaktionsvermögen abgelöst werden. Auch Parasympathikolytika, wie z. B. Skopolamin sollten wegen der v. a. bei älteren Patienten unangenehmen Nebenwirkungen (Akkomodationsstörungen, Glaukomauslösung, Miktionsstörungen, Tachykardien usw.) nur ausnahmsweise eingesetzt werden.

40.5.4
Verbesserung der Mikrozirkulation

Bei den meist multifaktoriellen Ursachen des Schwindels im höheren Lebensalter sind selbstverständlich auch Therapieverfahren indiziert, die zu einer Besserung der Mikrozirkulation führen. So hat sich uns v. a. bei Patienten mit entsprechenden Hinweisen eine isovolumetrische Dilution (Aderlaß von ca. 250 ml bei Kompensation durch HAES) bewährt, aber auch die Anwendung von Pentoxyfillin- oder Gingkopräparaten (z. B. Tebonin) alleine oder in Kombination mit anderen symptomatisch wirkenden Pharmaka. Auf eine Basistherapie mit Thrombozytenaggregationshemmern (derzeit v. a. noch ASS und Ticlopidin) sollte nicht verzichtet werden.

40.5.5
Physikalische Begleittherapie

Eine physikalische Begleittherapie sollte bereits beim noch liegenden Patienten beginnen, falls dieser sich nicht aufsetzen kann. Das Prinzip dabei ist, Augen- und Kopfbewegungen entgegen dem vorhandenen Spontannystagmus oder Drehgefühl zu trainieren. Hierzu gibt es ergotherapeutische Übungsanleitungen (Hamann 1987). Beim sitzenden Patienten werden diese Übungen wiederholt, zusätzlich aber die Vorwärtsneigung geübt. Sobald der Patient stehen kann, werden zum Grundprogramm im Wechsel vom Sitzen zum Stehen mit offenen und geschlossenen Augen geübt. Erst danach ist das Gehtraining sinnvoll, das anfangs mit offenen, später mit geschlossenen Augen erfolgt. Im Rahmen der Ergotherapie des Schwindelpatienten stehen reichlich weitere physikalische Maßnahmen (Matratzentraining, d. h. Bewegung auf einer ausgedienten Federkernmatratze, sowie Training auf der Kippe usw.) zur Verfügung.

40.6
Zusammenfassung

Schwindel ist ein subjektives Symptom, das bei fehlender Kongruenz derjenigen Sinnesinformationen auftritt, die der Stabilisation von Haltung und Eigenbewegung im Raum dienen. In der Praxis wird der Begriff Schwindel nicht immer dieser Definition entsprechend angewandt. Es erscheint daher sinnvoll, zwischen systematischem (vestibulär) und asystematischem (nichtvestibulär) Schwindel zu unterscheiden. Zum systematischen Schwindel gehören die Drehschwindelattacken, anhaltender Drehschwindel, Lagerungsschwindel und der Schwankschwindel. Asystematischer Schwindel hat seine Ursache am häufigsten in internistisch-kardiologischen Erkrankungen. Diese sind auch die häufigsten Ursachen von Synkopen.

Die Therapie sollte, wenn möglich, kausal erfolgen. Nach einem Kausalansatz ist zu fahnden. Bei akuten Drehschwindelanfällen ist die Gabe eines stark sedierenden Antihistaminikums vom Typ der Phenothiazine indiziert, während sich bei länger anhaltendem, chronischen zentralen Schwindel der Einsatz eines Antihistaminikums aus der Benzhydrilgruppe empfiehlt. Besteht der Verdacht auf eine vertebrobasiläre Insuffizienz, so sollte neben der kardiovaskulären Therapie v. a. auf die Verbesserung der Mikrozirkulation geachtet werden. Synkopen entstehen besonders häufig durch Herz-Kreislauf-Erkrankungen. So sollte die orthostatische Hypotonie mit physikalischen Maßnahmen (unter anderem

Kompressionsstrümpfe) und medikamentös (Dihydroergotamin oder Midodrin) behandelt werden. Bei bradykarden Herzrhythmusstörungen, die zur Synkope führen, ist die permanente Schrittmacherimplantation indiziert. Vorsicht ist bei der Behandlung tachykarder Herzrhythmusstörungen geboten, die ebenfalls zu Schwindel und Synkopen führen können. Die zum Einsatz kommenden Medikamente sind hinsichtlich ihrer Indikation beim geriatrischen Patienten problematisch.

Literatur

Braun S, Lücking CH (1997) Orthostatische Hypotonie. Dtsch Ärztebl 94:2492–2497

Claussen CF (1992) Der schwindelkranke Patient. Grundlagen der Neuro-Otologie und Äquilibriometrie. Rudat, Hamburg

Claussen CF (1995) Presbyvertigo, Presbyataxie, Presbytinnitus – Gleichgewichts- und Sinnesstörungen im Alter. Springer, Berlin Heidelberg New York Tokio

Grötz J, Hossmann V (1992) Synkope und Schwindel. In: Kaufmann W (Hrsg) Internistische Differentialdiagnostik. Entscheidungsprozesse in Flußdiagrammen. Schattauer, Stuttgart New York, S 297–316

Haggenmiller S, Lang E (1988) Schwindelerscheinungen und Synkopen. Würzburger Symposium 1988 (unveröffentlicht)

Haid CT (1997) Schwindel. In: Platt D (Hrsg). Altersmedizin. Schattauer, Stuttgart New York, S 693–729

Haid CT (1998) Schwindel im Alter – Diagnostik und Therapie. Med Welt 49:581–591

Hamann KF (1987) Training gegen Schwindel. Springer, Berlin Heidelberg New York Tokyo

Hardt R, Kuon E, Schneider I, Lang E (1988) Diagnostik unklarer Schwindelzustände und Synkopen bei älteren Menschen. Z Geriatr 1:43–46

Hardt R, Schneider I, Lang E (1988) Zur invasiven Untersuchung der zerebrovaskulären Hämodynamik: Befunde bei einer 84jährigen Patientin mit Schwindelerscheinungen und Synkopen. Z Geriatr I: 43–46

Hofferberth B (1994) Pathophysiologie peripher- und zentralvestibulärer Erkrankungen. In: Stoll W (Hrsg) Schwindel und schwindelbegleitende Symptome. Springer, Berlin Heidelberg New York Tokio, S 1–10

Lang E (1975) Orthostatische Regulationsstörungen bei älteren Menschen. Med Klinik 70:1976–1979

Lang E (1989) Schwindel und Synkopen durch kardiovaskuläre Erkrankungen. Forsch Prax 8:1–3

Pongratz D, Scriba PC (1998) Schwindel. In: Classen M, Diehl V, Koch KM, Kochsiek K, Pongratz D, Scriba PC (Hrsg) Differentialdiagnose Innere Medizin. Urban & Schwarzenberg, München, 54, S 685–690

Püllen R, Füsgen I (1996) Stürze, Schwindel, Synkopen. In: Füsgen I (Hrsg) Der ältere Patient. Urban & Schwarzenberg, München, S 74–92

Chronischer Schmerz

T. Nikolaus, M. Schuler

41.1 Grundlagen 376
41.2 Diagnostik 377
41.3 Behandlung 379
41.3.1 Medikamentöse Therapie 379
41.3.2 Körperliches Training 381
41.3.3 Physikalische und physiotherapeutische Maßnahmen 381
Literatur 382

Schmerz ist ein Symptom, über das im Alter sehr häufig geklagt wird. Selbst nach vorsichtigen Schätzungen muß davon ausgegangen werden, daß 25% der älteren Menschen unter ständig vorhandenen oder rezidivierenden Schmerzzuständen leiden. Die Auswirkungen chronischer Schmerzzustände im Alter sind vielfältig. Chronische Schmerzzustände und ihre Behandlung haben erhebliche Auswirkungen auf die Lebensqualität und auf die Qualität der Pflege besonders bei Patienten mit terminalen Erkrankungen und bei Bewohnern von Pflegeheimen.

41.1
Grundlagen

Die Kenntnisse von Ärzten über Diagnostik und Behandlung chronischer Schmerzzustände bei alten Patienten sind unzureichend. Obwohl ältere Menschen häufig unter Schmerzen leiden, werden diese oftmals nicht ausreichend behandelt. Dies zeigen eindrücklich die Verordnungszahlen von Analgetika bei älteren Menschen (Sorkin et al. 1990).

Eine international anerkannte Definition chronischer Schmerzen existiert nicht. Wenn Schmerzen länger als ein halbes Jahr bestehen oder einen Monat länger als der zu erwartende Genesungszeitraum wird i. allg. von einem chronischen Schmerzzustand gesprochen. Das Wissen über die Chronifizierung von Schmerzsyndromen ist noch sehr lückenhaft. Aufgrund der bisherigen Untersuchungen besteht jedoch Einigkeit darüber, daß Chronifizierung nur auf dem Hintergrund eines biopsychosozialen Krankheitsmodells verstanden werden kann, wobei komplexe Wechselwirkungen zwischen den einzelnen Betrachtungsebenen zu beachten sind.

Schmerzchronifizierung und Krankheitsprogression am Beispiel der Osteoporose
Der Circulus vitiosus der Schmerzchronifizierung und Krankheitsprogression wird im Folgenden exemplarisch am Krankheitsbild der Osteoporose aufgezeigt: Im Verlauf dieser Erkrankung können zunehmend stärkere Schmerzen auftreten und den Patienten zu Immobilität und Schonhaltung verleiten. Daraus resultiert ein beschleunigter Knochenabbau und eine Schwächung der posturalen Muskulatur. Die vom Patienten wahrgenommene Minderung der Mobilität kann Gefühle der Hilflosigkeit bis hin zu depressiven Verstimmungen auslösen und den Lebensradius weiter einschränken. Dies ist als zusätzliches Risiko der Chronifizierung zu werten. Der fortschreitende Knochenabbau führt zu Mikrofrakturen von Wirbelkörpern mit weiterer Schmerzverstärkung.

Epidemiologische Daten
Epidemiologische Daten zum Auftreten chronischer Schmerzzustände bei geriatrischen Patienten gibt es bisher nur begrenzt. Sie stammen aus amerikanischen und skandinavischen Untersuchungen. Bei ihnen schwankt die Prävalenz bei zu Hause lebenden älteren Menschen, die über ständige oder rezidivierend auftretende Schmerzen klagen zwischen 25 und 50% (Anderson et al. 1989; Brattberg et al. 1989; Ferrell et al. 1991).

In einer Studie von Crook und anderen (Crook et al. 1984) in 500 zufällig ausgewählten Haushalten, wurden Erwachsene zwischen 18 und 105 Jahren zu rezidivierend auftretenden oder ständigen Schmerzen im letzten Jahr befragt. Die Inzidenz von Schmerzen lag bei den über 60jährigen 2mal höher als bei den jüngeren Erwachsenen. In der ländlichen Bevölkerung von Iowa wurden mehr als 3000 über 65jährige untersucht. Davon gaben 86% an, im vorangegangenen Jahr über einen längeren Zeitraum an Schmerzen gelitten zu haben; 59% davon rezidivierend (Mobily et al. 1994). Mehrere Untersuchungen zeigen, daß insbesondere Lumboischialgien mit zunehmendem Alter häufiger werden (Lavsky-Shulan et al. 1985; Wood u. Badly 1980). Lediglich der Nuprim Survey berichtet von einem Rückgang von Schmerzzuständen im Alter, davon ausgenommen sind nur die degenerativen Gelenkbeschwerden. An dieser Untersuchung nahmen insgesamt 1254 Personen teil, von denen 200 älter als 65 Jahre waren (Sternbach 1986).

Unbestritten ist, daß in Pflegeheimen die Prävalenz von chronischen Schmerzen deutlich höher liegt als in einer vergleichbaren Alterskohorte, die zu Hause lebt. Die Schätzungen reichen von 45–80 % (Ferrell et al. 1990; Roy 1986). Von den Pflegeheimbewohnern, die Schmerzzustände angaben, litten etwa ein Drittel an kontinuierlichen Schmerzen, zwei Drittel berichteten über intermittierend auftretende Schmerzzustände. In nahezu allen Untersuchungen wurden die degenerative Gelenkerkrankung und die LWS-Beschwerden als häufigste Ursache chronischer Schmerzen genannt. Es folgen:

- Karzinomschmerzen,
- Schmerzen bei Osteoporose,
- Herpes zoster,
- Arteriitis temporalis,
- Polymyalgia rheumatica,
- AVK,
- Polyneuropathien,
- Dysästhesien nach Schlaganfall sowie
- Schmerzen infolge alter Knochenbrüche (Ferrell et al. 1990; Gordon 1979).

In einer Analyse von 7365 Patienten der Schmerzambulanz Göttingen, davon 1068 älter als 70 Jahre, zeigte sich bei den älteren Patienten ein deutlich erhöhter Anteil mit muskuloskelettalen Schmerzbildern und ischämischen Schmerzen. Zu ähnlichen Ergebnissen kommt eine Multizenterstudie „Lebensqualität des Schmerzpatienten" in 13 deutschen Schmerzzentren mit insgesamt 195 Patienten über 75 Jahre (Drechsel u. Gerbershagen 1998).

Chronische Schmerzen beeinflussen in erheblichem Maße die Lebensqualität der Patienten. Mit chronischen Schmerzzuständen vergesellschaftet sind häufig:

- Depression,
- Schlafstörungen,
- Gehbehinderung,
- Fehl- und Mangelernährung sowie
- Multimedikation (Nikolaus 1997).

Um so erstaunlicher ist es, wie wenig Beachtung dem Problem des chronischen Schmerzes bei alten Patienten geschenkt wird. Zahlreiche Untersuchungen belegen die unzureichende Kenntnis der Ärzte in Schmerzdiagnostik und medikamentöser Therapie von Schmerzen (Sengstaken u. King 1993; Wood u. Badly 1980).

■ „Gate-Control-Theorie". Obwohl die Inzidenz chronischer Schmerzen im Alter zunimmt, sinkt die Zahl verordneter Analgetika (Sorkin et al. 1990). Tatsächlich hat die Therapie seit der „Gate-Control-Theorie", die vor mehr als 25 Jahren von Melzack (1973) postuliert wurde, große Fortschritte gemacht, so daß ein therapeutischer Nihilismus völlig fehl am Platze ist. Die „Gate-Control-Theorie", die mittlerweile durch zahlreiche neuroanatomische und neurochemische Befunde in ihren Grundzügen bestätigt und ergänzt wurde, geht davon aus, daß das Schmerzsystem unter ständiger inhibitorischer Kontrolle – und zwar wahrscheinlich auf allen Ebenen vom Rückenmark bis zum Großhirn – steht. Mit dieser Theorie lassen sich z. B. die Effekte erklären, die Antidepressiva, transkutane elektrische Nervenstimulation (TENS), Akupunktur, Plazebo oder Streß auf die Schmerzempfindung haben (Melzack 1990).

Inwieweit sich die Schmerzwahrnehmung generell im Alter ändert, läßt sich anhand der bisher vorliegenden Daten nicht eindeutig beantworten (Ferrell u. Ferrell 1991). Experimentelle Untersuchungen an kleinen Probandenzahlen legen die Vermutung nahe, daß die Schmerzschwellen keiner altersbedingten Veränderung unterliegen (Harkins et al. 1984). In anderen Untersuchungen war hingegen bei älteren Menschen eine höhere Reizintensität notwendig ehe sie einen potenziell nozizeptiven Reiz als schmerzhaft bezeichneten (Basler 1999). Möglicherweise lassen sich die unterschiedlichen Ergebnisse der Schmerzschwellenmessung im Alter mit den verschiedenen Reizarten und Reizorten erklären. Das Schmerzempfinden läßt im Alter wahrscheinlich nicht nach, unterliegt wohl aber individuellen Faktoren wie kultureller Abstammung, Angst, Aufmerksamkeit und Interpretation gegenüber dem Schmerzreiz (Bates et al. 1993).

Die häufig unter Ärzten anzutreffende Meinung, daß ältere Menschen ein geringeres Schmerzempfinden haben, läßt sich zwar nicht durch Studienergebnisse belegen, hat aber sicher wesentlich zur unzulänglichen Schmerztherapie und Versorgung älterer Schmerzpatienten beigetragen (Cutler et al. 1994).

41.2 Diagnostik

Bei der Diagnostik von chronischen Schmerzzuständen müssen in der Geriatrie altersspezifische Probleme berücksichtigt werden. Die Anamnese wird bei alten Menschen häufig durch kognitive Leistungseinbußen, Depression oder sensorische Beeinträchtigungen erschwert. Viele ältere Menschen halten Schmerzen für ein normales Phänomen des Altwerdens (Nikolaus 1994). Weitere Gründe, warum ältere Menschen häufig nicht über ihre Schmerzen berichten, sind in der folgenden Übersicht zusammengestellt. Es ist deshalb wichtig, mögliche Gründe mit dem Schmerzpatienten zu besprechen und stets routinemäßig nach Schmerzen zu fragen:

- wo sie auftreten,
- wann,
- welche Qualität der Schmerz hat,
- wie lange er anhält und
- wie stark er ist.

Nahe Bezugspersonen können häufig wichtige Informationen zur Anamnese ergänzen.

Barrieren der Schmerzäußerung bei Älteren

- Schmerzen als natürliche Konsequenz des Alterns,
- Schmerzen als Metapher für eine schwere Erkrankung oder den bevorstehenden Tod,
- Schmerzen als Sühne für vergangene Taten,
- Schmerz als eigene Schwäche,
- Schmerz als eine positive Herausforderung,
- Angst vor invasiver Diagnostik und Therapie,
- Angst vor Kontrollverlust über eigene Gesundheitsentscheidungen,
- Angst vor Nebenwirkungen der Therapie,
- Angst vor Abhängigkeit (Opiophobie),
- Ein „guter Mensch klagt nicht über Schmerzen".

Bei der körperlichen Untersuchung sollte auf Triggerpunkte zur Auslösung von Schmerzen sowie auf Entzündungszeichen geachtet werden. Entsprechend den häufigsten Ursachen der Schmerzauslösung muß sich eine funktionelle Untersuchung des Bewegungsapparates und der Muskulatur sowie eine neurologische Untersuchung anschließen. Zusätzlich ist eine Evaluation der funktionellen Einschränkungen im Alltagsleben – und hier besonders der Gehfähigkeit – notwendig. Immobilität und dadurch soziale Vereinsamung sind häufig mit chronischen Schmerzen vergesellschaftet (Lavsky-Shulan et al. 1985). Die Überprüfung der kognitiven Leistungsfähigkeit und emotionalen Empfindlichkeit gehört ebenfalls zur Routinediagnostik.

Zur Charakterisierung der Schmerzen hat sich bei Jüngeren ein Schmerztagebuch bewährt, das der Patient über einen Zeitraum von 2 Wochen führen sollte. In dieses Schmerztagebuch werden neben Datum und Uhrzeit der Tagesablauf mit den entsprechenden Aktivitäten eingetragen. Treten Schmerzen auf, werden Dauer und Intensität, eventuelle Handlungen zur Linderung (z.B. Ruhe, Tabletteneinnahme) sowie deren Ergebnisse eingetragen. Die unterschiedlichen Schmerztagebücher sind bei Älteren und insbesondere bei geriatrischen Patienten noch nicht geprüft. Trotzdem kann man bei individueller Auswahl für Diagnostik und Therapie wertvolle Informationen gewinnen. Gleiches gilt für die Messung der Schmerzintensität mit deskritiven Schmerzmeßskalen, mit visuellen Analogskalen oder Verhaltensskalen. Auch wenn eigene Erfahrungen und Untersuchungen von Herr und Mobily (1993) zeigen, daß eine verbale Deskriptorenskala von Älteren bevorzugt wird, ist die Anwendbarkeit (Praktikabilität) in jedem Fall individuell zu prüfen.

Die in der Schmerzdiagnostik gebräuchlichen mehrdimensionalen Erfassungsbögen wie z.B. der „McGill Pain Questionnaire" (Melzack 1987) sind aufgrund der Länge ihrer Durchführung nicht für eine routinemäßige Anwendung innerhalb eines geriatrischen Assessments geeignet.

Eine Abwandlung des „McGill Pain Questionnaires" stellt die „Philadelphia Geriatric Center Pain Intensity Scale" dar (Übersicht), die bei älteren, in Heimen lebenden Menschen erprobt wurde (Parmelee et al. 1993). Sie enthält 6 Fragen zur Prävalenz, Persistenz und Intensität von Schmerzen. Die Skala weist eine gute Test-Retest Reliabilität auf, die Validität ist allerdings noch nicht überprüft.

„Philadelphia Geriatric Center Pain Intensity Scale"

With the exception of item 4, for which the number of days is recorded, all items use the following scale:

1 = Not at all
2 = A little
3 = Moderately
4 = Quite a bit
5 = Extremely

1. In general, how much have you been bothered by pain over the past few weeks?
2. How much are you bothered by pain right now?
3. How much are you bothered by the pain when it is at its worst?
4. How many days a week does the pain get really bad?
5. How much are you bothered by the pain when it is at its least?
6. How much has the pain interfered with your day-to-day activities?

Ein in Heidelberg entwickelter deutschsprachiger Schmerzanamnesebogen für ältere Patienten ist bisher ebenfalls nicht validiert. Erfahrungen an größeren Patientenkollektiven liegen noch nicht vor (Abb. 41-1). Die Fragen nach den bisherigen Behandlungsversuchen und dem Erfolg sind bei der Therapieplanung besonders wichtig. Auch sollten die Gründe erfragt werden, warum erfolgreiche Therapien nicht weitergeführt wurden. Hier spielen die geriatrischen Problemfelder wie mangelnde Mobilität, kognitive Defizite oder finanzielle Probleme eine wichtige Rolle.

1. Wo haben Sie überall Schmerzen?

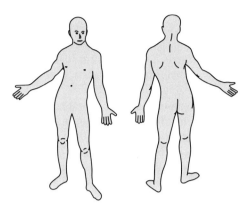

2. Wann haben Sie Schmerzen?

3. Wie lange dauert der Schmerz an?

4. Hat sich der Schmerz in der letzten Zeit geändert?

5. Bitte beschreiben Sie den Schmerz:

6. Welche Intensität hat der Schmerz?
   1   2   3   4   5
   (mild) (unangenehm) (ausgeprägt) (schwer) (furchtbar)

7. Steht das Auftreten der Schmerzen in Zusammenhang mit anderen Ereignissen?

8. Ist Ihr Leben durch die Schmerzen stark beeinträchtigt?

9. Läßt sich der Schmerz positiv beeinflussen?

10. Wie wurde der Schmerz bisher behandelt?

Abb. 41-1. Anamnesebogen bei chronischen Schmerzzuständen

41.3 Behandlung

In der Behandlung chronischer Schmerzen bei älteren Patienten sollten medikamentöse mit nichtmedikamentösen Behandlungsverfahren kombiniert werden. Die Empfehlung eines multimodalen Schmerzkonzeptes zur Therapie chronischer Schmerzen folgt der rationalen Überlegung, daß mit der Kombination mehrerer Verfahren ein additiver Effekt erreicht werden kann und sich Nebenwirkungen insbesondere der Pharmakotherapie minimieren lassen. Nichtmedikamentöse Therapieansätze sind in aller Regel personalintensiv, haben allerdings seltener Nebenwirkungen.

In Studien an geriatrischen Patienten überprüft, ist diese Vorgehensweise allerdings bisher nicht. Aufgrund methodischer Schwierigkeiten (heterogene Patientenpopulation, Begleiterkrankungen, Multimedikation, Compliance) gibt es wenig randomisierte Studien zum Einsatz von Analgetika bei älteren Menschen. Therapiestudien bei den sog. alten Alten, d.h. bei den >85jährigen fehlen völlig.

41.3.1 Medikamentöse Therapie

Bei der Verabreichung aller Analgetika muß neben der veränderten Pharmakokinetik und -dynamik im Alter auch die häufig bestehende Multimedikation bedacht werden. Untersuchungen mit nichtsteroidalen Antirheumatika zeigen eine geringere Plasmaeiweißbindung mit entsprechendem höheren Anteil des freien Substrates und eine verzögerte Ausscheidung (Schlegel u. Paulus 1986). Bei Opioiden wurde über ein geringeres Verteilungsvolumen und eine verzögerte Ausscheidung mit zunehmendem Alter berichtet (Belleville 1971).

Pharmakodynamische Faktoren spielen ebenfalls eine Rolle. So gibt es Hinweise auf eine erhöhte Rezeptorsensitivität für Opioide bei älteren Menschen (Melzack 1990). Gemäß Stufenplan (s. nachfolgende Übersicht) zur Schmerzbekämpfung werden in der ersten Stufen nichtsteroidale Antirheumatika (NSAR) eingesetzt. Sie weisen hinsichtlich ihrer Analgesie einen „Ceiling-Effekt" auf. Häufige Nebenwirkungen dieser Substanzklasse sind Schleimhautirritationen bis hin zum Ulkus und Blutung (Henry et al. 1996; Laporte et al. 1991). Diese wird durch die Hemmung der Prostaglandine PGI_2 und PGE_2 hervorgerufen und ist von der Applikationsart unabhängig. Die prophylaktische Gabe von H_2-Blockern, Protonenpumpen, Inhibitoren oder Misoprostol zur Verhinderung der Gastropathie und Nephrotoxizität wird kontrovers diskutiert (Brooks u. Day 1991). Ob COX_2 selektivere nichtsteroidale Antirheumatika bei Älteren einen Vorteil besitzen, ist zum jetzigen Zeitpunkt noch ungeklärt.

Metamizol weist unter den überwiegend peripher wirksamen Schmerzmitteln die stärkste Analgesie auf. Daneben hat die Substanz gute antipyretische und spasmoloytische Eigenschaften. Aufgrund der Spasmolyse ist das Medikament gut zur Behandlung viszeraler Tumorschmerzen geeignet. Die schwerwiegendste Nebenwirkung, die Agranulozytose, tritt extrem selten auf und sollte nicht dazu führen, das oral gut verträgliche Medikament geeigneten Patienten vorzuenthalten. Eine parenterale Applikation sollte allerdings langsam erfolgen, da sonst ein deutlicher Blutdruckabfall erfolgen kann.

Eine breites Indikationsspektrum hat das Paracetamol mit guten antipyretischen und analgetischen, jedoch nur sehr geringen antiphlogistischen Eigenschaften.

Die wichtigste Substanz unter den Spasmolytika ist das Skopolaminbutylbromid. Es entfaltet seine parasympathikolytischen Eigenschaften an den cholinergen Nervenendigungen und an den intramuralen Ganglienzellen. Als Nebenwirkung kann es zu Mundtrockenheit und Blasenatonie kommen. Dies ist besonders bei Patienten mit bekanntem Prostataadenom zu bedenken.

Die Opioide sind Mittel der Wahl bei Karzinomschmerzen, aber auch bei anderen chronischen Schmerzzuständen, die nicht mit Stufe-I-Analgetika beherrschbar sind. Bei oraler oder transdermaler Verabreichung ist die Gefahr der Suchtentwicklung als sehr gering einzuschätzen und rechtfertigt nicht die äußerst restriktive Verordnungspraxis. Bei älteren Patienten ist bei den oral verabreichten Opioiden und der transdermalen Fentanylapplikation zu rechnen mit:

- Übelkeit,
- Verwirrtheit,
- Gewöhnung,
- Obstipation und
- Blasenentleerungsstörungen (Hanks 1992).

Inwieweit die Obstipationsrate bei der Fentanylgabe niedriger ist, müssen noch weitere Untersuchungen zeigen. Die Übelkeit kann mit Metoclopramid, die Obstipation mit Darmregulanzien und regelmäßigen Einläufen behandelt werden. Bei Blasenentleerungsstörungen, die häufig bei alten Männern auftreten, ist ein Therapieversuch mit Carbachol empfehlenswert. Eine eingeschränkte Nierenfunktion erfordert eine Dosisanpassung von Morphin, Dihydrokodein, Pethidin und Tilidin. Pentazozin ruft bei älteren Patienten häufig Verwirrtheit hervor und sollte daher nicht verabreicht werden (Hanks 1987). Ebenfalls ist Pethidin für Ältere ungeeignet, da aktive Metabolite 4mal länger wirksam sind als das Pethidin und deshalb insbesondere bei Niereninsuffizienz schnell toxisch wirken (Popp u. Portenoy 1996). Bei Methadon ist die extrem unterschiedliche und lange Halbwertszeit (12–190 h) zu beachten. Oxykodon erscheint trotz noch wenig klinscher Erfahrung wegen seiner nur geringen altersabhängigen Veränderungen der Pharmakokinetik möglicherweise bei diesen Patienten vorteilhaft zu sein (Grandy et al. 1995).

Der Einsatz von Opioiden kann bei älteren Patienten genauso effektiv durchgeführt werden wie bei jüngeren (Portenoy u. Farkash 1988), sofern die gleichen Grundlagen berücksichtigt werden (individuell titrierende Gabe nach Zeitschema, WHO-Stufenplan). Aufgrund der erhöhten Nebenwirkungsrate (Obstipation, Miktion, Sedierung, Verwirrtheit) wird empfohlen, niedrigere Opioidanfangsdosierungen bei verlängerten Dosierungsintervallen und langsamerer Dosierungsteigerung zu geben.

Adjuvante Medikamente bei der Schmerztherapie sind Substanzen, die die Wirkung der Analgetika verstärken oder ergänzen und deren unerwünschte Nebenwirkungen reduzieren sollen. Unter den trizyklischen Antidepressiva haben sich bei der Behandlung von chronischen Schmerzen im Alltag als wirksam erwiesen:

- Amitriptylin,
- Doxepin,
- Imipramin und
- Desimipramin.

Die Antidepressiva zeigen anticholinerge Eigenschaften (Cave: Prostataadenom, Glaukom), die bei der Dosierung berücksichtigt werden müssen. Wegen orthostatischer Druckdysregulationsstörungen muß einschleichend dosiert und anfangs der Blutdruck (auch im Stehen!) engmaschig kontrolliert werden. Daneben können unter der Gabe trizyklischer Antidepressiva Erregungsüberleitungsstörungen am Herzen auftreten. Am verträglichsten bei alten Patienten scheint Doxepin zu sein, die geringsten anticholinergen Nebenwirkungen hat Desimipramin. Die neueren Antidepressiva aus der Klasse der Serotoninreuptake-Inhibitoren weisen keine eigenständige schmerzreduzierende Wirkung auf, sind allerdings wegen ihres weniger schwerwiegenden Nebenwirkungsprofils gegenüber den o. g. Antidepressiva immer dann zu bevorzugen, wenn eine medikamentöse Behandlung einer Depression in Zusammenhang mit chronischen Schmerzen notwendig erscheint.

Neuroleptika wie z.B. Haloperidol weisen neben ihren antipsychotischen Eigenschaften zugleich eine sedative, anxiolytische, antiemetische und schlafanstoßende Komponente auf. Die niedrig dosierte Gabe von Haldol hat sich bei der Behandlung opiatinduzierter Übelkeit und Erbrechen bewährt. Aufgrund der Störungen der extrapyramidalen Motorik verbietet sich ihr Gebrauch beim Parkinson-Syndrom.

Carbamazepin ist bei einschießenden Schmerzen z.B. der Trigeminusneuralgie indiziert. Die Dosierung muß einschleichend erfolgen, um dem häufig auftretenden Schwindel durch Blutdruckabfall vorzubeugen.

Bei Skelettdestruktionen infolge eines Tumorleidens kann durch den Einsatz antiosteolytischer Medikamente wie den Bisphosphonaten eine deutliche Besserung der Schmerzsymptomatik erreicht werden. Die Bisphosphonate bewirken keine Besserung der Grunderkrankung. Sie sind als supportive Therapiemaßnahmen aufzufassen. Bei der postmenopausalen Osteoporose wurde ebenfalls über schmerzlindernde Wirkungen berichtet. Beim auch oral einzunehmenden Alendronat ist eine richtige Einnahmetechnik sehr wichtig: morgens nüchtern, möglichst mit kalziumarmen Wasser, Frühstück erst nach 30 min, nicht hinlegen nach der Einnahme aufgrund einer möglichen Ösophagusschleimhautschädigung. Der Einsatz dieses Präparates kommt daher nur für kognitiv gesunde ältere Menschen in Frage.

Bei Schmerzen infolge Polymyalgia rheumatica oder Arteriitis temporalis hat sich die systemische Glukokortikoidgabe z.B. Prednisolon und Dexamethason bewährt. Bei Nerven- bzw. Plexuskompression, Leberkapselspannung, gelenknahen Metastasen und malignem Pleuraschmerz bewirken Kortikoide durch ihre antiphlogistischen und antiödematösen Eigenschaften eine Schmerzlinderung.

Wenig gesicherte Erkenntnisse gibt es zur Anwendung von lokalanästhesiologischen Verfahren bei alten Menschen. Beim Herpes zoster läßt sich mit einer frühzeitigen Durchführung von Sympathikusblockaden das Auftreten einer postzosterischen Neuralgie in der Altersgruppe der über 60jährigen signifikant senken. Der Unterschied zwischen behandelten und unbehandelten Patienten wird mit steigendem Lebensalter größer (Manabe et al. 1995).

Eine Metaanalyse kontrollierter Studien zur Behandlung peripherer neuropathischer Schmerzen belegt die analgetische Wirksamkeit systemisch applizierter Lokalanästhetika auch bei älteren Patienten (Kingery 1997).

41.3.2
Körperliches Training

Körperliche Inaktivität und Gewichtszunahme können aufgrund des zunehmenden Mißverhältnisses zwischen Belastung und schwindender Funktionskapazität zu Mikroschäden an Muskeln, Band- und Halteapparat führen, die als Schmerzen wahrgenommen werden. Als Dekonditionierungssyndrom bezeichnet (Liebenson 1996), setzt ein Circulus vitiosus von Schonung, Angst vor aktivierenden Therapiemaßnahmen und weiterem Abbau der funktionellen Kapazitäten ein, woraus eine weiterer Zunahme der Schmerzen resultiert.

Zahlreiche Studien konnten zeigen, daß mit Training von Kraft und Ausdauer eine deutliche Reduktion der Schmerzsymptomatik erreicht werden kann. Dies gilt für pektanginöse (Schuler et al. 1992) und muskuloskelettale Beschwerden (Fisher et al. 1993) ebenso wie durch Osteoporose verursachte Schmerzen (Steege u. Blumenthal 1993).

41.3.3
Physikalische und physiotherapeutische Maßnahmen

Obwohl empirisch im Einzelfall gut belegbar, gibt es keine randomisierte, kontrollierte Studien zur Einzelwirksamkeit physikalischer (Wärme, Kälte, Hydro, Elektro, Massage) oder physiotherapeutischer Maßnahmen zur Behandlung chronischer Schmerzzustände. Ferrell (Ferrell et al. 1997) konnte bei einem Kollektiv von älteren Patienten mit chronischen muskuloskeletalen Schmerzen zeigen, daß ein 6wöchiges supervidiertes Gehtrainingsprogramm oder ein Einweisungsprogramm für physikalische Maßnahmen eine zusätzliche, signifikante Schmerzreduktion gegenüber einer üblichen Schmerzbehandlung bewirkt.

■ **TENS.** Die Wirksamkeit der TENS ist durch mehrere Studien belegt. Bei der TENS wird durch elektrische Impulse die afferente Stimulation von Nerven erhöht und segmentale Analgesie erreicht. Sie kann insbesondere zum Einsatz kommen bei:

- Stumpfschmerzen,
- Lumboischialgie,
- Neuralgie und
- HWS-Syndromen (Johnson et al. 1991).

Die Handhabung der Geräte ist einfach und auch von älteren Menschen zu erlernen. Die Anwendung ist praktisch nebenwirkungsfrei. Einige Studien berichten allerdings von nachlassenden Effekten der Therapie nach einigen Wochen (Deyo et al. 1990).

Entspannungstechniken wie die progressive Muskelrelaxation nach Jacobson haben sich auch bei älteren Patienten als wirkungsvoll zur Bekämpfung muskuloskelettaler Schmerzen gezeigt. Die Entspannung führt zu einer Senkung des Muskeltonus und damit Schmerzlinderung. Der Erfolg psychologischer Therapiemaßnahmen hängt in hohem Grad davon ab, daß die Programme an die speziellen Bedürfnisse älterer Menschen angepaßt werden. Insbesondere bei aktivierenden Verfahren müssen kleinere Übungsschritte und ein intensiveres Feedback durchgeführt werden (Basler 1999; Kee et al. 1996).

Medikamentöser Stufenplan (in Anlehnung an WHO-Empfehlung)

1. Stufe:
Peripher wirksames Analgetikum (Prostaglandinsynthesehemmung):
- z.B. Ibuprofen (Brufen) 400 mg alle 6, 8 oder 12 h,
- Azetylsalizylsäure (z.B. Aspirin) 500 mg alle 6 h; oder spasmolytisch wirksames Analgetikum:
- z.B. Skopolaminbutylbromid (Buscopan) 10 mg alle 4–8 h,
- evtl. zusätzlich trizyklisches Antidepressivum, z.B. Amitriptylin (Saroten) 75 mg alle 24 h,
- Doxepin (Aponal) 25 (–75) mg alle 24 h.

2. Stufe:
Peripher wirksames Analgetikum,
plus zentral wirksames Analgetikum (Hemmung der Schmerzwahrnehmung; nicht Btm-pflichtig):
- z.B. Tramadol (Tramal) 50 mg alle 4–6 h,
- Tilidin N (Valoron N) 50 mg alle 4–6 h.
Plus trizyklisches Antidepressivum,
plus H$_2$-Blocker oder Protonenpumpenblocker:
- z.B. Ranitidin (Sostril, Zantic) 300 mg alle 24 h,
- Omebrazol (Antra).
Plus Laktulose (Bifiteral) 15 (–40) ml alle 24 h:
- evtl. zusätzlich Carbamazepin (Tegretal, Timonil) 200 mg alle 4–8 h.
3. Stufe:
Zentral wirksames Analgetikum:
- z.B. Morphinsulfat (MST) 10 (–100) mg alle 6 h.
Plus Neuroleptikum:
- z.B. Haloperidol (Haldol) 1 mg alle 8 h.
Plus trizyklisches Antidepressivum,
plus H$_2$-Blocker,
plus Laktulose (Bifiteral) 15 (–40) ml alle 24 h,
evtl. zusätzlich Carbamazepin (Tegretal, Timonil) 200 mg alle 4–8 h,
evtl. zusätzlich Kalzitonin (Karil) 100 (–200) IE s.c. alle 24 h,
evtl. zusätzlich Bisphosphonat (z.B. Alendronat, Etidronat, Clodronat, Pamidronat u.a.).

Die meisten Analgetika sind in retardierter Form erhältlich. Nachdem der Wirksamkeitsnachweis erbracht ist, sollten Retardformen zur Vereinfachung des Einnahmeplans verordnet werden. Alle Medikamente – mit Ausnahme von Kalzitonin und einiger Bisphosphonate – können per os verabreicht werden.

Literatur

Anderson S, Worm-Pedersen J (1989) The prevalence of persistant pain in a Danish population. Proceedings of the 5th World Congress on Pain. Pain (Suppl 4):332

Basler HD (1999) Schmerz und Alter. In: Basler HD, Franz C, Kröner-Herwig B, Rehfisch HP, Seemann H (Hrsg) Psychologische Schmerztherapie. Springer, Berlin Heidelberg New York Tokyo

Bates M, Edwards W, Anderson K (1993) Ethnocultural influences on variation in chronic pain perception. Pain 52: 101–112

Belleville JW, Forrest WH, Miller E (1971) Influence of age on pain relief from analgetics. J Am Med Assoc 217:1835–1841

Brattberg G, Mats T, Anders W (1989) The prevalence of pain in a general population: The results of a postal survey in a county of Sweden. Pain 37:215–222

Brooks PM, Day RO (1991) Nonsteroidal antiinflammatory drugs – differences and similarities. N Engl Med 324:1716–1725

Crook J, Rideout E, Browne G (1984) The prevalence of pain complaints among a general population. Pain 18:299–314

Cutler RB, Fishbain DA, Rosomoff RS, Rosomoff HL (1994) Outcomes in treatment of pain in geriatric and younger age groups. Arch Phys Med Rehab 75:457–464

Deyo RA, Walsh NA, Martin DC et al. (1990) A controlled trial of transcutaneous electrical nerve stimulation (TENS) and exercise for chronic low back pain. N Engl J Med 322:1627–1634

Drechsel U, Gerbershagen HU (1998): Epidemiologie des Schmerzes im Alter. DGSS-Initiativgruppe „Schmerz und Alter", S 5–11

Ferrell BA, Ferrell BR, Osterweil D (1990) Pain in the nursing home. J Am Geriatr Soc 38:409–414

Ferrell BA, Ferrell BR (1991) Principles of pain management in older people. Compr Ther 17:53

Ferrell BA, Josephson KR, Pollan AM et al. (1997) A randomized trial of walking versus physical methods for chronic pain management. Aging Clin Exp Res 9:99–105

Fisher NM, Gresham G, Pendergast DR (1993) Effects of quantitative progressive rehabilitation program applied unilaterally to the osteoarthritic knee. Arch Phys Med Rehab 74:1319–1326

Gordon RS (1979) Pain in the elderly. J Am Med Assoc 241:2191–2192

Grandy R, Fitzmartin RD, Kaiko R et al. (1995) Pharmacokinetics and pharmakodynamics of controlled-release oxycodone in healthy elderly and young adult volunteers. Presented at annual meeting of the American Pain Society, Los Angeles, CA

Hanks GW (1987) The clinical usefulness of agonist-antagonist opioid analgetics in chronic pain. Drug Alcohol Depend 20:339–346

Hanks GW, Justins DM (1992) Cancer pain: treatment. Lancet 339:1031–1036

Harkins SW, Kwentus J, Price DD (1984) Pain in the elderly. In: Benedetti C (ed) Advances in pain research and therapy. Vol 7, Raven, New York

Henry D, Lim L, Rodriguez L et al. (1996) Variability in risk of gastrointestinal complications with individual non-steroidal anti-inflammatory drugs: results of a collaborative meta-analysis. Br Med J 312:1563–1566

Herr KA, Mobily PR (1993) Comparison of selected pain assessment tools for use with the elderly. Appl Nurs Res 6:39–46

Johnson MI, Ashton CH, Thompson JW (1991) An in-depth study of long-term users of transcutaneous electrical nerve stimulation (TENS): Implications for clinical use of TENS. Pain 44:221–229

Kee WG, Middaugh SJ, Pawlick KL (1996) Persistent pain in the older patient – Evaluation and treatment. In: Gatchel RJ, Turk DC (eds) Psychological approaches to pain management. Guilford, New York, p 371–402

Kingery WS (1997) A critical review of controlled clinical trials for peripheral neuropathic pain and complex regional pain syndromes. Pain 73:123–139

Laporte JR, Carne X, Vidal X et al. (1991) Upper gastrointestinal bleeding in relation to previous use of analgetics and non-steroidal anti-inflammatory drugs. Lancet 337:85–89

Lavsky-Shulan M, Wallace RB, Kohout FJ (1985) Prevalence and functional correlates of low back pain in the elderly. J Am Geriatr Soc 33:23–28

Liebenson C (1996) Rehabilitation of thespine. Williams & Wilkins Pennsylvania

Manabe H, Dan K, Higa (1995) Continous epidural infusion of local anesthetics and shorter duration of acut zoster-associated pain. Clin J Pain 11:220–228

Melzack R (1973) The puzzle of pain. Basic Books, New York

Melzack R (1987) The short form. McGill Pain Questionnaire. Pain 30:191–197

Melzack R (1990) The tragedy of needless pain. Sci Am 262:27–33

Mobily PR, Herr KA, Clark MK, Wallace RB (1994) An epidemiologic analysis of pain in the elderly: The Iowa 65+ Rural Health Study. J Aging Health 6:139–154

Nikolaus T (1994) Chronischer Schmerz im Alter. Quelle & Meyer, Wiesbaden

Nikolaus T (1997) Assessment chronischer Schmerzen bei älteren Menschen. Therap Umsch 54:340–344

Parmelee PA, Smith BD, Katz IR (1993) Pain complaints and cognitive status among elderly institution residents. J Am Geriatr Soc 41:517–522

Portenoy RK, Farkash A (1988) Practical management of non-malignant pain in the elderly. Geriatrics 43:29.47

Popp B, Portenoy RK (1996) Mangement of chronic pain in the elderly: Pharmacology of opioids and other analgesic drugs. In: Ferrel BA, Ferell BR (eds) Pain in the elderly. International Association for the Study of Pain (IASP), p 21–35

Schlegel SE, Paulus H (1996) Non-steroidal and analgesic therapy in the elderly. Clin Rheum Dis 12:245–249

Schuler G, Hambrecht R, Schlierf G et al. (1992) Regular physical exercise and low fat diet. Effects on progression of coronary artery disease. Circulation 82:1–11

Sengstaken EA, King SA (1993) The problems of pain and its detection among nursing home residents. J Am Geriatr Soc 41:541–544

Sorkin BA, Rudy TE, Hanlon R (1990) Chronic pain in old and young patients: Differences appear less important than similarities J Gerontol 45:64–68

Steege JF, Blumenthal JA (1993) The effects of aerobic exercise on premenstrual symptoms in middle age women: A preliminary study. Psychosom Res 37:127–133

Sternbach RA (1986) Survey of pain in the United States: The Nuprin Pain Report. J Clin Pain 2:49

Wood P, Badley E (1980) Back pain in the community. Clin Rheum Dis 6:3–16

Schlaf und Schlafstörungen im Alter

H. Frohnhofen, B. Höltmann

42.1	Der normale Schlaf und seine altersphysiologischen Veränderungen	384
42.2	Der gestörte Schlaf	385
42.2.1	Insomnie	386
42.2.2	Restless-legs-Syndrom und nächtliche Beinbewegungsstörungen	391
42.2.3	Schlafbezogene Atemstörungen	393
	Literatur	393

Etwa $1/3$ seines Lebens verbringt der Mensch schlafend. Ausreichende Schlafmenge und -qualität sind wesentlich für Wohlbefinden und Leistungsfähigkeit im täglichen Leben (Peter 1991). Schlafstörungen führen zu unspezifischen Symptomen, die sich als Schlaflosigkeit, Tagesmüdigkeit, Verstimmungszustände, Konzentrations- oder Aufmerksamkeitsstörungen zeigen und die Lebensqualität der Betroffenen und ihrer Angehörigen beeinträchtigen können (Hajak u. Rüther 1995).

Störungen des Schlaf-Wach-Rhythmus führen nicht selten zu erheblichen Problemen in der häuslichen Pflegesituation mit der Folge stationärer Krankenhauseinweisung oder Heimunterbringung. Schlafstörungen im Alter sind so häufig, daß ihre Erkennung, Abklärung und Therapie wichtige Aufgaben aller geriatrisch tätigen Ärzte sind.

42.1
Der normale Schlaf und seine altersphysiologischen Veränderungen

Schlaf ist verhaltensbiologisch definiert als eine reversible Änderung des Bewußtseinsgrades, die mit geschlossenen Augen, einer Reduktion der Mobilität und einer Abnahme des Ansprechens auf äußere Stimuli einhergeht. Die Verteilung und die Dauer der Schlaf-Wach-Phasen wird durch einen endogenen Schrittmacher mit einer Periodenlänge von etwa 25 h gesteuert. Als Marker dieses endogenen Schrittmachers gilt die Körperkerntemperatur. Wechselnde Intensität des Lichtes, Sozialkontakte, zeitliche Fixpunkte im Tagesverlauf und die Umgebungstemperatur führen als äußere Zeitgeber zu einer Anpassung endogener Rhythmen an die durch den Tag-Nacht-Wechsel vorgegebene 24 h-Rhythmik (Peter 1991).

Mit Hilfe der Aufzeichnung der Hirnströme (Elektroenzephalogramm/EEG), der Muskelpotentiale (Elektromyographie/EMG) und der Augenbewegungen (Elektrookulographie/EOG) läßt sich der Schlaf in REM-("rapid eyemovement"-)Schlaf und Non-REM-Schlaf unterteilen. Im Non-REM-Schlaf unterscheidet man anhand dieser elektrophysiologischen Kriterien 4 Stadien unterschiedlicher Schlaftiefe. Die Stadien I und II werden als Leichtschlaf und die Stadien III und IV als Tief- oder δ-Schlaf bezeichnet.

Der normale Nachtschlaf eines Erwachsenen beginnt nach einer Latenz von etwa 15–20 min mit den Leichtschlafstadien I und II, vertieft sich zu den Tiefschlafstadien III und IV, um dann über eine erneute Phase von Leichtschlaf die erste REM-Schlaf-Phase zu erreichen (Abb. 42-1). Eine solche Folge wird als Schlafzyklus bezeichnet und dauert etwa 90 min. Ein normales Schlafprofil (sog. Somnogramm) besteht aus 4–5 solcher Schlafzyklen, wobei der Anteil an Tiefschlaf von Zyklus zu Zyklus abnimmt und die Dauer der einzelnen REM-Schlaf-Phasen im Laufe der Nacht zunimmt. Gegen Ende der jeweiligen Tiefschlafphasen treten Bewegungen mit Veränderung der Körperlage auf, die mit kurzen Aufwachreaktio-

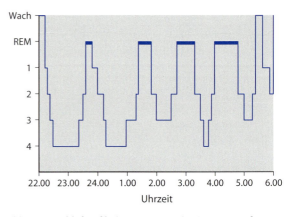

Abb. 42-1. Schlafprofil (Somnogramm) eines gesunden Erwachsenen. Auf der Abszisse ist die Uhrzeit aufgetragen. Die Ordinate zeigt die Markierungen für die einzelnen Schlafstadien

nen assoziiert sein können. Diese Bewegungen sind physiologisch, werden nicht erinnert und schützen den Körper vor lokalen Druckschäden (Peter 1991).

Das Schlaf-EEG, die Struktur der einzelnen Schlafzyklen im Somnogramm und der Schlaf-Wach-Rhythmus zeigen typische Altersveränderungen, die von pathologischen Veränderungen abgegrenzt werden müssen (Bliwise et al. 1993). So findet sich mit zunehmendem Alter eine Reduktion der Amplitude der den Tiefschlaf charakterisiernden δ-Wellen und der Anteil des Tiefschlafs am Gesamtschlaf reduziert sich von 15–20% bei jüngeren Erwachsen auf weniger als 5% im Alter und kann im hohen Alter auch völlig fehlen (ebd.). Als Folge des reduzierten Tiefschlafanteils verkürzen sich insbesondere die an Tiefschlaf reichen ersten Schlafzyklen mit einer auf 50–60 min verkürzten Zeitspanne bis zum Auftreten der ersten REM-Schlaf-Phase (sog. REM-Latenz). Zudem bleibt die Dauer der einzelnen REM-Phasen im Lauf der Nacht konstant und verliert die für jüngere Menschen typische Verlängerung von Schlafzyklus zu Schlafzyklus.

Der Schlaf-Wach-Rhythmus verändert sich im Alter vom für jüngere Erwachsene typischen monophasischen zu einem mehr polyphasischen Muster (Reynolds et al. 1985). Diese Veränderung ist charakterisiert durch nächtliche Wachphasen von 50–70 min und Schlafphasen am Tage, die jedoch bei gesunden alten Menschen höchsten 10% der Gesamtschlafzeit erreichen. Die Schlafeffizienz, also der Quotient aus der Zeit im Bett und der tatsächlichen Schlafzeit, reduziert sich hierdurch bei gesunden alten Menschen auf bis zu 80% (ebd.). Eine Absenkung der Aufwachschwelle durch akustische Signale (Zepelin et al. 1984) macht den Schlaf alter Menschen zusätzlich störanfälliger. Der Altersschlaf ist somit weniger tief und weniger kontinuierlich.

42.2
Der gestörte Schlaf

Als „Schlafstörung" werden Veränderungen des Schlafs klassifiziert, die Symptome erzeugen, die Befindlichkeit und Leistungsfähigkeit des Betroffenen beeinträchtigen oder den Schlaf des Partners stören. Sie werden nach der 1990 veröffentlichten „International Classification of Sleep Disorders" (ICSD) zu Diagnosegruppen zusammengefaßt. Die Einteilung erfolgt dabei nach der vermuteten Pathogenese, wobei über 80 verschiedenen Schlafstörungen klassifiziert werden (American Sleep Disorders Association/ASDA 1990). In dieser Systematik werden primäre Schlafstörungen als Dyssomnien und Parasomnien von sekundären Schlafstörungen und von den sog. „vorgeschlagenen Schlafstörungen" unterschieden (s. nachfolgende Übersicht).

Klassifikationsschema der Schlafstörungen nach der ICSD. (ASDA 1990)

- Dyssomnien
  - intrinsische Schlafstörungen,
  - extrinsische Schlafstörungen,
  - Störungen der zirkadianen Rhythmik;
- Parasomnien
  - Aufwachstörungen,
  - Störungen des Schlaf-Wach-Übergangs,
  - Störungen in Verbindung mit dem REM-Schlaf,
  - andere Parasomnien;
- Schlafstörungen bei körperlichen oder seelischen Erkrankungen
  - Schlafstörungen bei psychischen Erkrankungen,
  - Schlafstörungen bei neurologischen Erkrankungen,
  - Schlafstörungen bei anderen körperlichen Erkrankungen;
- vorgeschlagene Schlafstörungen.

Als Dyssomnien werden Beeinträchtigungen der Dauer, der Qualität oder des Zeitpunktes des Schlafs gekennzeichnet. Parasomnien sind Störungen, die während des Aufwachens, eines partiellen Erwachens oder eines Schlafstadienwechsels auftreten, mit einer Aktivierung des ZNS einhergehen und motorische oder vegetative Symptome erzeugen. Klinische Beispiele für Parasomnien sind der Bruxismus (das Zähneknirschen im Schlaf) oder der Somnambulismus (das Schlafwandeln). Die heterogene Gruppe sekundärer Schlafstörungen umfaßt Krankheitsbilder, bei denen der Schlaf aufgrund verschiedener Erkrankungen gestört wird. Als vorgeschlagene Schlafstörungen werden Krankheitsbilder bezeichnet, deren Zugehörigkeit zu einer der anderen Gruppen noch nicht wissenschaftlich geklärt werden konnte.

Schlafstörungen und ihre Folgen zu erkennen und in ihrer Bedeutung für den Patienten richtig einzuschätzen, ist integraler Bestandteil der geriatrischen Behandlung. Zur Abklärung empfiehlt sich ein strukturiertes Vorgehen. Screeningfragen erlauben eine schnelle Orientierung darüber, ob überhaupt eine Schlafstörung vorliegt. Wird eine der folgenden Fragen bejaht, ist eine weitere Abklärung erforderlich (National Institutes of Health/NIH 1991):

1. Sind Sie mit ihrem Nachtschlaf oder Schlafvermögen unzufrieden?
2. Leiden Sie trotz eines ausreichend langen Nachtschlafs tagsüber unter Müdigkeit?
3. Wurden bei Ihnen von Ihrem Partner ungewöhnliche Verhaltensweisen im Schlaf beobachtet?

Die weiteren diagnostischen Schritte sowie die Notwendigkeit und der Umfang einer apparativen Diagnostik richten sich nach den führenden klinischen Symptomen. Die Angabe von Ein- und/oder Durchschlafstörungen sowie die Einnahme von Schlafmitteln lenken den Verdacht auf eine Insomnie. Tagesschläfrigkeit im Alter läßt in erster Linie an eine schlafbezogene Atemstörung (SBAS), Bewegungsstörungen der Extremitäten im Schlaf („periodic limb movement disorders"/PLMs) oder ein „restless-legs"-Syndrom (RLS) denken.

42.2.1
Insomnie

Ein Mangel an Schlafqualität oder Schlafquantität wird als Insomnie bezeichnet (ASDA 1990). Zu den Symptomen zählen Ein- und Durchschlafstörungen, Früherwachen oder Unerholsamkeit des Nachtschlafs, die einzeln oder in Kombination vorliegen können. Eine Insomnie erhält dann Krankheitswert, wenn sie zu Leidensdruck führt oder die Befindlichkeit und Leistungsfähigkeit des Betroffenen beeinträchtigt (Hajak u. Rüther 1995). Auch wenn die Ergebnisse der Studien zur Prävalenz der Insomnie aufgrund unterschiedlicher Diagnosekriterien nicht direkt miteinander vergleichbar sind, zeigen sie dennoch übereinstimmend eine mit dem Alter zunehmende Häufigkeit und Schwere insomnischer Beschwerden (Hohagen et al. 1993). So stieg der Anteil der über Ein- und Durchschlafstörungen Klagenden in der Allgemeinbevölkerung von etwa 10% bei den unter 20jährigen auf über 40% bei den über 70jährigen an (Simen et al. 1996; Hohagen et al. 1993) und 50–55% der Patienten unserer geriatrischen Klinik gaben auf Befragen Symptome einer Insomnie an.

Longitudinalstudien kennzeichnen die Insomnie als eine chronische Störung mit langer Vorgeschichte und geringer spontaner Remissionsrate (Hohagen et al. 1993). Bei über 40% der Patienten bestand die Insomnie seit mehr als 5 Jahren, bei weiteren 35% seit mehr als einem Jahr (ebd.) und Skoog et al. (1993) fanden im Rahmen einer prospektiven Untersuchung an zufällig ausgewählten 75jährigen bei 25–30% der Männer und ca. 40% der Frauen eine Insomnie, deren Prävalenz sich über einen Zeitraum von 15 Jahren nicht wesentlich änderte.

Als häufigste Ursachen einer Insomnie gelten neben Mißachtung schlafhygienischer Grundsätze Krankheitsbilder aus den Bereichen der inneren Medizin, der Orthopädie, der Neurologie, der Psychiatrie sowie unerwünschte Arzneimittelwirkungen. Es sei darauf hingewiesen, daß sich im Alter bei über 90% der Betroffenen ein konkreter Auslösemechanismus für die Insomnie finden läßt (Roehrs et al. 1983).

Primäre Insomnien sind im Alter eher selten. Zu den primären Insomnien gehören

- die idiopathische Insomnie mit Beginn in der frühen Kindheit und
- die psychophysiologische Insomnie.

Letztere ist charakterisiert durch eine Symptomkonstellation aus erhöhtem Wacheffekt infolge Nichtabschaltenkönnens, Gedankenkreisens, negativer Erwartungshaltung gegenüber dem eigenen Schlafvermögen, Angespanntheit oder Ängstlichkeit und einem erlernten Fehlverhalten in bezug auf den Schlaf (Hajak u. Rüther 1995).

Zur systematischen Abklärung einer Insomnie geben die im folgenden zusammengestellten Fragen wichtige Orientierungshilfen (s. die folgende Übersicht). Der Patient beschreibt zunächst seinen Tagesablauf und seine Schlafgewohnheiten. So können Fehler bei der Schlafhygiene erkannt und durch Aufklärung korrigiert werden. Der Tagesablauf ist im Alter nicht selten durch eine geringere Variabilität, früheres Zubettgehen und früheres Erwachen gekennzeichnet. Ältere Menschen verbringen häufig einen erheblichen Teil ihrer Zeit nichtschlafend im Bett. Ausgeruhtheit nach einem frühen morgendlichen Erwachen bedeutet nicht, daß gleichzeitig Zufriedenheit mit dem Nachtschlaf besteht.

Strukturierte Fragen zur Insomniediagnostik. (Nach Shapiro u. Steingart 1993)

- Wie fing die Schlafstörung überhaupt an?
- Wann fing die Schlafstörung an?
- Besteht die Schlafstörung dauernd oder wechselt sie in ihrem Ausmaß?
- Wann gehen Sie üblicherweise zu Bett?
- Wann wird üblicherweise das Licht gelöscht und bleibt es während der Nacht gelöscht?
- Wie lange benötigen Sie zum Einschlafen?
- Wie häufig erwachen Sie in der Nacht?
- Wie lange dauert die längste nächtliche Wachperiode und wann tritt sie auf?
- Um wieviel Uhr wachen Sie letztmalig auf?
- Um wieviel Uhr stehen Sie auf?
- Schlafen Sie auch tagsüber? Wenn ja, wie oft und wie lange?
- Werden Sie vor dem Schlafengehen von sorgenvollen Gedanken gequält?
- Haben Sie Angst, nicht genug Schlaf zu bekommen?
- Besteht irgendeine körperliche Beschwerde, die Sie daran hindert, einzuschlafen?
- Bestehen Mißempfindungen und Unruhegefühl in den Beinen vor dem Einschlafen?
- Leiden Sie unter Alpträumen?
- Sind Sie tagsüber aktiv?
- Ist Ihre Schlafumgebung ruhig und bequem?
- Welche Medikamente – auch nichtverschriebene Medikamente – nehmen Sie ein?
- Nehmen Sie koffeinhaltige Getränke oder Alkohol zu sich?
- Können Sie sich vorstellen, wodurch Sie nachts erweckt werden?
- Wie fühlen Sie sich, wenn Sie nachts wach werden?
- Hindern angstgefüllte Gedanken Sie daran, wieder einzuschlafen?
- Wie lange benötigen Sie nach dem morgendlichen Erwachen, um ganz klar zu sein?
- Fühlen Sie sich tagsüber müde?
- Überkommen Sie tagsüber Panikattacken?
- Hat ihre Konzentrationsfähigkeit nachgelassen?

Fehlende Kommunikationsmöglichkeiten, Einsamkeit und Angst vor der Eintönigkeit des kommenden Tages führen dazu, daß die altersphysiologischen Veränderungen des Schlafs als Störung empfunden und beklagt werden. Wenn eine Beeinträchtigung der Tagesbefindlichkeit bei physischer und psychischer Gesundheit fehlt, ist das Vorliegen einer Insomnie im eigentlichen Sinne wenig wahrscheinlich (Bliwise 1993; Reynolds et al. 1985).

Feste Zeitpunkte im Tagesverlauf wie konstante Aufstehzeiten, Essenszeiten usw. stabilisieren als fixe Zeitgeber den zirkadianen Rhythmus und wirken schlaffördernd (Monk et al. 1992). Veränderung in diesem Bereich können Schlafstörungen verursachen. Beispiele sind die Aufnahme in ein Krankenhaus oder ein Altenheim. Die Patienten sind in der Regel gezwungen, sich einem Rhythmus anzupassen, der ihrem individuellen Rhythmus stark entgegenlaufen kann. Frühes Servieren des Abendessens führt zu einem frühen Zubettgehen mit der Folge früheren Erwachens und unverhältnismäßig langer Liegezeiten im Bett.

Aufgrund der erniedrigten akustischen Weckschwelle reagieren alte Menschen empfindlicher auf Geräusche in ihrer Umgebung. Nach störenden Geräuschen durch den Partner oder den Mitpatienten im Krankenhaus oder Pflegeheim muß daher gefragt werden. Eine zu warme oder zu kalte Umgebung sowie ein unbequemes Bett einschließlich einer wasserundurchlässigen Matratzenauflage als Inkontinenzhilfsmittel wirken schlafhemmend. Körperliche Inaktivität und eine zu geringe Lichtexposition tagsüber hemmen den Schlaf ebenso wie nutritive Einflüsse in Form von spät nachmittags eingenommenem Kaffee, Tee oder Kakao. Koffein ist zudem häufig Bestandteil zahlreicher Mischpräparate, insbesondere von Schmerzmitteln.

Ein Restless-legs-Syndrom als Ursache einer Insomnie läßt sich durch die klassische Anamnese diagnostizieren (s. Absch. 42.2.2). Das Auftreten einer Insomnie im zeitlichem Zusammenhang mit belastenden psychischen Situationen wie dem Verlust naher Angehöriger, familiärer Probleme oder einer anstehenden Heimunterbringung machen einen Kausalzusammenhang wahrscheinlich.

Eine Insomnie gehört zu den häufigsten Symptomen psychiatrischer Erkrankungen. Mehr als 50% der an einer Depression leidenden Patienten klagen über eine Insomnie (Hajak u. Rüther 1995). Bei Patienten mit dementiellen Erkrankungen führt die Abflachung und später der völlige Zusammenbruch des zirkadianen Rhythmus zu langen Schlafphasen im Tagesverlauf und langen Wachphasen nachts (Hess 1997). Diese Veränderungen sind bei den sekundären Demenzformen, wie den vaskulären Demenzen, dem Korsakow-Syndrom oder den Parkinson-plus-Syndromen deutlicher ausgeprägt als beim Morbus Alzheimer. Allerdings gehören bedeutsame Schlafstörungen nicht zum Bild einer beginnenden dementiellen Erkrankungen und sollten daher Anlaß zur Suche nach anderen Ursachen der Schlafstörung sein (ebd.).

Der Schlaf von Parkinson-Patienten wird sowohl direkt durch die Grundkrankheit wie auch mittelbar durch die eingeschränkte Mobilität der Betroffenen beeinflußt. Häufig sind Schmerzen und die Unfähigkeit, eine andere Körperlage einzunehmen, Gründe für das Erwachen. Entscheidend ist die Behandlung der Grundkrankheit (Greulich et al. 1998).

Blinde Patienten können Helligkeitsschwankungen nicht mehr wahrnehmen und werden so von einem der wichtigsten äußeren Zeitgeber für den 24 h-Rhythmus entkoppelt. Etwa 30% der Erblindeten entwickeln eine schleichende und repetitive Umkehr des Tag-Nacht-Rhythmus mit einer Periodenlänge von etwa 6 Wochen (Peter 1991). Zahlreiche Erkrankungen aus dem Bereich der inneren Medizin, die mit den Symptomen Juckreiz, Fieber, Nachtschweiß, Luftnot, Husten, Nykturie, Einnässen oder Übelkeit einhergehen, müssen als potentielle Auslöser einer Insomnie berücksichtigt werden (s. die folgende Übersicht).

Internmedizinische Auslöser von Insomnie

- Erkrankungen des rheumatischen Formenkreises
  - rheumatoide Arthritis,
  - Fibromyalgiesyndrom;
- gastrointestinale Erkrankungen
  - gastroösophageale Refluxerkrankung,
  - Dyspepsiesyndrom,
  - Lebererkrankungen mit Pruritus oder Delir;
- Nierenerkrankungen
  - Polyurie und Nykturie,
  - Durst bei Flüssigkeitsverlust,
  - Juckreiz bei Niereninsuffizienz;
- kardiovaskuläre Erkrankungen
  - Stauungsherzinsuffizienz mit Dyspnoe,
  - Angina pectoris;
- Lungenerkrankungen
  - Dyspnoe,
  - Husten;
- endokrinologische Erkrankungen
  - Diabetes Mellitus mit Polyurie, Hypoglykämie, Juckreiz,
  - Hyperthyreose mit Ruhelosigkeit;
- Hauterkrankungen
  - Juckreiz;
- chronische Infekte
  - Nachtschweiß;
- Schmerzsyndrome.

Medikamentös induzierte Insomnien können durch Präparate mit einer direkten zentral stimulierenden Wirkung oder Präparate mit einem indirekten Einfluß auf den Schlaf hervorgerufen werden. Zur ersten Gruppe gehören aktivierend wirkende Antidepressiva wie die MAO-(Monoaminoxydase-)Hemmer und die Serotoninwiederaufnahmehemmer, zentral anticholinerg wirkende Substanzen, Theophyllinpräparate, aber auch Glukokortikosteroide, Gyrasehemmer, Antiarrhythmika oder Lipidsenker. β-Blocker können durch die Induktion von Alpträumen den Schlaf stören (Hajak u. Rüther 1995). Hypnotika mit kurzer Halbwertszeit und alkoholhaltige Getränke führen zu einem „rebound"-Wecken in der 2. Nachthälfte und können so bei gutem Einschlafvermögen eine Durchschlafstörung induzieren.

Einen indirekten Einfluß auf den Schlaf hat die abendliche Gabe eines Diuretikums mit der hierdurch bedingten Nykturie, eine unzureichende Einstellung eines Diabetes mellitus mit Hypoglykämie assoziierten Alpträumen oder Hyperglykämie assoziierter Polyurie.

Therapie der Insomnie

Allgemeine Therapiemaßnahmen

Die Indikation zur Therapie einer Insomnie ergibt sich aus deren Schweregrad. Dabei müssen die klinischen Symptome und die hierdurch gestörte Befindlichkeit und Leistungsfähigkeit wie auch der damit verbundene Leidensdruck berücksichtigt werden. Vor Einleitung einer Therapie muß die Ursachenabklärung erfolgen, da eine Insomnie stets als Symptom anzusehen ist und eine dauerhafte Besserung der Symptomatik nur durch einen kausalen Therapieansatz erfolgversprechend möglich ist (Hauri 1993). Stellt sich die erwartete Besserung trotz einer mutmaßlich kausalen Therapie nicht ein, sollte aufgrund der nicht seltenen Koinzidenz mehrerer voneinander unabhäniger Auslösemechanismen eine erneute Ursachensuche erfolgen (Hajak u. Rüther 1995).

Als grundlegende Therapieprinzipien der Insomnie können nichtpharmakologische von pharmakologischen Verfahren unterschieden werden. In den schlafmedizinischen Gesellschaften besteht Einigkeit darüber, daß eine Pharmakotherapie der Insomnie stets mit einem nichtpharmakologischen Therapieverfahren kombiniert werden sollte (Clarenbach et al. 1995; NIH 1991).

Nichtpharmakologische Therapieverfahren

Nichtpharmakologische Therapieverfahren haben den Vorteil fehlender gravierender Nebenwirkungen bei auch im Alter belegter dauerhafter Wirksamkeit (Hohagen et al. 1993). Nachteilig ist ihr verzögert einsetzender Effekt, der dem Patienten Geduld und Motivation abverlangt. Zu den nichtpharmakologischen Therapieverfahren zählen:

- Aufklärung über die altersphysiologischen Veränderungen des Schlafs,
- Maßnahmen zur Verbesserung der Schlafhygiene,
- entspannungstherapeutische Verfahren,
- verhaltenstherapeutische Verfahren,
- psychologische Verfahren.

Die Entscheidung über das anzuwendende Verfahren richtet sich nach dem Phänotyp der Insomnie, der Praktikabilität der vorgesehenen Maßnahmen und deren Akzeptanz durch den Patienten (Hauri 1993). Die gründliche Aufklärung des Patienten über die Veränderungen des Schlafs im Alter und der vorsichtige Versuch der Korrektur einer möglicherweise nicht realistischen Erwartungshaltung an das eigene Schlafvermögen stellen bereits eine erste therapeutische Intervention dar (Stoppe et al. 1992). Die Umsetzung schlafhygienischer Allgemeinmaßnahmen, wie sie im folgenden aufgeführt sind (s. Übersicht), ist die Basis jeder Behandlung einer Schlafstörung und sollte auch im Alter Anwendung finden.

> **Grundregeln der Schlafhygiene. (Mod. nach Hajak u. Rüther 1995)**
>
> - Einhalten regelmäßiger Schlaf-Wach-Zeiten,
> - Vermeiden eines zu ausgedehnten (>30 min) Mittagsschlafes,
> - Vermeiden von Schlafentzug,
> - Schlafen in ruhiger und wohl temperierter Umgebung,
> - Verzicht auf Genußmittel,
> - nur kleine Mahlzeit am Abend,
> - entspannende Tätigkeiten vor dem Schlafengehen,
> - nur bei Müdigkeit ins Bett gehen und bei Wachheit das Bett verlassen,
> - Vermeiden langer Bettliegezeiten,
> - auf ein bequemes Bett achten,
> - ausreichende Aktivität und Lichtexposition tagsüber.

Körperliche Aktivität etwa 4–6 h oder ein *warmes Bad* etwa 2 h vor dem Zubettgehen führen zu einer leichten Erhöhung der Körpertemperatur. Der anschließende Temperaturabfall hat eine schlafanstoßende Wirkung (Hauri 1993), die therapeutisch genutzt werden kann. *Entspannungstherapien* wie die progressive Muskelrelaxation nach Jacobsen, das autogene Training, Biofeedback-Verfahren oder eine Meditation wirken sich günstig bei einer Einschlafstörung aus (Hajak u. Rüther 1995).

Stimuluskontrolle und *Schlafrestriktion* sind verhaltenstherapeutische Verfahren, deren Wirksamkeit bei Ein- und Durchschlafstörungen effektiver ist, als die Wirkung entspannungstherapeutischer Verfahren (Friedman et al. 1991) und deren Effekt auch im Alter bei mehr als 50% der Insomniepatienten zu einer anhaltenden Besserung insomnischer Beschwerden führt (Hohagen et al. 1993).

Durch die Stimuluskontrolle wird versucht, die Rolle des Bettes als Schlafstätte zu verstärken, den Schlaf-Wach-Rhythmus zu stabilisieren und die

Schlafeffizienz zu steigern (Hajak u. Rüther 1995). Der Patient darf sein Bett ausschließlich bei Müdigkeit und nur zum Schlafen oder zu sexueller Aktivität aufsuchen. Lesen, Fernsehen oder Essen im Bett sollen unterbleiben. Kann der Patient nicht innerhalb von etwa 20 min einschlafen, soll er sein Bett wieder verlassen. Am Morgen soll das Bett unabhänig vom augenblicklichen Befinden stets zur gleichen Zeit verlassen werden. Schlaf im Tagesverlauf soll mit Ausnahme eines kurzen – max. 30minütigen – Mittagsschlafes unterbleiben (Hajak u. Rüther 1995).

Durch eine Schlafrestriktion wird aufgrund einer Begrenzung der Schlafzeit der Schlafdruck erhöht. Der Patient verbringt nur die von ihm angegebene effektive Schalfzeit im Bett und steht morgens zu einem fest vereinbarten Zeitpunkt auf. Dies kann bei einer angegebenen Schlafzeit von 4 h und einer Weckzeit von 6 Uhr bedeuten, daß der Patient erst gegen 2 Uhr morgens sein Bett aufsucht. Erst wenn die Schlafeffizienz etwa 85 % erreicht, wird die gewährte Schlafzeit um eine halbe Stunde verlängert, bis die gewünschte Gesamtschlafzeit erreicht ist (Hajak u. Rüther 1995).

Bei der sog. *kognitiven Fokussierung* versucht der Patient, durch Konzentration auf beruhigende Gedankenbilder Schlafängste zu überwinden. Das *Prinzip der paradoxen Intention* besteht darin, daß der Patient aufgefordert wird, wach zu bleiben, um so die Angst vor dem Nichteinschlafenkönnen abzubauen (Reynolds et al. 1985). Psychologische Verfahren können auch im Alter erfolgreich bei Ein- und Durchschlafstörungen eingesetzt werden, erwiesen sich in einer Metaanalyse als effektiv und zeigten eine vergleichbare Effizienz (Murtagh u. Greenwood 1995).

Pharmakologische Therapieverfahren
Die Behandlung einer Insomnie mit Schlafmitteln ist immer eine symptomatische Therapie. Obwohl es keine allgemein anerkannten Richtlinien für ihren Einsatz bei der Behandlung einer Insomnie gibt (Hajak u. Rüther 1995), erfolgt ihre Verordnung mit dem Ziel einer dauerhaften Beseitigung von Beschwerden sowie einer Besserung von Allgemeinbefinden und Leistungsfähigkeit. Schlafmittel haben aufgrund ihres sicheren Effekts bei der akuten Anwendung den Vorteil einer schnellen Linderung von Beschwerden. Ihr Effekt bei einer Langzeitanwendung und ihr Einfluß auf die Tagesbefindlichkeit sind dagegen weniger günstig. So konnten Hohagen et al. (1993) in einer prospektiven Untersuchung zeigen, daß nur 22 % der mit einem Hypnotikum behandelten Patienten eine anhaltende und als bedeutsam empfundene Linderung ihrer Schlafbeschwerden angaben. Zudem besteht die Gefahr, daß die einer Schlafstörung zugrunde liegende Ursache verschleiert wird und damit einer kausalen Therapie nicht mehr zugänglich ist.

Gesteigerte Empfindlichkeit des alten Menschen gegenüber der Wirkung von Schlafmitteln und veränderte Pharmakokinetik infolge der abnehmenden Verstoffwechselungskapazität der Phase-I-Prozesse Oxidation, Reduktion und Hydroxylation der Leber führen dazu, daß Nebenwirkungen einer Schlafmitteltherapie im Alter vergleichsweise häufiger beobachtet werden (Lader 1993). So zeigen alte Menschen unter einer Hypnotikatherapie häufiger hypotone Kreislaufregulationsstörungen, paradoxe Reaktionen mit Übererregtheit, nächtliche Unruhezustände und eine Verstärkung der im Alter häufigen Schlafapnoe (Swift 1993). Schläfrigkeit am Tage nach der Applikation von Schlafmitteln wurde bei älteren Menschen doppelt so häufig beobachtet wie bei jüngeren Menschen. Die Langzeiteinnahme von Hypnotika führte nur bei älteren Menschen zu Immobilität, Mangelernährung oder Inkontinenz (Bergener 1993).

Obwohl praktisch alle Fachgesellschaften in ihren Empfehlungen zur Pharmakotherapie der Schlafstörungen enge Regeln mit zeitlich begrenzter Verordnung kleiner Mengen von Schlafmitteln empfehlen, sieht die Realität anders aus. In einer repräsentativen Umfrage in der Bundesrepublik Deutschland konnte gezeigt werden, daß von den älteren Personen mit Insomnie 54 % regelmäßig Schlafmittel einnahmen, davon 16 % mehrfach pro Monat, 11 % mehrfach pro Woche und 8 % täglich (Simen et al., 1996). Wird die Indikation zu einer Therapie mit Schlafmitteln gesehen, sollten die folgenden Empfehlungen der Deutschen Gesellschaft für Schlafmedizin berücksichtigt werden (Clarenbach et al. 1995):

- Verwendung der niedrigsten effektiven Dosis,
- nur intermittiernder Gebrauch (2- bis 4mal pro Woche),
- Tablettenmenge nur für einen kurzen Zeitraum (max. 3–4 Wochen),
- frühzeitig versuchen, die Medikation auszuschleichen,
- auf Nebenwirkungen achten.

■ **Benzodiazepine.** Benzodiazepine gehören zu den am häufigsten verordneten Hypnotika und sind die am besten untersuchte Substanz aus der Gruppe der Psychopharmaka. Sie verfügen über ein günstiges Wirkungs-Nebenwirkungs-Verhältnis und sind aufgrund ihrer großen therapeutischen Breite als sichere Arzneimittel anzusehen (Hajak u. Rüther 1995). Die Auswahl des Präparats richtet sich nach dem Phänotyp der Schlafstörung und der Pharmakokinetik des Medikaments.

So werden kurzwirksame Präparate wie Triazolam, Midazolam oder Brotizolam bei reinen Einschlafstörungen bevorzugt, haben aber den Nachteil möglicher Rebound-Phänomene in der 2. Nachthälfte.

Mittellang wirkende Präparate wie Temazepam, Lormetazepam oder Loprazepam werden bei Ein- und Durchschlafstörungen eingesetzt.

Langwirkende Präparate wie Diazepam, Nitrazepam, Flurazepam oder Flunitrazepam sollten dagegen aufgrund der Gefahr eines Überhangs ihrer Wirkung mit Beeinflussung der Vigilanz am Folgetage keine Anwendung finden.

Aufgrund des bekannten Abhängigkeitspotentials aller Benzodiazepine, sollten diese Präparate nur zeitlich befristet und intermittierend verordnet werden. Neben dem Rebound-Phänomen, das nur wenige Tage anhält, wird ein Entzugssyndrom beschrieben, das 2–10 Tage nach Absetzen entsteht, sich innerhalb von 3–7 Tagen steigert und sich nach etwa 3 Wochen zurückbildet. Charakteristisch sind Symptome wie Ängstlichkeit, Schlaflosigkeit, Reizbarkeit, Zittrigkeit, Schwitzen, Appetitlosigkeit, Schwindel, Durchfall, Bauchschmerzen, Lethargie, Müdigkeit, Tachykardie, systolische Hypertonie und Krampfanfälle.

Bei alten Patienten sollten bevorzugt Substanzen mit niedriger bis mittlerer hypnotischer Potenz, langsamer Anflutung und kurzer bis mittlerer Halbwertszeit Verwendung finden, deren Metabolisierung über den weniger hypoxämieanfälligen und altersunabhängigen Glukuronidierungsweg erfolgt. In diese Gruppe gehören Oxazepam und Temazepam. Durch primären Einsatz niedrig potenter Substanzen mit kurzer bis mittlerer Halbwertszeit sollen Entzugsprobleme vermieden werden können.

■ **Nichtbenzodiazepinhypnotika.** Die neueren Nichtbenzodiazepinhypnotika aus der Gruppe der Cyclopyrrolone (Zopiclon) und Imidazopyridine (Zolpidem) verfügen bei kurzer Halbwertszeit und gutem hypnotischen Effekt über ein den Benzodiazepinen vergleichbares Wirkungsspektrum. Trotz ihres bisher relativ kurzen Beobachtungszeitraumes sind sie im Nebenwirkungsprofil angesichts einer geringeren Toleranz- und Abhängigkeitsentwicklung sowie weniger stark ausgeprägten Rebound-Phänomenen gerade in der Geriatrie zu bevorzugen (Hajak u. Rüther 1995).

■ **Antidepressiva.** Der Einsatz sedierend wirkender Antidepressiva bei nichtdepressiven Patienten stellt ein weiteres Konzept in der Behandlung der Insomnie dar. Ihre anticholinerge Wirkung, die Senkung der Krampfschwelle, die Induktion nächtlicher Beinbewegungsstörungen und ihre kardiotoxischen Effekte schränken den Einsatz bei älteren Patienten jedoch ein. Auch bestehen bisher keine Erfahrungen zum Langzeiteinsatz sedierender Antidepressiva bei nichtdepressiven Schlafgestörten (Hajak u. Rüther 1995).

■ **Neuroleptika.** Neuroleptika wirken sedierend und werden bevorzugt bei Patienten mit Demenzsyndromen und gestörtem Schlaf eingesetzt. Sie verfügen über eine große therapeutische Breite bei praktisch fehlendem Mißbrauchspotential und haben im Vergleich zu den Benzodiazepinen eine geringere muskelrelaxierende Wirkung. Sie kommen dann zum Einsatz, wenn Benzodiazepine z. B. aufgrund einer Abhängigkeitsproblematik oder Suchterkrankung kontraindiziert sind. Neben einer Hypotonieneigung müssen anticholinerge Effekte, die Induktion periodischer Bewegungstörungen im Schlaf sowie extrapyramidale Störungen einschließlich der Induktion eines Parkinsonoids berücksichtigt werden.

■ **Clomethiazol.** Clomethiazol verfügt über einen rasch einsetzenden hypnotischen Effekt bei schneller Elimination und damit fehlendem Überhang. Hypersekretion, arterielle Hypotonie und Atemdepression lassen dieses Medikament bei alten Patienten problematisch erscheinen. In der Geriatrie hat sich dieses Medikament im stationären Bereich bei hartnäckigen Insomnien mit Umkehr des Schlaf-Wach-Rhythmus bewährt. Clomethiazol gilt als potentes Schlafmittel der 2. Wahl für den stationären Einsatz (Hajak u. Rüther 1995).

■ **Melatonin.** Die Mitteilungen zu Melatonin als Schlafmittel basieren überwiegen auf Befragungen von Patienten. Polysomnographische Studien an unterschiedlichen Kollektiven und mit z. T. sehr unterschiedlichen Dosierungen ergaben widersprüchliche Ergebnisse, so daß die Anwendung von Melatonin als Hypnotikum z. Z. verfrüht ist, zumal Nebenwirkungen wie Hautrötungen, Bauchkrämpfe, Durchfälle oder Kopfschmerzen die Akzeptanz einschränken können (Mendelson 1997).

■ **Antihistaminika.** Antihistaminika wie Diphenhydramin, Hydroxin, Doxylamin und Promethazin verfügen über eine eher schwach sedierende Wirkung, die deutlich unter der der Benzodiazepine liegt (Hajak u. Rüther 1995). Aufgrund ihrer anticholinergen Effekte ist ihr Einsatz bei alten Patienten eher kritisch zu sehen, zumal bei diesen Patienten die Gefahr der Induktion eines Delirs gegeben ist (Morgan et al. 1988). Aufgrund ihrer Metabolisierung über den Zytochromweg können bei Multimedikation (Makrolide, CSE-Hemmer) erhöhte Plasmaspiegel mit proarrhythmischem Effekt entstehen.

■ **Pflanzliche Präparate.** Pflanzliche Präparate verfügen über den Vorteil einer praktisch fehlenden Toxizität. Ihr Effekt ist in kontrollierten Studien wenig untersucht. Für Baldrianzubereitungen konnte eine hypnotische Wirkung auf subjektive Schlafparameter nachgewiesen werden, ohne daß polysomnographisch entsprechende Korrelate objektivierbar waren (Hajak u. Rüther 1995). Zu beachten sind bei diesen Präparaten alkoholhaltige Zubereitungen oder der Zusatz anderer Schlafmittel im Sinne eines Mischpräparates.

■ **L-Tryphtophan.** L-Tryptophan gilt als niedrigpotentes Schlafmittel mit günstigem Einfluß bei chronisch Schlafgestörten (Hajak u. Rüther 1995).

■ **Nicht mehr gebräuchliche Schlafmittel.** Aufgrund der vergleichsweise hohen Nebenwirkungsrate bei enger therapeutischer Breite besteht für die klassischen alten Schlafmittel wie Barbiturate, Bromureide, Piperidindione, Chinazolinderivate, Aldehyde und Glykolderivate keine Indikation mehr. Chloralhydrat ist ein Alkoholderivat mit eher schwacher sedierender Wirkung, einer geringen therapeutischen Breite, direkt organtoxischen Wirkungen auf Herz, Leber und Nieren und einem kumulierenden Metaboliten Trichloressigsäure mit verdrängender Wirkung auf eiweißgebundene Pharmaka wie Antikoagulantien oder orale Antidiabetika.

Läßt sich eine Schlafstörung durch diese Maßnahmen nicht ausreichend abklären oder zeigt ein Behandlungsversuch nicht den gewünschten Erfolg, ist bei entsprechendem Leidensdruck auch im Alter die Überweisung des Patienten an ein schlafmedizinisches Zentrum sinnvoll.

42.2.2
Restless-legs-Syndrom und nächtliche Beinbewegungsstörungen

Klinik
Das klinische Bild des Restless-legs-Syndroms (RLS) ist durch Mißempfindungen charakterisiert, die tief in der Muskulatur der unteren Extremitäten wahrgenommen werden, in Ruhe zunehmen und sich durch aktive Bewegung bessern lassen. Die Pathogenese dieses Syndroms ist nicht sicher geklärt. Das RLS zeigt einen autosomal dominanten Erbgang, wobei über die relevanten Manifestationsfaktoren noch wenig bekannt ist (Trenkwalder 1998).

Diagnostik und Differentialdiagnose
Die Diagnose des RLS kann aufgrund der in der folgenden Übersicht aufgeführten Kriterien klinisch ohne aufwendige apparative Diagnostik gestellt werden:

> **Diagnosekriterien für ein Restless-legs-Syndrom.**
> **(RLS Study Group, zitiert bei Trenkwalder 1998)**
> - Minimalkriterien:
>   - Bewegungsdrang der Extremitäten in Verbindung mit Mißempfindungen,
>   - motorische Unruhe zur Unterdrückung der Mißempfindungen,
>   - Verschlechterung der Beschwerden in Ruhe,
>   - Verschlechterung der Beschwerden am Abend und in der Nacht;
> - Zusatzkriterien:
>   - gestörter Schlaf als Folge des RLS,
>   - periodische Beinbewegungen im Schlaf und bei Wachheit,
>   - unauffälliger neurologischer Befund,
>   - wechselnder Verlauf mit Zunahme im Alter,
>   - positive Familienanamnese.

Für die Diagnose eines primären RLS müssen alle 4 Minimalkriterien erfüllt sein. Wichtig für die differentialdiagnostische Abgrenzung neurologischer Krankheitsbilder wie Polyneuropathien oder Neuralgien ist der starke, zu einer Linderung der Beschwerden führende Bewegungsdrang in Verbindung mit einem unauffälligen neurologischen Befund (Wildschiodtz 1993).

Die Beschwerden zeigen einen intermittierenden oder progredienten Verlauf, beginnen meist in der 2. Lebenshälfte und werden mit zunehmendem Alter häufiger angegeben. Die Prävalenz in der Allgemeinbevölkerung steigt von etwa 5% bei den 30- bis 50jährigen auf über 40% bei den über 65jährigen (Trenkwalder 1998).

Von primären Formen des RLS müssen sekundäre Formen mit bekannter Ursache abgegrenzt werden. Sekundäre Formen eines RLS werden beobachtet bei Patienten mit chronischer Niereninsuffizienz, Polyneuropathien unterschiedlicher Provenienz, Eisenmangel, Morbus Parkinson oder Einnahme von Antidepressiva, Neuroleptika, Antikonvulsiva, Lithium oder Koffein. In der Behandlung der auslösenden Ursache besteht hier ein kausaler Therapieansatz. Praktisch alle Patienten mit RLS zeigen zusätzlich nächtliche Bewegungsstörungen der Extremitäten („periodic limb movement disorders"/PLMs), die durch Bewegungssensoren (Aktimeter) oder durch das EMG des Musculus tibialis anterior dokumentiert werden können. Andererseits klagt nur etwa die Hälfte aller Patienten mit PLMs auch über ein RLS.

Die Sicherung der Diagnose eines PLMs erfolgt durch eine polysomnographische Untersuchung im Schlaflabor einschließlich einer Ableitung des EMG der Mm. tibiales anteriores. Als Maß für den Schweregrad der Erkrankung gilt der Myoklonie Index (MI), der aus dem Quotienten der Anzahl der Myoklonien und der Registrierzeit berechnet wird. Ein Index von 5–25/h gilt als milde, ein Index von 25–50/h als moderat und ein Index von >50/h oder ein mit den

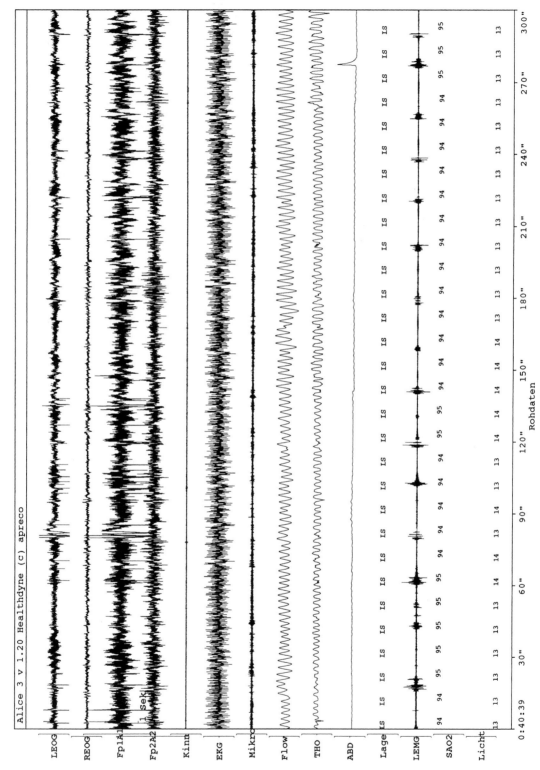

Abb. 42-2. Myoklonien bei Restless-legs-Syndrom im Rahmen einer Polysomnographie. Dargestellt ist eine zeitlich geraffte Aufzeichnung über 5 min mit insgesamt 16 Myoklonien (3. Kanal von unten). Dieser Befund ist angesichts eines extrapolierten Myoklonieindex von 180/h als schwer einzuordnen

Myoklonien assoziierter Aufwachindex von >5/h als schwer (Wildschiodtz 1993). Abb. 42-2 zeigt einen Ausschnitt aus einer polygraphischen Messung bei einem Patienten mit schwerem RLS.

Differentialdiagnostisch müssen nächtliche Wadenkrämpfe oder eine periphere arterielle Verschlußkrankheit anamnestisch und durch eine körperliche Untersuchung abgegrenzt werden. Fokale Epilepsien oder der Tremor bei Parkinson-Kranken sistieren typischerweise im Schlaf. Kurze Myoklonien beim Einschlafen (sog. „jerks") sind physiologisch und mit Trauminhalten des Fallens oder Hinabstürzens assoziiert. Polyneuropathien zeigen keine Besserung bei Bewegung und lassen den typischen Tagesverlauf in der Symptomatik vermissen.

Therapie

RLS und PLMs haben keine prognostische Relevanz, so daß die Therapieindikation ausschließlich unter symptomatischen Gesichtspunkten gestellt wird. Entscheidend ist der Leidensdruck des Patienten und die aus der Störung des Schlafs resultierenden Symptome Insomnie oder Hypersomnie. Nach Ausschluß eines sekundären RLS ist eine symptomatische Pharmakotherapie indiziert.

Das RLS gehört zu den pharmakologisch gut therapierbaren Erkrankungen. Eingesetzt wurden L-DOPA-Präparate, Dopaminagonisten, Opiate, Benzodiazepine, Carbamazepin, Clonidin und Baclofen, wobei die Wirksamkeit für L-Dopa-Präparate, Dopaminagonisten sowie Morphinpräparate am besten belegt ist (Trenkwalder 1998). Die Therapie wird mit 50 mg L-DOPA begonnen und je nach Wirksamkeit auf bis zu 200 mg gesteigert. Bei fehlender Effektivität kann ein Opiat versucht werden, z. B. Tilidin in einer Dosis von 50 mg. Die Wirkung beider Medikamente tritt sofort ein und sollte beim Patienten zu einer erheblichen Linderung seiner Beschwerden führen. Die Dosis und die Verteilung der Medikation sind abhänig vom zeitlichen Verlauf der Beschwerden.

Führen beide Medikament zu keiner Beschwerdebesserung, muß die Diagnose überprüft und eine weitere Differentialdiagnostik unter Einbeziehung einer Polysomnographie angestrebt werden.

42.2.3
Schlafbezogene Atemstörungen

Schlafbezogene Atemstörungen (SBAS) und die Schlafapnoesyndrome zählen wie das RLS zu den Dyssomnien und haben eine hohe Prävalenz im Alter. Charakteristisch sind eine ausgeprägte Tagesmüdigkeit und Berichte über lautes, von Atempausen unterbrochenes Schnarchen. Im Alter können durch Hypoxämien zahlreiche neuropsychologische Symptome auftreten. Eine ausführliche Darstellung dieses Krankheitsbildes erfolgt in Kap. 63.

Literatur

American Sleep Disorders Association/ASDA (1990) The international classification of sleep disorders: Diagnostic and coding manual. Allen, Lawrenz

Bergener M (1993) Insomnia in the elderly. In: Morley JE, Roth T (eds) Sleep disorders and insomnia in the elderly. Facts and research in gerontology, vol 2. Serdi, Paris, pp 101–108

Bliwise D (1993) Sleep in normal aging and dementia. Sleep 16: 40–81

Bliwise DL, Friedman L, Nekich JC, Yesavage JA (1995) Prediction of outcome in behaviorally based insomnia treatments. J Behav Ther Exp Psychiatry 26:17–23

Clarenbach P, Steinberg R, Weeß HG, Berger M (1995) Recommendations for the diagnostic and therapeutic handling of insomnia. German Sleep Society. Nervenarzt 66:723–729

Friedman L, Bliwise DL, Yesavage JA, Salom SR (1991) A preliminary study comparing sleep restriction and relaxation treatments for insomnia in older adults. J Gerontol 46:1–8

Greulich W, Schäfer D, Georg WM, Schläfke M (1998) Schlafverhalten bei Patienten mit Morbus Parkinson. Somnologie 2:163–171

Hajak G, Rüther E (1995) Insomnie. Springer, Berlin Heidelberg New York Tokyo

Hauri PJ (1993) Consulting about insomnia: A method and some preliminary data. Sleep 16:344–350

Hess CW (1997) Sleep disorders and dementia. Schweiz Rundsch Med Prax 86(35):1343–1349

Hohagen F, Rink K, Käppler C, Schramm E, Riemann D, Weyerer S, Berger M (1993) Prevalence and treatment of insomnia in general practice. A longitudinal study. Eur Arch Psychiatry Clin Neurosci 242:329–336

Lader M (1993) Pharmacological treatments. In: Morley JE, Roth T (eds) Sleep disorders and insomnia in the elderly. Facts and research in gerontology, vol 2. Serdi, Paris, pp 147–162

Mendelson W B (1997) A critical evaluation of the hypnotic efficacy of melatonin. Sleep 20:916–919

Monk TH, Reynolds CF, Machen MA, Kupfer DJ (1992) Daily social rhythms in the elderly and their relation to objectively recorded sleep. Sleep 15:322–329

Morgan K, Dallosso H, Ebrahim S, Arie T, Fentem PH (1988) Prevalence, frequency, and duration of hypnotic use among the elderly living at home. Br Med J 296:601–602

Murtagh DR, Greenwood KM (1995) Identifying effective psychological treatments for insomnia: A meta anlaysis. J Consult Clin Psychol 63:79–89

National Institutes of Health/NIH (1991) Consensus development conference statement: The treatment of sleep disorders of older people. Sleep 14:169–177

Peter JH (1991) Chronobiologie und Schlaf. Internist 32: 363–379

Reynolds CF, Kupfer DJ, Taska LS, Hoch CC, Sewitch DE, Spiker DG (1985) Sleep of healthy seniors: A revisit. Sleep 8:20–29

Roehrs T, Zorick F, Sicklesteel J, Wittig R, Roth T (1983) Age-related sleep-wake disorders at a sleep disorder center. J Am Geriatr Soc 3:364–370

Shapiro CM, Steingart A (1993) Fiftyone questions for the elderly insomniac and why. In: Morley JE, Roth T (eds) Sleep disorders and insomnia in the elderly. Facts and research in gerontology, vol 2. Serdi, Paris, pp 223–229

Skoog I, Stehen B, Persson G, Nilson L, Aevarsson O, Larsson L, Ostling S (1993) A 15-year longitudinal cross-sectional population study on sleep in the elderly. In: Morley JE, Roth T (eds) Sleep disorders and insomnia in the elderly. Facts and research in gerontology, vol 2. Serdi, Paris, pp 137–143

Simen S, Rodenbeck A, Schlaf G, Müller-Popkes K, Hajak G (1996) Schlafbeschwerden und Schlafmitteleinnahme im Alter – Ergebnis einer Repräsentativumfrage in Westdeutschland. Wien Med Wochenschr 146:306–309

Stoppe G, Sandholzer H, Knehans A, Rüther E (1992) Schlaf im Alter. Dtsch Med Wochenschr 117:1326–1332

Swift CG (1993) Disorders, quality of life and use of hypnotic agents. In: Morley JE, Roth T (eds) Sleep disorders and insomnia in the elderly. Facts and research in gerontology, vol 2. Serdi, Paris, pp 165–174

Trenkwalder C (1998) Restless Legs Syndrom. Springer, Berlin Heidelberg New York Tokyo

Wildschiodtz G (1993) Movement disorders in the elderly. In: Morley JE, Roth T (eds) Sleep disorders and insomnia in the elderly. Facts and research in gerontology, vol 2. Serdi, Paris, pp 23–29

Zepelin H, McDonald CS, Zammit GK (1984) Effects of age on auditory awakening thresholds. J Gerontol 39:294–300

Hör-, Stimm- und Sprechstörungen im Alter

S. Brosch

43.1 Anatomie des Ohres 395
43.2 Hörstörungen 395
43.2.1 Schalleitungsschwerhörigkeit 396
43.2.2 Non-otogene Otalgie 397
43.2.3 Schallempfindungsschwerhörigkeit 398
43.2.4 Tinnitus (Ohrgeräusche) 399
43.2.5 Zentrale Hörstörungen 400
43.3 Stimmstörungen 400
43.3.1 Allgemeine Veränderungen des Kehlkopfes mit dem Alter 400
43.3.2 Differentialdiagnose der gestörten Stimme 401
43.4 Sprechstörungen 401
Literatur 401

Nach Schätzungen sind in Deutschland über 15 Mio. Menschen in nennenswertem Umfang kommunikationsgestört. Dazu zählen v.a. Hörgeschädigte, aber auch Patienten mit teilweisem oder völligem Verlust der Stimme, sowie mit Störungen der Sprache und des Sprechens (Gross u. Kraus 1994). Die individuelle Schwankungsbreite des Hörvermögens im Alter ist außerordentlich groß. Bei etwa 30% aller Menschen über 65 Jahre sind die Höreinbußen so gravierend, daß sie mit Hörgeräten versorgt werden müssen (Wiesner u. Tesch-Römer 1996). Neben Alterungsprozessen werden dafür auch Umweltfaktoren vermutet. Für Raucher beispielsweise ist die Gefahr einer Hörschädigung gegenüber Nichtrauchern nach einer neueren amerikanischen Studie um bis zu 70% erhöht (Cruickshanks et al. 1998).

Das wichtigste menschliche Kommunikationsmedium stellt auch im Zeitalter der modernen Computertechnologie die Lautsprache dar. Die Sprache steht im Zentrum der sozialen Kompetenz, und dem Ohr kommt besonders im Alter bei der Wahrnehmung sozialer und emotionaler Botschaften eine besondere Bedeutung zu.

43.1 Anatomie des Ohres

Zu den peripheren Anteilen des Ohres werden das äußere Ohr mit Ohrmuschel und Gehörgang, das Mittelohr mit Trommelfell, Paukenhöhle und Ohrtrompete sowie das Innenohr mit dem Ductus cochlearis als eigentlicher Rezeptorabschnitt gezählt. Der Eintritt des VIII. Hirnnerven in den Hirnstamm im Bereich des Kleinhirnbrückenwinkels markiert die Grenze zu den zentralen Abschnitten der Hörbahn. Als Hörbahn bezeichnet man die Nervenverbindung vom peripheren Hörorgan zur Hörrinde und ihre Verschaltungen in den verschiedenen Hirnabschnitten.

Hören im Sinne von Erkennen und Wahrnehmen (zentrale Hörverarbeitung) erfordert viele weitere, teilweise im einzelnen noch unbekannte Verarbeitungsprozesse nicht nur über Verbindungen zu den sog. sekundären und tertiären Projektionsfeldern. Das auditorische System besitzt beispielsweise auch eine große Zahl von zentral nach peripher verlaufenden Nervenfasern (= efferente Hörbahn), welche die verschiedenen Ebenen des auditorischen Systems von der Hirnrinde bis zur Kochlea miteinander verbinden. Ihre Integrität ist für den normalen, „unverzerrte" Hörvorgang unerläßlich. Diese absteigenden Hörbahnen beteiligen sich an der neuronalen Steuerung in den Kerngebieten, in denen die akustischen Informationen umgeleitet und/oder verarbeitet werden, z.B. beim Lauschen.

43.2 Hörstörungen

Periphere Hörstörungen können als Schalleitungs-, Schallempfindungsschwerhörigkeit oder eine Kombination aus beiden („kombinierte Schwerhörigkeit") beschrieben werden. Schalleitungsbedingte Hörstörungen werden dadurch verursacht, daß die Schallzuleitung zum Innenohr im Bereich des äußeren Gehörgangs, des Trommelfells und/oder des Mittelohrs behindert ist. Unter Schallempfindungsschwerhörigkeit (sensorineurale Schwerhörigkeit) versteht man alle Hörstörungen vom Innenohr (= sensorisch) bis zur Hörrinde. Audiogene Dysfunktionen bei funktionierender peripherer Hörbahn werden als zentrale Hörstörung zusammengefaßt.

43.2.1
Schalleitungsschwerhörigkeit

Hörstörungen durch Verschluß des äußeren Gehörgangs

Cerumen obturans („Ohrschmalzpfropf")

Die ekkrinen Talgdrüsen und die apokrinen Schweißdrüsen der Gehörgangshaut bilden das Zerumen, das vorwiegend dem Oberflächenschutz der Gehörgangshaut dient. Normalerweise wird es durch Kaubewegungen und Flimmerepithel kontinuierlich nach außen befördert. Findet jedoch ein ausreichender Kauvorgang (z. B. beim älteren Menschen mit unzureichendem Zahnersatz) nicht mehr statt, so kann sich das Zerumen im Gehörgang ansammeln. Auch begünstigt durch mechanische Reinigungsversuche des äußeren Gehörganges kann es so zu einer Gehörgangsobstruktion mit Druckgefühl und einer Schalleitungsschwerhörigkeit von bis zu 30 dB kommen.

■ **Therapie.** Ein Zeruminalpropf muß entweder durch Häkchen oder Pinzette (nur durch Geübte!) oder bei intaktem Trommelfell durch Spülung entfernt werden. Bei festsitzendem hartem Zerumen empfiehlt sich vorher die Applikation von Glycerin-Alkohol-Ohrentropfen (Glycerini puriss. 60,0 – Spirit. vini ad 100,00) zum Aufweichen. Zu warnen ist vor der Selbstbehandlung mit Otologika wie beispielsweise Cerumenex N-Tropfen, die bei inkompletter Entfernung aus dem Gehörgang zu Reizerscheinungen im Gehörgang (Otitis externa) und am Trommelfell (Myringitis) führen können.

Gehörgangsfremdkörper

Mit verschiedensten Instrumenten versuchen Erwachsene häufig, dem Selbstreinigungsmechanismus des äußeren Gehörganges nachzuhelfen. Wenn es dabei zu einer traumatischen Trommelfellperforation gekommen ist und der Patient über Hörminderung, Tinnitus und/oder Schwindel klagt, ist an eine Stapesluxation zu denken und der Patient unverzüglich einer fachärztlichen Abklärung zuzuführen. Diese Instrumente (Wattepfröpfe, abgebrochene Holzstäbchen u. a.) bleiben nicht selten im Gehörgang als Fremdkörper liegen und führen dann neben einer Höreinschränkung auch zu Reizungen und Entzündungen der Gehörgangshaut (Otitis externa).

Otitis externa (Gehörgangsentzündung)

Die (meist bakteriell, seltener durch Pilze verursachte) Gehörgangsentzündung macht sich durch Juckreiz, schmierige foetide Sekretion und ein schmerzhaftes Anschwellen des Gehörganges bemerkbar. Begünstigend wirkt dabei eine vermehrte Behaarung der Gehörgänge, die man bei älteren Menschen häufiger als in der Jugend beobachtet. Es kann aber auch als Folge einer chronischen Otitis media mit Otorrhö sekundär zur Ausbildung einer mikrobiellen Gehörgangsenzündung kommen. Prädisponiert sind hierfür Hörgeräteträger mit partiellem Gehörgangsverschluß durch Ohrpaßstücke, also v. a. Patienten, deren Hörgeräte eine große Verstärkungsleistung erbringen müssen. Um das Auftreten von Rückkopplungseffekten (Wiedereintreten des inzwischen verstärkten Signals in das Mikrophon) zu vermeiden, ist nämlich häufig eine geschlossene Otoplastik mit dem Nachteil einer schlechteren Belüftung der Gehörgänge erforderlich. Abhilfe können in diesen Fällen spezielle Ohrpaßstücke mit Sonderbohrungen schaffen. Im-Ohr-Geräte sollten diesen Patienten möglichst nicht empfohlen werden, da diese zum einen wesentlich schlechter zu reinigen und desinfizieren sind als Ohrpaßstücke bei Hinter-dem-Ohr-Geräten und zum anderen dem Gehörgang noch dichter anliegen müssen, um Rückkopplungseffekte zu vermeiden.

Im Alter klagen viele Patienten über lästiges Ohrjucken, bedingt durch eine Otitis externa sicca. Ohrmikroskopisch findet sich dabei keine Sekretion, vielmehr erscheint die Gehörgangshaut schuppig. Therapeutisch haben sich in diesen Fällen einer abakteriellen Entzündung der Gehörgangshaut Volon A-Tinktur lokal, im Falle einer sekundären bakteriellen Superinfektion lokale Salbenstreifen auf antibiotika- und kortisonhaltiger Salbengrundlage (z. B. Polyspektran HC-Salbe) bewährt. Bei älteren Diabetikern beobachtet man gelegentlich schwere Verläufe der sog. Otitis externa maligna mit Granulationen im Gehörgang, Fazialisparese und später auch Ausfällen weiterer Hirnnerven. Dabei führen Problemkeime wie Pseudomonas aeruginosa zu einer progressiven Schädelbasisosteomyelitis. Differentialdiagnostisch muß bei jeder Otitis externa, insbesondere bei therapieresistentem Verlauf, ein Gehörgangskarzinom ausgeschlossen werden.

Hörstörungen des Mittelohrs

Trommelfellverletzungen

Trommelfellverletzungen sind beim älteren Menschen eher selten und entstehen überwiegend als direkte Traumafolge (z. B. durch Manipulationen, Einreißen atrophischer Trommelfellnarben durch Ohrspülung oder nach einem Trauma). Kleine schlitzförmige Perforationen heilen meist spontan, große Trommelfelldefekte mit eingeschlagenen Perforationsrändern und begleitende Mittelohrverletzungen müssen ohrchirurgisch versorgt werden. Eine Ohrblutung, möglicherweise als Ausdruck einer otobasalen Fraktur oder einer Kiefergelenksfraktur (z. B. nach einem Sturz), sollte grundsätzlich fachärztlich abgeklärt werden.

Behinderte Tubenfunktion
Die Ohrtrompete ist in Ruhe verschlossen und sorgt beim Schlucken über einen Druckausgleich für eine Belüftung der Paukenhöhle. Die „klaffende Tube" tritt z. B. nach starkem Gewichtsverlust mit Schwund des peritubaren Fettpolsters oder infolge geringer venöser Gefäßfüllung auf, z. B. bei Hypotonie oder unter medikamentöser Therapie einer Herzinsuffizienz. Die offenstehende Tube wird häufig als chronischer Tubenkatarrh fehlgedeutet. Sie macht sich durch ein Dröhnen der eigenen Stimme („Autophonie") und ein Wahrnehmen des eigenen Atemgeräuschs im Ohr bemerkbar. Im Gegensatz zur behinderten Tubenöffnung verschwinden die Symptome typischerweise im Liegen durch Steigerung des venösen Drucks.

Bei behinderter Tubenöffnungsfunktion sind ein Unterdruck im Mittelohr und eine Trommelfellretraktion die Folge. Da die in der Paukenhöhle resorbierte Luft nicht mehr nachgeliefert werden kann, sammelt sich unterdruckbedingt Flüssigkeit in der Paukenhöhle als sog. „Paukenerguß". Akute oder chronische Infektionen der oberen Luftwege, begünstigt durch degenerative Veränderung der Nasen-, Mund- und Rachenschleimhäute im Alter, führen gelegentlich zu einer behinderten Öffnung der Ohrtrompete mit Mittelohrerguß. Bei Patienten nach Schlaganfall mit Beteiligung der kaudalen Hirnnerven kann aufgrund einer muskulären Insuffizienz des Gaumensegels ebenfalls ein Mittelohrerguß auftreten. Bei einseitigen und im Alter erstmals aufgetretenen Beschwerden muß ein Nasenrachentumor endoskopisch ausgeschlossen werden. Differentialdiagnostisch ist bei einseitiger Schalleitungsschwerhörigkeit (mit pulsierendem Tinnitus) auch an einen Glomustumor (nichtchromaffine Paragangliome des Parasympathikus als Glomus-tympanicum- oder Glomus-jugulare-Tumoren) zu denken.

Mittelohrentzündungen
Die akute Otitis media ist keine typische Erkrankung des höheren Lebensalters und stellt in aller Regel keine größeren diagnostischen oder therapeutischen Probleme dar, vorausgesetzt, jede Otalgie wird im ersten Schritt einer otoskopischen Untersuchung zugeführt. Die Abgrenzung der akuten bakteriellen (behandlungsbedürftigen) von der viralen Otitis media und dem „Paukenerguß" ist häufig unscharf, sollte jedoch angestrebt werden, da sowohl die Pneumokokken als auch die β-hämolysierenden Streptokokken zunehmend Resistenzen gegenüber den verwendeten Antibiotika entwickeln. Die Indikationsstellung einer antibiotischen Behandlung bei akuter Otitis media sowie die Auswahl und Dosierung des therapeutischen Agens werden künftig immer größere Anforderungen an die behandelnden Ärzte stellen.

Die Krankheitsgeschichte einer chronischen Otitis media läßt sich häufig bis in die Jugend zurückverfolgen. Das auffallendste klinische Merkmal ist der Trommelfelldefekt. Wenn es sich um einen zentralen Defekt handelt, spricht man von einer chronischen Schleimhauteiterung (chronische mesotympanale Otitis media). Bei Infektionen über die Tube (Schnupfen) oder durch den Gehörgang (Badewasser) kommt es rezidivierend zu schleimig-eitriger Sekretion (Otorrhö). Die Komplikationsgefahr dieser Form der Mittelohrentzündung ist zwar gering, dennoch sollte bei hartnäckiger Infektneigung die Trommelfellverschlußplastik auch zur Verbesserung des Hörvermögens angestrebt werden. Häufig stellt sich die Frage nach einer ohrchirurgischen Operation erst im höheren Lebensalter, wenn aufgrund einer zusätzlichen Schallempfindungsschwerhörigkeit Hörgeräte erforderlich werden und diese wegen der rezidivierenden Sekretion nicht getragen werden können. Alternativ stehen für Schwerhörige mit chronischen Mittelohrproblemen auch knochenverankerte Hörgeräte („bone anchored hearing aid"/BAHA) zur Verfügung, die den Schall unter Umgehung des Mittelohrs auf das Innenohr übertragen.

Chronisch rezidivierende Ohrentzündungen können als Residuen zur sog. Tympanosklerose mit Vernarbungen und Kalkeinlagerungen in das Trommelfell und eingeschränkter Schwingungsfähigkeit, aber auch zu einer Einschränkung der Beweglichkeit der Gehörknöchelchen mit zunehmender Schalleitungsschwerhörigkeit führen. Das Trommelfell erscheint dabei otoskopisch atrophisch und teilweise retrahiert. Bei der Paukenfibrose betreffen die Schleimhautverdickungen und Verwachsungen auch die Paukenhöhle selbst. Randständige Trommelfelldefekte, meist verursacht durch eine chronische Tubenfunktionsstörung, bezeichnet man als chronische Knocheneiterung (chronische epitympanale Otitis media). Im Laufe von vielen Jahren kann sich auch noch im höheren Lebensalter aus Retraktionstaschen des Trommelfells ein Cholesteatom bilden, das dann in aller Regel sanierend operiert werden muß, da es durch Knochendestruktion zu Komplikationen neigt (Zerstörung der Gehörknöchelchen, Einwachsen in den Fazialiskanal, Einbruch in das Labyrinth mit nachfolgender Labyrinthitis etc.).

43.2.2
Non-otogene Otalgie

Unter der non-otogenen Otalgie versteht man ausstrahlende Schmerzen in die Ohrregion, die ihren Ursprung nicht im Ohr selbst haben. Die Diagnose kann rasch anamnestisch (keine Hörminderung) und ohrmikroskopisch gestellt werden. Zu denken ist bei

Patienten mit Otalgie und unauffälligem otoskopischem Befund an eine chronische Tonsillitis, an Aphthen der Mundschleimhaut, die sich bevorzugt an Prothesendruckstellen entwickeln, und degenerative Veränderungen im Kiefergelenk (z. B. nach Zahnersatz) im Sinne einer Kiefergelenkmyarthropathie. Es müssen aber auch degenerative Halswirbelsäulenveränderungen, die ausstrahlende Schmerzen in die Ohrregion verursachen können, differentialdiagnostisch bedacht werden.

Zu nennen sind weiterhin Neuralgien des N. glossopharyngeus aufgrund eines Hypopharynxkarzinoms. Leider werden Hypopharynxtumoren häufig erst in fortgeschrittenen Stadien erkannt, weil die einseitige non-otogene Otalgie von den konsultierten Ärzten nicht als Warnsymptom verstanden wurde.

43.2.3
Schallempfindungsschwerhörigkeit

Altersschwerhörigkeit
Während es sich bei der Altershörigkeit (Presbyakusis) um einen physiologischen Prozeß des Hörorgans handelt, versteht man unter der Altersschwerhörigkeit ein multifaktoriell bedingtes echtes Krankheitsgeschehen, das ab dem 5. bis 6. Lebensjahrzehnt beginnt und durch eine Vielzahl kreislauf-, umwelt- und stoffwechselbedingter Noxen mitverursacht wird (Rosenhall et al. 1993).

Die Altersschwerhörigkeit ist praktisch immer symmetrisch ausgeprägt und betrifft überwiegend die hohen Frequenzen mit Schrägabfall der Hörschwellenkurve. Eine „statistische Beziehung" zwischen dem durchschnittlichen Hörverlust in Abhängigkeit vom Lebensalter ist in Tabelle 43-1 dargestellt. Als Ursache der zunehmenden sensorineuralen Hörstörung wird eine Degeneration von Haarzellen und/oder von Zellen des Ganglion spirale sowie der Stria vascularis angenommen. Die Schäden liegen aber auch in den zentralen neuralen Strukturen mit Funktionseinbußen der zentralen Frequenz- und Zeitintegration. Die zentrale Komponente der Hörstörung trifft den alten Menschen besonders, da sie seine Fähigkeit, gestörte periphere Funktionen durch erhöhte Aufmerksamkeit, Konzentration etc. auszugleichen, einschränkt.

Auf Schuknecht (1955) beruht die Einteilung der Altersschwerhörigkeit in 4 Grundtypen, wobei etwa 50% der Patienten Mischformen aufweisen:

1. der sensorische Typ mit Haarzelldegeneration im Bereich der Schnecken-Basal-Windung mit Hochtonabfall,
2. der neurale Typ mit überwiegender Ganglienzelldegeneration und inkonstantem Tonschwellenverlauf,
3. der metabolische Typ mit Atrophie der Stria vascularis und flachem Tonschwellenverlauf,
4. der Innenohrschalleitungstyp mit Versteifung der Basalmembran und des Ligamentum spirale mit Hochtondiagonalabfall.

Sobald die Frequenzen des Hauptsprachbereichs zwischen 0,5 und 4 kHz in die Hörstörung einbezogen sind, kommt es zu einer Diskriminationsstörung, typischerweise bei Störgeräuschen und mehreren Gesprächspartnern (Cocktailparty-Effekt), u. a. durch den zunehmenden Verlust der Fähigkeit zu Lauschen.

Bei fortgeschrittener sensorineuraler Schwerhörigkeit stellt die prothetische Versorgung mit einem Hörgerät die einzig wirksame Maßnahme dar. Von der Verordnung „gefäßdilatierender Präparate" ist gänzlich abzuraten, da die klinische Wirksamkeit dieser Medikamente bei der Altersschwerhörigkeit bisher nicht

Tabelle 43-1. Durchschnittlicher altersbedingter Hörverlust. (Aus Feldmann 1984)

Alter	Frequenz in kHz							
	0,25	0,5	1	2	3	4	6	8
Männer								
50–54	4	5	5	10	15	21	24	24
55–59	6	7	7	13	20	26	30	31
60–64	8	9	9	17	25	31	37	39
65–69	10	12	12	22	31	37	44	48
70–74	13	15	15	27	37	44	51	58
75–79	16	18	19	33	44	51	59	68
80–84	19	22	23	40	52	59	67	80
Frauen								
50–54	4	5	6	8	11	13	17	16
55–59	4	7	8	11	14	17	22	22
60–64	8	9	10	14	17	21	27	29
65–69	10	11	12	17	21	26	33	37
70–74	13	14	15	21	26	31	39	46
75–79	16	17	18	25	31	37	46	57
80–84	20	21	22	29	36	44	53	69

belegt und statt dessen eher mit unerwünschten „steal"-Effekten zu rechnen ist (Naumann et al. 1994). Vielmehr sollten behandelbare Risikofaktoren für das Hörorgan (Übergewicht, Hyperlipidämie, Hypertonie, Diabetes mellitus etc.) internistischerseits therapiert und Hörgeräte verordnet werden.

Hörgeräte stellen zunächst nur ein technologisches Potential zur Verfügung, das durch die in neuerer Zeit verfügbaren digitalen Hörgeräte zwar weiter verfeinert wurde, aber erst durch eine individuelle Anpassung und ein geeignetes Hörtraining einen maximalen Nutzen für den Schwerhörigen bieten kann (Hör-Aspekte 1996). Selbstverständlich muß bei älteren Patienten auch dem Umstand Rechnung getragen werden, daß diese ihre Hörgeräte selbständig intellektuell und manuell bedienen können. Man wird deshalb eher zu den „Hinter-dem-Ohr-Geräten" mit größeren Bedienungseinheiten als zu den kosmetisch unauffälligeren und teureren „Im-Ohr-Geräten" raten.

Eine Hörgeräteversorgung sollte angestrebt werden, wenn der tonaudiometrische Hörverlust auf dem besseren Ohr ≥ 30 dB in mindestens einer Prüffrequenz zwischen 0,5 und 3 kHz erreicht und die Verstehensquote in der sprachaudiometrischen Testung für einsilbige Wörter auf dem besseren Ohr bei 65 dB Schallpegel nicht mehr als 60% beträgt (Laszig 1990). Um einem zunehmenden „Wahrnehmungsverlust der akustischen Sinneswelt" vorzubeugen, sollten Hörgeräte frühzeitig verordnet werden, da sich der Schwerhörige dann besser daran gewöhnen kann, selbst wenn diese anfangs nur stundenweise getragen werden. Hörgeräteversorgte Patienten müssen in regelmäßigen Intervallen audiometrisch kontrolliert werden, um Fehleinstellung der Hörgeräte ggf. zu korrigieren.

Herpes zoster oticus

Das neurotrope Varizella-Zoster-Virus gehört zur Gruppe der Herpesviren und persistiert latent nach Erstinfektion (Windpocken) in den Spinalganglien. Beim Herpes zoster oticus kann neben dem Ganglion spirale auch das Ganglion vestibuli betroffen sein. Dann wird die Hörminderung von Schwindel und einem Ausfallnystagmus des betroffenen Labyrinths begleitet. Manchmal besteht gleichzeitig eine periphere Fazialisparese. Meist betreffen die Hörschäden den Hochtonbereich, während hochgradige Schwerhörigkeiten und Ertaubung selten sind. Die „Gürtelrose" entsteht meist nach dem 45. Lebensjahr bei abnehmender Immunität gegen das verursachende Virus. Die Reaktivierung erfolgt entweder durch endogene Einflüsse (Immunsuppression) oder durch Neuinfektion. Das Auftreten von schmerzhaften, anfangs in Grüppchen stehenden Bläschen auf gerötetem Grund in der Ohrregion (auch am Trommelfell) weist in der Eruptionsphase typischerweise auf die Diagnose hin; diese wird durch die Bestimmung des Varizella-Zoster-Antikörpertiters abgesichert.

Im Bläschenstadium hat sich das Virustatikum Aciclovir bewährt. Nach 24stündiger intravenöser Vorbehandlung können unter Berücksichtigung der bekannten Kontraindikationen zusätzlich Kortikoide zur Ödemreduktion verabreicht werden. Seit kurzem steht zur oralen virustatischen Therapie beim Herpes zoster auch Valaciclovir (Valtrex) zur Verfügung. Valaciclovir wird in der Leber durch Esterasen rasch zu Aciclovir umgebaut. Aufgrund der besseren gastrointestinalen Resorption erreicht Valaciclovir jedoch eine 3- bis 5fach höhere Bioverfügbarkeit als Aciclovir. Dadurch werden Plasma-Aciclovir-Spiegel erreicht, die bisher nur durch die intravenöse Gabe von Aciclovir erreicht werden konnten. Der frühzeitigen Therapie kommt beim Herpes zoster eine große Bedeutung zu, um der Entwicklung eines postherpetischen Schmerzsyndroms vorzubeugen.

Toxische Schäden des Innenohres

Neben den allgemein als ototoxisch bekannten Aminoglykosidantibiotika ist auch eine ganze Reihe anderer Substanzen, die beim alten Menschen therapeutisch eingesetzt werden, als gehörschädigend bekannt, wie beispielsweise Schleifendiuretika. Insgesamt gesehen sind irreversible Hörstörungen durch Etacrynsäure oder Furosemid zwar sehr selten, jedoch können Schleifendiuretika in hoher klinischer Dosierung nach einmaliger rascher intravenöser Injektion innerhalb weniger Minuten zur Ertaubung führen (Naumann et al. 1994). Auch von Acetylsalizylsäure, β-Blockern und Chinidin sind (vorwiegend reversible) Hörstörungen mit Tinnitus bekannt. Zentralnervös wirksame Medikamente wie Barbiturate, trizyklische Antidepressiva, Neuroleptika und Anti-Parkinson-Mittel hingegen rufen weniger eine Hörbeeinträchtigung als vielmehr Schwindel hervor.

Bei all diesen Wirkstoffen ist besonders bei Patienten mit vorbestehender Innenohrschwerhörigkeit, Nierenfunktionsstörungen, Diabetes und Anämie ganz besondere Vorsicht in der Dosierung geboten. Zu warnen ist vor der unkritischen Anwendung von Ohrentropfen. In zahlreichen Präparaten sind Lokalanästhetika und hochprozentiger Alkohol enthalten, die, sofern sie aufgrund eines Trommelfelldefekts in die Paukenhöhle gelangen, zu irreversiblen Hörschädigungen führen können.

43.2.4
Tinnitus (Ohrgeräusche)

Tinnitus ist als Phänomen seit Jahrtausenden bekannt. Man versteht darunter keine Krankheit, sondern ein Symptom, dem sehr verschiedene Funktionsstörungen zugrunde liegen können. Unter den über 55jährigen bestehen nach einer amerikanischen Studie in bis zu 30% der Fälle Ohrgeräusche (Leske 1981). Auf Duverney (1683) geht die Trennung in objektiven (vaskulär oder muskulär bedingt) und subjektiven Tinnitus zurück. Davon abzugrenzen sind Störungen des psychiatrischen Formenkreises mit akustischen Halluzinationen, die im Gegensatz zu den Ohrgeräuschen als akustische Informationen strukturiert sind (Naumann et al. 1994). Vaskulärer Tinnitus entsteht durch pathologische Strömungsgeräusche u. a. bei Bewegungen der Tube, bei Karotisstenosen, Glomustumoren, Hypertonie, Zerebralsklerose und Gefäßmißbildungen. Subjektiver Tinnitus hingegen nimmt nur der Patient selbst als Ton oder Geräusch wahr.

Ohrgeräusche werden vermehrt nach Lärmexposition beobachtet (Rosenhall u. Karlsson 1991). Dabei entspricht die Tonhöhe des Tinnitus häufig dem Ort der maximalen Schädigung in der Kochlea.

Bei einseitigem Hörbefund und Tinnitus sind zum Ausschluß eines Akustikusneurinoms neben einem vollständigen HNO-Status einschließlich Vestibularisdiagnostik die BERA („brain stem evoked response audiometry") und ggf. die Kernspintomographie unter besonderer Berücksichtigung des Kleinhirnbrückenwinkels durchzuführen.

Chronischer „subjektiver" Tinnitus wird als Folge einer Fehlfunktion der zerebralen akustischen Verarbeitung gedeutet. Die psychische Führung eines Patienten mit chronischem Tinnitus, Aufklärung über die Gutartigkeit des Leidens und Beratung stellen die wirksamste Therapie bei diesem Störungsbild dar. Lediglich unterstützend sollte jede organisch orientierte Therapie (z. B. rheologisch wirksame Medikamente bei akuter oder arteriosklerotischer Minderdurchblutung des Innenohrs) aufgefaßt werden.

Seit Aristoteles ist bekannt, daß Ohrgeräusche durch Geräusche von außen verdeckt werden können. Diese Beobachtung wurde zunächst sehr enthusiastisch durch sog. Tinnitus-Masker aufgegriffen, die ähnlich Hinter-dem-Ohr-Geräten Geräusche von regulierbarer Lautstärke und verschiedenem Frequenzspektrum erzeugen, den Tinnitus meist aber nur ungenügend unterdrücken. Wesentlich bessere Erfolgsquoten hat in letzter Zeit eine Kombination von aufwendiger Beratung („counseling"), kognitiver Verhaltenstherapie (Bewältigungstraining des Tinnitus) einschließlich Entspannungsverfahren (Streßbewältigung) und gleichzeitiger Tinnitus-Maskeranwendung ergeben (Goebel 1997). Die psychologische Beratung erfolgt in etwa 6wöchigen Abständen, kombiniert mit der täglichen apparativen Therapie über einen Zeitraum von bis zu 2 Jahren. Diese als „retraining"-Therapie bei Tinnitus bekanntgewordene Behandlung ist aufgrund des hohen zeitlichen, personellen und finanziellen Aufwands jedoch nur in wenigen Einzelfällen praktikabel.

43.2.5
Zentrale Hörstörungen

Periphere Hörschäden und Störungen der Hörverarbeitung sind eng miteinander verknüpft, es kann aber auch bei normal funktionierendem peripherem Hörorgan zu Hörbeeinträchtigungen kommen. Die „zentrale Fehlhörigkeit" beobachtet man bei älteren Menschen beispielsweise infolge zerebraler Durchblutungsstörungen oder im Rahmen atrophischer Hirnerkrankungen. Typischerweise findet man bei den Betroffenen auch in anderen Bereichen Einschränkungen der zentralen Leistungsfähigkeit.

43.3
Stimmstörungen

43.3.1
Allgemeine Veränderungen des Kehlkopfes mit dem Alter

Im Zusammenhang mit Stimme wird etwa ab dem 60. Lebensjahr von „Alter" gesprochen. Dann nimmt die stimmliche Leistung involutionsbedingt ab, wobei morphologische, endokrinologische, zentralnervöse und neuromuskuläre Faktoren, ebenso wie Hörminderungen und damit verbundene Störungen der audiophonatorischen Kontrolle eine Rolle spielen. Der Kehlkopf reagiert als sekundäres Geschlechtsmerkmal auf hormonelle Veränderungen. Dadurch kann es im Klimakterium und Senium durch Östrogenmangel und relativem Überwiegen der Nebennierenrindenandrogene zu einer Stimmvertiefung mit Absinken der oberen Stimmgrenze kommen. Die Stimme wird dabei meist auch weniger tragfähig, der Stimmumfang verringert sich. Bei Männern findet man im höheren Lebensalter ein Ansteigen der mittleren Sprechstimmlage.

Auch Faktoren wie die Abnahme des Atemvolumens, eine Atrophie der Schleimdrüsen der Taschenfalten und die Reduktion elastischer und kollagener Bindegewebsfasern der Stimmlippen mit der Folge einer reduzierten Stimmlippenspannung sind Ausdruck physiologischer Alterungsvorgänge der Stimme („Vox senilis"). Diese involutionsbedingte „Brüchigkeit" der Stimme muß von der Presbyphonie, der pathologisch veränderten Altersstimme, abgegrenzt werden.

43.3.2
Differentialdiagnose der gestörten Stimme

Rein funktionelle Stimmstörungen jenseits des 60. Lebensjahres sind selten und erst nach sorgfältigem Ausschluß organischer und/oder psychogener Ursachen anzunehmen. An organischen Ursachen findet man im höheren Lebensalter häufig eine Laryngitis sicca. Diese führt besonders bei Frauen und Patienten mit Störungen des Leber- und Nierenstoffwechsels sowie Diabetikern häufig zu Stimmbeeinträchtigungen, welche von physiologischen Altersstimmveränderungen abgegrenzt werden müssen. Die Laryngitis sicca spricht auf symptomatische Maßnahmen wie eine ausreichende Flüssigkeitsbilanz, Salbeianwendungen oder Inhalationen mit Salzwasser an. Auch Kehlkopfzysten können im Alter Anlaß zu Stimmbeeinträchtigungen geben und im Einzelfall eine beträchtliche Größe erreichen. Sie sollten dann mikrochirurgisch entfernt werden. Eine plötzlich aufgetretene Dysphonie kann auch ein Hinweis auf eine schwere Allgemeinerkrankung oder gar nicht selten das Anfangssymptom einer Hypothyreose sein, die ursächlich unbedingt abgeklärt werden sollte. Nicht zuletzt muß bei jeder Heiserkeit, die plötzlich auftritt und länger als 2–3 Wochen währt, ein malignes Geschehen im Kehlkopfbereich laryngoskopisch ausgeschlossen werden. Besonders gefährdet sind Raucher jenseits des 50. Lebensjahres.

43.4
Sprechstörungen

Unter „Sprechen" wird die motorische Fähigkeit der Bildung einer Vielzahl von akustisch unterschiedlich wahrnehmbaren Lauten zur Informationsübermittlung verstanden. Funktionstüchtige motorische Bahnen, sowie regelrecht abrufbare motorische Muster im Gehirn sind ebenso Voraussetzung für einen ungestörten Sprechvorgang wie die Intaktheit der peripheren Artikulationsorgane. Durch eine mangelhafte zahnprothetische Versorgung kann die Artikulation beim älteren Menschen erschwert sein. Dysglossien bezeichnen Störungen an den peripheren Nerven und Muskeln der Artikulationsorgane (Lippen, Kiefer, Zunge, Gaumensegel- und Rachenmuskulatur), während man als Dysarthrien zentrale Störungen der sensomotorischen Steuerung von Sprechbewegungen zusammenfaßt. Die Art der Bewegungsstörung („hypoton" bei Hirnstamminsulten, „rigide" bei Läsionen im Bereich der Stammganglien, „ataktisch" bei Kleinhirnläsionen) läßt vorsichtige Rückschlüsse auf den Ort der Schädigung zu.

Zu den Hauptursachen dysarthrischer Störungen zählen zerebrovaskuläre Erkrankungen, degenerative Erkrankungen der Basalganglien (Morbus Parkinson, Huntington-Chorea) und des Kleinhirns (zerebelläre Atrophie), Tumoren, Intoxikationen, Nebenwirkungen von Psychopharmaka und die multiple Sklerose.

Bei zentralen Sprechstörungen sind typischerweise auch prosodische Merkmale der Sprache verändert (verändertes Sprechtempo, inadäquate Pausen, inadäquate Intonation etc.). Wenn unkontrollierte Lautstärkeschwankungen und eine Veränderung der Sprechatmung mit der Folge einer Störung der Stimmgebung selbst hinzutreten, spricht man von einer Dysarthrophonie.

Literatur

Boehme G (1997) Sprach-, Sprech-, Stimm- und Schluckstörungen. Fischer, Stuttgart Jena

Cruickshanks KJ, Klein R, Klein BE, Wiley TL, Nondahl DM, Tweed TS (1998) Cigarette smoking and hearing loss; the epidemiology of hearing loss study. J Am Med Assoc 279: 1715–1719

Eysholdt U, Proeschel U (1993) Stimm- und Sprachstörungen im Alter. In: Platt D (Hrsg) Handbuch der Gerontologie. Fischer, Stuttgart Jena New York, S 1–17

Feldmann H (1984) Das Gutachten des Hals-Nasen-Ohren-Arztes. Thieme, Stuttgart New York

Goebel G (1997) Retraining-Therapie bei Tinnitus. HNO 9: 664–667

Gross M, Kraus HP (1994) Telekommunikation für Hörgeschädigte in Deutschland. Sprache Stimme Gehör 18:99–104

HörAspekte (1996) Ausgabe 1/1996 (Digitale Höreräte). KIND Hörgeräte Verwaltungs-GmbH, Großburgwedel

Laszig R (1990) Kommunikationshilfen für Schwerhörige. KIND Hörgeräte, Großburgwedel (Schriftenreihe für den HNO-Arzt)

Laubert A, Lehnhard E (1993) Hörstörungen im Alter. In: Platt D (Hrsg) Handbuch der Gerontologie. Fischer. Stuttgart Jena New York, S 130–166

Lehnhardt E (1987) Praxis der Audiometrie. Thieme, Stuttgart New York

Leske MC (1981) Prevalence estimates of communicative disorders in the U.S. Language, hearing and vestibular disorders. ASHA 23:229–237

Naumann HH, Helms J, Herberhold C, Kastenbauer E (Hrsg) (1994) Oto-Rhino-Laryngologie in Klinik und Praxis. Thieme, Stuttgart New York

Pascher W, Bauer H (1998) Differentialdiagnose von Sprach-, Stimm- und Hörstörungen. Ed. Wötzel, Frankfurt

Rosenhall U, Karlsson AK (1991) Tinnitus in old age. Scand Audiol 20:165–171

Rosenhall U, Sixt E, Sundh V, Svanborg A (1993) Correlations between presbyacusis and extrinsic noxious factors. Audiology 32:234–243

Schuknecht HF (1955) Presbyakusis. Laryngoscope 65:402–414

Wiesner M, Tesch-Römer C (1996) Hörgerätebenutzung im Alter: Der Zusammenhang zwischen Intention und Verhalten. Z Gerontol Geriatr 29:273–279

Vergrößernde Sehhilfen bei Älteren

A. Blankenagel, K. Rohrschneider

44.1 Verbesserung der Lebensqualität durch vergrößernde Sehhilfen 402
44.2 Lesefähigkeit 403
44.3 Sehbehinderung 404
44.4 Verordnung von vergrößernden Sehhilfen 404
44.5 Auswahl und Anpassung der Sehhilfe 404
44.6 Versorgung von älteren Sehbehinderten 405
Literatur 408

Trotz verbesserter chirurgischer und konservativer Möglichkeiten bei der Behandlung von Patienten mit ophthalmologischen Erkrankungen steigt der Anteil Sehbehinderter stetig. Dies liegt ganz besonders an der infolge der zunehmenden Alterspyramide enorm steigenden Anzahl von Patienten mit altersabhängiger Makuladegeneration (AMD), die etwa $1/3$ der Sehbehinderten ausmachen (Krumpaszky u. Klauß 1996). Diese Patienten behalten aufgrund des peripheren Gesichtsfeldes ihre Orientierungsfähigkeit bei, eine völlige Erblindung ist nicht zu befürchten. Beim grauen Star (Katarakt) kann heutzutage in der Regel durch die Operation mit Einpflanzung einer künstlichen Linse eine völlige Wiederherstellung der visuellen Funktion erreicht werden. Aber auch bei Patienten mit Netzhautveränderungen infolge von diabetischen Folgeschäden kann im Spätstadium ebenfalls eine Sehbehinderung oder gar Erblindung eintreten.

Da bisher im Gegensatz zur Katarakt für die Makuladegeneration aber auch für fortgeschrittene diabetische Netzhautveränderungen mit augeprägter Durchblutungsstörung der Stelle des schärfsten Sehens keine sehverbessernden therapeutischen Maßnahmen existieren, kommt der Versorgung durch entsprechende Sehhilfen eine besondere Rolle zu.

44.1
Verbesserung der Lebensqualität durch vergrößernde Sehhilfen

Schätzungen gehen von 500 000 bis 800 000 Sehbehinderten in der Bundesrepublik Deutschland aus, davon sind über $2/3$ über 60 Jahre alt (Blankenagel 1997; Rohrschneider u. Blankenagel 1998). Für diese Patienten ist der Verlust der Lesefähigkeit häufig das einschneidende Symptom, welches die Selbständigkeit erheblich bedroht. Da in unserer vorwiegend visuell orientierten Welt die Fähigkeit zu Lesen von übergeordneter Bedeutung für zahlreiche Tätigkeiten des täglichen Lebens ist (Zeitungen, Bankauszüge, Briefe, Telefonbücher etc.), sinkt die Lebensqualität mit dem Verlust ganz erheblich. Die Auswirkungen auf die Familien und das soziale Umfeld sind kaum vorstellbar und führen oft zusätzlich zu psychischen Problemen. Nicht nur das herabgesetzte Sehvermögen muß akzeptiert und bewältigt werden, sondern auch weitere Behinderungen wie Gesichtsfeldausfälle, Farbsinnstörungen, Blendungsempfindlichkeit und gestörtes Dämmerungssehen bis Nachtblindheit.

Optisch und elektronisch vergrößernde Sehhilfen vermitteln nicht nur Lesefähigkeit, sondern unterstützen auch die Selbständigkeit. So werden Hilfsmittel für das Fernsehen und Dinge des täglichen Lebens wie Kochen, Nähen, das Erledigen von Post- und Bankangelegenheiten, Einkaufen, das Erkennen von Ampeln oder das Weiterführen des jeweiligen Hobbys benötigt, um nicht in die Isolation zu verfallen.

Bezüglich der Verordnung ist die gewissenhafte Erprobung und Anpassung sehr wichtig, da mit der notwendigen Vergrößerung auch nicht unwesentliche Nachteile in Kauf genommen werden müssen, wie z. B. die Einschränkung des Sehfelds und die Verkürzung des Arbeitsabstandes, der darüber hinaus noch sehr exakt eingehalten werden muß (Krause u. Rudolph 1985). Die Funktionsverbesserung durch vergrößernde Sehhilfen muß dabei in Beziehung zu den subjektiven Beschwerden des Patienten gesetzt werden. Die für den Arzt häufig nur unwesentlichen

Funktionsverbesserungen bedeuten für den Patienten oft eine wesentliche Steigerung der Lebensqualität.

44.2 Lesefähigkeit

Zum Lesen wird normalerweise nur ein sehr kleiner Netzhautbezirk von etwa 1 mm² Ausdehnung an der Stelle des schärfsten Sehens benutzt. Die Sehschärfe nimmt vom Netzhautzentrum nach peripher sehr schnell steil ab (Wertheim 1894). Das zentrale Gesichtsfeld, das aber zum Lesen unbedingt notwendig ist, hat nach früheren Untersuchungen eine Ausdehnung von 4 Grad horizontal und 2 Grad vertikal (Abb. 44-1; Aulhorn 1953; Aulhorn u. Voges 1953), auch wurde ein Bereich von 3–5 Grad nach rechts vom Zentrum und einen größeren nach links für den Zeilenrücksprung als notwendig gefunden (Mackensen 1964). Am Rand dieses Bereichs besteht noch eine Sehschärfe von etwa 0,4, welches gleichzeitig die Grenze zur Erkennung von normalem Buchdruck in 25 cm Entfernung darstellt.

Eine Herabsetzung des zentralen Auflösungsvermögens führt zu einem zentralen Gesichtsfeldausfall. Der Größe dieses Ausfalls (= Zentralskotom) entspricht die Reduzierung der Sehschärfe. Damit verbunden ist der Verlust der Fähigkeit, mit dem Zentrum zu fixieren. Der Fixationsort auf der Netzhaut wird verschoben, in der Regel so, daß der Gesichtsfeldausfall sich rechts oder oberhalb des neuen Fixationsortes befindet (Abb. 44-2; Aulhorn u. Michelfelder 1972; Guez et al. 1993; Rohrschneider et al. 1995; Trauzettel-Klosinski u. Tornow 1996). Um weiterhin den gleichen Text lesen zu können, muß dieser entsprechend dem reduzierten Auflösungsvermögen vergrößert werden, und die zum Lesen notwendige Netzhautfläche vergrößert sich entsprechend. Bei einer hochgradigen Herabsetzung der Sehschärfe wird dadurch die Wiederherstellung der Lesefähigkeit limitiert, da keine beliebig großen Netzhautflächen (z. B. 20fache Vergrößerung bei Visus 0,05) benutzt werden können.

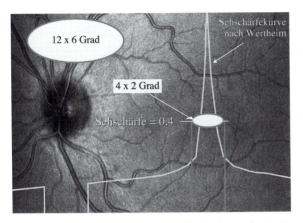

Abb. 44-1. Abnahme der zentralen Sehschärfe von der Stelle des schärfsten Sehens nach peripher (nach Wertheim) sowie notwendige Ausdehnung des zentralen Gesichtsfeldes in Projektion auf ein Bild des Augenhintergrunds (4 × 2 Grad, Zentrum). Bei einem zentralen Ausfall mit der Notwendigkeit einer 3fachen Vergrößerung ist ein vergrößertes Netzhautareal wie links oben dargestellt zum Lesen notwendig

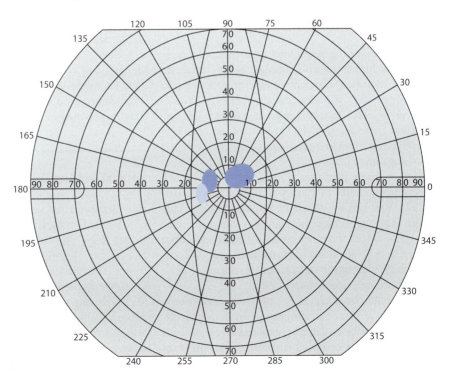

Abb. 44-2. Verlagerung des im Zentrum liegenden Gesichtsfeldausfalls nach rechts oben, erkennbar an der gleichzeitigen Verschiebung des blinden Flecks (normale Position *hellblau* markiert), welcher der Eintrittsstelle des Sehnerven in das Auge entspricht

Der Patient muß lernen, mit dem veränderten Fixationsort auf der Netzhaut und mit der entsprechenden Vergrößerung zu lesen. Nicht immer kann mit entsprechender Vergrößerung ein flüssiges Lesen erreicht werden. Im Gegensatz zum subjektiven Eindruck einer flüssigen, gleichförmigen Bewegung über den Text hinweg vollzieht sich das Lesen in Wahrheit als Abfolge von Fixationsmomenten und Blickbewegungen, sog. Sakkaden, bei denen Buchstabenkomplexe wahrgenommen werden (Aulhorn 1953; Ciuffreda et al. 1976; Legg et al. 1985a, 1985b; Mackensen u. Wiegmann 1960; Rohrschneider et al. 1996; Trauzettel-Klosinski et al. 1994). Pro Fixation können bei üblicher Schriftgröße normalerweise 5–10 Buchstaben erfaßt werden. Bei zu starker Verkleinerung des zum Lesen nutzbaren zentralen Gesichtsfeldareals, wenn nur noch 2 oder 3 Buchstaben auf einmal erkannt werden, ist kein flüssiges Lesen mehr möglich, der Patient kann nur noch mühsam buchstabieren, d. h. Einzelbuchstaben oder z. B. Zahlen erkennen.

Insgesamt ist natürlich zu berücksichtigen, daß die Lesefähigkeit selbst auch bei Augengesunden sehr unterschiedlich sein kann (Mackensen u. Stichler 1963; Mackensen u. Wiegmann 1960). Dementsprechend ist auch für eine visuelle Rehabilitation der Wunsch des Patienten zu lesen sehr wesentlich und muß in Anbetracht der notwendigen Lernphase und Möglichkeiten als Maßstab der Motivation mit berücksichtigt werden (Blankenagel 1992).

44.3
Sehbehinderung

Als Sehbehinderung bezeichnet man ganz allgemein eine Funktionsminderung infolge einer Herabsetzung der zentralen Sehschärfe oder eine andere Funktionsminderung, die eine entsprechende Behinderung verursacht. Personen mit einer Sehschärfe von maximal 1/50 oder vergleichbarer Störungen des Sehvermögens werden in Deutschland vor dem Gesetz als blind angesehen (Aulhorn 1975). Der Kreis der Sehbehinderten nach dem Sozialhilfegesetz („körperlich wesentlich Behinderte" nach § 47 BSHG) umfaßt diejenigen Personen, bei denen die Sehschärfe auf beiden Augen 0,3 oder weniger beträgt, dies entspricht also etwa demjenigen Personenkreis, der ohne eine über die normale (Lese-)Brille hinausgehende vergrößernde Sehhilfe nicht mehr lesen kann (Blankenagel 1997; Rohrschneider u. Blankenagel 1998).

Man sollte bedenken, daß zusätzliche Funktionseinbußen wie Kontrastminderung, Farbsinnstörungen, Nachtblindheit oder erhöhte Blendungsempfindlichkeit durch die gesetzlichen Vorschriften nicht im Detail erfaßt werden, jedoch sind immer auch Personen, die eine Störung der Sehfunktion von „entsprechendem Schweregrad" aufweisen, eingeschlossen.

44.4
Verordnung von vergrößernden Sehhilfen

Die Verordnung von vergrößernden Sehhilfen richtet sich neben der Genehmigung für den nicht mehr im Berufsleben stehenden älteren Sehbehinderten v. a. nach dem V. Sozialgesetzbuch. Dort heißt es hierzu:

„Versicherte haben Anspruch auf Versorgung mit Seh- und Hörhilfen..., die im Einzelfall erforderlich sind, um... eine Behinderung auszugleichen, soweit die Hilfsmittel nicht als allgemeine Gebrauchsgegenstände des täglichen Lebens anzusehen... sind"

(§ 33 vom 1.7.97). Weiterhin müssen

„die Leistungen... ausreichend, zweckmäßig und wirtschaftlich sein, sie dürfen das Maß des Notwendigen nicht überschreiten".

Die Krankenkassen haben das Recht,

„die erforderlichen Hilfsmittel auch leihweise"

zu überlassen sowie die Bewilligung von einer Anpassung oder Ausbildung im Gebrauch abhängig zu machen. Heutzutage werden Bildschirmlesegeräte üblicherweise leihweise überlassen, die anderen vergrößernden Sehhilfen gehen bisher in den Besitz des Patienten über.

Sofern die Hilfsmittel die Grundbedürfnisse des einzelnen befriedigen, erfüllen sie nach zahlreichen Gerichtsurteilen den Anspruch der Notwendigkeit. Schon allein daraus ergibt sich die Notwendigkeit zu einer auf den einzelnen Patienten hin abgestimmten Beurteilung, so daß keine pauschale Festlegung möglich ist. Widersprüche gegen die Ablehnung einer Verordnung sind vom Patienten an die Krankenkasse als den Leistungsträger zu richten.

44.5
Auswahl und Anpassung der Sehhilfe

Bei herabgesetzter Sehschärfe kann nur durch geeignete Vergrößerung wieder ein Erkennen des Objektes, in der Regel also des Lesetextes ermöglicht werden. Neben der Vergrößerung des Objektes selber, z. B. durch Großdruckbücher oder entsprechend vergrößerte Kopien, ist auch durch Annäherung eine Vergrößerung möglich. Für den älteren Patienten mit Alterssichtigkeit führt jedoch ein verkürzter Leseabstand zu einer unscharfen Abbildung, da die Linse nicht mehr genügend akkommodieren kann. Dann bleibt als dritte und letzte Möglichkeit die

Vergrößerung durch entsprechende vergrößernde Sehhilfen. Neben den seit langem bekannten optisch vergrößernden Sehhilfen haben sich in den letzten 25 Jahren auch elektronische Sehhilfen, allen voran das elektronische Bildschirmlesegerät durchgesetzt (Blankenagel et al. 1980; Rohrschneider et al. 1998). Die folgende Übersicht listet die verschiedenen vergrößernden Sehhilfen auf.

Verschiedene optische und optoelektronische vergrößernde Sehhilfen, beginnend mit der geringsten Vergrößerung

- Lupen
  - Handlupen,
  - Leuchtlupen,
  - Einschlaglupen,
  - Taschenleuchtlupen,
  - Standlupen,
  - Hellfeldlupen,
  - Vorsatzlupen,
  - Umhängelupen,
  - Kopflupen,
  - Standleuchtlupen.
- Lupenbrillen
  - Einstärkenbrillen,
  - Hyperokulare,
  - Bifokalbrillen,
  - Zweistärkenlupenbrillen.
- Systeme (Fernrohrbrillen)
  - Fernrohrbrille (Galilei),
  - Fernrohrbrille (Kepler),
  - Prismenfernrohre (monokulare Handfernrohre).
- Elektronisch vergrößernde Systeme
  - elektronische Bildschirmlesegeräte,
  - Low Vision Enhancement System (LVES).

Neben dem Lesen sind jedoch zahlreiche andere Dinge durch die Sehbehinderung erschwert oder gar unmöglich. So können neben Problemen im Haushalt, wie dem Einschalten der Herdplatte oder der Waschmaschine auch das Telefonieren nicht mehr möglich sein. Daneben ist die Durchführung von Bastelarbeiten oder Handarbeit, z. B. beim Einfädeln des Fadens auf eine gewisse Sehschärfe angewiesen. Nicht zu vergessen ist die Frage der Kosmetik und Garderobe; auch Maniküre und Haarpflege seien hier erwähnt.

Wesentlich für den Erfolg der Anpassung ist die richtige Beantwortung der Frage, ob der Patient mit einem entsprechenden vergrößernden System seine Lesefähigkeit wiedererlangen wird bzw. die anderen Tätigkeiten wieder vornehmen kann, die durch die Sehbehinderung nicht mehr möglich waren. Während die reine Anpassung von Sehhilfen nach entsprechender Anleitung und Erfahrung auch von Orthoptistinnen durchgeführt werden kann, ist die eigentliche Entscheidung ob und ggf. welches Hilfsmittel für den Patienten geeignet ist, nur vom Augenarzt zu treffen (Bischoff 1990; van Rens et al. 1991). Nur dieser kann die Erkrankung samt Prognose und möglichen weiteren Funktionsveränderungen im Kontext mit den Wünschen und unter Berücksichtigung des Patienten vollständig beurteilen und so eine auch unter wirtschaftlichen Gesichtspunkten geeignete Entscheidung treffen.

Die Vielfalt der verschiedenen vergrößernden Sehhilfen (Blankenagel 1992; Blankenagel u. Breit 1991; Fonda 1981; Gottlob 1981; Huismans 1993; Sloan 1977) erlaubt andererseits eine für jeden einzelnen Patienten optimale Versorgung. Die Anpassung ist damit zeitaufwendig und setzt ein umfassendes Beratungsgespräch voraus. Die mechanische Anpassung erfolgt durch den Augenoptiker; daher ist eine gute Zusammenarbeit zwischen verordnendem Augenarzt und Augenoptiker sehr wichtig.

44.6
Versorgung von älteren Sehbehinderten

Wesentlich ist, daß sich die Funktionsminderung bei altersabhängiger Makuladegeneration auf das Zentrum beschränkt, d.h. die räumliche Orientierung und Bewegungswahrnehmung bleiben zeitlebens erhalten, der Patient wird nicht blind. Der Verlust der zentralen Sehschärfe bedingt nicht nur eine Störung der Lesefähigkeit. Auch in der Ferne, wie z.B. beim Erkennen von Ampeln oder Personen auf der Straße, gibt es Probleme.

Für die Versorgung stellen sich anamnestische Fragen wie: Hat der Sehbehinderte früher gerne gelesen, hat er viel gelesen, und wie ist er motiviert? Auch mit der besten Versorgung bleibt das Lesen mühsam und anstrengend. Ein flüssiges Lesen wie früher ist nicht zu erreichen. Der ältere Sehbehinderte möchte oft nicht ein Hilfsmittel zum längeren Lesen, sondern nur zum kurzzeitigen Lesen oder für eine bestimmte Sehaufgabe.

Die Dinge des täglichen Lebens müssen auch von Sehbehinderten bewältigt werden. Das Lesen von Bankauszügen, Medikamentenbeipackzetteln und das Erledigen der Post wird gerne von ihm selbst erledigt. Das Lösen von Kreuzworträtseln, Würfelspiele, Brett- oder Kartenspiele, einschließlich Bridge, sind beliebte Beschäftigungen. Auch für die Maniküre oder Handarbeit und für das Aufziehen von Spritzen bei Diabetikern wird ein Hilfsmittel gebraucht. Für den älteren Menschen sind all diese Dinge sehr wichtig. Er möchte seinen Haushalt selbst versorgen, einkaufen, seine Bankgeschäfte erledigen und auch Fernsehen.

Als Hilfsmittel bieten sich v.a. Lupen in vielfältiger Ausführung an, die praktisch für jeden Bereich einzusetzen sind (Abb. 44-3).

Etwa 80% der Sehbehinderten können bereits mit einfachen optischen Hilfsmitteln, wie Lupen aller Art, einer Verstärkung des Nahzusatzes in der Lese-

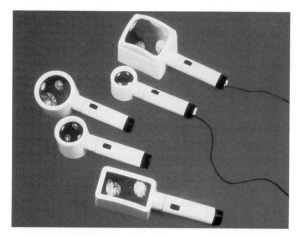

Abb. 44-3. Verschiedene Leuchtlupen mit eingebauter regelbarer Beleuchtung erlauben eine Anpassung an die jeweils erforderliche Leuchtdichte. Durch die Option, unterschiedliche Vergrößerungen anzustecken, kann dieses Hilfsmittel sehr individuell eingesetzt werden

brille (Überkorrektur) als Lupenbrillen optimal versorgt werden (Bischoff 1995; Leat u. Rumney 1990; Shuttleworth et al. 1995; van Rens et al. 1991). Damit ist es möglich, das bei dieser Personengruppe oft notwendige große Sehfeld zu erzeugen. Gleichzeitig können Schwierigkeiten bei der Handhabung aufgrund zusätzlicher Behinderungen einfacher kompensiert werden (Blankenagel 1997). Deshalb sind hier besonders Hand- und Standlupen sowie v. a. die überhöhte Nahkorrektur zum Lesen zu empfehlen. Bei denjenigen, die nicht viel lesen möchten, empfehlen sich Leuchtlupen mit bis zu 10facher Vergrößerung zur Erstversorgung. Sehbehinderte mit Makulopathie und leichten Medientrübungen kommen besser ohne Beleuchtung aus, oder es empfiehlt sich die stufenlose Helligkeitsregelung. Wird mit der Deckenbeleuchtung gelesen, ist die Entspiegelung der Lupe oder Lupenbrille von Vorteil. Lupen sind meist nicht platzaufwendig, sie sind leicht mitzunehmen und nicht kostspielig.

Ihr Nachteil ist, daß sie laufend verschoben werden müssen und die führende Hand schnell ermüdet. Ein weiterer Nachteil ist, daß der Abstand zum Druck nicht immer fixiert ist. Mehrere retrospektive Studien bestätigten, daß die Akzeptanz der Sehhilfe bei adäquater Anpassung und Einführung bei 70–80% liegt und der Gebrauch aufgrund der mit der Sehhilfe erzielten Sehverbesserung erfolgt (Frey 1961; Gunstensen 1960; Krause u. Rudolph 1985; Leat et al. 1994; Shuttleworth et al. 1995).

Bei beginnender Makulopathie sollte so schnell wie möglich eine vergrößernde Sehhilfe erprobt und verordnet werden. Es ist wichtig, die Lesefähigkeit auch mit einfachen Mitteln zu erhalten. Besteht erst einmal ein Verlust der Lesefähigkeit über lange Zeit, manchmal Jahre, so bedeutet es für den älteren Menschen ungeheure Mühe und Aufwand, wieder in den Leseprozeß hineinzukommen (Blankenagel 1997).

Oft findet sich bei älteren Sehbehinderten ein sehr großes Zentralskotom, bedingt durch eine exsudative Makulopathie, häufig noch mit Hämorrhagien. Während man früher mit der Versorgung wartete, bis sich die Blutung evtl. resorbierte, wissen wir heute, daß es besser ist, sofort ein Hilfsmittel anzubieten. Dies kann eine Lupe oder die Verstärkung des Nahzusatzes in Form eines Einstärkenglases sein. Diese Überkorrektur ist neben der Lupe die häufigste Versorgung älterer Patienten (Shuttleworth et al. 1995; van Rens et al. 1991). Hiermit ist eine bis zu 4fache Vergrößerung möglich, allerdings ist der Leseabstand gering. Dafür ist der Leseausschnitt (= Lesegesichtsfeld) groß.

Für ein höhergradige Sehminderung, die eine noch stärkere Vergrößerung notwendig macht, kommen entsprechende optische Systeme in Frage. Hierbei handelt es sich in der Regel um Fernrohrlupenbrillen nach dem Prinzip des Galilei-Fernrohrs, d. h. ein optisches Sytem, welches aus einer Sammellinse und einer Zerstreuungslinse zusammengesetzt ist (terrestrisches Fernrohr). Hierbei ist für die Ferne eine etwa 2fache Vergrößerung, z. B. zum Fernsehen, vorhanden. Durch ein zusätzliches Vorsetzen von Lupen für die Nähe kann eine bis zu 12fache Vergrößerung erreicht werden. Hierbei ist allerdings der Leseabstand schon deutlich kürzer als bei einer normalen Lesebrille (Abb. 44-4).

Für Patienten, die längere Zeit lesen wollen, ist heutzutage ab einer Reduktion der Sehschärfe auf unter 0,125 (12,5%) oder bei einem mindestens 8fachen Vergrößerungsbedarf ein Bildschirmlesegerät das Hilfsmittel der Wahl. Grundsätzlich bestehen diese Geräte aus einer Videokamera, mit der das Ob-

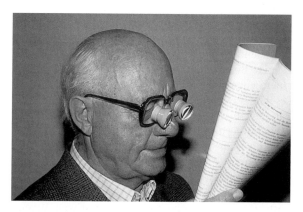

Abb. 44-4. Fernrohrbrille nach Galilei. Hiermit kann im Vergleich zum verstärkten Nahzusatz bei höherer Vergrößerung in etwa dem doppelten Arbeitsabstand gelesen werden. Das Lesegesichtsfeld ist dennoch angenehm groß

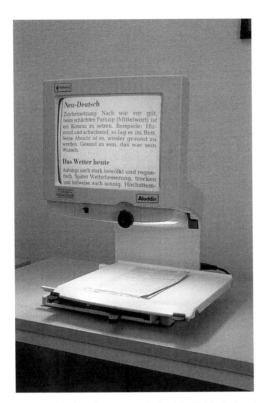

Abb. 44-5. Bildschirmlesegerät mit der Möglichkeit, den Lesetext stufenlos 8- bis 30fach zu vergrößern und dabei auch eine Kontrastverstärkung zu erhalten. Zusätzlich ist es möglich, eine Negativdarstellung zu erhalten, d. h. weiße Schrift auf schwarzem Hintergrund, wie es von vielen Sehbehinderten als angenehmer empfunden wird

jekt (z. B. der Lesetext) aufgenommen wird und einem Bildschirm, auf dem dieses dann in entsprechender Vergrößerung dargestellt wird. Die Lesegeräte haben sich seit der Einführung vor über 25 Jahren, als zunächst eine Kamera mit einem handelsüblichen Fernsehgerät verbunden wurde (Blankenagel et al. 1972; Genensky et al. 1969), stetig weiterentwickelt. Inzwischen ist bei Bildschirmlesegeräten als Komplettgeräten ein weitgehend flimmerfreies Bild mit einer Bildwiederholfrequenz von mindestens 60 Hz das Minimum (Abb. 44-5).

Die gerade in letzter Zeit wieder propagierte Lösung, eine moderne CCD-Kamera einfach an den im Haushalt sowieso vorhandenen Farbfernseher anzuschließen, hat sich nicht bewährt. Hierbei ist neben dem störenden Flimmern auch die Handhabung sehr mühsam (Rohrschneider et al. 1998). Darüber hinaus führt die Benutzung des Farbfernsehers für ein Schwarzweißbild zu einer ungewünschten Kontrastminderung (Jaeger et al. 1974). Aus dem gleichen Grund ist auch die Verordnung von farbigen Bildschirmlesegeräten nur im Einzelfall anzuraten und wird von den Krankenkassen in der Regel auch nicht übernommen.

Zusätzlich sollte bei der Rehabilitation von älteren Menschen auf die Lesetechnik eingegangen und anfangs Leseübungen als Aufgabe gegeben werden. Ein kleiner schwarzer Streifen unter die zu lesende Zeile gelegt, verhindert, daß der Sehbehinderte beim Lesen die Zeile verliert und in der Zeile darunter oder darüber weiterzulesen versucht. Das Lesen mit dem Finger oder verlängertem Finger, einem Stift in der Hand, unterstützt die Auge-Hand-Koordination und bringt zunehmende Sicherheit beim Lesen. Diesen Stift führt man lesend die Zeile entlang, führt ihn zurück an den Anfang, schiebt den schwarzen Streifen unter die nächste Zeile und liest mit dem führenden Stift die freigelegte Zeile. Dieses Verfahren sollte man jedoch nicht mit den vor einigen Jahren publizierten Übungsbehandlungen zur Funktionsverbesserung bei Patienten mit altersabhängiger Makuladegeneration verwechseln (Otto 1970; Safra 1973), die sich nicht bewährt haben.

Ein Lesepult erlaubt ein Ablegen des Lesegutes in geeignetem Winkel, ist aber in der Regel nicht verordnungfähig. Auch die Beleuchtung ist ein ganz wesentlicher Faktor. So ist in der Regel eine möglichst gute und gleichmäßig helle Ausleuchtung des Lesegutes – am besten von hinten – wesentlich und kann z. B. mit „Kaltlichtleuchten", d. h. sog. Sparlampen sowie Leuchtstofflampen erfolgen, die bei einer hohen Leuchtdichte nur eine geringe Wärmeentwicklung haben. Dies erlaubt eine Aufstellung der Lichtquellen nahe bei dem Patienten selbst. Halogenglühlampen haben eine noch höhere Leuchtkraft, hier ist allerdings die relativ hohe unangenehme Wärmeabstrahlung zu berücksichtigen. Beim Umfallen dieser Lampen kann es zu einem Zimmerbrand kommen. Aufgrund der dem Sonnenlicht ähnlicheren spektralen Zusammensetzung werden diese Lampen häufig als angenehmer empfunden. Auch eine gleichmäßig helle Ausleuchtung der gesamten Wohnung ist für die Orientierung des Sehbehinderten wesentlich.

Auch für die Ferne gibt es Hilfsmittel. Hier sei das Handfernrohr (Monkular) genannt, welches z. B. zum Erkennen der Ampel, bei Diavorträgen oder im Theater, aber auch für Hinweisschilder oder Fahrpläne benutzt werden kann. Hier läßt sich für unterschiedliche Entfernungen ein scharfes Bild mit einer 3- bis 10fachen Vergrößerung einstellen. Manche Menschen haben allerdings Mühe, das zweite nicht benutzte Auge zuzukneifen, was dann zu unangenehmen Doppelbildern führen kann.

Insgesamt gilt für die Rehabilitation der älteren Sehbehinderten, daß oft mehrere Erprobungs- und Übungstermine notwendig sind, um die geeignete Sehhilfe auszuwählen und insbesondere die Handhabung mit dem zunächst ungewohnt kurzen Arbeitsabstand einzuüben (Blankenagel et al. 1997). Der Sehbehinderte muß lernen, die Sehhilfe für Ferne und

Nähe richtig einzusetzen. Hierbei hat sich die leihweise Überlassung für 2 Wochen sehr bewährt.

Generell sollte stets die möglichst geringste Vergrößerung gewählt werden, mit der eine Lesefähigkeit hergestellt werden kann, da jede unnötige Vergrößerung zu einer Verkleinerung der Sehfelds und damit des wahrnehmbaren Bildausschnitts führt. Darüber hinaus werden mit steigender Vergrößerung auch kompliziertere Systeme notwendig, die häufig nicht nur teurer, sondern auch umständlicher zu handhaben sind.

Ist das Lesen mit all diesen Hilfsmitteln zu mühsam, so empfiehlt sich der Hinweis auf die Blindenhörbüchereien. Bücher auf Band gesprochen können kostenlos entliehen werden und sind ein ergänzendes Hilfsmittel für Sehgeschädigte aller Altersklassen. Daneben gibt es elektronische Vorlesegeräte, die jedoch einer gewissen Handfertigkeit bei der Bedienung bedürfen. Auch ist zum Lesen von Zeitungen häufig zunächst ein Zerschneiden derselben notwendig um das für die Lesegeräte nötige Format zu erhalten. Dies kann der Sehbehinderte oder Blinde in der Regel nicht selbst vornehmen. Daneben seien als weitere Hilfsmittel z.B. sprechende Uhren und Waagen genannt, die die Information akustisch übermitteln. Unterstützung und einen Erfahrungsaustausch kann der Sehbehinderte bei Blinden- und Sehbehindertenverbänden erhalten, daneben existieren zahlreiche Selbsthilfegruppen.

Literatur

Aulhorn E (1953) Über Fixationsbreite und Fixationsfrequenz beim Lesen gerichteter Konturen. Pflügers Arch Physiol 257:318–328

Aulhorn E (1975) Blindengeld. Klin Monatsbl Augenheilkd 167:341–342

Aulhorn E, Michelfelder F (1972) Vergleich der Fixationsverlagerung bei organischen Maculaerkrankungen und beim physiologischen Dunkelskotom. Ber Dtsch Ophthalmol Ges 71:487–491

Aulhorn E, Voges W (1953) Parafoveale Gesichtsfeldgrenzen in Abhängigkeit von der Lage der dargebotenen Konturen. Pflügers Arch Physiol 257:329–342

Bischoff P (1990) Soll sich der Augenarzt um die Low-Vision-Beratung kümmern? Klin Monatsbl Augenheilkd 196: 430–432

Bischoff P (1995) Long-term results of low vision rehabilitation in age-related macular degeneration [letter]. Doc Ophthalmol 89:305–311

Blankenagel A (1992) Optische Rehabilitation: Vergrößernde Sehhilfen. In: Lund OE, Waubke TN (Hrsg) Ophthalmologische Rehabilitation: Hauptreferate der XXVII. Essener Fortbildung für Augenärzte. Enke, Stuttgart, S 62–75 (Büch. d. Augenarztes Bd 130)

Blankenagel A (1997) Vergrößernde Sehhilfen bei altersabhängiger Makuladegeneration. In: Holz FG, Pauleikhoff D (Hrsg) Altersabhängige Makuladegeneration, Springer, Berlin Heidelberg New York Tokyo, S 189–215

Blankenagel A, Breit P (1991) Vergrößernde Sehhilfen – Altbewährtes und Neues. Augenspiegel 6–14

Blankenagel A, Jaeger W, Werner F (1972) Randsight-Lesegerät für Sehgeschädigte – Kabelfernsehgerät nach Genensky. Ber Dtsch Ophthalmol Ges 71:669–672

Blankenagel A, Keil H, Breit P (1980) Elektronische Fernseh-Lesegeräte – Ein Vergleich. Ber Dtsch Ophthalmol Ges 77: 981–984

Ciuffreda KJ, Bahill AT, Kenyon RV, Stark L (1976) Eye movements during reading: Case reports. Am J Optom Physiol Opt 53:389–395

Fonda GE (1981) Management of low vision. Thieme-Stratton, New York

Frey RG (1961) Grundlagen und Möglichkeiten der Verwendung vergrößernder Hilfsmittel zur Besserung herabgesetzten Sehvermögens. Ophthalmologica 142:589–608

Genensky SM, Baran P, Moshin HL, Steingold H (1969) A closed circuit TV system for the visually handicapped. Res Bull Am Found Blind 19:191–204

Gottlob H (1981) Vergrößernde Sehhilfen für Sehbehinderte. Z Prakt Augenheilkd 2:311–317

Guez J-E, Le Gargasson J-F, Rigaudiere F, O Regan JK (1993) Is there a systematic location for the pseudo-fovea in patients with central scotoma? Vision Res 33:1271–1279

Gunstensen E (1960) Visual aids for the partially sighted. Br J Ophthalmol 44:672–678

Huismans H (1993) Vergrößernde Sehhilfen für Sehgeschädigte. Kaden, Heidelberg

Jaeger W, Blankenagel A, Hudelmeyer D, Will G (1974) Elektronische Lesegeräte und Orientierungshilfen für Blinde. Dtsch Med Wochenschr 99:2411–2417

Krause K, Rudolph A (1985) Vergrößernde Sehhilfen und ihre Benutzung durch sehbehinderte Patienten. Klin Monatsbl Augenheilkd 186:61–65

Krumpaszky HG, Klauß V (1996) Epidemiology of blindness and eye disease. Ophthalmologica 210:1–84

Leat SJ, Rumney NJ (1990) The experience of a university-based low vision clinic. Ophthalmic Physiol Opt 10:8–15

Leat SJ, Fryer A, Rumney NJ (1994) Outcome of low vision aid provision: The effectiveness of a low vision clinic. Optom Vis Sci 71:199–206

Legge GE, Rubin GS, Pelli DG, Schleske MM (1985a) Psychophysics of reading: I. Normal vision. Vision Res 25:239–252

Legge GE, Rubin GS, Pelli DG, Schleske MM (1985b) Psychophysics of reading: II. Low vision. Vision Res 25:253–266

Mackensen G (1964) Die Lesegeschwindigkeit. Grundlagen für eine klinische Funktionsprüfung. Klin Monatsbl Augenheilkd 144:215–219

Mackensen G, Stichler H (1963) Untersuchungen der Lesegeschwindigkeit in Abhängigkeit vom Bildungsgrad. Graefes Arch Ophthalmol 166:81–86

Mackensen G, Wiegmann O (1960) Lesebewegungen. Ber Dtsch Ophthalmol Ges 62:121–128

Otto J (1970) Über das Vorhandensein, die Auswirkung und die Überwindung zusätzlich funktioneller Skotome bei organischen Schäden der Fundusmitte. Klin Monatsbl Augenheilkd 157:772–793

Rohrschneider K, Blankenagel A (1998) Vergrößernde Sehhilfen. In: Kampik A, Grehn F (Hrsg) Nutzen und Risiken augenärztlicher Therapie. Enke, Stuttgart, S 149–165

Rohrschneider K, Becker M, Fendrich T, Kruse FE, Holz FG, Völcker HE (1995) Fundus-controlled testing of retinal sensitivity and fixation in geographic atrophy associated with age-related macular degeneration. Invest Ophthalmol Vis Sci 36:S232

Rohrschneider K, Bethke-Jänike C, Becker M, Kruse FE, Blankenagel A, Völcker HE (1996) Fundus-controlled examination of reading in eyes with macular pathology. German J Ophthalmol 5:300–307

Rohrschneider K, Riede B, Blankenagel A (1998) Bildwiederholfrequenz von Bildschirmlesegeräten. Einfluß auf die Lesefähigkeit von Sehbehinderten. Ophthalmologe 95: 110–113

Safra D (1973) Beitrag zur Technik der Schulung von Sehresten in Fällen von Maculadegenerationen. Klin Monatsbl Augenheilkd 162:550–553

Shuttleworth GN, Dunlop A, Collins JK, James CRH (1995) How effective is an integrated approach to low vision rehabilitation? Two year follow up results from south Devon. Br J Ophthalmol 79:719–723

Sloan LL (1977) Reading aids for the partially sighted. Williams & Wilkins, Baltimore

Trauzettel-Klosinski S, Tornow R (1996) Fixation behaviour and reading ability in macular scotoma. Neuroophthalmol 16:241–253

Trauzettel-Klosinski S, Teschner C, Tornow R, Zrenner E (1994) Reading strategies in normal subjects and in patients with macular scotoma – assessed by two new methods of registration. Neuroophthalmol 14:15–30

Van Rens GHMB, Chmielowski RJM, Lemmens WAJG (1991) Results obtained with low vision aids. A retrospective study. Doc Ophthalmol 78:205–210

Wertheim T (1894) Über die indirekte Sehschärfe. Z Psychol 7: 172–187

Iatrogene Störungen

W. VON RENTELN-KRUSE

45.1 Vorbemerkungen   410
45.2 Definition   411
45.3 Formen iatrogener Störungen und Komplikationen   411
45.3.1 Unerwünschte Arzneimittelwirkungen   412
45.3.2 Stürze und Verletzungen   415
45.3.3 Delir, akuter Verwirrtheitszustand   415
45.4 Schlußfolgerungen   416
Literatur   416

Prävention, frühzeitige Erkennung und Behandlung iatrogener Komplikationen sind geriatrische Themen von großer praktischer Bedeutung. Das häufigere Vorkommen unerwünschter Ereignisse im weitesten Sinne bei der Behandlung alter im Vergleich zu jüngeren Patienten ist keine neue Erkenntnis.

Prinzipielle Möglichkeiten zur Verringerung unerwünschter Ereignisse liegen im medizinischen Fortschritt (langfristig), in verbesserter Ausbildung/intensiviertem Training, in der Nutzung des technischen Fortschritts, insbesondere von Computern (Kahn 1995), sowie Standardisierung und Verbesserung organisatorischer Abläufe nach vorausgegangenen Systemanalysen (Feldman u. Roblin 1997).

Mehrere Kapitel dieses Buches befassen sich ebenfalls mit der Erkennung und Prävention iatrogener Risiken bei geriatrischen Patienten bzw. typisch geriatrischen Risiken (s. auch Kap. 31, 32 und 61). Im folgenden wird deshalb nur auf eine Auswahl von iatrogenen Störungen/Komplikationen eingegangen. Studienergebnisse hierzu stammen überwiegend aus dem stationären Bereich.

45.1 Vorbemerkungen

Zu einem bedeutenden Teilaspekt dieses Komplexes, unerwünschte Effekte durch Arzneimittel, existieren systematische Erhebungen seit über 30 Jahren (z. B. Seidl et al. 1966; Hurwitz 1969).

Autoren von Studien (Steel et al. 1981), die ihre Resultate zum Vorkommen unerwünschter Ereignisse im Krankenhaus mit denen aus den 60er Jahren (Schimmel 1964) verglichen, stellten auch unter Berücksichtigung eingeschränkter Vergleichbarkeit fest, daß sich Häufigkeiten kaum wesentlich unterschieden. Gleichwohl sind in der vergangenen Zeit insbesondere die technischen Möglichkeiten medizinischer Überwachung fortschrittlicher geworden. Eine Metaanalyse zum Vorkommen unerwünschter Arzneimittelwirkungen scheint zu bestätigen, daß deren Häufigkeit während der letzten 30 Jahre im wesentlichen unverändert ist (Lazarou et al. 1998).

Die Schlußfolgerungen älterer ähneln denen neuerer Arbeiten zur Thematik.

Die steigende Zahl schwerer und komplex erkrankter Krankenhauspatienten sowie komplexere Interventionen erfordern ein wachsendes Maß an Aufmerksamkeit für Sicherheitsaspekte im weitesten Sinn. Faktoren des „Systems Krankenhaus", die geeignet sind, die Belastung zu verstärken, unter der (diagnostische/therapeutische) Entscheidungen getroffen und (ärztliche, pflegerische, therapeutische) Interventionen/Abläufe abgewickelt werden müssen, sind ebenfalls zu bedenken. Genannt werden können beispielsweise abnehmende stationäre Verweildauer bei hoher Erwartung auf maximal erfolgreiche Behandlung mit zahlenmäßig geringerem Personaleinsatz und engsten Dienstplänen mit negativen Auswirkungen auf die Kontinuität der Patientenversorgung.

Das Problembewußtsein für die Vermeidung von Komplikationen wird auf allen Ebenen des Krankenhauses wachsen müssen (Leape 1994). Der Einzug von Prinzipien des Qualitätsmanagements und deren praktische Umsetzung unter Einschluß entsprechender Indikatoren werden dies möglicherweise befördern (Thiesemann et al. 1999).

Die Geriatrie erscheint hierfür sowohl aufgrund der praktischen Arbeit wie auch vom konzeptionellen Ansatz her vorbereitet. A priori sind die überwiegende Zahl geriatrischer Patienten, die ins Krankenhaus kommen, als Risikopatienten oder Patienten mit (multiplen) Risiken anzusehen. Nicht wenige Patienten, die aus anderweitiger stationärer Vorbehandlung übernommen werden, haben zuvor komplizierte Behandlungsverläufe hinter sich gebracht. Dies erfordert besondere Aufmerksamkeit für möglicherweise bereits eingetretene Komplikationsschäden. Der systematische Ansatz geriatrischen Assessments fokussiert u. a. auf manifeste und latente Risiken (s. Kap. 21). Geriatrisches Screening erfaßt Risikokonstellationen wie Multimedikation, sensorische Einschränkungen (Risikofaktoren z. B. für Stürze und Delir), Unterernährung etc. (Kruse et al. 1995).

Erfolgversprechende Ansätze geriatrischer Prävention basieren prinzipiell auf einer Risikoreduktion oder -minimierung durch Verringerung multipler Risikofaktoren z. B. für Stürze (Tinetti et al. 1986), „Gebrechlichkeit" (Tinetti et al. 1995) oder Delir (Inoye u. Charpentier 1996). Zusätzlichen Risiken durch medizinische Interventionen z. B. durch inadäquate Arzneimitteltherapie kommen als Komorbiditätsfaktoren ebenfalls präventive Bedeutung zu (WHO 1981).

45.2
Definition

Nach dem Pschyrembel (Ausgabe 1994) wird unter iatrogen „durch den Arzt verursacht" verstanden, „z. B. infolge diagnostischer oder therapeutischer Einwirkungen". Eine verwendete Definition für „iatrogene Krankheit" („iatrogenic illness") verstand hierunter allgemein jede Krankheit, die aus einer diagnostischen oder irgendeiner therapeutischen Maßnahme folgte. Hierin eingeschlossen waren ebenfalls schädigende Ereignisse, die nicht als „natürliche Folge" der Erkrankungen des Patienten anzusehen waren (Steel et al. 1981). Als Beispiele wurden Stürze und Dekubitalulzera genannt. Synonym wurde auch „Komplikation" verwendet. Mit „iatrogen" der o. g. Definition wurde von den Autoren ausdrücklich keine Bewertung im Sinne einer Schuld und auch nicht die Annahme einer möglichen Vermeidbarkeit verbunden.

Eine neuere Definition beruht auf der Zugrundelegung von 3 Kriterien (Hiatt et al. 1989; Leape et al. 1991):

- der Kausalität,
- der meßbaren Behinderung sowie
- der fehlenden Absicht.

Diese Definition versteht unter dem Begriff „widriges Ereignis" („adverse event") jene eindeutig beschreibbare Schädigung, die

1. wenigstens teilweise auf medizinisches Management zurückzuführen ist (Kausalität),
2. eine daraus resultierende Behinderung/funktionelle Einschränkung („disability"), die zur Verlängerung des Krankenhausaufenthalts oder eingeschränkter Funktion am Zeitpunkt der Entlassung aus dem Krankenhaus führt, und
3. daß die Schädigung unbeabsichtigt ist (fehlende Intention).

Der Sturz aus einem Krankenhausbett wird ebenso als unerwünschtes Ereignis gewertet wie eine Unterlassung, z. B. eine nicht erfolgte Diagnosestellung (Hiatt et al. 1989).

Rubins u. Moskowitz (1990) schließlich haben „iatrogene Komplikationen" definiert als nicht beabsichtigtes schädigendes Ereignis oder Zustand, resultierend aus diagnostischer, prophylaktischer oder therapeutischer Intervention und akzidentelle Verletzungen, die im Krankenhaus eintreten.

Weitere Aspekte sind Nachlässigkeit, Vermeidbarkeit und die Relation einer iatrogenen Komplikation zum Schweregrad der Erkrankung sowie zum Nutzen einer Behandlung. Eine iatrogene Schädigung/Komplikation als Folge von Nachlässigkeit (verstanden als ungenügende oder fehlende Sorgfalt) wurde angenommen, wenn zu erwartende Standards eines durchschnittlichen Arztes, eines anderen Leistungserbringers oder einer Institution nicht gewährleistet waren (Hiatt et al. 1989).

Bewertungen iatrogener Schädigungen haben wichtige Begleitumstände zu berücksichtigen, beispielsweise den Grad der Komplexität und notwendigen Eile einer bestimmten Patientenbehandlung (z. B. Notfall). Die Bestimmungen von Kausalität und die Beurteilungen der Frage möglicher Nachlässigkeit sind schwierig und häufig nicht eindeutig.

45.3
Formen iatrogener Störungen und Komplikationen

Frühe deskriptive Studien geben Aufschluß über die häufigsten Formen iatrogener Störungen und Komplikationen älterer Patienten im Krankenhaus. Es sind dies im wesentlichen arzneimittelbedingte Störungen, Stürze und Verletzungen, Komplikationen bei diagnostischen und therapeutischen Maßnahmen, neu aufgetretene Verwirrtheit und Infektionen (Reichel 1965). Spätere Arbeiten haben dies bei verschiedenen Kollektiven (z. T. fast ausschließlich männliche Patienten) im wesentlichen bestätigt (Steel et al. 1981; Jahnigen et al. 1982; Becker et al. 1987).

Steel et al. (1981) zeigten in ihrer prospektiven Studie, daß die Häufigkeit unerwünschter Ereignisse mit dem Lebensalter der Patienten assoziiert war, der Faktor Alter jedoch durch den Grad der Beeinträchtigung des klinischen Zustands erheblich relativiert wurde. Die Wahrscheinlichkeit für das Auftreten von Komplikationen war bei Patienten in schlechtem bis kritischem Zustand etwa doppelt und für schwerwiegende Komplikationen sogar 3fach erhöht.

Die retrospektive Harvard Medical Practice Study (Brennan et al. 1991) ermittelte aus über 30000 Krankenhausaufnahmen eine Rate unerwünschter Ereignisse von 3,7% (95%-KI: 3,2–4,2%), von denen 27,6% als Folge von Nachlässigkeit beurteilt wurden. Die Folgen unerwünschter Ereignisse dauerten in 70% weniger als 6 Monate, waren in 2,6% Dauerfolgen und endeten in 13,6% tödlich. Mit steigendem Schweregrad eingetretener Schädigung stieg der Anteil, der als Folge von Nachlässigkeit beurteilt worden war. Auf die Bereiche Diagnostik und Prävention entfielen am häufigsten Beurteilungen von Nachlässigkeit.

Die Häufigkeit unerwünschter Ereignisse insgesamt sowie der als Folge von Nachlässigkeit beurteilten Fälle stieg mit dem Lebensalter an (Tabelle 45-1).

Arzneimittelbedingte Ereignisse standen insgesamt an der Spitze (19%), gefolgt von Wundinfektionen (14%) und technischen Komplikationen (13%). Bei den älteren Patienten folgten nach arzneimittelbedingten unerwünschte Ereignisse im Rahmen nichtinvasiver Therapien und späte postoperative Komplikationen. Im Vergleich zu jüngeren Patienten waren diese sowie Frakturen und Stürze bei den älteren Patienten doppelt oder mehr als doppelt so häufig (Leape et al. 1991).

Lefevre et al. (1992) untersuchten iatrogene Komplikationen bei 120 über 65jährigen Krankenhauspatienten (mittleres Alter 77,4 Jahre), die alle mindestens 15 Tage stationär wegen kongestiver Herzinsuffizienz, akutem Myokardinfarkt oder Pneumonie behandelt worden waren. Iatrogene Komplikationen wurden bei 70 Patienten ermittelt, von denen ein gutes Drittel (36%) als möglich vermeidbar beurteilt wurden. Prädiktiv für das Auftreten von Komplikationen waren 3 Faktoren:

- niedriger Punktwert im Glasgow Coma Score bei Aufnahme,
- Unfähigkeit der Patienten, ohne Hilfe zu gehen, und
- eine geringe Qualität der ärztlichen funktionellen Beurteilung der Patienten bei Aufnahme.

Die Autoren schlossen, daß die Verbesserung der Güte initialer Assessments und die Dokumentation des funktionellen Status zur Verringerung vermeidbarer Komplikationen führen könne.

45.3.1
Unerwünschte Arzneimittelwirkungen

Nach der WHO-Definition ist eine unerwünschte Arzneimittelwirkung (UAW; „adverse drug reaction"/ADR) jede unerwünschte Reaktion, die auf ein Arzneimittel ursächlich zurückgeführt werden kann, das in Dosierungen, die beim Menschen zur Prophylaxe, Diagnose oder Therapie üblich sind, verabreicht wurde). Diese Definition bezieht sich ausschließlich auf unerwünschte Wirkungen bei korrekter Arzneimittelanwendung (Indikationsstellung, Dosierung etc.). Der ebenfalls verwendete Terminus „adverse drug event" (ADE) schließt auch unerwünschte Effekte ein, die Folge nicht gebrauchsbestimmter Anwendung sein können (Bates et al. 1995).

Verschiedene mögliche Ursachen für das Auftreten „unerwünschter Ereignisse" für den Patienten im Zusammenhang mit der Anwendung von Arzneimitteln – im Sinne eines unvorteilhaften Behandlungsergebnisses – schließt eine erweiterte Definition (Grymonpré et al. 1988) ein. Sie umfaßt im Terminus „DRAPE" („drug-related adverse patient event") eigentliche Nebenwirkungen (WHO-Definition), aber auch mit Alkoholgebrauch in Verbindung stehende Probleme, beabsichtigte Überdosis und Mißbrauch sowie das Ausbleiben des erwünschten Therapieeffekts durch fehlerhafte Einnahme (unbeabsichtigte oder irrtümliche Noncompliance) als auch beabsichtigte Noncompliance des Patienten.

Schließlich wurden in einer geriatrischen Klinik arzneimittelbezogene Ereignisse erfaßt („drug related events"), die neben eigentlichen Arzneimittelnebenwirkungen auch dosierungbezogene Therapieversager einschloß (Hallas et al. 1991). Als Ursachen für letztere kamen zu niedrig verordnete Dosierung, Noncompliance, Dosisreduktion, Aussetzen der The-

Tabelle 45-1. Häufigkeit unerwünschter Ereignisse und Nachlässigkeit in bezug zum Lebensalter (Mittelwerte ± SE/„standard error of the mean", Prozent). (Nach Leape et al. 1991)

Patientenalter	Analysierte Fälle (n)	Rate unerwünschter Ereignisse standardisiert[a]	Rate unerwünschter Ereignisse	Rate von Nachlässigkeit
Neugeborene	3595	0,6 ± 0,1	1,4 ± 0,3	20,8 ± 7,1
≤15 Jahre	3066	2,1 ± 0,4	2,7 ± 0,6	21,9 ± 6,0
16–44 Jahre	11101	2,6 ± 0,2	2,6 ± 0,2	26,7 ± 2,8
45–64 Jahre	7379	4,7 ± 0,4	4,4 ± 0,4	20,6 ± 2,4
≥65 Jahre	4980	5,9 ± 0,5	5,7 ± 0,6	33,1 ± 4,2

[a] Diagnosebezogene Gruppen.

rapie, Interaktionen sowie ungenügende (ärztliche) Überwachung in Betracht.

Die Häufigkeit unerwünschter Arzneimittelwirkungen hängt erheblich davon ab, mit welcher Methodik und Intensität untersucht wird (Karch u. Lasagna 1975).

Auf methodische Fragen kann an dieser Stelle nicht näher eingegangen werden. Es ist jedoch zu beachten, daß unterschiedliche Definitionen, prospektiver oder retrospektiver Untersuchungsansatz, unzureichende oder fehlende Berücksichtigung von Krankheitseinflüssen, bzw. Erkrankungsschweregrad, fehlende Angaben zum UAW-Schweregrad usw. die Interpretation und Vergleichbarkeit von Studien erschweren. Zu bedenken ist weiterhin, daß Daten aus Spontanerfassungssystemen keine Inzidenz-, sondern Melderaten sind. Diese werden erheblich durch ärztliches Wissen und Meldebereitschaft beeinflußt.

Die Metaanalyse der Ergebnisse von 39 prospektiven UAW-Studien (ausschließlich Kliniken in den USA und ausschließlich sichere UAW-Fälle nach WHO-Definition) bezifferte die Inzidenz von UAW aller Schweregrade bei Krankenhauspatienten (UAW während stationärem Aufenthalt und stationäre Aufnahmen wegen UAW) mit 15,1 % (95%-KI: 12,0–18,1%). Die Inzidenz schwerwiegender UAW (nach der Definition: notwendige Krankenhausbehandlung, Verlängerung des stationären Aufenthalts, bleibende Behinderung oder tödlicher Ausgang) betrug insgesamt 6,7 % (95%-KI: 5,2–8,2%), die aller tödlich verlaufenen Nebenwirkungen 0,32 % (95%-KI: 0,23–0,41%).

Angaben zum UAW-Typ beruhen auf der Datenbasis von 8 Studien. Es überwogen dosisabhängige Nebenwirkungen (Typ A) mit 76 % gegenüber idiosynkratisch/allergisch bedingten Nebenwirkungen (Typ B) mit 24% (Lazarou et al. 1998). Faktoren mit Einfluß auf die beobachtete breite Streuung der Inzidenzraten waren das Ausmaß der Arzneimittelexposition, die stationäre Aufenthaltsdauer und das Lebensalter der Patienten. Im Krankenhaus gehen unerwünschte Arzneimittelwirkungen einher mit verlängerter Aufenthaltsdauer, erhöhten Behandlungskosten sowie erhöhter Mortalität (Classen et al. 1997).

Die UAW-Häufigkeit während stationärem Aufenthalt bei über 65jährigen Patienten bewegt sich zwischen 6 und 20 %, diejenige bei stationärer Aufnahme zwischen 10 bis >30%. Arzneimittelnebenwirkungen sind direkter oder wesentlich mitverursachender Anlaß für etwa eine von 10 stationären Aufnahmen in geriatrische Kliniken (8%: Williamson u. Chopin 1980; 11%: Hallas et al. 1991). Angaben zur Häufigkeit von UAW bei älteren Patienten in ambulanter Behandlung liegen kaum vor (Kruse 1994).

Entsprechend dem Verordnungsspektrum für betagte und hochbetagte Patienten sind die am häufigsten verordneten Medikamente auch für die überwiegende Mehrzahl der UAW verantwortlich. Dies sind kardiovaskuläre, ZNS-wirksame Arzneimittel und Analgetika inklusive nichtsteroidaler Antiphlogistika sowie im stationären Bereich auch Antibiotika, Antikoagulantien und Chemotherapeutika.

Angaben zum UAW-Schweregrad speziell bei geriatrischen Patienten sind kaum publiziert. 69 % der bei stationärer Aufnahme von UAW betroffenen Patienten einer multizentrischen Studie erholten sich vollständig (Williamson u. Chopin 1980), eine Nachuntersuchung erfolgte jedoch nicht. Von den bei über 9000 hospitalisierten Patienten erfaßten UAW (Altersmedian 72 Jahre) wurden 58 % als schwer eingestuft, von denen wiederum 10,6 % tödlich verliefen (Carbonin et al. 1991). Aus den Daten des Spontanerfassungssystems des British Committee on Safety of Medicines der Jahre 1964–1985 geht hervor, daß der Anteil gemeldeter lebensbedrohlicher und tödlich verlaufener Nebenwirkungen von etwa 11 % ab dem 35. Lebensjahr auf 42 % bei den über 85jährigen anstieg (Castleden u. Pickels 1988). Die häufigsten Manifestationen gemeldeter UAW betrafen den Gastrointestinaltrakt und die Hämatopoese. Auf Arzneimittel zurückgeführte Blutbildungsstörungen betrafen in 20 % unter 60jährige und in 34 % über 60jährige Personen. Aus Schweden war früher bereits eine deutlich altersabhängige Zunahme medikamentös bedingter Blutbildungsstörungen mitgeteilt worden. Die Mortalität von Sulfonylharnstoffhypoglykämien in Hospitälern der Schweiz betrug 4,3 % zwischen 1979 und 1984; alle verstorbenen Patienten waren mindestens 68 Jahre alt (Berger et al. 1986).

Mit dem Auftreten von UAW assoziierte Risikofaktoren sind in erster Linie das Ausmaß der Arzneimittelexposition (Jacubeit et al. 1990), eingeschränkte Nierenfunktion, anamnestisch bekannte Unverträglichkeitsreaktionen und der Schweregrad der Erkrankung/klinischer Zustand. Wurden Kofaktoren berücksichtigt, war ein unabhängiger Einfluß des Lebensalters nicht nachweisbar. Ein in manchen Studien beschriebenes erhöhtes UAW-Risiko für Frauen ist wahrscheinlich durch höhere Medikamentenexposition bedingt.

Das Spektrum der für betagte Patienten verordneten Medikamente und deren möglicher Nebenwirkungen ist vielfältig. Das Verordnungsaufkommen ist in der Regel hoch, insbesondere bei stationär behandelten sowie in Pflegeinstitutionen lebenden Patienten und jenen, die ins Krankenhaus aufgenommen werden müssen (Kruse 1994). Manifestationen von UAW bei alten Patienten sind jedoch häufig uncharakteristisch und können ohne weiteres auch sehr leicht Krankheitssymptomen oder sogar „Alterserscheinungen" zugeordnet werden (Hallas et al. 1991). Im Vergleich zu jungen scheint die eigene Aufmerksamkeit und Mitteilsamkeit für Nebenwirkungen bei älteren Patienten geringer ausgeprägt zu sein (Klein et al. 1984). Selbst gravierende Symptome werden nicht unbedingt mit der Einnahme von Medikamenten in Verbindung gebracht (Wynne u. Long 1996; Mannesse et al. 1997). Diese Bedingungen zusammen erschweren ohne Zweifel das Erkennen von UAW und erfordern deshalb erhöhte Aufmerksamkeit und aktives Suchen/Fragen.

Prävention unerwünschter Arzneimittelwirkungen

Da ³/₄ der UAW (dosisabhängig) auf verstärkten pharmakologischen Wirkungen der betreffenden Medikamente (Typ A) beruhen, sind diese in der Regel vorhersagbar. Reaktionen vom Typ B sind hingegen aus der pharmakologischen Wirkung nicht abzuleiten und nicht vorhersagbar.

Die Größenordnung der in Studien als vermeidbar eingeschätzten unerwünschten Arzneimittelwirkungen bei geriatrischen Patienten schwankt entsprechend methodischer Unterschiede (s. oben) erheblich zwischen weniger als 5 und mehr als 50%. Aspekte der in diesen Fällen besonders häufig als verbesserungsbedürftig beurteilten ärztlichen Medikamentenverordnungen sind

- nicht genügende Berücksichtigung eingeschränkter Nierenfunktion, niedrigen Körpergewichts und von Kontraindikationen,
- unzureichende Verlaufsbeobachtung über längere Zeiträume ohne Überprüfung von Indikation und Dosis sowie
- fehlendes Erkennen bzw. Fehlinterpretation aufgetretener Nebenwirkungen.

In der Harvard Medical Practice Study waren Arzneimittelwirkungen mit 19,4% die häufigste einzelne Kategorie aller im Krankenhaus registrierten unerwünschten Ereignisse (Leape et al. 1991). In 14,1% der Fälle resultierten daraus schwerwiegende Folgen für die Patienten. Die überwiegende Zahl von unerwünschten Effekten verlief also ohne gravierende Folgen. Spezifische „Fehlertypen", die für arzneimittelbedingte Ereignisse verantwortlich gemacht wurden, sind in der folgende Übersicht aufgeführt.

> **Gründe für unerwünschte Ereignisse bei der Arzneimitteltherapie in der Reihenfolge der Häufigkeit. (Nach Leape et al. 1991)**
> - Fehlerhafte Dosierung oder Applikationsweise,
> - unzureichende Überwachung nach Behandlungsbeginn,
> - Anwendung eines nicht geeigneten Medikaments,
> - vermeidbare Behandlungsverzögerung,
> - Nichterkennen einer antagonisierenden oder gleichsinnig wirkenden Arzneimittelinteraktion,
> - Handeln ärztlichen oder anderen medizinischen Personals ohne entsprechende fachliche Kompetenz.

In einer prospektiven Kohortenstudie wurden über einen 6monatigen Zeitraum 247 unerwünschte Arzneimittelereignisse (6,5/100 Aufnahmen) und 194 mögliche unerwünschte Arzneimittelereignisse (5,5/100 Aufnahmen) bei 4031 stationären Krankenhauspatienten (exklusive Geburtshilfe) erfaßt. Davon wurden 12% als lebensbedrohlich, 30% als schwerwiegend und 57% als signifikant eingestuft, 1% verliefen tödlich (nicht vermeidbar). Als vermeidbar wurden insgesamt 28% der Ereignisse gewertet, und zwar 42% der lebensbedrohlichen und schwerwiegenden im Vergleich zu 18% der signifikant eingestuften Ereignisse (Bates et al. 1995).

Die Ursachen für die als vermeidbar beurteilten Ereignisse wurden detailliert nach Art der identifizierten Irrtümer (Fehler), nach unmittelbaren Gründen und „Systemfehlern" analysiert (Leape et al. 1995). Fehler wurden 4 Teilschritten der Arzneimittelversorgung zugeordnet:

- ärztliche Verordnung,
- Übertragung/Verifizierung der Verordnung,
- Apotheke/Belieferung und
- schließlich Verabreichung der Medikamente durch die Pflege.

³/₄ aller registrierten Fehler entfielen auf die Bereiche ärztliche Verordnung und Verabreichung der Medikamente, knapp 30% betrafen nichtadäquate Dosierungen. Fehler wurden in 16 Teilsystemen des Prozesses „Arzneimittelversorgung" erkannt. ³/₄ der identifizierten Fehler betrafen die folgenden ersten 7 Teilsysteme:

- Verfügbarkeit von Wissen zu Arzneimitteln,
- Überprüfung von Identität und Dosierung der Medikamente,
- Verfügbarkeit von Wissen zu Patientendaten,
- Übertragung von Verordnungen,
- Warnung vor bekannten Allergien,
- Prozeß der Weiterleitung von der Verordnung bis zur Applikation und schließlich
- die Kommunikation zwischen verschiedenen an der Patientenversorgung beteiligten Abteilungen.

Ihnen gemeinsam ist als ein Grundproblem die fehlerhafte, unvollständige oder nicht vorhandene bzw. nicht verfügbare Information, wenn diese erforderlich ist. Maßnahmen zur Prävention vermeidbarer Fehler sollten deshalb, o.g. Ursachen berücksichtigend, systematisch wirksam werden. Dies betrifft neben Ausbildung und Training auch konzeptionelle und planerische Aspekte. EDV-gestützt können Warnhinweise und Sicherungen in das System der Arzneimittelversorgung im Krankenhaus eingebaut werden. Derartige Projekte führten z.B. zur Verringerung vermeidbarer allergischer Reaktionen (Lit. bei Classen et al. 1997).

Computergestützte Überwachungsprogramme o. ä. entbinden aber nicht von eigenverantwortlichem Nachdenken und Handeln, denn Computer können falsch bedient sein oder ausfallen. Traditionelle ärztliche Überwachungsmechanismen (Supervision durch Erfahrene, „Morgenbesprechung", klinische Visiten, Kurvenvisiten etc.) sollten deshalb weiterhin und möglicherweise stärker der Motivation zu guter Patientenversorgung entspringen, der Grundlage verantwortlichen ärztlichen Handelns (Feinstein, 1997). In einer geriatrischen Klinik wurde eine spezielle Arzneimittelvisite vor Entlassung der Patienten eingeführt (Kruse et al. 1987).

45.3.2
Stürze und Verletzungen

An anderer Stelle dieses Buches sind Risikofaktoren für Stürze ausführlich ausgeführt (s. Kap. 30). Besonders bei Krankenhauspatienten treffen zahlreiche bekannte externe und interne Risiken oft zusammen. Die Häufigkeit von Sturzereignissen – besonders häufig während der ersten 2 Wochen eines stationären Aufenthalts – variiert mit der Art der klinischen Einrichtung bzw. Krankenhausabteilung/-station (Tabelle 45-2).

Ernsthafte Verletzungsfolgen werden mit einer Häufigkeit von 3–10% nach Stürzen im Krankenhaus angegeben, Frakturen mit 1–4% (Mahoney 1998). Sie komplizieren und verlängern stationäre Aufenthalte und verursachen zusätzliche Kosten.

Der Prävention kommt deshalb eine hohe Bedeutung zu. Diesbezügliche Maßnahmen überlappen sich mit jenen zur Prävention von Immobilität (s. Kap. 31), aber auch von Delir. Voraussetzung ist die Identifikation der Sturzgefährdeten. Besonders sind dies Patienten mit Stürzen in der Anamnese und Einschränkungen der Mobilität sowie jene mit kognitiven Funktionseinschränkungen und Delir. Für Patienten im Krankenhaus ist die erhöhte Sturzhäufigkeit unter Exposition mit ZNS-wirksamer Medikation, v. a. als kombinierte Medikamentenbehandlung gut belegt (Gales u. Menard, 1995).

Verschiedene Instrumente zur Erkennung von Risikopatienten sind publiziert (Mahoney 1998). Ein durch Pflegepersonal anwendbares Instrument, STRATIFY (s. unten), identifizierte Patienten recht gut, die in der Woche nach erfolgter Risikoeinschätzung tatsächlich stürzten (Oliver et al. 1997). Es beinhaltet 5 Fragen, die mit Ja oder Nein zu beantworten sind. Ein Punktwert von ≥2 deutete auf die erhöhte Wahrscheinlichkeit für einen Sturz (Sensitivität 93%, Spezifität 88%).

STRATIFY. (Deutsche Übersetzung der Fragen sowie der Items des Transfer- und Mobilitätsscores durch den Autor, Originalfragen und Scores s. Oliver et. al. 1997)

1. Kam der Patient anläßlich eines Sturzes ins Krankenhaus oder fiel sie oder er seit Aufnahme auf der Station?
Ja = 1, Nein = 0
Glauben Sie, daß der Patient (Frage 2–5)
2. agitiert ist?
Ja = 1, Nein = 0
3. durch Sehbehinderung in Alltagsfunktionen eingeschränkt ist?
Ja = 1, Nein = 0
4. häufige Toilettengänge benötigt?
Ja = 1, Nein = 0
5. Transfer und Mobilitätsscore 3 oder 4?
Ja = 1, Nein = 0

Transfer-Score: 0 = nicht möglich, 1 = erhebliche Hilfe notwendig (1–2 Personen, Hilfsmittel), 2 = leichtere Hilfe (verbal oder physisch), 3 = selbständig.

Mobilitäts-Score: 0 = immobil, 1 = rollstuhlabhängig, 2 = geht mit einer Begleitperson, 3 = selbständig.

45.3.3
Delir, akuter Verwirrtheitszustand

Delire, akute Verwirrtheitszustände, als komplizierende Ereignisse und Episoden sind ebenfalls sehr häufig bei alten Patienten im Krankenhaus. Deren Prävalenz in prospektiven Studien zum Zeitpunkt der Aufnahme bewegt sich zwischen 14 und 24%, diejenige während stationärer Aufenthalte aufgetretener Delire 6–56% und postoperativ zwischen 10–52% (Inouye 1998).

Kognitiv bereits eingeschränkte und demente Patienten sind besonders gefährdet, ein Delir zu erleiden (2- bis 5fach erhöhtes Risiko), wenn potentiell auslösende Faktoren wirksam werden. Ebenfalls wichtige prädisponierende Faktoren sind ZNS-Erkrankungen, der Schweregrad einer Erkrankung, funktionelle Beeinträchtigungen, insbesondere die Kombination verminderter Seh- und Hörfähigkeit sowie Dehydration.

Mit einem weiteren Anstieg insbesondere der Hochbetagten sind vermehrt demente Patienten in

---

Tabelle 45-2. Sturzrate pro 1000 Bettage und Krankenhausstationen. (Nach Mahoney 1998)

Krankenhausstation	Sturzrate
Gerontopsychiatrie	13,3–25,0
Rehabilitation	7,6–12,6
Geriatrie	7,8
Neurologie	5,2
Psychiatrie	4,1
Onkologie	3,5
Allgemeinmedizinisch (intern)	3,0
Chirurgie	2,2
Ophthalmologie	2,2
Gynäkologie/Geburtshilfe	1,8

vielen Krankenhausabteilungen zu erwarten – mit hiermit verbundenen spezifischen Risiken für Komplikationen und erhöhte Mortalität (Dinkel u. Lebok 1997).

Im Rahmen praktisch aller Erkrankungszustände, weswegen alte Patienten im Krankenhaus aufgenommen werden, können akute Verwirrtheitszustände auftreten. Häufig prädisponierend sind Infektionen, zerebrale Insulte, Frakturen, Karzinome sowie Flüssigkeits- und Elektrolytstörungen. Überstandene Delire gehen insgesamt mit ungünstiger Prognose einher (Einjahresmortalität, Rate für Wiedereinweisung und Institutionalisierung erhöht; George et al. 1997).

Zu häufigen Auslösern zählen insbesondere Immobilisierung (auch Fixieren von Patienten), Malnutrition, Kombinationsbehandlung mit ZNS-wirksamen Arzneimitteln (>2 Medikamente), Wechsel zu Multimedikation durch Hinzufügen zahlreicher Medikamente (>3 Medikamente), Harnblasenkatheter und iatrogene Störungen, insbesondere Verletzungen (Inouye u. Charpentier 1996).

Neben psychotropen Medikamenten mit bekannter anticholinerger Wirkkomponente sind ein anticholinerges Potential auch anderer häufig verabreichter Arzneimittel – insbesondere bei Patienten mit Multimedikation – zu erwägen (Furosemid, Digoxin, Theophyllin, Nifedipin, Cimetidin und Ranitidin; Tune et al. 1992).

Die Identifikation von Patienten sowie Situationen mit bekannten Risiken für das Auftreten akuter Verwirrtheitszustände und deren Berücksichtigung in einem entsprechend präventiven Konzept kann das Auftreten von Delir im Krankenhaus vermeiden (Inouye et al. 1999).

45.4
Schlußfolgerungen

Retrospektives Nachvollziehen komplizierter Behandlungsverläufe und unvorteilhafter Ausgänge in der Praxis sowie o. g. prospektive wie retrospektive Studien geben Hinweise dafür, daß sich Komplikationen nicht selten kaskadenartig entwickeln. Die Gründe hierfür liegen in erheblich komplexen Risikokonstellationen aufgrund Multimorbidität und der im wahrsten Sinne des Wortes „Fragilität" hochbetagter Kranker. Die „vorausschauend" präventive Berücksichtigung des Wissens um spezifische Risiken der Patienten und der von Interventionen scheint geeignet, einen nennenswerten Anteil vermeidbarer iatrogener Komplikationen auch tatsächlich zu vermeiden.

Der Güte der initialen Untersuchung und Beurteilung (Assessment) unter besonderer Berücksichtigung manifest und/oder latent eingeschränkter funktioneller Reserven scheint dabei eine besonders wichtige Rolle zuzukommen. Sie bestimmt in der Regel entscheidend die Wege weiteren diagnostischen/therapeutischen Vorgehens.

Ursachen vermeidbarer Komplikationen sind häufig:

- unzureichende Prävention durch Nichtbeachtung von Risikofaktoren,
- ungenügende Informationserhebung und Kommunikation,
- automatisierte, „reflexartige" Diagnostik und Therapie.

Literatur

Bates DW, Cullen DJ, Laird N et al. for the ADE Prevention Study Group (1995) Incidence of adverse drug events and potential adverse drug events. Implications for prevention. J Am Med Assoc 274:29–34

Becker PM, McVey LJ, Saltz CC, Feussner JR, Cohen HJ (1987) Hospital-aquired complications in a randomized controlled clinical trial of a geriatric consultation team. J Am Med Assoc 257:2313–2317

Berger W, Caduff F, Pasqual M, Rump A (1986) Die relative Häufigkeit der schweren Sulfonylharnstoff-Hypoglykämie in den letzten 25 Jahren in der Schweiz. Schweiz Med Wochenschr 116:145–151

Brennan TA, Leape LL, Laird NM et al. (1991) Incidence of adverse events and negligence in hospitalized patients. Results of the Haward Medical Practice Study I. N Engl J Med 324:370–376

Carbonin P, Pahor M, Bernabei R, Sgadari A (1991) Is age an independent risk factor of adverse drug reactions in hospitalized medical patients? J Am Geriatr Soc 39:1093–1099

Castleden CM, Pickels H (1988) Suspected adverse drug reactions in elderly patients reported to the Committee on Safety of Medicines. Br J Clin Pharmacol 26:347–353

Classen DC, Pestotnik SL, Evans RS, Lloyd JF, Burke JP (1997) Adverse drug events in hospitalized patients. Excess length of stay, extra costs, and attributable mortality. J Am Med Assoc 277:301–306

Dinkel RH, Lebok WH (1997) The effects of dementia in German acute care hospitals. Dement Geriatr Cogn Disord 8:314–319

Feinstein AR (1997) System, supervision, standards, and the „epidemic" of negligent medical errors. Arch Intern Med 157:1285–1289

Feldman SE, Roblin DW (1997) Medical accidents in hospital care: Applications of failure analysis to hospital quality appraisal. J Qual Impr 23:567–580

Gales BJ, Menard SM (1995) Relationship between the administration of selected medications and falls in hospitalized elderly patients. Ann Pharmacother 29:354–357

George J, Bleasdale S, Singleton SJ (1997) Causes and prognosis of delirium in elderly patients admitted to a district general hospital. Age Ageing 26:423–427

Grymonpré RE, Mitenko PA, Sitar DS, Aoky FY, Montgomery PR (1988) Drug-associated hospital admissions in older medical patients. J Am Geriatr Soc 36:1092–1098

Hallas J, Worm J, Beck-Nielsen J, Gram LF, Grodum E, Damsbo N, Brøsen K (1991) Drug related events and drug utilization in patients admitted to a geriatric hospital department. Dan Med Bull 38:417–420

Hiatt HH, Barnes BA, Brennan TA et al. (1989) A study of medical injury and medical malpractice. N Engl J Med 321: 480–484

Hurwitz N (1969) Predisposing factors in adverse reactions to drugs. Br Med 1:536–539

Inouye SK (1998) Delirium in hospitalized older patients. Clin Geriatr Med 14:745–764

Inouye SK, Charpentier PA (1996) Precipitating factors for delirium in hospitalized elderly persons. Predictive model and interrelationship with baseline vulnerability. J Am Med Assoc 275:852–857

Inouye SK, Bogardus ST, Charpentier PA, Leo-Summers L, Acampora D, Holford TR, Cooney Jr LM (1999) A multicomponent intervention to prevent delirium in hospitalized older patients. N Engl J Med 340:669–676

Jacubeit T, Drisch D, Weber E (1990) Risk factors as reflected by an intensive drug monitoring system. Agents Actions Suppl 29:117–125

Jahnigen D, Hannon C, Iaxson L, LaForce FM (1982) Iatrogenic disease in hospitalized elderly veterans. J Am Geriatr Soc 30:387–390

Kahn KL (1995) Above all „Do no harm". How shall we avoid errors in medicine? J Am Med Assoc 274:75–76

Karch FE, Lasagna L (1975) Adverse drug reactions: A critical review. J Am Med Assoc 234:1236–1241

Klein LE, German PS, Levine DM, Feroli ER, Ardery J (1984) Medication problems among outpatients. A study with emphasis on the elderly. Arch Intern Med 144:1185–1188

Kruse W (1994) Medikamente in der Geriatrie: Probleme bei der Arzneimittelanwendung und Lösungsmöglichkeiten. Kohlhammer, Stuttgart Berlin Köln (Schriftenreihe des Bundesministeriums für Familie und Senioren, Bd 25)

Kruse W, Köhler J, Oster P, Schlierf G (1987) Vermeidbare Risiken in der medikamentösen Behandlung hochbetagter Patienten. Dtsch Med Wochenschr 112:1486–1491

Kruse WH-H, Thiesemann R, Meier-Baumgartner HP (1995) Geriatrisches Assessment – Case-Finding durch Screening bei hospitalisierten Patienten. Z Gerontol Geriatr 28:293–298

Lazarou J, Pomeranz BH, Corey PN (1998) Incidence of adverse drug reactions in hospitalized patients. A meta-analysis of prospective studies. J Am Med Assoc 279:1200–1205

Leape LL (1994) Error in medicine. J Am Med Assoc 272:1851–1857

Leape LL, Bates DW, Cullen DJ et al. for the ADE Prevention Study Group (1995) System analysis of adverse drug events. J Am Med Assoc 274:35–43

Leape LL, Brennan TA, Laird N et al. (1991) The nature of adverse events in hospitalized patients. Results of the Harvard Medical Practice Study II. N Engl J Med 324:377–384

Lefevre F, Feinglass J, Potts S, Soglin L, Yarnold P, Martin GJ, Webster JR (1992) Iatrogenic complications in high-risk, elderly patients. Arch Intern Med 152:2074–2080

Mahoney JE (1998) Immobility and falls. Clin Geriatr Med 14:699–726

Mannesse CK, Derkx FHM, de Ridder MAJ, Man in't Veld AJ, van der Cammen TJM (1997) Adverse drug reactions in elderly patients contributing factor for hospital admission: Cross sectional study. Br Med J 315:1057–1058

Oliver D, Britton M, Seed P, Martin FC, Hopper AH (1997) Development and evaluation of evidence based risk assessment tool (STRATIFY) to predict which elderly inpatients will fall: case-control and cohort studies. Br Med J 315:1049–1053

Reichel W (1965) Complications in the care of five hundred elderly hospitalized patients. J Am Geriatr Soc 13:973–981

Rubins HA, Moskowitz MA (1990) Complications of care in a medical intensive care unit. J Gen Intern Med 5:104–109

Schimmel E (1964) The hazards of hospitalization. Ann Intern Med 60:100–110

Seidl LG, Thornton GF, Smith JW, Cluff LE (1966) Studies on the epidemiology of adverse drug reactions. III. reactions in patients on a general medical service. Bull Johns Hopkins Hosp 119:209–220

Steel K, Gertman PM, Crescenzi C, Anderson J (1981) Iatrogenic illness on a general medical service at a university hospital. N Engl J Med 304:638–642

Thiesemann R, v. Renteln-Kruse W, Meier-Baumgartner HP (1999) Qualitätssicherung in der Geriatrie. Z Aerztl Fortbild Qualsich 93:145–150

Tinetti ME, Williams TF, Mayewski R (1986) Fall risk index for elderly patients based on number of chronic disabilities. Am J Med 80:429–434

Tinetti ME, Inouye SK, Gill TM, Doucette JT (1995) Shared risk factors for falls, incontinence, and functional dependence. Unifying the approach to geriatric syndromes. J Am Med Assoc 273:1348–1353

Tune L, Carr S, Hoag E, Cooper T (1992) Anticholinergic effects of drugs commonly prescribed for the elderly: Potential means for assessing risk of delirium. Am J Psychiatry 149:1393–1394

Williamson J, Chopin JM (1980) Adverse reactions to prescribed drugs in the elderly: A multi-center investigation. Age Ageing 9:73–80

World Health Organization/WHO (1981) Health care in the elderly: Report of the Technical Group on Use of Medicaments by the Elderly. Drugs 22:279–294

Wynne HA, Long A (1996) Patient awareness of the adverse effects of non-steroidal anti-inflammatory drugs (NSAIDs). Br J Clin Pharmacol 42:253–256

Anästhesierisiko und Operabilität

W. SEGIET

46.1 Vorbemerkungen 418
46.2 Der kardiale Risikopatient 419
46.3 Pulmonale Erkrankungen 420
46.4 Postoperative kognitive Funktion 421
46.5 Wahl des Narkoseverfahrens im Alter 422
46.6 Versorgung in der postoperative Phase 422
46.7 Zusammenfassung 423
Literatur 423

Die hohe Inzidenz interkurrierender Erkrankungen und die Multimorbidität der betagten Patienten erfordert, daß der Anästhesist durch eine konsequente präoperative Befunderhebung sich über die individuelle Problematik eines ihm anvertrauten alten Patienten Klarheit verschaffen muß. Eine optimale Vorbereitung des betagten Risikopatienten hat zum Ziel, bestehende Organinsuffizienzen so weit wie möglich zu stabilisieren bzw. zu therapieren, um die Narkose und die Nachbehandlung sicher planen und durchführen zu können. Der Einsatz von pauschaler Maximalbetreuung oder hochspezialisierter Medizintechnik sowie die Anwendung ungezielter präoperativer Screeningverfahren sind hier sicherlich der falsche Weg. Vielmehr ist eine exakte Differenzierung der spezifischen Risiken aller beteiligten Einzelfaktoren entscheidend. Dabei sind an patientenspezifischen Risiken an erster Stelle zu erwähnen kardiozirkulatorische Probleme, ferner pulmonale, metabolische sowie andere Begleiterkrankungen, wie Stoffwechselstörungen und Beeinträchtigung der ZNS-Funktionen. Eingriffsspezifische Risiken sind determiniert durch die Invasivität, die Operationsdauer, die Operationstechnik und den auftretenden Blutverlust.

46.1
Vorbemerkungen

Im Jahr 1963 definierte die WHO Patienten, die 65 Jahre alt waren, als „alt". Die Festlegung der Altersgrenze ist sicher problematisch. Aus der klinischen Praxis wissen wir, daß biologisches und kalendarisches Alter relativ häufig sehr weit differieren. Die Bezeichnung „alter Patient" wird zudem in klinischen und experimentellen Studien nicht einheitlich definiert. Das 65. Lebensjahr wurde in früheren Jahrhunderten nur in Ausnahmefällen erreicht. Die mittlere Lebenserwartung stieg im Verlauf etwa der letzten 100 Jahre in den Industrienationen erheblich an. Gründe hierfür sind wohl allgemein verbesserte Lebensbedingungen sowie eine verbesserte medizinische Versorgung.

Krankenhaussterblichkeit

Es besteht kein Zweifel daran, daß die Krankenhaussterblichkeit operierter Patienten im höheren Alter die durchschnittliche postoperative Mortalität übersteigt. Nach Stephen (1984) beträgt die Krankenhaussterblichkeit aller operierter Patienten in den USA 0,75 %, bei Patienten über 65 Jahren 4,88 %. Nach einer Untersuchung von Hosking et al. (1989) ergab sich eine Mortalität von 8,4 % bei einem Patientenkollektiv von 795 Patienten, die älter als 90 Jahre waren. Schwerkranke Patienten über 85 Jahre überleben immerhin zu einem Anteil von 50–75 % einen operative Eingriff und werden wieder aus dem Krankenhaus entlassen. Neuere Untersuchungen an neurochirurgischen Patienten belegen, daß alte Patienten weder mehr Kosten verursachen noch eine weniger gute Prognose haben als jüngere Patienten mit einer vergleichbaren schweren Erkrankung (Layon et al. 1995).

Für die erhöhte Krankenhaussterblichkeit betagter operierter Patienten gibt es im wesentlichen 2 Gründe:

1. eine erhöhte Inzidenz von Begleiterkrankungen und
2. eine verminderte Organfunktion im höheren Alter.

Aufgaben der Anästhesie

Aus anästhesiologischer Sicht sind im Rahmen des technischen Managements Vor- und Nachteile unterschiedlicher Anästhesieverfahren abzuwägen, Anästhetikawirkungen und Nebenwirkungen zu beurteilen. Eine entscheidende Bedeutung hat sicherlich die postoperative Überwachung.

Eine detaillierte Datenerfassung kann dazu beitragen, Antworten auf aktuell anstehende Fragen zu erhalten:

- Wird beispielsweise das Risiko für Patienten im Rahmen sog. minimal invasiver Eingriffe wirklich gesenkt?
- Ist eine ausführliche internistische Befunderhebung bei allen kardialen Risikopatienten benefiziell und lassen sich Konsequenzen für das anästhesiologische Monitoring daraus ableiten?

Je früher dem Anästhesisten der Operationstermin bekannt ist, um so optimaler kann eine perioperative anästhesiologische Betreuung beim Risikopatienten durchgeführt werden. Spezifische Risiken können durch weitgehende präoperative Laborscreeningstests nur schlecht erkannt werden, zudem sind sie teuer und häufig insuffizient (Blery et al. 1986). Um eine optimale Kosten-Nutzen-Relation zu erzielen sowie dem individuellen Patienten gerecht zu werden, sollten spezifische Laboruntersuchungen erst nach vorher durchgeführter Anamneseerhebung und klinischer Voruntersuchungen durchgeführt werden. Die gängige klinische Praxis, die Patienten erst am Vorabend vor der Operation dem Anästhesisten vorzustellen, ermöglicht nicht mehr die individuelle Auswahl von Untersuchungsverfahren und Labortests. Im folgenden soll exemplarisch die präoperative Befunderhebung bei Vorliegen bestimmter Risikofaktoren dargestellt werden, sowie deren Relevanz für das anästhesiologische Management.

46.2
Der kardiale Risikopatient

Unter den Erkrankungen des Herz-Kreislauf-Systems ist die koronare Herzkrankheit (KHK) mit dem Auftreten eines postoperativen Myokardinfarkts die wohl häufigste und schwerwiegendste. Die präoperative kardiale Risikoklassifizierung sollte in enger Kooperation zwischen Internisten und Anästhesisten durchgeführt werden. Besteht eine KHK, eine manifeste Herzinsuffizienz, eine Aortenstenose oder Arrhythmie, so ist von einer erhöhten perioperativen Komplikationsrate und Letalität auszugehen (Goldmann et al. 1977). Bei der Betreuung von Patienten mit KHK ist entscheidend, das Risiko eines Infarkts oder Reinfarkts in der perioperativen Phase möglichst gering zu halten.

In den letzten Jahren wurde eine Vielzahl von Studien und Untersuchungen zu diesem Thema durchgeführt. Die Inzidenz eines perioperativen Myokardinfarkts schwankt bei geriatrischen Patienten zwischen 2 und 20% (Shah et al. 1990). Dabei muß man zusätzlich von einer hohen Dunkelziffer von Herzinfarkten ausgehen, da Sensitivität und Nachweismethoden bei kleineren und nichttransmuralen Infarkten gering ist.

Reinfarktrisiko

In den letzten Jahren hat sich durch verbesserte präoperative Diagnostik und invasives hämodynamisches Monitoring das Risiko eines Reinfarktes nach vorausgegangenem Infarkt oder instabiler Angina pectoris von etwa 55% im Jahr 1964 auf 2,3% im Jahre 1983 senken lassen. Von entscheidender Bedeutung ist, daß das Risiko des Reinfarktes mit zunehmend länger zurückliegendem Vorinfarkt stark absinkt. Aus diesem Grund besteht allgemeiner Konsens, daß für elektive Eingriffe die „magische Grenze" von 6 Monaten einzuhalten ist. Rao et al. (1983) konnten in einer teils retrospektiven, teils prospektiven Studie zeigen, daß das Reinfarktrisiko im Intervall bis zu 3 Monaten nach Infarkt 36% beträgt und in einem weiteren untersuchten Intervall vom 3. bis 6. Monat auf 26% sank. Im prospektiven Teil der Studie, die unter invasivem Monitoring durchgeführt wurde, sank die Infarktinzidenz in den ersten 3 Monaten von 36 auf 5,7%, in der 2. Intervallgruppe konnte sie von 26 auf 2,3% gesenkt werden.

Daraus ergeben sich folgende Konsequenzen: Ein großer elektiver Eingriff sollte nicht in den ersten 3 Monaten nach Infarkt durchgeführt werden. Ist der Patient nach 3 Monaten klinisch unauffällig, kann durch eine ergometrische Untersuchung mit einer Belastung bis zu einer Herzfrequenz von 99/min über mindestens 2 min ohne gleichzeitige EKG-Veränderungen oder pektangionöse Beschwerden ein verläßlicher Hinweis auf die Operabilität gegeben werden (Blery et al.1986). Ist aufgrund nichtkardialer Erkrankungen eine Ergometrie nicht möglich, so kann eine invasive szintigraphische Untersuchung bei der Entscheidung über den Operationstermin innerhalb des Zeitraumes 3. bis 6. Monat nach Infarkt Hilfestellung geben (Erdmann 1991). Die Bedeutung eines 24stündigen präoperativen Holter-EKG für die Beurteilung des perioperativen Gesamtrisikos ist bisher abschließend nicht geklärt. Die Inzidenz postoperativ auftretender stummer Myokardischämien ist häufiger als präoperativ (McCann u. Clements 1989).

Risiken bei koronarer Herzkrankheit

Ein relativ hoher Anteil an Patienten mit KHK hat zwar noch keinen Infarkt durchgemacht, ist aber aus anästhesiologischer Sicht mit dem gleich hohen perioperativen Risiko behaftet. Diese Patienten müssen besonders aufmerksam und möglichst standardisiert präoperativ beurteilt werden. Da das Ruhe-EKG nicht immer das Vorliegen einer KHK anzeigt, ist die Indikation zur Ergometrie großzügig zu stellen. Szintigraphie und Angiographie bei Patienten mit entsprechender Klinik und EKG-Veränderungen sind weitere Maßnahmen. Ergeben sich aus diesen erweiterten Untersuchungen Ischämiezeichen, so sollte der Patient vor einem elektiven Eingriff einer internistischen Therapie zugeführt werden.

In jedem Fall ist bei Patienten mit KHK das anästhesiologische Management für einen sog. „kleinen" Eingriff dasselbe wie für einen „großen" Eingriff. Die invasive Blutdruckmessung vor Einleitung der Narkose erlaubt stabile Kreislaufverhältnisse, um einen ausreichenden koronaren Perfusionsdruck sicherzustellen. Zudem ermöglicht ein Katheter in der A. radialis engmaschige Kontrollen des pulmonalen Gasaustausches perioperativ. Die Insertion eines Rechtsherzkatheters kann bei schwer beurteilbarer myokardialer Funktion indiziert sein, um eine adäquate Volumentherapie bei Patienten mit großem Blutverlust in Abhängigkeit von der kardialen Situation durchführen zu können. Die perioperative EKG-Überwachung durch eine ST-Strecken-Analyse über eine thorakale Ableitung und deren Dokumentation ist ein einfaches nichtinvasives Verfahren, um kardiale Ischämien dokumentieren zu können.

Zusammenfassung

Zusammenfassend läßt sich sagen, daß kardiovaskuläre Komplikationen, bedingt durch Anstieg der Morbidität bei betagten Patienten, zunehmen. Die Einteilung dieser Atersgruppe in Patienten über 60 Jahre ohne weitere Differenzierung scheint nach neueren Untersuchungen zumindest problematisch: Hosking et al. (1989) konnten zeigen, daß die 30-Tage-, Einjahres- und Fünfjahresüberlebenszeit bei über 90jährigen unabhängig davon war, ob Hypertonus, KHK und Myokardinfarkte vorlagen. Ferner sind sehr alte Patienten möglicherweise weniger häufig von schweren kardiovaskulären Erkrankungen betroffen, da die eigentlichen Risikopatienten bereits verstorben sind. Da die statistische Lebenerwartung von 85jährigen Männern bei über 5 Jahren liegt, die für Frauen bei 6,3 Jahren, würde ein Therapieverzicht in dieser Altersgruppe eine Lebensverkürzung von 5–6 Jahren, im Einzelfall evtl. auch wesentlich mehr oder weniger, bedeuten.

46.3
Pulmonale Erkrankungen

Die bei alten Patienten zu beobachtende Zunahme der pulmonalen Erkrankungen ist auf typische Altersveränderungen zurückzuführen, die zudem von bestimmten Risikofaktoren überlagert werden können. Zu den typischen morphologischen Veränderungen der Lunge im Alter zählen der zunehmende Abbau der elastischen Fasern. Dadurch nimmt die elastische Retraktionskraft der Lunge ab. Die daraus resultierende Zunahme der pulmonalen Compliance wird durch eine erhöhte Rigidität der Thoraxwand in etwa ausgeglichen. Die statische Compliance bleibt daher etwa gleich. Die funktionelle Residualkapazität, bestehend aus Residualvolumen und exspiratorischem Reservevolumen, ist physiologischerweise der Kapazitätspuffer, der starke atemzyklische Schwankungen der alveolären und arteriellen Sauerstoffpartialdrücke (pO_2) und Kohlendioxidpartialdrücke (pCO_2) verhindert und damit einen gleichmäßigen Gasaustausch gewährleistet. Wegen der verminderten Kraft der exspiratorischen Muskulatur steigt das Residualvolumen beim alten Patienten an. Die funktionelle Residualkapazität erhöht sich ebenfalls, dies ist klinisch jedoch nicht von Bedeutung.

Risiken durch intraoperative Lagerung

Entscheidenden Einfluß hat die Lagerung des Patienten im Rahmen einer Operation. Durch Verschiebung des Zwerchfells nach kranial verringert sich die funktionelle Residualkapazität im Liegen deutlich. Insgesamt resultiert aufgrund der herabgesetzten Kraft der exspiratorischen Muskulatur, der herabgesetzten Thoraxcompliance und der erhöhten Bereitschaft der kleinen Luftwege, sich während forcierter Exspiration zu verschließen („airway closure"), eine deutliche Reduktion der Einsekundenkapazität (Burr et al. 1985; Whaba 1983). Diese Veränderungen haben auch Bedeutung für den Gasaustausch. Der arterielle pO_2 sinkt aufgrund eines gestörten Ventilations-/Perfusionsverhältnisses im Bereich eingeschlossener Luft („gas trapping"). Aus diesem Grund steigt auch die alveoloarterielle Sauerstoffdifferenz. Vornehmlich in abhängigen Lungenpartien kommt es zur Verminderung der Ventilation im Verhältnis zur Perfusion und damit zu einer Zunahme des intrapumonalen Rechts-Links-Shunts.

Diese beschriebenen altersphysiologischen Veränderungen können, insbesondere wenn noch zusätzliche Risikofaktoren wie das Rauchen hinzutreten, im Zusammenhang mit Operationen zu therapiebedürftigen Hypoxien bei Risikopatienten führen. Gerade bei Eingriffen am Abdomen und bei Rückenlage kann sich der Gasaustausch durch Mikroatelektasen besonders im basalen Lungenanteil verschlechtern.

Postoperative pulmonale Komplikationen

Insgesamt sind typischerweise auftretende postoperative pulmonale Komplikationen wie Atelektasenbildung, Sekretretention und folgende pneumonische Komplikationen in ihrem Ausgang nicht vorhersehbar und entscheiden wesentlich die postoperative Morbidität. Einfache Lungenfunktionstests wie die Spirometrie geben zusätzlich Aufschluß über die pulmonale Leistungsfähigkeit des Patienten. Anhand der Spirometrie lassen sich 3 Gruppen entsprechend der Sekundenkapazität unterscheiden:

- Liegt diese über 50% der Norm, so sind wahrscheinlich keine postoperativen Probleme zu erwarten.
- Unterschreitet die Sekundenkapazität 25% der Norm, unterliegen die Patienten einem hohen Risiko und sollten nur bei vitaler Indikation operiert werden. Die Wahrscheinlichkeit ist hoch, daß eine postoperative Beatmung erforderlich ist.
- Die Gruppe zwischen 25 und 50% der Norm zeigt eine erhöhte postoperative Rate an respiratorischen Problemen.

Auch bei extrem erniedrigter Sekundenkapazität von unter 0,8 l ist keine eindeutige Aussage über das Ausmaß und die Art der zu erwartenden pulmonalen postoperativen Komplikationen möglich. Das Risiko muß immer individuell beurteilt werden, da die Art des Eingriffs, die postoperative Mobilität, die Motivation des Patienten sowie eine adäquate postoperative Schmerztherapie entscheidend den Verlauf bestimmen.

Arterielle Blutgase

Von entscheidender Bedeutung ist nach unserem Verständnis die Bestimmung der arteriellen Blutgase. Deutlich von der Altersnorm abweichende Blutgaswerte sind im Zusammenhang mit klinischen Befunden, wie beispielsweise Ruhedyspnoe, wichtige Parameter zur Beurteilung des präoperativen pulmonalen Status. Blutgase können ohne großen organisatorischen Aufwand präoperativ leicht bestimmt werden. Sowohl intraoperativ, gerade aber auch postoperativ, kann somit der individuelle Gasaustausch des Patienten abgeschätzt werden. Anzustreben ist gerade bei Patienten mit chronisch obstruktiver Lungenerkrankung eine möglichst frühzeitige postoperative Extubation. Es gibt bisher keine eindeutigen klinischen Kriterien, die auch bei gestörtem intraoperativen Gasaustausch eine postoperative Nachbeatmung zwingend erforderlich machen. Es scheint jedoch gesichert, daß die Entwicklung nosokomialer Pneumonien bei pulmonal vorgeschädigten Patienten von der Dauer der Respirationstherapie abhängt (Unertl et al. 1984).

46.4 Postoperative kognitive Funktion

Kognitive Funktionsstörungen treten postoperativ bei etwa 4% der Patienten auf (Eckenhoff et al. 1961). Die anästhesiebedingte Beeinflussung kognitiver Funktionen bei geriatrischen Patienten ist bis jetzt nicht vollständig geklärt und kann ein sehr unterschiedliches Ausmaß annehmen. Die Spannbreite reicht von den schon von Bedford u. Leeds (1955) beschriebenen Fällen schwerster postoperativer Verwirrtheit nach Allgemeinanästhesie mit Inkontinenz, Aphasie und der Unfähigkeit, Familienangehörige wieder zu erkennen bis zu leichten Defiziten, die nur mit differenzierten neuropsychologischen Testverfahren nachgewiesen werden können (Williams-Russo et al. 1995).

Ursachen der Verwirrtheitszustände

Die möglichen Ursachen für Verwirrtheitszustände bei betagten Patienten sind vielfältig. Elektrolytverschiebungen, Volumenmangel und dekompensierte Stoffwechselerkankungen können nicht nur perioperativ, sondern auch im Alltag die mentalen Funktionen beeinträchtigen. Eine nicht unerhebliche Bedeutung für die Entstehung perioperativer Verwirrtheitszustände hat eine anticholinerge Medikation mit Antidepressiva, Neuroleptika und Parasympatholytika. In der früh-postoperativen Phase sind nach Allgemeinanästhesie intravenöse oder volatile Anästhetika, nach Regionalanästhesie Benzodiazepine als potente Einflußfaktoren auf die kognitive Leistungsfähigkeit zu berücksichtigen.

Neben pharmakologischen Einflüssen müssen Faktoren wie aufgetretene Hypotension, Hypothermie, Arrhythmien oder Hypoxämien differentialdiagnostisch berücksichtigt werden. Gegenwärtig ist es nicht möglich, Risiken oder Risikomarker zu definieren, die als Entscheidungshilfe für die Auswahl der entsprechenden Anästhesietechnik oder ein geeignetes perioperatives Monitoring dienen könnten.

Rolle des Anästhesieverfahrens

In einer eigenen Untersuchung (Segiet et al. 1996) gingen wir daher der Frage nach, das Aufwachverhalten und die Restitution kognitiver Funktionen bei älteren Patienten sowohl aus anästhesiologisch-physiologischer Sicht als auch aus neuropsychologischer Sicht zu analysieren. Ziel unserer Untersuchung war es, mögliche kognitive Funktionsdefizite nach allgemein- und rückenmarksnaher Regionalanästhesie mit Parametern des Gasaustauschs und der Hämodynamik in Beziehung zu setzen. 37 Patienten über 60 Jahre (Median 70 Jahre), die sich einer elektiven Hüftgelenksoperation unterzogen, wurden in die Studie aufgenommen. 15 Patienten wurden in Allgemeinanästhesie, 22 Patienten in rückenmarksnaher Regionalanästhesie (Spinalanästhesie) operiert. Hämodynamische Meßgrößen (systolischer und mittlerer arterieller Druck) und Parameter des Gasaustauschs (pO_2 bzw. pCO_2 des arteriellen Blutes) wurden 20 h präoperativ, 15 bzw. 90 min nach Ankunft im Aufwachraum sowie am 1. und 3. postoperativen Tag erfaßt. Gleichzeitig wurden neuropsychologische Testverfahren zur kurz- und mittelfristig verbalen Merkfähigkeit, kognitiven Flexibilität, Lese- und Benennungsgeschwindigkeit sowie zur selektiven Aufmerksamkeit durchgeführt.

Die wesentlichen Ergebnisse dieser Untersuchungen waren, daß sich die Parameter des Gasaustauschs und die hämodynamischen Meßgrößen zwischen den Gruppen (Allgemeinanästhesie vs. Spinalanästhesie) nicht unterschieden. In beiden Gruppen war jedoch der pO_2 am 1. und 3. postoperativen Tag signifikant, bezogen auf den Ausgangswert, erniedrigt. Nach beiden Narkoseverfahren waren 15 bzw. 90 min nach Ankunft im Aufwachraum nahezu alle kognitiven Funktionen signifikant verschlechtert. Diese Defizite bildeten sich in beiden Gruppen am 1. postoperativen Tag weitgehend zurück. Beide Gruppen blieben bis zum 3. postoperativen Tag in der mittelfristigen verbalen Merkfähigkeit und in der Lesegeschwindigkeit beeinträchtigt. Zwischen physiologischen Parametern und postoperativer kognitiver Leistungsfähigkeit bestand in beiden Gruppen keine Korrelation.

Die wesentlichen Schlußfolgerungen aus unserer Untersuchung waren somit, daß in dem von uns untersuchten geriatrischen Patientenkollektiv die Restitution kognitiver Funktionen in den ersten 3 postoperativen Tagen unabhängig vom angewandten Anästhesieverfahren stattfand. Entgegen einer häufig vertretenen Anschauung bietet eine Regionalanästhesie bei hüftchirurgischen Eingriffen für geriatrische Patienten keine nachweisbaren Vorteile gegenüber der Allgemeinanästhesie.

46.5
Wahl des Narkoseverfahrens im Alter

Nach wie vor wird die Frage kontrovers diskutiert, ob bei betagten Risikopatienten eine Allgemein- oder eine Regionalanästhesie von Vorteil ist. Vor- und Nachteil eines Narkoseverfahrens bei geriatrischen Patienten sind wesentlich schwieriger zu objektivieren als bei jüngeren, da alte Patienten aufgrund ihrer Polymorbidität ein sehr inhomogenes Kollektiv darstellen. Die Invasivität des operativen Eingriffs, die Operationsdauer, das Ausmaß der postoperativen krankengymnastischen Betreuung sowie die psychische Motivation der Patienten und deren soziales Umfeld beeinflussen maßgeblich die Prognose des Patienten. Entscheidend ist, unabhängig von der Wahl des Anästhesieverfahrens, ob kardiale und gerade auch pulmonale Risikofaktoren erkannt werden und daraus Konsequenzen für das intraoperative Monitoring und die Intensität der postoperativen Nachbetreuung gezogen werden. Wie bereits erwähnt, sind neben der klinischen Beurteilung die Spirometrie und gleichzeitige präoperative Blutgasanalyse unter Raumluft einfache und notwendige Verfahren. Das präoperative Röntgenthoraxbild als globales Screeningverfahren ist ungeeignet, pulmonale Risiken zu erfassen.

Eindeutige Unterschiede zwischen Regionalverfahren und Vollnarkose bestehen lediglich in der Inzidenz postoperativer thromboembolischer Komplikationen. Dies ist wohl auf eine Erhöhung der venösen Stromstärke unter Spinal- und Periduralanästhesie zurückzuführen, die die Durchflußzeit in den tiefen Beinvenen vermindert und somit die häufig schon in der Einleitungsphase auftretende Thrombenbildung reduziert (McKee u. Scott 1987). Die Kombination eines rückenmarksnahen Anästhesieverfahrens mit einer Vollnarkose ist nach klinischem Eindruck für pulmonale Risikopatienten benefiziell, läßt sich statistisch aber nicht belegen. Von Vorteil ist bei diesen Patienten jedoch die bessere postoperative Vigilanz, da die Gabe von Lokalanästhetika bereits intraoperativ, beispielsweise über einen Periduralkatheter, eine deutliche Reduktion von hypnotischen und analgetischen Medikamenten erlaubt.

46.6
Versorgung in der postoperativen Phase

Die postoperative Überwachung im Aufwachraum stellt das Bindeglied dar zwischen operativer Einheit und Normalstation einerseits oder einer Wach- bzw. Intensivstation andererseits. Ziel ist es, das intraoperative Monitoring adäquat in dem Maße fortzuführen, bis es zur Stabilisierung und Normalisierung der kardiopulmonalen Situation gekommen ist. Diese Adaptationsphase dauert bei betagten Patienten in der Regel länger. Neben den bereits beschriebenen physiologischen Veränderungen ist sicher wesentlich, daß ältere Patienten offensichtlich in geringerem Maße fähig sind, mit ihrer neuen Umgebung fertig zu werden. Neben physiologisch erklärbaren Vigilanzminderungen durch Medikamenteninteraktionen, anästhesiebedingte Nachwirkungen von Medikamenten, wie z. B. Opiatüberhang, sind sicher ein großer Teil der beobachteten Verwirrtheitszustände durch eine psychische Überforderungssituation erklärbar. Nicht die medikamentöse Intervention, sondern die menschliche Zuwendung und intensive persönliche Betreuung erleichtert diesen Patienten die Wiederherstellung der psychischen und physischen Integrität.

Probleme kann gelegentlich eine suffiziente postoperative Analgesie bieten, die bei den derzeit verwendeten Mophinderivaten mit einer nicht voraussagbaren Vigilanzminderung einhergehen kann. Kommen diese Medikamente zum Einsatz, ist eine adäquate operative und personelle Überwachung im Aufwachraum unerläßlich, eine pulsoxymetrische Überwachung sowie die Durchführung von Blutgasanalysen sind wünschenswert. Die alternative Methode, postoperative Analgesie über ein rückenmarksnahes Regionalverfahren fortzuführen, hat unserer Meinung nach Vorteile in bezug auf die postoperative Vigilanz der Patienten und deren Kooperativität. Alte Patienten mit eingeschränkter zerebraler Perfusion, die mit Psychopharmaka vorbehandelt sind, könnten von diesem Verfahren profitieren, da zentralwirksame Analgetika nicht erforderlich sind.

46.7
Zusammenfassung

Betagte Patienten nehmen prozentual in der Gesamtbevölkerung in Zukunft mehr und mehr zu. Aufgrund verbesserter Vorbereitung und eines differenzierten anästhesiologischen Monitorings werden Patienten zunehmend auch in sehr hohem Lebensalter bei erweiterter Operationsindikation operiert. Die Funktion und Kompensationsbreite lebenswichtiger Organe sind im Alter deutlich reduziert. Von zentraler Bedeutung sind hierbei das kardiozirkulatorische und das pulmonale System. Inwieweit eine verminderte Organfunktion Einfluß auf das Risiko eines alten Patienten hat, ist bisher statistisch durch klinische Untersuchungen nicht gesichert. Die Leistungsbreite eines einzelnen Organs oder verschiedener Organsysteme, die beim betagten Patienten nicht pathologisch verändert sind, kann für den individuellen Patienten nicht vorausgesagt werden. Treten bei betagten Patienten lebensbedrohliche Komplikationen auf, so ist die Mortalität sehr hoch, während junge Patienten mehrere Komplikationen überleben.

Logische Konsequenz zur Minimierung des Risikos bei alten Patienten ist somit eine sorgfältige perioperative Diagnostik und ggf. eine präoperative Therapie zur Stabilisierung der Vitalfunktionen. Ersichtlich ist dies auch aus der Tatsache, daß Patienten, die ohne adäquate präoperative Vorbereitung operiert werden müssen, eine perioperative Komplikationsrate gegenüber elektiven Eingriffen nachweisen, die von 5% bei Wahleingriffen auf 40% bei dringlichen bis annähernd 100% bei Notfalleingriffen ansteigt (Unertl et al. 1985). Operative Eingriffe bei geriatrischen Tumorpatienten stellen für diese sicherlich auch eine extreme psychische Belastung dar. Die menschliche Zuwendung im Rahmen des Prämedikationsgesprächs, gerade auch die intensive persönliche postoperative Betreuung, sind für den Operationserfolg zwar keine quantitativ meßbaren Größen, sie sind jedoch sicherlich ebenso wichtig wie die differenzierte Erhebung somatischer Befunde.

Literatur

Bedford PD, Leeds MD (1955) Adverse cerebral effects of anaesthesia in old people. Lancet II:259–263

Blery C, Szatan M, Fourgeaux B, Charpak Y, Darne B, Chastang C, Gandey JH (1986) Evaluation of a protocol for selective ordering or preoperative tests. Lancet 1:139–141

Burr ML, Philips KM, Hurst DN (1985) Lung function in the elderly. Thorax 40:54–59

Eckenhoff JE, Uneale DH, Dripps RD (1961) The incidence and etiology of postanesthetic excitement; a clinical survey. Anesthesiology 22:667–673

Erdmann E (1991) Präoperative Strategie in Diagnostik und Therapie von koronarer Herzerkrankung und Hypertonie. In: Hobbhahn J, Conzen P, Taeger K, Peter K (Hrsg) Der kardiale Risikopatient in der operativen Medizin. Springer, Berlin Heidelberg New York Tokyo, S 23–30 (Anaesthesiologie und Intensivmedizin, Bd 222)

Goldmann L, Caldera DL, Nussbaum SR et al. (1977) Multifactorial index of cardiac risk in noncardiac surgical procedures. N Engl J Med 297:845–850

Hosking MB, Warner MA, Lobdell CM, Otford CP, Melton LJ (1989) Outcomes of surgery in patients 90 years of age and older. JAMA 261:1909–1915

McCann RL, Clements FM (1989) Silent myocardial ischemia in patients undergoing peripheral vascular surgery: Incidence and association with perioperative cardiac morbidity and mortality. J Vasc Surg 9:583–587

McKee RF, Scott EM (1987) The value of routine preoperative investigations. Ann R Coll Surg Engl: 69:160–162

Layon AJ, George BE, Hamby B, Gallaher TJ (1995) Do elderly patients overutilize healthcare resources and benefit less from them than younger patients? A study of patients who underwent craniotomy for treatment of neoplasma. Crit Care Med 23:829–834

Rao T, Jacobs K, El-Etr A (1983) Reinfarction following anesthesia on patients with myocardial infarction. Anesthesiology 59:499–505

Segiet W, Dahn J, Oster M, Möltner A, Hölzl R, van Ackern K (1996) Kognitive Funktion geriatrischer Patienten nach Regional- bzw. Allgemeinanästhesie: Welches Verfahren bietet Vorteile? Anästhesist 45:A149

Shah KB, Kleinman BS, Rao TL, Jacobs KH, Mestan K, Schaafsma M (1990) Angina and other risk factors in patients with cardiac diseases undergoing noncardiac operations. Anesth Analg 70:240–247

Stephen CR (1984) The risk of anesthesia and surgery in the geriatric patient. In: Krechel SW (ed) Anaesthesia and the geratric patient. Grune & Stratton, Orlando, pp 127–142

Unertl K, Ruckdeschl G, Lechner S et al. (1984) Nosokomiale postoperative und posttraumatische Pneumonien. In: Lode H, Kemmrich B, Klastersky J (Hrsg) Aktuelle Aspekte der bakteriellen und nichtbakteriellen Pneumonien. Thieme, Stuttgart, S 127–136

Unertl K, Wroblewski H, Glükher S, Heinrich G, Raum M, Peter K (1985) Das Risiko in der Anästhesie – eine prospektive klinische Studie. Münch Med Wochenschr 127:609–612

Whaba WM (1983) Influence of aging on lung function – clincal significance of changes from age twenty. Anesth Analg 62:764–776

Williams-Russo P, Sharrock NE, Mattis S, Szatrowski TP, Charlson ME (1995) Cognitive effects after epidural vs general anesthesia in older adults. J Am Med Assoc 274:44–50

VI
Wichtige Krankheiten

Arteriosklerose und Geriatrie

G. Schlierf, P. Oster

47.1 Vorbemerkungen 427
47.2 Primäre Prävention
      atherosklerotischer Gefäßerkrankungen 428
47.3 Sekundärprävention der Arteriosklerose 428
47.3.1 Ernährung 429
47.3.2 Rauchen 429
47.3.3 Übergewicht 429
47.3.4 Körperliche Inaktivität 430
47.3.5 Bluthochdruck 430
47.3.6 Dyslipoproteinämie 430
47.3.7 Diabetes 431
      Literatur 431

Die verschiedenen klinischen Manifestationen der Arteriosklerose werden mit zunehmendem Alter immer häufiger. Die Evidenz des Erfolgs einer Therapie durch Beeinflussung der zugrunde liegenden Risikofaktoren, insbesondere der Dyslipoproteinämie, stammt aus zahlreichen Studien der letzten Jahre und erstreckt sich auch auf „rüstige" Senioren. Für multimorbide Hochbetagte ist die Datenlage weniger eindeutig. Nach derzeitigem Wissen sollten auch alte Patienten, insbesondere im Rahmen einer Sekundärprävention, von Maßnahmen profitieren, die zur Senkung erhöhter Cholesterinspiegel führen, sofern diese im Kontext von Multimorbidität, Gebrechlichkeit und sehr begrenzter Lebenserwartung sinnvoll und möglich sind.

47.1 Vorbemerkungen

Nach Identifizierung von Risikofaktoren und damit in der Regel von Teilursachen atherosklerotischer Gefäßerkrankungen in den letzten Jahrzehnten zeigten zahlreiche Präventions- und Interventionsstudien, daß eine primäre und sekundäre Prävention der Arteriosklerose bzw. ihrer Folgeerkrankungen prinzipiell möglich ist (American Heart Association 1995). Dabei sind sowohl Lebensstilfaktoren, besonders in den Bereichen Ernährung und Bewegung als auch medikamentöse Maßnahmen wirksam. Die Effektivität unterschiedlicher Maßnahmen wird nach dem Verhältnis von Nutzen und Aufwand beurteilt, wobei die Frage gestellt wird, wieviele Menschen bzw. Patienten „behandelt" werden müssen, um eine gewisse Zahl von Erkrankungen, Rezidiven oder Todesfällen in einem definierten Zeitraum zu verhüten. Solche Fragen lassen sich nach den vorliegenden Untersuchungen mittlerweile für viele Maßnahmen im Bereich der Lebensweise und für zahlreiche Medikamente beantworten, wenn es um Männer mittleren Alters geht.

Für Betagte und Hochbetagte und insbesondere für geriatrische Patienten ist die Datenlage und damit die Erstellung von Regeln oder Richtlinien weniger eindeutig. Die Extrapolation von Ergebnissen bei Jüngeren auf alte Menschen ist schwierig. Ein Beispiel betrifft die für die Beeinflussung von Dyslipoproteinämien empfohlene Ernährung, die kalorisch knapp und stark fettreduziert sein soll. Nun sind aber eine große, wenn nicht die Mehrzahl geriatrischer Patienten unter- und mangelernährt, mit schwerwiegenden und oft akuten Konsequenzen für Rehabilitation und selbständige Lebensführung. Vorausgesetzt eine fettarme Ernährung hätte auch für derartige Patienten, wie in jüngeren Lebensjahren, Vorteile, gilt es im Einzelfall zu entscheiden, welche Problematik im Vordergrund steht.

Auch das Fehlen relevanter Studien für die Geriatrie hat Gründe. Sie liegen z. T. in der fehlenden Repräsentation der Geriatrie in der forschenden Medizin (fehlendes Interesse der Fakultäten und damit fehlende geriatrische Lehrstühle), aber mehr noch in logistischen Problemen von „Langzeitstudien" bei Menschen mit stark ausgeprägter interindividueller Unterschiedlichkeit, komplizierender Multimorbidität und begrenzter Lebenserwartung. Trotzdem lassen sich aufgrund neuester Studien „evidence-based"-Empfehlungen mittlerweile auch für die „jüngeren" Alten bis etwa zum 75. (bis 80.?) Lebensjahr aussprechen. Dabei ist immer zu bedenken, daß Langzeitstudien Probanden selektieren, d.h. multimorbide gebrechliche Patienten in der Regel nicht einschließen (können?). In der Praxis wird es immer nötig sein, jeden Einzelfall neu zu durchdenken und auch Ziele der Prävention und Therapie jeweils neu zu erfassen, wenn sich die Situation durch neu auftretende Probleme ändert.

Eine weitere Vorbemerkung betrifft das sog. Paradox der kardiovaskulären Risikofaktoren im Alter. Prospektive Untersuchungen verschiedener Arbeitsgruppen konnten zeigen, daß Körpergewicht, Blutdruck und Cholesterinspiegel im Alter sehr differenziert zu sehen sind. In einigen Studien wurde gefunden, daß Personen mit unterdurchschnittlichem Cholesterinspiegel, unter dem Mittel für die untersuchte Gruppe liegenden Blutdruck und Körpergewicht eine höhere Mortalität hatten als die jeweils andere Hälfte des untersuchten Kollektivs. Hier mischen sich Effekte von Ursache und Wirkung in der Art, daß beispielsweise niedrige Cholesterinspiegel als Folge konsumierender Erkrankungen auftreten und die Blutfettspiegel in diesen Fällen eher Marker der Grundkrankheit mit schlechter Prognose sind. Ein anderes Argument für den abnehmenden Risikocharakter eines Faktors im Alter geht dahin, daß im Zusammenspiel von Genetik, sog. Risikofaktoren und potentiellen Schutzfaktoren hochbetagte Gesunde als selektierte Gruppe angesehen werden können, bei der Schutzfaktoren bezüglich ihrer Wirksamkeit überwiegen könnten.

Was schließlich die Möglichkeiten einer Therapie atherosklerotischer Gefäßveränderungen betrifft, werden die meisten Ärzte, die Autopsiebefunde stark atherothrombotisch veränderter Gefäße kennen, skeptisch gegenüber der Empfehlung von Maßnahmen oder Medikamenten sein, die einen derartigen Prozeß wirksam beeinflussen sollen. Auch bei Jüngeren konnten allenfalls geringe Regressionen dieser chronischen Gefäßerkrankung nachgewiesen werden; in der Regel und nicht zu Unrecht wurde eine Verlangsamung der Progression als Erfolg eingestuft (Schuler et al. 1992). Diese „pessimistische" Einschätzung einer schlechten Beeinflußbarkeit bestehender Läsionen wird allerdings in den letzten Jahren modifiziert durch das Konzept der stabilen und instabilen = aktiven atherosklerotischen Plaques (Levine et al. 1995). Es war in mehreren Studien beobachtet worden, daß sich Symptome von Durchblutungsstörungen durch effektive lipidspiegelsenkende Maßnahmen bereits nach Tagen bis Wochen besserten. In diesem kurzen Zeitraum ist eine deutliche Rückbildung von atherosklerotischen Ablagerungen nicht möglich. Man nimmt heute an, daß positive klinische Auswirkungen einer akuten Besserung atherogener Lipoproteinkonstellationen durch Endothelfaktoren vermittelt werden, die die Perfusion beeinflussen und zur Stabilisierung von Plaques beitragen. Es wird eine Aufgabe geriatrischer Forschung sein, die Relevanz solcher Beobachtungen für hochbetagte Patienten zu untersuchen.

Der effektive Einsatz von Thrombozytenaggregationshemmern in der Therapie der koronaren Herzkrankheit (KHK) und des ischämischen Insults mit dem Ziel der Sekundärprävention über eine Beeinflussung der thromboembolischen Komponenten der Gefäßerkrankung ist auch oder besonders für alte Patienten in zahlreichen Studien belegt. Allerdings trifft auch für diese Studien zu, daß Selektionen stattfanden. Die Anwendung der Ergebnisse auf hochbetagte, multimorbide, gebrechliche Patienten ist, wie bei der Entscheidung für eine Therapie der Hyperlipidämie, bezüglich der Nutzen-Risiko-Relation jeweils eine Einzelfallentscheidung.

47.2
Primäre Prävention atherosklerotischer Gefäßerkrankungen

Die primäre Prävention der Atherosklerose spielt sich weitgehend im jüngeren Lebensalter ab. Eine unterschiedlich erfolgreiche Beeinflussung unterschiedlicher Risikofaktoren verzögert das Auftreten von Herzinfarkt oder Schlaganfall um Monate bis Jahre. Eine erfolgreiche primäre Prävention vor dem Altwerden ist deshalb ein wichtiges Instrument zur „compression of morbidity" und damit der Verlängerung der krankheitsfreien Phase einer zunehmenden Lebenserwartung. Die Prinzipien einer in diesem Sinne vernünftigen Lebensweise sind auch Laien bekannt und sollen hier nicht wiederholt werden. Allenfalls soll daran erinnert werden, daß rationale Argumente zur Ausschaltung von Risikofaktoren in Zusammenhang mit der Komplexität menschlichen Verhaltens zu sehen sind. Die Einsicht zur Notwendigkeit, das gesundheitsschädigende Fehlverhalten zu ändern, steht am Anfang eines Weges, der von vielen aus vielerlei Gründen trotzdem nicht begangen wird. Die Möglichkeit der primären Prävention von Erkrankungen des Kreislaufsystems durch eine Änderung des Lebensstils und durch medikamentöse Modifikation der Risikofaktoren Hypertonie und Dyslipoproteinämie ist durch Langzeitstudien belegt (American Heart Association 1997).

47.3
Sekundärprävention der Arteriosklerose

Die sekundäre Prävention befaßt sich mit Maßnahmen zur Rezidivprophylaxe, die sich mit den Prinzipien einer primären Prävention decken. Die wichtigsten Bereiche der sekundären Prävention im Alter betreffen die koronare Herzkrankheit und den apoplektischen Insult.

Die folgende Darstellung der sekundären Prävention. lehnt sich an die relevanten Veröffentlichung der Amercian Heart Association (AHA) und der „Task

Force of the European Society of Cardiology, European Atherosclerosis Society und European Society of Hypertension" (Pyörälä et al. 1994)an, interpretiert diese aus der Sicht des Geriaters und ergänzt sie durch Ergebnisse neuerer relevanter kontrollierter Studien.

47.3.1
Ernährung

Die Unterschiede der Morbidität und Mortalität an Erkrankungen des Kreislaufsystems in verschiedenen Ländern und Kulturen werden zu einem überragenden Teil auf unterschiedliche Ernährungsgewohnheiten zurückgeführt. Dementsprechend steht eine „prudent diet" (gesundheitsfördernde Ernährung) im Zentrum präventiver (und therapeutischer) Maßnahmen.

Eine fettarme Kost mit einem hohen Anteil komplexer Kohlenhydrate setzt sich in der Praxis aus weniger tierischen und mehr vitamin- und mineralstoffreichen pflanzlichen Lebensmitteln zusammen. Ihr werden auch präventive Effekte auf Tumorerkrankungen zugesprochen.

In einer Untersuchung (Schuler et al. 1992) bei älteren Männern mit koronarer Herzkrankheit konnte in Kombination mit einem Trainingsprogramm (s. unten) die Progredienz koronarer Stenosen verlangsamt werden. Der älteste Teilnehmer, der von diesen Maßnahmen profitierte, war 62 Jahre alt. Für geriatrische Patienten gibt es keine entsprechenden Daten.

Nach heutigen Wissensstand macht eine vollwertige Ernährung mit vielseitiger Lebensmittelauswahl in jedem Lebensalter Sinn. Probleme ergeben sich, wenn die Gefahr einer Mangelernährung oder bereits eine Unterernährung besteht. Diese Konstellation ist bei geriatrischen Patienten häufig. Dann – es wurde anfangs schon kurz erwähnt – hat eine energiereiche, wohlschmeckende (= oft traditionelle Hausmannskost) Ernährung hohe Priorität, und ein Verzicht auf Fett als Geschmacks- und Energieträger ist nicht ratsam.

„Geriatrisch spezifiziert" werden muß auch die Empfehlung zu einem verminderten Salzgehalt der Kost. Hyponatriämien sind bei geriatrischen Patienten häufig (z.B. Prävalenz im Pflegeheim ca. 20%). Ursachen dafür sind abnehmende Konzentrationsfähigkeit der Nieren sowie Einnahme natriuretisch wirksamer Medikamente bei Hypertonie und Herzinsuffizienz. Besonders gefährdet sind Personen, die mit (in der Regel extrem natriumarmer) Flüssignahrung ernährt werden. Eine Tendenz zur Unterernährung wird durch eine salzarme Kost – die wohl geschmacklich am wenigsten ansprechende Diätform – akzentuiert, wobei die altersbedingte Abnahme des Salzschmeckens zusätzlich wirksam ist.

47.3.2
Rauchen

Die unerwünschten Wirkungen des Zigarettenrauchens sind auch Rauchern in der Regel bekannt. Nach aktuellen Daten (Peto 1994) sterben etwa 50% der Raucher am Rauchen, jeweils die Hälfte zwischen dem 35. und 69. Lebensjahr und die andere Hälfte danach. Rauchen ist besonders in Kombination mit Hypercholesterinämie gefäßschädlich und wird auch mit der Akzentuierung thrombotischer Phänomene in Zusammenhang gebracht. Diese unerwünschten Wirkung bzw. ihr Wegfall beim Einstellen des Rauchens mag dafür verantwortlich sein, daß das Rauchrisiko bei Patienten mit etablierter KHK schneller (innerhalb von 2–3 Jahren) auf das der Nie-Raucher abfällt als bei asymptomatischen Personen, bei denen 10 Jahre ohne Rauchen benötigt werden, um das Risiko auf das vergleichbare Niveau zu senken. Diese Bemerkungen beziehen sich insbesondere auf die im geriatrischen Patientengut vertretenen Patienten mit arteriellen Verschlußkrankheiten (AVK). Bei einer hohen Prävalenz weiterer „nikotinabhängiger" Diagnosen (KHK, zerebrovaskulärer Insult und „chronic obstructive pulmonary disease"/COPD) sollten in einem Krankenhaus weder Patienten noch Mitarbeiter rauchen.

47.3.3
Übergewicht

Auch der Risikofaktor Übergewicht muß im Alter differenziert beurteilt werden (Schlierf u. Oster 1988). Epidemiologische Untersuchungen zeigen, daß Männer zwischen 50 und 60 und Frauen zwischen 60 und 70 ihr höchstes Körpergewicht erreichen, das dann im Mittel abnimmt. Während bei 60- bis 64jährigen die niedrigste Gesamtmortalität bei einem Body Mass Index (BMI) von 22–24 liegt, steigt der bezüglich der Lebenserwartung „günstigste" BMI linear mit dem Alter und liegt bei 70jährigen um 27. Da es sich bei den Studien, aus denen die zitierten Daten stammen, in der Regel um gesunde ältere Menschen mit Übergewicht handelte, ist es für die Beurteilung von Übergewicht bei Betagten und Hochbetagten zweckmäßig, Übergewichtige mit Stoffwechselabweichungen (z.B. Diabetes) und anderen Erkrankungen (z.B. Herzinsuffizienz) anders zu bewerten als Übergewicht bei Gesunden. Während erstere ebenso wie jüngere u. U. von einer Gewichtsreduktion profitieren, scheint mäßige Adipositas bei letzeren den Risikocharakter weitgehend zu verlieren. In einer prospektiven Studie der American Cancer Society bei 750000 Probanden hatten die 60- bis 79jährigen Männer mit Durchschnittsgewicht (= geringes „Übergewicht") die geringste Gesamtmortalität. Menschen, die weniger oder mehr wogen, hatten eine höhere Sterblichkeit.

Über die Ursachen der besseren Prognose bei etwas übergewichtigen Senioren lassen sich derzeit keine sicheren Aussagen treffen. Zum einen dürfte die Gruppe älterer Menschen mit niedrigem Körpergewicht doch einen erheblichen Anteil chronisch Kranker (Raucherkrankheiten, Malignome, sonstige konsumierende Prozesse) enthalten, die zur schlechten Prognose in den unteren Gewichtsklassen beitragen. Zum anderen sind gesunde adipöse Senioren offensichtlich insofern selektiert, als sie den Risikofaktor Übergewicht ohne die üblichen Folgekrankheiten im Bereich des Stoffwechsels toleriert haben (Schutzfaktoren?). Schließlich gibt es Anhaltspunkte für spezifische Schutzfunktionen des erhöhten Fettanteils beispielsweise bezüglich der Entstehung der Osteoporose, die bei adipösen Frauen deutlich geringer ist als bei schlanken. Auch Stürze fallen glimpflicher aus („Hüftprotektion").

Zusammenfassend ergibt sich folgende Beurteilung des relativen Körpergewichts bei Betagten und Hochbetagten: Übergewicht, das mit den typischen „Übergewichtsfolgekrankheiten" assoziiert ist, bedarf ebenso wie beim jüngeren Adipösen einer geeigneten Therapie mit dem Ziel einer mechanischen Entlastung (Arthropathien) bzw. Rekompensation von Stoffwechselkrankheiten. Mäßiges Übergewicht bis zum einem BMI von 27 bzw. einem Broca-Index von 1,2 ohne Folgekrankheiten ist wahrscheinlich mit einer guten Prognose verbunden und bietet Reserven für Zeiten, in denen die Ernährung problematisch wird.

47.3.4
Körperliche Inaktivität

Regelmäßige und lebenslange körperliche Aktivität hat günstige Effekte auf die kardiovaskulären Risikofaktoren Übergewicht und Dyslipoproteinämie. Im Rahmen der Sekundärprävention ist eine 20–25%ige Reduktion der kardiovaskulären und der Gesamtmortalität bei Herzinfarktpatienten nachgewiesen worden. Aus geriatrischer Sicht ist körperliche Aktivität auch Sturzprophylaxe und wirkt damit einer bedeutenden Einzelursache von Pflegebedürftigkeit im Alter entgegen. Nach einer Epoche des „jogging" als präventive Maßnahme hat die Wissenschaft das „Gehen" wiederentdeckt. Nach einer Langzeitstudie (Hakim et al. 1998) bei 707 61- bis 81jährigen Männern bestand ein signifikanter Unterschied der Gesamtmortalität zwischen denen, die täglich weniger als eine Meile (ca. 1,6 km) spazierengingen und denen, die mehr als 2 Meilen pro Tag zurücklegten.

47.3.5
Bluthochdruck

Der Nutzen einer Hypertoniebehandlung bezüglich der Vermeidung von apoplektischem Insult, Herzinsuffizienz und einer Verringerung der Gesamtmortalität konnte durch die Verfügbarkeit wirksamer und nebenwirkungsarmer blutdrucksenkender Medikamente bereits vor längerer Zeit prinzipiell belegt werden (s. Pyorälä et al. 1994). Neueren Datums sind Ergebnisse kontrollierter Studien bei Älteren und Alten (Goldberg u. Chavin 1997). Auch in einem geriatrischen Krankengut kann eine sorgfältig indizierte und überwachte Behandlung der Hypertonie zur Verminderung kardiovaskulärer Ereignisse, insbesondere Schlaganfall und Herzinsuffizienz, und zu einer längeren Lebenserwartung führen. Besondere Vorsicht ist allerdings bezüglich der Vermeidung orthostatisch bedingter Stürze und der Problematik der Exsikkose (s. dort) bei gebrechlichen Hochbetagten am Platz. Auf die Problematik der Na-Beschränkung in der Geriatrie wurde bereits hingewiesen. Zielwerte in der Geriatrie sind 160/90 mmHg.

Eine qualifizierte Therapie der Hypertonie ist – neben der Gabe von Thrombozytenaggregationshemmern – Grundlage der Primär- und insbesondere Sekundärprävention ischämischer Insulte.

Schließlich sei noch bemerkt, daß in einer kürzlich publizierten Studie (Forette et al. 1998) an 2418 betagten Patienten die Therapie der (isolierten systolischen) Hypertonie zu einer Reduktion des Auftretens einer vaskulären Demenz von ca. 50% innerhalb von 2 Jahren führte. Die Autoren folgern, daß als Ergebnis der Behandlung von 1000 alten Menschen mit Hypertonie über 5 Jahre 19 Fälle von Demenz verhütet werden können.

47.3.6
Dyslipoproteinämie

Angesichts einer weiteren Lebenserwartung 65jähriger von ca. 20 Jahren und der hohen Inzidenz und Prävalenz kardiovaskulärer Krankheiten in dieser Altersgruppe sollte eine effektive Therapie der Dyslipoproteinämie im Rahmen der sekundären Prävention die beste „Ausbeute" an Nutzen in Relation zu Aufwand und Kosten der Therapie erbringen. Trotz der eingangs erwähnten Probleme bei Langzeitstudien Betagter gibt es mittlerweile Antworten zu bisher offenen Fragen, nachdem durch die Gruppe der

Cholesterinsynthesehemmer eine ausgeprägte und nebenwirkungsarme Senkung erhöhter LDL-Cholesterinwerte um ca. 30% möglich wurde. Die Ergebnisse bei über 65jährigen unterschieden sich in ihrer Qualität nicht von denen bei 24- bis 60jährigen und zeigen eine Verringerung der Morbidität und Mortalität an KHK und ischämischem Insult um 30–40% in etwa 5–6 Jahren (Sacks et al. 1996). Therapieziel sind Gesamtcholesterinspiegel unter 200 mg/dl und LDL-Cholesterinwerte unter 125 mg/dl.

Nach einer Subgruppenanalyse der CARE-Studie (n = 1,283; Lewis et al. 1998) müssen 11 Patienten im Alter von 65–75 Jahren behandelt werden, um innerhalb von 5 Jahren einen Herzinfarkt zu verhüten und 22 Patienten über diesen Zeitraum zur Verhütung eines Koronartods. Pro 1000 Behandelte entstehen 225 kardiovaskulär bedingte Krankenhauseinweisungen weniger. Die Effekte werden ca. 2 Jahre nach Behandlungsbeginn deutlich, mit einer Tendenz zu einer Verringerung auch der Gesamtmortalität.

Weitere relevante Studien bei alten Menschen bzw. Patienten werden derzeit durchgeführt. Bei der Interpretation ihrer Ergebnisse wird besonders darauf zu achten sein, welche Patienten in welchem Gesundheitszustand teilgenommen haben und wie viele Patienten wie lange behandelt werden müssen, um Todesfälle oder Behinderungen (Pflegebedürftigkeit) zu verhindern. Die bisher veröffentlichten Studien mit Cholesterinsynthesehemmern ermöglichen Kosten-Nutzen-Rechnungen mit dem Ergebnis, daß die Medikamentenkosten für „ein gewonnenes Lebensjahr" bei einem 70jährigen mit einem Cholesterinspiegel von 309 mg/dl 3800 US$, bei einem 35jährigen und einem Cholesterinwert von 213 mg/dl dagegen 11400 US$ betragen, wobei selbst dieser Betrag durch die Verhütung von Rezidiven in der Folgezeit mehr als wett gemacht wird (Johannesson et al. 1997).

Auch für die Wirksamkeit einer medikamentösen Sekundärprävention bei niedrigen HDL-Cholesterinspiegeln durch Fibrate gibt es mittlerweile einige Belege. Hier sind die Aufwendungen zur Verhütung eines Herzinfarkts oder Schlaganfalls deutlich geringer als die Krankenhauskosten nach deren Eintritt.

Eine aktuelle Übersichtsarbeit zum Thema (Playford u. Watts 1997) geht näher auf die verfügbaren Pharmaka ein und definiert die zu behandelnden Patienten wie folgt: Alte Patienten, die vom Lipidscreening und einer entsprechenden Therapie am meisten profitieren, sind solche mit multiplen Risikofaktoren und kardiovaskulären Krankheiten oder Revaskularisierungseingriffen, mit guter Lebensqualität und ohne andere schwere lebensbedrohliche Krankheiten. In der Sprache der Geriatrie bedeutet dies gute Werte beim Assessment (z. B. Barthel-Index von 100, „minimental status"/MMS o. B., vielleicht auch „instrumental activities of daily living"/IADL o. B und mutmaßliche Lebenserwartung mindestens 2 Jahre).

Nach einer aktuellen Kosten-Nutzen-Analyse aus Großbritannien (Pharoah u. Hollingworth 1996) liegen allerdings die derzeit auftretenden Kosten für alle Patienten, die wirksam mit Lipidsenkern behandelt werden könnten, deutlich über den gegebenen Möglichkeiten des National Health Service. Das beste „Nutzen-Kosten-Verhältnis" errechnet sich für die Behandlung der Dyslipoproteinämie alter Patienten.

47.3.7
Diabetes

Das Risiko für die Manifestation kardiovaskulärer Erkrankungen älterer Diabetiker beträgt bei jedem Cholesterinniveau das 2- bis 3fache gegenüber Nichtdiabetikern. Nach der aktuellen Datenlage (Haffner et al. 1998) ist das Risiko eines ersten Herzinfarkts bei Diabetikern ähnlich hoch wie das Rezidivrisiko bei nichtdiabetischen Infarktpatienten. Auch die Mortalität von Diabetikern an Herzinfarkt ist deutlich höher als jene von Infarktpatienten ohne Diabetes. Dies gilt für alle untersuchten Altersgruppen, mindestens bis zur 8. Dekade. Neben einer möglichst guten Einstellung der Kohlenhydratstoffwechselstörung muß daher auch eine adäquate Therapie der Dyslipoproteinämie beim älteren Diabetiker durchgeführt werden, deren Nutzen für Fibrate und Cholesterinsynthesehemmer zumindest bis zum Alter von 70–75 Jahren belegt ist (Pyorälä et al. 1997).

Literatur

American Heart Association/AHA (1995) Preventing heart attack and death in patients with coronary disease. Circulation 92:2–4

American Heart Association/AHA (1997) Guide to primary prevention of cardiovascular diseases. Circulation 95: 2329–2331

Forette F, Seux M-L et al. (1998) Prevention of dementia in randomized double blind placebo-controlled systolic hypertension in Europe (Syst-Eur) trial. Lancet 352:1347–1351

Goldberg T, Chavin S (1997) Preventive medicine and sreening in older adults. J Am Geriatr Soc 45:344–354

Haffner MS, Letho S, Rönnemaa T et al. (1998) Mortality from coronary heart disease in subjects with type 2 diabetes and in nondiabetic subjects with and without prior myocardial infarction. N Engl J Med 339:229–234

Hakim AA, Petrovitch H, Burchfiel CM et al. (1998) Effects of walking on mortality among nonsmoking retired men. N Engl J Med 338:94–99

Johannesson M, Jönsson B, Kjekshus J et al. (1997) Cost effectiveness of Simvastatin treatment to lower cholesterol levels in patients with coronary heart disease. N Engl J Med 336: 332–336

Levine GN, Keaney Jr JF, Vita JA (1995) Cholesterol reduction in cardiovascular disease. Clinical benefits and possible mechanisms. N Engl J Med 332:512–519

Lewis AJ, Moye LA, Sacks FM et al. (1998) Effect of Pravastatin on cardiovascular events in older patients with myocardial infarction and cholesterol levels in the average range. Ann Intern Med 129:681–689

Peto R (1994) Smoking and death: The past 40 years and the next 40. BMJ 309:937–939

Pharoah PDP, Hollingworth W (1996) Cost effectiveness of lowering cholesterol concentration with statins in patients with and without pre-existing coronary heart disease: Life table method applied to health authority population. BMJ 312:1443–1448

Playford DA, Watts GF (1997) Management of lipid disorders in the elderly. Drugs Aging 6:444–462

Pyörälä K, De Backer G, Graham I et al. (1994) Prevention of coronary heart disease in clinical practice. Eur Heart J 15:1300–1331

Pyörälä K, Pedersen TR, Kjekshus J et al. (1997) Cholesterol lowering with Simvastatin improves prognosis of diabetic patients with coronary heart disease. Diabetes Care 20:614–620

Sacks FM, Pfeffer MA, Moye LA et al. (1996) The effect of Pravastatin on coronary events after myocardial infarction in patients with average cholesterol levels. N Engl J Med 335:1001–1009

Schlierf G, Oster P (1988) Adipositas. In: Lang E (Hrsg) Praktische Geriatrie. Enke, Stuttgart, S 442–445

Schuler G, Hambrecht R, Schlierf G et al. (1992) Regular physical exercise and low fat diet: Effects on progression of coronary artery disease. Circulation 86:1–11

Augenerkrankungen

F. Schütt, F.G. Holz, A. Blankenagel

48.1 Altersveränderungen der Augen 433
48.1.1 Funktionelle Veränderungen 433
48.1.2 Anatomische Veränderungen 433
48.2 Augenerkrankungen im Alter 434
48.2.1 Katarakt 434
48.2.2 Altersabhängige Makuladegeneration 435
48.2.3 Diabetische Retinopathie 437
48.2.4 Glaukom 437
48.2.5 Durchblutungsstörungen des Sehnerven 438
48.3 Therapie 438
48.3.1 Kataraktoperation 438
48.3.2 Behandlungsformen der altersabhängigen Makuladegeneration 439
48.3.3 Behandlung der diabetischen Retinopathie 439
48.3.4 Glaukomtherapie 439
48.3.5 Behandlung bei durchblutungsbedingten Sehnervenerkrankungen 440
48.4 Ausblick 440
Literatur 440

In der Medizin gewinnen degenerative Erkrankungen und altersabhängige körperliche Leiden aufgrund der wachsenden Lebenserwartung eine immer größere Bedeutung. In der Augenheilkunde sind eine Vielzahl altersabhängiger Veränderungen bekannt, die z.T. mit einer erheblichen Seheinbuße einhergehen können. Während für einige Erkrankungen wie der altersabhängigen Makuladegeneration bisher noch kaum wirksame Therapieansätze zur Verfügung stehen, gibt es für Linsentrübungen (Katarakt), Augeninnendrucksteigerungen (Glaukom) oder diabetische Netzhautveränderungen effektive Behandlungsverfahren. Voraussetzung für rechtzeitige Maßnahmen sind regelmäßige augenärztliche Untersuchungen, da Erkrankungen wie z.B. das Glaukom oder die diabetische Retinopathie im Anfangsstadium subjektiv ohne Beeinträchtigung einhergehen, das Sehen aber nachhaltig und irreversibel schädigen können. Für heute noch nicht ausreichend therapierbare Augenerkrankungen gibt es eine Reihe von Hilfsmitteln, die den Verlust der Sehkraft zumindest teilweise kompensieren können (vergrößernde Sehhilfen, Lupenbrillen, sprechende Uhren etc.).

Dieses Kapitel wird im einzelnen auf die wesentlichen Ursachen und Behandlungsmöglichkeiten alterabhängiger Seheinbußen eingehen.

48.1
Altersveränderungen der Augen

48.1.1
Funktionelle Veränderungen

Für die zentrale Sehschärfe, das Farbensehen, die Dunkeladaptation, das Gesichtsfeld und das Kontrastsehens treten mit zunehmendem Alter Funktionseinbußen auf. Eine optimale Sehschärfe von 100% bis etwa zum 40. Lebensjahr reduziert sich bei einem gesunden 80jährigen auf 50%. Ursachen sind Veränderungen in der Transparenz der Augenmedien (v.a. Linse), der Netzhaut sowie der zentralnervösen Verarbeitung. Die für das Sehen feinster Details verantwortliche Fovea zeigt altersabhängig eine abnehmende Dichte an Photorezeptoren. Ergebnisse verschiedener Farbsinnprüfungen haben ergeben, daß sich das Unterscheidungsvermögen von Farbkontrasten für alle Farbstufen mit dem Alter verringert (Lakowski 1974; Pinckers 1980).

Die funktionellen Einschränkungen sind oft Ausdruck einer Summe von degenerativen Veränderungen auf den verschiedenen Ebenen des visuellen Systems einschließlich Hornhaut, Linse, Glaskörper, Netzhaut, Aderhaut, Sehnerv und zentrales Nervensystem, wo optische Signale aus den Augen verarbeitet und „wahrgenommen" werden.

48.1.2
Anatomische Veränderungen

Linse

Die Größe der Linse nimmt mit dem Lebensalter zu. Dies geht offensichtlich v.a. auf eine Größenzunahme der Linsen*rinde* zurück, während der Umfang des Kerns relativ konstant bleibt. Sowohl der Linsenkern als auch die Linsenrinde zeigen altersabhängig eine zunehmende Trübung, was mit einer vermehrten Lichtstreuung einhergeht. Ebenso verändern sich die spektralen Transmissionseigenschaften. Diese Veränderungen finden sich als normaler Alterungsprozeß bei jeder Linse. Welche Faktoren hinzukommen, damit die Trübungen so dicht werden, daß ein erhebliches optisches Hindernis und damit ein „grauer Star" entsteht, ist nicht eindeutig geklärt (Ohrloff u. Eckerskorn 1989). Als Umweltfaktoren wurden u.a. sowohl Licht- bzw. Ultraviolettexposition als auch Temperatureinflüsse diskutiert.

Mit zunehmendem Alter nimmt außerdem die Fähigkeit der Linse ab, durch Veränderungen ihrer Brechkraft ein scharfes Bild sowohl für naheliegende als auch für fernliegende Objekte auf der Netzhaut abzubilden („Akkomodation"). Der Verlust der Akkomodationsfähigkeit ist dafür verantwortlich, daß auch „Normalsichtige" etwa ab dem 40. Lebensjahr eine Lesebrille tragen müssen. Die Ursache hierfür ist eine Abnahme der Verformbarkeit der Linse, die eine Veränderung der Brechkraft verhindert.

Netzhaut

In jedem Auge finden sich mit dem Alter vielfältige degenerative Veränderungen der Netzhaut. Am häufigsten ist hierbei der hintere Augenpol mit der Makula betroffen. Einige dieser Veränderungen sowie physikalische und diätetische Einflüsse wurden als mögliche Faktoren bei der Entstehung der sog. „altersabhängigen Makuladegeneration" (s. unten) diskutiert (Bressler et al. 1988; Eye-Disease Case-Control Study Group 1992; Holz u. Pauleikhoff 1997; Young 1987):

- Verbreiterung der Außensegmente der Photorezeptoren,
- Stoffwechseldefekte im retinalen Pigmentepithel mit Verlust von pigmenthaltigen Körperchen (Melaningranula) und Zunahme von Residualkörperchen (Lipofuszin),
- Verdickung und Verkalkung der Bruch-Membran mit Abnahme der Elastizität und Zunahme des Widerstandes für den Stoffaustausch sowie
- Atrophie der Aderhaut mit Vergrößerung der interkapillären Zwischenräume.

Bei den altersabhängigen Ablagerungen in der Bruch-Membran kommt bestimmten Lipiden eine besondere Bedeutung zu (Holz et al. 1994; Pauleikhoff et al. 1990; Abb. 48-1). Daß sich insbesondere fettreiches Material ansammelt verwundert nicht, da die von den Pigmentepithelzellen abgebauten Membranscheibchen aus den Außensegmenten der Photorezeptoren vornehmlich aus lipidreichen Membranen bestehen. Diese Ablage-

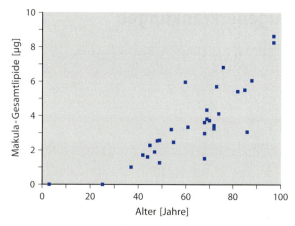

Abb. 48-1. Verhältnis von Alter und in die Bruch-Membran eingelagerten Lipiden im Bereich der Makula. (Nach Holz 1994)

rungen nehmen mit dem Alter zu und finden sich im makulären Bereich in größerer Menge als im peripheren (Holz et al. 1994). Es wird angenommen, daß solche Ablagerungen den normalen Stoffaustausch zwischen Aderhaut und retinalem Pigmentepithel behindern und damit den pigmentepithelialen Stoffwechsel weiter beeinträchtigen können.

Sehnerv

Am Sehnervenkopf kann mit zunehmendem Alter eine Zunahme des Durchmessers und der zentralen Vertiefung (Exkavation) beobachtet werden, die unabhängig vom Augeninnendruck auftritt. Weitere degenerative Veränderungen umfassen (Weale 1982):

- eine Verdickung der Nervenfasern,
- eine teilweise Verringerung von Nervenscheidenanteilen sowie
- eine Abnahme der Anzahl der einzelnen Nervenfasern.

48.2
Augenerkrankungen im Alter

Es gibt eine Vielzahl von krankhaften Veränderungen im Sehapparat, die vorzugsweise im Alter auftreten. Im folgenden sollen besonders häufige Erkrankungen dargestellt werden.

48.2.1
Katarakt

Zunächst kann jede Trübung der Linse „grauer Star" oder „Katarakt" genannt werden. Jedoch beeinträchtigen nur bei einem Teil älterer Menschen die unterschiedlich ausgeprägten Linsentrübungen das Sehen in einem Maße, daß Tätigkeiten wie Lesen von kleiner Druckschrift oder Erkennen von entfernten Objekten stark behindert oder gar unmöglich werden. In der Altersgruppe 52–64 bzw. 65–74 Jahre beträgt die Prävalenz einer Linsentrübung 4 bzw. 15 %, wobei das Alter den größten Risikofaktor darstellt.

Bei der Verteilung der Trübungen innerhalb der Linse besteht eine hohe Variabilität. Ist vorwiegend der Kern getrübt, spricht man von einem „Kernstar" (Abb. 48-2). Diese Starform kann durch die veränderten Brechungsverhältnisse mit einer zunehmenden Kurzsichtigkeit einhergehen, weshalb manchmal von Patienten angegeben wird, daß sie bei Arbeiten in der Nähe wieder ohne Lesebrille zurecht kommen (lentogene Myopisierung).

Ist vorwiegend die Linsenrinde betroffen spricht man von einem sog. „Rindenstar", der mit typischen radspeichenförmigen Trübungen einhergehen kann (Abb. 48-3).

Eine „hypermature" oder überreife Katarakt liegt vor, wenn die Linsenkapsel aufgrund von Wasserverlusten der Linse eine Fältelung entwickelt.

Schließlich kann es bei völliger Verflüssigung der Rinde auch zu einem Absinken des Kerns nach unten kommen (Morgagni-Katarakt).

Neben dem „Altersstar" können Linsentrübungen auch als Folge anderer zugrunde liegender Erkrankungen oder nach Medikamenteneinnahme auftreten, so z. B. bei Diabetes, nach Kortisoneinnahme, oder als Folge anderer Augenerkrankungen wie dem grünen Star, nach Augenverletzungen oder Entzündungen im Augeninnern.

48.2.2
Altersabhängige Makuladegeneration

Die altersabhängige Makuladegeneration stellt heute in den Industrienationen die häufigste Ursache für eine erhebliche Visusminderung bei Patienten jenseits des 50. Lebensjahres dar. Während in der Altersgruppe 65–74 Jahre 20 % an dieser Erkrankung leiden, erhöht sich dieser Anteil in der Altersgruppe 75–84 Jahre auf 35 %. Veränderungen am Augenhintergrund, die heute als „altersabhängige Makuladegeneration" bezeichnet werden, wurden erstmals von Haab 1885 im „Centralblatt für praktische Augenheilkunde" beschrieben.

Man kann eine grobe Unterteilung der Erscheinungsformen der altersabhängigen Makuladegenerationen in „trockene" und „feuchte" Verlaufsformen vornehmen (s. nachfolgende Übersicht).

> **Klinische Manifestationsformen der altersabhängigen Makuladegeneration**
>
> - Frühmanifestationen (meist ohne Sehbeeinträchtigung)
>   1. Drusen,
>   2. fokale Hyperpigmentationen.
> - Spätmanifestationen (meist mit Sehbeeinträchtigung)
>   1. geographische Atrophie des retinalen Pigmentepithels,
>   2. Abhebung des retinalen Pigmentepithels (Flüssigkeitsansammlung zwischen Bruch-Membran und retinalem Pigmentepithel),
>   3. choroidale Neovaskularisation (Kapillareinsprossungen aus der Aderhaut),
>   4. Riß des retinalen Pigmentepithels,
>   5. disziforme Narbe (fibrotische Vernarbung im Bereich der Makula).

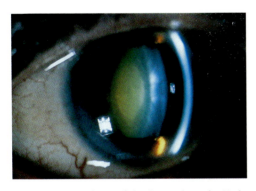

Abb. 48-2. Grauer Star (Katarakt) mit vorwiegender Trübung des Linsenkerns

Sogenannte „Drusen" werden als Vorstufe der sehmindernden Formen der altersabhängigen Makulageneration angesehen und stellen Ablagerungen unter der Basalmembran des retinalen Pigmentepithels bzw. in den inneren Schichten der Bruch-Membran dar. (Abb. 48-4). Sie finden sich bei bis zu 80 % aller Patienten über 50 Jahre. Patienten mit Drusen besitzen meist noch eine gute Sehschärfe. Bei genauerem Befragen können jedoch Symptome wie Dunkeladaptationsprobleme oder Schwierigkeiten beim Lesen mit unzureichender Beleuchtung angegeben werden.

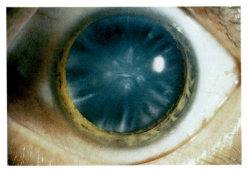

Abb. 48-3. Grauer Star (Katarakt) mit speichenförmigen Trübungen v. a. im Rindenbereich

Neben den umschriebenen Ablagerungen unter dem retinalen Pigmentepithel finden sich bei mikroskopischer Untersuchung auch flächige, diffuse Ab-

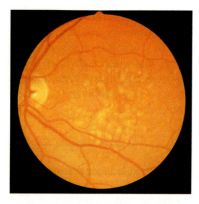

Abb. 48-4. Drusen am hinteren Augenpol eines 64jährigen Patienten mit noch guter Sehschärfe bei altersabhängiger Makuladegeneration. Drusen stellen Ablagerungen unter dem retinalen Pigmentepithel in den inneren Schichten der Bruch-Membran dar und weisen auf ein erhöhtes Risiko für die Entwicklung von Veränderungen hin, die mit einer deutlichen Herabsetzung der Sehschärfe verbunden sind

retinalen Pigmentepithels. Dabei gehen histologisch nicht nur Pigmentepithelzellen, sondern auch die angrenzende oberflächliche Aderhaut und darüberliegende lichtempfindliche Zellen der Netzhaut zugrunde (Young 1987). Auch bei guter zentraler Sehschärfe kann die Lage in der Nähe der Netzhautmitte aufgrund der ausgeprägten assoziierten Gesichtsfelddefekte die Lesefähigkeit der Patienten deutlich einschränken.

Andere Patienten entwickeln eine Abhebung des retinalen Pigmentepithels. Diese zeigt sich als runde, domförmige Erhebung (Abb. 48-5a, b). Bei sog. „choroidalen Neovaskularisationen" als der häufigsten Ursache für eine starke Sehminderung im Rahmen der altersabhängigen Makuladegeneration wachsen Kapillaren aus der Aderhaut (Choroidea) durch die Bruch-Membran unter oder über das retinale Pigmentepithel (Abb. 48-6a, b). Synonym werden Bezeichnungen wie „subretinale Neovaskularisationen" oder aufgrund des damit verbundenen Flüssigkeitsaustritts in das Netzhautgewebe „feuchte Makulopathie" benutzt. Für die therapeutische Intervention und die Prognose ist neben der Größe v.a. auch die initiale Lokalisation ausschlaggebend, d.h. ob die Membran außerhalb oder unterhalb der Stelle des schärfsten Sehens, der Fovea, liegt. Neovaskuläre

lagerungen, die wahrscheinlich noch mehr als die fokalen Drusen bei der Entstehung der sehvermindernden Formen der altersabhängigen Makuladegeneration beteiligt sind.

Bei einigen Patienten entwickelt sich als Spätmanifestation eine sog. „geographische Atrophie" des

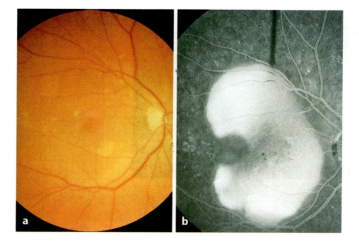

Abb. 48-5a, b. Abhebung des retinalen Pigmentepithels im Bereich des hinteren Augenpols bei altersabhängiger Makuladegeneration. **b** Das Fluoreszenzangiogramm, bei dem ein Farbstoff in die Armvene gespritzt wird und nachfolgend Aufnahmen des Augenhintergrunds angefertigt werden, zeigt eine Ansammlung von Fluoreszenzfarbstoff unter der Netzhaut

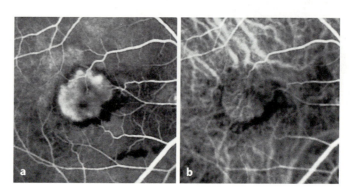

Abb. 48-6a, b. Gefäßeinsprossungen aus der Aderhaut, sog. „choroidale Neovaskularisation" **a** im Fluoreszein- und **b** Indozyaningrünangiogramm bei altersabhängiger Makuladegeneration. Die eingesproßten Gefäße lecken, weshalb Fluoreszeinfarbstoff (**a**) austritt und der krankhaft veränderte Bereich im Angiogramm hell erscheint

Prozesse können schließlich zu einer Vernarbung mit Bildung von Bindegewebe im Bereich der Makula mit vollständigem Verlust normaler Netzhautstrukturen führen.

Die Ursachen der altersabhängigen Makuladegeneration werden noch unvollständig verstanden. Die oben aufgeführten „normalen" Altersveränderungen im Bereich der Netzhaut könnten als Einzelfaktoren bei der Entstehung angesehen werden. Unterschiede bei verschiedenen Rassen, Konkordanz der Manifestationen bei Zwillingen und Geschwistern sowie mitunter familiäre Häufung sprechen für genetische Einflüsse.

Die von den betroffenen Patienten angegebenen Beschwerden können sehr unterschiedlich sein. Manchmal kann das zentrale Sehvermögen nur von einem Auge eingeschränkt werden, während das andere für viele Jahre gut sieht. Typische Symptome umfassen:

- gerade Linien erscheinen verbogen (Metamorphopsien),
- Farben wirken entsättigt,
- Worte auf einer Schriftseite sind verschwommen
- oder das Zentrum des Gesichtsfeldes erscheint leer.

Wichtig ist bei der Aufklärung, die Patienten eindringlich darauf aufmerksam zu machen, daß die altersabhängige Makuladegeneration *nicht* zur Erblindung führt. Selbst im fortgeschrittenen Stadien, wenn die zentrale Sehschärfe verloren sein sollte, können Betroffene im täglichen Leben mit dem Gesichtsfeld außerhalb des Zentrums noch zurechtkommen und eine selbständige Lebensführung aufrecht erhalten.

48.2.3
Diabetische Retinopathie

Beim Diabetes mellitus kommt es neben einem verfrühten Auftreten eines grauen Stars zu Netzhautveränderungen (diabetische Retinopathie), die bei ausbleibender rechtzeitiger Therapie zur Erblindung führen können. Die Zuckerkrankheit führt nach 10 Jahren in 20%, nach 20 Jahren Erkrankungsdauer in 80% zu einer diabetischen Retinopathie. In England sind 92% aller registrierten blinden Diabetiker älter als 50 Jahre. Die Zuckerkrankheit stellt die häufigste Erblindungsursache in der Altersgruppe 30–60 Jahre dar. Insgesamt besteht bei einem Diabetiker im Vergleich zu einem Nicht-Diabetiker ein 10- bis 20fach höheres Erblindungsrisiko (Hamilton et al. 1996). Es kommt im Rahmen der diabetischen Stoffwechsellage zu Schädigungen der Gefäßwand mit Gefäßverschlüssen und Leckagen, die zum einen sichtbar sind und zum anderen durch funktionelle Einbußen beim Sehen vom Betroffenen selbst früh festgestellt werden. Zur Seheinschränkung kommt es meist zunächst durch Flüssigkeitsansammlung im Bereich des hinteren Augenpols (Makulaödem). Besteht diese ohne rechtzeitige Laserbehandlung über einen längeren Zeitrum, tritt ein irreversibler Schaden der Netzhaut auf.

Ein weiterer Mechanismus, der zu Seheinbußen im Rahmen der diabetischen Retinopathie führt, sind Folgen von Gefäßverschlüssen im Bereich der Mikrozirkulation. Minderdurchblutete Netzhaut kann zu einer Stimulation von Wachstum neuer Gefäße führen. Diese können sich im Bereich des Sehnervenkopfes, der Netzhaut oder der Regenbogenhaut entwickeln. Solche Gefäßsprossungen können zu wiederholten Blutungen in den Glaskörperraum führen oder durch Wachstum feiner Membranen Netzhautablösungen hervorrufen. Eine gefürchtete Komplikation stellt die Behinderung des Kammerwasserabflusses im Bereich des Kammerwinkels durch neugebildete Gefäße dar. Dadurch bedingte Formen des grünen Stars (sog. Neovaskularisationsglaukom) sind meist nur schwer therapeutisch beherrschbar.

Um Komplikationen der diabetischen Retinopathie zu vermeiden, ist die frühzeitige Erkennung der diabetogenen Veränderungen und deren konsequente Behandlung entscheidend. Ebenso wichtig sind konsequente Blutzuckereinstellungen und Regulierung des Blutdrucks, da die Netzhauterkrankung in ihrem Verlauf hierdurch günstig beeinflußt werden kann.

Die Untersuchungsintervalle beim Augenarzt sind von der Schwere der diabetischen Retinopathie abhängig. Diabetiker mit nur leichten Veränderungen des Augenhintergrunds sollten ein- bis 2mal im Jahr kontrolliert werden. Eine schwere diabetische Retinopathie erfordert vierteljährliche Untersuchungsabstände.

48.2.4
Glaukom

Das „klassische" Glaukom ist gekennzeichnet durch eine Erhöhung des Augeninnendrucks, der eine Druckschädigung des Sehnerven verursachen und dadurch zu erheblichen Funktionseinbußen bis hin zur Erblindung führen kann. Unter einer Reihe verschiedener spezieller Glaukomformen ist das sog. „primär chronische Offenwinkelglaukom" die häufigste und zugleich die mit dem Alter zunehmend häufiger anzutreffende Glaukomart (Reim 1994; Shields u. Krieglstein 1992). Dabei ist der Kammerwinkel, also der Abschnitt zwischen peripherer Irisvorderfläche und Hornhautrückfäche zwar „offen",

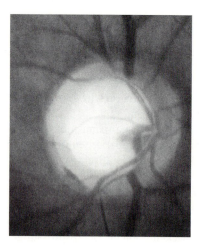

Abb. 48-7. Pathologisch vergrößerte Exkavation der Papille bei primär chronischem Offenwinkelglaukom

der Abfluß in Höhe des Trabekelwerks jedoch behindert. Die Häufigkeit dieser Glaukomart liegt über dem 60. Lebensjahr bei ca. 3%.

Eine andere Form des Glaukom, das „Winkelblockglaukom", wird ebenfalls häufiger im Alter beobachtet, tritt aber sehr viel seltener auf. Hierbei ist der Kammerwinkel verlegt („Winkelblock") und dadurch der regelrechte Abfluß des Kammerwassers gestört.

Der über längere Zeit erhöhte Augeninnendruck führt in der Folge zu einer Schädigung des Sehnerven, die bei der Untersuchung des Augenhintergrunds an einer vergrößerten Aushöhlung (Exkavation) der Papille (Abb. 48-7) zu erkennen ist. Damit einher gehen Ausfälle im Gesichtsfeld. Die Gesichtsfelduntersuchung ist daher eine zentrale Untersuchung zur Erfassung und Therapiekontrolle bei Glaukom. Bleibt eine Therapie aus, kommt es im weiteren Verlauf zur Beeinträchtigung des peripheren Gesichtsfeldes bis hin zur völligen Erblindung. Das zentrale Sehen bleibt oft lange erhalten, weshalb der Patient selbst auch aufgrund der Abwesenheit anderer Symptome oft erst spät die Funktionseinbuße bemerkt. Die diagnostischen Maßnahmen bei Glaukomverdacht umfassen

- Messung des Augeninnendrucks,
- Augenspiegelung mit Beurteilung der Aushöhlung (Exkavation) des Sehnervenkopfes (Papille) und
- Gesichtsfelduntersuchung,
- Vermessung des Sehnervenkopfes mit einem Laser-Scanning-Ophthalmoskop.

48.2.5
Durchblutungsstörungen des Sehnerven

Bei der sog. „ischämischen Optikusneuropathie" kommt es meist akut zu einer einseitigen Sehverschlechterung des betroffenen Auges. Sie ist die Folge von Durchblutungsstörungen im Bereich des Sehnerven und führt, ähnlich einem Apoplex, zu erheblichen Ausfällen. Begünstigt wird ein solcher Gefäßverschluß offensichtlich durch Risikofaktoren wie Bluthochdruck, vermehrte Blutfette und Diabetes. Eine seltenere arteriitische Genese einer ischämischen Optikusneuropathie kann im Rahmen der Riesenzellarteriitis Morbus Horton vorkommen. Diese tritt ebenfalls vorzugsweise bei älteren Menschen auf.

48.3
Therapie

48.3.1
Kataraktoperation

Es gibt bislang noch kein Medikament, mit dem Linsentrübungen wirkungsvoll prophylaktisch verhindert oder beseitigt werden können. Die Methode der Wahl ist die operative Entfernung der trüben Linse. Bei der Bestimmung des Zeitpunkts, wann der Eingriff erfolgen soll, ist das Ausmaß der subjektiven Beschwerden des Patienten ausschlaggebend. Lediglich bei besonders fortgeschrittenen Formen des grauen Stars wie der hypermaturen Katarakt, bei der es zu Entzündungszuständen im Auge mit Erblindungsgefahr kommen kann, ist die Indikation zwingend.

Das heute am meisten angewandte Verfahren ist die sog. „extrakapsuläre Linsenentfernung" (Bleckmann u. Conrad 1985). Dabei wird das getrübte Linsenmaterial unter Erhaltung der hinteren Linsenkapsel entfernt. Bevor das Linsenmaterial abgesaugt wird, wird es durch hochfrequenten Ultraschall zunächst verkleinert (Phakoemulsifikation; Dodick u. Donnenfeld 1994). Um die Brechkraft der natürlichen Linse zu ersetzen, werden heute routinemäßig Kunstlinsen implantiert, die eine optimale optische Rehabilitation gewährleisten. Am besten bewährt haben sich hierbei sog. Hinterkammerlinsen, die hinter der Regenbogenhaut in den Kapselsack und damit an den Ort der natürlichen Linse implantiert werden.

Durch den Erhalt der hinteren Linsenkapsel kommt es nach der Staroperation häufig zu einem sog. „Nachstar". Dabei trübt sich die Kapsel entweder durch vermehrungsfähige verbliebene Linsenzellen oder durch eine narbige (fibröse) Umwandlung. Ist die resultierende Trübung funktionell relevant, kann sie ambulant mit einem Laser beseitigt werden (Nd:YAG-Kapsulotomie).

48.3.2
Behandlungsformen der altersabhängigen Makuladegeneration

Wirksame prophylaktische Maßnahmen stehen bislang für die altersabhängige Makuladegeneration nicht zur Verfügung. Insbesondere gibt es keinen Nachweis für die Wirksamkeit von Vitaminen oder Spurenelementen, auch wenn diese noch immer häufig eingenommen werden. In frühen Stadien der „feuchten Makuladegeneration" kann in ca. 5–10% der Fälle eine Behandlung mit dem Laserstrahl wirksam sein. Dies ist eine rasche und in der Regel schmerzfreie Behandlungsform, die ambulant durchgeführt wird. Mit dem Laserstrahl werden gut abgrenzbare Neovaskularisationsmembranen verödet, die die Stelle des schärfsten Sehens schädigen. Nach einer solchen Behandlung sind zunächst regelmäßige augenärztliche Kontrollen erforderlich, da es selbst nach ursprünglich erfolgreicher Verödung der Kapillareinsprossungen innerhalb von 3 Jahren in 50% der Fälle zu rezidivierendem Gefäßwachstum kommen kann. Dann sind u.U. weitere, ergänzende Laserbehandlungen erforderlich.

Seit einigen Jahren werden neue therapeutische Ansätze entwickelt und untersucht. Hierzu zählen

- die chirurgische Exzision der Gefäßmembranen,
- die Transplantation von Pigmentepithelzellen sowie
- die Verlagerung der makulären Netzhaut auf gesundes Pigmentepithel (Makularotation).

Es handelt sich hierbei um noch nicht etablierte, experimentelle chirurgische Verfahren. Die Behandlung von Neovaskularisationsmembranen mit ionisierenden Strahlen erbrachte leider nicht den gewünschten Effekt. Mit der photodynamischen Therapie kann bei einem Teil der Patienten ein erheblicher Visusverlust verhindert werden.

Für die „trockene" altersabhängige Makuladegeneration steht bislang keine wirksame aktive Behandlung zur Verfügung. Besonders wichtig ist die fachkundige Anpassung optischer Sehhilfen, die u. a. Vergrößerungsgläser, Lupenbrillen und Bildschirmsysteme umfassen. Hilfreich sind darüber hinaus die Verwendung von Tonkassetten, die von Hörbüchereien geliehen werden können. Bei den optischen Hilfsmitteln wird durch Vergrößerung das intakt bleibende periphere Gesichtsfeld ausgenutzt.

48.3.3
Behandlung der diabetischen Retinopathie

Tritt eine Verdickung der Netzhaut infolge der o.g. Flüssigkeitsaustritte aus Gefäßen im Bereich der Stelle des schärfsten Sehens auf, so wird eine „fokal"- oder „grid"-Laserkoagulation durchgeführt. Dabei handelt es sich um einen ambulant durchführbaren Eingriff, der auch wiederholt erfolgen kann. Kommt es zu Gefäßneubildungen im Bereich der Netzhaut oder der Regenbogenhaut, ist eine umfangreichere Laserbehandlung der Netzhaut erforderlich (panretinale Laserkoagulation). Diese kann z.B. 1500–3000 einzelne Laserherde umfassen, auf jeden Fall jedoch soviele, bis es zu einer Rückbildung der Neovaskularisationen kommt.

Sind Einblutungen in das Augeninnere aufgetreten („Glaskörperhämorrhagie") wird zunächst mittels Ultraschall festgestellt, ob die Netzhaut abgelöst ist. Insbesondere beim Typ-II-Diabetiker zeigen Neovaskularisationen in der Regel ein weniger aggressives Wachstum. In diesem Fall kann zunächst eine spontane Resorption des Blutes abgewartet werden. Ist dies nicht der Fall oder zeigt sich gar eine Ablösung der Netzhaut, so muß das Blut chirurgisch mittels einer Glaskörperausschneidung (Vitrektomie) entfernt werden. Ebenso können Membranen auf der Netzhaut, die mit der Gefahr einer Netzhautablösung einhergehen, entfernt werden.

48.3.4
Glaukomtherapie

Zur Behandlung des Glaukoms stehen sowohl medikamentöse als auch chirurgische Optionen zur Verfügung. Zu den Medikamenten, mit denen der Augeninnendruck wirksam gesenkt werden kann, zählen pupillenverengende Substanzen (z.B. Pilocarpin), β-Blocker, Adrenalin, Karboanhydrasehemmer und osmotisch wirksame Substanzen (z.B. Osmofundin; Shields u. Krieglstein 1992).

Zur Behandlung der häufigsten Glaukomform im Alter, dem Offenwinkelglaukom, können Tropfen mit unterschiedlichem Wirkungsmechanismus kombiniert werden. Ist das Ausmaß der Drucksenkung mittels konservativer Möglichkeiten ungenügend, kann ergänzend eine Laserbehandlung des Kammerwinkels durchgeführt werden (Lasertrabekuloplastik). Ist auch diese ungenügend, stehen operative Maßnahmen zur Verfügung. Dazu zählt die Schaffung eines zusätzlichen Abflusses von Kammerwasser unter die Bindehaut (Trabekulektomie oder Viskokanalostomie) und als ultima ratio die Verödung des kammerwasserproduzierenden Ziliarkörpers entweder mittels Kälte (Zyklokryokoagulation), Laser (Zyklophotokoagulation) oder Wärme (Zyklodiathermie; Reim 1994; Shields u. Krieglstein 1992).

Wichtig ist in jedem Fall, daß der Patient regelmäßig augenärztlich untersucht wird, um zu prüfen, ob die gerade angewandte Therapieform den Augendruck ausreichend senkt bzw. ob Gesichtsfeldausfälle auftreten oder progredient sind.

Das Winkelblockglaukom wird im Gegensatz zum Offenwinkelglaukom nach zunächst medikamentöser Drucksenkung so bald wie möglich operativ mit einer umschriebenen Ausschneidung der Iris (Iridektomie) behandelt. Droht am Partnerauge ein akuter Glaukomanfall, so wird dieses Auge gleichzeitig prophylaktisch versorgt.

48.3.5
Behandlung bei durchblutungsbedingten Sehnervenerkrankungen

Liegt eine Durchblutungsstörung des Sehnerven vor, sollte in Zusammenarbeit mit dem Internisten eine durchblutungsfördernde Therapie eingeleitet werden. Leider ist dadurch allerdings meist keine befriedigende Wiederherstellung des Sehens im betroffenen Auge wie vor dem Ereignis zu erreichen. In jedem Fall sollten Risikofaktoren identifiziert und konsequent behandelt werden, um vaskuläre Komplikationen auch in anderen Organen zu vermeiden.

48.4
Ausblick

Bei vielen der dargestellten Erkrankungen ist die frühzeitige Erfassung von krankhaften Veränderungen und die Prävention weiterer Schädigungen des Sehsystems von ausschlaggebender Bedeutung. Dies trifft insbesondere für den grünen Star und die diabetischen Netzhautveränderungen zu. Für diese Erkrankungen gibt es wirksame Behandlungsverfahren, deren rechtzeitiger Einsatz eine Erblindung verhindern kann. Deshalb sollte ab dem 40. Lebensjahr eine jährliche Kontrolle des Augeninnendrucks und des Augenhintergrunds erfolgen. Besonders Diabetespatienten werden manchmal erst sehr spät einer Behandlung zugeführt. Jeder Typ-II-Diabetiker sollte bereits von dem Zeitpunkt der Erstdiagnose an mindestens einmal pro Jahr augenärztlich untersucht und ggf. behandelt werden. Bei fortgeschrittenen Stadien sind kürzere Untersuchungsintervalle (viertel- bis halbjährlich) erforderlich.

Glaukompatienten sollten engmaschig alle 4–8 Wochen augenärztlich kontrolliert werden. Zur exakten Einstellung des Augeninnendrucks kann ein stationärer Aufenthalt (Tensio-Profil) mit Messung des Augeninnendrucks zu verschiedenen Tageszeiten erforderlich sein.

Auch Patienten mit altersabhängiger Makuladegeneration können oft nur in einem frühen Stadium und nur bei bestimmten Ausprägungsformen therapiert werden. Gerade bei dieser Erkrankung ist die genaue Aufklärung der Patienten besonders wichtig. Viele sind mit der Angst belastet, an dieser Erkrankung zu erblinden, obwohl das periphere Sehen erhalten bleibt und damit auch die persönliche Unabhängigkeit bei den Aufgaben des täglichen Lebens.

Sollte es trotzdem zu therapeutisch nicht mehr beeinflußbaren, bleibenden Seheinschränkungen kommen, stehen eine Vielzahl von Rehabilitationsmaßnahmen zur Verfügung. Diese umfassen vergrößernde Sehhilfen, Bildschirmsysteme, Hilfen im Haushalt, sprechende Uhren, Tonkassetten u. v. a. m. Bei der Verordnung vergrößernder Sehhilfen, die die optimale Nutzung der verbliebenen Sehfunktion ermöglichen, sollte eine möglichst erfahrene Abteilung aufgesucht werden.

Literatur

Bleckmann H, Conrad R (1985) Intraokulare Linsen und ihre Implantation. Brimberg, Aachen

Bressler NM, Bressler SB, Fine SL (1988) Age-related macular degeneration. Surv Ophthalmol 32:375–413

Dodick JM, Donnenfeld ED (1994) Cataract surgery. Intern Ophthalmol Clin 34:1–210

Eye-Disease Case-Control Study Group (1992) Risk factors for neovascular age-related macular degeneration. Arch Ophthalmol 110:1701–1708

Haab H (1885) Erkrankungen der Macula lutea. Centralblatt prakt Augenheilk 9:384

Hamilton AMP, Ulbig MW, Polkinghorne (1996) Management of diabetic retinopathy. BMJ Publishing group, London

Holz FG, Pauleikhoff D (1997) Altersabhänige Makuladegeneration. Springer, Berlin Heidelberg New York Tokyo

Holz FG, Sheraidah G, Pauleikhoff D, Bird AC (1994) Analysis of lipid deposits extracted from human macular and peripheral Bruch's membrane. Arch Ophthalmol 112:402–406

Lakowski R (1974) Effects of age on the 100-hue scores of red-green deficient subjects. Mod Probl Ophthalmol 13:124–129

Ohrloff C, Eckerskorn U (1989) Linse – physiologische Altersveränderungen, Kataraktentstehung und Katarakttherapie. In: Platt D, Hockwin O, Merté HJ (Hrsg) Handbuch der Gerontologie, Augenheilkunde, Bd 2. Fischer, Stuttgart New York, S 117–140

Pauleikhoff D, Harper CA, Marshall J, Bird AC (1990) Aging changes in Bruch's membrane. A histochemical and morphologic study. Ophthalmology 97:171–178

Pinckers A (1980) Color vision and age. Ophtalmologica 181:23–30

Reim M (1994) Augenheilkunde. Enke, Stuttgart

Shields MB, Krieglstein GK (1992) Glaukom. Springer, Berlin Heidelberg New York Tokyo

Weale RA (1982) A biography of the eye. Development, growth, age. HK Lewis, London

Young RW (1987) Pathophysiology of age-related macular degeneration. Surv Ophthalmol 31:291–306

Depressive Erkrankungen im Alter

I. HEUSER

49.1 Epidemiologie 441
49.2 Symptomatik 442
49.3 Pathogenese 443
49.4 Therapie 443
49.4.1 Pharmakotherapie 443
49.4.2 Therapieresistenz 446
49.4.3 Psychotherapie 447
49.5 Besondere Situationen 447
49.5.1 Wahnhafte Depression 447
49.5.2 Schlafstörungen 447
49.5.3 Ängstlich-depressive Mischzustände 448
49.6 Zusammenfassung 448
Literatur 449

Depressionen gehören neben den manischen und Angsterkrankungen zu den häufigsten affektiven Störungen. Leitsymptom ist eine anhaltende depressive Verstimmung mit Verminderung von Interesse und Freudfähigkeit. Weiterhin bestehen Veränderungen in der Psychomotorik, der Kognition, des Schlafes, des Appetits und der sexuellen Libido sowie ein allgemeines, häufig diffuses körperliches Unwohlsein und eine leichte Erschöpfbarkeit (s. die folgende Übersicht).

Symptome der Depression
1. Depressive Verstimmung, für die meiste Zeit des Tages,
2. deutlich vermindertes Interesse oder Freude an allen oder fast allen Aktivitäten, für die meiste Zeit des Tages,
3. deutlicher Gewichtsverlust (ohne Diät) oder Gewichtszunahme oder verminderter oder gesteigerter Appetit,
4. Schlaflosigkeit oder vermehrter Schlaf,
5. psychomotorische Unruhe oder Verlangsamung (durch andere beobachtbar),
6. Müdigkeit oder Energieverlust,
7. Gefühle von Wertlosigkeit oder übermäßige oder unangemessene Schuldgefühle,
8. verminderte Fähigkeit zu denken oder sich zu konzentrieren oder verringerte Entscheidungsfähigkeit,
9. wiederkehrende Gedanken an den Tod, wiederkehrende Suizidvorstellungen ohne genauen Plan, tatsächlicher Suizidversuch oder genaue Planung eines Suizids.

Nach den beiden wichtigsten, aneinander angeglichenen, internationalen Klassifikationssystemen (ICD-10, Dilling et al. 1991; DSM-IV, Saß et al. 1994) werden depressive Syndrome hinsichtlich

- Verlaufscharakteristika (z. B. episodisch oder chronifizierend),
- Schweregrad- und Merkmalscharakteristika (leicht, mittel, schwer, mit oder ohne psychotische Merkmale, mit oder ohne somatische Symptome, unipolar oder bipolar, d. h. mit oder ohne manische Episoden) und
- Auslösebedingungen (psychosoziale Belastungsfaktoren, medizinische Faktoren, wie andere Erkrankungen oder Medikamente)

in „major depression", Dysthymie, Anpassungsstörung einschließlich Trauerreaktion und sog. organisch-affektive Syndrome eingeteilt. Neben diesen hier nur verkürzt dargestellten Diagnosegruppen werden eine Fülle weiterer affektiver Syndrome klassifiziert, auf die aber nicht näher eingegangen wird, da das Erkennen eines therapiebedürftigen depressiven Syndroms für den klinisch praktizierenden Geriater von größerer Relevanz erscheint als eine filigrane Differenzierung desselben.

49.1 Epidemiologie

Depressive Syndrome gehören nach den dementiellen Syndromen zu den häufigsten psychiatrischen Erkrankungen im Alter. Während Einigkeit über eine altersabhängige Zunahme von Demenzerkrankungen besteht, sind die epidemiologischen Befunde für depressive Syndrome heterogen. Depressionen, welche die Kriterien für Major depression (vormals „endogene Depression" genannt) erfüllen, scheinen in der nichthospitalisierten Altenbevölkerung mit 1–5% im Vergleich zu der Altersgruppe der 45- bis 65jährigen (12–16%) eher niedrig (Newman et al. 1998; Helmchen et al. 1996). Werden allerdings Bewohner von Altenpflegeheimen oder ältere Patienten internistischer oder chirurgischer Abteilungen in Allgemeinkrankenhäusern untersucht, so findet sich mit 10–50% eine hohe Rate von Major depression

(Schumacher et al. 1997). Darüber hinaus sind chronifizierte, mildere (z. B. Dysthymie) depressive Syndrome, die erheblich Lebensqualität und Alltagskompetenz vermindern können und somit behandlungsbedürftig sind, in der zu Hause lebenden Altenbevölkerung (13–20%) häufig anzutreffen.

Wenn auch die Kausalbeziehungen noch nicht ausreichend verstanden sind, so weisen epidemiologische Studien klar auf eine statistisch signifikant erhöhte allgemeine Morbidität und Mortalität – v. a. für Herz-Kreislauf-Erkrankungen – depressiver Patienten hin. Darüber hinaus ist jedem Kliniker die dubiose Prognose eines Patienten, der im Rahmen einer anderen typischen Alterserkrankung, wie z. B. Diabetes mellitus, Parkinson-Erkrankung, zerebraler Insult oder Herzinfarkt noch zusätzlich an einer Depression leidet, gut bekannt. Das heißt: Depressive Syndrome aggravieren andere Erkrankungen, möglicherweise stellen sie sogar einen unabhängigen Risikofaktor für Herz-Kreislauf-Erkrankungen dar (Lederbogen et al. 1999).

In den westlichen Industrienationen wurde mit steigender Lebenserwartung ein alarmierender Trend festgestellt: Ältere Personen haben die höchste Suizidrate von allen Altersgruppen. 1991 veröffentlichte das National Center for Health Statistics in den USA eine Rate von 28/100 000 erfolgten Suiziden in der Altersgruppe der 80- bis 84jährigen, in der Gruppe der 30- bis 34jährigen waren es 15,4/100 000. Entgegen intuitiver Vorannahmen erbrachten psychologische Autopsien, daß die Mehrzahl der an Suizid verstorbenen Hochbetagten

1. zum ersten Mal in ihrem Leben an einer Depression erkrankt waren (sog. „late-onset"-Depression bzw. „Involutionsdepression"),
2. die Symptomatik eher milde ausgeprägt war und
3. die Depression deutlich seltener als bei Suizidopfern der jüngeren Altersgruppe durch eine Abhängigkeitserkrankung bzw. eine Persönlichkeitsstörung kompliziert war.

Zusammenfassend: Depressive Syndrome sind im Alter häufig, gehen mit erhöhter allgemeiner Morbidität und Mortalität einher, verschlechtern die Prognose anderer Erkrankungen und bergen ein hohes Suizidrisiko.

49.2 Symptomatik

Im angloamerikanischen Raum sind eine Fülle von Checklisten als Screeninginstrumente, Selbst- und Fremdbeurteilungsfragebögen, Angehörigenbeurteilungsbögen und standardisierte Interviews für das Assessment psychischer Störungen im Alter, insbesondere für Depression und Demenz, entwickelt worden (zur Übersicht siehe Burns et al. 1999). Im deutschsprachigen Raum hat sich u. a. als Screeninginstrument das Brief Assessment Interview für depressive und dementielle Syndrome bei Älteren bewährt (Weyerer et al. 1990).

Depressive Erkrankungen bleiben bei älteren Menschen häufig unerkannt, da ältere Patienten meist nicht spontan über ihre depressive Verstimmung berichten und Gefühle von Traurigkeit und Hoffnungslosigkeit eher herunterspielen. Daher ist es bei älteren Patienten besonders wichtig, gezielt nach diesen Beschwerden zu fragen. Es ist zu berücksichtigen, daß viele ältere Patienten eher über Schmerzen und andere körperliche Beschwerden, Nervosität und erhöhte Reizbarkeit klagen als über affektive Beschwerden. Nach dem klinischen Eindruck scheinen ältere Patienten auch stärker unter Schlafstörungen, Agitiertheit und Hypochondrie sowie somatischen Angstsymptomen und Appetitlosigkeit zu leiden und weniger Symptome wie Depersonalisation und Schuldgefühle zu zeigen. Systematische Studien hierzu fehlen jedoch.

Kompliziert wird die diagnostische Einschätzung durch die häufiger bei älteren Patienten vorliegenden kognitiven Beeinträchtigungen.

In einer Studie von Schumacher et al. (1997) traten bei 15–24% der Bewohner von Altenpflegeheimen kognitive Beeinträchtigungen im Rahmen depressiver Störungen auf. Gelegentlich können kognitive Einbußen sogar ganz im Vordergrund der Beschwerden einer Depression stehen, sog. „Pseudodemenz" (besser: „depression-related cognitive deficits"/DRCD). Bei einer solchen Konstellation besteht die Gefahr, daß kognitive Leistungsstörungen als Symptome einer depressiven Erkrankung nicht erkannt werden und deshalb die zugrunde liegende Depression, wenn überhaupt, erst spät einer Behandlung zugeführt wird. Außerdem ist die Wahrscheinlichkeit, daß ein Patient gleichzeitig unter einer Depression und einer Demenzerkrankung leidet mit 20–30% hoch.

Neuere Untersuchungen befassen sich besonders mit der Frage, ob Depression als Vulnerabilitätsfaktor für eine spätere Alzheimer-Demenz zu erachten ist. Eine große epidemiologische Studie an fast 1400 Personen über 65 Jahren findet, daß für das Auftreten eines depressiven Syndroms nur dann eine hohe Wahrscheinlichkeit besteht, wenn eine dementielle Erkrankung bereits eingesetzt hat; d.h. depressive Syndrome sind eher als Frühsymptom einer Demenz denn als Prädiktor für eine Demenz anzusehen (Chen et al. 1999). Eine andere Längsschnittstudie über 12 Jahre an fast 3000 älteren Einwohnern von New Haven/USA findet, daß depressive Symptomatik bzw. Depression ohne DRCD das Risiko einer Demenz nicht erhöht. Allerdings findet sich eine erhöhte Wahrscheinlichkeit für Demenz, sobald die Depression in der akuten Phase von kognitiven Beeinträchtigungen begleitet ist (Bassuk et al. 1998).

Zusammenfassend: Depressive Syndrome bei Älteren sind nicht selten mit kognitiven Beeinträchtigungen vergesellschaftet – besonders wenn es sich um eine sog. Late-onset-Depression handelt. Außerdem gibt es eine nicht unerhebliche Zahl von Patienten, die gleichzeitig unter einer Depression und einer primären Demenz leiden.

49.3 Pathogenese

Die Ätiopathogenese depressiver Erkrankungen ist noch nicht geklärt. Ein multikausales Bedingungsgefüge aus genetischen, neurochemischen und sozialen Faktoren wird angenommen.

Als Risikobedingungen für das Auftreten einer Depression im höheren Lebensalter werden altersassoziierte neuronale Veränderungen wie abnehmende Rezeptorsensitivität, vermehrte Aktivität des Enzyms Monoaminoxidase, gestörte Feedbackregulation neuroendokriner Systeme und/oder morphologisch-strukturelle Neurodegeneration vermutet; hier besteht aber noch ein erheblicher Forschungsbedarf.

Ausgehend von Befunden neuerer MRT-Studien, in denen subkortikale und periventrikuläre Marklagerveränderungen und subkortikale Läsionen der grauen Substanz, besonders im Bereich der Basalganglien, bei Patienten mit Late-onset-Depression nachgewiesen werden konnten, wurde die Hypothese einer sog. „vaskular depression" aufgestellt. Diese besagt, daß zerebrovaskuläre Erkrankungen bei manchen älteren Patienten einer Depression ursächlich vorausgehen oder für die Chronifizierung bzw. Therapieresistenz einer depressiven Erkrankung verantwortlich sind. Es wird davon ausgegangen, daß die tiefen Marklager- und die subkortikalen Veränderungen der grauen Substanz durch Läsionen der kleinen Endarterien wie der A. lentikulostriata und der medullären Arterien hervorgerufen werden. Solche vaskulären Läsionen, die sich auf dem Boden einer lange bestehenden arteriellen Hypertension oder eines Diabetes mellitus einstellen können, unterbrechen möglicherweise neuronale Verbindungen und resultieren phänotypisch in einer Depression. Dieses Konzept der Vaskular depression und die Rolle des Basalgangliensystems bei Late-onset-Depression sind z. Z. Gegenstand intensiver neurobiologischer Depressionsforschung.

Weitere wichtige Risikofaktoren für die Entstehung einer Depression im höheren Lebensalter sind v. a. sensomotorische Beeinträchtigungen oder Behinderungen, chronische internistische, neurologische oder orthopädische Erkrankungen sowie ein ausgedünntes oder nicht mehr vorhandenes soziales Netz (Roberts et al. 1997). Ähnlich wie bei depressiven Erkrankungen im jüngeren Lebensalter sind auch im Senium Frauen im Verhältnis 2:1 häufiger betroffen. Depressive Episoden in der Vergangenheit erhöhen die Wahrscheinlichkeit für das Auftreten weiterer Episoden. Anders als bei Depressionen, die zum ersten Mal im mittleren Lebensalter auftreten („early-onset"-Depression), scheinen bei der Late-onset-Depression soziodemographische Faktoren, wie Bildung oder Vermögen und genetische Faktoren (positive Familienanamnese), nur eine untergeordnete Rolle zu spielen.

49.4 Therapie

49.4.1 Pharmakotherapie

Im November 1991 fand am National Institute of Health in den USA eine Konsensuskonferenz zum Thema „diagnosis and treatment of depression in late life" statt. Eine Metaanalyse von über 3000 Studien zum Outcome einer antidepressiven Behandlung – in der überwiegenden Mehrzahl handelte es sich dabei um Medikamentenstudien – erbrachte das erschreckende Bild, daß nur ca. 90 Studien mit einer Gesamtzahl von knapp 4200 Personen an Patienten des Altersbereichs zwischen 55 und 75 Jahren durchgeführt worden waren. 2 Studien mit insgesamt nur 24 Patienten befaßten sich mit antidepressiver Pharmakotherapie bei den 80- bis 85jährigen, Studien an sehr alten (>85 Jahre) depressiven Patienten lagen überhaupt nicht vor. Darüber hinaus kam der klinisch „typische" ältere depressive Patient, also multimorbid und im Durchschnitt mit 3–5 Medikamentenverordnungen versorgt, überhaupt nicht vor. Trotz vielfältiger – auch im europäischen Raum – groß angelegter „awareness"-Programme zur Depression im höheren Lebensalter hat sich an dem Mangel richtungsweisender Therapiestudien bis heute wenig geändert. Die nachfolgenden Therapievorschläge stellen somit unter Berücksichtigung altersrelevanter pharmakologischer Aspekte eine Extrapolation dessen dar, was über Depressionsbehandlung von jüngeren Patienten bekannt ist.

Für alle Antidepressiva gilt mehr oder weniger, daß ein klinisch relevanter antidepressiver Effekt erst nach ca. 10–21 Tagen eintritt, bei älteren, multimorbiden Patienten, bei denen eine langsame Aufdosierung erfolgen sollte, können bis zu 4 Wochen vergehen, bevor die gewünschte Wirkung einsetzt.

Besonders wichtig bei der Therapie älterer multimorbider Patienten, die mit mehreren verschiedenen Pharmaka behandelt werden, sind Medikamentenwechselwirkungen, die aufgrund der Metabolisierung über das hepatische Zytochrom-P-450-Enzymsystem zustande kommen. Es empfiehlt sich, in entsprechenden Standardwerken (z. B. „Arzneimittelwechselwirkungen") diesbezüglich nachzuschlagen.

Aufgrund der allgemein erhöhten Empfindlichkeit geriatrischer Patienten gegenüber Substanzen jedweder Art, wegen der häufig vorliegenden Multimorbidität und wegen der hohen Anzahl insgesamt verordneter Medikamente ist die antidepressive Behandlung nach dem Motto „start low, go slow" durchzuführen; besonders die Aufdosierung muß langsam erfolgen. Trotz der schwierigen Situation bei diesen Patienten sollte sich der Arzt aber nicht zu einem zu „defensiven" antidepressiven Therapieversuch mit zu geringen Dosen eines Antidepressivums verleiten lassen.

Eine – nicht nur orientierende – internistisch-neurologische Untersuchung und ggf. „Medikamentensanierung" einschließlich EKG und Routinelabor sollten vor Beginn einer antidepressiven Medikation bei älteren Patienten vorliegen. Besonders wichtig in diesem Zusammenhang ist eine sorgfältige Medikamentenanamnese, da bestimmte Substanzen, die bei Älteren häufig eingesetzt werden, selbst depressiogen wirken können. Dazu gehören v. a. β-Blocker der älteren Generation (z. B. Propanolol), bestimmte Antihypertensiva (z. B. Clonedin), steroidale Antiphlogistika (Kortison) sowie – aus dem Psychopharmakabereich – Neuroleptika. Diese Liste ist aber bei weitem nicht erschöpfend.

Die Wahl des einzusetzenden Antidepressivums richtet sich nach dessen Nebenwirkungsprofil sowie ggf. nach früheren Erfahrungen des Patienten mit dem jeweiligen Medikament.

In der klinischen Praxis werden Antidepressiva nach folgenden Gruppen unterschieden:

Klassische, trizyklische Antidepressiva (TZA)

Hierzu zählen z. B. Amitriptylin, Nortriptylin, Imipramin, Desipramin, Doxepin, Trimipramin. Ihre antidepressive Wirkung entfalten diese Substanzen aufgrund einer kombinierten Noradrenalin-Serotonin-Wiederaufnahmehemmung. Zusätzlich haben sie anticholinerg-antimuskarinerge, antihistaminerge sowie α_1-antiadrenerge Effekte, aus denen sich auch ihr Nebenwirkungsprofil ableiten läßt.

Von den meisten TZA ist eine sedierende Wirkung bekannt. Am ausgeprägtesten ist diese bei Amitriptylin, Doxepin und Trimipramin; Desipramin hingegen wirkt eher antriebssteigernd.

Eine durch TZA ausgelöste orthostatische Hypotonie ist nicht selten und kann besonders bei älteren Menschen zu Stürzen mit schwerwiegenden Folgen, z. B. einer Oberschenkelhalsfraktur, führen. Ein Schellong-Test mit Messung von Blutdruck und Puls im Stehen und Liegen sollte regelmäßig während der Behandlung erfolgen. Das Risiko einer orthostatischen Hypotonie ist unter Nortriptylin verglichen mit anderen TZA geringer.

Periphere anticholinerge Wirkungen (Mundtrockenheit, Akkomodationsstörungen, Miktionsstörungen, Obstipation) sind bei älteren Patienten besonders unangenehm, da die Sehkraft und die Funktionen des Gastrointestinal- und Urogenitaltrakts aufgrund des Alters schon eingeschränkt sein können. Potentiell gefährlicher sind aber die zentralen anticholinergen Wirkungen: Desorientiertheit und Verwirrtheitszustände mit innerer Unruhe und Agitiertheit bis hin zu deliranten Syndromen treten gerade bei älteren depressiven Patienten schneller, d. h. schon unter geringeren Dosierungen, auf. Das sekundäre Amin Desipramin hat die geringsten anticholinergen Nebenwirkungen, ist jedoch aufgrund der Antriebssteigerung nicht für jeden Patient geeignet. Prinzipiell sollten bei depressiven Patienten mit einer eindeutig vorliegenden Demenz TZA wegen ihrer zentralen anticholinergen Wirkungen nur sehr zurückhaltend, wenn überhaupt, eingesetzt werden.

Unter TZA kommen gehäuft Tachykardien (120–160 Schläge/min) vor, die mitunter eine Reduktion oder ein Absetzen des Medikaments erfordern. Die wichtigste Wirkung der TZA am Herzen aber ist die Verlangsamung der Überleitung. Aus diesem Grund dürfen bei vorbestehenden Überleitungsstörungen (AV-Block 2. bis 3. Grades, Links- und Rechtsschenkelblock) keine TZA gegeben werden. Gerade bei älteren Patienten sollte das EKG – auch bei unauffälligem Ausgangsbefund – halbjährlich unter TZA-Medikation kontrolliert werden.

In therapeutischen Dosen haben TZA eine antiarrhythmische, chinidinähnliche Wirkung; nur im toxischen Bereich (Plasmaspiegel!) können Arrhythmien auftreten. Die empfohlene Tagesdosis[1] liegt zwischen 150 und 250 mg.

Monoaminoxidase-(MAO-)Hemmer

Die MAO ist das wichtigste Enzym für den Abbau monoaminerger Neurotransmitter, wobei 2 Enzymunterformen (Typ A, Typ B) existieren. Die MAO-A

---

[1] Alle angegebenen „empfohlenen Tagesdosen" sind solche für „mittelalte", ansonsten gesunde, depressive Patienten. Bei geriatrisch und/oder multimorbiden Patienten können sie möglicherweise um bis zu 50 % niedriger liegen.

hat dabei eine Substratspezifität für Noradrenalin, Adrenalin und Serotonin; der enzymatische Abbau dieser biogenen Amine wird durch MAO-Hemmer blockiert und somit deren Neurotransmitterwirkung verstärkt.

Die Anwendung irreversibler MAO-Hemmer (Tranylcypromin) ist bei älteren, möglicherweise kognitiv eingeschränkten Patienten, besonders im ambulanten Bereich wegen der Notwendigkeit einer strikt einzuhaltenden tyraminfreien Diät, aber auch im stationären Bereich wegen schlechter Steuerbarkeit der Substanz deutlich eingeschränkt.

Neuere, selektive und reversible MAO-A-Hemmer wie Moclobemid (sog. RIMA) sind im gerontopsychiatrischen Bereich den klassischen MAO-Hemmern unbedingt vorzuziehen. Die wichtigsten Nebenwirkungen der MAO-Hemmer sind orthostatische Hypotension, Agitiertheit und Unruhe sowie Schlafstörungen. Insgesamt sind bei Anwendungen von RIMA diese Beschwerden weniger stark ausgeprägt, bei ausgeprägteren depressiven Syndromen scheinen diese aber auch weniger effektiv zu sein. Die empfohlene Tagesdosis von Moclobemid liegt bei 300–600 mg.

Selektive Serotoninwiederaufnahmehemmer (SSRI)

Der antidepressive Effekt der SSRI kommt durch deren Verstärkung der serotonergen Neurotransmission zustande. Typische Vertreter dieser Substanzklasse sind Fluoxetin, Paroxetin, Sertralin, Citalopram und Fluvoxamin. Gegenüber den TZA und den klassischen MAO-Hemmern liegt ihr Vorteil in einer deutlich geringeren kardialen und vaskulären Beeinflussung wegen fehlender bzw. nur geringer anticholinerger Nebenwirkungen. Auch die Gefahr einer kognitiven Beeinträchtigung ist bei SSRI nicht gegeben. Bei der überwiegenden Anzahl der mit SSRI behandelten Patienten kommt es, v. a. zu Beginn der Therapie, zu einer Antriebssteigerung, deshalb sollte die Substanz bevorzugt morgens gegeben werden. Allerdings reagieren auch ca. 20% der Patienten mit einer deutlichen Sedierung. Die häufig geklagten unerwünschten Wirkungen, die aber in der Regel nach Aufdosierung an Intensität abnehmen, sind gastrointestinale Beschwerden, Übelkeit, Unwohlsein und sexuelle Funktionsstörungen.

Alle SSRI hemmen mehr oder weniger stark unterschiedliche Komponenten des hepatischen Zytochrom-P-450-Enzymsystems, über das eine Fülle von Medikamenten metabolisiert wird. In der Gerontopsychiatrie hat sich Citalopram als selektivster SSRI und schwächster Zytochrom-P-450-Enzymhemmer als vergleichsweise sicher erwiesen. Fluoxetin hat, wie sein pharmakologisch aktiver Metabolit Norfluoxitin, eine sehr lange Halbwertzeit und ist daher besonders bei älteren Patienten wegen der schlechten Steuerbarkeit weniger zu empfehlen. Die empfohlene Tagesdosis für Fluoxetin, Citalopram und Paroxetin liegt zwischen 20 und 40 mg, für Fluvoxamin zwischen 150 und 300 mg, bei Sertralin zwischen 50 und 200 mg.

Serotonin- und Noradrenalinwiederaufnahmehemmer (SNRI)

Zu diese Substanzgruppe gehört Venlafaxin, ein potenter SNRI, der in niedriger Dosierung nur die Serotoninwiederaufnahme blockiert, in höheren Dosen auch die des Noradrenalins. Zumindest bei jüngeren Erwachsenen hat Venlafaxin in mittlerer bis hoher Dosierung auch bei schweren Depressionen einen guten Effekt gezeigt. Besonders günstig erscheint hierbei die Substanz bei Patienten mit psychomotorischer Hemmung, Hypersomnie und Übergewicht zu sein. Venlafaxin hat keine anticholinergen und kardiovaskulären Nebenwirkungen, es führt nicht zur Sedierung. Unerwünschte Wirkungen sind, v. a. zu Beginn, Appetitlosigkeit, Übelkeit, sexuelle Funktionsstörung, Schlafstörung und Unruhe, bei hoher Dosierung auch Hypertonie, Kopfschmerzen und schwere Agitiertheit. Die empfohlene Tagesdosis liegt bei 150–375 mg.

Noradrenerge und spezifisch serotonerge Antidepressiva (NaSSA)

Hierzu gehört Mirtazapin, welches ebenfalls einen dualen Wirkmechanismus hat. Es ändert die noradrenerge und serotonerge Neurotransmission. Dies wird aber nicht durch Wiederaufnahmehemmung, sondern durch eine α_2-Rezeptorblockade erreicht. Zusätzlich hat Mirtazapin eine hohe Affinität zu Histaminrezeptoren. Im mittleren Dosisbereich (bis 45 mg) wirkt es sedierend, schlafanstoßend sowie anxiolytisch. Nachteil der Substanz ist – wie bei allen antihistaminergen Substanzen – die Gefahr der Gewichtszunahme. Vorteil wiederum ist ein geringes Interaktionspotential und ein insgesamt günstiges Nebenwirkungsprofil. Deshalb erscheint die Substanz besonders für ältere Patienten gut geeignet. Die empfohlene Tagesdosis liegt bei 15–60 mg.

Selektive Noradrenalinwiederaufnahmehemmer (SNI)

Reboxetin ist ein neues Antidepressivum, dessen therapeutischer Effekt durch eine potente und selektive Noradrenalin-Wiederaufnahmehemmung induziert wird. Erfahrungen mit dieser Substanz bei älteren multimorbiden Patienten sind noch nicht ausreichend vorhanden. Die Substanz scheint aber auch bei Patienten mit vorbestehenden kardiovaskulären Erkrankungen vergleichsweise gut verträglich. An unerwünschten Wirkungen kommen Mundtrockenheit, Obstipation, Tachykardie, vermehrtes Schwitzen, Kopfschmerzen, Insomnie, Nausea, Schwindel und sexuelle Funktionsstörungen vor. Bei Aufdosierung des Medikaments verschwinden diese aber in aller Regel. Die empfohlene Tagesdosis liegt bei 4–8 mg.

Andere Antidepressiva

Nefazodon ist ein neueres Antidepressivum, welches über einen kombinierten Serotoninantagonismus und gleichzeitig Rückaufnahmehemmung wirkt, es wird deshalb auch als dual-serotonerges Antidepressivum (DAS) bezeichnet. Es scheint gut geeignet bei Patienten mit ängstlich-agitierter Depression und Insomnie, weniger geeignet hingegen bei Patienten mit gehemmter Depression, Apathie und Rückzugsneigung. Nebenwirkungen sind hauptsächlich Somnolenz und selten Palinopsie (= Schlieren im Gesichtsfeld), in seltenen Fällen kann es bei Fehlen des Zytochromisoenzyms 2D6 durch Bildung des Metaboliten Meta-Chlorphenylpiperazin zu heftigem Schwindel, Benommenheit, Unruhe, Übelkeit und Schlaflosigkeit kommen. Die empfohlene Tagesdosis liegt bei 400–600 mg.

Mianserin ist ein Antidepressivum, welches durch seinen α_2-Antagonismus zu einer vermehrten noradrenergen Neurotransmission führt und nur eine geringe serotonerge, aber eine ausgeprägte antihistaminerge Wirkung hat. Mianserin wirkt sedierend, hat aber nicht die ansonsten für serotonerge Substanzen typischen unerwünschten Wirkungen.

Trazodon ist ein serotonerg wirksames Antidepressivum mit starkem α_1-Antagonismus und antihistaminergen Eigenschaften. Günstig, besonders für den gerontopsychiatrischen Bereich, erscheinen die fehlenden anticholinergen Nebenwirkungen. Allerdings muß bei dieser Substanz schon in niedriger Dosierung mit orthostatischen Hypotonien und einer starken Sedierung gerechnet werden. Dadurch eignet sich Trazodon in niedriger Dosierung (100 mg) zur Nacht gegeben gut als Einschlafhilfe.

Dauer der antidepressiven Behandlung

Die wenigen Studien, die bei älteren Patienten zu dieser Frage durchgeführt wurden, lassen die vorläufige Empfehlung zu, daß bei einer ersten depressiven Episode, die im Alter über 60 Jahren auftritt, die antidepressive Medikation über ca. 2 Jahre erfolgen sollte; bei früherem Absetzen scheint die Gefahr eines Rezidivs erhöht. Nach einer zweiten im Senium aufgetretenen depressiven Episode liegt die Empfehlung der Weiterbehandlung bei 2–5 Jahren, bei jeder weiteren Episode sollte die antidepressive Behandlung vermutlich lebenslang fortgeführt werden.

49.4.2
Therapieresistenz

Von Therapieresistenz spricht man dann, wenn 2 Antidepressiva über mindestens 4–6 Wochen in ausreichender Dosierung wirkungslos geblieben sind. Bei älteren Patienten allerdings mag diese Definition nicht ganz richtig sein, da im Alter gelegentlich längere Behandlungszeiten notwendig werden. Bevor man von Therapieresistenz spricht, sollte man sich vergewissern, daß die bisherige Behandlung adäquat und in ausreichender Dosierung vorgenommen wurde. Anschließend ist folgendes Vorgehen zu empfehlen:

1. Erhöhung der Dosis über die übliche Standarddosierung; dies sollte aber bei älteren Patienten nur in Ausnahmefällen erfolgen, da hohe Dosierungen meistens schlecht toleriert werden,
2. Verlängerung der Behandlungsdauer auf bis zu 12 Wochen; bei Patienten mit schweren Depressionen sollte man sich für diese Option aber nicht entscheiden, sondern
3. auf ein anderes Antidepressivum wechseln,
4. Augmentation mit Lithium,
5. Elektrokrampftherapie.

Die Rationale dieses Algorhythmus ist jedoch bei älteren Patienten bislang nicht ausreichend belegt (Baldwin u. Simpson 1997).

Augmentation

Bei Therapieresistenz kann eine zusätzliche Lithiumgabe einen potenzierenden therapeutischen Effekt haben. Eine Augmentation mit Lithium ist dann gerechtfertigt, wenn nach mindestens 4- bis 12wöchiger antidepressiver Therapie in ausreichend hoher Dosierung keine zufriedenstellende Wirkung eingetreten ist.

Lithiumkarbonat ist das bestuntersuchte und am häufigsten eingesetzte Lithiumsalz. Die Wirkung setzt schnell ein, und in den entsprechenden Dosierungen treten auch beim älteren Patienten kaum Nebenwirkungen auf. Zur Lithiumaugmentation werden Dosierungen zwischen 150 und 450 mg eingesetzt. Angestrebt werden Lithiumplasmaspiegel von 0,4–0,6 mmol/l. Lithium kann die serotonergen Effekte der SSRI verstärken und somit zu einem zentralen serotonergen Syndrom führen.

Die Augmentations- bzw. Adiuvanztherapie mit Trijodthyronin (T3) und Amphetaminderivaten, die gelegentlich bei jüngeren Patienten erfolgreich eingesetzt wird, sollte wegen potentiell gefährlicher Nebenwirkungen bis zum Vorliegen kontrollierter Studien hierzu bei älteren multimorbiden Patienten unterbleiben.

Elektrokrampftherapie (EKT)

Indikationen der EKT sind die psychotische Depression, die schwere gehemmte Depression und die therapieresistente Depression, v. a. bei multimorbiden Patienten. Die EKT ist in 50% der „herkömmlichen" therapieresistenten Fälle noch erfolgreich. Sie ist effektiv und verspricht einen häufig schnelleren Behandlungserfolg als die Pharmakotherapie. Ein Nachteil der Methode gerade beim älteren Menschen ist das Risiko von vorübergehend auftretenden Verwirrtheitszuständen, das mit steigender Anzahl der Behandlungen zunimmt (Williams et al. 1997).

49.4.3
Psychotherapie

Psychotherapeutische Verfahren können in Verbindung mit einer Antidepressivamedikation einen zusätzlichen Schutz vor Rückfällen bieten.

Gallagher-Thompson et al. (1990) konnten zeigen, daß eine Kurzzeitpsychotherapie über 16–20 h in einem Zeitraum von 4 Monaten nach der Akuttherapie einem Rezidiv innerhalb der nächsten 2 Jahre vorbeugt. Einen sehr guten Effekt bewiesen auch Gruppenpsychotherapien, von der gerade ältere Menschen, die unter Einsamkeit und Isolation leiden, profitieren. Ebenso erbrachte eine gut kontrollierte Verlaufsstudie über 3 Jahre, daß die Kombination von Nortriptylin und interpersoneller Psychotherapie (IPT) bei älteren Depressiven einer alleinigen antidepressiven Therapie oder Psychotherapie überlegen ist (Reynolds et al. 1999).

Speziell für ältere Depressive gibt es ausgearbeitete verhaltenstherapeutische Manuale, die besonders auf Aktivierung, Genußtraining, kognitive Strukturierung und Kommunikationstraining fokusieren (Hirsch et al. 1992).

49.5
Besondere Situationen

49.5.1
Wahnhafte Depression

Depressionen mit mittelschweren bis ausgeprägten psychotischen Merkmalen (wahnhafte Depression) sprechen häufig auf alleinige Gabe von Antidepressiva nicht an. In einem solchen Fall sollte vorübergehend ein hochpotentes Neuroleptikum bis zum Sistieren der psychotischen Symptome eingesetzt werden. Da ältere Menschen besonders suszeptibel gegenüber extrapyramidalmotorischen (EPS) unerwünschten Wirkungen der sog. klassischen Neuroleptika sind, sollten diese niedriger dosiert werden als bei jüngeren Patienten, z. B. 2–5 mg Haloperidol/Tag. Dabei ist zu beachten, daß Haloperidol anticholinerge Wirkungen hat.

Die sog. atypischen Neuroleptika, wie Olanzapin und Clozapin, sind nicht mit dem Auftreten von EPS als unerwünschte Wirkung belastet. Besonders bei psychotischen Symptomen im Rahmen der Parkinson-Erkrankung hat sich niedrigst dosiert (6–25 mg) Clozapin klinisch gut bewährt. Diese Substanz hat allerdings ausgeprägte anticholinerge Effekte, muß deshalb ausgesprochen vorsichtig dosiert werden. Die Erfahrungen mit Olanzapin, besonders im geriatrischen Bereich, sind noch nicht ausreichend, um hier Empfehlungen auszusprechen. Ähnlich wie Clozapin führt es zu einer dosisabhängigen Sedierung. Die anticholinergen Effekte scheinen bei Olanzapin etwas weniger ausgeprägt zu sein. Bei älteren Patienten sollte mit 5 mg Olanzapin zur Nacht begonnen werden, dann eine sehr vorsichtige und langsame Aufdosierung bis zu 20 mg erfolgen.

49.5.2
Schlafstörungen

Viele depressive Patienten leiden im Rahmen ihrer Erkrankung unter Ein- und Durchschlafstörungen, die es oft notwendig machen, vorübergehend eine Schlafmedikation zu verabreichen. Der Einsatz sedierender Antidepressiva in niedriger Dosierung zur Nacht gegeben hat sich durchaus bewährt: Amitriptylin (in unretardierter Form), Trimipramin oder Doxepin, jeweils 25–75 mg. Auf die anticholinergen unerwünschten Wirkungen muß geachtet werden.

Sedierende Neuroleptika mit geringen antidopaminergen und anticholinergen Wirkungen, wie z. B. Melperon oder Pipamperon, sind ebenfalls gute Alternativen. Von Benzodiazepinen als Hypnotika ist bei älteren Patienten wegen häufigen paradoxen Wirkungen, einer erhöhten Kumulationsgefahr und damit einer höheren Gefahr von Nebenwirkungen (Ataxie mit Sturzgefahr und kognitiver Verschlechterung) eher abzusehen. Eine ähnliche Zurückhaltung scheint auch bei den sog. Non-Benzodiazepin-Hypnotika, wie Zolpidem und Zopiclon angebracht, die zwar strukturchemisch verschieden von den Benzodiazepinen sind, aber über den gleichen Wirkmechanismus, nämlich am $GABA_A$-Rezeptor, ihre Effekte entfalten.

49.5.3
Ängstlich-depressive Mischzustände

In einer Präambel zum Entwurf der 4. Revision des DSM (1994) weisen die Autoren darauf hin, daß, ähnlich wie bei Kindern und Jugendlichen, die Psychopathologie Älterer sich jeweils weniger gut einer diagnostischen Kategorie affektiver Erkrankungen zuordnen läßt und daß insgesamt bei Älteren depressiv-ängstliche Mischzustände häufig sind. Dies entspricht auch der allgemeinen klinischen Erfahrung. Das gleichzeitige Vorliegen von sog. „somatischen" Angstsymptomen (Palpitation, Kurzatmigkeit, Übelkeit, Zittern und Schlafstörungen) und ein ausgeprägtes Gefühl der Besorgnis und Anspannung ist bei älteren Patienten eher die Regel. Da somatische und psychische Symptome von Angst und Depression sich bei Älteren häufig überlappen, kann in der klinischen Praxis oft eine entsprechende „eindeutige" diagnostische Zuordnung nicht geleistet werden.

Epidemiologische Untersuchungen lassen vermuten, daß der Großteil der „reinen" Angsterkrankungen im Alter phobische Störungen mit einer Prävalenz von ca. 5% und die generalisierte Angststörung mit Prävalenzwerten zwischen 0,7 und 7% darstellen. Es ist auch gezeigt worden, daß die Prävalenz von „reinen" Angststörungen mit dem Alter deutlich abnimmt.

Nach sorgfältiger, allgemeinmedizinischer Abklärung einschließlich Medikamentenanamnese zum Ausschluß verursachender oder unterhaltender Faktoren, sollte die Angststörung bei Älteren nicht bagatellisiert sondern spezifisch behandelt werden.

Phobische Störungen sollten in erster Linie verhaltenstherapeutisch behandelt werden. Die Wirksamkeit expositionsorientierter Verfahren ist dabei gut belegt. Durch diese wird das Vermeidungsverhalten aufgegeben, es kommt zur Wiederannäherung an den angstauslösenden Stimulus. Der Patient erlebt das Abklingen der Angst durch den Verbleib in der Situation. Er erfährt, daß die von ihm antizipierten Katastrophen nicht eintreten. Die Exposition kann graduiert oder massiert, therapeutenbegleitet oder in Eigenregie durchgeführt werden. Insgesamt bedarf sie aber, wie alle psychotherapeutischen Verfahren, einem hohen Anteil an Eigenmotivation und setzt ein bestimmtes Maß an kognitiver und motorischer „Beweglichkeit" voraus.

Bei der generalisierten Angststörung haben sich in kontrollierten Studien die längerfristige Gabe der Antidepressiva Imipramin, Paroxetin und Trazodon als wirksam erwiesen. Auch die Gabe des nichtsedierende Anxiolytikums Buspiron hat sich bewährt. Buspiron, ein $5HT_{1A}$-Partialagonist erscheint gerade für ältere, komorbide Patienten, die zusätzlich noch andere Medikamente erhalten, gut verträglich. Das Medikament hat eine geringe Halbwertszeit und muß daher bis zu 4mal täglich eingenommen werden. Als Dosierung sind 20–40 mg/Tag bei älteren Patienten ausreichend. Der Wirkungseintritt erfolgt nach ca. 1–3 Wochen. Mögliche Nebenwirkungen sind Übelkeit, Schwindel, Kopfschmerzen und Müdigkeit. Buspiron erscheint ebenfalls gut geeignet bei agitierten, ängstlichen Patienten mit einer Demenz. Nachteil dieser Substanzen ist, daß sie akut nicht so zuverlässig und anxiolytisch wirken wie Benzodiazepine.

Zur Kupierung akuter Angst sind Benzodiazepine die Medikamente erster Wahl. Prinzipiell sollten Benzodiazepine nur vorübergehend wegen der Gefahr der Entwicklung eines Abhängigkeitssyndroms eingesetzt werden, im speziellen sind sie bei älteren und multimorbiden Patienten mit erheblichen unerwünschten Wirkungen belastet (s. oben).

Psychotherapeutisch ist bei der generalisierten Angststörung v.a. die kognitive Verhaltenstherapie erfolgversprechend. Der Patient soll Techniken erlernen, um die unangemessenen angstinduzierenden und angsterhaltenden Kognitionen abzubauen. Entspannungsverfahren sind ebenfalls hilfreich, um das erhöhte Erregungsniveau zu reduzieren.

49.6
Zusammenfassung

Depressive Syndrome haben in der Altenbevölkerung eine hohe Prävalenz und Inzidenz. Ein großer Prozentsatz der Betroffenen hat zusätzlich noch 2–3 Diagnosen aus dem allgemeinmedizinischen Bereich und nimmt bis zu 5 verschiedene Medikamente ein. Chronische sensomotorische Behinderungen und ein ausgedünntes soziales Netz erhöhen zusätzlich die Krankheitsbürde dieser multimorbiden Patienten.

Da eine Depression nicht nur die Prognose anderer vorliegender Erkrankungen verschlechtert, sondern möglicherweise sogar einen unabhängigen Risikofaktor besonders für Herz-Kreislauf-Erkrankungen darstellt, ist es wichtig, ein depressives Syndrom bei älteren Patienten rasch zu erkennen, ernst zu nehmen und effizient zu behandeln.

Neben einer ausführlichen Anamnese, einschließlich der Medikamenten- und Sozialanamnese, ist eine gründliche neurologische und internistische Untersuchung unerläßlich. Die Behandlung anderer Erkrankungen ist zu optimieren und eine Medikamentensanierung durchzuführen.

Der Gesamtbehandlungsplan einer Depression beinhaltet immer ein kombiniertes pharmakotherapeutisches und psychotherapeutisches Vorgehen.

Neuere Antidepressiva sollten aufgrund der fehlenden oder sehr geringen anticholinergen unerwünschten Wirkungen, gegenüber den klassischen trizyklischen Antidepressiva bevorzugt eingesetzt werden. Bei wahnhafter Depression sollten stark anticholinerg wirksame Neuroleptika unbedingt vermieden werden. Zu empfehlen sind statt dessen vorübergehend niedrig dosiert hochpotente klassische Neuroleptika, wie Haloperidol oder, ebenfalls niedrig dosiert, atypische Neuroleptika. Eine verhaltenstherapeutische Unterstützung, besonders zum Aufbau von Aktivitäts- und Kommunikationsplänen sowie zur Förderung von Alltagskompetenz und Genußfähigkeit ist hierbei besonders wichtig.

Die Behandlung eines multimorbiden älteren depressiven Patienten erfordert ein hohes Maß an Geduld und Kompetenz, hier ist der Arzt „ganzheitlich" gefordert.

Literatur

Baldwin RC, Simpson S (1997) Treatment resistant depression in the elderly: A review of its conceptualisation, management and relationship to organic brain disease. J Affect Disord 46:163–173

Bassuk SS, Berkman LF, Wypij D (1998) Depressive symptomatology and incident cognitive decline in an elderly community sample. Arch Gen Psychiatry 55:1073–1081

Burns A, Lawlor B, Craig S (1999) Assessment scales in old age psychiatry. Martin Dunitz, London

Chen P, Ganguli M, Mulsant BH, DeKosky ST (1999) The temporal relationship between depressive symptoms and dementia. A community-based prospective study. Arch Gen Psychiatry 56:261–266

Dilling H, Mombour W, Schmidt MH (1991) Internationale Klassifikation psychischer Störungen, ICD-10, Kap. V (F). Huber, Bern Göttingen Totonto

Gallagher-Thompson D, Hanley-Peterson P, Thompson LW (1990) Maintenance of gains versus relapse following brief psychotherapy for depression. J Consult Clin Psychol 58:371–374

Helmchen H, Baltes MM, Geiselmann B et al. (1996) Psychische Erkrankungen im Alter. In: Mayer KU, Baltes PB (Hrsg) Die Berliner Altersstudie. Akademie Verlag, Berlin, S 185–219

Hirsch RD, Bruder J, Radebold H, Schneider HK (1992) Multimorbidität im Alter – Herausforderung für die Psychotherapie. Huber, Bern Göttingen Toronto

Lederbogen F, Deuschle M, Heuser I (1999) Depression: ein kardiovaskulärer Risikofaktor? Internist 40:1119–1121

Newman SC, Sheldon CT, Bland RC (1998) Prevalence of depression in an elderky community sample: A comparison of GMS-AGECAT and DSM-IV diagnodtic criteria. Psychol Med 28:1339–1345

Reynolds CF, Frank E, Perel JM et al. (1999) Nortriptyline and interpersonal psychotherapy as maintenance therapies for recurrent major depression: A randomized controlled trial in patients older than 59 years. JAMA 281:39–45

Roberts RE, Kaplan GA, Shema SJ, Strawbridge WJ (1997) Does growing old increase the risk for depression? Am J Psychiatry 154:1384–1390

Saß H, Wittchen H-U, Zaudig M (1998) Diagnostisches und Statistische Manual Psychischer Störungen (DSM-IV). Hogrefe, Göttingen Bern Toronto Seattle

Schumacher J, Zedlick D, Frenzel D (1997) Depressivität und kognitive Beeinträchtigungen bei Altenpflegeheim-Bewohnern. Z Gerontol Geriatr 30:46–53

Stahl SM (1999) Psychopharmakologie der Antidepressiva. Martin Dunitz, London

Weyerer S, Geiger-Kabisch C, Kröper C, Denzinger R, Platz S (1990) Die Erfassung von Demenz und Depression mit Hilfe des Brief-Assessment-Interviews (BAI): Ergebnisse einer Reliabilitäts- und Validitätsstudie bei Altenheimbewohnern in Mannheim. Z Gerontol 23:205–210

Williams JH, O'Brien JT, Cullum S (1997) Time course of response to electroconvulsive therapy in elderly depressed subjects. Int J Geriatr Psychiatry 12:563–566

Diabetes mellitus

J. BRÜCKEL

50.1 Epidemiologie 450
50.2 Pathogenese 451
50.3 Klinik 451
50.4 Diagnostik 451
50.4.1 Laborwerte 451
50.4.2 Weiterführende Diagnostik 452
50.5 Hypo- und hyperglykämische Stoffwechselentgleisungen 453
50.6 Behandlung 453
50.6.1 Therapieziel 453
50.6.2 Basis: Diät, körperliche Aktivität, Schulung 454
50.6.3 Medikamentöse Therapie 454
50.6.4 Hilfsmittel, Monitoring 456
50.6.5 Modifikation des vaskulären Risikoprofils 456
50.7 Zusammenfassung 457
Literatur 457

Der Diabetes mellitus ist eine häufige Erkrankung, deren Bedeutung in den westlichen Industriestaaten den Stellenwert einer Volkskrankheit hat und eine erhöhte Morbidität und Mortalität verursacht. Die durch einen Diabetes mellitus verursachten Kosten sind enorm und betragen in Europa ca. 10% der Gesundheitsbudgets. Etwa 85% dieser Kosten müssen für diabetische Folgeerkrankungen aufgebracht werden. Die Lebenserwartung ab Diagnosestellung im mittleren Lebensalter ist um ca. $1/3$ bzw. 5–10 Jahre reduziert. Die Gesamtmortalität alter Menschen wird durch einen Diabetes mellitus auf das 2- bis 5fache erhöht (Croxon et al. 1994).

Etwa 95% der diabetischen Patienten im höheren Lebensalter werden als Diabetes mellitus Typ 2 (früher Diabetes mellitus Typ II oder „non-insulin-dependent diabetes mellitus"/NIDDM) eingestuft. Die folgenden Abschnitte beziehen sich daher auf den Typ-2-Diabetes, der allerdings auch in sich ein heterogenes Krankheitsbild mit unterschiedlichen, größtenteils noch unbekannten ätiopathogenetischen Faktoren darstellt. Der Typ-2-Diabetes ist somit eine Ausschlußdiagnose anderer, klarer umschriebener Diabetesformen und umfaßt ein breites Spektrum von einer vorwiegenden Insulinresistenz mit relativem Insulinmangel bis hin zu einem vorwiegenden Defekt der Insulinsekretion mit begleitender Insulinresistenz (American Diabetes Association 1997). Die Betroffenen unterscheiden sich darüber hinaus u. a. bezüglich

- des Alters,
- der Dauer und des Schweregrads der Glukosestoffwechselstörung,
- dem Vorliegen mikro- oder makrovaskulärer Folgeerkrankungen,
- der Komorbidität,
- der Relevanz der Erkrankung für Gesamtprognose und Lebenqualität,
- dem psychosozialen Umfeld und
- der Fähigkeit und Bereitschaft zu der Behandlung ihres Diabetes beizutragen.

Hieraus ergibt sich die Notwendigkeit eines ausgeprägt individuellen Vorgehens bei der Diagnostik und in der Therapie.

50.1 Epidemiologie

Die Prävalenz eines Diabetes mellitus nimmt mit dem Alter zu. Ältere Menschen sind ein Hochrisikokollektiv für einen Diabetes mellitus. Die höchste Diabetesprävalenz liegt um das 70. Lebensjahr (Harris et al. 1987). Mindestens $2/3$ der Diabetiker in Deutschland ist über 60 Jahre alt. In der Altersgruppe der 61- bis 70jährigen ist in Deutschland eine Diabetesprävalenz von ca. 18–25% anzunehmen. Die Gesamtzahl der an einem Diabetes erkrankten Menschen in Deutschland wird mit ca. 4 Mio. angegeben. Einige Schätzungen gehen aber von deutlich höheren Zahlen aus; genaue epidemiologische Daten liegen nicht vor. Die vorliegenden Daten aus Screeninguntersuchungen belegen eine hohe Dunkelziffer. Die tatsächliche Diabetesprävalenz ist in allen Altersgruppen etwa doppelt so hoch, wie der Anteil der diagnostizierten Patienten (Harris 1993).

50.2 Pathogenese

Das Blutzuckerniveau steigt im Alter langsam aber signifikant an. Pro Dekade erhöht sich das Nüchternblutzuckerniveau um ca. 1 mg/dl und der Zweistundenwert in einer 75g-OGTT (oraler Glukosetoleranztest nach WHO) um 6–13 mg/dl (Davidson 1979). Die Entwicklung einer gestörten Glukosetoleranz wird von einigen Autoren als teilweise physiologischer Prozeß gedeutet, die Entwicklung zu einem manifesten Diabetes mellitus ist dies aber keineswegs.

In Verbindung mit alterstypischen Veränderungen des endokrinen Milieus verändert sich die Körperzusammensetzung mit einer Abnahme der „lean body mass" und der Entwicklung einer v. a. die muskuläre Glukoseaufnahme betreffenden Insulinresistenz bei einer mit zunehmendem Alter häufigeren Einschränkung der Insulinsekretion (Jackson 1990). Weitere Risikofaktoren sind eine überkalorische Ernährung in früheren Lebensdekaden, abnehmende körperliche Aktivität, die zunehmende Häufigkeit anderer Erkrankungen und diabetogene Nebenwirkungen von Medikamenten (s. nachfolgende Übersicht).

Häufiger verwandte Medikamente mit blutzuckersteigernden Wirkungen

- Hormone: Glukokortikoide, Östrogene, Gestagene,
- Diuretika: insbesondere Thiazide, weniger Schleifendiuretika,
- β-Blocker,
- Sympathomimetika,
- Psychopharmaka: Neuroleptika, insbesondere Phenothiazine, Lithium,
- Isoniazid,
- Nikotinsäure,
- zuckerhaltige Präparationen.

50.3 Klinik

Das Spektrum der klinischen Manifestationen eines Diabetes mellitus reicht von völliger Symptomfreiheit bis hin zu verheerenden Bildern voll ausgeprägter diabetischer Folgeerkrankungen (s. untenstehende Übersicht). Die Symptome der Hyperglykämie sind bei einem Typ-2-Diabetes häufig lange unspezifisch und führen zu einer späten Diagnosestellung mit einer in der Regel mehrere Jahre betragenden prädiagnostischen Erkrankungsdauer. In der „UK Prospective Diabetes Study" erfolgte die Diagnose bei >1000 Patienten mit einem Durchschnittsalter von 52 Jahren nur in knapp über 50% der Fälle aufgrund typischer Hyperglykämiesymptome, in fast 30% hingegen inzidentell. Bei fast 18% der Patienten führten Infektionen oder bereits vorliegende Folgeerkrankungen insbesondere Augenhintergrundsveränderungen zur Diagnose eines Diabetes mellitus Typ 2 (Turner 1988).

Es ist davon auszugehen, daß der Anteil der zufällig oder über Infektionen und Folgeerkrankungen diagnostizierten Diabetiker in höheren Altersgruppen noch höher ist, da klassische Krankheitszeichen wie Polyurie, Polydipsie und Gewichtsverlust bei Exsikkose durch die mit dem Alter ansteigende Nierenschwelle für die Glukosurie noch später auftreten und alte Menschen häufig ein herabgesetztes Durstempfinden haben.

Klinik des Diabetes mellitus

- Typische Symptome der chronischen Hyperglykämie:
  - Polyurie, Polydipsie, Gewichtsverlust;
- unspezifische oft fehlgedeutete Symptome der Hyperglykämie:
  - Schwäche, Müdigkeit, nachlassende Leistungsfähigkeit,
  - Schlafstörungen, Inkontinenz,
  - Depression, nachlassende kognitive Fähigkeiten,
  - Sehstörungen, Katarakt,
  - Wundheilungsstörungen, Infektionen (v. a. urogenital);
- Symptome von Folgeerkrankungen (mikro- und makrovaskulär):
  - Retinopathie, Nephropathie, Neuropathie,
  - Hypertonie, koronare Herzkrankheit (KHK), Myokardinfarkt,
  - arterielle Verschlußkrankheit (AVK), Perfusionsstörungen, Apoplex,
  - diabetisches Fußsyndrom,
  - Nerven-Engpass-Syndrome;
- Symptome der hyperglykämischen Stoffwechselentgleisung:
  - Verwirrtheitszustände, Bewußtseinstrübung,
  - diabetisches Koma (in der Regel hyperosmolar).

Oligosymptomatische und unspezifische Präsentationsformen sind in höheren Altersgruppen häufig und erfordern eine besondere ärztliche Aufmerksamkeit. Eine Früherkennung ist nur durch ein regelmäßiges Screening, bei Vorliegen von Risikofaktoren jährlich, realisierbar.

50.4 Diagnostik

50.4.1 Laborwerte

Die Diagnose eines Diabetes mellitus ist zu stellen, wenn die Glykämie bestimmte Grenzwerte überschreitet, die von einer Expertenkommission als pathologisch definiert wurden (American Diabetes Association 1997). Diese Werte sind geschlechts- und altersunabhängig definiert (Tabelle 50-1).

Tabelle 50-1. Diagnosekriterien eines Diabetes mellitus

	Plasmaglukose mg/dl (mmol/l)		
	Nüchtern	Zweistundenwert 75g = WHO-OGTT	Unter nicht definierten Bedingungen
Normal	< 110 (6,1)	< 140 (7,8)	–
Gestörter Glukose-stoffwechsel	≥ 110 (6,1) und < 126 (7,0) = IFG/gestörte Nüchternglukose	≥ 140 (7,8) und < 200 (11,1) = IGT/gestörte Glukosetoleranz	–
Diabetes mellitus[a]	≥ 126 (7,0)	≥ 200 (11,1)	≥ 200 (11,1) *und* klassische Symptome wie Polyurie, Polydipsie und unklarer Gewichtsverlust

[a] Diese Kriterien sollten an einem weiteren Tage bestätigt werden, sofern keine eindeutige Hyperglykämie mit Stoffwechseldekompensation vorliegt.

Das Ziel der Diagnostik bzw. eines Screenings sollte allerdings bei alten und sehr alten Menschen nicht sein, eine maximale Sensitivität in der Erkennung von Glukosestoffwechselstörungen zu erreichen, sondern vielmehr die manifest therapiebedürftigen Patienten zu erfassen. Die diagnostischen Kriterien sind insbesondere im geriatrischen Kontext nicht mit der Indikation zur Therapie bzw. Behandlungszielen gleichzusetzen. Die Behandlungsindikation wird bei Nüchternblutzuckerwerten 140 mg/dl (< 7,8 mmol/l) bei geriatrischen Patienten sehr zurückhaltend beurteilt (Porte u. Kahn 1990). Insbesondere bei alten Menschen sollten daher bei Verdacht auf einen Diabetes mellitus vorrangig Nüchternblutzuckerwerte bestimmt werden, ggf. wiederholt nach der Behandlung akuter Erkrankungen und Absetzen diabetogener Pharmaka. Der OGTT sollte in der geriatrischen Medizin nicht eingesetzt werden. Die Testvoraussetzungen sind bei kranken bzw. stationären Individuen darüber hinaus in aller Regel nicht erfüllt und der Zweistunden-OGTT-Wert ist sehr viel stärker altersabhängig als der Nüchternblutzucker (Wahl et al. 1998).

50.4.2
Weiterführende Diagnostik

Die Diagnose eines manifesten Diabetes mellitus impliziert die Notwendigkeit einer weiterführenden Diagnostik in Hinblick auf Folgeerkrankungen und vaskuläre Risiken, wenn sich in der individuellen Situation hieraus potentielle Konsequenzen ergeben. So ist eine sachgerechte ophthalmologische Untersuchung in Hinblick auf die Verhinderung diabetesassoziierter Erblindungen eine der kosteneffektivsten Maßnahmen in der Medizin. Weitere Basisdiagnostik ist die Bestimmung der Nierenretentionswerte und ein Urinstatus, ggf. gefolgt von Urinkultur und Quantifizierung von Eiweiß- bzw. Albuminausscheidung. Besondere Bedeutung hat die Inspektion und Untersuchung der Füße zur Erfassung von Pulsstatus, Druckstellen, Hyperkeratosen, Mykosen, Dyshidrose und anderen Pathologika. Relevante Störungen der Sensibilität im Sinne einer diabetischen Polyneuropathie werden durch eine einfache klinische Untersuchung erfaßt. Die Untersuchung von Injektionsstellen ist eine Selbstverständlichkeit. In Hinblick auf die makrovaskulären Folgeerkrankungen sollte ein EKG und wenn immer möglich auch ein Belastungs-EKG durchgeführt werden. Die palpatorische und auskultatorische Untersuchung des Gefäßstatus werden ggf. von weiterführenden Untersuchungen wie z.B. Bestimmung von Dopplerdrucken und Ultraschalldiagnostik der hirnzuführenden Gefäße gefolgt. Mit der Erhebung von Körpergewicht, Nikotinkonsum, Blutdruck und Lipidstatus werden die weiteren zur kardio- und zerebrovaskulären Exzessmortalität von Diabetikern beitragenden Kofaktoren erfaßt, um in ein Gesamtkonzept der Diabetestherapie integriert werden zu können. Schilddrüsenfunktionsstörungen sind auszuschließen.

Bei jüngeren Alten sollte diese Diagnostik in vollem Umfang durchgeführt werden, wenn sich die hieraus möglicherweise ergebende Konsequenz, wie z.B. die Indikation zur koronarchirurgischen Intervention, eine im Gesamtbild noch sinnvolle Therapiemaßnahme darstellt. Bei gebrechlichen und institutionalisierten Alten und multimorbiden Patienten ist dies in entsprechendem Maße zu relativieren und ein geriatrisch-funktionelles Assessment rückt zunehmend in den Vordergrund. Dennoch sollte nicht versäumt werden, auch bei diesen Patienten die notwendigen diagnostischen Schritte in Hinblick auf diabetische Folgeerkrankungen zu unternehmen, wenn sich hieraus noch therapeutische Ansatzpunkte ergeben, die eine bessere Funktionserhaltung ermöglichen.

50.5
Hypo- und hyperglykämische Stoffwechselentgleisungen

Akute Glykämieentgleisungen bedeuten Verschiebungen von Flüssigkeits-, Elektrolyt- und Säure-Basen-Haushalt sowie eine Störung von Kreislauf- und Blutdruckregulation. Demgegenüber steht eine altersassoziierte Verringerung der kardiovaskulären, pulmonalen, renalen, hepatischen und zerebralen Reservekapazität. Daher haben alte Menschen gegenüber akuten Stoffwechselentgleisungen eine eingeschränkte Toleranz, die mit zunehmendem Alter eine deutlich ansteigende Mortalität bedingt. Schwerste hyperglykämische Stoffwechselentgleisungen bei alten Menschen manifestieren sich in der Regel als hyperosmolares diabetisches Koma. Ketoazidosen sind selten. Die meisten Fälle eines hyperosmolaren diabetischen Komas treten in der Gruppe der älteren Diabetiker auf. Die Mortalität ist dabei hoch (15–40%) und durch die hohe Rate an Komplikationen und Komorbidität insbesondere von seiten der kardiovaskulären Erkrankungen bedingt.

Angesichts des breiten differentialdiagnostischen Spektrums akuter Verwirrtheitszustände kommt der Blutzuckerbestimmung in unklaren Situationen besondere Wichtigkeit zu (Cahill 1983). Risikofaktoren sind Demenz, eingeschränkter Zugang zu Flüssigkeit, Glukokortikoidgaben, Infektionen und andere Akuterkrankungen. Die Therapie sollte vorsichtiger als bei jüngeren Menschen mit langsamerer Blutzuckersenkung durchgeführt werden, unter engmaschiger Kontrolle von Volumenstatus und kardialer Situation. Die ausgeprägten Elektrolytverschiebungen bergen die Gefahr der Induktion eines akuten hirnorganischen Psychosyndroms.

Auch durch Hypoglykämien sind alte Menschen in stärkerem Maße gefährdet. Dies betrifft sowohl Einschränkungen von Hypoglykämiewahrnehmung und der Gegenregulation als auch die vermehrte Gefährdung der zerebralen Situation und Herz-Kreislauf-Funktion durch Hypoglykämien. Mortalität und Folgemorbidität von schweren Hypoglykämien, die zur Krankenhausaufnahme führen, sind daher beträchtlich (Marker et al. 1992).

50.6
Behandlung

50.6.1
Therapieziel

Ein sinnvoll definiertes Therapieziel ist die Voraussetzung für eine adäquate Behandlung. Angesichts der sehr unterschiedlichen Ausgangssituationen, ist dieses Therapieziel individuell auszugestalten. Die Festlegung eines sinnvolles Therapieziel setzt nicht nur die Kenntnis der medizinischen Fakten und eine prognostische Einschätzung voraus, sondern auch ein geriatrisches Assessment der individuellen Fähigkeiten und Kompetenzen sowie Informationen über das soziales Umfeld und Ernährungsgewohnheiten (s. auch untenstehende Übersicht).

Therapieziele können z. B. bestehen aus einer Kontrolle der Glykämie in einem festzulegenden Bereich, Symptomfreiheit, Beschwerdemilderung, Vermeidung von Folgeerkrankungen, Hospitalisierung, hypo- und hyperglykämischen Stoffwechselentgleisungen und einer Verbesserung der Lebensqualität bzw. psychosozialer Aspekte. Individuell wird es aber sehr unterschiedlich sein, welche dieser Ziele mit Aussicht auf Erfolg angestrebt werden können und nach welcher Hierarchie dies geschehen sollte.

Durch eine Verbesserung des Glukosestoffwechsels bei Patienten über 70–75 Jahre ist eine Verbesserung der Lebenserwartung nicht mehr zu erreichen. Aufgrund der eingeschränkten Lebenserwartung führt die Diagnose eines Diabetes in dieser Altersgruppe häufig nicht mehr zu einer relevanten Beeinträchtigung durch mikrovaskuläre Folgeerkrankungen. Allerdings können sich diese durchaus in einem die Lebensqualität in relevanter Weise beeinträchtigenden Maße innerhalb von 5–10 Jahren ab Diagnose manifestieren.

Ein maximaler Therapieansatz im Sinne einer nahe-normoglykämischen Blutzuckerkontrolle analog zum jungen Typ-1-Diabetiker, ggf. auch unter Einsatz einer intensivierten Insulintherapie, kommt nur für den biologisch jüngeren, aktiven alten Menschen in Frage, der bisher kaum Einschränkungen erfahren hat und bei dem keine Folgeerkrankungen vorliegen. Mit zunehmender Einschränkung der Prognose, dem Vorliegen von Folgeerkrankungen und Komorbidität müssen Abstriche gemacht werden, bis hin zu Patienten, bei denen sich die Behandlung auf die Vermeidung schwerer, akuter Stoffwechselentgleisungen beschränken muß.

Eine straffe Blutzuckereinstellung ist bei durch Hypoglykämien gefährdeten Patienten kontraindiziert. Dies ist bei fehlender Hypoglykämiewahrnehmung und autonomer Neuropathie anzunehmen. Bei aktivem Alkoholabusus ist die Glukoneogenese eingeschränkt und keine regelmäßige Kohlenhydratzufuhr gewährleistet. Ebenso ungeeignet sind Patienten mit einem zirrhotischen Umbau der Leber oder Niereninsuffizienz. Hier sind ein gestörter Metabolismus antidiabetischer Medikationen, Einschränkungen der Glukoneogenese und eine Verlängerungen der Halbwertszeit des exogenen wie endogenen Insulins zu bedenken. Eine antidiabetische Medikation ist mit äußerster Vorsicht zu handhaben bei dementiellen

Erkrankungen bzw. kognitiven Einschränkungen, die mit der Fähigkeit des Patienten interferieren, auf Hypoglykämieanzeichen in adäquater Weise zu reagieren.

> **Festlegung des individuellen Therapieziels**
>
> Ein Therapieziel kann nur sinnvoll sein und erfolgreich erreicht werden, wenn die folgenden Aspekte berücksichtigt werden:
>
> - die individuelle Gesamtsituation,
> - die Wünsche des Betroffenen,
> - die Möglichkeiten und Fähigkeiten des Betroffenen,
> - die Realisierbarkeit,
> - die Nutzen-Risiko-Relation,
> - die Auswirkungen auf die individuelle Lebensqualität.

Praktische Anhaltspunkte

Von klinischen Symptomen der Hyperglykämie ist in der Regel auszugehen bei Nüchternblutzuckerwerten über 180–235 mg/dl (10–13 mmol/l). Das heißt, das Behandlungsziel sollte minimal darin bestehen, dieses Nüchternniveau nicht zu überschreiten. Eine darüber hinausgehende Blutzuckersenkung ist bei vielen Patienten >80 nicht angezeigt. Wenn dieses Minimalziel ohne relevante Hypoglykämiegefährdung erreicht wird, kann bei den meisten Diabetikern versucht werden, das präprandiale Blutzuckerniveau unter 150 mg/dl abzusenken. Dieses Niveau sollte bei älteren Patienten mit instabilem Stoffwechselverhalten (Diabetes mellitus Typ 1 oder Typ 2 mit minimaler Restsekretion) oder andersweitig erhöhter Hypoglykämiegefährdung nicht unterschritten werden. Bei allen anderen Patienten, die dies ohne relevantes Hypoglykämierisiko erreichen, kann eine weitere Absenkung des Nüchternblutzuckerniveaus auf Werte um 100–120 mg/dl und eine Beschränkung der postprandialen Blutzuckeranstiege auf <200 mg/dl angestrebt werden. Bei einem erheblichen Teil der >70jährigen ist dies nicht realistisch.

50.6.2
Basis: Diät, körperliche Aktivität, Schulung

Eine kalorisch adäquate, diabetesgeeignete Kost stellt bei einem Diabetes mellitus immer die Behandlungsgrundlage dar, ohne die auch eine zusätzliche antidiabetische Medikation nur von begrenztem Erfolg ist. Diabeteskost ist eine gesunde, vollwertige Ernährung mit adäquatem Energiegehalt, einer günstigen Nährstoffrelation unter Bevorzugung langsam resorbierbarer Kohlenhydrate und ausreichend Ballaststoffen. Die Energiezufuhr muß an Alter und eingeschränkte körperliche Aktivitäten angepaßt werden, mit entsprechender Reduktion bei Übergewicht. Allerdings ist in der Geriatrie Malnutrition auch bei Diabetikern sehr viel häufiger als Übergewicht und zumindest teilweise auch die Folge von chronischer Hyperglykämie mit Glukosurie und Insulinmangel. Ernährungsempfehlungen müssen realistisch und umsetzbar bleiben, Begleiterkrankungen miteinbeziehen, und sie sollten keine Einbuße an Lebensqualität bedeuten, die in einem ungünstigen Verhältnis zum erreichbaren Therapieeffekt steht.

Eine leichte bis mäßige Steigerung der körperlichen Aktivitäten ist stets ein wichtiger Bestandteil der Behandlung. Individuelle Limitationen sind zu beachten (Skarfors et al. 1987), aber bereits regelmäßige Spaziergänge, gymnastische Übungen oder Ergometertraining können bei alten Menschen effektiv sein, das Allgemeinbefinden verbessern und die Notwendigkeit zusätzlicher Pharmakotherapie reduzieren (American Diabetes Association 1998).

Neben dem betreuenden Arzt müssen Ernährungs-/Diabetesberater, Pflegepersonal, Fußpfleger und Vertreter anderer Disziplinen bzw. der an der medizinischen Versorgung beteiligten Berufe miteinbezogen werden. Ältere Patienten haben in der Regel seltener Schulungsmaßnahmen erhalten und verfügen über einen geringeren krankheitsbezogenen Kenntnisstand. Wesentlichste Schulungsinhalte sind neben diätetischen Instruktionen die Vermeidung von Hypoglykämien und diabetischen Fußläsionen sowie Selbstkontrollmöglichkeiten. Es wurde gezeigt, daß mit einfachen, strukturierten Schulungsprogrammen eine Verbesserung von Compliance und Stoffwechsellage erreicht werden kann (Kronsbein et al. 1988; Gilden et al. 1992). Wenn immer möglich, sollten die Angehörigen in diese Schulungsmaßnahmen miteinbezogen und überprüft werden, inwieweit soziale Dienste hier Hilfestellungen anbieten können.

50.6.3
Medikamentöse Therapie

In der Behandlung älterer Patienten wird es häufig ein erstrebenswertes Ziel sein, Insulininjektionen zu vermeiden. Dies sollte aber nicht, wie häufig zu beobachten, den Charakter eines übergeordneten Ziels annehmen, dem die eigentlichen Behandlungsziele (s. Abschn. 50.6.1) geopfert werden. Es ist nicht sinnvoll, eine antidiabetische Pharmakotherapie grundsätzlich als „Stufentherapie" zu begreifen, bei der die Gabe von Insulin den letzten, möglichst lange herauszuzögernden Schritt darstellt. Entscheidend ist die individuelle Konstellation. Bei vorwiegender Insulinresistenz und Übergewicht sind Gewichtsreduktion und Steigerung der körperlichen Aktivität essentiell. Gegebenenfalls kann hier der Einsatz von Biguaniden bzw. α-Glukosidasehemmern (s. unten) indiziert sein; diese bieten den Vorteil, daß hierdurch kein Hypoglykämierisiko induziert wird. Bei vielen älteren Diabetikern steht aber zunehmend eine Einschränkung der Insulinsekretion im Vordergrund, die bevorzugt zum Einsatz eines insulinotropen Wirkprinzips wie Sulfonylharnstoffe bzw. von Insulin (s. unten) führen wird.

Folgende Pharmakotherapeutika waren im Jahr 1998 etabliert:

- α-Glukosidasehemmer,
- Biguanide,
- Sulfonylharnstoffe,
- Insulin.

α-Glukosidasehemmer

α-Glukosidasehemmer wie Acarbose können postprandiale Blutzuckeranstiege dämpfen und sind als Therapieadjunkt verwendbar. Der Wirkungsmechanismus einer kompetitiven Hemmung der hydrolytischen Spaltung von Oligo- zu Monosacchariden führt aber häufig auch zu gastrointestinalen Nebenwirkungen. Da bei alten Menschen gehäuft Motilititätsstörungen und Obstipationsneigung bestehen, ist Vorsicht angebracht. Kosten-Nutzen-Relation und Nebenwirkungsprofil sollten zu einem zurückhaltenden Einsatz führen.

Biguanide

Vor Einsatz von Biguaniden (Metformin) sollten Kontraindikationen ausgeschlossen werden, die in Kollektiven älterer Diabetiker häufig präexistent sind (z.B. Nieren- und Herzinsuffizienz, Ischämie) bzw. sich im Verlauf rasch entwickeln können (Sulkin et al. 1997). Die Einsatzmöglichkeit von Biguaniden in der Geriatrie wird hierdurch deutlich eingeschränkt, obwohl Alter per se keine Kontraindikation darstellt (Gregorio et al. 1996).

Sulfonylharnstoffe (SHS)

Bei mit dem Alter zunehmender Häufigkeit eines relevanten Insulinsekretionsdefektes ist häufig eine insulinotrope Medikation erforderlich. Sofern noch keine Insulinpflichtigkeit besteht, geschieht dies durch den Einsatz von SHS. Hauptnebenwirkung der SHS ist die Auslösung von Hypoglykämien. Es wird geschätzt, daß ca. 70% der Hypoglykämien bei Typ-2-Diabetes SHS-induziert sind (Seltzer 1989). SHS-induzierte Hypoglykämien sind aber in Relation seltener als unter Insulintherapie und progrediente, potentiell lebensbedrohliche Hypoglykämien sind unter Beachtung von Kontraindikationen und Risikofaktoren (s. Abschn. 50.6.1) selten. Niedrig potente SHS sind bei schlanken älteren Menschen oft noch erstaunlich effektiv und sollten zur Begrenzung des Hypoglykämierisikos initial eingesetzt werden. SHS mit kürzerer Halbwertszeit und geringer Akkumulationsneigung, inbesondere bei Einschränkungen der Nierenfunktion, sollten bei alten Menschen bevorzugt werden. Die Datenlage, die einen praktischen Vorteil dieser theoretisch fundierten Überlegungen in Kollektiven betagter und hochbetagter Diabetiker belegen könnte, ist allerdings noch gering.

Orale Kombinationstherapie

Kombinationen der vorgenannten oralen Antidiabetika (OAD) sind möglich. Wird durch Monotherapie mit dem individuell sinnvollsten oralen Therapieprinzip in adäquater Dosierung das Therapieziel allerdings deutlich verfehlt, wird dies durch eine OAD-Kombination ebenfalls selten gelingen, bei zudem höheren Kosten. Eine Polypharmakotherapie betagter Menschen sollte nach Möglichkeit vermieden werden.

Kombinationstherapie mit Insulin

Bei unzureichender Stoffwechselkontrolle unter OAD ist eine Kombination mit Insulin ein oft über mehrere Jahre effektiver Zwischenschritt bevor eine Monotherapie mit Insulin erforderlich wird. Dies erfolgt am häufigsten in der Kombination Insulin (Basal- oder Mischinsulin, morgens oder abends) und SHS (1–2 Einzeldosen/Tag). Ein grundsätzlicher Vorteil eines bestimmten Regimes kann nicht postuliert werden. Die Gabe eines SHS in einer Dosis von ca. $^2/_3$ der maximal effektiven Tagesdosis am Morgen in Kombination mit einem Mischinsulin (30/70 bis 10/90) vor dem Abendessen oder einem Basalinsulin vor der Nacht, jeweils mit Dosisanpassung primär anhand der Nüchternblutzucker, kann als bewährtes Regime gelten.

Insulinbehandlung

Indikationen zur Insulintherapie sind:

1. Therapieziel ohne Einsatz von Insulin nicht erreichbar,
2. Insulinmangel, Ketoseneigung,
3. persistierend unzureichende Stoffwechselkontrolle unter Diät und OAD,

4. ausgeprägte Hyperglykämien, hyperosmolare Stoffwechselentgleisungen,
5. vorübergehend bei schweren interkurrenten Erkrankungen bzw. prä- und perioperativ,
6. ausgeprägte diabetische Folgeerkrankungen oder Ulzera bei diabetischem Fußsyndrom,
7. soziale Indikationsbereiche.

Wird die Gabe von Insulin 2mal täglich erforderlich, ist eine zusätzliche orale antidiabetische Medikation in der Regel nicht mehr in relevantem Maße effektiv und kann beendet werden. Die konventionelle Insulintherapie erfolgt üblicherweise mit Mischinsulinen (50/50 bis 10/90) und/oder Basalinsulin (NPH) morgens und abends präprandial bzw. zur Nacht. Das Therapieschema bzw. dessen Adaptation richtet sich nach den jeweiligen Blutzuckerverläufen und sollte die individuelle Gesamtsituation berücksichtigen. In einem geriatrischen Krankengut wird dies meist die Maximaltherapie darstellen. Eine weitere Intensivierung der Insulintherapie im Sinne einer ICT (intensivierte konventionelle Insulintherapie) bzw. ggf. bis hin zum Einsatz von Insulinpumpen wird ausgewählten jungen Alten vorbehalten sein, die ein zurecht höher angesetztes Therapieziel anderweitig nicht erreichen.

50.6.4
Hilfsmittel, Monitoring

In der direkten Therapieüberwachung ist die Anamnese bezüglich des Erreichens der Therapieziele und die Beurteilung der Blutzuckerwerte vorrangig. Eine HbA_{1c}-Messung zu Einschätzung der Gesamtglykämie sollte routinemäßig durchgeführt werden, sowohl als Teil der initialen Evaluation der Stoffwechselkontrolle, als auch als Bestandteil einer Betreuung im Verlauf. Bei stabiler Stoffwechseleinstellung innerhalb des therapeutischen Zielbereiches sind 2 Messungen pro Jahr ausreichend, in allen anderen Fällen ist eine Kontrolle in 3monatigen Intervallen zu empfehlen. Die Aussagekraft von Urinzuckertests ist durch die altersbedingt erhöhte Nierenschwelle weiter eingeschränkt. Bei alten Patienten mit mäßiger Hyperglykämie unter Therapie mit Diät und/oder OAD können Urinzuckerselbstkontrollen aber als Hilfen eingesetzt werden, wenn Blutzuckerselbstkontrollen nicht umsetzbar sind. Wenn eine striktere Kontrolle der Glykämie angestrebt wird und unter Insulintherapie, sind häufigere Kontrollen des Blutzuckers aber unverzichtbar.

Die praktische Umsetzung der Therapie kann durch funktionelle Einschränkungen des Patienten deutlich erschwert werden. Insbesondere Blutzuckerselbstkontrollen und Insulininjektionen können oft nicht mehr eigenständig durchgeführt werden und führen somit zur Aufgabe von Therapiezielen oder zur Abhängigkeit von Sozialdiensten bzw. pflegenden Angehörigen. Durch Einsatz geeigneter Hilfsmittel kann die Kompetenz des Patienten oft noch erhalten werden. Es sollten Meßgeräte mit möglichst einfacher Handhabung und großer, gut ablesbarer Digitalanzeige bevorzugt werden. Für hochgradige Visusgeminderte sind auch Geräte mit akkustischer Bedienerführung bzw. Meßwertangabe erhältlich. Die Einsatz von Skalenlupen für Insulinspritzen entfällt weitgehend durch Insulinpens. Auch hier sind Modelle mit guter Handlichkeit und Digitalanzeige erhältlich. Manuelle Schwierigkeiten beim Wechsel von Insulinpatronen können durch Verwendung von Einwegpens umgangen werden. Die Beratung von Patient und Angehörigen durch eine Diabetesschwester bezüglich der aktuellen Möglichkeiten ist wichtig, ebenso wie die Überprüfung der einzelnen Schritte bei Messung und Injektion durch Patient oder Angehörige, um Fehlerquellen auszuschalten.

50.6.5
Modifikation des vaskulären Risikoprofils

Kardiovaskuläre Erkrankungen sind bei Diabetikern die führende Todesursache. Bei einem Diabetes mellitus ist die Prävalenz der peripheren AVK erhöht und die Mortalität an KHK und Schlaganfall steigt auf das 2- bis 5fache (Meigs et al. 1997; Tuomilehto et al. 1996). Bei Eintreten kardio- oder zerebrovaskulärer Ereignisse ist die Prognose für die resultierenden funktionellen Einbußen und das Überleben bei Diabetes mellitus reduziert. Die vaskulären Hauptrisikofaktoren Hypertonie, Hyperlipidämie und Adipositas sind beim Diabetes häufig koprävalent. Eine Diabetesbehandlung, die das Ziel verfolgen will, die relevanten Endpunkte Mortalität, Myokardinfarkte oder Schlaganfälle positiv zu beeinflussen, muß daher auch die aktive Modifikation der weiteren Risikofaktoren beinhalten.

In der Hochdrucktherapie wird ein Therapieziel von ≤140 mmHg systolisch/≤85 mmHg diastolisch empfohlen. Diabetiker profitieren bezüglich der oben genannten Endpunkte von einer Verbesserung der Blutdruckeinstellung in besonderem Maße (Hansson et al. 1998). Insbesondere bei Vorliegen einer diabetischen Nephropathie werden ACE-Hemmer derzeit als Medikation der ersten Wahl betrachtet (Cooper 1998). Fachgesellschaften empfehlen für Diabetiker die Senkung der LDL-Cholesterinspiegel auf ≤3,35 mmol/l (130 mg/dl) bzw. auf ≤2,6 (100) bei bereits vorliegender Makroangiopathie (Haffner 1998). Positive Effekte einer erfolgreichen medikamentösen Cholesterinsenkung in der Sekundärprophylaxe nach Myokardinfarkt sind belegt (Pyörälä et al. 1997). Sofern keine Kontraindikationen vorliegen, sollte auch niedrig dosiert Acetysalicylsäure (ASS) eingesetzt werden. Es mehren sich zunehmend die Informationen, die einen Einsatz von ASS bereits in der Primärprophylaxe makrovaskulärer Ereignisse befürworten (Colwell 1997). Einschränkend muß allerdings klar gesagt werden, daß die in jüngeren Kollektiven nachgewiesenen Überlebensvorteile in der Behandlung alter und sehr alter Menschen naturgemäß nicht zu erwarten sind und kontrollierte Studien über den Einsatz einer konsequenten Blutdruck- bzw. Cholesterinsenkung und die Gabe von ASS bei geriatrischen Patienten mit Diabetes nicht vorliegen.

50.7
Zusammenfassung

Der Diabetes mellitus im Alter ist häufig, oft nicht diagnostiziert, häufig nicht oder nicht ausreichend therapiert und führt zu erheblichen Kosten und einer ausgesprochenen Exzeßmorbidität und -mortalität. Voraussetzung für die Therapie sollte besonders im Alter die Festlegung eines Therapieziels sein, das individuelle Situation, Komorbidität und Prognose mit einbezieht. Das Verständnis der individuell führenden pathophysiologischen Mechanismen ermöglicht eine differentialtherapeutisch sinnvolle Vorgehensweise. Angesichts des bei Diabetikern erhöhten Risikos kardio- und zerebrovaskulärer Ereignisse kann sich die Diabetestherapie nicht nur auf die Glykämieverbesserung beschränken, sondern muß als Management eines Problemkomplexes verstanden werden.

Literatur

American Diabetes Association/ADA (1997) Report of the expert committee on the diagnosis and classification of diabetes mellitus (committee report). Diabetes Care 20: 1183–1197

American Diabetes Association/ADA (1998) Diabetes mellitus and exercise (position statement). Diabetes Care 21 (Suppl 1): 40–44

Cahill Jr G (1983) Hyperglycemic hyperosmolar coma: A syndrome almost unique to the elderly. J Am Geriatr Soc 31: 103–105

Colwell JA (1997) Aspirin therapy in Diabetes (technical review). Diabetes Care 20:1776–1771

Cooper ME (1998) Pathogenesis, prevention, and treatment of diabetic nephropathy. Lancet 352:213–219

Croxson SC, Price DE, Burden M, Jagger C, Burden AC (1994) The mortality of elderly people with diabetes. Diabet Med 11:250–252

Davidson MB (1979) The effect of aging on carbohydrate metabolism: A review of the English literature and a pracitcal approach to the diagnosis of diabetes in the elderly. Metabolism 28:688–705

Gilden JL, Hendryx MS, Clar S, Casia C, Singh SP (1992) Diabetes support groups improve health care of older diabetic patients. J Am Geriatr Soc 40:147–150

Gregorio F, Ambrosi F, Filipponi P, Manfrini S, Testa I (1996) Is metformin safe enough for ageing type 2 diabetic patients? Diabete Metab 22:43–50

Haffner SM (1998) Management of dyslipidemia in adults with diabetes (technical review). Diabetes Care 21:160–178

Hansson L, Zanchetti A, Carruthers SG et al. for the HOT Study Group (1998) Effects of intensive blood-pressure lowering and low-dose aspirin in patients with hypertension: Principal results of the Hypertension Optimal Treatment (HOT) randomised trial. Lancet 351:1755–1762

Harris MI (1993) Undiagnosed NIDDM: Clinical and public health issues. Diabetes Care 16:642–653

Harris MI, Hadden WC, Knowler WC, Bennett PH (1987) Prevalence of diabetes and impaired glucose tolerance and plasma glucose levels in US population aged 20–74 yr. Diabetes 36:523–534

Jackson RA (1990) Mechanisms of age-related glucose intolerance. Diabetes Care 13 (Suppl 2):9–19

Kronsbein P, Mühlhauser I, Venhaus A, Jörgens V, Scholz V, Berger M (1988) Evaluation of a structured treatment and teaching programme on non-insulin-dependent diabetes. Lancet 2:1407–1411

Marker JC, Cryer PE, Clutter WE (1992) Attenuated glucose recovery from hypoglycemia in the elderly. Diabetes 41: 671–678

Meigs JB, Singer DE, Sullivan LM et al. (1997) Metabolic control and prevalent cardiovascular disease in non-insulin dependent diabetes mellitus (NIDDM): The NIDDM patient outcomes research group. Am J Med 102:38–47

Porte D Jr, Kahn SE (1990) What geriatricians should know about diabetes mellitus. Diabetes Care 13:47–54

Pyörälä K, Pedersen TR, Kjekshus J, Faegerman O, Olssen AG, Thorgeirsson G and the Scandinavian Simvastatin Survival Study (4 S) Group (1997) Cholesterol lowering with simvastatin improves prognosis of diabetic patients with coronary heart disease. Diabetes Care 20:614–620

Seltzer H (1989) Drug induced hypoglycemia. A review of 1418 cases. Endocrinol Metab Clin North Am 18:163–183

Skarfors ET, Wegener TA, Lithell H, Selinus I (1987) Physical training as treatment for type 2 (non-insulin-dependent) diabetes in elderly men. A feasibility study over 2 years. Diabetologia 30:930–933

Sulkin TV, Bosman D, Krentz AJ (1997) Contraindications to metformin therapy in patients with NIDDM. Diabetes Care 20:925–928

Tuomilehto J, Rastenyte D, Jousilathi P, Sarti C, Vartiainen E (1996) Diabetes mellitus as a risk factor for death from stroke. Prospective study of the middle-aged Finish population. Stroke 27:210–215

Turner RC and the United Kingdom Prospektive Diabetes Study Group (1988) IV. Characteristics of newly presenting type 2 diabetic patients: Male preponderance and obesity at different ages. Diabetic Med 5:154–159

Wahl PW, Savage PJ, Psaty BM, Orchard TJ, Robbins JA, Tracy RP (1998) Diabetes in older adults: Comparisons of 1997 american diabetes associations classification of diabetes mellitus with 1985 WHO classification. Lancet 352: 1012–1015

Endokrinologie des Alters

J. Brückel

51.1 Wachstumshormon-IGF-I-Achse 458
51.1.1 Physiologie 458
51.1.2 Veränderungen im Alter 459
51.1.3 HGH-Gabe bei alten Menschen 459
51.1.4 Neuere Behandlungsansätze 459
51.1.5 Zusammenfassung 459
51.2 Hypophysen-Gonaden-Achse 460
51.2.1 Frau: Menopause 460
51.2.2 Mann: Andropause 461
51.3 Hypophysen-Nebennierenrinden-Achse 461
51.3.1 Physiologie 461
51.3.2 DHEA-Substitution 461
51.3.3 Zusammenfassung 462
51.4 Schlußbetrachtung 462
Literatur 462

Altern ist ein physiologischer Prozeß, der auch mit Veränderungen des endokrinen Milieus assoziiert ist. Die in aller Regel abnehmenden hormonellen Aktivitäten sind Teil des Alterns, und es ist Gegenstand der Diskussion inwieweit diese wiederum kausal zum Alterungsprozeß mit beitragen. Störungen endokriner Funktionen betreffen besonders häufig und in klinisch relevanter Ausprägung das endokrine Pankreas bzw. den Glukosestoffwechsel und die Schilddrüse. Diese Aspekte werden in gesonderten Kapiteln behandelt (s. Kap. 50 und 73). Auch die Osteoporose wird zusammen mit den altersspezifischen Besonderheiten des Kalziumstoffwechsels in einem gesonderten Abschnitt betrachtet (s. Kap. 68).

Bei alten Menschen, insbesondere bei sehr Alten und institutionalisierten Alten besteht häufig ein Mangel an Vitamin D, das letztlich als kalzitropes Steroidhormon anzusehen ist. Der Vitamin D-Mangel kann einen sekundären Hyperparathyreoidismus und bei geringerer Ausprägung zumindest eine signifikante Aktivierung der Parathormonaktivität induzieren. Quantitativ oft unterschätzt wird auch die Häufigkeit eines primären Hyperparathyreoidismus, der bei milder Hyperkalzämie und wenig spezifischer Symptomatik sehr oft lange unerkannt bleibt.

Letztlich können mehr oder weniger alle endokrinen Erkrankungen auch in höheren Lebensabschnitten bestehen oder manifest werden. Dieser Abschnitt kann daher nicht entsprechende Textbücher der Endokrinologie ersetzen, auch wenn diese nicht immer auf die Spezifika in klinischer Symptomatik und adäquater Diagnostik beim alten Menschen eingehen. Insbesondere die Therapieempfehlungen der üblicherweise in klassischer Betrachtungsweise der Einzelkrankheitsbildes aufgebauten Lehrbücher können angesichts von Alter und Multimorbidität nicht immer ohne Adaptation an die Gesamtsituation übernommen werden. Im folgenden sollen daher vielmehr die endokrinen Systeme betrachtet werden, deren Funktion mit dem Alter physiologischerweise abnimmt – die Wachstumshormon-IGF-Achse, die Gonadotropin-Geschlechtshormon-Achse und die Funktion der Nebennierenrinde, in Verbindung mit der jeweiligen Wechselbeziehung zum Altern und möglichen therapeutischen Konsequenzen. Allerdings ist der Alternsprozeß sicherlich nicht einfach die Folge einer Kombination von verschiedenen progredienten Hormondefizienzen, die durch eine entsprechende Substitutionsbehandlung reversibel gemacht werden können.

51.1 Wachstumshormon-IGF-I-Achse

51.1.1 Physiologie

Synthese und Sekretion von Wachstumshormon („human growth hormon"/HGH) erfolgen bei Expression des GH-1-Gens in den somatotrophen bzw. α-Zellen des Hypophysenvorderlappens (HVL) analog zu anderen Achsen unter Steuerung eines hypothalamischen Schrittmachers über GH-Releasinghormone (GHRH) und GH-Releasingpeptide (GHRP). Eine Vielzahl anderer Faktoren wie Streß, körperliche Aktivität, Nahrungsfaktoren, Glykämie, Alter, adrenale und gonadale Steroidhormone, Neurotransmitter und andere zentralnervöse Stimuli beeinflussen diese Sekretion, die in intermittierenden Pulsen v.a. assoziiert mit dem Schlaf erfolgt. Die Hormonwirkungen werden z.T. über die Somatomedine („insulin-like growth factors"/IGF), v.a. IGF-I vermittelt. Die Wirkung der Wachstumsfaktoren wiederum erfolgt über die Aktivierung der membranständigen IGF-Rezeptoren, die in fast allen Geweben nachweisbar sind und starke Analogien zum Insulinrezeptor aufweisen. Im Plasma ist IGF-I an Transportproteine („insulin-like growth factor binding-proteins"/IGFBP) gebunden, deren Rolle in der Regulation der IGF-Wirkungen komplex und noch nicht ausreichend verstanden sind.

51.1.2
Veränderungen im Alter

Die Aktivität der HGH-IGF-I-Achse nimmt im Alter ab. Die sekretorische Kapazität der hypophysären Zellen scheint hierbei nicht primär limitiert, sondern unter einer nachlassenden zentralen Stimulation herabgesetzt. Die Höhe und Dauer der HGH-Pulse nimmt bei beiden Geschlechtern mit dem Alter ab und somit die Gesamtmenge des pro Zeiteinheit freigesetzten HGH. In der Folge werden mit höherem Alter zunehmend geringere IGF-I und IGFBP-3-Spiegel gemessen (Corpas et al. 1993). Hierfür hat sich der Begriff der „Somatopause" eingebürgert, auch wenn es sich um ein langsames kontinuierliches Absinken der Hormonspiegel handelt und nicht um einen abrupten Hormonentzug.

Die Bedeutung einer derartigen physiologischen Somatopause im normalen Prozeß des Alterns wird viel diskutiert. Sowohl HGH-Mangel als auch normales Altern (Rudman 1985) sind assoziiert mit einer Verringerung von fettfreier Körpermasse, Proteinsynthese, Muskel- und Knochenmasse bei Zunahme des Fettgewebes. In welchem Ausmaße die Abnahme der IGF-I-Spiegel zu diesen alternstypischen Veränderungen kausal beiträgt, ist unbekannt. Bei Erwachsenen mit HGH-Mangel (z.B. nach OP eines Hypophysenadenoms) können diese katabolen Veränderungen durch Wachstumshormonsubstitution reversibel gemacht werden (Solomon et al. 1989; Carroll u. Christ 1997), dies ist mittlerweile eine anerkannte Therapieform. Hieraus leitet sich die Überlegung ab, daß möglicherweise bestimmte Kollektive alter Menschen von einer Wachstumshormontherapie profitieren könnten.

51.1.3
HGH-Gabe bei alten Menschen

Mittlerweile liegen Studiendaten über die Effekte einer Behandlung mit rekombinantem Wachstumshormon (rhGH) bei gesunden alten Menschen vor, aber auch im Kontext von Akuterkrankungen, Mangelernährung bzw. postoperativ. Positive Auswirkungen auf „lean body mass", Fettgewebsmasse und Hautdicke unter rhGH sind auch bei alten Menschen nachweisbar (Rudman et al. 1990). Eine Aktivierung des Knochenstoffwechsels ist belegt. Die Datenlage bezüglich der Frage, ob durch Langzeitbehandlung mit rhGH auch eine signifikante Zunahme der Knochenmineralsubstanz erreicht werden kann, ist uneinheitlich. Eine Steigerung der Muskelkraft – wie mit Muskeltraining möglich – konnte durch rhGH bei alten Menschen nicht realisiert werden (Taaffe et al. 1994).

Durch eine Aktivierung der HGH/IGF-I werden multiple Veränderungen im Immunsystem induziert, die noch nicht qualitativ eingeschätzt werden können. Auch die Effekte auf neuropsychiatrische Parameter und mögliche neurotrophische Einflüsse auf das alternde Gehirn sind noch Gegenstand von Studien.

51.1.4
Neuere Behandlungsansätze

GHRH bzw. GHRH-Analoga sind alternative Behandlungformen. Inwieweit diese gegenüber rhGH Vorteile bieten können, ist unklar, die Datenlage über die Anwendung bei alten Menschen ungenügend. Die Anwendung von rekombinantem IGF-I dürfte durch hypoglykämische Effekte limitiert werden. Durch neu entwickelte GHRP-Mimetika wie MK-677 läßt sich die HGH-Sekretion auch bei alten Menschen mit einem physiologischen Sekretionsmuster stimulieren (Thorner et al. 1997). Die Möglichkeit der oralen Therapie mit derartigen Substanzen läßt solche Behandlungsansätze attraktiver und möglicherweise realistischer erscheinen.

51.1.5
Zusammenfassung

Die Datenlage über den Einsatz von Wachtumshormon oder anderen, die IGF-I-Spiegel auf das Niveau jüngerer Menschen anhebenden Behandlungsformen rechtfertigt noch keinen Einsatz außerhalb kontrollierter Studien. Es steht zu hoffen, daß durch derartige Untersuchungen geklärt wird ob, und wenn ja, welche Kollektive alter Menschen von einer Intervention profitieren. Möglicherweise lassen sich hier künftig bestimmte Konstellationen definieren, in denen eine Wachstumshormontherapie eine raschere Rehabilitation ermöglicht bzw. längere Unabhängigkeit aufrechtzuerhalten hilft. Es sollte nicht außer Acht gelassen werden, daß über die HGH-IGF-I Achse keine selektive Stimulation bestimmter Funktionen erfolgt, sondern die Mehrzahl der Zellen – und dies betrifft auch Tumorzellen – über IGF-I-Rezeptoren verfügen.

51.2
Hypophysen-Gonaden-Achse

51.2.1
Frau: Menopause

Physiologie

Von allen mit zunehmendem Alter eintretenden hormonellen Veränderungen stellt die Menopause der Frau die dramatischste Veränderung dar. Zum Ende der reproduktiven Phase mit zyklischer Östrogenproduktion erfolgt im Alter von durchschnittlich ca. 50–52 Jahren, innerhalb eines verhältnismäßig kurzen Zeitraumes die Umstellung auf sehr viel niedrigere, konstante Östradiol-(E2-)Spiegel. Man geht heute davon aus, daß neben ovariellen Veränderungen auch eine Umstellung auf hypophysär-hypothalamischer Ebene bzw. zentralnervöser Schrittmacher für diesen Prozeß verantwortlich ist (Wise et al. 1997). Der menopausale E2-Entzug zieht multiple Veränderungen im Körper der Frau nach sich. Das Frauen in unterschiedlichem Maße betreffende perimenopausale Beschwerdebild führt u. a. zu Veränderungen der Körperzusammensetzung, einem Verlust an Knochenmineralsubstanz und einer ansteigenden Inzidenz v. a. kardiovaskulärer Erkrankungen. Das heißt, daß ein eigentlich absolut physiologischer Prozeß durchaus Folgen nach sich zieht, die Krankheitswert erlangen können, und die auch quantitativ bedeutsam sind, da sich aufgrund der angestiegenen Lebenserwartung Frauen über einen zunehmend langen Lebensabschnitt in einem postmenopausalen Status befinden.

Hormonsubstitutionstherapie (HST)

Eine HST ist v. a. in der Prophylaxe und Therapie der Osteoporose etabliert. Östrogene wirken osteoprotektiv und erhalten eine physiologische Knochenstruktur. Es wird durchaus für möglich gehalten, daß eine optimierte HST das Potential zu einer Senkung der Frakturraten um bis zu 50% hat. Allerdings ist der osteoprotektive Effekt an die laufende HST gebunden, und der Effekt klingt nach deren Beendigung rasch ab, so daß Patientinnen in höherem Alter, d. h. das Kollektiv mit dem höchsten Risiko, von einer zeitlich begrenzten Therapie postmenopausal wahrscheinlich nur gering profitieren (Felson et al. 1993; Cauley et al. 1995).

In Hinblick auf die Senkung der Raten hüftgelenksnaher Frakturen im Alter über 75 scheint eine erst mit 60 begonnene kontinuierliche HST einen ebenso optimalen Effekt zu erbringen wie ein direkt postmenopausaler Therapiebeginn (Schneider et al. 1997).

Unter laufender HST scheint die Inzidenz kardiovaskulärer Erkrankungen günstig beeinflußt zu werden, ein sicherer Vorteil auf die Mortalität ist aber noch nicht ausreichend sicher belegt. Die größten Bedenken gegen einen breiteren Einsatz einer HST ergeben sich aus der Möglichkeit, hiermit eine erhöhte Malignominzidenz zu induzieren. Ein Zusammenhang mit der Ovarialkarzinominzidenz ist nicht belegt. Und unter der Voraussetzung, daß bei nicht hysterektomierten Frauen eine Kombinationsbehandlung mit Gestagenen durchgeführt wird, scheint auch das Endometriumkarzinomrisiko nicht relevant erhöht. Das Hauptproblem besteht in der Erhöhung des relativen Mammakarzinomrisikos auf ca. 1,4 (Colditz et al. 1995). Eine Erhöhung der Gesamtmalignominzidenz und insbesondere der Malignommortalität scheint hingegen nicht einzutreten (Grodstein et al. 1997). Die Entwicklung neuer, selektiver Östrogenrezeptormodulatoren (z. B. Raloxifen) wird es evtl. ermöglichen, bei paralleler Inhibition von Mammakarzinomzellen positive Östrogeneffekte auszuüben.

Zusammenfassung

Die vorliegende Daten sprechen dafür, daß die Vorteile einer postmenopausalen Östrogensubstitution die Nachteile und potentiellen Risiken überwiegen. Die Fragen der optimalen Therapieform, des idealen Zeitpunkts des Substitutionsbeginns und der Therapiedauer sind noch nicht ausreichend geklärt und sind Thema laufender klinischer Studien. Relevante Ansätze zur Optimierung der postmenopausalen Substitutionstherapie betreffen die Minimierung des Mammakarzinomrisikos und die Steigerung von Akzeptanz bzw. Compliance durch Abbruchsblutungen vermeidende Behandlungsformen. Derzeit kann die postmenopausale Östrogensubstitution ggf. in Kombination mit Gestagenen noch nicht pauschal empfohlen werden. Sie stellt eine individuelle Therapieentscheidung dar, die nach entsprechender Aufklärung unter Einbeziehung der jeweiligen Risikofaktoren und persönlichen Wünsche getroffen werden sollte. Mögliche positive Effekt bei seniler Demenz, Morbus Alzheimer und in Hinblick auf das Sturzrisiko werden untersucht.

51.2.2
Mann: Andropause

Physiologie

Bei Männern tritt im Laufe eines normalen Alterns keine derart abrupte Veränderung auf wie bei Frauen, die die Menopause erreichen, d.h. es gibt eigentlich keine „Andropause". Allerdings treten mit langsamerer Dynamik Veränderungen auf hypophysär-hypothalamischer und testikulärer Ebene auf, die sich in nachlassender Spermatogenese und einem Absinken der Testosteronspiegel um 30–50% widerspiegeln (Vermeulen u. Kaufman 1995). Die Angaben darüber, wie häufig sich bei alten Männern tatsächlich Testosteronspiegel unterhalb des virilen Normbereiches finden, variieren erheblich. Kasuistische Beobachtungen bei gebrechlichen und institutionalisierten Männern lassen aber in diesen Kollektiven einen relevant höheren Anteil vermuten.

Testosteron-Androgen-Substitution

Positive Effekte einer Testosteronsubstitution auf die Libido werden beobachtet, eine erektile Dysfunktion bleibt aufgrund der meist vorwiegend anderen organischen Ursachen in der Regel unbeeinflußt. Testosteron/Androgene beeinflussen die Körperzusammensetzung und können bei älteren Männern zu Steigerung von Muskelmasse und -kraft beitragen (Urban et al. 1995). Eine osteoanabole Wirkung von Androgenen, teilweise auch durch Konversion zu Östrogenen, ist gesichert. Kontrollierte Studien, die eine Zunahme der Knochenmasse oder gar eine Abnahme der Frakturraten belegen, liegen nicht vor. Die Auswirkung von Androgengaben auf den Fettstoffwechsel älterer Männer und die potentielle Beeinflussung des kardiovaskulären Risikos sind ebenfalls noch zumindest teilweise offene Fragen. Bedenken ergeben sich v.a. durch die Androgenabhängigkeit von Prostatagewebe. Unter Testosterongaben nimmt das Prostatavolumen zu, so daß auf das Vorliegen einer Prostatahypertrophie geachtet werden muß. Angesichts der hohen Prävalenz von Mikrokarzinomen bzw. klinisch nicht relevanter Prostatakarzinome, muß von der Gefahr einer Aktivierung durch eine längere Androgensubstitution ausgegangen werden.

Zusammenfassung

Bezüglich der Indikationsstellung zu einer Testosteronsubstitution bei alten Männern sind noch viele Fragen offen, Risiken unklar und Vorteile nicht ausreichend belegt. Außerhalb von klinischen Studien und bei gesichertem, klinisch relevantem Hypogonadismus z.B in Kombination mit einer Osteoporose, ist eine Substitutionsbehandlung noch kein durch die Datenlage belegtes Verfahren.

51.3
Hypophysen-Nebennierenrinden-Achse

51.3.1
Physiologie

Aktivität und Stimulierbarkeit der klassischen ACTH-Kortisol-Achse sind im Alter zwar zunehmend verringert, aber physiologischerweise intakt. Demgegenüber können die Spiegel von Dehydroepiandrosteron (DHEA) und v.a. seines Sulfatesters (DHEAS) nach einem Peak um das 25. Lebensjahr bis ins hohe Alter um 80–90% absinken. Hierfür scheint demnach weniger eine altersabhängig verminderte zentrale Stimulation als vielmehr eine selektive Degeneration auf Nebennierenrindenebene verantwortlich zu sein („Adrenopause"?).

Über die biologischen Effekte von DHEA und DHEAS ist wenig bekannt. Diese Hormone sind Präkursoren höherpotenter Androgene und Östrogene bzw. -metaboliten in den einzelnen Geweben; lokale Konversion, Regulation, Effekte und Interaktionen sind bisher nicht ausreichend geklärt. Insbesondere bei Frauen sind adrenale Vorstufen die Hauptquelle peripher wirksamer Androgene. Das Interesse an DHEA/S begründet sich aus der Assoziation niedriger Spiegel mit mehreren Facetten alterstypischer Morbidität und Beobachtungen bei Mäusen, in denen positive Effekte auf Alternsprozesse und Immunsystem beschrieben wurden. Eine kausale Beziehung zwischen Abnahme von DHEA/S-Spiegeln und Alternsprozessen ist aber nicht etabliert.

51.3.2
DHEA-Substitution

In den letzten Jahre werden zunehmend Studien unternommen, die die Effekte von DHEA-Gaben unterschiedlicher Dosis auf Metabolismus, Wechselwirkungen mit anderen Hormonsystemen, Immunstatus, psychologische und kognitive Parameter alter Menschen untersuchen. Diese Untersuchungen werden unser Verständnis über die biologischen Effekte von DHEA/S bzw. der Mechanismen des lokalen Steroidstoffwechsels in den peripheren Zielgeweben und möglicherweise auch des Tumorwachstums verbessern (Labrie et al. 1995). In Substitutionsstudien werden teilweise positive Tendenzen berichtet, signifikante Resultate sind die Ausnahme. Der Beleg eines dieser positiven Effekte in einer ausreichend groß dimensionierten, randomisierten, kontrollierten klinischen Studie steht aus.

51.3.3
Zusammenfassung

Für eine DHEA-Substitution/-Behandlung alter Menschen besteht keine gesicherte Grundlage. Potentielle Risiken und Langzeiteffekte sind ebensowenig bekannt wie eine Dosierung, die Nebenwirkungen weitgehend ausschließt (Skolnick 1996).

51.4
Schlußbetrachtung

Es wäre falsch, Hormone als potentielles Lebenselixier oder „Jungbrunnen" zu betrachten. Die Zusammenhänge zwischen nachlassender hormoneller Aktivität und dem Alternsprozeß und umgekehrt sind aber von großem Interesse. Eine nur einseitige Betrachtung absinkender Hormonspiegel als physiologischen Prozeß mit pathologischen Folgen läßt außer Acht, daß physiologische Prozesse in aller Regel einen Sinn haben, auch wenn wir ihn möglicherweise noch nicht verstehen und sich nachteilige Entwicklungen nach der reproduktiven Phase evolutionären Selektionsprozessen entzogen haben können. Es sollte immer beachtet werden, daß das Wachstum vieler Tumorgewebe hormonabhängig ist oder zumindest von Wachstumsfaktoren beeinflußt wird.

Unter Beachtung individueller Risiken und Konstellationen bieten sich dennoch Perspektiven, künftig häufiger durch Substitution mit einem oder mehreren Hormonen innerhalb eines geriatrischen Gesamtkonzepts bei alten Menschen im Sinne einer Verminderung altersabhängiger Morbidität und längerer Erhaltung funktioneller Kompetenz erfolgreich zu intervenieren.

Literatur

Carroll PV, Christ ER and the members of the Growth Hormone Research Society Scientific Comittee (1997) Growth hormone deficiency in adulthood and the effects of growth hormone replacement: A review. J Clin Endocrinol Metab 83:382–395

Cauley JA, Seeley DG, Ensrud K, Ettinger B, Black D, Cummings SR (1995) Estrogen replacement therapy and fractures in older women. Ann Intern Med 122:9–16

Colditz GA, Hankinson SE, Hunter DJ et al. (1995) The use of estrogens and progestins and the risk of breast cancer in postmenopausal women. N Engl J Med 332:1589–1593

Corpas E, Harman SM, Blackman MR (1993) Human growth hormone and aging. Endocr Rev 14:20–39

Felson DT, Zhang Y, Hannan MT, Kiel DP, Wilson PWF, Anderson JJ (1993) The effect of postmenopausal estrogen therapy on bone density in elderly women. N Engl J Med 329: 1141–1146

Grodstein F, Stampfer MJ, Colditz GA et al. (1997) Postmenopausal hormone therapy and mortality. N Engl J Med 336:1769–1775

Labrie F, Belanger A, Simard J, Luu-The V, Labrie C (1995) DHEA and peripheral androgen and estrogen formation: Intracrinology. Ann N Y Acad Sci 774:16–28

Rudman D (1985) Growth hormone, body composition and aging. J Am Geriatr Soc 33:800–807

Rudman D, Feller AG, Nagraj HS et al. (1990) Effect of human growth hormone in men over 60 years old. N Engl J Med 323:1–6

Schneider DL, Barrett-Connor EL, Morton DJ (1997) Timing of postmenopausal estrogen for optimal bone mineral density: The Rancho Bernardo Study. JAMA 277:543–547

Skolnick AA (1996) Scientific verdict still out on DHEA. JAMA 276:1365–1367

Solomon F, Cuneo RC, Hesp R, Sönksen PH (1989) The effects of treatment with recombinant human growth hormone on body composition and metabolism in adults with growth hormone deficiency. N Engl J Med 321:1797–1803

Taaffe DR, Pruitt L, Reim J, Hintz RL, Butterfield G, Hoffman AR, Marcus R (1994) Effect of recombinant human growth hormone on the muscle strenght response to resistance exercise in elderly men. J Clin Endocrinol Metab 79: 1361–1366

Thorner MO, Chapman IM, Gaylinn BD, Pezzoli SS, Hartman ML (1997) Growth hormone-releasing hormone and growth hormone-releasing peptide as therapeutic agents to enhance growth hormone secretion in disease and aging. Recent Prog Horm Res 52:215–244

Urban RJ, Bodenburg YH, Gilkison C, Foxworth J, Coggan AR, Wolfe RR, Ferrando A (1995) Testosterone administration to elderly men increases skeletal muscle strength and protein synthesis. Am J Physiol 269:E820–E826

Vermeulen A, Kaufman JM (1995) Ageing of the hypothalamo-pituitary-testicular axis in men. Horm Res 43:25–28

Wise PM, Kashon ML, Krajnak KM et al. (1997) Aging of the female reproductive system: A window into brain aging. Recent Prog Horm Res 52:279–303

Epilepsiesyndrome im höheren Lebensalter

H. Baier

52.1 Epidemiologie 463
52.2 Ätiologie und Pathogenese 463
52.3 Klinik 464
52.4 Diagnostik 464
52.5 Behandlung 464
52.5.1 Allgemeine Grundsätze 464
52.5.2 Pharmakotherapie 464
52.5.3 Behandlung von Anfallsserien und des Status epilepticus 465
52.5.4 Epilepsiechirurgische Optionen 467
Literatur 467

Epileptische Anfälle sind episodische Funktionsstörungen des zerebralen Kortex, die durch exzessive, hypersynchrone Entladungen von Nervenzellverbänden gekennzeichnet sind. Der epileptische Anfall ist eine unspezifische Reaktionsform unterschiedlicher Genese und Ätiologie. Bezogen auf das Individuum ist der epileptische „Gelegenheitsanfall" die häufigste Manifestationsform epileptischer Anfälle. Als Ursache epileptischer Gelegenheitsanfälle kommen im hohen Lebensalter in Betracht:

- Alkoholentzug bei Alkoholikern,
- intrakranielle Raumforderung (Neoplasma, traumatische oder spontane Blutung),
- Hirnkontusion,
- Meningoenzephalitis,
- massiver Schlafentzug und Streß,
- Hirninfarkt, Sinusvenenthrombose,
- intermittierender Lichtreiz bei Fotosensibilität.

Von einer Epilepsie spricht man erst, wenn sich epileptische Anfälle über einen längeren Zeitraum in Abständen von weniger als einem Jahr wiederholen. Epileptische Anfälle sowie Epilepsien sind nach zerebrovaskulären Erkrankungen und Demenzen die dritthäufigste neurologische Störung im höheren Lebensalter.

52.1 Epidemiologie

Während man noch Anfang der 80er Jahre annahm, daß nach einer hohen Inzidenz in den ersten Lebensjahren nur 10% der Epilepsien nach dem 40. Lebensjahr manifest werden und daß die Inzidenz in den nachfolgenden Dekaden zurückgeht, ist für die westlichen Industrienationen zwischenzeitlich belegt, daß die Inzidenz für Epilepsien nach dem 70. Lebensjahr höher ist als in den ersten 10 Lebensjahren (Hauser 1997). Nach einer britischen Studie bei niedergelassenen Ärzten traten erste epileptische Anfälle zu 25% jenseits des 60. Lebensjahres auf. Nach der groß angelegten epidemiologischen Studie der Mayo-Klinik in Rochester ist für einen 80jährigen von einer kumulativen Inzidenz von 4% für Epilepsien und von über 5% für alle unprovozierten Anfälle auszugehen (Hauser 1997). Das Epilepsiekuratorium schätzt in ihrem Epilepsiebericht '98 die Punktprävalenz in den entwickelten Ländern auf 0,4–1,0% (Heinemann et al. 1998).

52.2 Ätiologie und Pathogenese

In der ätiologischen Zuordnung werden 3 große Gruppen unterschieden:

- idiopathisch: ganz überwiegend als genetisch bedingt anzusehende Epilepsiesyndrome; zumeist generalisierte Epilepsien (Absenceepilepsien, juvenile myoklonische Epilepsie u.a.); zu den idiopathischen fokalen Epilepsien gehören die „benignen" fokalen Epilepsien des Kindesalters und die im Jugend- oder Erwachsenenalter auftretende primäre Leseepilepsie;
- kryptogen: zu vermutende, aber nicht nachweisbare symptomatische Genese;
- symptomatisch: bekannte zerebrale Schädigung (peripartale Asphyxie, Mißbildungen der kortikalen Struktur, entzündliche, metabolische, traumatische, zerebrovaskulär bedingte Schädigungen, vaskuläre Malformationen, Tumoren).

In älteren Klassifikationen wurden idiopathische und kryptogene Epilepsiesyndrome unter dem Begriff „genuin" zusammengefaßt. Dieser Begriff ist veraltet und sollte nicht mehr verwandt werden.

Die Erstmanifestation einer idiopathischen Epilepsie jenseits des 60. Lebensjahres muß als Rarität gelten. Nach neueren Studien dominieren in dieser Altersgruppe eindeutig die vaskulären Erkrankungen. Bedeutsam sind daneben noch eine metabolisch/toxische Genese, Neoplasien und dementielle Erkrankungen. In den meisten Studien sind etwa $^3/_4$ aller Epilepsien auf eine dieser Ätiologien zu beziehen (nach Krämer 1998). Ganz überwiegend handelt es sich im Alter um fokale Epilepsiesyndrome, nicht selten mit fokal beginnenden, rasch generalisierenden Anfällen.

52.3
Klinik

Für die Klassifikation des Epilepsiesyndroms ist die sorgfältige Anamnese bzw. Fremdanamnese von wesentlicher Bedeutung, wobei auf die initialen Anfallssymptome zu achten ist. Daß es in der Anfallsevolution zur Ausprägung eines generalisierten tonisch-klonischen Anfalls kommt, heißt keineswegs, daß es sich um generalisiertes Epilepsiesyndrom handelt. Die epileptischen Anfälle werden international nach der in der folgenden Übersicht aufgelisteten Klassifikation der Internationalen Liga gegen Epilepsie eingeteilt.

Klassifikation der epileptischen Anfälle. (Nach der Commission on Classification and Terminology of the International League against Epilepsy)

1. Fokale (partielle) Anfälle:
   - einfach-fokale Anfälle (Bewußtsein erhalten):
     - mit motorischen Symptomen (fokal klonisch, fokal tonisch),
     - mit somatosensorischen oder speziellen sensorischen Symptomen,
     - mit autonomen Symptomen,
     - mit psychischen Symptomen;
   - komplex-fokale Anfälle (mit Bewußtseinsstörung):
     - einfach-fokaler Beginn gefolgt von einer Bewußtseinsstörung,
     - Bewußtseinsstörung bereits zu Anfallsbeginn,
     - fokale Anfälle, die sich zu sekundär generalisierten Anfällen entwickeln (tonisch-klonisch, tonisch, klonisch).
2. Generalisierte Anfälle:
   - Absencen,
   - myoklonische Anfälle,
   - klonische Anfälle,
   - tonische Anfälle,
   - tonisch-klonische Anfälle,
   - atonische Anfälle.
3. Nicht klassifizierbare epileptische Anfälle.

52.4
Diagnostik

Die obligate Basisdiagnostik besteht in der sorgfältigen Anamnese inkl. Fremdanamnese, neurologische Untersuchung und Routine-EEG mit Hyperventilation und Fotostimulation.

Als ergänzende Diagnostik erfolgen Schlaf-EEG bzw. EEG nach Schlafentzug bei unauffälligem Befund des Routine-EEG, Magnetresonanztomographie bei nicht eindeutig als idiopathisch zu klassifizierenden Epilepsiesyndromen (die kranielle Computertomographie als alleiniges bildgebendes Verfahren ist nicht ausreichend) und ggf. ein Video-EEG-Intensivmonitoring bei unklarer Diagnose.

52.5
Behandlung

52.5.1
Allgemeine Grundsätze

Der einzelne epileptische Anfall ist ein Symptom und kein Notfall. Bei Anfallsserien kann eine Bedarfsmedikation sinnvoll sein, um der Entwicklung eines Status epilepticus entgegenzuwirken, der einer raschen und konsequenten Behandlung bedarf. Epileptische Gelegenheitsanfälle bedürfen in der Regel keiner medikamentösen, antikonvulsiven Langzeitbehandlung. Nach Gelegenheitsanfällen bei einer akuten Erkrankung des Gehirns kann eine befristete medikamentös-antikonvulsive Behandlung sinnvoll sein, auch wenn definitionsgemäß noch nicht von einer Epilepsie auszugehen ist.

52.5.2
Pharmakotherapie

Im höheren Lebensalter sind bei der antikonvulsiven Pharmakotherapie einige Besonderheiten zu beachten. Zu berücksichtigen sind dabei ein reduzierter Metabolismus im Alter (die hepatische Clearance kann z. B. für Carbamazepin um bis zu 40 % reduziert sein, vgl. Krämer 1998) und Arzneimittelinteraktionen von Begleitmedikationen, die bei jüngeren Patienten eher die Ausnahme sind. Auch die Auswirkungen einer antikonvulsiven Medikation auf Begleiterkrankungen muß berücksichtigt werden (z. B. Carbamazepin oder Phenytoin bei bekannten Herzrhythmusstörungen oder Valproinsäure bei vorbestehendem Tremor). Klinische Studien über die Besonderheiten der antikonvulsiven Pharmakotherapie im höheren Lebensalter, die eine rationale Auswahl des Medikamentes begründen könnten, liegen nicht vor. Generelle Empfehlungen, welches Medikament als Mittel der 1. Wahl anzusehen ist, können derzeit nicht gegeben werden, so daß im Einzelfall die Auswahl des Medikaments unter Berücksichtigung von Epilepsiesyndrom und Begleiterkrankung/Begleitmedikation erfolgen muß.

Welchen Stellenwert die sog. „neuen" Antiepileptika Vigabatrin, Lamotrigin, Gabapentin, Felbamat, Tiagabin und Topiramat in der Behandlung von Epilepsien im höheren Lebensalter haben werden, ist nach der derzeitigen Datenlage noch nicht abzuschätzen.

Ein wesentlicher Grundsatz für die Pharmakotherapie von Epilepsien im Alter besteht darin, daß das einschleichende Aufdosieren langsam und in kleinen Schritten erfolgen sollte, beginnend mit ganz niedrigen Dosen. Hinweise zum praktischen Umgang mit einigen wichtigen Antiepileptika sind Tabelle 52-1 zu entnehmen. Besondere Nebenwirkungen sind in der der folgenden Übersicht aufgelistet.

Besondere Nebenwirkungen und sonstige Besonderheiten wichtiger Antiepileptika

- Carbamazepin
  - allergische Hautreaktionen,
  - dystone bzw. choreatische Bewegungsstörung und Asterixis (sehr selten),
  - Erhöhung der Leberenzyme,
  - schwere idiosynkratische hämatologische Komplikationen (aplastische Anämie, Agranulozytose, Thrombopenie) sind selten,
  - Leukopenien sind häufig nur vorübergehend,
  - Hyponatriämie und Wasserretention sind dosisabhängig in der Regel leicht bis moderat und asymptomatisch,
  - Autoinduktion mikrosomaler Leberenzyme in den ersten Behandlungswochen, so daß der Serumspiegel im Verlauf der ersten Wochen bei gleichbleibender Dosis wieder abfällt,
  - in Kombination insbesondere mit Valproat kommt es zu einem Anstieg des CBZ-epoxid, wodurch die toxische Schwelle früher erreicht wird.
- Ethosuximid
  - Übelkeit, Appetitlosigkeit, Erbrechen, Kopfschmerzen, Singultus (dosisabhängig),
  - akute paranoid-halluzinatorische Psychosen (dosisunabhängig),
  - allergische Reaktionen, hämatotoxische Effekte und die Induktion eines Lupus erythematodes sind selten.
- Gabapentin
  - in der Regel nur leicht ausgeprägte zentralnervöse Nebenwirkungen (Müdigkeit, Schwindel, Ataxie),
  - sehr niedrige Allergierate.
- Lamotrigin
  - allergische Hautreaktionen, die bei rascher Aufdosierung häufiger auftreten (vgl. Dosierungsempfehlungen),
  - ausgeprägte Interaktionen mit anderen Antikonvulsiva (enzyminduzierenden Antikonvulsiva wie Carbamazepin, Phenytoin oder Phenobarbital reduzieren die Halbwertszeit deutlich; Valproinsäure verlängert die Halbwertszeit erheblich; daraus resultieren unterschiedliche Aufdosierungsschemata abhängig von der Komedikation, vgl. Tabelle 52-1).

- Phenobarbital
  - insbesondere zu Behandlungsbeginn ist ein Sedierungseffekt bedeutsam,
  - Dupuytren-Kontraktur,
  - schmerzhafte Schultersteife,
  - abruptes Absetzen kann zu einem Entzugssyndrom mit vegetativen Entzugserscheinungen und einer Häufung epileptischer Anfälle führen.
- Phenytoin
  - allergische Reaktionen,
  - dosisabhängige neurotoxische Symptome (Schwindel, Doppelbilder, Ataxie, Nystagmus etc.) müssen sorgfältig beachtet werden, da chronische Intoxikationen zu, auch irreversiblen, Kleinhirnschäden führen können,
  - dosisabhängig kann es zu Dyskinesien, Dystonien und choreatischen Bewegungsstörungen kommen,
  - Gingivahyperplasie,
  - Hypertrichose,
  - Vergröberung der Gesichtszüge,
  - bei der Dosisanpassung ist auf die exponentielle Kinetik zu achten (bei Erreichen der toxischen Grenze in der Dauerbehandlung ist eine Dosisreduktion von 25–50 mg in der Regel ausreichend).
- Tiagabin
  - dosisabhängige, zumeist reversible zentralnervöse Nebenwirkungen (Schwindel, Müdigkeit, Nervosität und Kopfschmerzen).
- Topiramat
  - zentralnervöse Nebenwirkungen wie Schwindel, Müdigkeit, Nervosität, Konzentrationsstörungen und Kopfschmerzen,
  - depressive Verstimmungen und Psychosen,
  - Gewichtsverlust,
  - Nephrolithiasis.
- Valproinsäure
  - gastrointestinale Nebenwirkungen mit Übelkeit und Erbrechen. (Medikation nach den Mahlzeiten diesbezüglich verträglicher),
  - ausgeprägte Gewichtszunahme,
  - Haarausfall,
  - Tremor,
  - Gerinnungsstörungen (Verlängerung der Blutungszeit, Abfall des Fibrinogen, Thrombozytopenie),
  - akute Hepatoenzephalopathie (vorwiegend im Kindesalter beobachtet); tritt in der Regel in den ersten 6 Behandlungsmonaten auf und verläuft in $1/3$ der Fälle tödlich,
  - Pankreatitis.
- Vigabatrin
  - Gewichtszunahme,
  - depressive Verstimmungen und psychotische Episoden,
  - in seltenen Fällen kommt es zu irreversiblen Gesichtsfelddefekten,
  - abruptes Absetzen der Medikation kann zu Entzugsanfällen führen.

52.5.3
Behandlung von Anfallsserien und des Status epilepticus

Anfallsserien

Bei Serien epileptischer Anfälle kann eine Bedarfsmedikation sinnvoll sein, insbesondere wenn anamnestisch Status epileptici bekannt sind. In der Praxis hat sich eine rektale Applikation bewährt,

Tabelle 52-1. Handhabung einiger wichtiger Antiepileptika

Substanz	Initialdosis [mg]	Steigerungsdosis [mg]	Erstes Dosisziel [mg]	Steigerungsintervall	Mittlerer Wirkbereich [mg/l]
Carbamazepin	150–200	150–200	600–800	2–3 Tage	4–10
Ethosuximid	250	250	750	1 Woche	40–100
Gabapentin	300–400	300–400	1200–1800	1–3 Tage	Unbekannt
Lamotrigin mit Valproinsäure	12,5	12,5	100–200	2 Wochen	Unbekannt
Lamotrigin mit enzyminduzieren Antiepileptika	25	25	300–400	2 Wochen	Unbekannt
Phenobarbital	50–100	50	100–150	1–3 Wochen	10–40
Phenytoin	200	25	200–300	2–3 Wochen	10–20
Tiagabin	5	5	15–20	1 Woche	Unbekannt
Topiramat	25	25	200	1 Woche	Unbekannt
Valproinsäure	300	300	900–1200	2–3 Tage	40–100
Vigabatrin	500–1000	500	1500	1 Woche	Nicht serumspiegelkorreliert

da diese auch von Angehörigen verabreicht werden kann:

1. Diazepam: 0,4 mg/kg Körpergewicht rektal. Einzeldosis in der Regel nicht über 20 mg (Vorteil: Rektiolen von 5 und 10 mg sind im Handel verfügbar);
2. Chloralhydrat: 50 bis max. 100 mg/kg Körpergewicht. Einzeldosis in der Regel zunächst nicht über 4 g (Nachteil: Im Handel sind nur Rektiolen mit 0,6 g verfügbar).

Status epilepticus

Jeder Anfallstyp kann sich auch als Status epilepticus manifestieren. Für die klinische Praxis hat sich jedoch eine vereinfachte Klassifikation der Status epileptici durchgesetzt:

1. generalisierter, konvulsiver Status epilepticus,
2. nonkonvulsiver Status epilepticus (fokal/generalisiert),
3. einfach-fokaler Status epilepticus.

Der generalisierte, konvulsive Status epilepticus ist ein Notfall, der ein unverzügliches und durchgreifendes Handeln erfordert. Ziel der Behandlung ist es, so schnell wie möglich den Status epilepticus (klinisch und elektroenzephalographisch) zu beenden, um eine neuronale Schädigung zu vermeiden. Für den nonkonvulsiven Status epilepticus und den Status einfachfokaler Anfälle gelten im Prinzip die gleichen Grundsätze. Im Verhältnis zum generalisierten, konvulsiven Status epilepticus ist die Prognose im Hinblick auf Mortalität und Rückbildung neurologischer Defizite wesentlich günstiger, so daß man bei der Behandlung weniger aggressiv sein kann (z. B. Benzodiazepindosis in einem Bereich, in dem eine atemdepressive Wirkung in der Regel nicht befürchtet werden muß; Aufdosieren mit Phenytoin über mehrere Stunden).

Das folgende Schema zur Behandlung des generalisierten, konvulsiven Status epilepticus orientiert sich im wesentlichen an den Empfehlungen der Arbeitsgruppe von Treiman (1998):

Bei bekannter Epilepsie erfolgt die Blutentnahme zur Bestimmung der Antiepileptika („antiepileptic drugs"/AED).

Im anderen Fall wird zusätzlich eine erweiterte Diagnostik (Labor, Lumbalpunktion, bildgebende Verfahren) parallel zur Statusbehandlung eingeleitet. Ein venöser Zugang zur Infusion von isotoner NaCl-Lösung wird gelegt. Es erfolgt eine Blutentnahme (klinische Chemie, Blutbild, Bestimmung der Medikamentenkonzentration bei antikonvulsiv behandelten Patienten). Bei Verdacht auf eine Hypoglykämie Test mit Blutzuckerstix und ggf. Gabe von 50 ml 50%ige Glukoselösung. Die Injektion von 100 mg Vitamin-B_1 erfolgt bei Verdacht auf Alkoholabusus.

In jedem Fall sollte zur Therapiekontrolle ein EEG veranlaßt werden. Der Therapiebeginn darf sich jedoch nicht verzögern, denn je länger ein Status epilepticus andauert, desto schwieriger ist er zu durchbrechen.

Die medikamentöse Therapie verläuft in folgenden Schritten:

- Stufe 1: Benzodiazepine i.v., Injektion langsam i.v. (cave! atemdepressive Wirkung; Intubationsbereitschaft). Lorazepam (Tavor) 0,1 mg/kg; antiepileptische Wirksamkeit > 24 h oder: Diazepam 0,15–0,25 mg/kg; antiepileptische Wirksamkeit 10–30 min. Deshalb: parallel mit Stufe 2 beginnen.

- Stufe 2: Phenytoin (Infusionskonzentrat) über separaten venösen Zugang (kein Dreiwegehahn!). Monitoring von Blutdruck und EKG. 20 mg/kg Körpergewicht Infusionsgeschwindigkeit <50 mg/min. Bei fortbestehendem Status weitere 5 mg/kg Körpergewicht, sofern nötig nochmals 5 mg/kg Körpergewicht. Die maximale Dosis beträgt 30 mg/kg Körpergewicht.
- Stufe 3: Thiopentalnarkose. Tiefe Thiopentalnarkose (Trapanal) unter EEG-Monitoring bis zum „burst-suppression" titrieren. Bolus von 200 mg i. v. in 2 min, dann kontinuierlich 10–25 mg/min, ggf. mehr. Behandlung über 12 h, dann Auslaßversuch.

52.5.4
Epilepsiechirurgische Optionen

Ein epilepsiechirurgisches Vorgehen bei pharmakoresistenten Epilepsien wird im Alter allenfalls bei Ausnahmefällen in Betracht kommen.

Literatur

Commission on Classification and Terminology of the International League against Epilepsy (1981) Proposal for revised clinical and electroencephalographic classification of epileptic seizures. Epilepsia 22:489–501

Hauser WA (1997) Epidemiology of epilepsy. Incidence and prevalence. In: Engel J Jr, Pedley TA (eds) Epilepsy. A comprehensive textbook, Vol I. Lippincott-Raven, Philadelphia New York, pp 47–57

Heinemann U, Rating D, Thorbecke R, Wolf P (1998) Epilepsie-Bericht '98. Verlag einfälle, Berlin

Krämer G (1998) Epilepsien im höheren Lebensalter. Thieme, Stuttgart New York

Treiman DM (1998) Generalized convulsive status epilepticus. In: Engel J Jr, Pedley TA (eds) Epilepsy. A comprehensive textbook, Vol I. Lippincott-Raven, Philadelphia New York, pp 669–680

Gastroenterologische Erkrankungen

A. ROEMPP

53.1 Oropharyngeale Dysphagie 469
53.1.1 Pathophysiologie 469
53.1.2 Klinische Befunde 469
53.1.3 Therapie 469

53.2 Ösophageale Dysfunktion 470
53.2.1 Pathophysiologie 470
53.2.2 Klinische Befunde 470
53.2.3 Therapie 471

53.3 Gastroösophageale Refluxkrankheit 471
53.3.1 Pathophysiologie 471
53.3.2 Klinische Befunde 471
53.3.3 Therapie 472

53.4 Peptische Ulkuskrankheit 472
53.4.1 Pathophysiologie 472
53.4.2 Klinische Befunde 473
53.4.3 Therapie 474

53.5 Obere gastrointestinale Blutung 474
53.5.1 Pathophysiologie 474
53.5.2 Klinische Befunde 474
53.5.3 Therapie 475

53.6 Gefäßmißbildungen 475
53.6.1 Pathophysiologie 475
53.6.2 Klinische Befunde 476
53.6.3 Therapie 476

53.7 Ischämische Kolitis 476
53.7.1 Pathophysiologie 476
53.7.2 Klinische Befunde 477
53.7.3 Therapie 477

53.8 Entzündliche Darmerkrankungen 478
53.8.1 Pathophysiologie 478
53.8.2 Klinische Befunde 478
53.8.3 Therapie 478

53.9 Kolonkarzinom 479
53.9.1 Pathophysiologie 479
53.9.2 Klinische Befunde 479
53.9.3 Therapie 480

Literatur 480

Die Details der Physiologie des Gastrointestinaltrakts bei älteren Menschen sind nicht genau bekannt. Es gibt viele Annahmen über Physiologie und Pathophysiologie, aber es wurden nur wenige wissenschaftliche Untersuchungen bei älteren Menschen diesbezüglich durchgeführt. Viele wissenschaftliche Studienprotokolle schließen Patienten mit einem Alter über 65 Jahre explizit von der Teilnahme an Studien aus. Somit wurden viele Erkenntnisse über die Krankheitsprozesse im Alter aus Studien an jüngeren Patienten extrapoliert. Dieses Vorgehen ignoriert jedoch die häufige Tatsache, daß ältere Patienten mehr koexistente Erkrankungen haben und somit beim Auftreten einer zusätzlichen gastrointestinalen Erkrankung in anderer Weise von dieser Erkrankung beeinflußt werden können als jüngere Patienten.

Dem Alterungsprozeß sollte jedoch nicht die Schuld an den gastrointestinalen Beschwerden des älteren Patienten gegeben werden. Es gibt wenig Anhalt dafür, daß sich das gastrointestinale System im Alter wesentlich verändert oder sich in seiner Funktion verschlechtert. Allerdings präsentieren sich gastrointestinale Erkrankungen bei älteren Menschen andersartig als bei den jüngeren. Manche Erkrankungen treten im Alter häufiger auf, manche nehmen eher einen subklinischen Verlauf ohne starke subjektive Beschwerdesymptomatik. Eingeschränkte geistige Fähigkeiten, wie z. B. nach zerebrovaskulären Zwischenfällen oder die Effekte der Alzheimer-Erkrankung, können die Fähigkeit des Patienten, seine Symptome exakt zu beschreiben, beeinflussen. Das wiederum schränkt die Möglichkeiten des Arztes ein, das vorliegende Problem zu erkennen und eine Diagnose zu erstellen.

Eine genaue psychosoziale Anamnese des älteren Patienten mit gastrointestinalen Beschwerden ist sehr wichtig. Psychosoziale Stressoren können den älteren Patienten erheblich beeinträchtigen und letztendlich bis hin zur Depression führen. In einigen Fällen sind die geschilderten gastrointestinalen Beschwerden die Folge einer Somatisierung dieser Probleme. Relevante psychosoziale Probleme sind begründet z. B. im Verlust des Ehepartners oder von Freunden, dem Verlust der Unabhängigkeit, finanzieller Unsicherheit, abnehmender Gesundheit und Vitalität oder schwindenden intellektuellen Fähigkeiten.

Bei der Auswahl und Planung einer Behandlung von Patienten mit gastrointestinalen Erkrankungen sollten deshalb eine koexistierende Erkrankung sowie auch die Auswirkungen, die eine gastrointestinale Erkrankung auf die Lebensqualität des Patienten hat, in Betracht gezogen werden. Das Therapieziel muß in Übereinstimmung mit den Aspekten des psychosozialen Patientenumfeldes und den Grundzügen einer sinnvollen Krankenversorgung sein. Zum Beispiel profitiert ein Patient mit einer terminalen Erkrankung oder einer anderen schwerwiegenden Grunderkrankung von einer begrenzten Diagnostik und einer Therapie, die sich in Richtung einer Verbesserung der Lebensqualität orientiert, mehr als von einer Vielzahl invasiver Diagnostiken, die dann auch nur selten eine behandelbare Erkrankung enthüllen.

53.1
Oropharyngeale Dysphagie

53.1.1
Pathophysiologie

Dysphagie ist ein häufiges Symptom beim älteren Menschen. Der Schluckakt ist ein synchronisierter Prozeß, der in 2 Phasen unterteilt werden kann:

- die oropharyngeale Phase und
- die ösophageale Phase.

Die oropharyngeale Dysphagie ist beim älteren Menschen weitaus häufiger als beim jungen Menschen.

Die oropharyngeale Phase des Schluckakts wird weiter in 3 Phasen unterteilt.

Die *1. Phase* ist die Vorbereitungsphase und besteht im Kauen und Zerkleinern der Nahrung. Dies erfordert eine ausreichende Speichelproduktion, mit der der Verdauungsprozeß eingeleitet wird. Die Speichelproduktion nimmt mit zunehmendem Alter ab und ist bei chronisch entzündlichen Erkrankungen, wie z. B. dem Sjögren-Syndrom mit Xerostomie, dramatisch reduziert. Einige Medikamente können ebenfalls die Speichelproduktion in erheblichem Maße vermindern. Weitere wichtige Faktoren, die auf die sog. Vorbereitungsphase Einfluß nehmen können, sind die neuromuskulären Störungen der Kau- und Zungenmuskulatur, die häufig beim Morbus Parkinson, bei der multiplen Sklerose, bei der Myastenia gravis oder auch im Rahmen von Hirnstamminsulten auftreten können.

Die *2. Phase* ist die Phase, bei der die Zunge den Speisebrei aus der Mundhöhle in den Pharynx befördert. Eine adäquate neurologische Funktion ist für diesen Vorgang essentiell wichtig. Die oben angeführten neurologischen Störungen interferieren besonders mit dieser zweiten Phase des Schluckakts. Die Parkinson-Erkrankung kann zu einem signifikanten Tremor der Zunge und hierüber zu einer verspäteten Einleitung des Schluckakts führen.

Die *3. Phase* des Schluckakts verhindert eine Aspiration beim Schlucken des Speisebreis. Beim älteren Menschen häufig vorkommende Störungen, die in dieser Phase des Schluckakts relevant sind, verhindern einen koordinierten Ablauf der Passage in den oberen Ösophagus. Dazu zählen z. B. große zervikale Osteophyten, Strumen oder Zenker-Divertikel. Das Zenker-Divertikel ist eine posteriore Ausstülpung proximal des oberen Ösophagussphinkters, die durch eine langdauernde Dysfunktion des Sphinkters entstehen kann. Patienten mit einem Zenker-Divertikel klagen häufig über intermittierende Dysphagie, Aspirationen, Mundgeruch und Regurgitation von unverdauten Speisen. Diese Form von Divertikeln sind bei älteren Patienten deutlich größer und häufiger symptomatisch als bei jüngeren.

53.1.2
Klinische Befunde

Der behandelnde Arzt sollte versuchen, zwischen einer oropharyngealen und einer ösophagealen Dysphagie zu differenzieren. Symptome der oropharyngealen Dysphagie sind z. B. Schwierigkeiten beim Initiieren des Schluckakts, nasale Regurgitation oder Hustenanfälle während des Schluckens. Es ist hierbei wichtig, Zeitdauer und Erstmanifestation der Beschwerden festzuhalten. Haben die Beschwerden erst vor kurzem eingesetzt und ist die Symptomatik rasch progredient, so ist eine maligne Ursache eher wahrscheinlich. Weiterhin sollte genau festgestellt werden, ob die Beschwerden lageabhängig oder von bestimmten Verhaltensweisen abhängig sind. Symptome, die in Zusammenhang mit festen Speisen auftreten, lassen an einen obstruktiven Prozeß denken. Dysphagie nur bei flüssigen Speisen und Getränken deutet eher auf eine Motilitätsstörung oder eine neuromuskuläre Störung hin. Assoziierte neurologische Defizite wie z. B. eine Dysarthrie geben häufig zusätzliche Hinweise auf die Ursache der Dysphagie.

Neben der Beobachtung des Patienten beim Schluckversuch ist besondere Aufmerksamkeit auf die Funktionsprüfung der Hirnnerven zu legen. Weiterhin können eine fortgeschrittene Demenz oder andere psychiatrische Störungen eine Unfähigkeit oder Unwilligkeit zu schlucken hervorrufen. Die Mundhöhle sollte sorgfältig inspiziert werden, insbesondere sollte auf Zahnstatus und evtl. schlecht passende Gebißprothesen geachtet werden. Patienten mit neu aufgetretener progressiver Dysphagie in Verbindung mit Rachenschmerzen oder Heiserkeit sollten laryngoskopisch untersucht werden.

53.1.3
Therapie

Eine angemessene Therapie hängt hauptsächlich von der Ursache der Dysfunktion ab. Eine Korrektur von Zahn- oder Gebißproblemen verbessert häufig die

Kau- und Schluckfunktion. Obwohl viele neurologische Störungen irreversibel sind, kann eine Schlucktherapie bei einem dafür ausgebildeten Logopäden für motivierte Patienten in nichtdementem Zustand eine Hilfe sein. Nach einem Schlaganfall benötigen einige Patienten für einen gewissen Zeitraum, bis sich die Schluckfunktion wieder verbessert hat, eine nasogastrale Ernährungssonde oder eine perkutane Gastrostomie. Einigen Patienten mit neurologischen Schluckstörungen kann durch die Umstellung auf überwiegend flüssige oder breiige Kost geholfen werden. Eine aufrechte Körperhaltung bei der assistierten Einnahme der Mahlzeit ist entscheidend, um den Schluckvorgang zu erleichtern. Bei Patienten mit schweren neurologischen Funktionsstörungen sollte man sich frühzeitig für die Anlage einer perkutanen endoskopischen Gastrostomie (PEG) entscheiden, um somit auch die Gefahr der Aspiration zu vermeiden. Die Entscheidung zur Sondenernährung sollte sich an der Lebensqualität des Patienten, an der Prognose der Grunderkrankung und an den Möglichkeiten des familiären Umfelds orientieren.

53.2
Ösophageale Dysfunktion

53.2.1
Pathophysiologie

Eine abnorme oropharyngeale Funktion kann u. a. auch bei einer normalen Ösophagusfunktion Probleme beim Schluckakt hervorrufen. Ein nur unzureichend zerkleinerter Essensbolus kann sich aufgrund des inadäquaten Kauens und der damit verbundenen unzureichenden Speichelbeimengung im Ösophagus festsetzen. Die eigentliche ösophageale Dysphagie kann sowohl durch Motilitätsstörungen wie auch durch strukturelle Störungen hervorgerufen werden.

Es gibt widersprüchliche Aussagen darüber, was den Einfluß des Alterns auf die ösophageale Motilität betrifft. Einige Studien zeigten eine verminderte Kontraktionskraft der ösophagealen Peristaltik, signifikante tertiäre (nicht peristaltische) Kontraktionen und eine inkomplette Relaxation des unteren Ösophagussphinkters mit zunehmendem Alter. Andere Studien ergaben, daß diese Veränderungen hauptsächlich bei älteren Patienten mit Erkrankungen, wie z. B. Diabetes, Schilddrüsenerkrankungen und zerebrovaskulären Ereignissen, sekundär auftreten. Das Alter allein scheint somit nur einen geringen Effekt auf die ösophageale Funktion zu haben.

Die häufigsten mechanischen Läsionen beim älteren Menschen sind maligne Tumoren des Ösophagus und der Kardia des Magens. Ösophageale Ringe oder Membranen (z. B. Schatzki-Ring) sieht man sowohl bei jüngeren wie auch bei älteren Patienten. Ein gastroösophagealer Reflux mit Ösophagitis oder peptischer Striktur ist bei älteren Patienten häufig anzutreffen. Ein weiterer mechanischer Prozeß, spezifisch in der älteren Bevölkerungsgruppe, ist die sog. „Dysphagia aortica (lusoria)", bei der es zu einer Kompression des Ösophagus durch eine atypisch aus der Aorta descendens abgehende A. subclavia dextra kommt.

53.2.2
Klinische Befunde

Bei der Anamnese von Patienten mit Dysphagie muß auf 2 Punkte besonders geachtet werden.

Der erste Punkt ist die Abhängigkeit der Dysphagie von der Art der Nahrung. Eine Dysphagie, die von Anfang an sowohl bei fester wie bei flüssiger Nahrung auftritt, läßt mehr eine neuromuskuläre Ursache vermuten. Eine Dysphagie, die überwiegend oder ausschließlich bei Zufuhr von festen Speisen auftritt, spricht mehr für einen mechanisch-obstruktivem Prozeß.

Zweitens ist die Dauer der Symptomatik seit dem ersten Auftreten für die Einschätzung des Krankheitsbildes wichtig. Erst kürzlich aufgetretene, rasch progrediente Dysphagie bei festen Speisen ist typisch für einen malignen Prozeß des Ösophagus oder der Kardia. Progrediente Dysphagie kann ebenso bei peptischen Ösophagusstrikturen auftreten, insbesondere wenn der Patient gleichzeitig über brennende retrosternale Schmerzen berichtet. Eine Achalasie geht in der Regel mit langsam progredienten Symptomen sowohl für flüssige wie auch für feste Speisen einher. Sie geht mit thorakalen Schmerzen, Mundgeruch, Globusgefühl und nächtlichen Hustenanfällen einher.

Obwohl eine Achalasie in jedem Alter auftreten kann, ist bei älteren Patienten eine sekundäre oder „Pseudoachalasie" häufiger als die idiopathische primäre Achalasie. Die sekundäre Achalasie ist durch eine Infiltration oder Alteration des unteren Ösophagussphinkters im Rahmen eines Kardiakarzinoms oder Lymphoms, einer Amyloidose oder eines paraneoplastischen Syndroms bedingt. Deswegen muß bei einem Patienten mit den klinischen Symptomen einer Achalasie immer eine der oben genannten sekundären Ursachen ausgeschlossen werden.

Eine intermittierende Dysphagie über eine längere Zeitperiode kann durch Motilitätsstörungen, Schatzki-Ring, Netze, oder wiederholte Nahrungsimpaktionen hervorgerufen werden.

Odynophagie ist häufig ein Zeichen einer durch Tabletten hervorgerufenen Ösophagitis. Ältere Patienten haben aufgrund der durchschnittlich höheren Zahl der einzunehmenden Medikamente ein höheres Risiko für eine medikamenteninduzierte Ösophagitis. Weitere Gründe hierfür sind die verminderte Speichelproduktion im Alter, das häufigere Vorliegen von anatomischen Veränderungen (wie z.B. peptische Strikturen) und Motilitätsstörungen. Ältere Patienten unterliegen weiterhin einem höheren Risiko, da die Medikamente häufig in einer liegenden Position und mit einer unzureichenden Flüssigkeitsmenge eingenommen werden. Somit sollten gerade ältere Patienten ihre Tabletten sitzend und mit mindestens einem Glas Wasser einnehmen. Medikamente wie Kaliumchlorid, Tetrazykline, Clindamycin, Ciprofloxacin, Eisenpräparate und nichtsteroidale Antirheumatika (NSAR) stellen das höchste Risiko hinsichtlich einer Ösophagusschädigung dar. Eine sorgfältige Anamneseerhebung und körperliche Untersuchung sowie die Durchführung einer Endoskopie und eines Ösophagusbreischluckes stellen eine ausreichende initiale Diagnostik bei Vorliegen einer Dysphagie dar.

Nach Ausschluß einer mechanischen Dysphagieursache sollte insbesondere bei Patienten mit der Verdachtsdiagnose einer Achalasie eine Ösophagusmanometrie durchgeführt werden. Weiterhin sollte bei diesen Patienten auch eine Endosonographie zum Ausschluß einer sekundären Achalasie, hervorgerufen durch einen malignen Prozeß der Ösophaguswand, durchgeführt werden.

53.2.3
Therapie

Eine aggressive chirurgische Therapie von Ösophagusneoplasien richtet sich nach dem vorliegenden Tumorstadium und dem Allgemeinzustand des Patienten. Wenn der Tumor nicht mehr resektabel ist, sollte eine palliative Therapie mittels endoskopischer Laserkoagulation oder Einlage von Drahtgitterstents zur Passagesicherung erfolgen. Manchmal ist auch, um überhaupt erst eine endoskopische Passage zu ermöglichen, eine pneumatische Ballondilatation des stenosierenden Prozesses erforderlich. Dieses Verfahren wird auch bei Patienten mit einer primären Achalasie durchgeführt. Die Ballondilatation, die ggf. mehrfach duchgeführt werden muß, wird erfahrungsgemäß von älteren Patienten gut toleriert und ist risikoärmer als die Alternative einer thorakoskopischen Myotomie des unteren Ösophagussphinkters.

Nach einer endoskopischen Dilatation einer peptischen Ösophagusstenose muß eine suffiziente Therapie der vorliegenden Refluxkrankheit mit Protonenpumpenblockern in der doppelten Standardtagesdosis erfolgen. Eine tabletteninduzierte Ösophagitis kann, wie schon oben erwähnt, durch eine Tabletteneinnahme in aufrechter Position, ausreichendes Nachspülen mit Flüssigkeit oder einen Wechsel der galenischen Zubereitung (z. B. Tropfen oder Saft statt Tabletten) verhindert werden.

53.3
Gastroösophageale Refluxkrankheit

53.3.1
Pathophysiologie

Es gibt beim älteren Menschen einige Faktoren, die das Auftreten einer gastroösophagealen Refluxkrankheit unterstützen. Einer dieser Faktoren ist der verminderte Speichelfluß im Alter. Der Speichel ist ein wichtiger Schutzfaktor, der im Ösophagus durch seinen hohen Bikarbonat- und Schleimgehalt eine Säureschädigung der Schleimhaut vermindert. Weiterhin hat die altersassoziiert verminderte Ösophagusmotilität, der verminderte Tonus des unteren Ösophagussphinkters und die verlängerte Magenentleerungszeit einen fördernden Effekt hinsichtlich eines symptomatischen Refluxes.

53.3.2
Klinische Befunde

Die Symptome des gastroösophagealen Refluxes sind bei jüngeren und älteren Patienten gleich. Thorakales oder retrosternales Brennen, epigastrischer Schmerz, saures Aufstoßen und nächtliche Regurgitationen sind die häufigsten Beschwerden, über die die Patienten klagen. Rezidivierende Pneumonien beim älteren Patienten können durch nächtliche Regurgitation und anschließende Aspiration von Mageninhalt verursacht werden. Differentialdiagnostisch muß bei wiederkehrenden sub- oder retrosternalen Schmerzen an eine Refluxkrankheit, eine Motilitätstörung oder eine koronare Herzerkrankung gedacht werden. Eine progressive Dysphagie für feste Speisen kann auch das erste Symptom einer lange Zeit asymptomatisch gewesenen Refluxkrankheit sein. Die Dysphagie kann dann durch eine peptische Stenose oder ein ösophageales Adenokarzinom im Rahmen eine Barrett-Ösophagus bedingt sein. Eine klinische Diagnose kann häufig bereits anhand von typischen Zeichen und Symptomen erhoben werden.

Bei einem Patienten mit mehreren kardiovaskulären Risikofaktoren muß zunächst das Vorliegen einer atypischen Angina in Betracht gezogen bzw. ausgeschlossen werden. Im Gegensatz zur Refluxkrankheit verschlechtert sich die Symptomatik bei Vorliegen einer koronaren Herzkrankheit (KHK) durch körperliche Belastung und führt häufig als Begleitsymptomatik zu einer gewissen Dyspnoe. Vor Einleitung einer erweiterten gastroenterologischen Diagnostik sollte also in diesen Fällen zunächst eine kardiologische Abklärung erfolgen.

Patienten mit den klassischen Symptomen eines gastroösophagealen Refluxes, die keine Symptome wie Gewichtsabnahme, Dysphagie oder Anämie haben, können in einzelnen Fällen auch empirisch mit H_2-Rezeptorenblockern oder Protonenpumpenblockern behandelt werden. Wenn jedoch die Behandlung keine Verbesserung der Symptomatik bewirkt, muß in jedem Fall eine endoskopische Untersuchung des oberen Gastrointestinal-(GI-)Trakts zur Klärung der Diagnose erfolgen.

Bei 50–75% der älteren Patienten mit gastroösophagealer Refluxsymptomatik findet sich eine Ösophagitis. Weiterhin ist bei älteren Patienten das Vorkommen eines Barrett-Ösophagus (Magenschleimhautmetaplasie im Ösophagus) häufiger als bei jüngeren Patienten. Beim Nachweis einer Barrett-Metaplasie ist das Risiko für Schleimhautdysplasien und für eine Karzinomentwicklung deutlich erhöht. Es ist jedoch fraglich, ob bei geriatrischen Patienten mit Refluxösophagitis das bei jungen Patienten übliche engmaschige endoskopische Screening mit extensiver Biopsieentnahme zur Erkennung eine Frühkarzinomes sinnvoll ist. Da alte Patienten auch bei Vorliegen von hochgradigen Dysplasien häufig keiner agressiven chirurgischen Therapie zugeführt werden können, kann ein solch engmaschiges Screening für diese Gruppe nicht empfohlen werden. Die 24 h-pH-Metrie ist eine ausgezeichnete Methode, um bei Patienten mit atypischer Refluxsymptomatik und unauffälliger Endoskopie Zahl und Dauer pathologischer Refluxepisoden nachzuweisen.

53.3.3
Therapie

Die Therapie bei älteren und jüngeren Patienten unterscheidet sich nicht. Therapieziel ist die Verminderung oder vollständige Reduktion des gastroösophagealen Refluxes, die Anhebung des pH-Werts in der Refluxflüssigkeit und die Beseitigung von auslösenden Faktoren. Die übliche nichtmedikamentöse Refluxtherapie beeinhaltet das Vermeiden von späten Mahlzeiten, Reduktion von Übergewicht, das Schlafen mit leicht erhöhtem Oberkörper sowie die Vermeidung von Alkohol, Koffein, Nikotin, Schokolade und anderen, die Magensäureproduktion stimulierenden Faktoren. Bei hospitalisierten Patienten, die ihre Mahlzeiten über eine Magensonde oder über eine PEG erhalten, vermindert eine kontinuierliche Applikation mit langsamer Tropfgeschwindigkeit signifikant die Anzahl der Refluxepisoden (Coben u. Weintraub 1994).

Die medikamentöse Behandlung der Refluxkrankheit besteht in der Verabreichung von H_2-Blockern oder Protonenpumpenblockern in doppelter Standardtagesdosis. Bei älteren Patienten mit diabetischer Gastroparese stellt das Prokinetikum Cisaprid eine Therapieoption dar. Die Initialdosis beträgt 3mal 5 ml jeweils 30 min vor den Mahlzeiten, bei guter Verträglichkeit kann dann eine Steigerung der Dosis auf 3mal 10 ml erfolgen. Metoclopramid sollte bei älteren Patienten möglichst vermieden werden, da es bei diesem Medikament zu neuropsychiatrischen Nebenwirkungen kommen kann. Bei einer geringen Anzahl von Patienten, die auch auf eine intensivierte medikamentöse Therapie nicht ansprechen, stellt die endoskopisch-laparoskopisch durchgeführte Fundoplicatio eine weitere Therapiemöglichkeit dar.

53.4
Peptische Ulkuskrankheit

53.4.1
Pathophysiologie

Das peptische Ulkus ist eine häufige Erkrankung im Alter. Die Inzidenz erhöht sich mit zunehmendem Alter (Blum et al. 1990). Nahezu 20% der gastrointestinalen Probleme des älteren Menschen lassen sich ursächlich auf eine Ulkuserkrankung zurückführen. Die Symptome der Ulkuserkrankung sind im Alter häufig atypisch, und die Komplikationsrate ist deutlich höher. Die Blutungsrate beträgt nahezu 40% bei alten Patienten im Vergleich zu 18% bei jungen Patienten. Die Mortalitätsrate von 20–40% bei hospitalisierten älteren Patienten ist 5- bis 10mal höher als bei den jüngeren. Über 80% aller Todesfälle durch eine Ulkuserkrankung sind Patienten über 65 Jahre.

Das Gastroduodenum zeigt im Prinzip wenige allein altersbedingte Veränderungen. Die Magensäure- und die Bikarbonatsekretion im Duodenum zeigt bei gesunden Erwachsenen und bei Patienten mit Ulkuskrankheit keinen altersbedingten Unterschied.

Die erhöhte Mortalität der Ulkuserkrankung im Alter ist u.a. auch durch die erhöhte Anzahl von gleichzeitig bestehenden kardiopulmonalen Erkrankungen, die höhere Helicobacter-(H.-)pylori-Infektionsrate und die häufigere Einnahme von NSAR bedingt.

Die H.-pylori-Besiedelung spielt eine entscheidende Rolle in der Pathogenese der Ulkusentstehung. In Deutschland und in anderen europäischen Ländern sowie in den USA, ist die Prävalenz der H.-pylori-Infektion in der älteren Bevölkerungsgruppe deutlich erhöht. In den oben genannten Ländern sind ungefähr 60% aller Individuen über 65 Jahre H.-pyloripositiv. Nahezu 100% der Patienten mit einem Duodenalulkus und ca. 80% aller Patienten mit einem Magenulkus sind H.-pylori-positiv. Viele klinische Studien haben gezeigt, daß nach einer H.-pylori-Eradikation die Ulkusrezidivrate dramatisch absinkt.

Eine zweite wichtige Ursache der Ulkuserkrankung, speziell des Ulcus ventriculi, ist die Einahme von NSAR (McCarthy 1989). Alle NSAR hemmen die Prostaglandinsynthese und vermindern somit die zytoprotektive Magenschleimproduktion. Dadurch gerät die Homöostase der gastroduodenalen Mukosa aus dem Gleichgewicht, und die aggressiven Faktoren überwiegen. 10–20% der Patienten die längere Zeit NSAR einnehmen, entwickeln ein peptisches Ulkus. Pro Jahr entwickeln ungefähr 2–3% aller Patienten mit chronischer NSAR-Einnahme eine schwerwiegende NSAR-assoziierte Nebenwirkung. Mehr als die Hälfte aller NSAR werden von Personen über 60 Jahren eingenommen.

53.4.2
Klinische Befunde

Beim älteren Menschen sind die Symptome und Zeichen einer Ulkuserkrankung häufig atypisch. Ältere Patienten haben meist nur eine geringe oder gar keine epigastrische Schmerzsymptomatik. Bei vielen Patienten ist eine Komplikation die erste Manifestation eine Ulkuserkrankung. Insbesondere trifft dies für Patienten mit einer NSAR-Medikation zu. Bis zu $1/3$ der Patienten haben keine dyspeptischen Beschwerden, und bis zu 50% der Patienten präsentieren sich mit einer oberen gastrointestinalen Blutung, einer Perforation oder einer Stenosierung als Erstmanifestation ihrer Ulkuserkrankung. Bei älteren Patienten ist die Ulkuserkrankung häufig mit Gewichtsabnahme, Inappetenz, Völlegefühl und unspezifischen abdominellen Mißempfindungen assoziiert. In einigen Fällen kann sich die Symptomatik bei völligem Fehlen von abdominellen Beschwerden allein auf das Vorhandensein von neurologischen oder kardialen Beschwerden aufgrund einer schweren Blutungsanämie beschränken.

Die endoskopische Untersuchung des oberen GI-Trakts ist die Methode der Wahl zur Diagnosesicherung von Ulkuserkrankungen im Bereich des Magens und des proximalen Duodenums. Sie hat eine weitaus höhere Sensitivität und Spezifität als die vorhandenen radiologischen Methoden wie Ösophagusbreischluck bzw. Gastrographinschluck. Auch ältere Patienten tolerieren die endoskopischen Untersuchungsmethoden in der Regel sehr gut. Bei der zu empfehlenden Sedierung der Patienten (Midazolam 2,5–5 mg intravenös) sollte jedoch auf begleitende kardiopulmonale Erkrankungen Rücksicht genommen werden.

Bei Patienten, die älter als 60 Jahre sind, können sehr große Magenulzera auftreten. Diese großen Ulzera (>3 cm) werden häufig im Bereich der kleinen Kurvatur gefunden und sind mit einer Wahrscheinlichkeit von mehr als 10% maligne. Alle Magenulzera, auch diejenigen <3 cm, müssen biopsiert werden, um das Vorliegen eines Magenkarzinoms, welches in einer Gesamtwahrscheinlichkeit von 2–3% auftritt, auszuschließen. Es sollten auch in jedem Fall Kontrollendoskopien in einem Zeitintervall von 8–12 Wochen erfolgen, um die komplette Ulkusabheilung zu verifizieren. Bestehenden Restulzera müssen in jedem Fall erneut biopsiert und die Biopsate histologisch untersucht werden.

Weiterhin ist die Bestimmung des Helicobacterstatus wichtig, insbesondere auch bei den Ulzera, die nicht mit der Einnahme von NSAR in Zusammenhang zu bringen sind. Die Diagnose einer H.-pylori-Infektion kann mit verschiedenen Methoden gestellt werden. Diese Methoden sind neben der histologischen Identifikation der Bakterien in der Magenmukosa v.a. der C-13-Atemtest, der Urease-Schnelltest aus Mukosabiopsien (CLO-Test), die H.-pylori-Kultur und die H.-pylori-Serologie (Tabelle 53-1).

Tabelle 53-1. Diagnostik der H.-pylori-Infektion beim peptischen Ulkus vor und nach H.-pylori-Sanierungstherapie. (Leitlinien der DGVS 1996)

	Ulcus duodeni		Ulcus ventriculi	
	Vor	Nach	Vor	Nach
Gastroduodenoskopie	Ja	Nein	Ja	Ja
Histologie + H.-pylori-Färbung	Ja	Nein	Ja	Ja
Urease-Schnelltest	Ja	Nein	Ja	Ja
C-13-Atemtest	Nein	Ja[a]	Nein	Ja[b]
H.-pylori-Antikörper	Nein	Nein	Nein	Nein
Kultur	Nein	Nein[c]	Nein	Nein[c]

[a] Frühestens 4 Wochen nach Ende der Säuresuppression.
[b] Wenn bei Kontrollgastroskopie Ulkus abgeheilt und die Säuresuppression noch nicht 4 Wochen zurückliegt.
[c] In Zukunft möglicherweise bei Therapieresistenz von Bedeutung.

53.4.3
Therapie

Für ältere und jüngere Patienten mit einer peptischen Ulkuserkrankung gelten die gleichen Richtlinien. Die peptischen Ulzera sprechen auf eine säurevermindernde Therapie gut an, die Dosierung der Medikamente muß und darf aufgrund des Alters nicht vermindert werden.

Alle Ulkuspatienten mit einem positiven Nachweis von H. pylori sollten eradiziert werden. Es gibt weltweit viele verschiedene Eradikationsprotokolle; Grundprinzip ist immer die Kombination eines säurevermindernden Medikaments mit einem oder mehreren Antibiotika. Ein in Deutschland häufig verwendetes Protokoll mit einer Eradikationsrate von mehr als 90% ist die Kombination von Pantoprazol 2mal 40 mg, Metronidazol 2mal 500 mg und Clarithromycin 2mal 250 mg über insgesamt 7 Tage. Die erfolgreich durchgeführte Eradikationstherapie führt zu einer deutlich verminderten Ulkusrezidivrate und zu einer Verminderung der Ulkuskomplikationen.

Bei Vorliegen eines H.-pylori-negativen Ulkus sollte die Therapie mit Protonenpumpenblockern in einfacher Standardtagesdosis über 6–8 Wochen bzw. bis zum vollständigen Abheilen des Ulkus erfolgen. Die Ulkusabheilung muß, speziell beim Ulcus ventriculi, endoskopisch dokumentiert werden.

Da NSAR und Acetysalicylsäure (ASS) das Risiko einer peptischen Ulkuserkrankung vervielfachen, sollte die Indikation einer Therapie mit diesen Medikamenten im Alter sehr streng gestellt und im jedem Einzelfall noch einmal kritisch überprüft werden. Kann die Therapie nicht gestoppt werden, so sollte auf jeden Fall nur die minimal notwendige Dosierung verabreicht werden. Eventuell kann durch Kombination von NSAR mit anderen Schmerzmitteln (z.B. Metamizol, Paracetamol, Tramadol etc.), die kein erhöhtes Ulkusrisiko aufweisen, eine NSAR-Einsparung erreicht werden. Eine alleinige Therapie mit Kortikosteroiden führt nicht zu einem erhöhtem Ulkusrisiko. Werden jedoch Steroide in Kombination mit ASS oder NSAR verabreicht, so führen die Steroide zu einer Potenzierung des ulzerogenen Effekts der NSAR oder des ASS. Eine prophylaktische Therapie mit Protonenpumpenblockern oder H_2-Rezeptorenblockern in halber Standardtagesdosierung ist bei den Patienten sinnvoll, die eine positive Ulkusanamnese haben und die mit NSAR oder ASS, evtl. sogar in Kombination mit Steroiden, obligat behandelt werden müssen (Susi et al. 1994).

Alle Ulkuspatienten sollten dazu aufgefordert werden, nicht mehr zu rauchen, da das Rauchen zu einer verlangsamten Ulkusabheilung und zu einer erhöhten Ulkusrezidivrate führt.

53.5
Obere gastrointestinale Blutung

53.5.1
Pathophysiologie

Die obere gastrointestinale (GI) Blutung hat in allen Altersgruppen die gleiche Symptomatik Die häufigsten Ursachen für eine obere GI-Blutung sind das Magen- oder Duodenalulkus, die schwere Gastritis, die erosive Ösophagitis, Ösophagusvarizen, Gefäßanomalien, Mallory-Weiss-Läsionen und maligne Neoplasien. Über 50% der oberen GI Blutungen werden durch peptische Ulzera verursacht.

Der häufigste Ulkustyp, der bei Patienten in höherem Alter gefunden wird, ist das große Magenulkus (>3 cm), welches eine sehr hohe Blutungsrate aufweist. Weiterhin findet man bei bei älteren Patienten mit oberer GI-Blutung eine sehr hohe Koinzidenz mit chronischer NSAR-Einnahme. NSAR und ASS bewirken zum einen eine direkte Mukosaschädigung, zum anderen eine indirekte Mukosaschädigung über ihren hemmenden Effekt auf die Prostaglandinsynthese und vermindern weiterhin die Thrombozytenaggregationsfunktion. Diese Faktoren erhöhen in erheblichem Ausmaß die potentielle Blutungsgefahr bei Vorliegen eines peptischen Ulkus oder einer anderen Läsion im Bereich des oberen GI-Trakts. Eine weitere wichtige Ursache von Blutungen im oberen GI-Trakt stellen die Gastritiden, hervorgerufen durch NSAR oder Alkohol, und die Ösophagitiden dar. Die Ösophagitits ist in der Regel durch eine Refluxkrankheit oder, ebenfalls häufig in höherem Alter, durch eine Soorinfektion bedingt. Eine Schädigung der ösophagealen Schleimhaut kann auch durch Medikamente, wie z.B. Kaliumchlorid, Chinidin und Tetrazykline, verursacht werden.

53.5.2
Klinische Befunde

Eine obere GI-Blutung kann sich entweder durch eine massive akute Hämorrhagie oder durch einen langsamen, z.T. auch okkulten Blutverlust präsentieren. Ältere Patienten mit über 60 Jahren, die eine signifikante Blutung erleiden, haben eine deutlich erhöhte Mortalitätsrate von 13–14% im Vergleich zu 3–4% bei Patienten mit einem Lebensalter unter 30 Jahre. Chronischer okkulter Blutverlust und chronische Eisenmangelanämie sind häufige Symptome einer Blutung im GI-Trakt, die durch maligne Neoplasien, Angiodysplasien oder erosive Ösophagitiden hervorgerufen werden.

Der ältere Patient mit einer GI-Blutung gibt häufig atypische Beschwerden und Symptome wie Kurzatmigkeit, Thoraxschmerzen oder anginaähnliche Beschwerden an. Weiterhin stellen sich viele Blutungspatienten mit den Symptomen einer transitorisch-ischämischen Attacke oder eines anderen zerebrovaskulären Ereignisses wie z.B. einer Synkope beim Arzt vor.

Aufgrund ihres mentalen Defizits oder ihres nur eingeschränkten Sehvermögens können die Patienten häufig keine Angaben über das Vorliegen von Teerstuhl oder einer Blutbeimengung zum Stuhlgang machen. Um so wichtiger ist eine genaue klinische Untersuchung des Patienten und eine obligate Stuhlvisite inklusive der Testung auf okkultes Blut im Stuhl durch den behandelnden Arzt.

Anamnestisch wichtig sind die Hinweise auf das Vorliegen von rezidivierenden Ulzera, oder auch einer Leberzirrhose und portaler Hypertension, was bei diesen Patienten die Wahrscheinlichkeit einer Ösophagus- bzw. Fundusvarizenblutung sehr wahrscheinlich macht. Maligne Neoplasien führen überwiegend nicht zu einer massiven Blutungssymptomatik sondern äußern sich eher in einem chronischen Eisenmangel mit hypochromer, mikrozytärer Anämie. Die Symptome sind häufig unspezifisch wie z.B. frühzeitiges Völlegefühl, Übelkeit und Gewichtsverlust.

53.5.3
Therapie

Nach einer adäquaten hämodynamischen Stabilisierung der Kreislaufsituation mit Volumengabe und Substitution von Blutprodukten ist bei Patienten mit einer massiven GI-Blutung die Endoskopie mit interventioneller Blutstillung mittels Unterspritzung mit Suprarenin, Fibrinklebung, Varizensklerosierung/-ligatur oder Hämoclipapplikation der zweite Schritt. Einer endoskopischen Diagnostik und Intervention zugänglich sind der Ösophagus, der Magen, das proximale Duodenum sowie das gesamte Kolon. Kann die Blutungsquelle mittels Endoskopie nicht lokalisiert werden (z.B. Dünndarmblutungen), sollte bei weiterbestehenden Zeichen der akuten Blutung zur diagnostischen Abklärung eine Angiographie der Mesenterialarterien oder eine Szintigraphie mit radioaktiv markierten Erythrozyten durchgeführt werden. Kann die Blutung durch die interventionelle Therapie nicht zum Stillstand gebracht werden muß eine operative chirurgische Therapie erfolgen.

Die Diagnostik bei Patienten mit schleichendem Blutverlust und Eisenmangelanämie sollte beim einzelnen Patienten individuell geplant werden. Bei Patienten mit einer Symptomatik, die eher auf eine Erkrankung des oberen GI-Trakts hinweist (epigastrische Beschwerden, Dyspepsie, Überlkeit, Völlegefühl) sollte zuerst eine Gastroskopie durchgeführt werden. Das gleiche gilt für Patienten mit langdauernder NSAR- oder ASS-Einnahme. In einigen Fällen kann durch NSAR auch ein Ulkus im Dünndarm oder sogar im proximalen Kolon verursacht werden. Ursache ist die immer mehr zunehmende Verabreichung von verkapselten oder retardierten NSAR-Präparaten, die sich bei einer raschen Magen-Darm-Passage erst im Dünn- oder Dickdarm auflösen und dort eine lokale Schleimhautschädigung mit nachfolgender Ulkusbildung verursachen. Wenn die Endoskopie des oberen GI-Trakts vollkommen unauffällig ist, muß anschließend eine komplette Koloskopie mit Spiegelung des terminalen Ileums erfolgen.

53.6
Gefäßmißbildungen

53.6.1
Pathophysiologie

Pathologische Gefäßveränderungen des GI-Trakts haben viele verschiedene Namen wie arteriovenöse Malformation, Angiektasie oder Angiodysplasie. Solche Gefäßveränderungen werden häufig im GI-Trakt bei älteren Menschen gefunden. Angiodysplasien werden als Ergebnis von altersassoziierten degenerativen Prozessen im GI-Trakts angesehen, die zu einer Ektasie aufgrund einer gestörten Kommunikation zwischen mukosalen Kapillaren und submukosalen venösen Gefäßen führen. Eine andere Theorie beschreibt, daß Gefäßanomalien als Endzustand nach abgelaufener mukosaler Ischämie auftreten können. Die meisten Patienten mit diesem Erkrankungsbild sind über 60 Jahre alt. Die Prävalenz von Gefäßanomalien in dieser Patientengruppe beträgt nahezu 25%. Solche Läsionen können im Magen, Duodenum und im gesamten Dünn- und Dickdarm auftreten und sind häufig an mehreren Stellen lokalisiert. Angiodyslasien im Kolon sind am häufigsten im Zökum und im Colon ascendens lokalisiert.

Eine Assoziation von vaskulären Läsionen und Aortenklappenstenose wurde beschrieben, wird aber noch kontrovers diskutiert. Andere Herzerkrankungen (z.B. Mitralstenose) zeigen keine erhöhte Koinzidenz mit Angiektasien.

Patienten mit terminaler, dialysepflichtiger Niereninsuffizienz haben ein erhöhtes Risiko für das Auftreten von Angiodysplasien. Es wird jedoch angenommen, daß bei Patienten mit Nierenerkrankungen durch die assoziierte Koagulopathie das Blutungspotential von Angiodysplasien erhöht wird und diese somit durch die häufigere klinische Symptomatik auch häufiger bei diesen Patienten diagnostiziert werden.

Zusammenfassend kann man sagen, daß alle Prozesse, die einen Einfluß auf das Blutgerinnungssystem nehmen, die Blutungsrate von Angiodysplasien signifikant erhöhen, was zu einer entsprechenden Diagnostik und somit zu einer häufigeren Identifikation von Angiodysplasien bei diesen Patientengruppen führt.

53.6.2
Klinische Befunde

Obwohl rezidivierende Blutungen bei Angiodysplasie typisch sind, bleibt die überwiegende Mehrzahl der Läsionen asymptomatisch und wird durch Zufall im Rahmen einer Endoskopie entdeckt. Nahezu 15% der Patienten mit blutenden Angiektasien fallen durch eine chronische Eisenmangelanämie auf. Einige Patienten haben Teerstühle oder frisches Blut im Stuhlgang. Bei älteren Patienten mit symptomatischer unterer GI-Blutung findet man in bis zu 60% Angiodysplasien.

Die initiale Diagnostik, die bei Patienten mit Hämatemesis oder Teerstuhl durchgeführt werden sollte, ist die Endoskopie des oberen GI-Trakts. Bei Patienten mit frischblutigen Stuhlgängen oder Teerstuhl sollte nach einer ausreichenden Darmspülung eine Koloskopie durchgeführt werden. Erfolgt die Koloskopie ohne ausreichende Vorbereitung, ist das Ergebnis der Untersuchung häufig nicht diagnostisch, da bei starker Stuhlverschmutzung oder noch blutigem Darminhalt die Mukosa nicht ausreichend beurteilt werden kann. Bei endoskopisch nicht zu lokalisierender Blutungsquelle stellt die Angiographie die Methode der Wahl dar. Bei einer geringen Anzahl von Patienten, bei denen eine selbstlimitierende Blutung vorliegt, kann die Diagnostik nach unauffälliger Gastroskopie und Koloskopie beendet werden.

Eine weiterführende Diagnostik mit der nur in einigen Zentren verfügbaren Dünndarmendoskopie oder durch eine intraoperative Examination des Dünndarms sollte nur bei Patienten mit rezidivierenden und wiederholt transfusionspflichtigen Blutungen angestrebt werden.

53.6.3
Therapie

Angiodysplasien sind schwierig zu behandeln, da sie häufig an vielen verschiedenen Stellen des GI-Trakts gleichzeitig vorkommen. Gastroduodenale und Dickdarmangiodysplasien können in der Regel durch die endoskopische Untersuchung erkannt und behandelt werden. Effektive endoskopische Methoden zur Behandlung von Angiodysplasien sind die Sklerosierungstherapie, die Elektrokauterisierung und als beste Methode die Therapie mit dem Nd:YAG-Laser.

Trotz Therapie treten bei über 50% der Patienten im Verlauf entweder aus neu auftretenden oder aus bisher noch unerkannten Läsionen erneute Blutungen auf. Bei signifikanten, endoskopisch nicht angehbaren Läsionen stellt die Angiographie mit Gefäßembolisierung eine effektive Behandlungsmethode dar. Bei älteren Patienten, die nur gering und intermittierend aus nicht erreichbaren Läsionen bluten und die nicht transfusionsbedürftig werden, kann auf eine spezifische Therapie auch verzichtet werden. Diese Patienten sollten aber engmaschig klinisch und laborchemisch überwacht und in ausreichendem Maße mit Eisenpräparaten substituiert werden.

Die Verbesserung oder Korrektur von bestehenden Koagulopathien stellt einen weiteren Therapieaspekt dar. Unter Langzeittherapie mit synthetischen Östrogen-Gestagen-Kombinationen (z.B. 2,5 mg Lynestrenol plus 0,075 mg Mestranol/Tag, oral) konnte in Studien eine deutliche Reduktion der angiodysplastischen Blutungsereignisse und eine deutliche Reduktion der Transfusionshäufigkeit erzielt werden (Junquera u. Santos 1995). Die Hypothese einer Assoziation von Angiodysplasien und Aortenklappenstenose mit einer Häufung von Blutungsereignissen bei Vorliegen eines Aortenklappenvitiums kann nach neueren Untersuchungen nicht mehr unterstützt werden (Bhutani u. Gupta 1995).

53.7
Ischämische Kolitis

53.7.1
Pathophysiologie

Die Mehrheit der Patienten mit ischämischen Ereignissen im Bereich des Kolons sind älter als 60 Jahre. In den meisten Fällen wird als Ursache eine altersabhängige vaskuläre Degeneration angenommen. Dies kann auch in Zusammenhang mit der generalisierten Arteriosklerose bei älteren Patienten gesehen werden. Häufig handelt es sich um eine durch einen inkompletten Gefäßverschluß bedingte Reduktion des Blutflusses in den Mesenterialgefäßen. Mit einer Häufigkeit von bis zu 5% kommt es nach operativen Eingriffen wie z.B. einer aortoiliakalen Gefäßoperation, der Operation eines abdominellen Aortenaneurysmas oder einer abdominoperinealen Resektion durch die Entfernung der A. mesenterica inferior zu einer ischämischen Kolitis. Bei Patienten mit einer schweren Kardiomyopathie, im Schockzustand oder nach Myokardinfarkt kann es zu einer signifikanten Reduktion des Blutflusses mit Minderperfusion des Darms kommen. Ältere Patienten mit Vorhofflimmern haben ein deutlich erhöhtes Risiko für ein embolisches Ereignis im Bereich des mesenterialen Blutgefäßsystems. Die am meisten betroffenen Abschnitte sind die Grenzzonen zwischen den Stromgebieten der verschiedenen Mesenterialarteien. So befindet sich die Grenzzone zwischen der A. mesenterica inferior und dem iliakalen Stromgebiet im Bereich des oberen Rektums, die Grenzzone der A. mesenterica inferior und superior im Bereich des Colon transversum oder der linken Kolonflexur. Das untere Rektum ist aufgrund seiner dualen Gefäßversorgung fast nie betroffen.

Die Diagnose stützt sich auf Klinik und endoskopischen Befund. Als weiterer sensitiver diagnostischer Parameter kann auch die Bestimmung des D-Laktat-Spiegels durchgeführt werden. Der D-Laktat-Spiegel ist bei Patienten mit ischämischer Kolitis signifikant erhöht. Bei Patienten mit Ischämien im Rahmen einer Sepsis oder einer Pneumonie ist im Gegensatz dazu der L-Laktat-Spiegel signifikant erhöht, der D-Laktat-Spiegel normal (Poeze et al. 1998).

53.7.2
Klinische Befunde

Die häufigste klinische Symptomatik sind abdominelle Schmerzen und blutiger Stuhlgang. Eine kleine Gruppe von Patienten hat eine schwere Symptomatik mit zusätzlichem Fieber und Leukozytose. Dies sind die Zeichen einer fulminanten ischämischen Kolitis mit transmuralem Darmwandinfarkt, Perforation und/oder Peritonitis. Ungefähr 15% aller Patienten entwickeln eine transmurale Ischämie mit Perforation und Peritonitis. Weitere 15% behalten eine chronische persistierende ischämische Kolitis, die manchmal sehr schwierig von einer chronisch entzündlichen Kolitis zu unterscheiden ist.

Bei 50% aller Patienten heilt die ischämische Kolitis ohne Folgeerscheinungen vollständig aus, wobei jedoch, abhängig vom Ausmaß der ischämischen Wandbeteiligung, Narben oder auch Strikturen zurückbleiben können.

Patienten mit ischämischer Kolitis müssen engmaschig klinisch und laborchemisch überwacht werden. Fieber, Leukozytose, abnehmende Darmgeräusche und eine zunehmende Spannung der Bauchdecken stellen Warnzeichen im Sinne einer Darmnekrose dar. Gegebenenfalls muß eine engmaschige Kontrolle mittels Darmwandsonographie und/oder Abdomenübersichtsaufnahmen erfolgen. Besteht kein Anhalt für das Vorliegen einer Perforation, sollte auch eine Sigmoidoskopie, oder besser noch Koloskopie, zur Diagnosesicherung und zum Ausschluß von anderen Ursachen, wie chronisch entzündliche Darmerkrankungen, infektiöse Kolitiden und maligne Kolonneoplasien, erfolgen.

53.7.3
Therapie

Üblicherweise sistieren die Beschwerden und Symptome innerhalb von 24–48 h und eine vollständige Ausheilung wird innerhalb von 2 Wochen gesehen. Bei schwereren Verläufen kann sich die Phase bis zur Ausheilung auf 1–6 Monate verlängern. Bei der kleinen Patientengruppe mit einer fulminanten Verlaufsform der ischämischen Kolitis, die häufig das gesamte Kolon und Rektum betrifft, ist die Therapie, ähnlich wie bei anderen Formen der fulminanten Kolitis, die totale Kolektomie mit Anlage eines Ileostoma.

Bei der überwiegenden Mehrheit der Patienten mit ischämischer Kolitis ist der Therapieansatz konservativ und besteht in parenteraler Ernährung, ausreichender Flüssigkeitszufuhr und der Gabe von Antibiotika zur Prophylaxe einer Peritonitis. Die kardiale Funktion sollte z. B. mittels ACE-Hemmer-Therapie optimiert werden und Medikamente, die eine mesenteriale Vasokonstriktion bewirken, wie z. B. Digitalis und Vasopressoren, sollten abgesetzt werden

Bei signifikanter Dilatation des Kolons auf mehr als 5 cm Durchmesser sollte endoskopisch eine Dekompressionssonde in das Colon ascendens zur Entlastung plaziert werden. Tritt unter diesen Maßnahmen trotzdem eine zunehmende Abwehrspannung des Bauchs mit Leukozytose und ein paralytischer Ileus auf, muß frühzeitig eine Laparotomie mit Entfernung des infarzierten Darmabschnitts erfolgen.

Wenn sich die ischämische Kolitis wie üblich innerhalb einiger Wochen vollständig zurückbildet, ist keine weitere Therapie notwendig. Patienten mit chronischer segmentaler ischämischer Kolitis, die häufig nur schwierig von einer chronisch entzündlichen Kolitis unterschieden werden kann, sprechen nur schlecht oder gar nicht auf eine Therapie mit Steroiden an. Entwickeln sich in der Folge einer ischämischen Kolitis aufgrund einer ischämischen Mitbeteiligung der Muscularis propria Fibrosen oder Strikturen mit entsprechender klinischer Symptomatik, so sollten die entsprechenden stenosierten Darmanteile elektiv reseziert werden.

53.8
Entzündliche Darmerkrankungen

53.8.1
Pathophysiologie

Die entzündlichen Darmerkrankungen umfassen 2 umschriebene, chronische, idiopathische Krankheitsbilder des GI-Trakts: den Morbus Crohn und die Colitis ulcerosa. Bei der Genese der beiden Erkrankungen spielt die komplexe Interaktion zwischen genetischen Faktoren, immunologischen Mechanismen und zahlreichen Umweltfaktoren eine Hauptrolle. Es gibt nur wenige Hinweise darauf, daß die beiden Erkrankungen ausschließlich über eine Immunantwort des Körpers auf ein wie auch immer geartetes Autoantigen hervorgerufen werden. Vielmehr scheint eher eine übermäßige Aktivierung von T-Zellen im Bereich der Lamina propria einer der Mechanimen zu sein, die dann über eine Aktivierung von T-Zell-Zytokinen und über eine vermehrte Aktivierung von zytotoxischen T-Zellen zu dem Entzündungsprozeß im Dünn- und Dickdarm führen.

Der auslösende Faktor für die übermäßige T-Zell-Aktivierung ist bisher unbekannt, vermutet wird eine komplexe Interaktion zwischen exogenen Antigenen, erhöhter Antigenpräsentation durch antigenpräsentierende Zellen und eine hereditäre Komponente mit erhöhter Neigung zu mukosaler Immundysregulation. Wie in vielen Studien gezeigt, spielen weiterhin Umweltfaktoren wie u. a. das sozioökonomische Umfeld, Zigarettenrauchen und die Einnahme von Kontrazeptiva eine signifikante Rolle.

Die chronisch entzündlichen Darmerkrankungen haben einen bimodalen Altersgipfel, der erste Gipfel liegt bei 15–30 Jahren, der zweite zwischen 55 und 65 Jahren. Ungefähr 10% aller Erkrankungen treten erstmalig zwischen 55 und 65 Jahren auf.

Die Zeichen und Symptome der Erkrankung im Alter sind nicht unterschiedlich von denen bei jüngeren Patienten. Im Alter werden häufig die Beschwerden der chronisch entzündlichen Darmerkrankungen anderen möglichen Erkrankungen wie eine ischämischen Kolitis, Divertikulitis oder einem Kolonkarzinom zugeschrieben.

53.8.2
Klinische Befunde

Patienten mit Colitis ulcerosa fallen durch blutig-schleimige Diarrhöen auf. Wenn die Erkrankung auf den gesamten Dickdarm ausgedehnt ist, sind abdominelle Schmerzen, erhöhte Temperaturen und eine Anämie assoziiert. Beim nur distalen Kolonbefall gibt es weniger generalisierte Symptome, die Patienten berichten hauptsächlich über Tenesmen und Blutbeimengungen im Stuhlgang. Eine Pankolitis ist mit 50% bei älteren Patienten, im Gegensatz zu 20% bei jüngeren Patienten, wesentlich häufiger zu beobachten.

Die meisten älteren Patienten mit M. Crohn haben einen ausschließlichen Dickdarmbefall, die sog. Kolitis-Crohn. Die Symptome der Erkrankung werden häufig durch koexistierende Erkrankungen misinterpretiert. So haben ca. 50% der älteren Patienten mit M. Crohn gleichzeitig eine Divertikulose, was die frühzeitige Diagnose eines M. Crohn häufig erschwert. Ein weiteres Beispiel ist das toxische Megakolon, welches neben der Colitis ulcerosa auch durch eine akut infektiöse Kolitis, eine ischämische Kolitis, einen paralytischen Ileus oder eine distale Obstruktion verursacht werden kann. Extraintestinale Manifestationen der chronisch entzündlichen Darmerkrankungen sind z. B. Erythema nodosum oder Pyodermia gangränosum, primär sklerosierende Cholangitis, Arthropathien oder eine Skleritis bzw. Uveitis.

53.8.3
Therapie

Die Standardtherapie der milden bis mäßig aktiven Verlaufsformen beider chronisch entzündlichen Darmerkrankungen besteht in der Gabe von 5-Aminosalicylsäure in einer Dosierung von 4mal 1 g/Tag. Es gibt unterschiedliche galenische Zubereitungsformen des Medikaments, die sich v. a. durch ihren Freisetzungsort im GI-Trakt unterscheiden. Das Sulfasalazin wird z. B. hauptsächlich im distalen Ileum und Kolon freigesetzt und entfaltet dort seine topische Wirkung, während Mesalazin bereits im distalen Duodenum, Jejunum und Ileum seinen Hauptfreisetzungsort hat.

Kortikosteroide sind weiterhin Standard in der Therapie eines schweren akuten Schubs. Aufgrund der systemischen Wirkung der Kortikosteroide ergibt sich ein Einsatzbereich, der den gesamten GI-Trakt einschließt. Die übliche Anfangsdosierung zur Kupierung des akuten Schubs sind 60 mg Methylprednisolon, welches dann wöchentlich, allerdings immer in Abhängigkeit vom klinischen Bild, um 10 mg reduziert und ggf. auf einer bestimmten Schwellendosis belassen wird. Eine spezielle Form von topisch aktivem Kortikosteroid mit einem ausgeprägten „first-pass"-Effekt in der Leber und einer somit auch deutlich verminderten systemischen Nebenwirkungsrate, stellt das Budesonid dar. Es ist in 2 verschiedenen galenischen Zubereitungsformen mit einem vorwiegend im Dünn- bzw. im Dickdarm liegenden Wirkungsbereich verfügbar und stellt eine Möglichkeit dar, die Dosis der systemischen Steroide zu vermindern und somit das Ausmaß der systemischen Steroidnebenwirkungen zu reduzieren. So können Steroide neben den bekannten Nebenwirkungen im Bereich des Zuckerstoffwechsel oder im Skelettsystem gerade bei älteren Patienten schwerwiegende mentale Veränderungen mit einem demenzähnlichen Erscheinungsbild hervorrufen.

Für diese Patienten mit schwerwiegenden Steroidnebenwirkungen ist das 6-Mercaptopurin eine überlegenswerte Therapiealternative, wobei jedoch darauf geachtet werden muß, daß die 6-Mercaptopurinwirkung erst nach 8–12 Wochen eintritt, und somit für diese Zeitperiode auf jeden Fall auf Steroide bei einer schweren Verlaufsform nicht verzichtet werden kann.

Falls der klinische Verlauf (toxisches Megakolon, Stenosen, Strikturen, mechanischer Ileus) eine chirurgische Therapie erforderlich macht, sollte die Therapieentscheidung über das Ausmaß der chirurgischen Intervention in Abhängigkeit von den individuellen Verhältnissen getroffen werden. So kann z. B. im Einzelfall eine totale Kolektomie mit Ileostomaanlage für einen dementen, hospitalisierten älteren Patienten vorteilhafter sein als eine rektumerhaltende Operationsstrategie. Das Letztere wäre jedoch bei einem noch zu Hause lebenden, sich selbst versorgenden älteren Patienten anzustreben. Weiterhin sollten evtl. vorhandene Begleit- oder Zweiterkrankungen in die chirurgischen Therapieüberlegungen mit einbezogen werden.

53.9
Kolonkarzinom

53.9.1
Pathophysiologie

Kolorektale Karzinome entstehen durch komplexe Interaktionen zwischen genetischen Faktoren und Umweltfaktoren. Das jeweilige Ausmaß der Beeinflussung der Karzinogenese variiert von Fall zu Fall. Genetische Faktoren überwiegen bei definierten hereditären Syndromen wie z.B. der familiären adenomatösen Polyposis, dem Gardner-Syndrom und dem hereditären, nichtpolypösen kolorektalem Karzinom (Lynch-Syndrom). Das sporadische Kolonkarzinom entwickelt sich über längere Zeiträume, in denen v. a. genotoxische Umweltfaktoren genetische Veränderungen bewirken, die dann zum Auftreten eines Karzinoms führen können.

Kolorektale Karzinome entwickeln sich nicht aus einer völlig intakten Schleimhaut heraus, sondern die Kolonmokosa durchläuft eine spezifische morphologische Dysplasiesequenz, die dann evtl. in einem invasiv wachsenden Karzinom endet. Speziell beim kolorektalen Karzinom gibt es erwiesene Risikofaktoren, die die Erkrankungswahrscheinlichkeit signifikant erhöhen.

Ein Prädispositionsfaktor ist das Alter an sich, da 90% der Karzinome bei Patienten über 50 Jahre auftreten.

Ein Risikofaktor ist das Vorkommen von adenomatösen Kolonpolypen, da die überwiegende Mehrzahl der kolorektalen Karzinome aus solchen adenomatösen Polypen entsteht. Das Risiko der Karzinomentstehung hängt von der Polypengröße und der histologischen Charakteristik der Polypen ab. Große Polypen und Polypen mit einem hohen villösen Anteil tragen ein hohes Karzinomrisiko in sich. Die beiden Faktoren sind jedoch auch miteinander verknüpft. So zeigen große Polypen häufiger einen höheren villösen Anteil und mehr oder höhergradige Dysplasien als kleine Polypen.

Dritter Risikofaktor ist das gehäufte familiäre Vorkommen, da bekannt ist, daß es eine erbliche Veranlagung zur Kolonkarzinomentstehung gibt. Dies trifft nicht nur auf die klar definierten hereditären Syndrome wie die familiäre adenomatöse Polyposis oder das Lynch-Syndrom, sondern auch auf die sog. sporadischen kolorektalen Karzinome zu. Die Karzinomhäufigkeit und Mortalität ist in Studien bei Verwandten 1. Grades von Karzinomträgern 2- bis 3mal höher als in der Normalpopulation. Das Risiko ist nochmals höher, wenn bei dem betroffenen Verwandten das Karzinom in einem Alter von unter 45 Jahren diagnostiziert worden ist. Ähnliche Aussagen ergeben sich hinsichtlich des Vorkommens von adenomatösen Polypen.

Ein weiterer Risikofaktor ist das Vorkommen einer chronisch entzündlichen Darmerkrankung. Patienten mit einer dieser Erkrankungen haben ein deutlich erhöhtes Risiko bezüglich kolorektaler Karzinome. Am besten ist dies bei Patienten mit Colitis ulcerosa dokumentiert. Das Karzinomrisiko steigt mit der Zeitdauer der Erkrankung und mit der Ausdehnung des entzündlichen Befalls um jährlich etwa 0,5–1% an. Am gefährdetsten sind die Patienten mit einer Pankolitis, aber auch Patienten mit einer Linksseitenkolitis haben ein erhöhtes Risiko. Auch bei Patienten mit einem langjährigen M. Crohn besteht ein erhöhtes Karzinomrisiko; allerdings liegen z. Z. noch keine exakten Zahlen über das Ausmaß dieser Erhöhung vor.

53.9.2
Klinische Befunde

Eine Kolonneoplasie sollte als Ursache bei allen Patienten mit einem plötzlichen Wechsel ihrer Stuhlgewohnheiten in Betracht gezogen werden, speziell wenn im Wechsel Diarrhö und Obstipation auftreten.

Eine Eisenmangelanämie, Gewichtsverlust, okkulte oder manifeste GI-Blutungen sind weitere Zeichen, die auf ein mögliches Kolonkarzinom hinweisen können. Bei einer sorgfältigen körperlichen Untersuchung können in vielen Fällen abdominelle Resistenzen getastet werden.

Das diagnostische Verfahren der Wahl, sowohl als Screeningmethode, wie auch bei Verdacht auf das Vorliegen eines kolorektalen Tumors, ist die flexible Koloskopie, mit der dann auch eine bioptisch-histologische Sicherung des Gewebes erfolgen kann (Ure et al. 1995). Indikationen zur Durchführung einer Koloskopie bei alten Patienten sind z. B. ein positiver Hämoccult-Test, rektaler Blutabgang sowie kolorektale Operationen oder Abtragung von adenomatösen Polypen in der Vorgeschichte.

Ein koloskopisches Screening zur Frühentdeckung von kolorektalen Tumoren sollte immer auch den allgemeinen Gesundheitszustand des betreffenden Patienten in Betracht ziehen. Ein schwer kranker, dementer Patient ohne GI-Symptomatik wird wahrscheinlich durch ein kolorektales Screeening keine bessere und länger dauernde Lebensqualität erreichen. Man sollte sich immer darüber im klaren sein, ob man bei dem Patienten bei ggf. positvem Befund die entsprechende Therapie durchführen soll und ob der Patient von der Therapie profitiert. Somit ist die jährliche Durchführung eines okkulten Bluttests im Stuhl bzw. das 5jährliche koloskopische Screening nur für solche ältere Patienten sinnvoll, die dann auch von einem solchen Vorgehen in der Folge therapeutisch profitieren.

53.9.3
Therapie

Polypen bis zu einer Größe von ca. 3 cm können während einer Koloskopie mittels elektrischer Schlingenabtragung entfernt werden. Wichtig ist die anschließende genaue histologische Untersuchung des abgetragenen Polypen. Finden sich eindeutige Malignitätskriterien im Polypen und sind die Abtragungsränder nicht sicher tumorfrei, muß in jedem Fall eine chirurgische Nachresektion mit Segmententfernung erfolgen.

Die chirurgische Resektion ist die Methode der Wahl bei allen Frühformen (Carcinoma in situ) und lokalisierten Stadien (T1N0) des Kolonkarzinoms. Höhere Tumorstadien sollten durch eine kombinierte chirurgische Resektion mit anschließender adjuvanter Chemotherapie behandelt werden. Der Schlüssel zu einer niedrigen peri- und postoperativen Mortalität bei älteren Patienten ist ein sorgfältiges präoperatives kardiopulmonales Assessment. Weiterhin muß ein sorgfältiges Tumorstaging erfolgen, um eine Operation bei primär nicht zu resezierenden Tumoren zu vermeiden.

Die adjuvante Chemotherapie mit 5-Fluoruracil und Leukovorin bei Patienten mit resezierten Tumoren reduziert die Mortalität und die Rezidivhäufigkeit signifikant.

Die Behandlung der Rektumkarzinome folgt den gleichen oben genannten Richtlinien. Bei Patienten in gutem Allgemeinzustand und mit einem niedrigen Tumorstadium ist die Therapie der Wahl die anteriore oder die abdominoperineale Rektumresektion und, falls notwendig, in Abhängigkeit vom Lymphknotenstatus und der Resektabilität, kombiniert mit einer anschließenden adjuvanten Chemo- oder Radiochemotherapie. Bei Patienten in nichtoperablem Zustand oder einem hohem Tumorstadium (T4) kommt ein palliativer Therapieansatz mittels Anlage eines Kolostoma zur Prävention eines mechanischen Ileus, Radiatio (beim Rektumkarzinom) oder endoskopischer Lasertherapie in Frage.

Literatur

Barnett JL, Raper SE (1991) Anorectal diseases. In: Yamada T (ed) Textbook of gastroenteroogy. Lippincott, Philadelphia

Bellary SV, Isaacs PE, Lee FI (1991) Upper gastrointestinal lesions in elderly patients presenting for endoskopy:relevance of NSAID usage. Am J Gastroenterol 86:961

Bhutani MS, Gupta SC (1995) A prospective controlled evaluation of endoscopic detection of angiodysplasia and its association with aortic valve disease. Gastrointest Endosc 42:398–402

Blum AL, Sonnenberg A, Börsch G (1990) Epidemiologie, natürlicher Verlauf und Risikofaktoren der Ulkuskrankheit. In: Bauernfeind P, Blum AL (Hrsg) Ulkusalmanach, Bd 1 und 2. Springer, Berlin Heidelberg New York Tokyo, S 11–47

Bolin TD (1996) Cost benefit of early diagnosis of colorectal cancer. Scand J Gastroenterol 31 Suppl 220:142–146

Brandt LJ, Boley SJ (1992) Colonic ischemia. Surg Clin North Am 72:203–229

Castell DO (1990) Esophageal disorders in the elderly. Gastroenterol Clin North Am 19:235–254

Coben RM, Weintraub A (1994) Gastroesophageal reflux during gastrostomy feeding. Gastroenterology 106:13–18

Fleshner P, Slater G, Auses AH (1989) Age and sex distribution of patients with colorectal cancer. Dis Colon Rectum 32:107–111

Gilinsky NH (1990) Peptic Ulcer Disease in the elderly. Gastroenterol Clin North Am 19:255–271

Junquera F, Santos J (1995) Estrogen and progestagen treatment in hemorrhage caused by vascular malformations. Gastroenterol Hepatol 18:61–65

Kikendall JW (1991) Pill-induced esophageal injury. Gastroenterol Clin North Am 20:835–846

LashnerBA, Kirsner JB (1991) Inflammatory bowel disease in older people. Clin Geriatr Med 7:287–299

Levy PJ, Krausz MM, Manny J (1990) Acute mesenteric ischemia: Improved resultus – a retrospective analysis of ninety-two patients. Surgery 107:372–380

Mandel JS Bond JH, Church TR, Snover DC, Bradley GM, Schumann LM, Ederer F (1993) Reducing mortality from colorectal cancer by screening for fecal occult blood. N Engl J Med 328:1365–1371

McCarthy DM (1989) Nonsteroidal antiinflammatory drug-induced ulcers: Management by traditional therapies. Gastroenterology 96:662–674

Mendez L, Friedman LS, Castell DO (1991) Swallowing disorders in the elderly. Clin Geriatr Med 7:215–230

Miller DK, Burton FR, Burton MS, Ireland GA (1991) Acute upper gastrointestinal bleeding in elderly persons. J Am Geriatr Soc 39:409–422

Mold JW, Reed LE, Davis AB, Allen ML, Decktor DL, Robinson M (1991) Prevalence of gastroesophageal reflux in elderly patients in a primary care setting. Am J Gastroenterol 86: 965–970

Papp JP (1991) Management of upper gastrointestinal bleeding. Clin Geriatr Med 7:255–264

Poeze M, Froon AH, Greve JW (1998) D-Lactate as an early marker of intestinal ischemia after ruptured abdominal aortic aneurysm repair. Br J Surg 85:1221–1224

Raiha I, Impivaara O, Seppala M, Knuts LR, Sourander L (1993) Determinants of symptoms suggestive of gastroesophageal reflux disease in the elderly. Scand J Gastroenterol 28: 1011–1014

Ren J, Shaker R, Zamir Z, Dodds WJ, Hogan WJ, Hoffman RG (1993) Effect of age and bolus variables on the coordination of the glottis and the upper esophageal sphincter during swallowing. Am J Gastroenterol 88:665–669

Richter JM, Christensen MR, Colditz GA, Nishioka NS (1989) Angiodysplasia: Natural history and efficacy of therapeutic interventions. Dig Dis Sci 34:1542–1546

Susi D, Neri M, Ballone E (1994) Five-year maintenance treatment with ranitidine: Effects on the natural history of duodenal ulcer disease. Am J Gastroenterol 89:26–32

Ure T, Dehghan K, Vernava AM, Longo WE (1995) Colonoscopy in the elderly. Low risk, high yield. Surg Endosc 9:505–508

Wallach CB, Kurtz RC (1990) Gastrointestinal cancer in the elderly. Gastroenterol Clin North Am 19:419–432

Woolrich AJ, DaSilva MD, Korelitz BI (1992) Surveillance in the routine management of ulcerative colitis: The predictive value of low grade dysplasia. Gastroenterology 103: 431–438

Zhu H, Pace F, Sangaletti O, Bianchi-Porro G (1993) Features of symptomatic gastroesophageal reflux disease in the elderly. Scand J Gastroenterol 28:235–238

Degenerative Gelenkerkrankungen

P. Schräder, W. Puhl

54.1 Koxarthrose und Gonarthrose 482
54.1.1 Epidemiologie 482
54.1.2 Pathogenese 484
54.1.3 Klinik 485
54.1.4 Diagnostik 485
54.1.5 Therapie 486

54.2 Degenerative lumbale und zervikale Spinalkanalstenose 489
54.2.1 Epidemiologie 489
54.2.2 Definition, Ätiologie, Pathogenese und Histologie 489
54.2.3 Klinik 489
54.2.4 Forschungsgeschichte 490
54.2.5 Diagnostik und Differentialdiagnose 490
54.2.6 Therapie 490

54.3 Zusammenfassung 491
Literatur 491

Die durchschnittliche Lebenserwartung der Bevölkerung in der Bundesrepublik Deutschland steigt; sie hat sich innerhalb der letzten 100 Jahre verdoppelt. Aufgrund des zunehmenden Lebensalters nimmt auch die Zahl der Krankheiten und Gebrechen zu (Schlierf et al. 1990). So ergeben sich auch zunehmend Probleme mit dem Stütz-und Bewegungsapparat.

In unserer modernen Industriegesellschaft ist trotz zunehmendem Lebensalter der Wunsch nach Selbständigkeit und Mobilität verständlicherweise sehr hoch. Dies ist verbunden mit dem Bedürfnis nach entsprechend hoher Lebensqualität auch im Alter. Aus orthopädischer Sicht sind hierbei die Hauptansatzpunkte die Therapie von Schmerzen und Bewegungseinschränkungen aufgrund degenerativer Erkrankungen des Bewegungsapparates. Die Orthopädie unterscheidet hierbei klassischerweise die konservative von der operativen Therapie.

Bis in die 50er Jahre diesen Jahrhunderts, der „Vor-Endoprothetikära", war nach Ausschöpfen sämtlicher konservativer Therapiemaßnahmen für Kox-und Gonarthrosen die Immobilität für die Patienten vorgezeichnet. Erst durch die rasante Entwicklung der Endoprothetik ist es heute möglich, auch hochbetagte Patienten schmerzfrei und mobil zu erhalten und ihnen somit ein großes Stück an Selbständigkeit zu bewahren.

Ähnlich verhält es sich in der Therapie der degenerativen lumbalen Spinalkanalstenose. Nicht nur verbesserte operative Techniken sondern auch die anästhesiologischen und intensivmedizinischen Möglichkeiten trugen dazu bei.

Als weiterer wichtiger Aspekt gehört hierzu auch das gesteigerte Bewußtsein und die höhere Kenntnis über die speziellen medizinischen, pflegerischen, krankengymnastischen und ergotherapeutischen Bedürfnisse geriatrischer Patienten prä- und postoperativ.

Im folgenden wird auf die zahlenmäßig häufigsten aber auch individuell beeinträchtigendsten orthopädischen Krankheitsbilder in der Geriatrie eingegangen. Dies sind die degenerativen Gelenkerkrankungen, insbesondere Kox-und Gonarthrose, sowie die degenerative zervikale und lumbale Spinalkanalstenose.

54.1 Koxarthrose und Gonarthrose

Mit dem Begriff der Osteoarthrose wird eine Gruppe von Erkrankungen bezeichnet, die nicht nur den Gelenkknorpel, sondern das gesamte Gelenk, einschließlich subchondraler Knochen, Bänder, Gelenkkapsel, Synovialmembran und periartikuläre Muskulatur befällt (Kuettner u. Goldberg 1995).

54.1.1 Epidemiologie

Die Osteoarthrose ist die häufigste Gelenkerkrankung des Menschen. Aufgrund ihrer Häufigkeit, der erheblichen Einschränkung der Lebensqualität der Betroffenen und der hohen krankheitsbedingten Kosten kommt der Osteoarthrose eine vordringliche sozialmedizinische Bedeutung zu. Dies gilt insbesondere für die Hüft-und Kniegelenke, an denen die Arthrose am häufigsten klinisch relevant ist (Felson 1988).

Bevölkerungsbezogene epidemiologische Studien zur Osteoarthrose wurden Anfang der 50er Jahre zum ersten Mal von Kellgren und Lawrence in England durchgeführt. Die Studien befaßten sich überwiegend mit der Prävalenz und den Risikofaktoren der polyartikulären Osteoarthrose. Später kamen noch weitere große Studien aus den USA, Europa, Afrika und Asien hinzu. Trotz der vorliegenden Daten ist das Wissen über die Epidemiologie und die Inzidenz, die zur Ermittlung der Ätiologie der Osteoarthrose bedeutsam ist, noch sehr lückenhaft. Informationen zum Spontanverlauf und zu langfristigen Auswirkungen von Behandlungsmaßnahmen sind kaum vorhanden.

In einer Metaanalyse der insgesamt vorliegenden 29 epidemiologischen Studien aus 14 Ländern und 4 ethnischen Gruppen wurden die Schätzungen zur Prävalenz und Inzidenz der Kox-und Gonarthrosen zusammengetragen. Das Ergebnis zeigt extreme Variationen. Die Inzidenz schwankt zwischen 10 und 2230 Neuerkrankungen auf 100 000 Personenjahre, die Prävalenz liegt zwischen 0,5 und 36 %. Diese Unterschiede sind über Studiendesign, Bezugspopulation und Definition der Osteoarthrose erklärbar. Unabhängig davon lassen sich jedoch einige wesentliche epidemiologische Muster erkennen. Allgemein steigt die Inzidenz bzw. Prävalenz der Kox-und Gonarthrosen mit zunehmendem Alter an. Der sprunghafte Anstieg der Inzidenz der Gonarthrose bei Frauen nach dem 50. Lebensjahr spricht für einen Einfluß hormoneller Veränderungen im Rahmen der Menopause. An den Hüftgelenken ist die Prävalenz der radiologisch definierten Osteoarthrose bei Männern höher als bei Frauen. Dies ist jedoch an den Kniegelenken umgekehrt, insbesondere ab dem 45. Lebensjahr (Sun et al. 1997).

Die Prävalenz arthrotischer Veränderungen in einer Gesamtbevölkerung wird auf 4 % geschätzt (Felson 1990). Große klinische und radiologische Studien zur Prävalenz der Arthrose wurden zunächst von Kellgren u. Lawrence (1952), in neuerer Zeit in den USA im Rahmen der Framingham-Studie (Felson 1988; Felson et al. 1987) und in Deutschland als ein durch das Bundesministerium für Bildung und Forschung gefördertes Projekt in Ulm durchgeführt (Günther et al. 1998). Hierbei wurden 420 Patienten mit Koxarthrose und 389 Patienten mit Gonarthrose, die zur unilateralen endoprothetischen Versorgung anstanden, untersucht. Radiologisch erfolgte anhand des Kellgren-und-Lawrence-Scores eine Einteilung in unilaterale und bilaterale Arthrose sowie die Festlegung, ob eine generalisiere Arthrose vorlag (gleichzeitiges Vorliegen von Arthrosen im ersten karpometakarpalen Gelenk, dem proximalen und/ oder distalen Interphalangealgelenk sowie Hüft-oder Kniegelenk). Zusätzlich zu der radiologischen Beurteilung nach dem Kellgren-und-Lawrence-Score und dem „Baltimore Longitudinal Study of Aging Atlas" (Scott et al. 1993) erfolgte eine funktionelle Beurteilung nach den Scores von Lequesne und Danielson (Lequesne et al. 1987; Danielson 1964) für die Koxarthrose und dem Lequesne- sowie Knee-Society-Score für die Gonarthrose (Insall et al. 1989). Ergänzt wurde dies durch Algofunktionsscores (Funktionsfragebogen Hannover/FFbH, Kohlmann u. Raspe 1996; Western Ontario and McMaster Universisties Questionaire/WOMAC, Bellamy et al. 1988).

Die Ergebnisanalyse zeigte, daß die Patienten mit Koxarthrose jünger (durchschnittlich 60,4 Jahre) und weniger häufig weiblich (52,4 %) waren als in der Patientengruppe mit Gonarthrose (durchschnittliches Alter 66,3 Jahre, weibliche Patienten 72,5 %). Die Schmerzintensität und der Grad der Behinderung waren in beiden Gruppen gleich, jedoch hatten die Patienten mit Gonarthrose eine längere Erkrankungsdauer (10 vs. 5 Jahre). Bei 41,7 % der Patienten mit Koxarthrose und 33,4 % der Patienten mit Gonarthrose konnte die Diagnose einer sekundären Arthrose gestellt werden. 82,1 % der Koxarthrosepatienten und 87,4 % der Gonarthrosepatienten zeigten radiologische Veränderungen am kontralateralen Gelenk. Die Prävalenz der generalisierten Arthrose stieg mit zunehmendem Alter und war höher bei weiblichen Patienten. Die generalisierte Arthrose wurde häufiger bei Patienten mit Gonarthrose als mit Koxarthrose gefunden (34,9 vs. 19,3 %). Nach Adjustierung bezüglich Alter und Geschlecht konnte

Tabelle 54-1. Ergebnisse der Ulmer Osteoarthrosestudie. (Nach Günther et al. 1998)

	Koxarthrose		Gonarthrose	
	Männer	Frauen	Männer	Frauen
Anzahl (%)	47,6	52,4	27,5	72,5
Durchschnittsalter (Jahre)	58,8	62,0	63,9	67,1
Mittlere Schmerzintensität (VAS)	66,4	73,0	70,0	74,7
Mittlere Erkrankungsdauer (Jahre)	5	5	8	10
Sekundäre Arthrose (%)	41,7		33,4	
Radiologische Veränderungen des kontralateralen Gelenks (%)	82,1		87,4	
Generalisierte Arthrose (%)	19,3		34,9	

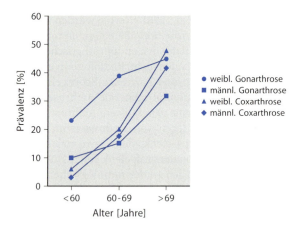

Abb. 54-1. Altersabhängige Prävalenz von Kox- und Gonarthrose bei Männern und Frauen. (Nach Günther et al. 1998)

dieser Unterschied nicht mehr statistisch signifikant nachgewiesen werden (Günther et al. 1998; Tabelle 54-1, Abb. 54-1).

Der verbreitet gültige goldene Standard der klinischen Arthrosedefinition und -diagnostik ist das Röntgenbild (Kellgren u. Lawrence 1952; Ahlbäck 1968). Die radiologische Evidenz z.B. der Arthrose des Kniegelenks in der Framingham-Studie liegt für die 63- bis 70jährigen bei 27 % und steigt mit höherem Alter bis auf 44 % an. Die Inzidenz der Arthrosen beträgt in den USA pro 100000 Einwohner/Jahr 47,3 für die Hüfte und 163,8 für das Kniegelenk. Das Verhältnis Männer zu Frauen beträgt für die Koxarthrose 1:1,7 und für die Gonarthrose 1:1. Im Jahr 1990 wurden mehr als 150000 Endoprothesen in den USA implantiert; die Gesamtkosten betrugen ca. 1,8 Mrd. US$ (Wilson et al. 1990).

In der Bundesrepublik Deutschland erfolgten 1990 41,181 Mio. Arztkonsultationen und über 5 Mio. Krankenhaustage wegen degenerativer Gelenkerkrankungen. 1988 erfolgte wegen fortgeschrittener Arthrose die Implantation von ca. 70000 künstlichen Hüftgelenken, und bereits 1992 stieg diese Zahl auf 100800 Hüftschäfte und 95900 Hüftpfannen (Puhl 1997). Die Gesamtkrankheitskosten der Arthrose beliefen sich 1989 in Deutschland auf ca. 25 Mrd. DM. Die degenerativen Gelenkerkrankungen stehen heute an der Spitze aller Invaliditätsursachen und sind deshalb ein großes sozioökonomisches, volkswirtschaftliches, medizinisches und individuelles Problem (Strub 1992).

54.1.2
Pathogenese

In der Pathogenese wird prinzipiell die primäre von der sekundären Arthrose unterschieden. Immer kommt es zu einem Mißverhältnis zwischen verminderter mechanischer Resistenz und erhöhter mechanischer Beanspruchung des Knorpels. Dieppe, Lohmander und Puhl sehen die Arthrose nicht als eine Krankheitsentität, sondern vielmehr als Endstadium eines multifaktoriell bedingten Knorpel- und Gelenkversagens. Als Risikofaktoren gelten v.a. Alter, Trauma, Übergewicht und die Ausübung bestimmter Berufe (Puhl u. Huch 1997).

Das Verständnis der Arthrose erfordert Grundkenntnisse der mikroskopischen Gelenkmorphologie und biochemischer Vorgänge. Der hyaline Gelenkknorpel gewärleistet Widerstand gegen Kompressions- und Scherkräfte, Elastizität, gleichmäßige Verteilung von Last und eine nahezu reibungsfreie Artikulation während der Bewegung. Diese einzigartigen biomechanischen Eigenschaften sind durch die Struktur und Organisation der extrazellulären Matrix bedingt, die durch eine einzige Zellpopulation, die Chondrozyten, gebildet und aufrechterhalten wird. Die Matrix ist ein molekulares Netzwerk, deren unterschiedliche Makromoleküle sich während des Lebens entsprechend unterschiedlicher Beanspruchung verändern.

Die Matrix des Erwachsenen ist vergleichsweise azellulär, nur 2% des Gewebevolumens werden von Chondrozyten eingenommen. Das Matrixvolumen besteht zu 65–80% aus Wasser, 10–30% aus Kollagenen und 5–10% aus Proteoglykanen. Etwa 90% des Kollagens besteht aus Kollagen Typ II, zusammengesetzt aus 300 nm langen Tropokollagenmolekülen, von denen jedes eine Tripelhelix von 3 identischen α-Ketten enthält. Des weiteren findet sich noch Kollagen Typ V, VI, IX, X und XI, sowie C-Propeptid II und 24000 MG-(Molekulargewicht-)Protein. Bei der Arthrose ist eine vermehrte Spaltung und Abbau des Kollagens Typ II nachweisbar mit Fibrillation, Zellhypertrophie und Clusterbildung mit konsekutiver Auflösung des kollagenen Netzwerks.

Die Proteoglykane sind eingebettet in das kollagene Netzwerk, haben eine hohe Wasserbindungsfähigkeit, sind reversibel deformierbar und verleihen dem Knorpel Elastizität und die Fähigkeit, Druckkräften zu widerstehen. Im Rahmen der Arthrose geht Aggrecan als ein Hauptvertreter der Proteoglykane prozentual mehr verloren als Kollagen II. Die neusynthetisierten Moleküle enthalten mehr Chondroitin-4-Sulfat, was dem fetalen Knorpel entspricht. Der Gehalt und die Aktivität von Kollagenase und Metallproteinasen ist erhöht, diejenige von Gewebsinhibitoren vermindert (Eulert u. Eichler 1995).

Es ist mittlerweile gelungen, knorpeltypische Degradationsmechanismen auf zellulärer und molekularer Ebene aufzuklären. Bei der Arthroseentstehung führt eine molekulare Kaskade zur Knorpeldegradation (Abb. 54-2). Hier spielt die Regulation des Chon-

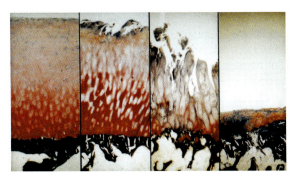

Abb. 54-2. Histologischer Schnitt (Ladewig-Färbung) von humanem Gelenkknorpel. Stadium 0 (keine Knorpeldegradation), Stadium I (Aufrauhung der oberflächlichen Knorpelschicht), Stadium II (Degeneration erfaßt alle Knorpelschichten mit deutlicher Zellnestbildung/Cluster), Stadium III (Gelenkknorpel ist nicht mehr vorhanden, Knochen ist sichtbar)

drozytenstoffwechsels durch Zytokine und Wachstumsfaktoren und die molekulare Kontrolle des „turn over" durch bestimmte Enzyme sowie deren Inhibitoren eine entscheidende Rolle. Verschiedene Zytokine und Proteasen, die im Knorpel und im Gelenk vorhanden sind, können das Gleichgewicht zwischen Synthese und Katabolismus umstoßen, spezifische Wachstumsfaktoren und Proteaseinhibitoren können es wiederherstellen. Wichtige Vertreter dieser Gruppen werden repräsentiert durch die Wachstumsfaktoren („insulin-like growth factor 1/IGF-1", „transforming growth-factor-β"-Superfamilie TGF-β), die Interleukine (z.B. IL-1) und die Metalloproteinasen (z.B. Stromelysin MMp-3) sowie deren Hemmstoffe (z.B. „tissue inhibitor of metalloproteinases"/TIMP; Puhl u. Huch 1997).

Bei den sekundären Arthrosen ist die Ursache der Erkrankung bekannt. Es handelt sich hierbei um

1. eine verminderte Belastbarkeit der Gewebe (z.B. durch Stoffwechselerkrankungen),
2. Insuffizienz der subchondralen Knochenschicht (z.B. Osteoporose),
3. Gelenkinkongruenzen angeboren (z.B. Dysplasiehüfte),
4. Wachstumsstörungen (z.B. Epiphyseolysen),
5. posttraumatische Gelenkinkongruenzen oder
6. Fehlbelastungen an Gelenken durch Achsfehlstellungen.

54.1.3
Klinik

Klinisch äußert sich die Arthrose als eine chronisch progrediente Erkrankung, die sich über Jahre und Jahrzehnte hinzieht. Es überwiegt der Befall der lasttragenden Gelenke. Die meisten Arthrosen manifestieren sich nach dem 60. Lebensjahr und werden im höheren Alter häufiger. Die Anamnese der Patienten ist typisch. Die Erkrankung macht sich zunächst nur durch uncharakteristische Schmerzen bei starker Beanspruchung bemerkbar. Später kommen die charakteristischen Symptome des Anlaufschmerzes, Morgensteifigkeit, später Ruhe- und Nachtschmerz hinzu. Desweiteren fällt den Patienten subjektiv eine eingeschränkte Beweglichkeit auf.

In der klinischen Untersuchung zeigt sich häufig eine lokale Überwärmung und Ergußbildung sowie eine Deformierung (Hände, Füße, Kniegelenk), z.T. auch eine deutliche Muskelminderung. Die Bewegungseinschränkung bei der Koxarthrose betrifft zunächst die Rotationsfähigkeit insbesondere die Innenrotation, danach die Ab- und Adduzierbarkeit des Gelenks bevor die Flexion und Extension betroffen sind.

54.1.4
Diagnostik

Ausschlaggebend für die Diagnose einer Arthrose ist letzten Endes das Röntgenbild. Die typischen radiologischen Zeichen der Arthrose, die sich auch in der Klassifikation von Kellgren und Lawrence wiederfinden, sind die folgenden:

1. Gelenkspaltverschmälerung in der Tragzone des Gelenks,
2. subchondrale Sklerosierung der Spongiosa in der Belastungszone,
3. osteophytäre Randausziehungen,
4. subchondrale Zystenbildung,
5. zunehmende Gelenkdeformität.

Über die Klassifizierung dieser 5 verschiedenen radiologischen Merkmale erfolgt eine Einteilung der Arthrose von Grad 0 (keine Arthrose) bis Grad 4 (schwerste Form der Arthrose). In den meisten epidemiologischen Studien aber auch im klinischen Alltag wird dieser Score als diagnostisches Kriterium für eine definitive Osteoarthrose (Grad 2 und darüber) eingesetzt (Kellgren u. Lawrence 1963; Abb. 54-3 und 54-4a, b).

Zur Diagnosestellung einer Arthrose sind Anamnese, Befund und insbesondere das konventionelle Röntgenbild absolut ausreichend. Die Kernspintomographie ist zu aufwendig, zu wenig verfügbar, zu teuer und zu ungenau. Die Kernspintomographie der Gelenke hat ihren höchsten prädiktiven Wert bei der Chondromalazie Grad 4 (100%) und Grad 0 (79,6%), ansonsten liegen die Werte zwischen 34,7% (Grad 2) und 58,5% (Grad 3). Die Spezifität bezüglich der Morphologie liegt mit 91,5% deutlich höher als die Sensitivität (40,9%).

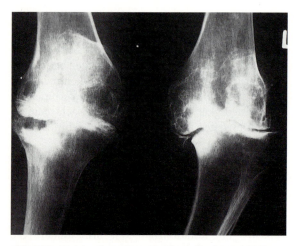

Abb. 54-3. Massive Gonarthrose beidseits Grad 4 nach Kellgren und Lawrence bei einer 82jährigen Frau, links konsekutive Varus-, rechts Valgusfehlstellung, Gehstrecke nur noch wenige Meter unter Schmerzen

54.1.5 Therapie

Zunächst gilt es zu erwähnen, daß eine kausale Therapie der Arthrose z.Z. noch nicht verfügbar ist. Es kann deshalb nur symptomatische Therapieansätze geben. Hierbei unterscheidet man in der Orthopädie konservative von operativen Methoden, wobei die beiden keine konkurrierenden Verfahren sind, sondern sich sinnvoll ergänzen und in Abhängigkeit von Schweregrad und der Ausprägung der Arthrose zum Einsatz kommen.

Konservative Therapie

An konservativen Therapieformen kommt einerseits die medikamentöse Therapie und andererseits die Krankengymnastik mit adjuvant balneophysikalischen Maßnahmen in Betracht. Entsprechend der OARS (Osteoarthritis Research Society) können die Substanzen zur Therapie der Arthrose wie folgt eingeteilt werden:

- „symptomatic drugs" (NSAR, Analgetika, Kortikoide),
- „slow acting drugs in osteoarthritis" (SADOA),

diese wird unterteilt in

- „symptomatic slow acting drugs in OA" (SYSADOA) und
- „Disease modifying OA drugs" (DMOAD).

Zu den SYSADOA zählen heutzutage z.B. Chondrosulf (Chondroitinsulfat), Dona 200 S (D-Glukosaminsulfat) und Hyalart (Hyaluronsäure). Die DMOAD sind zu Zeit im Stadium der Erforschung. Gentechnische Untersuchungen zur Ursachenforschung der Arthrose werden letztendlich auch zur Entwicklung von Chondrotherapeutika bzw. -protektiva führen.

Die Krankengymnastik dient der Kräftigung der gelenkumgreifenden Muskulatur und Erhaltung des Gelenkspiels. Sie spielt die wichtigste Rolle in der konservativen Therapie. Prospektive randomisierende Studien zum Beweis der Wirksamkeit der krankengymnastischen Therapie sind z.Z. in Arbeit. Ebenso verhält es sich bei der balneophysikalischen Therapie. Das Ziel ist jeweils eine Schmerzlinderung, Muskelentspannung, Reizdämpfung, Funktionsverbesserung und Verhütung von Kontrakturen und Fehlstellungen.

Operative Therapie

In der operativen Therapie unterscheidet man gelenkerhaltende von nichtgelenkerhaltenden Operationsmethoden. Sowohl die operative als auch die konser-

Abb. 54-4. a Die resezierten arthrotischen Gelenkflächen; **b** postoperatives Röntgenbild einer vollzementierten Knieendoprothese

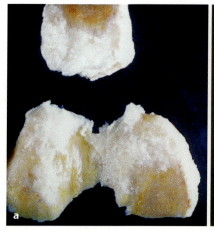
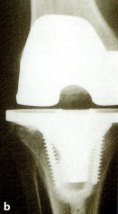

vative Therapie vermag nicht eine ursächliche Therapie und damit Heilung der Arthrose herbeizuführen. Beide Therapieverfahren dienen lediglich der Schmerzreduktion und Verbesserung der Mobilität und somit der Eigenständigkeit.

Gelenkerhaltende Verfahren

Zu den gelenkerhaltenden Methoden gehören die Arthroskopien und die gelenknahen Umstellungsoperationen. Diese sind nur im Initialstadium der Arthrose wirksam. Bei der arthroskopischen Abrasionsarthroplastik ist das Ziel, gelockerte Knorpelanteile herauszuholen und über eine Knorpelbearbeitung mit speziellen Instrumenten das Wachstum eines „Ersatzknorpels" anzuregen. Mit Umstellungsoperationen hüftgelenks- oder kniegelenksnah soll die Korrektur einer Fehlstellung oder Inkongruenz das Fortschreiten der Arthrose aufhalten oder zumindest verlangsamen. Die Indikation zu solchen Verfahren ist bei initialer Arthrose und eher jüngeren Patienten mit hoher Compliance zu setzen.

Nichtgelenkerhaltende Verfahren

Zu den nichtgelenkerhaltenden Methoden gehören die Arthrodesen. Bewußt wird auf die Gelenkfunktion, nämlich die Beweglichkeit verzichtet. Dafür gewinnt man Schmerzfreiheit und Stabilität, die beiden wichtigsten Voraussetzungen für eine ungehinderte Funktion des Bewegungsapparates als Einheit. Der große Vorteil der Arthrodese ist die vollständige Schmerzausschaltung. Mit der Arthrodese kann der Patient zuverlässig und für dauernd von Schmerzen befreit werden, spätere Komplikationen sind nicht zu erwarten. Voraussetzung für ein gutes Ergebnis sind die zweckmäßige Stellung und die gute Kompensation der verlorengegangenen Beweglichkeit. Allgemein läßt sich sagen, daß die Arthrodesen eher bei jüngeren Patienten indiziert sind.

Endoprothetik

Für ältere und insbesondere geriatrische, eher multimorbide Patienten hat sich mittlerweile schon seit vielen Jahren die erfolgreichste orthopädische Operationsmethodik etabliert, die Endoprothetik. Sie beruht auf dem Prinzip, daß die zerstörten Gelenkpartner entfernt werden und durch ein künstliches Gelenk ersetzt werden. Pro Jahr werden in der Bundesrepublik Deutschland ca. 100000 Hüft- und 50000 Knieendoprothesen implantiert. Das Durchschnittsalter der zu operierenden Patienten ist vergleichsweise hoch und liegt nicht selten bei deutlich über 70 Jahren. Für diese Altersgruppe ist Selbständigkeit und Schmerzfreiheit ein großer Bestandteil der Lebensqualität.

Der Schmerz, der durch konservative Therapie nicht mehr beeinflußt werden kann, ist die klassische Indikation zum endoprothetischen Gelenkersatz. Beim Hüftgelenk wird er klassischerweise in der Leiste, dem Oberschenkel- oder Trochanter-major-Bereich verspürt. Die Koxarthrose kann jedoch auch mit Rücken- oder Knieschmerz einhergehen. Die Schmerzen führen zu einer Reduzierung der Gehstrecke, später kommt es auch zu Ruhe- und Nachtschmerz. Letzteres ist zusammen mit funktionellen Problemen aufgrund reduzierter Gelenkbeweglichkeit ein entscheidender Grund zur operativen Intervention. Radiologische Veränderungen der Gelenke korrelieren in ihrem Ausmaß häufig jedoch nicht immer mit dem Ausmaß der geklagten Beschwerden. Deshalb sind Veränderungen auf dem Röntgenbild keine Indikation oder Kontraindikation zum Gelenkersatz. Sollten jedoch Röngenbild und Klinik sehr differieren, empfiehlt es sich, nochmals alle differentialdiagnostischen Varianten für den geklagten Schmerz durchzuspielen (Crawford u. Murray 1997).

Das Alter des Patienten ist per se keine Kontraindikation zur Operation, eher das Gegenteil trifft zu. Nicht nur die Lebensqualität nach Hüftgelenksersatz nimmt deutlich zu, sondern auch die Lebenserwartung (Holmbery 1992). Relative Kontraindikationen sind schwere Erkrankungen, die peri- oder postoperativ zu einer vitalen Gefährdung des Patienten führen, systemische Infektionen oder lokale Faktoren, wie schlechte Durchblutung, Ulzera oder schlechte Hautverhältnisse. Adipositas ist heutzutage kein prinzipielles Hindernis zur Operation und führt im Vergleich auch nicht zu schlechteren funktionellen Ergebnissen oder vermehrten Komplikationen (Debrunner 1995).

Für die erfolgreiche Durchführung einer endoprothetischen Versorgung beim geriatrischen Patient ist das prä-, peri- und postoperative Management essentiell. Bei Indikationsstellung zur Operation ist zunächst eine anästhesiologische Vorstellung sinvoll. Hier werden die intraoperativen Risiken besprochen und ggf. weitere konsiliarärztliche Untersuchungen in die Wege geleitet. Internistische Erkrankungen wie koronare Herzkrankheit, Angina pectoris, Hypertonus oder COPD („Chronic Obstructive Pulmonary Disease") sollten präoperativ gut medikamentös eingestellt sein. Alle interkurrenten Infektionen sollten saniert sein, um ein peri- oder postoperatives Ausbreiten zu verhindern. Des weiteren wird die Eigenblutspende eingeleitet, die heutzutage Standard in der elektiven Endoprothetik sein sollte.

Die Entscheidung, welcher Prothesentyp und welche Art der Fixierung der Prothese im Knochen vorgenommen wird, hängt von vielen Faktoren ab. Beim endoprothetischen Ersatz des Kniegelenks hat sich die zementierte Variante aller 3 Komponenten (Femur, Tibia, Patella) unabhängig von Alter, Aktivitätsgrad oder Knochenqualität aufgrund besserer

Ergebnisse insbesondere bezüglich der Lockerung durchgesetzt. Beim Hüftgelenk gibt es prinzipiell 3 verschiedene Fixierungskombinationen:

- Pfanne und Schaft zementiert,
- Pfanne und Schaft nicht zementiert,
- Pfanne nicht zementiert und Schaft zementiert (Hybrid).

Die zementierte Version hat den Vorteil der sofortigen postoperativen Belastbarkeit. Eine Entlastungsphase ist für die Endoprothese nicht notwendig, es besteht nur noch eine Einschränkung von seiten der Wundheilung und des vom Patienten geäußerten Schmerzes. Eine frühzeitige (1. postoperativer Tag) Mobilisierung ist insbesondere für den geriatrischen Patienten essentiell. Eine Gefährdung der Endoprothese aufgrund unbeabsichtigter Belastung des Beins ist bei der vollzementierten Prothese nicht gegeben. Die weitere Rehabilitation ist aufgrund der problemlosen Gebrauchbarkeit der Extremität und der extrem frühen (< 7 Tage) nahezu vollständigen Schmerzfreiheit sehr beschleunigt, so daß eine frühzeitige Rückführung in die bekannte Umgebung problemlos möglich ist.

In der nichtzementierten Version ist eine ca. 12wöchige Teilbelastungsphase notwendig, damit die Endoprothese knöchern integriert werden kann. Aufgrund aufgerauter Oberflächen aus Titan wachsen Osteozyten ein und es kommt zu einer festen knöchernen Verbindung zwischen Prothese und Knochen. In der Heilungsphase besteht durch zu frühe zu hohe Belastung die Möglichkeit der Zerstörung der knöchernen Brücken, so daß es zu einer frühzeitigen Lockerung kommen kann. Die Hybridversion benötigt ebenfalls eine gewisse Teilbelastungszeit, wobei aufgrund des zementierten Schafts eine prinzipiell frühere Belastung erfolgen kann.

Risiken der Endoprothetik

Auch wenn die Endoprothetik der großen Gelenke Hüfte und Knie weltweit einer der erfolgreichsten operativen Methoden mit über 90% guten bis exzellenten Ergebnissen darstellt, so ist sie dennoch mit Risiken und Komplikationen behaftet. Die Hauptrisiken – abgesehen von den normalen operationsbedingten Risiken wie Gefäß- oder Nervenverletzung – sind die Infektion und die Implantatlockerung. Zur Infektreduktion erhält jeder Patient perioperativ eine Einmalgabe eines Antibiotikums, meistens ein Cephalosporin der 2. Generation. Alle Infektionsherde sollten präoperativ saniert sein und bei postoperativem Auftreten, auch nach Monaten oder Jahren, möglichst umgehend behandelt werden. Das Risiko, daß es in solchen Fällen zur Infektion der Endoprothese kommt ist hoch und kann zum Verlust des Kunstgelenks führen (Zuckermann u. Sledge 1985).

Die zweite große Komplikation ist die Implantatlockerung. Abgesehen von Fehlern beim Prothesendesign oder Implantationsfehlern kann man allgemein sagen, daß eine Endoprothese eine Lockerungsrate von ca. 1% pro Jahr für die ersten 15 Jahre hat (Crawford u. Murray 1997). Inwieweit die Gleitpaarungen der Gelenkflächen (Metall-Metall, Keramik-Keramik, Keramik-Polyethylen), die Zementiertechnik oder die prinzipielle Entscheidung, keinen Knochenzement zu verwenden, einen Einfluß auf die Überlebensrate einer Endoprothese haben, läßt sich heute noch nicht sicher sagen. Für den geriatrischen Patienten erscheint unabhängig von diesen Faktoren aufgrund der frühzeitigen Belastbarkeit der Prothese die zementierte Version für Hüfte und Knie sinnvoll.

Die funktionellen Ergebnisse der Endoprothetik z. B. der Hüfte bei Patienten über 65 Jahre sind exzellent. Die Funktionsfähigkeit der Hüfte wird deutlich verbessert, die Patienten werden nahezu schmerzfrei und der Aktivitätsradius vergrößert sich wieder. Die 10% schlechten Ergebnisse sind Folge einer zementfreien Implantation beim geriatrischen Patient (Dorr et al. 1997).

Neue Behandlungsformen

Obwohl die Endoprothetik einen großen Siegeszug erlebt hat, sind mit ihr verschiedene Probleme wie hohe Kosten für Operation und Rehabilitation sowie begrenzte Haltbarkeit mit daraus resultierenden aufwendigen Revisionsoperationen verbunden. Gleichzeitig stellt dieses Verfahren keine kausale Therapieform dar. Daher ist das Bestreben groß, andere Behandlungsformen zu etablieren.

Eine Möglichkeit stellt die Knorpeltransplantation dar, eine Idee, die schon um die Jahrhundertwende entstand. Die Vorstellung hierbei ist die allogene oder autogene Knorpeltransplantation auf arthrotisch verändertes Gewebe. Da man aber davon ausgehen muß, daß die Arthrose eine Erkrankung des „Organs" Gelenk ist, kann dieser Therapieansatz nur als symptomatisch angesehen werden, da eine entzündlich veränderte Synovialis trotz Knorpelersatz weiterhin katabole Zytokine freisetzen kann. Erste Publikationen diesbezüglich beschäftigen sich z. Z. nur mit dem Einsatz bei traumatischen Knorpeldefekten junger Patienten und nicht bei Arthrose (Puhl u. Huch 1997).

Der Einsatz sog. anaboler Wachstumsfaktoren (z. B. Mitglieder der „bone morphogenetic proteins"/BMP) beruht auf der Beeinflussung der Matrixsynthese (insbesondere Aggrecan und Kollagen Typ II) durch artikuläre Chondrozyten im Knorpelstoffwechsel. Eine umfassende Austestung im Tiermodell ist bislang noch nicht erfolgt, so daß z. Z. noch kein klinischer Einsatz in Frage kommt (Puhl u. Huch 1997).

Enzyminhibitoren und Substanzen zur Rezeptorblockade sollen über eine Begrenzung des Katabolismus und somit Überwiegen des Anabolismus einen positiven Einfluß auf Knorpeldefekte ausüben. Bislang liegen noch keine Studien zur Wirksamkeit vor (ebd.).

Dies bedeutet zusammenfassend, daß zum jetzigen Zeitpunkt eine kausale Arthrosetherapie noch nicht möglich ist, vielversprechende Ergebnisse in vitro und die weitere Aufschlüsselung des genetischen Codes in der Arthroseentstehung lassen jedoch auf einen Durchbruch innerhalb der nächsten Jahre hoffen.

54.2 Degenerative lumbale und zervikale Spinalkanalstenose

54.2.1 Epidemiologie

Die Zahl der Patienten mit „Kreuzschmerzen" steigt von Jahr zu Jahr an. Es ist eines der häufigsten Symptome in der allgemeinmedizinischen Praxis. Irniger (1971) analysierte das Krankengut aus 3 Allgemeinpraxen. Dabei zeigte sich, daß $1/8$ aller Männer und $1/6$ aller Frauen unter 50 Jahren den Arzt wegen Rückenbeschwerden aufsuchten. Bei den über 50jährigen erhöhte sich die Zahl auf $1/4$ der Männer und $1/3$ der Frauen. Etwa 80% aller Menschen leiden irgendwann mehr oder weniger an Kreuzschmerzen. Diese Zahlen zeigen die große soziale und auch sozioökonomische Bedeutung des Rückenschmerz.

Epidemiologische Untersuchungen der Spinalkanalstenose lassen sich nur für operative Eingriffe finden. Hierbei zeigen sich bei der lumbalen Spinalkanalstenose 8 operative Eingriffe pro 100 000 Einwohner pro Jahr und zervikal 5,7 operative Eingriffe pro 100 000 Einwohner pro Jahr. Das Durchschnittsalter beträgt bei den lumbalen Stenosen 67 Jahre, bei den zervikalen 60 Jahre. Der Anteil männlicher Patienten überwiegt in beiden Gruppen.

Die Bedeutung der Spinalkanalstenose nimmt bei ansteigendem Altersdurchschnitt der Bevölkerung zu, da es sich hierbei um eine klassisch altersabhängige Erkrankung handelt. Bei zunehmender Mobilität und Eigenständigkeit einer älter werdenden Bevölkerung kommt deshalb der Therapie und Diagnostik eine besondere Bedeutung zu.

54.2.2 Definition, Ätiologie, Pathogenese und Histologie

Die Spinalkanalstenose ist definiert als symptomatische knöcherne oder weichteilige Einengung des Wirbelkanals und abzugrenzen von der alleinigen Einengung durch einen Bandscheibenprolaps. Der computertomographisch gemessene Durchmesser anterior-posterior beträgt zervikal unter 14 mm und lumbal unter 12 mm.

Die Ätiologie der Spinalkanalstenose beinhaltet kongenitale, konstitutionelle und erworbene Faktoren. Die erworbenen Faktoren sind in über 90% degenerativ, des weiteren posttraumatisch, postinfektiös (Spondylodiszitis), neoplastisch (Osteochondrom) oder iatrogen („failed back surgery"-Syndrome).

Die konstitutionell-prädisponierenden Faktoren in der Pathogenese der degenerativen Spinalkanalstenose sind Form und Dimension des Spinalkanals sowie Form, Lage und Dimension der Gelenkfacetten. Demgegenüber sind die erworben-auslösenden Faktoren

- die Retrolisthesis/Pseudolosthesis,
- die Subluxation der Facettengelenke sowie
- Verschleißveränderungen (Facettenarthrose, Hypertrophie der Ligamenta flava, Spondylarthrose).

Die histologischen Veränderungen des Ligamentum flavum spielen hierbei eine besondere Rolle. Es handelt sich hierbei um Verkalkung, Verlust der Anzahl elastischer Fasern sowie die Aufhebung der parallelen Ordnung der elastischen Fasern in den Ligamenta flava. Dies ergab eine vergleichende histologische Untersuchung bei Ligamenta flava in Patienten mit und ohne Spinalkanalstenose (Schräder et al. 1993, 1999; Abb. 54-5 – 54-7).

54.2.3 Klinik

Eine der häufigsten Erkrankungen im Bereich der zervikalen und lumbalen Wirbelsäule ist die Spinalkanalstenose.

Klinisches Hauptsymptom der zervikalen Spinalkanalstenose ist die Myelopathie, der lumbalen

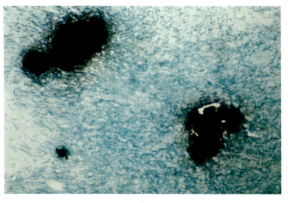

Abb. 54-5. Ligamentum flavum bei Spinalkanalstenose (Giemsa- und van Kossa-Färbung), deutlich erkennbare Kalkplaques (schwarz)

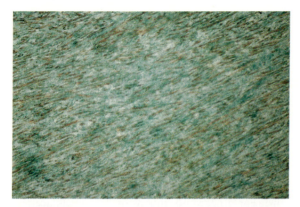

Abb. 54-6. Ligamentum flavum eines Patienten ohne Spinalkanalstenose (Orcein-Färbung), zahlreiche parallel orientierte elastische Fasern

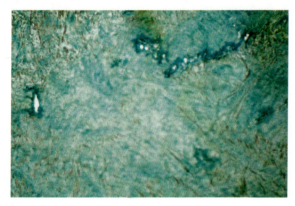

Abb. 54-7. Ligamentum flavum eines Patienten mit Spinalkanalstenose (Orcein-Färbung), deutlich verminderte Anzahl elastischer Fasern ohne parallele Orientierung

Spinalkanalstenose die Claudicatio spinalis. Differentialdiagnostisch sind hierbei angiologisch-internistische und orthopädische Ursachen für das gemeinsame Hauptsymptom, die Claudicatio intermittens, zu unterscheiden. Es kommt zu Zervikalgien und Zervikobrachialgie. Neurologisch zeigt sich häufig eine Reflexsteigerung bis zu Kloni, eine abnehmende Feinmotorik und Sensibilität, z. T. bis zu einer spastischen Para-oder Tetraparese, manchmal verbunden mit einer neurogenen Blasenentleerungsstörung.

Bei der Klinik der lumbalen Spinalkanalstenose steht die Claudicatio spinalis im Vordergrund. Charakteristisch sind radikuläre stechende Schmerzen beim Stehen und Gehen, später auch beim Liegen, die uni- oder bilateral meist monosegmental imponieren. Es kommt häufig zu einer Beschwerdezunahme bei Lordosierung. Ein Schweregefühl mit Schwäche der Beine und zunehmend reduzierter Gehstrecke ist fast immer nachweisbar. Charakteristisch ist die langsame Entwicklung der Beschwerden. Nur selten findet sich ein radikulär-sensomotorisches Defizit.

54.2.4
Forschungsgeschichte

Erstmals wurde 1831 von M. Boullay über das Symptom der Claudicatio intermittens berichtet, nämlich über die Obliteration der A. femoralis bei Zugpferden. J. Charcot bezeichnete das Symptom 1858 als „paralysie douloureuse". Erst Mitte des 20. Jahrhunderts wurde die Forschungsaktivität zu dieser Erkrankung wieder forciert. Von Geldern publizierte 1948 den sog. „bycicle test", um zwischen einer wirbelsäulen- und einer gefäßinduzierten Claudicatio intermittens differenzieren zu können. Eine Claudicatio, die beim Gehen nicht aber beim Radfahren auftritt, wird als klassische Claudicatio spinalis bezeichnet. Erst ab ca. 1950 erfolgten wissenschaftlich gut belegte Publikationen insbesondere von H. Verbiest über Klinik, Radiologie und Morphologie der lumbalen Spinalkanalstenose als Ursache für die Claudicatio spinalis und bewiesen erstmalig das Vorliegen einer eigenständigen Erkrankung (Benini 1986).

54.2.5
Diagnostik und Differentialdiagnose

Die radiologische Diagnostik beinhaltet ein Nativröntgenbild der HWS/LWS in 4 Ebenen mit Funktionsaufnahmen (Abb. 54-8a, b). Ergänzt wird dies durch eine Myelographie mit anschließender Computertomographie oder eine MRT-Untersuchung.

Die Ursachen der Rückenbeschwerden können sehr vielfältig sein. Zum einen sollte zwischen Ursachen aus dem Rücken selbst und Ursachen aus anderen anatomischen Regionen differenziert werden. Differentialdiagnostische Überlegungen sollten hierbei Erkrankungen aus dem Bauch- und Brustraum sowie insbesondere dem Retroperitonealraum beinhalten. Nicht jeder Kreuzschmerz ist automatisch ein „banaler degenerativer Rückenschmerz". Schmerzauslösend innerhalb der Wirbelsäule können Spondylosen und Spondylarthrosen aber auch Affektionen der ligamentären Strukturen und Bandscheibenvorfälle sein. Die Diagnosefindung erfolgt über Anamnese, klinischer Befund, radiologische Diagnostik und ggf. Laboruntersuchungen.

54.2.6
Therapie

In der Therapie unterscheidet man prinzipiell zwei Möglichkeiten. Im Initialstadium ist die Spinalkanalstenose sehr gut einer konservativen Therapie zugänglich. Diese beinhaltet entlordosierende Krankengymnastik, Schlingentisch, Elektrotherapie, Stanger-

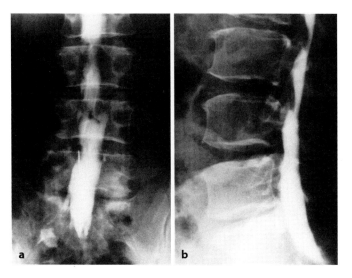

Abb. 54-8. Röntgen a. p. (**a**) und seitlich (**b**) nach lumbaler Myelographie, deutlich perlschnurartige Einengungen in den Etagen LWK 2/3, 3/4 und 4/5

bad, (Unterwasser-)Massage, Fango oder eine entlordosierende Orthese.

Bei Scheitern der konservativen Therapie ist ein operatives Vorgehen indiziert. Dieses beinhaltet prinzipiell immer eine Dekompression des Spinalkanals. Intraoperativ wird dann entschieden, ob aufgrund einer vorbestehenden oder operativ erzeugten Instabilität eine interkorporelle Fusion mit metallischer Instrumentierung indiziert ist. Die operativen Ergebnisse sind bemerkenswert und für den Patienten als deutliche Verbesserung seiner Lebensqualität sofort spürbar (Benini 1986). Die perioperative Morbidität auch bei metallischer Instrumentierung ist aufgrund verbesserter anästhesiologischer und operativer Techniken in den letzten Jahren deutlich gesunken.

54.3 Zusammenfassung

Geriatrische Patienten sind immer Patienten höheren Lebensalters mit vielfältigen Problemen und Einschränkungen. Dies erfordert vom behandelnden Arzt, dem Geriater, ein zumindest überblickartiges Wissen vieler verschiedener medizinischer Disziplinen und/oder eine gute interdisziplinäre Zusammenarbeit mit den anderen Fachkollegen. Auch orthopädisch relevante Krankheitsbilder sind von großer Bedeutung für den älter werdenden Mensch. Viele orthopädische Erkrankungen zeigen eine mehr oder minder strikte Alterskorrelation, mit zunehmender Häufigkeit im höheren Alter. Die wesentliche Gruppe ist hierbei die der degenerativen Gelenkerkrankungen, hierbei besonders die Kox- und Gonarthrose. Die Prävalenz und Inzidenz im höheren Lebensalter ist entsprechend hoch.

Die Osteoarthrosen sind jedoch einer konservativen und operativen Therapie gut zugänglich, insbesondere auch bei Patienten höheren Lebensalters. Die Entwicklung der Endoprothetik ist hierbei an erster Stelle zu nennen. Des weiteren ist das Wissen um die degenerativen Wirbelsäulenerkrankungen, insbesondere die zervikale und lumbale Spinalkanalstenose in der Diagnostik und Therapie bei geriatrischen Patienten relevant, da auch hier eine strenge Alterskorrelation gilt. Wirksame konservative und auch operative Therapieverfahren stehen zur Verfügung, so daß eine Eigenständigkeit und Mobilität auch in höherem Alter wieder zurückgewonnen werden kann.

Das Hauptanliegen der Orthopädie ist das Erhalten oder Wiedererlangen der Mobilität und die Schmerzfreiheit, damit auch ältere Menschen ein unabhängiges und eigenständiges Leben in hoher Lebensqualität führen können.

Literatur

Ahlbäck S (1968) Osteoarthritis of the knee: A radiographic investigation. Act Radiol Suppl 277:7–12

Bellamy N, Buchanan WW, Goldsmith CH, Campbell J, Stitt L (1988) Validation study of WOMAC: A health status instrument for measuring clinically-important patient-relevant outcomes following total hip or knee arthroplasty in osteoarthritis. J Orthop Rheumatol 1:95–108

Benini A (1986) Ischias ohne Bandscheibenvorfall: Die Stenose des lumbalen Wirbelkanals. Huber, Bern

Crawford RW, Murray DW (1997) Total hip replacement: Indications for surgery and risk factors for failure. Ann Rheum Dis 56:455–457

Debrunner A (1995) Orthopädie, Orthopädische Chirurgie. Huber, Bern

Dorr LD, Wan Z, Gruen Th (1997) Functional results in total hip replacement in patients 65 years and older. Clin Orthop 336:143–151

Eulert J, Eichler J (Hrsg) (1995) Praktische Orthopädie – Arthrose. Thieme, Stuttgart New York
Felson DT (1988) The epidemiology of hip and knee osteoarthritis. Epidemiol Rev 10:1–28
Felson DT (1990) Osteoarthritis. Rheum Dis Clin North Am 16:499–512
Felson DT, Naimark A, Anderson J, Kazis L, Castelli W, Meenan RF (1987) The prevalence of knee osteoarthritis in the elderly: The Framingham Osteoarthritic Study. Arthritis Rheum 30:914–918
Günther KP, Stürmer T, Sauerland S et al. (1998) Prevalence of generalized osteoarthritis in patients with advanced hip and knee OA: The Ulm Osteoarthritis Study. Ann Rheum Dis 57:717–723
Holmbery S (1992) Life expectancy after THA. J Arthroplasty 7:183–186
Insall JN, Dorr LD, Scott RD, Scott WN (1989) Rationale of the knee society clinical rating system. Clin Orthop 248:13–14
Irniger W (1971) Evaluation von Kreuzschmerzen beim Allgemeinmediziner. Ther Umsch 28:3–8
Kellgren, JH, Lawrence JS (1952) Rheumatism in miners Part II: X-ray study. Br J Industr Med 9:197–207
Kellgren J H, Lawrence LS (1963) Atlas of standard radiographs: The epidemiology of chronic rheumatism, Vol 2. Oxford, Blackwell
Kohlmann T, Raspe H (1996) Der Funktionsfragebogen Hannover in der ambulanten Diagnostik bei Funktionseinschränkungen bedingt durch Rückenschmerzen. Rehabilitation (Stuttg) 35:I–VIII
Kuettner KE, Goldberg VM (1995) Osteoarthritic disorders. American Academy of Orthopaedic Surgeons, Rosemont
Lequesne M, Mery C, Samson M, Gerard P (1987) Indexes of severity for osteoarthritis of the hip and knee. Scand J Rheumatol 65 (Suppl):85–89
Puhl W (1997) Ätiologie, Pathogenese und Pathochemie der degenerativen Gelenkerkrankungen. In: Zichner L, Engelhardt M, Freiwald J (Hrsg) Sport bei Arthrose und nach endoprothetischem Ersatz. Ciba Geigy Verlag, Basel, S 9–21
Puhl W, Huch K (1997) Klinik und Therapie degenerativer Gelenkerkrankungen. Röntgenprax 50:140–147
Scott WW, Lethbridge Cejku M, Reichle R, Wigley FM, Tobin JD, Hochberg MC (1993) Reliability of grading scales for individual radiographic features of osteoarthritis of the knee. The Baltimore Longitudinal Study of Aging Atlas of knee osteoarthritis. Invest Radiol 28:497–501
Schlierf G, Kruse W, Oster P (1990) Epidemiologie von Erkrankungen und Behinderungen Hochbetagter. Z Gerontol 23:108–111
Schräder P, Grob D, Rahn BA (1993) Histologische Veränderungen des Ligamentum flavum bei Patienten mit Spinalkanalstenose. Orthopäde 22:223–226
Schräder P, Grob D, Rahn BA (1999) Histology of the Ligamentum flavum in patients with degenerative lumbar spinal stenosis. Eur Spine J 8:323–328
Strub H (1992) Opening address. In: Kuettner KE, Schleyerbach R, Peyron JG, Hascall VC (eds) Articular cartilage and osteoarthritis. Raven, New York, pp XXXV
Sun Y, Stürmer T, Günther KP, Brenner H (1997) Inzidenz und Prävalenz der Cox- und Gonarthrose in der Allgemeinbevölkerung. Z Orthop 135:184–192
Verbiest H (1955) Further experiences on the pathological influence of a development narrowness of the bony lumbar vertebral canal. J Bone Joint Surg Br 37:576–583
Wilson MG, Michet CJ, Ilstrup DM, Melton III LJ (1990) Idiopathic symptomatic osteoarthritis of the hip and knee: A population based incidence study. Mayo Clin Proc 65:1214–1221
Zuckermann J, Sledge C (1985) Total joint replacement: Latest developments for the geriatric patient. Geriatrics 40:3

# Kapitel 55

Hauterkrankungen

L. D. Köhler, H.-J. Vogt

55.1 Die gealterte Haut 493
55.2 Typische Hauterkrankungen im Alter 493
55.2.1 Ekzemkrankheiten 493
55.2.2 Exanthematische Krankheiten 494
55.2.3 Lichtschäden der Haut 495
55.2.4 Maligne Hauttumoren 497
55.2.5 Benigne Hauttumoren 499
55.2.6 Infektionskrankheiten der Haut durch Pilze 499
55.2.7 Bakterielle Infektionen der Haut 500
55.2.8 Virale Erkrankungen der Haut 500
55.2.9 Autoimmunerkrankungen 500
55.2.10 Erythrodermien 501
55.3 Allgemeine Therapieprinzipien im Alter 502
Literatur 502

Nachdem sich die Lebenserwartung im letzten Jahrhundert nahezu verdoppelt hat und sich der Alterungsvorgang an keinem anderen Organ des menschlichen Körpers klinisch so augenfällig widerspiegelt wie an der Haut, nimmt auch die geriatrische Dermatologie einen besonderen Platz in der Medizin ein (Kligman 1979).

Die physiologische Hautalterung ergibt sich im wesentlichen aus dem biologischen Alter sowie der im Laufe des Lebens erduldeten Hautbelastung, beispielsweise durch UV-Bestrahlung (Kang 1997). Entsprechend werden die Begriffe intrinsische und extrinsische Hautalterung verwendet. Darüber hinaus muß die pathologische Hautalterung abgegrenzt werden. Relevante geriatrische Hauterkrankungen basieren überdies auf der nachlassenden Immunität im Alter, auf manifest werdenden Stoffwechselstörungen, auf zugrunde liegenden Malignomen und nicht zuletzt auf Störungen oder Altersveränderungen im Gefäßsystem (Kelly 1995).

55.1
Die gealterte Haut

Die gealterte Haut weist einige kennzeichnende Merkmale auf (Gilchrest 1982). Der Turgor der Haut nimmt ab, die Durchblutungssituation verschlechtert sich. Auch die Talg- und Schweißdrüsensekretion nimmt ab und der Lipidgehalt verändert sich. Eine Reduktion des subkutanen Fettgewebes und eine Verdünnung des Koriums führen zu einer Erschlaffung und Fältelung der Haut (Braverman u. Fonferko 1982). Das Haarkleid wird dünner. Eine verlangsamte Wundheilung ergibt sich aus den Einschränkungen im Zellstoffwechsel, ebenso wie eine erhöhte Verletzlichkeit und Kapillarfragilität (Kelly 1995). Neben einer Neigung zu kleieförmiger Schuppung als Zeichen von Feuchtigkeitsverlusten prägen Pigmentierungsstörungen das Bild.

Verdickungen der Haut infolge einer Elastose und Hyperkeratose finden sich vor allen Dingen in den lichtexponierten Arealen und repräsentieren vornehmlich die extrinsische Alterung. Das Nebeneinander von Atrophie und Verdickung gibt der Altershaut häufig ein sehr inhomogenes Bild, Attribute wie fahl und grau unterstreichen die schwindende Vitalität (Fenske u. Lober 1986).

55.2
Typische Hauterkrankungen im Alter

Grundsätzlich kann nahezu jede Hauterkrankung auch beim älteren Menschen auftreten; es gibt jedoch verschiedene Krankheitsbilder, die bevorzugt den älteren Patienten betreffen (Korting, 1973).

55.2.1
Ekzemkrankheiten

Bei den Ekzemerkrankungen im Alter nimmt das Exsikkationsekzematid (Abb. 55-1; synonym: Austrocknungsekzem, asteatotisches Ekzem) eine besondere Position ein. Pathogenetisch relevant sind insbesondere die Veränderungen der Talgproduktion und -zusammensetzung sowie der Lipidfraktionen. Darüber hinaus ist übertriebenes Waschverhalten vor allen Dingen unter Verwendung von Seifen, die zusätzlich Fette aus der Haut lösen und austrocknende Wirkungen entfalten, ungünstig. Zunächst besteht eine individuelle Funktionsreserve zum Erhalt der Hautfeuchte, die irgendwann erschöpft ist.

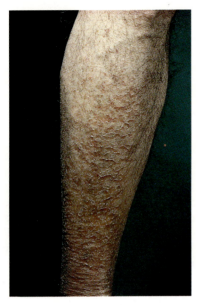

Abb. 55-1. Exsikkationsekzematid am Unterschenkel

Klinisch zeichnet sich dieser Ekzemtyp durch schuppende, gerötete, stark juckende Hautveränderungen in den talgdrüsenarmen Arealen (z. B. Oberarm- und Unterschenkelaußenseite) aus. Stärkster Juckreiz bei den Patienten bewirkt nicht selten den Versuch, mit kühlenden Duschen oder alkoholischen Wässern Linderung zu erzeugen, ohne jedoch zu wissen, daß sich dadurch der Austrocknungsgrad erheblich verstärkt.

Besteht beim älteren Menschen ohne andere zugrunde liegende Ursache starker Juckreiz bei gleichzeitigem Fehlen der genannten Hautveränderungen, spricht man von Pruritus senilis/sine materia, welcher nach Ausschluß internistischer Grunderkrankungen häufig dem gleichen Formenkreis zugeordnet werden muß.

Therapeutisch stehen rückfettende und hydratisierende Externa im Vordergrund. Bei stärkerer Symptomatik kann auch eine kurzfristige externe Glukokortikoidtherapie, flankiert von juckreizstillenden Antihistaminika, in Frage kommen.

Ein weiterer häufiger Ekzemtyp im Alter ist das Stauungsekzem an den Unterschenkeln. Hierbei liegt regelmäßig eine chronische venöse Insuffizienz vor. Durch die Stauung des Blutflusses begünstigt wandern bestimmte Serumproteine durch die Gefäßwände und führen schließlich in der Haut zu einer abakteriellen Entzündung.

Klinisch zeigt sich das resultierende Ekzem an den Prädilektionsstellen mit rötlich schuppenden teils nässenden Herden mit papulovesikulösen Leitefffloreszenzen. Inkrustationen und bakterielle Superinfektionen in Form gelblicher, grünlicher oder bräunlicher Auflagerungen können das Krankheitsbild komplizieren. Eine besondere Eigenschaft der Stauungsekzeme ist der bahnende Effekt für die sekundäre Entwicklung von allergischen Kontaktekzemen. Durch die mangelnde Barrierefunktion infolge des Stauungsekzems der Haut scheint die Sensibilisierung beispielsweise auf Bestandteile von Lokaltherapeutika deutlich verstärkt zu sein. Eine Weiterführung der Behandlung mit derartigen Externa kann dann zu einer Exazerbation oder Chronifizierung der Hauterkrankung führen. Bei der Behandlung steht die Elimination der Pathogenesefaktoren im Vordergrund. Zur Beschleunigung der Abheilung ist eine stadienadaptierte Therapie sowie eine Kompressionsbehandlung erforderlich.

Das atopische Ekzem (Neurodermitis) kann auch im höheren oder hohen Alter erstmals in Erscheinung treten. Beim atopischen Ekzem des älteren Menschen herrschen im Gegensatz zu den typischen Erscheinungen der Beugenekzeme bei Kindern und Jugendlichen eher Prurigoformen mit exkoriierten Papeln oder Knötchen vor (Abb. 55-2). Die multifaktorielle Pathogenese unterscheidet sich nicht von der jüngerer Menschen. Insgesamt nimmt das atopische Ekzem jedoch zum Alter hin deutlich ab, sog. echte Spätmanifestationen sind eher selten und differentialdiagnostisch besonders gegen lymphozytäre Hauterkrankungen abzugrenzen. Hand- und Fußekzeme sowie seborrhoische Ekzeme werden ebenfalls im Alter seltener, erfordern aber gleichwohl ein differenziertes diagnostisches und therapeutisches Vorgehen.

55.2.2
Exanthematische Krankheiten

Arzneimittelexantheme, welche sich in außerordentlicher morphologischer Vielfalt darstellen können, sind zwar keineswegs Erkrankungen des Alters, werden

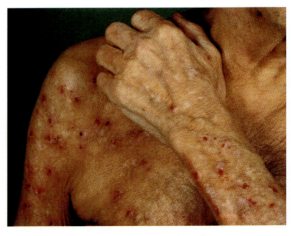

Abb. 55-2. Prurigoform eines atopischen Ekzems

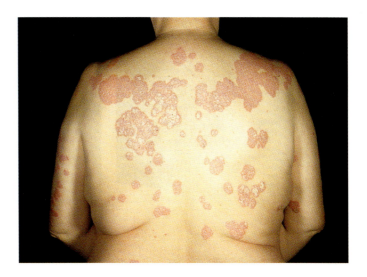

Abb. 55-3. Psoriasis vulgaris, Exazerbation durch Lithiumeinnahme

aber in Abhängigkeit von der steigenden Medikamenteneinnahme bei zunehmender Morbidität im Alter gehäuft gesehen (Wolverton 1997). Arzneimittelexantheme können makulös, papulös, urtikariell, pustulös, vesikulös, bullös, multiform aber auch in einem Mischbild unterschiedlicher Effloreszenzen imponieren (Bork, 1985). Die Morphe läßt leider nur selten einen Rückschluß auf die verursachenden Medikamente zu. Der wesentliche Bestandteil der Behandlung liegt in der Karenz der auslösenden Noxe (Abb. 55-3).

Wie die Arzneimittelexantheme wird auch die Schuppenflechte (Psoriasis vulgaris) während des gesamten Lebensalters gesehen, wobei Säuglinge und Greise sehr selten betroffen sind. Es gibt aber 2 Häufigkeitsgipfel, und zwar um das 20. und um das 60. Lebensjahr. Die Psoriasis in klassischer Ausprägung ist eine scharf begrenzte erythematosquamöse Dermatose, die unter gewisser Symmetrie die Streckseiten der Extremitäten bevorzugt. Sie ist jedoch morphologisch, wenn man von exsudativen (pustulösen) oder mesodermalen (arthropathischen) Maximalvarianten absieht, durchaus variabel, was zu den Bezeichnungen Psoriasis vulgaris, punctata, guttata, nummularis, geographica oder exathematische Psoriasis geführt hat. Neben verschiedenartigen Externa wie Teeren, Cignolin oder Vitamin D_3-Analoga kommt der Behandlung mit UV-Bestrahlungen eine besondere Bedeutung zu. Therapierefraktäre oder ausgedehnte Formen erfordern nicht selten eine potentere systemische Medikation.

Der Lichen ruber (Knötchenflechte) schließlich als ebenfalls häufige Dermatose befällt bevorzugt die Handgelenkbeugen und die Mund- und Genitalschleimhäute, aber auch das Restintegument. Klinisch ist der Lichen ruber durch juckende, plateauartig abgeflachte Papeln mit eigentümlich silbrigen oder rötlich bläulichem Glanz gekennzeichnet. Die Dermatose tritt meist bereits in jüngerem Alter auf.

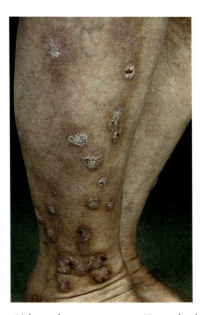

Abb. 55-4. Lichen ruber verrucosus am Unterschenkel

Eine gewisse Tendenz zu höherem Alter hat die Sonderform des verrukösen Lichen ruber, eine Variante mit verstärkter Verhornung, die v. a. an den Unterschenkeln lokalisiert ist (Abb. 55-4).

55.2.3
Lichtschäden der Haut

Die Alterungsvorgänge der Haut werden durch Lichteinwirkung verstärkt und beschleunigt (Kang 1997). Das Beispiel der Seemannshaut verdeutlicht dies. In lichtexponierten Arealen zeigt sich eine Vertiefung und Vergröberung des Hautreliefs sowie eine flächige Erschlaffung neben Teleangiektasien, Atrophien und typischem gelbgräulichem Kolorit. Als histologisches

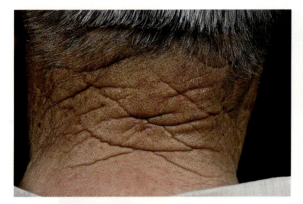

Abb. 55-5. Cutis rhomboidalis nuchae

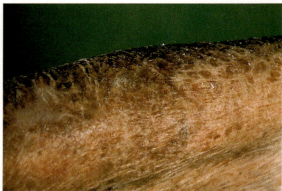

Abb. 55-7. Pseudocicatrices stellaires

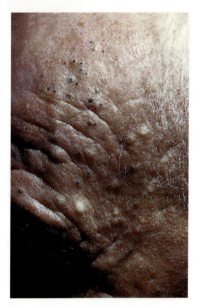

Abb. 55-6. Morbus Favre-Racouchot

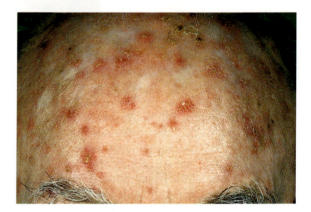

Abb. 55-8. Aktinische Keratosen

Korrelat gilt die aktinische Elastose. Neben den sog. Lichtterrassen im Gesicht sind vor allen Dingen Handrücken, Unterarmstreckseiten und der Nacken betroffen; an dieser Stelle hat die rautenförmige Vergröberung zu dem Namen Cutis rhomboidalis nuchae geführt (Abb. 55-5). Unter den klinischen Bildern der Lichtschäden gibt es in Abhängigkeit von Hauttyp, Lokalisation und UV-Exposition eine erhebliche Variationsbreite. Der Grad der aktinischen Schädigung wird in zunehmendem Maße das Resultat des Freizeitverhaltens sein, da beruflich bedingte Sonnenexposition nur noch eine untergeordnete Rolle spielt.

Eine Sonderform der aktinischen Elastose im Alter repräsentiert der Morbus Favre-Racouchot, bei dem zusätzlich große Komedonen und Zysten vornehmlich über dem Jochbein auftreten (Abb. 55-6).

Unter Pseudocicatrices stellaires (Abb. 55-7) versteht man sternförmige Närbchen auf ausgeprägt aktinisch geschädigter Haut v. a. an Unterarm und Handrücken als Ausdruck überschrittener Reparatur- und Regenerationskapazität der Zellen (Grove 1982).

Aktinische Keratosen sind als Folge übermäßiger UV-Exposition bereits nicht mehr harmlos (Aubry u. Gibbon 1987). Es handelt sich im Frühstadium um rötliche Flecken mit teilweise teleangiektatischen Elementen, die im weiteren Verlauf gelblich-gräuliche Krustenauflagerungen ausbilden (Abb. 55-8). Krustige und knotige Anteile können bestehen, die Anlaß zum Verdacht auf ein sich entwickelndes Plattenepithelkarzinom der Haut (spinozelluläres Karzinom) geben. Im Gegensatz zum spinozellulären Karzinom, welches in ca. 10–15% der Fälle aus aktinischen Keratosen als Vorläuferläsionen hervorgeht, finden sich die histologischen Veränderungen bei aktinischen Keratosen nicht nestförmig verteilt, sondern diffus innerhalb der Epidermis. Besonders betroffen sind ebenfalls die Lichtterrassen, wie z. B. Kapillitium, Stirn und Nasenrücken. Eine besondere Bedeutung ergibt sich aus dem Befall der Unterlippe, der sog. Cheilitis actinica, da hier eine erhöhte Invasionstendenz und nach maligner Transformation schließlich auch ein erhöhtes Metastasierungsrisiko besteht. Neben der operativen Entfernung solcher aktinischer Hautveränderungen sind konsequenter Lichtschutz und klinische Kontrollen integrale Bestandteile der Therapie.

Lichtschäden der Haut können sich auch in Pigmentierungsstörungen unterschiedlichen Ausmaßes zeigen, die gutartige Altersveränderungen repräsentieren können, aber auch bis hin zu hochmalignen Pigmentzelltumoren reichen.

Im Gegensatz zur Lentigo simplex, bei der es sich um einen harmlosen bräunlichen Fleck im Hautniveau handelt, welcher nicht ausschließlich lichtexponiert auftritt, ist die morphologisch ähnliche Lentigo senilis (solare Lentigo) vornehmlich in den besonnten Arealen wie Gesicht, oberer Rücken, dorsale Unterarme und Handrücken zu finden. 90% der über 60jährigen Mitteleuropäer besitzen senile Lentigines, wobei die Varianz der Ausprägung auf eine genetische Disposition hinweist. In bestimmten Fällen kann aus einer Lentigo senilis eine Lentigo maligna (M. Dubreuilh, Melanosis circumscripta praeblastomatosa) hervorgehen. Dabei bilden sich klinisch in einem homogenen pigmentierten Fleck dunklere Anteile, die histologisch punktförmigen Melanozytenaggregaten entsprechen. Wesentlich ist hierbei die Proliferationstendenz, wobei Pigmentintensität und Größe im Verlauf von Jahren zunehmen. Das Durchschnittsalter bei Auftreten einer Lentigo maligna liegt bei 70 Jahren; es zeigen sich lichtabhängig aber auch durchaus frühere Manifestationen. Histologisch ist bei der Lentigo maligna die Basalmembranzone noch nicht überschritten. Wenn sich aber atypische Melanozyten unterhalb der Basalmembran finden lassen, ist der Übergang zum invasiven Melanom vollzogen (Koh 1991)

Im weiteren Sinne lassen sich daher auch einige Tumoren der Haut, bei denen die UV-Exposition einen wesentlichen pathogenetischen Faktor darstellen kann, als Lichtschäden interpretieren. Hier sind v. a. das spinozelluläre Karzinom und das Basalzellkarzinom aber auch das Lentigo-maligna-Melanom zu nennen.

55.2.4
Maligne Hauttumoren

Unter den malignen Tumoren der Haut findet sich eine Vielzahl an Neoplasien, die vornehmlich lichtabhängig entstehen. Sollte sich ein spinozelluläres Karzinom (Abb. 55-9) entwickeln, sei es aus einer Vorläuferläsion oder de novo (Brownstein u. Rabinowitz 1979), imponiert dieses in den lichtexponierten Arealen als häufig knotige Neoplasie mit bräunlich-gelblicher Färbung, die bei starker Druckblutung oder Ulzeration auch rötlich tingiert sein kann. Traktions-

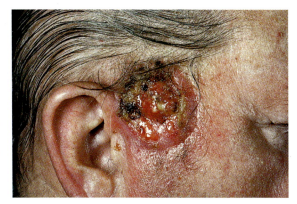

Abb. 55-9. Spinozelluläres Karzinom

effekte auf die umgebende Haut können ausgedehntere Befunde andeuten, bei denen auch die Begrenzung gelegentlich schwierig festzulegen ist. Goldstandard der Therapie ist die frühzeitige mikrographisch kontrollierte Chirurgie mit engmaschigen Kontrollen. Seltenere metastasierte spinozelluläre Karzinome haben eine schlechte Prognose (Czarnecki 1998).

Das Basalzellkarzinom als weiterer lichtabhängiger epithelialer Tumor nimmt seinen Ursprung aus den Basalzellen der Epidermis. In den lichtexponierten Arealen entstehen meist knotige Tumoren, deren typische klinische Erscheinung sich aus einem perlschnurartigen Randsaum ergibt, der mit feinen Teleangiektasien überzogen ist und regelmäßig eine scharfe Begrenzung besitzt (Abb. 55-10). Es können innerhalb des Randwalls auch kleine Erosionen oder Nekrosen bestehen. Die Konsistenz des Tumors ist derb. Das Wachstum erfolgt langsam über mehrere

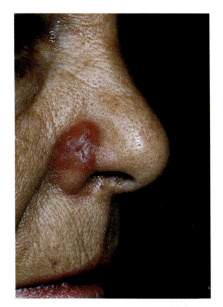

Abb. 55-10. Basalzellkarzinom

Abb. 55-11. Rumpfhautbasaliome

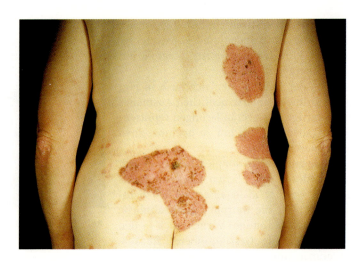

Jahre mit z. T. ausgeprägter lokaler Destruktionstendenz, jedoch ohne Metastasierungsneigung. Trotz der relativen biologischen Gutartigkeit können solche Tumoren Ausmaße annehmen, die zur kompletten Zerstörung ganzer Körperregionen führen können (Czarnecki 1998).

Als Sonderform ist das sklerodermiforme Basalzellkarzinom zu erwähnen, dessen Wachstum eher flächig und ohne die typischen klinischen Zeichen schlecht abgrenzbar erfolgt und deswegen häufig Schwierigkeiten bei der anzustrebenden Sanierung macht.

Schließlich differiert auch das Rumpfhautbasaliom (Abb. 55-11) in klinischer Ausprägung von den häufigeren nodulären Formen (Wade u. Ackermann 1978). Hierbei scheint bereits lokalisationsbedingt (Rumpf) die Lichtexposition pathogenetisch weniger entscheidend zu sein.

Die Basalzellkarzinome in ihrer vielfältigen Gestalt müssen ebenfalls operativ in toto entfernt werden. Bei schwieriger Lokalisation oder Operationskontraindikationen kann auch eine Röntgenweichstrahltherapie erfolgreich eingesetzt werden.

Das Lentigo-maligna-Melanom (LMM; Abb. 55-12), welches meist aus einer Lentigo maligna hervorgeht, macht ca. 10% aller malignen Melanome aus. Es ist ein typischer Vertreter des höheren Lebensalters, bei dem andere Melanomrisikofaktoren (z.B. Zahl melanozytärer Naevi) eine untergeordnete Rolle spielen. Ein De-novo-LMM ist möglich, entsteht aber ebenfalls typischerweise in lichtabhängigen Arealen. Die Entwicklungsdauer von der Lentigo maligna zu einem LMM geht häufig über Jahrzehnte, so daß die Patienten oftmals erst bei plötzlicher Entwicklung beispielsweise knotiger Veränderungen den Arzt aufsuchen, was jedoch bedauerlicherweise schon ein prognostisch ungünstiges Zeichen ist (Michaalik et al. 1983). Andere Melanomtypen treten häufiger schon in früheren Jahren auf, werden jedoch auch im Alter gefunden.

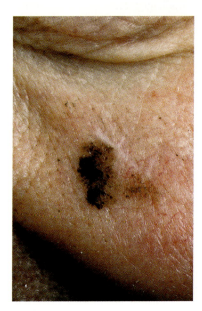

Abb. 55-12. Lentigo-maligna-Melanom

Frühzeitiges operatives Vorgehen ist für die Prognose entscheidend (Brown 1999).

Neben den genannten lichtabhängigen Tumoren treten andere maligne Tumoren der Haut in der Häufigkeit zurück (Keller 1997). Wie an anderen Organsystemen werden die malignen Hauttumoren häufig auch im höheren Alter gesehen. Gründe hierfür sind die nachlassende Immunitätslage im Alter und die üblichen Malignomlatenzen, die nicht selten 20 Jahre und mehr betragen können. Unter den lichtunabhängigen Tumoren spielen Plattenepithelkarzinome an Penis und Vulva, maligne Tumoren der Hautanhangsgebilde wie M. Paget, Talg- und Schweißdrüsen- oder Merkel-Zellkarzinom, maligne Gefäßtumoren, Weichteilsarkome sowie schließlich die ausgesprochen vielfältigen kutanen malignen Lymphome eine Rolle.

Naturgemäß ist die Behandlung einer so heterogenen Gruppe an Tumoren sehr unterschiedlich. Während bei den meisten soliden Tumoren eine operative Sanierung die Therapie der Wahl darstellt, werden die Hautlymphome eher konservativ unter Einsatz von verschiedenen Bestrahlungsformen und systemischen Medikationen (Zytostase) therapiert.

55.2.5
Benigne Hauttumoren

Auch einige gutartige Neoplasien treten gehäuft im Alter auf.

Die senile Keratose (Verruca seborrhoica, Alterswarze) ist eine typische und häufige epitheliale Neoplasie des höheren Alters, wobei unbekannt ist, welche Faktoren zur Epithelverbreiterung, Hyperkeratose und zur Pigmentierung führen. Trotz der Bezeichnung Verruca liegt keine Virusätiologie zugrunde. Die seborrhoische Keratose ist v.a. am Rumpf, im Gesicht, am Hals sowie an den Dorsalseiten von Hand, Unterarm und Unterschenkeln lokalisiert. Sie beginnt oft als kleine scharf begrenzte unscheinbare Neubildung, die nur durch eine stumpfe Oberfläche oder eine Reliefunterbrechung auffallen. Größere senile Keratosen sind eher fettig weich, papillomatös, zerklüftet und erhalten einen bräunlichen oder schwarzgrauen Farbton (Abb. 55-13). Zum Teil imponieren schwärzliche Keratosen wie Komedonen. Eine Entfernung ist, abgesehen von kosmetischen Gesichtspunkten, allenfalls bei mechanischen Irritationen notwendig.

Benigne Adnextumoren mit Herkunft aus Haarfollikeln oder Schweißdrüsen sowie zystische benigne

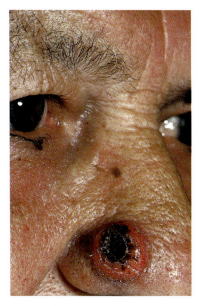

Abb. 55-14. Keratoakanthom

Neoplasien (Bogner u. Hundeiker 1980) werden regelmäßig bereits in früheren Lebensabschnitten gefunden.

Das Keratoakanthom tritt vorwiegend im höheren Lebensalter auf und ist häufig im Gesicht lokalisiert (Abb. 55-14). Innerhalb auffallend kurzer Zeit entwickelt sich ein harter, kugelig vorspringender und an der Basis entzündlich geröteter solitärer Tumor, der einen charakteristischen zentralen Hornpfropf aufweist. Histogenetisch handelt es sich um ein pseudomalignes Gebilde, welches von den suprasebogandulären Follikelanteilen ausgeht, aber klinisch und histologisch durchaus mit Spinaliomen verwechselt werden kann.

Fibromata pendulantia schließlich sind harmlose weiche, gestielte, hautfarbene Knötchen, die zwar schon in jüngeren Jahren auftreten, zum Alter hin aber zunehmen und am besten mittels einfachem Scherenschlag entfernt werden.

55.2.6
Infektionskrankheiten der Haut durch Pilze

Dermatomykosen werden in der Regel durch fakultativ pathogene Organismen hervorgerufen. Die Infektion ist gebunden an den Kontakt mit Pilzen, das Eindringen in Haut oder Schleimhaut und vor allen Dingen das Vorfinden eines günstigen Terrains zur Ausbreitung im Gewebe. Diese Terrainvoraussetzungen können durch endogene und exogene Faktoren begünstigt werden. Zu den exogenen Faktoren zählen z.B. Mazerationen, Feuchtigkeitsstau und mechanische Irritationen beispielsweise in den intertri-

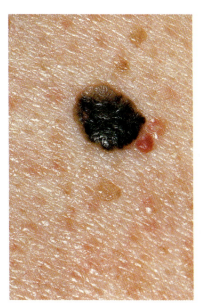

Abb. 55-13. Seborrhoische Keratose

ginösen Räumen, aber auch Störungen der Barrierefunktion der Haut durch aggressives Waschverhalten. Endogen können Immunabwehrschwächen, maligne Tumoren, Durchblutungsstörungen und bestimmte Medikamente beteiligt sein. Dies erklärt bereits die besondere Bedeutung der Pilzerkrankungen im Alter.

Als häufigste Erreger sind Trichophyton rubrum für die Hautmykose (z. B. Tinea corporis) und Nagelmykose (Tinea unguium) und Candida albicans für die Schleimhautmykose (z. B. orale Kandidose) zu erwähnen. Die oberflächliche Hautmykose breitet sich in klassischer Form zentrifugal aus. Die klinische Trias besteht aus randständiger Schuppung, Rötung und zentralem Abblassen, während in intertriginösen Räumen durch Okklusiveffekte Nässen und Rötungen im Vordergrund stehen. Auch palmar und plantar können sich klinisch andere Bilder zeigen, die von feiner Schuppung über Bläschen bis hin zu Erosionen reichen können. Bei Nagelmykosen zeigen sich häufig braungelbliche verdickte Nägel, die mitunter eine krümelige Konsistenz aufweisen. Schleimhautmykosen zeichnen sich regelmäßig durch abstreifbare weißliche Beläge aus, die z. T. eine bizarre Konfiguration annehmen. Therapeutisch sind bei begrenzten Mykosen topische Behandlungen ausreichend, ausgedehntere Befunde erfordern eine systemische Behandlung, wobei in beiden Fällen eine Sanierung ungünstiger Millieufaktoren vordringlich ist (Nolting u. Fegeler 1984).

55.2.7
Bakterielle Infektionen der Haut

Bakterielle Infektionen der Haut werden v. a. durch Staphylokokken und Streptokokken verursacht. Eine Vielzahl anderer Keime kann jedoch gefunden werden. Klinisch zeigt sich bis auf wenige Ausnahmen eine mit Schwellung einhergehende druckschmerzhafte Rötung des infizierten Gebietes. Die häufigsten Entitäten sind Follikulitiden, Furunkel, Abszeß, Karbunkel, Erysipel und Phlegmone. Als Infektionen mit oberflächlicher Destruktionsneigung zählen Staphylodermien mit Bildung von Schuppenkrusten und Blasen sowie Ekthymata unter dem Bild ausgestanzter Ulzerationen. Der Begriff Pyodermie bezeichnet mit Pus belegte Läsionen.

Bakterielle Infektionen der Haut sind grundsätzlich in jedem Lebensalter möglich. Eine gestörte Abwehrfunktion durch zelluläre oder humorale Immunitätsschwäche oder durch einen Diabetes mellitus kann aber im Alter die Infektionsneigung verstärken. Hauttuberkulosen, welche tendenziell in höherem Alter auftreten, sind heute selten geworden.

55.2.8
Virale Erkrankungen der Haut

Ähnlich wie bei den bakteriellen Infektionen der Haut gibt es keine Viruskrankheit, die für das Alter spezifisch wäre. Häufige Viruserkrankungen der Haut wie Mollusca contagiosa (Dellwarzen) oder Herpes-simplex-Infektionen nehmen zum Alter hin deutlich an Häufigkeit und Ausprägung ab. Im Gegensatz dazu tritt der Zoster (Gürtelrose), der durch das Varizella-Zoster-Virus verursacht wird, im Alter mit einem Maximum im 6. bis 8. Dezennium häufiger auf. Als bahnende Faktoren hierfür sind die nachlassende zelluläre Immunität oder Schwächungen durch anderweitige schwere Grundkrankheiten mit verantwortlich. Typischerweise schießen nach einer Prodromalphase herpetiform gruppierte Bläschen auf erythematösem Grund im Versorgungsgebiet eines oder mehrerer Segmentnerven auf. Vorausgehend oder begleitend sind starke neuralgiforme Schmerzen charakteristisch. Besonders im Alter finden sich häufig schwerere und komplikationsträchtigere Verläufe. Therapeutisch steht die systemische antivirale Behandlung im Vordergrund, nicht zuletzt um die Gefahr anhaltender postzosterischer Neuralgien zu verringern.

Papillomvirusinfektionen wie z. B. durch Condylomata acuminata werden vor allen Dingen in den Jahren geschlechtlicher Aktivität gefunden. Vulgäre Warzen, die ebenfalls durch Papillomviren verursacht werden, sind aber auch im Alter keineswegs selten zu finden.

55.2.9
Autoimmunerkrankungen

Blasenbildende (bullöse) Hauterkrankungen werden durch die Bildung von Autoantikörpern verursacht, wobei diese Autoantikörper durch Lösung des Zellverbunds auf verschiedenen Ebenen der oberen Hautpartien zu Blasen in der Haut führen.

Die Hauptvertreter der bullösen Dermatosen sind Pemphigus vulgaris, bullöses Pemphigoid sowie Dermatitis herpetiformis Duhring, wobei sich für jede der genannten Dermatosen weitere Subtypen entsprechend der klinischen Ausprägung und der Altersverteilung finden. Eine immunhistopathologische Differentialdiagnose zur Feststellung der Spaltbildungsebene und eine angepaßte Labordiagnostik ist neben der klinischen Einschätzung unabdingbar (Bauer 1988).

Der Pemphigus vulgaris weist eine intraepidermale Spaltbildung durch Affektion der Desmosomen auf. Hieraus ergibt sich klinisch eine häufig unvermittelte Blasenbildung, die gerne axillär, periumbili-

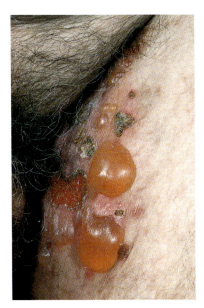

Abb. 55-15. Bullöses Pemphigoid

kal oder inguinal beginnt. Die Blasen sind schlaff und platzen schnell, woraus sich großflächige Erosionen ergeben können. Ein Befall der Mundschleimhaut (in bis zu 50% der Fälle) kann die Nahrungsaufnahme erheblich beeinträchtigen. Der Erkrankungsgipfel liegt zwischen dem 40. und 60. Lebensjahr.

Das bullöse Pemphigoid hingegen ist – bis auf wenige Sonderformen – eine Erkrankung des Alters mit einem Gipfel um das 70. Lebensjahr. Da hier die Spaltbildung tiefer liegt, nämlich auf dem Niveau der Basalmembran, ergeben sich klinisch pralle Blasen (Abb. 55-15), die teilweise sehr groß werden und hämorrhagisch sein können. Der Schleimhautbefall ist seltener als beim Pemphigus vulgaris, während der Juckreiz eher stärker ist.

Die Dermatitis herpetiformis Duhring resultiert aus einer granulären IgA-Ablagerung in den Papillenspitzen und zeichnet sich initial durch eine herpetiforme Gruppierung praller Bläschen aus. Befallen werden initial die Extremitätenstreckseiten, Knie, Ellenbogen, gluteal, Schultergürtel und gelegentlich das Kapillitium. Typischerweise geben die Patienten einen brennenden Schmerz der Hautveränderungen an. Eine Assoziation mit einer glutensensitiven Enteropathie ist häufig.

Die Therapie der blasenbildenden Dermatosen erfolgt in der Regel mit systemischen Kortikoiden und/oder anderen immunsuppressiven Medikamenten. Bei den IgA-abhängigen Erkrankungen wird mit Sulfonen (Diamino-Diphenyl-Sulfon/DADPS = Dapson) häufig ein guter Erfolg erreicht.

Ebenfalls zu den Autoimmunkrankheiten zählen die Kollagenosen, eine Gruppe erworbener Bindegewebserkrankungen, denen hauptsächlich immunologisch bedingte entzündliche Veränderungen zugrunde liegen und bei denen ebenfalls eine Vielzahl an Autoantikörpern gefunden werden kann.

Der Lupus erythematodes (LE) ist ein sehr heterogenes Krankheitsbild, bei dem kutane und systemische Formen von einander abgegrenzt werden. Eine zelluläre Autoaggression trägt den Hauterythematodes, während die humorale Autoimmunsituation für den systemischen Erythematodes verantwortlich ist. Nach immunhistologischen und immunserologischen Untersuchungen wird die Diagnose auf dem Boden der klinischen Erscheinung gestellt. Eine Zuordnung wird zur integumentalen oder systemischen Form vorgenommen und entsprechend die Therapie festgelegt, wobei bei den kutanen Manifestationen Chloroquin und bei systemischen Formen mit Multiorganbefall Kortikoide und Immunsuppressiva im Vordergrund stehen. Grundsätzlich sind die Erkrankungen aus dem Formenkreis des LE in allen Altersklassen zu finden, im höheren Alter findet sich eine höhere Inzidenz des arzneimittelinduzierten LE, da im Alter häufiger Medikamente verabreicht werden.

Weitere Kollagenosen wie die Dermatopolymyositis, bei der es sich um eine schwere entzündliche Systemerkrankung der Haut und Muskulatur handelt, oder die progressive systemische Sklerodermie (Murell 1993), eine Systemerkrankung des gefäßführenden Bindegewebes mit Entwicklung einer diffusen Fibrosklerose von Haut und inneren Organen, haben ihre Häufigkeitsgipfel im 4. Dezennium.

55.2.10
Erythrodermien

Die Erythrodermie bezeichnet als Sammelbegriff eine universelle Hautrötung verschiedener Ursachen. Bei der Erythrodermie ist wegen der Konfluenz der Hautveränderungen über das gesamte Integument häufig eine klinische Diagnose anhand der Einzelmorphen nicht zu stellen. Zu den häufigsten Ursachen zählen Arzneireaktionen, generalisierte Ekzeme (Altersekzeme, seborrhoische Ekzeme, Kontaktekzeme, atopische Ekzeme) und die Psoriasis, aber auch T-Zell-Lymphome der Haut. Die Erythrodermie stellt immer ein höchst bedrohliches Krankheitsbild dar, bei dem eine intensive antientzündliche Therapie unter Berücksichtigung einer kontrollierten Elektrolyt- und Flüssigkeitssubstitution erforderlich ist. Die definitive Diagnose läßt sich gelegentlich nur aus dem Verlauf stellen.

55.3
Allgemeine Therapieprinzipien im Alter

Da die Haut im Alter bereits häufig einen Großteil ihrer Funktions- und Kompensationsreserve eingebüßt hat, ist eine möglichst wenig aggressive Therapie anzustreben. Eine unkritische externe Therapie (z. B. Kortikoide) kann beispielsweise bei fragiler atropher Haut deutlich schneller zu unerwünschten Wirkungen führen als bei junger Haut. Von besonderer Bedeutung ist die Pflege der Haut mit rückfettenden und hydratisierenden Externa, z. B. mit den Wirkstoffen Harnstoff oder Glyzerin. Bei juckenden Erkrankungen hat sich der Einsatz systemischer Antihistaminika bewährt, wobei sedierende Antihistaminika durch eine Verbesserung der Nachtruhe häufig zusätzlich positiv wirken. Vorsicht geboten ist hier natürlich bei gangunsicheren Patienten oder Verkehrsteilnahme. Ein Schutz vor Auskühlung sowie Elektrolyt- und Flüssigkeitssubstitution und ausgewogene Nahrungsaufnahme spielen ebenfalls eine wichtige Rolle. Bestehende Grunderkrankungen erfordern jedoch gleichwohl eine differenzierte Therapie, die sich aus geeigneten topischen, systemischen, operativen oder Bestrahlungsregimen zusammensetzen kann.

Literatur

Aubry F, Mc Gibbon B (1987) Risk factors of squamous cell carcinoma of the skin. Cancer 55:907–911
Bauer R (1988) Pemphigus und Pemphigoid. Therapiewoche 38:2650–2658
Bogner K, Hundeiker M (1980) Hautzysten. Grundlagen der Diagnostik. Fortschr Med 98:1445–1448
Bork K (1985) Kutane Arzneimittelnebenwirkungen. Schattauer, Stuttgart New York
Braverman IM, Fonferko E (1982) Studies in cutaneous aging: I. The elastic fiber network. J Invest Dermatol 78:434–443
Brown TJ (1999) Malignant melanoma: A clinical review. Cutis 63:275–284
Brownstein MH, Rabinowitz AD (1979) The precursors of cutaneous squamous cell carcinoma (review). Int J Dermatol 18:1–16
Czarnecki D (1998) The prognosis of patients with basal and squamous cell carcinoma of the skin. Int J Dermatol 37:656–658
Fenske NA, Lober CW (1986) Structural and functional changes of normal aging skin. J Am Acad Dermatol 15:571–585
Gilchrest BA (1982) Age-associated changes in the skin. J Am Geriatr Soc 30:139–143
Grove GL (1982) Age related differences in healing of superficial skin wounds in humans. Arch Dermatol Res 272:381–385
Kang S (1997) Photoaging and topical tretinoin: Therapy, pathogenesis, and prevention. Arch Dermatol 133:1280–1284
Keller KL (1997) Cancer of the skin in the older patient. Clin Geriatr Med 13:339–361
Kelly RI (1995) The effects of aging on the cutaneous microvasculature. J Am Acad Dermatol 33:749–756
Kligman AM (1979) Perspectives and problems in cutaneous gerontology. J Invest Dermatol 73:39–46
Koh HK (1991) Cutaneous melanoma. N Engl J Med 325:171–182
Korting GW (1973) Die Haut im Alter und ihre Krankheiten. Schattauer, Stuttgart New York
Michaalik EE, Fitzpatrick TB, Sober AJ (1983) Rapid progression of lentigo maligna to deeply invasive lentigo maligna melanoma. Arch Dermatol 119:831–835
Murell DF (1993) A radical proposal for the pathogenesis of scleroderma. J Am Acad Dermatol 28:78–85
Nolting S, Fegeler K (1984) Medizinische Mykologie. Springer, Berlin Heidelberg New York Tokyo
Wolverton SE (1997) Update on cutaneous drug reactions. Adv Dermatol 13:65–84
Wade TR, Ackermann AB (1978) The many faces of basal-cell carcinoma. J Dermatol Surg Oncol 4:23–28

Koronare Herzkrankheit

W. Vogel

56.1 Epidemiologie 503
56.2 Ätiologie und Pathogenese 503
56.2.1 Rolle der Risikofaktoren im Alter 504
56.2.2 Progression und Regression 505
56.3 Klinik 505
56.3.1 Angina pectoris 505
56.3.2 Stumme Ischämie 505
56.3.3 Ischämiebedingte Arrhythmien 506
56.3.4 Akuter Myokardinfarkt 506
56.3.5 Plötzlicher Herztod 506
56.3.6 Ventrikelfunktionsstörung 506
56.4 Diagnostik 506
56.4.1 Nichtinvasive Methoden 506
56.4.2 Invasive Methoden 507
56.5 Konservative Therapie 507
56.5.1 Allgemeinmaßnahmen 507
56.5.2 Medikamente 507
56.5.3 Invasive Therapie 508
56.6 Infarktbehandlung 509
56.6.1 Medikamente 509
56.6.2 Katheterintervention, Notoperation 509
56.6.3 Frührehabilitation 509
56.6.4 Infarktnachsorge 509
Literatur 509

Die koronare Herzkrankheit gewinnt angesichts verbesserter Behandlungsmöglichkeiten und der damit verbundenen steigenden Lebenserwartung gerade bei älteren multimorbiden Patienten immer mehr an Bedeutung. Sie stellt eine der entscheidenden Herausforderungen der Medizin der kommenden Jahre dar. Vor allem geriatrisch tätige Allgemeinärzte und Internisten werden präventive, diagnostische und therapeutische Maßnahmen sehr gezielt anwenden müssen, um eine qualifizierte Versorgung auf breiter Basis zu vertretbaren Kosten sicherstellen zu können. Viele Fragen sind wissenschaftlich nicht ausreichend geklärt. Es ist aber zu erwarten, daß Studien, die ältere und hochbetagte Koronarkranke einbeziehen, künftig Entscheidungen im Sinne der „evidence based medicine" erleichtern werden.

Der folgende Beitrag gibt einen Überblick über den aktuellen Wissensstand und versucht, Antworten auf häufige Fragen der täglichen Praxis zu geben.

56.1 Epidemiologie

Die koronare Herzkrankheit (KHK), definiert als Arteriosklerose der Koronararterien mit kritischen, d.h. flußbehindernden und zur Myokardischämie führenden Stenosen (über 50% Durchmesserreduktion), ist die häufigste Herzerkrankung im Alter. Sie ist für 31% aller Todesfälle bei über 65jährigen verantwortlich und damit für den größten Teil der kardiovaskulären Mortalität, die in den Industrienationen die Todesursachenstatistik mit über 50% (vor den Tumoren) anführt. Manifestationen sind

- die stabile und instabile Angina pectoris,
- die stumme Myokardischämie,
- der Herzinfarkt und
- der plötzliche Herztod.

Insgesamt nehmen Morbidität und Mortalität bis in die höchsten Altersstufen kontinuierlich zu. Frauen erkranken rund 15 Jahre später als Männer. Nach der Menopause gleicht sich dieser Unterschied bis zum 75. Lebensjahr allmählich aus. Über 70% der akuten Herzinfarkte treffen Patienten über 65 Jahre (Bush et al. 1994; Bachmann 1997). Angesichts der demographischen Entwicklung werden die kardiale Morbidität und Mortalität das Gesundheitssystem weiter herausfordern, zumal die chronische Herzinsuffizienz bei älteren Patienten mit koronarer und hypertensiver Herzkrankheit zunimmt, häufig assoziiert mit anderen Manifestationen der generalisierten Arteriosklerose (s. Kap. 76, 79 und 80).

56.2 Ätiologie und Pathogenese

Neben der genetischen Disposition und den klassischen Risikofaktoren ist das Alter der führende determinierende Faktor der koronaren Arteriosklerose. Sie kann jahrzehntelang klinisch asymptomatisch bleiben, sich aber nachweislich auch im Alter rasch entwickeln. Die Aufklärung der vasodilatatorischen

Rolle des Stickstoffmonoxids (NO), das sowohl vom krankhaft dysfunktionellen wie auch vom alternden Endothel vermindert freigesetzt wird, hat zum Verständnis der Pathogenese entscheidend beigetragen (vgl. Lüscher et al. 1997). Es gibt Hinweise auf einen direkten Einfluß des LDL-Cholesterins auf die endotheliale Dysfunktion (Tamai et al. 1997), der indirekt dadurch bestätigt wird, daß die LDL-Cholesterinsenkung durch Lovastatin die Häufigkeit von koronaren Ischämieperioden eindrucksvoll vermindert (Andrews et al. 1997).

Inwieweit ein infektiöses Geschehen (Cytomegalieviren, Chlamydien?) für die beobachteten entzündlichen Veränderungen der Gefäßwand im Rahmen der Atherogenese ursächlich eine Rolle spielt, ist noch nicht geklärt. Die Interaktion der Endothelläsion mit dem strömenden Blut (aktivierte Thrombozyten, Fibrinogen) und subendothelialen Strukturen (Atherom, Kollagen, glatte Muskulatur) bestimmt die Variabilität der Hämodynamik im Bereich der Koronarstenose. Unter dem Einfluß von Scherkräften und Turbulenzen entstehen neue Endothelläsionen mit weiterer Verschlechterung der Hämodynamik. Dieser Circulus vitiosus dürfte durch alterstypische, die Endothelfunktion beeinträchtigende Veränderungen ungünstig beeinflußt werden. Hierzu gehören erhöhte Blutviskosität, Gefäßschlängelung, Gefäßwandsklerose, erhöhte Ventrikelwandsteifigkeit infolge Zunahme des intramyokardialen Bindegewebes sowie die diastolische und systolische Ventrikelfunktionsstörung bei koronarer Mehrgefäßerkrankung bzw. hypertensiver Herzkrankheit.

Gesicherte Erkenntnisse im Sinn der „evidence based medicine" fehlen für geriatrische Patienten mit KHK weitgehend, da es kaum randomisierte klinische Studien an multimorbiden Hochaltrigen gibt. Wegen der Vielzahl von Variablen bei der Chronizität, Progression und multifaktoriellen Genese der KHK wären aussagefähige Studien auch nur zu Einzelaspekten und mit hohem Aufwand durchführbar. Dennoch soll im folgenden versucht werden, das vorhandene Wissen auf die Hochbetagten zu extrapolieren, um in Verbindung mit der individuellen ärztlichen Erfahrung (der „internen Evidenz") zu rationalen Entscheidungen zu kommen. Diese sind auch im Interesse der therapeutischen Effizienz nötig, d. h. der Umschichtung von Kosten für wenig nützliche zu sicher nützlichen medizinischen Leistungen, die dem Betagten subjektiv wie objektiv helfen (Porzsolt u. Kunz 1997).

56.2.1
Rolle der Risikofaktoren im Alter

Cholesterin, Triglyzeride

Erst in den letzten Jahren konnte gesichert werden, daß bei Hypercholesterinämie die Senkung des Gesamt- und des LDL-Cholesterins durch HMG-Reduktasehemmer sowohl in der Primär- wie in der Sekundärprävention wirksam ist, und zwar auch bei älteren Menschen (West of Scotland-Studie 1995; Scandinavian Simvastatin Survival Study 1994; Miettinen et al. 1997). Damit ist die auch im fortgeschrittenen Alter beständig weiter wirkende pathogene Rolle des erhöhten LDL-Cholesterins (>130 mg/dl) belegt, insbesondere in Verbindung mit einem niedrigen HDL-Cholesterin (<35 mg/dl) und erhöhten Serumtriglyzeriden.

Hypertonie

Ähnliches konnte neuerdings für die Hypertonie gezeigt werden: Über 60jährige profitieren von einer konsequenten antihypertensiven Therapie mit einer Senkung der Morbidität, und zwar nicht nur hinsichtlich der zerebrovaskulären, sondern auch, wenn auch in geringerem Umfang, der koronaren Ereignisse (Perrig u. Stuck 1999). Der primär- und sekundärpräventive Effekt korreliert mit dem Ausmaß der diastolischen Blutdrucksenkung und wirkt sich im Alter offenbar noch deutlicher aus als bei jüngeren Patienten mit jeweils vergleichbarem Ausgangsrisiko (MacMahon et al. 1998). Die breit angelegte SHEP-Studie (1991) hat unter antihypertensiver Therapie älterer Hypertoniker einen Rückgang von Herzinfarkt und plötzlichem Herztod nachgewiesen.

Diabetes mellitus

Die Rolle des Diabetes mellitus als isolierter koronarer Risikofaktor ist gerade beim älteren Menschen schwer zu determinieren, da die Assoziation mit arterieller Hypertonie und Übergewicht im Sinne des metabolischen Syndroms häufig ist. Die hohe Prävalenz des Diabetes mellitus von z. Z. ca. 10 % in der älteren Bevölkerung erfordert dennoch eine besondere Aufmerksamkeit. In einer bundesweiten Erhebung liegt der Anteil der Diabetiker in geriatrischen Kliniken, deren Patienten in der Mehrzahl von kardiovaskulären Erkrankungen betroffen sind, derzeit bei 24 % (Borchelt et al. 1999). Lebensalter und Dauer des Diabetes sind nach den Framingham-Daten Prädiktoren kardiovaskulärer Komplikationen einschließlich des tödlichen Myokardinfarkts.

Diabetiker sind bezüglich Häufigkeit und Schweregrad der arteriosklerotischen Manifestationen einschließlich der KHK einem besonderen Risiko ausgesetzt: 53–75% sterben an koronaren Ereignissen wie Myokardinfarkt und plötzlichem Herztod. Die therapierefraktäre myokardiale Herzinsuffizienz bei koronarer Makro- und Mikroangiopathie wird künftig gerade in dieser Patientengruppe zunehmende Bedeutung erhalten.

Rauchen

Das inhalative Rauchen von täglich 10 oder mehr Zigaretten verdoppelt das Risiko, eine KHK bzw. einen Myokardinfarkt zu erleiden. Entgegen früherer Framingham-Analysen gilt dies auch für die Primärprävention in höheren Altersgruppen. Bei Hochbetagten scheint Rauchen das Risiko eher noch zu steigern und Ischämien in der Postinfarktphase zu begünstigen (Aronow 1998). Exraucher können ebenso wie Nichtraucher die Krankheitsmanifestation signifikant verzögern.

Raucher aktivieren – auch unter Aspirin – die Plättchenthrombusbildung und zeigen ein doppelt so hohes Infarktrisiko im ersten Jahr nach einer Bypassoperation. Dies unterstreicht die Bedeutung des konsequenten Rauchverzichts in der Sekundärprävention. Spezielle Untersuchungen hierzu fehlen allerdings für die höheren Altersgruppen (Tosteson et al. 1990).

56.2.2
Progression und Regression

Das aus epidemiologischen Daten entwickelte Risikofaktorenkonzept hat in Verbindung mit neuen morphologisch-funktionellen Erkenntnissen das Verständnis der Atherogenese bereichert: Der chronische Einfluß endothelschädigender Noxen führt in der oben beschriebenen Weise zur Progression der KHK, die sich teilweise über Jahre abspielt, vom asymptomatischen über das symptomatische Stadium bis hin zum Gefäßverschluß. Dieser kann mit und ohne Myokardinfarkt einhergehen, abhängig von der Zeit, die zur Entwicklung intra- bzw. interkoronarer Kollateralnetze zur Verfügung steht.

Daß sich der Krankheitsprozeß im Sinn einer Regression der Koronarstenosen gleichsam „umkehren" kann, haben klinische und angiographische Befunde unter rigoroser Cholesterinsenkung in kontrollierten Regressionsstudien gezeigt. Eine lange postulierte herausragende Rolle des Cholesterins innerhalb einer „hierarchischen" Gewichtung der Risikofaktoren (Roberts 1989) konnte somit bestätigt werden. Demnach ist auch bei älteren und hochbetagten Patienten mit symptomatischer KHK die konsequente Korrektur der klassischen Risikofatoren sinnvoll, da Morbidität und Mortalität nachweislich günstig beeinflußt werden.

56.3
Klinik

56.3.1
Angina pectoris

Die Angina pectoris, das Leitsymptom der KHK, ist die „Spitze des ischämischen Eisbergs" und besitzt innerhalb der „Ischämiekaskade" die geringste Sensitivität, die infolge der häufigeren autonomen Neuropathie im Alter noch weiter abnimmt. Trotzdem führt die subtil erhobene Anamnese den Geriater auf die entscheidende Spur. Denn der Übergang von der stabilen zur instabilen Angina (bzw. dem akuten Koronarsyndrom) wie auch der Übergang von einer asymptomatischen (stummen) zur symptomatischen Ischämie ist durch abnehmende Belastungstoleranz und/oder zusätzliche Ruheangina gekennzeichnet und ein ernster Hinweis auf eine Endothelläsion mit Aufbruch und Teilthrombosierung der Plaque. Nicht selten sind rasch progrediente Verläufe von instabiler Angina Prodromi eines Infarktes (sog. Präinfarktangina).

Da geriatrische Patienten oft nicht spontan klagen und eine nachlassende Belastbarkeit „dem Alter" zuschieben, ist es bei gegebener Risikokonstellation wichtig, wiederholt und konsequent nachzufragen. Denn die unangenehmen und zu Recht als bedrohlich empfundenen (oft unspezifischen und flüchtigen) Beschwerden werden rasch verdrängt, heruntergespielt oder schlicht vergessen. Für den erfahrenen Diagnostiker liefert die Anamnese die beste Entscheidungsgrundlage für alle weiteren diagnostischen Methoden.

56.3.2
Stumme Ischämie

Unterhalb der Anginaschwelle bewirkt die Ischämie bereits eine Relaxations- und Kontraktionsstörung des Myokards, bevor EKG-Veränderungen sichtbar werden. Da bei alten Menschen, wie bereits beschrieben, die Anginaschwelle höher ist als bei jungen, werden stumme Ischämien meist im Belastungs- und Langzeit-EKG, selten im Ruhe-EKG identifiziert. Sie gelten als ebenso behandlungsbedürftig wie die symptomatischen Ischämien. Da die Angina als Warnsymptom fehlt, sind ausgeprägte und häufige stumme Ischämien als prognostisch ungünstig einzustufen und einer invasiven Abklärung zuzuführen.

56.3.3
Ischämiebedingte Arrhythmien

Arrhythmien kommen in sehr unterschiedlicher Häufigkeit und Ausprägung vor. Grundsätzlich ist eine antianginöse bzw. antiarrythmische Therapie zu erwägen. In schweren Fällen ist aus Risikogründen eine invasive angiographische und elektrophysiologische Diagnostik meist nicht zu umgehen, um zu entscheiden, ob mittels Revaskularisation die Arrhythmogenität des Myokards zu beheben oder aber eine antitachykarde Elektrotherapie erforderlich ist.

56.3.4
Akuter Myokardinfarkt

Wie beim jüngeren Patienten steht neben der Sicherung der Vitalfunktionen der Erhalt vitalen Myokardgewebes im Vordergrund der Bemühungen. Sauerstoff- und Nitratgabe, Schmerzbekämpfung, Sedierung, Gerinnungs- und Plättchenhemmung sowie der Versuch der fibrinolytischen bzw. mechanischen Rekanalisation des Infarktgefäßes (bei ST-Hebung im EKG) gehören zu den Standardmaßnahmen.

56.3.5
Plötzlicher Herztod

Myokardinfarkte, aber auch maligne Arrhythmien ohne Infarktgeschehen können zu einem unerwarteten plötzlichen kardialen Tod führen. Die geringere kardiale und zerebrale Ischämietoleranz alter Menschen verringern die Chance der kardiopulmonalen Reanimation auch bei optimaler Technik. Dies erfordert in geriatrischen Einrichtungen eine gut standardisierte Rettungskette und v. a. die sichere Identifikation der Risikopatienten, insbesondere derjenigen mit deutlich gestörter linksventrikulärer Funktion (Ejektionsfraktion unter 40 %).

56.3.6
Ventrikelfunktionsstörung

Regionale und globale Störungen der systolischen bzw. diastolischen Funktion des linken Ventrikels sind als Prädiktoren der Gesamtprognose in den letzten Jahren in den Vordergrund des Interesses gerückt. Multimorbide ältere Patienten sind davon besonders betroffen.

Bei Hypertonikern führt die hypertrophiebedingte vermehrte Wandsteifigkeit zu relativer Koronarinsuffizienz mit konsekutiv erhöhtem diastolischen Füllungsdruck, der die Ischämiegefährdung weiter steigert, insbesondere bei der Neigung zu tachykarden Rhythmusstörungen. Bei Diabetikern kommt die koronare Mikroangiopathie hinzu. Nach überstandenem Infarkt kommt es zu einer Umgestaltung („remodeling") der Ventrikelgeometrie mit hypo- bis akinetischen, bisweilen auch dyskinetischen Arealen und der Entwicklung einer chronischen Herzinsuffizienz, die mit hohem Mortalitätsrisiko verbunden ist. Schwere infarktbedingte Myokardschädigungen wie Papillarmuskeldysfunktion, Ventrikelwandaneurysma und Septumdefekt bedürfen – unabhängig vom Alter – einer speziellen Diagnostik und ggf. chirurgischen Therapie.

56.4
Diagnostik

56.4.1
Nichtinvasive Methoden

Die Palette diagnostischer Maßnahmen ist grundsätzlich für alle Altersgruppen mit KHK anwendbar, zeigt jedoch Besonderheiten bezüglich Sensitivität und Spezifität der einzelnen Methoden. Die herausragende Bedeutung der Anamnese einschließlich der Verlaufsbeobachtung wurde oben bereits erörtert. Die klinische Diagnostik muß kardiale (Vitien, Arrythmien, Herzvergrößerung, Dekompensationszeichen) und für das kardiovaskuläre System relevante – und alterstypische – Nebenerkrankungen aufdecken (Schilddrüsenerkrankungen, Anämien, renale und andere Hypertonieformen, Elektrolytstörungen, arterielle Verschlußkrankheit/AVK, bronchopulmonale Krankheiten etc.).

Das Ruhe-EKG ist unverzichtbar, jedoch für die KHK durch falsch positive Befunde (Digitaliseffekt, Hypertrophie) wenig spezifisch. Das Belastungs-EKG ist wichtig, aber leider mangels ausreichender körperlicher Belastbarkeit beim Nachweis oder weitgehenden Ausschluß einer KHK weniger sensitiv als bei jüngeren Patienten. Alternativ kann der Dipyridamoltest als pharmakologische „Belastungs-"Prüfung herangezogen werden, sofern das EKG eine Aussage erlaubt. Vom praktischen Aspekt ist das Belastungs-EKG mittels Fahrrad-, evtl. auch Handkurbel- oder Laufbandergometrie, dennoch von Nutzen, da es eine ausreichende Sensitivität für die Patienten besitzt, bei denen der Verlauf den Verdacht hochgradiger Stenosen oder Instabilität nahelegt, die auf diese Weise entdeckt und einer raschen invasiven Abklärung zugeführt werden können. Die Dringlichkeit wird durch Hinweise auf schwere Ventrikelfunktionsstörungen (mit unter Belastung abfallendem Blutdruck) unterstrichen.

Nuklearkardiologische Methoden sind (wie bei Jüngeren) nur dann von zusätzlichem Nutzen, wenn das EKG nicht verwertbar ist, zumal die Patienten sich ebenfalls einem definierten Belastungsprotokoll unterziehen müssen.

Die Bedeutung des Langzeit-EKG in der Diagnostik (stummer) ischämischer Episoden, die prognostisch den symptomatischen Ischämien nicht nachstehen, wurde bereits erwähnt.

56.4.2
Invasive Methoden

Die Koronarangiographie ist heute auch für ältere Koronarkranke die entscheidende, die Diagnose qualitativ und quantitativ sichernde Methode. Die Indikation ist bei begründetem Verdacht und Ausschöpfung der konservativen Behandlungsmöglichkeiten bzw. bei hohem Morbiditätsrisiko konsequent, aber dennoch kritisch zu stellen. Denn nach großen amerikanischen Qualitätssicherungsregistern ist mit dem Anstieg des Mortalitätsrisikos durch die Untersuchung allein durch das Alter um das 2fache, bei schwerer Ventrikelfunktionsstörung etwa um das 8fache und beim (im Alter wahrscheinlicheren) Vorliegen einer Mehrgefäß-KHK um das 6- bis 30fache zu rechnen. Hinzu kommt das deutlich höhere Risiko von z.T. schwerwiegenden Gefäßverletzungen und Blutungen (Vogel 1990). Inwieweit nichtinvasive neuere bildgebende Verfahren (Bachmann 1997) gerade im Vorfeld eine Risikoselektion erlauben, bleibt künftigen Studien vorbehalten.

56.5
Konservative Therapie

56.5.1
Allgemeinmaßnahmen

Bei stabiler Angina pectoris und normaler Ventrikelfunktion ist zunächst die konservative Therapie indiziert. Hierzu gehört das Vermeiden anfallsauslösender körperlicher und seelischer Belastungen, opulenter Mahlzeiten, von Kälteexposition, Nikotin- und übermäßigem Kaffeekonsum. Darüber hinaus sind medizinische Konstellationen, die das bestehende Mißverhältnis zwischen Sauerstoffangebot und -bedarf verstärken, zu behandeln. Hierzu gehört die Korrektur von Schilddrüsenfunktionsstörungen, Anämien, die Behandlung insbesondere bronchopulmonaler Infekte, einer hydropischen Herzinsuffizienz und einer arteriellen Hypertonie.

Nicht selten reichen im frühen Stadium der KHK diese Maßnahmen aus, um die Symptomatik zu beseitigen. Gerade beim multimorbiden Patienten mit guter Compliance sollte man sich dann auf die weitere Verlaufsbeobachtung („watchful waiting") beschränken und seltene pektanginöse Anfälle bei Bedarf mit Antianginosa kupieren. Dabei sind gesunde Lebensweise, Gewichtskontrolle und konsequente Sekundärprävention (Normalisierung der Plasmalipide, Hypertonie- und Diabeteseinstellung) nicht nur wichtige vorbeugende, sondern therapeutische Maßnahmen, die die weitere Progression aufhalten und evtl. mittelfristig eine Regression der arteriosklerotischen Plaques in Gang setzen.

56.5.2
Medikamente

NO-Donatoren (Nitrate, Molsidomin)

Jeder pektanginöse Anfall – und jede nachgewiesene stumme Ischämie – soll unverzüglich behandelt werden, da es ansonsten zu morphologischen Myokardschädigungen kommen kann. Die bis ins hohe Alter nutzbare Koronarreserve, d.h. die Umverteilung des Blutflusses zu den subendokardialen Bezirken des ischämischen Myokards, läßt sich mit den organischen Nitraten erreichen, die zusätzlich über ein venöses „pooling" den Blutrückstrom zum Herzen drosseln, dadurch den linksventrikulären Füllungsdruck senken und die Koronarperfusion weiter verbessern.

Seit 120 Jahren wird Nitroglyzerin sublingual erfolgreich angewendet. Seine Wirkung tritt nach ca. 1 min ein und dauert ca. 20 min an. Isosorbiddinitrat (ISDN) wirkt nach ca. 3 min und für die Dauer von 2 h. Ersteres kann daher für die rasche Anfallskupierung verwendet werden, letzteres bietet einen längeren Schutz bei der prophylaktischen Einnahme vor potentiell anfallsauslösenden Alltagsbelastungen. Um weitgehende Anfallsfreiheit zu erzielen, kombiniert man die genannten „Akutnitrate" oft mit Langzeitnitraten vom Typ des retardierten ISDN oder des Isosorbidmononitrat (ISMN), das als native Substanz samt seiner Metaboliten bereits eine mehrstündige Wirkung besitzt, aber auch als Retardpräparat im Handel ist. Eine etwa 10stündige Behandlungspause ist zur Vermeidung des Wirkverlusts (Nitrattoleranz) bei allen retardierten Nitraten erforderlich. Aus diesem Grund und wegen der unsicheren Dosierung haben sich Dauerapplikationen in Form von Nitratpflastern und -salben nicht durchsetzen können. Gelegentlich ist die Kombination mit dem ebenfalls langwirkenden Molsidomin (z.B. zur Nacht) sinnvoll, um der Nitrattoleranz zu entgehen, ohne auf den antianginösen Schutz zu verzichten.

Nitrate und Molsidomin fördern die endotheliale Freisetzung von NO. Der vasodilatierende, antiproliferative und plättchenhemmende Wirkmechanismus dieser physiologischen Substanz spricht für den protektiven Nutzen der Langzeitnitratmedikation bei gesicherter KHK, dessen Beweis durch kontrollierte Studien allerdings noch aussteht.

β-Blocker

Die β-Rezeptorenblocker entfalten ihre antianginöse Wirkung durch die Senkung von Herzfrequenz und Kontraktilität des Myokards. Bei älteren Koronarkranken ist Vorsicht und einschleichende, insgesamt niedrige Dosierung geboten, um Bradykardien und Blutdruckabfälle zu vermeiden. Besondere Risiken bestehen bei peripherer AVK und Bronchialobstruktionen und Diabetes (verschleierte Symptomatik der sympathischen Gegenregulation bei Hypoglykämien!). Bei fehlenden Kontraindikationen sind sie bei KHK-Patienten aller Altersgruppen mit und ohne Infarkt angezeigt.

Kalziumantagonisten

Die Kalziumantagonisten Verapamil, Diltiazem, Gallopamil sowie die Gruppe der Dihydropyridine können die antianginöse Therapie ergänzen. Sie sind insbesondere bei der vasospastischen Angina indiziert, aber auch in Kombination mit Nitraten und/oder β-Blockern, falls die Monotherapie mit Einzelsubstanzen nicht zur Anfallsfreiheit führt. Die Kombination von β-Blockern mit Verapamil bzw. Gallopamil ist allerdings wegen der Gefahr der AV-Blockierung kontraindiziert. Vor der Monotherapie mit Dihydropyridinen (Nifedipin u.a.) ist besonders bei älteren Patienten wegen drohender Reflextachykardie und Hypotonie zu warnen.

Thrombozyteninhibitoren

Die Thrombozytenaggregationshemmer gehören bei allen KHK-Manifestationen zur Basistherapie. Falls keine Kontraindikation vorliegt, werden bei alten Patienten in der Regel 100 mg Acetylsalicylsäure (ASS) täglich verordnet, alternativ Ticlopidin (cave Leukopenie!) oder Clopidogrel.

Antiarrhythmika

Neben der antianginösen Basismedikation kann sich die Notwendigkeit der antiarrhythmischen Behandlung mit dem Ziel ergeben, unangenehmes Herzstolpern zu beseitigen oder das Risiko des plötzlichen Herztodes zu vermindern. Hierzu können gerade bei alten Patienten die Klasse-III-Antiarrhythmika in die differentialtherapeutischen Überlegungen mit einbezogen werden, nämlich die β-blockierende Eigenschaft von Sotalol und die antiangiöse Zusatzwirkung von Amiodaron, dessen geringe negativ inotrope Wirkung einen weiteren Vorteil darstellt, der gegen die allerdings bedeutsamen Nebenwirkungen abzuwägen ist.

56.5.3
Invasive Therapie

Ungenügendes Ansprechen der antianginösen Medikation, insbesondere ausgeprägte oder instabile Angina, erfordern auch bei Betagten ein invasives Vorgehen. Es ist nur dann sinnvoll, wenn der Patient das altersbedingt erhöhte Risiko der Untersuchung und ihrer möglichen invasiv-therapeutischen Konsequenzen in Kauf zu nehmen bereit ist. In allen Katheterlabors hat die Zahl der älteren Patienten in den letzten Jahren stark zugenommen, in einigen haben die Älteren (über 65 Jahre) die Jüngeren an Zahl überholt.

Das höhere Risiko der invasiven Katheterbehandlung ist in großen Studien belegt: Bei vergleichbaren Primärerfolgen ist die Hospitalletaliät fast 2- bis 3mal so hoch wie bei jüngeren Patienten (Vogel 1995). Kathetermaterial, Kontrastmittel und Techniken wie Rotablation, Atherektomie, Laserangioplastie und Gefäßstützen (Stents) werden ständig weiterentwickelt, so daß künftig eine Verbesserung der Nutzen-Risiko-Relation auch für Ältere erwartet werden darf. Entsprechende Langzeitstudien werden z.Z. durchgeführt.

Die Differentialindikation zwischen interventionellen Kathetertechniken und Koronarchirurgie wird zweckmäßigerweise von Kardiologen und Kardiochirurgen gemeinsam gestellt. Generell wird der Vorteil des „geringeren" und mit über 90% erfolgreichen Kathetereingriffs durch die noch immer hohe Rezidivrate (25–30%) innerhalb der ersten 6 Monate erkauft. Bei Älteren tendiert die Entwicklung angesichts des höheren Operationsrisikos auch bei koronarer Mehrgefäßerkrankung zur Ballontherapie, falls keine besonderen Risiken wie Abgangs-, Verzweigungs- oder Hauptstammstenose bestehen. Inkomplette Revaskularisationen haben sich bei beiden Verfahren als prognostisch unterlegen erwiesen (Tan et al. 1995).

56.6 Infarktbehandlung

56.6.1 Medikamente

Die Thrombolysebehandlung wird heute auch im höheren Alter erfolgreich angewandt. Bei über 80jährigen ließ sich sogar eine besonders hohe Mortalitätssenkung von 41% erreichen. (ISIS-2 1988). Angesichts des höheren Blutungsrisikos müssen aber das Zeitfenster und absolute wie relative Kontraindikationen besonders streng beachtet werden. Darüber hinaus haben die Antikoagulation mit Heparin, die Behandlung mit ASS, β-Blockern und ACE-Hemmern ihren festen Stellenwert, der durch zahlreiche Studien, auch für ältere Patienten, belegt ist.

56.6.2 Katheterintervention, Notoperation

Lokale Fibrinolyse und mechanische Rekanalisation mittels PTCA (perkutane transluminale koronare Angioplastie) haben beim frischen Infarkt, abgesehen vom logistischen und finanziellen Aufwand, keine Vorteile hinsichtlich Überlebensrate und Reinfarkthäufigkeit gebracht. Obwohl spezielle Untersuchungen zu diesen primären Interventionstechniken für höhere Altergruppen fehlen, sind sie im Einzelfall, z.B. als rettende Notmaßnahme beim kardiogenen Schock oder bei Kontraindikationen zur Thrombolyse, durchaus als Alternative zur notfallmäßigen Bypasschirugie erwägenswert. Entsprechend ist die Entscheidung für einen automatischen implantierbaren Cardioverter-Defibrillator bzw. ein antitachykardes Schrittmachersystem mit Blick auf Lebenserwartung, Multimorbidität, Compliance und die hohen Kosten bei älteren Patienten mit therapierefraktären lebensbedrohlichen Arrythmien individuell und kritisch zu prüfen.

56.6.3 Frührehabilitation

Die Infarktrehabilitation folgt den Standards bei jüngeren Menschen und schließt frühe Mobilisation, Belastungs- und Langzeit-EKG vor Klinikentlassung ein. Gegebenenfalls erfolgen Echokardiographie sowie im Zweifel auch die koronarangiographische Abklärung, um das Risiko von Postinfarktangina, Reinfarkt, Arrhythmien und Ventrikelfunktionsstörungen abzuschätzen. Den technischen Schwierigkeiten, die den Routinemaßnahmen bei multimorbiden Patienten entgegenstehen können, ist in geeigneter Weise Rechnung zu tragen, ggf. sind alternative Methoden (transösophageale Echokardiographie, Nuklearkardiologie, Elektrophysiologie u.a.) erforderlich. Ziel ist die mittel- und langfristig größtmögliche Sicherheit im Postinfarktstadium.

56.6.4 Infarktnachsorge

Der Einsatz von ACE-Hemmern in der Postinfarktphase wirkt der Entwicklung des Remodeling entgegen und verbessert die Prognose signifikant (The SOLVD Investigators 1991). Der bereits vor der Ära der ACE-Hemmer beschriebene Nutzen der β-Blocker in der Postinfarktphase rechtfertigt auch bei älteren und selbst hochbetagten Patienten deren Anwendung (Soumerai et al. 1997). Unter den β-Blockern der 3. Generation hat Carvedilol mit seinem zusätzlichen vasodilatatorischen und antioxidativen Effekt bei Patienten, die wegen ischämisch und nichtischämisch bedingter Herzinsuffizienz mit Digitalis, Diuretika und ACE-Hemmern behandelt wurden, mittelfristig zu einer Senkung der Mortalität um 65% gegenüber Plazebo geführt (Packer 1998). Die Kontrolle der Risikofaktoren bleibt auch nach überstandenem Infarkt eine wichtige Maßnahme der Sekundärprävention.

Schließlich ist die Bedeutung der Bewegungstherapie in Koronarsportsportgruppen oder in anderen Settings hervorzuheben (Aronow 1998), bei der es nicht um das „Training" des Herzmuskels, sondern um dessen Ökonomisierung durch ein dosiertes Übungsprogramm der Skelettmuskulatur geht, welches den Anforderungen des täglichen Lebens entgegenkommen, die Lebensfreude steigern und das Selbstvertrauen stärken soll.

Literatur

Andrews TC, Raby K, Barry J, Naimi CL, Allred E, Ganz P, Selwyn AP (1997) Effect of cholesterol reduction on myocardial ischemia in patients with coronary artery disease. Circulation 95:324–328

Aronow WS (1998) Management of older persons after myocardial infarction. J Am Geriatr Soc 46:1459–1468

Bachmann K (1997) Koronare Herzkrankheit. In: Platt D (Hrsg) Altersmedizin in Klinik und Praxis. Schattauer, Stuttgart, S 38–53

Borchelt M, Vogel W, Steinhagen-Thiessen E (1999) Das Geriatrische Minimum Data Set (Gemidas) der Bundesarbeitsgemeinschaft der Klinisch-Geriatrischen Einrichtungen e. V. als Instrument der Qualitätssicherung in der Geriatrie. Z Gerontol Geriatr 32:11–23

Bush TL, Miller SR, Criqui MH, Barrett-Connor E (1994) Risk factors for morbidity and mortality in older populations: An epidemilogic approach. In: Hazzard WR, Bierman EL, Blass, JP, Ettinger Jr WH, Halter JB (eds) Principles of geriatric medicine and gerontology, 3rd edn. McGraw Hill, New York, pp 153–166

ISIS-2 (Second International Study of Infarct Survival) Collaborative Group (1988) Randomised trial of intravenous streptokiase, oral aspirin, both, or neither among 17.187 cases of suspected acute myocardial infarction. Lancet II: 349–360

Lüscher TF, Tschude MR, Wenzel RR, Noll G (1997) Endotheliale Dysfunktion und Stickstoffmonoxid. Internist 38: 411–419

MacMahon S, Neal B, Rodgers A (1995) Blood pressure lowering for the primary and secondary prevention of coronary and cerebrovascular disease. Schweiz Med Wochenschr 125: 2479–2486

Miettinen TA, Pyörälä K, Olsson AG et al. (1997) Cholesterol-lowering therapy in women and elderly patients with myocardial infarction or angina pectoris. Findings from the scandinavian simvastatin survival study (4 S). Circulation 96: 4211–4218

Packer M (1998) Beta-blockade in heart failure. Basic concepts and clinical results. Am J Hypertens 11: 23S–37S

Perrig M, Stuck AE (1999) Hypertonie beim älteren Menschen. Ther Umsch 56: 19–24

Porzsolt F, Kunz R (1997) Unterschiede zwischen Evidence-Based Medicine und konventionell bester Medizin. Med Klin 92: 567–569

Roberts WC (1989) Atherosclerotic risk factors – are there ten or is there only one? Am J Cardiol 64: 552–554

Scandinavian Simvastatin Survival Study Group (1994) Randomised trial of cholesterol lowering in 4444 patients with coronary heart disease: The Scandinavian Simvastatin Survival Study (4 S). Lancet 344: 1383–1390

SHEP (Systolic Hypertension in the Elderly Program) Cooperative Research Group (1991) Prevention of stroke by antihypertensive drug treatment in older persons with isolated systolic hypertension. JAMA 265: 3255–3264

Soumerai SB, McLaughlin TJ, Spiegelman D, Hertzmark E, Thibault G, Goldmann L (1997) Adverse outcomes of underuse of beta-blockers in elderly survivors of acute myocardial infarction. JAMA 277: 115–121

Tamai O, Matsuoka H, Itabe H, Wada Y, Kohno K, Imaizumi T (1997) Single LDL-Apheresis improves endothelium-dependent vasodilatation in hypercholesterolemic humans. Circulation 95: 76–82

Tan KH, Sulke N, Taub N, Karani S, Sowton E (1995) Percutaneous transluminal coronary angioplasty in patientes 70 years of age and older: 12 years' experience. Br Heart J 74: 310–317

The SOLVD (Studies of Left Ventricular Dysfunction) Investigators (1991) Effect of enalapril on survival in patients with reduced left ventricular ejection fraction and congestive heart failure. N Engl J Med 325: 293–302

Tosteson ANA, Weinstein MC, Williams LW, Goldman L (1990) Long-term impact of smoking cessation on the incidence of coronary heart disease. Am J Public Health 80: 1481–1486

Vogel W (1990) Kardiale Komplikationen der Linksherzkatheteruntersuchung. In: Bach R, Schieffer H (Hrsg) Katheterdiagnostik via A. femoralis. Technik, Hindernisse, Komplikationen. Springer, Berlin Heidelberg New York Tokyo, S 109–119

Vogel W (1995) Konservative oder invasive Therapie bei Herzkrankheiten im Alter? In: Schmidt R, Vogel W (Hrsg) Behandlung und Rehabilitation vor Pflege. Forum 27, Kuratorium Dt. Altershilfe, Köln, S 109–117

West of Scotland (WOS) Coronary Prevention Study Group (1995) Prevention of coronary heart disease with pravastatin in men with hypercholesteroleamia. N Engl J Med 333: 1301–1307

Herzrhythmusstörungen

W. Schoels, J. Michaelsen

57.1 Epidemiologie 511
57.2 Ätiologie und Pathogenese 511
57.3 Klinik 512
57.4 Diagnostik 513
57.5 Therapie 514
57.6 Zusammenfassung 515
    Literatur 516

Das Spektrum der Herzrhythmusstörungen umfaßt nicht nur bradykarde und tachykarde Formen, sondern reicht auch von nur elektrokardiographisch faßbaren, klinisch oft irrelevanten Störungen der Erregungsbildung bzw. -leitung bis zu primär klinischen, aber unspezifischen Erscheinungsbildern wie Synkopen oder plötzlichen Todesfällen. Entsprechend ist die Diagnostik einerseits mit einer hohen Dunkelziffer, andererseits mit erheblicher Unsicherheit bei der ätiologischen Zuordnung der klinischen Symptomatik belastet.

57.1
Epidemiologie

Vor dem oben genannten Hintergrund ist Vorsicht bei der Interpretation epidemiologischer Daten geboten, zumal auch systematische Untersuchungen bei älteren Patienten in der Literatur nur spärlich vertreten sind.

Die Zunahme kardiovaskulärer Erkrankungen im Alter, der damit verbundene Medikamentengebrauch und das Auftreten altersabhängiger, degenerativer Veränderungen des spezifischen Reizleitungssystems lassen eine erhöhte Inzidenz und Prävalenz tachykarder und bradykarder Herzrhythmusstörungen bei geriatrischen Patienten vermuten. Dies wird durch die Ergebnisse verschiedener epidemiologischer Studien, so z. B. der „Cardiovascular Health Study", bestätigt. Routinemäßig durchgeführte Langzeit-EKG-Untersuchungen bei 1372 mindestens 65jährigen Studienteilnehmern ergaben nur in 0,2% ventrikuläre Tachykardien (>15 konsekutive Schläge) und nur in 0,14% komplette AV-(atrioventrikuläre-)Blockierungen. Unter Einschluß auch häufiger Extrasystolen (≥15/h) bzw. von Sinusbradykardien (≤40 Schläge/min) fanden sich jedoch ventrikuläre Arrhythmien in 22%, supraventrikuläre Arrhythmien in 57% und bradykarde Rhythmusstörungen in 4% der Aufzeichnungen (Manolio et al. 1994). Männer schienen dabei von ventrikulären Arrhythmien und bradykarden Herzrhythmusstörungen häufiger betroffen zu sein als Frauen.

57.2
Ätiologie und Pathogenese

Bradykardien entstehen entweder durch eine Dysfunktion der Reizbildung oder der Erregungsleitung. Eine Abnahme der Reizfrequenz im Sinusknoten kann ihre Ursache haben

- in einer Verlängerung der Aktionspotentialdauer,
- in einer Hyperpolarisation, die ein verzögertes Erreichen des Schwellenpotentials bedingt, oder
- in einer verminderten Anstiegssteilheit der diastolischen Depolarisation.

Auf zellulärer Ebene bedingt eine partielle Depolarisation der Membran oder eine pharmakologische Hemmung des schnellen Natriumeinstroms ebenso eine Abnahme der Leitungsgeschwindigkeit wie die gestörte funktionelle Verknüpfung des Zellverbands durch Nekrose, Dehiszenz oder fibrotische Einlagerungen. Störungen der Erregungsleitung können zwischen einer graduellen Leitungsverzögerung und einer kompletten Leitungsblockierung variieren. Von klinischer Relevanz sind insbesondere das Sinusknotensyndrom sowie die sinuatrialen und die AV-Blockierungen unterschiedlicher Schweregrade.

Als Ursache tachykarder Rhythmusstörungen sind 2 unterschiedliche pathogenetische Prinzipien anzusprechen:

- die fokale Impulsbildung und
- die kreisende Erregung.

Kreisende Erregungen haben vorwiegend pathologische Veränderungen der Erregungsleitung zur Voraussetzung und können sich entweder in anatomisch präformierten oder in nur funktionell determinierten Leitungswegen etablieren. Voraussetzungen für die Entwicklung einer Kreiserregung sind eine unidirektionale Leitungsblockierung und eine die längste Refraktärzeit innerhalb der Kreisbahn übersteigende Umlaufzeit des kreisenden Impulses. Die fokale Impulsbildung ist mit umschriebenen Störungen der Depolarisations- und Repolarisationsvorgänge der Zellmembran verknüpft und umfaßt

- die gesteigerte Automatie, also die gesteigerte bzw. beschleunigte Impulsbildung in Zellen des Reizleitungssystems,
- die abnorme Automatie, d. h. die Impulsbildung in Zellen des Arbeitsmyokards, und
- die getriggerte Aktivität, die Auslösung konsekutiver Aktionspotentiale durch pathologische Nachschwankungen in der Repolarisationsphase eines initialen Aktionspotentials.

Auch beim älteren Patienten können sich bradykarde wie tachykarde Herzrhythmusstörungen auf der Grundlage angeborener oder erworbener Veränderungen entwickeln. Während der kongenitale AV-Block den Geriater nur selten beschäftigen dürfte, sieht er sich häufiger mit der Erstmanifestation paroxysmaler AV-junktionaler „reentry"-Tachykardien jenseits des 60. oder 70. Lebensjahres konfrontiert. Es ist anzunehmen, daß die für das Zustandekommen dieser Rhythmusstörungen maßgeblichen akzessorischen Leitungsbahnen kongenitaler Natur sind. Jedoch dürfte bei den betroffenen Patienten erst durch die wohl altersphysiologischen Veränderungen der Refraktär- und Leitungseigenschaften in den beteiligten Strukturen, insbesondere dem AV-Knoten, ein kritisches Verhältnis erreicht werden, welches unidirektionale Leitungsblockierungen und konsekutive Wiedereintrittsphänomene ermöglicht.

Neuerdings wird auch für das (idiopathische) Sinusknotensyndrom und das (idiopathische) Vorhofflimmern eine genetische Grundlage diskutiert. Erworbene Störungen der Erregungsbildung und Erregungsleitung werden auf degenerative, entzündliche, vaskuläre, toxische oder mechanische Veränderungen zurückgeführt. Die Dilatation der Herzhöhlen führt nicht nur zu einer direkten Änderung elektrophysiologischer Eigenschaften einzelner Zellen, auch die Zell-Zell-Kommunikation wird modifiziert und die erregbare Masse vergrößert.

Als typische, mit verschiedenen Rhythmusstörungen assoziierte Krankheitsbilder sind die koronare und die hypertensive Herzerkrankung, Klappenvitien, Kardiomyopathien, Myokarditiden und seltene Sytemerkrankungen, wie die Sarkoidose oder die Amyloidose, zu nennen. Auch extrakardiale Erkrankungen, wie z. B. die Hyperthyreose oder die arterielle Hypertonie, können ursächlich an der Entstehung von Herzrhythmusstörungen beteiligt sein.

Als ursächliches Prinzip besonders hervorzuheben sind neben Genußgiften wie Alkohol v. a. auch Pharmaka, selbst in vermeintlich therapeutischen Dosen. Hier stehen an erster Stelle Digitalis-Glykoside, β-Rezeptorenblocker, Kalziumantagonisten und andere Antiarrhythmika. Nicht selten lassen sich jedoch trotz umfangreicher Diagnostik keine ursächlichen Faktoren identifizieren, so daß dann von „idiopathischen" Arrhythmien gesprochen wird. Gerade beim älteren Patienten ist darauf hinzuweisen, daß die Koinzidenz von Herzrhythmusstörungen und verschiedenen kardialen oder extrakardialen Erkrankungen nicht unbedingt einen kausalen Zusammenhang impliziert.

57.3
Klinik

Die klinische Bedeutung tachykarder wie bradykarder Herzrhythmusstörungen leitet sich aus der fakultativen, oft vielfältigen Symptomatik und den potentiellen prognostischen Implikationen ab. Dabei spiegelt die Schwere der Symptome nicht notwendigerweise die Gefährdung des Patienten wider. Sämtliche Herzrhythmusstörungen können zu einem Abfall des Herzzeitvolumens führen, dessen Ausmaß nicht nur von der Art, der Frequenz, der Dauer und der Häufigkeit tachykarder bzw. bradykarder Phasen sondern auch vom Funktionszustand des Myokards abhängt. Die resultierende Symptomatik wird weiterhin modifiziert durch kardiale und extrakardiale Faktoren, z. B. eine begleitende koronare oder valvuläre Herzkrankheit bzw. eine zerebrale oder periphere Vaskulopathie. Manche Patienten sind daher völlig asymptomatisch, andere klagen nur über unspezifische Allgemeinsymptome wie Schwindel, Leistungsabfall oder Gedächtnisstörungen. Andererseits wird auch über Palpitationen, Herzjagen, pektanginöse Beschwerden, Luftnot oder Synkopen berichtet, und gelegentlich stellt der plötzliche Herztod die Erstmanifestation einer Rhythmusstörung dar.

Eine rhythmusspezifische Diagnose kann aufgrund der Anamnese praktisch nie gestellt werden, eine gewisse differentialdiagnostische Eingrenzung ist jedoch möglich. Ventrikuläre und supraventrikuläre Extrasystolen werden aufgrund der postextrasystolischen Pausen meist als „Aussetzer" empfunden. Sinustachykardien zeichnen sich typischerweise durch ein kontinuierliches Frequenzspektrum bei relativ moderater Maximalfrequenz und blander klinischer Symptomatik aus. Tachykardes wie bradykardes Vorhofflimmern macht sich v. a. durch die ausgeprägte Pulsunregelmäßigkeit bemerkbar; bei der intermittierenden Form wird der Beginn in der Regel als plötzlich empfunden, die Terminierung eher als allmähliche Beruhigung. Mitunter führt leider erst eine zerebrale oder periphere Embolie zur entsprechenden Rhythmusdiagnose. Bei 2:1-Überleitung imponiert typisches Vorhofflattern als regelmäßige, frequenzstarre Tachykardie mit einer Kammerfrequenz um 140 Schläge/min, oft über Stunden bis Tage anhaltend. AV-nodale Reentry-Tachykardien und AV-reentry-Tachykardien im Rahmen der Präexzitationssyndrome (WPW-Syndrom, LGL-Syndrom) beginnen und enden schlagartig, sind innerhalb der Episode und von Episode zu Episode absolut regelmäßig und frequenzkonstant und lassen sich oft durch Vagusreizung terminieren.

Auch ventrikuläre Tachykardien sind meist regelmäßig. Die Symptomatik hängt stark von der erreichten Herzfrequenz ab, allerdings ist aufgrund des geänderten Erregungsablaufes bei vergleichbarer Herzfrequenz mit ausgeprägteren Beschwerden zu rechnen als bei supraventrikulären Tachykardien. Bei den bradykarden Rhythmusstörungen ist die Anamnese zur weiteren Differenzierung wenig hilfreich. Lediglich beim hypersensitiven Karotissinussyndrom ist die Frage nach der auslösenden Situation (z. B. Kopfdrehung oder Kragenschluß) notwendiger Bestandteil der Diagnostik. Beim Tachykardie-Bradykardie-Syndrom als einer Spielart des Syndroms des kranken Sinusknotens geht der empfundenen Asystolie bzw. der klinischen Symptomatik (Schwindel, Synkope) eine Phase schnellen, unregelmäßigen Herzschlags voraus.

Die Frage nach der prognostischen Bedeutung von Herzrhythmusstörungen ist oft schwer zu beantworten. Der erworbene komplette AV-Block scheint selbst bei blander klinischer Symptomatik mit einem erhöhten Risiko für den plötzlichen Herztod einherzugehen, möglicherweise infolge bradykardieinduzierter Tachyarrhythmien. Alle übrigen bradykarden Herzrhythmusstörungen gelten als prognostisch günstig. Allerdings kann gerade beim älteren Patienten auch eine „benigne" Synkope zu Verletzungen und Sekundärkomplikationen führen, woraus dann eine signifikante Morbidität und Mortalität resultiert.

Von wenigen speziellen Ausnahmen abgesehen sind supraventrikuläre Tachykardien nicht unmittelbar lebensbedrohlich. Allerdings kann bei schlechter linksventrikulärer Funktion, ausgeprägter Koronarsklerose oder höhergradigem Klappenfehler auch eine an sich harmlose supraventrikuläre Rhythmusstörung zu erheblichen Problemen führen. Bei Vorhofflimmern und wohl auch bei Vorhofflattern steigt mit zunehmendem Alter das Risiko thromboembolischer Komplikationen, woraus sich sekundär eine Gefährdung der betroffenen Patienten ergibt (Wolf et al. 1987). Als weitere Risikofaktoren gelten in diesem Zusammenhang arterielle Hypertonie, Hyperthyreose, Diabetes mellitus, stattgehabte Embolien und organische Herzerkrankungen, insbesondere Mitralklappenstenosen. Einer potentiell lebensbedrohlichen 1:1-AV-Überleitung von Vorhofflattern wird man beim älteren Patienten nur selten begegnen, ebenso akzessorischen Leitungsbahnen mit kurzer Refraktärzeit, die Vorhofflimmern fast ungebremst auf die Kammern überleiten können. Somit orientiert sich die Behandlungsindikation ganz überwiegend an der klinischen Symptomatik. Ventrikuläre Arrhythmien werfen eine komplexere Problematik auf. Nicht nur die akute klinische Symptomatik bzw. die Gefährdung des Patienten ist zu berücksichtigen, sondern auch die prognostische Bedeutung hinsichtlich zukünftiger arrhythmiebedingter Ereignisse. Kammerflimmern, Kammerflattern und anhaltende ventrikuläre Tachykardien weisen ein hohes Rezidivrisiko und damit eine hohe Rate nachfolgender plötzlicher Todesfälle auf, sofern ihr Auftreten nicht an ein akutes auslösendes Ereignis, wie z. B. einen akuten Myokardinfarkt, gebunden war. Idiopathische, prognostisch günstige ventrikuläre Tachykardien sind selbst bei jüngeren Patienten selten und dürften daher im höheren Lebensalter eine Rarität darstellen.

Unabhängig von der Klinik gelten nichtanhaltende ventrikuläre Tachykardien als potentiell maligne und sollten zu weiterer Risikostratifizierung Anlaß geben. Dabei ist insbesondere die kardiale Grunderkrankung und die linksventrikuläre Pumpfunktion von Bedeutung. Ventrikuläre Extrasystolen bis hin zu nichtanhaltenden Tachykardien sind beim Herzgesunden ohne Belang. Insbesondere beim Postinfarktpatienten mit eingeschränkter Pumpfunktion stellen sie aber einen unabhängigen Risikofaktor für den plötzlichen Herztod dar.

57.4
Diagnostik

Eine sichere Differentialdiagnose vorliegender Rhythmusstörungen kann nur elektrokardiographisch erfolgen. Dabei bereitet die Unterscheidung der verschiedenen Formen sinuatrialer und AV-nodaler Reizbildungs- bzw. Reizleitungsstörungen meist keine größeren Schwierigkeiten. Tachykarde Rhythmusstörungen können aber erhebliche Probleme aufwerfen. Generell gilt, daß ventrikuläre Arrhythmien mit breiten QRS-Komplexen einhergehen, supraventrikuläre meist mit schmalen. Allerdings können vorbestehende oder frequenzabhängige Schenkelblockierungen auch bei supraventrikulären Tachykardien zur QRS-Verbreiterung führen, so daß die elektrokardiographische Differenzierung schwierig oder gar unmöglich werden kann. Für einen ventrikulären Ursprung sprechen

- bizarre Lagetypen,
- sehr breite (> 0,14 s) QRS-Komplexe,
- durchgehend positive oder negative QRS-Komplexe in allen Brustwandableitungen (Konkordanz),
- unabhängig von den Kammerkomplexen auftretende P-Wellen (AV-Dissoziation) sowie
- vorzeitig einfallende, schmal konfigurierte Kammerkomplexe („sinus capture beats") oder Fusionssystolen.

Bei der Differenzierung der verschiedenen supraventrikulären Tachykardien hilft oft die kurzfristige Induktion einer AV-Blockierung weiter, z.B. durch Karotissinusmassage oder die rasche intravenöse Gabe von Adenosin. Von AV-nodalen Tachykardien und AV-reentry-Tachykardien im Rahmen der Präexzitationssyndrome ist eine abrupte Terminierung zu erwarten, von Vorhoftachykardien, Vorhofflattern und Vorhofflimmern nur eine kurzfristige Senkung der Kammerfrequenz mit Demaskierung der Vorhofaktivität.

Häufig erweist es sich als schwierig, vom Patienten geklagte oder aufgrund der Symptomatik vermutete intermittierende Rhythmusstörungen zu erfassen. Neben dem Ruhe-EKG ist hier das 24 h-Langzeit-EKG zur Basisdiagnostik zu rechnen. Ergibt dieses, wie so oft, keinen richtungsweisenden Befund, bleibt nur die Möglichkeit des Anfalls-EKG oder der invasiven elektrophysiologischen Untersuchung. Letztere sollte jedoch gerade beim älteren Patienten nur mit strenger Indikationsstellung erfolgen. Unter entsprechenden Voraussetzungen kann aber auch in geriatrischen Kollektiven mit einer hohen diagnostischen Wertigkeit und einer relativ niedrigen Komplikationsrate (2–3%) gerechnet werden (Wagshal et al. 1993). In jedem Fall sollten potentielle therapeutische Konsequenzen im Vorfeld bedacht und mit dem Patienten besprochen werden.

Unabhängig von der rhythmusspezifischen Diagnostik ist die Erfassung des kardiovaskulären Funktionszustandes und ätiologisch relevanter Begleiterkrankungen unumgänglich. Hieraus ergeben sich ggf. Möglichkeiten zur gezielten Behandlung einer etwaigen Grunderkrankung, in jedem Fall aber notwendige Informationen für die Risikostratifizierung. Je nach klinischer Situation erscheinen Ruhe-EKG, Belastungs-EKG und Echokardiographie als Basisdiagnostik angemessen, laborchemisch die Bestimmung der Schilddrüsenwerte und der Elektrolyte. Unter Umständen ergibt sich dann die Indikation für eine weiterführende und ggf. auch invasive Diagnostik, erneut unter kritischer Würdigung der therapeutischen Konsequenzen und des Gesamtzustandes des Patienten.

57.5
Therapie

Unabhängig vom Lebensalter besteht die einzige adäquate Therapie behandlungsbedürftiger Bradyarrhythmien in der Schrittmacherimplantation. Auch die Auswahl des Schrittmachersystems sollte sich weniger am Lebensalter als vielmehr an der zugrunde liegenden Rhythmusstörung orientieren. Gerade der ältere Patient mit möglicherweise eingeschränkter linksventrikulärer Pumpfunktion und reduzierter Belastungsreserve wird ggf. von einer AV-sequentiellen Stimulation mit erhaltener Frequenzanpassung besonders profitieren. Beim erworbenem AV-Block III. Grades besteht praktisch immer eine Schrittmacherindikation, zumal bei sorgfältiger Anamnese fast ausnahmslos klinische Symptome erfragt werden können. Bei den übrigen Formen bradykarder Herzrhythmusstörungen ergibt sich die Behandlungsbedürftigkeit aus der klinischen Symptomatik, deren Zusammenhang mit der vorliegenden Bradyarrhythmie möglichst plausibel erscheinen sollte. So kann z.B. Schwindel zwar durch eine Arrhythmie bedingt sein, der Zusammenhang zwischen chronischem Dauerschwindel und einer intermittierenden Bradyarrhythmie erscheint aber fragwürdig. Andererseits empfiehlt sich in Anbetracht der u. U. schwerwiegenden Folgen von Synkopen beim Älteren im Zweifelsfalle eine eher großzügige primärprophylaktische Indikationsstellung.

Auch bei supraventrikulären Tachyarrhythmien zielt die Behandlung vorwiegend auf die klinische Symptomatik. Diese ist abzuwägen gegen die Unannehmlichkeiten und die Risiken einer etwaigen pharmakologischen oder interventionellen Therapie. Oft wird man sich für eine zunächst abwartende Haltung entscheiden und ggf. mit dem Patienten die Möglichkeiten der Anfallsunterbrechung diskutieren (z.B. Valsalvamanöver, kaltes Wasser trinken, etc.). Bei häufigen Tachykardien mit ausgeprägter klinischer Symptomatik besteht zwar prinzipiell die Möglichkeit der Rezidivprophylaxe mit Antiarrhythmika (z.B. Sotalol 160–320 mg, Verapamil 240–360 mg), der fragwürdige Erfolg und die Notwendigkeit einer Dauertherapie lassen aber die kurative Option eines in der Regel einmaligen invasiven Eingriffs (Katheterablation bei Vorhoftachykardien, Vorhofflattern, AV-nodalen Tachykardien und AV-reentry-Tachykardien im Rahmen der Präexzitationssyndrome) attraktiver erscheinen. Nach bisherigen Erfahrungen ist auch bei geriatrischen Patienten mit hohen Erfolgsraten bei einer relativ niedrigen Zahl an Komplikationen zu rechnen.

Vorhofflimmern als häufigste tachykarde Rhythmusstörung nimmt eine Sonderstellung ein. Neben der klinischen Symptomatik ist auch dem Risiko thromboembolischer Komplikationen Rechnung zu tragen. Entsprechend ergibt sich evtl. auch beim asymptomatischen Patienten eine antiarrhythmische Behandlungsindikation mit dem Ziel, den Sinusrhythmus wieder herzustellen und zu erhalten, um so die Notwendigkeit einer Antikoagulation zu umgehen. Bei chronischem Vorhofflimmern ist die Elektrokonversion einem pharmakologischen Konversionsversuch vorzuziehen. Zur Rezidivprophylaxe können z.B. Sotalol, Propafenon oder Amiodaron eingesetzt werden. Die Erfolgsraten liegen zwischen 30 und 70%. Sollte eine Konversion bzw. eine Rezidivprophylaxe nicht erfolgreich sein, bedürfen intermittierendes wie chronisches Vorhofflimmern gerade beim älteren Patienten einer Antikoagulation mit Vitamin K-Antagonisten, mehrheitlich im INR-Bereich von 2–3, bei Mitralstenose, hochgradig eingeschränkter Pumpfunktion oder früher stattgehabter Embolie im INR-Bereich von 3–4,5. Dabei wird in aller Regel das im Alter höhere Blutungsrisiko durch die signifikante Reduktion der sehr viel höheren Thromboembolierate aufgewogen. Thrombozytenaggregationshemmer sind möglicherweise effektiver als Plazebo, aber sicher weniger effektiv als Vitamin K-Antagonisten (Stroke Prevention Group 1991).

Bei der Therapie ventrikulärer Arrhythmien sind zunächst folgende grundsätzliche Aspekte zu berücksichtigen: In der Primärprophylaxe, d.h. der Behandlung ventrikulärer Extrasystolen oder nichtanhaltender ventrikulärer Tachykardien, ist bislang für kein Antiarrhythmikum ein prognostisch günstiger Effekt nachgewiesen. Vielmehr mußten verschiedene plazebokontrollierte Studien wegen einer Übersterblichkeit in der Verumgruppe vorzeitig abgebrochen werden. Plazebokontrollierte Studien zur Sekundärprophylaxe mit Antiarrhythmika, also der medikamentösen Behandlung von erfolgreich reanimierten Patienten oder solchen mit anhaltenden ventrikulären Tachykardien, liegen nicht vor. Im direkten Vergleich mit implantierbaren Defibrillatoren erwiesen sich Antiarrhythmika sowohl in der Primärprophylaxe bei Hochrisikopatienten als auch in der Sekundärprophylaxe als unterlegen (Moss et al. 1996; Antiarrhythmics versus Implantable Defibrillators Investigators 1997). Daraus ist abzuleiten, daß bei ventrikulären Extrasystolen bis hin zu nichtanhaltenden ventrikulären Tachykardien lediglich die klinische Symptomatik Anlaß zu einer antiarrhythmischen Behandlung geben sollte und auch dann nur unter sorgfältiger Abwägung des Risiko-Nutzen-Verhältnisses (Kim et al. 1994). In dieser Indikation werden meist Klasse-III-Antiarrhythmika wie Sotalol oder Amiodaron bevorzugt, insbesondere beim Herzgesunden aber auch Klasse-I-Antiarrhythmika, wie z.B. Propafenon. Dabei ist die altersspezifische Pharmakokinetik bei der Dosierung zu beachten.

Schwieriger ist die Entscheidung über das weitere Vorgehen bei Patienten mit nichtanhaltenden ventrikulären Tachykardien und weiteren Risikofaktoren, z.B. einer deutlich eingeschränkten Pumpfunktion oder stattgehabten Synkopen. Prinzipiell wäre hier eine weitere Risikostratifizierung mittels programmierter Elektrostimulation und ggf. die Defibrillatorimplantation indiziert. Trotz relativ günstiger Ergebnisse der Defibrillatortherapie in geriatrischen Kollektiven kann hier nur individuell entschieden werden, ob ein solch aggressives Vorgehen angemessen erscheint (Geelen et al. 1997). Alternativ birgt die empirische Therapie mit Amiodaron und ggf. β-Blockern wahrscheinlich geringere Risiken als andere pharmakologische Therapieansätze; ein prognostischer Nutzen ist allerdings nicht eindeutig belegt. Ähnliches gilt in der Sekundärprophylaxe nach erfolgreicher Reanimation oder dokumentierter anhaltender ventrikulärer Tachykardie. Prinzipiell bietet die Defibrillatorimplantation zwar prognostische Vorteile gegenüber einer Therapie mit Amiodaron, eine entsprechende Therapieentscheidung kann aber nur unter Berücksichtigung vorliegender Individualfaktoren wie Grunderkrankung, Gesamtzustand und Patientenwunsch getroffen werden.

57.6 Zusammenfassung

Der Begriff Herzrhythmusstörungen umfaßt ein breites Spektrum braykarder und tachykarder Störungen der Erregungsbildung und -leitung, die sämtlich zu vielfältigen, meist unspezifischen Symptomen führen können. Mit zunehmendem Lebensalter ist nicht nur eine erhöhte Inzidenz kardiovaskulärer Erkrankungen sondern auch tachykarder und bradykarder Rhythmusstörungen zu beobachten, ohne daß eine sichere ätiologische Zuordnung getroffen werden könnte. In der Diagnostik kann neben Anamnese, Ruhe- und Langzeit-EKG bei kritischer Indikationsstellung auch die invasive elektrophysiologische Untersuchung eingesetzt werde. Hier steht einer relativ niedrigen Komplikationsrate ein hoher diagnostischer Gewinn gegenüber. Symptomatische Bradykardien sollten zur Schrittmacherimplantation Anlaß geben, der erworbene AV-Block III. Grades auch bei milder oder fehlender Symptomatik. Bei häufigen, ausgeprägt symptomatischen supraventrikulären Tachykardien ist, soweit möglich, die kurative Katheterablation unabhängig vom Lebensalter einer pharmakologischen Dauertherapie vorzuziehen.

Bei Vorhofflimmern lohnt der Versuch der Wiederherstellung und Aufrechterhaltung eines stabilen

Sinusrhythmus, um die Notwendigkeit einer Antikoagulation zu umgehen. Ansonsten ist das Lebensalter aufgrund des überproportional steigenden Thromboembolierisikos eher ein Argument für als gegen eine Antikoagulation mit Vitamin K-Antagonisten.

Bei der Behandlung ventrikulärer Arrhythmien ist nur für implantierbare Defibrillatoren in der Sekundär- bzw. Primärprophylaxe von Hochrisikopatienten ein prognostischer Nutzen belegt. Über den Einsatz derart aggressiver Therapiestrategien kann nur individuell entschieden werden. Prognostisch günstige Effekte von Antiarrhythmika konnten bislang in keiner Indikation eindeutig gezeigt werden. Ihr Einsatz versteht sich daher als symptomatische Therapie unter Berücksichtigung der damit verbundenen Risiken.

Literatur

Antiarrhythmics versus Implantable Defibrillators (AVID) Investigators (1997) A comparison of antiarrhythmic drug therapy with implantable defibrillators in patients resuscitated from near fatal ventricular arrhythmias. N Engl J Med 337:1576–1583

Geelen P, Lorga-Filho A, Primo J, Wellens F, Brugada P (1997) Experience with implantable cardioverter defibrillator therapy in elderly patients. Eur Heart J 18:1339–1342

Kim CH, Daubert JP, Akiyama T (1994) Antiarrhythmic agents in older patients. Current state of knowledge, Drugs Aging 4:462–469

Manolio TA, Furberg CD, Rautahaju PM et al. (1994) Cardiac arrhythmias on 24-h ambulatory electrocardiography in older women and men: The Cardiovascular Health Study. J Am Coll Cardiol 23:916–925

Moss AJ, Hall WJ, Cannom DS et al. for the Multicenter Automatic Defibrillator Implantation Trial Investigators (1996) Improved survival with an implanted defibrillator in patients with coronary artery disease at high risk for ventricular arrhythmias. N Engl J Med 335:1933–1940

Stroke Prevention in Atrial Fibrillation Study Group Investigators (1991) Stroke prevention in atrial fibrillation study. Final results. Circulation 84:527–539

Wagshal AB, Schuger CD, Habbal B, Mittleman RS, Huang SK (1993) Invasive electrophysiologic evaluation in octogenarians: Is age a limiting factor? Am Heart J 126: 1142–1161

Wolf PA, Abbott RD, Kannel WB (1987) Atrial fibrillation: A major contributor to stroke in the elderly. The Framingham Study. Arch Intern Med 147:1561–1564

Herzinsuffizienz, Kardiomyopathien, Herzklappenfehler

V. Hombach

58.1 Herzinsuffizienz 517
58.1.1 Epidemiologie 517
58.1.2 Ätiologie, Pathogenese und Pathophysiologie 518
58.1.3 Klinik 518
58.1.4 Therapie 518
58.2 Kardiomyopathien 520
58.3 Herzklappenfehler 521
58.3.1 Ätiologie und Pathogenese 521
58.3.2 Aortenklappenfehler 521
58.3.3 Mitralklappenfehler 522
58.3.4 Trikuspidalklappenfehler 522
58.3.5 Therapie 522
Literatur 523

Mit zunehmendem Lebensalter finden sich strukturelle und besonders funktionelle Veränderungen am Kardiovaskularsystem, welche sich besonders auf die hämodynamische Antwort auf körperliche oder psychische Belastung und die Toleranz gegenüber speziellen kardiovaskulären Erkrankungen auswirken können (Caird et al. 1976; Lakatta et al. 1997; Wei 1992). Im Prinzip sind 3 wichtige Mechanismen oder Funktionsänderungen zu beachten, nämlich

1. die durch die zunehmende Steifigkeit des zentralen arteriellen Systems zunehmende Belastung des linksventrikulären Auswurfs (erhöhte Impedanz) und die additiv wirksame verminderte arterioläre Vasodilatationsfähigkeit (Carroll et al. 1991),
2. die altersabhängige Abnahme der Reaktion auf sympathische Reize, einhergehend mit einer reduzierten Frequenzsteigerung und Kontraktilität oder Steigerung des inotropen Status des Myokards, und
3. die verminderte Kapazität zur Myokardhypertrophie oder zur Modifikation der Myokardstruktur als Antwort auf bestimmte Langzeitbelastungen bzw. hämodynamischen Streß.

Pflanzt sich auf diese grundsätzlich verschlechterte Ausgangsbasis für Kompensationsmechanismen eine kardiale Erkrankung wie z.B. eine Herzinsuffizienz oder ein Herzklappenfehler auf, so ist verständlich, daß die Patienten bei geringeren klinischen Schweregraden symptomatisch werden, bzw. die Kompensationsfähigkeit des kardiovaskulären Systems bei bestimmten Erkrankungen frühzeitiger erschöpft sein kann als beim jüngeren Menschen (Caird et al. 1976; Lakatta et al. 1997).

58.1 Herzinsuffizienz

Unter Herzinsuffizienz versteht man pathophysiologisch ein Unvermögen des Herzens, bei ausreichendem venösen Angebot eine den metabolischen und zirkulatorischen Anforderungen des Organismus entsprechende ausreichende Blutversorgung der Organe aufrechtzuerhalten. Klinisch liegt dem dabei beobachteten Symptomenkomplex Luftnot und schnelle Ermüdbarkeit eine kardiale Erkrankung zugrunde. Die Herzinsuffizienz kann prinzipiell akut (Verlust an Muskelmasse durch akuten Herzinfarkt, krisenhafter Anstieg des arteriellen Blutdrucks, akute Störung des Klappenapparats, akute Ventrikeltamponade) oder chronisch bei Überlastung des Herzens (ischämische Herzkrankheit, dekompensierte arterielle Hypertension, Herzklappenfehler, Kardiomyopathien) ausgelöst werden.

58.1.1 Epidemiologie

Bedingt durch die Zunahme der ischämischen Herzkrankheit und der arteriellen Hypertonie im höheren Lebensalter nimmt die Häufigkeit der Herzinsuffizienz mit zunehmendem Lebensalter stetig zu. Überträgt man die Daten der Framingham-Studie (Kannell u. Cupples 1988) auf unsere Verhältnisse, so ist in der Gruppe der 65- bis 74jährigen mit ca. 8 Neuerkrankungen pro Jahr pro 1000 Einwohner zu rechnen, bei den 75- bis 84jährigen mit etwa 25 Neuerkrankungen pro Jahr und pro 1000 Einwohner. Ähnlich dieser Steigerung der Inzidenz der Herzinsuffizienz nimmt auch die Prävalenz im höheren Lebensalter zu. Als wichtigste Risikofaktoren können die arterielle Hypertonie (Druckbelastung) und der

Nikotinabusus (endotheliale Dysfunktion) sowie Körpergewicht, Herzgröße und T-Wellen-Veränderungen im EKG gewertet werden.

58.1.2
Ätiologie, Pathogenese und Pathophysiologie

Nach Daten der Framingham-Studie überwiegt unter den ätiologischen Faktoren die arterielle Hypertonie mit über 70%, an 2. Stelle steht der Verlust an kontraktiler Masse durch koronare Herzkrankheit (KHK) in 50% der Männer und rund $1/3$ der Frauen, während die rheumatische Herzkrankheit oder Kardiomyopathien nur in bis zu 10% der Fälle zu Buche schlagen. Infolgedessen kommt der rechtzeitigen Erkennung bzw. der Prophylaxe der beiden wichtigsten Risikofaktoren v. a. beim alten Menschen eine besondere Bedeutung zu.

Dementsprechend sind als Funktionsstörungen, welche die Entwicklung einer chronischen Herzinsuffizienz fördern können, insbesondere bedeutsam:

- längerfristige Druckbelastungen bei arterieller Hypertonie oder Aortenklappenfehlern bzw. pulmonalen Klappenfehlern,
- der Verlust an kontraktiler Muskelmasse nach Herzinfarkt oder bei chronischer Myokardischämie und
- längerfristige Volumenbelastungen bei Mitral- und Aortenfehlern.

Weitere pathogenetische Faktoren zur Entwicklung einer Herzinsuffizienz stellen dar:

- nichtischämisch bedingte Herzmuskelerkrankungen,
- eine abnorme Ventrikelfrequenz durch supraventrikuläre Tachykardien oder abnorme Bradykardien sowie
- eine Füllungsbehinderung der Herzkammern, z. B. bei restriktiver Kardiomyopathie oder konstruktiver Perikarditis oder Speicherkrankheiten.

Pathophysiologisch treten beim älteren Menschen mit Herzinsuffizienz ähnliche Veränderungen auf wie beim jüngeren, d. h. der Umbau am Myokard selbst durch Druck- oder Volumenbelastungen („remodeling"), die Aktivierung bestimmter Regulationsmechanismen der Kontraktionskraft und die neurohumorale Aktivierung des kardiovaskulären Systems über Barorezeptoren, das sympathische Nervensystem, das Renin-Angiotensin-Aldosteron-System und über die ADH-Sekretion mit Freisetzung von Vasopresin, atrialem naturetischem Faktor und Zytokinen. Schließlich sind auch mögliche Veränderungen des Myokardsstoffwechsels und Störungen der elektromechanischen Kopplung mit für die Entwicklung der Herzinsuffizienz verantwortlich.

58.1.3
Klinik

Die Symptomatik der Herzinsuffizienz beim alten Menschen ist prinzipiell vergleichbar mit der des jüngeren, d. h. bei Linksherzinsuffizienz treten Dyspnoe und Orthopnoe, Husten bzw. Hämoptysen und Zyanose als Zeichen des Rückwärtsversagens bzw. bei Rechtsherzinsuffizienz Halsvenenstauungen, Beinödeme, Aszites, Stauungsleber und Pleuraergüsse als Symptom des Rückwärtsversagens auf. Dazu kommt die Symptomatik des Vorwärtsversagens mit zerebrovaskulären Problemen, der raschen körperlichen Ermüdbarkeit, der peripheren Zyanose der Haut und auch Einschränkungen der Nierenfunktion. Bedingt durch die zunehmende Immobilität im Alter treten Symptome der Belastungsinsuffizienz sehr viel seltener auf. Hier sind besonders die indirekten Symptome der zerebrovaskulären Insuffizienz wie Störung der Merkfähigkeit, Konzentrationsschwäche, depressive Verstimmungen und Schlaflosigkeit zu eruieren und zu beachten.

Für die Betreuung der Patienten ist die Unterscheidung einer diastolischen von einer systolischen Dysfunktion besonders wichtig (Lakatta et al. 1997). Die Differenzierung kann weder mit klinischen Mitteln noch mittels radiologischer Methoden oder des EKG getroffen werden, hier ist die Echokardiographie die Methode der Wahl. Die Unterscheidung ist auch deswegen wichtig, weil in den höheren Altersgruppen bis zu 40% der Patienten mit Herzinsuffizienz eine diastolische Dysfunktion, d. h. eine normale systolische Funktion haben. Im Echokardiogramm ist bei vorwiegender diastolischer Dysfunktion die Kavität der Herzkammern normal, die Wände sind oft verdickt und die Ejektionsfraktion normal oder supranormal, in der Doppler-Untersuchung ist das Einstromprofil im Sinne einer Compliancestörung verändert. Bei der vorwiegenden systolischen Dysfunktion ist meist die Ventrikelkavität erweitert, die Wände der Ventrikel häufig verdünnt und die Ejektionsfraktion herabgesetzt.

58.1.4
Therapie

Bei der diastolischen Dysfunktion liegt meist als Ursache eine arterielle Hypertension mit erhöhten Füllungsdrucken und verminderten frühdiastolischen Füllungsraten vor. In diesem Falle müssen antihypertensive Medikamente vermieden werden, die die

Herzfrequenz erhöhen und damit die diastolische Füllungszeit vermindern. Darüber hinaus sollten die Füllungsdrucke durch Medikamente nicht wesentlich vermindert werden, weil sonst das Herzauswurfvolumen absinken würde. Vordringliches Ziel der drucksenkenden Therapie ist die Regression der linksventrikulären Muskelmasse mit Verbesserung der diastolischen Funktion. Hierzu sind am besten Kalziumantagonisten und ACE-Hemmer geeignet. Vereinzelte Studien zeigen, daß die Regression der Myokardhypertrophie beim älteren Menschen durch Kalziumantagonisten besser gelingt als durch β-Blocker (Schulman et al. 1990).

Bei überwiegender systolischer Dysfunktion sind besonders bei Vorliegen einer koronaren Herzkrankheit als Ursache antiischämische Interventionen (PTCA, u. U. Bypassoperation) zu überlegen, um die systolische Pumpfunktion und damit den Schweregrand der Herzinsuffizienz zu verbessern bzw. die Symptome derselben zu beseitigen. Medikamentös kommen in aller erster Linie ACE-Hemmer, häufig in Verbindung mit Diuretika in Frage, wobei letztere infolge der altersbedingten Reduktion der glomerulären Filtrationsrate und tubulären Sekretion häufig höher dosiert werden müssen (Lakatta et al. 1997; Nolan u. Marcus 1994). Eine Reihe von großen Studien mit ACE-Hemmern (The Consensus Trial Study Group 1987; The SOLVD Investigators 1991; The Acute Infarction Ramipril Efficacy Study Investigators 1993; Gruppo Italiano per lo Studio della Spravvivenza nell'Infarto Miocardio 1994; ISIS-4 Collaborative Group 1995; Chinese Cardiac Study Collaborative Group 1995) haben gezeigt, daß nach akutem Myokardinfarkt ebenso wie im Stadium der manifesten chronischen Herzinsuffizienz NYHA II bis IV ACE-Hemmer einen eindeutigen Überlebensvorteil gegenüber der konventionellen Herzinsuffizienztherapie bieten.

Inwieweit eine unterschiedliche Ansprechrate der ACE-Hemmer im höheren Lebensalter gegenüber den jüngeren Patienten erwartet werden muß, bleibt aufgrund der vorliegenden Publikationen offen. Es spricht aber sehr viel dafür, grundsätzlich auch im höheren Lebensalter bei Patienten mit manifester Herzinsuffizienz ACE-Hemmer wegen der signifikanten Verbesserung der systolischen Dysfunktion und wahrscheinlich auch der diastolischen Dysfunktion als Basismedikation einzusetzen, wobei eine lange Einschleichphase eingehalten und eine saubere individuelle Dosisanpassung vorgenommen werden muß.

Möglicherweise empfiehlt sich sogar die Bevorzugung eines AT-II-Rezeptorantagonisten im höheren Lebensalter, da in der ELITE-Studie (Pitt et al. 1997) mit Losartan signifikant höhere Überlebensraten bei Patienten im Alter über 65 Jahren gegenüber dem ACE-Hemmer Captopril gefunden wurden und auch die Rate an plötzlichen Herztodesfällen (plötzlicher Herztod) gesenkt werden konnte.

Eine ebenfalls prognostisch günstige Wirkung wurde mit dem vasodilatatorisch wirksamen β-Rezeptorenblocker Carvedilol bei Patienten mit moderater bis schwerer Herzinsuffizienz NYHA II bis IV erzielt (Packer et al. 1996). Gleiches gilt auch für den β-Rezeptorenblocker Bisoprolol (CIBIS-II Investigators and Committees 1999). Auch hier lagen die Todesraten unter β-Rezeptorenblockade signifikant niedriger als in der Vergleichsgruppe mit konventioneller Herzinsuffizienztherapie inklusive ACE-Hemmer. Ähnliches wurde für den β-Blocker Metoprolol (MERIT-HF Study Group 1999) berichtet.

Im höheren Lebensalter sollte aber aus Sicherheitsgründen eine längere Einschleichphase für den β-Blocker gewählt werden, gleichzeitig muß unter sorgfältiger Kontrolle von Blutdruck und Pulsfrequenz sowie der linksventrikulären Pumpfunktion die Dosis individuell eingestellt werden, wobei aus Sicherheitsgründen niedrige bis mittlere Tagesdosen gewählt werden sollten.

Digitalisglykoside haben besonders ihren Platz bei tachykardem Vorhofflimmern, haben aber auch günstige Wirkungen bei Patienten mit Herzinsuffizienz im Sinusrhythmus. Allerdings ist die therapeutische Breite beim älteren Menschen eingeengt wegen der myokardialen Strukturänderungen und wegen der verminderten Ausscheidung infolge verschlechterter Nierenfunktion.

Bei überwiegender diastolischer Dysfunktion kommt primär der Einsatz von ACE-Hemmern, von β-Blockern oder von Kalziumantagonisten in Frage, welche die AV-Knoten-Leitung verlangsamen und somit die Herzfrequenz herabsetzen mit der Folge einer verlängerten diastolischen Füllungszeit. Inwieweit hier Vorlastsenker in Form von langwirksamen Nitraten zusätzlich günstige Effekte erzielen, muß individuell beim einzelnen Patienten geprüft werden.

Grundsätzlich sind betreffend der Arzneimitteltherapie beim älteren Menschen als Besonderheiten eine Verminderung des Serumalbumins und der fettfreien Körpermasse sowie ein Anstieg von α_1 sauren Glykoproteinen und des Körperfetts zu beachten (Lakatta et al. 1997; Nolan u. Marcus 1994). Eine Abnahme im Albumingehalt bedingt einen Anstieg von freiem Arzneistoff bei hoher Proteinbindung (Erhöhung der Plasmakonzentration dieser Medikamente). Ein Anstieg der α_1 sauren Glykoproteine resultiert in einer Abnahme der freien Fraktion saurer Arzneistoffe. Eine Änderung der Körpermasse schließlich führt zu einem Anstieg des Verteilungsvolumens für fettlösliche Medikamente und einer Abnahme des Verteilungsvolumens für wasserlösliche Medikamente. Hinzu kommen für eine Reihe von nierengängigen Medikamenten Veränderungen der Ausscheidung durch eine Verringerung der glomerulären Filtrations- bzw. tubulären Sekretionsrate beim älteren Menschen.

Des weiteren ist eine mögliche schlechtere Antwort auf bestimmte kardial wirksame Medikamente, z.B. eine reduzierte Antwort auf β-Rezeptoragonisten, β-Blocker oder Digitalisglykoside zu beachten. Durch das vorbestehende verminderte Plasmavolumen und die verminderte Baroreflexaktivität beim älteren Menschen können verstärkt hypotensive Effekte nach Gabe von Nitraten oder Diuretika auftreten. Durch vorbestehende Schädigungen des spezifischen Leitungssystems ist die Wahrscheinlichkeit von stärkergradigen Nebenwirkungen von β-Blockern oder einigen Kalziumantagonisten (AV-Block II oder III) zu bedenken.

Allgemeintherapeutisch sollten die Patienten nur sehr kurz im Bett immobilisiert sein, wobei in dieser Phase konsequent die Thromboseprophylaxe (Thrombosestrumpf, Aktivierung der Muskelpumpe, Atemgymnastik, Heparinisierung) durchgeführt werden muß. Die frühzeitige Mobilisierung und Rehabilitation stellt eine wichtige Ergänzung zur Pharmakotherapie dar und führt viele ältere herzinsuffiziente Menschen wieder zu einem aktiven Leben zurück.

58.2
Kardiomyopathien

Definition

Unter Kardiomyopathien versteht man Erkrankungen des Herzmuskels, die nicht durch myokardiale Ischämie, Herzklappenerkrankung, arterielle Hypertonie, Perikarderkrankungen oder kongenitale Vitien bedingt sind. Als primäre Kardiomyopathien gelten solche, bei denen keine spezifische Ursache gefunden werden kann, während bei erkennbarer Ursache von sekundären Kardiomyopathien gesprochen wird. Diese relativ klare Definitionslage wird heute zunehmend aufgeweicht. So wird bei koronarer Mehrgefäßerkrankung und eingeschränkter Ventrikelfunktion der Begriff „ischämische Kardiomyopathie" benutzt, gleiches gilt für fortgeschrittene Stadien der hypertensiven Herzkrankheit (hypertensive Kardiomyopathie).

Dilatative Kardiomyopathie

Die dilatative Kardiomyopathie wird wegen der schlechten Prognose und besonders starker Progredienz in den mittleren Lebensaltern zwischen 30 und 50 Jahren beim älteren Menschen sehr selten angetroffen. Häufiger dürfte die hypertroph-obstruktive Kardiomyopathie sein, und am häufigsten ist die hypertroph-nichtobstruktive Kardiomyopathie zu erwarten. Letztere ist oft schwierig von der Myokardhypertrophie bei arterieller Hypertonie zu trennen.

Die dilatative Kardiomyopathie beim älteren Menschen unterscheidet sich in ihrer Symptomatik und im klinischen Bild nicht von der im jüngeren Lebensalter. Im Vordergrund stehen die Effekte der systolischen Dysfunktion mit Symptomen des Vorwärts- und Rückwärtsversagens des linken Ventrikels.

Neben elektrokardiographischen Veränderungen, z.B. Schenkelblockierungen, ist die Echokardiographie das diagnostische Mittel der Wahl. Hierbei stellt sich die vergrößerte Ventrikelkavität mit schlechter generalisierter Pumpfunktion und verdünntem Myokard, in höheren Schweregraden begleitet von einer Mitralklappeninsuffizienz, dar. In seltenen Fällen wird eine invasive Diagnostik mittels Herzkatheter notwendig sein, um eine ischämisch bedingte Mehrgefäßerkrankung differentialdiagnostisch abzugrenzen, weil prinzipiell neben der medikamentösen Therapie auch die Möglichkeit einer revaskularisierenden Behandlung (Ballonkatheterdilatation, evtl. Bypassoperation) besteht.

Die Therapie der Patienten mit dilatativer Kardiomyopathie entspricht der der typischen Herzinsuffizienztherapie mit Digitalis, Diuretika und Vasodilatatoren aus dem Kreis der ACE-Hemmer. Eine Herztransplantation kommt im höheren Lebensalter als invasive Behandlung sicher nicht in Frage, ähnliches gilt für andere chirurgische Verfahren wie die Kardiomyoplastie oder die Batista-Operation.

Hypertroph-obstruktive Kardiomyopathie

Die hypertroph-obstruktive Kardiomyopathie ist charakterisiert durch eine Hypertrophie des Ventrikelseptums mit häufiger Beteiligung der basalen linksventrikulären Kammerwand. Die subaortale Einengung, die durch die abnorme septumnahe Position des anterolateralen Papillarmuskels und das Verziehen des vorderen Mitralsegels in Richtung Ausflußtrakt bedingt ist, führt chronisch zu einer Druckbelastung des linken Ventrikels. Hierdurch kommt es neben der Nachlasterhöhung auch zu einer Vorlasterhöhung mit vermehrter Kammersteifigkeit und damit zur diastolischen Dysfunktion.

Neben den klinischen Zeichen der Belastungsdyspnoe und pektanginösen thorakalen Beschwerden zeigen sich im EKG unterschiedliche Schweregrade der Linksherzhypertrophie mit relativer Myokardischämie. Auch hier wird die Diagnose durch die Echokardiographie gesichert, mit Hilfe derer nicht nur der Schweregrad der Septum- und Wandhypertrophie ausgemessen, sondern auch mittels der Doppler-Methode der Schweregrad der intraventrikulären Obstruktion in Ruhe und unter Belastung bestimmt werden kann. Nur selten ist die Indikation zur invasiven Katheteruntersuchung gegeben, insbesondere dann, wenn eine begleitende KHK ausgeschlossen werden soll. Die Indikation ist aber dann besonders zu stellen, wenn bei Scheitern der medikamentösen Therapie eine septale Alkoholablation (TASH) zur Verbesserung des klinischen und hämodynamischen Schweregrades angestrebt werden soll (Kuhn et al. 1997; Seggewiss et al. 1999).

Therapeutisch kommen im höheren Lebensalter insbesondere hochdosiert Kalziumantagonisten zur Anwendung, während eine hochdosierte β-Blockertherapie eher schlechter vertragen wird. Bei entsprechend gutem Allgemeinzustand und biologisch jüngerem Aspekt sollte frühzeitig die septale Alkoholablation als quasi kuratives Verfahren in Erwägung gezogen werden.

58.3
Herzklappenfehler

Da in einem höheren Lebensalter angeborene Herzfehler sehr selten angetroffen werden, werden hier nur die erworbenen Herklappenfehler besprochen.

58.3.1
Ätiologie und Pathogenese

Ursachen für erworbene Herzklappenfehler stellen entzündliche Erkrankungen, z.B. rheumatische Endomyokarditis oder bakterielle Endokarditis, immunologische Erkrankungen bei Kollagenosen, z.B. Sklerodemie, Lupus erythematodes oder Spondylitis ancylopoetica, degenerative Erkrankungen (primäre Kalzifizierungen oder im Rahmen einer KHK eine Papillarmuskelruptur oder ein Ventrikelseptumdefekt als Infarktfolgen) sowie Herztumoren dar.

Die rheumatische Endokarditis als Sekundärfolge eines Infektes mit β-hämolysierenden Streptokokken ist auch heute noch besonders bei Mitralklappenfehlern im höheren Lebensalter die führende Ursache. Durch den entzündlichen Prozeß kommt es überwiegend an den Schließungsrändern der am meisten beanspruchten Klappen, nämlich der Mitral- und Aortenklappe, zu entzündlichen Veränderungen, welche sich im Laufe der Jahre durch Rezidive verstärken können und dann zu einer Stenosierung oder Insuffizienz oder beidem führen. Nach einer Latenzzeit von im Mittel 10 Jahren bei rheumatischer Mitral- und im Mittel 15 Jahren nach Aortenklappenendokarditis kommt es dann zur klinischen Manifestation. Neben den Klappensegeln können auch die Sehnenfäden entzündlich verändert sein, miteinander verwachsen und schrumpfen, und sekundär können die entzündlich veränderten Klappen auch verkalken.

Im Gegensatz zu diesem schleichenden Verlauf führt die bakterielle Endokarditis im Rahmen einer Septikämie zu einer raschen Deformierung des Klappenapparats durch ulzeröse Entzündungsherde und Klappenperforationen, wobei in aller Regel Klappeninsuffizienzen auftreten. Als häufigste Keime werden Streptococcus viridans, andere Streptokokkentypen, Staphylokokken, Enterokokken, gramnegative Keime und selten Pilze beobachtet. Dementsprechend ist auch der klinische Verlauf akut bis perakut und die Therapie muß deshalb auch entsprechend gewählt werden (z. B. akuter Klappenersatz bei rasch sich entwickelnder Herzinsuffizienz).

Im höheren Lebensalter tritt sehr häufig eine besondere Form der Aortenklappenstenose durch eine primäre Kalzifikation auf, welche nicht durch Entzündungsprozesse verursacht ist (Seltzer 1987; Pellikala et al. 1990).

58.3.2
Aortenklappenfehler

Die klinische Symptomatik bei Aortenklappenfehlern besteht in einer Belastungsdyspnoe je nach Schweregrad und pektanginösen Beschwerden besonders bei Belastung. Palpation und Auskultation sind beim älteren Menschen bei Aortenklappenfehlern weniger spezifisch, weil häufiger benigne systolische Geräusche über allen Auskultationsarealen auftreten können und durch erhöhte Steifigkeit der zentralen Arterien auch die Beurteilung der Pulsqualität eingeschränkt ist, z.B. der langsame Anstieg der Pulswelle und die kleinere Pulsamplitude physiologisch ist und nicht unbedingt auf eine Aortenklappenstenose zurückgeführt werden kann. Das spindelförmige mittel- bis hochfrequente Geräusch mit Fortleitung in die Karotiden bei der Aortenstenose ist aber dennoch diagnostisch wegweisend. Im EKG finden sich gelegentlich die Zeichen der linksatrialen Überlastung und fast immer die der Linksherzhypertrophie. Im Röntgenbild sieht man die typische Konfiguration bei Aortenstenose mit verstärkter Prominenz des Aszendenzanteils der Aorta und bei suffizientem Ventrikel nur eine Betonung des linken Herzrandes (aortale Konfiguration). Die Diagnose wird gesichert durch die Echokardiographie mit der Darstellung der Verplumpung und verminderten Beweglichkeit (Öffnungsamplitude) der Aortenklappensegel, der begleitenden Myokardhypertrophie und evtl. der Vergrößerung des linken Vorhofs. Der Schweregrad der Aortenklappenstenose kann relativ sicher mittels der Doppler-Methode mit Bestimmung des Druckgradienten und der Klappenöffnungsfläche erfaßt werden.

Die Aorteninsuffizienz ist charakterisiert durch den typischen schnellenden Puls mit hoher Pulsamplitude, dem diastolischen Sofortgeräusch mit Punctum maximum über dem Aortenklappenareal und der großen Blutdruckamplitude bei Messung mit der Riva-Rocci-Methode. Das Röntgenbild zeigt sowohl eine Verbreiterung der Aorta als auch eine Ausweitung des Herzschattens nach links. Die Diagnose kann wiederum mit Hilfe der Echokardiographie gestellt und der Schweregrad annähernd bestimmt werden.

58.3.3
Mitralklappenfehler

Häufigste Ursache der Mitralstenose beim älteren Menschen ist nach wie vor die rheumatische Klappenendokarditis (Caird et al. 1976), während bei der Mitralinsuffizienz ein rheumatisches Fieber ebenso wie eine Verkalkung des Mitralklappenrings, ein Mitralklappenprolaps oder eine Mitralinsuffizienz infolge Papillarmuskeldysfunktion nach akutem Myokardinfarkt oder bei chronischer Ischämie in Frage kommen. Bei Vorliegen von Vorhofflimmern und Herzinsuffizienz ist die Überlebenszeit der Patienten besonders verkürzt, weshalb hier frühzeitiger an einen Mitralklappenersatz gedacht werden muß.

Die Diagnose der Mitralstenose ergibt sich aus der Belastungsdyspnoe der Patienten, der mangelnden körperlichen Leistungsfähigkeit und häufiger dem Vorliegen von Vorhofflimmern. In der Auskultation kommt der typische pochende oder laute erste Herzton, Mitralöffnungston und das diastolische Intervallgeräusch zum Vorschein. Im EKG sind die Zeichen der Vorhofüberlastung des linken Vorhofs und der Rechtsherzbelastung als Steiltyp erkennbar. Im Röntgenthoraxbild stellt sich das typische mitralkonfigurierte Herz mit vergrößertem Vorhof und kleinem linken Ventrikel dar.

Die Diagnose wird wiederum durch die Echokardiographie gesichert, mit Hilfe derer der vergrößerte linke Vorhof und die verplumpten, deformierten und in der Beweglichkeit eingeschränkten Mitralklappensegel sichtbar gemacht werden können. Die Doppler-Methode ist in der Lage, wiederum den Schweregrad der Mitralklappenstenose anhand des diastolischen Druckgradienten und der Klappenöffnungsfläche relativ sicher zu bestimmen, so daß hieraus auch im Hinblick auf operative Maßnahmen die Indikation zur Herzkatheteruntersuchung präziser gestellt werden kann.

Bei der Mitralklappeninsuffizienz klagen die Patienten auch häufig über eine Belastungsdyspnoe. Im EKG sind Zeichen der Vorhofüberlastung (P-sinistroatriale) zusammen mit einer linksventrikulären Hypertrophie bei höhergradiger Insuffizienz vorhanden. Im Röntgenthoraxbild zeigt sich in Anteriorposterior- und seitlicher Aufnahme die Ausweitung des Herzens auf Vorhof- wie auf Ventrikelebene.

Die Diagnose kann wiederum zuverlässig durch die Echokardiographie mit Darstellung des vergrößerten linken Vorhofs und linken Ventrikels und der Sichtbarmachung der Refluxwelle im farbkodierten Doppler-Bild gestellt werden.

In allen Fällen von Herzklappenfehlern ist immer dann die Indikation zur Herzkatheteruntersuchung gegeben, wenn entweder die medikamentösen Maßnahmen nicht mehr zu einer Stabilisierung des Klappenfehlers führen, oder aber der Verdacht auf eine begleitende KHK vorliegt.

58.3.4
Trikuspidalklappenfehler

Die primäre Trikuspidalklappenstenose ist extrem selten im höheren Lebensalter anzutreffen, jedoch eine Trikuspidalklappeninsuffizienz sehr viel häufiger als Sekundärerscheinung bei pulmonaler Hypertonie (druckpassiv bei Linksherzinsuffizienz, pulmonale vaskuläre Hypertonie) mit konsekutiver Rechtsherzbelastung. Die Diagnose der Trikuspidalklappeninsuffizienz wird klinisch anhand des positiven Halsvenenpulses, dem typischen holosystolischen bandförmigen oder decrescendoförmigen Geräusch über dem Trikuspidalklappenareal gestellt. Die Diagnose kann am sichersten durch die Echokardiographie gestellt und der Schweregrad durch die Doppler-Echokardiographie semiquantitativ erfaßt werden.

58.3.5
Therapie

Eine medikamentöse Begleittherapie kommt bei hämodynamisch nicht oder wenig wirksamen Herzfehlern nicht in Frage. Bei Symptomen der Herzinsuffizienz werden jedoch Digitalis und Diuretika bzw. Nitropräparate unter Beachtung der Kontraindikationen eingesetzt. Bei der Aorten- und Mitralklappeninsuffizienz kann zusätzlich auch frühzeitig der Einsatz von ACE-Hemmern erwogen werden. Bei Mitralklappenfehlern und Vorhofflimmern ist auch beim älteren Menschen wegen der Gefahr peripherer Embolien (besonders embolisch bedingter Schlaganfall) eine Antikoagulation indiziert (das höchste Schlaganfallrisiko und die höchste Mortalität haben

Patienten über 75 Jahre mit reduzierter LV-Funktion, bereits stattgehabten embolischen Ereignissen und Begleiterkrankungen wie Hochdruck oder Diabetes). Die Dosis des Antikoagulans sollte aber in Abhängigkeit vom biologischen und nicht numerischen Alter gewählt werden (Quick-Wert: um 25–35%; „international normalized ratio"/INR 2,0–3,0).

Auch beim Menschen im höheren Lebensalter sollte bei klinischen Schweregraden III und IV die Indikation zum Herzklappenersatz bzw. zur chirurgischen Rekonstruktion gestellt werden (Edmunds et al. 1988; Elayada et al. 1993; Jebara et al. 1992). Wenn auch wegen der häufig begleitenden zusätzlichen Erkrankungen (Lungenerkrankungen, Diabetes mellitus, Niereninsuffizienz etc.) die Komplikationsraten höher sind, sprechen diese grundsätzlich nicht gegen einen operativen Eingriff. Wesentliche Kontraindikationen sind inkurable Zweiterkrankungen wie Malignome oder Systemerkrankungen, ausgeprägte Störungen der Leber- und Nierenfunktion sowie erhebliche Störungen der Lungenfunktion. Entscheidend für die Indikationsstellung ist die zu erwartende Verbesserung oder Beseitigung der Symptomatik und – mit Einschränkung – eine Verbesserung der Lebenserwartung (Pellikala et al. 1990; Edmunds et al. 1988).

Literatur

Caird FI, Dall JLC, Kennedy RD (1976) Cardiology in Old Age. Plenum, New York London

Carroll JD, Shroff S, Wirth P et al. (1991) Arterial mechanical properties in dilated cardiomyopathy. Aging and the response to nitroprusside. J Clin Invest 87:1002–1009

Chinese Cardiac Study Collaborative Group (1995) Oral captopril versus placebo among 13.634 patients with suspected acute myocardial infarction: interim report from the Chinese Cardiac Study (CCS-1). Lancet 345:686–687

CIBIS-II Investigators and Committees (1999) The cardiac insufficiency bisoprolol study (CIBIS-II): A randomized trial. Lancet 353:9–13

Edmunds LH, Stephenson LW, Edie RN et al. (1988) Open-heart surgery in octonogenarians. N Engl J Med 319:131–136

Elayada MA, Hall RJ, Reul RM et al. (1993) Aortic valve replacement in patients 80 years and older. Operative risks and long-term results. Circulation 88 (Suppl II):II–11

Gruppo Italiano per lo Studio della Spravvivenza nell'Infarto Miocardio. GISSI-3 (1994) Effects of lisinopril and transdermal glyceryl trinitrate singly and together on 6-week mortality and ventricular function after acute myocardial infarction. Lancet 343:115–1122

ISIS-4 (Fourth International Study of Infarct Survival) Collaborative Group. ISIIS-4 (1995) A randomized factorial trial assessing early oral captopril, oral mononitrate, and intravenous magnesium sulphate in 58050 patients with suspected acute myocardial infarction. Lancet 345:669–685

Jebara VA, Dervanian P, Acar C et al. (1992) Mitral valve repair using Carpentier techniques in patients more than 70 years old: Early and late results. Circulation 86 (Suppl II):II–53

Kannell WB, Cupples A (1988) Epidemiology and risk of cardiac failure. Cardiovasc Drugs Ther 2:387–395

Kuhn H, Gietzen F, Leuner C, Gerenkamp T (1997) Induction of subaortic septal ischaemia to reduce obstruction in hypertrophic obstructive cardiomyopathy. Studies to develop a new catheter-based concept of treatment. Eur Heart J 18:846–851

Lakatta EG, Gerstenblith G, Weisfeldt ML (1997) The aging heart: Structure, function, and disease. In: Braunwald E (ed) Heart disease. A textbook of cardiovascular disease. WB Saunders, Philadelphia London Toronto Montreal Sydney Tokyo, pp 1687–1703

MERIT-HF Study Group (1999) Effect of metoprolol CR/XL in chronic heart failure: Metoprolol CR/XL randomised intervention trial in congestive heart failure (MERIT-HF). Lancet 353:2001–207

Nolan PE, Marcus FI (1994) Geriatric considerations in cardiovascular therapy. In: Schlant RC, Alexanders RW (eds) The heart, arteries and veins, 8th edn. McGraw-Hill, New York St. Louis San Francisco, pp 2077–2083

Packer M, Bristow MR, Cohn JN et al. (1996) The effect of carvedilol on morbidity and mortality in patients with chronic heart failure. New Engl J Med 334:1349–1355

Pellikala PA, Nushimura RA, Bailey KR et al. (1990) The natural history of adults with asymptomatic hemodynamically significant aortic stenosis. J Am Coll Cardiol 15:1012–1017

Pitt B, Segal R, Martinez et al. (1997) Randomized trial of losartan versus captopril in patients over 65 with heart failure (Evaluation of Losartan in the Elderly Study, ELITE). Lancet 349:747–752

Schulman SP, Weiss JL, Becker LC et al. (1990) The effects of antihypertensive therapy on left ventricular mass in elderly hypertensive patients. N Engl J Med 322:1350–1355

Seggewiss H, Faber L, Gleichmann U (1999) Percutaneous transluminal septal ablation in hypertrophic obstructive cardiomyopathy. Thorac Cardiovasc Surg 47:94–100

Seltzer A (1987) Changing aspects of the natural history of valvular aortic stenosis. N Engl J Med 317:91–98

The Acute Infarction Ramipril Efficacy (AIRE) Study Investigators (1993) Effect of ramipril on mortality and morbidity of survivors of acute myocardial infarction with clinical evidence of heart failure. Lancet 342:821–828

The CONSENSUS Trial Study Group of Enalapril on mortality in severe congestive heart failure (1987) Results of the Cooperative North Scandinavian Enalapril Survival Study (CONSENSUS). New Engl J Med 316:1429–1435

The SOLVD Investigators (1991) Effect of enalapril on survival in patients with reduced left ventricular ejection fractions and congestive heart failure. New Engl J Med 325:293–302

Wei JY (1992) Age and the cardiovascular system. N Engl J Med 327:1735–1739

Hals-Nasen-Ohren-Krankheiten

W. Pirsig

59.1　Anmerkungen zur HNO-Untersuchung　524
59.2　Nase und Nasennebenhöhlen　524
59.2.1　Die trockene Altersnase　524
59.2.2　Epistaxis　525
59.2.3　Akutes Nasentrauma　525
59.2.4　Entzündungen　525
59.2.5　Tumoren der äußeren Nase　526
59.2.6　Tumoren der Nasenhöhlen und Nebenhöhlen　526
59.3　Speicheldrüsenerkrankungen　527
59.3.1　Xerostomie　527
59.3.2　Sialorrhö　527
59.3.3　Sialadenitis　527
59.3.4　Speicheldrüsentumoren　527
59.4　Schluckstörungen　527
59.4.1　Definitionen　527
59.4.2　Diagnostik　528
59.4.3　Therapie　528
59.5　Oropharyngeale und laryngeale Malignome　529
59.5.1　Epidemiologie　529
59.5.2　Diagnostik　529
59.5.3　Therapie　529
59.6　Vestibulärer Schwindel　530
59.7　Schlafapnoe　531
59.7.1　Unklare Morbiditätsdefinition　531
59.7.2　Diagnostik　531
59.7.3　Therapie　531
　　　Literatur　532

In diesem Kapitel werden nur einige HNO-Krankheiten ohne Hör-, Stimm-, Sprech- und Sprachstörungen kurz eingeführt. Aus Raumgründen ist es auch nicht möglich, diese Erkrankungen systematisch hinsichtlich ihrer Pathophysiologie, Diagnostik und Therapie zu bearbeiten. „Evidence based medicine"-Studien fehlen für fast alle Fragestellungen.

59.1
Anmerkungen zur HNO-Untersuchung

Da wegen der nachlassenden Kommunikationsfähigkeiten im Alter eine brauchbare Anamnese oft schwierig zu erheben ist, wird die ärztliche Untersuchung für die Diagnostik der tragende Pfeiler. Keine Oberfläche des Kopf-Hals-Bereichs darf durch Kopfbedeckungen und Halstücher verdeckt bleiben. Für die Inspektion, die meist auf dem Stuhl oder am Bett durchgeführt werden muß, ist eine gute Lichtquelle die wichtigste Voraussetzung. Optimal ist eine kleine Kaltlichtquelle, an die man sowohl eine Stirnlampe als auch starre und flexible Endoskope anschließen kann. Auch ein Vergrößerungsglas ist bei der Beurteilung von Haut- und Schleimhautveränderungen eine Hilfe. Bei Zahnprothesenträgern erfolgt eine Inspektion der Mundhöhle stets auch ohne Prothesen, um kleine Frühkarzinome unter einer Prothese nicht zu übersehen. Als Hörtest reicht die Bestimmung des Hörvermögens für Umgangs- und Flüstersprache. Bei Schwindel und Gleichgewichtstörungen werden außer Blutdruckmessung und Beobachtung des Gangs die Augen der Patienten unter der Lupe oder Frenzel-Brille betrachtet, um Nystagmen zu erkennen. Manche Störungen des Schluckakts lassen sich schon analysieren, wenn man den Patienten Wasser schlucken läßt. Für eine Oberflächenanästhesie der nasooropharyngealen Schleimhäute sind im Alter deutlich geringere Mengen an Spray oder Injektionslösung erforderlich als in jüngeren Jahren.

59.2
Nase und Nasennebenhöhlen

59.2.1
Die trockene Altersnase

Ältere Menschen mit einer sog. gesunden Nase klagen häufiger über folgende funktionelle Beschwerden: postnasale Sekretion, Niesreiz, Husten, Nachlassen des Riechvermögens und Nasensekretion beim Essen (= gustatorische Rhinitis). Es liegt auch häufig eine trockene Nase vor, die durch eine Störung der autonomen Regulation bedingt sein soll, die aber trotzdem Beschwerden einer gustatorischen Rhinitis machen kann. Dazu kommt, daß zahlreiche Medikamente die Nasenschleimhaut austrocknen wie Diuretika, Antihypertensiva, Abschwellmittel und Antihistaminika (Kimmelman 1991). Speziell letztere machen auch das Nasensekret dicker und verstärken die postnasale Sekretion.

Im Alter werden die Schwellgewebe der Nasenmuscheln und des Septums atrophisch, was zu einem abnehmenden Blutfluß in der Nasenschleimhaut führt. Man beobachtet ein Längerwerden des einzelnen Nasenzyklus, d.h. eine Zunahme der 2- bis 4stündigen und in beiden Nasenhälften gegenläufigen Rhythmik des An- und Abschwellens der nasalen Schleimhaut. Dies geht im Senium zunehmend verloren.

Prinzipiell führt die allgemeine Schleimhautatrophie zu einer Abnahme des Nasenwiderstands, der mittels Rhinomanometrie bestimmt wird. Anderseits können Umbauvorgänge im Nasengerüst im Alter zu einer Erhöhung des Nasenwiderstands führen. So fand Edelstein (1996) rhinomanometrisch bei 104 Probanden mit zunehmenden Alter einen signifikant wachsenden Nasenwiderstand vor und nach Applikation abschwellender Agentien.

Mit der Atrophie der mukösen Drüsen in der Nasenschleimhaut reduziert sich auch die Leistung des mukoziliären Apparats. Sakakura et al. (1983) untersuchten mit dem Saccharin-Test die Schleimhauttransportzeit bei Menschen zwischen 18 und 100 Jahren vergleichend für 3 Altersgruppen, die „alte Gruppe" mit einem Durchschnitt von 75,8 Jahren. Diese Gruppe wies signifikant längere Transportzeiten auf. Die Autoren schließen aus ihren Resultaten, daß die mukoziliare Funktion der Nase nach dem 60. Jahr geschädigt sein kann, daß sie aber bei 70% altersunabhängig im Normbereich liegt.

59.2.2
Epistaxis

Nach dem ersten Gipfel zwischen dem 15. und 25. Lebensjahr zeigt das Nasenbluten einen zweiten Häufigkeitsgipfel zwischen dem 45. und 65. Jahr. Bei Patienten über 60 Jahre schwanken die Häufigkeitsangaben zwischen 10 und 40%, wobei Männer häufiger bluten als Frauen. Im Alter wird nicht nur das Nasenbluten aus dem Bereich des Locus Kiesselbach beobachtet, sondern vermehrt auch das aus der hinteren Nasenhöhle (A. sphenopalatina und Venengeflecht der unteren Muschel).

Pathogenetisch spielen die Kombination von Blutdruckschwankungen (bei vorbestehender Hyper- oder Hypotonie) besonders auch im Schlaf, Schleimhautatrophie mit Gefäßsklerose und Septumdeviationen sowie internistische Erkrankungen eine wichtige Rolle. Begünstigt wird das Nasenbluten durch überheizte, trockene Räume, Allergien, Infekte der oberen Luftwege, Manipulationen und Mittelgesichtsverletzungen. Immer sollte auch nach gerinnungsstörenden Medikamenten wie Acetylsalicylsäure (ASS) und Marcumar gefragt werden. Auch die kongenitale hereditäre hämorrhagische Teleangiektasie (Morbus Osler), die in der Regel schon seit dem zweiten Dezennium symptomatisch wird, kann im Alter durch die eben genannten Faktoren verstärkt Probleme bereiten. Rezidivierendes geringgradiges einseitiges Nasenbluten sollte im Alter auch immer an das Vorliegen eines Malignoms denken lassen.

Beim akuten Nasenbluten gilt es als erstes, den Blutdruck zu messen und evtl. eine Infusion anzulegen, um Hypertonie oder Hypotonie zu behandeln. Die Blutungsquelle läßt sich meist nur rhinoskopisch und endoskopisch, manchmal auch erst unter Narkose finden. Gezielte bipolare Elektrokoagulation und Tamponaden in den lokalanästhesierten Nasenhöhlen können die Epistaxis meistens beenden. Bisweilen ist dafür eine Operation der deviierten Nasenscheidewand erforderlich, um an die hinter der Deviation lokalisierte Blutungsquelle heranzukommen.

Pneumatische Tamponaden sollten nur kurzzeitig liegen bleiben, da es rasch zu nekrotisierenden Schleimhautschäden bei höherem Ballondruck kommen kann. Da Nasentamponaden besonders im Alter zu Sauerstoffentsättigungen und Apnoen im Schlaf führen, ist eine postoperative Überwachung von Patienten zu empfehlen. Nach einer längeren Nasentamponade ist eine einwöchige Schleimhautpflege mit warmer physiologischer Kochsalzlösung sinnvoll.

59.2.3
Akutes Nasentrauma

Die Frakturen des Nasengerüsts gehören zu den häufigsten des Körpers und sind auch im Senium v.a. durch Stürze etwas Alltägliches. Die Kombination mit oft erheblichem Nasenbluten ist die Regel. Meistens lassen sich die Nasengerüstdeformierungen unter Lokalanästhesie soweit reponieren, daß eine ungestörte Nasenatmung resultiert. Wichtig ist, daran zu denken, daß diese Frakturen oft nur Teile von zentralen Mittelgesichtsfrakturen und/oder Schädelfrakturen sind, die sich definitiv nur durch Computertomogramme (CT) diagnostizieren lassen. Auch der Ausschluß einer Commotio cerebri ist bisweilen im Senium nicht so einfach.

59.2.4
Entzündungen

Da allgemein anerkannte Definitionen der Rhinitisformen fehlen und somit auch entsprechende epidemiologische Studien, wird hier nur auf einige chronische Rhinitisformen aus dem Praxisalltag eingegangen.

Auf die Beschwerden der Rhinitis sicca wurde schon oben eingegangen. Eine Behandlung der trockenen Altersnase ist nur kurzzeitig möglich: wiederholtes Salben für das häutige Nasenvestibulum und warme physiologische Kochsalzsprays für die Schleimhaut der Nasenhöhlen.

Bei der IgE-vermittelten allergischen Rhinitis, die in den letzten 2 Jahrzehnten weltweit durch die Luftverschmutzung zugenommen hat, sinkt die Prävalenz im höheren Alter generell (Hosemann 1993). Das gilt auch für die hyperreflektorische oder vasomotorische Rhinopathie, deren Inzidenz nach dem 55. Lebensjahr zurückgeht. Auch die Reaktivität der äußeren Haut im Pricktest nimmt nach dem 60. Jahr ab.

Dagegen wird die Rhinitis medicamentosa im Alter öfter beobachtet, werden doch in diesem Lebensabschnitt 7mal häufiger Nebenwirkungen einer Medikamentengabe beobachtet. Antihypertensiva, β-Blocker, Neuroleptika, Antidepressiva und Tranquilizer sind die Hauptverursacher einer Rhinitis medicamentosa. Die Medikamenteneinnahme kann sich in Form einer nasalen Kongestion oder einer verstärkten postnasalen Sekretion auswirken. Lokale Kortikoide und Sympathomimetika können die Nasenschleimhaut austrocknen.

Auch die chronischen polypösen Nebenhöhlenentzündungen treten mit fortschreitendem Alter häufiger auf, was schon 1977 in einer Studie an 6037 Patienten festgestellt wurde (Settipane u. Chafee 1977). Diese Entzündungsform der Nasenschleimhaut, die mit einer lokalen Eosinophilie und häufig mit einer ASS-Intoleranz einhergeht, ist wahrscheinlich nicht IgE-vermittelt. Denn positive allergische Hautteste finden sich bei Patienten mit einer chronischen Nasenpolyposis nicht häufiger als in der Allgemeinbevölkerung.

Erwachsene mit einer Nasenpolyposis haben auch eine erhöhte Prävalenzrate von Asthma (Van der Baan 1997), das oberhalb von 65 Jahren wieder zunimmt. Bei Behinderung der Nasenatmung ist die funktionelle endoskopisch kontrollierte Nasennebenhöhlenoperation auch im hohen Alter indiziert. Diese kann aber im Einzelfall das Rezidiv nicht verhindern, weil die Ursache der Nasenpolyposis bis heute ungeklärt ist.

59.2.5
Tumoren der äußeren Nase

Das Rhinophym ist eine primär gutartige Erkrankung unbekannter Genese der äußeren Nase im Alter und kommt bei Männern 12- bis 20mal häufiger als bei Frauen vor. Eine langsame Zunahme des subkutanen Bindegewebes, der Gefäße und v.a. der Talgdrüsen führt zur Bildung von knolligen, derben Pseudotumoren, die sich über die Nase hinaus auch auf Stirn, Wange und Kinn ausbreiten können. Die Behandlung besteht in einer operativen Entfernung der Tumormassen unter Belassen der untersten Hautschichten im Niveau der ursprünglichen Nase. Hierfür wird auch der Laser erfolgreich eingesetzt (Staindl 1993).

Basalzellkarzinome, die häufigsten bösartigen Geschwülste des Menschen, werden im Kopf-Hals-Bereich am häufigsten an der äußeren Nase und besonders zwischen dem 6. bis 8. Dezennium angetroffen. Plattenepithelkarzinome und maligne Melanome kommen an der äußeren Nase seltener vor, jedoch auch mit dem gleichen Häufigkeitsgipfel. Die komplette Tumorexzision ist die Methode der Wahl. Nach Exzision kleinerer Malignome im Bereich der Nasenhaut ist eine Wunddeckung meist nicht notwendig, da die Narbenbildung bei Älteren kosmetisch befriedigender verläuft als bei Jüngeren.

59.2.6
Tumoren der Nasenhöhlen und Nebenhöhlen

Diese Tumoren machen 0,2–0,8% aller Malignome aus und kommen am häufigsten in der 6. und 7. Dekade vor. Männer werden 3mal so häufig befallen wie Frauen. Rauchen und das Arbeiten in der Holz-, Leder- und Metallindustrie werden als wichtige Ursachen angesehen. Das anaplastische Karzinom stellt mit etwa 20% den häufigsten malignen Tumor der inneren Nase dar, gefolgt vom Plattenepithelkarzinom mit 17,6%. Die Inhalation von Nickelstäuben führt u.a. zur Entwicklung von Plattenepithelkarzinomen im Bereich des mittleren Nasengangs oder am Kopf der mittleren Muschel. Das Adenokarzinom macht etwa 8% der Malignome der Nase und ihrer Nebenhöhlen aus und wird in Assoziation mit Holzstaubexposition und bei Beschäftigten der Leder- und Textilindustrie beobachtet.

Adenoidzystische Karzinome wachsen langsam und haben eine Zehnjahresüberlebensrate von unter 10%. Plattenepithelkarzinome treten in 10–13% als Entartung oder im Zusammenhang mit dem invertierten Papillom der inneren Nase auf, dessen Symptomatik dem einer Polyposis ähnelt. Wegen der häufigen Rezidivneigung des invertierten Papilloms sind jahrelange Kontrollbeobachtungen erforderlich.

Im Alter finden sich auch maligne Lymphome im Bereich der inneren Nase und ihrer Nebenhöhlen ebenso wie extramedulläre Plasmozytome. Das seltene Ästhesioneuroblastom mit seinem Ausgangspunkt im olfaktorischen Epithel zeigt einen zweiten Häufigkeitsgipfel im 6. Dezennium (Hosemann 1993).

Manche dieser Malignome beginnen mit unspezifischen Zeichen wie einer einseitigen Nasenatmungsbehinderung oder Sekretion, geringgradigem einseitigen Nasenbluten und nur selten Schmerzen.

Manche Malignome bleiben lange symptomlos oder zeigen sich erst nach Einbruch in die Nachbarorgane Orbita oder Schädelbasis. Trotz radikaler und oft verstümmelnder Therapie und Bestrahlung ist die Prognose vieler Malignome der inneren Nase und ihrer Nebenhöhlen langfristig ungünstig.

59.3 Speicheldrüsenerkrankungen

59.3.1 Xerostomie

Die Leistungsfähigkeit der Speicheldrüsen läßt im Alter nur geringfügig nach. Dies gilt eher für die Ruhesekretion des Speichels als für die Sekretion nach der Nahrungsaufnahme. Das Drüsenparenchym der kleinen und großen Kopfspeicheldrüsen wird im Alter zunehmend durch Fettgewebe ersetzt (Seifert et al. 1984). Im Alter klagen viele Menschen über Mundtrockenheit, die nur zum geringen Teil Folge der verminderten Ruhesekretion ist. Stärker tragen zur Inaktivitätsatrophie der Speicheldrüsen die vermehrte Aufnahme breiiger und flüssiger Nahrung, das häufigere Schlucken, schlecht sitzender Zahnersatz, die Verdunstung durch Mundatmung und v.a. Medikamente bei. Speichelmangel wird in der Regel nach Bestrahlung und bei der Immunsialadenitis beobachtet (Chilla 1993). Auch bei der Alzheimer-Krankheit ist eine hochsignifikante Verminderung des nichtstimulierten Speichelflusses der Glandula submandibularis beschrieben. Eine Erklärung hierfür und die Folgen für den Alltag der Alzheimer-Patienten sind bisher nicht bekannt. Die Speichelsekretion wird v.a. durch die parasympatholytische Wirkung von Antihypertensiva wie Reserpin, Guanethidin-Derivaten und Clonidin vermindert. Sekretionshemmend wirken auch β-Rezeptorenblocker, Neuroleptika und Antidepressiva.

Therapeutisch haben sich schwache Säuren wie Pantothensäure bewährt. Ist die Xerostomie sehr ausgeprägt, so bringt häufigeres Trinken kleiner Schlucke oder der Einsatz von Speichelersatzpräparaten Linderung.

59.3.2 Sialorrhö

Eine vermehrte Speichelproduktion (= Sabbern) wird bei chronischen Entzündungen und Tumoren der Mundhöhle sowie beim M. Parkinson beobachtet. Sie ist häufig mit einer Schluckstörung vergesellschaftet, die verhindert, daß der Speichel adäquat geschluckt wird. Kann die Ursache nicht ausgeschaltet werden, so ist die Alterssialorrhö medikamentös kaum zu beeinflussen. Nur in schweren Fällen sind operative Maßnahmen wie die Parotidektomie, die Unterbindung oder Verlegung der Drüsenausführgänge oder eine Drüsenbestrahlung erforderlich (Chilla 1993).

59.3.3 Sialadenitis

Entzündungen der Speicheldrüsen werden besonders bei Abwehrschwäche im Verlauf von konsumierenden Erkrankungen, besonders beim Diabetes mellitus, beobachtet („marantische Parotitis"). Auch die Parotitis nach Operationen, besonders der Mundhöhle und des Magen-Darm-Trakts, findet sich im Alter häufiger. Aus der akuten eitrigen Sialadenitis können rasch nekrotisierende und abszedierende Entzündungen der großen Kopfspeicheldrüsen entstehen, bei denen auch chirurgische Maßnahmen neben der Antibiotikatherapie erforderlich werden.

59.3.4 Speicheldrüsentumoren

Von den gutartigen Speicheldrüsentumoren ist das Zystadenolymphom eine Erkrankung des Alters und nicht das pleomorphe Adenom, die sonst häufigste Form der Speicheldrüsentumoren. Malignome der Speicheldrüsen treten im Alter häufiger auf als in jüngeren Jahren, besonders die Plattenepithelkarzinome, die Non-Hodgkin-Lymphome (Entwicklung aus einem Sjögren-Syndrom möglich), Karzinome in Rezidiven von pleomorphen Adenomen und die seltenen Speichelgangkarzinome (Seifert et al. 1984). Meist kommen die Patienten erst zum Arzt, wenn Fazialisparese und chronische Schmerzen im Tumor zu Leitsymptomen des Malignoms geworden sind. Die Parotis ist im Alter auch häufig erster lymphogener Metastasierungsort für Hautkarzinome und Melanome aus dem Kopfbereich. Der Allgemeinzustand des Malignompatienten und die Tumorausdehnung bestimmen das Ausmaß der Therapie: radikale oder palliative Operation, Bestrahlung oder nur Schmerzbekämpfung.

59.4 Schluckstörungen

59.4.1 Definitionen

Schluckstörungen werden zunehmend in interdisziplinären Zentren analysiert und behandelt, was sich auch in einer eigenen Zeitschrift „Dysphagia" seit

1986 widerspiegelt. Der Erwachsene schluckt etwa 600mal in 24 h, wobei etwa nur $^1/_3$ auf das Schlucken beim Essen entfällt. Etwa 350mal wird im Wachzustand und 50mal im Schlaf „leer" geschluckt. Diese Zahlen gilt es zu bedenken, wenn beim gestörten Schlucken aspiriert wird.

Beim Schluckakt wird zusätzlich zum reflektorischen Kehlkopfschutz auch die Stimmritze verschlossen. Als weiterer Schutzreflex tritt ein Hustenreiz auf, sobald Nahrungsanteile in den Eingangsbereich des Kehlkopfs gelangen (Sonies u. Baum 1988). Das Eindringen von Magensäure in diesen Bereich kann Apnoen hervorrufen.

Exakte Zahlen über die Häufigkeit von Schluckstörungen im Alter existieren nicht, auch weil die milde Form der Schluckstörung häufig nicht erkannt wird und sich nur in rezidivierenden Fieberschüben infolge kleinerer Aspirationspneumonien äußert. Diese tracheale Aspiration der Nahrung führt bei nahezu 10% der neurologisch Kranken im ersten Jahr nach dem ischämischen Insult zum Tode.

Im Alter können lokale und mechanische Hindernisse im oberen Aerodigestivtrakt (Entzündungen wie eine Angina tonsillaris, Fremdkörper, Tumoren oder degenerative Veränderungen der Halswirbelsäule) Schluckstörungen auslösen. Vor allem aber dominieren neurogene und neuromuskuläre Schluckstörungen. So findet sich bei Schluckstörungen im Senium häufig ein mangelnder Glottisschluß (Internus-Transversus-Parese) sowie eine Parese der pharyngealen Konstriktoren (Thumfart 1993), was wiederum die Aspiration begünstigt.

Bei den Symptomen unterscheidet man die Dysphagie (Schwierigkeiten beim Schlucken) von der Odynophagie (Schluckschmerz). Davon abzugrenzen ist der Begriff des Globus pharyngeus (Kloß- oder Völlegefühl im Kehlkopfbereich). Dieses Globusgefühl hängt nicht mit dem Schlucken zusammen, sondern wird eher durch den Schluckakt beseitigt.

59.4.2
Diagnostik

Die Anamnese von Schluckstörungen wird am besten mit Hilfe eines Fragebogens durchgeführt (Thumfart 1993). Dabei wird die Unterscheidung von Schluckstörungen bei Getränken oder festen Speisen wichtige Hinweise geben, wie auch Verschlucken oder Husten beim Essen sowie Schmerzen. Es werden die Eßgewohnheiten und Medikamenteneinnahme erfragt, der Gewichtsverlauf sowie Stimmveränderungen, ösophageale Symptome (Sodbrennen, Globusgefühl, Steckenbleiben von Nahrung), thorakale Schmerzen, chronischer Husten, Dyspnoe, Nasenrachensekretion, asthmatische Attacken beim Essen und Apnoen im Schlaf.

Oropharyngeale Dysphagien sind mit Schwierigkeiten bei der Fortbewegung des Speisebolus von der Mundhöhle in den Ösophagus verbunden (nasale oder orale Regurgitation, nasale Sprache, Husten während und nach dem Schlucken, Aspiration).

Ösophageale Schluckstörungen äußern sich durch das Gefühl des Steckenbleibens von Speisen hinter dem Brustbein. Bleiben nur feste Speisen stecken, so liegt eher eine mechanische Obstruktion vor, während das Hängenbleiben von Speisen aller Konsistenzen eher auf neuromuskuläre Probleme hinweist.

Neben der HNO-ärztlichen Untersuchung (mechanische Hindernisse im oberen Aerodigestivtrakt, Speisereste in Mundtaschen und im Hypopharynx, Störungen der Muskelinnervation) werden v.a. die pH-Messung an der Kardia und eine radiologisch gastroenterologische Untersuchung zur Analyse von Schluckstörungen beitragen. Auch eine neurologische Diagnostik ist in der Regel erforderlich. Spezielle interdisziplinäre Schluckuntersuchungen wie die Ösophagusmanometrie, Farbstoffvideographie, Manofluorographie, Röntgenkinematographie und Elektromyographie ermöglichen eine subtile Differentialdiagnostik der Dysphagie: Liegt eine anatomische, muskuläre, neuromuskuläre, zentrale oder peripher neurogene Störung vor? Sie bilden auch die Grundlage zur Indikation konservativer oder operativer Maßnahmen (Sonies u. Baum 1988; Thumfart 1993).

59.4.3
Therapie

Der HNO-Arzt wird therapeutisch häufig beim Globusgefühl, der Dysphagie, bei Ösophagusfremdkörpern, beim Zenker-Divertikel, bei Luftnot und Aspiration, bei benignen und malignen Tumoren sowie bei ösophagotrachealen Fisteln konsultiert. Beispiele einer mechanisch bedingten (Hypopharynxdivertikel) und einer funktionell bedingten (krikopharyngeale Dysphagie) Schluckstörung seien kurz erläutert: Das Zenker-Hypopharynxdivertikel entsteht im Killian-Dreieck zwischen dem M. thyreopharyngeus und dem M. cricopharyngeus, ist bei Männern etwas häufiger als bei Frauen und hat den Altersdurchschnitt bei 70 Jahren. Ein Zusammentreffen von Divertikel und gastroösophagealer Refluxerkrankung ist nachgewiesen. Seit Jahren hat sich die endoskopische laserchirurgische Durchtrennung der Pars horizontalis des M. cricopharyngeus als relativ sicheres Operationsverfahren erwiesen, wie van Overbeek (1994) an 545 eigenen Fällen zeigen konnte.

Bei der Dysfunktion des M. cricopharyngeus werden Speisereste im Sinus piriformis und Aspiration nach dem Schlucken oder Regurgitation oder Reflux aus dem Ösophagus beobachtet. In den letzten Jahren wurde zur Therapie der krikopharyngealen Dysphagie Botulinustoxin mit Erfolg auch bei alten Patienten im geschwächten Allgemeinzustand eingesetzt. Unter Lokalanästhesie wird Botulinustoxin mittels einer CT-gesteuerten Injektion in den M. cricopharyngeus injiziert. Atkinson u. Rees (1997) erreichten damit ein verbessertes Schluckvermögen bei 5 stark geschwächten Patienten im Alter von 75–85 Jahren.

59.5 Oropharyngeale und laryngeale Malignome

59.5.1 Epidemiologie

Während etwa 25% der Malignome im Kopf-Hals-Bereich auf Nasennebenhöhlen, Nasopharynx, Speicheldrüsen und Haut entfallen, werden die restlichen 75% an den Schleimhäuten der Mundhöhle, des Oro- und Hypopharynx sowie des Larynx gefunden. In den letzten Dezennien erhöhte sich die Anzahl der Oropharynx- und Hypopharynxkarzinome, während die Zahl der Larynxkarzinome sich kaum veränderte. Etwa 20% entfallen auf weibliche Patienten.

Die auslösenden Noxen für Plattenepithelkarzinome im oberen Aerodigestivtrakt sind das Tabakrauchen und der chronische Alkoholkonsum, wobei beide Faktoren eine synergistische Wirkung haben. Da in den letzten Dezennien der Konsum dieser beiden Noxen in Europa erheblich gestiegen ist, ist auch die ständige Zunahme der Inzidenz der Schleimhautkarzinome im oberen Aerodigestivtrakt verständlich. Allerdings weist er eine unterschiedliche Altersverteilung auf: Der Altersgipfel liegt beim Larynxkarzinom im 55. bis 65. Lebensjahr, während bei den oropharyngealen Tumoren eine Verschiebung des Altersgipfels zu jüngeren Jahrgängen registriert wird. Etwa 10% aller Patienten mit Tumoren des oberen Aerodigestivtrakts sind über 70 Jahre alt (Ambrosch u. Steiner 1993).

59.5.2 Diagnostik

Leider macht sich nur das an Stimmlippen und Taschenbändern wachsende Larynxkarzinom durch Heiserkeit früh bemerkbar, während die Frühstadien der oropharyngealen Karzinome lange symptomlos bleiben. Dysphagie, Odynophagie, Aspiration, einseitige ins Ohr ausstrahlende Schmerzen und Halslymphknotenvergrößerungen sind Spätsymptome. Auch den kleinen karzinomatösen Schleimhautulzera in der Mundhöhle wird von den Senioren meist keine Beachtung geschenkt oder sie bleiben unter der Prothese verborgen.

Da die klassische HNO-Spiegeluntersuchung nicht alle Schleimhautbezirke des oberen Aerodigestivtrakts erreicht, ist die direkte Laryngoskopie unter dem Mikroskop in Intubationsnarkose mit multiplen Knipsbiopsien aus allen verdächtigen Schleimhautbezirken der diagnostische Standard. Die Ultraschalluntersuchung, die CT und die Magnetresonanztomographie sind weitere diagnostische Maßnahmen zur Sicherung der Diagnose und Stadienbestimmung wie auch die Fein- oder Grobnadelbiopsie aus pathologischen Halsschwellungen.

Da bei 5–10% der Patienten bei der Entdeckung eines Malignoms im oberen Aerodigestivtrakt schon ein Zweitkarzinom an anderer Stelle im Oropharynx, Larynx, Ösophagus oder Bronchien vorliegt, sollte auch die sog. Panendoskopie in die Routinediagnostik einbezogen werden (Poppendieck u. Schrader 1988). Wegen der häufigen Streuung dieser Tumoren in Lunge und Leber gehören die Röntgenuntersuchungen der Lunge und die Oberbauchsonographie zum Staging.

59.5.3 Therapie

Ambrosch u. Steiner (1993) weisen in ihrem ausführlichen Bericht über die Malignome der alten Menschen im Kopf-Hals-Bereich darauf hin, daß über 70jährige in Therapiestudien unterrepräsentiert sind, da die meisten Studienprotokolle eine Altersbegrenzung enthalten. Ferner wurde in mehreren Studien gezeigt, daß älteren Patienten eine potentiell kurative Behandlung vorenthalten wird. Entscheidend für einen Therapieerfolg ist weniger das kalendarische Alter der Tumorpatienten als deren Allgemein- und Ernährungszustand, der Schweregrad der assoziierten inneren und neurologischen Erkrankungen sowie die psychosoziale Einbettung.

Die Pfeiler der kurativen Behandlung der Kopf- und Halstumoren sind die Operation und die Bestrahlung, während der Chemotherapie bei den Plattenepithelkarzinomen eine untergeordnete Bedeutung zukommt. Große Eingriffe im Kopf-Hals-Bereich können auch in hohem Lebensalter erfolgreich durchgeführt werden und haben eine signifikant niedrigere Mortalitätsrate als die der großen Eingriffe im Thorax- und Abdominalbereich. Die endoskopischen Teilresektionen mit dem Laser führen im Vergleich zu den klassischen Teilresektionen mit Eröffnung des Halses von außen nicht nur zu geringeren Komplikationen während des Heilungsverlaufs, sondern auch zu funktionell besseren Resultaten beim Sprechen und Schlucken.

Bei Frühstadien ermöglichen die endoskopischen Eingriffe nicht nur eine kürzere Behandlungsdauer, sondern oft sogar eine ambulante Durchführung. Frühstadien des Larynxkarzinoms können in kurativer Absicht auch durch alleinige Radiatio behandelt werden.

Bei bis zu 30% der Patienten spricht das Malignom nicht auf die Radiatio an oder es kommt zu einem lokalen Rezidiv. Deshalb ist bei diesen Patienten die engmaschige Kontrolle (ein- bis 2monatig im ersten Jahr, alle 3 Monate im 2. Jahr und halbjährlich im 3. Jahr) besonders wichtig. Diese Nachsorgeintervalle gelten jedoch auch generell für operierte und/oder bestrahlte Patienten mit Hals-Kopf-Malignomen. Wer die ersten beiden Jahre rezidivfrei übersteht, hat auch weiterhin gute Überlebensaussichten.

Für die Laryngektomierten hat sich inzwischen die chirurgische Stimmrehabilitation mittels operativ angelegten Fisteln zwischen Trachea und Hypopharynx bzw. Ösophagus und die Einlage einer Stimmprothese aus Kunststoff zwischen Trachea und Ösophagus bewährt. Allerdings bedarf die Pflege einer solchen Stimmprothese der manuellen Geschicklichkeit, die viele Senioren nicht mehr erbringen können.

Da oropharyngeale Karzinome in der Regel in einem fortgeschritteneren Stadium entdeckt werden als Larynxkarzinome, ist ihre Prognose trotz mancher operativer Verbesserungen wie beispielsweise dem Einsatz mikrovaskulärer Lappen immer noch ungünstiger als die der Larynxkarzinome. Das gilt im besonderen Maße auch für alte Menschen.

59.6
Vestibulärer Schwindel

Bei der Genese des Altersschwindels spielen Alterungsprozesse im peripheren und zentralen Vestibularissystem eine entscheidende Rolle. Im alternden peripheren Vestibularissystem nehmen die Haarzellen bis zu 40% ab. Bei Personen über 60 Jahren findet sich eine Reduktion der Ganglienzellen im Ganglion vestibulare Scarpae, und im Gleichgewichtsnerven setzt eine Verminderung des Nervendurchmessers und der Nervenfasern schon im 5. Lebensjahrzehnt ein. Durch die damit bedingte reduzierte Nervenleitgeschwindigkeit kann in die Vestibulariskerngebiete ein falsches Erregungsmuster aus der Peripherie gemeldet werden.

Die vielfältigen Ursachen und Behandlungsmöglichkeiten von Schwindel und Gleichgewichtsstörungen im Alter mit Läsion des vestibulären Systems wurden von Haid (1993) ausführlich dargestellt. Er berichtet über Vestibularisprüfungen bei 454 Patienten ab dem 60. Lebensjahr. In der Gruppe zwischen 60 und 70 Jahren überwogen peripher-vestibuläre Läsionen (50%) etwas die zentral-vestibulären Störungen (40%). Bei den über 70jährigen fand Haid den Anteil der zentral-vestibulären Störungen größer (Tabelle 59-1).

Differentialdiagnostisch trennt man im Alter eine Ménière-ähnliche Symptomatik (Ménière-Syndrom) auch infolge einer Vertebralis-Basilaris-Insuffizienz vom klassischen hydropsbedingten Morbus Ménière. Haid beobachtete am Erlanger Krankengut, daß die meisten Patienten mit einem Morbus Ménière an Grunderkrankungen wie Diabetes mellitus, Hypotonie, Hypertonie, Hyperlipidämie oder Hyperurikämie litten.

Anamnestisch unterscheidet man den systematischen Schwindel (Drehschwindel, Schwankschwindel, Liftschwindel und Fallneigung) vom unsystematischen Schwindel (Unsicherheitsgefühl, Betrunkenheitsgefühl, Benommenheitsgefühl, Ohnmachtsschwindel) mit oder ohne vegetative Symptomatik. Haid (1993) empfiehlt besonders dann eine Überprüfung der Gleichgewichtsorgane, wenn ein Schädel-Hirn-Trauma, eine periphere Fazialisparese, ein Hirntumor, besonders in der hinteren Schädelgrube, vorliegt oder eine Therapie mit ototoxischen Medikamenten geplant ist.

Auf die vestibuläre Screeninguntersuchung und auf die speziellen Vestibularisprüfungen kann hier nicht eingegangen werden, ebensowenig auf die individuelle und interdisziplinäre Behandlung der Altersvertigo. Neben einer primär kausalen Therapie (Antibiotika und Virustatika bei Entzündungen, operative Maßnahmen am Ohr) gliedern Claussen u. Claussen (1991) eine solche Behandlung generell in

Tabelle 59-1. Diagnosen von 151 Patienten über 70 Jahre mit Schwindel. (Nach Haid 1993)

A. Zentral-vestibuläre Läsion	
Vertebralis-Basilaris-Insuffizienz	53
Zervikaler Schwindel	6
Neuropathia-vestibularis-ähnliches Syndrom	3
Ménière-Syndrom	2
Enzephalitis	1
Sonstige Diagnosen	2
B. Peripher-vestibuläre Läsion	
Kochleovestibuläre Insuffizienz	15
Morbus Ménière	11
Akustikusneurinom	10
Neuropathia vestibularis	10
Zoster oticus	3
Labyrinthitis acuta	2
Sonstige Diagnosen	7
C. Schwindel unklarer Genese	9
D. Schwindel ohne vestibuläre Läsion	17

eine antivertiginöse bzw. antiemetische Therapie, eine neurotransmitterorientierte Behandlung, eine Erhöhung der zerebralen Durchblutung und eine gezielte Behandlung der internistischen und/oder neurologischen Grundkrankheiten.

59.7
Schlafapnoe

59.7.1
Unklare Morbiditätsdefinition

Der Krankheitswert der schlafbezogenen Atmungsstörungen (SBAS) im Alter muß noch bestimmt werden, denn es fehlen klare Krankheitsindikatoren und epidemiologische Daten über deren Morbidität, Mortalität und über Einflüsse auf die Lebensqualität. Behandlungsbedürftige SBAS werden in der Altersgruppe zwischen 30 und 70 Jahren am häufigsten beobachtet und zeigen danach einen deutlichen Rückgang. Ob dieser Rückgang die Folgen der mit SBAS assoziierten Gesundheitsrisiken für Kreislauforgane und Gehirn widerspiegelt, ist unklar.

Wie eine Studie (Ancoli-Israel et al. 1987) an 358 zufällig ausgewählten Senioren (im Mittel 72,4 Jahre) ergeben hat, scheint die Anzahl der zentralen Apnoen im Alter zuzunehmen. Ancoli-Israel et al. fanden bei 17% dieser Senioren überwiegend obstruktive Schlafapnoen, bei 6% vorwiegend zentrale und bei 1% gemischte Apnoen. Obwohl die Schlafapnoe bei Frauen nach der Menopause insgesamt öfter beobachtet wird als davor, war sie bei den 157 Männern mit 31% deutlich häufiger anzutreffen als bei den 201 Frauen mit 19%.

Einig ist man sich heute darin, daß die SBAS nicht nur nach dem Zahlenwert einiger Schlaflaborparameter (Apnoe, Hypopnoe, Sauerstoffsättigung im Blut, Arousal) beurteilt werden dürfen, sondern auch nach dem Grad der Tagesmüdigkeit und begleitender internistischer und/oder neurologischer Symptome. Aus der Literatur ist zu ersehen, daß je nach der definierten Anzahl der Apnoen und Hypopnoen pro Stunde Schlaf zwischen 0 und 100% der alten „gesunden" Menschen eine Schlafapnoe haben, im Durchschnitt etwa 32%. Aus ihrer über 12 Jahre gehenden Studie an 198 Senioren errechneten Bliwise et al. (1988) für die Schlafapnoe ein etwa 2,7fach höheres Mortalitätsrisiko im Zusammenhang mit kardiovaskulären Erkrankungen (zerebrovaskulärer Insult, Herzinfarkt, Hirnstamminfarkt, Herzinsuffizienz, pulmonale Embolie), wenn man einen Apnoe-Hypopnoe-Index von über 10/h als Kriterium für das Vorliegen einer Schlafapnoe nimmt.

59.7.2
Diagnostik

Der HNO-Arzt wird meist dann konsultiert, wenn lautes unregelmäßiges Schnarchen mit Atempausen bei Patienten beobachtet wird. Eine Nasentamponade im Rahmen der Epistaxistherapie, Tumoren im Bereich der oberen Luftwege bis zur Glottisebene, eine Makroglossie (Akromegalie!) oder der beidseitige Stimmlippenstillstand können die „asymptomatische" Form in eine „symptomatische" Form der obstruktiven Schlafapnoe verwandeln. Gnathologisch sind Zahnverlust, eine Mandibulahypoplasie und pathologische Kiefergelenksbewegungen beim alten Menschen mit einer SBAS zu finden. Wesensveränderungen und Verwirrtheitszustände können die SBAS maskieren. Auch eine Gewichtszunahme, Sedativa, Tranquilizer und Schlafmittel, besonders Diazepame, sowie regelmäßiger Alkoholgenuß vor dem Schlafengehen können den Übergang in die symptomatische Form der Schlafapnoe bewirken.

Der HNO-Arzt ist gerade beim alten Menschen öfter gezwungen, wegen eines stärkeren Nasenblutens eine beidseitige Nasentamponade durchzuführen. Diese können Herzrhythmusstörungen, einen signifikanten Anstieg der Apnoen und Hypopnoen und sogar Todesfälle bewirken (Pirsig u. Schäfer 1993).

Neben der Anamnese und HNO-Untersuchung ist die Pulsoximetrie oder eine 4- bis 7kanalige Polygraphie als Suchverfahren geeignet, um die Verdachtsdiagnose einer SBAS zu erhärten. Nur in Einzelfällen ist eine Polysomnographie notwendig.

59.7.3
Therapie

Eine spezielle Therapie des SBAS beim alten Menschen wird empfohlen, wenn klinisch signifikante Gasaustauschveränderungen, kardiopulmonale Dekompensation, übermäßige Tagesmüdigkeit oder neurologische Symptome vorhanden sind. Langzeiterfahrungen an größeren Gruppen von Senioren fehlen. Neben der Gewichtsreduktion – übergewichtige Senioren mit SBAS sind allerdings selten – ist eine Verbesserung der Schlafhygiene zu empfehlen (Einschränkung von Alkoholgenuß, Schlaf- und Beruhigungsmitteln, Tranquilizern und Psychopharmaka).

Da es keine nebenwirkungsfreien Medikamente zur Behandlung der SBAS gibt, wird besonders für die mittelschweren und schweren Formen der SBAS die nächtliche Ventilationstherapie der Goldstandard der konservativen Therapiemodalitäten bleiben, auch wenn mehrere Nebenwirkungen die Langzeitakzeptanz um etwa 40% reduzieren. Eine nächtliche Ventilationstherapie ohne permanente Überwachung ist auch von bestimmten intellektuellen und manuellen Fähigkeiten abhängig. Ferner gilt als Voraussetzung für die Anwendung der Atemmaske eine unbehinderte Nasenatmung. Diese muß bei manchen Patienten erst operativ geschaffen werden, auch um den Maskendruck zu senken und damit die Akzeptanz zu erhöhen.

Nur selten werden bei alten Menschen mit SBAS operative Maßnahmen erforderlich, wie die Entfernung eines Tumors im oberen Luftweg. Noch seltener muß bei Nichtakzeptanz der nächtlichen Ventilationstherapie eine Tracheotomie als ultima ratio durchgeführt werden.

Literatur

Ambrosch P, Steiner W (1993) Onkologie im Alter. In: Platt D (Hrsg) Handbuch der Gerontologie, Bd 6: Hals-Nasen-Ohrenheilkunde. Fischer, Stuttgart New York, S 236–259

Ancoli-Israel S, Kripke DF, Mason W (1987) Characteristics of obstructive and central sleep apnea in the elderly. An interim report. Biol Psychiatry 22:741–750

Atkinson SI, Rees J (1997) Botulinum toxin for cricopharyngeal dysphagia: Case reports of CT-guided injection. J Otolaryngol 26:273–276

Bliwise DL, Bliwise NG, Partinen M, Pursley AM, Dement WC (1988) Sleep apnea and mortality in an aged cohort. Am J Public Health 78:544–547

Chilla R (1993) Speicheldrüsenerkrankungen im Alter. In: Platt D (Hrsg) Handbuch der Gerontologie, Bd 6: Hals-Nasen-Ohrenheilkunde. Fischer, Stuttgart New York, S 121–129

Claussen CF, Claussen E (1991) Systematic differential therapy of presbyvertigo and presbyataxia. In: Haid CT (ed) Vestibular diagnosis and neurootosurgical management of the skull base. Demeter, Gräfeling, pp 142–145

Edelstein DR (1996) Aging of the normal nose in adults. Laryngoscope 106(9/2):1–25

Goldstein JC, Kashima HK, Koopmann CF (eds) (1989) Geriatric Otorhinolaryngology. Decker, Toronto

Haid CT (1993) Schwindel im Alter. In: Platt D (Hrsg) Handbuch der Gerontologie. Bd 6: Hals-Nasen-Ohrenheilkunde. Fischer, Stuttgart New York, S 167–207

Hosemann W (1993) Nasen- und Nasennebenhöhlenerkrankungen im Alter. In: Platt D (Hrsg) Handbuch der Gerontologie, Bd 6: Hals-Nasen-Ohrenheilkunde. Fischer, Stuttgart New York, S 69–98

Kashima HK, Goldstein JC, Lucente FE (1992) Clinical geriatric otorhinolaryngology, 2nd edn. Mosby Year Book, St. Louis

Kimmelman CP (1991) Medical aspects of nasal dysfunction in the elderly. In: Kashima HK, Goldstein JC, Lucente FE (eds) Clincal geriatric otorhinolaryngolgoy. Decker, Toronto, pp 53–57

Neubauer H (Hrsg) (1986) Plastische und Wiederherstellungschirurgie des Alters. Springer, Berlin Heidelberg New York Tokyo

Pirsig W, Schäfer J (1993) Obstruktives Schlaf-Apnoe-Syndrom im Alter aus der Sicht des Hals-Nasen-Ohren-Arztes. In: Platt D (Hrsg) Handbuch der Gerontologie. Bd 6: Hals-Nasen-Ohrenheilkunde. Fischer, Stuttgart New York, S 208–235

Platt D (Hrsg) (1993) Handbuch der Gerontologie, Bd 6: Hals-Nasen-Ohrenheilkunde. Fischer, Stuttgart New York

Poppendieck J, Schrader M (1988) Improved diagnosis of second carcinomas by routine panendoscopy. Adv Oto Rhino Larng 39:111–119

Sakakura Y, Ukai M, Majima Y, Murai S, Harada T, Miyoshi Y (1983) Nasal mucociliary clearance under various conditions. Acta Otolaryngol 96:167–173

Seifert G, Miehlke A, Haubrich J, Chilla R (1984) Speicheldrüsenkrankheiten. Thieme, Stuttgart

Settipane GA (1991) Rhinitis, 2nd edn. Oceanside, Providence

Settipane GA, Chafee FH (1977) Nasal polyps in asthma and rhinitis, a review of 6,037 patients. J Allergy Clin Immunol 59:17–21

Sonies BC, Baum BJ (1988) Evaluation of swallowing pathophysiology. Otolarngol Clin North Am 21:637–648

Staindl O (1993) Plastische Gesichtschirurgie im Alter. In: Platt D (Hrsg) Handbuch der Gerontologie, Bd 6: Hals-Nasen-Ohrenheilkunde. Fischer, Stuttgart New York, S 99–120

Thumfart WF (1993) Schluckstörungen im Alter. In: Platt D (Hrsg) Handbuch der Gerontologie. Bd 6: Hals-Nasen-Ohrenheilkunde. Fischer, Stuttgart New York, S 18–49

Van der Baan B (1997) Epidemiology and natural history. In: Mygind N, Lildholdt T (eds) Nasal polyposis. Munksgaard, Copenhagen, pp 13–16

Van Overbeek JJM (1994) Meditation on the pathogenesis of hypopharyngeal (Zenker's) diverticulum and a report of endoscopic treatment in 545 patients. Ann Otol Rhinol Laryngol 103:178–185

Arterielle Hypertonie

M. Anlauf, H. Ackermann

60.1 Epidemiologie 533
60.2 Ätiologie und Ursachendiagnostik des Hochdrucks 534
60.2.1 Primäre (= essentielle) Hypertonie 534
60.2.2 Sekundäre Hypertonie 535
60.3 Klinik und diagnostisches Konzept 537
60.4 Behandlung 538
60.4.1 Indikationen, Kontraindikationen und Therapieziel 538
60.4.2 Nichtmedikamentöse Allgemeinmaßnahmen 540
60.4.3 Medikamentöse Therapie 541
60.4.4 Operative Therapie 544
60.4.5 Weitere Therapieprinzipien und Überwachung der Behandlung 544
60.5 Schlußbemerkungen und Kostenerwägungen 544
Literatur 545

Reproduzierbare Blutdrucksteigerungen – möglichst durch Messungen unter verschiedenen Bedingungen verifiziert – sind auch im Alter meist Ausdruck einer Hochdruckkrankheit mit den bekannten Risiken für Herz und Gefäßsystem. Häufiger als bei jungen Patienten liegen bereits Endorganschäden vor, die in einem Circulus vitiosus das kardiovaskuläre Gesamtrisiko zusätzlich steigern. Inzwischen belegt eine ausreichende Zahl von Studien prinzipiell eine Risikoreduktion durch blutdrucksenkende Therapie, zumindest bei der Behandlung bis zum 85. Lebensjahr. Eine Analyse der Patientenausschlußkriterien in diesen Studien zeigt jedoch eine geringe Repräsentierung Multimorbider. Die Entscheidung, ob und wie der alte Hypotoniepatient behandelt werden soll, ist daher individuell zu treffen und zu begründen. Bei positiver Therapieentscheidung stehen für viele Patienten Methoden zur Verfügung, die gleichzeitige Begleiterkrankungen günstig beeinflussen können und die Lebensqualität nicht beeinträchtigen sondern eher bessern.

60.1 Epidemiologie

Der Hochdruck gehört zu jenen in hohem Maße genetisch bedingten Erkrankungen, die im Mittel erst nach der Generationsphase manifest werden. Aber früh auftretende und häufig nur geringe Steigerungen des Blutdrucks begünstigen Veränderungen an Gefäßen und Organen und führen in einem Circulus vitiosus zu einem weiteren Anstieg des Blutdrucks. Unter evolutionären Gesichtspunkten ist langfristig mit einem Aussterben der zum Hochdruck Disponierten nicht zu rechnen. Im Gegenteil: In Gesellschaften, in denen die übrigen bei Jüngeren wirksamen Todesursachen erfolgreich bekämpft werden, nimmt die Zahl der Hochdruckkranken sogar ständig zu.

In Deutschland und anderen Industrienationen wird bei etwa jedem zweiten Alten ein hoher Blutdruck festgestellt, dabei wurde das Häufigkeitsmaximum bei Männern zwischen 75 und 79 Jahren, bei Frauen zwischen 80 und 84 Jahren gefunden (Trenkwalder et al. 1994). Während bis zum 85. Lebensjahr eine Zunahme von kardiovaskulärer Morbidität und Mortalität bei v.a. systolisch steigendem Druck unbestritten ist, kann eine drucksenkende Gebrechlichkeit sehr Alter diese Korrelation verwischen oder sogar umkehren, so daß ein hoher Blutdruck statistisch als prognostisch günstig erscheint. Wird aber in diesen Untersuchungen neben Alter und Geschlecht auch der Gesundheitszustand bei Beobachtungsbeginn berücksichtigt, so zeigt sich auch bei sehr Alten eine mit hohen Blutdruckwerten verbundene ungünstige Prognose (Boshuizen et al. 1998).

Die entscheidenden Belege für die Pathogenität der Hypertonie im Alter und für die Notwendigkeit therapeutischer Interventionen haben wir in den letzten 15 Jahren aus kontrollierten Studien erhalten. In Metaanalysen wurden die Ergebnisse von bis zu 15 Studien mit über 20000 Patienten zusammengefaßt (Mulrow et al. 1997). Als einfache praktische Schlußfolgerung kann abgeleitet werden, daß im Alter 100 Patienten mit Hypertonie ein Jahr lang behandelt werden müssen, um eine tödliche oder nichttödliche kardiovaskuläre Komplikation zu vermeiden. Dies gilt auch für die isolierte systolische Hypertonie. Der Nutzen ist größer bei stark erhöhtem Blutdruck und geringer bei nur mäßiger Blutdrucksteigerung. Vergleicht man damit den Nutzen einer Hochdrucktherapie bei Patienten mittleren und höheren Alters, so ist er bei gleicher Blutdruckhöhe bei Älteren größer – zumindest am Ende der bei Hochdruckstudien üblichen Beobachtungszeit von 2–6 Jahren. Außerdem wurde bei Älteren durch die Hypertoniebehandlung nicht nur die zerebrovaskuläre sondern auch die koronare Morbidität gesenkt. Die Signifikanz eines mortalitätssenkenden Effekts der Hochdruckbehandlung im Alter ist allerdings davon abhängig, welche Studien in Metaanalysen einbezogen werden, da in vielen Einzelstudien keine Lebensverlängerung beweisbar war.

Für die Praxis der Behandlung des Einzelfalls sind jedoch einige wichtige zusätzliche Punkte zu beachten:

1. Wurden in diese Studien überwiegend Patienten zwischen dem 60. und dem 80. Lebensjahr aufgenommen. Studien an sehr Alten wie z. B. im „Hypertension in the Very Elderly Trial" (HYVET; Bulpitt et al. 1994) sind noch nicht abgeschlossen.
2. Wurden überwiegend Diuretika und β-Blocker verwendet. Eine Ausnahme ist die SYST-EUR-Studie (Staessen et al. 1997) mit der Gabe des Kalziumantagonisten Nitrendipin. Die Ergebnisse einer Reihe weiterer Studien mit anderen Kalziumantagonisten und ACE-Hemmern sind in den nächsten Jahren zu erwarten.
3. Sind wegen der bei Studienbeginn festgelegten Ausschlußkriterien die Studienergebnisse für einige Patientengruppen wenig repräsentativ, z. B. solche mit einem Herz- oder einem Hirninfarkt in den zurückliegenden 6 Monaten, für Patienten mit sekundärer Hypertonie und/oder Niereninsuffizienz oder für Patienten mit chronisch obstruktiver Pulmonalerkrankung (Tabelle 60-1). In diesen Fällen könnte der Nutzen geringer aber auch größer sein wenn z. B. kurz nach Herzinfarkt β-Blocker oder ACE-Hemmer eingesetzt werden.

60.2 Ätiologie und Ursachendiagnostik des Hochdrucks

60.2.1 Primäre (= essentielle) Hypertonie

Wird keine Hochdruckursache gefunden – und dies ist im Alter im Mittel bei über 90 % der Patienten der Fall –, so sprechen wir von primärer oder essentieller Hypertonie. Ihre Ätiologie ist trotz zahlreicher Befunde und Hypothesen ungeklärt. Die meisten dieser Befunde stellen wahrscheinlich lediglich Glieder in einer pathogenetischen Kette dar, ausgehend von einer oder von verschiedenen genetischen Belastungen hin zur Manifestation des Hochdrucks. Das in den letzten Jahren intensiv diskutierte metabolische Syndrom mit den Schlüsselbefunden Hyperinsulinämie und Insulinresistenz bei Patienten, die neben dem Hochdruck eine Adipositas, eine Fettstoffwechselstörung und eine eingeschränkte Glukosetoleranz aufweisen, ist nur bei einem Teil der jüngeren Patienten mit primärer Hypertonie nachweisbar, bei Alten fand sich zwar eine Korrelation zwischen Plasmainsulinkonzentration und Hyperlipoproteinämie, aber keine Beziehung zur Blutdruckhöhe.

Mitentscheidend für die Höhe des Blutdrucks im Alter sind Sekundärveränderungen wie Schäden am Gefäßendothel, Hypertrophie und Fibrose von Herz und Gefäßen, Aktivierung renaler drucksteigernder Mechanismen und eine Beeinträchtigung der neuroreflektorischen Blutdruckregulation. Diese Sekundärveränderungen können der Grund dafür sein, daß sich nach Beseitigung einer wahrscheinlichen Hochdruckursache bei angenommener sekundärer Hypertonie der Blutdruck nicht normalisiert. Aber auch eine Kombination zwischen einer vermeindlichen Hochdruckursache, z. B. einer Schrumpfniere, und einer primären Hypertonie ist bei deren Häufigkeit im Alter bei fast jedem zweiten wahrscheinlich, so daß in diesen Fällen nach Nephrektomie der Blutdruck nicht sinkt.

Tabelle 60-1. Häufige Ausschlußkriterien bei Hypertoniestudien im Alter (weitere Angaben zu den Studien siehe Anlauf 1994)

	Coope	STOP	Austral.	EWPHE	MRC II	SHEP	Syst-Eur
Hirninfarkt[a]		x	x		x	x	x
Herzinfarkt[a]		x	x		x	x	x
Sekundäre Hypertonie			x	x	x		x
Serumkreatinin > 2 mg %			x		x	x	x
Diabetes mellitus	x		x	x	x	x	
COPD	x		x		x	x	

[a] Zumindest, wenn nicht länger als 6 Monate zurückliegend.

60.2.2
Sekundäre Hypertonie

Die Häufigkeit der sekundären Hypertonie beträgt wahrscheinlich deutlich unter 10% aller Hochdruckfälle im Alter. Allerdings wurde bei schwer einstellbaren Hochdruckpatienten und intensiver Diagnostik bei über 49jährigen mit 13% deutlich häufiger eine mutmaßliche Hochdruckursache gefunden als im Gesamtkollektiv, das mit 18 Jahren begann und in 10,2% der Fälle eine sekundäre Hypertonien aufwies (Anderson et al. 1994; Abb. 60-1). In absteigender Häufigkeit wurden bei diesen Personen eine Nierenarterienstenose, eine Hypothyreose, eine Niereninsuffizienz als Hinweis auf eine renoparenchymatöse Erkrankung, ein primärer Aldosteronismus, ein Cushing-Syndrom oder ein Phäochromozytom gefunden.

Der Beweis, daß es sich bei diesen Erkrankungen im Einzelfall auch um die Ursache der Hypertonie handelt, kann nur dadurch geführt werden, daß nach spezifischer Therapie, z.B. nach Operation, über eine ausreichend lange Zeit, d.h. mehr als 6 Monate, der Blutdruck normal bleibt. Häufig gelingt dies bei Alten wegen der unter Abschn. 60.2.1 genannten Mechanismen und der möglichen Kombination mit einer primären Hypertonie nur im kleineren Teil der Fälle.

Renoparenchymatöse und renovaskuläre Hypertonie

Im Alter hat häufig eine renoparenchymatöse Erkrankung bereits zur Niereninsuffizienz geführt. In diesen Fällen ist eine Hypertonie ein erwartetes Symptom. Es kann jedoch auch ausbleiben, z.B. bei schwerer Polyneuropathie im Rahmen einer Amyloidose oder eines Diabetes mellitus. Renoparenchymatöse Erkrankungen können bis zur Feststellung des Hochdrucks verborgen geblieben sein. Hierzu gehören z.B. einseitige Schrumpfnieren bei chronischer Pyelonephritis oder Harnstauungsnieren bei obstuierenden Steinen oder Tumoren von Uterus oder Prostata. Auch beidseits entzündliche renoparenchymatöse Erkrankungen, z.B. interstitielle Nephritiden, können bis zur Feststellung eines Hochdrucks trotz erheblicher Retention harnpflichtiger Substanzen symptomarm verlaufen, so daß sie erst durch die Hochdruckdiagnostik festgestellt werden.

An eine Nierenarterienstenose als Ursache eines Hochdrucks oder seiner zunehmenden Therapieresistenz sollte gedacht werden bei

- schwerer allgemeiner Arteriosklerose,
- ausgeprägten sonstigen kardiovaskulären Risikofaktoren, z.B. langjähriges Zigarettenrauchen,
- Beginn eines Hochdrucks nach dem 50. Lebensjahr,
- Niereninsuffizienz ohne pathologische Harnbefunde,
- einseitig kleiner Niere ohne chronische Pyelonephritis,
- niedrigen Kaliumwerten infolge sekundärem Aldosteronismus.

Besonders aufmerksam sollte die Serumkreatininkonzentration unter Behandlung mit einem ACE-Hemmer beobachtet werden. In einer Untersuchung an 108 älteren Patienten, bei denen eine umfangreiche Untersuchung einschließlich Angiographie erfolgte, hatte ein ACE-Hemmer-bedingter Anstieg des Serumkreatinins um mehr als 20% innerhalb von 2 Wochen eine Sensitivität von 100% und eine Spezifität von 70% für das Vorliegen einer Nierenarterienstenose (van de Ven et al. 1998).

Die DRASTIC-Studie prüfte bei über 100 Patienten das Vorliegen einer Nierenarterienstenose mittels Angiographie in jenen Fällen, in denen der Blutdruck bei über 40jährigen mit einer antihypertensiven Zweierkombination nicht befriedigend eingestellt war oder deren Serumkreatinin unter ACE-Hemmer-Behandlung um 0,23 mg/dl (entsprechend 20 µmol/l) stieg. Im Gesamtkollektiv, das auch Patienten unter 40 Jahren einschloß, lag die Prävalenz einer Nierenarterienstenose bei 22% bei jenen, die schwerer einstellbar waren, und bei 46% bei denen, deren Nierenfunktion sich unter ACE-Hemmer-Behandlung verschlechterte (van Jaarsveld et al. 1998).

Trotz einzelner Fehldiagnosen ist die arterielle digitale Subtraktionsangiographie der Goldstandard in der Diagnostik der Nierenarterienstenose. Obgleich Komplikationen bei diesem Untersuchungsverfahrens immer seltener geworden sind, gehen nach wie vor die Bemühungen dahin, arterielle Punktionen

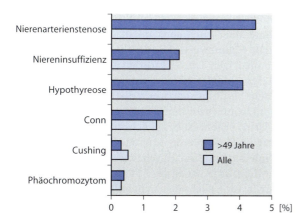

Abb. 60-1. Häufigkeit der sekundären Hypertonie in Abhängigkeit vom Alter bei schwer einstellbarem Hochdruck. 4429 Patienten, davon 1915 älter als 49 Jahre. (Nach Anderson et al. 1994)

und/oder die Gabe eines jodhaltigen Röntgenkontrastmittels zu vermeiden. Dabei ist die Isotopennephrographie von nur begrenztem Wert. Die MAG$_3$-Szintigraphie hatte in der oben zitierten Studie eine Sensitivität von 72% und eine Spezifität von 90%. Ähnliches dürfte für die Farb-Doppler-Sonographie gelten, wenn man alle Patienten, die nicht oder nur schlecht untersucht werden können, bei der Auswertung berücksichtigt. Zunehmend erfolgreich werden neuere radiologische Schnittbildverfahren zur Rekonstruktion der Nierenarterien und ihrer Abgänge verwendet. Während bei der Computertomographie (CT) noch jodhaltiges Kontrastmittel benötigt wird, kann bei der Magnetresonanztomographie (MRT) Gadolinium zur Kontrastierung der Arterien verwendet werden.

Wichtig ist die im Alter nicht seltene Kombination von Nierenarterienstenose und abdominellem Aortenaneurysma. Dieses wird meist schon bei der sorgfältigen Abdomensonographie gefunden. Es kann für die Indikation und die Wahl des Eingriffs mit entscheidend sein. Andererseits ist zu klären, ob der Patient durch druckreduzierende Stenosen der hirnversorgenden Gefäße bei operativer oder medikamentöser Drucksenkung gefährdet ist.

Endokrine Hypertonie

Die meisten endokrinen Erkrankungen, die regelmäßig zu einer Hypertonie führen, haben ihren Häufigkeitsgipfel vor dem 60. Lebensjahr. Aber auch im Alter werden Conn-Syndrome und vereinzelt Phäochromozytome gefunden. Außerdem ist im Alter häufiger mit drucksteigernder paraneoplastischer Produktion von ACTH oder Wachstumshormon Releasinghormon zu rechnen. Eine größere Bedeutung haben die im Alter häufig anzutreffende Hypothyreose und der primäre Hyperparathyreoidismus.

Schilddrüsenerkrankungen

Eine Hypothyreose wird bei Patienten, die zur Abklärung einer Hypertonie überwiesen werden, in etwa 4% der Fälle gefunden. Allerdings liegt die Prävalenz der Hypertonie bei Hypothyreose nicht wesentlich über der der primären Hypertonie in der Gesamtbevölkerung. Daher ist die Beobachtung entscheidend, daß bei etwa $^1/_3$ der Patienten unter der Behandlung der Hypothyreose die Hypertonie verschwindet. Ein weiteres Indiz für den Zusammenhang zwischen Unterfunktion der Schilddrüse und Blutdruckerhöhung ist die Beobachtung, daß nach Übertherapie einer Hyperthyreose eine Hypertonie auftreten kann.

Während bei der Hypothyreose diastolische Blutdruckerhöhungen und schwere arteriosklerotische Komplikationen beobachtet werden, ist bei der Hyperthyreose lediglich der systolische Druck erhöht, der diastolische dagegen erniedrigt, so daß der arterielle Mitteldruck unverändert bleibt. Da auch typische Hochdruckfolgen vermißt werden, ist diese systolische Blutrucksteigerung nicht wie andere chronische Blutdruckerhöhungen zu bewerten.

Wegen der Symptomarmut von Schilddrüsenerkrankung im Alter, wird die routinemäßige TSH-Bestimmung für das diagnostische Basisprogramm des Hochdrucks empfohlen.

Hyperparathyreoidismus

Der im Alter nicht seltene primäre Hyperparathyreodismus geht häufiger mit einem Hochdruck einher als es eine zufällige Kombination mit einer primären Hypertonie erwarten läßt. Obgleich es gute Erklärungsmöglichkeiten für eine Blutdrucksteigerung durch erhöhte Parathormonkonzentrationen gibt und enge Korrelationen zwischen der nächtlichen Blutdruckhöhe und den Parathormonkonzentrationen gefunden wurden, sind die Daten für eine Heilungschance des Hochdrucks durch Parathyreoidektomie spärlich (Dluhy 1998). Soweit die Patienten nach dem Eingriff 6 Monate und länger beobachtet wurden, waren die Behandlungsergebnisse zum Hochdruck enttäuschend. Bleibende Nierenschäden durch Nephrokalzinose könnten hierfür mit verantwortlich sein. Erhöhte Serumkalziumkonzentrationen oder auch deutliche Anstiege unter Thiazidtherapie weisen auf einen Hyperparathyreodismus hin, der durch gleichzeitig erhöhte Parathormonkonzentrationen bewiesen wird.

Primärer Aldosteronismus

Mit einem primären Aldosteronismus ist auch im Alter bei etwa 0,5% der Hypertoniepatienten zu rechnen. Da er stets mit einem Hochdruck verbunden ist, gehört er zu den „klassischen" endokrinen Hochdruckursachen. Leitbefund sind eine Hypokaliämie, aber auch sonst nicht erklärbare niedrig normale Kaliumwerte. Für deutliche Hypokaliämien unter niedrigen Diuretikadosen kann ebenfalls ein primärer Aldosteronismus verantwortlich sein. Der Verdacht bestätigt sich, wenn die Plasmaaldosteronkonzentration (bzw. die Aldosteronausscheidung im 24 h-Urin) erhöht ist bei gleichzeitig bestimmter erniedrigter Plasmareninaktivität. Bei medikamentös behandelbarem idiopathischem Aldosteronismus ist in der Regel ein Anstieg des Aldosterons unter Orthostasebelastung nachweisbar, beim operativ zu behandelnden Aldosteronom fällt es dagegen ab. Theoretisch könnte auch im Alter noch ein glukokortikoidsupprimierbarer Aldosteronismus gefunden werden, bei dem Dexamethason zur blutdrucksenkenden Dauertherapie gegeben wird.

Phäochromozytom

Krisenhafte Blutdruckansstiege, Anfälle von Kopfschmerzen, Schwitzen und Herzklopfen evt. mit „Panikattacken" aber auch eine Dauerhypertonie können Ausdruck des im Alter sehr seltenen Phäochromozytoms sein. In einer Sektionsserie wurde es in 0,05 % der Fälle gefunden. In der Hälfte der Fälle war es jedoch klinisch stumm geblieben. Diagnostisch entscheidend ist die biochemische Untersuchung eines angesäuerten 24 h-Urins auf Metanephrine und/oder Katecholamine und/oder Vanillinmandelsäure. Nach krisenhaften Blutdruckanstiegen sollte ein 2 h-Sammelurin auf Katecholamine untersucht werden. Bei der Lokalisatin hat das MRT die höchste Sensitivität, die MIBG-(Meta-Jod-Benzyl-Guanidin-)Szintigraphie die höchste Spezifität.

60.3 Klinik und diagnostisches Konzept

Blutdruckmessung

Zur Messung des Blutdrucks als zentrale Untersuchungsmethode der Hypertonie werden indirekte Verfahren unter verschiedenen Meßbedingungen angewandt; in Einzelfällen ist die direkte intraarterielle Messung notwendig. Den indirekten Meßverfahren ist das von Riva-Rocci entwickelte Manschettenprinzip gemeinsam. Während vom Arzt und zur Evaluation anderer indirekter Methoden nach wie vor die Korotkoff-Methode bevorzugt wird, setzt sich bei der Automation das oszillometrische Meßprinzip zunehmend durch. Im Alter wird v. a. unter 3 Bedingungen der Blutdruck gemessen:

1. in der ärztlichen Praxis bzw. in der Klinik,
2. in häuslicher Umgebung vom Patienten selbst oder seinen Angehörigen,
3. in der Klinik oder in häuslicher Umgebung über 24 h vollautomatisch mit vorprogrammierten Meßintervallen (ABDM).

Die Blutdruckmessung unter Belastung spielt unter dem Gesichtspunkt der Hypertoniediagnostik im Alter eine untergeordnete Rolle.

Als altersunabhängige Normgrenzen gelten für den Ruheblutdruck in ärztlicher Umgebung nach wie vor 140/90 mmHg, bei der Messung in häuslicher Umgebung entspricht dies in Ruhe etwa 135/85 mm Hg. Auch der Tagesmittelwert bei der 24 h-Blutdruckmessung sollte 135/85 mmHg nicht überschreiten. Im Alter sollten systolischer und diastolischer Druck während der Nachtruhe um 10% sinken. Zu meßtechnischen Einzelheiten wird auf Darstellungen am anderen Ort verwiesen (Anlauf 1997).

Im folgenden werden Fehlermöglichkeiten und ihre Abhilfe besprochen (Tabelle 60-2), die von erheblicher diagnostischer und therapeutischer Konsequenz sein können. Nicht eingegangen wird auch auf technische Fehlermöglichkeiten infolge Automation der Blutdruckmessung. Nach den vorliegenden Erfahrungen sind sie im Alter nicht größer als bei jüngeren Patienten.

Eine „Pseudohypertonie" ist die Folge einer eingeschränkten Komprimierbarkeit der Arterien, die im Alter, aber auch bei jüngeren Patienten, z. B. infolge Diabetes mellitus oder bei chronischer Dialysebehandlung auftreten kann. Sie macht einen im Verhältnis zum intraarteriellen Druck zu hohen Manschettendruck bei der indirekten Blutdruckmessung notwendig. Ihre Häufigkeit wird mit 1–2% bei älteren Hypertonikern vermutet. Bewiesen wird sie durch simultane intraarterielle und indirekte Blutdruckmessung. Vorgeschlagen wurde auch die apparativ sehr aufwendige indirekte Messung am Finger, dessen Arterienwände in der Regel weniger von Sklerose betroffen sind.

Tabelle 60-2. Fehler- und deren Korrekturmöglichkeiten bei der Blutdruckmessung im Alter

Zu hohe Werte durch	Abhilfe durch
„Pseudohypertonie"	Blutige Messung
„Praxishypertonie"	ABDM, Selbstmessung
Druckanstieg bei schmerzhaftem Manschettendruck	Messung am Handgelenk
Druckanstieg bei Pumparbeit	Automatische Messung
Zu niedrige Werte durch	
Postprandiale Drucksenkung	Messung vor den Mahlzeiten
„Pseudonormotonie"	Seitenvergleich, Gefäßdiagnostik
„Praxisnormotonie"	ABDM, Selbstmessung
Zu hohe oder zu niedrige Werte durch	
Auskultatorische Lücke	Oszillometrische Messung
Große Blutdruckvariabilität	Häufiges Messen, ABDM, Selbstmessung

Von „Pseudonormotonie" kann gesprochen werden, wenn Herz und zentrale Gefäße durch wesentlich höhere arterielle Drucke belastet werden, als er z. B. infolge druckreduzierender Subklaviastenose am Arm gemessen wird.

Eine „Praxishypertonie" liegt vor, wenn lediglich in ärztlicher Umgebung immer wieder erhöhte Blutdruckwerte auftreten, die Werte zu Hause oder am Arbeitsplatz dagegen normal sind. Die Angaben zur Häufigkeit bei Älteren liegen in der Literatur zwischen 20 und 60%.

Auch eine „Praxisnormotonie" ist möglich, wenn die Alltagsbelastungen z. B. durch familiäre Probleme konstant im Mittel zu erhöhten Blutdruckwerten führen, in ärztlicher Umgebung dagegen normale Werte gemessen werden.

Den hier definierten Begriffen liegen Fälle zugrunde, bei denen in der einen Situation Normwerte überschritten werden, in der anderen Situation nicht. Die aufgezählten Phänomene können natürlich auch zu erheblichen Fehleinschätzungen des Blutdrucks und falschen Therapiekonsequenzen führen, wenn beide – korrekte und falsche Werte – im hypertonen Bereich liegen.

Ziele der Diagnostik

Der ältere Patient, bei dem ein Hochdruck festgestellt wird, befindet sich nicht selten bereits wegen anderer Erkrankungen in ärztlicher Betreuung. Dennoch ist es sinnvoll, sich unter dem Gesichtspunkt der Hypertonie über die Vollständigkeit der Diagnostik, die unter 5 verschiedenen Zielen zusammengefaßt werden kann, Rechenschaft zu geben.

1. Muß die Schwere des Hochdrucks beurteilt werden. Sie richtet sich nach der mittleren Höhe des Blutdrucks. Um Fehlinterpretationen zu vermeiden, sollte man soweit möglich bereits in der diagnostischen Phase häusliche Messungen und evtl. 24 h-Blutdruckmessungen heranziehen. Es hat sich z. B. gezeigt, daß Patienten, deren Blutdruck während des Nachtschlafs nicht sinkt, häufiger an einer sekundären Hypertonie leiden oder bereits kardiovaskuläre Komplikationen erlitten und eine schlechtere Prognose haben.
2. Sollte vor Behandlungsbeginn bekannt sein, welchen hochdruck- und arterioskleroseassoziierten Organkomplikationen bereits eingetreten sind. Patienten mit Komplikationen haben ebenfalls eine schlechtere Prognose. Die Komplikationen können über die Behandlungsstrategie mit entscheiden, schließlich sind sie wichtiger Bestandteil der Qualitätskontrolle der Behandlung.
3. Wird nach möglichen Ursachen des Hochdrucks gefahndet, um bedeutende Grunderkrankungen, z. B. chronische Niereninsuffizienz oder Harnstauungsniere, nicht zu übersehen und den Hochdruck durch Operation oder andere Interventionen zu heilen oder zumindest den Blutdruck zu senken. Dabei müssen auch Ursachen für im Prinzip passagere Blutdruckerhöhungen etwa durch Medikamente, z. B. nichtsteroidale Antirheumatika, oder psychische Belastungen erkannt werden. Ferner dürfen nur symptomatische Blutdrucksteigerungen, die Kontraindikationen für eine antihypertensive Therapie darstellen (s. Abschn. 60.4.1), nicht unbemerkt bleiben.
4. Gilt auch im Alter der überadditive Effekt gemeinsam vorkommender kardiovaskulärer Risikofaktoren. Manchmal kann es sogar wichtiger sein, eine ausgeprägte Hyperlipidämie einzustellen, als leichte Blutdruckerhöhungen anzugehen.
5. Sollte man sich klarmachen, welche der sonstigen Erkrankungen und Befunde des Patienten, einschließlich deren Therapie, für die Weiterbetreuung zusammen mit dem Hochdruck Bedeutung haben könnten.

Diagnostikschema

Ein Schema zur Diagnostik des Hochdrucks im Alter zeigt Abb. 60-2. Es hat ähnliche Schemata der Deutschen Liga zur Bekämpfung des hohen Blutdruckes zur Grundlage. Das Basisprogramm aus Anamnese, körperlicher Untersuchung, Labor und apparativen Untersuchungen sollte bei allen Hochdruckpatienten durchgeführt werden. Ergeben sich dabei bestimmte Verdachtsmomente in bezug auf Hochdruckursachen oder kardiovaskuläre Komplikationen und/oder ist der diastolische Blutdruck ständig über 110 mmHg erhöht, sind die genannten weiterführenden Untersuchungen indiziert.

60.4
Behandlung

60.4.1
Indikationen, Kontraindikationen und Therapieziel

Unumstritten ist, von Ausnahmen abgesehen (z. B. bei absehbar kurzer Lebenserwartung infolge einer anderen Erkrankung), bei Alten bis zum 85. Lebensjahr der Versuch einer Blutdrucksenkung bei wiederholt bestätigten Ruheblutdruckwerten von ≥ 160 mmHg systolisch und/oder ≥ 95 mmHg diastolisch. Aber auch ein ständiges Überschreiten von 140 bzw. 90 mmHg, den z. Z. geltenden Normwerten, sollte Anlaß sein, eine Blutdrucksenkung zu erwägen, v. a. bei Patienten mit durch andere kardiovaskuläre Risikofaktoren

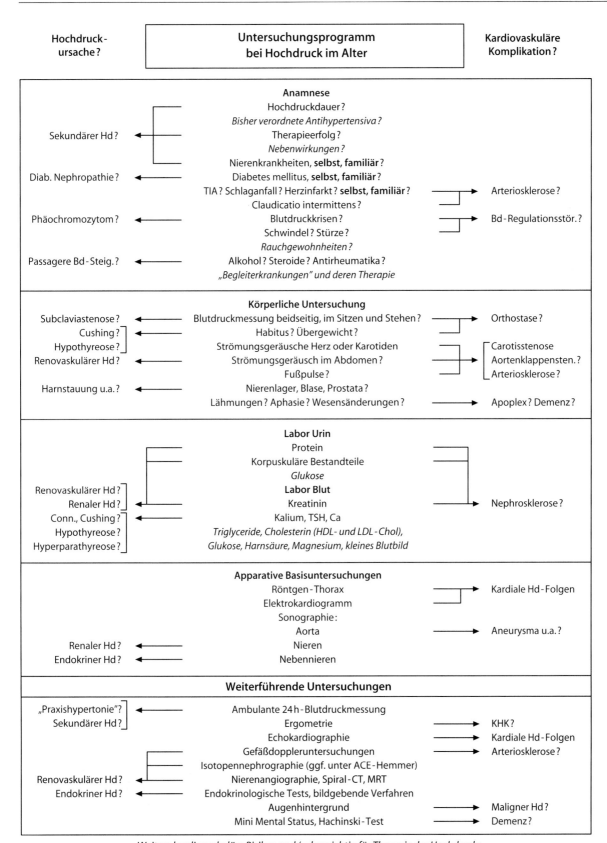

Abb. 60-2. Schema zur Hochdruckdiagnostik

und bereits eingetretene Komplikationen erhöhtem kardiovaskulärem Risiko. Zuvor ist jedoch eine „Praxishypertonie" und eine „Pseudohypertonie" auszuschließen.

Im Alter nicht seltene, aber zu wenig beachtete generelle Kontraindikationen für eine medikamentöse Blutdrucksenkung sind isolierte systolische Blutdrucksteigerungen, wenn sie durch eine ausgeprägte Bradykardie, eine Aorteninsuffizienz oder eine Hyperthyreose bedingt sind. Ein besonderes Problem sind druckreduzierende Stenosen der hirnversorgenden Gefäße. Sie stellen jedoch selten eine absolute Kontraindikation für eine Blutdrucksenkung dar. Hilfreich ist die genaue Beobachtung des Patienten in Phasen besonders niedriger Blutdruckwerte, die auch beim Hypertoniker spontan z. B. postprandial auftreten. Dabei können Müdigkeit, Schwindel oder sogar zerebrale Herdsymptome Zeichen der cerebralen Mangeldurchblutung sein. Eine Besonderheit stellt der frische ischämische Insult dar. Hier werden zum Schutze von funktionslosem, aber noch nicht zugrunde gegangenem Hirngewebe, der Penumbra, in den ersten Tagen Drucke bis zu 200/110 mmHg toleriert, wenn keine Herzinsuffizienz vorliegt.

Für unkomplizierte Fälle ist es möglich, den Zielblutdruck unter Therapie aus den vorliegenden kontrollierten Studien abzuleiten. Er liegt systolisch im Mittel unter 160 mmHg und diastolisch um 80 mmHg. In der „Hypertensive Optimal Treatment"-(HOT-) Studie (Hansson et al. 1998) mit etwa zur Hälfte 60jährigen und älteren Patienten wurde der Blutdruck im Mittel auf 81, 83 oder 85 mmHg eingestellt. Dabei war die Rate kardiovaskulärer Komplikationen insgesamt sehr gering und ohne Hinweis auf eine Zunahme der Gefährdung bei sehr niedrigen Blutdruckwerten. Diabetiker profitierten v. a. von niedrigeren Drucken. Probleme dieser Studie sind jedoch das Fehlen eines Vergleichs der überwiegend auf einem Kalziumantagonisten aufgebauten Therapie mit anderen Therapieprinzipien und die Blutdruckmessung mit einem oszillometrischen Gerät mit großer Streuung der Differenzen gegenüber der Korotkoff-Methode.

60.4.2
Nichtmedikamentöse Allgemeinmaßnahmen

Allgemein werden bei Hochdruck folgende Modifikationen des Lebensstils empfohlen (Joint National Committee 1997):

- Beseitigung eines Übergewichts,
- Limitierung des Alkoholkonsums auf 30 ml Äthanol beim Mann und 15 ml Äthanol bei der Frau,
- 30–45 min aerobische körperliche Aktivität an den meisten Tagen der Woche,
- Limitierung der Kochsalzaufnahme auf maximal 6 g/Tag,
- adäquate Zufuhr von Kalium, Kalzium und Magnesium,
- Aufgeben des Rauchens, Reduktion des Verzehrs von gesättigten Fetten und Cholesterin.

Nichts spricht dagegen, sich auch bei der Hochdruckbehandlung im Alter an diesen Empfehlungen zu orientieren. Dabei wird der Behandelnde das im Einzelfalle Mögliche erkennen und schrittweise in den Behandlungsplan aufnehmen. Die Ergebnisse kontrollierter Studien zur blutdrucksenkenden Wirkung der genannten Maßnahmen im Alter waren zunächst jedoch spärlich und widersprüchlich, bis 1998 die Ergebnisse des „Trial of Nonpharmacologic Interventions in the Elderly" (TONE) publiziert wurden (Whelton et al. 1998). 875 Männer und Frauen im Alter zwischen 60 und 80 Jahren, deren Blutdruck unter antihypertensiver Monotherapie 145/85 mmHg unterschritt, wurden in die Studie aufgenommen. Das Gewicht der 585 übergewichtigen Patienten lag im Mittel bei 87 kg entsprechend einem BMI („body mass index") um 31,2. Randomisiert wurde $1/4$ der Patienten wie üblich behandelt; bei den übrigen wurde entweder eine Kochsalzrestriktion, eine Gewichtsabnahme oder eine Kombination von beidem angestrebt. Die 390 Normgewichtigen erhielten entweder eine übliche Behandlung oder eine intensive Unterstützung zur Kochsalzrestriktion. Nach 3 Monaten wurde versucht, die Hochdrucktherapie abzusetzen. Während der mittleren Gesamtbeobachtungszeit von etwa $2\,1/2$ Jahren galten Wiederanstieg des Blutdrucks, die Notwendigkeit einer antihypertensiven Therapie oder vaskuläre Ereignisse als Endpunkte.

In der Gruppe der Übergewichtigen blieben unter üblicher Behandlung nur 16,3% endpunktfrei, während es bei kombinierter Intervention also Kochsalzreduktion und Gewichtsabnahme 43,6% waren. Von allen Patienten mit Kochsalzrestriktion blieben 37,8% der Patienten endpunktfrei ohne Kochsalzrestriktion nur 24,4%.

Die TONE-Studie hat die Machbarkeit und Effektivität einer Kochsalzrestriktion und einer Gewichtsabnahme im Alter belegt. Darüber hinaus weist sie einen Weg für das therapeutische Vorgehen. Bei den Eingangsuntersuchungen der Studie zeigte sich zudem, daß die Lebensqualität von Patienten unter antihypertensiver Therapie – hier überwiegend Kalziumantagonisten und Diuretika – nicht schlechter war als die der Durchschnittsbevölkerung. Sie war jedoch negativ korreliert mit dem Körpergewicht. Nimmt man andere der oben genannten Maßnahmen, wie z. B. die Steigerung der körperlichen Aktivität hinzu, so haben auch alte Patienten durch Allgemeinmaßnahmen über die Blutdrucksenkung hinaus in der Regel einen deutlichen Gewinn an Wohlbefinden.

Einigen Patienten muß jedoch deutlich gemacht werden, daß ein zu rigoroses Vorgehen z. B. ein völliges Vermeiden von Kochsalz auch negative Folgen, wie eine Verschlechterung der Nierenhämodynamik, eine Zunahme der Nephrotoxität von Arzneimitteln und eine weitere Beeinträchtigung der Kreislaufregulation, z. B. in Orthostase, zur Folge haben kann. Dies ist nicht der Fall bei einer Aufnahme von ca. 6 g Kochsalz/Tag, die im „steady state" durch Nachweis von ca. 100 mmol Natrium im 24 h-Urin überprüft werden kann. Negative Effekte dieser milden Kochsalzrestriktion auf Lipide und Kalzium-Phosphat-Haushalt sind nicht zu befürchten, lediglich ein geringer Anstieg der Serumharnsäure. Auch eine völlige Alkoholabstinenz scheint nach epidemiologischen Befunden eher negative Konsequenzen zu haben. Bei geringen Mengen, d. h. etwa 30 g Äthanol sinkt die Koronarmorbidität.

Dieses Plädoyer für die Allgemeinmaßnahmen soll nicht darüber hinweg täuschen, daß wir keine Beweise für eine Abnahme von Morbidität und Mortalität des Hypertonikers allein durch Allgemeinmaßnahmen haben. Auch in der TONE-Studie war die Rate kardiovaskulärer Ereignisse in allen 6 Behandlungsarmen gleich. Dies kann seine Ursache auch darin haben, daß eine Blutdruckeinstellung allein mit Medikamenten wie in der Kontrollgruppe einer Einstellung durch Gewichts- und/oder Kochsalzreduktion nicht über- oder unterlegen ist.

60.4.3
Medikamentöse Therapie

Allgemeine Gesichtspunkte

Im folgenden sollen einige allgemeine Gesichtspunkte zum Aufbau einer Hochdrucktherapie sowie zur Differenzialtherapie besprochen werden. Zur Pharmakologie der einzelnen Substanzgruppen und zum Angebot an Fertigarzneimitteln wird auf andere Darstellungen verwiesen (Anlauf 1994; Deutsche Liga zur Bekämpfung des hohen Blutdruckes 1998).

Bei konsequentem beweisgestütztem („evidence-based") Vorgehen sind bei alten Patienten Diuretika, β-Blocker und langwirkende Kalziumantagonisten der Vorzug zu geben. Nur Vertreter dieser Substanzgruppen wurden in den erfolgreichen Interventionsstudien beim Hochdruck im Alter gegeben, sieht man einmal von älteren Substanzen wie dem α-Methyldopa ab. Eine Reihe von Studien mit ACE-Hemmern, α_1-Blockern, Angiotensinrezeptorantagonisten und weiteren Kalziumantagonisten werden erst in den nächsten Jahren abgeschlossen. Dennoch werden im hier wiedergegebenen Therapieschema (Abb. 60-3) nahezu alle Antihypertensivagruppen berücksichtigt. Die Multimorbidität der Alten hat eine Reihe von Zusatz- und Kontraindikatonen zur Folge, die den phantasievollen Einsatz des zur Verfügung stehenden Repertoires rechtfertigt. Alternativen sind auch notwendig, weil z. B. bei β-Blockern in 30 % der älteren Patienten eine Kontraindikationen gefunden wird. Schließlich kommen die Autoren einer Metaanalyse der vorliegenden kontrollierten Studien beim Hochdruck im Alter sogar zu dem Ergebnis, daß eine morbiditätssenkende Wirkung lediglich für Diuretika, aber nicht für β-Rezeptorenblocker belegt sei (Messerli et. al. 1998).

Von wenigen Ausnahmen abgesehen, die eine dringliche Behandlungsindikationen oder sogar einen hypertensiven Notfall darstellen, wie hypertoniebedingtes Lungenödem, dissezierendes Aortenaneurysma, Hochdruckenzephalopathie bei maligner Hypertonie, gilt für die antihypertensive Therapie im Alter: „start low, go slow".

Nachdem dem Patienten erklärt wird, daß ein über Jahre bestehender Hochdruck langsam gesenkt werden sollte, wird mit einer niedrigen Dosis eines Antihypertensivums begonnen. In letzter Zeit wird bei mittelschwerer Hypertonie der Nutzen einer Primärbehandlung mit fixen Antihypertensivakombinationen betont. Sie sind kostengünstiger und compliancefreundlicher als freie Kombinationen. Bei schwerem Hochdruck zeigt jedoch die Erfahrung, daß mehrere fixe Kombinationen und Monotherapeutika miteinander kombiniert werden. Dies führt bei der Unübersichtlichkeit des Arzneimittelmarktes erfahrungsgemäß häufig zur gleichzeitigen Gabe von mehreren Substanzen der gleichen Arzneimittelgruppe beim selben Patienten.

Stufenschema

Das abgebildete Schema (vgl. Abb. 60-3) orientiert sich an den Therapieempfehlungen der Hochdruckliga (1999). Dabei werden in der Kombinationstherapie Synergieeffekte in bezug auf die Blutdrucksenkung und Antagonisierungen bei den unerwünschten Wirkungen anstrebt. Es werden auch Zweierkombinationen älterer Substanzen und Substanzgruppen genannt, auf die eine Reihe von Patienten immer wieder erfolgreich eingestellt werden. Allerdings sollten ihre nicht selten die Lebensqualität beeinträchtigenden unerwünschten Wirkungen, soweit möglich, nicht in Kauf genommen werden.

Die in der Monotherapie empfohlenen Antihypertensivagruppen umfassen Diuretika, β-Blocker, Kalziumantagonisten, ACE-Hemmer und α_1-Rezeptorantagonisten.

Abb. 60-3. Stufenschema zur medikamentösen Hochdrucktherapie. Unterschiede zu den Empfehlungen für jüngere Hochdruckpatienten bestehen nicht. (Nach den Empfehlungen der Deutschen Liga zur Bekämpfung des hohen Blutdrucks 1998)

Monotherapie
- β-Rezeptorenblocker *oder*
- Diuretikum *oder*
- Kalziumantagonist *oder*
- ACE-Hemmer *oder*
- α_1-Rezeptorenblocker

Bei unbefriedigender Blutdrucksenkung und nach erfolglosem Wechsel der Antihypertensivagruppe:

Zweierkombination

Diuretikum plus
- β-Rezeptorenblocker *oder*
- Kalziumantagonist *oder*
- ACE-Hemmer *oder*
- α_1-Rezeptorenblocker *oder*
- Antisympathotonikum* *oder*
- Reserpin*

Kalziumantagonist plus
- β-Rezeptorenblocker** *oder*
- ACE-Hemmer

Bei unbefriedigender Blutdrucksenkung und nach erfolglosem Wechsel der Antihypertensiva-Kombination:

Dreierkombination

Diuretikum plus
- β-Rezeptorenblocker plus Vasodilatator*** *oder*
- ACE-Hemmer plus Kalziumantagonist *oder*
- Antisympathotonikum plus Vasodilatator***

Variante der genannten Dreierkombinationen bei therapierefraktärer Hypertonie:

Schleifendiuretikum plus β-Rezeptorenblocker plus Minoxidil

* Im Schema der Hochdruckliga nicht mehr enthaltene Zweierkombination
** Kombination nur mit Dihydropyridinderivat
*** Kalziumantagonist, ACE-Hemmer, α-Rezeptorenblocker oder Dihydralazin

Diuretika

Bereits niedrige Dosen von langwirkenden Diuretika können den Blutdruck senken. Dabei ist häufig die diuretische Wirkung für den Patienten nicht oder nur vorübergehend erkennbar. Eine Kombination mit Kaliumsparern kann, allerdings nicht in jedem Fall, Hypokaliämien und Hypomagnesiämien vermeiden helfen. Diese Substanzen sind kontraindiziert bei beginnender Niereninsuffizienz. In diesen Fällen sind Schleifendiuretika wirksamer als Thiazide. Aufgrund der Beeinträchtigung des Durstgefühls im Alter muß unter Diuretikatherapie auf Exsikkosen während der warmen Jahreszeit oder bei Durchfallerkrankungen besonders geachtet werden.

β-Rezeptorenblocker

Für β-Rezeptorenblocker bestehen im Alter nicht selten Kontraindikationen. Unter der Therapie ist besonders

- auf bradykarde Rhythmusstörungen insbesondere bei gleichzeitiger Hypokaliämie,
- auf Hypoglykämien bei Diabetikern,
- auf eine Verschlechterung der peripheren arteriellen Durchblutung und
- auf das Auftreten von Depressionen zu achten.

Ein günstiger Effekt bei schwerer Herzinsuffizienz ist nur zu erwarten, wenn die übliche Basistherapie mit Diuretika und ACE-Hemmern streng eingehalten und der β-Rezeptorenblocker einschleichend dosiert wird.

Kalziumantagonisten

Bei den Kalziumantagonisten haben Verapamil und Diltiazem einerseits sowie die Dihydropyridinderivate andererseits ein unterschiedliches kardiovaskuläres Wirkprofil. Verapamil und Diltiazem sollten nur in Ausnahmefällen mit β-Blockern kombiniert werden. Der Verdacht einer Zunahme von Herzinfarkten unter Dihydropyridinen hat sich nach der Publikation neuerer Studien auf rasch wirkende Substanzen z. B. unretardiertes, vielleicht auch schlecht retardiertes Nifedipin eingeengt. Beachtenswert ist, daß in der SYST-EUR-Studie (Forette et al. 1998), in der Patienten mit isolierter systolischer Hypertonie

Nitrendipin erhielten, die Inzidenz der Demenz auf die Hälfte gesenkt werden konnte. Dies konnte in der amerikanischen Parallelstudie (SHEP-Studie 1991) mit Diuretika und β-Blocker nicht beobachtet werden.

ACE-Hemmer
ACE-Hemmer haben wegen ihrer nephroprotektiven Effekte und ihrer belegten Wirksamkeit bei Herzinsuffizienz bereits vor der Publikation erster Wirksamkeitsstudien beim Hochdruck im Alter eine zentrale Rolle erlangt. Als gelegentliche Komplikation kann eine Verschlechterung der Nierenfunktion bei renovaskulärer Vorschädigung oder bei gleichzeitiger Behandlung mit potentiell nephrotoxischen Arzneimitteln z.B. nichtsteroidalen Antirheumatika auftreten. Während diese unerwünschten Wirkungen auch bei Angiotensinrezeptorantagonisten möglich sind, ist ein durch ACE-Hemmer bedingter Husten unter diesen Arzneimitteln wesentlich seltener. Die in einer Studie als Zufallsbefund festgestellte Überlegenheit eines Angiotensinrezeptorantagonisten gegenüber einem ACE-Hemmer bei der Herzinsuffizienz älterer Patienten muß durch weitere Studien überprüft werden. Überlegene, d.h. über die Konsequenzen der Blutdrucksenkung hinausgehende günstige Wirkungen der ACE-Hemmer auf Niere und Retina wurden für Typ 1-Diabetiker belegt. Die UKPD-Studie konnte dies für im Mittel 56jährige Typ 2-Diabetiker im Vergleich zu einer kardioselektiven β-Blockade nicht bestätigen, zeigte jedoch eindrucksvoll die Bedeutung einer Blutdrucksenkung für die Prognose dieser Patienten (UK Prospective Diabetes Study Group 1998).

α_1-Rezeptorantagonisten
Der Einwand gegen eine Monotherapie mit α_1-Rezeptorantagonisten im Alter, daß eine Neigung zu Stürzen durch orthostatische Intoleranz auftreten oder verstärkt werden kann, gilt wahrscheinlich nur bei rascher Anflutung von Substanzen mit kurzer Halbwertszeit. Dies zeigen u.a. die vorliegenden Erfahrungen in der Monotherapie bei Behandlung der benignen Prostatahypertrophie.

Abb. 60-4. Differentialtherapie des Hochdrucks unter Berücksichtigung sog. Begleiterkrankungen

Antihypertensivagruppe	Herzinsuffizienz	Herzins. bei stenosierenden Vitien	Koronare Herzkrankheit	Bradykarde Rhythmusstör. av-Block	Periph. art. Durchblutungsstörung	Orthost. Hypotonie, Stürze	Niereninsuffizienz**	Nierenarterienstenose	Diabetes mellitus	Obstruktive Lungenerkrankung	Immunologische Erkrankungen	Depression	Hirnleistungsstörungen	Benigne Prostatahyperplasie	Harninkontinenz
Diuretika															
- Thiazide und Analoga	+	+				(–)	–		(–)						(–)
- Schleifendiuretika	+	+				(–)	+		(–)						(–)
- Kaliumsparer	+	+				(–)	–								(–)
Betablocker															
- Beta-1-selektiv	(–)*	(–)	+	–	(–)					(–)		(–)			
- nicht selektiv	(–)*	(–)	+	–	–				(–)	–		(–)			
Kalziumantagonisten															
- **Dihydropyridine, langwirkend**		(–)	+	+										(+)	
- Diltiazem, Verapamil und ähnliche	(–)	(–)	+	–											
ACE-Hemmer	+	(–)	+		+		+	(–)	+	(–)	(–)				
Angiotensinrezeptorantagonisten	(+)	(–)			+		(+)	(–)							
Alpha-1-Blocker		(–)			+	(–)								+	(–)
Reserpin					+	(–)						–	(–)		
Clonidin, Moxonidin				–	(–)	(–)						(–)	(–)		

- **fett** mit Vertretern dieser Gruppen waren kontrollierte Studien mit „harten" Endpunkten (Morbidität und Mortalität) erfolgreich
- – Kontraindikationen,
- (–) Anwendungsbeschränkungen
- + vorzugsweise Anwendung
- (+) Vorteile wahrscheinlich

* Bisoprolol, Carvedilol und Metoprolol unter klinischen Bedingungen als Zusatztherapie günstig

** Außerdem Dosisreduktion, wenn Antihypertensivum überwiegend renal eliminiert wird

Berücksichtigung der Begleiterkrankungen

Die Anzahl der Arzneimittel kann im Alter z.T. erheblich reduziert werden, wenn die Pharmakotherapie, soweit möglich, alle vorliegenden Erkrankungen berücksichtigt. Unerwünschte Arzneimittelwirkungen, z.B. infolge der Nichtbeachtung von Kontraindikationen, sollten nur in seltenen Ausnahmen als Zweiterkrankungen aufgefaßt und durch weitere Pharmaka behandelt werden. Abbildung 60-4 faßt die medikamentösen antihypertensiven Therapiemöglichkeiten unter dem Gesichtspunkt der Differenzialindikation bei begleitenden Erkrankungen zusammen.

60.4.4
Operative Therapie

Die Möglichkeiten der Blutdrucksteigerung durch operativ behandelbare Erkrankungen wurden unter Abschn. 60.2.2 besprochen. Im Alter wird man sich allein unter dem Gesichtspunkt der Blutdrucksenkung zurückhaltend zu einem operativen Eingriff oder zu anderen Interventionen, z.B. der transluminalen Katheterdilatation, entscheiden. Eine Operation ist auch im Alter indiziert bei Phäochromozytom, Aldosteronom oder wenn eine einseitige funktionslose Schrumpfniere mit einer therapierefraktären Hypertonie einhergeht. Der idiopathische Aldosteronismus wird mit Spironolacton, bei Unverträglichkeit mit einem anderen kaliumsparenden Diuretikum behandelt. Schrumpfnieren wurden inzwischen auch minimal invasiv entfernt. In den meisten anderen Fällen wird die Behandlung der übrigen Krankheitsfolgen, z.B. die Progredienz der Niereninsuffizienz bei Nierenarterienstenose, die Gefahr einer Ruptur bei gleichzeitig bestehendem Aortenaneurysma oder die Gefahr der Hyperkalzämie bei Hyperparathyreodismus, das überwiegende Ziel der Intervention sein.

Es hat sich gezeigt, daß bei lange bestehendem sekundärem Hochdruck bei alten Menschen anhaltende Blutdrucknormalisierungen nach einem Eingriff weniger wahrscheinlich sind als bei jüngeren Patienten. Die Nutzen-Risiko-Abwägung eines Eingriffs kann im Vergleich zu einer konservativen antihypertensiven Therapie den Ausschlag für eine medikamentöse Behandlung geben.

60.4.5
Weitere Therapieprinzipien und Überwachung der Behandlung

Zur Förderung der Compliance müssen dem Patienten, evtl. auch seinen Angehörigen, Ziel und Zweck der Behandlung erklärt werden. Besondere Schulungen haben sich als erfolgreich erwiesen. In den meisten Fällen kann unter ambulanten Behandlungsbedingungen das Wirkmaximum der Antihypertensiva unter beruhigender Führung des Patienten abgewartet werden; es wird meist erst nach einigen Wochen erreicht. Das Dosierungsschema sollte möglichst einfach sein. In vielen Fällen machen fixe Antihypertensivakombinationen eine einmal tägliche Gabe möglich.

Die konzentrierte Einnahme zahlreicher Medikamente mit dem Frühstück führt im Alter nicht selten zu gastrointestinalen Unverträglichkeiten und bei Antihypertensiva zu verstärkten postprandialen Blutdrucksenkungen. Die beste Hilfe für eine „maßgeschneiderte", an das Blutdruckprofil adaptierte Medikamenteneinnahme bietet die ambulante 24 h-Blutdruckmessung. Sie läßt auch die risikoreichen frühmorgendlichen Blutdruckspitzen erkennen, die durch Einnahme eines Teiles der Antihypertensiva vor dem Aufstehen („Nachtischdosis") verhindert werden kann.

Die Überwachung der Hochdruckbehandlung dient der Prüfung,

- ob der Zielblutdruck erreicht wurde,
- ob Organmanifestationen sich zurückbilden bzw. verhindert werden konnten und
- ob unerwünschte Wirkungen auftreten.

Zur Beurteilung des Blutdrucks unter Therapie sind häufig die in der Sprechstunde gemessenen Werte am wenigsten geeignet. Besser ist die häusliche Messung durch den Patienten selbst oder durch einen Angehörigen und auch gelegentliche 24 h-Messungen. Kann Normotonie angestrebt werden, so sollten diese Werte bei wachen Patienten eher um 135/85 mm Hg liegen als um 140/90 mm Hg. Auch bei Alten wurde als Folge der Blutdruckeinstellung eine Rückbildung der kardialen Hypertrophie gefunden und eine Abnahme des Strömungswiderstandes in der oberen Extremität. Die linksventrikuläre Masse sank unter einem ACE-Hemmer während einer 6monatigen Behandlung um 15% (Marceau et al. 1998). Das Auftreten hochdruckassozierter Herz- und Kreislaufkomplikationen trotz scheinbar guter Blutdruckeinstellung bedarf der genauen Analyse u.a. von eventuellen Gefäßstenosen und oder einer Hyperlipidämie.

Jede ätiologisch unklare Symtomatik bei einem älteren Patienten mit meist zahlreichen Medikamenten kann Ausdruck einer unerwünschten Wirkung oder Arzneimittelwechselwirkung sein.

60.5
Schlußbemerkungen und Kostenerwägungen

Über lange Zeit wurde die Meinung vertreten, daß zumindest ein Anstieg des systolischen Blutdrucks mit der Lebenszeit eine weitgehend harmlose Konsequenz einer „Physiosklerose" alternder Gefäße sei, so daß ein erhöhter Blutdruck im Alter eher einen -Risikoindikator und keinen Risikofaktor darstelle. Drei Argumente haben zum Umdenken geführt:

1. Haben epidemiologische Längsschnittuntersuchungen im Gegensatz zu Querschnittsuntersuchungen gezeigt, daß der Blutdruck mit dem Alter nicht ansteigen muß.
2. Weisen gerade gesunde Hochbetagte immer wieder normale Blutdruckwerte auf.
3. Führte aber v. a. eine medikamentöse Senkung des Blutdrucks in kontrollierten Interventionsstudien bei 60- bis 85jährigen zu einer Abnahme der kardiovaskulären Mortalität, selbst wenn vor Therapie nur der systolische Druck erhöht war.

Der Einwand, daß durch eine Hochdruckbehandlung die Lebensqualität alter Manschen beeinträchtigt wird, ist in der Regel bei differenziertem Einsatz der heute zur Verfügung stehenden Antihypertensiva nicht gerechtfertigt.

Kosten-Wirksamkeits-Analysen mit der Möglichkeit einfacher ökonomischer Vergleiche zu den Kosten der Behandlung anderer Erkrankungen (Anlauf u. Anlauf 1997) ergeben auf der Grundlage der kontrollierten Studien für die Hochdruckbehandlung eine kontinuierliche Abnahme der Kosten pro gewonnenem Lebensjahr zwischen dem 50. und dem 75. Lebensjahr (Abb. 60-5), so daß im Alter sogar Ersparnisse an Gesundheitskosten durch Verhinderung kostenintensiver Herz- und Kreislaufkomplikationen berechnet wurden. Die Ergebnisse dieser Berechnungen sind allerdings in hohem Maße von den Tagesbehandlungskosten der Medikation abhängig (Pearce et al. 1998).

Zusammenfassend ist die epidemiologische, praktische und volkswirtschaftliche Bedeutung der Hochdrucktherapie im Alter groß. Sie zeigt sich u. a. daran, daß gemessen an der Anzahl der 1997 in Deutschland verordneten definierten Tagesdosen statistisch etwa jeder zweite Versicherte im Alter zwischen 65 und 69 Jahren ein Antihypertonikum (Gruppe 17 Rote Liste 1996), einen β-Blocker, einen Kalziumantagonisten, einen ACE-Hemmer oder ein Diuretikum erhielt, im Alter über 90 Jahren traf dies sogar auf jeden Versicherten zu (Schröder u. Selke 1999).

Literatur

Allolio B, Schulte HM (Hrsg) (1996) Praktische Endokrinologie. Urban & Schwarzenberg, München
Amery A, Staessen J (1989) Hypertension in the elderly. In: Birkenhäger WH, Reid JL (ed) Handbook of hypertension. Elsvier, Amsterdam
Anderson GH Jr, Blakeman N, Streeten DH (1994) The effect of age on prevalence of secondary forms of hypertension in 4429 consecutively referred patients. J Hypertension 12: 609–615
Anlauf M (1994) Hypertonie im Alter. MMV Medizin Verlag Vieweg, München
Anlauf M (1997) Blutdruckmessung. In: Klaus D (Hrsg) Manuale hypertonologicum. Dustri Dr. Karl Feistle, Deisenhofen
Anlauf M, Anlauf M (1997) Ökonomische Analyse der Hochdrucktherapie. In: Klaus D (Hrsg) Manuale hypertonologicum. Dustri Dr. Karl Feistle, Deisenhofen
Boshuizen HC, Izaks GJ, van Buuren S, Ligthart GJ (1998) Blood pressure and mortality in elderly people aged 85 and older: Community based study. BMJ 316:1780–1784
Bulpitt CJ, Fletcher AE, Amery A et al. (1994) The Hypertension in the Very Elderly Trial (HYVET). J Hum Hypertens 8: 631–632
Deutsche Liga zur Bekämpfung des hohen Blutdrucks e.V. (1999) Empfehlungen zur Hochdruckbehandlung, 16. Aufl, Stand November 1999. Heidelberg
Dluhy RG (1998) Uncommon forms of secondary hypertension in older patients. Am J Hypertens 11:52–56
Forette F, Seux ML, Staessen JA et al. (1998) Prevention of dementia in randomised double-blind placebo-controlled Systolic Hypertension in Europe (Syst-Eur) trial. Lancet 352:1347–1351
Hansson L, Zanchetti A, Carruthers SG et al. (1998) Effects of intensive blood-pressure lowering and low-dose aspirin in patients with hypertension: Principal results of the Hypertension Optimal Treatment (HOT) randomised trial. HOT Study Group. Lancet 351:1755–1762
Johannesson M, Dahlof B, Lindholm LH et al. (1993) The cost-effectiveness of treating hypertension in elderly people – an analysis of the Swedish Trial in Old Patients with Hypertension (STOP Hypertension). J Intern Med 234:317–323
Joint National Committee on Prevention, Detection, Evaluation and Treatment of High Blood Pressure (1997) The sixth report. NIH Publication Nr. 98–4080, November 1997
Marceau M, Kouame N, Lacourciere Y, Cleroux J (1998) Vascular structure in the forearm and calf after 6 months of angiotensin converting enzyme inhibition in elderly hypertensive subjects with left ventricular hypertrophy. J Hypertens 16: 673–679
Messerli FH, Grossman E, Goldbourt U (1998) Are β-Blockers efficacious as first-line therapy for hypertension in the elderly? JAMA 279:1903–1907
Mulrow C, Lau J, Cornell J, Brand M (1997) Antihypertensive drug therapy in the elderly. The Cochrane Library 2.12.98
Pearce KA, Furberg CD, Psaty BM, Kirk J (1998) Cost-minimization and the number needed to treat in uncomplicated hypertension. Am J Hypertens 11:618–629
Schröder H, Selke GW (1999) Arzneimittelverordnungen nach Alter und Geschlecht. In: Schwabe U, Paffrath D (Hrsg) Arzneiverordnungsreport 1998. Springer, Berlin Heidelberg New York Tokyo, S 641–738

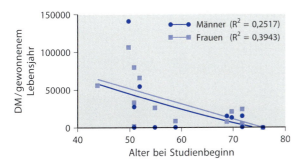

Abb. 60-5. Kosten pro gewonnenem Lebensjahr bei Hypertoniebehandlung in Abhängigkeit vom Alter. (Regressionsanalyse nach Daten von Johannesson et al. 1993)

Staessen JA, Fagard R, Thijs L et al. (1997) Randomised double-blind comparison of placebo and active treatment for older patients with isolated systolic hypertension. The Systolic Hypertension in Europe (Syst-Eur) Trial Investigators. Lancet 350:757–764

Trenkwalder P, Ruland D, Stender M, Gebhard J, Trenkwalder C, Lydtin H, Hense HW (1994) Prevalence, awareness, treatment and control of hypertension in a population over the age of 65 years: Results from the Starnberg Study on Epidemiology of Parkinsonism and Hypertension in the Elderly (STEPHY). J Hypertens 12: 709–716

UK Prospective Diabetes Study Group (1998) Efficacy of atenolol and captopril in reducing risk of macrovascular and microvascular complications in type 2 diabetes: UKPDS 39. BMJ 317:713–720

Van de Ven PJ, Beutler JJ, Kaatee R, Beek FJ, Mali WP, Koomans HA (1998) Angiotensin converting enzyme inhibitor-induced renal dysfunction in atherosclerotic renovascular disease. Kidney Int 53:986–993

Van Jaarsveld BC, Krijnen P, Derkx FH, Man in 't Veld AJ, Postma CT, Schalekamp MA (1998) Prevalence of renal artery stenosis in hypertension resistenat to standardised drug regimens: The Dutch Renal Artery Stenosis Intervention Cooperative (DRASTIC) study. ISH 7–11 June 1998, Amsterdam

Whelton PK, Appel LJ, MPH, Espeland MA et al. for the TONE Collaborative Research Group (1998) Sodium reduction and weight loss in the treatment of hypertension in older persons. JAMA 279:839–846

Nosokomiale Infektionen im Alter

M. Schrappe

61.1 Epidemiologie 547
61.2 Pathogenese 548
61.3 Klinik 549
61.3.1 Nosokomiale Wundinfektionen 549
61.3.2 Nosokomiale Pneumonie 550
61.3.3 Nosokomiale Sepsis und Katheterinfektionen 551
61.3.4 Oxacillin-resistenter Staphylococcus aureus 552
61.4 Diagnostik 553
61.5 Behandlung 554
Literatur 555

Nosokomiale Infektionen treten bei 3–8% aller Patienten im Krankenhaus auf und besitzen eine sehr große Bedeutung hinsichtlich Morbidität, Letalität und ökonomischer Faktoren. Das Alter der Patienten ist einer der wichtigsten Komorbiditätsfaktoren, so daß sich hier besondere Probleme stellen. Harnwegsinfektionen, Pneumonien, Wundinfektionen und „bloodstream infections" sind die häufigsten Krankheitsbilder.

Die Risikofaktoren für nosokomiale Infektionen setzen sich aus Grunderkrankungen, Immundefekten und dem Spektrum der nosokomialen Erreger zusammen.

Die Klinik nosokomialer Infektionen im Alter ist in vielen Fällen atypisch, und das Erregerspektrum verschiebt sich hin zu gramnegativen Erregern.

Die Diagnostik steht vor der Schwierigkeit einer verminderten Antikörperbildung und der kutanen Anergie. Neben den genannten Krankheitsbildern sind Infektionen mit mehrfachresistenten Erregern von großer Bedeutung. Exemplarisch wird auf die Infektionen durch Oxacillin-resistente Staphylokokken eingegangen.

61.1 Epidemiologie

Nosokomiale Infektionen sind definiert als Infektionserkrankungen, die während eines stationären Aufenthalts erworben wurden und somit bei Aufnahme weder bestanden noch sich in der Inkubationszeit befanden. Die jährliche Inzidenz nosokomialer Infektionen wird in den USA auf 2 Mio. geschätzt. Die Prävalenz beläuft sich in der internationalen Literatur auf Werte zwischen 3 und 8% aller stationären Patienten, wobei internistische und chirurgische Abteilungen in etwa gleich betroffen sind. Patienten auf Intensivstationen haben naturgemäß ein sehr viel höheres Risiko (bis über 25%). Die wichtigsten Studien, die gegenwärtig Aussagen zur Epidemiologie zulassen, sind die SENIC (Study of the Efficacy of Infection Control) und die National Nosocomial Infections Surveillance (NNIS) in den USA, das Alexander-Projekt, die EPIC-Studie (European Prevalence of Infection in Intensive Care), die EURO-NIS in Europa sowie die NIDEP-Studie in Deutschland (Nosokomiale Infektionen in Deutschland – Erfassung und Prävention).

Morbidität, Letalität sowie die ökonomische Bedeutung nosokomialer Infektionen sind immens (zusammenfassende Darstellung s. Tabelle 61-1). Die Kosten sind in erster Linie auf die Verlängerung der Krankenhausverweildauer zurückzuführen. Bei der Diskussion der ökonomischen Aspekte sind Analysen, die auf einer Erfassung direkter Kosten aus der Sicht des Krankenhauses beruhen, zu unterscheiden von Analysen aus der Sicht der Kostenträger und v. a. solchen aus gesellschaftlicher Sicht. Bei letzterer Be-

Tabelle 61-1. Nosokomiale Infektionen – sozioökonomische Daten. (Aus Jarvis 1996)

	Harnwegsinfektionen	Wundinfektionen	Pneumonien	Bloodstream infections[a]
Letalität (insgesamt)	–	–	14,8–71%	23,8–50%
Letalität (adjustiert)	–	–	6,8–30%	16,3–35%
Liegedauer (Tage)	1–4	7–8,2	6,8–30	7–21
Kosten (US$)	558–593	2734	4947	3061–40000

[a] Entspricht Bakteriämien und Fungämien.

trachtungsweise, die auch indirekte Kosten mit einbezieht, ist die Verwendung des Humankapitalansatzes, der die monetäre Bewertung von Morbidität und Mortalität von dem zu erwartenden Einkommen abhängig macht, besonders dann von geringem Wert, wenn der geriatrische Patient im Vordergrund steht.

Die Erfassung nosokomialer Infektionen ist die grundlegende Voraussetzung erfolgreicher Infektionskontrollprogramme. Dieses aus den USA stammende Konzept umfaßt nicht nur die traditionelle Hygiene (Übertragung von Erregern), sondern ebenso eine Beeinflussung der antimikrobiellen Therapie als einer der wichtigsten Faktoren für die Entstehung resistenter Erreger im Krankenhaus. Resistente Erreger können jedoch auch aus dem häuslichen Rahmen oder aus Pflegeeinrichtungen in das Krankenhaus eingeschleppt werden. Man bezieht sich bei der Erfassung nosokomialer Infektionen meist auf die Definitionen der Centers of Disease Control (Garner et al. 1988). Dabei ist zu beachten, daß es sich hier um primär zu epidemiologischen Zwecken entwickelte Definitionen handelt. Zu den Wundinfektionen ist 1992 eine Aktualisierung vorgenommen worden. Das Problem dieser Erfassungen besteht in einem „underreporting", solange diese auf einer freiwilligen Meldung beruhen.

Im Rahmen der zunehmenden Bedeutung von Krankenhausvergleichen ist die Frage nach der diesbezüglichen Relevanz von Prävalenzdaten nosokomialer Infektionen von großer Wichtigkeit. Es bestehen berechtigte Zweifel v. a. wegen der Unterschiede in der Komorbidität der Patientenkollektive, wenigstens solange Gesamtkollektive verglichen werden. Werden hingegen besser charakterisierte Kollektive, u. U. korrigiert über die Liegezeit (z. B. Infektionen pro 1000 Kathetertage entsprechend Tage „at risk"), verwendet, steigt die Bedeutung solcher Zahlen erheblich an. In jedem Fall sind Daten zu nosokomialen Infektionen ein unverzichtbares Instrument zur internen Steuerung aller Maßnahmen im Bereich der Krankenhaushygiene und der antimikrobiellen Diagnostik sowie Therapie.

Einer der wichtigsten Komorbiditätsfaktoren ist das Alter. Die Häufigkeit nosokomialer Infektionen nimmt mit steigendem Alter deutlich zu und liegt ab 70 Jahre bei über 10% aller Patienten. Dieses erhöhte Risiko ist nicht durch eine längere Liegezeit bedingt, sondern stellt sich auch als erhöhtes Risiko pro Liegetag dar. Nach NNIS-Daten aus einer Studie an über 100 000 Patienten treten 54% aller nosokomialen Infektionen bei Patienten, die älter als 65 Jahre sind, auf und sind mit einer deutlich höheren Letalität assoziiert. Diese geht in erster Linie auf die Sepsis und nosokomiale Pneumonien zurück. Zusätzliche Risikofaktoren sind Grundkrankheit, Dehydratation, Immobilisation und Desorientiertheit.

Unter den nosokomialen Infektionen sind die Harnwegsinfektionen am häufigsten (zwischen 30 und 50%), gefolgt von den postoperativen Wundinfektionen und nosokomialen Pneumonien (je zwischen 15 und 20%). Die nosokomiale Sepsis (in der amerikanischen Literatur steht der Begriff „bloodstream infection" für Sepsis, Bakteriämie sowie Fungämie) stellt die vierthäufigste Krankheitsgruppe dar (8–10%) und beinhaltet die katheterassoziierten intravaskulären Infektionen. Nosokomiale Haut- und Weichteilinfektionen sowie die gastrointestinalen Infektionen liegen unter 10% aller Fälle. Bei älteren Patienten ändert sich diese relative Zusammensetzung nicht grundsätzlich, wenn auch die Harnwegsinfektionen noch deutlicher die Statistik anführen und Pneumonien etwas häufiger als Wundinfektionen vorkommen.

61.2
Pathogenese

Die Pathogenese nosokomialer Infektionen kann als Zusammenwirken prädisponierender und exponierender Faktoren verstanden werden, die bei älteren Patienten besondere Charakteristika aufweisen. Unter prädisponierenden Faktoren sind in erster Linie die Grundkrankheit und die Funktionsfähigkeit der Abwehr zusammenzufassen, exponierende Faktoren bestehen in der Auseinandersetzung mit nosokomialen Erregern unterschiedlicher Virulenz und Resistenz. Ärztliche Eingriffe (z. B. Operationen, Intubation, intravaskuläre oder Harnwegskatheter) haben Einfluß auf beide Kategorien.

Die Abwehr älterer Patienten weist eine verminderte Funktionsfähigkeit auf. Eintrittspforten durch Mikroverletzungen des Integuments sind vermehrt vorhanden, da die Haut an Elastizität und Flüssigkeitsgehalt verliert (Mykosen, Dekubitus). Der Hustenreflex und die Funktion der Zilien ist vermindert, es besteht eine Hypazidität des Magens, eine Divertikulose des Dickdarms prädisponiert zu Divertikulitiden. Prostatahypertrophie und eine Schwächung der Beckenbodenmuskulatur gehen rezidivierenden Harnwegsinfekten voraus. Endokrinologische und neurologische Defizite verstärken die Schwächung der unspezifischen Abwehr. Schluckstörungen jedwelcher Genese und Aspirationen z. B. im Rahmen eines zerebralen Insultes prädisponieren zu Pneumonien.

In der spezifischen Abwehr ist gleichermaßen die humorale (Verminderung der Antikörperproduktion) und zelluläre Immunität (v. a. die Funktion der T-Lymphozyten) beeinträchtigt; diese Veränderungen sind akzentuiert, wenn zusätzlich eine Malnutrition vorliegt. Die Bedeutung der im Alter vermehrt vorzufindenden Autoantikörper ist bezüglich des Auftretens nosokomialer Infektionen unklar. Die Funktion der Monozyten-Makrophagen-Systems ist supprimiert, es kann eine kutane Anergie bestehen, ohne daß diese durch andere Erkrankungen erklärbar wäre.

Der Komorbidität kommt große Bedeutung zu, hier sind in erster Linie der Diabetes mellitus und Tumorerkrankungen zu nennen, jedoch auch Malnutrition, Alkohol- und Nikotinabusus. Im Rahmen maligner Lymphome und des Plasmozytoms besteht ein sekundärer Antiköpermangel. Bei Patienten mit einem Morbus Hodgkin und Haarzell-Leukämien ist die unspezifische zelluläre Abwehr vermindert. Als indirektes Maß der Komorbidität kann die Größe des Krankenhauses gelten. In mehreren Studien ist nachgewiesen worden, daß zwischen Bettenzahl und Häufigkeit nosokomialer Infektionen eine enge Beziehung besteht. Eine langdauernde antibiotische Therapie z.B. von Harnwegsinfektionen kann zur Entwicklung von mehrfachresistenten gramnegativen Erregern führen, die sich entweder während der stationären Behandlung entwickeln oder in das Krankenhaus mitgebracht werden. Ein wichtiges Beispiele sind Cotrimoxazol- und Chinolon-resistente E.-coli-Stämme. Auf der anderen Seite können resistente Erreger auch von Krankenhaus zu Krankenhaus übertragen werden, wenn Patienten mit diesen besiedelt sind. Das typische Beispiel ist der Oxacillin-resistente Staphylococcus aureus (Tabelle 61-2).

61.3
Klinik

Zu den nosokomiale Harnwegsinfektionen s. Kap. 75.

61.3.1
Nosokomiale Wundinfektionen

Nosokomiale Wundinfektionen stehen zusammen mit den nosokomialen Pneumonien an zweiter Stelle in unselektierten Krankenhauskollektiven (ca. 15–20% aller nosokomialen Infektionen). Bezogen auf alle operierten Patienten geht man von einer Rate von 1–5% aus. Bei älteren Patienten sind nosokomiale Wundinfektionen sehr viel häufiger und erreichen Werte bis 15%.

Die klinische Definition einer Wundinfektion bezieht sich auf die Bildung eitrigen Sekretes, weiteren klinischen Zeichen wie Rötung, Schwellung, Überwärmung und Schmerzen sowie das Ausbleiben einer primären Wundheilung. Ein Abstrich aus der Wunde sollte in jedem Falle angefertigt werden, v.a. um grampositive Erreger (Staphylokokken) von gramnegativen Erregern zu differenzieren. Die epidemiologische Definition der Wundinfektion nach den CDC (Centers for Disease Control) unterscheidet die oberflächliche, die tiefe (unterhalb der Faszie) und die Wundinfektion mit Einbeziehung von viszeralen Organen und Körperhöhlen (Tabelle 61-3).

Das Risiko für eine Wundinfektion hängt vom Eingriff, der Dauer des Eingriffs und dem Zustand des Patienten ab. Die Eingriffe werden unterschieden nach „clean", „clean-contaminated", „contaminated" und „dirty". Die 2. Kategorie umfaßt z.B. die Appendektomie oder Gallenwegsoperationen, in die 3. Kategorie fallen Darmoperationen, und die 4. Kategorie wird durch alte, stark verschmutzte Wunden (Trauma, fäkale Verunreinigung) z.T. mit devitalisiertem Gewebe gebildet. Der kritische Wert bezüglich der Dauer des Eingriffes liegt bei 2 h, das patientenseitige

Tabelle 61-2. Im Alter häufige Vorerkrankungen und typische assoziierte nosokomiale Infektionen

Vor-/Grunderkrankungen	Assoziierte nosokomiale Infektionen
Diabetes mellitus, Zystozele, Descensus genitalis, Prostatahypertrophie	Harnwegsinfektionen
Influenzavirusinfektion, dekompensierte Linksherzinsuffizienz, COPD und Bronchiektasen, Bronchialkarzinim, Achlorhydrie, Magenresektion, Refluxkrankheit, zerebraler Insult, Therapie mit Sedativa und Antazida, Osteoporose mit Wirbelkörperfrakturen, Hypogammaglobulinämie, Alkoholismus	Nosokomiale Pneumonie
Rheumatischer Klappenfehler	Nosokomiale Endokarditis
Parenterale Ernährung, intravaskuläre Katheter, Dialyse	Nosokomiale Sepsis, Rechtsherzendokarditis
Magen-Darm-Erkrankungen, intravaskuläre Katheter	Candidasepsis
Splenektomie	Pneumokokken-, Haemophilus- und Meningokokkensepsis
Tiefe Beinvenenthrombose	Lungenembolie mit „Infarktpneumonie", septische Thrombophlebitis
Postoperativer Status, Diabetes, Adipositas	Postoperative Wundinfektionen
Leberzirrhose, Aszites	Spontane bakterielle Peritonitis
Dialyse, Antibiotikatherapie, Tumoren unter Chemotherapie	Clostridium-difficile-assoziierte Gastroenteritis

Tabelle 61-3. Epidemiologische Definition der Wundinfektionen. Zwei der jeweils 4 Kriterien müssen erfüllt sein. (Mod. nach der Definition der CDC 1992)

Art der Wundinfektion	Symptomatik
Gemeinsame Kriterien	(1) Eitriges Sekret (2) Ärztliche Diagnose einer Wundinfektion
Oberflächliche Wundinfektion	(3) Kultur positiv (4) Ein Kriterium von Schmerz, Schwellung, Rötung und Überwärmung zusammen mit Öffnung der Wunde durch den Arzt
Tiefe Wundinfektion	(3) Abszeßöffnung bei Fieber oder Schmerzen (4) Diagnose von Infektion oder Abszeß durch OP, Histologie oder bildgebende Verfahren
Wundinfektion im Bereich der viszeralen Organe oder Körperhöhlen	(3) Kultur (4) Diagnose von Infektion oder Abszeß durch OP, Histologie oder bildgebende Verfahren

Risiko steigt deutlich an ab ASA-(American Society of Anesthesiologists-)Stadium 3 (Einschränkung der körperlichen Leistungsfähigkeit).

Die wichtigsten Erreger stammen aus dem grampositiven Bereich: koagulasepositive sowie koagulasenegative Staphlokokken, Enterokokken und seltener auch Streptokokken. Eine wichtige Rolle spielen jedoch auch gramnegative Erreger, z. B. E. coli, Pseudomonas, Enterobacter, Klebsiellen und Proteus. Zu beachten ist, daß Wunden den Ausgangspunkt für toxinbedingte Erkrankungen bilden können, zu denken ist in erster Linie an das staphylokokken- und streptokokkenbedingte „toxic shock"-Syndrom sowie die nekrotisierende Fasziitis. Erreger stammen aus endogenen Reservoirs (z. B. Hautkeime), können aber auch aus der Umgebung und vom Personal auf Wunden übertragen werden (s. unten, Screening bei ORSA).

Zu den wichtigsten Infektionskontrollmaßnahmen gehören die klassischen Aufgabengebiete der Krankenhaushygiene, zusätzlich jedoch die Beeinflussung von organisatorischen Abläufen (z. B. Zeitpunkt der Rasur: Die Rasur am Vorabend erhöht die Wundinfektionsrate) und von therapeutischen Standards. Das wichtigste Beispiel hierzu ist die optimale Durchführung der perioperativen Antibiotikaprophylaxe, bei der nicht nur die Einhaltung der Indikation von Wichtigkeit ist, sondern ebenfalls der Zeitpunkt (bei Schnitt) und die Wiederholung der Antibiotikagabe bei längerdauernder Operation (ab dem Doppelten der Halbwertszeit).

61.3.2 Nosokomiale Pneumonie

Zur Definition einer nosokomialen Pneumonie kann man sich wiederum an der 48 h-Grenze orientieren, wenngleich diese nicht in den CDC-Kriterien enthalten ist. Es führt der klinische und/oder radiologische Befund (Abb. 61-1). Das Risiko einer nosokomialen Pneumonie pro stationärem Aufenthalt liegt zwischen 0,5 und 1%, die assoziierte Letalität in den meisten Studien deutlich über 20%. Auf Intensivstationen ist die nosokomiale Pneumonie die häufigste nosokomiale Infektion (40–50%). Der wichtigste Risikofaktor ist die maschinelle Beatmung, gefolgt von dem

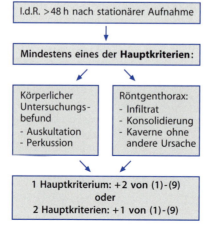

Abb. 61-1. CDC-Definition der nosokomialen Pneumonie (Patienten älter als 1 Jahr). (Mod. nach der Definition der Infektionserhebung an den Kölner Universitätskliniken)

Status nach größeren operativen Eingriffen und dem Polytrauma. Ältere Patienten erleiden doppelt so häufig eine nosokomiale Pneumonie wie jüngere Patienten mit der gleichen Grunderkrankung.

Andere Risikofaktoren sind eine schwere Grunderkrankung, dekompensierte Linksherzinsuffizienz, COPD, Bewußtseinstrübung, Einnahme von Sedativa, medikamentöse Anhebung des Magen-pH beim beatmeten Patienten, neuromuskuläre Erkrankungen oder eine nasogastrale Sonde. Auch eine vorangegangene antibiotische Therapie wird immer wieder als Risikofaktor für eine nosokomiale Pneumonie genannt.

Das Erregerspektrum unterscheidet sich deutlich von dem der ambulant erworbenen Pneumonien. Es führen gramnegative Erreger wie Pseudomonas, E. coli und Enterobacter, und unter den grampositiven Erregern ist Staphylococcus aureus am wichtigsten, während Pneumokokken eine eher untergeordnete Rolle spielen. Weitere wichtige Erreger sind Proteus, Klebsiellen, Serratia, Haemophilus influenzae und in der letzten Zeit Acinetobacter (Intensivstationen). Enterokokken und koagulasenegative Staphlokokken sowie Candida stellen in der Regel keine relevanten Erreger dar. Anaerobier treten nach Aspiration auf, Legionellen werden je nach lokaler Situation (Nachweis im Trinkwasser) in bis zu 5% aller nosokomialen Pneumonien festgestellt. Neutropenische Patienten und HIV-infizierte Patienten können Pneumonien durch Candida, Aspergillus und auch Pneumocystis carinii (v.a. nach Gabe von Bleomycin) aufweisen, besonders Transplantationspatienten neigen zu viralen Infektionen (Zytomegalievirus).

Das klinische Bild der nosokomialen Pneumonie beim älteren Patienten kann einen atypischen Verlauf nehmen. Statt Fieber, Schüttelfrost und produktivem Husten findet man unspezifische Probleme wie Apathie, Desorientiertheit und Atemnot, Fieber kann gering ausgeprägt sein und Husten fehlen. Ebenso kann der klinische Befund bei der körperlichen oder radiologischen Untersuchung alteriert und durch andere Erkrankungen überlagert sein.

61.3.3
Nosokomiale Sepsis und Katheterinfektionen

Die Definition der nosokomialen Sepsis nimmt Bezug auf die Kriterien nach Bone et al. (Anonymous 1992), wobei die Differenzierung in das Systemic Inflammatory Response Syndrome (SIRS) und die eigentliche Sepsis mit Nachweis eines Erregers und in verschiedenem Schweregrad (Tabelle 61-4) sinnvoll erscheint. Zur Orientierung kann man hier eine Zeitgrenze von 48 h verwenden; die Diagnose einer nosokomialen Sepsis kann gestellt werden, wenn 2 der 3 folgenden Kriterien gegeben sind: SIRS, relevanter Keim in der Blutkultur oder Organsdysfunktion.

Eine nosokomiale Infektion eines zentralvenösen oder arteriellen Katheters liegt vor, wenn Fieber besteht, ein relevanter Erreger in der Blutkultur gefunden wurde und entweder aus einem Sekret an der Einstichstelle der gleiche Erreger wie in der Blutkultur gefunden wird, in der Abrolltechnik mehr als 15 Kolonien dieses Erregers isoliert werden (mikrobio-

Tabelle 61-4. Definition und Schweregrade der Sepsis und Abgrenzung gegenüber dem Systematic inflammatory response syndrome (SIRS). (Nach Bone, s. Anonymous 1992)

	Definition	Diagnosesicherung
Bakteriämie/Fungämie	Nachweis von Bakterien/Pilzen im Blut	Blutkulturen
Systemic inflammatory response syndrome (SIRS)	Mindestens 2 Symptome aus (1) Fieber oder Hypothermie, (2) Tachypnoe (>20 Atemzüge pro Minute oder pCO_2 <32 mmHg), (3) Tachykardie, (4) Leukozyten >12000/µl oder <4000/µl bzw. >10% Stabkernige	Klinische Definition! Infektion, Verbrennungen, Pankreatitis und andere Ursachen, typische Hauterscheinungen, Versuch der Keimasservation durch Blutkulturen
Sepsis	SIRS plus Anzeichen für zugrunde liegende Infektion (relevanter Keim in mindestens einer Blutkultur)	Klinische Definition unter Einbeziehung der mikrobiologischen Befunde!
Septisches Syndrom („severe sepsis")	Sepsis plus Zeichen der beginnenden Kreislaufdepression: Hypotonie, Oligurie, ZNS-Symptomatik	Klinische Definition. Differentialdiagnose zu anderen Schockformen: Messung des peripheren Gefäßwiderstands im Pulmonaliskatheter
Septischer Schock	Septisches Syndrom plus Multiorganversagen ohne Ansprechen der Hypotonie auf intensivmedizinische Maßnahmen	Differentialdiagnose zu den anderen Schockformen schwierig zu treffen

logisches Institut verständigen!, sog. Abrolltechnik nach Maki et al. 1977), oder das Fieber nach Entfernen des Katheters spontan zurückgeht.

Weniger standardisiert ist die Definition der Entzündungen peripherer Verweilkanülen, die nach eigenen Ergebnissen bei $1/4$ aller Kanülen sowie in $1/4$ aller Patienten mit einer Verweilkanüle auftreten (Schrappe in Vorb.). Insbesondere ist die Abgrenzung physikalisch-chemischer von infektiösen Entzündungen aufwendig. Aus Gründen der Praktikabilität empfiehlt es sich, die Rötung der Einstichstelle als wichtigstes Kriterium zu werten, gefolgt von Schmerzen und einer Verhärtung im Bereich der Kanüle bzw. darüber hinausgehend. Eine alleinige Schwellung ist nicht als Entzündung zu werten. Die Bedeutung von peripheren Verweilkanülen als Ursache einer nosokomialen Sepsis ist beträchtlich.

Die generelle Letalität der nosokomialen Sepsis ist hoch und liegt bei älteren Patienten über 30%. Komorbiditätsfaktoren spielen eine entscheidende Rolle. Der Fokus liegt am häufigsten im Urogenitalbereich, in zweiter Linie im Bereich der Gallenwege, der Weichteile (z.B. Dekubitalgeschür) und im Respirationstrakt. $2/3$ der Erreger sind gramnegative Stäbchen; es führen E. coli, Klebsiellen, Proteus, Enterobacter und Pseudomonas species, es werden aber auch Acinetobacter species und andere seltenere Hospitalkeime isoliert. Unter den grampositiven Erregern sind Staphylokokken und Enterokokken sowie Pneumokokken anzutreffen. Die schlechteste Prognose hat die polymikrobielle Sepsis, die in 5–10% der Fälle auftritt.

Das klinische Bild wird bei älteren Patienten durch zentrale Symptome (Verwirrtheit) und Erbrechen dominiert, Blutdruckabfall, Schüttelfrost, Leukozytose und sogar Fieber können fehlen. Herdsymptome weisen auf den zugrunde liegenden Fokus. Leukopenie, Thrombozytopenie, Hypalbuminämie, eingeschränkte Nierenfunktion, disseminierte intravasale Gerinnung und metabolische Azidose sind negative prognostische Parameter. Die Katheterinfektion ist durch eine Rötung im Bereich der Einstichstelle und antibiotikaresistentes Fieber gekennzeichnet, das nach Entfernung des Katheters spontan zurückgehen kann, zumindest bei Nachweis von Staphylococcus aureus jedoch in jedem Falle eine Therapieindikation darstellt. Auf eine Kandidasepsis muß v.a. bei Patienten auf Intensivstationen geachtet werden, wenn auf eine empirische Antibiotikatherapie kein Ansprechen erfolgt, eine langfristige parenterale Ernährung erfolgte oder Operationen am Magen-Darm-Trakt vorgenommen wurden. Diese Diagnose hat wegen der heutzutage zur Verfügung stehenden Therapeutika eine zunehmende Bedeutung. Insgesamt ist die Prognose der nosokomialen Sepsis jedoch bei älteren Patienten deutlich schlechter als bei jüngeren Patienten.

61.3.4
Oxacillin-resistenter Staphylococcus aureus

Staphylokokken besiedeln zumindest vorübergehend den Nasen-Rachen-Raum bei 20–40% der Bevölkerung und finden sich in geringerer Häufigkeit im Bereich der Axilla, der behaarten Haut, des Perineums und der Vagina. Ungefähr 10% der Bevölkerung sind kontinuierlich kolonisiert. Falls eine Kolonisation vorhanden ist, kommt es mit hoher Wahrscheinlichkeit zur Besiedlung von bestehenden Wunden. Es gibt gesunde Keimträger sowohl unter den Patienten als auch beim Krankenhauspersonal; Personen mit hohem Risiko sind Dialysepatienten, Diabetiker und intravenös Drogenabhängige. Unbelebte Gegenstände sind nur vorübergehend besiedelt, die Übertragung findet durch direkten Kontakt statt (Hände). Epidemiologisch unterscheidet man ein sporadisches von einem endemischen und einem epidemischen Auftreten, bei welchem eine direkte oder mittelbare Patient-zu-Patient-Übertragung anzunehmen ist.

Staphylokokken verfügen über mehrere Resistenzmechanismen gegenüber Antibiotika. Heutzutage sind die meisten Staphylokokkenisolate penicillinresistent, unabhängig davon, ob es sich um koagulasepositive oder koagulasenegative Staphylokokken handelt. Diese Resistenz ist durch die Produktion von β-Laktamasen bedingt, die auch gegen die Weiterentwicklungen des Penicillins einschießlich der Aminopenicillin-Abkömmlinge wirksam sind. Die Penicillinase-festen Penicilline, deren Leitsubstanz das Methicillin ist, sind hier jedoch wirksam (z.B. Flucloxacillin, Staphylex). Anfang der 60er Jahre kam es dann allerdings zum Auftreten von Methicillin-resistenten bzw. Oxacillin-resistenten Staphylococcus-aureus-Stämmen (ORSA, früher MRSA), bei denen es zu einer Alteration des penicillinbindenden Proteins gekommen ist (sog. PBP2a).

Die Prävalenz von ORSA in Deutschland liegt unter 5% aller Isolate, in Europa nach den Daten des Alexander-Projektes zwischen 5 und 10%. Die Prävalenz ist korreliert mit der Größe des Krankenhauses und dem Aufenthalt auf einer Intensivstation; lokale Gegebenheiten (z.B. endemische Situation) spielen eine entscheidende Rolle. Wunden sind im nosokomialen Bereich am häufigsten besiedelt oder infiziert, gefolgt von den Harnwegen und den unteren Luftwegen sowie intravasalen Kathetern. Risikofaktoren für die ORSA-Besiedlung sind Immuninkompetenz, hohes Alter, Unterbrechung der Haut-Schleimhaut-Barriere und antibiotische Vorbehandlung.

Im klinischen Alltag trifft der Befund eines ORSA relativ spät im Behandlungslauf ein. Der erste Befund ist normalerweise der grampositiver Kokken, der eine entsprechende Therapie bedingt, falls eine reine

Besiedlung oder Kontamination unwahrscheinlich erscheint. Bei Oxacillin-Resistenz muß mit Glykopeptiden behandelt werden; auf der anderen Seite ist bei fehlender Penicillinase-Bildung die Therapie mit Penicillin am wirkungsvollsten. Zu beachten ist, daß die Therapie einer reinen Besiedlung durch ORSA nur zu einer Suppression des Erregers führt, solange Wunden oder Fremdkörper bestehen bzw. vorliegen (z. B. PEG-Sonde). Insofern ist eine entsprechende Therapie ohne Nachweis einer klinisch relevanten Infektion nur relativ gegeben. Es führen präventive Maßnahmen, die eine Weiterverbreitung des Erregers innerhalb der Station verhindern (Kittelpflege, Händedesinfektion, Handschuhe, Einzelzimmer).

Die Besiedlung durch Staphlokokken ist ein unabhängiger Risikofaktor für eine Erkrankung durch Staphylokokken. So ist z. B. ein enger Zusammenhang zwischen dem Nachweis im Nasen-Rachen-Raum und dem Risiko einer Wundinfektion gut belegt. Pathogenität und Virulenz von ORSA ist im Vergleich zu Oxacillin-sensiblen Staphylococcus-aureus-Stämmen nicht vermindert. Die Krankheitsbilder gleichen sich weitgehend. Es führen die Wundinfektion, die nosokomiale Pneumonie und Bloodstream infections (nosokomiale Sepsis, Katheterinfektionen).

61.4
Diagnostik

Die Diagnostik nosokomialer Infektionen folgt den Richtlinien der klinischen Infektiologie und ist hier nicht umfassend abzuhandeln; nur einige spezielle Aspekte sollen hervorgehoben werden. Grundsätzlich ist die 48 h-Grenze nicht mehr Bestandteil der Definition noskomialer Infektionen, sie kann aber v. a. bei der Pneumonie noch als orientierende Hilfestellung dienen. Im allgemeinen wird eine Obergrenze von 30 Tagen nach Exposition (z. B. Operation) empfohlen.

Die wichtigste Frage bei der Diagnostik nosokomialer Infektionen ist die Abgrenzung fakultativer und obligat pathogener Erreger. Obligate Pathogene bedingen eine definitive klinische Diagnose bei jedem Nachweis (z. B. Nachweis von Mycobacterium tuberculosis), während fakultative Pathogene entsprechend dem Nachweisort, dem Nachweisverfahren und dem klinischen Bild gewichtet werden müssen (z. B. Nachweis von Erregern im Trachealsekret). Ein weiteres Problem besteht in der Überschätzung der serologischen und molekularbiologischen Diagnostik. Die molekularbiologische Diagnostik wird v. a. hinsichtlicher ihrer Sensitivität überschätzt (z. B. beim Ausschluß einer Tuberkulose). Für die serologischen Methoden gilt dies in erster Linie für latente Infektionen, bei denen der Antikörpernachweis nicht immer die stattgehabte oder aktuell reaktivierte Infektion von der frischen Infektion unterscheiden kann (z. B. Herpesvirusinfektionen). Bei älteren Patienten sind diese Probleme akzentuiert, da der Nachweis humoraler Antikörper erschwert und auch die zelluläre Reaktion nicht zuverlässig ist (kutane Anergie im Alter). Bei nosokomialen Infektionen kommt der Umstand hinzu, daß die häufig bereits durchgeführt antibiotische Therapie den Erregernachweis erschwert.

Blutkulturen werden primär zur Diagnostik der Sepsis, der Endokarditis, der Pneumonie und zur Abklärung des FUO („fever of unknown origin") eingesetzt. Die Rate nur einfach abgenommener Blutkulturen ist meist hoch, obwohl eine einzelne Blutkultur nicht in der Lage ist, Kontaminanten von relevanten Erregern abzugrenzen. Darüber hinaus sollte bei den genannten klinischen Fragestellungen versucht werden, eine kontinuierliche von einer diskontinuierlichen Bakteriämie bzw. Fungämie abzugrenzen; erstere ist beweisend für eine intravaskuläre Infektion (Endokarditis, Katheterinfektion, infizierter Thrombus, infizierte Gefäßprothese). Die Aussagekraft von Blutkulturen wird weiterhin beeinflußt durch den Trainingsstand des blutabnehmenden Personals, das abgenommene Blutvolumen (20 ml sind anzustreben) und die Transportzeit. Die Transportzeit bestimmt außerdem den Zeitraum bis zur Initiierung einer gezielten Therapie.

Bei der Diagnose der Katheterinfektion muß Blut über den Katheter (oder Abstrich von Sekret der Einstichstelle) und aus einer neuen Punktionsstelle abgenommen werden. Die Katheterspitze sollte im mikrobiologischen Labor untersucht werden, da die Zahl der Kolonien mit der Relevanz des Befundes korreliert ist (Abrolltechnik nach Maki).

Blut und Liquor gehören zu den primär sterilen Untersuchungsmaterialien. Urinkulturen, Wundabstriche und Trachealsekrete bzw. bronchoalveoläre Lavagen sind dagegen typische Beispiele nicht primär steriler Materialien und ergeben daher am ehesten Probleme in der Befundinterpretation. Eine der wichtigsten Regeln besteht darin, daß polymikrobielle Befunde eher als monomikrobielle Befunde als nicht relevant einzustufen sind. Zur Interpretation gehört das Wissen um lokale Kommensalen und die typische Beziehung zu den entsprechenden klinischen Bildern. Dabei spielt das Alter des Patienten eine entscheidende Rolle: Sowohl im Nasen-Rachen-Raum als auch im Spektrum der hautbesiedelnden Erreger und im Urogenitalbereich verschiebt sich das Erregerspektrum in den gramnegativen Bereich. Manche Erreger sind auch als relevant oder zumindest verdächtig einzustufen, wenn sie in Mischkultur vorliegen (z. B. Pneumkokken im Trachealsekret – auch wenn dieser Befund nicht beweisend ist solange

z. B. kein äquivalenter Blutkulturbefund vorliegt). Andere Erreger kommen fast nie als Ursache einer bestimmten Organinfektion vor, als Beispiel sei der Nachweis von Enterokokken im Trachealsekret genannt. Von entscheidender Wichtigkeit ist der Nachweis der Resistenz gegen Antibiotika, insbesondere bei Staphylokokken, Enterokokken sowie gramnegativen Erregern.

Die Frage der regelmäßigen mikrobiologischen Surveillance beatmeter Patienten durch Kultur des Trachealsekrets (z. B. 2mal wöchentlich) und anderer Abstrichmaterialien wird kontrovers diskutiert. In einer nach den Kriterien der „evidence-based medicine" durchgeführten Recherche der Leitlinienkonferenz der Kölner Universitätskliniken ergab sich durch die regelmäßige Durchführung dieser Untersuchungen für den ansonsten asymptomatischen Patienten kein Vorteil bezüglich des Behandlungsergebnisses oder der Behandlungsdauer, wenn man dieses Vorgehen vergleicht mit der Heranziehung des Trachealsekrets erst zum Zeitpunkt der Diagnose einer nosokomialen Pneumonie. Epidemiologischen Erfordernissen kann man auch durch die zu diesem Zeitpunkt gewonnenen mikrobiologischen Ergebnisse Genüge tun.

61.5
Behandlung

Auch die antimikrobielle Therapie folgt den gängigen infektiologischen Grundsätzen und kann hier nur bezüglich einiger Standardsituationen Erwähnung finden:

- Die Aussagekraft der Diagnostik (Erregerisolierung und Resistenzbestimmung) sinkt rapide, wenn eine antimikrobielle Therapie bereits initiiert wurde, bevor die Diagnostik vorgenommen wurde. Dies führt dazu, daß generell die Diagnostik nosokomialer Infektionen eine geringere Rate eines kulturellen Erregernachweises erbringt als bei ambulanten Infektionen, da ein Teil der stationären Patienten bereits antibiotisch vorbehandelt sind. Diese Rate sinkt natürlich um so mehr ab, je häufiger nicht oder nur fraglich indizierte prophylaktische oder therapeutische Antibiotikabehandlungen durchgeführt werden.
- Durch die ausbleibende Umsetzung der breit angelegten empirischen auf die gezielte Therapie entsprechend den mikrobiologischen Befunden wird der Entwicklung resistenter Erreger im nosokomialen Rahmen Vorschub geleistet, da der Verbrauch von Reserveantibiotika mit breitem Wirkungsspektrum steigt. Dieser Zusammenhang ist in der internationalen Literatur hervorragend belegt.
- Bei der Verwendung von neuen und breit wirksamen β-Laktamantibiotika (Cephalosporine, Ureidopenicilline, Carbapeneme) wird deren β-Laktamaseempfindlichkeit übersehen.
- Bei Infektionen mit Staphylococcus aureus und anderen Staphylokokken wird den Glykopeptiden (Vancomycin und Teicoplanin) trotz bestehender Empfindlichkeit für Penicillinase-feste β-Laktamantibiotika der Vorzug gegeben, obwohl letztere sehr viel höher dosiert werden können und auch in klinischen Untersuchungen überlegen sind. Gleiches gilt für die Therapie der Endokarditis durch das bakteriostatisch wirksame Clindamycin statt mit einem entsprechenden β-Laktam (s. unten, Intepretation mikrobiologischer Befunde).
- In neuester Zeit besteht ein Trend zur empirischen antimykotischen Therapie. Gleichzeitig besteht das Problem, daß gerade die definitive Diagnose der Candidasepsis zu selten gestellt wird. Eine antimykotische Therapie sollte nur nach vollständiger Diagnostik einschließlich Fundoskopie (in 15 % positiv) und in definierten klinischen Situationen (z. B. mehrtägiges antibiotikaresistentes Fieber bei Patienten auf Intensivstationen) durchgeführt werden. Der Befund von Candida species im Trachealsekret u. U. zusammen mit anderen Erregern rechtfertigt eine Therapie nicht.
- Mikrobiologische Befunde werden nicht richtig interpretiert. Ein Beispiel ist die „low-level"-Resistenz von Enterokokken gegen Aminoglykoside, die fälschlicherweise dazu führt, daß trotz vitaler Indikation (Endokarditis) eine Kombination mit β-Laktamen unterbleibt. Hier ist unbedingt der Grad der Resistenz zu erfragen.
- Besonders häufig sind solche Fehlinterpretationen auch bei Staphylokokkeninfektionen zu beobachten, wenn z. B. eine In-vitro-Empfindlichkeit gegen Cotrimoxazol, Chinolone und Cephalosporine der 3. Generation als Begründung für den Einsatz dieser Medikamentengruppen zur Behandlung lebensbedrohlicher Staphylokokkeninfektionen herangezogen wird. Die mittleren Hemmkonzentrationen dieser Medikamente liegen zwar im wirksamen Bereich, sind jedoch klinisch anderen Medikamenten deutlich unterlegen.
- Bei älteren Patienten sind bestimmte Besonderheiten in der Pharmakotherapie zu berücksichtigen (s. Kap. 24). Es sind v.a. die Aminoglykoside herzuheben. Generell sollten Aminoglykoside heute in täglich einmaliger Dosierung appliziert werden, um das Toxizitätsrisiko zu vermindern und die Wirksamkeit, die mit der „peak"-Konzentration korreliert, möglichst positiv zu beeinflussen. Eine Bestimmung des sog. „peak"-Spiegels ist unter diesen Bedingungen nicht mehr notwendig. Initial sollte unabhängig von der Nierenfunktion immer

Tabelle 61-5. Dosisreduktion für Aminoglykoside bei Einmalgabe. Bezüglich besonderer Vorsichtsmaßnahmen bei alten Patieten s. Text. Die Kreatininclearence berechnet sich nach Clea = KG [kg] × (140 − Alter) : 72 × S. Krea [mg%] (Frauen minus 10%)

Nierenfunktion	Gentamycin/Tobramycin Tagesgesamtdosis	Amikacin Tagesgesamtdosis
45–120 ml/min	5 mg/kg	15,0 mg/kg
18–45 ml/min	2–3 mg/kg	7,5 mg/kg
8–18 ml/min	1 mg/kg	3,0 mg/kg
2–8 ml/min	0,5 mg/kg	1,5 mg/kg
<2 ml/min	20 mg absolut	60–125 mg absolut
Nach Dialyse	60 mg absolut	375 mg absolut
Unter CAVH[a]	40 mg absolut	250 mg absolut

[a] CAVH = kontinuierliche arteriovenöse Hämofiltration.

$1/3$ der Tagesdosis ohne Dosisreduktion gegeben werden. Die Toxizität (Nephrotoxizität, Ototoxizität) ist abhängig von dem Talspiegel, der spätestens vor der 4. Gabe bestimmt werden sollte. Die Grenzwerte liegen bei der Dreimalgabe bei 2 mg/l für Gentamicin und Tobramycin sowie bei 10 mg/l für Amikacin. Bei Einmalgabe lauten die Werte 1 mg/l für die beiden erstgenannten Substanzen und 5 mg/l für Amikacin. Probleme bereitet die Dosierung bei Niereninsuffizienz (Tabelle 61-5). Diese Probleme sind akzentuiert bei alten Patienten, bei denen die Kreatininclearence primär vermindert ist und das Verteilungsvolumen ebenfalls niedriger ist als bei jüngeren Patienten. Gleiches gilt für adipöse Patienten, da die Aminoglykoside stark hydrophile Medikamente darstellen. Die Dosis muß entsprechend angepaßt werden.

Literatur

Anonymous (1992) American College of Chest Physicians/Society of Critical Care Medicine Consensus Conference: Definitions for sepsis and organ failure and guidelines for the use of innovative therapies in sepsis. Crit Care Med 20:864–874

Emori TG, Banerjee SN, Culver DH et al. (1991) Nosocomial infections in elderly patients in the United States, 1986–1990. National Nosocomial Infections Surveillance System. Am J Med 16 (Suppl 3B):289–293

Garner JS, Jarvis WR, Emori TG, Horan TC, Hughes JM (1988) CDC definitions for nosocomial Infections, 1988. Am J Infect Control 16:128–140

Gross PA, Levine JF, LoPresti A, Urdaneta M (1993) Infections in the elderly. In: Wenzel RP (ed) Prevention and control of nosocomial infections, 3rd edn. Williams & Wilkins, Baltimore, pp 1059–1087

Horan TC, Emori TG (1997) Definitions of key terms used in the NNIS System. Am J Infect Control 25:112–116

Horan TC, Culver DH, Gaynes RP, Jarvis WR, Edwards JR, Reid CR (1993) Nosocomial infections in surgical patients in the United States, January 1986–June 1992. National Nosocomial Infections Surveillance (NNIS) System. Infect Control Hosp Epidemiol 14:73–80

Jarvis WR (1996) Selected aspects of the socioeconomic impact of nosocomial infections: Morbidity, mortality, cost, and prevention. Infect Control Hosp Epidemiol 17:552–557

Maki DG, Weise CE, Sarafin HW (1977) A semiquantitative culture method for identifying intravenous catheter-related infections. N Engl J Med 296:1305–1309

Rueden H, Gastmeier P, Daschner F, Schumacher M (1996) Nosokomiale Infektionen in Deutschland. Epidemiologie in den alten und neuen Bundesländern. Dtsch Med Wochenschr 121:1281–1287

Schrappe M (in Vorb.) Entzündung peripherer Verweilkanülen: eine prospektive Untersuchung an 1582 Patienten

Venenerkrankungen

H. W. Heiss

62.1 Venenthrombose 556
62.1.1 Prävalenz 556
62.1.2 Alter 556
62.1.3 Gerinnung 557
62.2 Varikose 557
62.3 Diagnostik 557
62.3.1 Doppler-Sonographie der Venen 557
62.4 Therapie 558
62.5 Ausblick 559
Literatur 559

Venenerkrankungen und ihre Komplikationen treten im Alter zwar gehäuft auf, stellen aber keine Alterskrankheiten dar. Die erhöhte Prävalenz im Alter ist überwiegend Folge der allmählichen Entwicklung der Krankheitsbilder, die sich über viele Jahre und Jahrzehnte erstreckt. Diese Beobachtung trifft für die Ausbildung der Varikose ebenso zu wie für das Ulcus cruris venosum. Hinzu kommt, daß zur Venenthrombose führende Gerinnungsstörungen im Alter ebenfalls häufiger auftreten, was wiederum hauptsächlich als Folge der Multimorbidität im Alter anzusehen ist (Hager 1997), nicht jedoch des Alters oder der Alternsprozesse. So verdoppelt sich das relative Risiko für eine tiefe Beinvenenthrombose oder eine Lungenembolie vom 60. bis zum 90. Lebensjahr. Die Inzidenz von Venenthrombosen (Radiofibrinogentest) steigt bei Risikopatienten sogar von ca. 10 % in der Altersgruppe der 30- bis 40jährigen auf 70 % in der Gruppe der 70- bis 80jährigen an.

Generell nimmt das Thromboserisiko mit der Anzahl der Risikofaktoren zu. Ein Alter über 40 Jahre und früher durchgemachte Thrombosen/Embolien, Operationen im Hüft- und Beckenbereich oder aber auch Lähmungen charakterisieren bereits eine Hochrisikogruppe für die tiefe Beinvenenthrombose. Das Risiko erhöht sich weiter bei Vorliegen einer malignen oder myeloproliferativen Erkrankung, bei Exsikkose, Immobilität, Herzinsuffizienz, Adipositas, Infektion und Schlaganfall. Weiterhin ist zu berücksichtigen, daß ca. $^2/_3$ aller Patienten mit tiefer Beinvenenthrombose asymptomatisch bleiben und daß wiederum die Symptome einer tiefen Beinvenenthrombose in ca. 50 % Folge anderer Ursachen sein können (Salzman 1986; Cranley 1976). Andererseits ist die Wahrscheinlichkeit, eine fatal verlaufende Lungenembolie vor dem embolischen Ereignis zu diagnostizieren, gering, da diese Situation in ca. nur 10 % der Fälle rechtzeitig erkannt wird (Horrowitz u. Tatter 1969).

62.1 Venenthrombose

62.1.1 Prävalenz

Die Prävalenzangaben der tiefen Venenthrombose hängen nicht nur von deren Ätiologie ab, sondern auch von der Art der Diagnostik (klinische Untersuchung, Phlebographie, Radiofibrinogentest, Plethysmographie, Venen-Doppler, Duplex-Scan u. a.).

Geht man von postmortalen Untersuchungsbefunden aus, so liegt die Prävalenz zwischen

- 83 % bei alten Patientinnen mit Frakturen (Sevitt u. Gallagher 1961),
- 62 % bei über 30jährigen (Havig 1977),
- 51–54 % bei internistischen Patienten (Greenstein 1945; Roberts 1963) und
- 27 % bei den über 12jährigen (Beckering u. Titus 1969).

62.1.2 Alter

Das Alter als möglicher unabhängiger Risikofaktor für eine tiefe Venenthrombose ist bislang nicht ausreichend untersucht worden, so daß weiter offenbleibt, ob nach statistischer Korrektur anderer vorliegender thrombophiler Komorbiditäten ein isolierter Einfluß des Alters auf die Inzidenz der tiefen Venenthrombose besteht. Die beiden größten Studien zu diesem Thema, nämlich die Framingham- und die Tecumseh-Studie, sind diesbezüglich widersprüchlich (Coon et al. 1973; Goldhaber et al. 1993).

62.1.3
Gerinnung

Die physiologischen Abläufe bei Gerinnung und Fibrinolyse sind nicht altersabhängig (Hager 1997). In verschiedenen Altersklassen bestehen aber graduelle Unterschiede. So sind z.B. die Normwerte für Blutungszeit, Thrombinzeit und partielle Thromboplastinzeit im Alter geringfügig verkürzt, für den Quickwert altersunabhängig. Mehrere Gerinnungsfaktoren haben im Alter höhere Aktivitäten. Dies gilt z.B. für die Fibrinogenkonzentration, die nach dem 20. Lebensjahr ca. 10–20 mg/100 ml pro Lebensdekade ansteigt. Die Konzentration von Antithrombin III verändert sich im Alter nicht oder fällt nur geringfügig ab. Bei alten Patienten erhöht sich jedoch das Risiko eines Protein-C-Mangels.

Andererseits kann die spontane Fibrinolyse verzögert sein. Hingegen bleibt die Thrombozytenkonzentration im Alter weitgehend konstant. Ihre Veränderungen sind in aller Regel Folge der Multimorbidität. In vitro besteht aber eine vermehrte Aggregationsneigung der Thrombozyten. Die Halbwertzeit der Thrombozyten nimmt etwas ab, die Blutungszeit ebenso.

Erhöhung einiger Gerinnungsfaktoren, verstärkte Thrombozytenaggregationsneigung und Rückgang von Antithrombin III weisen beim alten Menschen auf ein tendenziell hyperkoagulabiles Gerinnungssystem hin. Seine Bedeutung für die Bildung von venösen Thromben ist noch unbekannt. Somit ist auch die vielfach beobachtete Zunahme des Blutungsrisikos unter Antikoagulanzientherapie im Alter nicht durch altersabhängige Veränderungen im Gerinnungssystem zu erklären, sondern beruht vielmehr auf Multimorbidität und Risikofaktorkonstellationen.

Für die Lysebehandlung werden Altersgrenzen bei 60 (Theiss et al. 1983) oder bei 70 Jahren (Ott et al. 1986) gezogen. Dies trifft auf die intravenöse Heparinisierung und die subkutane Applikation von niedermolekularen Heparinen nicht zu, auch nicht für die orale Antikoagulanzienbehandlung.

62.2
Varikose

Die Prävalenz der Varikose beträgt in der Schweiz bei 20jährigen ca. 20%, bei 60jährigen ca. 80% (Kappert 1987). Widmer hat einen altersabhängigen Anstieg der Inzidenz von 10% bis zum Alter von 35 Jahren auf eine 50% bei den über 65jährigen beschrieben (Widmer 1978). In bezug auf die Geschlechterverteilung variieren die Angaben stark (Rieger 1998). Weder für dieses Krankheitsbild noch für das daraus resultierende Ulcus cruris venosum oder das postthrombotische Syndrom sind in der Literatur altersspezifische Einflüsse nachgewiesen worden. Art und Ausmaß sowie Dauer der Erkrankung, Ausmaß des Behandlungserfolges und die Compliance der Patienten beeinflussen nachweislich den Krankheitsverlauf.

62.3
Diagnostik

Bei den geriatrischen Patienten steht die nichtinvasive Diagnostik (Hach-Wunderle et al. 1998) neben der klinischen Untersuchung ganz im Vordergrund. Während die klinische Untersuchung Form und Schwellungszustände der betroffenen Extremitäten, Typus und Ausdehnung der Varizen und ihrer Kollateralen, Hautveränderungen und „blow-out"-Phänomene beurteilt, stützt sich die nichtinvasive Diagnostik auf die Doppler-Verfahren und die Lichtreflexionsreographie, bei aufwendigen Untersuchungen auch auf die Venenverschlußplethysmographie, die invasive Diagnostik auf die Phlebodynamometrie und die Phlebographie.

62.3.1
Doppler-Sonographie der Venen

Die Doppler-Sonographie der Venen kann mit uni- oder bidirektionalen Geräten ausgeführt werden, wobei die oberflächlichen Venen mit einer 8- bis 10 MHz-Sonde zu untersuchen sind, die tiefen Venen mit einer 4- bis 5 MHz-Sonde. Typische Untersuchungsstellen sind am Unterschenkel die distale V. tibialis posterior hinter dem Innenknöchel, die proximale V. tibialis anterior und V. fibularis sowie die V. poplitea, am Oberschenkel die distale mittlere und proximale V. femoralis superficialis und in der Leiste die V. femoralis communis. Der Patient befindet sich dabei in Rückenlage mit Ausnahme der Untersuchungen für die V. poplitea und die V. fibularis (Bauchlage mit 15–20 cm erhöht gelagerten Füßen zur Vermeidung durch Kompression verursachter falsch positiver Venenverschlüsse). Handelt es sich nicht um die Abklärung von Venenthrombosen, sondern um die von Varizen, dann empfiehlt sich eine Untersuchung im Stehen. Beschränken sich die Varizen auf den Unterschenkel, kann die Untersuchung auch im Sitzen erfolgen, wobei der Fuß auf eine geeignete Fußbank aufgestellt wird.

Die Reihenfolge der Untersuchungsschritte richtet sich nach dem venösen Blutabstrom, beginnend am Fuß und endend in der Leiste. Zur Beurteilung von thrombotisch bedingten Refluxphänomenen an Strömungshindernissen (z.B. Thromben) wird an jedem

Meßpunkt die distale Muskulatur komprimiert und dekomprimiert, zur Beurteilung von Klappeninsuffizienzen die proximal des Meßortes gelegene Muskulatur. Bei nicht thrombotisch oder nur teilthrombotisch verschlossenen Venen dient die distale Kompression zusätzlich zur Beurteilung der manuell erzielten Strömungsbeschleunigung. Diese Manöver sind auch maschinell standardisiert durchführbar (z.B. E20 Rapid Cuff Inflator, Hokanson). Alle Messungen werden stets seitenvergleichend durchgeführt. Deckt der Seitenvergleich hörbare oder sichtbare (Oszilloskop oder Schreiber) Unterschiede auf, ist dieser Befund durch eine zweite, nichtinvasive Untersuchungsmethode weiter abzuklären. Hierfür wird die Duplexsonographie bevorzugt, es können aber auch, je nach Fragestellung, die Venenverschlußplethysmographie oder die Lichtreflexionsreographie eingesetzt werden.

Die Duplexsonographie gestattet, das fragliche Venensegment gezielt anzuloten, die Durchströmungsverhältnisse im Quer- und Längsschnitt der Venen zu beurteilen, Venenklappen darzustellen, die Kompressibilität der Gefäßwand und ihre Aufweitbarkeit im moderaten Valsalva-Manöver oder als Folge von proximaler oder distaler externer Kompression zu beurteilen. Sie ermöglicht auch Angaben zu den Durchströmungsverhältnissen in paarig angelegten Venen, wenn die eine Vene offen, die zweite thrombotisch verschlossen ist (Eingrenzung von falsch negativen Befunden bei Verdacht auf Venenthrombose durch die vorangegangene Doppler-Untersuchung).

Die Beurteilung der spontan atemmodulierten venösen Durchströmung („S-sounds") sowie des durch distale Kompression beschleunigten venösen Abstroms („A-sounds") gestattet in Verbindung mit den qualitativen Beurteilungen der Kompressibilität und der Aufweitbarkeit der Venensegmente eine weitgehend zuverlässige Aussage über Funktion und Morphologie tiefer und oberflächlicher Venen, eine zuverlässige qualitative Einschätzung des Ausmaßes von Klappeninsuffizienzen und der Durchströmung von Kollateralvenen. Deshalb ist eine invasive Diagnostik nur noch in Einzelfällen unumgänglich, z.B. bei Lyseindikation bei alten Patienten mit Becken-/Beinvenenthrombosen oder zur differentialdiagnostischen Klärung von Tumorkompressionseffekten im Becken-Bauch-Bereich (Rezidivthrombose).

Zusammenfassend ist die Duplexsonographie unter Einbezug der Farbkodierung die Methode der Wahl in der primären Venendiagnostik geriatrischer Patienten. Sie liefert zutreffende funktionelle und morphologische Ergebnisse. Ist ihr Einsatz nicht möglich oder erscheint ihr Aufwand zu groß (z.B. bei Verlaufsbeobachtungen), ist alternativ die Doppler-Sonographie der Venen bei eingeschränkter Aussagekraft zu empfehlen.

Bei Wiederholungsuntersuchungen richtet sich die Frequenz nach dem klinischen Bild, dem Verlauf und der Fragestellung. So ist z.B. vor Beendigung einer Antikoagulantientherapie, die wegen einer tiefen Venenthrombose begonnen wurde, das Ausmaß einer Rekanalisation zu bestimmen, um danach über die weitere Behandlung zu befinden.

62.4
Therapie

Die Therapie der Venenerkrankungen im Alter unterscheidet sich nicht von den in früheren Lebensabschnitten bewährten Verfahren (Rieger u. Schoop 1998). Dies gilt auch für die prophylaktischen Maßnahmen. Hierzu zählen die Informationen der Patienten über die Verhaltensweisen bei Venenerkrankungen, die Kompressionstherapie, die Verödungsbehandlung und die venenchirurgischen Maßnahmen inklusive minimal invasiver Verfahren (Wuppermann u. Rieger 1998).

Zusätzlich zu den physikalischen und bewegungstherapeutischen Maßnahmen kommen bei oberflächlichen Phlebitiden, chronisch venöser Insuffizienz und tiefer Venenthrombose grundsätzlich auch pharmakotherapeutische Anwendungen in Betracht. So wird die Behandlung der oberflächlichen Thrombophlebitis oder Varikophlebitis sinnvoll durch lokale und in Abhängigkeit vom Schweregrad auch systemische antiphlogistische Behandlungen unterstützt, z.B. Ibuprofen oder Diclofenac, sowie fakultativ Heparin s.c. Dagegen ist die medikamentöse Therapie der chronisch venösen Insuffizienz grundsätzlich problematisch. Zwar existieren venentonisierend (Stimulation der α-Rezeptoren) und ödemprotektiv (z.B. Gruppe der Dihydroergotamine, der Flavonoide, z.B. Rutin, und der Aescine) wirkende Pharmaka, ihre klinische Bedeutung ist allerdings nach wie vor umstritten, so daß sie nicht als Mittel der ersten Wahl gelten können. Keinesfalls ist es gestattet, sie alternativ zu den physikalischen und bewegungstherapeutischen Maßnahmen zu verordnen. Die verbreitete Anwendung von Diuretika (z.B. Schleifendiuretika) zur Behandlung in verschiedenen Stadien der chronisch venösen Insuffizienz stellt ebenfalls keine therapeutische Alternative dar, ist jedoch adjuvant für einen befristeten Zeitraum von wenigen Tagen vertretbar.

Gesichert ist hingegen die medikamentöse Therapie von venösen Thrombosen und von Embolien aus der venösen Strombahn. Diese Erkrankungen sind die Domäne der Heparinpräparate, der Cumarinderivate und der Fibrinolytika. Thrombozytenaggregationshemmer sind hier nur von untergeordneter Bedeutung, z.B. dann, wenn eine phlebitische

Komponente im Vordergrund steht (z.B. Acetylsalicylsäure).

Zur Prophylaxe und Therapie venöser Thrombosen werden unfraktionierte und niedermolekulare Heparine eingesetzt, wobei die niedermolekularen (NMH) zunehmend an Bedeutung gewinnen (Hager 1999). Zur Prophylaxe eignen sich z. B. 2mal 7500 IE unfraktioniertes Heparin s.c. und körpergewichtsadaptierte NMH (z. B. Fraxiparin 0,2/0,3/0,4... ml). Die therapeutische Dosis beträgt bei dem unfraktionierten Heparin bei kontinuierlicher Applikation 300–400 IE pro kg KG/Tag i.v. oder diskontinuierlich 2mal 12500 bis 2mal 15000 IE/Tag mit einer Verlängerung der aPTT auf das 1,5- bis 2,5fache des Ausgangswertes, wenn dieser im Normbereich lag. Die entsprechende Dosis für ein NMH ist 175–250 IE pro kg KG/Tag.

Bei Hochrisikopatienten kann die Dosis des NMH zur Prophylaxe auf 3mal 7500 IE s.c. erhöht werden. Die aPTT sollte sich darunter um einige Sekunden verlängern.

Kontraindikationen, Nebenwirkungen und Interaktionen der beiden Heparinpräparationen gleichen einander. So steigt die Blutungsrate dosisabhängig, es kann zu einer heparininduzierten Thrombozytopenie kommen (HIT-Syndrom). Sie entwickelt sich zum einen auf der Grundlage einer heparininduzierten vermehrten Aggregation der Thrombozyten, zum anderen auf der einer Bildung von Autoantikörpern mit konsekutivem Thrombozytenabfall. Der Thrombozytenabfall kann von der Ausbildung neuer venöser oder arterieller Thromben begleitet sein. Es ist dann ggf. auf Hirudinpräparate oder Phenprocoumon auszuweichen.

Hirudin inhibiert das Thrombin hochspezifisch. Für seine Wirkung ist kein Antithrombin III erforderlich. Allerdings muß es intravenös appliziert werden und seine Kosten sind hoch. Es ist z.Z. zugelassen für die heparininduzierte Thrombozytopenie und thromboembolische Zustände mit der Notwendigkeit für eine parenterale antithrombotische Behandlung.

Die Cumarinderivate sind zur Langzeitbehandlung indiziert. Ihre Dosis richtet sich nach der INR (International Normalized Ratio), deren Werte unter der Behandlung in der Regel 2,0–2,5 betragen sollten. Die Therapiedauer orientiert sich an der Indikation und dem Blutungsrisiko des Patienten. Sie beträgt z.B. 3–6 Monate nach einer unkomplizierten tiefen Beinvenenthrombose und mindestens 12 Monate nach einer tiefen Beinvenenthrombose mit Lungenembolie. Während Verteilungsvolumen, Clearance und Halbwertzeit von Phenprocoumon beim alten Patienten nur unwesentlich verändert sind, benötigen diese im Vergleich zu jüngeren Patienten eine geringere mittlere Erhaltungsdosis, da die Vitamin K-abhängigen Faktoren bei älteren Menschen niedriger sind.

Die Kontraindikationen bestehen in einer erhöhten Blutungsbereitschaft, ausgeprägter Thrombozytopenie, fortgeschrittener Leberparenchymerkrankung und Niereninsuffizienz, Läsionen der Gefäße, wie sie z. B. bei Magen- und Darmgeschwüren auftreten können, sowie in einer kavernösen Lungentuberkulose.

Das Blutungsrisiko unter einer Phenprocoumonbehandlung steigt bis zum 80. Lebensjahr nur geringfügig an. Die wichtigsten Nebenwirkungen bestehen in den Blutungen und selten in reversiblem Haarausfall, Hautnekrosen, Urtikaria, Netzhautblutungen, Leberparenchymschäden und gastroentestinalen Symptomen. Interaktionen sind mit mehr als 250 anderen Medikamenten bekannt.

Fibrinolytika sind bei älteren Patienten im Alter von mehr als 60–65 Jahren zurückhaltend und vorwiegend bei vitaler Indikation einzusetzen. Ähnlich eng und kritisch ist die Indikation zur chirurgischen Thrombektomie zu stellen.

62.5
Ausblick

Erst zukünftige gezielte Untersuchungen zum Einfluß des Alters und des Alterns auf Morphologie und Funktion der Venen, der Gerinnung, der Mikrozirkulation, des Kreislaufes und des Gewebes selbst, z.B. im Hinblick auf seine Adaptationsfähigkeit an chronische Ernährungsstörungen, können klären, ob der hier beschriebene, bescheidene Wissensstand von Dauer ist.

Literatur

Beckering RE, Titus JL (1969) Femoro-popliteal venous thrombosis and pulmonary embolus. Am J Clin Path 52:530–537

Coon WW, Willis PW, Keller JB (1973) Venous thrombo-embolism and other venous diseases in Tecumseh Community Health Study. Circulation 48:839–846

Cranley JJ (1976) Diagnosis of deep vein thrombosis: Fallability of clinical symptoms and signs. Arch Surg 111:34–36

Goldhaber SZ, Saage DD, Garrison RJ et al. (1993) Risk factors for pulmonary embolism. The Framingham Study. Am J Med 74:1023–1028

Greenstein J (1945) Thrombosis and thrombo-embolism. South African Med J 10:35–37

Hach-Wunderle V, Scheffler A, Strauss AL (1998) Nichtinvasive Untersuchungsverfahren. In: Rieger H, Schoop W (Hrsg) Klinische Angiologie Springer, Berlin Heidelberg New York Tokyo, S 887–927

Hager K (1997) Thrombose und Embolie. In: Platt D (Hrsg) Altersmedizin. Schattauer, Stuttgart New York, S 200–228

Hager K (1999) Therapie von Thrombose und Lungenembolie. In: Platt D, Mutschler E (Hrsg) Pharmakotherapie im Alter. WVG, Stuttgart, S 173–186

Havig O (1977) Deep vein thrombosis and pulmonary embolus. Acta Chirurg Scand Suppl 478:1–93

Horrowitz PE, Tatter D (1969) Lethal pulmonary embolism. In: Sherry S, Brinkhouse KM, Stengle JM (eds) Thrombosis. National Academy of Sciences, Washington/DC

Kappert A (1987) Lehrbuch und Atlas der Angiologie, 12. Aufl. Huber, Bern Stuttgart Toronto, S 246

Ott P, Eldrup E, Oxholm P, Vestergard A, Knudsen JB (1986) Streptokinase therapy in the routine management of deep venous thrombosis in the lower extremities. Acta Med Scand 219:295–300

Rieger H (1998) Varikose. In: Rieger H, Schoop W (Hrsg) Klinische Angiologie. Springer, Berlin Heidelberg New York Tokyo, S 1010–1030

Rieger H, Schoop W (Hrsg) (1998) Klinische Angiologie. Springer, Berlin Heidelberg New York Tokyo

Roberts GH (1963) Venous thrombosis in hospital patients: A post-mortem study. Scot Med J 8:11–15

Salzman EW (1986) Venous thrombosis made easy. New Engl J Med 314:847–848

Sevitt S, Gallagher NG (1961) Venous thrombosis and pulmonary embolism. A clinico-pathological study in injured and burned patients. Br J Surg 48:475–488

Theiss W, Wirtzfeld A, Fink U, Maubach P (1983) The success rate of fibrinolytic therapy in fresh and old thrombosis of the iliac and femoral veins. Angiology 34:61–69

Widmer LK (1978) Peripheral venous disorders: Prevalence and socio-medical importance – observations in 4529 apparently healthy persons. Basle III Study. Huber, Bern

Wuppermann T, Rieger H (1998) Allgemeine Diagnose- und Therapiestrategie bei chronischen Venenkrankheiten. In: Rieger H, Schoop W (Hrsg) Klinische Angiologie. Springer, Berlin Heidelberg New York Tokyo, S 1005–1010

Lunge und Atemwege 63

B. Höltmann, H. Frohnhofen

63.1 Altersveränderungen des Respirationssystems 561
63.2 Infektionen der Lunge und der Atemwege 562
63.2.1 Husten und akute Bronchitis 562
63.2.2 Pneumonien 562
63.2.3 Tuberkulose 564
63.3 Atemwegsobstruktion, Bronchitis und Emphysem 565
63.3.1 Alterstypische Pathophysiologie 565
63.3.2 Klinisches Bild und Diagnostik 566
63.3.3 Therapie 566
63.4 Interstitielle Lungenerkrankungen 570
63.5 Lungenembolie und Cor pulmonale 571
63.6 Thoraxdeformitäten und neuromuskuläre Systemerkrankungen 572
63.7 Obstruktives Schlafapnoesyndrom 572
Literatur 577

Atmung funktioniert durch ein kompliziertes Zusammenspiel mehrerer Organsysteme und Funktionsabläufe. Ihre Einschränkung ist eine häufige und wichtige Ursache von Immobilität im Alter. Komplikationen der Lunge und Atemwege verursachen zahlreiche Krankenhausaufenthalte und sind oft entscheidend für den Gesamtverlauf einer Erkrankung. Die folgende Darstellung gibt zunächst einen Überblick zu typischen Altersveränderungen der Atmungsorgane, um dann anhand verschiedener Erkrankungen und Syndrome die alterspezifische Pathophysiologie und ihre Therapiemöglichkeiten zusammenzustellen.

63.1
Altersveränderungen des Respirationssystems

Atemregulation, Atempumpe, Gasaustauschsystem und Schutzmechanismen der Atemwege unterliegen typischen Altersveränderungen (Janssens et al. 1999).

Die Muskelkraft der *Atempumpe* nimmt ab dem 55. Lebensjahr kontinuierlich ab. Gleichzeitig steigt die Steifheit der Thoraxwand und ihre Ausdehnungskraft nimmt zu. Durch die abnehmende Rückstellkraft der Lungen bleibt die Atemarbeit in Ruhe konstant. Die *statischen Lungenvolumina* wie totale Lungenkapazität (TLC), funktionelle Residualkapazität (FRC) und Residualvolumen (RV) nehmen zu. Die dynamischen Lungenvolumina der forcierten Vitalkapazität (FVC) und das forcierte Volumen in 1 s (FEV_1) nehmen ab, die *Atemflußwiderstände* nehmen gering zu.

Aufgrund zunehmender Verteilungsstörungen vermindert sich die *Oxigenierungsfähigkeit* der Lunge mit dem Alter linear. Die Streubreite des pO_{2a} (Sauerstoffpartialdruck) ist allerdings erheblich. Als unterer Grenzwert gilt ein pO_{2a} von 60 mm Hg im Alter von 60 Jahren.

Auch die *Atemregulation* verändert sich im Alter. So nimmt die Atemantwort auf eine Hypoxie oder Hyperkapnie im Alter um 40–50% ab. Darüber hinaus steigt die Prävalenz der *periodischen Atmung* und die Neigung zu obstruktiven und zentralen *Atempausen* in der Nacht erheblich an. Aufgrund reduzierter Sauerstoffspeicher der Lunge und erniedrigter Sauerstoffsättigung SO_{2a} führen nächtliche Atempausen häufiger zu Tiefentsättigungen des Sauerstoffs im Blut.

Die *Belastungskapazität* des Organismus – gemessen als Sauerstoffaufnahmekapazität – nimmt mit dem Alter kontinuierlich ab. Die Reduktion der *maximalen Sauerstoffaufnahme* resultiert jedoch nicht allein aus respiratorischen Veränderungen. Auch Altersveränderungen des *Kreislaufsystems* und die Abnahme der *Muskelmasse* sind beteiligt.

Die physiologischen Altersveränderungen führen nicht zu einer Einschränkung der Aktivitäten des täglichen Lebens. Es besteht keine Korrelation zwischen der Lungenfunktion in Ruhe und der Belastbarkeit im Alltag. Erst wenn im Krankheitsfall die Ventilation durch Atemnot zum limitierenden Faktor jeder Belastbarkeit wird, läßt die Messung des FEV_1 gewisse Rückschlüsse auf die maximale Belastbarkeit zu.

Die Atemwege stehen in ständigem Kontakt mit der Außenluft und besitzen potente *Schutzmechanismen*. Hierzu gehören die Surfactantkomponenten, die mukoziliäre Clearence der Bronchialschleimhaut und die Schutzreflexe (Husten, Räuspern und Niesen). Außerdem besitzen die Atemwege ein schleimhautspezifisches *Immunsystem* mit einem ausgeprägten lokalen neurohumoralen Netzwerk und der Fähigkeit zur zellulären und humoralen (IgE) Immunantwort. Spezifische Alterungsprozesse dieser Systeme sind kaum untersucht, doch kann ihre Abschwächung oder ihr Fehlen schwerwiegende Folgen haben. Die hohe Prävalenz und Mortalität der Pneumokokken- und Influenzapneumonien jenseits des 70. Lebensjahres erklären sich aus diesen Prozessen. Eine Abschwächung der *Schutzreflexe* und ihre häufig schwere Störung im multimorbiden Kontext z. B. bei Vigilanzstörungen im Status febrilis oder bei Sedierung sind typische Ursache von Aspirationspneumonien.

63.2
Infektionen der Lunge und der Atemwege

63.2.1
Husten und akute Bronchitis

Die akute Bronchitis ist eine häufige Erkrankung in jedem Lebensalter. Ihre spezielle Pathogenese im Alter ist nicht untersucht. Leitsymptom ist ein akut auftretender Husten. Wird er von Schnupfen, Halsschmerzen oder Schwellung der Nasenschleimhaut begleitet, ist eine virale oder seltener bakterielle Infektion wahrscheinlich. Kopfschmerzen oder Ohrenschmerzen in Verbindung mit Husten lenken den Verdacht auf eine Sinusitis.

Tritt Husten in Begleitung von systemischen Reaktionen wie Fieber, Tachkardie oder hämorrhagischem Sputum auf, sollten im Alter häufige, potentiell lebensbedrohliche Erkrankungen wie Pneumonie, Aspiration, Lungenstauung oder Lungenembolie ausgeschlossen werden, da diese Krankheiten oft atypische Symptome präsentieren. Bei bis zu 50% der Lungenemboliefälle kann Husten das hervorstechende klinische Symptom sein.

Hinweise auf eine Aspiration sind häufiges Husten beim Trinken oder bei der Nahrungsaufnahme, Verlangsamung des Schluckvorgangs, spontaner Speichelfluß oder Nahrungsverlust aus dem Mund beim Kauen, nächtliches Husten ohne sonstige Zeichen einer Atemwegsobstruktion. Eine Tachypnoe mit röchelnder Atmung oder Stridor bei Aspiration sind schwerste Krankheitszeichen der akuten Aspiration.

Fehlender Husten bei der Nahrungsaufnahme oder beim Trinkversuch schließt eine Aspiration nicht aus. Daher sollte bei Verdacht auf Aspiration immer eine Kontrastmitteluntersuchung des Schluckvorgangs durchgeführt werden. Bereits bei Aspirationsverdacht sollte unverzüglich eine stationäre Abklärung erfolgen.

Besondere Aufmerksamkeit erfordert eine Bronchitis bei Patienten mit abgeschwächtem Hustenreiz wie z. B. Patienten mit Hemiplegie (fehlende Bauchpresse) und neuromuskulären Systemerkrankungen (fehlende Koordination). Diese Patienten können Sekrete nicht abhusten und sind hochgradig pneumoniegefährdet. Sedativa, Antitussiva und Mukolytika können ihre Situation akut verschlechtern. Die Therapie besteht in häufigem intrabronchialem Absaugen evtl. mit dem Bronchoskop und der Anlage eines Tracheostoma um weitere Aspirationen zu verhüten.

63.2.2
Pneumonien

Pathophysiologie

Infektionen der unteren Atemwege zählen mit zu den häufigsten Todesursachen im Alter. Die Inzidenz in der älteren nichtinstitutionalisierten Bevölkerung wird auf etwa 25–40/1000/Jahr geschätzt (Huchon u. Woodhead 1998).

Pathophysiologisch unterscheidet man *ambulant erworbene* von *nosokomialen* Pneumonien.

Im Alter lassen sich keine typischen klinischen Verläufe, keine eindeutigen Laborzeichen und keine sicheren Röntgenzeichen erkennen, die eine zuverlässige Aussage zur Genese der Pneumonie zuließen. Fieber und Husten als Zeichen für eine schwere Pneumonie können bei bis zu 50% der älteren Patienten fehlen. Die Begriffe atypische oder typische Pneumonie sollten in der Geriatrie nicht verwendet werden, da sie falsche Schlußfolgerungen produzieren mit deletären Folgen für den Patienten. Tachykardie, Zyanose, Hypotonie, Hypothermie <35°C, Hyperthermie >40°C sind Zeichen einer schweren Pneumonie mit ungünstiger Prognose. Die Abgrenzung einer bakteriellen von einer Grippepneumonie ist aufgrund klinischer Parameter nicht möglich.

Im Alter häufige Begleitsymptome der Pneumonie sind Thoraxschmerz, Tachypnoe, Verwirrtheit, Somnolenz, körperlicher Verfall, Sturzneigung und plötzliche Verschlechterung einer bekannten Grunderkrankung (z. B. Inkontinenz). Bei fehlendem Fieber oder Husten können diese Symptome der einzige Hinweis auf das Vorliegen einer schweren Pneumonie sein und sollten immer zur Hospitalisierung des Patienten führen.

Häufigster Pneumonieerreger im Alter ist nach wie vor Streptococcus pneumoniae (bis zu 20–64% je nach Studie). Ältere Patienten erkranken etwa 3- bis 4mal häufiger an Pneumokokkenpneumonien als jüngere. Die Häufigkeit einer Legionellenpneumonie ist aufgrund der diagnostischen Schwierigkeiten letztlich nicht sicher geklärt. Die Angaben schwanken erheblich und liegen zwischen 15–30%. Staphylokokken, Haemophilus influenzae, gramnegative Keime liegen zwischen 5–15% gefolgt von Chlamydien und

Mykoplasmen, die zusammen etwa 6–14 % der Infektionen ausmachen können. Bei älteren Patienten kommen Chlamydien- und Mykoplasmenpneumonien außerhalb von Epidemien eher selten vor. Hingegen muß immer mit einer erhöhten Wahrscheinlichkeit gramnegativer Keime gerechnet werden.

Viruspneumonien haben je nach epidemiologischer Situation eine Gesamthäufigkeit von 2–19 %, die zu 90 % durch das Influenzavirus bestimmt wird. 30–50 % aller Infektionen bleiben auch in umfassenden Studien ohne definierbare Erregerursache.

Etwas andere Erregerspektren werden bei Patienten mit exazerbierter COPD („chronic obstructive pulmonary disease") und Bronchopneumonie gefunden. Haemophilus influenzae (24–47 %) und Moraxella catharralis (23–28 %) treten in den Vordergrund. Pneumokokken, Staphylokokken aber auch gramnegative Enterobakterien (zusammen 13–37 %) und Pseudomonas (8–15 %) spielen eine Rolle. Letztere Keime sind besonders häufig bei Patienten mit Bronchiektasien.

Bewohner von *Pflegeheimen* zeigen ein 3fach höheres Risiko, an einer Pneumokokkenpneumonie zu erkranken als Nichtinstitutionalisierte gleicher Altersstufe. Aus epidemiologischer Sicht zeigen Heimbewohner allerdings ähnliche Erregerspektren wie sie bei ambulant erworbenen Pneumonien gefunden werden. In der besonderen Situation des Pflegeheims können gelegentlich Epidemien mit Chlamydien oder Mykoplasmen eine Rolle spielen.

Mikroaspirationen spielen bei diesen Patienten häufiger eine Rolle, so daß eine Kolonisation der Atemwege mit Keimen der Mund- und Rachenflora erfolgt. Hierbei spielen in der Regel penicillinempfindliche Anaerobier und Staphylokokken eine Rolle. Die Pneumonien der Bewohner von Pflegeheimen sind jedoch nicht als nosokomial einzustufen.

Bei multimorbiden Patienten im Krankenhaus verschiebt sich das Keimspektrum der Rachenflora zu vermehrtem Auftreten von Staphylococcus aureus (bis 30 %) gefolgt von gramnegativen Bakterien (Klebsiella pneumoniae und Pseudomonas aeruginosa) und Anaerobiern. Mit diesen Erregern steigt das Mortalitätrisiko der *Aspirationspneumonie* auf bis zu 60 % an.

Das Erregerspektrum der *nosokomialen Pneumonie* wird zu 60–80 % von gramnegativen Bakterien des Verdauungstrakts bestimmt. Hauptkeime sind Klebsiella und Pseudomonas aeruginosa. Danach folgen Staphylokokken. Anaerobier, Pneumokokken und Legionella können ebenfalls eine Rolle spielen. Bei älteren dementen Patienten werden gelegentlich auch nosokomiale Pneumonien mit Enterokokken, Escherichia coli, Streptokokken oder Branhamella catharrhalis beobachtet. Bei beatmeten Patienten muß mit gleichzeitigem Auftreten mehrerer Keime gerechnet werden.

Auch hämatogene Entstehungswege von Pneumonien z.B. bei chronischem Harnwegsinfekt (Dauerkatherter) oder Divertikulitis kommen vor. Typisch für diesen Ausbreitungsweg sind herdförmig gestreute Verteilungsmuster einer Pneumonie. Bei stark resistenzgeminderten Patienten und Diabetikern können auch hämatogen sich ausbreitende Pilzpneumonien beobachtet werden.

Antibiotikatherapie

Jede antibiotische Therapie muß sich auf die Annahme einer bakteriellen Infektion stützen. Für den Nutzen der Behandlung einer akuten Bronchitis bei Patienten ohne Lungenkrankheiten mit Antibiotika gibt es keine sichere Evidenz. Hingegen sollte jede akute Exazerbation einer chronischen Emphysembronchitis im Alter antibiotisch behandelt werden (Saint et al. 1995).

Bei Pneumonien spielt die frühzeitige Gabe des mutmaßlich richtigen Antibiotikums im Sinne einer kalkulierten Chemotherapie eine entscheidende Rolle für die Prognose. Der Nachweis pneumonischer Infiltrate in der Lunge älterer Patienten sollte auf jeden Fall zu einer Antibiotikatherapie führen. Eine Unterscheidung zwischen viraler und bakterieller Therapie aufgrund klinischer Parameter ist nicht möglich. Fehlende Leukozytose und fehlendes Fieber bei Patienten mit Lungeninfiltraten weisen meist auf eine ungünstige Prognose hin.

Bei der Wahl der Antibiotika muß der mögliche Entstehungsmechanismus der Pneumonie (ambulant – nosokomial – Aspiration), die epidemiologische Situation (Chlamydiendepidemie?) und die lokale Resistenzlage der wichtigsten Erreger berücksichtigt werden.

Wegen der problematischen Resistenzlage der Pneumokokken in manchen europäischen Ländern kann auch eine zuvor durchgeführte Urlaubsreise (Spanien, Ungarn) wichtige Entscheidungskriterien liefern. Aminopenicilline und Erythromycine sollten bei Verdacht auf resistente Pneumokokken nicht zum Einsatz kommen. In Deutschland liegt die Resistenzquote der Pneumokokken allerdings noch unter 3 %.

Die Keimspektren der neueren Chinolone (3. Generation Lävofloxacin, Sparfloxacin, oder Moxifloxacin) mit verbesserter Wirkung im grampositiven Bereich (auch resistente Pneumokokken) und gegen Anaerobier der Mundflora machen sie zu einer interessanten Alternative für die Ersttherapie der ambulant erworbenen Pneumonie, zumal sie auch gramnegative Keime und Chlamydien erreichen.

Bei Aspirationspneumonien spielt die Besiedlung der Mundschleimhaut eine Rolle. Im Normalfall sind die Erreger (auch Anaerobier!) empfindlich auf Peni-

> **Übersicht zur kalkulierten empirischen Antibiotikatherapie von Erkrankungen der unteren Atemwege.**
> (Mod. nach Huchon u. Woodhead 1998)
>
> - *Patient nicht krankenhausbedürftig und nicht institutionalisiert:*
>   1. Wahl: Aminopenicillin,
>   2. Alternative: Tetrazykline, Cephalosporine Gruppe 2, Chinolone der 3. Generation, Makrolide,
>   3. Besonderheiten:
>   – hohe Wahrscheinlichkeit resistenter Pneumokokken: keine Makrolide oder Aminopenicilline,
>   – bei Begleitkrankheiten im Alter: primär Chinolone der 3. Generation,
>   – bekannte Chlamydien-/Mykoplasmenepidemie: Makrolide,
>   – bei COPD: Aminopenicillin + β-Lactamase-Inhibitor.
> - *Ambulant erworbene Pneumonie ohne Intensivüberwachung im Krankenhaus:*
>   1. Cephalosporine Gruppe 2 oder 3 oder
>   2. Aminopenicillin + β-Lalactamase-Inhibitor oder
>   3. Penicillin G (1–4 Mio. IE 2- bis 4stündlich) oder Aminopenicillin (nicht bei hoher Wahrscheinlichkeit resistenter Pneumokokken), je nach epidemiologischer Situation jeweils kombiniert mit neueren Makroliden,
>   – *alternativ:* Monotherapie mit Fluorochinolonen der 2. oder 3. Generation (evtl. erste Wahl bei älteren Patienten wegen der größeren Wahrscheinlichkeit gramnegativer Erreger).
> - *Ambulant erworbene Pneumonie mit Notwendigkeit zur Intensivtherapie:*
>   – Cephalosporine der 2. oder 3. Generation kombiniert mit Chinolonen oder Makroliden, evtl. zusätzlich Rifampicin.
> - *Nosokomiale Pneumonie:*
>   – erste Wahl sind pseudomonasaktive Penicilline (Ticarcillin + Clavulansäure, Piperazillin + Tazobactam, Cephalosporine kombiniert mit Aminoglykosiden). Je nach epidemiologischer Situation können Vancomycin (bei multiresistenten Staphylokokken) oder Meronem bzw. Imipenem-Cilastatin (bei multiresistenten Klebsiellen) notwendig sein.
> - *Aspirationspneumonie:*
>   – unkomplizierte Aspiration bei normaler Mundflora „ambulante Situation": Penicillin, Clindamycin,
>   – hospitalisierte Patienten (meist veränderte Mundflora): Cephalosporine der 2. Generation kombiniert mit Aminoglykosiden evtl. zusätzlich Metronidazol oder alternativ Fluorochinolone (Lävofloxazin, ist auch intravenös verfügbar).
> - *Patienten mit exazerbierter COPD:*
>   – im Alter immer zusätzliche antibiotische Therapie mit Aminopenicillin + β-Lactamase-Inhibitor oder
>   – Chinolone der 2. Generation oder
>   – Makrolide (bevorzugt der neueren Generation, jedoch cave: Arzneimittelinteraktion!) oder
>   – Tetrazykline.

cilline oder Clindamycin. Bei hospitalisierten multimorbiden Patienten und nach vorangehender Antibiotikabehandlung verändert sich die Mundflora. Es muß mit Staphylokokken und gramnegativen Keimen gerechnet werden.

Eine besondere Situation findet sich bei Patienten mit Bronchiektasien. Meist besteht eine dauerhafte Besiedlung der Bronchialbaums mit Pseudomonas species. Wiederholte Antibiotikatherapie mit pseudomonasaktiven Substanzen verbessert die Prognose dieser Patienten.

Letztlich erfolgt die Entscheidung zur Antibiotikatherapie immer empirisch. Die folgende Übersicht kann als grobe Richtschnur dienen. Eine Kombinationstherapie mit mehreren Antibiotika ist nicht wissenschaftlich gesichert, wird jedoch empfohlen,

- wenn eine Bakteriämie vorliegt,
- wenn sog. atypische Erreger nicht auszuschließen sind und
- wenn pseudomonasaktive Substanzen eingesetzt werden sollen.

Effizienz und Bioverfügbarkeit moderner Antibiotika haben zu neuen Therapiestrategien geführt in Form der Sequenztherapie: 2- bis 3tägige intravenöse Antibiotikagabe gefolgt von einer oralen Anschlußtherapie. Hierdurch lassen sich Hospitalverweildauern z.T. erheblich abkürzen. In der Regel werden unkomplizierte Pneumonien etwa 3–4 Tage über die Entfieberung hinaus behandelt. Meist genügt eine Antibiotikatherapie von 7–10 Tagen. Chlamydien und Mykoplasmenpneumonien erfordern die Gabe aktiver Antibiotika über 14–21 Tage.

Reagiert eine Pneumonie nicht auf die Therapie innerhalb von 2–3 Tagen muß nach Komplikationen (Pleuraempyem, Lungenabszeß) mit Hilfe der Röntgenaufnahme des Thorax oder der Computertomographie (CT) gesucht werden.

Das Versagen einer Antibiotikatherapie nach 3–4 Tagen ist unabhängig vom Erreger mit einer schlechten Prognose korreliert.

Supportive Maßnahmen

Adäquate Rehydratation und aggressive Fiebersenkung (bereits bei 38 °C) sind wichtige supportive Therapiemaßnahmen bei älteren Patienten mit Pneumonie. Sie können das Entstehen sekundärer Probleme wie Verwirrtheit und Gangstörungen abmildern und Stürze verhindern. Physiotherapie des Thorax kürzt den Verlauf nicht ab, kann jedoch ebenso wie eine Inhalationstherapie die subjektive Situation bei starker Sputumbildung verbessern. Antitussiva sollten nicht oder nur vorsichtig bei quälendem Husten und Pleuraschmerzen angewendet werden.

63.2.3 Tuberkulose

Bei der Lungentuberkulose des älteren Menschen handelt es sich meist um reaktivierte produktive Herdpneumonien mit Mykobakterien, deren Resitenzlage unproblematisch ist. Schwierigkeiten bereitet die Diagnose, da Gewichtsverlust, körperlicher Verfall und Fieber bei älteren Patienten unspezifische Begleiterscheinungen zahlreicher Erkrankungen sind. Fibrosierende noduläre Pneumonien in den Oberfeldern sollten den Verdacht auf eine Tuberkulose lenken. Nach ausreichender Sputumgewinnung und bakteriologischer Diagnostik wird bereits bei Verdacht therapiert.

Die Therapie mit einer Zweifachkombination ist in der Regel ausreichend, wenn keine extrem hohen Keimzahlen (Kavernen) vermutet werden müssen. Rifampicin und INH (Isonicotinsäurehydrazid) werden über einen Monat täglich, danach für 8 Monate 2mal pro Woche gegeben. Die Zusätzliche Gabe von Pyrazinamid (20 mg/kg KG) über 2 Monate kann die Therapiedauer auf 6 Monate verkürzen. Von Nachteil ist jedoch, daß bei Auftreten von Lebertoxizität eine kausale Zuordnung zum Medikament schwierig ist, da alle 3 Substanzen potentiell lebertoxisch sind.

Besonderes Gewicht kommt der Prophylaxe bei Pflegeheimbewohnern zu. Eine positive Tuberkulinreaktion sollte Patienten mit erhöhtem Risiko identifizieren. Es empfiehlt sich, den Tuberkulinstatus bei Aufnahme in das Pflegeheim zu erheben. Wiederholte Tuberkulintests aller nicht tuberkulinpositiven Heimbewohner und des Pflegepersonals werden obligatorisch, wenn ein Tuberkulosefall aufgetreten ist. Bei Konversion wird eine Röntgenuntersuchung erforderlich, je nach epidemiologischer Situation kann eine Therapie erforderlich werden.

63.3
Atemwegsobstruktion, Bronchitis und Emphysem

Atemnot in Ruhe und unter Belastung ist ein sehr häufiges Krankheitszeichen im Alter und eine wichtige Ursache für Immobilität. Herz-Kreislauf-Erkrankungen und Erkrankungen der Atemwege sind in etwa gleicher Häufigkeit an der Entstehung von Atemnot beteiligt. Als pathophysiologische Grundlage der Atemnot gilt ein Ungleichgewicht zwischen zentraler motorischer Aktivierung der Atempumpe und (inadäquater) Rückantwort sensorischer Systeme der Lunge und Brustwände. Das Gefühl der Atemnot wird individuell unterschiedlich wahrgenommen und ist abhängig von psychologischen Faktoren wie Verhaltensmustern und emotionalem Befinden. Nicht in jedem Fall werden objektiv vorhandene Zeichen einer Dyspnoe als Atemnot empfunden. Umgekehrt kann Atemnot ohne offen erkennbare Dyspnoezeichen bestehen.

63.3.1
Alterstypische Pathophysiologie

Die zur Lufnot führende Steigerung der Ventilationsimpedanz kann sowohl Folge einer Dehnbarkeitsstörung der Lunge durch Stauung sein als auch durch eine Atemwegsobstruktion hervorgerufen werden. Fast jede Lungenstauung wird von einer reflektorischen Atemwegsobstruktion begleitet. Mischbilder mit verselbständigter obstruktiver Atemwegserkrankung (sog. Asthma cardiale) finden sich im Alter häufig.

Allergische, entzündlich toxische, vagal-reflektorische, medikamentöse Faktoren sowie ein Spannungsverlust der Lunge durch Emphysem und Überblähung können zu akuter reversibler oder chronisch irreversibel fixierter Erhöhung des bronchialen Widerstands beitragen. Fast jede akute Bronchitis älterer Menschen wird von einer mehr oder weniger langen Periode einer Atemwegsobstruktion begleitet. Nicht selten entstehen nach Infekten auch in hohem Alter anhaltende obstruktive Atemwegsprobleme.

Während die Rolle einer chronischen Entzündung der Atemwege bei reversiblen Formen der Atemwegsobstruktion gesichert erscheint, ist ihre Bedeutung bei der chronischen Raucherbronchitis mit Emphysem und irreversibler Erhöhung der Atemflußwiderstände nicht eindeutig gesichert. Histologische Untersuchungen zeigen auch in der Emphysemlunge des Rauchers bronchiolitische Prozesse.

Im Alter finden sich gehäuft Endstadien obstruktiver Atemwegserkrankungen mit chronischer Dyspnoe in Ruhe oder bei geringster Belastung, häufigen Atemwegsinfekten, schweren Störungen der Oxigenierung in Ruhe und unter Belastung sowie einer chronischen Störung der Atempumpe (alveoläre Hypoventilation). Die bereits in Ruhe zu leistende Atemarbeit kann bei einzelnen Patienten bis zu 25% des gesamten Energieumsatzes ausmachen, was zu einer negativen Energiebilanz mit der Folge von Kachexie und Inaktivierung führt. Charakteristisch ist, daß Einschränkungen der Atmung oft als altersbedingt hingenommen werden und eine adäquate Frühbehandlung nicht konsequent stattfindet. Fast alle Patienten mit schwerem Emphysem im Alter waren oder sind starke Raucher.

Sie leiden besonders häufig an einem durch Inaktivität hervorgerufenen überproportionalen Konditionsverlust. Muskelatrophie und Osteoporose gefährden die Mobilität in hohem Maße. Inadäquate Therapie mit Überdosierung von Digitalis oder Theophyllinen führt zu Anorexie mit der Folge einer Protein- und Energiestoffmangelernährung. Zu großzügiger Umgang mit Glukokortikosteroiden beschleunigt die Myopathie und Osteoporose.

Einen eigenen Stellenwert hat in diesem Zusammenhang die Oxigenierungsstörung. Ihre formale

Pathogenese ist meist eine Verteilungsstörung mit funktioneller oder anatomischer Shuntbildung. Entzündliche Bronchial- und Lungenerkrankungen mit Atemwegsobstruktion sowie die im Alter schwer zu diagnostizierende Bronchiolitis aber auch Substanzdefekte nach Pneumonien und beim Emphysem spielen eine Rolle.

Bei erschöpfter Atemmuskulatur tritt eine Hypoventilation mit Anstieg des pCO_2 hinzu. Chronische Hypoxie und Hyperkapnie führt zu weiterer Abnahme der Muskelkraft.

Akute agitierte Verwirrtheitszustände begleiten bei alten Patienten nicht selten die Exazerbation einer obstruktiven Atemwegserkrankung bei Aufnahme in die Klinik. So entsteht ein kompliziertes, höchst bedrohliches Krankheitsbild, das eine intensive und oft persönliche Überwachung und Therapie erfordert.

63.3.2
Klinisches Bild und Diagnostik

Verlängertes Exspirium, Tachypnoe, Einsatz der Atemhilfsmuskulatur, Auskultationsbefunde und positiver Hustenstoßtest lassen eine Atemwegsobstruktion als Ursache der Luftnot wahrscheinlich werden. Faßthorax, Kutscherstellung, Lippenbremse, auskultatorisch stille Lunge, obere Einflußstauung und Pulsus paradoxus sind Zeichen der massiven Lungenüberblähung bei akuter Exazerbation einer chronisch obstruktiven Emphysembronchitis.

Die Abgrenzung einer durch Lungenstauung hervorgerufenen Atemwegsobstruktion ist aufgrund klinischer Zeichen allein nicht sicher möglich. Eine Herzerkrankung in der Vorgeschichte oder der Hinweis auf eine chronische Atemwegserkrankung oder ein chronisches Asthma sind hilfreich. Eine Röntgenuntersuchung des Thorax und ein EKG sind immer erforderlich.

P-pulmonale und Rechtsherzbelastungszeichen können auf eine intrathorakale Drucksteigerung und diastolische Funktionsstörung des rechten Ventrikels hinweisen. Tachykardes Vorhofflimmern oder Flattern weist eher auf die kardiale Luftnotursache hin (chronotrope Dekompensation). Die multifokale Vorhoftachykardie findet sich häufig bei ausgeprägter Hypoxämie und ist Zeichen schwerer Erkrankung. Sie kann jedoch auch bei Medikamentenintoxikation mit Theophyllin, β-Sympathikomimetika oder Digitalis auftreten.

Eine Echokardiographie trägt zur Differentialdiagnose einer Linksherzinsuffizienz bei oder kann ein Cor pulmonale sichern.

Die Lungenfunktionsprüfung in Ruhe und nach Belastung verbunden mit einer Blutgasanalyse kann den Schweregrad der Atemwegsobstruktion erfassen. Eine differenziertere Beurteilung erlaubt die Bodyplethysmographie mit ihrer Möglichkeit, den Grad der Lungenüberblähung zu erfassen und im Verlauf zu beurteilen, sowie als Therapiekontrolle bei starker körperlicher Einschränkung. Wichtig ist ein Bronchospasmolysetest (evtl auch ein Provokationstest), der Hinweise auf eine noch nicht optimale Kontrolle der Bronchitis geben kann und so die Verlaufskontrolle einer Therapie mit Glukokortikoiden ermöglicht.

Funktionsparameter korrelieren meist nur schlecht mit der Belastbarkeit des Patienten, die immer zusätzlich geprüft werden muß. Für ältere Patienten eignet sich hierzu die Fahradergometrie oder besser der 6 min-Gehstrecken-Test. Diese Verfahren eignen sich auch zur Objektivierung der Therapieeffekte, setzen jedoch eine gewisse Mobilität voraus. Für ein Assessment der Luftnot kann die Borg-Skala benutzt werden, die allerdings für ältere Patienten nicht validiert ist (Borg 1978).

„Peak-flow"-Protokolle und Selbsteinschätzungsskalen können in geeigneten Fällen hilfreich sein.

Polyglobulie und – seltener – Uhrglasnägel weisen auf einen chronischen Sauerstoffmangel hin. Meist besteht eine respiratorische Partial- oder Globalinsuffizienz, die in der Nacht zu ausgeprägter Hypoxämie führen kann. Kombinationen mit schlafbezogenen Atemstörungen sind nicht selten („overlap"-Syndrom). Eine Messung der Blutgase in Verbindung mit einer Langzeitmessung der Sauerstoffsättigung in der Nacht, mit Hilfe der Pulsoximetrie, kann diese Zustände leicht aufdecken.

63.3.3
Therapie

Aktive Ziele der Therapie sind

- die Verminderung der Ventilationsimpedanz,
- die Verbesserung der Atempumpe und
- die Beseitigung der Oxigenierungsstörung.

Palliative Ziele können sein:

- eine Verminderung des subjektiven Luftnotgefühls und
- eine Verringerung des motorischen Atemantriebs.

Die Ventilationsimpedanz wird durch Verbesserung der Lungendehnbarkeit (Lungenstauung) oder durch eine auf Bronchialerweiterung gerichtete Therapie verringert. Sekundäres Ziel ist eine Verminderung der thorakalen Luftmenge („trapped air") mit Verschiebung der Atemmittellage. Hierdurch verlagert sich die Ruheatmung in günstigere Kennlinienbereiche der Thoraxdehnbarkeit. Gleichzeitig entstehen günstigere Angriffswinkel für die Atemmuskeln mit Verbesserung des Wirkungsgrades.

Inhalationstherapie

Die Inhalation bronchialerweiternder Substanzen sollte die Therapieform der ersten Wahl auch bei älteren Patienten sein. Leider beherrschen bis zu 50% aller Patienten trotz ausreichender Schulung nicht den richtigen Umgang mit Dosieraerosolen. Meist entstehen Probleme der zeitlichen Koordination. Spacer mit Atemventilen können den Inhalationsvorgang entspannen und die Sicherheit der intrabronchialen Applikation verbessern.

Bei Pulverinhalatoren entfällt die Notwendigkeit der exakten zeitlichen Koordination und ihre Handhabung wird in der Regel von älteren Patienten besser erlernt. Im Gegensatz zum Dosieraerosol müssen hohe inspiratorische Flüsse erzielt werden, um eine ausreichende intrabronchiale Deposition zu erreichen. Compound-Systeme (Turbuhaler) sind den Lactose-Carriersystemen (Rotadisk, Spinhaler u. a.) überlegen, was inspiratorische Strömung und bronchiale Deposition betrifft.

Druckluftbetriebene Düsenvernebler stellen keine Voraussetzungen an die Koordination. Sie erlauben eine ruhige Inhalation und können auch bei akuter Atemnot manchmal bessere Effekte zeigen als Dosieraerosole. Da jedoch große Mengen des Aerosols im Gerät verbleiben oder in die Umwelt abgegeben werden, müssen die Medikamente im Vergleich zu Dosieraerosolen etwa 5- bis 10fach höher dosiert werden, was die Therapie deutlich verteuert.

β-Sympathikomimetika und Parasympathikolytika

Alle inhalativen Bronchospasmolytika sind in der Lage, die Leistungsfähigkeit der Patienten auch bei in Ruhe irreversibel fixierter Atemwegsobstruktion zu verbessern. Die Streitfrage, ob Therapie nach Bedarf oder Dauertherapie, ist bei alten Patienten meist akademisch, da fast immer chronische Zustände dauerhafte Bronchodilation erfordern.

Die älteren β-Mimetika Salbutamol, Terbutalin und Fenoterol stehen sowohl als Dosieraerosole als auch als Pulverinhalatoren oder Inhalationslösungen zur Verfügung. Ihre Wirkdauer schwankt individuell sehr stark und ist mit 3–6 h im Mittel eher kurz. Die neueren β-Mimetika Salmeterol (Dosieraerosol, Pulverinhalator) und Formoterol (Turbuhaler, Spinhaler) zeigen erheblich längere Wirkdauern zwischen 12–16 h. Ihr Effekt hält z. B. über die ganze Nacht an.

Während Formoterol auch im Notfall relativ schnell (10–20 min) wirkt, erreicht die Wirkung von Salmeterol erst nach 1 h ihr Maximum. Salmeterol ist daher für die Behandlung akuter Atemnot weniger geeignet. Während einer akuten Exazerbation lassen alle β-Mimetika in ihrer bronchodilatierenden Wirkung nach. Durch gleichzeitige Gabe von Glukokortikosteroiden kann die Ansprechbarkeit der β-Rezeptoren auf β-Mimetika wiederhergestellt werden. Aus diesem Grund sollte eine regelmäßige tägliche Therapie mit β-Mimetika nicht ohne gleichzeitige Applikation von Glukokortikoiden erfolgen.

Als orale Bronchodilatatoren sind β-Mimetika mit starken Nebenwirkungen behaftet. Durch spezielle Langzeitgalenik kann der Wirkspiegel zwar schwankungsfrei und zuverlässig erreicht werden, jedoch bereiten Übelkeit, psychische Verstimmung mit Agitiertheit, Herzrhythmusstörungen und Muskeltremor älteren Patienten häufig Probleme. Von Vorteil ist die „organotrope" Wirkung des β-Sympathikomimetikums Bambuterol, das pharmakologisch maskiert in den Kreislauf gelangt und durch Cholinesterasen der Lunge lokal aktiviert wird. Es besitzt im Vergleich zu „slow-release"-Tabletten eine günstigere therapeutische Breite mit geringeren Nebenwirkungen. Für ältere Patienten, die nicht inhalieren können, ergibt sich somit eine Alternative in der Behandlung nächtlicher Atemnot und zur Dauertherapie.

Parasympathikolytika sind die ältesten Bronchodilatatoren (Atropin). Die modernen Substanzen Ipratropiumbromid und Oxitropiumbromid überwinden nicht die Blut-Hirn-Schranke und zeigen eine gute bronchodilatierende Wirkung ohne zentralnervöse Begleitsymptome. Ihre Wirkung ist im Mittel schwächer als die der β-Mimetika, so daß sie überwiegend als additive Therapie in Frage kommen.

Theophylline

Theophylline besitzen nur schwache bronchodilatierende Wirkungen und haben eine geringe therapeutische Breite. Ihr zusätzlicher Effekt auf die erschöpfte Atemmuskulatur macht den Einsatz bei akuter Atemwegsobstruktion, bei nächtlicher Hypoventilation oder bei schwerem Emphysem zur Steigerung der Belastbarkeit sinnvoll. Meist reicht eine einmal tägliche Dosierung am späten Abend aus. Da sie die Schlafqualität durch Diurese und Einschlafstörungen stören können, sollten retardierte Slow-release-Form spät abends vor dem Zubettgehen eingenommen werden. Niedrig dosierte Theophylline können auch bei Cheyne-Stokes-Atmung hilfreich sein. Spiegelbestimmungen zur kontrollierten Hochdosistherapie kommen bei ausgewählten Patienten mit starker Atemnot bei Belastung nach Ausschöpfen aller anderen Maßnahmen in Frage.

Glukokortikosteroide

Glukokortikosteroide – parenteral, enteral und inhalativ verabreicht – tragen bei akutem Asthma und akuter Exazerbation einer obstruktiven Bronchitis entscheidend zur raschen Symptomlinderung bei (Thompson et al. 1996). Sie wirken rasch und zuverlässig auf zahlreiche pathophysiologische Faktoren der Atemwegsobstruktion, so daß ihr versuchsweiser Einsatz bei jeder Form der Atemwegsobstruktion gerechtfertigt erscheint.

Um ihre Effekte auch bei chronischer Atemwegsobstruktion möglichst klar erkennbar zu machen, werden Glukokortikosteroide zu Anfang möglichst hoch dosiert. Ein positiver Bronchospasmolysetest gilt als wichtiger Prädiktor für eine mögliche Steroidempfindlichkeit auch bei chronisch obstruktiver Atemwegserkrankung mit Emphysem. Nach einer kurzen Initialtherapie sollte die Dosis rasch auf eine Erhaltungstherapie in der Nähe der Cushing-Schwelle des jeweiligen Steroids abgebaut werden.

Die Erhaltungstherapie erzielt oft bessere klinische Effekte bei geringerer Gesamtdosis, wenn $1/3$ der Tagsdosis abends verabreicht wird.

Generell gilt für ältere Patienten, daß der Einsatz höherer Dosen systemisch verabreichter Glukokortikosteroide so kurz wie möglich gehalten werden muß und eine Langzeittherapie mit oralen Kortikoiden mit der kleinstmöglichen Dosis durchgeführt werden sollte, die zur optimalen Lebensqualität erforderlich ist.

Für die Langzeitbehandlung eines chronischen Asthma ist auch im Alter der inhalativen Steroidgabe der Vorzug vor enteraler Applikation zu geben, wenn die Inhalationstechnik beherrscht wird (s. oben, Abschn. „Inhalationstherapie"). In der Langzeittherapie der COPD ist der Wert inhalativer Kortikoidgabe als Ersatz einer systemischen Steroidgabe noch nicht ausreichend gesichert. Bislang konnte nur eine Verlaufsstudie mit inhalativem Budesonid bei Patienten mit progredienter Verschlechterung der Lungenfunktion einen protektiven Effekt sichern (Dompeling et al. 1992).

Besonders bei gleichzeitigem Vorliegen eines Diabetes mellitus sollte jedoch alles versucht werden, die inhalative Therapie zu forcieren. Ältere Patienten profitieren von der Inhalation einer Budesonid-Fertigsuspension (1–2 mg) mit Hilfe eines Druckverneblers über ein Atemmundstück. Ultraschallvernebler sind ungeeignet, da sie Suspensionen nicht vernebeln können. Die Zugabe von β-Mimetika-Lösung (wenige Tropfen) in die fertige Steroidsuspension optimiert die Therapie. Die Inhalationen sollten vor den Mahlzeiten erfolgen, um die soorfördernde Belastung der Mundschleimhaut herabzusetzen.

Alle Strategien zur Minderung der systemischen Kortikoidbelastung sollten auch im Alter genutzt werden, um die gefürchtete Kortisonmyopathie zu vermeiden, die sowohl die proximalen Extremitätenmuskeln als auch die Muskeln der Atempumpe schwächen kann. Aus diesem Grund sollten v.a. Depotpräparate nicht mehr verwendet werden. Klinisches Zeichen der Myopathie ist oft das zunehmende Unvermögen der Patienten, von einem Stuhl aufzustehen. Die Myopathie bildet sich nach Absetzen der Steroidtherapie nur zögernd innerhalb von 2–3 Monaten zurück.

Jede Therapie mit Glukokortikoiden sollte von einer Osteoporosetherapie begleitet werden. Hierzu zählt v.a. die tägliche Kalzium- und Vitamin D-Zufuhr und die Gabe eines Thiaziddiuretikums zur Blockade der renalen Kalziumausscheidung.

Sauerstofftherapie

Sauerstoffgabe entlastet die Ventilation und führt zum Rückgang des Atemantriebs mit subjektiver Besserung von Luftnot. Ziel ist die Anhebung des pO_{2a} auf über 60 mm Hg und der Sauerstoffsättigung auf über 90%. Eine akute Oxygenierungsstörung kann meist mit hochdosierter Sauerstoffgabe (6–8 l/min über eine Atemmaske) behandelt werden. Vorsicht ist geboten bei chonischer Hypoventilation mit Hyperkapnie. Hier wird mit niedrigen Dosen (1–2 l/min) behandelt unter Monitoring der Sauerstoffsättigung und des pCO_2, um eine progressive Hyperkapnie zu vermeiden.

Zur Behandlung der chronischen Oxygenierungsstörung läßt sich der Basisbedarf durch einen Sauerstoffkonzentrator decken. Die Therapie erfolgt grundsätzlich während der gesamten Nacht und sooft wie möglich am Tage. Ihre Gesamtdauer sollte mindestens 16 h erreichen. Zur Steigerung der Mobilität und Belastbarkeit stehen tragbare Sauerstoffgeräte zur Verfügung. Die Dosis sollte individuell während einer Ergometrie titriert werden. Die Sauerstoffgabe (NOTT 1980)

- senkt den pulmonalen Gefäßwiderstand,
- verbessert die kognitive Leistungsfähigkeit und
- führt zu einer Lebensverlängerung.

Beatmungstherapie

Grundsätzlich ist bei akutem und chronischem Versagen der Atempumpe die Indikation zur Beatmung zu prüfen. Die Entscheidung zur invasiven Beatmung im Alter hängt von der Prognose des Grundleidens ab. Finden sich klare behandelbare Ursachen einer Erschöpfung der Atempumpe, wie z.B. eine Pneumonie, so muß die Indikation auch möglichst frühzeitig gestellt werden. Zunächst sollten immer nichtinvasive Beatmungstechniken ausgeschöpft werden, die eine partielle Unterstützung der Atempumpe ermöglichen.

Bereits 2–3 h einer druckunterstützten Beatmung im Bi-Level-Modus (BiPAP) können eine signifikante Besserung der Ruhedyspnoe erzeugen. Ihr Wirkmechanismus ist nicht ganz klar. Pathophysiologisch helfen sie bei der Überwindung des sog. Auto-PEEP, der als Folge einer Tachypnoe das dynamische „airtrapping" begünstigt. Diese Verfahren verbessern nicht die Kraft, sondern eher die Ausdauer der Atemmuskulatur und führen nur selten zu einer Abnahme des pCO_2. Andere Beatmungstypen wie proportional assistierte Ventilation (PAV) oder kontrollierte Überdruckbeatmung (nIPPV) können helfen, akute, klinisch bedrohliche Situationen zu überwinden.

Nichtinvasive Beatmungsverfahren im Notfall stellen erhebliche Anforderungen an den Arzt und die Pflegekräfte. Es erfordert Erfahrung, Geduld und hohe zeitliche Präsenz, die Beatmungsparameter zu justieren und die Beatmungsmasken anzupassen und zu überwachen.

Über Langzeiterfolge dieser Verfahren hinsichtlich der Mortalität bei chronischer Erschöpfung der Atempumpe ist wenig bekannt. Bei chronischer Hypoventilation kommt es zu einer dauerhaften Verbesserung der pO_2 und pCO_2 im Blut. Bei älteren Patienten finden diese Verfahren nur in Einzelfällen ausreichende Akzeptanz. Meist ist bei fortgeschrittener kognitiver Funktionsstörung keine Therapie mehr möglich.

Trainingsbehandlung

Die Trainingsbehandlung geht angesichts der meist chronisch fixierten Atemwegswiderstände von einer Dekonditionierung der älteren Patienten aus. Diese betrifft sowohl das Herz-Kreislauf-System als auch die Muskulatur.

Ziel der Trainingsbehandlung ist die Verringerung des Ventilationsbedarfs durch Ökonomisierung der Muskelarbeit und eine gewisse Ökonomisierung der oftmals überproportional gesteigerten Ventilation (Ries 1991).

Nicht alle Patienten eignen sich zu einer Trainingsbehandlung, v. a. wenn gleichzeitig ein Cor pulmonale die Sauerstoffaufnahme einschränkt. Sie benötigen eine chronische Sauerstoffzufuhr und können nur minimale Trainingsbelastungen aushalten. Dennoch gelingt bei vielen Patienten eine gewisse Stabilisierung des Status quo, wenn das Rauchen eingestellt wird und eine Bereitschaft zur täglichen Übungsbehandlung besteht. Ein regelmäßiges Trainingsprogramm kann nur im kompensierten Zustand durchgeführt werden.

Bei sehr schwachen Patienten beginnt das Training mit kurzen Intervallen: 30 s Aktivität – 30 s Pause über jeweils 30 min am Tag. Versucht werden kann eine Steigerung der Aktivitätsphase um jeweils 30–60 s pro Woche.

Die Trainingseffekte betreffen v. a. die trainierten Muskelgruppen. So führt ein Fahradergometertraining oder das Gehstreckentraining zu einer Verbesserung der Gehstrecke. Ein Training der Muskulatur des Schultergürtels und des Thorax hat keine oder nur geringe Effekte auf die Gehstrecke. Das gleiche gilt für Übungen zum Atemmuskeltraining, das als inspiratorisches Widerstandstraining angeboten wird (Übersicht bei Decramer et al. 1998). Atemmuskeltraining hat keinen sicheren Einfluß auf die Verbesserung der Gehstrecke.

Supportive Maßnahmen

COPD-Patienten sind oft deutlich unterernährt, ein Befund der mit erhöhter Mortalität korreliert ist (Übersicht bei Donahoe u. Rogers 1993). *Ernährungstherapie* spielt daher eine wichtige Rolle. Neben einem Ernährungsassessment ist die Überprüfung und Dosisreduktion einer appetithemmenden Therapie wesentlich. Angestrebt wird eine Verbesserung der normalen Ernährung durch Zubereitung kleinerer Portionen mit höherer Energiedichte unter Zusatz von Maltodextrin und Sahne.

Ergänzungsnahrung in Form flüssiger Diäten mit hoher Energiedichte und Betonung der Fette sind ebenfalls sinnvoll. Fette als Energieträger führen zu einem geringeren CO_2-Anfall im Vergleich zu Kohlenhydraten. Die Evidenz für den Einsatz von Anabolika ist für Patienten im höheren Lebensalter nicht untersucht.

Maßnahmen zur *Physiotherapie des Brustkorbs* sind nur angezeigt, wenn große Sputummengen zum Problem werden. Sie verschaffen subjektive Erleichterung und sollten v. a. zur Unterweisung in effizienten Expektorationsmanövern genutzt werden. Ausatmung gegen Widerstände (Atemtrainingsgeräte: VRP1, Cornet) und Übungen zur Imitation der Lippenbremse, evtl. unterstützt durch Thoraxvibration, sind alte physiotherapeutische Verfahren, deren Wert nicht gesichert ist, die jedoch im Einzelfall zum subjektiven Wohlbefinden beitragen können.

Medikamente zur *Steigerung des Atemantriebs* sind in ihrer Wirkung nicht völlig gesichert. Obsolet sind sog. Atemanaleptika. Eine medikamentöse Sensibilisierung der peripheren Chemorezeptoren gelingt mit Hilfe von Vectarion, das den chemischen Atemantrieb steigert. Aufgrund seiner ungünstigen pharmakologischen Eigenschaften hat das Medikament nur einen begrenzten Anwendungsbereich. Bei persistierender respiratorischer Azidose können Hemmer der Carboanhydrase (Diamox) eine überschießende Bikarbonatanreicherung im Blut stoppen und so zum Erhalt chemischer Atemantriebe beitragen.

Palliativtherapie

Die Behandlung der Terminalstadien erfordert großes Fingerspitzengefühl. Die Therapie behandelbarer Ursachen wie Volumenmangel, Pneumonie, Atemwegsobstruktion, Hypoxämie und Hyperkapnie zeigt meist erst nach Stunden oder Tagen greifbare Erfolge. Intubation und invasive Beatmung sollen möglichst vermieden werden, da meist eine Langzeitbesatmung mit zahlreichen Komplikationen droht. Nichtinvasive Verfahren der Druckbeatmung mit BiPAP und NIPPV („noninvasive positive pressure ventilation") werden nur von 30% der Patienten toleriert.

Es müssen klare Entscheidungen über die Prognose der Erkrankung getroffen werden, obwohl sichere Prädiktoren eines Überlebens oft nicht existieren. Angesichts des schweren Leidens des Betroffenen entsteht häufig der Wunsch des Teams und der Angehörigen, dieses nicht unnötig zu verlängern.

Der erhebliche über mehrer Tage anhaltende Leidensdruck erfordert sicher auch Überlegungen zur Palliativtherapie. Eine vertretbare Maßnahme in dieser Situation kann die Gabe von Morphin sein, das den Atemantrieb senkt, unter Inkaufnahme einer Verschlechterung der Hypoxie und Hyperkapnie. Diese Maßnahme besitzt über den reinen Palliativeffekt der Verringerung von Luftnot hinaus auch eine sinnvolle therapeutische Facette. Sie kann in Grenzfällen zu einer Erholung der Atemmuskulatur beitragen und schafft Zeit, in der andere Therapiemaßnahmen zur Besserung der Grunderkrankung wirken können. Somit stellt die Morphingabe eine sinnvolle, allerdings nicht ungefährliche Palliativmaßnahme dar.

Eine schlechtere Palliativmaßnahme ist der Einsatz atemdepressiver, muskelrelaxierender Sedativa. Sie gefährden die Muskelpumpe direkt, ohne das Gefühl der Luftnot wirklich zu vermindern. Ihre Anwendung bei chronischer Luftnot ist nicht zu rechtfertigen, da in kontrollierten Studien gezeigt werden konnte, daß sie nicht zu einer Verminderung des Luftnotgefühls beitragen. Ihre Wirkung als „gutgemeinte" Palliativtherapie bei akuter Atemnot verkehrt sich oft ins Gegenteil, da der Patient die Schwächung der Atemmuskulatur (verringerter Input thorakaler Rezeptoren) durchaus wahrnimmt und dann auf das Sedativum mit vermehrter Agitiertheit paradox reagiert.

Ähnliches gilt für die weniger atemdepressiven sedierenden Neuroleptika, die zu Verwirrtheit und Störungen der Zungenmotorik führen und Schluckstörungen mit Aspirationsgefahr hervorrufen können. Sie verringern nicht den Streß der Atemnot.

63.4
Interstitielle Lungenerkrankungen

Interstitielle Lungenkrankheiten stellen eine sehr heterogene Gruppe von Erkrankungen dar. Die Ursachen reichen von den Pneumokoniosen über die exogen allergische Alveolitis, die Sarkoidose, bis zur idiopathischen Lungenfibrose. Dem geriatrischen Arzt begegnen häufig Spätstadien, in denen sich die ätiologische Zuordnung und Diagnose oft nicht mehr sichern läßt.

Zu den typischen Erkrankungen des höheren Lebensalters zählt die idiopathische Lungenfibrose (ILF). Sie läßt sich heute mit der hochauflösenden Computertomographie in Spiraltechnik (HRCT) diagnostizieren. Honigwabenartiger bullöser Umbau der Lunge mit fibrosierenden Veränderungen bei fehlendem Nachweis milchglasartiger Infiltrationen ist nahezu pathognomonisch für die Erkrankung. Bei fortgeschrittenem Lungenumbau sollte gerade bei älteren Patienten mit Honigwabenstruktur im HRCT der Lunge auf eine Biopsie verzichtet werden. Leider ist der Verlauf der ILF im höheren Lebensalter aggressiv und rascher progredient als bei jüngeren Patienten. Ein kausale Therapie der Krankheit ist nicht gesichert. Colchizin in hohen Dosen ist der Wirkung von Glukokortikoiden in Vergleichsstudien nicht unterlegen. Auch der Einsatz von Zytostatika wurde versucht.

Rheumatische Erkrankungen und Vaskulitiden tragen ebenfalls zur Entstehung von Lungenfibrosen bei. Zahlreiche Medikamente sind in Zusammenhang mit interstitiellen Pneumonien gebracht worden. Leitsymptom kann eine Eosinophilie im Blutbild sein. In der Statistik unerwünschter Arzneimittelwirkungen nehmen auch heute noch die Nitrofurantoine neben Bleomycin, Zyklophosphamid und Methotrexat einen vorderen Rang ein. Rundliche Infiltrate und Bluteosinophilie sind das Leitsymptom der nicht immer reversiblen Nitrofurantoinlunge. Auch das Antiarrhythmikum Cordarex kann eine dosisabhängig toxische oder kombiniert toxisch allergische mit Eosinophilie einhergehende Lungenfibrose hervorrufen. Gelegentlich werden auch β-Blocker als Ursache beschrieben. In allen Fällen muß das verdächtigte Medikament sofort abgesetzt werden. Je nach Schwere des klinischen Bildes kann eine hochdosierte Langzeittherapie mit Glukokortikoiden angezeigt sein.

Bei den übrigen Formen der interstitiellen Lungenerkrankungen ist je nach Florididät und Ursache eine

Glukokortikodtherapie evtl. kombiniert mit Zytostatika oder Immunsupressiva über lange Zeit erforderlich und sinnvoll. Auf die Notwendigkeit der Allergenvermeidung bei der exogenen Alveolitis (Wellensittiche, Tauben) sei besonders hingewiesen.

63.5
Lungenembolie und Cor pulmonale

Tiefe Beinvenenthrombosen und Lungenembolien finden sich häufig bei älteren Patienten nach Immobilisation und operativen Eingriffen. Vor allem Patienten mit operativem Gelenkersatz entwickeln ohne Prophylaxe in bis zu 35% der Fälle Venenthrombosen und Lungenembolien mit tödlichem Ausgang bis zu 4% (Übersicht bei Hyers 1999).

Klinisches Bild und Diagnostik

Thrombosen entwickeln sich bei liegenden Patienten meist unbemerkt. Erst wenn große Venenstränge verschlossen sind oder der Patient mobilisiert wird, fällt eine Schwellung des Beines auf. Auch der größte Teil der Lungenembolien verläuft unbemerkt. Gelegentlich werden rezidivierende Lungeninfiltrate mit leichtem Fieber beobachtet.

Bei Verdacht auf eine Beinvenenthrombose wird unverzüglich eine *Kompressionssonographie* oder besser *Farbduplexsonographie* der Becken-, Ober- und Unterschenkelvenen durchgeführt. Meist läßt sich die Diagnose bereits sonographisch sichern oder ausschließen. Die Grenzen der sonographischen Technik werden bei Unterschenkelvenenthrombosen und inkompletten Thrombosen der Beckenstrombahn erreicht. Bei schlechten Ultraschallbedingungen wird eine Phlebographie (immer bilateral) notwendig. Besteht keine Möglichkeit zur raschen Diagnostik, sollte sofort mit der Therapie begonnen werden.

Tachykardien und Hypotonie kennzeichnen schwere Lungenembolien. Hypoxische Hyperventilation ist ein nur fakultatives Zeichen, wenn intrapulmonale Shunts zum akuten Abfall des pO_{2a} führen. Massive Lungenembolien treten meist völlig überraschend z. B. nach Toilettenbenutzung in der Mobilisationsphase auf. Sie beginnen mit einem Kreislaufstillstand oder einer schweren Schockphase (Phase I), die je nach Dauer nur durch eine kardiopulmonale Reanimation und Lysetherapie durchbrochen werden kann. Wird diese Phase überlebt, stellt sich eine labile Situation ein (Phase II), mit instabilen Kreislaufverhältnissen, aus der sich die Patienten meist nach mehreren Tagen erholen.

Der Verdacht auf eine massive Lungenembolie wird bereits im EKG erkennbar. Zur weiteren Sicherung trägt die Echokardiographie – auch unter Reanimationsbedingungen – bei. Kennzeichnend sind fehlende oder eingeschränkte Bewegung der freien Wand des rechten Ventrikels und ein paradox bewegendes Septum. Flottierende Thromben im rechten Herzen oder Vorhof sind Zeichen einer schlechten Prognose. Mit Hilfe der TEE (transösophageale Echokardiographie) können Thromben auch in den zentralen Lungenarterien nachgewiesen werden.

Szintigraphische Verfahren können im Notfall nicht angewendet werden. Sie dienen zur Risikoeinschätzung bei klinischem Verdacht auf eine Lungenembolie, besitzen jedoch nur eingeschränkten Wert bei obstruktiven Atemwegsproblemen.

Der positive Nachweis pulmonaler Thromben gelingt auch in der CT oder Kernspintomogramm, das zugleich auch Venenthrombosen der Cava inferior, der Becken- und Oberschenkelvenen erkennen kann.

Therapieverfahren

Therapie der Wahl ist die rasche Antikoagulation mit Heparin. Eine effektive therapeutische Verlängerung der aPTT (aktivierte Thromboplastinzeit) auf 50–70 s soll in den ersten 12–24 h erreicht sein. Die Frage einer Dauerantikoagulation im Alter muß sehr sorgfältig geprüft werden. Kein Zweifel besteht am Nutzen einer kurz dauernden (3–6 Monate) Antikoagulation nach lebensbedrohlichen Lungenembolien oder ausgedehnten Thrombosen. Der Nutzen einer lebenslangen Therapie ist umstritten. Sie wird bei Thromboserezidiv oder bei Nachweis von Antiphospholipidantikörpern empfohlen.

Für eine gewichtsadaptierte Therapie mit niedermolekularen Heparinen ist die Studienlage für Alterspatienten nicht ausreichend. Den Vorteilen der einfachen Applikation und größeren Therapiesicherheit bei jüngeren Patienten stehen die möglicherweise erheblich prolongierten Blutungskomplikationen und die Unsicherheiten der körpergewichtsbezogenen Dosierung bei älteren Patienten gegenüber. Die aPTT-kontrollierte subkutane Heparintherapie ist in der Langzeittherapie unvergleichlich teurer und in ihrer Effizienz der Marcumartherapie unterlegen.

Die orale Antikoagulation soll bei gesicherter Erkrankung so rasch wie möglich beginnen, da mit zunehmender Dauer der Heparinisierung die Komplikationsrate stärker zunimmt als unter oralen Antikoagulantien. Ältere Patienten benötigen oft nur geringe Marcumardosen, so daß auch zu Beginn vorsichtig dosiert werden sollte. Wegen der langen Halbwertszeit des Thrombins soll Marcumar mit Heparin mindestens 5 Tage überlappend appliziert werden, bis ein Zielwert der INR („international normalized ratio") von 3,0 erreicht ist.

Der größte Teil akuter embolischer Verschlüsse der Lungenarterien bildet sich nach einigen Monaten zurück. Die Mechanismen, die zu einer persistierenden Obliteration des Gefäßsystems nach multiplen Lungenembolien und Cor pulmonale führen, sind noch unklar. Patienten mit fortgeschrittenem Cor pulmonale vasculare sollten auch ohne Nachweis von Thromben antikoaguliert werden, da lokale Thrombenbildung in der Pulmonalarterie ein wichtiger Pathomechanismus in der Progredienz dieses Leidens darstellt.

Persistierende pulmonale Drucksteigerungen sprechen z. T. gut auf eine Sauerstofflangzeittherapie an. Diese wird als überwiegend nächtliche Inhalationstherapie durchgeführt. Große Probleme bereiten Patienten mit massiver persistierender Shunthypoxämie, die auch auf eine Sauerstofftherapie nicht mit Anstieg des arteriellen pO_2 reagieren. Bleibt nach einer Lungenembolie eine Herzinsuffizienz im Stadium III–IV zurück, die eindeutig auf erhöhte Pulmonalisdrucke und Rechtsherzbelastung zurückgeführt werden kann, sollte eine operative Thrombektomie erwogen werden. Die Operationsmortalität liegt allerdings bei 10–20%.

63.6
Thoraxdeformitäten und neuromuskuläre Systemerkrankungen

Zahlreiche Faktoren können den Wirkungsgrad und die Kraft der Atempumpe einschränken. Thoraxdeformierungen wie Kyphoskoliosen sowie Pleuraschwielen führen zu einer Dehnbarkeitsabnahme des Brustkorbs. Neuromuskuläre Krankheiten wie das Post-Polio-Syndrom, die amyotrophe Lateralsklerose, die Myasthenia gravis, das Lambert-Eaton-Syndrom, die myotone Dystrophie (Duchenne) und die Muskelatrophie Curshmann-Steinert führen in ihren Endstadien zur Ateminsuffizienz. Klinisch finden sich nächtliche Atemstörungen mit chronisch schleichend verlaufender Hypoventilation oder prolongierten Apnoephasen, die zunächst nur REM-Schlaf-bezogen auftreten. Die Patienten klagen nachts über plötzliches Erwachen, Alpträume, Atemnot und Herzklopfen. Manche Patienten zeigen teilweise erhebliche Hyperkapnien in der Nacht, sind jedoch tagsüber in der Lage, ihren Haushalt zu verrichten. Die Klinikaufnahme erfolgt nicht selten unter dem Bild einer schweren sekundären Herzinsuffizienz.

Im Vordergrund der Therapie stehen zunächst präventive Maßnahmen. Hierzu gehören die Vermeidung von Medikamenten mit muskelrelaxierender Wirkung oder Blockierung der motorischen Endplatten. Da gleichzeitig auch der Hustenreiz abgeschwächt ist, sollen Medikamente, die den Bronchialschleim vermehren nicht angewendet werden.

Bei beginnender Hypoventilation kann die Sauerstofflangzeittherapie versucht werden. Einzige Therapiemöglichkeit im Endstadium dieser Erkrankung ist die Beatmung, die heute überwiegend mit nichtinvasiven Techniken durchgeführt werden kann. Die Therapieindikation muß sorgfältig gestellt und abgewogen werden, da die Respiratorabhängigkeit für die Betroffenen und deren Angehörige oft eine schwierige Situation schafft und mit zahlreichen Problemen belastet ist.

Eine pauschale Ablehnung der Beatmung bei diesen Erkrankungen im Alter ist jedoch nicht gerechtfertigt.

63.7
Obstruktives Schlafapnoesyndrom

Epidemiologie

Ein Schlafapnoesyndrom wird definiert durch das gleichzeitige Auftreten von häufigen nächtlichen Atemereignissen mit Schlafstörungen und neuropsychologischen Problemen am darauffolgenden Tag. Schlafbezogene Atemstörungen werden mit zunehmendem Alter immer häufiger (Abb. 63-1). Ihre Auswirkungen auf den Alterungsprozeß und ihr Einfluß auf typische Alterskrankheiten wie Herzinsuffizienz, Schlaganfall oder Demenz ist noch völlig unzureichend erforscht.

Obwohl die Apnoefrequenz ansteigt, nimmt die Prävalenz des Schlafapnoesyndroms im Alter deutlich ab. Dieses Altersparadox des Schlafapnoesyndroms ist wahrscheinlich ein systematischer Meßfehler, der seine Ursache in der Definition des klinischen Syndroms hat. Da die subjektive Wahrnehmung für Tagesmüdigkeit mit dem Alter wahrscheinlich abnimmt und die Erfassung der Tagesschläfrigkeit als wichtiges Korrelat zur Apnoe meist mit Fragebögen

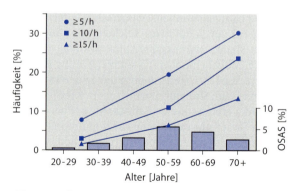

Abb. 63-1. Altersverteilung des obstruktiven Schlafapnoesyndroms im Vergleich zur Prävalenz erhöhter Schlafapnoefrequenzen (*OSAS* Apnoen, Hypopnoen, Schlafstörungen ohne Hypoxämie). (Mod. nach Bixler et al. 1998)

erfolgt, wird das Schlafapnoesyndrom im Alter wahrscheinlich systematisch unterschätzt.

Bei mehr als 50% der Patienten in geriatrischen Kliniken und über 60% der Patienten mit Hirninfarkt finden sich pathologische Apnoeindizes. Männer sind stärker betroffen als Frauen. Zentrale Apnoesyndrome sind im Alter wesentlich häufiger als bei jüngeren Patienten. Zahlenmäßig überwiegt jedoch auch im Alter das obstruktive Schlafapnoesyndrom mit 70–80% bei weitem.

Pathophysiologie

Das pathophysiologische Grundmuster aller Schlafapnoesyndrome besteht darin, daß häufig auftretende Atemstillstände in der Nacht begleitet von Hypoxämie negative Auswirkungen auf den Gesamtorganismus zeigen. Am besten ist der Kausalzusammenhang für das obstruktive Schlafapnoesyndrom untersucht:

Als Folge einer übermäßigen Widerstandserhöhung (Schnarchen) oder eines Verschlusses der oberen Atemwege (Apnoe) bei Eintritt des Schlafes entstehen zyklische Hypopnoen oder Atempausen. Die vermehrte Atemarbeit zur Kompensation der Atemwiderstände oder zur Überwindung einer Apnoe erzeugt Weckreaktionen durch vermehrte mechanische und hypoxämische Reizung pulmonaler und thorakaler Afferenzen des Zentralnervensystems.

Die hierdurch ausgelöste Fragmentation des Schlafes kann zu einer erheblichen Tagesmüdigkeit führen. Ihr rasches Verschwinden unter adäquater Therapie beweist den Kausalzusammenhang und sichert die Diagnose.

Der Zyklus von Widerstandserhöhung, Hypopnoe oder Apnoe und Weckreaktion (Abb. 63-2) stößt zahlreiche weitere pathophysiologische Prozesse an, die sich im Sinne eines Circulus vitiosus verstärken können. Die Hypoxämie induziert sowohl neurohumorale Reaktionen mit Sympatikusaktivierung, konsekutiver Hypertonie oder Arrhythmie als auch Funktionsstörungen verschiedener Organe bis hin zur Erschöpfung der Atemmuskulatur mit alveolärer Hypoventilation und sekundärer Herzinsuffizienz. Da bei schwerer Obstruktion der intrathorakale Druck zeitweilig auf negative Werte bis –80 mm Hg absinken kann, entsteht eine erhebliche Nachlaststeigerung für den linken Ventrikel.

Der formale Schweregrad einer Schlafapnoe läßt sich nicht mit einer einfachen Zahl messen. Zahl der Atempausen, Grad der Hypoxämie, Amplitude der thorakalen Druckschwankungen und die Zahl der Weckreaktionen spielen eine Rolle.

Eine formale Schweregradeinteilung der obstruktiven Schlafapnoe nach polysomnographischen und klinischen Kriterien haben Brouillete u. Waters (1996) vorgeschlagen:

Grad 0 kein Schnarchen, normale Widerstände,
Grad 1 Schnarchen ohne andere Symptome,
Grad 2 Schlafstörung bei erhöhtem Widerstand der oberen Atemwege ohne Apnoe, Hypopnoe oder Hypoxämie: sog. „upper airway resistance syndrome" (UARS),
Grad 3 Apnoen, Hypopnoen, Schlafstörungen ohne Hypoxämie,
Grad 4 Apnoen, Hypopnoen, Schlafstörungen mit Hypoxämie,
Grad 5 Wie Grad 4 zusätzlich Cor pulmonale, Kardiomegalie, Stauungsherzinsuffizienz.

Die Wahrscheinlichkeit neuropsychologischer Störungen wächst mit dem Schweregrad der Schlafapnoe, kann jedoch interindividuell sehr stark variieren. Im Gegensatz zu jüngeren Kollektiven klagt ein großer Teil (30–40%) der geriatrischen Patienten

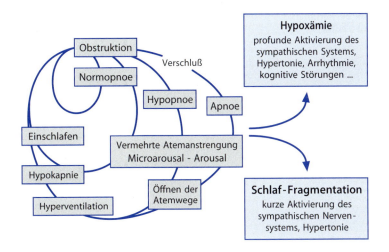

Abb. 63-2. Pathophysiologische Abläufe der Apnoe-Hypopnoe-Zyklen bei obstruktiver Schlafapnoe

mit starken nächtlichen Atemstörungen nicht über Tagesmüdigkeit. Offensichtlich kommt es zu einer Symptomverschiebung. Zahlreiche reversible neuropsychologische Symptome, Verwirrtheitszustände, Halluzinationen und Depression sind im Zusammenhang mit schweren oder vorübergehend verstärkten schlafbezogenen Atemstörungen beobachtet worden:

- Hypersomnolenz (Guilleminault et al. 1976),
- Depression (Berry et al. 1990),
- Halluzinationen (Sforza u. Lugaresi 1993),
- Verwirrtheit (Sforza u. Lugaresi 1993),
- Ein- und Durchschlafstörungen (McGinty et al. 1987),
- kognitive Defizite (Yeasevage et al. 1985),
- neuropsychologische Defizite (McGinty 1987).

Patienten mit zyklischen Sauerstoffentsättigungen in der Nacht haben eine reduzierte Lebenserwartung und zeigen ein schlechteres Rehabilitationsergebnis als die übrigen geriatrischen Patienten (Höltmann u. Frohnhofen 1997). Mit 66% besonders hoch ist die Prävalenz der SBAS (schlafbezogene Atemstörungen im Alter) bei Patienten mit Hirninfarkten (Abb. 63-3).

Die nächtliche Hypoxämie führt bei Patienten im Kontext von Organvorschäden wie z. B. Hirninfarkten zu kognitiven Funktionseinbußen am Tage, die nach einer nächtlichen Sauerstoffbehandlung teilweise reversibel sind.

Diagnostik

Die Anamneseerhebung mit Fragen nach der klassischen Symptomatik bleibt auch im Alter die Grundlage der Diagnostik der Schlafapnoe. Zusätzlich sollte jedoch auch bei Hirnleistungsstörungen im Alter unabhängig von den klassischen Symptomen der obstruktiven Schlafapnoe nach schlafbezogenen Atemstörungen gefahndet werden. Hier hat sich ein diagnostisches Stufenschema bewährt.

Zunächst werden Screeninggeräte eingesetzt, die bei guter Validität und guter Akzeptanz eine zuverlässige Eingrenzung der Diagnose ermöglichen.

Das einfachste Screening kann mit Hilfe der *Langzeitpulsoximetrie* durchgeführt werden, mit einer hohen Akzeptanz (95%) selbst bei dementen Patienten. Es erfaßt allerdings nicht die Art der Atemstörung sondern nur die evtl. von ihr produzierte Sauerstoffentsättigung. Gemessen wird die kumulative Zeit einer Entsättigung in Form eines Histogramms oder als Gesamtzeit einer Untersättigung unter 90%. Zusätzlich kann die Zahl und Frequenz periodischer Entsättigungen über 4% oder mehr (Entsättigungsindex/EI 4%) als indirekte Schätzung der Apnoefrequenz ausgezählt werden. Anhand der Kurvenform kann im Alter eine gewisse Aussage zur Art der Apnoe getroffen werden (Abb. 63-4). Sägezahnartige Entsättigungsmuster sind pathognomonisch für die obstruktiven Formen (Abb. 63-4), sinusförmige Entsättigungsmuster weisen eher auf eine periodische Atmung hin.

Bei Patienten in der geriatrischen Therapie erwiesen sich diese Hypoxiemaße als signifikante Prädiktoren für die Liegedauer, das Rehabilitationsergebnis und die Mortalität nach einem Jahr.

Polygraphische Recorder sind in der Lage, alle Apnoen und Hypopnoen zu erfassen. Sie registrieren in der Regel einen Atemparameter – wie z. B. den Luftfluß an Nase und Mund oder Schnarchgeräusche – zusätzlich zur Körperlage, Sauerstoffsättigung und Pulsfrequenz. Die Geräte sind komplizierter und haben eine geringere Akzeptanz (60%) bei älteren Patienten.

Die endgültige Sicherung der Diagnose erfolgt schließlich im Rahmen der Polysomnographie, die

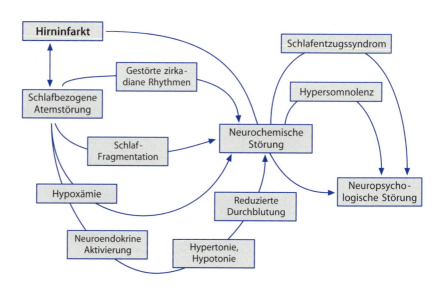

Abb. 63-3. Pathophysiologische Interaktionen der Schlafapnoe bei Hirninfarkt. (Mod. nach McGinty et al. 1987)

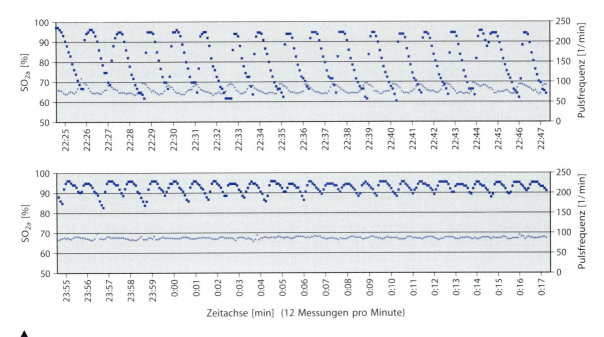

Abb. 63-4. Pulsoximetrische Registrierbeispiele einer Periode mit obstruktiver Schlafapnoe; *obere Kurve* mit niedriger Apnoefrequenz und tiefer Entsättigung; *untere Kurve* mit hoher Apnoefrequenz und geringer Entsättigung

zusätzlich die Arousalfrequenz und die Schlafqualität messen kann. Alte Menschen tolerieren aufgrund der aufwendigen EEG-Ableitungen im Kopfbereich diese Untersuchung jedoch häufig nicht.

Die Diagnose eines Schlafapnoesyndroms wird anhand der Apnoefrequenz, der Arousalfrequenz und der kognitiven Funktionseinbußen gesichert (Vigilanz- und Konzentrationstests). Zur Frage des Grenzwerts im Alter existieren keine systematischen Studien. Apnoeindizes von 10–15/h gelten allgemein bereits als pathologisch.

Der kausale Zusammenhang zwischen Apnoe und kognitiver Leistungseinbuße läßt sich nur durch eine Besserung der Symptome durch Therapie untermauern. Hier fehlt es an einfachen Meßinstrumenten, die speziell apnoebezogene kognitive Funktionseinbußen in der Konzentration oder Vigilanz im Alter gezielt erfassen und auch im multimorbiden Kontext noch anwendbar sind. Wir verwenden hierzu das LPS50+-Instrumentarium (Sturm et al. 1993), das Nürnberger Altersinventar und den Aufmerksamkeits- und Konzentrationstest nach Gatterer (1990).

Therapie schlafbezogener Atemstörungen im Alter

Primäres Therapieziel der SBAS ist die Beseitigung der Atemstörung mit der Folge einer Besserung der klinischen Symptomatik und Steigerung der Lebensqualität. Theoretisch wird eine günstige Beeinflussung des kardiovaskulären Risikos und des Schlaganfallrisikos und der Mortalität angenommen. Prospektive Studien zu diesen Fragen sind allerdings noch nicht abgeschlossen. Für ältere Patienten gibt es derzeit keine Studien.

Die Therapieverfahren lassen sich nach unterschiedlichen Ansätzen einteilen. Sie sind in der folgenden Übersicht aufgeführt.

Verschiedene Verfahren in der Therapie der SBAS

- *Allgemeinmaßnahmen:*
  - Schlafhygiene,
  - Gewichtsnormalisierung,
  - Meiden von Sedativa,
  - Alkoholkarenz,
  - Vermeiden der Rückenlage.
- *Pharmakotherapie:* Theophyllin, Hormone, Azetazolamid, Antidepressiva, Nikotin, Antihypertensiva.
- *Orthesen:* Unterkieferprotrusionsschiene.
- *Chirurgische Verfahren:*
  - UPPP (Uvulopalatinoplastik),
  - vorverlagernde Gesichtsoperationen,
  - Tracheostoma.
- *Nasale Überdruckatmung:*
  - nCPAP (nasale nächtliche Überdruckatmung),
  - nBIPAP (nasale Bilevel-Druckatmung).
- *Nächtliche Sauerstoffinsufflation.*

Voraussetzung für eine spezifische Therapie ist zunächst die optimale Behandlung pulmonaler oder kardialer Grundleiden, die mit SBAS einhergehen können. Hierzu gehört v.a. die optimale Therapie einer chronisch obstruktiven Atemwegserkrankung und einer Stauungsherzinsuffizienz.

Die Basis jeder Therapie sind schlafhygienische Allgemeinmaßnahmen zur Erhaltung eines regelmäßigen Schlaf-Wach-Rhythmus, das Meiden abendlichen Alkoholgenusses, die Überprüfung der Medikation auf auslösende oder verstärkende Medikamente (Sedativa).

Zur medikamentösen Behandlung wurden Methoxyprogesteron, trizyklische Antidepressiva, Azetazolamid, Almitrin und Theophyllin eingesetzt, wobei nur für Theophyllin eine günstige Beeinflussung zentraler Atemstörungen zu objektivieren war. Der Effekt konnte bereits bei niedrigen Wirkspiegeln beobachtet werden.

Die Standardtherapie der symptomatischen obstruktiven Schlafapnoe ist die nichtinvasive nächtliche Überdruckatmung (nCPAP). Der Patient trägt während des Nachtschlafs eine Nasenmaske. Ein kontinuierlicher Luftdruck hält den Pharynx offen (pneumatische Schienung), so daß die Einatmung ohne Widerstand erfolgen kann. Diese Therapie zeigt eine hohe Akzeptanz bei Patienten mit symptomatischem SBAS. Ihre Aktzeptanz bei geriatrischen Patienten ist bisher nicht systematisch untersucht. Unsere Erfahrungen zeigen jedoch, daß 90% der älteren Patienten in der geriatrischen Klinik diese Therapie trotz objektiv faßbarer Besserung der Symptome ablehnen.

Die Entscheidung für nCPAP ist bei geriatrischen Patienten nicht leicht zu fällen. Sie geht aus von einer exakten polysomnographisch gesicherten Diagnose und hängt ab von der Schwere und Art der Schlafapnoe, ihren klinischen Folgen und der Bereitschaft und Kooperationsfähigkeit des Patienten oder seiner Angehörigen. Alle Lebensumstände müssen abgewogen werden. In der Regel dürften Patienten mit erheblicher Demenz oder sonstigen schweren Störungen nicht mehr für eine nCPAP-Therapie in Frage kommen. Ausnahmen stellen beginnende Demenzformen dar. Besonderer Wert muß auf den konkreten Beweis kausaler Zusammenhänge zwischen eventueller Hirnleistungsstörung oder sonstiger Organfunktionsstörung und der jeweils beschriebenen Schlafapnoe gelegt werden. Nur wenn eine eindeutige Besserung gesehen wird, sollte die nCPAP-Therapie versucht werden. Der Arzt trägt hierbei große Verantwortung. Eine falsch angewandte Therapie führt zu erheblicher unnützer Belästigung des Patienten und seiner Angehörigen und weckt falsche Erwartungen.

Es muß mit erheblichen Eingewöhnungsproblemen und hoher primärer Versagerquote gerechnet werden. Oft kann jedoch nur durch einen Therapieversuch erkannt werden, welche Störungen sich bessern lassen. Wird die Therapie einmal akzeptiert, stellen sich nicht selten spektakuläre Verbesserungen der Vigilanz und Grundstimmung ein. Die Langzeitcompliance der erfolgreich eingestellten geriatrischen Patienten lag mit über 70% höher als in jüngeren Patientenkollektiven.

In besonders schweren Einzelfällen sollte auch an die Anlage eines Tracheostoma als Ultima-ratio-Maßnahme gedacht werden.

Von den apparativen Therapieverfahren ist die Sauerstofflangzeittherapie mit einer Nasensonde oder leichten Mund-Nasen-Maske nur wenig belästigend. Mit Ihrer Hilfe läßt sich eine nächtliche Hypoxämie als Folge von Apnoen z. T. erheblich verringern. Die grundsätzlichen atemmechanischen Probleme bleiben jedoch unbeeinflußt, so daß nur geringe Effekte auf die Schlaffragmentation zu erwarten sind.

Die Sauerstoffgabe hatte bislang den Charakter einer Palliativtherapie. Bei periodischer Atmung sind ihre Effekte bereits jetzt klar belegt. Wir konnten in einer systematischen Untersuchung an Hirninfarktpatienten die Wirksamkeit einer Sauerstofftherapie auch bei obstruktiver Schlafapnoe nachweisen. Zahlreiche Paramter der kognitiven Hirnleistung verbesserten sich bereits nach 8 Tagen, obwohl ausschließlich die Hypoxämie, nicht jedoch die Schlaffragmentation beeinflußt wurde (Frohnhofen et al. 1998).

In Einzelfällen mit schwerer nächtlicher Hypoxie durch obstruktive Apnoen konnten wir in unserem Patientenkollektiv erhebliche Verbesserungen psychiatrischer und neuropsychologischer Störungen beobachten. Obwohl Langzeitergebnisse dieser Therapieform noch ausstehen, erscheint es uns sinnvoll, bei Einzelfällen mit schwerer Hypoxämie, die eine Überdruckatmung ablehnen, eine Langzeitsauerstofftherapie anzuwenden. Ihre Wirksamkeit muß im Einzelfall jedoch immer durch ein geeignetes Assessment der Hirnleistung überprüft werden.

Operative Therapieverfahren kommen nur in sehr wenigen Fällen zum Tragen. Das erste operative Verfahren der OSAS mit dokumentierter Wirksamkeit war die Anlage eines Tracheostomas. Diese Maßnahme ist bei geriatrischen Schlaganfallpatienten mit schwerem SBAS in Betracht zu ziehen ist. Kieferchirurgische Korrekturen des Pharynx sind extrem aufwendige Verfahren und ausschließlich Patienten mit knöchernen Fehlbildungen des Schädels vorbehalten.

Die Rehabilitation geriatrischer Patienten stellt oft Ärzte und Therapeuten vor große Probleme. Angesichts der erheblichen Prävalenz von SBAS in diesem Kollektiv sollte eine Untersuchung der nächtlichen Atmung zum Standard gehören, damit möglicherweise therapierbare Faktoren eines zerebralen Funktionsverlustes nicht übersehen werden. Aufgrund seiner Häufigkeit und der multifaktoriellen kognitiven Funktionsstörungen gehört das geriatrische Schlafapnoesyndrom zu den wichtigen Problemen der Geriatrie. Es sollte Ziel intensiver geriatrischer Forschung werden.

Literatur

Berry DT, Phillips BA, Cook YR, Schmitt FA, Honeycutt NA, Arita AA, Allen RS (1990) Geriatric sleep apnoe syndrom: A preliminary desription. J Gerontol 45:169–174

Bixler EO, Vgontzas AN, Ten Have T, Tyson K, Kales A (1998) Effects of age on sleep apnea in men: I. Prevalence and severity. Am J Respir Crit Care Med 157:144–148

Borg G (1978) Subjective effort and physical activities. Scand J Rehab Med 6:108–113

Brouillette RT, Waters K (1996) Oxygen therapy for pediatric obstructive sleep apnea syndrome: How safe? How effective? Am J Respir Crit Care Med 153:1–2

Decramer M, Donner CF, Schols AMWJ (1998) Rehabilitation. In: Postma DS, Siafakas NM (eds) Management of chronic obstructive pulmonary disease. European Respiratory Monograph Vol 3 Monograph 7. Eur. Resp. Soc. Journals, Sheffield, pp 88–101

Dompeling E, Schayck van CP, Folgering H, Grunsven van PM, Weel van C (1992) Inhaled beclomethasone improves the course of asthma and COPD. Eur Repir J 5:945–952

Donahoe M, Rogers R (1993) Nutrition in the elderly patient with pulmonary disease. In: Mahler DA (1993) Pulmonary disease in the elderly patient. Dekker, New York, pp 417–438

Frohnhofen H, Höltmann B, Orth G, Hagen O, Rang P, Meier U (1998) Nächtliche Sauerstofftherapie und kognitive Funktion bei bewußtseinsklaren, älteren Patienten mit Hirninfarkt und obstruktiver Schlafapnoe – Eine kontrollierte Studie. Somnologie 2:172–183

Gatterer G (1990) Der Alters-Konzentrations-Test. Handanweisung. Hogrefe, Göttingen

Guilleminault C, Tilkian A, Dement WC (1976) The sleep apnea syndromes. Am Rev Med 27:465–484

Höltmann B, Frohnhofen H (1997) Nächtliche Hypoxie und Sterblichkeit bei geriatrischen Patienten: Vergleich verschiedener Hypoxie-Indizes. Pneumologie 5:181

Huchon G, Woodhead M (1998) Management of adult community acquired lower respiratory tract infections. Eur Resp Rev 8:392–418

Hyers TM (1999) Venous thromboembolism. Am J Respir Crit Care Med 159:1–14

Janssens JP, Pache JC, Nicod LP (1999) Physiological changes in respiratory function associated with ageing. Eur Respir J 13:195–197

McGinty D, Littner M, Stern N (1987) Sleep related breathing disorders in aging. Interdiscl Topics Geront 22:13–36

NOTT/Nocturnal Oxygen Therapy Trial Group (1980) Continuous or nocturnal oxygen therapy in hypoxemic chronic obstructive lung disease: A clinical trial. Ann Intern Med 1980 93:391–398

Ries AL (1991) Pulmonary rehabilitation: Rationale, components, and results. J Cardiopul Rehab 11:23–28

Sforza E, Lugaresi E (1993) Sleep apnea syndrome. Controversy in the elderly. In: Sleep disorders and insomnia in the elderly. Serdi, Paris, pp 17–21

Thompson WH, Nielson CP, Carvalho P, Charan NB, Crowley JJ (1996) Controlled trial of oral prednisone in outpatients with acute COPD exacerbation. Am J Respir Crit Care Med 154(2 Pt 1):407–412

Saint S, Bent S, Vittinghoff E et al. (1995) Antibiotics in chronic obstructive pulmonary disease exacerbations: A meta-analysis. JAMA 273:957

Sturm W, Willmes K, Horn W (1993) Leistungsprüfsystem für 50 bis 90jährige (LPS50+). Handanweisung. Hogrefe, Göttingen

Yesavage J, Bliwise D, Guilleminault C, Carscadon M, Dement WC (1985) Preliminary communication: Intellectual deficit and sleep-related respiratory disturbance in the elderly. Sleep 8:30–33

Nierenkrankheiten

M. Schömig, E. Ritz

64.1 Epidemiologie 578
64.2 Pathogenese 579
64.3 Klinik 579
64.4 Diagnostik 580
64.5 Therapie 580
Literatur 581

Nierenerkrankungen des älteren Menschen stellen ein medizinisches Problem dar, welches wegen der allgemein gestiegenen Lebenserwartung und der besseren Überlebensprognose einiger, der zur Niereninsuffizienz führenden Primärerkrankungen (wie Diabetes mellitus, Vaskulitis, multiples Myelom) zunehmend an Bedeutung gewinnt. Die rechtzeitige Erkennung und die mögliche Verhinderung der Progression bereits im frühen Alter des Patienten sind hierbei eine wichtige Aufgabe. Wegen der altersbedingten Änderung von Nierenstruktur und Nierenfunktion ergeben sich für Diagnostik und Therapie der Nierenerkrankungen des älteren Menschen Besonderheiten, auf die im folgenden eingegangen werden soll.

64.1
Epidemiologie

Die chronisch terminale Niereninsuffizienz, das Endstadium der Nierenerkrankung, wird zunehmend eine Erkrankung des alten Menschen. Dies geht aus Abb. 64-1a, b hervor, die die Altersverteilung der Patienten auf Nierenersatztherapie mit der Altersverteilung der Allgemeinbevölkerung in Deutschland vergleicht (Frei et al. 1999). In Deutschland werden derzeit 713 Patienten pro Million pro Jahr durch Nierenersatztherapie (Hämodialyse, CAPD/kontinuierliche ambulante Peritonealdialyse, Nierentransplantation) behandelt. Die jährliche Zugangsrate beträgt 156/Mio./Jahr. Das mittlere Alter der in unserem Hause neu zur Nierenersatztherapie aufgenommenen Patienten beträgt derzeit 68 Jahre.

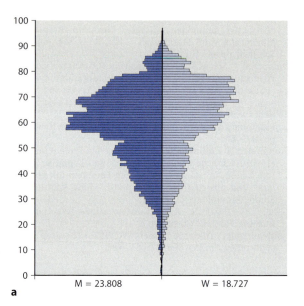

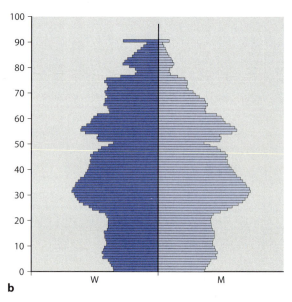

Abb. 64-1a, b. Vergleich der Alterspyramide von Patienten mit Nierenersatztherapie (a) mit derjenigen der deutschen Allgemeinbevölkerung 1995 (b). (Aus Frei et al. 1999)

Von besonderer Wichtigkeit ist die Tatsache, daß sich das Spektrum der Erkrankungen, die zur terminalen Niereninsuffizienz führen, beim alten Menschen deutlich von dem bei jungen Menschen unterscheidet. Die mit Abstand wichtigste Ursache ist die Nephropathie bei Typ-2-Diabetes (Ritz u. Stefanski 1996), unabhängig davon, ob Insulinpflichtigkeit besteht oder nicht. Typ-2-Diabetes ist derzeit an der Universitätsklinik Heidelberg für 60% aller Neuaufnahmen für Nierenersatztherapie verantwortlich. Ein zahlenmäßig weniger ins Gewicht fallendes, aber therapeutisch wichtiges Problem ist die Tatsache, daß Vaskulitis, d.h. eine Systemkrankheit, die unter Immunsuppression potentiell heilbar ist, vorzugsweise eine Erkrankung des älteren Menschen ist (Durchschnittsalter bei Wegener-Granulomatose 61 Jahre).

Die Häufigkeit einer ischämischen Nephropathie, meist infolge schwerer exulzerierender Atherosklerose der Aorta abdominalis mit atherosklerotischer Nierenarterienstenose und Cholesterinembolie, beträgt bei terminal niereninsuffizienten Patienten über 55 Jahre etwa 15–20%.

Schließlich führt ein Myelom relativ häufig zur Niereninsuffizienz (Bence-Jones-Niere). Hingegen ist die früher häufige Niereninsuffizienz infolge Harnabflußstörung bei älteren Prostatikern heute eine Seltenheit geworden.

Im Gegensatz zu früheren Vorstellungen führt ein unterer Harnwegsinfekt, d.h. ein Harnwegsinfekt, der auf die Blase beschränkt bleibt, nicht zur chronischen Niereninsuffizienz durch „Pyelonephritis". Die meisten der früher so diagnostizierten Patienten hatten eine Analgetikanephropathie, deren Häufigkeit gegenwärtig in Deutschland stark abnimmt.

64.2
Pathogenese

In der Vergangenheit wurde angegeben, daß die Nierenfunktion des alten Menschen kontinuierlich abnimmt, so daß im 80. Lebensjahr die glomeruläre Filtrationsrate nur noch 50% des Ausgangswertes beim 20jährigen beträgt. Dies ist nach neueren Untersuchungen nicht mehr haltbar (Fliser et al. 1997). Der gesunde nichthypertensive herzgesunde ältere Mensch hat eine glomeruläre Filtrationsrate, die sich im unteren Normbereich bewegt, aber nicht in den pathologischen Bereich erniedrigt ist. Hingegen ist auch beim normotensiven älteren Patienten in erster Linie infolge von Umbauvorgängen der intrarenalen Gefäße der intrarenale Gefäßwiderstand erhöht und die renale Durchblutung vermindert (Fliser u. Ritz 1990). Die wichtigsten Ursachen einer Nierenfunktionsminderung beim primär nicht nierenkranken alten Menschen sind Hypertonus und (ggf. latente) Herzinsuffizienz.

Die Niere des älteren Menschen ist gekennzeichnet durch eingeschränkte Regelbreite. Dies bedeutet, daß einerseits bei niederer Kochsalzzufuhr die Niere nicht adäquat Kochsalz konserviert und die Tendenz zum Natriumverlust besteht (z.B. bei bewußtseinsgetrübten Patienten mit verminderter Nahrungszufuhr). Andererseits ist die renale Natriumausscheidung bei hoher Kochsalzzufuhr gestört, so daß dann eine Tendenz zu Hypertonus und Ödembildung besteht (Fliser et al. 1993).

In gleicher Weise ist die Wasserausscheidung gestört. Bei überschießender Wasserzufuhr besteht die Gefahr der Verdünnungshyponatriämie. Noch wichtiger ist beim alten Menschen die Tendenz zur Hypernatriämie infolge ungenügend hoher Wasserzufuhr, z.B. bei bewußtseinsgetrübten Patienten oder bei Patienten mit extrarenalen Flüssigkeitsverlusten (Fieber, Erbrechen, Durchfall). Diese Störungen des Wasserhaushalts auf renaler Ebene werden noch aggraviert durch Störungen der zentralen Durstwahrnehmung. Beim alten Menschen ist die Durstschwelle bei Anstieg der Plasmaosmolalität erhöht, so daß der ältere Mensch beim Dursten trotz Wassermangel und Anstieg der Serumosmolalität spontan wegen des verminderten Durstgefühls weniger trinkt. Gestörte Natriumkonservierung und vermindertes Durstgefühl erklären die bekannte Neigung des älteren Menschen zur Exsikkose.

Obwohl keine gut kontrollierten Daten vorliegen, ist es im Gegensatz zu früherer Lehrmeinung nicht so, daß Nierenerkrankungen beim älteren Menschen generell milder verlaufen. Das renale Risiko ist wahrscheinlich sogar höher. Dies wird allein schon durch die oben angeführten epidemiologischen Daten nahegelegt. Der Grund liegt wahrscheinlich darin, daß die Niere des älteren Menschen besonders empfindlich auf Blutdruckerhöhung reagiert. Diese Vorstellung wird durch histologische Untersuchungen gestützt, welche eine progrediente Intimaschädigung und Gefäßumbau selbst bei nichthypertensiven nierengesunden alten Menschen belegen.

64.3
Klinik

Die Symptomatik der chronischen Nierenerkrankung beim älteren Menschen unterscheidet sich im Prinzip nicht von der bei jüngeren Menschen. Einige beim alten Menschen besonders häufige Nierenerkrankungen sollen im folgenden jedoch besonders kommentiert werden.

Beim älteren Diabetiker ist die Nierenbeteiligung (diabetische Nephropathie) vergesellschaftet mit Blutdruckanstieg, Ödemen, Anorexie und Katabolismus mit Muskelschwund. Häufig liegen mikrovaskuläre (Retinopathie und Amaurose) und makrovaskuläre Komplikationen vor (koronare Herzkrankheit/KHK, Karotisstenose, periphere Verschlußkrankheit). Beim Patienten, der mit Insulin oder oralen Antidiabetika behandelt ist, treten häufig Episoden von Hypoglykämie auf, bedingt durch die Verlängerung der Insulinhalbwertszeit bzw. die Kumulation von oralen Antidiabetika.

Die Vaskulitis (Wegener-Granulomatose, mikroskopische Polyangiitis) verläuft beim alten Menschen meist atypisch mit subfebrilen Temperaturen, Gelenkschmerzen, Inappetenz, Körpergewichtsverlust, Hämoptysen und Erkrankung der oberen Atemwege. Auf die Niere hinweisende Symptome sind selten, so daß die Erkrankung nicht erkannt wird, wenn nicht durch Analysen des Urinsediments und serologische Untersuchung gezielt danach gesucht wird („antineutrophil cytoplasmic antibodies"/ANCA).

Dem nephrotischen Syndrom des alten Menschen liegt meist ein Diabetes mellitus, bei nichtdiabetischen Patienten in der Regel eine membranöse Glomerulonephritis, seltener Amyloidose und andere glomeruläre Erkrankungen, zugrunde. Die Diagnose ist nur durch eine Nierenbiopsie zu stellen.

Bei Patienten mit ischämischer Nephropathie handelt es sich meist um schwere Raucher. Nierenbeteiligung und Niereninsuffizienz sind häufig begleitet von schwerem Hypertonus und stellen nur eine Facette einer generalisierten Erkrankung mit KHK und peripherer Verschlußkrankheit dar.

Harnwegsinfekte sind beim alten Menschen häufig, bedingt durch Blasenhalsobstruktion (Prostatahypertrophie) beim Mann bzw. Streßinkontinenz, östrogenmangelbedingte Atrophie von Vaginal- und Uroepithelmukosa und Miktionsstörungen bei der Frau. Sie stellen nicht selten den Ausgangspunkt einer Urosepsis dar. Fehlt eine Harnwegsobstruktion führen Harnwegsinfekte praktisch nie zu einer chronischen Niereninsuffizienz.

64.4
Diagnostik

Das Ausmaß der Nierenfunktionseinschränkung wird konventionell durch Bestimmung von Serumkreatinin erfaßt. Kreatinin ist eine Substanz, die im Muskelstoffwechsel gebildet wird. Bei muskelschwachen älteren Patienten, speziell älteren Frauen, kann selbst bei relativ geringfügiger Erhöhung der Serumkreatininkonzentration (2–3 mg%) eine fortgeschrittene Niereninsuffizienz vorliegen, die nur durch Bestimmung der endogenen Kreatininclearance erkannt wird.

Der wichtigste Prädiktor einer schlechten renalen Funktionsprognose ist die Proteinurie. Es empfiehlt sich daher, eine Proteinbestimmung im Morgenharn oder 24 h-Sammelharn durchzuführen. Wegen der Häufigkeit des Myeloms beim älteren Menschen sollte bei erhöhter Serumkreatininkonzentration immer eine Immunelektrophorese des Urins durchgeführt werden.

Entzündliche Nierenerkrankungen, v. a. die Begleitglomerulonephritis bei Systemkrankheiten, verursachen beim alten Menschen häufig keinerlei auf die Niere hinweisende Symptomatik. Deshalb darf eine mikroskopische Untersuchung des Urinsediments (Nachweis von dysmorphen Erythrozyten, Zellzylindern, Erythrozytenzylindern) nicht unterlassen werden. Entgegen früherer Meinung ist die akute Glomerulonephritis beim alten Menschen nicht seltener, sondern sogar häufiger als beim jungen Menschen. Bei Nierenfunktionsverschlechterung ist daher die Untersuchung des Urinsediments und bei pathologischem Ausfall der Ausschluß einer Vaskulitis (Messung der ANCA) erforderlich.

Unerläßlicher Bestandteil der Nierendiagnostik ist die Darstellung von Niere und ableitenden Harnwegen durch bildgebende Verfahren. Typischerweise ist die Niere bei diabetischer Nephropathie trotz eingeschränkter Nierenfunktion vergrößert. Die Niere bei Nierenarterienstenose oder ischämischer Nephropathie ist häufig asymmetrisch verkleinert (seitendifferente Größe). Eine Harnwegsobstruktion läßt sich leicht ultrasonographisch nachweisen.

Wegen der Wichtigkeit des Hypertonus für Auftreten und Progredienz von Nierenerkrankungen ist eine zuverlässige Blutdruckmessung, bei Vorliegen einer Nierenerkrankung wegen der Häufigkeit des nächtlichen Blutdruckanstiegs auch eine Messung des 24 h-Blutdrucks, unerläßlich. Ältere Menschen neigen häufig zu orthostatischer Hypotonie, trotz Hypertonus im Liegen (sog. „supine hypertension"/„orthostatic hypotension"). Deshalb sollte der Blutdruck im Sitzen und im Stehen gemessen werden.

64.5
Therapie

Mehrere kontrollierte Untersuchungen zeigen, daß eine Langzeitprophylaxe bei asymptomatischer Bakteriurie keinen klinischen Nutzen bringt. Eine Langzeitprophylaxe ist hingegen bei rezidivierendem Auftreten symptomatischer Harnwegsinfekte, besonders bei bestehender nicht korrigierbarer Harnabflußstörung, sinnvoll. Hierzu wird die 3mal wöchentliche oder tägliche abendliche Einnahme von Trimetoprim oder Gyrasehemmern empfohlen (Stamm u. Hooton 1993).

Interventionsstudien zeigten, daß eine Blutdrucksenkung beim älteren Menschen die Häufigkeit von Apoplex und kardialen Ereignissen hochsignifikant vermindert, selbst wenn isoliert nur die systolischen Blutdruckwerte erhöht sind. Die Autoren dieses Kapitels glauben, daß die Normwerte des Blutdrucks für den älteren Menschen und den jungen Menschen gleich sind. Bei der antihypertensiven Behandlung des alten Menschen sollten daher auch die gleichen Zielblutdruckwerte angestrebt werden wie bei jungen Menschen, d.h. zuverlässig 130/80 mmHg und falls dies vom Patienten beschwerdefrei toleriert wird sogar niedriger. Der Nutzen der im Vergleich zu früheren Empfehlungen intensiveren Blutdrucksenkung ist durch die HOT-(Hypertension Optimal Treatment-)Studie (Hansson et al. 1998), der Nutzen der Senkung der isolierten systolischen Hypertonie duch die Syst-Eur-Studie (Staessen et al. 1997), der Nutzen der intensivierten Blutdrucksenkung beim Diabetiker durch die UKPDS-Studie gut abgesichert (UK Prospective Diabetes Study Group 1998).

Selbst beim über 80jährigen scheint die medikamentöse Blutdrucksenkung sinnvoll. Allerdings ist bei der antihypertensiven Behandlung des älteren Menschen wegen der gestörten zerebralen Autoregulation eine langsame Blutdrucksenkung über mehrere Wochen anzustreben. Die vorsichtig einschleichende Blutdrucksenkung ist besonders wichtig bei Patienten mit kardiovaskulärer Komorbidität. Durch Messung des Blutdrucks im Stehen muß orthostatische Hypotension mit Sturzgefährdung ausgeschlossen werden. Die Patienten müssen sorgfältig klinisch beobachtet werden, um Ischämiezeichen minderperfundierter Organe (fokale neurologische Symptomatik, Verwirrtheitszustände, Angina pectoris, Aggravierung peripherer Durchblutungsstörungen) rechtzeitig zu erkennen.

Vor Beginn der Blutdrucksenkung sollten durch klinische Untersuchung Karotisstenosen oder periphere Verschlußkrankheit ausgeschlossen sein. Die Medikamentenschemata sollten einfach sein, weshalb Kombinationspräparate zu bevorzugen sind. Wegen der besonderen Kochsalzabhängigkeit des Blutdrucks selbst des nierengesunden Älteren spielen in der Behandlung des hypertensiven Älteren diätetische Kochsalzbeschränkung und Diuretika, wegen der guten Verträglichkeit und renoprotektiven Wirkung ferner ACE-Hemmer, eine bedeutsame Rolle. Bei eingeschränkter Nierenfunktion oder bilateraler Nierenarterienstenose (bzw. Nierenarterienstenose bei Einzelniere) besteht das Risiko der renalen Funktionsverschlechterung, in Einzelfällen auch der Hyperkaliämie. Deren Häufigkeit ist zwar selten, macht es jedoch notwendig, nach Therapiebeginn und im weitern Verlauf in Abständen die Kreatinin- und Kaliumkonzentration zu überwachen.

Eine diätetische Proteinzufuhr von 0,8 g/kg KG/Tag mit Beschränkung der Zufuhr tierischen Eiweißes ist in Frühstadien der Niereninsuffizienz sicherlich sinnvoll. In fortgeschritteneren Stadien ist sie wegen der Neigung zu Katabolismus gefährdend und wegen der Anorexieneigung der Patienten auch nicht rational. Insgesamt ist der Stellenwert der Diät, relativ zu der der Blutdrucksenkung, eher gering.

Auf eine ausreichende Flüssigkeitszufuhr (etwa 2,5–3 l/Tag) ist wegen der gestörten Konzentrationsfähigkeit der Niere Wert zu legen.

Die Führung niereninsuffizienter älterer Patienten wird erschwert durch die häufige Störung des Durstempfindens und die hieraus resultierende Unfähigkeit oder Unwilligkeit der Patienten, eine adäquate Flüssigkeitszufuhr (etwa 3 l/Tag) aufrechtzuerhalten.

Bei der immunsuppressiven Behandlung des älteren Patienten mit Vaskulitis ist auf die hohe Nebenwirkungsrate von Steroiden bzw. Immunsuppressiva zu achten und eine Dosisredukition anzustreben.

Die Behandlungsprinzipien des Diabetes des älteren Menschen mit Nephropathie unterscheiden sich nicht prinzipiell von denen des jüngeren Menschen.

Die Prognose des akuten Nierenversagens ist beim älteren Menschen wegen Katabolismus, verminderter Infektresistenz und Komorbidetät zwar schlechter als beim jüngeren Menschen. Alter per se stellt jedoch keine Kontraindikation gegen die Dialysebehandlung dar.

Literatur

Fliser D, Ritz E (1990) Renal haemodynamics in the elderly. Nephrol Dial Transplant 11 (Suppl 9): 2–8

Fliser D, Zeier M, Nowack R, Ritz E (1993) Renal function reserve in healthy elderly people. J Am Soc Nephrol 3: 1317–1377

Fliser D, Franek E, Joest M, Block S, Mutschler E, Ritz E (1997) Renal function in the elderly: Impact of hypertension and cardiac function. Kidney Int 51: 1196–1204

Frei U, Schober-Halstenberg HJ and the QuaSi-Niere Task Group for Quality Assurance in Renal Replacement Therapy (1999) Annual Report of the German Renal Registry 1998. Nephrol Dial Transplant 14: 1085–1090

Hansson L, Zanchetti A, Carruthers SG et al. (1998) Effect of intensive blood-pressure lowering and low-dose aspirin in patients with hypertension: Principal results of the hypertension optimal treatment (HOT) randomised trial. Lancet 351: 1755–1762

Ritz E, Stefanski A (1996) Diabetic nephropathy in Type II Diabetes. Am J Kidney Dis 27: 167–194

Staessen JA, Fagard R, Thijs L et al. (1997) Randomised double-blind comparison of placebo and active treatment for older patients with isolated systolic hypertension. The Systolic Hypertension in Europe (Syst-Eur) Trial Investigators. Lancet 350: 757–764

Stamm WE, Hooton TM (1993) Management of urinary tract infections in adults. N Engl J Med 329: 1328–1334

UK Prospective Diabetes Study Group (1998) Tight blood pressure control and risk of macrovascular and microvascular complications in type 2 diabetes: UKPDS 38. BMJ 317: 703–713

Normaldruckhydrozephalus und chronisches subdurales Hämatom

V. Braun, R. König, H.-P. Richter

65.1 Normaldruckhydrozephalus 582
65.1.1 Epidemiologie 582
65.1.2 Pathogenese 582
65.1.3 Klinik 582
65.1.4 Diagnostik 583
65.1.5 Therapie 584
65.1.6 Zusammenfassung 585

65.2 Chronisches Subduralhämatom 585
65.2.1 Epidemiologie 585
65.2.2 Pathogenese 585
65.2.3 Klinik 586
65.2.4 Diagnostik und Differentialdiagnose 586
65.2.5 Therapie 587
65.2.6 Zusammenfassung 588

Literatur 588

Beim geriatrischen Patienten werden am häufigsten der Normaldruckhydrozephalus (NPH) und das chronische Subduralhämatom (cSDH) neurochirurgisch relevant, wobei das cSDH auch als Komplikation nach Shuntoperation bei NPH auftreten kann. Beide Krankheitsbilder sind nicht immer sofort diagnostizierbar. Der dementielle Abbau beim NPH kann auch Symptom anderer Erkrankungen (z. B. Morbus Alzheimer) sein, während die Halbseitensymptomatik beim cSDH zur Fehldiagnose Schlaganfall verleiten kann.

Die neuroradiologische Diagnostik hilft in beiden Fällen bei der Differentialdiagnose, ist aber für die Indikation zur Operation nicht alleine ausschlaggebend. Die notwendige Zusatzdiagnostik, operative Verfahren, deren Erfolgsaussichten, aber auch deren Komplikationen werden im nachfolgenden Kapitel geschildert.

65.1
Normaldruckhydrozephalus

65.1.1
Epidemiologie

Der Anteil älterer Patienten in neurochirurgischen Kliniken steigt zunehmend an. In den letzten 5 Jahren waren bereits 30,1% der von uns insgesamt operierten 10510 Patienten älter als 60 Jahre, 13,4% sogar über 70 und immerhin noch 2,3% über 80 Jahre alt. Das Syndrom mit der klinischen Trias der Gangataxie, Harninkontinenz und des dementiellen Abbaus wurde erstmals 1965 durch Adams et al. beschrieben und wird gelegentlich auch als Hakim-Adams-Syndrom bezeichnet. Die Inzidenz der Erkrankung ist noch unklar, da bislang keine einheitlichen Kriterien zur Diagnostik bestehen. 6% der Patienten aus dem neurochirurgischen Krankengut von O'Brien et al. (1996) mit einem Alter über 65 Jahren hatten einen Hydrozephalus, in unserem eigenen Patientengut der letzten 5 Jahre waren es 9,3%. Vanneste (1991) schätzt den Anteil der Hydrozephaluspatienten an den dementiellen geriatrischen Erkrankungen ebenfalls auf 6%.

65.1.2
Pathogenese

Die Pathogenese des echten NPH ist ebenfalls noch unklar. Allerdings werden in manchen Studien auch symptomatische, kommunizierende Hydrozephalusformen mit hinzugerechnet. Hierzu zählen Hydrozephali nach Meningitiden, Subarachnoidalblutungen oder Schädel-Hirn-Traumen. Männer sollen doppelt so häufig wie Frauen betroffen sein (Poremba 1993a).

65.1.3
Klinik

Wie eingangs bereits erwähnt, ist der NPH durch die klinische Trias Gangstörung, Harninkontinenz und mentaler Abbau charakterisiert. Das wichtigste Symptom ist dabei die Gangstörung, welche zwingend für die Diagnose eines NPH vorhanden sein muß, während die beiden anderen Symptome nur fakultativ gefordert sind. Dies bedeutet, daß bei einer Demenz oder Inkontinenz ohne gleichzeitig vorhandene Gangstörung keine weitere Diagnostik bezüglich eines NPH notwendig ist (Dauch u. Zimmermann 90).

65.1.4 Diagnostik

Seit der Erstbeschreibung ist eine Vielzahl adjuvanter diagnostischer Verfahren beschrieben worden, ohne daß sich dadurch für den Kliniker eine entscheidende Änderung im diagnostischen Vorgehen ergeben hätte (Vanneste u. van Acker 1990). In aller Regel wird die Diagnose aufgrund von 3 Kriterien gestellt:

1. die oben genannte klinische Trias,
2. die computertomographisch (CT) oder kernspintomographisch (MRT) nachgewiesene kommunizierende Erweiterung der inneren Liquorräume mit periventrikulärer Dichteminderung (Abb. 65-1),
3. die probatorische Lumbalpunktion unter Entlastung von 50 ml Liquor.

Das letztgenannte Verfahren geht auf die Arbeit von Wikkelsö et al. (1982) zurück. Bei diesem sog. „CSF tap test" verbessert sich nach Entlastung von 40–50 ml Liquor über eine Lumbalpunktion beim shuntpflichtigen NPH temporär die klinische Symptomatik des Patienten. Insbesondere die Gehfähigkeit, aber auch die Blasenkontrolle zeigen nach übereinstimmender Meinung eine vorübergehende Besserung, während der Effekt auf den mentalen Abbau kaum nachprüfbar ist. Bei Unklarheiten kann dieser Test nach einigen Tagen wiederholt werden. Patienten, welche klinisch von diesem Test profitieren, zeigen häufig auch eine Verbesserung nach Shuntimplantation.

Neben diesem einfachen und wenig invasiv durchzuführenden Test werden in der Literatur eine große Anzahl weiterer invasiver, aufwendiger oder teurer diagnostischer Verfahren propagiert, welche sämtlich in ihrer Aussagekraft umstritten sind (Vanneste u. van Acker 1990). Häufiger angewandte Verfahren werden nachfolgend kurz skizziert.

■ **Ventrikeldruckmessung.** Mit am häufigsten wird die kontinuierliche Ventrikeldruckmessung über eine externe Ventrikeldrainage eingesetzt. Als diagnostisches Kriterium wird dabei die überproportionale Häufigkeit (>20%) von nächtlichen sog. B-Wellen herangezogen. Hierunter versteht man periodisch auftretende Liquordruckschwankungen, welche im Gegensatz zu den sog. A-Wellen keine Plateauphase aufweisen. Letztere werden als Ausdruck des ausgeschöpften intrakraniellen Reserveraums interpretiert, d. h. alle inneren Liquorräume sind ausgepreßt. Der Nachteil dieses Verfahrens liegt in der dazu notwendigen passageren Implantation einer externen Ventrikeldrainage. Neben dem (geringen) Risiko einer Hirnblutung aufgrund der Ventrikeldrainagenanlage wird dieses Verfahren wegen der häufigen Infektionen zunehmend seltener eingesetzt.

■ **Lumbaler Liquorbelastungstest.** Ein weiteres Verfahren ist der lumbale Liquorbelastungstest. Ziel dieses Verfahrens ist es, eine relative Liquorresorptionsstörung zu beweisen. Hierbei werden 50 ml Ringerlaktatlösung über eine Lumbaldrainage mit 0,5–4 ml/min subarachnoidal unter kontinuierlicher Liquordruckmessung injiziert. Der intrakranielle Druck steigt dadurch auf ein neues, höheres Niveau an, ein neues Gleichgewicht stellt sich ein. Eine Liquorresorptionsstörung wird dann angenommen, wenn die sog. CSF („cerebro spinal fluid" = Liquor) outflow resistance (R) >10 mmHg/ml und min liegt. R berechnet sich dabei aus der (negativen) Differenz des Liquordrucks vor Injektion und nach Erreichen des Plateaus, geteilt durch das injizierte Volumen. Nachteil dieses Verfahrens ist die bewußte Steigerung des Hirndrucks, welches neben Kopfschmerzen, Übelkeit und Erbrechen im Einzelfall auch eine akute Dekompensation mit Atemdepression nach sich ziehen kann. Dieser Test sollte deshalb nur unter intensivmedizinischen Bedingungen mit Intubationsbereitschaft durchgeführt werden. Wegen dieser Nachteile hat der lumbale Liquorbelastungstest an klinischer Bedeutung verloren.

■ **Weitere Untersuchungsmethoden.** Weiterhin sind kernspintomographische Messungen des Liquorflusses im Aquädukt zu nennen. Beim NPH soll es zu einer vermehrten Auslöschung des Flowsignals im Aquädukt kommen. Schließlich kommen Xenon-CT und SPECT-Untersuchungen zur Anwendungen, wobei verschiedene Quotienten aus rCBF-Unterschieden (rCBF = „regional blood flow") eine Aussage über einen möglichen Profit des Patienten von einer Shuntoperation machen sollen. Diese radiologischen

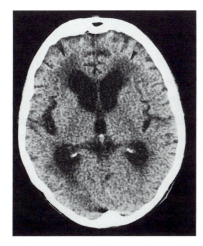

Abb. 65-1. Typische periventrikuläre Dichteminderung (*Pfeil*) im Computertomogramm einer 80jährigen Patientin mit Normaldruckhydrozephalus

Verfahren sind in ihrer Wertigkeit umstritten und sollten daher nicht als ausschließliches Kriterium, sondern allenfalls adjuvant zum Einsatz kommen.

■ **Beurteilungskriterien.** Letztlich konnte keines der genannten Verfahren eine signifikant bessere Prognose, geschweige denn eine Sicherheit über einen möglichen positiven Effekt einer Shuntoperation erbringen. Als derzeitiges Standardverfahren hat sich aber die probatorische Lumbalpunktion mit Entlastung von 50 ml Liquor durchgesetzt. Entscheidend für die Diagnose ist die prä- und postpunktionelle Überprüfung der Gehfähigkeit. Neben der subjektiven Beurteilung kann man als objektives Kriterium die Zahl der Schritte für eine bestimmte Gehstrecke heranziehen. Andere Untersuchungen zur Quantifizierung der Verbesserung des klinischen Status sind neuropsychologische und urodynamische Tests.

65.1.5
Therapie

Ist die Diagnose NPH gestellt, besteht die Indikation zu einer Shuntimplantation als einzig sinnvoller therapeutischer Option. Hierbei wird über eine meist rechts frontal gelegene Bohrlochtrepanation ein Ventrikelkatheter im Vorderhorn des rechten Seitenventrikels plaziert (Abb. 65-2). Dieser Katheter wird mit einem subkutan verlegten Ventil verbunden, an welches man ein ableitendes Schlauchsystem anschließt. Meist wird der distale Katheter intraperitoneal (sog. ventrikuloperitonealer Shunt) plaziert, eine Ableitung in den rechten Vorhof über eine Halsvene (meist V. facialis) ist ebenfalls möglich (sog. ventrikuloatrialer Shunt).

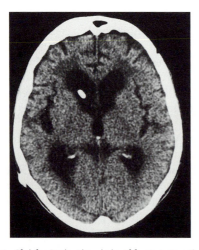

Abb. 65-2. Gleiche Patientin wie in Abb. 65-1. Das Computertomogramm zeigt den im Vorderhorn des rechten Seitenventrikels plazierten Ventrikelkatheter

Die Operation geschieht in Vollnarkose und ist in der Regel selbst bei multimorbiden älteren Patienten durchführbar. Die perioperative Morbidität ist gering, zu nennen ist das ca. 1 %ige Risiko einer klinisch relevanten Hirnparenchymblutung auf dem Punktionsweg und das ebenso hohe Risiko für eine Shuntinfektion. Eine Hirnblutung kann je nach Lokalisation und Ausdehnung eine Hemiparese oder gar den Tod des Patienten zur Folge haben. Wesentlich häufiger kommen nach einer Shuntoperation beim NPH Komplikationen aufgrund von Funktionsstörungen des Systems vor, nach der Literatur in 35–52 % der Fälle (Larsson et al. 1991). Diese liegen über denen der Shuntoperationen bei anderer Indikation (Lund-Johansen et al. 1994) und treten meist innerhalb eines Jahres nach der Erstoperation auf. Bei Shuntdysfunktionen sind Reoperationen nötig. Nach einer Studie von Lund-Johansen et al. (1994) wurden bei 95 Patienten mit einem NPH insgesamt 143 Operationen durchgeführt. Damit liegt das statistische Risiko für eine Reoperation höher als 50 %.

Diese Komplikationen haben vor allem 3 Ursachen:

1. Lokale Infektionen und Meningitiden: Infektionen des Shuntsystems sprechen oft schlecht auf Antibiotika an. Häufig ist dann die Explantation des gesamten Shuntsystems notwendig. Trotz perioperativer antibiotischer Prophylaxe liegt das Risiko einer Shuntinfektion bei 5 % (Meixensberger et al. 1992). Das generelle Infektionsrisiko nach neurochirurgischen Eingriffen liegt dagegen deutlich niedriger, in unserer Klinik seit Jahren konstant unter 1 %.
2. Überdrainage: Bei eingeschränkter Plastizität des Gehirns kann das Shuntsystem eine Überdrainage verursachen. Sie geht mit der Bildung von subduralen Hygromen oder chronischen Subduralhämatomen (s. Abschn. 65.2) einher. Meixensberger et al. (1992) sahen dies bei 18 % ihrer Patienten.
3. Mechanische Funktionsstörungen des Systems: Trotz fortgeschrittener Technik sind die implantierten Systeme nach wie vor defektanfällig. Ventil- oder Schlauchverschlüsse, Dislokationen und Diskonnektionen kommen vor. Diese Komplikationen sind mit 15 % nicht selten (ebd.).

Während die erhöhte Infektionsanfälligkeit in der meist reduzierten Abwehrlage der älteren, multimorbiden Patienten begründet liegt und daher nur in geringem Maß zu verbessern ist, sind die beiden anderen Problemfelder durchaus günstig beeinflußbar. Zur Vermeidung einer Überdrainage kann man zusätzlich ein sog. Anti-Siphon- bzw. Anti-Schwerkraft-Device einsetzen. Diese gleichen den erhöhten Liquorabflußdruck im Stehen aus (erhöhtes hydrostatisches Druckgefälle). Seit einiger Zeit sind auch Ventile mit integrierter Antischwerkraftvorrichtung im Handel (z. B. Miethke-Dual-Switch-Ventil), welche in unseren ersten klinischen Erfahrungen eine gute Prophylaxe gegen die Überdrainage zeigen, Langzeiterfahrungen stehen jedoch noch aus. Die Gefahr von Diskonnektionen kann durch die Verwendung von Ventilsystemen mit möglichst wenig Konnektionsstellen vermindert werden.

Trotz der genannten, teilweise noch ungelösten Probleme gehört der NPH zu den geriatrischen Krankheitsbildern, welche sich in vielen Fällen mit relativ einfachen Mitteln gut behandeln lassen. In der Literatur werden Erfolgsraten von durchschnittlich 65% (25–80%) angegeben (Larsson et al. 1991; Meixensberger et al. 1992). Die schlechteste Prognose hatten Patienten mit einer Demenz, jedoch ohne Gangstörungen (Petersen et al. 1985). Das deckt sich mit den bereits genannten diagnostischen Kriterien, nach denen ein NPH dann ausgeschlossen ist, wenn die Gangstörung unter den Symtomen fehlt. Von entscheidender Bedeutung für den Behandlungserfolg ist nicht die Art des zu implantierenden Shuntsystems, sondern die genaue Indikation, die sich aus klinischer Diagnostik und technischer Untersuchung ergibt.

65.1.6
Zusammenfassung

Obwohl das Krankheitsbild NPH länger als 35 Jahre bekannt ist, gibt es bislang keine einheitlichen Kriterien für eine sichere Diagnostik. Innerhalb der klassischen Symptomtrias Gangstörung – Inkontinenz – Demenz ist die Gangstörung obligatorisch, die anderen Symptome sind fakultativ. Darüber hinaus muß computer- oder kernspintomographisch eine kommunizierende Erweiterung der inneren Liquorräume mit periventrikulärer Dichteminderung nachgewiesen sein. Alle anderen diagnostischen Verfahren wie probatorische Liquorpunktion (CSF tap test), lumbale Liquorbelastung, kernspintomographische „flow void"-Verfahren, Xenon-CT und SPECT haben bislang nur teilweise überzeugt und sind daher nur als adjuvante diagnostische Tests anzusehen.

Da die probatorische Liquorpunktion das Verfahren mit der besten Aussagekraft bei gleichzeitig geringer Komplikationsrate und leichter klinischer Applikation ist, kommt ihr derzeit die größte Bedeutuung unter den Zusatzuntersuchungen zu. Leider ist die Rate früher oder verzögert auftretender Komplikationen nach Shuntoperation bei NPH relativ hoch. In der Regel sind im Laufe der Zeit eine oder mehrere Reoperationen erforderlich. Glücklicherweise sind diese Komplikationen einerseits mit geringer Morbidität und Mortalität verknüpft, andererseits liegt die durchschnittliche Erfolgsquote der Shuntoperation beim NPH doch bei ca. 65%. Daher kann man bei kritischer Indikationsstellung diese Operation auch dem älteren multimorbiden Patienten empfehlen.

65.2
Chronisches Subduralhämatom

65.2.1
Epidemiologie

Auch das cSDH stellt eine typische Erkrankung des älteren Menschen dar. Etwa $^2/_3$ aller Patienten mit dieser Diagnose sind älter als 60 Jahre (Zumkeller et al. 1997). Von den bei uns in den letzten 5 Jahren durchgeführten Operationen bei cSDH waren sogar 80,2% der Patienten älter als 60 Jahre. Der Anteil dieser Operation an der Gesamtzahl der Eingriffe dieser Altersgruppe steigt mit zunehmendem Lebensalter an. Er liegt

- bei den über 60jährigen bei 7,4%,
- bei den über 65jährigen bei 9,3%,
- bei den über 70jährigen bei 11,8% und
- bei den über 80jährigen bei 30,3%.

O'Brien et al. (1996) geben den Anteil ihrer Patienten über 65 Jahre mit einem cSDH mit 12% an. Männer sollen bis zu 5mal häufiger als Frauen betroffen sein (Poremba 1993b). In Japan wird die Inzidenz auf 13,1/100000 Einwohner und Jahr geschätzt (Kudo et al. 1992), auf Deutschland übertragen würde dies jährlich mehr als 10000 neue Erkrankungen bedeuten.

65.2.2
Pathogenese

Die Pathogenese des cSDH ist klarer als beim NPH, auch wenn nach wie vor einige Fragen offen bleiben. An ein Bagatell-Schädel-Hirn-Trauma als Ursache des Hämatoms erinnern sich 50–75% der Patienten (Osuchowski 1996). Ein solches Trauma kann eine kleine subdurale nichtraumfordernde Blutung verursachen. Diese entsteht vermutlich venös aus einer kortikalen Vene oder einer Brückenvene. Aufgrund der häufig in fortgeschrittenem Lebensalter vorbestehenden Hirnatrophie bleibt diese kleine Blutung meist asymptomatisch. Nach etwa 4–14 Tagen werden die Blutkoagel lysiert, innerhalb von 4–6 Wochen nimmt das Hämatom jedoch aufgrund osmotischer Vorgänge kontinuierlich an Größe zu (Osuchowski 1996; Zumkeller et al. 97). Da das Gehirn Raumforderungen, die sich langsam entwickeln, besser kompensieren kann als akute, können die cSDH eine beachtliche Größe erreichen, bevor sie manifeste neurologische Störungen verursachen.

Typisches Merkmal des cSDH sind die es umschließenden Membranen: eine dicke, oft gut vaskularisierte Membran gleich unter der Dura und eine dünne Membran auf der Hirnoberfläche. cSDH kommen auch ohne Trauma vor, z. B. nach Platzen eines mykotischen Aneurysmas oder eines Angioms. Wie erwähnt, kann auch eine akute intrakranielle Druckentlastung nach Implantation eines Shunts oder nach Lumbalpunktion ein cSDH verursachen.

65.2.3
Klinik

Typische Symptome sind Kopfschmerzen mit geringfügiger neurologischer Herdsymptomatik bei 30% der Patienten. 40% der Patienten zeigen zusätzlich psychoorganische Veränderungen, etwa 20%

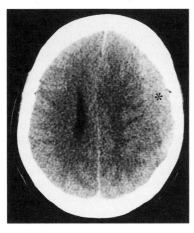

Abb. 65-3. Computertomogramm mit isodensem chronischem Subduralhämatom links (*Sternchen*); die Ausdehnung ist schwierig abzugrenzen

haben deutliche Herdsymptome wie Hemiparese und Aphasie. Weniger als 10% der Patienten sind eingetrübt oder gar komatös (Poremba 1993b). Mehr als die Hälfte der Patienten sind multimorbid. Wichtige Begleiterkrankungen sind Alkoholabusus bei ca. 16%, sowie eine Hypertonie und kardiologische Erkrankungen bei 27%. 7% der Patienten erhalten darüber hinaus eine Therapie mit Antikoagulantien. Häufig besteht ein zusätzlicher Diabetes mellitus (Zumkeller et al. 97).

65.2.4
Diagnostik und Differentialdiagnose

Als Differentialdiagnose kommen neben anderen Raumforderungen wie Tumoren (z. B. Meningeome, Glioblastome) in erster Linie zerebrale Insulte in Betracht. Die oben genannte klinische Symptomatik zusammen mit den häufigen Begleiterkrankungen lenkt den Verdacht auf eine transitorisch-ischämische Attacke (TIA), bzw. eine prolongierte Ischämie mit neurologischem Defizit (PRIND). Daher muß vor Einleitung einer rheologischen oder gar antikoagulativen Therapie (Acetylsalicylsäure) eine computer- oder kernspintomographische Abklärung erfolgen, um ein cSDH auszuschließen.

Beide radiologische Modalitäten (CT und MRT) sind gut geeignet, ein cSDH abzubilden. Während es in der CT meist hypo- oder isodens erscheint (Abb. 65-3) und nur bei frischen Einblutungen zusätzlich hyperdense Blutgerinnsel sichtbar werden, zeigt die MRT typischerweise eine meist hyperintense Raumforderung im T1- und T2-gewichteten Bild (Abb. 65-4a, b). Schwierig kann die computertomographische Diagnose bei isodenser Darstellung des Hämatoms werden, insbesondere dann, wenn es sich um ein bilaterales Hämatom handelt. Dann ist die Mittellinie nämlich nicht verlagert (Abb. 65-5). In

Abb. 65-4a, b. Kernspintomogramm des gleichen Patienten wie in Abb. 65-3 mit deutlich besserer hyperintenser Darstellung,
a im T1- und
b im T2-gewichteten Bild

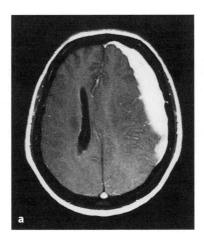
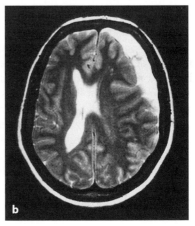

65.2 Chronisches Subduralhämatom

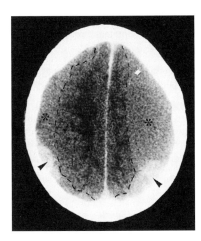

Abb. 65-5. Computertomogramm eines 79jährigen Patienten mit beidseitigem isodensem chronischem Subduralhämatom (*Sternchen*); die Begrenzung ist *gestrichelt* markiert, beidseits zeigt sich ein deutlich hyperdenser Spiegel (*Pfeile*) aufgrund von frischen Blutablagerungen

diesem Fall kann nach Kontrastmittelgabe eine Anhebung der Parenchymgefäße der Hirnoberfläche erfolgen, welche typischerweise im Hämatom fehlt. Eine Alternative ist eine kernspintomographische Untersuchung.

65.2.5 Therapie

Die neurochirurgische Entlastung ist die Therapie der Wahl beim cSDH. Der konservativen Therapie mit Steroiden kommt eher eine untergeordnete Bedeutung zu und dies allenfalls bei schmalen Hämatomen. Als Richtlinie für die Operationsbedürftigkeit eines Hämatoms kann dessen Dicke herangezogen werden. Im allgemeinen werden cSDH dann operiert, wenn ihre Dicke die Kalottenbreite überschreitet. Klinisch symptomatische Hämatome werden, auch wenn sie schmäler sind, in der Regel ebenfalls operiert.

Grundsätzlich gibt es 2 operative Techniken:

- die Entleerung des Hämatoms über eine Bohrlochtrepanation in Lokalanästhesie mit anschließender geschlossener Drainage oder
- die Entfernung des Hämatoms mit seiner Kapsel über eine große Trepanation in Vollnarkose.

Die Frage, ob eine große Trepanation oder aber eine Bohrlochtrepanation mit geschlossener 3tägiger Drainage besser ist, ist seit Mitte der 80er Jahre zugunsten des letztgenannten Eingriffs entschieden (Zumkeller et al. 97).

Hierbei werden in Lokalanästhesie über dem Hämatom ein oder 2 Bohrlöcher gesetzt. Die Dura und die äußere Hämatomkapsel werden anschließend eröffnet, wobei sich das verflüssigte Hämatom meist schon unter Druck entleert. Wichtig ist die anschließende subtile Ausspülung der Hämatomkapsel mit NaCl-Lösung, um osmotisch relevante Hämoglobinabbauprodukte auszuspülen und einem Rezidiv vorzubeugen. Anschließend wird eine subdurale Drainage eingelegt, welche ohne Sog für ca. 3 Tage belassen wird, damit sich das Resthämatom bzw. das durch die NaCl-Spülung entstandene Hygrom bei zunehmender Ausdehnung des Gehirns entleeren kann. Nach CT-Kontrolle wird die Drainage dann entfernt.

Der Eingriff ist v. a. deshalb wenig belastend, da er in Lokalanästhesie durchgeführt werden kann. Bei sehr unruhigen Patienten kann eine leichte Sedierung (z. B. Propofol) durchgeführt werden. Noch auf dem Operationstisch kann man nicht selten bereits unmittelbar nach Entlastung des Hämatoms eine Besserung der Aphasie oder der Hemiparese beobachten.

Das perioperative Risiko der Entleerung eines cSDH über eine Bohrlochtrepanation ist gering. Zweiteingriffe sind seltener als nach Shuntoperation beim NPH. Sie sind dann indiziert, wenn sich das Hämatom aufgrund schwartiger Kapseln oder aufgrund von Kammerungen im Hämatom nicht entfernen läßt, oder wenn das Hämatom erneut auftritt. Das Risiko wird in der Literatur mit bis zu 27 % angegeben (Ernestus et al. 1997; Zumkeller et al. 1997), wobei sich diese Reoperationen in der Regel auf eine erneute Bohrlochtrepanation in Lokalanästhesie beschränken. In unserem Patientengut der letzten 5 Jahre wurde nur bei einem einzigen Patienten eine großflächige Trepanation unter Vollnarkose notwendig (0,3 %). Von einigen Autoren wird die endoskopische Fensterung der Septen mit einem flexiblen Endoskop propagiert (Hellwig et al. 1996). Ob dadurch das Risiko einer akuten Nachblutung ansteigt, wurde jüngst kontrovers dikutiert (Diskussionsbeiträge auf dem 1st International Congress on Endoscopic Assisted Microneurosurgery, Frankfurt 1998).

Eine Reoperation ist jedoch nicht bei jedem Rezidiv erforderlich. Hauptentscheidungskriterium für eine erneute Operationsindikation ist nicht die Größe des Rezidiv- oder Resthämatoms, sondern der klinisch-neurologische Zustand des Patienten (Zingale et al. 1997). Bei CT-Kontrollen einige Tage nach der Hämatomentfernung sieht man häufig, daß sich das Gehirn noch nicht ausgedehnt hat und vielleicht sogar frisches Blut am tiefsten Punkt der Hämatomhöhle liegt. In aller Regel hat sich das Gehirn aber bei der CT-Kontrolle 3 Wochen nach der Operation wieder ausgedehnt und die Blutreste sind verschwunden.

Auch die postoperative Mortalitätsrate schwankt von Autor zu Autor stark. Während sie in unserer ersten Serie bei 4% (Richter et al. 1984) lag, finden sich bei anderen Studien Letalitätsquoten bis zu 22,7% (Zumkeller et al. 1997). In einer großen Studie von Sambasivan (1997) mit 2300 Patienten wird die Mortalitätsrate dagegen nur mit 0,5% angegeben. Todesursache sind in der Regel nicht etwa zerebrale Komplikationen, sondern Lungenembolien, Myokardinfarkte, Nierenversagen und Pneumonien.

65.2.6
Zusammenfassung

Das cSDH gehört zu den häufigsten neurochirurgischen Erkrankungen des Patienten jenseits des 65. Lebensjahres. Die radiologische Diagnostik (am ehesten mit der CT) stellt in der Regel kein Problem dar, klinisch kann die Symptomatik mit einer TIA oder PRIND verwechselt werden. Da die operative Entleerung des Hämatoms in Lokalanästhesie durchführbar ist, kann der Eingriff auch in hohem Lebensalter selbst bei multiplen Begleiterkrankungen mit geringem Risiko für den Patienten durchgeführt werden. Aufgrund der oft fehlenden Plastizität des Gehirns kommt ein „Nachlaufen" des Hämatoms in die Kapselhöhle vor, in manchen Fällen sind Septierungen der Hämatomkapsel für eine inkomplette Evakuierung des Hämatoms verantwortlich. Eine Reoperation ist jedoch nicht bei jedem Rezidiv erforderlich. Führendes Kriterium für eine erneute Operationsindikation ist nicht die Größe des Rezidiv- oder Resthämatoms, sondern der klinisch-neurologische Zustand des Patienten. Meist reicht eine erneute Bohrlochtrepanation aus; eine große Trepanation unter Vollnarkose wird nur in seltenen Ausnahmefällen notwendig.

Literatur

Adams RD, Fisher CM, Hakim S, Ojemann RG, Sweet WH (1965) Symptomatic occult hydrocephalus with „normal" cerebrospinal fluid pressure. N Engl J Med 273:117–126

Dauch WA, Zimmermann R (1990) Normaldruckhydrozephalus. Eine Bilanz 25 Jahre nach der Erstbeschreibung. Fortschr Neurol Psychiatr 58:178–190

Ernestus RI, Beldzinski P, Lanfermann H, Klug N (1997) Chronic subdural hematoma: Surgical treatment and outcome in 104 patients. Surg Neurol 48:220–225

Hellwig D, Kuhn TJ, Bauer BL, List-Hellwig E (1996) Endoscopic treatment of septated chronic subdural hematoma. Surg Neurol 43:272–277

Kudo H, Kuwamura K, Izawa I, Sawa H, Tamaki N (1992) Chronic subdural hematoma in elderly people: Present status on Awaji Island and epidemiological prospect. Neurol Med Chir Tokyo 32:207–209

Larsson A, Wikkelsö C, Bilting M, Stephensen H (1991) Clinical parameters in 74 consecutive patients shunt operated for normal pressure hydrocephalus. Acta Neurol Scand 84:475–482

Lund-Johansen M, Svendsen F, Wester K (1994) Shunt failures and complications in adults as related to shunt type, diagnosis and the experience of the neurosurgeon. Neurosurg 35:839–844

Meixensberger J, Grimm M, Janka M (1992) Complications and clinical course after shunting of normal pressure hydrocephalus. In: Lorenz R, Klinger M, Brock M (eds) Advances in neurosurgery 21. Springer, Berlin Heidelberg New York Tokyo, pp120–124

O'Brien DP, Nagaria J, Rawluk D (1996) Neurosurgery for the elderly: Facts and figures. Gerontology 42:1–6

Osuchowski J (1996) Chronic subdural hematoma. In: Palmer JD (ed) Neurosurgery. Churchill Livingstone, Edinburgh, pp 545–548

Petersen RC, Mokri B, Laws ER (1985) Surgical treatment of the idiopathic hydrocephalus in elderly patients. Neurology 35:307–311

Poremba M (1993 a) Normaldruckhydrozephalus. In: Brandt T, Dichgans J, Diener HC (Hrsg) Therapie und Verlauf neurologischer Erkrankungen. Kohlhammer, Stuttgart Berlin Köln, S 969–976

Poremba M (1993 b) Schädelhirntrauma. In: Brandt T, Dichgans J, Diener HC (Hrsg) Therapie und Verlauf neurologischer Erkrankungen. Kohlhammer, Stuttgart Berlin Köln, S 624–641

Richter HP, Klein HJ, Schäfer M (1984) Chronic subdural hematomas treated by enlarged burr hole craniotomy and closed system drainage – retrospective study of 120 patients. Acta Neurochir 71:179–188

Sambasivan M (1997) An overview of chronic subdural hematoma: Experience with 2300 cases. Surg Neurol 47:418–422

Vanneste JA (1991) Studies in normal pressure hydrocephalus. Rodopi, Amsterdam

Vanneste JA, van Acker R (1990) Normal pressure hydrocephalus: Did publications alter management? J Neurol Neurosurg Psychiatry 53:564–568

Wikkelsö C, Andersson H, Blomstrand C, Lindqvist G (1982) The clinical effect of lumbar puncture in normal pressure hydrocephalus. J Neurol Neurosurg Psychiatry 45:64–69

Zingale A, Albanese V, Romano A, Distefano G, Chiaramonte J (1997) Traumatic chronic subdural hematoma over 80 years. A preliminary prospective study. J Neurosurg Sci 41:169–173

Zumkeller M, Höllerhage HG, Dietz H (1997) Behandlungsergebnisse bei Patienten mit chronisch subduralem Hämatom unter Berücksichtigung des Alters und internistischer Zusatzerkrankungen. Wien Med Wochenschr 147:55–62

Geriatrische Onkologie

G. Kolb

66.1 Epidemiologie 589
66.1.1 Alter und Karzinogenese 590
66.2 Definition des alten Tumorpatienten und seines Risikos 590
66.3 Therapie und Therapieentscheidungen 591
66.3.1 Prävention und Vorsorge 591
66.3.2 Therapiegrundsätze 591
66.3.3 Ausnahmen 593
66.3.4 Risiko der Myelotoxizität 593
66.3.5 Therapieoptionen, therapeutische Alternativen, supportive und additive Therapien und Maßnahmen 594
66.4 Wer soll die geriatrischen Tumorpatienten behandeln? 595
Literatur 596

Der im Deutschen bislang selten Verwendung findende Terminus *geriatrische Onkologie* ist eine Übersetzung der im amerikanischen Sprachraum verbreiteten Fachbezeichnung „geriatric oncology". Gemeint ist die klinisch-wissenschaftliche Beschäftigung mit den bösartigen Erkrankungen im höheren Lebensalter, wobei den Besonderheiten, die das Alter und seine Begleitumstände für die Therapie und Prognose bedeuten, besondere Aufmerksamkeit gilt. Entscheidend sind dabei eingehende Kenntnisse, sowohl der klinischen Geriatrie im Sinne einer allgemeinen Altersmedizin als auch der Onkologie in ihrer gesamten Breite – eine nicht wenig anspruchsvolle Synthese.

Aufgabe dieses Kapitels kann es daher nicht sein, ein kurzgefaßtes „Rezeptbuch" für die konkrete Therapieentscheidung darzustellen. Vielmehr galt es, die Besonderheiten des alten Tumorpatienten darzulegen und den aktuellen Stand der Literatur zusammenzufassen.

66.1 Epidemiologie

Die Bevölkerungsentwicklung in allen westlichen Industriestaaten prognostiziert die höchsten Zuwachsraten in der Gruppe der Älteren und Hochbetagten. Damit steigt zwangsläufig die Inzidenz bösartiger Erkrankungen (Tabelle 66-1; Yancik 1997), denn bereits heute stehen Neoplasien an Platz 2 der Morbiditäts- und Letalitätsstatistiken, wobei für die meisten dieser Krankheiten der Altersgipfel deutlich jenseits des 65. Lebensjahres liegt (Vital Statistics 1984). Bereits im Jahr 2010 werden in der westlichen Welt aufgrund der zu erwartenden demographischen Entwicklung mehr Menschen an Krebs versterben als an den derzeit die Statistiken noch anführenden Herz-Kreislauf-Erkrankungen.

Gerade die weltweit häufigsten Tumoren (Tabelle 66-2), Bronchial- bzw. Lungentumore des Mannes und Mammakarzinome der Frau, weisen eine exponentiell altersabhängige Inzidenz auf. Trotz dieser bekannten Risikozunahme mit dem Lebensalter (Tabelle 66-3) werden die meisten T4-Tumoren des Mammakarzinoms bei Patientinnen jenseits des 60. Lebensjahres diagnostiziert. Damit aufgeworfen, aber bislang nicht schlüssig beantwortet, ist die Frage nach den Gründen einer *zu* späten Diagnose im Alter. Eine wichtige Rolle spielt sicherlich, daß in paradoxem Widerspruch zu den epidemiologischen Daten die Bedeutung und die Chancen geriatrischer Onkologie von Geriatern und Onkologen gleichermaßen unterschätzt werden. Dabei haben viele Tumoren und gerade auch das bereits zitierte Mammakarzinom im Alter durchaus gute prognostische Voraussetzungen: Tumorgrading und Tumorwachstumsrate sind günstig niedriger als in jüngeren Jahren und die Rate der intermediären Rezidive nimmt im Alter deutlich ab (Tabelle 66-4).

Tabelle 66-1. Inzidenz onkologischer Erkrankungen in Abhängigkeit vom Lebensalter

Alter (Jahre)	Anzahl der Erkrankungen[a]
45–49	300
55–59	750
65–75	1200
80–84	2400
>85	2300

[a] Pro 100 000 Einwohner.

Tabelle 66-2. Die 10 häufigsten Tumoren weltweit. Beachte die Unterschiede in der Rangfolge zwischen den Geschlechtern. Lediglich bei kolorektalen Karzinomen und den Lymphomen ergab sich eine annähernd gleiche Rangfolge. (Aufstellung in Anlehnung an Parkin 1988)

	Männer	%		Frauen	%
1.	Lunge	15,8	1.	Mamma	18,4
2.	Magen	12,6	2.	Cervix uteri	15.0
3.	Kolon/Rektum	8,8	3.	Kolon/Rektum	9.2
4.	HNO/Pharynx	7,9	4.	Magen	8,4
5.	Prostata	7,3	5.	Corpus uteri	4,8
6.	Ösophagus	6,2	6.	Lunge	4,7
7.	Leber	5,3	7.	Ovar	4,4
8.	Blase	5,2	8.	HNO/Pharynx	3,9
9.	Lymphome	4,3	9.	Ösophagus	3,5
10.	Leukämien	3,3	10.	Lymphome	3,2

Tabelle 66-3. Relatives Risiko, an einem Mammakarzinom zu erkranken, in Abhängigkeit vom Lebensalter der Frau

Alter [Jahre]	Relatives Risiko
30	1 von 2525
50	1 von 50
60	1 von 24
70	1 von 14
80	1 von 10

Tabelle 66-4. Rezidivhäufigkeit des Mammakarzinoms. (Nach einer persönlichen Mitteilung von Possinger 1998)

Alter [Jahre]	Rezidivhäufigkeit [%]
31–40	35
61–70	8
>71	1

66.1.1
Alter und Karzinogenese

Alterungsprozesse und Karzinogenese weisen eine Reihe von Gemeinsamkeiten auf. Je nach Betrachtungsweise wird Alter in diesem Kontext entweder als verstrichene Zeit und somit lediglich erhöhte Wahrscheinlichkeit für die Einwirkung von Karzinogenen gesehen oder aber als Alterungsprozeß, dessen genetische Steuerung hinsichtlich der gegenüber jüngeren Jahren andersartigen Wachstums-, Differenzierungs- und Involutionsprozessen eine Verwandtschaft zur Kanzerogenese aufweist. So ist eine Hypomethylierung der Desoxyribonukleinsäure (DNA) typisch, sowohl für das Alter als auch für die Tumorzelltransformation (Nyce et al. 1985; Jones 1986), wobei seit langem bekannt ist, daß es mit zunehmendem Alter von Zellen und Geweben zu einer gesteigerten Onkogenaktivierung kommt (Srivastava et al. 1985). Die Karzinogenese des Alterstumors ist gekennzeichnet durch eine lange Latenzphase mit Persistenz des Effekts lange über die Phase der Karzinogeneinwirkung hinaus. Diese sog. Frühphase der Tumorinduktion liegt u. U. viele Jahre oder Jahrzehnte zurück.

Ein lang bekanntes und typisches Beispiel hierfür sind die benzolinduzierten myeloischen Leukämien (Vigliani u. Saita 1964) z. B. bei Arbeitern in der Schuhindustrie (Aksay et al. 1977). So finden sich erhöhte Risiken für die akute myeloische und chronische myeloische Leukämie (AML und CML) in bestimmten Regionen. Bekannt sind Erhöhungen des relativen Risikos für diese „Altersleukämien" bis zum 32fachen der nomalen Inzidenz in einem Gebiet, das eine erhebliche Kontamination mit karzinogenen Nitrotoluolen aus der Rüstungsproduktion des letzten Weltkrieges (Koss et al. 1989; Wolff 1989) aufweist (Kolb et al. 1993, 1995).

Erstaunlicherweise finden selbst derartig dramatische Risikocluster in der allgemeinen Bewertung wenig Beachtung, vielleicht deshalb, weil bösartige Erkrankungen im höheren und hohen Lebensalter als schicksalshaft gelten. Dabei werden die Chancen für die Tumorepidemiologie und die Karzinogeneseforschung sicherlich noch nicht ausreichend erkannt.

66.2
Definition des alten Tumorpatienten und seines Risikos

Besonders in Hinblick auf Therapieoptionen wird das Alter bei der Diagnose Tumor als Risikofaktor betrachtet. Dabei stellt sich die Frage, ob das Alter selbst oder eher altersassoziierte Erkrankungen und Funktionseinschränkungen das eigentliche Risiko darstellen. Analysiert man die alten Risikopatienten, so stellt das fortgeschrittene Lebensalter nur einen Faktor dar und das auch erst ab 75 Jahre und älter. Entscheidend sind hingegen (nach Balducci u. Exterman 1997):

- Komorbidität,
- Einschränkungen des Selbstversorgungsstatus („activties of daily living"-/ADL-Defizite; Ulander et al. 1997),

Tabelle 66-5. Defizite im Funktionsstatus inklusive der Aktivitäten des täglichen Lebens bei alten Tumorpatienten (n = 799) mit frisch diagnostizierten Krebsleiden im Zeitraum 1984–1986. (Nach Goodwin et al. 1991)

Funktionsdefizit	Altersgruppen [%]			
	Alle	65–74	75–84	≥ 85
Unterstützungen bei ADL[a]	11,6	7,8	14,1	25,3
Unterstützung bei IADL[b]	24,0	12,6	30,9	65,8
Gehilfe, Rollator, Rollstuhl	17,4	11,3	20,1	43,6
Benötigt Fahrdienst	33,2	22,8	40,1	68,4
Deutliche Gedächtnisschwäche[c]	34,1	27,7	40,4	65,5
Betreuungsbedürfnis bei Demenz	7,5	2,7	10,0	26,6

p > 0,001.
[a] ADL = „activities of daily living" (s. Mahony u. Barthel 1965).
[b] IADL = „instrumental activities of daily living" (s. Lawton u. Brody 1969).
[c] 2 von 4 Objekten über 3 min, Demente ausgeschlossen.

- sozioökonomische Defizite und
- geriatrietypische Syndrome wie Inkontinenz, Demenz, Delirium, Depression, Polypharmazie, Malnutrition, Stürze oder Dekubitus.

Ausgesprochen wichtig ist die Analyse des Funktionsstatus im Sinne eines Assessments, das die ADL über validierte Skalen erfaßt (Tabelle 66-5). In einer großen Populationsstudie in New Mexico wurden die Faktoren ermittelt, die sowohl mit einer schlechten sozialen Unterstützung als auch einer ungünstigen Prognose bei neu diagnostizierten Tumorfällen korreliert waren (Goodwin et al. 1991). Im einzelnen waren dies:

- v.a. Ausländerstatus,
- geringes Einkommen,
- geringe Dauer der Ortsansässigkeit,
- weibliches Geschlecht und
- hohes Alter (jedoch eher nachgeordnet).

Hinsichtlich der Übertragbarkeit dieser Ergebnisse auf europäische oder deutsche Verhältnisse ist sicherlich Vorsicht angebracht, da die Gesundheits- und Sozialsysteme deutlich verschieden sind. Allerdings dürfte ganz generell gelten, daß soziale Bindung und familiäre Unterstützung prognostisch relevante günstige Faktoren sind, wohingegen die im Alter oftmals anzutreffende soziale Isolation und private Einsamkeit oft mit der Aufgabe des Lebenswillens einhergeht (Akechi et al. 1998). Das entscheidende Kriterium für eine günstige Prognose und einen komplikationsarmen Behandlungsverlauf von Tumorerkrankungen im Alter ist: „Jemanden zu haben, *für den* man leben will" (Siliman u. Ershler 1996). Der Begriff der „Lebensqualität" scheint im Alter eng mit sozialen, besonders familiären Ressourcen verbunden (Pinquart 1998).

66.3 Therapie und Therapieentscheidungen

66.3.1 Prävention und Vorsorge

Naturgemäß spielt die Prävention im Alter eine untergeordnete Rolle. Überdies muß überlegt werden, ob eingreifenden Änderungen im Lebensstil im fortgeschrittenen Alter noch ein adäquater präventiver Effekt gegenübersteht. So muß ein Raucher mindestens 9 Jahre nikotinabstinent bleiben, um sein Bronchialkarzinomrisiko auf die Hälfte eines aktiven Rauchers zu vermindern.

Maßnahmen zur Vorsorge und Früherkennung von Krebsleiden haben hingegen im Alter einen nachgewiesenen Vorteil auch in ökonomischer Hinsicht, wie für das Screening nach kolorektalen Tumoren mittels digitaler Untersuchung und Hämoccultest nachgewiesen wurde (Austoker 1994; Manus et al. 1996; Morgan et al. 1998). In einer großen dänischen Studie wurde der besondere Wert des Hämoccultscreenings gerade bei den Patienten, die älter als 79 Jahre waren, nachgewiesen (Kronborg et al. 1996).

66.3.2 Therapiegrundsätze

Es ist eine weit verbreitete Auffassung unter Onkologen wie auch Geriatern, daß die Behandlung von alten Tumorpatienten mit einem deutlich schlechteren Ergebnis verbunden sei, was die klinische Situation während der Behandlung, Nebenwirkungen und Toxizität der Behandlung, die Erzielung von Remissionen und die Überlebenszeit beträfe. Cascinu et al. (1996) haben in einer Vergleichsstudie Patienten über 70 und unter 70 Jahren mit diversen fortgeschrittenen soliden Tumoren unter Standardtherapie hinsichtlich der genannten Kriterien verglichen und festgestellt, daß keine signifikanten Unterschiede bestanden. Unter Verwendung der Daten von Patienten, die in Phase-II-Studien aufgenommen waren, wurde der Einfluß des Alters speziell auf die Toxizität von Standardtherapien analysiert (Giovanazzi-Bannon et al. 1994). Die Autoren kommen zu dem Ergebnis, daß keine signifikanten Unterschiede bestehen, die alterskorreliert wären. Lediglich die Zahl der applizierten Chemotherapiezyklen war bei den Älteren geringfügig höher und die Notwendigkeit zur Dosiseskalation geringfügig seltener gegeben.

Bekannt ist jedoch, daß das toxische Risiko mit zunehmendem Alter wächst. Dies geschieht allerdings aufgrund veränderter Eliminationsverhältnisse und aufgrund einer verminderten Rate der Zellmauserung, insbesondere bei Geweben mit hoher Proliferationsrate. Letzteres erklärt z.B. die höheren Schleimhauttoxizitäten von 5-Fluorouracil und auch Methotrexat im Alter. Wichtig ist in jedem Fall die Einbeziehung der Eliminationsbedingungen in alle Überlegungen zur „altersadaptierten" Dosisanpassung von zytostatisch oder antimetabolisch wirkenden Substanzen. Dies setzt die Kenntnis der jeweils vorwiegenden Eliminationsarten renal, hepatobiliär und gemischt voraus (Tabelle 66-6). Die Dosisanpassung erfolgt unter Berücksichtigung der aktuellen individuellen Nierenfunktion (Tabelle 66-7). Dosisanpassungen werden relevant ab einer Kreatininclearance ≤ 50 ml × min^{-1}. Die Dosisanpassung erfolgt bevorzugt mittels der Formel nach Cockroft und Gault (Waller et al. 1991), im Falle von Carboplatin nach der sog. Calvert-Formel (Calvert et al. 1989) für Methotrexat gemäß Berechnung nach Gelman u. Taylor (1984). Im Falle einer vorwiegend hepatischen Metabolisierung und Elimination können Tabellen, die eine Dosisreduktion anhand eines Scores aus GOT- und Bilirubin vorsehen, zu Rate gezogen werden (Tabelle 66-8).

Zusammenfassend läßt sich also sagen, daß die scheinbar erhöhte Toxizität von antitumorös wirkenden Substanzen im Alter im wesentlichen durch eingeschränkte Eliminationsraten bedingt ist. Dies erfordert eine individuelle und kontrollierte Anpassung der Dosis.

Zu einem ähnlichen Ergebnis kommen Conti u. Christman (1995) in ihrer Analyse. Sie bemängeln die insgesamt noch ungenügende Datenlage zur Alters-

Tabelle 66-6. Eliminationswege der gebräuchlichsten in der Onkologie Verwendung findenden Chemotherapeutika

Renal	Hepatobiliär	Gemischt
Bleomycin	Doxorubicin	Epipodophyllotoxine
Carboplatin	Daunorubicin	Mitomycin C
Carmustin	Epirubicin	
Cisplatin	Vinca-Alkoloide	
2-CDA	Taxane	
Cytarabin		
Dacarbazin		
Fludarabin		
Hydroxyharnstoff		
Idarubicin		
Ifosfamid		
Melphalan		
Methotrexat		

Tabelle 66-7. Dosierung von renal ausgeschiedenen Chemotherapeutika bei Niereninsuffizienz. Die Berechnung der Carboplatindosis erfolgt nach der Calvert-Formel (Calvert et al. 1989). (Zusammenstellung unter Einbeziehung von Daten aus Seyffart 1991 und Kintzel u. Dorr 1995)

	Kreatininclearance [ml/min]		
	≤ 60	≤ 45	≤ 30
Bleomycin	0,70	0,60	ND
Carboplatin	Calvert-Formel		
Carmustin	0,80	0,75	ND
Cisplatin	0,75	0,50	ND
2-CDA	ND		
Cytarabin[a]	0,60	0,50	ND
Dacarbazin	0,80	0,75	0,70
Fludarabin	0,80	0,75	0,65
Hydroxycarbamid (Hydroxyurea)	0,85	0,80	0,75
Idarubicin	ND		
Ifosfamid	0,80	0,75	0,70
Melphalan	0,65	0,50	ND
Methotrexat	0,85	0,75	0,70

ND „no data".
[a] Hochdosis Cytarabin.

Tabelle 66-8. Dosisadaptation vorwiegend hepatisch eliminierter Zytostatika in Abhängigkeit der Serumwerte von Bilirubin$_{ges}$ und Glutamat-Oxalat-Transaminase (GOT). (Mod. nach Sauer 1991)

Bilirubin [mg/dl]	SGOT [U/l]	Dosierung [% Solldosis]
<1,5	<60	100
1,5–3,0	60–180	75–50
3,1–5,0	>180	50–25
>5,0		

onkologie, stellen aber eindeutig fest, daß nahezu alle Chemotherapeutika per se keine erhöhte Toxizität bei Älteren aufweisen. Die Dosierung hat sich nach funktionellen Parametern, nicht aber nach dem chronologischen Alter des Patienten zu richten. Die Behandlungsergebnisse bei bestimmten fortgeschrittenen gastrointestinalen Tumoren (insbesondere Magen und Pankreas, die besonders häufig im hohen Alter anzutreffen sind) sind unabhängig vom Alter schlecht. Sicherlich dringend erforderlich sind klinische Studien zur Effektivität, Toxizität und Lebensqualität bei möglichst vielen Tumoren im höheren Lebensalter (Conti u. Christman 1995).

66.3.3
Ausnahmen

Von den oben ausgeführten Regeln gibt es auch Ausnahmen. Dies betrifft zum einen bestimmte Tumoren zum anderen gewisse Konzessionen in bezug auf die Hämatotoxizität. Zu den Tumoren zählen die akute myeloische Leukämie (AML; Extermann 1997; Hiddemann et al. 1998), die hochmalignen Non-Hodgkin-Lymphome (O'Reilly et al. 1997), besonders vom sog. „large cell type" nach der Einteilung der WHO, was ungefähr dem immunoblastischen Subtyp der bei uns geläufigeren Kiel-Klassifikation entspricht. Einen deutlich aggressiveren Verlauf und damit verbunden auch ein deutlich schlechteres Ansprechen auf die Behandlung haben auch Ovarialkarzinome der älteren Frau (Thigpen 1998).

Diese ungünstigen Verläufe im Alter scheinen durch besondere genetische Varianten der Krankheiten bedingt zu sein (Exterman 1997).

- So ist die Alters-AML häufiger als die AML der Jüngeren durch die Expression der Onkogene p53 und bcl-2 gekennzeichnet, beide sind wichtige Modulatoren der Apoptose.
- Weiterhin sind die Leukämiezellen der Alters-AML durchweg besonders undifferenziert auf der Ebene der pluripotenten hämatopoetischen Precursorzellen.
- Die Zahl der funktionsfähigen gesunden hämatopoetischen Stammzellen ist besonders ausgeprägt vermindert, was wiederum auch mit aplastischen Verläufen im Alter in Zusammenhang gebracht wird.
- Auffällig ist weiterhin die im Alter häufiger anzutreffende „multidrug-resistence" (MDR) der AML, was mit einer vermehrten Expression einer abnormen MDR-1-Genvariante erklärt wird. Die MDR-1-Expression ist sowohl mit der Alters-AML als auch mit dem physiologischen Altern assoziiert.

Es drängt sich der Eindruck auf, als ob manche Alterstumoren, die sich in ihrer Biologie, im Verlauf und in der Prognose deutlich von den Erkrankungen bei Jüngeren unterscheiden, evtl. genetisch völlig eigene Entitäten sind, die lediglich morphologische Überschneidungen zu den entsprechenden Erkrankung der jüngeren aufweisen. Dabei wird der Begriff der Krankheitsentität derzeit noch nicht genetisch definiert. Für die Zukunft ist jedoch vorstellbar, daß weite Teile unserer gesamten medizinischen Systematik aufgrund molekulargenetischer Erkenntnisse umgeschrieben werden müssen (Lane 1998). Diese Aussage trifft besonders auf die Onkologie und ganz besonders auf den Bereich der Alterstumoren zu.

66.3.4
Risiko der Myelotoxizität

Unter bestimmten Umständen stellt die Myelotoxizität der meisten Chemotherapeutika im Alter ein Risiko von besonderer Bedeutung dar. Die Veränderungen oder Nicht-Veränderungen, die das hämatopoetische Organ im Verlaufe des Organismusalterns aufweist, sind seit längerem Gegenstand einer kontrovers geführten Debatte (Lipschitz u. Udupa 1986). Folgende Veränderungen können im Alter beobachtet werden:

- Die Zahl aplastischer und dyserythropoetischer Störungen wächst exponentiell mit dem Alter, wobei der eigentliche Anstieg deutlich jenseits des 75. Lebensjahres liegt.
- Das funktionelle Knochenmarksgewebe, das Stroma, erfährt im Alter einen deutlichen Umbau mit Vermehrung von Fasern und Fettmarksanteilen.
- Die Zahl der hämatopoetischen Stammzellen fällt gegenüber den jüngeren Individuen aber nicht signifikant ab. Gleichwohl läßt die Kompensationsfähigkeit gegenüber „hämatopoetischem Streß", insbesondere wenn er anhaltend oder repetitiv auftritt, nach (Rothstein 1993).

Tierexperimentelle Ansätze haben gezeigt, daß hämatopoetischer Streß z. B. im Sinne einer induzierten Sepsisepisode die zunächst gleiche Anzahl von pluripotenten hämatopoetischen Stammzellen (PHSC) bei alten Individuen vorübergehend auf weniger als die Hälfte der Zahl von jungen Individuen reduziert (Lipschitz 1995). Alter, insbesondere hohes Alter ist gewissermaßen durch eine reduzierte Knochenmarksreserve der Hämatopoese gekennzeichnet. Wichtig ist auch, daß jüngere und ältere (gesunde humane) Individuen auf die Applikation von hämatopoetischen Wachstumsfaktoren, die das Granulozyten-Makrophagen-System stimulieren, deutlich unterschiedlich reagieren. Trotz vergleichbarer peripherer Reaktion und Zeit bis zum Erreichen des maximalen Leukozytenanstiegs weisen junge Induviduen (20–30 Jahre) eine Erhöhung der Zahl ihrer PHSC um rund das 2fache auf, alte (70–80 Jahre) hingegen zeigen keine Veränderung der Zahl ihrer PHSC (Chatta et al. 1994; Abb. 66-1). Neben der Hypothese einer verminderten Knochenmarksreserve mit verminderter Zahl der PHSC unter hämatopoetischem Streß existiert noch die Vorstellung von einer PHSC-Dysfunktion im Alter.

Es resultiert daraus für Patienten ab dem 70. bis 75. Lebensjahr die Empfehlung zur vorsichtigen Dosierung einer myelotoxischen Chemotherapie, zumindest für den ersten Zyklus. Insbesondere bei einer mehrzyklischen und kombinierten Zytostatikabehandlung gilt der Grundsatz: „start low, go slow". Der erste Zyklus sollte dann um 30–50% dosisreduziert sein. 2- bis 3mal pro Woche erfolgt die Anfertigung eines Blutbilds zur möglichst genauen zeitlichen und quantitativen Erfassung des Leukozytennadir. Wenn die Leukozyten bei Werten $\geq 2000/\mu l$, bzw. die Granulozyten $\geq 1000/\mu l$ bleiben, können die folgenden Dosierungen bei den nächsten Zyklen um jeweils 20% gesteigert werden.

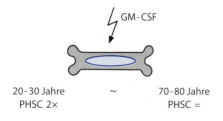

Abb. 66-1. Die Wirkung von hämatopoetischen Wachstumsfaktoren auf die pluripotenten hämatopoetischen Stammzellen (PHSC) bei jungen und alten Probanden (weitere Erläuterungen s. Text). (Nach Daten von Chatta et al. 1994)

66.3.5
Therapieoptionen, therapeutische Alternativen, supportive und additive Therapien und Maßnahmen

Zu den wichtigen Innovationen in der Altersonkologie zählen neben Antidots und Antibiotika neuere nebenwirkungsärmere antitumoröse Substanzen, die in der folgenden Übersicht aufgelistet sind.

> **Supportive Maßnahmen, speziell für ältere Patienten**
> - Wiederholtes klinisches Assessment z. B. nach Gallo et al. (1995).
> - Antidots
>   - Wachtumsfaktoren
>   G(M)-CSF (Granulozyten $>1000/\mu l$),
>   Epo (endogen $< 500\ \mu l/dl$)
>   kaum Erfahrungen mit Thrombopoietin bei Patienten >70,
>   - Desrazoxan (Kardiotoxicität $\downarrow$ auch bei höheren Dosen von Doxorubicin),
>   - Glutaminsäure (Neurotoxizität $\downarrow$ von Vincristin).
> - Neuere, nebenwirkungsärmere Medikamente
>   - Mitoxantrone statt klassischer Anthrazykline,
>   - Vinorelbin (Mammakarzinom),
>   - Gemcitabin (Pankreas, Mamma, Lunge/Bronchien, Blase; über andere Indikationen derzeit Studien),
>   - monoklonale (Maus-)Antikörper (~ 17–1A Oberflächenproteine $\sim$ kolorektale Karzinome).
> - Prophylaktische Antibiotikatherapie?

Gemcitabin ist dabei eine Substanz, die derzeit bei einer Vielzahl von Indikationen und besonders mit Blick auf ältere Patienten in Studien getestet wird. Bei kolorektalen Karzinomen werden monoklonale Mausantikörper als Alternative zur Therapie mit 5-Fluorouracil (5-FU) bei metastasierten Kolonkarzinomen geprüft. Antikörper werden derzeit noch bei anderen soliden Tumoren, besonders aber bei Lymphomen erprobt; eine allgemeine Empfehlung kann dabei noch nicht gegeben werden (Opalka 1998).

Grundsätzlich ist diese praktisch untoxische Option jedoch gerade für die Gruppe der älteren Patienten interessant, da neben den Anthrazyklinen auch für 5-FU ein *kardiotoxischer Effekt* bekannt ist. Insbesondere bei vorbestehender ischämischer koronarer Herzerkrankung ist bei 5-FU Vorsicht geboten (Ensley et al. 1989; Mosseri et al. 1993).

Die Karditoxizität von Doxorubicin hingegen basiert auf einer Schädigung myokardialer Sarkolemme (Olson u. Mushlin 1990) durch freie Radikale, die über eine Reaktion des Medikaments mit sarkolemmalen Eisenionen entstehen, was klinisch zu dilatativen Herzerkrankungen führt. Das Ausmaß der Schädigung korreliert mit der kumulativen Gesamtdosis von Doxorubicin.

Mitoxantrone ist als synthetisches Analogon den klassischen Anthrazyklinen verwandt, aber geringer kardiotoxisch als Doxorubicin (Henderson et al. 1989;

Pouillart et al. 1994). Ein Vorteil bei der Behandlung von älteren, kardial kompromittierten Patienten mit z. B. AML wird propagiert (Dunn u. Goa 1996).

Die *Neurotoxizität* ist ein Problem vieler Zytostatika; außer bei Hochdosisbehandlung mit Cytarabin liegen bislang aber keine Aussagen über ein spezielles neurotoxisches Risiko bei älteren Patienten vor (Gottlieb et al. 1987). Neuroprotektiv wirkt eine Beimedikation mit Glutaminsäure. Der Effekt ist allerdings auf das Vinca-Alkaloid Vincristin beschränkt (Jackson et al. 1988).

Additive Therapien (z. B. Bisphosphonate) werden im Alter seltener angewandt, obwohl sie gerade im Alter wesentlich häufiger als bei jüngeren Patienten benötigt würden (Bloomfield 1998). Ähnliches gilt für den Einsatz von hämatopoetischen Wachstumsfaktoren. Dabei wird das oben beschriebene besondere Problem der Hämatotoxizität von Chemotherapie im Alter durch den Einsatz von granulopoetischen Wachstumsfaktoren gemildert. Inwieweit diese Faktoren (Granulozytenkolonie-stimulierender Faktor = G-CSF und Granulozyten-Makrophagen-Kolonie-stimulierender Faktor = GM-CSF) ihrerseits als hämatologischer Streß, insbesondere bei repetitiver Anwendung im Alter die Knochenmarksreserve reduzieren (vgl. Abb. 66-1) ist bislang nicht untersucht. Gesichert ist ein Vorteil des Einsatzes von Wachstumsfaktoren bei Patienten >60 mit AML (Exterman 1997; Rowe et al. 1995; Rowe u. Liesveld 1997; Hiddemann et al. 1998). Empfohlen wird die Gabe von G(M)-CSF, wenn eine Granulozytopenie von <1000 Granulozyten/µl erwartet wird.

Die medikamentöse Unterdrückung von Nausea und Erbrechen als Nebenwirkung von Chemotherapie erfordert bei älteren keine besonderen von der Behandlung jüngerer Patienten abweichenden Richtlinien und Maßnahmen (Dodd et al. 1996). Wichtig für die Compliance ist, daß die Behandlung konsequent und prophylaktisch gehandhabt wird.

Zu den supportiven Maßnahmen gehört die antibiotische Therapie bei einer therapieinduzierten Granulozytopenie mit Sepsis. Diese erfolgt nach Stufenplan, wobei idealerweise die lokale Resistenzsituation Berücksichtigung findet. Inwieweit eine hin und wieder propagierte prophylaktische Antibiotikagabe einen Vorteil für ältere Patienten bringt, muß sehr kritisch hinterfragt werden. Wichtig hingegen, und viel zuwenig beachtet, ist eine optimierte Ernährung als Infektionsprophylaxe gerade für ältere Tumorpatienten (Eriksson et al. 1998).

Zur Supportion zählt aber auch ein regelmäßig zu wiederholendes geriatrisches Funktionsassessment (Gallo et al. 1995). Letzteres ist an anderer Stelle dieses Buches ausführlich dargelegt und bedarf daher hier keiner weiteren Beschreibung.

66.4
Wer soll die geriatrischen Tumorpatienten behandeln?

Die Behandlung und Betreuung geriatrischer Tumorpatienten sollte idealerweise durch Ärzte erfolgen, die sowohl in Geriatrie als auch Onkologie (speziell der geriatrischen Onkologie) gleichermaßen erfahren sind. Gemessen an der Realität bleibt dieser Vorschlag illusorisch. Die Zahl der onkologisch ausgebildeten oder erfahrenen Ärzte in der Geriatrie ist verschwindend gering. Ähnliches trifft auf Onkologen bezüglich einer geriatrischen Ausbildung zu. Dabei ist die Notwendigkeit und der Einfluß der Qualifizierung auf die fachspezifische Prozeß- und Ergebnisqualität nachgewiesen (Grilli et al. 1998; Kennedy 1997; Kleeberg 1998). Interdisziplinarität und Wissenstransfer von Geriatrie zu Onkologie und vice versa sind gefragt (Reuben 1997). Trotz erster Ansätze für ein standardisiertes geriatrisch-onkologisches Training (Cohen 1997) bleibt festzustellen, daß sich die klassische Onkologie noch viel zu selten mit geriatrischen Tumorpatienten beschäftigt.

Die Gründe hierfür sind vielfältiger Natur. Jedenfalls ist die systematische Erarbeitung von Therapiestandards anhand klinischer Studien bei jüngeren Patienten Routine, bei älteren eine seltene Ausnahme. Im Ergebnis führt die mangelhafte Datenlage, die aus der weitgehenden Unterrepräsentanz von älteren Tumorpatienten in klinischen Studien herrührt, dazu, daß viele alte Tumorpatienten keinem standardisierten Diagnose- und Behandlungsprozedere unterzogen werden. Wenn nur unsichere oder keine allgemeinverbindlichen Kriterien und Richtlinien für medizinische Behandlungsentscheidungen verfügbar sind, sind die Ansprüche an die spezifische Sachkenntnis und Erfahrung (manche nennen dies irreführend Intuition) des Arztes um so höher (Lorenz et al. 1994). Der geriatrisch-onkologisch erfahrene Arzt wiederum fehlt aufgrund der oben genannten Gegebenheiten oder ist zumindest äußerst rar.

Dies alles zusammen führt dazu, daß ältere Tumorpatienten oftmals zögerlich oder inadäquat untersucht und therapiert werden und daß manche Behandlungsversuche im Alter schlechter ausfallen als sie es unter günstigeren Bedingungen müßten.

Der beste Schutz aber vor einem scheinbar gesundheitsökonomisch, in Wirklichkeit aber monetär begründeten ethischen Utilarismus (Bailes 1997; Jorke 1998), der die älteren Patienten vernachlässigt, sind Daten und Fakten, die Wirksamkeit und Effektivität (Ruof u. Schöffsik 1998) der geriatrischen Onkologie belegen. Dies ist unsere Herausforderung.

Literatur

Akechi T, Okamura H, Yamawaki S, Uchitomi Y (1998) Predictors of patients' mental adjustment to cancer: Patient characteristics and social support. Br J Cancer 77:2381–2385

Aksay M, Erdem S, Dincol G (1977) Leukemia in shoe-workers exposed chronically to benzene. Blood 44:837–841

Austoker J (1994) Screening for colorectal cancer. Br Med J 309:382–386

Bailes JS (1997) Health care economics of cancer in the elderly. Cancer 80:1348–1350

Balducci L, Exterman M (1997) Cancer chemotherapy in older patients; What the medical oncologist needs to know. Cancer 80:1317–1322

Bloomfield DJ (1998) Should bisphosphonates be part of the standard therapy of patients with multiple myeloma or bone metastases from other cancers? An evidence-based review. J Clin Oncol 16:1218–1225

Calvert AH, Newell DR, Gumbrell LA (1989) Carboplatin dosage: Prospective evaluation of a simple formula based on renal function. J Clin Oncol 7:1748–1756

Cascinu S, Del Ferro E, Catalano E (1996) Toxicity and therapeutic response to chemotherapy in patients aged 70 years or older with advanced cancer. Am J Clin Oncol 19:371–374

Chatta GS, Price TH, Allen RC (1994) Effects of in vivo recombinant methionyl human granulocyte colony-stimulating factor on the neutrophil response and peripheral blood colony-forming cells in healthy young and elderly adult volunteers. Blood 84:2923–2929

Cohen HJ (1997) The oncology geriatric education retreat. Commentary and conlusions. Cancer 80:1354–1356

Conti JA, Christman K (1995) Cancer chemotherapy in the elderly. J Clin Gastroenterol 21:65–71

Dodd MJ, Onishi K, Dibble SL, Larson PJ (1996) Differences in nausea, vomiting and retching between younger and older outpatients receiving cancer chemotherapy. Cancer Nursing 19:155–161

Dunn CJ, Goa KL (1996) Mitoxantrone: A review of its pharmacological properties and use in nonlymphoblastic leukemia. Drugs Aging 9:122–147

Ensley JF, Patel B, Kloner R (1989) The clinical syndrome of 5-fluorouracil cardiotoxiicity. Invest New Drugs 7:101–109

Eriksson KM, Cederholm T, Palmblad JEW (1998) Nutrition and acute leukemia in adults. Relation between nutritional status and infectious complications during remission induction. Cancer 82:1071–1077

Exterman M (1997) Acute leukemia in the older patient. Clin Geriatr Med 13:227–244

Gallo JJ Stanley L, Zack AE, Reichel W (1995) Multidimensional assessment of the older patient. In: Reichel W (ed) Care of the elderly. Baltimore, William & Wilkins, pp 15–30

Gelman RS, Taylor SG (1984) Cyclophosphamide, methotrexate and 5-fluorouracil chemotherapy in women more than 65 years old with advanced breast cancer. The elimination of age trends in toxicity by using doses based on creatinine clearance. J Clin Oncol 2:1406–1414

Giovanazzi-Bannon S, Rademaker A, Lai G, Benson AB (1994) Treatment tolerance of elderly cancer patients entered onto phase II clinical trials: An Illinois Cancer Center study. J Clin Oncol 12:2447–2452

Goodwin JS, Hunt WC, Samet JM (1991) A population-based study of functional status and social support of elderly patients newly diagnosed with cancer. Arch Intern Med 151:366–370

Gottlieb D, Bradstock K, Koutts J (1987) The neurotoxicity of high-dose cytosin arabinosid is age related. Cancer 60:1439–1441

Grilli R, Minozzi, S, Tinazzi A, Labianca R, Sheldon TA, Liberati A (1998) Do specialists do it better? The impact of specialization on the processes and outcomes of care for cancer patients. Ann Oncol 9:365–375 (review)

Henderson IC, Allegra JC, Woodcock T (1989) Randomized clinical trial comparing mitoxantrone with doxorubicin in previously treated patients with metastatic breast cancer. J Clin Oncol 7:560–571

Hiddemann W, Kern W, Wörmann B, Büchner T (1998) Acute myeloid leukemia in elderly patients. ASCO Educational Book

Jackson DV, Wells HB, Atkins JN (1988) Amelioration of vincristine neurotoxicity by glutamic acid. Am J Med 84:1016–1022

Jones PA (1986) DNA-methylation and cancer. Cancer Res 46:461–467

Jorke D (1998) Ethische Dimension der geriatrischen Onkologie. Onkologe 4:61–65

Kennedy BJ (1997) Aging and cancer. Geriatric oncology – Keynote adress to integrating geriatrics into oncology education. Cancer 80:1270–1272 (short review)

Kintzel PE, Dorr TR (1995) Anticancer drug renal toxicity and elimination: Dosing guidelines for altered renal function. Cancer Treat Rev 21:33–64

Kleeberg UR (1998) Ergebnisqualität in der internistische Onkologie. Onkologe 4:414–419

Kolb G, Becker N, Scheller S, Zugmaier G, Pralle H, Wahrendorf J, Havemann K (1993) Increased risk of acute myelogenous leukemia and chronic myelogenous leukemia in a county of Hessen, Germany. Soz Präventivmed 38:190–195

Kolb G, Becker N, Scheller S, Zugmaier G, Pralle H, Wahrendorf J, Havemann K (1995) Erhöhtes Erkrankungsrisiko für akute und chronisch myeloische Leukämie mit besonderer Risikoausprägung in der Gruppe der über 65jährigen in einem mittelhessischen Landkreis. Geriatr Forsch 5:139–149

Koss G, Lommel A, Ollrogge I, Tesseraux I, Haas R Kappos AD (1989) Zur Toxikologie der Nitrotoluole und weiteren Nitroaromaten aus rüstungsbedingten Altlasten. Bundesgesundhbl 12:527–536

Kronborg O, Fenger C, Olsen J, Dan Jorgensen O, Sondergaard O (1996) Randomised study of screening for colorectal cancer with fecal-occult-blood test. Lancet 348:1467–1471

Lane D (1998) The promise of molecular oncology. Lancet 351 Suppl II:17–20

Lawton MP, Brody EM (1969) Assessment of older people: Self-maintaining and instrumental activities of daily living. Gerontologist 9:179–186

Lipschitz DA (1995) Age related decline in hematopoetic reserve capacity. Semin Oncol 22 (Suppl 1):3–6

Lipschitz DA Udupa KB (1986) Age and the hematopoetic system. J Am Geriatr Soc 34:448–454

Lorenz W, Koller M, Rothmund M (1994) Entscheidung beim individuellen Patienten – Erfolg und Niederlage der Intuition. Chirurg 65:258–262

Mahony FL, Barthel DW (1965) Functional evaluation. The Barthel Index. Md Med J 14:61–65

Manus B, Braglmann R, Ambrecht U, Stolte M, Sockbrugger RW (1996) Screening for gastrointestinal neoplasia: Efficacy and cost of two different approaches in a clinical rehabilitation centre. Eur J Cancer Prev 5:49–55

Morgan R, Spencer B, King D (1998) Rectal examinations in the elderly: Attitudes of patients and doctors. Age Ageing 27:353–356

Mosseri M, Fingertr HJ, Varticovski L (1993) *In vitro* evidence that myocardial ischemia resulting from 5-fluorouracil-chemotherapy is due to protein kinase C-mediated vasoconstriction of vascular smooth muscle. Cancer Res 53:3028–3033

Nyce J, Weinhouse S, Magee P (1985) 5Methylcytosine depletion during tumor development: An extension of the miscoding concept. Br J Cancer 48:463–475

Olson RD, Mushlin PS (1990) Doxorubicin cardiotoxicity: Analysis of prevailing hypotheses. FASEB J 4:3076–3084

Opalka B (1998) Immuntherapie von Tumorerkrankungen – Probleme und neuere klinische Ergebnisse. Tumordiagn Therapie 19:12–16

O'Reilly S, Conrors JM, Macpherson N (1997) Malignat lymphomas in the elderly. Clin Geriatr Med 13:251–264

Parkin DM (1988) Estimates of the worldwide frequency of sixteen major cancers in 1998. Int J Cancer 41:184–197

Pinquart M (1998) Lebensqualität und Krankheitsbewältigung bei Krebserkrankungen im Alter. Onkologe 4:55–60

Pouillart P, Follezou JY, Palangie T (1994) Long-term results of a randomised trial comparing regimens of cyclophosphamide and fluorouracil with either mitoxantrone or doxorubicin in patients with advanced breast cancer. Eur J Cancer 30 A:715–716

Reuben DB (1997) Geriatric assessment in oncology. Cancer 80:1311–1316

Rothstein G (1993) Hematopoiesis in the aged: A model of hematopoietic dysregulation? Blood 82:2601–2604

Rowe JM, Andersen JW, Mazza JJ (1995) A randomized, placebo controlled phase III study of granulocyte-macrophage-colony-stimulatung factor in adult patients (>55 to 70 years of age) with acute myelogenous leukemia: A study of the Eastern Cooperative Oncology Group (E1490). Blood 86:457–462

Rowe JM, Liesveld JL (1998) Hematopoetic growth factors in acute leukemia. Leukemia 1:328–341

Ruof J, Schöffski O (1998) Verhältnis von Kosten und Nutzen – Grenzen zwischen Optimierung und Rationierung. Z Rheumatol 57:340–344

Sauer H (1991) Zytostatikatherapie beim alten Menschen. Internist 32:479–485

Seyffart G (1991) Drug dosage in renal insufficiency. Kluwer Academic Publishers, Dordrecht Boston London

Siliman R, Ershler WB (1996) Treatment decision-making in the older patient with cancer: Avoiding pitfalls. Cancer in the Elderly, Conference 13–15 Nov 1996, Tampa/FL

Srivastava A, Norris JS, Shmookler R, Goldstein S (1985) c-Ha-ras-1 proto oncogene amplification and overexpression during the limited replicative lifespan of normal human fibroblasts. J Biol Chem 260:6404–6409

Thigpen JT (1999/2000) Ovarian cancer in the older patient. In: Balducci L, Lyman GH, Ershler WB (eds) Comprehensive geriatric oncology. Lippincott, New York (in press)

Ulander K, Jeppsson B, Grahn G (1997) Quality of life and independence in activities of daily living preoperatively and at follow-up in patients with colorectal cancer. Support Care Cancer 5:402–409

Vigliani EC, Saita G (1964) Benzene and leukemia. New Engl J Med 271:872–876

Vital Statistics of the United States (1984) Vital Statistics of the United States II Mortality, Part A, 1950–1983. US Government Printing Office, Washington/DC

Waller DG, Fleming JS, Ramsay B (1991) The accuracy of creatinine clearance without urine collection as a measure of glomerular filtration rate. Postgrad Med J 67:42–46

Wolff H-J (1989) Die Allendorfer Sprengstoffwerke DAG und WASAG. Magistrat der Stadt Stadtallendorf (Hrsg). Selbstverlag

Yancik R (1997) Cancer burden in the aged. An epidemiologic and demographic overview. Cancer 80:1273–1283

Gynäkologische Tumoren

V. Möbus, T. Volm

67.1 Überlegungen zur Therapie 598
67.2 Mammakarzinom 599
67.3 Ovarialkarzinom 602
67.4 Zervixkarzinom 603
67.5 Endometriumkarzinom 604
67.6 Vulvakarzinom 605
67.7 Zusammenfassung 605
Literatur 606

Der Anteil an älteren Frauen im onkologischen Krankengut gynäkologischer Kliniken nimmt zu, was auf die steigende Lebenserwartung und den altersgebundenen Anstieg der Inzidenz der meisten gynäkologischen Tumoren zurückzuführen ist. Das Mammakarzinom, aber auch das Vulvakarzinom, Endometrium- und Ovarialkarzinom sind wie die meisten anderen epithelialen Karzinome typische Alterskarzinome. Die Ursachen dafür sind vermutlich in der langen Expositionsdauer gegenüber Karzinogenen und der nachlassenden Fähigkeit der DNA, Schäden zu reparieren, begründet. Dagegen spielt das Zervixkarzinom im höheren Alter nur eine untergeordnete Rolle.

50% aller malignen Erkrankungen werden bei den über 65jährigen, 30% bei den über 75jährigen und 5% bei den über 85jährigen festgestellt. Die insgesamt zunehmende Inzidenz in diesen Altersgruppen spiegelt sich in einer steigenden Letalität wider, welche alleine in der Altersgruppe der über 75jährigen im letzten Jahrzehnt um über 10% zugenommen hat.

67.1
Überlegungen zur Therapie

Die entscheidende Frage, die *vor* Therapiebeginn beantwortet werden muß, ist die Überlegung, ob die Patientin in kurativer oder nur in palliativer Option behandelt werden kann. Zunächst muß eine verbindliche Einschätzung des operativen Risikos erfolgen, das durch beträchtliche Fortschritte im perioperativen Management und der intensivmedizinischen Betreuung deutlich gemindert werden konnte. Ebenfalls vor Therapiebeginn sollte geklärt werden, ob eine – wenn indiziert – konsequente zytostatische Behandlung möglich ist. Dies gilt insbesondere für das Ovarialkarzinom, bei dem in den meist fortgeschrittenen Stadien nur durch die Kombination von möglichst radikaler Primäroperation und postoperativer Chemotherapie ein kurativer Ansatz besteht.

Zahlreiche Zytostatika können bei alten Patientinnen mit eingeschränkter Leber- oder Nierenfunktion akkumulieren. Der Ausscheidungsmechanismus der Medikamente muß daher bekannt sein, damit bei eingeschränkter Organfunktion eine adäquate Dosismodifikation erfolgen kann. Überwiegend renal ausgeschieden werden von den in der gynäkologischen Onkologie eingesetzten Zytostatika neben Cis- und Carboplatin die Substanzen Methotrexat, Cyclophosphamid, Ifosfamid und 5-Fluorouracil. Bei eingeschränkter Leberfunktion akkumulieren insbesondere Adriamycin, Epirubicin, Mitoxantron, Mitomycin C, Vincristin, Etoposid und Paclitaxel.

Während also die Berücksichtigung der Organfunktion bei zytostatischer Therapie wichtig ist, kann eine Hormontherapie bei älteren Patientinnen mit eingeschränkten Organfunktionen genauso eingesetzt werden wie bei der jüngeren Patientin. Lediglich bei einer hochdosierten Gestagentherapie sollte bedacht werden, daß es neben Blutzuckererhöhungen und einem erhöhten Thromboserisiko zusätzlich zu einer Zunahme der kardiovaskulären Belastung durch die häufig beträchtliche Gewichtszunahme kommen kann.

Bei der Therapie älterer Patientinnen in der Gynäkologie sollte immer beachtet werden, daß der Terminus „ältere" oder auch „alte" Frau sich weniger auf das chronologische Alter der krebskranken Frau als vielmehr auf ihr biologisches Alter beziehen sollte. Dieses biologische Alter ist sicherlich zum großen Teil durch die zugrunde liegende Komorbidität bestimmt. Es ist bekannt, daß die Lebenserwartung älterer krebskranker Menschen durch Mediziner häufig unterschätzt wird. Leider gibt es bisher nur wenige Studien, die ausreichend den Einfluß verschiedener Kofaktoren sowie verschiedener Therapiemodalitäten auf den Verlauf einer Krebserkrankung im

Alter untersuchen. Der Kliniker muß daher seine Entscheidung für oder gegen eine bestimmte Therapie bei älteren Patientinnen häufig ohne fundierte wissenschaftliche Basis treffen. Im folgenden soll ihm das nach heutigem Wissensstand gültige Handwerkszeug zur Betreuung und Therapie älterer Frauen mit Mammakarzinom und gynäkologischen Karzinomen gegeben werden.

67.2 Mammakarzinom

Epidemiologie

Das Mammakarzinom ist der häufigste bösartige Tumor der Frau. Durch die steigende Lebenserwartung kann eine zunehmende Inzidenz bei älteren Frauen beobachtet werden. So ist die Zahl der an Mammakarzinom neu erkrankten Frauen im Alter von über 50 Jahren von 254/100000 im Jahre 1973 auf 365/100000 im Jahre 1994 gestiegen. Bei den unter 50jährigen Frauen stieg die Inzidenz hingegen nur von 29/100000 auf 31/100000. Unter den 30jährigen Frauen erkrankt eine von 2500 Frauen am Mammakarzinom, bei den 70jährigen bereits jede 14. und bei den 80jährigen jede 10. Frau.

Risikofaktoren

Neben dem Alter gibt es noch eine Reihe weiterer Risikofaktoren, die für das Entstehen eines Mammakarzinoms relevant sind (Tabelle 67-1). Neben der familiären Belastung spielt insbesondere die Exposition gegenüber Östrogenen eine Rolle. So gibt es z.B. auch eine Reihe von Hinweisen für einen Zusammenhang zwischen postmenopausaler Hormonsubstitution und Mammakarzinomrisiko. Höchstwahrscheinlich führt die Langzeiteinnahme von Östrogenen (>10 Jahre) zu einer geringgradigen Steigerung der Inzidenz (Colditz et al. 1995; Palmer et al. 1991).

Tabelle 67-1. Ausgewählte Risikofaktoren für das Entstehen eines Mammakarzinoms

Risikofaktoren	Relatives Risiko
Alter (65–69 vs. 30–34 Jahre)	17
Mutter mit Brustkrebs	2–3
Mutter und Schwester mit Brustkrebs	10
Nulliparität oder späte erste Geburt (>30 Jahre)	2–3
Nicht gestillt	1,5
Frühe Menarche (<12 Jahre)	1,5
Späte Menopause (>54 Jahre)	2
Adipositas in der Postmenopause	2
Proliferative Mastopathie	2

Dieser ungünstige Effekt ist allerdings 2–5 Jahre nach Absetzen der Substitutionstherapie voll reversibel. In Anbetracht der ungleich höheren protektiven Effekte der Hormonsubstitution gegenüber Osteoporose und kardiovaskulären Erkrankungen ist aber eine Zurückhaltung gegenüber der hormonellen Substitutionstherapie nicht indiziert.

Früherkennung

Die Hälfte aller Patientinnen mit Mammakarzinom ist bei Erstdiagnose älter als 60 Jahre, $1/3$ älter als 70 Jahre. Leider weisen diese Patientinnen häufig ein bereits fortgeschrittenes Tumorstadium auf. Die Ursache hierfür ist insbesondere im Verzicht auf Früherkennungsmaßnahmen sowohl der älteren Frauen und ihrer behandelnden Ärzte, aber auch in häufig suboptimal durchgeführten Therapien zu suchen. Dabei sind die Zehnjahresüberlebensraten bei über 60jährigen Patientinnen eher günstiger als bei jüngeren Patientinnen desselben Stadiums, so daß Früherkennungsmaßnahmen wie auch stadienangepaßte Therapieansätze gerade bei älteren Frauen ganz klar ihre Berechtigung haben.

Der Nutzen des mammographischen Screenings konnte in skandinavischen und amerikanischen Studien für Frauen älter als 50 Jahre eindeutig belegt werden (Mathiesen u. Flensburg 1992; Kerlikowski et al. 1995). Wurden bei Frauen zwischen dem 50. und 75. Lebensjahr jährliche Screeningmammographien durchgeführt, konnte die Mortalität um 26% gesenkt werden! Dieser Effekt ist auf die Detektion in früheren Stadien zurückzuführen. So sank die durchschnittliche Tumorgröße bei Erstdiagnose eines Mammakarzinoms von 1988 bis 1994 um 7,4%.

Allerdings werden im klinischen Alltag bei über 65jährigen Frauen deutlich weniger Screeningmammographien durchgeführt. So zeigen Daten einer amerikanischen Gesundheitsbehörde von über 2500 Frauen, daß sich im Jahr 1995 von den 40- bis 49jährigen Frauen 74% und von den über 65jährigen Frauen trotz Aufforderung lediglich 48% einer Screeningmammographie unterzogen. Entsprechend wurden in der Gruppe der 40- bis 64jährigen Frauen mit Mammakarzinom signifikant mehr präinvasive Mammakarzinome gefunden als in der Gruppe der über 65jährigen Frauen (Wanebo et al. 1997).

Therapie

Für die Therapie des Mammakarzinoms gibt es definierte Empfehlungen, die im folgenden näher aufgeführt sind. Sie sollten auch im Alter berücksichtigt werden. Eine Abweichung von diesen Therapieleitlinien muß immer sorgfältig durchdacht und begründet werden, da ein solches Vorgehen häufig gleichbedeutend mit einer Verschlechterung der Prognose ist.

Die Daten der bereits oben erwähnten amerikanischen Gesundheitsbehörde über die Behandlung von knapp 6000 Patientinnen mit Mammakarzinom zeigen, daß bei den über 65jährigen Patientinnen häufiger eingeschränkte chirurgische Maßnahmen ergriffen werden als bei jüngeren Patientinnen. So erhielten von den über 65jährigen Patientinnen mit Mammakarzinom im Stadium I 26,6% lediglich eine Lumpektomie ohne weitere operative Therapie. Bei den jüngeren Patientinnen wurden hingegen nur 9,4% auf diese Weise operiert. Das Fünfjahresüberleben in dieser suboptimal operierten Gruppe betrug wie zu erwarten nur 65%, wohingegen Patientinnen mit zusätzlicher Axilladissektion und Nachbestrahlung der Brust zu 95% überlebten (Wanebo et al. 1997).

Die Standardtherapie des Mammakarzinoms besteht aus

- der Lumpektomie oder Mastektomie mit Axilladissektion,
- der adjuvanten Hormon- und/oder Chemotherapie sowie
- der lokalen Strahlentherapie bei brusterhaltender Operation.

Auch im Alter kann die Mehrzahl der Frauen einer brusterhaltenden Therapie zugeführt werden. Es stellt einen gravierenden Irrtum dar zu glauben, daß die Mastektomie für die alte Frau im Gegensatz zur jungen Frau kein Trauma mehr darstellt. Bei sorgfältiger präoperativer Besprechung zeigt sich immer wieder, daß auch die Mehrzahl der alten Frauen eine brusterhaltende Operation der primären Mastektomie vorzieht.

In einer Befragung von älteren Patientinnen über 65 Jahren mit 5 Jahre zuvor operiertem Brustkrebs gaben 50% der Frauen an, Probleme mit ihrem Körperbild zu haben. $^2/_3$ der Frauen litten unter Unsicherheit im Kontakt mit der Außenwelt, was bei der Hälfte zum sozialen Rückzug geführt hatte.

Das Konzept der brusterhaltenden Operation ist aber auch im Senium nur dann zu befürworten, wenn die Patientin einer postoperativen Strahlentherapie zugeführt werden kann. Hierdurch wird das Risiko eines intramammären Rezidives um das 4- bis 6fache gesenkt. Der alleinige Einsatz von Tamoxifen zur Rezidivprophylaxe scheint nicht ausreichend zu sein. So ist der protektive Effekt einer Antiöstrogentherapie mit Tamoxifen auf die Rate intramammärer Rezidive auch nur für Studien mit simultaner Strahlentherapie belegt (Fisher et al. 1989; Dalberg et al. 1998). Es ist zu bedenken, daß der „Scottish Conservation Trial" bei einer alleinigen Tamoxifentherapie ohne Strahlentherapie eine inakzeptabel hohe Rate an intramammären Rezidiven von 25% berichtet hat (Forrest et al. 1996). In andere Studien wird derzeit untersucht, ob unter definierten Bedingungen bei Niedrigrisikokollektiven (hormonrezeptorpositive Tumoren <2 cm Größe) auf eine Nachbestrahlung der Brust oder eine Axilladissektion verzichtet werden kann. Eine solche Therapie hat aber experimentellen Charakter und ist außerhalb kontrollierter Studien nicht zu empfehlen.

Fast alle Patientinnen mit Mammakarzinom werden heute einer adjuvanten Hormon- oder Chemotherapie zugeführt. Durch eine hohe Zahl von Einzelstudien, die in die Metaanalysen der Early Breast Cancer Trialists Collaborative Group (EBCTCG 1998a, 1998b) eingegangen sind, konnte der hochsignifikante Vorteil einer adjuvanten Therapie eindeutig belegt werden. Einschränkend muß allerdings bemerkt werden, daß in alle adjuvanten Therapiestudien nur eine verschwindend geringe Zahl von Patientinnen ≥70 Jahre rekrutiert wurden. Aus diesem Grunde konnte in den Metaanalysen auch keine getrennte altersspezifische Analyse für dieses Patientenkollektiv durchgeführt werden.

Als weitere Leitlinie für die adjuvante Therapie des Mammakarzinoms gelten die Empfehlungen der Konsensuskonferenz in St. Gallen, die zuletzt im März 1998 abgehalten wurde. Tabelle 67-2 zeigt die Einteilung in Risikogruppen beim nodal negativen Mammakarzinom, Tabelle 67-3 die Empfehlungen zur adjuvanten Therapie des nodal negativen wie des nodal positiven Mammakarzinoms im Senium. Der Begriff des Seniums wurde bei dieser Konferenz dabei erstmalig nicht mehr an ein bestimmtes Lebensalter gebunden. Vielmehr soll Senium nun dasjenige Lebensalter bezeichnen, welches einen biologischen

Tabelle 67-2. Konsensuskonferenz St. Gallen 1998: Einteilung in Risikogruppen beim nodalnegativen Mammakarzinom (*ER* Östrogenrezeptor, *PR* Progesteronrezeptor)

Prognosefaktoren	Niedriges Risiko[a]	Mittleres Risiko[a]	Hohes Risiko[b]
Tumorgröße	T ≤1 cm	T 1,1–2 cm	T ≥2,1 cm oder
Grading	1	1–2	G 2–3 oder
Hormonrezeptoren	ER+ und/oder PR+	ER+ und/oder PR+	ER– und PR– oder
Alter	>35 Jahre	>35 Jahre	≤35 Jahre

[a] Alle Kriterien müssen erfüllt sein.
[b] Ein Kriterium muß erfüllt sein.

Tabelle 67-3. Konsensuskonferenz St. Gallen 1998: Empfehlungen zur adjuvanten Therapie des Mammakarzinoms im Senium (*CT* Chemotherapie)

	Nodal negativ niedriges Risiko	Nodal negativ mittleres Risiko	Nodal negativ hohes Risiko	Nodal positiv
ER+ und/oder PR+	Keine Therapie oder Tamoxifen	Tamoxifen	Tamoxifen	Tamoxifen (+CT)[a]
ER– und PR–	Keine Therapie	Keine Therapie	(CT)[a]	CT

[a] Falls Patientin eine Chemotherapie nach Nutzen-/Risikoaufklärung wünscht.

Zustand kennzeichnet, der eine „klassische" Standardtherapie verbietet.

Folgende Ergebnisse aus den Metaanalysen müssen in die Überlegungen zur adjuvanten Therapie der alten Patientin mit Mammakarzinom einfließen:

- Patientinnen mit einem positiven (Östrogen *und/oder* Progesteron) oder unbekannten Hormonrezeptor haben einen hochsignifikanten Überlebensvorteil durch eine adjuvante Tamoxifentherapie. Diese soll über einen Zeitraum von 5 Jahren erfolgen, wobei eine Dosierung von 20 mg/Tag ausreichend ist. Die letzte Metaanalyse berichtete für dieses Kollektiv eine Reduktion der Mortalität von 26% im Vergleich zur Kontrollgruppe.
- Bei Patientinnen mit hormonrezeptornegativen Tumoren (Östrogen- und Progesteronrezeptor <10 fmol/mg Protein) hingegen senkt die adjuvante Gabe von Tamoxifen weder die Rezidivhäufigkeit noch die Mortalität.
- Die Kombination von Tamoxifen und Chemotherapie ist auch bei der postmenopausalen Patientin einer alleinigen Chemotherapie überlegen. Allerdings ist der zusätzliche Benefit bei Frauen über 75 Jahren relativ gering, so daß nur bei Frauen in sehr gutem gesundheitlichen Zustand die endokrine Therapie durch eine Chemotherapie ergänzt werden sollte.
- Das relative Risiko, an einem Endometriumkarzinom zu erkranken, wird durch Tamoxifen um den Faktor 7,5 erhöht. Die absolute Zunahme an Endometriumkarzinomen ist aber nur halb so hoch wie die absolute Abnahme der Zahl der kontralateralen Mammakarzinome. 88% der durch Tamoxifen induzierten Endometriumkarzinome sind im prognostisch günstigen Stadium FIGO I (vgl. Tabelle 67-7). Bedenken gegen die adjuvante Tamoxifentherapie oder die Forderung nach einer routinemäßigen sonographischen Verlaufskontrolle der Endometriumsdicke unter Tamoxifeneinnahme sind daher nicht indiziert. Tritt unter Tamoxifen eine Postmenopausenblutung auf, so müssen diese Frauen selbstverständlich einer histologischen Abklärung zugeführt werden.

Die Tamoxifentherapie ist nahezu nebenwirkungsfrei und kann im Gegensatz zu einer Chemotherapie auch bei Patientinnen mit eingeschränkter Organfunktion unbedenklich appliziert werden. Im Senium sollte die Tamoxifentherapie daher bei rezeptorpositiven Tumoren eindeutig einer Chemotherapie vorgezogen werden.

Probleme bei der adjuvanten Therapieempfehlung gibt es im Senium daher nur bei Patientinnen mit hormonrezeptornegativen Tumoren, die für eine Tamoxifentherapie nicht geeignet sind. Die Empfehlungen der Konsensuskonferenz von 1998 lassen für dieses Kollektiv auch im Senium bewußt die Möglichkeit zu einer Polychemotherapie offen. In Frage kommt entweder eine Kombinationstherapie mit 6 Doppelzyklen CMF (Cyclophosphamid, Methotrexat, 5-Fluorouracil; Tag 1 und 8) oder eine 4malige Chemotherapie mit Epirubicin und Cyclophosphamid (90/600 mg/m^2). Die Entscheidung hierzu muß in Abhängigkeit vom biologischen Alter der Patientin unter Berücksichtigung ihrer Organfunktion getroffen werden. Wird allerdings die Entscheidung zu einer Chemotherapie getroffen, so sollten keine Kompromisse in bezug auf die erforderliche Dosis erfolgen. Ist von vornherein abzusehen, daß die Chemotherapie nicht in der vorgesehenen Dosierung verabreicht werden kann, so sollte davon Abstand genommen werden, da der Profit der Patientin durch eine suboptimal dosierte Chemotherapie nur minimal ist.

Bei der palliativen Therapie des metastasierten Mammakarzinoms steht im Senium eindeutig die Hormontherapie im Vordergrund. Neben Tamoxifen kommen spezifische Aromatasehemmer (Femara, Arimidex) sowie hochdosierte Gestagene (Medroxyprogesteronacetat, Megestrolacetat) in Frage. Bei Versagen aller endokrinen Substanzklassen oder bei primär prognostisch ungünstigen und hormonrezeptornegativen Tumoren kann auch eine Chemotherapie indiziert sein. Im Gegensatz zur adjuvanten Therapieempfehlung sind in der palliativen Situation auch Monotherapien sinnvoll. Hier kommen insbesondere Mitoxantron und Vinorelbin in Frage. Bei fortgeschrittener ossärer Filialisierung mit Frakturgefährdung im tragenden Skelett, wie z.B. im Femurbereich, ist auch im fortgeschrittenem Alter häufig eine Indikation zu palliativen operativen Maßnahmen gegeben. Symptomatische Schmerzzustände können meist mit gutem palliativen Effekt einer lokalen Strahlentherapie zugeführt werden.

67.3 Ovarialkarzinom

Epidemiologie
Die Neuerkrankungsrate des malignen Ovarialkarzinoms ist altersabhängig. In der Gruppe der 40- bis 44jährigen Frauen beträgt die Rate 15 Neuerkrankungen pro 100000 Frauen/Jahr und steigt in der Altersgruppe der 75- bis 79jährigen auf 57 Neuerkrankungen pro 100000 Frauen/Jahr an. 48% der Patientinnen sind älter als 65 Jahre.

Risikofaktoren
Als Risikofaktoren für die Entstehung des Ovarialkarzinoms gelten u.a. eine familiäre Belastung und die Dauer der ovariellen Aktivität (Tabelle 67-4). Alle Zustände, die mit einer Reduktion der ovulatorischen Zyklen verbunden sind, wie z.B. Einnahme oraler Kontrazeptiva, Schwangerschaften oder frühe Menopause, reduzieren die Inzidenz dieses Karzinoms.

Prognose
Das epitheliale Ovarialkarzinom ist das prognostisch ungünstigste Genitalkarzinom der Frau. Es hat von den gynäkologischen Karzinomen die höchste Mortalität und ist die vierthäufigste Todesursache an Krebs bei Frauen. 75% der Patientinnen befinden sich zum Zeitpunkt der Diagnose in den fortgeschrittenen Stadien FIGO III und IV (Tabelle 67-5). Trotz adäquater Therapie liegt das Fünfjahresüberleben im FIGO-Stadium III nur bei 15–20%, im Stadium IV erfolgt eine Heilung nur in Einzelfällen. Eine Verbesserung der Prognose durch Optimierung der Screeningmaßnahmen, wie z.B. beim Mamma- und Zervixkarzinom, ist beim Ovarialkarzinom nicht zu erwarten. Dies wird durch die kurze Latenzzeit des Tumors und die lange Symptomfreiheit verhindert.

Tabelle 67-4. Risikofaktoren für die Entstehung des Ovarialkarzinoms

Risikofaktor	Relatives Risiko
Alter (70 vs. 40 Jahre)	6
Angehörige mit Ovarialkarzinom	3–4
Zwei Angehörige mit Ovarialkarzinom	8–10
Kinderlosigkeit	2–3
Frühe Menarche	1,5
Späte Menopause	1,5–2
Einnahme oraler Kontrazeptiva	0,3–0,5
Frühe Menopause (<45)	0,5–0,7

Tabelle 67-5. Ovarialkarzinom – FIGO-Stadien (Kurzfassung)

FIGO	TNM	Ausdehnung
I	T1	Auf die Ovarien begrenzt
II	T2	Tumorausbreitung im Becken
III	T3	Peritonealmetastasen außerhalb des kleinen Beckens und/oder Metastasen an der Leberkapsel
IV	M1	Fernmetastasen (Leber, Lunge, Pleura)

Die Gesamtüberlebensraten beim epithelialen Ovarialkarzinom differieren in den unterschiedlichen Altersgruppen beträchtlich. Frauen unter 45 Jahren überleben die ersten 5 Jahre zu 70%, während über 75jährige Frauen nur zu 20% überleben (Gloeckler Ries 1993). Selbst in den fortgeschrittenen Stadien bleibt dieser Unterschied bestehen: 45% der unter 45jährigen, aber nur 13% der 65- bis 74jährigen leben nach 5 Jahren.

Therapie
Die Ursache für diese beträchtlichen Unterschiede liegt sicherlich hauptsächlich in der suboptimalen Therapie, die bei älteren Patientinnen eingesetzt wird. Meist erfolgt weder eine radikale Operation noch wird eine platinhaltige Chemotherapie eingesetzt (Muñoz et al. 1997). Das ist insofern verständlich, als daß die Standardtherapie des Ovarialkarzinoms für die Patientin außerordentlich belastend ist. Allerdings haben auch hier eigene Erfahrungen gezeigt, daß ältere Frauen mit gutem Allgemeinbefinden (Perfomancestatus) eine aggressive Therapie durchaus tolerieren und den Benefit, der mit einer solchen Therapie verbunden ist, gerne für sich nutzen, falls der behandelnde Arzt ihnen die Möglichkeit zur eigenen Entscheidung gibt. Allerdings gilt speziell bei der Therapie des Ovarialkarzinoms, daß die Behandlung der älteren Frauen aufgrund der ihnen eigenen Probleme postoperativer und onkologisch-internistischer Art eher in ein mit solchen Therapien erfahrenes Zentrum gehört. Nur so wird es möglich werden, bei diesem prognostisch ungünstigen Tumor auch älteren Patientinnen eine annähernd gleiche Prognose wie jüngeren Patientinnen zu ermöglichen.

Die Standardtherapie des Ovarialkarzinomes besteht aus einer möglichst radikalen Primäroperation (Hysterektomie, Adnexektomie beiderseits, Appendektomie, intraabdominales Debulking, Omentektomie, Lymphknotensampling, wenn nötig auch ausgedehnte Darmresektion) und einer platinhaltigen Chemotherapie. Der größte intraperitoneal verbliebene Tumordurchmesser ist neben dem Performancestatus der wichtigste Prognosefaktor. Makroskopisch radikal operierte Patientinnen haben eine deutlich günstigere Prognose als Patientinnen mit einem größeren Resttumordurchmesser von 2 cm oder gar mit „bulky disease". Aufgrund der ausgedehnten Operation ist sowohl intraoperativ als auch postoperativ eine intensivmedizinische Betreuung aller und insbesondere der alten Patientin unbedingt notwendig.

Nur die Kombination von möglichst radikaler Primäroperation und einer postoperativen platinhaltigen Chemotherapie ermöglicht einen kurativen Ansatz. Der derzeit gültige Chemotherapiestandard besteht aus einer Kombination aus Carboplatin und Paclitaxel (du Bois et al. 1998). Carboplatin bietet aufgrund seines günstigen Toxizitätsprofiles (geringere Neuro-, Oto- und Nephrotoxizität) deutliche Vorteile gegenüber dem früher angewandten Cisplatin. Beide Substanzen werden fast ausnahmslos renal eliminiert. Trotz bereits bestehender Nierenfunktionseinschränkung halten ältere Menschen über lange Zeit einen normalen Serumkreatininspiegel aufrecht, so daß die Nierenfunktion häufig überschätzt wird. Die reale Nierenfunktion kann daher am besten mit Hilfe der Kreatininclearance (GFR) erfaßt werden. Die Dosis von Carboplatin, für die es einen strikten Zusammenhang zwischen renaler und totaler Elimination gibt, muß an die jeweilige glomeruläre Filtrationsrate angepaßt werden. Nach Calvert et al. (1989) wird die zu verabreichende Dosis Carboplatin durch die Fläche unter der Kurve (AUC) der freien Carboplatinkonzentration im Serum gegen die Zeit aufgetragen und die glomeruläre Filtrationsrate (GFR) bestimmt:

Carboplatingesamtdosis (in mg) = $AUC \times (GFR + 25)$.

Die empfohlene Carboplatin-AUC liegt bei 5 mg/ml/min, unabhängig davon, ob eine Monotherapie oder eine Kombinationstherapie erfolgen soll.

In der Rezidivsituation des Ovarialkarzinoms gibt es keinen kurativen Ansatz mehr. Bei einem therapiefreien Intervall > 1 Jahr sollte ein Reinduktionsversuch mit Carboplatin erfolgen. Bei einem kürzeren Intervall steht eine Reihe von wirksamen Substanzen wie Paclitaxel, Topotecan, Etoposid, Gemcitabin und den Alkylantien zur Verfügung. Die Remissionserwartung liegt hierbei nicht über 20–30 %. Der Stellenwert einer nebenwirkungsfreien Hormontherapie ist äußerst limitiert. Bei langem Krankheitsverlauf oder bestehender Kontraindikation zu einer Chemotherapie können Tamoxifen oder GnRH-Analoga probatorisch angewendet werden.

Da der Tumormarker CA-125 bei über 90 % der Patientinnen in der Rezidivsituation erhöht ist, kann ein Ansprechen auf die Therapie am Markerverlauf sehr gut beurteilt werden. Insbesondere älteren Patientinnen kann man so die subjektiv belastenden Bildgebungsverfahren häufig ersparen. Die Bestimmung des Tumormarkers ist weiterhin sinnvoll, um frühzeitig das Versagen einer nebenwirkungsreichen und für die Patientin anstrengenden Chemotherapie zu erkennen.

67.4 Zervixkarzinom

Pathogenese

Ein ursächlicher Zusammenhang zwischen einer Infektion mit humanpathogenen Papillomaviren (HPV) Typ 16 und 18 und der Genese des Zervixkarzinoms gilt mittlerweile als bewiesen. Während der Altersgipfel genitaler HPV-Infektionen zwischen dem 20. und 24. Lebensjahr liegt und dann kontinuierlich abfällt, steigt die Inzidenz des invasiven Zervixkarzinoms während der reproduktiven Jahre kontinuierlich an und erreicht den Altersgipfel zwischen 40 und 60 Jahren. Die Erkenntnis, daß humane Papillomviren als Karzinogene wirken, führt dazu, daß alle bisher etablierten Risikofaktoren, wie z.B. sozioökonomische Faktoren und Anzahl der Sexualpartner, auf ihre Unabhängigkeit von HPV untersucht werden müssen.

Aufgrund der vorgenannten viralen Genese nimmt die Inzidenz des Zervixkarzinoms nach dem 60. Lebensjahr deutlich ab. Dies dürfte auf geringere Exposition (weniger Sexualkontakte), den Erwerb von Immunität und hormonelle Veränderungen zurückzuführen sein.

Früherkennung

Das Zervixkarzinom kann durch regelmäßige Vorsorgeuntersuchungen (Pap-Abstriche und Kolposkopie) fast immer in Vor- und Frühstadien entdeckt werden. Allerdings hat es bei Auftreten von Symptomen häufig bereits ein fortgeschrittenes Stadium erreicht. Somit ist auch für ältere Frauen eine regelmäßige gynäkologische Untersuchung unbedingt empfehlenswert. Leider sinkt die Akzeptanz von Vorsorgeuntersuchungen mit steigendem Alter, so daß relativ betrachtet mehr alte Patientinnen erst in einem fortgeschrittenen Tumorstadium zur stationären Aufnahme gelangen. Hier ist unbedingt Aufklärungsarbeit erforderlich.

Therapie

Solange das Zervixkarzinom prinzipiell operabel ist, sich also auf die Tumorstadien FIGO I und II beschränkt (Tabelle 67-6), liegt die Fünfjahresheilung zwischen 75–90 % bzw. 50–70 %. Man neigt in diesen Fällen in deutschen häufiger als in US-amerikanischen Zentren zur radikalen Operation nach Wertheim-Meigs (Piver III). Ohne an dieser Stelle die Dis-

Tabelle 67-6. Zervixkarzinom – FIGO-Stadien (Kurzfassung)

FIGO	TNM	Ausdehnung
I	T1	Auf die Cervix uteri begrenzt
II	T2	Ausbreitung über den Uterus hinaus, aber kein Befall von Beckenwand oder unterem Drittel der Vagina
III	T3	Ausbreitung zur Beckenwand oder Befall des unteren Scheidendrittels oder Hydronephrose
IVa	T4	Befall von Harnblase oder Rektum oder Ausbreitung über das kleine Becken hinaus
IVb	M1	Fernmetastasen, einschließlich paraaortale Lymphknotenmetastasen

Tabelle 67-7. Korpuskarzinom – FIGO-Stadien (Kurzfassung)

FIGO	TNM	Ausdehnung
I	T1	Begrenzung auf Corpus uteri
II	T2	Beteiligung der Zervix
III	T3	Ausbreitung jenseits des Uterus, einschließlich paraaortale Lymphknotenmetastasen
IVa	T4	Befall von Harnblase oder Rektum oder Ausbreitung über das kleine Becken hinaus
IVb	M1	Fernmetastasen

kussion aufgreifen zu wollen, ob das operative Management einer alleinigen kombinierten Strahlentherapie überlegen ist oder nicht, muß man sich bei einer über 75jährigen Patientin sicherlich die Frage stellen, ob eine kombinierte Strahlentherapie einer ausgedehnten Operation nicht vorzuziehen ist. Zum einen bietet eine kombinierte Strahlentherapie (intrakavitäre Kontaktbestrahlung und perkutane Bestrahlung) gute Langzeitergebnisse, zum anderen besteht die Möglichkeit, daß bei einer primären Operation tumorös befallene Lymphknoten nachgewiesen werden und sich dann noch die Empfehlung zu einer additiven Strahlentherapie anschließen muß. Dies würde eine zusätzliche Belastung der Patientin bedeuten.

Viele Jahrzehnte war es unklar, ob Cisplatin und andere Chemotherapeutika als Chemosensitizer in der Lage sind, die Effizienz der Strahlentherapie noch zu steigern. Aktuell wurden mehrere Arbeiten publiziert, die erstmals die Überlegenheit einer kombinierten Chemo-/Strahlentherapie im Vergleich zu einer alleinigen Strahlentherapie beweisen (Rose et al. 1999). Ob die kombinierte Radio-/Chemotherapie auch für die alte Patientin eine Option darstellt, kann noch nicht abschließend beurteilt werden.

67.5
Endometriumkarzinom

Das Endometriumkarzinom ist das häufigste Karzinom des weiblichen Genitales. Eine Zunahme in den westlichen Ländern ist unverkennbar.

Hauptsächliche Risikofaktoren sind Adipositas, Hypertonie und Diabetes sowie eine alleinige Östrogensubstitution (ohne Gestagene) im Klimakterium, die heutzutage bei Frauen mit erhaltener Gebärmutter allerdings obsolet ist. Obwohl es keine Screeninguntersuchungen gibt und das Leitsymptom die „symptomatische Postmenopausenblutung" ist, befinden sich ca. 75% der Tumoren bei Erstdiagnose noch in dem günstigen Stadium FIGO I (Tabelle 67-7) mit einer Fünfjahresüberlebensrate zwischen 75 und 90%. Erfreulicherweise veranlaßt das Auftreten einer Postmenopausenblutung auch ältere Frauen, die sonst keine Vorsorgeuntersuchungen wahrnehmen, fast ausnahmslos zum sofortigen Arztbesuch.

Leider stellt beim Endometriumkarzinom das Alter per se einen wichtigen Prognosefaktor dar. Bei älteren Frauen sind die Karzinome häufiger entdifferenziert, hormonrezeptornegativ und haben eine ungünstigere Histologie.

Therapie

Die Diagnose eines Endometriumkarzinoms wird durch eine fraktionierte Abrasio – möglichst in Kombination mit einer Hysteroskopie – histologisch gesichert. Die Operation führt zu besseren Heilungsergebnissen als eine alleinige Strahlentherapie. Die Minimaloperation besteht aus einer abdominalen Hysterektomie unter Mitnahme einer kurzen Scheidenmanschette, einer beidseitigen Adnexektomie und der Entnahme einer Spülzytologie. Intraoperativ muß der Uterus aufgeschnitten und vom Pathologen befundet werden. Ist das Myometrium über die innere Hälfte hinaus vom Tumor infiltriert, erfolgt eine pelvine und, wenn dies intraoperativ vertretbar ist, auch eine paraaortale Lymphonodektomie. Bei sehr alten Frauen in schlechtem Allgemeinzustand oder mit ausgeprägter Komorbidität kann ausnahmsweise der vaginale Zugang gewählt werden. Eine Lymphonodektomie ist von einem vaginalen Zugang aus jedoch nicht möglich.

Bei einer Infiltrationstiefe des Myometriums von >50% wird zusätzlich eine perkutane postoperative Strahlentherapie empfohlen. Die Indikationsstellung zur vaginalen Kontakttherapie sollte auch bei günstiger Prognose großzügig erfolgen, da das Auftreten von Scheidenstumpf- und Introitusrezidiven durch eine solche Therapie signifikant gemindert werden kann. Adjuvante medikamentöse Therapien sind beim Endometriumkarzinom nicht indiziert. Obwohl ²/₃ der Tumoren hormonrezeptorpositiv sind und in der Palliativsituation auf eine Gestagentherapie gut ansprechen, kann mit einer adjuvante Hormontherapie kein Benefit für die Patientin erreicht werden.

In der Palliativsituation kann man durch eine Kombinationschemotherapie (z. B. mit Epirubicin/ Cyclophosphamid) oder eine Hormontherapie (bevorzugt hochdosierte Gestagene, weniger Tamoxifen) zeitlich limitiert bei etwa 30–60 % der Patientinnen einen Therapieeffekt erzielen (Sevin u. Angioli, 1996).

67.6 Vulvakarzinom

Das seltene Vulvakarzinom ist eine Erkrankung des höheren Lebensalters. Die höchste Inzidenz wird bei etwa 75 Jahre alten Frauen gesehen. Das Vorkommen von HPV-Genomen läßt vermuten, daß eine Infektion mit HPV-Viren zumindest bei einem Teil der Vulvakarzinome an der Karzinogenese beteiligt ist. Entsprechend treten bei bis zu 15 % der Vulvakarzinome Zweitneoplasien im Bereich der Zervix auf.

Früherkennung

Auch das Vulvakarzinom ließe sich durch eine regelmäßige Vorsorge fast ausnahmslos in Frühstadien diagnostizieren. Ein Großteil der Patientinnen mit Vulvakarzinomen kommt aber erst in fortgeschrittenen Stadien zur klinischen Behandlung. An dieser Verschleppung sind nicht nur die meist älteren Patientinnen, sondern in einem hohen Prozentsatz auch deren Ärzte beteiligt, welche die Befunde aufgrund ihres seltenen Auftretens verkennen, jahrelang mit den verschiedensten Salben behandeln oder einen Pruritus bei der alten Patientin ohne eingehende Untersuchung nur symptomatisch therapieren.

Therapie

Die Therapie des Vulvakarzinoms basiert auf der radikalen operativen Behandlung. Diese besteht aus einer radikalen Vulvektomie und einer bilateralen inguinalen Lymphonodektomie. Der Primärtumor muß mit einer Gewebsmanschette von mindestens 1–2 cm im Gesunden entfernt werden. Die radikale operative Therapie ist einer alleinigen Strahlentherapie deutlich überlegen. Das größte Problem der operativen Therapie liegt in einer gestörten Wundheilung (Wundnekrose und Infektion) der Vulva wie auch der Leisten.

Die Fünfjahresüberlebensraten fallen signifikant von 70–100 % bei Patientinnen ohne auf 21–42 % bei Patientinnen mit inguinalen Lymphknotenmetastasen (DiSaia u. Creasman 1993). Die optimale Therapie von Patientinnen mit inguinalen Lymphknotenmetastasen ist bis heute nicht klar festgelegt. Während bei nur einem positiven Lymphknoten kein Unterschied zwischen einer postoperativen Strahlentherapie oder einer pelvinen Lymphonodektomie nachgewiesen werden konnte (Homesley et al. 1986), ist bei 2 oder mehr inguinalen Lymphknotenmetastasen die postoperative Strahlentherapie der pelvinen Lymphadenektomie überlegen (Zweijahresüberlebensrate von 60 vs. 35 %).

Fortgeschrittene Vulvakarzinome mit einem Primärtumor, der die Grenzen der Vulva überschritten hat (T4), können entweder ultraradikal operiert werden (Beckeneviszeration und radikale Vulvektomie) oder mit einer Kombination aus präoperativer Strahlentherapie, individualisierter Vulvektomie und inguinaler Lymphadenektomie behandelt werden. Hierbei muß man sich aber immer im klaren darüber sein, daß diese Eingriffe nahezu ausnahmslos palliativen Charakter haben und dem Allgemeinzustand der Patientin angepaßt werden müssen. Dementsprechend sind insbesondere die ausgedehnteren Operationen bei älteren Frauen nur dann zu empfehlen, wenn keine Komorbidität vorliegt.

67.7 Zusammenfassung

Mamma-, Zervix- und Vulvakarzinom lassen sich durch eine regelmäßige Vorsorge bzw. Früherkennung im Frühstadium oder gar im präinvasiven Stadium erkennen. Da ältere Frauen diese Möglichkeiten nur selten wahrnehmen bzw. ihnen solche Möglichkeiten verwehrt werden, haben sie häufig aufgrund eines fortgeschrittenen Tumorstadiums eine schlechtere Prognose als jüngere Frauen. Hier könnte eine intensive Aufklärungsarbeit einen deutlichen Benefit bringen.

Des weiteren wird bei älteren Frauen häufig eine suboptimale Therapie ihrer Karzinomerkrankung durchgeführt. Das perioperative Management und die Durchführung einer Chemotherapie muß zwar den individuellen Allgemeinzustand und die Organfunktion der älteren Frau adäquat berücksichtigen, allerdings werden zu häufig und unnötigerweise Therapiestandards verletzt. Dies geschieht meist aufgrund einer Unterschätzung der tatsächlichen Lebenserwartung sowie der objektiven Therapiefähigkeit der Patientin. Werden Therapiestandards verletzt, so ist dies häufig, wie z. B. beim Mamma- und Ovarialkarzinom, gleichbedeutend mit einer schlechteren Prognose.

Durch Studien, die gezielt mit und für ältere Patientinnen ausgerichtet sind, könnte sicherlich in Zukunft klarer gezeigt werden, bei welchen Subkollektiven der älteren Patientinnen eine Individualisierung der Therapie tatsächlich erforderlich ist und so die Prognose der Gesamtgruppe verbessert werden.

Literatur

Calvert AH, Newell DR, Gumbrell LA et al. (1989) Carboplatin dosage: Prospective evaluation of a simple formula based on renal function. J Clin Oncol 7:1748–1756

Colditz GA, Hankinson SE, Hunter DJ et al. (1995) The use of estrogens and progestins and the risk of breast cancer in postmenopausal women. N Engl J Med 332:1589–1593

Dalberg K, Johansson H, Johansson U, Rutqvist LE (1998) A randomized trial of long term adjuvant tamoxifen plus postoperative radiation therapy versus radiation therapy alone for patients with early stage breast carcinoma treated with breast-conserving surgery. Cancer 82:2204–2211

DiSaia PJ, Creasman WT (1993) Clinical gynecologic oncology. Mosby-Year Book, St. Louis, pp 238–272

Du Bois A, Richter B, Warm M, Costa S, Bauknecht T, Lück H-J, Meier W, Möbus V for the AGO Study Group (1998) Cisplatin/Paclitaxel vs. Carboplatin/Paclitaxel as first-line treatment in ovarian cancer. Proc ASCO 17:1395 (abstract)

Early Breast Cancer Trialists' Collaborative Group (1998a) Polychemotherapy for early breast cancer: An overview of the randomised trials. Lancet 352:930–943

Early Breast Cancer Trialists' Collaborative Group (1998b) Tamoxifen for early breast cancer: An overview of the randomised trials. Lancet 351:1451–1467

Fisher B, Costantino J, Redmond C et al. (1989) A randomized clinical trial evaluating tamoxifen in the treatment of patients with node negative breast cancer who have estrogen-receptor-positive tumors. N Engl J Med 320:479–484

Forrest AP, Stewart HJ, Everington D et al. (1996) Randomised controlled trial of conservation therapy for breast cancer: 6-year analysis of the Scottish trial. Lancet 348:708–713

Gloeckler Ries LA (1993) Ovarian cancer: Survival and treatment differences by age. Cancer 71:524–529

Homesley HD, Bundy BN, Sedlis A, Adcock L (1986) Radiation therapy versus pelvic node resection for carcinoma of the vulva with positive groin nodes. Obstet Gynecol 68:733–739

Kerlikowski K, Grady D, Rubin SM, Sandrock C, Emster VL (1995) Efficacy of screening mammography. A meta-analysis. JAMA 273:149–154

Mathiesen TI, Flensburg HJ (1992) Breast cancer mortality reduction in three current randomized mammographic screening trials. Breast Dis 5:91–98

Muñoz KA, Harlan L, Trimble EL (1997) Patterns of care for women with ovarian cancer in the United States. J Clin Oncol 15:3408–3415

Palmer JR, Rosenberg L, Clarke EA, Miller DR, Shapiro S (1991) Breast cancer risk after estrogen replacement therapy: Results from the Toronto Breast Cancer Study. Am J Epidemiol 134:1386–1395

Rose PG, Bundy BN, Watkins EB et al.(1999) Concurrent cisplatin-based radiotherapy and chemotherapy for locally advanced cervical cancer. N Engl J Med 340:1144–1153

Sevin BU, Angioli R (1996) Uterine corpus. In: Sevin BU, Knapstein PG, Köchli OR (eds) Multimodality therapy in gynecologiy oncology. Thieme, Stuttgart, pp 59–82

Wanebo HJ, Cole B, Chung M, Vezeridis M, Schepps B, Fulton J, Blank K (1997) Is surgical management compromised in elderly patients with breast cancer? Ann Surg 225:579–586

Osteoporose und Knochenstoffwechsel

L. Pientka

68.1 Pathophysiologie 607
68.2 Epidemiologie 608
68.2.1 Frakturen 609
68.2.2 Komplikationen 609
68.2.3 Risikofaktoren 610
68.3 Diagnostik 611
68.3.1 Anamnese 611
68.3.2 Sturzrisikoabklärung 613
68.3.3 Klinische Untersuchung und Labor 613
68.3.4 Röntgen 614
68.3.5 Knochendichtemessung 614
68.4 Therapie 615
68.4.1 Behandlung akuter Zustände 615
68.4.2 Körperliche Bewegung 615
68.4.3 Kalzium 615
68.4.4 Vitamin D 617
68.4.5 Basistherapie mit Kalzium, Vitamin D und Geschlechtshormonen 617
68.4.6 Bisphosphonate 618
68.4.7 Fluoride 618
68.4.8 Calcitonin 618
68.5 Zusammenfassung 618
Literatur 618

Die Osteoporose gehört zu den Volkskrankheiten, die bisher keine ausreichende Beachtung erfahren hat. Als Gründe sind u.a. zu nennen:

- der wenig spektakuläre Verlauf der Erkrankung (z.B. niedrige Mortalität in den jüngeren Jahrgängen),
- das gering ausgeprägte Bewußtsein, daß es sich um eine Krankheit und nicht um einen „normalen" Alterungsprozeß handelt,
- die Notwendigkeit einer langfristigen Perspektive und
- die häufig fehlende Kenntnis der vorhandenen effektiven Behandlungsmaßnahmen.

Hinzu kommt die in Deutschland hitzig geführte Diskussion um den Stellenwert, den die Knochendichtemessung bei der Diagnostik der Osteoporose einnehmen sollte. Die Osteoporose ist in der Vergangenheit zum einen über die Knochendichte und zum anderen über das Auftreten von Frakturen definiert worden. In einer breit akzeptierten Definition wird sie als „systematische Skeletterkrankung, charakterisiert durch eine Verminderung der Knochenmasse und Verschlechterung der Mikroarchitektur des Knochengewebes mit entsprechend reduzierter Festigkeit und erhöhter Frakturneigung" gekennzeichnet. In einer Publikation der WHO (Kanis 1994) ist nun der Versuch unternommen worden, diese beiden unterschiedlichen Aspekte der Osteoporose in einer Definition zu vereinen.

- Von niedriger Knochendichte oder Osteopenie wird dann gesprochen, wenn die Knochendichte zwischen 1–2,5 Standardabweichungen (SD) unterhalb des Mittelwerts gesunder junger Frauen liegt.
- Eine Osteoporose bei Frauen wird dann definiert als Knochendichte ≥2,5 SD unterhalb des Mittelwerts gesunder junger Frauen.
- Als schwere oder manifeste Osteoporose werden die Personen klassifiziert, bei denen zusätzlich eine Fraktur vorliegt.

68.1 Pathophysiologie

Der Knochen wird aktiv verändert durch einen gekoppelten Prozeß von Knochenaufbau und -abbau. Bei Frauen wird die höchste Knochenmasse („peak bone mass") zwischen dem 25 und 35. Lebensjahr erreicht. Nach dieser „Modelierungsphase", die zur Skelettreife führt, wird das Knochengewebe regelmäßig erneuert. Dabei entstehen durch Osteoklasten Resorptionslücken, die durch Osteoblasten wieder aufgefüllt werden. Durch die Rekalzifizierung der Knochenmatrix ist der Knochenumbau („bone remodeling") dann abgeschlossen. Unter optimalen Bedingungen sind nach Beendigung dieses Umbauprozesses die Resorptionslücken komplett mit neuem Knochen gefüllt. Allerdings endet dieser Umbauprozeß bei postmenopausalen Frauen und älteren Menschen häufig mit einem Defizit, d.h. das Überwiegen des Knochenabbaus gegenüber dem -aufbau führt zu einem Nettoverlust an Knochenmasse. Nach der Menopause führt dieser Umbauprozeß zu einem starken Abbau der Knochenmasse (ca. 3–7% pro Jahr). Dieser hält bis zu 7 Jahren an. Danach sinkt die Verlustrate auf ca. 1–2%.

Ähnliche Daten für Männer zeigen, daß auch bei diesen ein langsamer Knochenabbau zu beobachten ist. Dieser beginnt allerdings bei einem höheren Ausgangswert an Knochenmasse.

Für die pathophysiologischen Prozesse an den unterschiedlichen Knochen und histomorphologische Untersuchungen sei auf die weiterführende Literatur verwiesen (Marcus et al. 1996).

Für die Pathogenese der Osteoporose existieren eine Reihe von Hypothesen (z. B. Kalziumdefizit mit sekundärem Hyperparathyreoidismus, Östrogendefizite bei der Frau), die aber hinsichtlich ihrer praktischen Bedeutung noch nicht ausreichend untersucht sind. Auf die Vielzahl von sekundären Osteoporoseformen kann an dieser Stelle nicht eingegangen werden (Reid u. Harvie 1997).

68.2
Epidemiologie

Je nach dem Stadium der Osteoporose variiert die Häufigkeit (Prävalenz). Tabelle 68-1 gibt einen Überblick über die Prävalenz der Knochendichteminderung in verschiedenen Altersstufen.

Die meisten Frauen unter 50 Jahren haben eine normale Knochendichte an den wesentlichen Stellen wie proximaler Femur, Wirbelsäule oder distaler Unterarm. Mit zunehmendem Alter steigt aber der Anteil von Frauen mit Osteopenie oder Osteoporose. So kann davon ausgegangen werden, daß bei Frauen mit 80 Jahren und älter nur noch ca. 3% eine normale Knochendichte aufweisen.. Nach dem 35. Lebensjahr treten bei Frauen doppelt so häufig Frakturen auf wie bei Männern. Cirka 70% aller Frakturen nach dem 45. Lebensjahr sind auf eine Osteoporose zurückzuführen.

Diese Daten zeigen allerdings, daß zwar eine hohe Korrelation zwischen Knochendichte und Fraktur besteht, daß aber auch einer Reihe von anderen Risikofaktoren eine prognostische Bedeutung zukommt. So erleiden viele Frauen mit normaler Knochendichte eine Fraktur, andererseits treten trotz niedriger Knochendichte bei anderen keine Frakturen auf. Der Zusammenhang zwischen Knochendichte und Fraktur dürfte ungefähr demjenigen zwischen Blutdruck und zerebrovaskulärer Ischämie (Schlaganfall) entsprechen.

Anschaulicher wird das Problem der Osteoporose, wenn die Häufigkeit der Frakturen betrachtet wird. Allgemein läßt sich zur Frakturepidemiologie sagen,

- daß die Häufigkeit bei Frauen größer ist als bei Männern,
- daß sie mit dem Alter ansteigt und
- daß diese v. a. trabekularisierte Knochen wie Femur, Wirbelsäule und distalen Unterarm betrifft.

Tabelle 68-2 zeigt das Risiko für 50 Jahre alte Männer oder Frauen, in ihrer verbleibenden Lebenszeit noch eine Fraktur zu erleiden.

Das Risiko einer 50jährigen Frau, eine hüftgelenksnahe Frakturen zu erleiden, beträgt ca. 17,5% und bei Männern ca. 6,0%. Das Risiko für alle Frakturen zusammen wird mit 39,7% für Frauen und 13,1% für Männern angegeben. Die Zahlen weisen schon darauf hin, welchen Stellenwert die Behandlung der Osteoporose vor dem Hintergrund der Frak-

Tabelle 68-1. Anteil (%) von Frauen mit einer Knochendichteminderung von mehr als 2,5 SD. (Nach Melton 1995)

Altersgruppe [Jahre]	Wirbelsäule [%]	Proximaler Femur [%]	Radius [%]	Wirbelsäule, proximaler Femur oder Radius [%]
50–59	7,6	3,9	3,7	14,8
60–69	11,8	8,0	11,8	21,6
70–79	25,0	24,5	23,1	38,5
≥80	32,0	47,5	50,0	70,0
Gesamt[a]	16,05	16,02	17,4	30,3

[a] Altersadjustiert, USA-Bevölkerung weiße Frauen 50 Jahre und älter.

Tabelle 68-2. Geschätztes Lebensfrakturrisiko von Frauen und Männern, 50 Jahre und älter. (Nach Melton et al. 1992)

Frakturtyp	Lebensrisiko	
	Männer [%]	Frauen [%]
Hüftgelenksnahe Fraktur	6,0	17,5
Klinisch diagnostizierte vertebrale Frakturen	5,0	15,6
Distaler Unterarm	2,5	16,0
Eine von diesen	13,1	39,7

turhäufigkeit für Lebensqualität, Morbidität, Mortalität und Kosten bei der zunehmenden Zahl älterer Patienten spielt.

68.2.1
Frakturen

In den meisten Ländern nimmt die Zahl der hüftgelenksnahen Frakturen exponentiell mit dem Alter zu (Cöster et al. 1994). Nach dem 50. Lebensjahr ist die Zahl der hüftgelenksnahen Frakturen bei Frauen doppelt so häufig wie bei Männern. Dabei sind ca. 90% durch eine Osteoporose bedingt. Eine Erklärung für diesen altersbedingten Anstieg der hüftgelenksnahen Frakturen ist die Abnahme der Knochenqualität und der Knochendichte. Häufig wird die Osteoporose über das Vorhandensein von vertebralen Frakturen definiert. Allerdings liegen keine präzisen Daten zur Epidemiologie vor, da es keine allgemein akzeptierte Definition von vertebralen Frakturen anhand thorakolumbaler Röntgenbilder gibt und ein beträchtlicher Anteil von vertebralen Deformitäten asymptomatisch bleibt. Es ist davon auszugehen, daß jede 4. Frau über 50 Jahre eine oder mehrere vertebrale Frakturen unabhängig von der Definition aufweist.

Während die meisten Frakturen an Armen und Beinen anhand eines Röntgenbildes klar zu diagnostizieren sind und von einer entsprechenden Klinik begleitet werden, sind Kompressionsfrakturen der Wirbelsäule schwieriger von normalen Variationen oder älteren Wirbelkörperdeformitäten zu unterscheiden. In vielen Fällen findet sich bei den letztgenannten keine ausgeprägte Korrelation zwischen Ausmaß der Fraktur und Schmerz. Oft verlaufen vertebrale Frakturen sogar asymptomatisch. Aber gerade dieser Frakturtyp ist nicht nur für epidemiologische und klinische Studien von großer Relevanz, sondern v. a. bei jüngeren Frauen für eine möglichst frühzeitige Diagnose und Behandlung von größter Bedeutung, besonders für den primärärztlichen Bereich.

Wie die Zahlen der deutschen EVOS-Studie zeigen, ist der Unterschied zwischen Frauen und Männern bezüglich der Häufigkeit vertebraler Deformitäten sehr viel geringer als bisher angenommen (Felsenberg et al. 1998). Dabei kann aber nicht davon ausgegangen werden, daß sämtliche Deformitäten osteoporosebedingt sind. Solange sich zwischen osteoporotisch bedingten tatsächlichen Frakturen und multifaktoriell bedingten vertebralen Deformitäten nicht klar unterscheiden läßt, kommt der klinischen Anamnese und begleitenden Risikofaktoren sowie anderen diagnostischen Maßnahmen eine große Bedeutung zu. Dieses um so mehr, als sich die Behandlung für diese beiden Gruppen deutlich unterscheidet.

Solange die Diskussion über eine klare Definition einer vertebralen Fraktur nicht beendet ist, kann eine regelmäßige Messung der Körpergröße als sinnvolle Ergänzung der körperlichen Untersuchung angesehen werden. Es ist davon auszugehen, daß die jährliche Abnahme der Körperhöhe bei Patienten mit neuen vertebralen Frakturen um das 2,5fache größer ist als bei Patienten ohne Fraktur. Viele Frakturen verlaufen asymptomatisch oder bleiben zumindest vom Beschwerdebild unterhalb der Schwelle des Arztbesuches. Während die Häufigkeit hüftgelenksnaher Frakturen quasi identisch mit der Hospitalisierungsrate ist, werden Patienten mit vertebralen Frakturen nur zu ca. 20–30% in ein Krankenhaus eingewiesen.

Vor allem Patienten mit schweren und schwersten Deformitäten und einer entsprechend größeren Symptomatik begeben sich in ärztliche Behandlung. Während bei Männern die Zahl klinisch diagnostizierter vertebraler Frakturen mit dem Alter exponentiell zunimmt, steigt bei Frauen die Häufigkeit bis zum 70. Lebensjahr an, aber danach nicht mehr. Während 90% der vertebralen Frakturen bei Frauen durch geringe oder mäßige Traumata verursacht werden, beträgt dieser Prozentsatz bei Männern 37%.

68.2.2
Komplikationen

Allgemein lassen sich nichttödliche (Morbidität) und tödliche (Mortalität) Komplikationen unterscheiden. Die meisten Frakturen verlaufen unkompliziert und gehen mit einer kurzfristigen Periode von Schmerz und Funktionsstörung einher, wobei danach die alte Funktionalität wieder erreicht wird. Eine wesentliche Konsequenz stellen v. a. psychosoziale Folgen wie Depression und Angst dar. Die 3 häufigsten Frakturtypen (proximaler Femur, Wirbelsäule, distaler Unterarm) sind allein bereits für ca. 6,7% aller Einschränkungen bei den Aktivitäten des täglichen Lebens und für 7,8% aller Altenheimeinweisungen verantwortlich (Chrischilles et al. 1991). Vor allem die Daten zu hüftgelenksnahen Frakturen zeigen, in welchem Ausmaß die Lebensqualität durch ein solches Ereignis berührt wird (Tabelle 68-3).

Während vertebrale Frakturen nur in einem geringen Prozentsatz zu einer Krankenhauseinweisung führen, sind sie doch aufgrund ihrer Schmerzhaftigkeit eine beträchtliche Last für die betroffenen Frauen und Männer. Einzelne Studien haben gezeigt, daß eine frische Fraktur über einen Zeitraum zwischen 3 und 6 Monaten zu Schmerzen und Funktionseinschränkungen führt.

90% der Hüftfrakturen betreffen Personen, die älter als 70 Jahre sind. 90% der Hüftfrakturen sind Sturzfolgen. 1997 wurden in Deutschland 100 343 Fälle über

Tabelle 68-3. Patientenherkunft, Verlauf und Mortalität. (Nach Schürch et al. 1996)

Wohnumstände vor Fraktur	Bei Krankenhausentlassung[a]				1 Jahr nach Fraktur	
	n (%)	Mortalität n (%)	Rückkehr in altes Wohnumfeld n (%)	Überweisung zur Rehabilitation n (%)	Mortalität n (%)	Zurück in altes Wohnumfeld n (%)
Eigene Wohnung	246 (61)	9 (4)	35 (14)	202 (82)	42 (17)	160 (65)
Pflegeheim	140 (35)	3 (2)	81 (58)	56 (40)	44 (31)	96 (9)
Krankenhaus	18 (4)	1 (6)	6 (33)	11 (61)	10 (56)	8 (44)
Insgesamt	404 (100)	13 (3)	122 (30)	269 (67)	96 (24)	264 (65)

[a] Durchschnittliche Krankenhausverweildauer +/− SD: 16,3 +/− 12,0 Tage.

65 Jahre wegen einer hüftgelenksnahen Fraktur in ein Krankenhaus eingewiesen. Amerikanische Zahlen zeigen, daß die Zwölfmonatsmortalität aufgrund der Fraktur in den ersten 12 Monaten bei den 65- bis 74jährigen Frauen ca. 5mal, bei den 75- bis 84jährigen 3mal und bei den über 85jährigen doppelt so groß ist wie bei gleichaltrigen Personen ohne Fraktur (US Congress 1994). In Deutschland liegt die Sechsmonatsmortalität nach hüftgelenksnaher Fraktur bei ca. 22%.

25–50% aller Frakturen ereignen sich im Altenheim. Ein Teil der zuvor selbständigen Patienten (10–20%) wird nach einem solchen Ereignis in ein Altenheim eingewiesen. Neben der Mortalität sollte aber die Morbidität in Form von Einschränkungen in den Aktivitäten des alltäglichen Lebens nicht vergessen werden. Cirka 30–50% aller Patienten erreichen nach der Fraktur nicht mehr ihre alte Funktionalität, d.h. sie sind in wichtigen Bereichen wie Mobilität, Ankleiden, etc. auf Hilfe angewiesen. Weniger deutlich sind die Daten für die funktionellen Folgen anderer Frakturtypen (Wirbelkörper, Radius, Handgelenk etc.). Dabei stehen v. a. akuter und chronischer Schmerz und die dadurch verursachten Beeinträchtigungen im Vordergrund.

Es bleibt festzuhalten, daß v. a. aufgrund der Letalität hüftgelenksnaher Frakturen die Osteoporose eine der gefährlichsten Krankheiten für hoch- und höchstbetagte Frauen und Männer geworden ist.

68.2.3
Risikofaktoren

Die untersuchten Risikofaktoren lassen sich zum einen unterteilen in solche, die auf eine niedrige Knochendichte hinweisen und solche, die eine prognostische Bedeutung für Frakturen haben. Für die Osteoporose sind v. a. Risikofaktoren für Knochenbrüche von Bedeutung. Dabei dienen sie zur Identifikation von Hochrisikogruppen und zur frühzeitigen Einleitung von präventiven und/oder therapeutischen Maßnahmen. Viele Gründe können für eine osteoporosebedingte Fraktur verantwortlich sein (Center u. Eisman 1997). Keinem einzigen Risikofaktor kommt nach dem derzeitigen Wissensstand alleine eine wesentliche Verantwortung zu. Es lassen sich konstitutionelle, genetische, lebensstilbezogene und medizinische Risikofaktoren unterscheiden. Eine weitere Gruppe bilden die Risikofaktoren für Stürze.

Generell läßt sich sagen, daß eine Abnahme der Knochendichte um 1 SD eine Zunahme der Mortalität um 20% bedeutet (Browner et al. 1993). Eine Reihe von prospektiven Studien haben gezeigt, daß mit jeder Abnahme der Knochendichte um eine SD das Risiko für eine vertebrale Fraktur um das 2- bis 2,5fache und für eine andere Fraktur um das 1,7fache steigt (Marshall et al. 1996). Sowohl die natürliche Abnahme der Knochendichte als auch der Zusammenhang zwischen Knochendichte und Fraktur ist großen interindividuellen Schwankungen unterworfen.

Derzeit ist es nicht möglich, die Knochendichte einigermaßen genau anhand anderer Risikofaktoren vorherzusagen (Bauer et al. 1993). Eine bereits eingetretene Fraktur ist selbst wiederum ein bedeutender Risikofaktor für weitere Frakturen. So konnte in einer Studie gezeigt werden, daß bei Frauen (älter als 80 Jahre), die eine distale Unterarmfraktur erlitten hatten, ca. 30% im weiteren Verlauf ihres Lebens auch eine hüftgelenksnahe Fraktur erlitten.

Immobilität ist v. a. bei älteren Personen ein bedeutsamer Risikofaktor. Der Zusammenhang zwischen körperlicher Bewegung und Knochendichte ist in vielen Studien untersucht worden, wobei die Ergebnisse hinsichtlich ihrer präventiven Bedeutung noch nicht völlig klar sind. Es scheint so zu sein, daß besonders das Ausmaß der Belastung der Wirbelsäule dabei von größerer Bedeutung ist als die Häufigkeit der körperlichen Bewegung. Wesentlicher Effekt dürfte die Abnahme des Sturzrisikos durch eine allgemein erhöhte Mobilität sein. Es muß noch einmal darauf hingewiesen werden, daß die Mehrzahl der vertebralen Frakturen ohne größere Traumata passieren und sich v. a. aufgrund der Knochendichteminderung ereignen, während hüftgelenksnahe Frakturen fast immer ein Zusammenspiel von Knochendichteminderung und Sturz darstellen (Abb. 68-1).

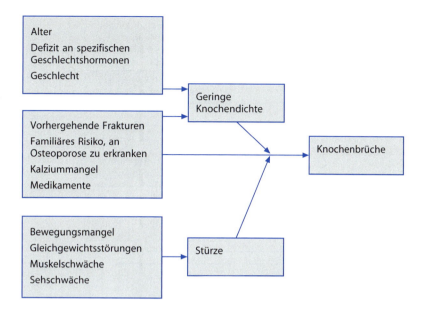

Abb. 68-1. Risikofaktoren für Knochenbrüche (Osteoporose). (Aus O'Neill 1997)

Die vorliegenden Daten zeigen also, daß eine effektive primäre Prävention der Osteoporose nur für wenige Risikofaktoren derzeit bewiesen ist. Vorrangig sind dabei die Kalziumzufuhr und Bewegungsprogramme (Chapuy u. Meunier 1995). Größte Bedeutung für die Verhinderung der Folgen einer Osteoporose haben allerdings Maßnahmen zur Verhinderung von Stürzen (vgl. Kap. 77).

68.3 Diagnostik

Wie bereits ausgeführt, ist die Wahrscheinlichkeit der Entwicklung einer Osteoporose weitgehend davon bestimmt, welche „Gipfelknochenmasse" („peak bone mass") erreicht wird. Bei niedrigem Knochenumsatz, d.h. bei nur vereinzelten Knochenumbaueinheiten pro Trabekeloberfläche, resultiert langsamerer Knochenverlust. Sind an zahlreichen Stellen diese Knochenumbaueinheiten aktiv („high turnover"), kommt es zu rascherem Knochenverlust. Niedrige Peak bone mass und hoher Knochenumbau führen besonders rasch zur Manifestation einer Osteoporose. Zur Systematik der Diagnostik wird der von der DAGO (Deutsche Arbeitsgemeinschaft Osteoporose 1997) empfohlene Algorithmus für Patienten mit und ohne Beschwerden empfohlen (Abb. 68-2 und 68-3).

68.3.1 Anamnese

Die Osteoporose ist eine gewöhnlicherweise asymptomatisch verlaufende Krankheit bis zur ersten Fraktur. Aus diesem Grund findet in der Mehrzahl der Fälle die Diagnosestellung erst nach einer stattgehabten Fraktur statt. Bei älteren Männern und Frauen mit einer Fraktur (typischerweise an der Wirbelsäule, Handgelenk oder Oberschenkel) sollte eine Diagnostik bezüglich einer Osteoporose durchgeführt werden. Dasselbe gilt auch für Patienten mit häufigen Frakturen. Eine Diagnose kann in vielen Fällen schon vor dem ersten Fraktureintritt anhand wesentlicher Risikofaktoren gestellt werden, so daß durch den frühzeitigen Beginn einer Behandlung ein weiterer Verlust von Knochenmasse verhindert werden kann. Leider sind alle diese Risikofaktoren wenig sensitiv und spezifisch für die individuelle Vorhersage des Frakturrisikos. Im Durchschnitt können durch diese Risikofaktoren nur ca. $1/3$ der interindividuellen Variabilität der Knochenmasse erklärt werden. Die folgenden Risikofaktoren weisen mit hoher Wahrscheinlichkeit auf ein Osteoporoserisiko bzw. auf eine mögliche Osteoporose hin:

- Frakturen ohne adäquates Trauma,
- Körpergrößenabnahme um mehr als 4 cm (Vorsicht: Meßfehler!),
- Glukokortikoidtherapie über 6 Monate und mehr als 7,5 mg Prednisonäquivalent täglich,
- Organtransplantation,
- Östrogenexpositionszeit weniger als 30 Jahre zwischen Menarche und Menopause,
- lange amenorrhöische Phase (über 1 Jahr) außerhalb einer Gravidität,
- gesichertes familiäres Osteoporoserisiko (Hüftgelenks- oder Wirbelkörperfraktur bei Verwandten ersten Grades).

Zur Anamnese gehört v.a. eine genaue Erfassung der Medikation, da eine Reihe von Medikamenten zu einem beschleunigten Knochenabbau oder zur Ein-

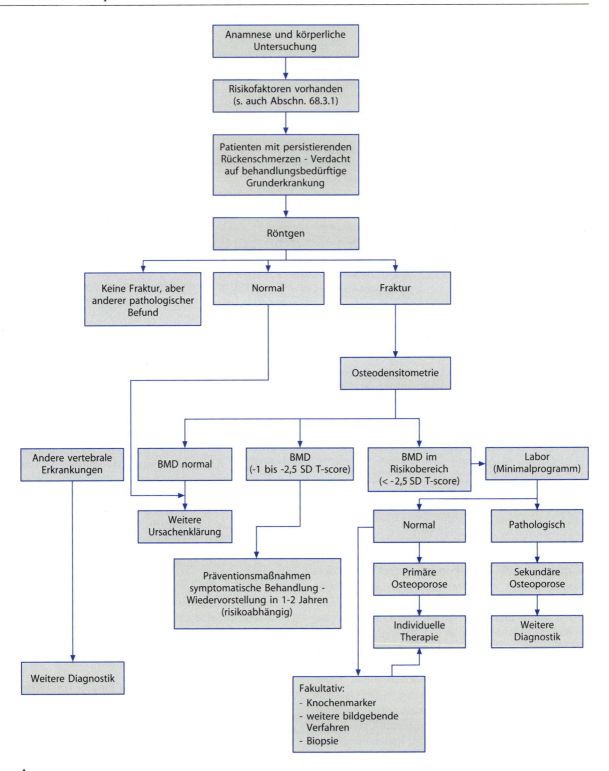

Abb. 68-2. Diagnostik 1: Patienten mit Beschwerden. (Aus DAGO 1997)

schränkung der neuromuskulären Fähigkeit, und damit zu einem erhöhten Sturzrisiko, führen. Für die Knochendichteabnahme kommen v.a. Glukokortikoide, Antikonvulsiva, langfristiger Heparingebrauch, hohe Dosen von Thyroxin und antineoplastischen Medikamenten in Frage. Besonders bei älteren Patienten, die eine orale Glukokortikosteroide oder Antikonvulsiva bekommen, sollte als Basistherapie auf eine adäquate Kalzium- (1000–1500 mg/Tag) und Vitamin D-Zufuhr (400–800 IE/Tag) geachtet werden. Ebenfalls ist bei älteren Patienten auf eine möglichst

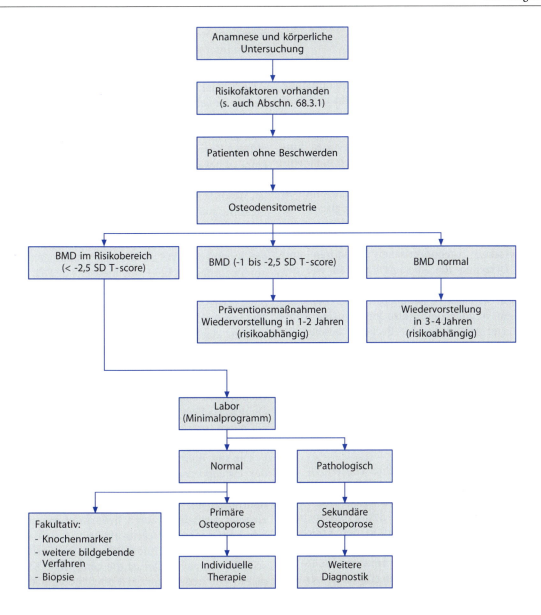

▲
Abb. 68-3. Diagnostik 2: Patienten ohne Beschwerden. (Aus DAGO 1997)

geringe Verschreibung von Sedativa oder Hypnotika zu achten.

68.3.2
Sturzrisikoabklärung

Da bei über 70jährigen Patienten ein signifikanter Zusammenhang zwischen Fallneigung und Fraktur besteht, ist eine spezielle Abklärung der Sturzursache angezeigt (s. Kap. 77).

68.3.3
Klinische Untersuchung und Labor

Patienten mit einem hohen Risiko für eine Osteoporose oder bereits bekannter diagnostizierter Osteoporose sollten einer ausführlichen körperlichen Untersuchung unterzogen werden. Bei primärer Osteoporose sind die Befunde des Routinelabors normal. Aus diesem Grund sollte routinemäßig auch nur ein Minimalprogramm durchgeführt werden, nämlich Blutkörperchensenkungsgeschwindigkeit (BKS), Differentialblutbild, Kalzium im Serum, alkalische Phosphatase, Kreatinin, γ-GT, und bei beschleunigter BKS zusätzlich eine Serumelektrophorese. Normabweichungen geben Hinweise auf eine sekundäre Osteoporose.

68.3.4
Röntgen

Durch eine konventionelle Skelettröntgenaufnahme kann die Diagnose einer Osteopenie nicht getroffen werden. Knochendichteminderungen von weniger als 25–30% sind anhand dieser Methode nicht feststellbar. Die wesentliche Bedeutung ihres Einsatzes liegt bei der Diagnose von Frakturen. Patienten mit Verdacht auf eine Osteoporose und Rückenschmerzen oder Körpergrößenabnahmen kommen prinzipiell für eine konventionelle radiologische Diagnostik in Betracht. Die wesentliche Bedeutung des konventionellen Röntgens liegt in der Unterscheidung zwischen osteoporotischen Frakturen und anderen Ursachen für Rückenschmerzen wie degenerativen Wirbelsäulenveränderungen, Knochenmetastasen, Myelom, Osteoarthritis etc. Bei ausreichendem Verdacht kann also eine einzige Anterior-posterior-Aufnahme des Beckens wesentliche Hinweise auf Erkrankungen der Hüftgelenke, der proximalen Femurabschnitte und des Beckens darstellen.

68.3.5
Knochendichtemessung

Die Messung der Knochendichte (BMD) ist die derzeit beste verfügbare Methode zur Diagnostik der Osteoporose (Lenchik u. Sartoris 1997). Die Daten zeigen, daß nur bei starker Abweichung vom Normalwert die prognostische Bedeutung der Knochendichtemessung für Frakturen hoch ist (Marshall et al. 1996; Hailey et al. 1998). Aus diesem Grund sollte die Knochendichtemessung nur dann eingesetzt werden, wenn aufgrund der Anamnese, der körperlichen Untersuchung und der Bereitschaft der Patienten, auch eine Therapie zu akzeptieren, die Voraussetzungen dafür vorliegen. Die Knochendichtemessung kann nicht als Screeningverfahren empfohlen werden. Frauen, die nach der Menopause gemeinsam mit ihrem Arzt die Entscheidung gefällt haben, eine langfristige (zumindest für 10 Jahre) Hormonersatztherapie zu beginnen, sollten keine Knochendichtemessung routinemäßig erhalten. Aufgrund der vorliegenden Evidenz kann für folgende klinische Indikationen eine Knochendichtemessung empfohlen werden (Ringertz et al. 1997):

- Patienten mit primären Krankheiten, die erwiesenermaßen das Frakturrisiko erhöhen,
- Patienten mit bekannten Frakturen,
- Patienten mit einer längerfristigen medikamentösen Behandlung, die erwiesenermaßen das Frakturrisiko erhöht,
- Patienten mit Osteoporosebehandlung (in längeren Intervallen von mehr als 2 Jahren).

Von den derzeit verfügbaren Meßmethoden ist die DXA („dual energy X-ray absorptiometry") die am besten gesicherte Methode (Miller et al. 1996). Da zwischen der Messung zwischen Lendenwirbelsäule und Oberschenkelhals in 20–25% der Fälle nur eine mäßige Korrelation besteht, sollte v. a. an den Stellen gemessen werden, an denen anhand der epidemiologischen Daten am ehesten eine Fraktur zu erwarten ist. Wenn keine Kontraindikationen für die alleinige Messung nur eines proximalen Femurs oder Radius bestehen (z. B. Zustand nach Totalendoprothese/TEP), sollte die Untersuchung der Patienten Messungen sowohl der LWS als auch der proximalen Femuranteile umfassen. Bei Frauen jenseits des 65. Lebensjahres kann die Diagnostik auf die alleinige Messung eines proximalen Femurs beschränkt werden. Zur Therapiekontrolle sollte v. a. an der LWS gemessen werden, da hier mit größerer Präzision Therapieeffekte nachgewiesen werden können.

Die vorliegenden Studien zur Messung der Knochendichte mittels Ultraschall sind zwar vielversprechend, doch aufgrund der fehlenden Erfahrung und Qualitätssicherung sollte zum derzeitigen Zeitpunkt auf einen routinemäßigen Einsatz verzichtet werden (Cheng et al. 1997).

Die sog. Biomarker sind für die Diagnosestellung der Osteoporose nicht geeignet. Inwieweit sie zur Therapiekontrolle und zur Unterscheidung von Patientinnen mit hohem und geringem Remodeling eingesetzt werden können, bedarf der weiteren Forschung (Garnero u. Delmas 1998).

Die wesentliche Information aus densitometrischen Untersuchungen ist die gemessene Knochendichte. Die Bedeutung der Knochendichte kann nur im Kontext von Anamnese (Risikofaktoren) und körperlicher Untersuchung sowie der Therapieakzeptanz interpretiert werden. Zwar steigt mit Abnahme der Knochendichte das Frakturrisiko. Aber schon das Vorhandensein von Frakturen erhöht das Risiko von weiteren Frakturen um das 20fache. Insofern ist eine alleinige Ausrichtung der Diagnose und Therapie der Osteoporose anhand der Knochendichte starken Beschränkungen ausgesetzt. Da durch die Densitometrie der Kalziumgehalt des Knochens gemessen wird, kann durch eine Reihe von Fehlerquellen ein falsch hoher Dichtewert gemessen werden (degenerative Wirbelsäulenveränderungen, ausgeprägte Aortensklerose, frische Wirbelkörperkompressionen). In diesen Fällen ist v. a. bei älteren Patienten eine zusätzliche radiologische Diagnostik notwendig.

68.4 Therapie

Beim Vorliegen einer Osteoporose sollte eher großzügig die Indikation für eine Therapie gestellt werden. Dabei sind medikamentöse und nichtmedikamentöse Maßnahmen gleichermaßen wichtig. Prinzipien der medikamentösen Therapie sind (Duursma et al. 1997; Kanis et al. 1997; Eastell 1998):

- den Knochenaufbau zu stimulieren,
- das gebildete Osteoid zu mineralisieren und
- den Abbau zu bremsen.

Zusätzlich ist oft eine symptomatische Behandlung (Schmerzlinderung, Funktionsherstellung) von Bedeutung. Vor allem die Gruppe der Hoch- und Höchstbetagten sollte bei typischen Risiken wie Sturzneigung etc. behandelt werden. Bei diesen kann nur die gleichzeitige Behandlung von Fallneigung und Osteoporose (v. a. durch Kalzium, Vitamin D, Bisphosphonaten und/oder Hüftprotektoren) erfolgreich sein (Lauritzen u. Hindso 1997). In Tabelle 68-4 ist die für Deutschland wesentliche Leitlinie für die Behandlung der Osteoporose abgebildet.

68.4.1 Behandlung akuter Zustände

Osteoporotische Frakturen können symptomlos verlaufen. Kompressionen von mehreren Wirbelkörpern können zu einer progressiven dorsalen Kyphosierung führen. Nichtsdestotrotz ist eine akute vertebrale Fraktur häufig mit starken Schmerzen und Einschränkung der Aktivitäten des täglichen Lebens verbunden. Auslöser dieser Frakturen können oft gering belastende Altersaktivitäten wie Bücken, Heben etc. sein. In vielen Fällen ist eine rein analgetische Behandlung, z. B. mit nichtsteroidalen Antirheumatika, nicht ausreichend wirkungsvoll, so daß für einzelne Patientengruppen folgendes Vorgehen zu empfehlen ist:

- Schmerzstärke so stark, daß der Patient nicht in der Lage ist, sich selbst zu versorgen. Hier mag eine Krankenhauseinweisung für 10–14 Tage angezeigt sein und/oder eine zusätzliche Vorstellung in der Schmerzambulanz.
- In der akuten Schmerzphase kann auch die Verordnung von Morphinen (z. B. als „slow-release"-Form von Morphin) 30 mg) ein- bis 2mal täglich in Betracht gezogen werden.
- Bei schweren Muskelverspannungen, oder wenn die Schmerzen trotz intensiver konservativer Schmerztherapie persistieren, kann an die Behandlung mit Calcitonin gedacht werden.
- Mehr als die Hälfte der akuten oder semiakuten Verläufe dauern 6–12 Wochen ohne Persistenz von Beschwerden. Allerdings sind auch längere Krankheitsverläufe mit einem chronischen Schmerzsyndrom zu beobachten. Für diese sollte die Behandlung z. B. durch gezielte Physiotherapie ergänzt werden.
- Chronische Rückenschmerzen v. a. bei älteren Patienten können auch eine Reihe von anderen Ursachen haben. Insofern sollte bei klinischem Verdacht das Vorhandensein einer anderen Erkrankung ausgeschlossen werden.

68.4.2 Körperliche Bewegung

Das primäre Ziel körperlicher Aktivität für Patienten mit Osteoporose ist die Reduktion des Sturz- und somit des Frakturrisikos. Ziele von Bewegungsprogrammen sind die Erhöhung der Körperkraft, der Koordinationsfähigkeit, der Balance und der Flexibilität. Immobilisation sollte, soweit wie möglich, vermieden werden. Längere Bettruhe oder Immobilisation kann zu einer vermehrten Kalziumausscheidung und erhöhtem Knochenverlust führen. Da viele Osteoporosepatienten auch andere (z. B. kardiopulmonale) Erkrankungen aufweisen, müssen für jeden einzelnen Fall die Vor- und Nachteile von Bewegungsprogrammen beachtet werden.

Wissenschaftlich in ihrer Effektivität nachgewiesen sind nur Bewegungsprogramme, die eine starke Belastung des Knochens beinhalten. Denn Zug und Druck am Knochen sind essentiell für den Aufbau und Erhalt des Skeletts. Insofern hat jegliche Art von Bewegung, die über die Muskulatur den Knochen mitbetrifft, einen positiven Effekt auf den Knochenstoffwechsel. Eine Einschränkung für diese Art von körperlicher Bewegung bedeutet das oft hohe Lebensalter der Patienten. Für diesen Fall sind nur die von speziell trainierten Physiotherapeuten durchgeführten Programme zu empfehlen (Berard et al. 1997).

68.4.3 Kalzium

Zur Aufrechterhaltung eines optimalen Knochenstoffwechsels wird für Erwachsene eine tägliche Kalziumzufuhr von 1000–1500 mg empfohlen. Nur wenn durch eine adäquate Ernährung diese Zufuhr nicht sichergestellt werden kann, sollte an eine Kalziumsupplementation gedacht werden. Sie sollte zu den Mahlzeiten eingenommen werden. Eine zusätzliche Magnesiumzufuhr ist nicht notwendig (Council on Scientific Affairs 1997).

Tabelle 68-4. Medikamentöse Therapie. (Aus DAGO 1997)

Indikationsgruppe	Postmenopausale Osteoporose (Frauen) Hypogonadismus (Frauen und Männer)	Postmenopausale Osteoporose (Frauen): bei Kontraindikation zur bzw. Ablehnung der Basistherapie *ersatzweise*; bei ausgeprägter Osteoporose bzw. mangelnder Wirksamkeit der Basistherapie *zusätzlich* oder **idiopathische Osteoporose** (Männer) oder **sekundäre Osteoporose** oder **senile Osteoporose**			
Therapie	Basistherapie	Ersatz des Kalziumanteils der Basistherapie	Bei Vitamin D-Metabolit auch Ersatz der Vitamin D_3-Gabe der Basisversorgung durch eines der folgenden Therapieschemata:		
		Bisphosphonate: Alendronat Etidronat + Kalzium	Fluoride + Kalzium	Vitamin D-Metabolit + Kalzium	Bei heftig verlaufender, schmerzhafter Osteoporose: Calcitonin, bei (Östrogen)-Rezeptor-positivem Mammakarzinom: Tamoxifen
Dauer	Frauen mit Uterus: Östrogen + Gestagen ohne Uterus: Östrogen Möglichst langfristig	Bisphosphonate: Obergrenze nicht bekannt	Fluoride: nach 3–5 Jahren Therapiepause vorsehen	Vitamin D: Dauerbehandlung	Calcitonin: Obergrenze nicht bekannt, Tamoxifen: nach onkologischer Indikation (bis 10 Jahre)
Wichtigste Kontraindikationen	Geschlechtshormonabhängige Malignome (Mamma-/Endometriumkarzinom), aktuelle Thrombose oder Lungenembolie, schwere Leberfunktionsstörungen	Niereninsuffizienz		Eingeschränkte Nierenfunktion (Dosisanpassung), rezidivierende kalziumhaltige Nierensteine	Bei Unverträglichkeit Wechsel auf andere Calcitoninspezies, anhaltend: Abbruch
Begleitende Kontrollen während der Therapie	Osteodensitometrie; Jährliche Krebsfrüherkennungsuntersuchung	Bei Therapie erste Messung frühestens nach einem Jahr, dann längere Zeitabstände			
			Fluoride: Röntgenkontrolle bei Klinik	Vitamin D-Metabolit: Serumkalzium nach 1, 3 und 12 Monaten, Vitamin D_3: wenn Kalzium im oberen Normbereich, Serumkalzium nach 1, 3 und 12 Monaten cave: durch Vitamin D-Mangel lavierter Hyperparathyreoidismus	Tamoxifen: jährliche gynäkologische Kontrolle einschließlich Uterussonographie

Therapieabbruch	Bei Neuauftreten einer Kontraindikation	Bei Unverträglichkeit (z. B. gastrointestinal) neue Kontraindikationen	Bei Nierensteinereignis Ursache abklären und ggf. Dosis ändern	Bei Unverträglichkeit (z. B. gastrointestinal) neue Kontraindikationen
Bemerkungen	Bei Therapieabbruch erneuter rascher Knochenmasseverlust möglich	Beide Substanzen: Verminderung vertebraler Frakturen; Alendronat: Nachweis für Verminderung extravertebraler Frakturen liegt vor. Effektivität durch umfangreiche Studien belegt, Etidronat: Zunahme der BMD belegt. Langfristige extravertebrale Frakturrisikominderung nur indirekt zu schließen	Bei Nonresponder, bei rezidivierenden osteoartikulären Nebenwirkungen (trotz) halbierter Dosis	Fluoride: vertebrales Frakturrisiko senkender Effekt nach 1–3 Jahren	Vitamin D: Hyperkalzämie ist ein primärer Hinweis auf sekundäre Osteoporose Sonderindikation!

68.4.4
Vitamin D

Vitamin D erhöht die Kalziumabsorption im Gastrointestinaltrakt. Ein Vitamin D-Defizit kann zu sekundärem Hyperparathyreoidismus und einer verstärkten Knochenresorption und damit zu einer Osteoporose führen. Ein solches Vitamin D-Defizit ist v. a. bei institutionalisierten älteren Patientinnen im Winter häufig. Gegenwärtig werden ca. 400 IE Vitamin D/Tag empfohlen. Vor allem die Studien von Chapuy et al. (1992) und Dawson-Hughes et al. (1997) haben gezeigt, daß sich durch eine Behandlung mit Vitamin D in klinisch relevanter Dimension Frakturen vermeiden lassen.

68.4.5
Basistherapie mit Kalzium, Vitamin D und Geschlechtshormonen

Die Hormonersatzbehandlung (HRT) ist heute zur Prävention und Behandlung der Osteoporose bei postmenopausalen Frauen ebenfalls als Basistherapie zu werten. Die Östrogenersatztherapie (mit oder ohne gleichzeitige Gabe von Progesteron) verhindert oder mildert den beschleunigten Knochenabbau, der normalerweise mit der Menopause eintritt. Bei Frauen, die relativ früh in der Menopause eine HRT beginnen und diese zumindest für 6–10 Jahre fortführen, kann von einer Reduktion des gesamten Frakturrisikos um ca. 50% ausgegangen werden.

Aus diesem Grund sollte allen Frauen ohne spezifische Kontraindikation eine HRT angeboten werden. Auch bei Frauen, die mit der HRT erst Jahre nach der Menopause beginnen, ist ein positiver Effekt auf die Knochendichte nachgewiesen worden. Der Erfolg einer HRT hängt von der Dauer der Einnahme ab. Vorliegende Daten zeigen, daß mindestens eine 10jährige Einnahme nach Eintritt der Menopause notwendig ist, um eine maximale Knochenprotektion zu erreichen. Nach Absetzen der Medikation tritt sehr rasch die natürliche Knochenabbaurate wieder ein.

Die vorliegenden, vornehmlich epidemiologischen Studien zeigen ebenfalls einen deutlich protektiven Effekt für die koronare Herzkrankheit (Crosignani et al. 1997; Hemminki u. McPherson 1997), wobei dieser Effekt durch eine neuere Studie zumindest infrage gestellt wird (Hulley et al. 1998). Vor einer Verschreibung sollten allerdings die Risiken einer HRT mit den betroffenen Frauen diskutiert werden. Zu nennen ist ein erhöhtes Risiko für Brustkrebs, Endometriumkarzinome und Gallenblasensteine. Selektive Östrogenrezeptormodulatoren versprechen, die Vorteile der Hormongabe mit geringeren Nebenwirkungen zu erreichen (Delmas et al. 1997).

Alle Formen der Östrogentherapie, einschließlich transdermaler Gabe, sind effektiv zur Verhinderung des Knochenverlusts. Eine alleinige Östrogengabe ohne Gestagen sollte nur bei Frauen nach Hysterektomie in Betracht gezogen werden.

Absolute Kontraindikation für die Östrogentherapie sind eine unerklärte vaginale Blutung in der Anamnese, aktive Lebererkrankungen, Brustkrebs oder eine aktive Thrombose. Eine vorsichtige Behandlung mit geringen Initialdosen ist bei Migräne, Thromboembolie in der Anamnese, familiärer Hypertriglyzeridämie, Uterusleiomyom, Endometriose, Uteruskarzinom, Gallenblasenerkrankungen, familiärer Belastung mit Brustkrebs oder chronischen Lebererkrankungen vorzuziehen. Ob durch eine HRT auch eine positive Beeinflussung der Demenz vom Alzheimer-Typ erreicht werden kann, ist noch nicht schlüssig nachgewiesen worden (Yaffe et al. 1998; Birge 1996).

68.4.6
Bisphosphonate

Bisphosphonate stellen eine gute Alternative zur Behandlung mit HRT dar und können auch für die Behandlung der männlichen Osteoporose und der kortisoninduzierten Osteoporose in Betracht gezogen werden. Die Bisphosphonate hemmen die Osteoklastentätigkeit und erzielen die größte Zunahme an Knochenmasse in der Reihe der zur weiteren medikamentösen Therapie eingesetzten Arzneistoffe. Die bisher in Deutschland zugelassenen Bisphosphonate, Alendronat (Black et al. 1996; McClung et al. 1998) und Etidronat (Fairney et al. 1998), reduzieren die Häufigkeit von Wirbelkörperfrakturen. Für das Alendronat liegt ebenfalls der Nachweis für eine Verminderung extravertebraler Frakturen vor. Bei ca. 80–85% aller Patienten kann mit einem positiven Effekt einer Bisphosphonatbehandlung gerechnet werden. Die Therapie sollte mindestens 5–7 Jahre dauern. Bei Patienten über 70 Jahren sollte eher konservativ mit einer Kalzium- und Vitamin D-Behandlung begonnen werden, obwohl die vorliegenden Daten auch hier eine Frakursenkung durch eine Behandlung mit Bisphosphonaten erwarten lassen.

68.4.7
Fluoride

Fluoride fördern den Aufbau neuer Knochensubstanzen. Auch hier kann anhand der vorliegenden Untersuchung von einer Senkung des vertebralen Frakturrisikos ausgegangen werden. Aufgrund des Wirkmechanismus sollten Fluorsalze immer mit Kalzium und Vitamin D kombiniert werden. Bei höherdosierter und längerfristiger Verabreichung von Fluoriden kann es auch zu Knochenveränderungen kommen, die zu ungünstigen mechanischen Eigenschaften führen. Aus diesem Grund ist das therapeutische Fenster für Fluoride relativ eng und die Anwendung sollte unter Wahrnehmung regelmäßiger Kontrolluntersuchungen erfolgen. Die Behandlung mit Fluoriden bedarf einer engmaschigen Kontrolle und setzt eine gute Compliance der Anwender voraus (Pak et al. 1997).

68.4.8
Calcitonin

Die Wirksamkeit von Calcitonin zur Senkung des Frakturrisikos ist nicht hinreichend gesichert. Aufgrund dieser Tatsache und angesichts des Preises sollte Calcitonin nur in akuten Schmerzsituationen in Betracht gezogen werden (Silverman 1997).

68.5
Zusammenfassung

Alle internationalen Empfehlungen weisen übereinstimmend zumindest auf 2 wesentliche Aspekte der Osteoporose hin. Zum einen, daß es sich bei der Osteoporose nicht um einen „physiologischen" Alterungsprozeß, sondern um eine wichtige Krankheit handelt, die einen bedeutenden Einfluß auf die Morbidität und Mortalität älterer Menschen hat (Pientka u. Grüger 1996). Zum anderen zeigen die vorhandenen Studien, daß diese Krankheit effektiv und effizient zu behandeln ist (National Osteoporosis Foundation 1998). Voraussetzung dafür ist allerdings eine umfassende Anamnese und Diagnostik, die neben technischen Untersuchungen (Knochendichtemessung) v.a. auf die geriatrischen Besonderheiten (Sturzabklärung) Wert legen sollte. Weitere wesentliche Aspekte für zukünftige Forschungen dürfte die Senkung der Zahl hüftgelenksnaher Frakturen (Gullberg et al. 1997) sowie die bisher unterschätzte Zahl von Männern mit einer Osteoporose sein (Eastell et al. 1998).

Literatur

Bauer DC, Browner WS, Cauley JA (1993) Factors associated with apendicular bone mass in older women. Ann Intern Med 118:657–665

Berard A, Bravo G, Gauthier P (1997) Meta-analysis of the effectiveness of physical activity for the prevention of bone loss in postmenopausal women. Osteoporos Int 7:331–337

Birge SJ (1996) Is there a role for estrogen replacement therapy in the prevention and treatment of dementia? J Am Geriatr Soc 44:865–870

Black DM, Cummings SR, Karpf DB et al. (1996) Randomised trial of effect of alendronate on risk of fracture in women with existing vertebral fractures. Lancet 348:1535-1541

Browner WS, Pressman AR, Nevitt MC, Cauley JA, Cummings SR (1993) Association between low bone density and stroke in elderly women. Stroke 24:940-946

Center J, Eisman J (1997) The epidemiology and pathogenesis of osteoporosis. Baillieres Clin Endocrinol Metab 11:23-62

Chapuy MC, Meunier PJ (1995) Prevention and treatment of osteoporosis. Aging 7:164-173

Chapuy MC, Arlot ME, Duboeuf F (1992) Vitamin D3 and calcium to prevent hip fractures in elderly women N Engl J Med 327:1637-1642

Cheng S, Tylavsky F, Carbone L (1997) Utility of ultrasound to access risk of fracture. J Am Geriatr Soc 45:1382-1394

Chrischilles EA, Butler CD, Davis CS, Wallace RB (1991) A model of lifetime osteoporosis impact. Arch Int Med 151:2026-2032

Cöster A, Haberkamp M, Allolio B (1994) Inzidenz von Schenkelhalsfrakturen in der Bundesrepublik Deutschland im internationalen Vergleich. Soz Präventivmed 39:287-292

Council on Scientific Affairs, AMA (1997) Intake of dietary calcium to reduce the incidence of osteoporosis. Arch Fam Med 6:495-499

Crosignani PG, Kenemans P, Paoletti R, Soma MR, Woodford FP (1997) Hormone replacement and the menopause: A European position paper. Eur J Obstet Gynecol Reprod Biol 74:67-72

Deutsche Arbeitsgemeinschaft Osteoporose/DAGO (1997) Osteoporose. Leitlinien Medizin, 2. Aufl. Kilian, Marburg

Dawson-Hughes B, Harris SS, Krall EA, Dallal GE (1997) Effect of calcium and vitamin D supplementation on bone density in men and women 65 years of age or elder. N Engl J Med 337:670-676

Delmas PD, Bjarnason NH, Mitlak BH et al. (1997) Effects of raloxifene on bone mineral density, serum cholesterol concentrations, and uterine endometrium in postmenopausal women. N Engl J Med 337:1641-1647

Duursma SA, Raymakers JA, Verhaar HJJ (1997) Osteoporosis, osteomalacia and Paget's disease of bone. Rev Clin Gerontol 7:127-136

Eastell R (1998) Treatment of postmenopausal osteoporosis. N Engl J Med 12:736-746

Eastell R, Boyle IT, Compston J et al. (1998b) Management of male osteoporosis: Report of the UK Consensus Group. QJM 91:71-92

Fairney A, Kyd P, Thomas E, Wilson J (1998) The use of cyclical etidronate in osteoporosis: Changes after completion of 3 years treatment. Br J Rheumatol 37:51-56

Felsenberg D, Wieland E, Hammermeister C, Armbrecht G, Gowin W, Raspe H (1998) Prävalenz der vertebralen Wirbelkörperdeformationen bei Frauen und Männern in Deutschland. Med Klin 93:31-34

Garnero P, Delmas PD (1998) Biochemical markers of bone turnover: Applications for osteoporosis. Endocrinol Metab Clin North Am 27:303-323

Gullberg B, Johnell O, Kanis JA (1997) World-wide projections for hip fracture. Osteoporos Int 7:407-413

Hailey D, Sampietro-Colom L, Marshall D, Rico R, Granados A, Asua J (1998) The effectiveness of bone density measurement and associated treatments for prevention of fractures. Int J Technol Assess Health Care 14:237-254

Hemminki E, McPherson K (1997) Impact of postmenopausal hormone therapy on cardiovascular events and cancer: Pooled data from clinical trials. Br Med J 315:149-153

Hulley S, Grady D, Bush T (1998) Randomized trial of estrogen plus progestin for secondary prevention of coronary heart disease in postmenopausal women. JAMA 280:605-613

Kanis JA (1994) Assessment of fracture risk and its application to screening for postmenopausal osteoporosis: Synopsis of a WHO report. Osteoporos Int 4:368-381

Kanis JA, Delmas P, Burckhardt P, Cooper C, Torgerson D (1997) Guidelines for diagnosis and management of osteoporosis. Osteoporos Int 7:390-406

Lauritzen JB, Hindso K (1997) Prevention of hip fractures with hip protectors. Orthop Int 5:125-130

Lenchik L, Sartoris DJ (1997) Current concepts in osteoporosis. Am J Roentgenol 168:905-911

Marcus R, Feldman D, Kelsey J (eds) (1996) Osteoporosis. Academic Press, San Diego

Marshall D, Johnell O, Wedel H (1996) Meta-analysis of how well measures of bone mineral density predict occurence of osteoporotic fractures. Br Med J 312:1254-1259

McClung M, Clemmesen B, Daifotis A et al. (1998) Alendronate prevents postmenopausal bone loss in women with osteoporosis. Ann Intern Med 128:253-261

Melton LJ III (1995) How many women have osteoporosis now? J Bone Miner Res 10:175-177

Melton LJ III, Chrischilles EA, Cooper C, Lane AW, Riggs BL (1992) How many women have osteoporosis? J Bone Miner Res 7:1005-1010

Miller PD, Bonnick SL, Rosen CJ (1996) Consensus of an international panel on the clinical utility of bone mass measurements in the detection of low bone mass in the adult population. Calcif Tissue Int 58:207-214

National Osteoporosis Foundation (1998) Osteoporosis: Review of the evidence for prevention, diagnosis, and treatment and cost-effectiveness analysis. Osteoporos Int Suppl 4:1-88

O'Neill S (1997) The prevention and management of osteoporosis. Med J Aust 167(Suppl):S4-S15

Pak CYC, Sakhaee K, Rubin CD, Zerwekh JE (1997) Sustained-release sodium fluoride in the management of established postmenopausal osteoporosis. Am J Med Sci 313:23-32

Pientka L, Grüger J (1996) Die ökonomische Bedeutung der Osteoporose in Deutschland. Kassenarzt 8:44-52

Reid DM, Harvie J (1997) Secondary osteoporosis. Baillieres Clin Endocrinol Metab 11:83-99

Ringertz PH, Johansson C, Johnell PO et al. (1997) Bone density measurement - A systematic review. J Intern Med 241 (Suppl 739):1-60

Schürch MA, Rizzoli R, Mermillod B, Vasey H, Michel JP, Bonjour JP (1996) A prospective study on socioeconomic aspects of fracture of the proximal femur. J Bone Miner Res 11:1935-1942

Silverman SL (1997) Calcitonin. Am J Med Sci 313:133-136

US Congress, Office of Technology Assessment (eds) (1994) Hip fracture outcomes in people age 50 and over. Background paper. OTA-BP-H-120. US GOP, Washington

Yaffe K, Sawaya G, Lieberburg I, Grady D (1998) Estrogen therapy in postmenopausal women: Effects on cognitive function and dementia. JAMA 279:688-695

Morbus Parkinson und Parkinson-Syndrom

J. Schwarz

69.1   Morbus Parkinson   620
69.1.1   Ätiologie und Pathogenese   620
69.1.2   Klinik   621
69.1.3   Verlauf und Therapie   621
69.2   Parkinson-Syndrom   626
69.2.1   Multisystematrophie (MSA)   626
69.2.2   Progressive supranukleäre Blickparese (PSP)   627
69.2.3   Kortikobasale ganglionäre Degeneration (CBGD)   629
69.2.4   Demenz mit Lewy-Körperchen   629
69.2.5   Subkortikale arteriosklerotische Enzephalopathie (SAE)   630
    Literatur   630

Der Morbus Parkinson ist eine der häufigsten neurologischen Erkrankungen. Etwa 1–1,5 % der über 60jährigen sind betroffen. Durch den Verlust der dopaminergen Neurone der Substantia nigra kommt es zu einem Dopaminmangel im Bereich des Corpus striatum und den typischen Symptomen: Ruhetremor, Rigor und Hyperkinese.

Die Ätiologie dieser Erkrankung ist bisher nicht bekannt. Heute wird angenommen, daß die Ursache in einem bisher nicht bekannten Gendefekt zu suchen ist, dessen Penetranz möglicherweise durch exogene Faktoren moduliert wird. Insbesondere bei älteren Patienten bleibt die Therapie der Wahl die Dopaminsubstitution mit L-DOPA.

Etwa 20 % der Parkinson-Syndrome werden durch andere Erkrankungen ausgelöst, die schwieriger zu erkennen und zu behandeln sind. Ziel dieses Kapitels soll sein, die Besonderheiten dieser Erkrankung bei geriatrischen Patienten zu charakterisieren.

69.1
Morbus Parkinson

69.1.1
Ätiologie und Pathogenese

Etwa 1–1,5 % der über 60jährigen leiden an der Parkinson-Erkrankung. Die Prävalenz nimmt mit steigendem Lebensalter zu. Daher ist diese Erkrankung eine der häufigsten neurologischen Störungen insbesondere der älteren Patienten (Marsden 1994). Beim M. Parkinson kommt es durch den Verlust der dopaminergen Neurone der Substantia nigra zu einem Dopaminmangel im Bereich des Corpus striatum, welcher die typischen Symptome – Ruhetremor, Rigor und Hypokinese – bewirkt. Die Ätiologie dieser Erkrankung ist bisher nicht bekannt. Heute wird angenommen, daß die Ursache in einem bisher nicht bekannten vererbten Defekt zu suchen ist, dessen Penetranz möglicherweise durch exogene Faktoren moduliert wird. Bei sehr seltenen familiären Patienten konnten bisher 3 verschiedene Genloci und 2 Mutationen in dem Gen des α-Synukleins identifiziert werden (Polymeropoulos et al. 1997; Krüger et al. 1998; Gasser et al. 1998; Kitada et al. 1998). Inwieweit diese Befunde für Patienten mit sporadischer Erkrankung relevant sind, kann noch nicht ausreichend beurteilt werden.

Die Pathogenese dieser Erkrankung ist ebenfalls weitgehend unklar. Es konnten allerdings einige pathophysiologische Veränderungen nachgewiesen werden. Der Untergang der dopaminergen Neurone in der Substantia nigra geht wahrscheinlich mit einer erhöhten Konzentration freier Radikale einher. Hierfür sprechen (Fahn u. Cohen 1992):

- die gesteigerte Lipidperoxidation,
- eine verminderte Konzentration von Glutathionperoxidase und Katalase (Enzyme, die freie Radikale detoxifizieren) und
- die erhöhte Konzentration von $Eisen^{3+}$.

Zusätzlich zu diesen Hinweisen für oxidativen Streß wurde eine Störung des Komplex I der mitochondrialen Atmungskette in der Substantia nigra und in Thrombozyten von Patienten mit M. Parkinson nachgewiesen (Schapira 1992). Diese Veränderungen deuten auf eine Störung der Energieproduktion und eine erhöhte Produktion von freien Radikalen. Es ist bekannt, daß beide Mechanismen sich gegenseitig verstärken können.

Es ist wenig wahrscheinlich, daß diese beiden Phänomene als Ursache der Erkrankung in Frage kommen. Viel eher stellen sie Folgen eines bisher noch nicht identifizierten Prozesses dar. Ähnliche Befunde, die für eine Störung des Energiestoffwechsels sprechen, konnten auch bei anderen neurodegenerativen Erkrankungen gefunden werden (z. B. M. Alzheimer oder Amyotrophe Lateralsklerose).

69.1.2
Klinik

Die Dauer der präklinischen Phase wird derzeit kontrovers diskutiert. Nach den verschiedenen Modellen könnte diese Phase zwischen 5 und 20 Jahren betragen. Neuere Ergebnisse, die mittels funktioneller bildgebender Verfahren erhoben wurden, zeigen, daß die präklinsche Phase mit 5–10 Jahren kürzer und der Verlust der dopaminergen Neuronen (30–40%) bei Beginn der klinischen Symptome geringer ist als bisher angenommen.

Nur selten sind die 3 Leitsymptome Ruhetremor, Rigor und Hypokinese bereits zu Beginn der Erkrankung nachweisbar. Die ersten Krankheitszeichen können ganz uncharakteristisch sein. Die Patienten klagen in der Frühphase der Erkrankung häufig über eine allgemeine Abgeschlagenheit und/oder eine depressive Verstimmung. Auch vegetative Symptome wie z. B. Obstipation und Hyperhidrosis gehören zu den ersten klinischen Zeichen. Viele Patienten klagen über eine innere Unruhe und über erste Störungen der Motorik. Zu diesen gehören eine verkürzte Schrittlänge, Schwierigkeiten beim Musizieren oder Schreiben, und Probleme bei der täglichen Hygiene oder dem Ankleiden. Häufig klagen die Patienten bereits vor Beginn der motorischen Symptome über pseudoradikuläre Schmerzen in der betroffenen Körperhälfte, die dann meist zunächst zur Konsultation eines orthopädischen oder chirurgischen Facharztes führen.

Besteht bereits zu Beginn der Erkrankung ein Ruhetremor, so wird das Parkinson-Syndrom relativ rasch diagnostiziert. Entsprechend dem Leitsymptom wird unterschieden zwischen

- einem Tremordominanztyp,
- einem akinetisch-rigiden Typ oder
- einem Äquivalenztyp.

Klinische Kriterien für die Diagnose des M. Parkinson wurden von der englischen Hirnbank (Parkinson's Disease Society Brain Bank) erarbeitet. Nach folgenden Kriterien wird zunächst ein Parkinson-Syndrom diagnostiziert:

- Bradykinese

plus mindestens eines der folgenden Symptome

- Rigor,
- Ruhetremor oder
- Störung der Stellreflexe.

In einem 2. Schritt werden dann sekundäre Ursachen ausgeschlossen (Medikamente, Infektionen, Intoxikationen etc.). In einem 3. Schritt sollen dann für den M. Parkinson typische prospektive Kriterien nachgewiesen werden. Eine sichere Diagnose ist aber weiterhin erst post mortem möglich.

69.1.3
Verlauf und Therapie

Der Verlauf des M. Parkinson, d. h. die Geschwindigkeit der Degeneration der dopaminergen Neurone, kann mit den therapeutischen Möglichkeiten, die derzeit zur Verfügung stehen, nicht beeinflußt werden. Allerdings ist unter der Behandlung mit Dopaminersatzstoffen eine zufriedenstellende Besserung der Symptome zumindest für einen Zeitraum von 5–10 Jahren möglich (Marsden 1994).

Bei Patienten mit einem Tremordominanztyp ist der Verlauf in der Regel etwas günstiger als bei den Patienten mit einem Äquivalenz- oder dem hypokinetisch-rigiden Typ. Gelegentlich wird aber auch ein Wechsel der vorherrschenden Symptome beobachtet. Deshalb ist für die weitere Prognose der Progredienz der Erkrankung die im Vordergrund stehende Symptomatik 5 Jahre nach Erkrankungsbeginn von entscheidender Bedeutung. Dem etwas günstigeren Verlauf des Tremordominanztyps steht die Schwierigkeit einer entsprechenden Therapie gegenüber, da der Tremor v. a. in Belastungssituationen immer wieder stark auftritt und damit zur Verstärkung dieser Belastung beiträgt. Rigor und Akinese lassen sich dagegen zu Beginn durch dopaminerge Medikation gut beeinflussen (Marsden 1994).

L-DOPA

Mit zunehmender Dauer der Erkrankung und der Therapie mit Dopamimetika nimmt die Wirkdauer der oralen L-DOPA-Einzeldosis progredient ab (Marsden 1994). Hält die Wirkung trotz rasch abfallender Blutspiegel zunächst über 4–5 h an, ist diese nach einigen Jahren an den Blutspiegel gekoppelt. Es kommt dann bereits 2 h nach Einnahme einer L-DOPA-Einzeldosis zu einer erneuten Akinese („on-off"-Symptomatik). Zusätzlich treten nach einigen Jahren charakteristische Überbewegungen („peak-dose"-Hyperkinesen), meist während der vollen Wirksamkeit von L-DOPA, auf. Bei anderen Patienten kommt es schon nach wenigen Jahren in den „off"-Phasen zu Verkrampfungen der Füße oder auch Hände („off"-Dystonien), die sehr schmerzhaft sein können.

Im weiteren Verlauf stellen sich auch Dyskinesien in der An- und Abflutphase einer L-DOPA-Einzeldosis ein (biphasische Dystonien), die häufig auch bei sehr gründlicher Anamneseerhebung nicht von den oben erwähnten Dyskinesien unterschieden werden können.

Die Latenz zwischen Erkrankungs- bzw. Therapiebeginn und dem Auftreten solcher On-off-Phänomene oder den Dyskinesien ist vom Erkrankungsalter abhängig. Je jünger die Patienten sind, desto schneller werden diese auch solche Fluktuationen der Beweglichkeit erleben. Daher besteht gerade bei den jungen Patienten die Notwendigkeit zur Entwicklung und Prüfung neuer Therapiestrategien, die das Auftreten der Fluktuationen in der Beweglichkeit verzögern. Eine mögliche Alternative zur Behandlung mit L-DOPA ist die Monotherapie mit Dopaminagonisten oder Amantadinen bei der Ersteinstellung von jüngeren Patienten, die evtl. das Auftreten dieser Fluktuationen verzögern kann.

Dopaminagonisten

Viele Autoren empfehlen heute, Patienten, die vor dem 60. Lebensjahr erkranken, immer zunächst mit einem Dopaminagonisten zu behandeln. Diese Altersgrenze ist aber willkürlich gewählt. Wahrscheinlich muß in erster Linie das biologische Lebensalter des Patienten beachtet werden. Bei älteren multimorbiden Patienten sollte man aber mit dieser Strategie in jedem Fall zurückhaltend sein. Die Therapie ohne L-DOPA kann aber auch bei Patienten, die bereits Motorfluktuationen entwickelt haben, zu einer Besserung v. a. der Dyskinesien führen.

Psychotische Nebenwirkungen

Eine weitere Komplikation im Verlauf des M. Parkinson ist das Auftreten von Psychosen unter der dopaminergen Therapie. Neben der Tagesdosis von L-DOPA und Dopaminagonisten wird die Inzidenz und Schwere dieser Komplikationen durch das Alter und evtl. auch durch andere Läsionen des Gehirns, z. B. eine vaskuläre Enzephalopathie, bestimmt. Diese medikamentös induzierten Psychosen äußern sich zunächst in ungewohnt lebhaften Träumen, dann in illusionären Verkennungen und später in optischen, seltener auch akustischen Halluzinationen und Wahnvorstellungen.

Eine Reduktion der Dosis der dopaminergen Medikation führt meist zu einer Besserung dieser Nebenwirkungen, aber gleichzeitig auch zu einer Verschlechterung der Parkinson-Symptome. Selten kann es nach einer solchen Medikamentenreduktion zu akinetischen Krisen kommen. Daher sollte immer die Behandlung anderer Ursachen einer solchen psychotischen Symptomatik, wie z. B. die Dehydratation oder eine Hyperthyreose, der Medikamentenreduktion vorangestellt werden, falls die Schwere der Psychose nicht ein sofortiges Eingreifen erfordert. Um eine ausreichende Behandlung des M. Parkinson und der psychotischen Nebenwirkungen der dopaminergen Therapie zu erreichen, ist bei vielen Patienten die zusätzliche Gabe eines atypischen Neuroleptikums erforderlich.

Entscheidung für L-DOPA

Da L-DOPA nach wie vor das wirksamste orale Medikament in der Behandlung des M. Parkinson ist, sollte die Wahl der Medikamente wesentlich durch die zu erwartenden Nebenwirkungen beeinflußt werden. Jüngere Patienten werden mit hoher Wahrscheinlichkeit deutliche Fluktuationen der Beweglichkeit erleben, während bei älteren vielleicht auch multimorbiden Patienten die gastrointestinalen und psychiatrischen Komplikationen eher zu befürchten sind. Man sollte daher bei den jüngeren Patienten mit dem Einsatz von L-DOPA sehr vorsichtig sein. Andererseits kann eine Kombinationstherapie bei älteren Patienten wegen der akuten Nebenwirkungen evtl. keine ausreichende klinische Besserung gewährleisten. Je älter die Patienten sind und je mehr Begleiterkrankungen sie haben, desto eher sollte die Monotherapie mit L-DOPA angestrebt werden. Bei beginnenden Fluktuationen kann L-DOPA auch mit einem COMT-Inhibitor (z. B. Tasmar) kombiniert werden.

Experimentelle Therapieverfahren

Experimentelle Therapieverfahren wie die Neurostimulation und die Transplantation werden in spezialisierten Zentren v. a. den schwer fluktuierenden, also meist den jüngeren Patienten, angeboten. Die Indikation sollte in höherem Lebensalter streng gestellt werden.

Weitere therapeutische Maßnahmen

Wichtigster Bestandteil der Behandlung von Patienten mit M. Parkinson bleibt die Therapie mit oraler Medikation. Neben der Behandlung mit Medikamenten gibt es eine Vielzahl von Maßnahmen, die oft unterschätzt werden und deren Wert leider wenig untersucht ist. Hierzu gehören:

- Beratung und Aufklärung des Patienten über Chronizität der Erkrankung und Möglichkeiten und Grenzen der Behandlung,
- regelmäßige körperliche Betätigung, ohne Überanstrengung,
- je nach Defizit Physiotherapie, Ergotherapie, Logopädie,
- Erhaltung der Selbständigkeit und Pflege von Sozialkontakten,
- Anstreben des Normalgewichts, ausgeglichene ballaststoffreiche Kost (cave: proteinreiche Mahlzeiten können die Resorption von L-DOPA behindern!),

- ausreichende Flüssigkeitszufuhr (Dehydratation verschlechtert Parkinson-Symptomatik und begünstigt psychiatrische Nebenwirkungen der Therapie),
- den Kontakt zu einer Selbsthilfeorganisation anregen (Deutsche Parkinsonvereinigung/dPV, Moselstr. 31, 41464 Neuss).

Medikamentöse Therapie in der Frühphase

Die Einführung der L-DOPA-Therapie war ein entscheidender Durchbruch in der Behandlung des idiopathischen Parkinson-Syndroms. Im Laufe einer Dauerbehandlung entwickeln sich jedoch bei einer Mehrzahl der Patienten Komplikationen, die immer belastender werden können. Fluktuationen der motorischen Leistung entstehen bei etwa 50–70% der Patienten, die über einen Zeitraum von 3–5 Jahren mit L-DOPA behandelt wurden. Ein noch höherer Anteil (bis zu 90%) der Patienten mit früh einsetzender Parkinson-Symptomatik entwickelt schwer behindernde Fluktuationen der Symptomatik (Marsden 1994).

Die genaue Ursache für die Entwicklung solcher Wirkungsschwankungen ist immer noch unklar. Zumindest ein Teil dieser Schwankungen scheint durch pharmakokinetische Phänomene bedingt zu sein, da sie durch einen gleichmäßig hohen L-DOPA-Plasmaspiegel durch intravenöse L-DOPA-Infusion günstig beeinflußt werden können (Mouradian et al. 1990). Neuere Untersuchungen weisen darauf hin, daß eine Hochregulation von striatalen NMDA-(N-Methyl-D-Apartat-)Rezeptoren beteiligt ist. Daher kann auch der Einsatz von NMDA-Rezeptorantagonisten (z.B. Amantadin) sinnvoll sein.

Ein weiterer Nachteil der Behandlung mit L-DOPA besteht darin, daß im Rahmen des Abbaus von L-DOPA und Dopamin sowohl freie Radikale als auch potentiell toxische Substanzen, z.B. Isochinoline, gebildet werden. Es existieren zahlreiche Hinweise aus experimentellen Studien, daß die Gabe von L-DOPA potentiell einen negativen Einfluß auf das Überleben der dopaminergen Neurone der Substantia nigra hat. Insofern bestehen bei vielen Ärzten und Patienten, insbesondere wenn die Erkrankung in relativ jungen Jahren auftritt, Bedenken gegenüber der Behandlung mit L-DOPA.

Im folgenden sollen kurz die Vor- und Nachteile der verschiedenen Medikamente, die derzeit für die medikamentöse Behandlung des M. Parkinson zur Verfügung stehen, in der Frühbehandlung diskutiert werden.

L-DOPA plus peripherer DOPA-Dekarboxylasehemmer

L-DOPA ist die natürliche Vorstufe des Dopamins. Um den Abbau zu Dopamin in der Peripherie zu verhindern, wird das Medikament mit einem peripheren DOPA-Dekarboxylasehemmer kombiniert (Benserazid oder Carbidopa). L-DOPA ist nach wie vor das Medikament, das akut am besten wirksam und auch verträglich ist. Das bedeutet, daß bei diesem Medikament das Verhältnis von Wirksamkeit und Nebenwirkungen, zumindest was die kurzfristige Therapie anbelangt, sehr günstig ist. Allerdings besteht wie oben ausgeführt die Gefahr, daß die Therapie mit L-DOPA einen ungünstigen Einfluß auf den Verlauf des M. Parkinson hat.

Hemmer des Dopaminabbaus

Dopamin wird im synaptischen Spalt über verschiedene Stoffwechselwege abgebaut. Hierzu gehören mindestens 3 enzymatische Abbauwege über die Monoaminoxydase B (MAO-B), die Katecholamin-O-Methyltransferase (COMT) und die Dopamin-β-Hydroxylase. Zusätzlich kann Dopamin über Autooxidation metabolisiert werden, wobei am ehesten die oben erwähnten toxischen Abbauprodukte entstehen können. In der heutigen Therapie stehen sowohl Hemmer der MAO-B und der COMT zur Verfügung.

■ **MAO-B-Inhibitoren.** Die Bedeutung der Hemmer der MAO-B in der Erstbehandlung des M. Parkinson ist spätestens seit der DATATOP-Studie (Parkinson Study Group 1991) häufig diskutiert worden. In allen Auswertungen dieser und auch anderer Studien konnte kein anhaltender Effekt auf die Progredienz der Erkrankung nachgewiesen werden. Zahlreiche experimentelle Studien konnten eine protektive Wirkung dieser MAO-B-Hemmer auf dopaminerge Neurone in verschiedenen Modellen nachweisen. Unbestritten ist, daß durch die Gabe der MAO-B-Hemmer, die Konzentration von Dopamin im synaptischen Spalt erhöht werden kann, was die geringe symptomatische Wirkung dieser Substanzen erklärt.

■ **COMT-Inhibitoren.** Die Einführung der COMT-Inhibitoren hat für einige Aufregung gesorgt. Zunächst wurde das Tolcapone als gut wirksames und effektives Medikament gepriesen, um dann kurze Zeit später wegen einer fraglichen Lebertoxizität wieder vom Markt genommen zu werden. Nun ist seit einigen Monaten das Entacapone (Comtess) zugelassen. Diese Medikamente wirken im wesentlichen durch eine Hemmung des Abbaus von L-DOPA über die COMT in der Peripherie und damit mit zu einer Erhöhung der Menge von L-DOPA, die in das Gehirn aufgenommen wird. Es bleibt abzuwarten, inwieweit diese Medikamente zu einer Bereicherung der Therapie führen.

Dopaminagonisten

Die Dopaminagonisten wirken direkt auf Dopaminrezeptoren z.B. auf die post- und präsynaptischen

Neuronen in dem nigrostriatalen dopaminergen System. Die klinische Wirksamkeit und die Verträglichkeit sind im Vergleich zu L-DOPA geringer. Allerdings gibt es bisher keine Hinweise darauf, daß der Einsatz dieser Medikamente langfristig zu einer Schädigung der dopaminergen Neurone führen kann. Vielmehr konnte in verschiedenen Tier- und Zellkulturexperimenten nachgewiesen werden, daß diese Medikamente das Absterben der dopaminergen Neurone verzögern können.

NMDA-Rezeptorantagonisten

Die bisherigen klinischen Erfahrungen haben gezeigt, daß diese Medikamente eine moderate Wirkung auf die Parkinson-Symptome haben. Amantadine wirken evtl. etwas besser auf die hypokinetisch-rigiden Symptome und Budipin auf den Tremor.

Für diese Medikamente konnte bisher ebenfalls keinerlei negativer Effekt auf die Progredienz der Erkrankung oder auf das Überleben dopaminerger Neurone in Tier- oder Zellkulturexperimenten nachgewiesen werden. Ähnlich wie für die Dopaminagonisten zeigten viele Experimente eine protektive Wirkung dieser Substanzen bezüglich des Überlebens der dopaminergen Neurone.

Des weiteren gibt es Hinweise dafür, daß die Blockade striataler NMDA-Rezeptoren zu einer Reduktion der Dyskinesien zumindest im Tiermodell führen kann (Verhagen Metman et al. 1998), was gerade bei fortgeschrittenen Patienten hilfreich ist.

Anticholinergika

Anticholinergika haben eine begrenzte Wirkung auf die Parkinson-Symptomatik. Die Nebenwirkungen dieser Medikamente sind zahlreich und treten relativ häufig auf. Zu diesen Nebenwirkungen gehören Störungen der Magen-Darm-Motilität, Akkomodationsstörungen und auch delirante und dementielle Symptome. Da das Verhältnis von klinischer Besserung und Nebenwirkungen eher ungünstig ist, sollten diese Medikamente gerade zu Beginn der Therapie vermieden werden.

Therapierichtlinen

Basierend auf den oben kurz zusammengefaßten Ergebnissen, lassen sich folgende Richtlinien für die Frühtherapie von Patienten mit M. Parkinson ableiten:

Ersteinstellung

Patienten, die bisher keine Medikamente zu ihrer Parkinson-Erkrankung erhielten sollten, sofern möglich, zunächst ohne L-DOPA behandelt werden. Bei den jüngeren Patienten hat sich nach unserer Erfahrung die Monotherapie mit einem Dopaminagonisten oder einem niedrig affinen NMDA-Rezeptorantagonist bzw. eine Kombination dieser Medikamente bewährt. Ausnahmen stellen ältere und/oder multimorbide Patienten dar, die wegen der guten akuten Verträglichkeit von L-DOPA auch ausschließlich mit diesem Medikament behandelt werden können. Sollte eine Monotherapie mit L-DOPA durchgeführt werden, könnte man aus den oben erwähnten theoretischen Überlegungen zur Genese der Fluktuationen der Beweglichkeit Retardpräparate einsetzen. Eine größere klinische Studie belegte allerdings nur einen Vorteil auf die Aktivitäten des täglichen Leben und nicht auf das Auftreten der Motorfluktuationen (Block et al. 1997).

Kombinationstherapie

Sollte die Behandlung mit L-DOPA wegen mangelnder Wirksamkeit der oben beschriebenen Behandlung notwendig oder bereits initiiert sein, so sollte diese so niedrig wie möglich dosiert werden. Hierzu bestehen mehrere Möglichkeiten:

1. Durch die Kombination mit Dopaminagonisten kann die L-DOPA-Dosis deutlich verringert werden. Dadurch wird zusätzlich ein günstiger Effekt auf bestehende oder sich entwickelnde Fluktuationen der Beweglichkeit erreicht. Grundsätzlich hängt das Ausmaß der Reduktion von L-DOPA von der Dosis des Dopaminagonisten ab. In Einzelfällen kann auch bei bestehender Therapie mit L-DOPA nach entsprechender Aufdosierung eines Dopaminagonisten L-DOPA ganz abgesetzt werden.

2. Eine weitere Möglichkeit besteht in der Kombination mit einem niedrig affinen NMDA-Rezeptorantagonisten. Dieser kann allein aber besser in Kombination mit einem Dopaminagonisten eingesetzt werden, um L-DOPA möglichst effektiv zu reduzieren. Durch diese Kombination kann sowohl die Wirkung des L-DOPA als auch der Dopaminagonisten verstärken. Zusätzlich können bereits bestehende Dyskinesien wahrscheinlich vermindert werden.

3. Die Kombination mit MAO-B-Inhibitoren kann nach den bisher vorliegenden Daten nur eine geringe Reduktion der L-DOPA-Dosis bewirken. Nachdem auch die protektive Wirkung dieser Substanzen nicht belegt werden konnte, müssen diese Medikamente derzeit vorsichtig beurteilt werden. Allerdings sind die MAO-B-Hemmer in aller Regel gut verträglich.

4. Auch durch die Gabe der COMT-Inhibitoren kann die Menge an oral zugeführtem L-DOPA vermindert werden. Allerdings handelt es sich hierbei nie um eine Reduktion des bioverfügbaren L-DOPA,

da ja die Bioverfügbarkeit um einen wesentlich größeren Prozentsatz durch die Kombination mit COMT-Inhibitoren gesteigert wird (s. oben). Gerade in der Frühphase der Erkrankung würde also eine mögliche toxische Wirkung von L-DOPA durch diese Medikamente in gravierender Weise verstärkt werden. Bevor eine mögliche toxische Wirkung dieser Substanzen nicht durch entsprechende klinische und präklinische Untersuchungen ausgeschlossen werden kann, empfehlen wir, die Indikation der COMT-Inhibitoren auf Patienten mit fortgeschrittener Erkrankung und/oder Unverträglichkeit der anderen therapeutischen Alternativen zu beschränken.

Zusammenfassend läßt sich festhalten, daß insbesondere für die jüngeren Patienten Alternativen für die Behandlung mit L-DOPA zur Verfügung stehen. Erst wenn diese Alternativen sich als nicht ausreichend wirksam herausgestellt haben, sollte der Einsatz von L-DOPA erwogen werden. In unserer Erfahrung hat sich die Erstbehandlung mit Dopaminagonisten allein oder in Kombination mit NMDA-Rezeptorantagonisten als ausreichend verträglich und wirksam (auch über mehrere Jahre) bewährt. Zumindest würden wir empfehlen, bei jüngeren Patienten einen Versuch ohne L-DOPA zu unternehmen. Die Therapie mit COMT-Inhibitoren kann nach dem derzeitigen Stand des Wissens gerade in der Frühphase unserer Meinung nach nicht befürwortet werden.

Therapie bei Fluktuationen der Beweglichkeit

Alle Patienten sollten angehalten werden, ein Patiententagebuch zu führen, um den Bezug von Off-Phasen und Dyskinesien zu Medikamenteneinnahme und Mahlzeiten herstellen zu können. Die Fraktionierung der L-DOPA-Medikation bei Reduktion der Einzeldosen und ggf. das häufige Trinken einer L-DOPA-Lösung helfen, die Dosis möglichst regelmäßig über den Tag zu verteilen. Bei nächtlichen Off-Phasen sollte ein Retardpräparat zur Nacht verabreicht werden. Auch während des Tages kann eine Kombination von Retard- und Standardpräpraten sinnvoll sein. Bei jüngeren Patienten empfehlen wir, die Reduktion von L-DOPA und die Steigerung der Dopaminagonisten in Kombination mit NMDA-Rezeptorantagonisten. COMT-Inhibitoren sollten v.a. bei Patienten eingesetzt werden, die über starke Off-Phasen klagen oder die keine anderen Medikamente als L-DOPA tolerieren. Experimentelle Therapiestrategien sollten bei älteren Patienten sehr vorsichtig eingesetzt werden.

Therapie des Tremors

Die Patienten müssen über die eingeschränkte Wirksamkeit der Medikamente aufgeklärt werden. Mindestens 30% der Patienten mit Tremores sprechen aber auf dopaminerge Medikation an. Ein Therapie mit L-DOPA und/oder Dopaminagonisten, ggf. auch in höherer Dosierung, sollte immer ausreichend probiert werden. Alternativ werden Budipin (3mal 20 mg/Tag) oder auch Clozapin empfohlen, wobei bei Clozapin auf regelmäßige Blutbildkontrollen wegen der möglichen Agranulozytose geachtet werden muß.

Die stereotaktische Operation, z.B. Tiefstimulation des Nucleus subthalamicus (wirkt auch auf andere Parkinson-Symptome!) ist bei therapieresistenten Patienten eine Alternative. Bei älteren extrem tremordominanten Patienten kann auch die Implantation der Elektroden in den Thalamus erwogen werden.

Therapie der akinetischen Krise und perioperative Behandlung

Die akinetische Krise ist dank der Verbesserung der medikamentösen Therapie seltener geworden. Bei Patienten mit akinetischer Krise sollten zunächst die Vitalfunktionen gesichert und eine ausreichende Hydratation vorgenommen werden. Können Patienten im Rahmen einer solchen Krise oder auch perioperativ keine orale Medikation einnehmen, kann Amantadin oder auch Apomorphin parenteral verabreicht werden. Unter den halogenisierenden Inhalationsanästhetika ist Enfluran wegen der fehlenden Sensibilisierung des Myokards gegen Katecholamine zu bevorzugen.

Therapie vegetativer Störungen

Bei Übelkeit und Erbrechen sollte ein pepripherer Dopaminrezeptorantagonist (z.B. Domperidon) verabreicht werden. Auch die Reduktion der Dopamietika sollte erwogen werden.

Bei Opstipation hilft ballaststoffreiche Kost, pflanzliche Kost und/oder die Steigerung der Darmmotilität z.B. mit Cisaprid. Anticholinergika sollten abgesetzt werden.

Die Hyperhidrosis kann durch die Reduktion oder das Absetzten des verursachenden Medikaments behandelt werden. In Einzelfällen sollten Ipatropiumbromid oder andere Anticholinergika gegeben werden.

Bei Hitzestau müssen Antiocholinergika abgesetzt oder reduziert werden.

Eine Steigerung der Dopamimetika und auch die Gabe von Anticholinergika können bei störendem Speichelfluß versucht werden

Blasenstörungen stellen eine komplexe Problematik bei Patienten mit M. Parkinson dar. In jedem Fall muß die zugrunde liegende Ursache geklärt und spezifisch behandelt werden. Eine häufige Störung ist die v.a. nächtliche Pollakisurie, die durch das Absinken der Medikamentenspiegel bedingt ist. Diese kann relativ einfach durch eine bessere Verteilung der Medikation über die Nacht behandelt werden. Meist muß aber eine urologische Konsultation eingeholt werden, um die Ursache zu finden.

Störungen der Sexualfunktion sind meist Medikamentennebenwirkungen. Sie sollten durch eine Anpassung der Medikation behandelt werden. Die autonome Störung im Rahmen des M. Parkinson kann aber auch zu Potenzstörungen führen, die in vielen Fällen auch medikamentös ausgeglichen werden können.

Therapie einer depressiven Symptomatik

Gelegentlich zeigt sich eine Besserung unter dopamimetischer Medikation, ansonsten sollte eine Psychotherapie, ein strukturierter Tagesablauf und die Besserung der Sozialkontakte angestrebt werden. Antidepressiva mit antriebssteigernder (am Morgen z. B. spezifische Serotoninwiederaufnahmehemmer) oder sedierender (am Abend z. B. Trizyklika wie Amitriptylin) Wirkung sind bei vielen Patienten hilfreich.

Therapie der Nebenwirkungen

Bei den sehr häufigen gastrointestinalen Nebenwirkungen sollte immer ein Versuch mit Domperidon (s. oben) unternommen werden. Die Reduktion der Medikation ist ebenfalls oft erforderlich.

Eine arterielle Hypotonie sollte durch die Reduktion des ursächlichen Medikaments und eine ausreichende Flüssigkeitszufuhr (Mineralkortikoide und Antihypotonika sind nur begrenzt wirksam) behandelt werden. Sollte dies nicht ausreichen, sollen Mineralkortikoide versucht werden.

Exogene Psychosen stellen eines der größten Probleme in der Therapie des M. Parkinson und insbesondere bei älteren Patienten dar. Nach Möglichkeit sollte die dopaminerge Medikation reduziert werden (zuerst Anticholinergika, MAO-B-Hemmer, NMDA-Rezeptorantagonisten, dann Dopaminagonisten, zuletzt L-DOPA). Falls dies eine nicht tolerable Verschlechterung der Beweglichkeit zur Folge hat, muß ein atypisches Neuroleptikum, z. B. Clozapin (cave: Agranulozytose) oder Olanzapin hinzugegeben werden.

Die Therapie internistischer Begleitkrankheiten (z. B. Hyperthyreose, Dehydratation) darf nicht außer Acht gelassen werden.

Andere unerwünschte Wirkungen wie Unterschenkelödeme, Herzrhythmusstörungen, Panikattacken oder Schlafstörungen müssen durch die Umstellung der Therapie behandelt werden.

Experimentelle Therapie

Neurochirurgische Verfahren werden häufiger bei Patienten mit M. Parkinson eingesetzt. Hyperaktive Areale können durch Thermokoagulation oder Hochfrequenzstimulation beeinflußt werden. Die meisten Autoren favorisieren heute die schonendere und reversible kontinuierliche Hochfrequenzstimulation des Nucleus subthalamicus, Globus pallidus oder Thalamus. Folgende Verfahren stehen zur Verfügung:

- stereotaktische Subthalamotomie zur Tremorbehandlung,
- kontinuierliche Hochfrequenzstimulation des Thalamus zur Tremorbehandlung (zugelassenes Verfahren),
- kontinuierliche Hochfrequenzstimulation des Nucleus subthalamicus zur Tremorbehandlung oder Therapie schwerer Motorfluktuationen,
- kontinuierliche Hochfrequenzstimulation des Globus pallidus internus zur Therapie schwerer Motorfluktuationen,
- Pallidotomie zur Therapie schwerer Motorfluktuationen.

69.2 Parkinson-Syndrom

Es gibt eine Reihe anderer Erkrankungen, die klinisch dem M. Parkinson sehr ähnlich sind, bzw. zumindest zu Beginn der Symptomatik von diesem nicht unterschieden werden können, aber auf eine andere Störung der Basalganglien zurückzuführen sind. Klinisch ist das wichtigste Unterscheidungskriterium nach wie vor das Ansprechen auf Dopamimetika. Dieses kann durch pharmakologische Tests, Apomorphin- oder L-DOPA-Test, bereits vor Beginn einer Therapie festgestellt werden. In Einzelfällen können auch bildgebende Verfahren, wie die Darstellung der striatalen Dopamin-D2-Rezeptoren oder der präsynaptischen Dopamintransporter in der Unterscheidung vom M. Parkinson hilfreich sein. Zu diesen Erkrankungen gehören:

- Multisystematrophie,
- progressive supranukleäre Blickparese,
- kortikobasale ganglionäre Degeneration,
- Demenz mit Lewy-Körperchen,
- subkortikale arteriosklerotische Enzephalopathie.

69.2.1 Multisystematrophie (MSA)

Epidemiologie

Über epidemiologische Studien zur MSA wurde bisher nicht berichtet. Geht man davon aus, daß ca. 10–20% der Patienten mit der Diagnose M. Parkinson an einer MSA leiden, so müßte die Prävalenz entsprechend mit 0,1–0,2% der über 60jährigen angegeben werden. Diese epidemiologischen Angaben sind dadurch erschwert, daß die Erkrankung zumeist um das 50. Lebensjahr beginnt und praktisch immer zwischen dem 30. und 70. Lebensjahr auftritt. Die mittlere Lebenserwartung nach Diagnosestellung beträgt ca. 9–10 Jahre (Wenning et al. 1994). Somit dürften Untersuchungen der über 60jährigen für diese Erkrankungen wenig repräsentativ sein.

Ätiologie und Pathogenese
Ätiologie und Pathogenese der MSA sind noch schlechter erforscht als die des M. Parkinson. Die MSA wird heute als Entität angesehen (Quinn 1989). Die früher gebräuchliche Unterscheidung von sporadisch auftretender Olivo-Ponto-zerebellärer Atrophie (OPCA), Shy-Drager-Syndrom (SDS) und striatonigrale Degeneration (SND) wurde aufgegeben, da sich diese 3 Krankheitsbilder klinisch und neuropathologisch nicht ausreichend trennen lassen. Neuropathologisch finden sich bei allen Patienten unterschiedlich ausgeprägte degenerative Veränderungen im Bereich der Substantia nigra, des Korpus striatum, der Pyramidenbahn, der Olive, des Zerebellum und auch des zentralen autonomen Systems (intermediolaterale Zellsäule und Nukleus Onuf). Außerdem können bei allen Patienten mit einer MSA typische argyrophile Einschlußkörperchen in Oligodendrozyten nachgewiesen werden, die bei anderen Erkrankungen nur sehr selten nachgewiesen wurden. Erstaunlicherweise enthalten diese Einschlüsse auch Aggregationen des α-Synukleins, also des Proteins, daß auch in den für den M. Parkinson typischen Lewy-Körperchen gefunden wird. Außerdem konnten ja bereits 2 Mutationen in dem Gen des α-Synukleins bei Patienten mit familiärem M. Parkinson identifiziert werden (s. oben).

Klinik
Nach der am häufigsten verwendeten Nomenklatur nach Quinn (1989) werden 2 Verlaufstypen der MSA unterschieden:

- die Parkinson- oder SND-Verlaufsform und
- die zerebelläre oder OPCA-Verlaufsform.

Man geht davon aus, daß alle Patienten im Verlauf der Erkrankung alle Kardinalsymptome der MSA entwickeln können: Parkinson-Syndrom, Pyramidenbahnzeichen, zerebelläres Syndrom und autonome Dysfunktion.

Die Diagnose MSA ist bei ersten Symptomen vor dem 30. Lebensjahr extrem unwahrscheinlich. Andererseits leiden Patienten mit einem Parkinson-Syndrom und autonomer Dysfunktion, deren Symptome nach dem 70. Lebensjahr auftreten, eher an einem M. Parkinson als an einer MSA. Über den prämorbiden Verlauf der MSA ist bisher wenig bekannt. Es ist aber wahrscheinlich, daß die Erkrankung erst nach Monaten bis Jahren zu klinischen Symptomen führt.

Die Familienanamnese bei Patienten mit MSA ist in der Regel unauffällig. Eine positive Familienanamnese sollte grundsätzlich Zweifel an der klinischen Diagnose nahelegen. Die familiäre OPCA stellt eine andere Erkrankung dar und sollte nicht der MSA zugerechnet werden (s. oben), da bei dieser Erkrankung auch keine argyrophilen Einschlüsse in Oligodendrozyten gefunden werden.

Therapie
Die Therapie der MSA ist in aller Regel unbefriedigend. Wirksame Medikamente mit symptomatischer oder protektiver Wirkung stehen bisher nicht zur Verfügung. Ein Behandlungsversuch mit L-DOPA sollte bei allen Patienten versucht werden, da bis zu 30% der Patienten mit einem Parkinson-Syndrom auf L-DOPA ansprechen (Wenning et al. 1994). Andere Dopamimetika dürften wegen des schlechteren Verhältnisses von Wirkung und Nebenwirkungen bei dieser Erkrankung wenig sinnvoll sein. Zusätzlich hat sich zumindest in unserer Erfahrung die Gabe von Amantadinen als bedingt wirksam herausgestellt, und in einer neueren Untersuchung konnte zusätzlich eine Wirksamkeit dieser Substanzen bei Patienten mit zerebellären Störungen nachgewiesen werden. Daher dürften Amantadine derzeit für alle Patienten mit der Diagnose MSA eine sinnvolle Behandlungsstrategie darstellen. Es bleibt aber festzuhalten, daß für keine medikamentöse Therapie eine Wirksamkeit nachgewiesen werden konnte.

Vielen Patienten kann aber durch andere Maßnahmen wie Logopädie (Schlucken, Sprechen etc.), Krankengymnastik (Gleichgewichtstraining, Lockerung der Muskulatur etc.), Anlage einer perkutanen Magenfistel zur Ernährung, einer suprapubischen Blasenfistel bei ausgeprägter Blaseninkontinenz oder Kompressionsstrümpfe zur Besserung der orthostatischen Dysfunktion entscheidend geholfen werden.

69.2.2
Progressive supranukleäre Blickparese (PSP)

Epidemiologie
Epidemiologische Daten zur PSP liegen nicht vor. Da die Erkrankung etwa 10% der Patienten mit einem Parkinson-Syndrom betrifft und in einem vergleichbaren Alter auftritt, dürfte die Prävalenz in etwa 0,1% der über 60jährigen betragen (eigene Schätzung).

Das mittlere Erkrankungsalter der Patienten mit PSP beträgt ca. 60–65 Jahre. Eine Erkrankung vor dem 40. Lebensjahr ist bisher nicht berichtet worden und die Erstmanifestation vor dem 50. Lebensjahr scheint eine absolute Rarität zu sein. Der Verlauf der PSP ist ebenfalls rascher als der des M. Parkinson. Die mittlere Überlebenszeit nach Diagnosestellung beträgt ca. 6 Jahre.

Ätiologie und Pathogenese

Ätiologie und Pathogenese der PSP sind wie die der MSA noch schlechter erforscht als die des M. Parkinson. Bisher veröffentlichte Übersichtsarbeiten über die PSP lassen mögliche Ursachen unbeachtet. Es darf aber spekuliert werden, daß für die PSP ähnliche Faktoren bedeutsam sein könnten wie für den M. Parkinson oder den M. Alzheimer.

Klinik

Die PSP ist ebenfalls eine degenerative Erkrankung der Basalganglien, die auch mit einer Degeneration der Substantia nigra einhergeht. Klinisch und neuropathologisch bestehen bei atypischen Fällen teilweise erhebliche Schwierigkeiten in der Abgrenzung von anderen Erkrankungen, wie z. B. M. Pick, M. Alzheimer, Demenz mit Lewy-Körperchen, kortikobasale Degeneration und postenzephalitisches Parkinson Syndrom.

In den letzten Jahren wurden daher von verschiedenen Autoren klinische und auch neuropathologische Kriterien vorgeschlagen, die helfen sollen, die Diagnostik dieser Erkrankung zu vereinheitlichen.

Die wichtigsten klinischen Kriterien sind Krankheitsbeginn nach dem 40. Lebensjahr, progredienter Verlauf, Hypokinese und supranukleäre Blickparese, Achsenrigor stärker als Extremitätenrigor, Dysarthrie oder Dysphagie und häufige Stürze. In einer neueren Studie wurden klinische Kriterien für die Diagnosen mögliche PSP, wahrscheinliche PSP und sichere PSP festgelegt (Litvan et al. 1996; s. Übersicht). Diese Kriterien basieren auch wieder auf der progredienten symmetrischen hypokinetisch-rigiden Symptomatik mit einer frühen Störung der Stellreflexe und der charakteristischen Störung der Okulomotorik. Neuropathologische Kriterien der typischen PSP (Hauw et al. 1994) umfassen zahlreiche Veränderungen im Sinne von „neurofibrillary tangles" in mindestens 2 Kerngebieten in den Basalganglien und dem Hirnstamm (Globus pallidus, Striatum, Nucleus subthalamicus, Subtantia nigra, Brücke, Medulla, Nucleus dentatus und okulomotorische Kerne).

Aus kliniko-pathologischen Studien wissen wir aber, daß die charakteristische supranukleäre Blicklähmung, die in allen klinischen Kriterien enthalten ist, nur in ca. 40% der neuropathologisch diagnostizierten Fälle in vivo nachweisbar ist. Andererseits wurde bei Patienten mit supranukleärer Blickparese post mortem nicht selten auch eine andere Erkrankung (z. B. diffuse Lewy-Körper-Erkrankung, kortikobasale Degeneration, M. Pick oder MSA) diagnostiziert. Andererseits wurde der überwiegende Anteil der Patienten mit neuropathologisch diagnostizierter PSP ohne supranukleäre Blickparese klinisch dem M. Parkinson zugeordnet, obwohl das Ansprechen auf L-DOPA bei diesen Patienten in der Regel negativ ist.

Klinische Kriterien der PSP. (Nach Litvan et al. 1996)

- Einschlußkriterien
  - langsam progrediente Erkrankung,
  - Erkrankungsalter >40 Jahre,
  - supranukleäre vertikale Blickparese nach oben (>50%) und/oder unten,
  - und (wahrscheinliche Diagnose)/oder (mögliche Diagnose) deutliche Beeinträchtigung der Stellreflexe im ersten Erkrankungsjahr,
  - kein Anhalt für andere Erkrankungen.
- Hilfreiche Kriterien
  - symmetrisches hypokinetisch-rigides Syndrom, proximal > distal,
  - pathologische Kopfhaltung (Retrokollis),
  - fehlende Besserung auf L-DOPA,
  - frühe Dysphagie oder Dysarthrie,
  - früher Beginn der kognitiven Verschlechterung,
  - frontale Enthemmung.
- Ausschlußkriterien
  - Zustand nach Enzephalitis,
  - Alien-Limb-Syndrom, kortikale sensible Defizite,
  - fokale frontale oder temporale Atrophie,
  - Halluzinationen oder Wahnideen unabhängig von dopaminerger Therapie,
  - kortikale Demenz vom Alzheimer-Typ (schwere Gedächtnis- oder Sprachstörung nach NINCDS-ADRA Kriterien),
  - deutliche frühe autonome und/oder zerebelläre Störungen,
  - deutlich asymmetrisches Parkinson-Syndrom,
  - Infarkte etc. der Basalganglien,
  - M. Whipple.

Therapie

Die Behandlung von Patienten mit PSP ist äußerst schwierig. L-DOPA oder andere Dopamimetika sind praktisch nie wirksam. Es gibt einzelne Berichte, die eine Wirksamkeit von Amitriptylin nachweisen konnten. Allerdings können nach unserer Erfahrung nur selten Veränderungen unter der Therapie mit trizyklischen Antidepressiva beobachtet werden. Ob die neue Generation der Antidepressiva (die spezifischen Hemmer der Serotoninaufnahme) über eine Erhöhung der serotonergen Innervation bestimmter Areale des Hirnstamms (z. B. Locus coeruleus) wirksamer ist, müssen zukünftige Studien zeigen. Bisher hat sich in unserer Erfahrung Amantadinsulfat als wirksamstes Medikament erwiesen (nichtpublizierte Beobachtung). Wichtigster therapeutischer Ansatz bleibt die krankengymnastische und ergotherapeutische Behandlung mit Geh- und Gleichgewichtstraining und die Versorgung mit den entsprechenden Hilfsmitteln.

29.2.3
Kortikobasale ganglionäre Degeneration (CBGD)

Aus den bisher berichteten Daten lassen sich keine epidemiologischen Daten ableiten. Es kann bisher auch nicht abgeschätzt werden, wie viele der Patienten mit der Diagnose M. Parkinson tatsächlich an dieser Erkrankung leiden. Ätiologie und Pathogenese dieser Erkrankung sind noch völlig unklar.

1968 wurde erstmals ein Krankheitsbild beschrieben, das damals von den Beschreibern als kortikodentatorubrale Degeneration bezeichnet wurde (Rebeiz et al. 1968). Diese Patienten zeigten klinische Symptome, die auf eine Störung im Bereich von Kortex und Basalganglien zurückzuführen sind. Daher hat sich für diese Erkrankung der Name kortikobasale (ganglionäre) Degeneration durchgesetzt (Gibb et al. 1989).

Klinik

Die Patienten klagen über deutlich asymmetrische Symptome. Im Vordergrund der Bewegungsstörung stehen ein hypokinetisch-rigides Parkinson-Symdrom, eine deutliche Störung der Stellreflexe, ein Halte- und Aktionstremor, eine Dystonie im Bereich einer Extremität, ein fokaler Reflexmyoklonus. Zu den kortikalen Symptomen gehören eine Störung der epikritischen Sensibilität, eine Apraxie, das Alien-Limb-Syndrom, eine Demenz und Dysphasie. Zusätzlich können Störungen der Okulomotorik, der Pyramidenbahn und bulbäre Symptome vorkommen. Zu den wichtigsten klinischen Symptomen, die diese Patienten eindeutig von Patienten mit einem M. Parkinson unterscheiden helfen, gehören das Alien-Limb-Syndrom, die idiatorische und idiomotorische Apraxie und der fokale Reflexmyoklonus. Das Alien-Limb-Syndrom wurde zuerst bei Patienten mit einem Diskonnektionssyndrom beschrieben. Die Patienten sind nicht in der Lage, eine Extremität, zumeist die Hand der betroffenen Körperseite, zu benutzen oder wahrzunehmen. Die apraktischen Störungen können auch bei Patienten mit nur milde ausgeprägter Demenz vorzeitig zu einer schweren Beeinträchtigung der Willkürmotorik und damit auch zur Pflegebedürftigkeit führen. Elektrophysiologische Untersuchungen zeigten, daß der Reflexmyoklonus dieser Patienten die Kriterien für einen kortikalen Myoklonus erfüllt. Neuropathologische Veränderungen dieser Erkrankung umfassen Neuronenverlust und Gliose in der Substantia nigra, Striatum, Nucleus subthalamicus, laterale Thalamuskerne, Globus pallidus, Nukleus ruber, Locus coeruleus und verschiedene kortikale Areale (Gibb et al. 1989).

Therapie

Therapeutische Optionen sind derzeit limitiert. Eine pharmakologische Beeinflussung ist praktisch nicht möglich. Wichtigste Maßnahmen sind krankengymnastische, ergotherapeutische und logopädische Übungen. Der Verlauf ist meist ungünstiger als der des M. Parkinson, allerdings fehlen bisher größere klinische Studien.

69.2.4
Demenz mit Lewy Körperchen

Epidemiologie

Bereits 1961 beschrieben Okazaki et al. 2 Patienten mit einer progredienten dementiellen Erkrankung, bei denen eine große Anzahl von Lewy-Körperchen im Kortex, Hirnstamm und Rückenmark nachweisbar war. Die Bedeutung dieser Erkrankung konnte aber erst durch neuropathologische Untersuchungen der letzten Jahre herausgestellt werden. Es wird derzeit angenommen, daß ca. 15–25% der älteren dementen Patienten an dieser Erkrankung leiden.

Terminologie

Die Terminologie ist noch uneinheitlich. Es werden je nach Autor die Begriffe „diffuse Lewy-Körperchen Erkrankung", „M. Alzheimer mit Parkinson-Veränderungen", „Lewy-Körperchen-Variante des M. Alzheimer" und „senile Demenz von Lewy-Körperchen-Typ (SDLT)" verwendet. In einer kürzlich erschienenen Arbeit wurden diese Begriffe als Demenz mit Lewy-Körperchen bezeichnet (McKeith et al. 1996). Einige Autoren unterscheiden auch in eine diffuse Lewy-Körperchen-Erkrankung mit früherem Krankheitsbeginn und eine senile Demenz vom Lewy-Körperchen-Typ, die erst jenseits des 70. Lebensjahres auftritt. Ein Parkinson-Syndrom wird eher bei der Erkrankung mit frühem Beginn beobachtet.

Klinik

Klinisches Charakteristikum dieser Erkrankung ist die progrediente Demenz. Der Verlauf kann fluktuierend sein. Sehr häufig treten visuelle Halluzinationen auf. Charakteristisch für diese Erkrankung ist neben der Demenz auch ein meist symmetrisches Parkinson-Syndrom (McKeith et al. 1996; s. nachfolgende Übersicht). Zusätzlich klagen die Patienten über häufige Stürze, Synkopen, die auf eine Degeneration des autonomen Nervensystems hinweisen können, und Bewußtseinsstörungen.

Zu den neuropathologischen Kriterien dieser Erkrankung gehören die charakteristischen neuronalen hyalinen Einschlußkörperchen in Kortex (nachweisbar mit Antikörpern gegen Ubiquitin oder Tau), Hirnstamm (Hämatoxilin-Eosin-Färbung) oder Rückenmark. Obwohl es Patienten gibt, bei denen keine typischen Alzheimer-Veränderungen nachweisbar sind, können diese doch in den meisten Fällen in mehr oder weniger ausgeprägter Form gefunden werden.

Therapie
Die meisten Patienten zeigen bei der notwendigen Therapie mit Neuroleptika eine ausgeprägte Sensitivität und entwickeln schon bei niedrigen Dosierungen ausgeprägte Nebenwirkungen. Andererseits scheint bei diesen Patienten im Vergleich zu Patienten mit einem M. Alzheimer eine bessere Wirkung von Cholinesterasehemmern möglich.

Klinische Kriterien der Demenz mit Lewy-Körperchen. (Nach McKeith et al. 1996)

- Einschlußkriterien
  - progredientes dementielles Syndrom und
  - eines (mögliche Diagnose) oder zwei (wahrscheinliche Diagnose) der folgenden Symptome:
    - fluktuierende dementielle Symptomatik,
    - wiederholte visuelle Halluzinationen,
    - Parkinson-Syndrom (nicht medizinisch induziert).
- Unterstützende Symptome
  - Stürze,
  - Synkopen,
  - transiente Bewußtseinsstörung,
  - Sensitivität gegenüber Neuroleptika,
  - systematisierter Wahn,
  - andere Halluzinationen.
- Symptome, die gegen die Diagnose sprechen
  - ischämische Infarkte (klinisch oder Bildgebung),
  - Hinweise für eine andere Erkrankung, die die Symptome erklären könnte (cave: Komorbidität).

69.2.5
Subkortikale arteriosklerotische Enzephalopathie (SAE)

Die Ätiologie der SAE ist in einer Mikroangiopathie meist auf der Basis einer langjährigen arteriellen Hypertonie begründet. Bei dieser Erkrankung sind fast ausschließlich subkortikale Anteile des Gehirns (inklusive Basalganglien) betroffen.

Die Entität eines „vaskulären Parkinson-Syndroms" wird weiterhin von vielen Autoren kontrovers diskutiert. Dennoch sind in der Literatur Patienten beschrieben, die v. a. über eine Gangstörung und weniger über eine Bewegungsstörung der oberen Extremitäten klagen. Bei diesen Patienten findet man in der Computertomographie, Kernspintomographie oder post mortem zahlreiche am ehesten vaskuläre Läsionen im Bereich des Marklagers oder der Basalganglien. Zudem reagieren diese Patienten auf die Therapie mit dopaminergen Medikamenten nur sehr gering und entwickeln schnell psychiatrische Nebenwirkungen. Andererseits wurde die Häufigkeit dieser „vaskulären Parkinson-Syndrome" lange Zeit überschätzt. Heute wird diese Diagnose nur sehr zurückhaltend und in erster Linie klinisch gestellt („lower body parkinsonism").

Es ist ebenso bekannt, daß viele Patienten mit einem M. Parkinson multiple Läsionen im Bereich des Marklagers aufweisen können. Diese Patienten reagieren dennoch auf dopaminerge Medikation und sollten daher von den oben genannten Patienten strikt unterschieden werden. Die klinische Bedeutung solcher Veränderungen im Marklager bei Patienten mit einem Parkinson-Syndrom kann daher nur im Zusammenhang mit der klinischen Symptomatologie beurteilt werden.

In älteren Publikationen wurde dieses Krankheitsbild meist als M. Binswanger bezeichnet. In den letzten Jahren hat sich der Begriff subkortikale arteriosklerotische Enzephalopathie durchgesetzt.

Über Prävalenz, Verlauf und Therapiemöglichkeiten dieser Erkrankung ist bisher nichts berichtet. Eine Therapie mit Thrombozytenaggregationshemmern scheint aber sinnvoll.

Literatur

Block G, Liss C, Reines S, Irr J, Nibbelink D and the CR First Study Group (1997) Comparison of immediate-release and controlled release carbidopa/levodopa in Parkinson's disease. Eur Neurol 37:23–27

Fahn S, Cohen G (1992) The oxidant stress hypothesis in Parkinson's disease: Evidence supporting it. Ann Neurol 32: 804–812

Gasser T, Muller-Mysoh B, Wszolek ZK et al. (1998) A susceptibility locus for Parkinson's disease maps to chromosome 2p13. Nat Genet 18:262–265

Gibb WRG, Luthert PJ, Marsden CD (1989) Corticobasal degeneration. Brain 112:1171–1192

Hauw JJ, Daniel SE, Dickson D et al. (1994) Preliminary NINDS neuropathologic criteria for Steele-Richardson-Olszewski syndrome (progressive supranuclear palsy). Neurology 44: 2015–2019

Kitada T, Asakawa S, Hattori N et al. (1998) Mutations in the parkin gene cause autosomal recessive juvenile parkinsonism. Nature 392:605–608

Krüger R, Kuhn W, Muller T et al. (1998) Ala30Pro mutation in the gene encoding alpha-synuclein in Parkinson's disease. Nat Genet 18:106–108

Litvan I, Agid Y, Calne D et al. (1996) Clinical research criteria for the diagnosis of progressive supranuclear palsy (Steele-Richardson-Olszewski syndrome). Neurology 47: 1–9

Marsden CD (1994) Parkinson's disease. J Neurol Neurosurg Psychiatry 57:672–681

McKeith IG, Galasko D, Kosaka K et al. (1996) Consensus guidelines for the clinical and pathologic diagnosis of dementia with Lewy bodies (DLB). Neurology 47:1113–1124

Mouradian MM, Heuser IJE, Baronti F, Chase TN (1990) Modification of central dopaminergic mechanism by continous levodopa therapy for advanced Parkinson's disease. Ann Neurol 27:18–23

Okazaki H, Lipkin LE, Aronson SM (1961) Diffuse intracytoplasmic ganglionic inclusions (Lewy type) associated with progressive dementia and quadriparesis in flexion. J Neuropathol Exp Neurol 20:237–244

Parkinson Study Group (1991) Effect od deprenyl on the progression of disability early Parkinson's disease. New Engl J Med 321:1364–1371

Polymeropoulos MH, Lavedan C, Leroy E et al. (1997) Mutation in the alpha-synuclein gene identified in families with Parkinson's disease. Science 276:2045–2047

Quinn N (1989) Multiple system atrophy: The nature of the beast. J Neurol Neurosurg Psychiatry 52(Suppl):78–89

Rebeiz JJ, Kolodny EH, Richardson EP (1968) Corticodentatonigral degeneration with neuronal achromasia. Arch Neurol 18:20–33

Schapira AHV (1992) MPTP and other Parkinson-inducing agents. Curr Opin Neurol Neurosurg 5:396–400

Verhagen Metman L, Del Dotto P, van den Munckhof P, Fang J, Mouradian MM, Chase TN (1998) Amantadine as treatment for dyskinesias and motor fluctuations in Parkinson's disease. Neurology 50:1323–1326

Wenning GK, Ben Shlomo Y, Magalhaes M, Daniel SE, Quinn NP (1994) Clinical features and natural history of multiple system atrophy: An analysis of 100 cases. Brain 117:835–845

# Kapitel 70

Rheumatologie

H.G. Nehen

70.1 Vorbemerkungen 632
70.2 Polymyalgia rheumatica und Arteriitis temporalis 633
70.3 Chondrokalzinose 634
70.4 Gicht 634
70.5 Alters-chronische-Polyarthritis 635
70.6 Alterskollagenosen 637
70.7 Dermatopolymyositis 637
70.8 Sklerodermie 638
70.9 Akutes rheumatisches Fieber 638
70.10 Spondylitis ancylosana 638
70.11 Allgemeine Therapiehinweise 638
Literatur 639

Der Begriff „Rheumatismus" ist ein symptomatologischer Gruppenbegriff ohne diagnostische Wertigkeit für schmerzhafte und funktionsbeeinträchtigende Zustände des Bewegungsapparates unter Einschluß der begleitenden oder auch isoliert auftretenden Veränderungen an anderen Organsystemen. Ältere Menschen benutzen den Begriff Rheumatismus oft synonym mit „Gicht" oder „Arthrose" u.a., um Schmerzen des Bewegungsapparates zu bezeichnen. Im klinisch wissenschaftlichen Bereich ist die Bezeichnung Rheumatismus unzulässig, da sie eine Vielzahl von Krankheiten subsummiert, die ätiologisch und pathogenetisch völlig unterschiedlich sind. Leider haben verschiedene Fachgesellschaften unterschiedliche Klassifikationen erarbeitet.

Für die klinische Praxis wurde von der WHO (1979) eine Einteilung rheumatischer Krankheiten in 4 Hauptgruppen empfohlen:

1. entzündlich rheumatische Erkrankungen,
2. degenerative Gelenk- und Wirbelsäulenerkrankungen,
3. Weichteil- oder nichtartikulärer Rheumatismus,
4. metabolische Knochenerkrankungen.

Diese Einteilung entspricht der Praxis des Klinikalltags, wenn sie auch nicht immer wissenschaftlichen Anforderungen standhält. Im folgenden Artikel werden die für die Geriatrie wichtigsten entzündlichen rheumatischen Erkrankungen behandelt.

70.1 Vorbemerkungen

Selten gibt es in der Rheumatologie eine kausale Diagnosefindung. In der Regel werden Manifestationskriterien aufgezeichnet. In den 50er Jahren wurden sie als „diagnostic criteria" vorgeschlagen. Heute werden sie als „criteria for the classification" weiterentwickelt. Daneben gibt es Dokumentationssysteme über psychosoziale Auswirkungen von Gelenkerkrankungen „mesure of patient outcome" (MOPO). Hier geht es im wesentlichen um die Beurteilung der Lebensqualität, der Selbständigkeit und der Beeinträchtigung von Alltagsfunktionen. In den verschiedenen Schemata spielt das Alter des Patienten leider keine wesentliche Rolle. Lediglich bei der juvenilen chronischen Polyarthritis wird in den verschiedenen Untergruppen das Auftreten im Säuglingsalter differenziert vom Kleinkindalter und der Adoleszenz. Schemata, die eine unterschiedliche Altersverteilung verschiedener Krankheitsbilder darstellen, nennen in der Regel pauschal die Kategorie „65 Jahre und älter" ohne weitere Differenzierung. Auch in neueren Studien über die Versorgung von identifizierten Patienten mit chronischer Polyarthritis in der Bevölkerung oder über die ambulante hausärztliche Versorgung von Patienten mit chronischen Schmerzen des Bewegungsapparates werden Patienten über 74 Jahren ausgeschlossen.

Zur Epidemiologie der entzündlich rheumatischen Systemerkrankungen gibt es nur wenig gesicherte Daten. In der Berliner Altersstudie werden bei der Prävalenz körperlicher Erkrankungen bei 70jährigen und Älteren entzündlich rheumatische Systemerkrankungen nicht aufgeführt, was bedeutet, daß hier eine Prävalenz von 10% oder weniger angenommen wird. Andererseits wird die Prävalenz für Arthrosen mit 60,6% und für Dorsopathien mit 49,5% angegeben.

Bei den einzelnen Krankheitsbildern der entzündlich rheumatischen Systemerkrankungen ist die Datenlage unübersichtlich. Für den Beginn der chronischen Polyarthritis nach dem 60. Lebensjahr werden Zahlen zwischen 10 und 30% genannt. Für andere entzündlich rheumatische Erkrankungen liegen keine Daten vor. Lediglich die Polymyalgia rheumatica bildet hier eine Ausnahme, da sie ausschließlich im höheren Lebensalter vorkommt. Die folgende Übersicht zeigt die Häufigkeit entzündlich rheumatischer Erkrankungen im höheren Lebensalter.

Entzündlich rheumatische Erkrankungen im höheren Lebensalter

Entzündlich-rheumatische Krankheiten im Alter
1. Ausschließlich im Alter
   - Polymyalgia rheumatica.
2. Häufigeres Vorkommen im Alter
   - Chondrokalzinose,
   - Gicht (weiblich, sekundäre Form),
   - Alters-chronische-Polyarthritis,
   - Alterskollagenosen (Lupus erythematodes disseminatus/LED).
3. Seltener Neubeginn im Alter
   - Spondylitis ancylosans,
   - rheumatisches Fieber,
   - Reiter-Syndrom,
   - reaktive Arthritiden,
   - Sklerodermie,
   - Dermatopolymyositis.

70.2
Polymyalgia rheumatica und Arteriitis temporalis

Die Polymyalgia rheumatica ist ein Krankheitsbild, das sehr selten vor dem 50. Lebensjahr auftritt. Sie wird in Nordeuropa häufiger gefunden als in Südeuropa (Italien 12,7 Fälle auf 100 000 Einwohner über 50 Jahre; Dänemark 3 Fälle pro 100 000).

Eine enge Verwandtschaft besteht zur Riesenzellarteriitis. Diese kann verschiedene Arterien des gesamten Körpers befallen und entsprechende Symptome provozieren. Nach Jones lassen sich die Symptome der Riesenzellarteriitis wie folgt klassifizieren:

1. *systemisch:* schweres Krankheitsgefühl, Gewichtsverlust, Fieber, Nachtschweiß, Depression,
2. *myalgisch:* Schmerzen und Steifheit in Schulter- und Beckengürtel,
3. *arteriitisch:* Schmerzen, Schwellung, Erythem und Druckempfindlichkeit im Bereich der betroffenen Arterie; bei partiellem Verschluß claudicatioartige Symptome; bei totalem Verschluß Nekrosen im abhängigen Stromgebiet.

Klinik

Die Krankheit beginnt meist plötzlich mit starken Schmerzen und ausgeprägter Steifheit im Bereich von Schulter- und Beckengürtel. Oft können die Patienten morgens das Bett kaum verlassen. Im Verlauf des Tages läßt die Steifheit etwas nach. Die Muskelkraft ist meist nicht beeinflußt. Auch findet sich keine Muskelatrophie. Folge der Riesenzellarteriitis können sehr starke Kopfschmerzen sein, Schmerzen im Kiefergelenk, Gesichtsschmerzen, Schmerzen im Bereich von Gaumen, Rachen und Zunge bis hin zur Gangrän am Zungenboden. Die größte Gefahr ist die plötzlich Erblindung des Patienten infolge einer Arteriitis der A. centralis retinae sowie aller anderen das Auge versorgenden Arterien. Darüber hinaus kann es durch entsprechende Arteriitis im Bereich der Vertebro-Basilar-Arterien und auch der Karotiden zu Schlaganfällen kommen. Der Befall der Koronararterien kann zu einem Herzinfarkt führen. Bei Befall der Aorta kann es zu Aneurysmen kommen. Biopsien der A. temporalis sind in 60–80% der Fälle positiv bei Patienten mit Riesenzellarteriitis, aber nur in 15–20% positiv bei Patienten mit Polymyalgia rheumatica.

Diagnostik und Differentialdiagnose

Die Diagnose der Polymyalgia rheumatica wird durch die typische Anamnese gestellt. Die klinische Untersuchung bietet keinen objektiven Krankheitsbefund. Selbst bei subjektiv ausgeprägter Steifheit sind die Gelenke passiv frei beweglich. Die Palpation der Muskulatur wird jedoch vom Patienten oft als unangenehm empfunden.

Serologisch finden sich akute Entzündungszeichen mit sehr stark beschleunigter BSG und hohen CRP-Werten. Die Kreatinkinase ist normal. Bei etwa der Hälfte der Patienten findet sich eine Erhöhung der alkalischen Phosphatase. Darüber hinaus finden sich serologisch alle „bekannten Entzündungszeichen", wie Akut-Phasen-Proteine, erniedrigtes Eisen, Thrombozytose u. a.

Die Biopsie der A. temporalis ist zur Diagnose nicht zwingend erforderlich bei eindeutigem klinischen Bild. Zudem ist sie vielfach auch nur schwer zu organisieren.

Differentialdiagnostisch muß die Polymyalgia rheumatica abgegrenzt werden gegen eine Reihe anderer Krankheitsbilder mit ähnlicher Symptomatik bzw. ähnlichen Laborergebnissen. Hierzu zählen Neoplasien, rheumatoide Arthritis, Kollagenosen, multiples Myelom, Leukämie, Tuberkulose und Hypothyreose. Die Riesenzellarteriitis kann Symptome provozieren, die einer Trigeminusneuralgie ähneln, einer Sinusitis, dentalen, otologischen oder ophtalmologischen Erkrankungen.

Therapie

Therapie der Wahl sind Kortikosteroide. Der Erfolg ist dramatisch. Bereits nach 48–72 h kommt es zu einer deutlichen Besserung aller Symptome. Begonnen wird mit 40 mg Prednisolon. Die Reduzierung der Dosis richtet sich nach der BSG, wobei pro Woche nicht mehr als 5 mg abgebaut werden sollen. Bei einer Dosis von 10 mg soll die Reduktion in 1 mg-Schritten erfolgen. Bei ca. der Hälfte der Patienten kann bei Symptomfreiheit und normaler BSG nach 2 Jahren die Steroidtherapie beendet werden. Bei der übrigen Hälfte ist eine weitere Dauertherapie erforderlich.

Sehr hohe intravenöse Dosen sind notwendig bei plötzlicher Erblindung infolge der Arteriitis im Bereich der A. centralis retinae.

70.3
Chondrokalzinose

Die Chrondrokalzinose ist eine entzündlich rheumatische Krankheit, die das mittlere und höhere Lebensalter bevorzugt. Röntgenologisch findet man bei über 65jährigen in 6% Ablagerungen von Kalziumpyrophosphatkristallen im Faserknorpel bzw. den oberflächlichen Schichten des Hyalinenknorpels. Als Ursache wird ein Enzymdefekt im Pyrophosphatstoffwechsel diskutiert.

Die primäre Form tritt lokalisiert, ausschließlich im Kniegelenk oder systemisch poliartikulär auf. Vereinzelt kommt eine familiäre Häufung vor. Die sekundäre Form wird am häufigsten gefunden bei der Hypothyreose, dem Hyperparathyreoidismus, der Arthritis urica, der Hämochromatose und beim Morbus Wilson.

Klinik
In einem Großteil der Fälle verläuft die Krankheit asymptomatisch und wird zufällig röntgenologisch entdeckt. Die akute Form ist meist mono-, selten oligoartikulär und imitiert das Bild eines Gichtanfalls. Daher wurde die Erkrankung auch als Pseudogicht bezeichnet. Die häufigste Lokalisation ist das Kniegelenk gefolgt von Handwurzelgelenk, Ellbogen-, Sprung-, Hüft- und Schultergelenk. Oft besteht Fieber und ein erheblich reduziertes Allgemeinbefinden. Das befallene Gelenk ist überwärmt, sehr schmerzhaft, gerötet und erheblich geschwollen. Das Bild erinnert an ein Gelenkempyem.

Diagnostik
Im Anfall sind unspezifische, systemische Entzündungsparameter nachweisbar. Spezifische humorale Befunde fehlen. Pathognomonisch sind Pyrophosphatkristalle im Gelenkpunktat. Neben der Synoviaanalyse ist das Röntgenbild wichtigstes diagnostisches Kriterium. Am häufigsten sind Kalziumpyrophosphatkristalle in den Menisci der Kniegelenke sowie im Meniscus articularis ulnae. Gefunden werden auch strichförmige Verkalkungen der Symphyse oder der Bandscheiben.

Therapie
Eine kausale Behandlung ist nicht bekannt. Eingesetzt werden nichtsteroidale Antirheumatika aber auch Cholchizin. Nicht zu vergessen sind physikalische Maßnahmen wie z. B. Kälteapplikationen.

70.4
Gicht

Die Gicht ist nach dem Diabetes mellitus die zweithäufigste Stoffwechselerkrankung. Es wird mit einer Morbidität von 2–2,5% der erwachsenen Bevölkerung gerechnet. Bei Männern liegt der Häufigkeitsgipfel im 5. Lebensjahrzehnt bei Frauen im 6. Lebensjahrzehnt. Eine asymptomatische Hyperurikämie kommt bei 20–25% der Gesamtbevölkerung vor.

Die Hyperurikämie wird als Erhöhung der Serumharnsäure auf über 6,4 mg/% (380 mg/l) definiert. Ursache ist entweder eine vermehrte Neubildung oder eine verminderte Ausscheidung von Harnsäure. Östrogene fördern die renale Ausscheidung der Harnsäure, wodurch sich u.a. eine Zunahme der Gicht bei Frauen nach dem 60. Lebensjahr erklärt. Bei der primären Hyperurikämie besteht ein Ungleichgewicht zwischen Neubildung und Ausscheidung von Harnsäure. Die sekundäre Hyperurikämie ist immer Folge einer anderen Erkrankung. Bei Alterspatienten sind hier insbesondere myeloproliferative Syndrome zu nennen, Strahlenbehandlung, Zytostatikatherapie mit vermehrtem Anfall von Harnsäure sowie Nierenkrankheiten, das metabolische Syndrom, parenterale Ernährung aber auch Alkohol. Besonders zu erwähnen sind Medikamente wie Thiazide, Furosemid und Etacrynsäure sowie Salyzilate (1–2 g/Tag), welche die renale Urataussscheidung vermindern.

Klinik
Im höheren Alter beginnt die Gicht häufig atypisch als primär chronisches Krankheitsbild mit poliartikulärem Befall. Tophusbildung und Gichtniere sind seltener wegen der geringeren Krankheitsdauer bei älteren Patienten. Häufiger ist der Erstbefall von Knie-, Hand- und Fingergelenken statt der Großzehengrundgelenke. Gerade bei Frauen über 65 Jahren kommt es häufiger zu einem Befall der Fingermittel- und -endgelenke. Der akute Gichtanfall im Bereich der unteren Extremitäten wird seltener.

Tophi bilden sich bevorzugt in Heberdenknoten und an Bouchard-Deformitäten.

Diagnostik
Obligat für die Diagnose einer Gicht ist die Erhöhung der Serumharnsäure. Röntgenologisch finden sich bei längerem Verlauf intraossale Tophusbildungen, es sind scharfrandige nicht von einem Sklerosierungs-

raum umgebene Defekte. Die Diagnose kann im höheren Lebensalter wegen der Ähnlichkeit der Gicht mit der rheumatoiden Arthritis schwierig sein, insbesondere dann, wenn aus anderen Gründen (Begleitkrankheiten, falsch positive Befunde im Alter) Rheumafaktoren im Blut nachweisbar sind.

Therapie
Der Verlauf im höheren Alter ist eher gutartig. Bei der Behandlung muß grundsätzlich zwischen Anfalls- und Dauertherapie unterschieden werden. Der akute Anfall wird mit Colchizin therapiert (alle 2 h 1 mg). Bei Kontraindikation für Colchizin (z. B. Darmstörung) kann Prednisolon in einer Dosis von 30–50 mg/Tag eingesetzt werden. Da gerade im höheren Alter gehäuft Anfälle mit Ergußbildungen großer Gelenke z. B. der Kniegelenke auftreten, kann nach Abpunktion des Ergusses intraarteriell Kortison injiziert werden. Als Dauertherapie bewirken Uricostatika über die Hemmung der Xantinoxidase eine Verminderung der Harnsäurebildung. Wichtig ist die ausreichende Flüssigkeitszufuhr. Der Urin-pH sollte auf einen Wert von 6,5–7,0 eingestellt werden, was z. B. mit einem Zitronensäurezitratgemisch erreicht werden kann.

70.5
Alters-chronische-Polyarthritis

Nach unterschiedlichen Literaturangaben beginnt die chronische Polyarthritis in 10–30% der Fälle nach dem 60. Lebensjahr. Bei einer Morbidität von 1–3% der gesamten Bevölkerung stellt damit die Alterspolyarthritis auch die größte Gruppe unter den entzündlich rheumatischen Systemerkrangen im Alter dar. Ob die Alterspolyarthritis sich von der Arthritis mit Beginn im jüngeren Lebensalter unterscheidet, wird kontrovers diskutiert. Es gibt kaum verläßliche Kriterien, die den Verlauf voraussagen lassen. Einzig die Anzahl der im ersten Erkrankungsjahr befallenen Gelenke erlaubt eine einigermaßen brauchbare Prognose: Je mehr Gelenke im ersten Jahr befallen sind, um so größer ist die Wahrscheinlichkeit eines progressiven Verlaufs. Die nosologische Differenzierung der Alterspolyarthritis ist ebenfalls umstritten.

Klinik
Weitgehende Akzeptanz hat die Einteilung nach Healy (1986) in 3 Gruppen gefunden.

Gruppe 1: klassische chronische Polyarthritis, Rheumafaktor positiv, Anteil ca. 65%. Bei dieser Form besteht eine symmetrische Polyarthritis, wobei neben kleinen Gelenken oft sehr früh auch große Gelenke und insbesondere hier Schultergelenke betroffen sind. Die Synovialitis ist persistierend progressiv und führt schnell zu Gelenkdestruktionen. Das Allgemeinbefinden ist stark beeinträchtigt, schnell kommt es zu Gewichtsverlust und Muskelatrophie. Häufig finden sich extraartikuläre Manifestationen. Es bestehen ausgeprägte humorale Entzündungswerte; der Rheumafaktor ist nachweisbar.

Gruppe 2: mildere Form der chronischen Polyarthritis, Rheumafaktor positiv mit Sjögren-Syndrom, Anteil ca. 10%. Bei dieser Form sind meist nur die Hand- und Fingergrundgelenke befallen, andere Gelenke insbesondere der unteren Extremitäten sind fast nie befallen. Rheumaknoten sind selten; die radiologisch nachweisbare Progression ist langsam. Ein Sjögren-Syndrom ist häufig nachweisbar. Der Rheumafaktor ist in niedriger Titerstufe nachweisbar. Die Prognose ist günstig.

Gruppe 3: Alters-chronische-Polyarthritis mit myalgischem Syndrom, Rheumafaktor negativ, Anteil ca. 25%. Diese Form findet sich gehäuft nach dem 70. Lebensjahr. Befallen sind Männer und Frauen fast gleich häufig. Die Krankheit beginnt akut. Betroffen sind v. a. Fußgelenke (dann Schultern, Hüften, Knie). Es besteht eine ausgeprägte Morgensteifigkeit. Das Allgemeinbefinden ist stark beeinträchtigt, häufig besteht Fieber. Es finden sich hohe humorale Entzündungszeichen, der Rheumafaktor ist jedoch nicht nachweisbar. Die radiologische Progredienz ist langsam. Eine Differenzierung von der Polymyalgia rheumatica ist nicht immer möglich.

Eine Sonderform nimmt die „remitting seronegative symmetrical synovitis with pitting edema" (RS3PE) ein. Dieses Krankheitsbild wurde 1985 von McCarthney et al. und 1989 von Chaouat u. Parc beschrieben. Es findet sich vorwiegend bei Männern. Auffallend sind voluminöse blasse Ödeme der Handrücken und der Unterarme sowie der Fußrücken und Unterschenkel. Kniegelenke sind praktisch nie befallen. Destruktionen treten nicht auf. In jüngster Zeit wurde diskutiert, daß es sich bei der RS3PE um eine paraneoplastische Polyarthritis handeln könnte insbesondere bei Adenokarzinomen.

Diagnostik
Die Diagnose der chronischen Polyarthritis im Alter gründet sich auf die klinischen Erscheinungen. Die 1987 revidierten Kriterien der American Rheumatism

Association (ARA; Arnett et al. 1988) sind eine gute Hilfe:

- Morgensteifigkeit von mindestens 1 h bis zur maximalen Besserung,
- entzündliche Gelenkschwellungen in mindestens 3 Gelenkregionen,
- wenigstens eine entzündliche Gelenkschwellung im Bereich der Handgelenke, Fingergrund- oder -mittelgelenke,
- symmetrische Arthritis,
- ärztlich beobachtete Rheumaknoten,
- Rheumafaktor im Serum,
- typische radiologische Veränderungen im Bereich der Hände auf Posterior-anterior-Aufnahme.

Die Diagnose chronische Polyarthritis kann gestellt werden, wenn mindesten 4 der 7 Kiterien erfüllt sind.

Vielfach wird die Rolle des Rheumafaktors in der Diagnostik überschätzt. (Nach den ARA-Kriterien kann die Diagnose der chronische Polyarthritis ohne den Rheumafaktor gestellt werden!) In bis zu 20% findet sich der Rheumafaktor bei gesunden älteren Menschen. Darüber hinaus kann er nachgewiesen werden bei bakteriellen und viralen Infektionen, bei der Tuberkulose, bei der Sarkoidose, der Asbestose und der Lungenfibrose sowie bei der primär biliären Zirrhose, der Leukämie und dem Kolonkarzinom. Bei 10% aller über 60jährigen finden wir Heberden- und Bouchard-Arthrosen der Fingerend- und -mittelgelenke. In der Regel fehlen Entzündungszeichen, CRP und BSG sind normal. Jedoch können auch die Polyarthrosen der Fingergelenke destruierend verlaufen. Radiologisch ist dann eine Unterscheidung von der chronisschen Polyarthritis nur schwer möglich. Bei zusätzlich bestehender Pfropfarthritis kann es auch serologisch Entzündungszeichen geben. Die Fingerpolyarthrose zeigt jedoch nie systemische Krankheitsmerkmale.

Auch antinukleäre Antikörper kommen bei einer Vielzahl von entzündlich rheumatischen Systemerkrankungen vor. Sie treten auch bei bis zu 30% der gesunden älteren Menschen auf. Ihre Bedeutung muß in jedem Einzelfall abgeschätzt werden.

Therapie

Die Behandlung der Patienten mit Altersarthritis unterscheidet sich nicht grundsätzlich von der Behandlung der chronischen Polyarthritis im jüngeren Lebensalter. Bei den Gruppen 2 und 3, wo es seltener zu Destruktionen der Gelenke kommt, wurde beobachtet, daß niedrige Kortikosteroiddosen eine sehr ausgeprägte antiphlogistische Wirkung haben und ähnlich wie bei der Polymyalgia rheumatica auch auf lange Zeit gut toleriert werden. Diese Patienten profitieren von einer Medikation zwischen 5 und 7,5 mg Prednisolon/Tag. Hierbei ist auf das erhöhte Osteoporoserisikorisiko zu achten. Frühzeitig sollte eine Zusatzmedikation mit Bisphosphonaten, Kalzium und Vitamin D erfolgen.

Die sog. Basistherapeutika bzw. „disease modifying antirheumatic drugs" (DMARD) sind Wirkstoffe, die bei langsamem Wirkungseintritt den Entzündungsprozeß auf Dauer hemmen sollen. Die verschiedenen Substanzen haben unterschiedliche z.T. bis heute ungeklärte Angriffspunkte. Bei gesicherter Diagnose einer Altersarthritis sollten sie konsequent eingesetzt werden. In letzter Zeit hat insbesondere das Methotrexat bei der Therapie der Alters-chronischen-Polyarthritis an Bedeutung gewonnen. Es ist ein Folsäureantagonist mit aniphlogistischen und immunmodulatorischen Eigenschaften. Die Dosierung beträgt 7,5–20 mg einmal pro Woche. Die häufigsten Nebenwirkungen sind gastrointestinale Komplikationen aber auch Leber- und Blutbildveränderungen, Lungenschäden, lymphoproliferative Störungen und gehäuftes Auftreten von Rheumaknoten. Bei eingeschränkter Nierenfunktion besteht eine relative Kontraindikation. Die begleitende Gabe von Folsäure einen Tag nach der MTX-Medikation wird zur Verringerung der Toxizität empfohlen. Der Effekt tritt manchmal bereits nach 6 Wochen ein.

Weiterhin können bei Alterspatienten das Sulfasalazin sowie das Imurek als Basistherapeutika eingesetzt werden. Seltener werden bei Alterspatienten Goldsalze, Depenicillamin oder Cyclosporin eingesetzt. Eine Kombinationstherapie aus Methotrexat, Sulfasalazin und Hydroxychloroquin scheint bessere Wirkung zu erzielen als die Einzelkomponenten bei nicht erhöhtem Nebenwirkungsrisiko.

Die Therapie mit Zytokinrezeptorantagonisten (IL-1-RA), monoklonalen Antikörpern gegen Zytokine (DTNF) u.a. sind bisher als Versuche anzusehen. Eine endgültige Aussage über ihre Wertigkeit ist derzeit nicht möglich.

Unbedingt erforderlich ist immer eine unterstützende Schmerztherapie. Hier kann nach dem bekannten WHO-Stufenschema verfahren werden, das von der Gabe von Paracetamol bis hin zu Opioiden reicht.

Der zentrale Effekt der nichtsteroidalen Antirheumatika (NSAR) ist die Hemmung der Zyklooxigenase in der Prostaglandinsynthese. Hieraus resultieren auch die bekannten Nebenwirkungen. Etwa 70% aller Patienten entwickeln Magenschleimhautläsionen. Die NSAR-Ulzera verlaufen bei älteren Patienten häufig symptomlos. Oft weist erst die Blutung oder eine Magenperforation auf die Komplikationen hin. Insbesondere bei Kombinationen mit Diuretika und ACE-Hemmern kann es zu renalen Problemen kommen mit Natriumretention, Ödembildungen und Zunahme einer Niereninsuffizienz.

Die Entdeckung von zwei Zyklooxiginaseisoformen (Cox-1 und Cox-2) ließ auf eine selektive

Cox-2-Hemmung hoffen. Bisher erfüllen die zur Verfügung stehenden Medikamente diese Hoffnung jedoch nicht ausreichend.

70.6
Alterskollagenosen

Der Hauptvertreter der Kollagenosen ist der systemische Lupus erythematodes disseminatus (LED). Hauptmanifestationsalter ist das 25. bis 35. Lebensjahr. Etwa 2–7 % aller LED-Fälle beginnen jenseits des 60. Lebensjahres. Die Ursache ist nicht bekannt. Für eine genetische Rolle sprechen Assoziationen mit verschiedenen Histokompatibilitätsantigenen wie HLA-DR 3 und HLA-DR 2. Exazerbationen des LED bei viralen und bakteriellen Infektionen sind häufig. Ausgelöst werden kann die Krankheit auch durch eine Fülle verschiedener Medikamente (Antikonvulsiva, Antibiotika, Chlorpromazin, Isoniazid, Hydralazin u. a.) was bei der Multimedikation von Alterspatienten zu beachten ist.

Klinik
Gewichtsverlust, Müdigkeit und Myalgien sind Hauptsymptome des Alters-LED. Im Frühstadium kann er leicht mit einer Polymyalgia rheumatica verwechselt werden. Bei Beginn des LED jenseits des 50. Lebensjahres sollen Pleuritis bzw. Polyserositis, Lungenbefall, Periarthritis sowie Neuropathien und Sjögren-Syndrom gehäuft auftreten. Seltener kommt es zu Hautbefall und Nierenbefall. Es besteht eine gehäufte Assoziation mit Malignomen. Besonders in hochaktiven Krankheitsfällen werden zentral nervöse Störungen beobachtet, wie organische Psychosen, Gedächtnis- und Orientierungsstörungen und Hirnnervenausfälle.

Diagnostik
Die BSG ist besonders in Schüben deutlich erhöht. Das CRP liegt auch in Schüben oft im Normbereich und steigt erst bei Komplikationen wie bakteriellen Infekten signifikant an. Antikernfaktoren werden bei etwa 98 % der Patienten nachgewiesen, die typischen Antikörper gegen dsDNA finden wir bei 50 %. SS-A-Antikörper werden bei 60 % der Lupuspatienten gefunden. Das Sm-Antigen tritt nur bei jedem 3. Patienten auf (die immunologischen Befunde sind ausschließlich bei jüngeren Patienten erhoben worden; Daten über evtl. unterschiedliche Antikörpermuster bei Alterspatienten liegen nicht vor). Für die Aktivitätsbeurteilung ist die Bestimmung der Komplementfaktoren C3 und C4 wichtig. Bei hoher Aktivität der Erkrankung sind sie im Serum deutlich vermindert. Eine Proteinurie signalisiert eine Nierenbeteiligung.

Auch bei längerem Bestehen der Krankheit ist der Röntgenbefund der Gelenke meist gering. Sehr selten kommt es zu Destruktionen der Gelenke.

Therapie
In akuten Schubsituationen sind Kortikosteroide einzusetzen (20–60 mg Prednison/Tag). Positive Erfolge werden auch berichtet über eine Infusionsstoßtherapie mit 500–1000 mg Prednison/die über 3 Tage. Arthralgien sind meist durch nichtsteroidale Antirheumatika ausreichend zu bessern. Bei leichten Formen kann auch bei Alterspatienten Chloroquin als Basistherapie eingesetzt werden, bei aktiveren progredienten Fällen sind Immunsuppressiva wie Azathioprin oder Cyclophosphamid indiziert. Insgesamt ist die Prognose des Alters-LED günstiger als die bei Krankheitsbeginn in jüngeren Jahren.

70.7
Dermatopolymyositis

Für die Dermato- und Polymyositis liegen keine verwertbaren Daten über das Vorkommen bei Patienten jenseits des 65. Lebensjahres vor.

Die Dermatopolymyositis beginnt meist zwischen dem 45. und 64. Lebensjahr. Das Geschlechtsverhältnis Frauen zu Männer beträgt 3:1. Es besteht eine Assoziation zum Vorkommen des Merkmales HLA-B-8. Darüber hinaus werden eine virusgesteuerte Autoimmunität und lymphozytenvermittelte autoaggressive Vorgänge diskutiert. Das Auftreten der Erkrankung in Verbindung mit Malignomen ist früher sicher überbewertet worden. Die Prävalenz bei Erwachsenen beträgt insgesamt 10 %. Es liegen jedoch keine verläßlichen Zahlen vor bei neuauftretende Erkrankungen jenseits des 65. Lebensjahres (Zeidler 1990).

Klinik
Leitsymptom der Krankheit ist eine schmerzhafte Muskelentzündung mit langsamer Progredienz. Betroffen sind die Becken- und Schultermuskulatur. Im Verlauf kommt es zu einer Muskelatrophie und nicht selten zur Kalzifizierung. Weiterhin kann es zu einer Beteiligung des Ösophagus (Dysphagie), des Herzens (Rhythmusstörungen) und der Lunge kommen (interstitielle Pneumonie, Lungenfibrose). Befallene Hautareale zeigen bei der Dermatomyesitis eine oedematöse Schwellung mit livid rötlicher Verfärbung.

Diagnostik
Serologisch findet sich eine Erhöhung der Skelettmuskelenzyme. Es besteht ein charakteristisches Bild bei der Elektromyographie. Bei 40–80 % der Patienten finden sich bei der Polymyositis antinukleäre

Antikörper; charakteristisch ist der Jo1-Antikörper. Tritt die Erkrankung als paraneoplastisches Syndrom auf, findet sich meist ein aktiverer Verlauf und eine schlechtere Therapierbarkeit. Eine Tumordiagnostik ist gerade bei Beginn im höheren Lebensalter indiziert.

Therapie
Als Therapie der Wahl sind auch hier Kortikosteroide zu nennen. Die Anfangsdosis soll 40–100 mg Prednison/Tag betragen. Ein Therapieerfolg zeigt sich erst nach 1–2 Monaten. Bei therapieresistenten-Fällen kann zusätzlich Azathioprin oder Methotrexat eingesetzt werden. Die Dosis richtet sich nach klinischen und laborchemischen Parametern. Tritt die Krankheit als paraneoplastisches Syndrom auf, ist natürlich die Malignomtherapie entscheidend.

70.8 Sklerodermie

Die progressiv systemische Sklerose (Sklerodermie) zeigt einen Manifestationsgipfel zwischen dem 30. und 50. Lebensjahr. Das weibliche Geschlecht ist 6mal häufiger betroffen als das männliche. Bei Krankheitsbeginn nach dem 45. Lebensjahr gilt die Prognose als eindeutig schlechter. Daten über Beginn nach dem 65. Lebensjahr liegen nicht vor.

Die Ursache der Erkrankung ist unbekannt. Bei diffuser Hautbeteiligung besteht eine Assoziation zu dem Merkmal HLA-DR 3 und DR 5, bei pulmonaler Beteiligung zu dem Merkmal HLA-DRw6 und DRw52.

Klinik
Bei der Sklerodermie handelt es sich um eine entzündliche Systemerkrankung des Bindegewebes mit anfangs charakteristischer ödematöser Schwellung und später zunehmender Fibrose, Induration und Atrophie, unterschiedlicher Gelenkbeteiligung sowie Befall innerer Organe infolge diffuser Vaskulitis. Es werden verschiedene Typen unterschieden, zu deren Altersverteilung keine Angaben vorliegen. Eine besondere Verlaufsform ist das CREST-Syndrom (Calzinosis cutis, Raynaud-Phänomen, Ösophagus-Motilitätsstörung, Sklerodaktylie, Teleangiektasien). Neben den charakteristischen Hautveränderungen findet sich in ca. 90% eine Dysphagie infolge Hypomotilität des Ösophagus. Gravierend ist die Nierenbeteiligung mit fibrinoider Nekrose der Glomerula und folgendem malignem Hypertonus.

Diagnostik
Die beidseitige symmetrische Hautsklerose, die proximal an den Metacarpal- bzw. Metatarsalgelenken auftritt, ist nahezu beweisend für die Sklerodermie. In 95–100% der Fälle lassen sich Kernantikörper, bei 40–70% der Patienten mit diffuser Sklerodermie lassen sich Scl-70-Antikörper nachweisen.

Therapie
Zahlreiche Medikamente sind mit unterschiedlichem Erfolg eingesetzt worden. Keine immunsuppressive Therapie kann den Krankheitsprozeß entscheidend positiv beeinflussen. Depenicillamin und Zytostatika können jedoch eine gewisse Verzögerung bewirken. Ein großer therapeutischer Fortschritt hinsichtlich der Nierenbeteiligung wird durch ACE-Hemmer erreicht. Im Anfangsstadium können Kortikosteroide die ödematösen Hautveränderungen sowie die Alveolitis bessern.

70.9 Akutes rheumatisches Fieber

Durch den häufigen Einsatz von Antibiotika ist das akut rheumatische Fieber insgesamt seltener geworden. Jedoch auch vor der Antibiotikaära war die Erkrankung ab dem 50. Lebensjahr selten. Im allgemeinen verläuft die Krankheit milder bei älteren als bei jugendlichen Patienten. Obduktionen zeigen jedoch häufiger als erwartet aktive rheumatische Prozesse an Herzklappen. Die Karditis soll jedoch bei akutem rheumatischen Fieber im höheren Alter seltener sein. Häufiger sollen jedoch Rhythmusstörungen vorkommen.

70.10 Spondylitis ancylosana

Die ankylosierende Spondylitis zeigt einen Erkrankungsgipfel zwischen dem 20. und 30. Lebensjahr. Neuerkrankungen jenseits des 60. Lebensjahres sind selten. Wir treffen jedoch immer wieder auf ältere Patienten in weit fortgeschrittenem Stadium, bei denen der Krankheitsbeginn viele Jahre zurückliegt. Auch bei diesen Patienten ist die Krankheit häufig noch aktiv. Klinisch stehen neben den Schmerzen kardiale Beteiligungen und Funktionsstörungen infolge der Brustkorbstarre im Vordergrund. Bei mildem Verlauf wird die Erkrankung manchmal erst im 6. oder 7. Lebensjahrzehnt diagnostiziert.

70.11 Allgemeine Therapiehinweise

Bei allen rheumatischen Erkrankungen im höheren Lebensalter, gleich welcher Ätiologie, sind Ergotherapie und Krankengymnastik die Grundlage aller therapeutischen Maßnahmen. Infolge der Altersinvolution nimmt die Skelettmuskulatur bis zu $^1/_3$ ihres Volumens ab. Die Muskelkraft nimmt dabei mehr ab, als dies aufgrund der Volumenabnahme zu erwarten wäre, da vorwiegend die anaerob arbeitenden und für die Intensität der groben Kraft verantwortlichen Fasern vom Typ II untergehen. Damit reduziert sich im Alter die grobe Kraft mehr als die Möglichkeit einer Ausdauerleistung. Therapeutisches Muskeltraining ist daher auf Ausdauer auszurichten und weniger auf Förderung der Muskelkraft. Der Muskelfaszienschlauch bleibt weit, und es kommt zu einem Mißverhältnis zwischen Muskelvolumen und Faszienvolumen. Daher kann bei aktiver Muskelkontraktion ein geringer Muskelinnendruck aufgebaut werden. Dieser ist jedoch für die Kraftentfaltung bzw. Kraftverstärkung wichtig. Mit Hilfe von Orthesen kann eine Verbesserung der Kontraktionskraft erreicht werden und eine Verbesserung der Gelenkführung. Hiermit wird auch eine physiologische Gelenkbelastung erreicht, was auch der Arthroseprophylaxe dient.

Die zunehmende Tendenz zur Sklerosierung des Gelenkkapselgewebes im Alter begünstigt die Entstehung von Kontrakturen, indem der Alterspatient infolge von Schmerzen und Gelenkentzündungen unmerklich die Gelenke nicht mehr im vollen Bewegungsumfang einsetzt. In der Ergotherapie und der Krankengymnastik muß darauf geachtet werden, daß der volle Bewegungsspielraum eines Gelenks ausgenutzt wird.

Literatur

Arnett FC, Edworthy SM, Bloch DA et al. (1988) The American Rheumatism Association 1987 - reviced criteria for the classification of rheumatoid arthritis. Arthritis Rheum 31: 315–324

Chaouat D, Le Parc JM (1989) The syndrome of seronegative symmetrical synovitis with pitting edema (RS3PE) syndrome: A unique form of arthritis in the elderly? Report of four additional cases. J Rheumatol 16: 1211–1213

Gräfenstein K (1994) Chondrokalzinose. In: Gräfenstein K (Hrsg) Klinische Rheumatologie. Ecomed, Landsberg/Lech, S 197–199

Healey LA (1986) Rheumatoid arthritis of the elderly. Clin Rheumatol Dis 12: 173–179

Langer HE, Zeidler H (1990) Gicht. In: Zeidler H (Hrsg) Rheumatologie. Urban & Schwarzenberg, München Wien Baltimore, S 529–546

McCarty DJ, O'Duffy D, Person L, Hunter JB (1985) Remitting seronegative symmetrical synovitis with pitting edema: RS3PE syndrome. JAMA 265: 2763–2767

Nehen HG (1995) Schmerz und Schmerzerleben aus Sich der Rheumatologie. Z Gerontol Gerriat 28: 335–338

Schmidt KL (1982) Entzündliche Rheumaerkrankungen im Alter. Z Rheumatolol 41: 37–46

Swannell AJ (1997) Polymyalgia rheumatica and temporal arteritis: Diagnosis and management. BMJ 314: 1329–1332

Zeidler H (1990) Rheumatologie. Urban & Schwarzenberg, München Wien Baltimore

Sucht

S. WEYERER

71.1 Alkoholmißbrauch und -abhängigkeit
im höheren Alter   640
71.1.1 Definition und Diagnostik   640
71.1.2 Epidemiologie   641
71.1.3 Pathogenese   641
71.1.4 Klinik   642
71.1.5 Therapie   643
71.2 Benzodiazepinmißbrauch und -abhängigkeit
im höheren Alter   643
71.2.1 Definition und Diagnostik   643
71.2.2 Epidemiologie   644
71.2.3 Pathogenese   644
71.2.4 Klinik   644
71.2.5 Therapie   645
71.3 Zusammenfassung und Folgerungen   645
Literatur   646

Im Vergleich zu Menschen jüngeren und mittleren Alters wurde das Thema Sucht im höheren Alter lange Zeit kaum thematisiert. Erst seit der Zunahme älterer Menschen an der Gesamtbevölkerung wurde diesem Aspekt in den letzten 10–15 Jahren mehr Beachtung geschenkt. Das Forschungsinteresse zur Sucht bei älteren Menschen galt bislang hauptsächlich dem Mißbrauch und der Abhängigkeit von Alkohol und Medikamenten (Adams u. Cox 1995; Weyerer u. Zimber 1997). Wegen der geringen epidemiologischen Bedeutung des illegalen Drogenkonsums im höheren Alter wird auf eine weitere Darstellung dieser Thematik verzichtet und die bei älteren Menschen quantitativ weit bedeutsamere Alkohol- und Benzodiazepinabhängigkeit in den Vordergrund gestellt. Nach Wolf u. Rüther (1984) sind bei etwa $^2/_3$ bis $^3/_4$ aller behandelten Fälle von Medikamentenabhängigkeit Benzodiazepine beteiligt.

71.1
Alkoholmißbrauch und -abhängigkeit im höheren Alter

71.1.1
Definition und Diagnostik

Als Alkoholmißbrauch wird ein Alkoholkonsum bezeichnet, der ohne Zeichen einer Abhängigkeit zu körperlichen und/oder sozialen Schäden führt. Aus diesem Grund wird in der ICD-10 von „schädlichem Gebrauch" gesprochen. Alkoholabhängig bzw. alkoholkrank sind Personen, wenn sie eine Reihe typischer Symptome aufweisen, v.a. Toleranzentwicklung, Kontrollverlust und Entzugserscheinungen bei gleichzeitiger Unfähigkeit zu dauerhafter Abstinenz (Mann u. Mundle 1997). Grundlage der Feststellung einer Alkoholabhängigkeit sind bei jüngeren wie älteren Menschen die operationalisierten Kriterien nach DSM-IV und ICD-10 (Tabelle 71-1).

Zur Erfassung des Alkoholismus gibt es eine Reihe von Screeninginstrumenten. International wird besonders häufig der Michigan Alcoholism Screening Test (MAST) verwendet, zu dem in den letzten Jahren eine spezifische Version für geriatrische Patienten entwickelt wurde (MAST G; Blow 1991). Im deutschsprachigen Raum wurde v.a. der von Feuerlein et al. (1977) entwickelte Münchner Alkoholismus Test (MALT) eingesetzt. Für den kürzesten Screeningtest (CAGE; Ewing 1984) liegt eine deutsche Version vor, die 4 Fragen enthält:

- Haben Sie einmal das Gefühl gehabt, daß Sie Ihren Alkoholkonsum verringern sollten?
- Hat jemand durch Kritisieren Ihres Trinkens Sie ärgerlich gemacht?
- Haben Sie sich einmal schlecht oder schuldig wegen Ihres Trinkens gefühlt?
- Haben Sie einmal morgens als erstes Alkohol getrunken, um sich nervlich wieder ins Gleichgewicht zu bringen oder einen Kater loszuwerden?

Werden mindestens 2 Fragen bejaht, ist von einem Alkoholproblem auszugehen und eine differenzierte Diagnostik zu veranlassen. Als weitere diagnostische Hilfsmittel werden biochemische Parameter wie γ-Glutamyltransferase (GGT) oder das mittlere Erythrozytenvolumen (MCV) herangezogen. Auch ältere Menschen zeigen bei einem erhöhten Alkoholkonsum pathologische Veränderungen dieser Werte.

Es liegen verschiedene Typologien des Alkoholismus vor, wobei die Einteilung nach Jellinek (1960) immer noch am häufigsten verwendet wird. Danach werden 5 Typen unterschieden:

Tabelle 71-1. ICD-10- und DSM-IV-Diagnostik der Alkoholabhängigkeit (3 der Kriterien müssen in einem Einjahreszeitraum erfüllt sein). (Nach Dilling et al. 1993 und American Psychiatric Association 1994)

DSM-IV	ICD-10
Ständiges Verlangen nach Alkohol bzw. erfolglose Versuche, den Konsum zu beenden bzw. zu kontrollieren	Ein starker Wunsch oder eine Art Zwang, Alkohol zu konsumieren
Alkohol wird länger oder in größerer Menge konsumiert als beabsichtigt	Verminderte Kontrollfähigkeit bezüglich des Beginns, der Beendigung und der Menge des Konsums
Körperliches Entzugssyndrom bzw. „prophylaktischer" Konsum von Alkohol, um Entzugssymptome zu vermeiden	Körperliches Entzugssyndrom bzw. „prophylaktischer" Konsum von Alkohol, um Entzugssymptome zu vermeiden
Toleranzentwicklung	Toleranzentwicklung
Wichtige soziale, berufliche oder Freizeitaktivitäten werden zugunsten Alkoholkonsum reduziert oder aufgegeben; viel Zeit wird mit der Beschaffung und Konsumierung von Alkohol verbracht bzw. um sich von den Folgen des Konsums zu erholen	Fortschreitende Vernachlässigung anderer Interessen oder Vergnügen zugunsten des Alkoholkonsums; erhöhter Zeitaufwand, um Alkohol zu beschaffen
Alkohol wird weiter konsumiert trotz Wissen, daß dadurch körperliche oder psychische Probleme verursacht oder verschlimmert werden	Anhaltender Alkoholkonsum trotz Wissen um eingetretene negative Folgen
	Eingeengtes Verhaltensmuster im Umgang mit Alkohol (z. B. Trinken am Wochenende und unter der Woche im gleichen Ausmaß), Außerachtlassen gesellschaftlicher Trinkregeln

- Alpha-Trinker (Konflikttrinker),
- Beta-Trinker (Gelegenheitstrinker),
- Gamma-Trinker (variables Trinkmuster mit häufigen Räuschen und kurzen Abstinenzzeiten),
- Delta-Trinker (Gewohnheitstrinker) und
- Epsilon-Trinker (episodische Trinker).

Eine weitere Möglichkeit, ältere alkoholabhängige Menschen zu klassifizieren, besteht darin, sie entsprechend dem Beginn ihres problematischen Trinkens zu unterteilen: „Early onset"-Trinker bezeichnet solche Abhängige, die bereits vor dem 60. Lebensjahr alkoholabhängig waren und dieses Verhalten bis ins hohe Alter fortsetzen. Unter „late onset"-Trinkern versteht man solche, die erst nach dem 60. Lebensjahr alkoholabhängig werden. Bei Late-onset-Trinkern scheinen kritische Lebensereignisse wie Berentung, Partnerverlust und damit verbundene Vereinsamung eine wichtige Rolle zu spielen.

71.1.2
Epidemiologie

Aus Bevölkerungsstudien geht hervor, daß der Alkoholkonsum mit zunehmendem Alter zurückgeht. Eine aufgrund der hohen Stichprobengröße und des Einsatzes kriterienorientierter Diagnostik (DSM-III) besonders aufwendige Untersuchung in den USA, die Epidemiological Catchment Area Study (Robins u. Regier 1991), ergab folgendes Ergebnis: Während in der Gruppe der 18- bis 29jährigen eine Einjahresprävalenz von 17,0% bei Männern und 4,1% bei Frauen gefunden wurde, gingen die Raten bei den 65jährigen und Älteren auf 3,1% (Männer) und 0,5% (Frauen) zurück. Für Deutschland liegen Daten aus der Oberbayerischen Feldstudie vor. Auch hier zeigte sich ein Rückgang des Alkoholismus von 4,6% in der Altersgruppe 45–64 auf 2,4% in der Altersgruppe ab 65 Jahren (Dilling u. Weyerer 1984). Im Vergleich zu älteren Menschen in Privathaushalten ist der Anteil Alkoholkranker in Alten- und Altenpflegeheimen überdurchschnittlich hoch. Eine neuere Untersuchung an nahezu 2000 Mannheimer Heimbewohnern ergab, daß bei Heimeintritt 7,4% der Heimbewohner (19,1% der Männer und 3,8% der Frauen) alkoholkrank waren (Weyerer et al. 1999).

Für den insgesamt geringeren Anteil älterer Alkoholabhängiger sind unterschiedliche Gründe verantwortlich: Wegen der um ein Vielfaches höheren Mortalitätsrate von Alkoholikern erreichen nur relativ wenige ein höheres Lebensalter. Altersbedingte Veränderungen des Stoffwechsels führen zu einer Abnahme der Alkoholtoleranz. Im höheren Alter häufiger auftretende gesundheitliche Beschwerden und chronische Erkrankungen führen zu einer Reduktion des Alkoholkonsums (Feuerlein 1995).

71.1.3
Pathogenese

Für die Entstehungsbedingungen von Alkoholmißbrauch und -abhängigkeit muß man von einem multikonditionalen Modell ausgehen, das somatisch-medizinische, psychologische und soziologische Komponenten umfaßt. Eine direkte Vererbung des Alkoholismus ist unwahrscheinlich, doch gibt es eine Reihe von Beobachtungen in Klinik und Forschung, die die Mitwirkung genetischer Faktoren bei der Entstehung des Alkoholismus nahelegen (Feuerlein 1995). Von besonderer Bedeutung im höheren Alter ist die veränderte Reaktionsweise des Körpers auf den Konsum von Alkohol: Im Alter verändern sich Aufnahme, Verteilung und Ausscheidung von Alkohol im Organismus. Die gleiche Menge Alkohol führt beim älteren Menschen zu einer deutlich höheren Blutalkoholkonzentration als beim jüngeren Menschen. Der Grund dafür liegt in einem veränderten Verhältnis von Körperwasser zu Körperfett. Die im höheren Alter beobachtete relative Abnahme des Körperwassers, in dem sich Alkohol als wasserlösliche Substanz verteilt, führt dazu, daß bereits kleinere Alkoholmengen zu entsprechend höheren Blutalkoholspiegeln führen.

Persönlichkeitsfaktoren scheinen bei der Entstehung des Alkoholismus nur einer geringe Rolle zu spielen. Eine Alkoholabhängigkeit kann bei den unterschiedlichsten Persönlichkeitstypen auftreten. Hinweise auf eine zur Entwicklung von süchtigem Verhalten prädisponierende „Alkoholikerpersönlichkeit" gibt es nicht. Vor allem bei älteren Alkoholkranken mit einem späten Krankheitsbeginn spielen soziale Faktoren wie das Ausscheiden aus dem Arbeitsleben, der mögliche Verlust eines langjährigen Lebenspartners oder eines gewachsenen Freundeskreises eine wesentliche Rolle (Mann u. Mundle 1997).

71.1.4
Klinik

Bei älteren Alkoholabhängigen sind grundsätzlich ähnliche Symptome zu erwarten wie bei jüngeren. Folgende körperliche Symptome stehen im Vordergrund:

- reduzierter Allgemeinzustand mit Appetitlosigkeit,
- Gewichtsverlust und Muskelatrophie,
- gerötete Gesichtshaut,
- Spider naevi,
- Gastroduodenitiden mit Erbrechen und Durchfällen,
- vegetative Störungen (vermehrte Schweißneigung, feuchte, kühle Akren; Schlaf- und Potenzstörungen).

Bei den psychischen Symptomen stehen v. a. Angst, Depressivität, innere Unruhe und kognitive Defizite im Vordergrund.

Reduzieren Alkoholabhängige gewollt oder ungewollt Alkohol oder setzen ihn z. B. im Rahmen eines Krankenhausaufenthalts ganz ab, entwickelt sich in der Regel ein Entzugssyndrom. Das Alkoholentzugssyndrom ist durch zahlreiche Symptome auf verschiedenen Gebieten der klinischen Medizin gekennzeichnet (Feuerlein 1995):

- internistische Symptome: z. B. Magen-Darm-Störungen, v. a. Erbrechen,
- neurologische Störungen: z. B. Tremor, ataktische Störungen, epileptische Anfälle,
- psychische Störungen: z. B. Angst, vermehrte Reizbarkeit, Gedächtnisstörungen, Halluzinationen,
- vegetative Störungen: z. B. vermehrte Schweißneigung, Schlafstörungen.

Entzugssyndrome sind bei älteren Menschen häufig stärker ausgeprägt und dauern länger, nicht selten 1–2 Wochen. Das Alkoholdelir ist die nächste Stufe des Alkoholentzugssyndroms. Es tritt häufig nach plötzlichem Alkoholentzug auf und ist die häufigste aller Alkoholpsychosen (etwa 15% der Alkoholiker). Zusätzlich zu den genannten Entzugssymptomen kommen Störungen der zeitlichen, örtlichen und situativen Orientierung hinzu. Eine Bewußtseinsminderung kann zusätzlich auftreten. Optische Halluzinationen sind häufig zu beobachten. Etwa die Hälfte aller Delirien beginnt mit einem zerebralen Krampfanfall. Eine sofortige Krankenhauseinweisung zur intensivmedizinischen Überwachung und medikamentösen Behandlung ist dringend erforderlich (Mann u. Mundle 1997).

Nach neueren Auffassungen stellt das Korsakow-Syndrom, das vorwiegend durch psychische Symptome gekennzeichnet ist, zusammen mit dem Wernicke-Syndrom, einem vorwiegend neurologischen, auf einem Thiaminmangel beruhenden Symptomenkomplex, eine gemeinsame Krankheitseinheit dar. Die Prognose des Korsakow-Syndroms ist ungünstig. Bei alten Patienten kann die Differentialdiagnose zwischen einem Korsakow-Syndrom und einer Alzheimer-Demenz gelegentlich Schwierigkeiten bereiten. Alkoholtypische Folgeerkrankungen wie eine Polyneuropathie, Augenmuskel- und Pupillenstörungen, Leber- und Blutbildveränderungen, eine positive Alkoholanamnese oder spezifische Störungen des Gedächtnisses ohne weitere wesentliche kognitive Defizite geben diagnostische Hinweise.

Da die Sensitivität des Gehirns gegenüber Alkohol im Alter erhöht ist, weisen ältere Menschen selbst bei sinkenden Trinkmengen eine erhöhte Schädigung des zentralen Nervensystems auf. Offen ist die Frage, ob Alkoholmißbrauch den normalen Alterungsprozeß beschleunigt, oder ob Alkohol eine spezifische, altersunabhängige Wirkung auf das Gehirn hat. Eine häufige Folge von Alkoholmißbrauch stellt die Polyneuropathie dar. Zwischen 20 und 40% der Alkoholabhängigen entwickeln Symptome einer Polyneuropathie mit motorischen, sensiblen und autonomen

Störungen. Häufig leiden ältere Menschen an mehreren Erkrankungen (Multimorbidität), die medikamentös behandelt werden. Aufgrund der bei älteren Menschen überdurchschnittlich hohen Einnahme von Medikamenten besteht die Möglichkeit, daß bei gleichzeitigem Alkoholkonsum vermehrt unerwünschte Nebenwirkungen, wie Stürze, auftreten.

Im Alter treten typische soziale Auswirkungen der Alkoholabhängigkeit wie Verlust des Arbeitsplatzes oder Scheidung vom Ehepartner als Folge der Erkrankung in den Hintergrund. Dennoch erleben auch viele ältere Alkoholabhängige bei Fortschreiten ihrer Erkrankung einen sozialen Abstieg. Es kommt zu familiären Auseinandersetzungen wegen des Alkoholkonsums und der Beschaffung von Alkoholika und zu einem Verlust von Freunden und Bekannten (Mann u. Mundle 1997).

71.1.5
Therapie

Die Grundsätze der Behandlung von Alkoholkranken, die in den letzten Jahren entwickelt wurden, gelten auch für Abhängige im höheren Lebensalter (Gastpar u. Schulz 1998):

- Vollabstinenz: Dieses Ziel ist im Grundsatz anzustreben, wird aber nur in 40–60% der Fälle erreicht.
- Rückfallreduktion: Sie betrifft eine Reduktion der Frequenz und/oder des Schweregrads der Rückfälle.
- Verbesserung der psychosozialen Anpassung: Werden die ersten beiden Ziele nicht erreicht, so wird eine Behandlung doch anstreben, die Situation des Patienten graduell oder zeitweise zu verbessern, um insbesondere die Ausbildung von Sekundärschäden zu vermeiden.

Die Entgiftung erfolgt bei Alkoholkranken in den medizinischen Abteilungen der Allgemeinkrankenhäuser oder in psychiatrischen Kliniken. Nach Brower et al. (1994) ist der körperliche Entzug bei älteren Menschen häufig mit Komplikationen verbunden und dauert länger. Die Entwöhnungsbehandlung sollte sich möglichst eng an die vorausgehende Entgiftung anschließen. Die psychosozialen Begleitumstände und der körperliche und psychische Gesundheitszustand spielen bei der Planung einer Therapie für ältere Alkoholkranke eine wichtige Rolle.

Selbst bei jahrzehntelangem Verlauf ohne dauerhafte Abstinenz kann bei geringen kognitiven Beeinträchtigungen, guter sozialer Kompetenz und erhaltenem sozialem Hilfesystem eine Entwöhnungsbehandlung oder gar eine ambulante Therapie in Frage kommen. Häufig sind jedoch nur wiederholte Entzugsbehandlungen möglich. Bei Ausprägung eines organischen Psychosyndroms und sozialen Defiziten wird am ehesten ein Spezialprogramm für chronisch mehrfach geschädigte Abhängigkeitskranke indiziert sein, bei dem die körperliche und seelische Leistungsfähigkeit berücksichtigt wird. Therapieziel kann dann die Eingliederung in eine sozialtherapeutische Einrichtung, als Ultima ratio eine Altenheimverlegung sein (Fleischmann 1997).

Insgesamt sind die Erfolgsraten der stationären Entwöhnungsbehandlung bei älteren Patienten ähnlich günstig wie bei jüngeren. Mittel- und langfristig ist eine stabile Besserung bei 40–50% der Patienten zu erreichen (Mann u. Mundle 1997).

71.2
Benzodiazepinmißbrauch und -abhängigkeit im höheren Alter

71.2.1
Definition und Diagnostik

Grundsätzlich gelten die in Abschn. 71.1.1 für Alkoholismus gegebenen Definitionen und diagnostischen Leitsymptome in gleicher Weise für Abhängigkeiten von allen psychotropen Substanzen, also auch Benzodiazepinen. Im Vergleich zum Alkoholismus liegen für die Erfassung der Benzodiazepinabhängigkeit nur wenige Erhebungsinstrumente vor. Baillie u. Mattick (1996) entwickelten einen kurzen Selbstbeurteilungsfragebogen, den Benzodiazepine Dependence Questionnaire (BDEPQ). Üblicherweise zieht man zur Entscheidung, ob Benzodiazepine mißbräuchlich verwendet werden, folgende Kriterien heran:

- Die Einnahme erfolgt in höherer Dosierung bzw. über einen längeren Zeitraum als angemessen oder verordnet.
- Die Einnahme erfolgt nicht zur Behandlung einer Erkrankung, sondern zu Ausnutzung von Effekten, die eigentlich als Nebenwirkungen der Substanzen gelten, bzw. zur Regulierung von vegetativen Funktionen.
- Die Einnahme erfolgt ausdrücklich wegen der als positiv erlebten psychotropen Wirkung und/oder die Einnahme kann nicht mehr kontrolliert werden.

Im Einzelfall ist die eindeutige Feststellung eines Benzodiazepinmißbrauchs schwierig, da

- die Einnahme dieser Medikamente häufig nicht in höherer Dosis erfolgt als vorgeschrieben („low dose dependence"), zwar über einen langen Zeitraum, jedoch mit ärztlicher Verordnung, und
- die Grenze zwischen der mißbräuchlichen Wirkung zur Erziehung psychotroper Wirkungen und der Behandlung von Krankheitssymptomen (Anxiolyse, Sedierung, Schlafanbahnung) unscharf ist.

Die diagnostischen Schwierigkeiten werden kaum geringer, wenn man das übliche Kriterium für das Vorliegen einer körperlichen Abhängigkeit heranzieht: das Auftreten von Entzugserscheinungen nach plötzlichem Absetzen. Zwar kommt es nach Beendigung einer Benzodiazepinmedikation häufig zu Unruhe- oder Angstgefühlen, vegetativen Symptomen und Schlafstörungen, doch sind diese Beschwerden nicht zwangsläufig als Beleg für das Vorliegen einer Abhängigkeit zu werten. Es kann sich auch um das Wiederauftreten der Krankheitssymptome handeln, deretwegen die Behandlung begonnen wurde.

Allerdings können auch eindeutige schwere Entzugssymptome auftreten: Neben deliranten Bildern und Grand-mal-Anfällen zählen hierzu insbesondere die als typisch für den Benzodiazepinentzug geltenden Perzeptionsstörungen, aber auch endomorphe affektive und schizophrenieforme Psychosen. Die letztgenannten psychopathologischen Syndrome sind dann als entzugsbedingt zu werten, wenn vergleichbare Störungen bei den betreffenden Personen zuvor nicht beobachtet wurden (Wolter-Henseler 1996).

71.2.2
Epidemiologie

Untersuchungen zur Verordnung und zur Einnahme von Benzodiazepinen belegen einen exponentiellen Anstieg mit zunehmendem Alter, wobei die Rate bei Frauen überdurchschnittlich hoch ist (Weyerer et al. 1998). Neuere Ergebnisse aus der Berliner Altersstudie ergaben, daß bezogen auf die 70jährigen und Älteren 24,6% mit Psychopharmaka (Stoffgruppe 70 der Roten Liste) behandelt wurden, wobei allein 13,2% auf Benzodiazepinanxiolytika entfielen (Helmchen et al. 1996).

Etwa 90% der mit Benzodiazepinen Behandelten nehmen diese Arzneimittel als Dauermedikation (länger als 6 Monate) und zu etwa 50% täglich ein. Besonders hohe Prävalenzraten von Langzeitverordnungen werden bei älteren Patienten mit Schlafstörungen sowie institutionalisierten älteren Menschen erreicht (Melchinger 1993). In einer repräsentativen Studie mit nahezu 2000 Bewohnern in Mannheimer Alten- und Altenpflegeheimen lag die Prävalenz (bezogen auf einen Zeitraum von 4 Wochen) des Benzodiazepingebrauchs bei 15,6%. Nahezu $2/3$ nahmen diese Medikamente – bezogen auf einen Zeitraum von 6 Monaten – täglich mit einer durchschnittlichen Diazepamäquivalenzdosis von 8,8 mg ein (Weyerer et al. 1998).

71.2.3
Pathogenese

Für die Entwicklung einer Benzodiazepinabhängigkeit gibt es eine Reihe von Risikofaktoren (Wolter-Henseler 1996). Die Wahrscheinlichkeit für eine Benzodiazepinabhängigkeit ist bei Personen mit einer vorbestehenden Suchterkrankung erhöht. Das Risiko ist auch dann besonders hoch, wenn Behandlungsdauer und Dosis zunehmen. Neben der Chronizität und Schwere der mit Benzodiazepinen behandelten Symptome spielen zusätzlich psychosoziale Belastungen eine wesentliche Rolle. Die Einnahme von Benzodiazepinen wird begünstigt durch bestimmte Erwartungen des Patienten hinsichtlich psychotroper Wirkungen. Auf seiten der verordnenden Ärzte – quantitativ spielen hier Hausärzte (Allgemeinpraktiker und Internisten) die größte Rolle – sind folgende Faktoren bedeutsam:

- nichtreflektierte Verschreibung von Benzodiazepinen,
- fehlende Arzt-Patient-Beziehung,
- Verschreibung ohne Indikation,
- mangelhafte Berücksichtigung von Persönlichkeit und Biographie der Patienten,
- fehlendes Problembewußtsein hinsichtlich der Gefahren von Langzeit- bzw. Hochdosisverordnungen.

71.2.4
Klinik

Sofern die Gabe von Benzodiazepinen ärztlich überwacht und zeitlich begrenzt wird, können sie sich bei folgenden Beschwerden älterer Menschen als sinnvoll erweisen: Angst- und Spannungszustände, Schlaf- und vegetative Störungen, neurologische Leiden sowie bei einer Reihe psychiatrischer Krankheitsbilder als zeitlich begrenzte Zusatzmedikation zur Psycho-, Sozio- und differentiellen Pharmakotherapie (Faust u. Baumhauer 1995). Allerdings können Benzodiazepine bereits nach relativ kurzer Einnahmezeit (d.h. nach wenigen Wochen) und selbst bei gering erscheinender Dosierung („low dose dependence") abhängig machen.

Bei älteren Menschen ist die Toleranz gegenüber den Wirkungen der Benzodiazepine geringer ausgeprägt, die Sensibilität gegenüber diesen Wirkungen jedoch deutlich erhöht. Im höheren Alter sind Pharmakokinetik (identische Dosierungen führen zu höheren Plasmaspiegeln) und Pharmakodynamik (identische Wirkungen, wie z.B. die Sedierung, treten bei deutlich niedrigerem Spiegel ein) stark verändert. Dies hat bei älteren Menschen zur Folge, daß bei nichtreduzierter Dosis die therapeutischen Wirkungen, v.a. aber auch die unerwünschten Wirkungen (Tagessedation,

Verwirrtheit, Aufmerksamkeits- und Konzentrationsstörungen, Gedächtnisstörungen, Gangstörungen, Stürze) stärker ausgeprägt sind und möglicherweise häufiger auftreten (Müller 1992).

Die Gefahr einer Überdosierung mit Benzodiazepinen ist auch dadurch gegeben, daß z. Z. über 20 verschiedene Substanzen im Handel sind und die Anzahl der Handelspräparate bei weit über 70 liegt. Diese Präparate können für sehr unterschiedliche Indikationen (Anxiolyse, Schlaf, Muskelrelaxation) verordnet werden. Der einzelne Arzt überschaut nicht mehr, daß er seinem Patienten u. U. mehrere – im Prinzip gleichwirkende Benzodiazepinderivate – verschrieben hat. Dies führt gerade beim älteren Menschen zu einer Kumulation und der Gefahr einer Überdosierung (Müller 1992).

Die meisten Benzodiazepine und ihre aktiven Metabolite haben lange Halbwertszeiten von bis zu 100 h. Verschiedene altersabhängige Veränderungen physiologischer Prozesse führen zu einer Zunahme der Halbwertszeiten, die bis auf das 3fache verlängert sein können. Will man bei älteren Menschen unerwünschte Kumulationseffekte sicher vermeiden, dann kommen nur Substanzen in Frage, die ausschließlich durch Glukuronidierung abgebaut werden; bei allen anderen Substanzen ist die Wirkdauer unkalkulierbar (Wolter-Henseler 1998).

71.2.5
Therapie

Im Gegensatz zu Konsumenten von illegalen Drogen oder Alkohol kommen alte Menschen mit einem dauerhaften Low-dose-Benzodiazepingebrauch nicht auf die Idee, daß sie eine – vom Arzt verordnete – Substanz mit Suchtpotential mißbräuchlich anwenden oder sogar abhängig werden könnten. Es ist deshalb nicht überraschend, daß stationäre Einweisungen selten aufgrund der Diagnose „Benzodiazepinabhängigkeit", sondern wegen anderer psychiatrischer Erkrankungen, zumeist Depressionen, erfolgen. Entsprechend ambivalent und unsicher ist auf seiten des Patienten die Bereitschaft zu einer Entzugsbehandlung. Doch auch bei älteren Menschen sollte nicht vorschnell auf eine Entzugsbehandlung verzichtet werden. Ein Entzug sollte v. a. dann erwogen werden, wenn sich unter laufender Einnahme von Benzodiazepinen die psychischen Symptome verschlechtern, wenn also eine (späte) Toleranz eintritt, die Benzodiazepine ihre Wirkung verlieren und andererseits noch mit einigen Jahren Lebenserwartung zu rechnen ist.

Je höher die Ausgangsdosis ist, je länger der Einnahmezeitraum und je älter der Patient, um so vorsichtiger sollte der Entzug durchgeführt werden, der sich somit – selbst im stationären Rahmen – über mehrere Monate erstrecken kann. Angesichts dieser langen Dauer wird häufig ein kostengünstigerer ambulanter Entzug vorgeschlagen. Wenn jedoch ältere Menschen an schwerwiegenden Begleiterkrankungen leiden oder über kein ausreichendes soziales Netzwerk verfügen und in der häuslichen Umgebung bereits früher gefährliche Rezidive aufgetreten sind, ist vorrangig ein stationärer Entzug indiziert (Wolter-Henseler 1998).

71.3
Zusammenfassung und Folgerungen

Das vorliegende Kapitel gibt einen Überblick zur Diagnostik, Epidemiologie, Pathogenese, Klinik und Therapie von 2 quantitativ bedeutsamen Suchtkrankungen im höheren Alter: Mißbrauch und Abhängigkeit von Alkohol und Benzodiazepinen. Vor allem wegen der geringen Lebenserwartung von Alkoholikern ist die Prävalenz des Alkoholismus bei älteren Menschen niedriger als in den jüngeren und mittleren Altersgruppen. Dennoch sind – bezogen auf die über 65jährigen – etwa 3% der Männer und 0,5% der Frauen alkoholabhängig.

Selbst wenn die Prävalenz des Alkoholismus bei den älteren Menschen konstant bleibt, wird aufgrund der demographischen Entwicklung die absolute Zahl von älteren Problemtrinkern zunehmen. Die Prognose einer stationären Entwöhnungsbehandlung ist bei älteren Alkoholkranken ähnlich günstig wie bei jüngeren; dies gilt v. a. für Patienten mit spätem Erkrankungsbeginn.

Im Gegensatz zum Alkoholkonsum ist die Einnahme von Benzodiazepinen bei älteren Menschen überdurchschnittlich hoch. Bei den 70jährigen und Älteren, die im Rahmen der Berliner Altersstudie (Helmchen et al. 1996) untersucht wurden, lag die Prävalenzrate bei 13,2%, wobei es sich bei etwa 90% um eine Dauermedikation (länger als 6 Monate) handelte. In welchem Umfang bei älteren Menschen eine Benzodiazepinabhängigkeit vorliegt, ist unklar und im Rahmen von Bevölkerungsstudien schwer zu ermitteln. Eine in der Regel mehrwöchige Entzugsbehandlung sollte fraktioniert erfolgen, wobei diese v. a. bei Vorliegen weiterer Risikofaktoren (Multimorbidität, schwierige soziale Situation) im stationären Rahmen durchgeführt werden muß.

Der Anteil älterer Menschen, die in Spezialkliniken für Suchtkranke versorgt werden, ist sehr gering (Bühringer et al. 1998). Mit dem Aufkommen der Drogenabhängigkeit haben sich die meisten Einrichtungen auf jüngere und mittlere Altersgruppen konzentriert, was unter dem Aspekt der Frühintervention auch sinnvoll ist. Ältere Menschen dürfen jedoch nicht derartig vernachlässigt werden, wie dies derzeit der Fall ist. Es ist auch nicht einzusehen, daß die meisten Suchtkliniken ein Alter ab 60 Jahren bereits als Kontraindikation betrachten. Es ist notwendig, auch in den Spezialeinrichtungen für Suchtkranke geeignete Angebote für Ältere zu schaffen. Soweit suchtkranke ältere Menschen in Alten- und Altenpflegeheimen leben, wird es erforderlich sein, das Wissen des Pflegepersonals über die Behandlung von Sucherkrankungen zu verbessern bzw. geeignete Konsiliardienste aufzubauen.

Literatur

Adams WL, Cox NS (1995) Epidemiology of problem drinking among elderly people. Int J Addict 30:1693–1716

American Psychiatric Association/APA (ed) (1994) Diagnostic and Statistical Manual of Mental Disorders, 3rd edn. APA, Washington/DC

Baillie AJ, Mattick RP (1996) The benzodiazepine dependence questionnaire: Development, reliability and validity. Br J Psychiatry 169:276–281

Blow FC (1991) Michigan Alcoholism Screening Test-Geriatric Version (MAST-G). University of Michigan Alcohol Research Center, Ann Arbor/MI

Brower KJ, Mudd S, Blow FC, Young JP, Hill EM (1994) Severity and treatment of alcohol withdrawal in elderly versus younger patients. Alcohol Clin Exp Res 18:196–201

Bühringer G, Türk D, Künzel J (1998) Versorgungssituation für ältere Suchtkranke in Deutschland. In: Havemann-Reinecke U, Weyerer S, Fleischmann H (Hrsg) Alkohol und Medikamente – Mißbrauch und Abhängigkeit im Alter. Lambertus, Freiburg, S 170–187

Dilling H, Weyerer S (1984) Psychische Erkrankungen in der Bevölkerung bei Erwachsenen und Jugendlichen. In: Dilling H, Weyerer S, Castell R (Hrsg) Psychische Erkrankungen in der Bevölkerung. Enke, Stuttgart, S 1–122

Dilling H, Mombour W, Schmidt MH (Hrsg) (1993) Weltgesundheitsorganisation. Internationale Klassifikation psychischer Störungen. ICD-10, Kap. V (F). Klinisch-diagnostischer Leitfaden. Huber, Bern

Ewing JA (1984) Detecting alcoholism: the CAGE questionnaire. J Am Med Assoc 252:1905–1907

Faust V, Baumhauer H (1995) Medikamenten-Abhängigkeit. In: Faust V (Hrsg) Psychiatrie. Ein Lehrbuch für Klinik, Praxis und Beratung. Fischer, Stuttgart, S 229–267

Feuerlein W (1995) Abhängigkeit im Alter. Z Gerontopsychol Gerontopsychiatr 8:153–162

Feuerlein W, Ringer C, Küfner H, Antons K (1977) Diagnose des Alkoholismus. Der Münchner Alkoholismustest (MALT). Muench Med Wochenschr 119:1275–1282

Fleischmann H (1997) Behandlung und Prognose älterer Abhängigkeitskranker. In: Radebold H, Hirsch RD, Kipp J, Kortus R, Stoppe G, Struwe B, Wächter C (Hrsg) Depressionen im Alter. Steinkopff, Darmstadt, S 271–279

Gastpar M, Schulz M (1998) Therapiestrategien bei Abhängigkeit im Alter. In: Havemann-Reinecke U, Weyerer S, Fleischmann H (Hrsg) Alkohol und Medikamente – Mißbrauch und Abhängigkeit im Alter. Lambertus, Freiburg, S 117–127

Helmchen H, Baltes MM, Geiselmann B et al. (1996) Psychische Erkrankungen im Alter. In: Mayer KU, Baltes PB (Hrsg) Die Berliner Altersstudie. Akademie Verlag, Berlin, S 185–219

Jellinek EM (1960) The disease concept of alcoholism. Hillhouse, New Haven

Mann K, Mundle G (1997) Alkoholismus und Alkoholfolgekrankheiten. In: Förstl H (Hrsg) Lehrbuch der Gerontopsychiatrie. Enke, Stuttgart, S 345–355

Melchinger H (1993) Verordnungspraxis von Medikamenten mit Abhängigkeitspotential. Z Allgemeinmed 69:3–9

Müller WE (1992) Klinische Pharmakologie von Psychopharmaka im höheren Lebensalter. In: Häfner H, Hennerici M (Hrsg) Psychische Krankheiten und Hirnfunktion im Alter. Fischer, Stuttgart, S 171–185

Robins LN, Regier DA (1991) Psychiatric disorders in America. The Epidemiologic Catchment Area Study. Free Press, New York

Weyerer S, Zimber A (1997) Abhängigkeit und Mißbrauch von Alkohol und Medikamenten in Alten- und Pflegeheimen. In: Watzl H, Rockstroh B (Hrsg) Abhängigkeit und Mißbrauch von Alkohol und Drogen. Hogrefe, Göttingen, S 159–184

Weyerer S, Schäufele M, Zimber A (1998) Epidemiologie des Psychopharmakagebrauchs im höheren Alter. In: Havemann-Reinecke U, Weyerer S, Fleischmann H (Hrsg) Alkohol und Medikamente – Mißbrauch und Abhängigkeit im Alter. Lambertus, Freiburg, S 38–49

Weyerer S, Schäufele M, Zimber A (1999) Alcohol problems among residents in old age homes in the city of Mannheim, Germany. Aust NZJ Psychiatry 33:825–830

Wolf B, Rüther E (1984) Benzodiazepin-Abhängigkeit. Muench Med Wochenschr 126:294–296

Wolter-Henseler DK (1996) Zur Problematik der Benzodiazepinverordnung im Alter. Psycho 22:454–464

Wolter-Henseler DK (1998) Klinik der Benzodiazepinabhängigkeit im Alter. In: Havemann-Reinecke U, Weyerer S, Fleischmann H (Hrsg) Alkohol und Medikamente – Mißbrauch und Abhängigkeit im Alter. Lambertus, Freiburg, S 86–96

Suizidalität im Alter

A. Schmidtke, B. Weinacker, S. Schaller

72.1 Epidemiologie 647
72.1.1 Häufigkeit von Suiziden alter Menschen 647
72.1.2 Häufigkeit von Suizidversuchen alter Menschen 648
72.2 Risikofaktoren, Motive und Behandlungswege 649
72.3 Erklärungsmodelle 650
72.4 Präventive und therapeutische Strategien 651
Literatur 653

Hohes Alter wird in Deutschland zu den Risikofaktoren für Suizide gezählt. Es überwiegen als „ernsthaft" beurteilte Suizidversuche. Die wesentliche Ursache ist eine psychiatrische Erkrankung. Als Motive werden häufig auch Abnahme körperlicher Leistungsfähigkeit, körperliche, v.a. chronische Erkrankungen mit letalem Ausgang und Schmerzen angegeben. Als soziale Probleme und Motive stehen meist Status- und Rollenverlust im Vordergrund. Viele alte Suizidenten leben allein, waren verwitwet oder geschieden.

Im Zentrum suizidpräventiver Maßnahmen sollte zunächst der Hausarzt stehen. Hier ist die Erkennung suizidaler Tendenzen zu verbessern, denn alte Menschen suchen in einem relativ kurzen Zeitraum vor dem Suizid bzw. Suizidversuch häufiger ihren Hausarzt auf. Depressive Erkrankungen weisen auch im Alter bei adäquater Behandlung eine überwiegend gute Prognose auf.

72.1 Epidemiologie

72.1.1 Häufigkeit von Suiziden alter Menschen

Das Alter wird i. allg. zu den Risikofaktoren für suizidales Verhalten gezählt. Mit zunehmendem Alter nimmt zwar der Anteil von Suiziden an den Gesamttodesursachen ab (1997: bei über 60jährigen in den einzelnen Altersgruppen zwischen 1,6–0,1%), Suizide sind aber in Deutschland in den älteren Altersgruppen wesentlich häufiger als in den jüngeren.[1] Während die Gesamtsuizidziffer (Suizide/100000 pro Jahr) 1997 für Männer 22,1 und für Frauen 8,1 beträgt, ist sie bei den über 60jährigen Männern mit 38,4 und auch bei den über 60jährigen Frauen mit 15,2 deutlich höher.

Die Suizidziffern folgen, im Gegensatz zu vielen anderen europäischen Staaten, dem „ungarischen" Muster, d.h. für die alten Altersgruppen ist ein wesentlich höheres Suizidrisiko festzustellen (Abb. 72-1).

Der Anteil alter Menschen an den Suiziden hat sich in den letzten Jahren überproportional erhöht.

---

[1] Für die Unterstützung bei der Datenbeschaffung danken wir dem Statistischen Bundesamt, insbesondere den Herren Hammer und Pfannebecker.

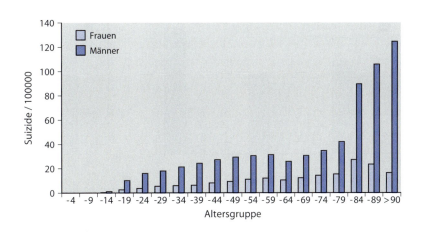

Abb. 72-1. Suizidziffern in den einzelnen Altersgruppen: 1997. (Datenquelle: Arbeitsunterlagen der Todesursachenstatistik und der Bevölkerungsstatistik des Statistischen Bundesamtes)

Während der Anteil der männlichen Altersgruppen über 60 Jahre an allen Suiziden über die Zeit nur wenig zugenommen hat und in den letzten Jahren (1993–1997) zwischen 27 und 32% beträgt, stieg der Anteil weiblicher Altersgruppen über 60 Jahre auf im Durchschnitt 48% in den letzten 5 Jahren an.

Aufgrund spezifischer Probleme der Todesursachenbestimmung im Alter wird der Anteil von Suiziden wahrscheinlich sogar wesentlich unterschätzt. Vor allem sog. „indirekte Selbsttötungen" sowie „latente suizidale Verhaltensweisen" (Venzlaff 1980) sind häufig schwer zu erkennen. Hierzu gehört v. a. bei älteren pflegebedürftigen Patienten das Nichtbefolgen ärztlicher Anweisungen und das Einstellen der Nahrungszufuhr mit der Absicht zu sterben. Über- oder Unterdosierungen von verschriebenen Medikamenten sind ebenfalls Methoden, die häufig zu finden sind. Neben der generellen Unterschätzung dieser Suizidmethoden wird diese Form suizidalen Verhaltens bei alten Menschen oft als unabsichtliches Fehlverhalten interpretiert, oder auch gar nicht erkannt. Bei häufigem „Fehlverhalten" dieser Art sollte man daher durchaus auch an Suizidversuche im Alter denken.

Die Suizidraten im Alter werden auch dadurch unterschätzt, daß bei der Dokumentation der Todesursache nicht die suizidale Handlung selbst als Todesursache angegeben wird. Diese Fehlervarianz nimmt mit dem Alter aufgrund der erhöhten Multimorbidität und dem damit erhöhten Risiko von Folgeerkrankungen zu.

Aufgrund dieser Methodenprobleme werden in den offiziellen Statistiken daher meist auch „harte" Methoden (meist Erhängen) als Suizidmethoden alter Menschen angegeben (1997: „Erhängen" bei Männern mit 60 Jahren und älter 62% aller Suizide, bei Frauen 44%; Vergiftungen bei Männern 12%, Frauen 26%).

72.1.2
Häufigkeit von Suizidversuchen alter Menschen

Zu Suizidversuchsraten alter Menschen existieren keine offiziellen Statistiken, lediglich Inanspruchnahmedaten. Zur Epidemiologie liegen Ergebnisse aus dem deutschen Erfassungsgebiet der WHO/EURO-Multicentre-Study on Parasuicide (Monitoringteil; Schmidtke et al. 1998) vor, die zur Erhebung möglichst „wahrer" Suizidversuchsraten in Europa durchgeführt wird (Schmidtke et al. 1994). Nach der WHO-Studie sind auch in den älteren Altersgruppen noch relativ häufig Suizidversuche zu finden: 12% der Suizidversucher waren älter als 60 Jahre. 39% davon waren Männer und 61% Frauen. In der Gesamtgruppe waren es 37% Männer und 63% Frauen. 1997 betrug die geschätzte Suizidversuchsrate über 60jähriger Männer daher 41/100000 und die der über 60jährigen Frauen 44/100000. Während das Verhältnis Suizid:Suizidversuch bei den jüngeren bis 1:150 (15- bis 19jährige Frauen) beträgt, sinkt es daher bei den älteren (60 Jahre und älter) auf etwa 1:3 ab.

Im Vergleich zu den jüngeren Altersgruppen überwiegt deutlich die Zahl der als „ernsthaft" beurteilten Suizidversuche (beurteilt v. a. durch die erkennbare Absicht oder eigene Angaben des Betroffenen). Abbildung 72-2a, b zeigt diesen Zusammenhang zwischen der Einteilung der Suizidintention nach Feuerlein (1971) und Alter. Bei Männern im Alter wird die Intention als ernster beurteilt. Dies läßt sich auch durch die Zahl der Rezidive belegen. Mit zunehmendem Alter ist z. B. ein Rückgang von wiederholten Suizidversuchen festzustellen, d. h. umgekehrt ein erhöhtes späteres Suizidrisiko bei einem Suizidversuch. Es ist auch weniger habituelles selbstschädigendes und suizidales Verhalten zu finden. Bei den Männern haben z. B. nach der WHO-Studie 78% vorher keinen Suizidversuch begangen,

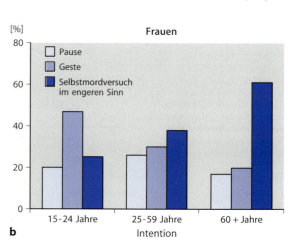

Abb. 72-2a, b. Alter und Intention des Suizidversuchs. (Datenquelle: WHO/EURO Multicentre Study on Parasuicide, Schmidtke et al. 1998)

bei den Frauen sind es 68 %. Im Gegensatz dazu sind bei den jüngeren Altersgruppen bei den Männern bis zu 30 % frühere Suizidversuche und bei den Frauen 49 % frühere Suizidversuche zu finden. Suizidversuche werden auch weniger wiederholt (Schmidtke et al. 1994).

Die von den älteren Personen mit Suizidversuchen angewandten Suizidversuchsmethoden sind bei den Männern in 37 % der Fälle Schneiden, in 33 % Vergiftungen und in 7 % Hängen. Bei den Frauen sind es in 66 % Vergiftungen, Schneiden in 17 % der Fälle, und 4 % der Frauen wählen Hängen als Suizidversuchsmethode. Die Methoden unterscheiden sich damit bei den älteren Männern deutlich von den Suizidversuchsmethoden der jüngeren Männer, bei denen Vergiftungen überwiegen. Bei den Frauen unterscheiden sich die Methoden weniger. Lediglich die Methode Hängen steigt von 0 auf 4 % an.

72.2 Risikofaktoren, Motive und Behandlungswege

Die Motive für den Suizid liegen meist

- in einer für unüberwindbar gehaltenen Diskrepanz zwischen Lebensanspruch und Realität,
- in einem subjektiven und objektiven Scheitern oder
- in einem als unerträglich eingeschätzten Leidensdruck.

Die Auslöser für eine suizidale Handlung sind zwar oft gut feststellbar. Der letzte Anlaß aufgrund des Entwicklungsprozesses ist aber für einen Außenstehenden oft zunächst in der Bedeutung nicht nachvollziehbar und erst nach genauer Kenntnis der individuellen Lebenssituation verstehbar.

Als eine wesentliche Ursache für suizidales Verhalten im Alter wird zunächst eine psychiatrische Erkrankung gesehen. Unter den psychiatrischen Diagnosen bei Alterssuiziden überwiegen affektive Psychosen (die Angaben reichen bis zu 75 %; Henriksson et al. 1995), Schizophrenien sind dagegen relativ seltener als bei jüngeren Personen (Haberhauer u. Fries 1993; McIntosh 1995). Persönlichkeitsstörungen werden ebenfalls seltener als bei jüngeren Personen diagnostiziert (Henriksson et al. 1995).

Auch bei den psychiatrischen Diagnosen älterer Personen mit Suizidversuchen überwiegen insgesamt „Psychosen". Bei den Männern stehen „sonstige Psychosen", die auch hirnorganische Psychosyndrome umfassen, an erster Stelle (27 %). Bei den älteren Frauen überwiegen „affektive Psychosen" (47 % Depressionen). Affektive Psychosen stehen bei den älteren männlichen Suizidversuchern an 2. Stelle (23 % Depressionen). Schizophrenien sind im Vergleich zu den jüngeren Altersgruppen bei den älteren Männern und Frauen als Diagnose kaum vorhanden (WHO-Studie über 60jährige 0 %; 25–39 Jahre 10 %).

Aus dieser Kovariation zunehmenden Alters und psychotischer Erkrankungen läßt sich sogar der Schluß ziehen, daß Suiziddrohungen im mittleren und höheren Lebensalter in vielen Fällen auf eine psychische Erkrankung hinweisen. Auch bei Suchterkrankungen im Alter ist eine hohe Suizidgefährdung feststellbar (Kennedy et al. 1996); diese werden im Alter aber häufig nicht erkannt (s. Kap. 71).

Tabelle 72-1. Risikofaktoren und Motive suizidalen Verhaltens im Alter

Genetisch-somatische Faktoren	Soziokulturelle Faktoren	Individuelle Faktoren
Familiäre Psychosen oder Suizide	Angst vor Änderung der Lebenssituation	Krisen (Verlusterlebnisse)
Frühere depressive Phasen	Reduzierung des „social support" (z. B. durch Todesfälle)	Soziale Isolierung (Einsamkeit, Nutzlosigkeit)
Frühere Suizidversuche (Rezidive)	Probleme mit Statusverlust (z. B. durch Berentung)	„Lebensphilosophie"
Persönlichkeitsmerkmale, die eine soziale Adaption erschweren	Ökonomische Gründe (z. B. finanzielle Probleme)	Konflikte: mit Partner, mit Angehörigen, Generatioinskonflikte, mit anderen Personen oder Institutionen
Psychische Störungen: Psychosen (Altersdepression) v. a. auch mit wahnhafter Symptomatik, Suchterkrankungen, phobische Erkrankungen		
Senile Demenz vom Alzheimer-Typ, vaskuläre Demenz		
Körperliche Schwäche und Erkrankungen (v. a. chronische und unheilbare Erkrankungen, wie z. B. Krebserkrankungen, Diabetes mellitus, Epilepsie)		
Schmerzsymptomatik		

Neben den psychiatrischen Erkankungen werden als Motive für Suizide und Suizdversuche im Alter im Vergleich zu jüngeren Altersgruppen häufiger

- die Abnahme körperlicher Leistungsfähigkeit (McIntosh 1995),
- körperliche Erkrankungen, v.a. chronische Erkrankungen mit letalem Ausgang (Haberhauer u. Fries 1993; McIntosh 1995), und
- Erkrankungen mit Schmerzen (bis zu 30%; Kennedy et al. 1996)

angegeben (Tabelle 72-1). Häufig werden unter den chronischen Erkrankungen aber auch die Suchterkrankungen aufgelistet (fast die Hälfte). Die häufigsten übrigen somatischen Diagnosen sind Diabetes 10% und Epilepsie (bis 3%; Haberhauer u. Fries 1993; Henriksson et al. 1995; McIntosh 1995). Krebserkrankungen wird einerseits einer hoher Stellenwert bei den Motiven zugesprochen; in empirischen Untersuchungen werden aber oft überraschend geringe Prozentsätze bei den Motiven berichtet (Shah u. De 1998). Diese Widersprüche könnten darauf zurückgeführt werden, daß besonders bei diesen Erkrankungen häufig indirekte suizidale Verhaltensweisen bei alten Menschen vermutet werden.

Soziale Probleme und Motive sind seltener als bei jüngeren Personen. Partnerkonflikte sind nur halb so häufig zu finden, wie bei den jüngeren Altersgruppen. Bei endogenen Depressionen werden weniger körperliche Ursachenfaktoren und weniger Partnerkonflikte als Motive berichtet.

Häufig werden bei alten Menschen auch Suizidmotive wie Status- und Rollenverlust, meist bedingt durch den Wechsel in den Ruhestand angeführt (Wächtler 1997). Dieses Motiv scheint besonders kurz *vor* dem Ruhestand wichtig zu sein (Palsson u. Skoog 1997).

Umstritten sind die auch häufig vermuteten Motive der finanziellen Belastung, wobei es hier offenbar eine Altersabhängigkeit gibt: Diese Motive scheinen v.a. im engeren Zeitraum vor und nach der Pensionierung wichtig zu sein, sie nehmen dann – offensichtlich wenn man sich arrangiert hat – wieder ab (Kalb u. Lungershausen 1990). Oft wird diesen Motiven aber auch ein geringerer Stellenwert zugeschrieben.

Ein großer Prozentsatz der alten Personen mit Suiziden lebt allein, ist verwitwet oder geschieden (Kennedy et al. 1996; in der WHO Studie: Männer mit Suizidversuchen z.B. 39%; der Prozentsatz ist bei den Frauen mit 67% noch wesentlich höher). In der Allgemeinbevölkerung sind 12% Frauen und 3% Männer verwitwet. Ein relativ hoher Prozentsatz der Suizidversucher lebt auch in Heimen oder einer anderen Institution (WHO-Studie: Männer 21%, Frauen 15%). Suizidversuche in einer psychiatrischen Institution sind dagegen selten (weniger als 1%). Die Lebenssituation ändert sich häufig kurz vor dem Suizidversuch v.a. bei den Männern. Viele wechseln kurz vor dem Suizidversuch in ein Heim, bei den Frauen ist dagegen kein großer Unterschied der Lebenssituation feststellbar.

Suizidale Handlungen im Alter scheinen auch einen geringeren Apppelcharakter zu habe. Dies zeigen die Intentionsbeurteilungen der Handlungen. Für einen geringeren „Appellcharakter" suizidaler Handlungen im Alter spricht auch, daß bei Alterssuiziden weniger Ankündigungen gefunden werden (Kennedy et al. 1996; Conwell 1997).

Während einerseits geringere Häufigkeiten von Abschiedsbriefen berichtet werden, fanden Haberhauer u. Fries (1993) bei 15% geriatrischer Patienten mit Suizidversuch (aber nur Frauen) einen Abschiedsbrief gegenüber etwa 5% in den übrigen Altersgruppen. Shah u. De (1998) fanden in ihrer Studie sogar bei 43% Abschiedsbriefe. Diese Abschiedsbriefe sind meist kurz und beinhalten eher Selbstanklagen (Shah u. De 1998) bzw. Inhalte, die man als Probleme, das Alter zu bewältigen, zusammenfassen könnte. Wichtig ist auch das Motiv, daß man sich mit einem geliebten Menschen „wiedervereinigen" möchte (Bauer et al. 1997). Betont wird, daß die geringe Frequenz von Abschiedsbriefen nicht als mangelnde „Ernsthaftigkeit" des Suizidversuchs interpretiert werden sollte (Shah u. De 1998).

Bei alten Personen mit Suizidversuch verläuft, wie die Ergebnisse der WHO-Studie zeigen, der Erstkontakt mit Gesundheitseinrichtungen bei Männern meist über ein Allgemeinkrankenhaus, bei Frauen dagegen häufiger über den Allgemeinarzt. Alte Personen mit Suizidversuchen haben den höchsten Anteil an empfohlener stationärer Weiterbehandlung (Männer 79%; Frauen 71%).

72.3
Erklärungsmodelle

Bisher ist es noch nicht gelungen, ein einheitliches Modell für die Ursachen suizidalen Verhaltens im Alter, das medizinische, soziologische und psychologische Ansätze verbindet, zu entwickeln (vgl. schon Wächtler 1984). Das Alter ist sicher zunächst selbst eine suizidfördernde Variable: Infolge der physiologischen Involution von Körper und von geistigen und psychischen Funktionen kann es zu einer Schwächung der Abwehrleistungen gegenüber weiteren Bedrohungen und Belastungen kommen. Allerdings läßt sich der Befund, daß nur ein Teil der alten Menschen auf entsprechende Belastungen suizidal reagiert, nicht aus einer monokausalen Sichtweise erklären. Besser geeignet scheint ein Erklärungsmodell zu sein, das von der Grundvorstellung ausgeht, daß sich die erhöhte Suizidalität im Alter aus Faktoren erklärt, die bereits für sich allein genommen mit Streß und einem erhöhtem Risiko suizidalen Verhaltens einhergehen, mit dem Alter assoziiert sind und untereinander selbst wiederum interagieren. Zu diesen Risikofaktoren zählen körperliche Gesundheitsstörungen, psychische Erkrankungen und besondere Lebensereignisse (vgl. Tabelle 72-1). Es findet sich aber zusätzlich auch noch eine Interaktion des Alters mit dem Geschlecht, da sich meist das männliche Geschlecht als gefährdeter erweist.

Der alte Mensch wird mit einer Fülle belastender Lebensereignisse konfrontiert. Alle Veränderungen, v. a. der Verlust des Partners, können das psychische Gleichgewicht gefährden und zusätzlich bis dahin funktionierende Bewältigungspotentiale überfordern. So treten Gefühle der Vereinsamung und suizidale Symptome v. a. bei älteren Menschen auf, die kürzlich von schmerzhaften Verlusten, insbesondere dem Tod des Partners, getroffen wurden. Dies kann man sogar noch geschlechtsspezifisch differenzieren: Bei Männern ist es ein bedeutenderer Einflußfaktor als bei Frauen.

Hinweise auf diese Hypothese geben auch die spezifischen Tage der Suizide und Suizidversuche älterer Leute, was Hagenbuchner bereits 1967 zu der Bezeichnung „Gedenktagssuizide" veranlaßte. Bei älteren Personen werden zudem häufig Einsamkeit und Isolation als bedeutsam angegeben, die möglicherweise mit diesem „Partnerverlust" interagieren. Auch im Alter sind z. B. die Suizidversuchsziffern der Geschiedenen in allen Altersgruppen höher als die der Verheirateten.

Als weitere das psychische Befinden negativ beeinflussende und Suizidalität begünstigende Lebensereignisse gelten der ungewollte Verlust der vertrauten Wohnumgebung und Umzug ins Heim, Veränderungen des sozialen Status infolge Austritt aus dem Berufsleben, der Verlust der Anerkennung, Sicherheit und der Tagesstrukturierung und die Verringerung des finanziellen Einkommens.

Aufgrund dieser einschränkenden Lebensfaktoren wird neben den organischen und psychiatrischen Hypothesen daher auch die Hypothese häufigerer „Bilanzselbstmorde" im Alter vertreten. Es wird angenommen, daß man sich nach reiflicher, nüchterner Überlegung suizidiert, um diesen negativen Effekten des Alters zu entgehen.

Bisweilen wird der Alterssuizid auch als Ergebnis einer spezifischen psychopathologischen Entwicklung betrachtet. So rekurriert Venzlaff (1980, S. 675) auf eine „alterstypische Einengung des Blickfeldes auf den persönlichsten Interessenbereich". Daraus resultierten ungenügende Problemlösungsstrategien und schon geringste Anlässe würden als Bedrohung der eigenen Existenz angesehen.

Zur Stützung der Hypothese einer Abhängigkeit suizidaler Handlungen im Alter von spezifischen Entwicklungen über die Lebensspanne und einer Kulmination belastender Faktoren könnte man argumentieren, daß die Wahrscheinlichkeit der als unlösbar perzipierten Krisensituationen ansteigt, weil einmal deren Zahl sich per se erhöht, zum anderen in höherem Alter die Lösungswahrscheinlichkeit suizidogener Lebenskrisen herabgesetzt ist (beide Prozesse können auch interagieren; Wiendieck 1973).

Da sich diese auslösenden Merkmalskonstellationen bei einer Vielzahl älterer Menschen finden, nur eine Minderheit aber tatsächlich suizidale Handlungen begeht, kommt offensichtlich der Persönlichkeit und den Lebensstilen für die Verarbeitung der mit dem Altern verbundenen Verluste eine Schlüsselrolle zu.

72.4
Präventive und therapeutische Strategien

Durch die Veränderung der Alterspyramide und des dadurch zu erwartenden weiteren Ansteigens des Anteils älterer Altersgruppen werden die Absolutzahlen von Suiziden und Suizidversuchen älterer Menschen (über 60 Jahre) aufgrund des „ungarischen Musters" mit hoher Wahrscheinlichkeit zunehmen, auch wenn sich innerhalb der einzelnen Altersgruppen das Suizid- und Suizidversuchsrisiko nicht ändert. Aufgrund der Methodenwahl und der wegen des Alters höheren Komplikationsrate, wird dies Versorgungsprobleme aufwerfen.

Suizidprävention und -therapie im Alter ist daher eine vordringliche Aufgabe. Im Vergleich zu den Anstrengungen, die im Kinder- und Jugendbereich vorgenommen werden, wird primäre, sekundäre und tertiäre Suizidprävention für alte Menschen dagegen eher vernachlässigt. In den Übersichten zu Suizidpräventionsprogrammen und zur Effektivität von Suizidprävention und -therapie wird kein spezifisches Programm für ältere Menschen aufgeführt (Henriksson et al. 1995; Taylor et al. 1997; Lewis et al. 1997; Hawton et al. 1998). Es wird dagegen kritisiert, daß der Zugang zu Beratungszentren für ältere und physisch behinderte Personen meist schwierig ist (Law 1997).

Die einzige spezifische Suizidpräventionsstudie bei älteren Menschen wurde von DeLeo et al. (1995) in Italien durchgeführt. Untersucht wurde die Effektivität eines sog. „tele-help"-Systems. Es handelte sich dabei um eine Vernetzung der Wohnung alter Menschen mit einem Überwachungssystem mit Personal. Mit dem tragbaren System konnte Hilfe angefordert werden. Im Durchschnitt wurde mit den alten Menschen aber auch mindestens 2mal in der

Woche Kontakt aufgenommen. Im Vergleich zur erwarteten Suizidhäufigkeit war die tatsächliche Suizidhäufigkeit signifikant niedriger.

Im Kontrast zu dem Engagement bei Präventionsprogrammen steht dagegen der Raum, den man der Diskussion um die Möglichkeit des assistierten Suizides im Alter gibt. Vor allem bei unheilbaren Erkrankungen scheint man diese Möglichkeit zunehmend positiv zu sehen. Fraglich ist aber, ob man durch solche Diskussionen nicht eine Einstellung und Erwartungshaltung bei alten Menschen erzeugt, daß sie sich umbringen sollten. Interessanterweise ist die Einstellung von alten Menschen selbst zu assistiertem Suizid generell eher ablehnend. Weder Alter, noch körperliche Beschwerden korrelieren mit einer positiven Einstellung zu assistierten Suizid, jedoch Geschlecht (Frauen eher positiv) und depressive Tendenzen. Personen mit Lebenszielen und dem Gefühl, ihr Leben noch gestalten zu können, lehnen dagegen assistierten Suizid ab (Schaller 1999).

Suizidprävention im Alter ist zwar schwierig, wie jedoch zahlreiche Studien zeigen, ist die Verbesserung bzw. Behandlung dieser Tendenzen und damit die generelle Suizidprävention auch im Alter möglich.

Aufgrund der Bedingungsfaktoren kommt v.a. dem „sozialen Netzwerk" und den allgemeinen Lebensbedingungen die Bedeutung eines „Schutzmantels" gegen Suizidalität im Alter zu (Wächtler 1997). Soziale Bezugssysteme, insbesondere die engere Familie, entscheiden maßgeblich darüber, ob trotz ungünstiger Einwirkungen dem Betroffenen das Gefühl von Wertschätzung, Anerkennung und Geborgenheit bleibt, oder ob er vielmehr seine Lebenssituation als hoffnungslos erlebt und depressiv-suizidal einbricht.

Im Zentrum der suizidpräventiven Maßnahmen im Alter sollte zunächst der Hausarzt stehen. Aufgrund seines engen Bezugs zum Körper und zur sozialen Umwelt des Patienten hat er die größten Chancen, in Krisen suizidpräventiv einzugreifen (Wächtler 1997).

Zunächst gilt es, suizidale Tendenzen besser zu erkennen. Zahlreiche Studien zeigen nämlich, daß insbesondere alte Menschen in einem relativ kurzen Zeitraum vor dem Suizid- bzw. Suizidversuch signifikant häufiger ihren Hausarzt aufsuchen, die suizidale Tendenz dort offensichtlich aber nicht erkannt wird. In der Untersuchung von Kennedy et al. (1996) sahen z.B. 20% der alten Menschen, die sich suizidierten, noch in den letzten 24 h vor dem Tod ihren Hausarzt und berichteten von körperlichen Symptomen. 30–50% der Suizidenten sollen in der Woche vor dem Suizid noch ihren Hausarzt aufgesucht haben, sogar bis 77% in den letzten 4 Wochen (vgl. Isometsä et al. 1995; Hyden 1996; Shah u. De 1998; Pirkis u. Burgess 1998). Ähnliche Häufigkeiten gelten auch für Kontakte mit Psychiatern oder anderen psychosozialen Diensten (bis 70% im Monat vor dem Suizid: z.B. Pirkis u. Burgess 1998).

Wichtig ist zu vermitteln, daß depressive Erkrankungen auch im Alter bei „richtiger Behandlung" eine überwiegend gute Prognose aufweisen. Allerdings zeigen Studien, daß es hier nicht zum besten steht. Die antidepressive Behandlung z.B. von Patienten mit „major depression" vor einem Suizidversuch ist oft inadäquat und auch danach selten besser (Suominen et al. 1998).

Durch diese zusätzlichen Informationen könnte erreicht werden, daß altersfeindliche pessimistische therapeutische Haltungen abgebaut würden. Solche Strategien der Verbesserung der Erkennung und Behandlung sind erfolgreich, wie die Ergebnisse der Gotland-Studie zeigen, in der ein Training der Hausärzte zu einem Anstieg der Behandlung von Depressionen und zu einem Rückgang der Suizide führte (Rihmer et al. 1995; Rutz et al. 1995). Allerdings erscheint es besonders schwierig, depressive Tendenzen bei Männern zu erkennen, denn die Erkennung von Depressionen bei Männern wurde durch das Trainingsprogramm kaum verbessert und entsprechend ihre Suizidrate auch kaum reduziert (Rutz et al. 1995).

Wichtig ist auch, daß unzutreffende und gefährliche Vorstellungen über die Suizidalität im Alter korrigiert werden (Radebold u. Schlesinger 1982). Falsche Urteile wie die, daß derjenige, der über Suizid spreche, diesen nicht begehe, und daß ein Ansprechen von Suizidalität die Gefahr einer Suizidhandlung erst provozieren würde, sind hartnäckig und lassen sich wohl nur mit irrationalen Ängsten Suizidalen gegenüber erklären. Einsamkeit und Todesängste sollten daher immer angesprochen und nach suizidalen Symptomen gefragt werden. Dagegen ist auf Ratschläge, gute Worte und Appelle, die an den besonderen Bedürfnissen älterer Menschen vorbeizielen, zu verzichten. Immer sollte in suizidalen Krisen auch eine enge Kooperation mit Angehörigen gesucht werden.

Wenngleich die Multimorbidität des älteren Menschen nach Suizidversuchen häufiger eine internistische Mitbehandlung und soziale Interventionen erfordert, sollte die Krisenintervention grundsätzlich den gleichen Regeln wie bei jüngeren folgen. Die Kooperationsbereitschaft älterer Menschen nach einem Suizidversuch ist nach vielen Studien sogar größer als bei jüngeren. Bei der Behandlung älterer Menschen kann aber ein fehlendes soziales Netz oft auch zur Einweisung in eine psychiatrische Klinik zwingen. Vor allem bei schweren depressiven Verstimmungen und psychotischen Erkrankungen und insbesondere bei fortbestehender Suizidalität ist eine stationäre psychiatrische Behandlung angebracht und häufig auch unvermeidlich.

Literatur

Bauer MN, Leenaars AA, Berman AL, Jobes DA, Dixon JF, Bibb JL (1997) Late adulthood suicide: A life-span analysis of suicide notes. Arch Suicide Res 3:91–108

Conwell Y (1997) Management of suicidal behavior in the elderly. Psychiatr Clin North Am 20:667–683

DeLeo D, Carollo G, Dello Buono M (1995) Lower suicide rates associated with a Tele-Help/Tele-Check service for the elderly at home. Am J Psychiatry 152:632–634

Feuerlein W (1971) Selbstmordversuch oder parasuizidale Handlung. Nervenarzt 42:127–130

Haberhauer G, Fries W (1993) Zur Epidemiologie medikamentöser Suizidversuche im Alter. Z Gerontol 26:86–88

Hagenbuchner K (1967) Der Selbstmord des alten Menschen. Mater Med Nordmark 58:1–48

Hawton K, Arensman E, Townsend E et al. (1998) Deliberate self-harm: Systematic review of efficacy of psychosocial and pharmacological treatments in preventing repetition. Br Med J 317:441–447

Henriksson M, Marttunen M, Isometsä E, Heikkinen M, Aro H, Kuoppasalmi K, Lönnqvist J (1995) Mental disorders in erlderly suicide. Int Psychogeriatr 7:275–286

Hyden LC (1996) Care utilization and the incidence of suicide: Suicide cases contacts with primary health care and psychiatry in six psychiatric districts in the County of Stockholm from 1979 to 1990. Acta Psychiatr Scand 93:442–446

Isometsä ET, Heikkinen ME, Marttunen MJ et al. (1995) The last appointment before suicide: Is suicide intent communicated? Am J Psychiatry 152:919–922

Kalb R, Lungershausen E (1990). Suizidhandlungen im Alter. Fortschr Med 198:168–172

Kennedy GJ, Metz H, Lowinger R (1996) Epidemiology and inferences regarding the etiology of late-life suicide. In: Kennedy GJ (ed) Suicide and depression in late life. Wiley, New York, pp 3–23

Law F (1997) Elderly suicide in Hong Kong. The role of volunteer befrienders. Crisis 18:55–56

Lewis G, Hawton K, Jones P (1997) Strategies for preventing suicide. Br J Psychiatry 171:351–354

McIntosh JL (1995) Suicide prevention in the elderly (age 65–99). Suicide Life Threat Behav 25:180–192

Palsson S, Skoog I (1997) The epidemiology of affective disorders in the elderly: A review. Int Clin Psychopharmacol 12 Suppl 7:3–13

Pirkis J, Burgess P (1998) Suicide and recency of health care contacts. Br J Psychiatry 173:462–474

Radebold H, Schlesinger G (1982) Zur Alterssuizidalität. Literaturergebnisse und psychotherapeutische Behandlungsansätze. In: Reimer C (Hrsg) Suizid. Springer, Berlin Heidelberg New York, S 153–176

Rihmer Z, Rutz W, Pihlgren H (1995) Depression and suicide on Gotland. An intensive study of all suicides before and after a depression-training programme for general practitioners. J Affect Disord 35:147–152

Rutz W, von Knorring L, Pihlgren H, Rihmer Z, Walinder J (1995) Prevention of male suicides: Lessons from Gotland study (letter). Lancet 345:524

Schaller S (1999) Attitudes towards assisted suicide in elderly. Poster presented at the 32st Conference of the American Association of Suicidology (AAS), Houston (Abstract Book, 143)

Schmidtke A, Fricke S, Weinacker B (1994) The epidemiology of attempted suicide in the Würzburg area, Germany 1989–1992. In: Kerkhof AJFM, Schmidtke A, Bille-Brahe U, DeLeo D, Lönnqvist J (eds) Attempted suicide in Europe. DSWO, Leiden, pp 159–174

Schmidtke A, Fricke S, Weinacker B et al. (1998) Suicide and suicide attempt rates in Europe, 1989–1993: Rates, changes and epidemiological results of the WHO/EURO Multicentre Study on Parasuicide. In: DeLeo D, Schmidtke A, Diekstra RFW (eds) Suicide prevention – a holistic approach. Kluwer, Dordrecht, pp 67–80

Shah A, De T (1998) Suicide and the elderly. Int J Psychiatry Clin Pract 2:3–17

Suominen KH, Isometsä ET, Henriksson MM, Ostamo AI, Lönnqvist JK (1998) Inadequate treatment for major depression both before and after attempted suicide. Am J Psychiatry 155:1778–1780

Taylor SJ, Kingdom D, Jenkins R (1997) How are nations trying to prevent suicide? An analysis of national suicide prevention strategies. Acta Psychiatr Scand 95:457–463

Venzlaff U (1980) Die Lebenssituation alter Menschen im Hinblick auf die Suizidgefährdung. Muench Med Wochenschr 122:671–676

Wächtler C (1984) Die Suizidalität des älteren Menschen. Psychiatr Prax 11:14–19

Wächtler C (1997) Therapeutische Strategien bei Depression und Suizidalität im Alter – ein Überblick. In: Radebold H, Hirsch RD, Kipp J, Kortus R, Stoppe G, Struwe B, Wächtler C (Hrsg) Depression im Alter. Steinkopff, Darmstadt, S 141–144

Wiendieck G (1973) Zur psychosozialen Bedingtheit des Alterssuizids. Aktuelle Gerontol 3:271–373

Schilddrüsenerkrankungen

F. RAUE

73.1 Pathologisch anatomische und biochemische
Veränderungen der Schilddrüse im Alter   654

73.2 Low-T3-Syndrom bei Älteren   655

73.3 Einfluß von Medikamenten
auf die Schilddrüsenfunktion   655

73.4 Hyopthyreose im Alter   655

73.5 Hyperthyreose im Alter   656

73.6 Struma multinodosa   657

73.7 Schilddrüsenkarzinom   658

73.8 Zusammenfassung   658

Literatur   658

Der Alterungsproßeß der Schilddrüse ist durch morphologische und funktionelle Veränderungen gekennzeichnet (Chiovato et al. 1997). Zum einen nimmt im Jodmangelgebiet Deutschland mit steigendem Alter die Strumaprävalenz und auch die Knotenbildung in der Schilddrüse zu, zum anderen kommt es altersabhängig zur Abnahme der Trijodthyronin-(T3-) und der TSH-Konzentration im Blut. Daher müssen bei der Beurteilung der Schilddrüsenfunktion und -morphologie im Alter die Wechselwirkungen zwischen Erkrankung und Altern berücksichtigt werden. Hinzu kommt, daß die Symptomatik von Hyper- und Hypothyreose im Alter eher uncharakteristisch ist und durch koexistente Erkrankungen modifiziert wird. So manifestiert sich die Hyperthyreose häufig durch Verstärkung päexistenter kardialer Beschwerden, während die Hypothyreose sich nicht selten hinter einem verstärkten Alterungsprozeß versteckt. Multimorbidität und unspezifische Symptomatologie zusammen mit den biochemischen Veränderungen erschweren die Diagnostik.

Nahezu alle Schilddrüsenerkrankungen weisen hinsichtlich der Häufigkeit eine Zunahme mit dem Alter auf. Deshalb sollten Schilddrüsenerkrankungen bei älteren Patienten stärker in die differentialdiagnostische Überlegung einbezogen werden.

Die Therapie der Schilddrüsendysfunktionen im Alter unterscheidet sich prinzipiell nicht von der jüngerer Patienten, jedoch sind Verträglichkeit und Interferenz mit anderen Medikamenten zu beachten.

73.1 Pathologisch anatomische und biochemische Veränderungen der Schilddrüse im Alter

Mit zunehmendem Alter kommt es zur fibrotischen Atrophie von Schilddrüsengewebe bei gleichzeitiger Zunahme regressiv degenerativer Veränderungen mit Kalkeinlagerung und nodöser Umwandlung. Darüber hinaus induziert ein lange bestehender alimentärer Jodmangel eine Fehlanpassungen mit Entwicklung von Knoten, die z. T. funktionell autonom sind.

Mit zunehmendem Alter besteht die Tendenz zur Entwicklung von Autoimmunphänomenen und zur Produktion von organspezifischen Autoantikörpern. Der altersabhängige Anstieg der Prävalenz von TG-(Thyreoglobulin-) und TPO-(Thyreoidea-Peroxidase-)Autoantikörpern ist besonders bei Frauen nachzuweisen. Die klinische und biologische Bedeutung ist unklar, da die Prävalenz der klinisch-manifesten Autoimmunerkrankungen bei älteren Menschen nicht erhöht ist. Mit zunehendem Alter kommt es zu einer Abnahme der Gesamt-T3- und freien T3-(fT3-) Konzentration im Blut, parallel dazu zu einer Abnahme der TSH-Konzentration, während die Gesamtthyroxin-(T4-) und fT4-Spiegel sich nicht ändern (Mariotti et al. 1993; Tabelle 73-1). Ursache hierfür ist die reduzierte Aktivität der 5'-Dejodase, die für die Umwandlung von T4 zu T3 verantwortlich ist. Die verminderte periphere Konversion von T4 zu T3 ist begleitet von einem Anstieg des „reverse

Tabelle 73-1. Altersabhängige Änderungen der Schilddrüsenfunktion und -morphologie

Parameter	Veränderung
Gesamt-T4	Konstant
Gesamt-T3	Abnehmend
rT3	Zunehmend
TSH	Abnehmend
TPO/TG-Antikörper	Zunehmend
Schilddrüsenvolumen	Zunehmend
Knotenbildung	Zunehmend

T3" (rT3). Diese Veränderungen finden sich ausgeprägter bei Schwerkranken oder hungernden Patienten.

73.2
Low-T3-Syndrom bei Älteren

Schwere Allgemeinerkrankungen wie Infektion, Schlaganfall, Herzinfarkt, Niereninsuffizienz, Krebserkrankungen und Mangelernährung führen zu Störungen der Schilddrüsenfunktion („low T3 syndrome", „non thyroid illness"/NTI, „euthyroid sick syndrome"; Reinhardt u. Mann 1998). Es kommt zu einer Erniedrigung der T3-Konzentration, später auch der T4-Konzentration bei normalem oder erniedrigtem TSH. Gleichzeitig steigt der rT3-Spiegel als Ausdruck der verminderten Aktivität der 5′-Dejodase. Das Ausmaß der Veränderung korreliert mit dem Schweregrad der Erkrankung und hat damit eine prognostische Bedeutung (Girvent et al. 1998).

Diese Veränderungen sind als Adaptation des Körpers an extreme Situationen und nicht als Hypothyreose zu verstehen. Der katabole Effekt von Schilddrüsenhormonen wird in diesen Situationen minimiert. Daraus wird verständlich, daß eine medikamentöse Korrektur mit Schilddrüsenhormonen Morbidität und Mortalität nicht vermindern.

73.3
Einfluß von Medikamenten auf die Schilddrüsenfunktion

Zahlreiche Medikamente beeinflussen den Schilddrüsenhormonstoffwechsel und verändern die Schilddrüsenparameter (Tabelle 73-2). Eine Langzeittherapie mit Lithium führt zu einer subklinischen Hypothyreose und zur Strumaentwicklung, da Lithium und Jod denselben Stoffwechselweg nehmen. Die Therapie mit Interferon-α oder Interleukin-2 führt zu einer Verstärkung der Immunthyreopathie mit Anstieg der Autoantikörper und Verschlechterung der Stoffwechselsituation. Bei Hashimoto-Thyreoiditis kann eine latente Hypothyreose zu einer manifesten werden, bei Morbus Basedow kann es zu einer Verstärkung der Hyperthyreose kommen.

Tabelle 73-2. Medikamente und Schilddrüsenfunktion

Medikament	Funktionslage
Amiodarone	Hyperthyreose
Jod (Röntgenkontrastmittel)	Hyperthyreose
Lithium	Hypothyreose
Interferon-α	Hypo-/Hyperthyreose

Jodhaltige Medikamente (z. B. Amiodarone, Röntgenkontrastmittel) können bei bestehender Autonomie eine Hyperthyreose auslösen, bei normaler Schilddrüse eine passagere Hypothyreose bewirken (Effekt der Plummerung). Glukokortikoide, Dopamin und Octreotide hemmen die Ausschüttung von TSH, dies muß bei der Differentialdiagnose des erniedrigten TSH berücksichtigt werden). Glukokortikoide hemmen darüber hinaus die Konversion von T4 zu T3. Östrogene und Tamoxifen erhöhen das Bindungsprotein des Thyroxins (TBG); es resultiert ein erhöhtes Gesamt-T4 bei normalem fT4 und fT3 und TSH.

Die Plasmahalbwertszeit von einigen Medikamenten (Digoxin, Morphin, Glukokortikoide) ist in der Hyperthyreose verkürzt, in der Hypothyreose verlängert.

73.4
Hypothyreose im Alter

Eine manifeste Hypothyreose tritt bei 1–4% der Bevölkerung jenseits des 60. Lebensjahres auf. Frauen sind etwas häufiger betroffen als Männer. Als Ursache der Hypothyreose kommen mit abnehmender Häufigkeit in Frage:

- die hypertrophe und atrophische Autoimmunthyreoiditis (Hashimoto-Thyreoiditis),
- ein nichtsubstituierter Zustand nach Strumaresektion oder Radiojodtherapie,
- die unkontrollierte Einnahme von Thyreostatika oder
- eine Lithiumtherapie.

Aus der Tatsache, daß die Hashimoto-Thyreoiditis nicht ausheilt, läßt sich die hohe Prävalenz im Alter erklären.

Klinik

Meistens entsteht die Schilddrüsenunterfunktion langsam über Monate oder Jahre. Die Symptome sind im Alter eher oligosymptomatisch und atypisch (Müdigkeit, Antriebslosigkeit, Konzentrationsschwäche, Gedächnisstörung, Depression, Kälteempfindlichkeit, Obstipation, Myopathie) und werden vom Patienten und dessen Umgebung häufig dem Alterungsprozeß angelastet (Doucet et al. 1995). Die klinisch manifeste Hypothyreose ist durch kalte, gelblich schimmernde, trockene und schuppige Haut, spröde Haare, Lidödeme, Heiserkeit und Herzinsuffizienz mit restriktiver Kardiomyopathie gekennzeichnet. Die Entwicklung eines hypothyreoten Komas (Myxödemkoma) wird durch einen interkurrenten Infekt häufig in den

Wintermonaten ausgelöst. Hypothermie, Hyponatriämie und Hypoglykämie sind neben neurologischen Symptomen die Leitbefunde bei einem hypothreoten Koma, das durch eine hohe Mortalität gekennzeichnet ist.

Diagnostik

Die Diagnostik der Hypothyreose stützt sich bei klinischem Verdacht auf eine typische Laborkonstellation mit erhöhtem TSH, erniedrigtem fT4, bei schwereren Formen auch erniedrigtem fT3, begleitet von erhöhtem Cholesterin, gelegentlich erhöhter Kreatinkinase (CK) und makrozytärer Anämie. Bei Immunthyreopathie sind die TG- und TPO-Antikörper erhöht. In der Schilddrüsensonographie zeigt sich häufig ein typisches echoarmes Binnenmuster.

Therapie

Die Therapie der Hypothyreose ist rein symptomatisch und besteht in der Gabe von Schilddrüsenhormonen (L-Thyroxin: beginnend mit 25 µg/Tag morgens nüchtern vor dem Frühstück, 1- bis 4wöchentliche Steigerung um 25 µg/Tag auf 75–100 µg/Tag). Der TSH-Spiegel soll im Normbereich liegen, dies kann bis zu 6 Wochen nach Änderung der Dosis dauern. Bei latenter Hypothyreose (basales TSH zwischen 5 und 10 µU/ml und noch normalen fT3- und fT4-Werten) müssen Vorteile der Therapie (Besserung des Allgemeinbefindens) und Nachteile (Verstärkung kardialer Ischämie) sorgfältig gegeneinander abgewogen werden. Meist ist unter L-Thyroxintherapie auch ein Rückgang des erhöhten Serumcholesterins festzustellen. Eine Übertherapie mit supprimiertem TSH (TSH < 0,3 µU/ml) sollte wegen der kardialen Nebenwirkungen vermieden werden.

Während die Hypothyreose langsam über Wochen und Monate ausgeglichen werden kann, muß die Normalisierung der Schilddrüsenhormonkonzentration im hypothyreoten Koma innerhalb von Stunden (z. B. 300 µg L-Thyroxin i. v.) zusammen mit anderen Intensivmaßnahmen wie Flüssigkeitsausgleich, respiratorische und kardiale Unterstützung erfolgen.

73.5
Hyperthyreose im Alter

Die Prävalenz der Hyperthyreose beträgt im Alter 0,5–2,3 %, in Gegenden mit Jodmangel bis 8 %; auch von einer Schilddrüsenüberfunktion sind Frauen stärker betroffen als Männer (Seck et al. 1997; Laurberg et al. 1998). Als Ursache kommen häufiger uni- oder multifokale Autonomien der Schilddrüse, seltener die Immunhyperthyreose (Morbus Basedow) vor oder eine Hyperthyreose bei Thyreoiditis-de-Quervain in der Anfangsphase. Die gegenüber jüngeren Patienten häufigeren Autonomien der Schilddrüse lassen sich auf den jahrzehntelangen Jodmangel mit Entwicklung von multinodösen Strumen zurückführen. Auslöser der Hyperthyreose ist eine höhere Jodexposition bei präexistenter latenter Autonomie. Die meisten jodinduzierten Hyperthyreosen sind ärztlicherseits ausgelöst, z. B. durch jodhaltige Röntgenkontrastmittel oder Medikamente (z. B. Amiodarone) selten durch unkontrollierte Medikamenteneinnahme (jodhaltige „Aufbaumittel", Schleimlöser oder Schlankheitspillen).

Klinik

Die Symptome der Hyperthyreose können oligosymptomatisch (z. B. absolute Arrhythmie bei Vorhofflimmern) oder atypisch (apathische Form) auftreten. Gewichtsverlust, Belastungsdyspnoe, Muskelschwäche, manchmal Lethargie, aber auch Agitiertheit und Konfusion wurden beobachtet. Die multinodöse Struma entgeht gelegentlich der klinischen Beobachtung, da bei zunehmender Kyphose die Struma nach retrosternal sinkt. Bei jahrelangem Verlauf der Hyperthyreose ist gelegentlich auch mit einer Osteoporose zu rechnen (Uzzan et al. 1996).

Diagnostik

Die Diagnostik zeigt bei supprimiertem TSH erhöhte fT3- und/oder fT4-Werte. Nur erniedrigte TSH-Spiegel bei normalen Schilddrüsenhormonspiegeln können auf eine latente Hyperthyreose hinweisen. Man findet diese Befundkonstellation auch bei Schwerkranken („non thyroid illness"/NTI), hungernden Patienten oder Patienten unter Glukokortikoiden. Diese Situationen dürfen nicht mit einer Hyperthyreose verwechselt werden. Beim Vorliegen einer endokrinen Orbitopathie und dem Nachweis von TSH-Rezeptorantikörpern oder TPO-/TG-Antikörpern ist die Diagnose Immunthyreopathie einfach. Unterstützt wird die Diagnose Immunhyperthyreose durch eine diffuse Echoarmut, die aber häufig im Alter nicht mehr diffus ist, da sich meist in der Schilddrüse Knoten gebildet haben. Die Speicherung im Szintigramm bei nodöser Umwandlung ebenfalls nicht mehr diffus. Der typische Befund eines dekompensierten autonomen Adenoms ist eine Mehrspeicherung in einem Knoten, der klinisch schon tastbar oder in der Ultraschalluntersuchung der Schilddrüse eindeutig abgrenzbar ist. Bei jodinduzierter Hyperthyreose ist szintigraphisch häufig keine Speicherung nachweisbar, da die Schilddrüse jodüberladen ist und der radioaktive Tracer (Technetium) von der Schilddrüsenzelle dann nicht mehr aufgenommen wird.

Therapie

Die Therapie der Hyperthyreose erfolgt zunächst mit Thyreostatika (Carbimazol, Propycil). Bei der Autonomie ist bei Erreichen der Euthyreose eine definitive Therapie (Operation oder Radiojodtherapie) anzustreben, da eine spontane Heilung nicht eintritt. In besonderen Situationen (z.B. Operation wegen hohem Risiko nicht möglich, Radiojodtherapie wegen Pflegesituation nicht möglich) kann bei guter Verträglichkeit eine Dauertherapie mit niedrig dosierten Thyreostatika begonnen werden.

Bei der Immunhyperthyreose sollte bei Erstmanifestation primär eine einjährige thyreostatische Therapie erfolgen, da über 50% der Patienten in diesem Zeitraum eine spontane Remission erreichen. Prinzipiell wird man wegen des Operationsrisikos im hohen Alter die Radiojodtherapie bevorzugen (Als et al. 1997). Nach einer Radiojodtherapie ist häufig mit einer Hypothyreose zu rechnen und entsprechend mit L-Thyroxin zu substituieren.

Eine jodinduzierte Hyperthyreose ist medikamentös schlecht zu beeinflussen, da oft nur mit hohen Thyreostatikadosen über Monate mit dem entsprechenden Nebenwirkungsrisiko eine Euthyreose zu erreichen ist. In diesen Fällen sollte man sich trotz Hyperthyreose und erhöhtem Risiko zu einer Operation entschließen, da nur dadurch innerhalb von Tagen eine Euthyreose erreicht werden kann.

Patienten mit Vorhofflimmern ausgelöst durch die Hyperthyreose sollten wegen der Gefahr einer Embolie antikoaguliert werden. Sobald die Euthyreose erreicht wird, stellt sich meist wieder ein Sinusrhythmus ein.

Die Therapienotwendigkeit der subklinischen Hyperthyreose (TSH supprimiert, fT3 und fT4 im Normbereich) ist umstritten. Zunächst muß differentialdiagnostisch ein NTI ausgeschlossen werden. Handelt es sich um eine Autonomie so ist der Prozentsatz, der pro Jahr dekompensiert und zu einer manifesten Hyperthyreose führt, gering. Meist wird sie ausgelöst durch eine iatrogene Jodbelastung (z.B. Koronarangiographie). Sollte eine solche Untersuchung bei einem Patienten mit latenter Hyperthyreose anstehen, so ist prophylaktisch die Jodaufnahme durch Perchlorat (3mal 10 Tropfen Irenat, beginnend einen Tag vor der Jodbelastung und fortzuführen über 3-7 Tage danach) zu blockieren. Nach 6 Wochen ist die Schilddrüsenfunktion zu überprüfen. Bei Symptomen wie z.B. Vorhofflimmern oder Osteoporose sollte man sich frühzeitig auch bei latenter Hyperthyreose zu einer definitiven Therapie, meist der Radiojodtherapie, entschließen.

Aus den gleichen Gründen ist eine TSH-suppressive Therapie, wie sie häufig noch bei Strumapatienten durchgeführt wird, mit Ausnahme bei differenzierten Schilddrüsenkarzinomen (s. Abschn. 73.7), abzulehnen.

73.6
Struma multinodosa

In unserem Jodmangelgebiet nimmt die Strumahäufigkeit mit zunehmendem Alter zu. Bei einer mittleren Strumaprävalenz von 10-20% in der gesunden erwachsenen Bevölkerung findet man bei über 60jährigen eine sonographische Schilddrüsenvergrößerung bei 40% der Frauen und 20% der Männer. Eine Struma, die länger besteht, wandelt sich häufig knotig um, so daß mit einer deutlich erhöhten Prävalenz von Knoten bei alten Patienten (10-40%) insbesondere mit Struma zu rechnen ist. Sonographisch zeigen die Schilddrüsenknoten am häufigsten ein echoarmes Binnenmuster. Szintigraphisch kann eine Mehrspeicherung (warmer oder heißer Knoten) im Sinne einer Autonomie mit der Möglichkeit einer Hyperthyreose, eine Minderspeicherung (regressive Veränderungen oder Schilddrüsenkarzinom) oder beide Phänomene nebeneinander vorkommen.

Zur Diagnostik der Struma nodosa gehören (Giuffrida u. Gharib 1995):

- die Sonographie mit Beschreibung der Größe und der Echostruktur der Knoten,
- die Szintigraphie mit Erfassung der Speicherfähigkeit der einzelnen Knoten und ggf.
- die Punktion von verdächtigen Knoten (wachsende, echoarme, nichtspeichernde Knoten).

Mit zunehmendem Alter und wachsender Anzahl der Knoten nimmt die Malignitätswahrscheinlichkeit eines Knotens ab. Die Indikation zur Operation ergibt sich bei fraglicher oder eindeutig maligner Zytologie, bei Struma III mit Einengung der Trachea um mehr als 50%; alle anderen Knotenstrumen können konservativ behandelt werden. Die Gabe von L-Thyroxin ist meist nicht sinnvoll, da Autonomien vorliegen und schon geringe Dosen zur Suppression des TSH mit der Gefahr von Herzrhythmusstörungen führen. Jodgaben können zur Demaskierung latenter Autonomien führen und sind deshalb auch nicht sinnvoll (Stanbury et al. 1998). In den meisten Fällen wird man sich auf eine Beobachtung der Struma beschränken. Sollte das Operationsrisiko zu hoch sein, kann auch durch eine Radiojodtherapie eine Verkleinerung der Schilddrüse erreicht werden (Huysmans et al. 1997).

73.7
Schilddrüsenkarzinom

Bei einer Schilddrüsenknotenprävalenz von im Schnitt 30% im Alter und einer Schilddrüsenkarzinomprävalenz von 0,3% bei Frauen und 0,1% bei Männern und einer Schilddrüsenkarzinominzidenz von 25/Mio. Einwohner/Jahr ist nur ein verschwindend kleiner Teil der Schilddrüsenknoten maligne.

90% der Schilddrüsenkarzinome gehören zu den differenzierten papillären, follikulären oder medullären Schilddrüsenkarzinomen mit günstiger Prognose. Nur 10% betreffen das undifferenzierte anaplastische Schilddrüsenkarzinom mit aggressivster Wachstumstendenz und schlechter Prognose. Vor dem 50. Lebensjahr tritt das anaplastische Schilddrüsenkarzinom selten auf, dagegen sind 50% der neu diagnostizierten Schilddrüsenkarzinome im 70. Lebensjahr ananplastische Schilddrüsenkarzinome. Anamnese und Befund des anaplastischen Schilddrüsenkarzinoms sind so klassisch, daß die Diagnose häufig schon klinisch gestellt werden kann.

Ein innerhalb von Wochen bis Monaten entstandener derber, wenig verschieblicher Schilddrüsenknoten, der meist das Schilddrüsenbett überschritten hat, mit palpablen Lymphknotenmetastasen, der zu Druckgefühl, Schluckbeschwerden, Luftnot, Heiserkeit oder sogar zu einer oberen Einflußstauung führt, spricht für ein anaplastisches Karzinom. Die Zytologie belegt die klinische Diagnose. Bei Diagnosestellung haben schon 50% der Patienten Lungen- oder Knochenmetastasen.

Die Therapie der Wahl ist eine totale Thyreoidektomie mit anschließender externer Radiatio. Im fortgeschrittenen Stadium mit Einbruch in Trachea und Ösophagus ist eine Operation nicht mehr möglich, hier sollte eine palliative externe Radiatio durchgeführt werden. Die Prognose ist schlecht, unabhängig von der gewählten Therapie. Die meisten Patienten versterben innerhalb des ersten Jahres, meist wenige Wochen bis Monate nach Diagnosestellung. Die wichtigste Differentialdiagnose des kleinzelligen anaplastischen Schilddrüsenkarzinoms ist das hochmaligne Non-Hodgkin-Lymphom.

Insgesamt ist das höhere Alter ein wichtiger negativer prognostischer Faktor auch bei den differenzierten Schilddrüsenkarzinomen (Coburn u. Wanebo 1995). Das relative Mortalitätsrisiko eines 55jährigen gegenüber einem 35jährigen Patienten ist beim papillären Schilddrüsenkarzinom 7mal, beim follikulären Schilddrüsenkarzinom 2mal größer.

Die Therapie des differenzierten Schilddrüsenkarzinoms ist altersunabhängig. Sie umfaßt die totale Thyreoidektomie und anschließend beim papillären und follikulären Schilddrüsenkarzinom die Radiojodtherapie sowie die TSH-suppressive L-Thyroxintherapie (150–250 µg/Tag), beim medullären Schilddrüsenkarzinom die Substitution von L-Thyroxin (100–150 µg/Tag). Die Chemotherapie ist durch die geringe Wirksamkeit sowie die hohe Nebenwirkungrate im hohen Alter eher nicht indiziert.

73.8
Zusammenfassung

Angesichts der hohen Prävalenz von Schilddrüsenerkrankungen im Alter mit Störungen der Funktion und der Morphologie sollte differentialdiagnostisch häufiger an diese Erkrankungen gedacht werden. Dazu gehört insbesondere die Struma nodosa mit Entwicklung einer Autonomie, die zur Hyperthyreose führt, nicht selten ausgelöst durch iatrogene Jodzufuhr. Das klinische Erscheinungsbild der Hypo- wie auch der Hyperthyreose ist eher unspezifisch und manifestiert sich häufig als Verstärkung präexistenter Beschwerdekomplexe. So wird die meist schleichend verlaufende Immunhypothyreose fälschlicherweise als Alterungsprozeß verkannt.

Literatur

Als C, Baer HC, Glaser C, Rosler H (1997) Zur Wahl der Therapie bei der unifocalen funktionellen Autonomie der Schilddrüse mit Hyperthyreose. Schweiz Med Wochenschr 127: 891–898
Chiovato L, Mariotti S, Pinchera A (1997) Thyroid diseases in the elderly. Baillieres Clin Endocrinol Metab 11:251–270
Coburn MC, Wanebo HJ (1995) Age correlates with increased frequency of high risk factors in elderly patients with thyroid cancer. Am J Surg 170:471–475
Doucet J, Trivalle C, Chassagne P et al. (1995) Does age play a role in clinical presentation of hypothyroidism? J Am Geriatr Soc 42:984–986
Girvent M, Maestro S, Hernandez R et al. (1998) Euthyroid sick syndrome, associated endocrine abnormalities, and outcome in elderly patients undergoing emergency operation. Surgery 123:560–567
Giuffrida D, Gharib H (1995) Controversies in the management of cold, hot, and occult thyroid nodules. Am J Med 99: 642–650
Huysmans D, Hermus A, Edelbroek M, Barentsz J, Corstens F, Kloppenborg P (1997) Radioiodine for nontoxic multinodular goiter. Thyroid 7:235–239
Laurberg P, Pedersen KM, Heidarsson A, Sigfusson N, Iversen E, Knudsen PR (1998) Iodine intake and the pattern of thyroid disorders: A comparative epidemiological study of thyroid abnormalities in the elderly in Iceland and in Jutland, Denmark. J Clin Endocrinol Metab 83:765–769
Mariotti S, Barbesino G, Caturegli P et al. (1993) Complex alteration of thyroid function in healthy centenarians. J Clin Endocrinol Metab 77:1130–1134

Reinhardt W, Mann K (1998) „Non-thyroid Illness" oder Syndrom veränderter Schilddrüsenhormonparameter bei Patienten mit nichtthyreoidalen Erkrankungen. Med Klin 93: 662–668

Seck T, Scheidt-Nave C, Ziegler R, Pfeilschifter J (1997) Prävalenz von Schilddrüsenfunktionsstörungen bei 50- bis 80jährigen, eine epidemiologische Querschnittsstudie in einer südwestdeutschen Gemeinde. Med Klin 92:642–646

Stanbury JB, Ermans AE, Bourdoux P et al. (1998) Iodine-induced hyperthyroidism: Occurrence and epidemiology. Thyroid 8:83–100

Uzzan B, Campos J, Cucherat M, Nony P, Boissel JP, Perret GY (1996) Effect on bone mass of long term treatment with thyroid hormones: A meta-analysis. J Clin Endocrinol Metab 81:4278–4289

Schizophrenien und wahnhafte Störungen

R. A. Fehrenbach, M. Spitzer

74.1 Vorbemerkungen 660
74.2 Epidemiologie 660
74.3 Pathogenese 661
74.4 Diagnostik und klinischer Verlauf 661
74.5 Therapie 663
74.5.1 Medikamentöse Therapie 663
74.5.2 Nichtmedikamentöse Therapie 664

Literatur 665

Schizophrenien und wahnhafte Störungen sind tiefgreifende psychische Erkrankungen, die zu schwerwiegenden Veränderungen des Denkens, der Wahrnehmung, der Affektivität und des Verhaltens führen. Der Erkrankungsbeginn liegt meist in den jüngeren oder mittleren Lebensjahren, nur selten treten die Erkrankungen erstmals im Alter auf. Bei $^1/_3$ der schizophrenen Patienten bestehen auch im Alter chronische Verläufe oder eine ausgeprägte Residualsymptomatik fort. Therapeutisch ist eine medikamentöse Behandlung mit Neuroleptika begleitet von psychotherapeutischen und soziotherapeutischen Maßnahmen erfolgversprechend.

74.1 Vorbemerkungen

Schizophrene Störungen sind gekennzeichnet durch grundlegende und charakteristische Störungen von Denken, Wahrnehmung, Ich-Erleben, Persönlichkeit, Sozialverhalten und Affekt. Schizophrenien gehören zu den häufigsten psychiatrischen Erkrankungen.

Die Mehrzahl der schizophrenen Patienten, die dem Geriater begegnen, sind altgewordene Patienten mit frühem Krankheitsbeginn und anhaltender Residualsymptomatik oder chronischem Verlauf. Der Erkrankungsbeginn liegt in der Regel im frühen Erwachsenenalter. Ersterkrankungen nach dem 60. Lebensjahr sind extrem selten. Frauen erkranken in der Regel später und haben einen zweiten Erkrankungsgipfel in der Menopause nach dem 45. Lebensjahr.

Der Begriff „Spätschizophrenie" geht auf Manfred Bleuler, 1943, zurück. In der deutschsprachigen Tradition werden darunter wie bei Bleuler nur die Krankheitsbilder mit Erstmanifestation nach dem 40. Lebensjahr verstanden, die in der Symptomatik der klassischen Schizophrenie mit Beginn im jüngeren Erwachsenenalter entsprechen. In der angloamerikanischen Literatur sind unter den Begriffen „late-onset-schizophrenia" und „late paraphrenia" im späteren Lebensalter auftretende paranoide Psychosen mit systematisiertem Wahn und erhaltener Persönlichkeit und Affektivität zusammengefaßt. Die Schwierigkeiten in der Abgrenzung erschweren eine klare Zuordnung und Diagnose sowie die Erforschung dieser Krankheitsbilder.

Unter wahnhaften Störungen versteht man relativ selten und eher im höheren Lebensalter auftretende Erkrankungen, bei denen ein systematisiertes, nichtbizarres Wahnerleben evtl. begleitet von Halluzinationen bei erhaltener Persönlichkeit ohne wesentliche affektive Beeinträchtigung besteht. Differentialdiagnostisch ist von Bedeutung, daß Wahn als Symptom bei einer ganzen Reihe von psychiatrischen und somatischen Grunderkrankungen auftreten kann.

74.2 Epidemiologie

Die Lebenszeitprävalenz der Schizophrenie beträgt etwa 0,5–1 %. Männer und Frauen erkranken gleich häufig, wobei die Frauen ein durchschnittlich höheres Ersterkrankungsalter aufweisen. In den Studien zur Spätschizophrenie zeigt sich ein Anteil von 15–23 % Patienten mit einem Erkrankungsbeginn nach dem 40. Lebensjahr (Riecher-Rössler 1997). Dabei überwiegen Frauen mit etwa 2:1 bis 4:1 deutlich. Dagegen weisen Männer einen entsprechend höheren Anteil an Ersterkrankungen vor dem 25. Lebensjahr auf.

Wahnhafte Störungen sind eher selten mit einer Lebenszeitprävalenz von 0,02–0,03 %. Frauen sind wahrscheinlich etwas häufiger betroffen, ebenso Personen mit niedrigem sozioökonomischem Status sowie Immigranten. Der Erkrankungsbeginn liegt hauptsächlich im mittleren Lebensalter zwischen 40 und 60 Jahren.

74.3
Pathogenese

Die Schizophrenie ist eine multifaktorielle Erkrankung. Es ist bekannt, daß neben genetischen Faktoren erworbene Hirnfunktionsstörungen, z. B. Geburtstraumata, sowie psychosoziale Belastungen eine Rolle spielen. Neuroradiologische Untersuchungen zeigen, daß schizophrene Patienten oft schon bei der Ersterkrankung strukturelle Gehirnveränderungen aufweisen. Nach dem Vulnerabilitäts-Streß-Modell von Zubin u. Spring (1977) führen prädisponierende Faktoren unter Einfluß psychosozialer Stressoren oder körperlicher Belastungen (z.B. Drogeneinfluß) zum Ausbruch der Erkrankung. Durch entsprechende Beeinflussung der psychosozialen Situation kann der Krankheitsverlauf positiv oder negativ beeinflußt werden. Angesichts der unterschiedlichen Erscheinungs- und Verlaufsformen wird diskutiert, ob es sich nicht um eine einheitliche Erkrankung handelt, sondern um eine pathologische Reaktionsform des Gehirns auf verschiedene neurobiologische Veränderungen.

Bei wahnhaften Störungen sind die Erkrankungsursachen weitgehend ungeklärt. Neben genetischen Faktoren werden immer wieder hirnorganische Veränderungen und psychogene Faktoren (erlebnisbedingte Einflüsse) angeführt. Soziale Isolation oder Milieuwechsel, z.B. bei Flüchtlingen und Immigranten, das Gefühl von Minderwertigkeit, aber auch traumatische Beziehungskonflikte können zur Ausbildung von wahnhaften Störungen führen (Retterstøl 1987).

Seit langem ist bekannt, daß auch sensorische Beeinträchtigungen, insbesondere Hörminderung oder Taubheit, eine Wahnentwicklung fördern. So diskutierte bereits Kraepelin die Rolle von Ohrleiden bei der Wahnentstehung (Spitzer 1989). Prager u. Jeste (1993) untersuchten den Zusammenhang zwischen sensorischer Behinderung und Auftreten von schizophrenen Erkrankungen im höheren Lebensalter und stellten fest, daß Schizophrene im Vergleich zu gesunden Gleichaltrigen größere Defizite im korrigierten Visus und subjektivem Hörvermögen aufwiesen, nicht jedoch in den unkorrigierten Visus- und Audiometriewerten. Sie postulierten, daß eine angemessene Korrektur der sensorischen Defizite die krankheitsbedingte Behinderung verringern könnte.

74.4
Diagnostik und klinischer Verlauf

Derzeit gültige Diagnosesysteme sind die von der WHO vorgelegten Definitionen, wobei die bisherigen diagnostischen Richtlinien nach ICD-9 in der ICD-10 (Dilling et al. 1991) überarbeitet wurden. Daneben sind auch die Kriterien der Amerikanischen Psychiatrischen Vereinigung DSM-IV (Saß et al. 1996) gebräuchlich. Diese Klassifikationssysteme gehen im wesentlichen auf die Beschreibungen von Emil Kraepelin, Eugen Bleuler, und Kurt Schneider zurück. Nur ein Teil der im Rahmen der Erkrankung auftretenden Symptome sind charakteristisch für Schizophrenie.

Entsprechend den Kriterien der WHO nach ICD-10 (Dilling et al. 1991) muß zur Diagnose Schizophrenie mindestens ein Symptom bzw. 2 oder mehrere, wenn diese nicht so eindeutig sind, aus der Gruppe A vorliegen oder mindestens 2 der Gruppe B (s. Übersicht). Diese Symptome müssen mindestens fast ständig über den Zeitraum eines Monats oder länger vorhan-

---

Diagnostische Leitlinien der Schizophrenie.
(Mod. nach ICD-10, Dilling et al. 1991)

Gruppe A
1. Gedankenlautwerden, Gedankeneingebung oder Gedankenentzug, Gedankenausbreitung.
2. Kontrollwahn, Beeinflussungswahn, Gefühl des Gemachten deutlich bezogen auf Körper- oder Gliederbewegungen oder bestimmte Gedanken, Tätigkeiten oder Empfindungen, Wahnwahrnehmungen.
3. Kommentierende oder dialogisierende Stimmen, die über den Patienten und sein Verhalten sprechen, oder andere Stimmen, die aus einem Körperteil kommen.
4. Anhaltender, kulturell unangemessener und völlig unrealistischer Wahn, phantastischen und absurden Inhalts, wie der, eine religiöse oder politische Persönlichkeit zu sein, übermenschliche Kräfte oder Möglichkeiten zu besitzen (z. B. das Wetter kontrollieren zu können oder Kontakt zu Außerirdischen zu haben).

Gruppe B
5. Anhaltende Halluzinationen jeder Sinnesmodalität, begleitet entweder von flüchtigen oder undeutlich ausgebildeten Wahngedanken ohne deutliche affektive Beteiligung, oder begleitet von anhaltenden überwertigen Ideen, oder täglich für Wochen oder Monate auftretend.
6. Gedankenabreißen oder Einschiebungen in den Gedankenfluß, was zu Zerfahrenheit, Danebenreden oder Neologismen führt.
7. Katatone Symptome wie Erregung, Haltungsstereotypien oder wächserne Biegsamkeit (Flexibilitas cerea), Negativismus, Mutismus, oder Stupor.
8. „Negative" Symptome wie auffällige Apathie, Sprachverarmung, verflachte oder inadäquate Affekte (dies hat zumeist sozialen Rückzug und ein Nachlassen der sozialen Leistungsfähigkeit zur Folge); es muß sichergestellt sein, daß diese Symptome nicht durch eine Depression oder eine neuroleptische Medikation verursacht werden.
9. Eindeutige und umfassende Verhaltensänderungen.

den sein, um die Diagnose zu rechtfertigen. Häufig kann ein mehr oder weniger langdauerndes Prodromalstadium mit unspezifischen Symptomen, wie Antriebs- und Interessenverlust, leichter Depression oder Angst identifiziert werden. Sollten die für die Diagnose Schizophrenie geforderten Symptome zwar vorliegen, jedoch ungeachtet, ob sie behandelt wurden oder nicht, nur kürzer vorhanden sein, ist zunächst eine akute schizophreniforme Störung (ICD-10 F23.2) zu diagnostizieren.

Die Diagnose Schizophrenie darf nur gestellt werden, wenn eine organische Ursache (Gehirnerkrankung, z. B. Demenz) oder exogene Einflüsse (z. B. Drogen- oder Medikamentenintoxikation, Substanzentzug) ausgeschlossen sind. Gerade bei Ersterkrankungen im höheren Lebensalter empfiehlt sich daher eine umfassende diagnostische Abklärung mit Medikamentenanamnese und neurologischer Diagnostik einschließlich bildgebender Verfahren des Gehirns (kraniale Computertomographie oder Kernspintomographie). Zur zuverlässigen Einschätzung der psychopathologischen Symptome und des Verlaufs der Erkrankung ist in der Regel die Erhebung einer Fremdanamnese erforderlich.

Je nach Ausprägung der Symptome werden folgende Subtypen der Schizophrenie unterschieden:

Paranoide Schizophrenie

Diese Unterform der Schizophrenie tritt am häufigsten auf. Im Vordergrund stehen meist dauerhafte Wahnvorstellungen, oft begleitet von Halluzinationen und/oder Störungen des Ich-Erlebens. Inhaltlich finden sich häufig Verfolgungswahn, Beeinträchtigungswahn und Beziehungswahn. Störungen des formalen Denkens und der Sprache sowie der Affektivität und des Antriebs stehen eher im Hintergrund. Einige Autoren stellen fest, daß bei den Spätschizophrenien die paranoide Verlaufsform häufiger auftritt. Bei anderen Untersuchungen konnte dies nicht gefunden werden (Riecher-Rössler 1997).

Hebephrene Schizophrenie

Im Vordergrund stehen Störungen des Affekts, Verhaltensauffälligkeiten und Denkstörungen. Halluzinationen und Wahnvorstellungen sind eher flüchtig oder bruchstückhaft. Die Stimmung ist flach und inadäquat, häufig parathym oder subeuphorisch mit Kichern oder selbstversunkenem Lächeln. Das Verhalten ist oft bizarr und unvorhersehbar, erscheint ziellos und ohne Empfindung. Manierismen sind häufig. Antrieb und Zielstrebigkeit gehen verloren, es besteht die Tendenz, sich sozial zu isolieren. Das Denken ist ungeordnet, die Sprache weitschweifig und zerfahren. Diese Schizophrenieform beginnt meist früher als die anderen zwischen dem 15. und 25. Lebensjahr und hat eine schlechtere Prognose.

Katatone Schizophrenie

Vorherrschend sind psychomotorische Störungen wie Erregung, Stupor oder Wechsel zwischen beidem, Haltungsstereotypien, Negativismus sowie Katalepsie und Flexibilitas cerea. Die allgemeinen diagnostischen Leitlinien für Schizophrenie müssen unbedingt erfüllt sein sowie eine organische Ursache sicher ausgeschlossen werden.

Undifferenzierte Schizophrenie

Hierunter werden Krankheitsbilder verstanden, die die diagnostischen Kriterien der Schizophrenie erfüllen, ohne einer der beschriebenen Unterformen zu entsprechen oder Merkmale mehrerer Subtypen aufzuweisen. Diese Kategorie sollte nur für akute Zustandsbilder verwendet werden.

Schizophrenia simplex

Eher seltenes Zustandsbild mit schleichendem Verlauf und Entwicklung merkwürdigen Verhaltens, Nachlassen der allgemeinen und sozialen Leistungsfähigkeit. Die charakteristischen „negativen" Symptome des Schizophrenen Residuums entwickeln sich ohne vorangegangene floride psychotische Symptomatik, wie Wahnvorstellungen oder Halluzinationen. Die Diagnose ist nur schwer eindeutig zu stellen.

Schizophrenes Residuum

Darunter wird ein chronisches Stadium im Verlauf einer schizophrenen Erkrankung verstanden, mit einer eindeutigen Verschlechterung gegenüber dem früheren Zustand. Die Symptome verbleiben nach einer oder mehreren Episoden, die die allgemeinen Kriterien der Schizophrenie erfüllen. Charakteristisch sind „negative" Symptome wie psychomotorische Verlangsamung, Antriebsstörungen, Affektverflachung, Denk- und Interessenverarmung und Verminderung der sozialen Leistungsfähigkeit.

Verlaufsformen

Insgesamt unterscheidet man sehr verschiedene Verlaufsformen der Schizophrenie von episodisch mit einzelnen oder mehrfachen Episoden und Remission oder Ausbildung eines Residuums bis zu einem kontinuierlichem (chronischem) Verlauf. Im Langzeitverlauf finden sich bei etwa $1/3$ der Patienten Heilung oder nur leichte uncharakteristische Residualsymptome, bei einem weiteren Drittel dauern mittelschwere Residualsymptome an, und $1/3$ der Patienten weist einen chronischen Verlauf oder schwere anhaltende Residualsymptome und Persönlichkeitsveränderungen auf. Das Suizidrisiko beträgt im Verlauf der Erkrankung etwa 10%, wobei Suizide auch noch nach längerem Krankheitsverlauf und in höherem Alter auftreten können. Langzeitkatamnesen ergaben darüber hinaus eine etwas erhöhte Mortalität schizophrener Patienten, die zumindest in früheren Jahren auf eine enge und hygienisch schlechte Unterbringung der Langzeitpatienten zurückgeführt wurde (Ciompi u. Müller 1976).

Die Ausprägung der schizophrenen Symptomatik ist auch im Alter sehr heterogen. In der Regel beruhigt sich aber bei den meisten Patienten der Krankheitsverlauf und es herrschen stabile Residualsymptome mit affektiver Verflachung und Rückzug in Indifferenz vor. Die schizophrenen Subtypen lassen sich im Alter meist nicht mehr sicher abgrenzen. Insbesondere katatone Symptome und affektive Störungen gehen zurück, während Wahnvorstellungen und Halluzinationen im Vergleich zur Ersterkrankung eher noch vorhanden sind, meist aber nicht mehr im Vordergrund stehen (Ciompi u. Müller 1976). Bei einem kleineren Teil der Patienten kann nach langjährigem Verlauf im Alter eine erstaunliche Besserung beobachtet werden. Selten treten aber auch nach langjähriger Remission der Erkrankung erneute akute Krankheitsepisoden im Alter auf. Die Mehrzahl der chronisch Erkrankten sind in speziellen psychiatrischen Langzeiteinrichtungen und Pflegeheimen untergebracht (Albers 1992).

Kennzeichnend für die wahnhaften Störungen ist die Entwicklung einer einzelnen Wahnidee oder mehrerer aufeinander bezogener Wahninhalte (systematisierter Wahn), die i. allg. lang andauernd, manchmal auch lebenslang bestehen. Es herrscht Wahngewißheit; Argumente außerhalb des Systems können den Wahn nicht erschüttern. Häufig kann der Inhalt oder sogar das Auftreten des Wahns mit der Lebenssituation des Betroffenen in Verbindung gebracht werden. Die Persönlichkeit und das Sozialverhalten sind meist nicht wesentlich beeinträchtigt. Halluzinationen können bestehen, stehen aber nicht im Vordergrund. Auch können depressive Verstimmungen auftreten, jedoch nicht in dem Schweregrad wie bei affektiven Störungen. Die Wahninhalte lassen sich meistens auf eines der folgenden Themen zurückführen: Verfolgungswahn, Eifersuchtswahn, hypochondrischer Wahn, Liebeswahn, dysmorphophober oder Eigengeruchswahn, querulatorischer Wahn und Größenwahn. Sehr selten kommen mehrere Wahninhalte kombiniert vor, z. B. Verfolgungswahn und querulatorischer Wahn, oder Liebeswahn und Größenwahn.

Entsprechend den diagnostischen Leitlinien der wahnhaften Störung nach der ICD-10 (F22) muß die Wahnsymptomatik während mindestens 3 Monaten bestehen, eindeutig auf die Person bezogen sein, und sie darf nicht subkulturell bedingt sein. Eine faßbare zerebrale Erkrankung, ständiges Stimmenhören oder schizophrene Symptome aktuell oder in der Vorgeschichte müssen ausgeschlossen sein (Dilling et al. 1991). Differentialdiagnostisch müssen die im Alter häufiger vorkommenden organischen Psychosen, die paranoide Schizophrenie, eine paranoide Persönlichkeitsstörung und Wahnsymptome im Rahmen affektiver Erkrankungen ausgeschlossen werden.

Erwähnenswert, wenn auch selten, ist die induzierte wahnhafte Störung (ICD-10 F24, „folie á deux"). Meist handelt es sich dabei um primär psychiatrisch gesunde Personen, die in enger emotionaler Beziehung zu einer an Wahnvorstellungen leidenden Person (meistens an paranoider Schizophrenie erkrankter) leben und deren Wahninhalte teilen. Meist dominiert der erkrankte Partner in der Beziehung, und sie leben von anderen Menschen isoliert. Selten betrifft es mehr als eine Person; in der Literatur sind vereinzelt ganze Familien beschrieben. Die Inhalte sind meistens Verfolgungs- oder Größenwahn. Nach Trennung vom erkrankten Partner werden die Wahnideen meist aufgegeben. Die Diagnose darf nicht gestellt werden, wenn die Personen unabhängig voneinander psychotische Symptome aufweisen.

74.5
Therapie

74.5.1
Medikamentöse Therapie

Therapie der Wahl sind Neuroleptika. Produktiv psychotische Symptome wie Wahn und Halluzinationen sowie psychomotorische Erregung sprechen in der Regel gut auf die Behandlung mit hochpotenten Neuroleptika (z. B. Haloperidol, Haldol) an. Allerdings ist bei Patienten mit chronischen Schizophrenien und langem Verlauf häufiger eine gewisse Therapieresistenz auf neuroleptische Behandlung zu beobachten. In den meisten Fällen ist jedoch eine ausreichende Reduktion der Symptomatik zu erreichen.

Bei der Behandlung älterer Patienten mit Neuroleptia ist zu berücksichtigen, daß diese unter den üblichen Dosierungen vermehrt zu Nebenwirkungen neigen. Auch ist eine Wechselwirkung mit anderen Medikamenten zu beachten, ebenso wie eine Interaktion mit häufig bestehenden körperlichen Erkrankungen. Es empfiehlt sich, wenn möglich mit niedrigeren Dosierungen zu beginnen, etwa $1/3$ bis die Hälfte der üblichen Erwachsenendosis, und die Dosierung entsprechend der Wirksamkeit und der Nebenwirkungen anzupassen. Nach Erreichen der Wirksamkeit sollte die Dosierung vorsichtig wieder auf eine möglichst niedrige noch wirksame Erhaltungsdosis reduziert werden. Die wenigen Studien, die zur Dosierung von Neuroleptika im höheren Lebensalter vorliegen, zeigen, daß Ältere meist mit wesentlich niedrigeren Dosierungen erfolgreich behandelt werden können. Eine Erklärung könnte sein, daß bei älteren Schizophrenen die Anzahl der D_2-Rezeptoren zurückgeht, bzw. eine veränderte Affinität der D_2- und $5HT_2$-Rezeptoren gefunden wird (Tran-Johnson et al. 1992).

Nach einer akuten psychotischen Episode empfiehlt es sich, die neuroleptische Behandlung über ein Jahr beizubehalten. Sind mehrfache Episoden vorangegangen, ist eine längerfristige Neuroleptikatherapie anzuraten, ebenso bei chronischem Verlauf oder anhaltender ausgeprägter Residualsymptomatik. Ist eine Langzeitbehandlung indiziert, empfiehlt es sich, insbesondere bei unzureichender Compliance, niedrig dosierte Depotneuroleptika einzusetzen.

Niederpotente Neuroleptika haben v. a. einen sedierenden und beruhigenden Effekt und sind bei Unruhezuständen, Agitiertheit, Ängstlichkeit und Schlafstörungen hilfreich. Es empfiehlt sich bei älteren Patienten, auf die weniger kreislaufwirksamen Präparate aus der Buthyrophenongruppe, wie Melperon (Eunerpan) oder Pipamperon (Dipiperon), zurückzugreifen.

Wesentliche Nebenwirkungen der Neuroleptika sind extrapyramidalmotorische Störungen, wie Parkinson-Syndrom, Dyskinesien und Akathisie, sowie Sedierung, orthostatische Dysregulation, Harnverhalt, Obstipation mit Gefahr von Ileus und Akkomodationsstörungen. Das Risiko von medikamentös bedingten Verwirrtheitszuständen und Delirien besteht v. a. bei unkontrollierter Einnahme und Kombination verschiedener Psychopharmaka oder Parkinson-Mittel. Selten kann es zu Blutbildveränderungen, v. a. bei trizyklischen Neuroleptika und unter Clozapin, sowie zu einem malignen neuroleptischen Syndrom kommen. Letzteres ist gekennzeichnet durch extrapyramidale Störungen, insbesondere Rigor und Akinese, Stupor, Fieber und einen Anstieg der Kreatinkinase (CK) im Serum. In diesem Fall müssen die Neuroleptika sofort abgesetzt werden. Gerade bei multimorbiden älteren Patienten ist zu beachten, daß die Sturzgefahr durch die motorischen Störungen aber auch durch die Sedierung erheblich zunimmt. Das Risiko des Auftretens von Spätdyskinesien erhöht sich mit dem Lebensalter erheblich auf bis zu 35% der Behandelten (Yassa et al. 1992). Gerade bei älteren und langjährig neuroleptisch behandelten Patienten stellen Spätdyskinesien ein erhebliches Problem dar, zumal diese häufig auch nach Absetzen der Neuroleptika persistieren (Marsden 1985).

In den letzten Jahren sind mehrere sog. atypische Neuroleptika auf den Markt gekommen. Diese zeichnen sich gegenüber den klassischen Neuroleptika durch eine bessere Verträglichkeit, insbesondere weniger extrapyramidalmotorische Nebenwirkungen sowie ein geringes Risiko von Spätdyskinesien aus. Auch scheinen diese Substanzen wie Olanzapin (Zyprexa) oder Risperidon (Risperdal) eine spezifische positive Wirkung auf die Negativsymptome der Schizophrenie auszuüben bei vergleichbarer Wirkung auf die produktiven Symptome (Tollefson et al. 1997). Weitreichende Erfahrungen mit diesen Präparaten bei gerontopsychiatrischen Patienten liegen noch nicht vor, doch spricht vieles für den Einsatz dieser Medikamente bei älteren Patienten (Glazer 1997). Gegenüber dem schon länger zur Verfügung stehenden Clozapin (Leponex) weisen diese Substanzen ein geringeres Risiko für Blutbildveränderungen und Kreislaufprobleme auf.

74.5.2
Nichtmedikamentöse Therapie

Die Behandlung und Betreuung schizophrener und wahnhafter Patienten wirft oft erhebliche Probleme auf. Viele der Betroffenen sind sehr mißtrauisch. Auch liegt es in der Natur der Wahnsymptomatik, daß diese nicht als krankhaft und behandlungsbedürftig, sondern als real erlebt wird. Häufig sind es deshalb Angehörige oder Betreuungspersonen, die um fachlichen Rat suchen. Wesentlich für den Erfolg einer Behandlung ist der Aufbau einer tragfähigen und vertrauensvollen Beziehung. Der Arzt oder andere betreuende Bezugspersonen sollten dabei die Wahnvorstellungen der Betroffenen nicht teilen, sie aber als subjektive Realität der Patienten akzeptieren und den Patienten Verständnis für ihre schwierige Situation und die meist bestehenden Ängste und Unsicherheiten entgegenbringen. Auf keinen Fall sollten die Erkrankten provoziert werden.

Verweigert ein Patient aufgrund fehlender Krankheitseinsicht und/oder wahnhaften Erlebens die Behandlung, kann es bei drohender Selbst- oder Fremdgefährdung notwendig werden, eine behördlich-richterliche Unterbringung nach dem Unterbringungsgesetz einzuleiten. Bei anhaltenden Schwierigkeiten in der Lebensbewältigung ist u. U. auch die Errichtung einer Betreuung nach dem Betreuungsgesetz § 1896–1908 BGB notwendig.

Die psychotherapeutische Behandlung sollte unterstützend sein und eine emotionale Überstimulation auf jeden Fall vermeiden, da dadurch nach dem Vulnerabilitätskonzept der Krankheitsprozeß eher ungünstig beeinflußt werden kann. Die derzeit am häufigsten angewandten Therapiekonzepte sind meist verhaltensorientiert und zielen auf Bearbeitung der Denkstörungen, Erhöhung der Selbstkompetenz und der sozialen Fertigkeiten sowie der Förderung des Selbstwerterlebens. Spezielle Trainingsprogramme können die kognitiven Defizite, Konzentrationsfähigkeit und die lebenpraktischen Fähigkeiten verbessern (Roder et al. 1997). Insgesamt soll die Lebensqualität der Betroffenen verbessert und die Auswirkungen der psychischen Behinderung vermindert werden.

Durch psychoedukative Gruppen kann die Compliance verbessert und die Krankheitsbewältigung unterstützt werden. Inhalte sind neben Informationen über das Krankheitsgeschehen, die Behandlungsmöglichkeiten, insbesondere Wirkungen und Nebenwirkungen der Medikamente, Rezidivprophylaxe sowie das Erlernen besserer Streßbewältigung und Problemlösung.

Psychosoziale Hilfen zielen auf Unterstützung bei der Lebensbewältigung, aber auch auf den Abbau der sozialen Isolation, die gerade bei älteren Betroffenen oft ein erhebliches Problem darstellt. Häufig sind auch Hilfen bei der Tagesstrukturierung und Unterstützung bei lebenspraktischen Tätigkeiten wichtig. Insbesondere wenn im Alter zusätzliche körperliche Behinderungen auftreten, kann die Unterstützung und Betreuung durch eine ambulante Pflege oder eine Versorgung in Tagesstätten oder stationären Pflegeeinrichtungen notwendig werden.

Gerade bei älteren Patienten spielt die Aufklärung und Unterstützung der Angehörigen und der Betreuungpersonen eine große Rolle. Die Angehörigen können durch ihr Verhalten und ihre Einstellung zum Patienten den Krankheitsverlauf in der Regel erheblich beeinflussen. In Angehörigengruppen können Informationen über das Krankheitsgeschehen und die Behandlungsmöglichkeiten vermittelt und ein Erfahrungsaustausch über den oft schwierigen und belastenden Umgang mit schizophrenen oder paranoiden Patienten ermöglicht werden (Bäuml 1994).

Ziel der angeführten pharmakologischen, psycho- und soziotherapeutischen Maßnahmen ist, die Betroffenen in ihrer Krankheitsbewältigung zu unterstützen und ihre Selbständigkeit und soziale Integration weitmöglichst zu erhalten und damit wesentlich zur Verbesserung ihrer Lebensqualität beizutragen. Nicht zuletzt ist eine ausreichende Behandlung körperlicher Begleiterkrankungen, wie sie im Alter gehäuft auftreten, und der Ausgleich sensorischer Defizite für die Verbesserung der Situation der Betroffenen wichtig.

Literatur

Albers M (1992) Langzeithospitalisierte in der psychiatrischen Klinik heute. Swiss Med 14:15–24

Bäuml J (1994) Psychosen aus dem schizophrenen Formenkreis. Ein Ratgeber für Patienten und Angehörige. Springer, Berlin Heidelberg New York Tokyo, S 122–125

Ciompi L, Müller C (1976) Lebensweg und Alter der Schizophrenen. Springer, Berlin Heidelberg New York

Dilling H, Mombour W, Schmidt M H (1991) Internationale Klassifikation psychischer Störungen ICD 10. Huber, Bern

Glazer W M (1997) Olanzapine and the new pattern of use. J Clin Psychiatry 58:18–21

Marsden CD (1985) Is tardive dyskinesia a unique disorder? In: Casey DE, Chase T, Christensen AV (eds) Dyskinesia – research and treatment. Springer, Berlin Heidelberg New York Tokyo, pp 64–71

Prager S, Jeste DV (1993) Sensory impairement in late life schizophrenia. Schizophr Bull 19:691–700

Riecher-Rössler A (1997) 50 Jahre nach Manfred Bleuler. Was wissen wir heute über die Spätschizophrenie(n)?. Nervenarzt 68:159–170

Retterstøl N (1987) Schizophrenie – Verlauf und Prognose. In: Kisker KP (Hrsg) Psychiatrie der Gegenwart, 4. Schizophrenien. Springer, Berlin Heidelberg New York Tokyo, S 71–115

Roder V, Brenner H-D, Kienzle M, Hodel B (1997) Integriertes psychologisches Trainingsprogramm (IPT), 4. veränd. Aufl. Psychologie Verlags Union, Weinheim

Saß H, Wittchen H-U, Zaudig M (1996) Diagnostisches und Statistisches Manual Psychischer Störungen DSM-IV. Hogrefe, Göttingen

Spitzer M (1989) Was ist Wahn? Untersuchungen zum Wahnproblem. Springer, Berlin Heidelberg New York Tokyo

Tollefson G, Beasley CM Jr, Tran P, Street et al. (1997) Olanzapin vs Haloperidol in the treatment of schizophrenia and other psychotic disorders. Am J Psychiatry 154:457–465

Tran-Johnson T K, Krull A J, Jeste D V (1992) Late life schizophrenia and its treatment: Pharmacologic issues in older schizophrenic patients. Clin Geriatr Med 8:401–410

Yassa R, Nastase C, Dupont D (1992) Tardive dyskinesia in elderly psychiatric patients: A 5-year study. Am J Psychiatry 149:1206–1211

Zubin J, Spring B (1977) Vulnerability – a new view of schizophrenia. J Abnorm Psychol 86:103–126

Urologische Krankheiten

K. Höfner

75.1 Benignes Prostatasyndrom 666
75.1.1 Epidemiologie 666
75.1.2 Pathophysiologie und Terminologie 667
75.1.3 Ätiologie und Pathogenese (pBPH und BPE) 667
75.1.4 Diagnostik 667
75.1.5 Therapie 669
75.1.6 Zusammenfassung 672

75.2 Prostatakarzinom 672
75.2.1 Epidemiologie 672
75.2.2 Ätiologie 673
75.2.3 Pathologie und Stadieneinteilung 673
75.2.4 Klinik 674
75.2.5 Diagnostik 674
75.2.6 Therapie 676
75.2.7 Zusammenfassung 678

75.3 Harnblasenkarzinom 679
75.3.1 Epidemiologie 679
75.3.2 Ätiologie 679
75.3.3 Pathogenese und Stadien 679
75.3.4 Klinik 680
75.3.5 Diagnostik 680
75.3.6 Therapie 681
75.3.7 Zusammenfassung 683

Literatur 683

Die Symptome Pollakisurie, imperativer Harndrang, Nykturie, Blasenentleerungsstörung und Harninkontinenz sind im Alter häufig und oft Anzeichen für eine mehr oder minder schwere urologische Erkrankung. Differentialdiagnostisch sind die benigne Prostatahyperplasie und das Prostatakarzinom beim älteren Mann bzw. das Harnblasenkarzinom bei beiden Geschlechtern bedeutsam. Diagnostik und Therapie müssen der besonderen Situation des geriatrischen Patienten angepaßt werden, wobei die Sicherung der Lebensqualität bei den oft multimorbiden Patienten mit reduzierter Lebenserwartung Hauptziel der Behandlung ist.

Die moderne Urologie bietet heute sowohl wenig belastende diagnostische Verfahren als auch effiziente konservative und minimal invasive instrumentelle Behandlungsverfahren, die v.a. bei geriatrischen Patienten eingesetzt werden können und ein optimales Behandlungsergebnis liefern. Eine suffiziente interdisziplinäre Versorgung unter Einbeziehung des Urologen ist dafür unabdingbare Voraussetzung.

75.1 Benignes Prostatasyndrom

75.1.1 Epidemiologie

Hinsichtlich der Zahl der Betroffenen und der Kosten muß das benigne Prostatasyndrom (BPS) als Volkskrankheit bezeichnet werden. Eindeutige Angaben zur Epidemiologie des Krankheitsbildes sind schwierig. Das liegt im wesentlichen am veränderten pathophysiologischen Verständnis (s. Abschn. 75.1.2) und der daraus resultierenden, nicht eindeutigen Definition des Krankheitsbildes. Obstruktion, Symptomatik und Prostatavolumen müssen als eigenständige Faktoren in Diagnostik und Verlaufsbeobachtung betrachtet werden. Abbildung 75-1 gibt eine Übersicht der Prävalenz nach den Kriterien Histologie, Klinik, vergrößerte Prostata (digitorektale Untersuchung,

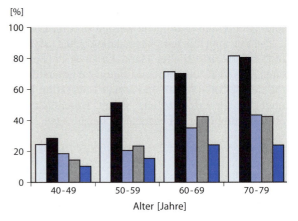

Abb. 75-1. Altersspezifische Prävalenz. 1. Säule: histologische BPH in Autopsiematerial (n = 1075). 2. Säule: klinische Prävalenz (Anamnese und klinische Untersuchung) in der Baltimore Longitudinal Study of Ageing (n = 1057). 3. Säule: Prävalenz auf der Basis einer vergrößerten Prostata in der DRU (n = 6975). 4. Säule: Prävalenz in der Bevölkerung in Bridge of Allen, Schottland, auf der Basis einer Kombination von Symptomen, Prostatavergrößerung und Harnflußrate (n = 699). 5. Säule: Prävalenz in Japan basierend auf Untersuchungen mit transrektalem Ultraschall (TRUS)

transrektaler Ultraschall) und einer Kombination von Symptomatik, Prostatavergrößerung und Harnflußrate aus großen epidemiologischen Studien.

75.1.2
Pathophysiologie und Terminologie

Im allgemeinen wurde bisher die Abkürzung „BPH" relativ undifferenziert als Synonym für Blasenentleerungsstörungen des älteren Mannes verwendet. Strenggenommen beinhaltet der Terminus „benigne Prostatahyperplasie" (BPH) ausschließlich eine histologische Diagnose. Die alte Bezeichnung BPH sollte – wie im TNM-System – als „pBPH" (p für pathologisch-histologisch beurteilt) gekennzeichnet und ausschließlich in diesem Kontext verwendet werden. Für das bisher mit BPH bezeichnete Krankheitsbild wird deshalb fortan die Bezeichnung benignes Prostatasyndrom (BPS) verwendet.

Die Symptomatik des Patienten ist i. allg. unspezifisch und in unterschiedlichem Maße irritativ (Pollakisurie, imperativer Harndrang, Nykturie) und/oder obstruktiv (Restharngefühl, abgeschwächter Harnstrahl, Startverzögerung). Es ist zwischenzeitlich gut dokumentiert, daß die Symptomatik beim Prostatiker weder ausreichend erkrankungsspezifisch noch geschlechtsspezifisch ist. Die Symptomatik wurde deshalb folgerichtig dem unteren Harntrakt allgemein zugeordnet und mit LUTS („lower urinary tract symptoms") bezeichnet. Diese LUTS können entsprechend ihrer Ausprägung und der Empfindsamkeit des Patienten in wechselndem Maße zu einer Beeinträchtigung der Lebensqualität führen. Umfangreiche Studien haben gezeigt, daß nur eine geringe Korrelation zwischen LUTS, Prostatavergrößerung („benign prostatic-enlargement" (BPE) und Blasenauslaßobstruktion („bladder outlet obstruction"/BOO) existiert (Abb. 75-2). Wenn die BOO durch eine BPE bedingt ist, wird von einer durch die Prostata verursachten Obstruktion („benign prostatic obstruction"/BPO) gesprochen.

Der zwischenzeitlich im Schrifttum gut dokumentierte nichtsignifikante Zusammenhang zwischen Symptomen, Prostatagröße und Obstruktion zwingt zwangsläufig dazu, daß wir uns von den immer noch üblichen Stadieneinteilungen nach Alken (3 Stadien) oder Vahlensieck (4 Stadien), die auf einem direkten Zusammenhang der Faktoren basieren, definitiv verabschieden müssen.

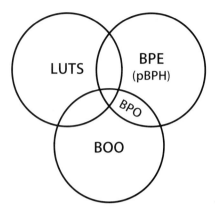

Abb. 75-2. Benignes Prostatasyndrom (BPS): variabler Zusammenhang zwischen Symptomatik (LUTS), Prostatavergrößerung (BPE) und Obstruktion (BOO, BPO). [*LUTS* „lower urinary tract symptoms", Symptome des unteren Harntrakts; *BPS* benignes Prostatasyndrom, mit der alten Bezeichnung BPH identisch; *BOO* „bladder outlet obstruction", Blasenauslaßobstruktion; *BPE* „benign prostatic enlargement", benigne Prostatavergrößerung; *BPO* „benign prostatic obstruction", benigne Prostataobstruktion), durch BPE verursachte BOO; *pBPH* benigne Prostatahyperplasie (Histologie)]

75.1.3
Ätiologie und Pathogenese (pBPH und BPE)

Die Prostata besteht aus epithelialen Drüsenschläuchen, die in fibromuskuläres Stroma eingebettet sind. Das hyperplastische Wachstum der Prostata beginnt etwa im 30. Lebensjahr in den periurethral gelegenen Drüsenabschnitten, der sog. Übergangszone. Neben dem Einfluß des Alterns, bilden androgene Hormone einen entscheidenden Wachstumsstimulus in der postpubertären Drüsenvolumenregulation. Entscheidend für die Entwicklung der pBPH sind eine intakte Hodenfunktion und die ungehinderte Konversion von Testosteron (T) zu Dihydrotestosteron (DHT) durch das Enzym 5α-Reduktase. Mögliche Angriffspunkte für die Steuerung des intraprostatischen Hormonmilieus sind neben der 5α-Reduktase die Hormonrezeptorexpression in Epithel und Stroma, Östrogene und andere Hormone. Daneben beeinflussen zahlreiche peptidale Wachstumsfaktoren parakrin oder autokrin den lokalen Stoffwechsel in den verschiedenen Kompartimenten der Drüse, wodurch das Gleichgewicht der Zellkinetik zwischen Proliferation und programmiertem Zelltod verschoben werden kann.

75.1.4
Diagnostik

Kürzlich sind von der Deutschen Gesellschaft für Urologie zusammen mit dem Berufsverband der Deutschen Urologen Leitlinien zur Diagnostik und

Therapie verabschiedet worden. Sicherlich sind diese Empfehlungen nicht kritiklos auf jeden geriatrischen Patienten zu übertragen sondern müssen individuell an Morbidität, Belastbarkeit (d.h. Operabilität) und kognitiven Zustand des Patienten angepaßt werden. Für Diagnostik und Therapie des geriatrischen Patienten sollten folgende Grundsätze Berücksichtigung finden:

- Alle nichtinvasiven diagnostischen Verfahren (Anamnese, klinische Untersuchung, Sonographie) sind auch dem geriatrischen Patienten zuzumuten und sollten deshalb entsprechend der Empfehlungen eingesetzt werden.
- Primäres Ziel der Diagnostik ist der Ausschluß einer absoluten Operationsindikation und des Prostatakarzinoms.
- Ist der Patient trotz absoluter Operationsindikation nicht operabel, muß nicht in jedem Fall der transurethrale/suprapubische Katheter die Ultima ratio sein. Heute existierende Therapiealternativen sollten mit einem Urologen abgestimmt werden.
- Besteht keine absolute Operationsindikation, steht der Nicht-Experte vor einer nur schwer durchschaubaren Anzahl medikamentöser und minimal invasiver instrumenteller Methoden, deren Indikation sich hauptsächlich aus dem Grad der zugrunde liegenden BOO/BPO ergibt. Die Behandlungsstrategie und die Verlaufskontrolle sollte deshalb in Abstimmung mit einem Urologen und entsprechend der Patientenpräferenz nach optimaler Beratung erfolgen.

Standarddiagnostik

Anamnese

Zur Differentialdiagnose des LUTS-Patienten sind Miktionsanamnese (evtl. Miktionsprotokoll) unter Berücksichtigung von Makrohämaturie und Harnwegsinfekten, Hinweise auf neurogene Ursachen von Blasenentleerungsstörung (Morbus Parkinson, Diabetes mellitus, Apoplex etc.) sowie eine dezidierte Medikamentenanamnese von Bedeutung: Während u.a. Anticholinergika, Psychopharmaka und Anti-Parkinson-Mittel eine Verminderung der Blasenkontraktion bewirken, steigern Cholinergika die Kontraktilität. Eine Verminderung des urethralen Widerstandes entsteht bei Gabe von α-Blockern, eine Erhöhung bei Applikation von α-Adrenergika.

Körperliche und digitorektale Untersuchung (DRU)

Neben einer körperlichen Untersuchung wird ein orientierender neurourologischer Status (Analsphinktertonus, Bulbocavernosusreflex, motorischer und sensorischer Status der unteren Extremitäten, des Dammes und des Genitale) sowie eine DRU durchgeführt.

Die DRU beurteilt die Prostata hinsichtlich Größe, Dolenz und Konsistenz. Es erfolgt der Ausschluß eines Prostatakarzinoms und eine Beurteilung von Sphinktertonus und Rektum. Die palpatorische Bestimmung der Prostatagröße kann nur orientierend sein und sollte auf eine Entscheidung zur Therapie allein keinen Einfluß haben. Prostatavolumen und klinische Symptomatik, urodynamische Obstruktion und Operationserfolg korrelieren in einem weiten Bereich nicht.

Quantifizierung von Symptomatik und Lebensqualität

Allgemeine Akzeptanz und weite Verbreitung hat der internationale Prostatasymptomenscore (IPSS) erreicht (Abb. 75-3). Nach den IPSS-Werten werden Patienten mit milder Symptomatik (IPSS 0–7) von solchen mit mittlerer (IPSS 8–19) und schwerer Symptomatik (IPSS 20–35) unterschieden. Eine Therapieindikation wird i. allg. bei einem IPSS-Wert über 7 gesehen. Ergänzend zu den 7 Fragen zum Miktionsverhalten ist eine Frage zur Lebensqualität eingeschlossen.

Laborparameter

■ **Serumkreatinin und Urinstatus.** Ungefähr 10% der Patienten mit BPS leiden an einer Niereninsuffizienz. Eine Erhöhung des Serumkreatinins erfordert eine weiterführende Diagnostik des oberen Harntrakts. Es muß mit einer höheren postoperativen Komplikationsrate bei niereninsuffizienten Patienten gerechnet werden.

■ **Prostataspezifisches Antigen (PSA).** Da ältere Patienten eine höhere Inzidenz an Prostatakarzinomen gegenüber der normalen Screeningbevölkerung aufweisen, wird eine PSA-Bestimmung bei allen geriatrischen LUTS-Patienten empfohlen (nicht sinnvoll bei Ablehnung einer Biopsie). Zur Interpretation der PSA-Werte s. Absch. 75.2.

Restharn, Uroflowmetrie

Die sonografische Restharnbestimmung sollte vor Therapieentscheidung und zur Verlaufskontrolle bei jedem geriatrischen Patienten durchgeführt werden. Zusammen mit der Uroflowmetrie (Harnstrahlmessung), die ggf. vom Urologen empfohlen und durchgeführt wird, können wichtige Hinweise auf die zugrunde liegende Blasenentleerungsstörung oder den Erfolg einer Therapie ermittelt werden.

Obligate Untersuchungen

Als obligat zu betrachten sind die Sonographie der Nieren und der Blase (Steinausschluß, Tumor) und

75.1 Benignes Prostatasyndrom

Die Angaben beziehen sich auf die **letzten 4 Wochen**. Bitte ankreuzen:	Niemals	Seltener als in einem von fünf Fällen	Seltener als in der Hälfte aller Fälle	Ungefähr in der Hälfte aller Fälle	In mehr als der Hälfte aller Fälle	Fast immer	
1. Wie oft hatten Sie das Gefühl, daß Ihre Blase nach dem Wasserlassen nicht ganz leer war?	0	1	2	3	4	5	
2. Wie oft mußten Sie innerhalb von 2 Stunden ein zweites Mal Wasser lassen?	0	1	2	3	4	5	
3. Wie oft mußten Sie beim Wasserlassen mehrmals aufhören und wieder neu beginnen?	0	1	2	3	4	5	
4. Wie oft hatten Sie Schwierigkeiten, das Wasserlassen hinauszuzögern?	0	1	2	3	4	5	
5. Wie oft hatten Sie einen schwachen Strahl beim Wasserlassen?	0	1	2	3	4	5	
6. Wie oft mußten Sie pressen oder sich anstrengen, um mit dem Wasserlassen zu beginnen?	0	1	2	3	4	5	
	Niemals	Einmal	Zweimal	Dreimal	Viermal	Fünfmal oder mehr	
7. Wie oft sind Sie im Durchschnitt nachts aufgestanden, um Wasser zu lassen?	0	1	2	3	4	5	
Gesamt-**IPSS**-Score S = _____							
Beeinträchtigung der Lebensqualität durch Harntraktsymptome							
	Ausgezeichnet	Zufrieden	Überwiegend zufrieden	Gemischt, teils zufrieden, teils unzufrieden	Überwiegend unzufrieden	Unglücklich	Sehr schlecht
6. Wie würden Sie sich fühlen, wenn sich Ihre jetzigen Symptome beim Wasserlassen in Ihrem weiteren Leben nicht mehr ändern würden?	0	1	2	3	4	5	6
Lebensqualität Index L = _____							

▲

Abb. 75-3. Internationaler Prostatasymptomenscore (IPSS)

die Volumenbestimmung der Prostata. Letztere sollte aufgrund der größeren Genauigkeit möglichst durch transrektalen Ultraschall (TRUS) erfolgen.

Fakultative Untersuchungen

Die Erfassung des Prostatavolumens durch TRUS ist genauer als eine transabdominale Volumetrie und erlaubt allein die Beurteilung der zonalen Anatomie. Die Sensitivität in der Karzinomdiagnostik wird mit der Kombination von PSA, DRU und TRUS gesteigert.

Das Ausscheidungsurogramm (AUG) sollte durchgeführt werden, wenn rezidivierende Harnwegsinfekte, Hämaturie, Niereninsuffizienz, Steinanamnese oder Operationen am Harntrakt bzw. ein pathologischer Sonographiebefund eine weitere Diagnostik erfordern. Endoskopie und urodynamische Druck-Fluß-Messungen (spezielle Funktionsdiagnostik zur genauen Erfassung des Obstruktionsgrades v. a. bei neurogenen Begleiterkrankungen wie diabetische Neuropathie, M. Parkinson, LWS-Syndrom etc.) sind diagnostische Hilfsmittel des Urologen und speziellen Fragestellungen vorbehalten.

75.1.5 Therapie

Absolute Operationsindikation

Absolute Indikationen zur Durchführung einer operativen Intervention mit TUR-P (transurethrale Resektion der Prostata) oder transvesikaler Enukleation bestehen bei folgenden Zuständen infolge BPS:

- rezidivierender Harnverhalt,
- rezidivierende Harnwegsinfekte,
- rezidivierende Makrohämaturie,
- Harnblasenkonkremente,
- Niereninsuffizienz.

Kontrolliertes Zuwarten

Bei geringen Beschwerden (IPSS von weniger als 7 Punkten) ist eine Therapie i. allg. nicht erforderlich. Kommt es unter dieser Strategie zu einer Zunahme der Symptomatik, ist ein Überdenken des Konzepts angezeigt. Eine Kontrolle wird halbjährlich empfohlen. Restharnwerte über 100 ml schließen die Option des kontrollierten Zuwartens aus.

Medikamentöse Therapie

Um medikamentöse Therapieoptionen sinnvoll einzusetzen, gelten folgende Empfehlungen:

- Die Wirksamkeit einer Substanz muß gemäß den Empfehlungen der Konsensuskonferenz der WHO in randomisierten, plazebokontrollierten doppelblinden Studien geprüft sein. Es sollten aus mehreren Studien Langzeituntersuchungen mit einer Nachsorge von mindestens einem Jahr vorliegen.
- Ein Therapieversuch ohne die vorgenannte Diagnostik und deren urologische Bewertung sollte unterbleiben.
- Die Therapie muß individuell angepaßt sein und dem Indikationsbereich der einzelnen Medikamente entsprechen.
- Eine Patientenselektion ist erforderlich, um eine Therapiekaskade zu vermeiden.
- Eine Kombinationstherapie verschiedener Substanzen ist wegen hoher Kosten und fehlendem Wirksamkeitsnachweis eines additiven Effekts abzulehnen.
- Die Therapie muß engmaschig anhand eines Symptomenfragebogens überprüft werden.

Phytotherapie

In Deutschland sind Extrakte aus u. a. Hypoxis rooperi, Brennesselwurzeln, Sabal-Serrulata-Früchten, Kürbiskernen und Roggenpollen rezeptier- und erstattungsfähig. Da es sich bei den Pflanzenextrakten um komplexe Mischpräparate handelt, ist eine Charakterisierung des Wirkmechanismus der einzelnen Komponenten schwierig und bisher nicht eindeutig erfolgt. Weitere wissenschaftliche und klinische Studien sind erforderlich, die sich an den Richtlinien der WHO bzw. der Internationalen Konsensuskonferenzen zur BPH orientieren. Derzeit liegen nur für 2 β-Sitosterin (Phytosterol) enthaltende Präparate (Azuprostat, Harzol) publizierte Sechsmonatsstudien vor, die nach den Richtlinien der WHO eine Überlegenheit gegenüber Plazebo konstatieren. Klinische Studien mit anderen Phytopharmaka zeigen günstige Effekte auf das Miktionsverhalten, entsprechen aber im Studiendesign nicht den empfohlenen Qualitätsanforderungen. Für keinen Pflanzenextrakt liegt bisher eine kontrollierte validierte Langzeitbeobachtung mit einer ausreichenden Patientenzahl vor.

α-Rezeptorenblocker

Die α-Rezeptorblockade zielt auf eine Relaxation der glatten Muskelzellen der Prostata ab. Etwa 40% des auf die Urethra einwirkenden Drucks werden durch den adrenerg kontrollierten Muskeltonus dieser Gewebsanteile verursacht. Aufgrund der besseren Verträglichkeit werden heute zur Therapie des BPS ausschließlich α_1-Rezeptorenblocker eingesetzt. 4 α_1-Rezeptorenblocker sind in Deutschland zugelassen:

- Alfuzosin (UroXatral, Urion),
- Doxazosin (Cardular, Diblocin),
- Tamsulosin (Alna, OMNIC) und
- Terazosin (Flotrin).

Doxazosin und Terazosin besitzen gleichzeitig die Zulassung zur Therapie der arteriellen Hypertonie. Die klinischen Effekte der verschiedenen Substanzen sind nahezu gleichwertig bezogen auf die Verbesserung von Symptomatik und Harnfluß (Q_{max}, gegenüber Plazebo gering). Ob es zu einer urodynamisch meßbaren Abnahme der Obstruktion kommt, ist bisher umstritten. Für alle Substanzen liegen randomisierte klinische Studien vor, die auch in der Langzeitbeobachtung gute Ergebnisse zeigen. Charakteristisch für die α_1-Rezeptorenblocker ist der rasche Eintritt der maximalen Wirkung auf die Symptome und die Dosisabhängigkeit von Wirkungen und Nebenwirkungen. Mögliche Nebenwirkungen sind Abgeschlagenheit, Schwindel, Kopfschmerz, grippale Symptome und hypotone Dysregulation. Generell gilt, daß Wirkungen auf den Blutdruck bei Hypertonikern ausgeprägter sind als bei Normotonikern.

Vor Therapiebeginn ist die Medikamentenanamnese wichtig, da Begleitmedikationen zur Therapie der Hypertonie wie Kalziumantagonisten, β-Blocker und andere α-Rezeptorenblocker zu einer Verstärkung der kardiovaskulären Nebenwirkungen führen können. Da die Symptomatik unter α-Rezeptorenblocker-Therapie gelindert wird, sollte vor Therapiebeginn eine urologische Beurteilung der Obstruktion erfolgen, da eine asymptomatische aber ausgeprägte Obstruktion sonst unbemerkt außer Kontrolle geraten kann.

5α-Reduktase-Hemmer

Eine Hemmung der 5α-Reduktase in der Prostata führt zum Absinken des intraprostatischen Dihydrotestosterons. Hierdurch wird eine Reduktion des Prostatavolumens erzielt.

Die klinische Wirksamkeit von Finasterid (Proscar) konnte in zahlreichen plazebokontrollierten Doppelblindstudien nachgewiesen werden, wobei inzwischen randomisierte, plazebokontrollierte Daten über einen Zeitraum von 4 Jahren vorliegen. Diese Studiendaten belegen eine Langzeitwirksamkeit für Finasterid bei BPE und scheinen eine Verminderung der Progredienz des Leidens anzuzeigen, da das Risiko eines Harnverhalts oder einer operativen Intervention von 13 auf 7% reduziert wurde. Die Verbesserung des Harnflusses gegenüber Plazebo ist gering. Ob es zu einer urodynamisch meßbaren Abnahme der Obstruktion kommt, ist umstritten. Eine ausreichende Wirkung von Finasterid ist dann zu erwarten, wenn das initiale Drüsenvolumen über 40 ml liegt.

Schwere Nebenwirkungen treten unter Finasteridtherapie nicht auf. Gelegentlich wurde über eine Verringerung des Ejakulatvolumens, eine Abnahme der Libido und Potenzstörungen berichtet. Gynäkomastie oder Brustschmerzen sind in seltenen Fällen ebenfalls aufgetreten.

Da die Symptomatik unter 5α-Reduktase-Hemmern gelindert wird, sollte vor Therapiebeginn eine urologische Beurteilung der Obstruktion erfolgen, da eine asymptomatische aber ausgeprägte Obstruktion sonst unbemerkt außer Kontrolle geraten kann.

Instrumentelle/operative Therapieoptionen

TUR-P, TUIP und offene Operation

Die transurethrale Resektion der Prostata (TUR-P) gilt als Standardverfahren, mit dem andere Methoden verglichen werden müssen. Bei geeigneter Patientenselektion und Verwendung moderner Resektionstechniken lassen sich hervorragende und dauerhafte Ergebnisse bei gleichzeitig niedriger Morbidität erzielen. Für die TUR-P werden Mortalitätsraten zwischen 0,2 und 3,3% und Inkontinenzraten bis zu 10% angegeben, selten tritt Impotenz auf. Die retrograde Ejakulation ist häufig, wobei der Einfluß auf die Lebensqualität der Patienten gering ist. Mögliche Adenomrezidive können die Effektivität dieser Therapie verringern.

Die offene Adenomenukleation erzielt ähnlich gute Ergebnisse wie die TUR-P. Die offene Operation sollte aber auf große Drüsenvolumina beschränkt bleiben. Bei kleinem Prostatavolumen kann eine transurethrale Inzision (TUIP) der Prostata erwogen werden. Die Elektrovaporisation/Vaporesektion ist eine Modifikation der konventionellen TUR-P mit dem Ziel, deren Morbidität zu senken. Die Entfernung von Prostatagewebe erfolgt über Vaporisierung (Verdampfung) oder eine Kombination von Vaporisierung mit Resektion. Erste Ergebnisse zeigen eine gute Effektivität bei geringen Nebenwirkungen. Langzeitergebnisse fehlen noch.

Laser

Laserverfahren sind sehr heterogen und umfassen Laserkoagulation, Laservaporisation und Laserresektion. Ein Vorteil der Laserverfahren sind geringe intra- und postoperative Komplikationsraten. Ein Nachteil der weniger invasiven Koagulationsverfahren besteht in der verzögert einsetzenden Wirkung, der Nachteil der unmittelbar gewebeablativen Verfahren liegt im hohen Zeitbedarf. Verschiedene Studien zeigen eine Verbesserung von Symptomenscores, Harnfluß und Obstruktion z. T. über mehrere Jahre.

Transurethrale Mikrowellenthermotherapie (TUMT)

Die TUMT ist ein alternatives Therapieverfahren, das Mikrowellenenergie zur transurethralen Wärmeapplikation in die Prostata verwendet. Bei der Niedrigenergie-(NE-)TUMT werden intraprostatische Temperaturen bis 55°C erreicht, die die Symptomatik des Patienten bessern. Die Verbesserung der Obstruktion ist gering.

Die Hochenergie-(HE-)TUMT erzeugt höhere intraprostatische Temperaturen ($>55°C$) und eine signifikante Desobstruktion. Vorteile der TUMT sind narkosefreie Behandlung, fehlendes Blutungsrisiko und Möglichkeit der ambulanten Durchführung. Nachteile sind die verzögert einsetzende Wirkung mit Notwendigkeit einer passageren Harnableitung und geringe Langzeitdaten.

Die heute noch teilweise praktizierte Hyperthermie kann zur Therapie des BPS nicht empfohlen werden, da die erreichten intraprostatischen Temperaturen eine Gewebsnekrose als Voraussetzung für einen Therapieeffekt nicht erzeugen können.

Transurethrale Nadelablation der Prostata (TUNA)

Die TUNA ist ein alternatives Behandlungskonzept, das mittels transurethraler Applikation von Nadeln Radiofrequenzwellen appliziert und das BPS-Gewebe umschrieben auf 100°C erhitzt. Die Einstichtiefe und die Zahl der Einstiche erfolgt nach sonographisch ermittelter Prostatagröße. Die Ergebnisse lassen eine signifikante Wirkung auf die Symptomatik wie auch auf die Blasenauslaßobstruktion erkennen. Vorteile sind narkosefreie Behandlung, fehlendes Blutungsrisiko und die Möglichkeit der ambulanten Durchführung. Nachteile bestehen ähnlich der TUMT in der verzögert einsetzenden Wirkung mit teilweise erforderlicher passagerer Harnableitung und geringen Langzeitdaten.

Intraprostatische Stents

Stents sind metallische oder Polyurethanimplantate, die in der prostatischen Harnröhre ohne Narkose oder operativen Eingriff passager oder permanent positioniert werden. Passagere Implantate sind Alternativen zum transurethralen bzw. suprapubischen Katheter, die in regelmäßigen Abständen gewechselt werden müssen. Permanente Implantate wachsen in die Harnröhrenwand ein, ein Wechsel ist nicht erforderlich. Wegen zahlreicher Komplikationen (z. B. Dislokation, Inkrustation, persistierende Drangsymptomatik/Dranginkontinenz) sollte die Plazierung von Stents auf Hochrisikopatienten beschränkt bleiben (ASA ≥3). Ein großer prostatischer Mittellappen ist eine Kontraindikation.

75.1.6 Zusammenfassung

Das BPS ist eine häufige Erkrankung des älteren Mannes, dessen wichtigste Differentialdiagnose das Prostatakarzinom ist. Neue Daten zur Pathophysiologie dokumentieren die fehlende klinische Korrelation zwischen Symptomatik, Prostatagröße und Blasenauslaßobstruktion, begründen eine grundlegend neue Terminologie und widerlegen die klassische Stadieneinteilung. Der Aufwand an Diagnostik (Standard, obligat oder fakultativ) sollte dem geriatrischen Patienten individuell angepaßt und je nach Therapieindikation mit einem Urologen abgestimmt werden.

Konservative Therapieoptionen bessern die Symptomatik bei BPS, beeinflussen die Obstruktion jedoch nicht oder nur geringgradig. Die Behandlungsmorbidität ist niedrig.

Eine Indikation zum kontrollierten Zuwarten besteht bei milder Symptomatik (IPSS <7).

Für die endgültige Beurteilung der Phytotherapie sind weitere Studien erforderlich.

α_1-Rezeptorenblocker können zur symptomatischen Therapie des BPS eingesetzt werden. Eine Beurteilung der Obstruktion vor Therapiebeginn ist erforderlich.

5α-Reduktasehemmer können zur Therapie des BPS bei einem Drüsenvolumen über 40 ml eingesetzt werden. Eine Beurteilung der Obstruktion vor Therapiebeginn ist erforderlich. Alle instrumentellen transurethralen oder operativen Verfahren haben mit Ausnahme der NE-TUMT eine Desobstruktion der BPO mit Ablation von Prostatagewebe zum Ziel. Mit zunehmender Ablation verringert sich die Obstruktion, wobei die Behandlungsmorbidität ansteigt (z. B. Harnröhrenstrikturen, Blasenhalssklerose, Ejakulationsstörungen, Harnwegsinfektionen, Inkontinenz, Impotenz).

Die TUR-P gilt als „Goldstandard". Gleichwertige operative Verfahren sind bei entsprechender Indikation die offene Operation und die TUIP. Alternative minimal invasive Verfahren mit unterschiedlichen Vor- und Nachteilen sind die TUMT, TUNA und verschiedene Laserverfahren. Harnröhrenstents können bei Hochrisikopatienten indiziert sein. Die Therapieindikation sollte grundsätzlich in Abstimmung mit dem Urologen und entsprechend der Präferenz des aufgeklärten Patienten erfolgen.

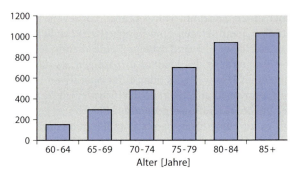

Abb. 75-4. Altersabhängige Inzidenz (pro 100000) des klinisch erkannten Prostatakarzinoms

75.2 Prostatakarzinom

75.2.1 Epidemiologie

Inzidenz

In der Bundesrepublik Deutschland ist mit 30 Neuerkrankungen pro Jahr/100000 Männern zu rechnen. Das Prostatakarzinom ist in der Bundesrepublik Deutschland die Ursache für ca. 8000 Krebstodesfälle pro Jahr und damit die zweithäufigste Krebstodesursache des Mannes nach dem Bronchialkarzinom. Die Inzidenz des Prostatakarzinoms ist altersabhängig (Abb. 75-4) und in den vergangenen Jahren deutlich angestiegen (16000 im Jahr 1991 auf ca. 20000 im Jahr 1995 in der Bundesrepublik Deutschland). Verantwortlich für die scheinbare Zunahme ist die Einführung des prostataspezifischen Antigens (PSA).

Prävalenz

Autopsiestudien haben gezeigt, daß die Prävalenz (Anteil der Bevölkerung, der zu einer gegebenen Zeiteinheit erkrankt ist oder es jemals war) des Prostatakarzinoms weitaus häufiger ist. Zumeist mikroskopisch kleine, gut differenzierte Adenokarzinome der Prostata findet man bei 40% aller 60- bis 70jährigen, mit weiterer Zunahme in jeder Lebensdekade.

Dieser, früher als latentes Prostatakarzinom bezeichnete, Tumor muß als Frühform des klinisch manifesten Prostatakarzinoms angesehen werden. Etwa 9 von 10 dieser latenten Prostatakarzinome bleiben unentdeckt.

75.2.2 Ätiologie

Die genaue Ätiologie des Prostatakarzinoms ist nicht bekannt. Folgende Faktoren werden diskutiert:

- *Genetische Faktoren:* Das Risiko für ein Prostatakarzinom ist 2- bis 3mal höher, wenn ein Anverwandter 1. oder 2. Grades ein klinisch manifestes Prostatakarzinom aufweist.
- *Hormonelle Faktoren:* Eunuchen (Kastration vor der Pubertät) entwickeln kein Prostatakarzinom; das Prostatakarzinomwachstum ist androgenabhängig. Ob Androgene beim Menschen eine Induktion oder Promotion des Prostatakarzinoms auslösen, ist nicht bekannt.
- *Diät:* Lebensumstände, wie Essensgewohnheiten und Umweltfaktoren, können das Prostatakarzinomwachstum beeinflussen (Japaner zeigen einen Anstieg der Prostatakarzinominzidenz, wenn sie in die USA einwandern). Zu solchen Faktoren gehören Abgase, Luftverschmutzung, landesspezifische Essensgewohnheiten wie tierische Eiweiße und Fette. Keiner dieser Faktoren konnte als spezifischer Auslöser für Prostatakarzinom nachgewiesen werden.
- *Infektionskrankheiten:* Die direkte Verbindung der prostatischen Drüsen mit der proximalen Urethra legt es nahe, daß virale und venerische Entzündungen der Harnröhre für die Entstehung des Prostatakarzinoms möglich sind. Die Ergebnisse sind jedoch kontrovers.

75.2.3 Pathologie und Stadieneinteilung

Die Prostata ist ein drüsiges Organ, das in mehrere Zonen aufgeteilt ist. Zur rektalen Seite hin liegt die periphere Zone, die Ursprungsort für 75% aller Prostatakarzinome ist.

In weniger als 5% der Fälle entsteht das Prostatakarzinom in der zentralen Zone (um die Ducti ejaculatores in der Mitte der Urethra). 20% aller Prostatakarzinome entwickeln sich in der Übergangszone (um die proximale Harnröhre herum), aus der sich auch die benigne Prostatahyperplasie (BPH) entwickelt. Beim weiteren Fortschreiten werden die Prostatakapsel und Samenblasen infiltriert.

Prostatakarzinome entstehen in 98% aus dem Drüsenepithel (Adenokarzinom). Sie treten meist multifokal auf. Es werden je nach Klassifikations-

Tabelle 75-1. TNM-Klassifikation des Prostata-(adeno-)karzinoms. (Nach UICC 1997)

T	Primärtumor
TX	Primärtumor kann nicht beurteilt werden
T0	Kein Anhalt für Primärtumor
T1	Klinisch nicht erkennbarer Tumor, der weder tastbar noch in bildgebenden Verfahren sichtbar ist
T1a	Tumor zufälliger histologischer Befund („incidental carcinoma") in 5% oder weniger des resezierten Gewebes
T1b	Tumor zufälliger histologischer Befund („incidental carcinoma") in mehr als 5% des resezierten Gewebes
T1c	Tumor durch Nadelbiopsie diagnostiziert
T2	Tumor begrenzt auf Prostata (auch Invasion in den Apex der Prostata oder in die Prostatakapsel, aber nicht durch diese in extrakapsuläres Gewebe)
T2a	Ein Lappen
T2b	Beide Lappen
T3	Tumor breitet sich durch die Prostatakapsel in extrakapsuläres Gewebe aus
T3a	Extrakapsuläre Ausbreitung ohne Samenblasen
T3b	Tumor infiltriert Samenblase(n)
T4	Tumor ist fixiert oder infiltriert andere benachbarte Strukturen als Samenblasen
N	**Regionäre Lymphknoten**
NX	Regionäre Lymphknoten können nicht beurteilt werden
N0	Keine regionären Lymphknotenmetastasen
N1	Regionäre Lymphknotenmetastasen
M	**Fernmetastasen**
MX	Das Vorliegen von Fernmetastasen kann nicht beurteilt werden
M0	Keine Fernmetastasen
M1	Fernmetastasen
M1a	Nichtregionäre(r) Lymphknoten
M1b	Knochen
M1c	Andere Lokalisation(en)

schema 3 oder 4 Malignitätsgrade beschrieben. Bei der Hälfte aller Tumoren liegen bei einem Patienten unterschiedliche Differenzierungsgrade in einzelnen Tumoranteilen vor. Selten sind Platten- oder Übergangsepithelkarzinome (von der Blasenschleimhaut ausgehend) und Sarkome (vom Stroma der Prostata ausgehend), die außerordentlich aggressiv sind.

■ **Metastasierung.** Im allgemeinen erfolgt zunächst die lymphogene und dann die hämatogene Aussaat. Die Fossa obturatoria ist die erste Station der lymphogenen Streuung. Es folgen präsakrale und inguinale Lymphknoten, die der Vasa iliaca communis und der paraaortalen Region, mediastinale und supraklavikuläre Lymphknoten. Bevorzugter Ort der hämatogenen Streuung ist das Skelettsystem (osteoblastische Metastasen). Zunächst zeigen i. allg. die zentralen, später die peripheren Skelettabschnitte Tumorabsiedlungen. Am häufigsten sind die Lendenwirbelkörper, der proximale Femur, das Becken, die thorakalen Wirbelkörper, die Rippen, das Sternum, der Schädel und der Humerus betroffen. Selten sind Lunge, Leber oder Nebenniere befallen. Die klinische Stadieneinteilung des Prostata-(adeno-)karzinoms erfolgt nach dem TNM-System der UICC 1997 (Tabelle 75-1).

75.2.4
Klinik

Nahezu 90% aller bei der Autopsie gefundenen Prostatakarzinome (latentes Prostatakarzinom) sind <0,2 cm³ (nicht tastbar) und treten klinisch nie in Erscheinung. Behandlungsbedürftig ist lediglich das klinisch manifeste Prostatakarzinom, das mindestens ein Volumen von 0,5 cm³ hat. Erst bei Volumina von >4 cm³ findet man in zunehmendem Maße Kapselpenetration, Samenblaseninfiltration und positive Lymphknoten. Tumoren von mehr als 12 cm³ sind fast immer metastasiert.

75.2.5
Diagnostik

Das Prostatakarzinom verursacht selten Symptome. Erst im fortgeschrittenen lokalen Stadium kann es zu Obstruktionssymptomen, wie bei einer benignen Prostatahyperplasie (BPH), kommen. Hämaturie ist ein seltenes Leitsymptom. Oft ist das erste Symptom der Knochenschmerz infolge Metastasen. Die diagnostischen Maßnahmen zum Nachweis bzw. Ausschluß eines Prostatakarzinoms umfassen beim symptomatischen Patienten DRU, PSA-Bestimmung, TRUS, ggf. Biopsie und weitere diagnostische Maß-

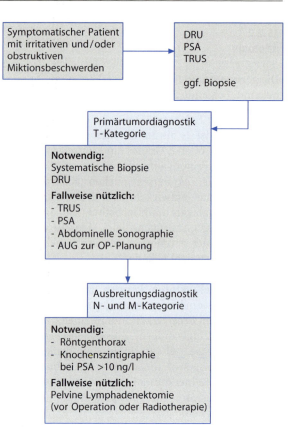

Abb. 75-5. Diagnostischer Stufenplan beim Prostatakarzinom

nahmen nach einem diagnostischen Stufenplan (Abb. 75-5)

Digitorektale Untersuchung (DRU)

Die Prostata ist kastaniengroß und hat normalerweise ein Gewicht von ca. 20 g. Die Konsistenz entspricht der der Handinnenfläche. Das Prostatakarzinom ist derb und höckrig. Differentialdiagnostisch kommen chronische Entzündungen, Prostatakonkremente, Prostatainfarkte, Prostatazysten und die granulomatöse Prostatitis in Frage.

Bei systematischen Untersuchungen entdeckt man durch die rektale Untersuchung in 0,8–1,7% der männlichen Bevölkerung der entsprechenden Altersgruppe ein Prostatakarzinom. Die Sensitivität und Spezifität der rektalen Palpation ist in hohem Maße abhängig von der Erfahrung des Untersuchers. Bei karzinomverdächtiger digitaler rektaler Palpation kann in bis zu der Hälfte der Fälle durch die Biopsie ein Karzinom gesichert werden. Etwa $1/3$ aller Prostatakarzinome zeigt normale PSA-Werte und fällt ausschließlich durch einen verdächtigen Palpationsbefund auf. Je nach Ergebnis von DRU und PSA ist heute ein diagnostischer Algorithmus empfehlenswert (Abb. 75-6).

Abb. 75-6. Diagnostik des Prostatakarzinoms in Abhängigkeit von DRU und PSA

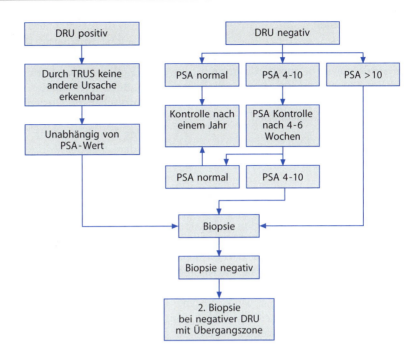

Prostataspezifisches Antigen (PSA)

Das PSA ist ein Glykoprotein, das ausschließlich im Prostatagewebe gebildet wird. PSA ist ein wertvoller Tumormarker sowohl in der Diagnostik als auch zur Therapiekontrolle des Prostatakarzinoms. PSA ist bei benigner Prostatahyperplasie wie auch bei Vorliegen eines Karzinoms erhöht. Das Prostatakarzinom erhöht den PSA-Wert um den Faktor 10 mehr als eine entsprechende Gewebemenge BPH. Etwa 2% aller Männer über 50 haben unabhängig vom Tastbefund eine deutliche PSA-Erhöhung über 10 ng/ml. 60% davon haben ein behandlungsbedürftiges Prostatakarzinom. 8% der Männer über 50 haben eine leichte PSA-Erhöhung mit Werten zwischen 4 und 10 ng/ml, jeder 4. von ihnen hat ein behandlungsbedürftiges Prostatakarzinom. 20% aller entdeckten Prostatakarzinome haben einen normalen PSA-Wert. Ohne Kenntnis des assayspezifischen Referenzbereichs kommt es zu Fehlinterpretationen von PSA-Werten. Nur für die Minderheit der auf dem deutschen Markt erhältlichen Assays wurde der Referenzbereich ausreichend validiert.

Zu *Erhöhungen* des PSA-Werts ohne das Vorliegen eines Prostatakarzinoms kann es neben einer benignen Prostatavergrößerung auch durch akuten Harnverhalt, schmerzhafte Prostatitis, Prostatainfarkt sowie Manipulationen an der Prostata kommen. Eine Erhöhung des PSA-Werts durch Medikamente konnte bislang nicht bestätigt werden.

Zu *Erniedrigung* des PSA-Wertes kommt es nach operativem Eingriff aufgrund einer BPH. Unter Therapie mit Finasterid (Proscar) kommt es nach einer Therapiedauer von 6–12 Monaten bei den meisten Patienten etwa zu einer Halbierung des PSA-Werts.

Um die diagnostische Aussagekraft von PSA zu erhöhen, werden z. Z.

- PSA-Anstiegsgeschwindigkeit (jährlicher PSA-Anstieg um mehr als 0,75–1,0 ng/ml in langjähriger Verlaufsbeobachtung gilt als Hinweis auf ein Prostatakarzinom),
- PSA-Prostatavolumen-Quotient (bei großen Prostatae höhere Spezifität bei niedrigerer Sensitivität),
- altersbezogene PSA-Grenzwerte (bis 50 Jahre: 2,5 ng/ml, bis 60 Jahre: 3,5 ng/ ml, bis 70 Jahre: 4,5 ng/ml, bis 80 Jahre: 6,5 ng/ml, Entwicklung einer symptomatischen BPH relativiert die Altersabhängigkeit) und
- Quotient freies/Gesamt-PSA (bei Männern mit Gesamt-PSA-Werten im „Graubereich" nützlich)

validiert.

Prostataspezifische saure Phosphatase (PAP)

Die Bestimmung der PAP erbringt gegenüber PSA keine Vorteile für die Diagnostik des Prostatakarzinoms; auf ihre Bestimmung sollte verzichtet werden. Auch andere in der Tumordiagnostik eingesetzte Laborparameter haben für die Diagnose des Prostatakarzinoms keine Bedeutung mehr.

Sonographie, Röntgen

Bei der Erstuntersuchung sind eine Sonographie der Nieren sowie ein intravenöses Urogramm notwendig, um eine Obstruktion des Harnleiters an der Einmündungsstelle in die Blase durch ein lokal-invasives Prostatakarzinom auszuschließen.

Transrektale Sonographie

Heute stehen Spezialschallköpfe mit 7,5 MHz zur Verfügung, die transrektal eingeführt werden und die Prostata in Längs- und Querrichtung untersuchen können. Typischerweise stellt sich der Prostatakarzinomknoten als hypodenses Areal dar. Da nicht alle hypodensen Areale in der Prostata Karzinome und nicht alle Karzinome sonographisch von normalem Prostatagewebe unterscheidbar sind, besteht der Hauptvorteil in der Möglichkeit der sonographisch gesteuerten Biopsie. Ein hypodenses Areal in der peripheren Zone sollte in jedem Fall biopsiert werden.

Prostatabiopsie

Bei Männern unter 70 sollte eine Gewebeuntersuchung dann erfolgen, wenn bei der DRU ein verdächtiger Befund erhoben worden ist oder der PSA-Wert über 10 ng/ml beträgt. Durch die Anwendung des TRUS und ultraschallgesteuerten transrektalen Stanzung ist die Aufdeckungsrate des Prostatakarzinoms von 0,8–1,7% bei alleiniger rektaler Untersuchung auf ca. 2,5% gestiegen (bei Männern zwischen 55 und 70 Jahren).

Eine atypische adenomatöse Hyperplasie (AAH) oder hochgradige prostatische intraepitheliale Neoplasie (PIN) wird häufig in der Nähe eines Prostatakarzinoms gefunden. Eine Wiederholung der Prostatabiopsie ist bei diesen Befunden empfehlenswert.

Computertomographie (CT)

Mit Hilfe der CT kann die lokale Tumorausbreitung (T-Stadium) nur schlecht festgelegt werden. Nur eine Lymphknotenvergrößerung von mehr als 1,5 cm ist in der CT nachweisbar.

Knochenszintigraphie

Die Knochenszintigraphie ist zum Nachweis von Knochenmetastasen empfindlicher als die röntgenologischen Skelettuntersuchungen und sollte bei einem PSA-Wert >10 ng/ml durchgeführt werden.

Die Sensitivität zum Nachweis von Knochenmetastasen ist annähernd 100%, die Spezifität jedoch weitaus geringer. Alle Umbauprozesse im Rahmen von Heilungen nach Knochenbrüchen oder nach Entzündungen können ähnliche Veränderungen verursachen wie osteoblastische Knochenmetastasen. Durch gezielte Röntgenaufnahmen müssen verheilende Knochenbrüche, arthritische Prozesse, insbesondere aber der Morbus Paget, ausgeschlossen werden.

Die wichtigste diagnostische Maßnahme vor einer radikalen Prostatektomie ist die lokale Lymphadenektomie. Hier werden Lymphknoten in der Fossa obturatoria entfernt (im Mittel 6–9 Lymphknoten pro Seite). Sind diese Lymphknoten unauffällig, ist zu 90% noch keine lymphogene und hämatogene Metastasierung erfolgt.

72.2.6
Therapie

Stadium T1a

Im Stadium T1a ist keine weitere Therapie notwendig, insbesondere dann, wenn nur ein Grad-I-Tumor vorliegt. Nach etwa 10 Jahren werden 15–20% der Patienten mit einem Tumorprogreß zu rechnen haben, was für geriatrische Patienten kaum eine Rolle spielen dürfte.

Lokalisiertes Prostatakarzinom (T1b, T2, N0, M0)

Radikale Prostatektomie

Die Therapie der Wahl des lokalisierten Prostatakarzinoms ist die radikale Prostatektomie.

Durch die komplette Entfernung des Tumors mit dem Organ sind die besten Heilungserfolge möglich. Es kann kann durch die radikale Prostatektomie ein Langzeitüberleben erreicht werden, das sich nicht von dem eines tumorfreien Vergleichskollektivs unterscheidet. Die Zehnjahresüberlebensrate beträgt 67–90%.

Wegen der langsamen Tumorverdoppelungszeit ist es eine wichtige Voraussetzung, daß die Patienten eine mittlere Lebenserwartung von mehr als 10 Jahren haben. Ein 70jähriger mit einem frühzeitig entdeckten, gut differenzierten, lokalisierten Prostatakarzinom hat ohne Operation nur ein ca. 10%iges Risiko, innerhalb von 10 Jahren an seinem Tumor, jedoch ein 50%iges Risiko, an anderen Ursachen als dem Prostatakarzinom zu versterben. Die mittlere Lebenserwartung von Männern, die 60–80 Jahre alt sind, geht aus Tabelle 75-2 hervor.

■ **Morbidität.** Die Mortalität beträgt heute nur noch 0–1,5%. Hauptnebenwirkung der radikalen Pro-

Tabelle 75-2. Mittlere Lebenserwartung 60- bis 85jähriger Männer

Alter	Weitere Lebensjahre
65	14
70	11
75	9
80	7
85	5

statektomie sind erektile Dysfunktion (bis zu 100%), Harninkontinenz (7%), Urethrastriktur (5–15%). Grundsätzlich ist die nerv- bzw. potenzerhaltende radikale Prostatektomie möglich (Erhaltung der Potenz in 50% bei Männern unter 60 Jahren).

Strahlentherapie

Eine therapeutische Alternative ist die Hochvoltradiotherapie. Zum Vergleich zwischen radikaler Prostatektomie und Strahlentherapie existiert nur eine prospektive randomisierte Studie, die eine Überlegenheit der Operation gezeigt hat (Paulson et al. 1982). Auch die lokale Rezidivrate nach radikaler Prostatektomie ist im Vergleich zur hochdosierten perkutanen Strahlentherapie oder kombinierten Afterloadingtherapie niedriger.

Die Morbidität der perkutanen Bestrahlung ist in den letzten Jahren durch die dreidimensionale Bestrahlungsplanung und die konformierende Bestrahlungstechnik deutlich geringer geworden. Hinsichtlich der Morbidität und der therapiebedingten Einschränkung der Lebensqualität gibt es derzeit keine vergleichenden Studien zwischen radikaler Prostatektomie und Strahlentherapie. Akute Nebenwirkungen in milder Form wie entzündliche Reaktionen des Rektums oder der Harnblase treten bei 40–60% der Patienten auf und sind in der Regel komplett reversibel. Die Rate schwerer Spätnebenwirkungen beträgt nur 1–3%.

Kontrolliertes Zuwarten

Als Alternative zu den o.g. Verfahren wird insbesondere in den skandinavischen Ländern diese Strategie mit verzögerter Hormontherapie propagiert. Ein Vergleich der Therapieergebnisse einer sog. „konservativen" Vorgehensweise mit Verfahren mit kurativer Zielsetzung zeigt jedoch, daß das progressionsfreie Überleben bei „wait and see" und verzögerter Hormontherapie nach 10 Jahren mit nur 22% angegeben wird. Bei Patienten mit Grad-2-Tumoren ist eine Verminderung der Lebenserwartung um 4–5 Jahre, bei Grad-3-Tumoren um 6–8 Jahre festzustellen. Aufgrund der lokalen Progression können Harnstauung durch lokale Obstruktion, Schmerzen im Dammbereich, Makrohämaturie oder rektale Obstruktion auftreten. Obwohl ein „konservatives Vorgehen" bei geriatrischen Patienten mit einer Lebenserwartung unter 10 Jahren grundsätzlich möglich erscheint, ist zu bedenken, daß die sofortige gegenüber der verzögerten Hormonblockade sowohl hinsichtlich der Überlebensrate als auch der Komplikationsrate überlegen ist.

Fortgeschrittenes Prostatakarzinom (T3, T4, N1 bis N4, M1)

Die Therapie der Wahl im operativ nicht kurablen Stadium des Prostatakarzinoms ist die antiandrogene Therapie. Man muß davon ausgehen, daß 80% der Tumorzellen hormonsensitiv, jedoch 20% hormonresistent sind. Unter antiandrogener Therapie ist damit zu rechnen, daß 10% der Patienten mit metastasiertem Prostatakarzinom eine langfristige Remission haben werden und bis zu 10 Jahre überleben. Bei den übrigen ist eine Remission über mehrere Jahre zu beobachten, die dann gefolgt wird von einem erneuten Wachstum der hormonresistenten Prostatazellklone. Insgesamt beträgt die Fünfjahresüberlebensrate bei antiandrogener Therapie bestenfalls 50%.

Etwa 90% der männlichen Androgenproduktion erfolgt im Hoden. Eine testikuläre Androgendeprivation kann entweder chirurgisch (bilaterale Orchiektomie) oder medikamentös (LHRH-Analoga: Decapeptyl, Enantone, Trenantone, Profact, Zoladex) erreicht werden. Zur zusätzlichen Blockierung der Nebennierenandrogene werden zusätzlich steroidale Antiandrogene (z.B. Cyproteronacetat: Androcur) oder nichtsteroidale Antiandrogene (z.B. Bicalutamid: Casodex; Flutamid: Fugerel) verwendet.

Kontinuierliche Androgendeprivation

Die Standardtherapie besteht in der palliativen Androgendeprivation. Bislang steht jedoch der Beweis aus, ob und inwieweit die endokrine Therapie das Leben der betroffenen Patienten verlängern kann oder ob sie lediglich die Lebensqualität verbessert. Zunächst gilt eine alleinige testikuläre Androgendeprivation (Orchiektomie oder LHRH-Analoga, GnRH-Analoga) als Standardtherapie. Durch die Gabe von Analoga des natürlichen luteotropen Releasinghormons wird innerhalb von 3–4 Wochen der Testosteronspiegel bis in den Kastrationsbereich gesenkt. Aufgrund eines initialen Testosteronanstiegs im Serum sollte vor Einleitung einer LHRH-Analoga-Therapie eine auf 1–2 Wochen begrenzte Therapie mit Antiandrogenen (z.B. Flutamid) durchgeführt werden. Eine Indikation zur kompletten Androgendeprivation, d.h. der Kombination von LHRH-Analoga oder Orchiektomie mit der Gabe von Antiandrogenen besteht nicht. Noch nicht abschließend geklärt ist die Frage, ob die alleinige Gabe eines nichtsteroidalen reinen Antiandrogens für diese Patienten eine effektive Therapiealternative sein kann.

Hormonrefraktäres Prostatakarzinom

In den meisten Fällen steht am Ende einer kontinuierlichen androgenen Deprivation die Hormoninsensitivität des Karzinoms. Nach unterschiedlich langer Zeit kommt es dann zum PSA-Anstieg oder den klinischen Zeichen der Progredienz des Primärtumors oder seiner Metastasen. Im Vordergrund der Therapie steht die Lebensqualität des Patienten, d.h. die Rückbildung von Knochenschmerzen, eines Lymphödems der unteren Extremitäten, der Harnstauungsnieren oder einer subvesikalen Obstruktion. Wegen des fortgeschrittenen Alters der Patienten, wegen der eingeschränkten Nierenfunktion im hohen Alter und v.a. wegen der langsamen Wachstumsrate des Prostatakarzinoms, ist die zytostatische Chemotherapie prinzipiell wenig geeignet. Das Absetzen des Antiandrogens kann bei einem Tumorprogreß zu einem (passageren) Abfall des PSA-Werts bei ca. 30% der Patienten führen (Antiandrogenentzugssyndrom). Fosfestrol (Honvan, intravenöse Infusion von 1,2 g/Tag über 10-15 Tage) kann das subjektive Befinden verbessern. Klinisch kann bei hormonrefraktärem Karzinom Estramustinphosphat (Estracyt) versucht werden, das eine kombiniert östrogene und zytostatische Wirkung und eine akzeptable Risiko-Nutzen-Relation besitzt.

Nahezu alle Patienten benötigen früher oder später Schmerzmittel. Die kontinuierliche Gabe von Analgetika ist der bedarfsgesteuerten Verabreichung eindeutig überlegen. Mit einer nichtinvasiven Schmerztherapie nach WHO-Richtlinien wird bei 80-85% der Patienten eine subjektiv zufriedenstellende Analgesie erreicht. Bewährt hat sich ein Stufenplan: Im Falle einer unzureichenden Wirkung ist nach 1-2 Tagen die nächste Behandlungsstufe einzuleiten (Tabelle 75-3). Bei Knochenschmerzen ist die Kombination eines zentral wirksamen Analgetikums (retardiertes Morphin, transdermales Fentanyl, Buprenorphin) mit dem Prostaglandinsynthesehemmer Ibuprofen besonders effektiv.

Lokale Knochenschmerzen können erfolgreich durch eine umschriebene Bestrahlung beseitigt werden. Bei neurologischen Ausfällen ist rechtzeitig eine drohende Wirbelkörperfraktur mit drohender Querschnittslähmung auszuschließen. Hier muß frühzeitig eine orthopädische Stabilisierung durchgeführt werden.

Nebenwirkung

Der Hauptunterschied der verschiedenen Formen der antiandrogenen Therapie liegt in der Nebenwirkungsskala. Die wenigsten Nebenwirkungen hat die radikale oder subkapsuläre Orchiektomie. Das steroidale Androgen Cyproteronacetat hat wenig Nebenwirkungen. Unter Flutamid kommt es gelegentlich zu Brustvergrößerung und Brustschmerzen. Letztere können durch eine Vorbestrahlung der Brustdrüsen verhindert werden. Alle Formen der antiandrogenen Therapie können Hitzewallungen hervorrufen, die über eine geringe Dosis von Cyproteronacetat verhindert werden können.

75.2.7
Zusammenfassung

Das Prostatakarzinom ist der häufigste urologische bösartige Tumor und die zweithäufigste Krebstodesursache des Mannes nach dem Bronchialkarzinom. Das Prostatakarzinom ist ein Adenokarzinom, das langsam wächst und in Autopsieserien bei fast jedem zweiten 70jährigen gefunden wird.

Die Aggressivität des Tumors korreliert eng mit dem Tumorvolumen. Erst ab einem bestimmten Tumorvolumen (0,5 cm^3) liegt ein klinisch relevanter Tumor vor, der bei einer rektalen Untersuchung palpiert werden kann. Im weiteren Verlauf penetriert das Prostatakarzinom durch die Kapsel und metastasiert zunächst in die Lymphknoten, dann in das

Tabelle 75-3. Dreistufenplan zur Schmerztherapie des metastasierten Prostatakarzinoms

	Medikament	Dosierung
Stufe 1	Acetylsalicylsäure	500-1000 mg/4 h
	Paracetamol	500-1000 mg/4 h
	Metamizol	500-1000 mg/4 h
	Ibuprofen	Bis 800 mg/8 h
	Diclofenac	Bis 600 mg/6 h
Stufe 2	Codein	60 mg/4 h
	Dextropropoxyphen	150 mg/4 h
	Tramadol	Bis 100 mg/4 h
	Tilidin + Naloxon	20-40 mg/4 h
Stufe 3	Morphinsulfat	10-300 mg/8 h
	Transdermales Fentanyl	21-500 mg/h (Pflasterapplikation alle 3 Tage)
	Buprenorphin	0,4-1,0 mg/6 h

Knochensystem. Ein wichtiger Tumormarker zur Diagnostik und Verlaufskontrolle ist das PSA.

Das lokal begrenzte Prostatakarzinom wird optimal durch die radikale Prostatektomie behandelt, wenn die Lebenserwartung mehr als 10 Jahre beträgt. Die Bestrahlung kann eine Alternative für alle anderen Patienten mit lokalisiertem Karzinom sein.

Das metastasierte Prostatakarzinom wird durch eine der verschiedenen Formen der antiandrogenen Therapie behandelt. Das hormonrefraktäre Prostatakarzinom ist mit den heutigen Mitteln der Chemotherapie oder der Immuntherapie nicht zu sanieren. In dieser Situation sollte eine palliative Schmerztherapie erfolgen.

75.3 Harnblasenkarzinom

75.3.1 Epidemiologie

Das Harnblasenkarzinom stellt 2% aller malignen Tumoren dar. Es ist der fünfthäufigste Tumor, der vierthäufigste beim Mann (nach Lungen-, Prostata- und Kolonkarzinom) und der zehnthäufigste bei der Frau. Die Inzidenz wird beim Mann mit 30 neuen Fällen pro Jahr/100000 Einwohner, bei der Frau mit 8 angegeben. Das bedeutet rund 16000 neue Fälle pro Jahr in der Bundesrepublik Deutschland. Männer sind etwa 3mal häufiger betroffen als Frauen. Der Unterschied steigt mit wachsendem Alter. In den Statistiken wird das mittlere Alter von Harnblasenkarzinomen meist mit 65–70 Jahren angegeben (Abb. 75-7 a, b).

Die Inzidenz des Harnblasenkarzinoms ist in industrialisierten Ländern höher als in ländlichen Regionen. Zwischen den Jahren 1939 und 1971 stieg die Inzidenz um 50% an.

75.3.2 Ätiologie

Bekannte Toxine im Hinblick auf die Kanzerogenese sind aromatische Amine (versicherungsrechtlich anerkannt), Rauchen (2:1 bis 6:1 höheres Risiko) und bestimmte Medikamente (Phenacetin, Cyclophosphamid). Risikofaktoren sind chronische Harnwegsinfekte (Dauerkatheterträger), Bilharziose und endemische (Balkan-)Nephropathie.

75.3.3 Pathogenese und Stadien

92% aller Harnblasenkarzinome sind Übergangsepithelkarzinome oder Transitionalzellkarzinome. In 7% findet man Plattenepithelkarzinome, in 1% Adenokarzinome. 70% der Patienten kommen initial mit einem oberflächlichen Tumor (Ta, Tis, T1) zur Untersuchung, während 30% primär einen bereits in die Muskulatur vorgewachsenen (T2–T4) Tumor aufweisen. Die Metastasierung erfolgt sowohl lymphogen (Lymphknoten des kleinen Beckens in der Fossa obturatoria, in der präsakralen und iliakalen Region) als auch hämatogen (Lunge, Knochen und Leber). T1-Grad-3-Tumoren haben bereits in 10% positive Lymphknoten oder Fernmetastasen, T2-Tumoren in 29–30%, T3a- und T3b-Tumoren in 40–60%.

Eine besondere Form ist das Carcinoma in situ, bei dem eine flache intraepitheliale Läsion mit einem Malignitätsgrad 3 vorliegt.

Heute werden Blasentumoren wie alle anderen Malignome nach dem UICC-TNM-System klassifiziert (Tabelle 75-4).

Abb. 75-7 a, b. Geschlechtsspezifische Altersverteilung beim Blasenkarzinom (jeweils pro 100.000 Personen. a Männer, b Frauen

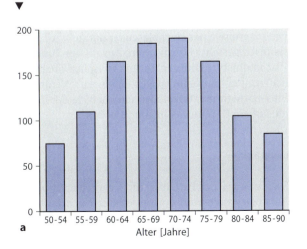
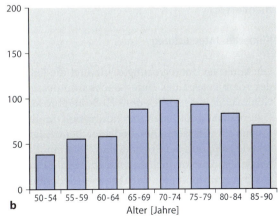

Tabelle 75-4. TNM-Klassifikation des Harnblasenkarzinoms. (Nach UICC 1997)

T	Primärtumor
TX	Primärtumor kann nicht beurteilt werden
T0	Kein Anhalt für Primärtumor
Ta	Nichtinvasives papilläres Karzinom
Tis	Carcinoma in situ („flat tumor")
T1	Tumor infiltriert subepitheliales Bindegewebe
T2	Tumor infiltriert Muskulatur
T2a	Tumor infiltriert oberflächliche Muskulatur (innere Hälfte)
T2b	Tumor infiltriert äußere Muskulatur (äußere Hälfte)
T3	Tumor infiltriert perivesikales Fettgewebe
T3a	Mikroskopisch
T3b	Makroskopisch (extravesikaler Tumor)
T4	Tumor infiltriert Prostata oder Uterus oder Vagina oder Becken- oder Bauchwand
T4a	Tumor infiltriert Prostata oder Uterus oder Vagina
T4b	Tumor infiltriert Becken- oder Bauchwand

Der Zusatz (m) soll bei der entsprechenden T-Kategorie verwendet werden, um multiple Läsionen anzuzeigen.
Der Zusatz (is) kann zu jeder T-Kategorie verwendet werden, um das Vorliegen eines assoziierten Tis anzuzeigen.

N	Regionäre Lymphknoten
NX	Regionäre Lymphknoten können nicht beurteilt werden
N0	Keine regionären Lymphknotenmetastasen
N1	Größte Ausdehnung befallener Lymphknoten 2 cm oder weniger
N2	Mehr als 2 cm, aber nicht mehr als 5 cm
N3	Mehr als 5 cm

M	Fernmetastasen
MX	Fernmetastasen können nicht beurteilt werden
M0	Keine Fernmetastasen
M1	Fernmetastasen

75.3.4 Klinik

20% der Blasentumoren sind symptomlos. Häufigstes Symptom ist die schmerzlose Makrohämaturie. Carcinoma in situ und ausgedehntere Blasentumoren können Miktionsbeschwerden verursachen (Dysurie, Nykturie, Urgesymptomatik und Pollakisurie).

75.3.5 Diagnostik

Klinische Untersuchung

Die klinische Untersuchung beinhaltet die Palpation des Nierenlagers, des Unterbauchs und des inneren Genitales mit dem Ziel, eine Hydronephrose, einen Unterbauchtumor oder die Infiltration in Beckenorgane zu erfassen. Dies bedeutet beim Mann die rektale Palpation der Prostata und der Ampulla recti, bei der Frau die vaginale Untersuchung mit Palpation des inneren Genitales. Harnanalyse (Sediment oder Teststreifen, Urinkultur) und Laboruntersuchungen (Serumkreatinin) gelten als obligatorisch.

Sonographie

Bei der Sonographie der Nieren wird das Vorliegen von Harnstauungsnieren geprüft. Die Sonographie der gefüllten Harnblase kann Tumorausdehnung und -lokalisation bei bis zu 90% der Patienten nachweisen. Falsch negative Befunde ergeben sich bei 40% der Patienten.

Urethrozystoskopie

Die Diagnose eines Harnblasenkarzinoms wird zystoskopisch gestellt (Lokalisation, Anzahl der Tumoren, Wachstumstyp, Differenzierung zwischen oberflächlichen oder muskelinvasiven Tumoren). Veränderte Blasenschleimhautareale weisen bei 85% der Patienten auf ein Carcinoma in situ (Tis) hin.

Urographie

Da bis zu 5% der Patienten mit Urothelkarzinom der Harnblase auch Tumoren des oberen Harntrakts aufweisen, ist diese Untersuchung Bestandteil der präoperativen Diagnostik.

Urinzytologie

Bei zystoskopischem Verdacht auf ein Tis ist die Urinzytologie erforderlich; damit kann dieser Tumor bei bis zu 90% der Patienten nachgewiesen werden. In allen anderen Situationen ist die Urinzytologie fakultativ. Die Sensitivität ist abhängig vom Tumorgrad. Gut differenzierte Tumoren sind in 10% der Fälle urinzytologisch nicht nachweisbar. Begleitende Makrohämaturie, Harnwegsinfektionen, Harnsteinleiden etc. schränken die Spezifität durch falsch positive Ergebnisse ein.

Primärtumordiagnose

Die transurethrale Elektroresektion der Blase (TUR-B) hat bei oberflächlichen Tumoren diagnostische und therapeutische Bedeutung. Sie gibt Auskunft über Tumorart und Tumordifferenzierung, Tiefe des Tumorwachstums und Nachweis von Tumorausläufern in die umgebende Blasenschleimhaut. Die Biopsie der prostatischen Harnröhre ist obligat bei Verdacht auf Tis und muskelinfitrierendes Karzinom. Bei Verdacht auf Tis und bei unklarer Infiltrationstiefe sind multiple (4–6) Biopsien („mapping") aus allen Arealen (Blasenboden, -seitenwände, -hinterwand, -dach) erforderlich.

Ausbreitungsdiagnostik

Die weitere Diagnostik richtet sich nach dem histologischen Ergebnis der TUR.

Oberflächliches Harnblasenkarzinom (Ta, T1, Tis)

Bei allen pTa-Tumoren ist eine über das fakultative Mapping hinausreichende Ausbreitungsdiagnostik nicht erforderlich. Positive Randbiopsien erfordern eine Nachresektion. Nach TUR muß in bis zu 40% der oberflächlichen Karzinome mit einer Persistenz gerechnet werden. Die Nachresektion erfolgt 1–6 Wochen nach dem Ersteingriff; sie ist bei T1-Tumoren obligat. Beim Tis und Persistenz der positiven Zytologie ist durch ureterale Spülzytologie ein Befall des oberen Harntrakts auszuschließen.

Muskelinvasives Harnblasenkarzinom (≥ T2)

Bei klinischem Verdacht auf einen lokal fortgeschrittenen Tumor entscheidet die CT, ob ein primär operatives Vorgehen sinnvoll ist. Die Invasion des Tumors in andere Organe wird mit einer Sensitivität und Spezifität von 80% diagnostiziert. Die transabdominelle Sonographie ist zur genauen Beurteilung der T-Kategorie ungeeignet. Da die Sensitivität von CT und MRT zur Aufdeckung von Lymphknotenmetastasen im kleinen Becken niedrig ist, sind sie für diese Indikation als alleinige Untersuchung ebenfalls ungeeignet. Zum Ausschluß von Lungenmetastasen ist die Röntgenübersichtsaufnahme des Thorax in 2 Ebenen obligat. Wegen einer Inzidenz von Knochenmetastasen beim muskelinvasiven Harnblasenkarzinom zwischen 2–12% ist eine Knochenszintigraphie angezeigt. Eine Abklärung von Lebermetastasen erfolgt mit Sonographie oder CT.

75.3.6 Therapie

Oberflächliches Karzinom (Ta, T1, Tis)

Transurethrale Resektion der Blase (TUR-B)

Die TUR ist beim oberflächlichen Harnblasenkarzinom ein Eingriff mit diagnostischer und kurativer Zielsetzung. Repräsentatives Gewebe wird für die pathologisch-histologische Beurteilung gewonnen und eine vollständige Entfernung des Tumorgewebes im Gesunden angestrebt.

Adjuvante Instillationstherapie

Ziel der intravesikalen Rezidivprophylaxe ist es, das Rezidiv und die Progression zu verhindern. Rezidiv- und Progressionshäufigkeit sowie Metastasierung korrelieren mit T-Kategorie, Tumordifferenzierung, multifokalem Wachstum, Tumorgröße über 5 cm, begleitenden Urotheldysplasien und begleitendem Tis. pT1-Grad-3-Tumoren oder Tis sind besondere Risikogruppen.

Zur intravesikalen Rezidivprophylaxe stehen Zytostatika (Doxorubicin, Mitomycin C) und der Immunmodulator BCG („Bacillus Calmette-Guerin") zur Verfügung. Während bei Patienten mit niedrigem Progressionsrisiko die Chemo- und Immuntherapie als gleichwertig anzusehen ist, wird bei hohem Progressionsrisiko (Grad-3-Tumoren, Rezidivtumoren) die intravesikale Behandlung mit BCG vorgezogen. Die Therapieschemata beinhalten eine „Induktionsphase" über 6–8 Wochen und eine „Erhaltungsphase" im Sinne einer Langzeittherapie über Monate bis Jahre.

In kontrollierten klinischen Studien liegt die Rate der kompletten Remissionen bei Zytostatikainstillationen bei 18–91%, bei Verwendung von BCG bei 36–100%. Bei Rezidiv eines pT1-Grad-3-Tumors oder Tis nach BCG ist die radikale Zystektomie indiziert.

Muskelinvasives Karzinom (T2–T4, NXM0)

Die Prognose muskelinvasiver Harnblasenkarzinome korreliert mit der T-Kategorie (Infiltrationstiefe) und dem Behandlungsverfahren. Standardtherapie ist die radikale Zystektomie; Sonderformen sind TUR, Radiotherapie und Chemotherapie.

Radikale Zystektomie

Die pelvine Lymphadenektomie ist Bestandteil der radikalen Zystektomie.

- **Operatives Vorgehen beim Mann.** Entfernt werden Blase, Prostata und Samenblasen. Die simultane Urethrektomie ist obligat bei positivem Harnröhrenabsetzungsrand (Schnellschnitt) oder Tumorbefall der prostatischen Harnröhre (Biopsie bei TUR).

- **Operatives Vorgehen bei der Frau.** Entfernt werden Blase und in der Regel Uterus, beide Adnexen, Vaginaldach und Urethra.

- **Ergebnisse.** Die Verbesserung der operativen Technik und der Anästhesie hat die Mortalitätsrate der radikalen Zystektomie auf 1,5% verringert. Die tumorspezifische Fünfjahresüberlebensrate für Patienten mit muskelinvasivem Harnblasenkarzinom ist abhängig von der Infiltrationstiefe des Tumors und beträgt für den auf die Muskulatur begrenzten Tumor (pT2, pN0) 70–80%, für den über die Muskulatur hinaus infiltrierenden Tumor (pT3, pN0) 20–36%.

Harnableitung nach Zystektomie

- **Inkontinente Harnableitungen.** Die einfachste Form der Harnableitung ist das Ureterhautstoma. Die Indikation zur Ureterokutaneostomie ist auf Risikopatienten beschränkt, denen eine Darmoperation nicht mehr zugemutet werden kann.

Bei einer Harnableitung über ein intestinales Conduit ist die Stenosegefahr gering. Als Darmanteile eignen sich Ileum, Colon sigmoideum oder Colon transversum.

- **Kontinente Harnableitungen.** Beim orthotopen Blasenersatz (Neoblase) wird das Darmreservoir aus Ileum oder Colon an die Harnröhre anastomosiert. Die Miktion erfolgt durch Bauchpresse, die Kontinenz ist durch den externen urethralen Sphinkter gewährleistet.

Bei der kontinenten, supravesikalen Harnableitung (Pouch) wird das Darmreservoir aus Ileum und/oder Kolon über ein kontinentes Stoma an die Bauchdecke (z. B. umbilikal) angeschlossen. Die Entleerung erfolgt durch Einmalkatheterismus.

Eine weitere Möglichkeit der kontinenten Harnableitung ist die Harnleiterimplantation in das autoaugmentierte Sigma. Kontinenzmechanismus ist in diesem Fall der anale Schließmuskel.

Die verschiedenen Harnableitungsformen ermöglichen es, die individuellen Bedürfnisse des Patienten zu berücksichtigen.

Sonderformen der operativen Therapie

- **Transurethrale Blasentumorresektion.** Selektionierte Patienten (solitärer Tumor, < pT3a, R0-Resektion) können durch TUR geheilt werden. Die Fünfjahresüberlebensraten liegen bei 80%. Die Schwierigkeit einer sicheren Patientenselektion ist jedoch erheblich.

- **Blasenteilresektion (partielle Zystektomie).** Einzige Indikation zur Blasenteilresektion ist der solitäre muskelinvasive Tumor ohne assoziiertes Carcinoma in situ mit Lokalisation im Bereich des Blasendachs ohne Lymphknotenmetastasen.

Radiotherapie

Die Indikation zur definitiven Radiotherapie besteht bei Patienten, die für eine radikale Zystektomie nicht geeignet sind bzw. diese ablehnen. Die definitive Strahlentherapie bei muskelinvasivem Blasenkarzinom hat meist schlechtere Fünfjahresüberlebensraten erbracht als die radikale Zystektomie (25–60% für T2 und 10% für T3).

Systemische Chemotherapie

Eine Indikation besteht bei Patienten mit Fernmetastasen. Am häufigsten wird eine Polychemotherapie mit Methotrexat, Vinblastin, Adriamycin und Cisplatin (MVAC) eingesetzt; im deutschsprachigen Raum wird Adriamycin häufig durch Epirubicin ersetzt (MVEC). Bei ca. 10–30% der Patienten mit metastasierter Erkrankung kann eine komplette Remission erzielt werden, die bei ca. 13% länger anhaltend ist. Die erzielten Remissionen sind von einer hohen Toxizität begleitet. Durch eine begleitende Applikation von „granulocyte colony-stimulating factor" (G-CSF) ist es möglich, das Auftreten, die Dauer und die Schwere von Leukopenien zu reduzieren.

Palliative Therapie

Makrohämaturien, die durch endoskopische Eingriffe in Narkose nicht beherrschbar sind, können durch Instillation von 2- bis 5%igem Formalin in die Blase (in Narkose) behandelt werden. Ein vesikoureteraler Reflux muß jedoch zuvor ausgeschlossen sein, da sonst die Gefahr des akuten Nierenversagens gegeben ist. Bei Versagen aller lokalen Maßnahmen kann die transfemorale Embolisation einer oder beider Aa. iliacae internae versucht werden.

Bei lokalen Schmerzen kann eine gute Symptombesserung häufig durch eine palliative Strahlentherapie erreicht werden. Indikationen zur palliativen supravesikalen Harnableitung sind tumorbedingte Harnstauung, Blutungen und lokale Symptome, die häufig durch Ausschaltung der Blase aus dem Harntrakt gebessert werden können. Indikationen zur palliativen Zystektomie sind nicht beherrschbare Blutungen und lokale Symptome, die durch eine supravesikale Harnableitung alleine nicht zu beseitigen sind. Ziel ist die Verbesserung der Lebensqualität, die lokale Tumorkontrolle sowie die Beseitigung bzw. Verhinderung tumorbedingter Komplikationen.

75.3.7
Zusammenfassung

Blasentumoren sind der zweithäufigste urologische Tumor nach dem Prostatakarzinom. Die Tumorinzidenz erreicht ein Maximum im 6. bis 7. Lebensdezennium. Männer sind 3mal so häufig betroffen wie Frauen. Kanzerogene Substanzen spielen in der Ätiologie des Harnblasenkarzinoms eine große Rolle. Leitsymptome sind bei 80% der Patienten die schmerzlose Mikro- oder Makrohämaturie. Die Diagnose wird v. a. durch die Zystoskopie und die TUR gesichert. Oberflächliche Harnblasenkarzinome der Mukosa oder Submukosa werden lokal komplett durch die TUR entfernt. Die Rezidivneigung oberflächlicher Harnblasenkarzinome kann heute durch intravesikale Instillation von Zytostatika oder BCG beeinflußt werden. Muskelinvasive Tumoren können nur durch eine radikale Zystektomie kurativ behandelt werden. Die Mortalitätsrate dieser Operation liegt heute bei 1,5%. Für nichtoperable Patienten kann alternativ die Strahlentherapie eingesetzt werden. Das metastasierte Harnblasenkarzinom hat eine sehr schlechte Prognose. Etwa 20% der Patienten können palliativ durch eine Polychemotherapie erfolgreich behandelt werden.

Literatur

Aagaard J, Jonler M, Fuglsig S, Christensen LL, Jorgensen HS, Norgaard JP (1994) Total transurethral resection versus minimal transurethral resection of the prostate – a 10-year follow-up study of urinary symptoms, uroflowmetry and residual volume. Br J Urol 74:333–336

Abrams P (1997) Urodynamic effects of doxazosin in men with lower urinary tract symptoms and benign prostatic obstruction. Results from three double-blind placebo-controlled studies. Eur Urol 32:39–46

Abrams P, Schulman CC, Vaage S (1995) Tamsulosin, a selective alpha 1c-adrenoceptor antagonist: A randomized, controlled trial in patients with benign prostatic „obstruction" (symptomatic BPH). The European Tamsulosin Study Group. Br J Urol 76:325–336

Altwein JE (1997) Prostatakarzinom. In: Rübben H (Hrsg) Uroonkologie. Springer, Berlin Heidelberg New York Tokyo, S 85–178

Altwein J, Aumüller G, Berges R et al. (1999a) Leitlinien zur Diagnostik des Benigen Prostata Syndroms. Urologe A 38: 297–303

Altwein J, Aumüller G, Berges R et al. (1999b) Leitlinien zur Therapie des Benigen Prostata Syndroms. Urologe A 38: 529–536

Andersen JT, Nickel JC, Marshall VR, Schulman CC, Boyle P (1997) Finasteride significantly reduces acute urinary retention and need for surgery in patients with symptomatic benign prostatic hyperplasia. Urology 49:839–845

Anson K, Nawrocki J, Buckley J et al. (1995) A multicenter, randomized, prospective study of endoscopic laser ablation versus transurethral resection of the prostate. Urology 46: 305–310

Berges RR, Windeler J, Trampisch HJ, Senge T (1995) Randomised, placebo-controlled, double-blind clinical trial of beta-sitosterol in patients with benign prostatic hyperplasia. Beta-sitosterol Study Group. Lancet 345:1529–1532

Böhle A, Block T, Jakse G, Otto T, Hofstädter F (1998) Harnblasenkarzinom. In: Weißbach L, Miller K (Hrsg) Diagnostische und therapeutische Standards in der Urologischen Onkologie. Zuckschwerdt, München Bern Wien New York, S 30–65

Buzelin JM, Fonteyne E, Kontturi M, Witjes WP, Khan A (1997a) Comparison of tamsulosin with alfuzosin in the treatment of patients with lower urinary tract symptoms suggestive of bladder outlet obstruction (symptomatic benign prostatic hyperplasia). The European Tamsulosin Study Group. Br J Urol 80:597–605

Buzelin JM, Roth S, Geffriaud-Ricouard C, Delauche-Cavallier MC (1997b) Efficacy and safety of sustained-release alfuzosin 5 mg in patients with benign prostatic hyperplasia. ALGEBI Study Group. Eur Urol 31:190–198

Carter HB, Partin AW (1997) Diagnosis and staging of prostate cancer. In: Walsh PC, Retik AB, Vaughan ED, Wein AJ (eds) Campbell's urology, 7th edn. W.B. Saunders, Philadelphia London Toronto Montreal Sydney New York, pp 2519–2538

Chapple CR, Wyndaele JJ, Nordling J, Boeminghaus F, Ypma AF, Abrams P (1996) Tamsulosin, the first prostate-selective alpha 1A-adrenoceptor antagonist. A meta-analysis of two randomized, placebo-controlled, multicentre studies in patients with benign prostatic obstruction (symptomatic BPH). European Tamsulosin Study Group. Eur Urol 29: 155–167

Christensen MM, Bendix Holme J, Rasmussen PC et al. (1993) Doxazosin treatment in patients with prostatic obstruction. A double-blind placebo-controlled study. Scand J Urol Nephrol 27:39–44

Dahlstrand C, Walden M, Geirsson G, Pettersson S (1995) Transurethral microwave thermotherapy versus transurethral resection for symptomatic benign prostatic obstruction: A prospective randomized study with a 2-year follow-up. Br J Urol 76:614–618

d'Ancona FC, Francisca EA, Witjes WP, Welling L, Debruyne FM, De La Rosette JJ (1998) Transurethral resection of the prostate vs high-energy thermotherapy of the prostate in patients with benign prostatic hyperplasia: Long-term results. Br J Urol 81:259–264

Denis L, Griffiths K, Khoury S et al. (1998) 4th Consultation on Benign Prostatic Hyperplasia (BPH), vol 4. Health Publication, Plymouth

Eastham JA, Scardino PT (1997) Radical prostatectomy. In: Walsh PC, Retik AB, Vaughan ED, Wein AJ (eds) Campbell's urology, 7th edn. W.B. Saunders, Philadelphia London Toronto Montreal Sydney New York, pp 2547–2564

Elhilali MM, Ramsey EW, Barkin J et al. (1996) A multicenter, randomized, double-blind, placebo-controlled study to evaluate the safety and efficacy of terazosin in the treatment of benign prostatic hyperplasia. Urology 47:335–342

Fabricius PG (1994) Prostata- und Samenblasentumoren. In: Jocham D, Miller K (Hrsg) Praxis der Urologie. Thieme, Stuttgart New York, S 121–168

Höfner K, Krah H, Tan HK, Kuczyk M, Jonas U (1995) Thermotherapie bei Benigner Prostatahyperplasie. Urologe A 34: 16–24

Huland H (1997a) Harnblasenkarzinom. In: Hautmann RE, Huland H (Hrsg) Urologie. Springer, Berlin Heidelberg New York Tokyo, S 198–210

Huland H (1997 b) Prostatakarzinom. In: Hautmann RE, Huland H (Hrsg) Urologie. Springer, Berlin Heidelberg New York Tokyo, S 230–246

Jardin A, Bensadoun H, Delauche Cavallier MC, Attali P (1991) Alfuzosin for treatment of benign prostatic hypertrophy. The BPH-ALF Group. Lancet 337:1457–1461

Jocham D (1994) Maligne Tumoren der Harnblase. In: Jocham D, Miller K (Hrsg) Praxis der Urologie. Thieme, Stuttgart New York, S 49–115

Kabalin JN, Gill HS, Bite G, Wolfe V (1995) Comparative study of laser versus electrocautery prostatic resection: 18-month followup with complex urodynamic assessment. J Urol 153: 94–97

Kirby RS (1995) Doxazosin in benign prostatic hyperplasia: Effects on blood pressure and urinary flow in normotensive and hypertensive men. Urology 46:182–186

Kirby R, McConnell JD, Fitzpatrick JM, Roehrborn CG, Boyle P (1996) Textbook of benign prostatic hyperplasia. ISIS, Oxford

Klippel KF, Hiltl DM, Schipp B (1997) A multicentric, placebo-controlled, double-blind clinical trial of beta-sitosterol (phytosterol) for the treatment of benign prostatic hyperplasia. German BPH-Phyto Study group. Br J Urol 80:427–432

Kupeli S, Baltaci S, Soygur T, Aytac S, Yilmaz E, Budak M (1998) A prospective randomized study of transurethral resection of the prostate and transurethral vaporization of the prostate as a therapeutic alternative in the management of men with BPH. Eur Urol 34:15–18

Lepor H, Auerbach S, Puras Baez A et al. (1992) A randomized, placebo-controlled multicenter study of the efficacy and safety of terazosin in the treatment of benign prostatic hyperplasia. J Urol 148:1467–1474

Lepor H, Williford WO, Barry MJ et al. (1996) The efficacy of terazosin, finasteride, or both in benign prostatic hyperplasia. Veterans Affairs Cooperative Studies Benign Prostatic Hyperplasia Study Group. N Engl J Med 335: 533–539

Messing EM, Catalona W (1997) Urothelial tumors of the urinary tract. Bladder Cancer. In: Walsh PC, Retik AB, Vaughan ED, Wein AJ (eds) Campbell's urology, 7th edn. W.B. Saunders, Philadelphia London Toronto Montreal Sydney New York, pp 2329–2410

Muschter R, Hofstetter A (1995) Technique and results of interstitial laser coagulation. World J Urol 13:109–114

Narayan P, Tewari A, Aboseif S, Evans C (1995) A randomized study comparing visual laser ablation and transurethral evaporation of prostate in the management of benign prostatic hyperplasia. J Urol 154:2083–2088

Nickel CJ (1996) Efficacy and safety of finasteride therapy for benign prostatic hyperplasia: Results of a 2-year randomized controlled trial (the PROSPECT study). Can Med Assoc J 155:1251–1259

Paulson DF, Lin GH, Hinshaw W, Stephani S (1982) Radical surgery versus radiotherapy for adenocarincoma of the prostate. J Urol 128:502–504

Pienta KJ (1997) Etiology, epidemiology, and prevention of carcinoma of the prostate. In: Walsh PC, Retik AB, Vaughan ED, Wein AJ (eds) Campbell's urology, 7th edn. W.B. Saunders, Philadelphia London Toronto Montreal Sydney New York, pp 2489–2496

Riehmann M, Knes JM, Heisey D, Madsen PO, Bruskewitz RC (1995) Transurethral resection versus incision of the prostate: A randomized, prospective study. Urology 45: 768–775

Roehrborn CG, Oesterling JE, Auerbach S, Kaplan SA, Lloyd LK, Milam DE, Padley RJ (1996) The Hytrin Community Assessment Trial study: A one-year study of terazosin versus placebo in the treatment of men with symptomatic benign prostatic hyperplasia. HYCAT Investigator Group. Urology 47:159–168

Rosario DJ, Woo H, Potts KL, Cutinha PE, Hastie KJ, Chapple CR (1997) Safety and efficacy of transurethral needle ablation of the prostate for symptomatic outlet obstruction. Br J Urol 80:579–586

Rosette JJ de la, de Wildt MJ, Höfner K, Carter SS, Debruyne FM, Tubaro A (1996) High energy thermotherapy in the treatment of benign prostatic hyperplasia: Results of the European Benign Prostatic Hyperplasia Study Group. J Urol 156: 97–102

Rübben H, Otto T (1997) Harnblasenkarzinom. In: Rübben H (Hrsg) Uroonkologie. Springer, Berlin Heidelberg New York Tokyo, S 85–178

Schröder FH (1997) Endocrine treatment of prostate cancer. In: Walsh PC, Retik AB, Vaughan ED, Wein AJ (eds) Campbell's urology, 7th edn. W.B. Saunders, Philadelphia London Toronto Montreal Sydney New York, pp 2627–2644

Stoner E (1996) 5alpha-reductase inhibitors/finasteride. Prostate Suppl 6:82–87

Walsh PC (1997) The natural history of localized prostate cancer: A guide to therapy. In: Walsh PC, Retik AB, Vaughan ED, Wein AJ (eds) Campbell's urology, 7th edn. W.B. Saunders, Philadelphia London Toronto Montreal Sydney New York, pp 2539–2546

Wirth M, Froschermaier S (1998) Therapie des lokal begrenzten Prostatakarzinoms (T1, T2). Urologe B 38:429–430

Wirth M, Otto T, Rübben H (1998) Prostatakarzinom. In: Weißbach L, Miller K (Hrsg) Diagnostische und therapeutische Standards in der Urologischen Onkologie. Zuckschwerdt, München Bern Wien New York, S 30–65

Periphere arterielle Verschlußkrankheit

H. W. Heiss

76.1 Vorbemerkungen   685
76.2 Diagnostik und Therapie   687
76.2.1 Diagnostik   688
76.2.2 Therapie   688
76.3 Rehabilitation   690
76.4 Ausblick   690
         Literatur   691

Es liegen ausreichend gesicherte Erkenntnisse vor, daß die generalisierte obliterierende Arteriosklerose durch primäre Prävention in vielen Fällen verhindert und die Folgen der durch sie bedingten Organschäden durch sekundär präventive Maßnahmen vermindert werden können. Leider haben diese Befunde nicht den entsprechenden Niederschlag im Gesundheitswesen gefunden, so daß die Geriatrie wesentlich und nachhaltig mit der Behandlung von Behinderungen als Folge von arteriosklerotisch bedingten Organerkrankungen beschäftigt ist. Dies gilt insbesondere für die Fähigkeitsstörungen und Beeinträchtigungen, wie sie sich infolge des Schlaganfalls, der koronaren Herzkrankheit, des Bluthochdrucks und der peripheren arteriellen Verschlußkrankheit (pAVK) einstellen.

Diagnostik und Therapie der pAVK beziehen deshalb immer die auf die ganze Person ausgerichteten Maßnahmen ein. Somit gilt es, die Risikofaktoren und genetischen Einflüsse zu erkennen und zu behandeln sowie präventive Strategien in Verbindung mit rehabilitativen Maßnahmen durchzuführen. Diese Konzeption ist selbst bei komplexen Krankheitsbildern wie dem diabetischen Spätsyndrom erfolgreich.

76.1
Vorbemerkungen

Pathogenese

Die Pathogenese der obliterierenden Arteriosklerose, der mit 90% bei weitem häufigsten Ursache für eine pAVK (Hasse 1974), unterscheidet sich von den physiologischen Alterungsprozessen der arteriellen Gefäßwand. Diese wiederum sind eng mit Wachstumsprozessen verknüpft, die auch dann noch fortdauern, wenn die Wachstumsperiode der Gefäße bereits abgeschlossen ist (Meyer 1974). Sie gehen in die Alternsprozesse über und sind von diesen räumlich und zeitlich oft nicht zu trennen. Als Beispiel dafür sei die Wandmasse der Arterien erwähnt, die auch nach der Wachstumsphase weiter zunimmt. So steigt z.B. das Frischgewicht der Aorta zwischen dem 20. und 60. Lebensjahr von ca. 22 g auf ca. 58 g an, überwiegend aufgrund einer diffusen Wandverdickung, Elongation und Weitenzunahme. Dabei sollen 80% der Gewichtszunahme auf einer Bindegewebsvermehrung und nur 15% auf Lipoideinlagerungen beruhen (Buddecke 1958). Weiterhin ist in Verbindung mit dem fortschreitenden Alter eine Vermehrung der Hexosamine bei unverändertem Kollagengehalt pro Trockengewicht und eine Abnahme des Elastins im Bindegewebe der Arterien zu beobachten. Andere Altersveränderungen äußern sich in der Ablagerung von Kalkkörnchen auf den elastischen Fasern (Kappert 1987).

Abweichend von diesen Veränderungen beruht die Entwicklung der fokalen und diffusen Form der obliterierenden Arteriosklerose auf degenerativen, entzündlichen und immunologischen Veränderungen der Gefäßwand, wie sie in Tabelle 76-1 den Alternsprozessen vergleichend gegenübergestellt sind. Ein aktueller Überblick findet sich in dem Beitrag von H. Sinzinger (1998). Die Arteriosklerose bei Diabetes mellitus, dem wichtigsten Risikofaktor für die periphere arterielle Verschlußkrankheit, unterscheidet sich nicht qualitativ von der bei Nichtdiabetikern. Allerdings tritt sie früher auf, ist stärker in den peripheren Gefäßen ausgebildet und weist höhere Komplikationsraten auf. Die Mediaverkalkungen ohne Lumeneinengung sind stärker ausgeprägt und häufiger. Ferner kommt es zu einer diabetischen Angiolopathie mit vermehrten Intimaproliferationen und hyaliner Verdickung der Arterienwand.

Mit Rückbildungen der arteriosklerotischen Plaques im Alter ist nicht zu rechnen.

Aus diesen Vorbemerkungen ist ersichtlich, daß sich die arteriosklerotischen Prozesse distinkt von

Tabelle 76-1. Vergleich von Alternsprozessen und arteriosklerotischen Veränderungen in der Wand der Becken- und Beinarterien

Veränderung (Ort)	Altern	Arteriosklerose
Endothel	Kalkablagerungen (Kalzinose) an elastischen Fasern der Membrana elastica interna, besonders frühzeitig in der A. iliaca communis und interna	Proteoglykanschicht↓ pflastersteinförmige Anordnung der Endothelzellen
Intima	Intimahyperplastie (herdförmig an Gefäßverzweigungen), Umwandlung der Quer- in eine Längsriffelung (später: wellenförmige Fältelung)	Verdickung des subendothelianen Raumes. Freie Sauerstoffradikale↑. Bildung von Schaumzellen. Verstärkte Umwandlung von Monozyten in Makrophagen. Verstärktes Eindringen von LDL, Albumin und Fibrinogen. Sekretion von MCP-1 durch glatte Gefäßmuskelzellen. Aufbrechen der Membrana elastica interna und vermehrte Ansammlung von Schaumzellen unter dem Endothel (= streifige Verfettung). Einwanderung von glatten Gefäßmuskelzellen aus der Media. Freisetzung von Ox-LDL aus Schaumzellen und Bildung von Cholesterinkristallen = arteriosklerotische Plaque (Bildung von Kollagenfasern in Intima und Media)
Media	Im weiteren Verlauf des Alterns Kalkablagerungen in der Media. Rückbildung der glatten Gefäßmuskelzellen. Mediafibrose durch Vermehrung der Grundsubstanz und vermehrte Bildung von elastischen und kollagenen Fasern	Lumeneinengung durch arteriosklerotische Plaques mit Auflagerungen von Thrombozyten und Erythrozyten an der Oberfläche. Lymphozyteninfiltration in die Intima. Komplikationen: Hämorrhagie in die Plaque, Endotheleinrisse, wandständige oder das Lumen verschließende Thromben
Adventitia		Lymphozyteninfiltration
Insgesamt	Massenzunahme der Arterienwand infolge: Dickenzunahme, Weitenzunahme (Ektasie) und Elongation Hexosamine↑ Elastin↓ Kollagen↔ Kalkablagerungen	Vollständiger Umbau der Gefäßwand mit Lumeneinengung bzw. -verschluß, Schaumzellenbildung, Lymphozyteninfiltration, Cholesterinablagerungen, vermehrte Sauerstoffradikale und Kalkablagerungen

den Alternsveränderungen der Arterienwand unterscheiden.

Epidemiologie

Bei der peripheren arteriellen Verschlußkrankheit handelt es sich außerdem um eine typische Alterskrankheit. Denn ihre Prävalenz erreicht in der Gruppe der 55- bis 75jährigen Menschen 10–20% (Widmer 1998). Die Prävalenz der asymptomatischen und symptomatischen Formen ist im Alter über 55 Jahren ca. 5mal höher als in der Gruppe der 35- bis 44jährigen. Die Fünfjahresinzidenz der asymptomatischen Form der AVK ist in allen Altersklassen der 40- bis 70jährigen ca. 3,5mal höher als die symptomatische Verlaufsform. Es sind überwiegend Männer betroffen, dies etwa doppelt so häufig wie Frauen, wobei allerdings in der Altersklasse der 65- bis 74jährigen kein relevanter Unterschied mehr besteht (Kannel 1970).

Die Prognose der asymptomatischen Verlaufsform ist, verglichen mit der der symptomatischen, ähnlich und gleich ungünstig. Der Beginn der symptomatischen Phase liegt zwischen dem 50. und 70. Lebensjahr. In den Altersklassen unter 50 Jahren entwickelt sich häufig eine rasch progrediente Verlaufsform.

Die Koinzidenzraten von koronarer Herzerkrankung und pAVK sind noch mit Unsicherheiten behaftet, da asymptomatische und symptomatische Patienten unterschiedlich häufig in den Studien vertreten sind. Dennoch ist auch hier zu erkennen, daß die Inzidenzraten bei beiden Ausprägungen der obliterierenden Arteriosklerose in der Altersklasse der 65jährigen ca. 2,5fach häufiger als bei den 45jährigen sind. Bezieht man in diese Überlegungen die Krankheitsbilder der vaskulären Enzephalopathie, des Schlaganfalls, der Bildung arterieller Aneurysmen, der arteriosklerotisch bedingten Nierenfunktionsstörungen und der arterio-arteriellen Embolien sowie die daraus resultierenden Krankheitsfolgen, wie z. B. Demenz, Kommunikations- und Motilitätsstörungen u. v. a. m., ein, so ist unschwer ersichtlich, daß die obliterierende Arteriosklerose mit den daraus resultierenden Behinderungen das medizinische Paradigma schlechthin für die Geriatrie repräsentiert.

Risikofaktoren

Von den Risikofaktoren hat der Diabetes mellitus den stärksten Einfluß auf den Verlauf, gefolgt, in absteigender Rangfolge, von Zigarettenrauchen, Hypertonie und Hyperlipoproteinämie. Liegen mehrere Risikofaktoren bei einem Patienten vor, erhöht sich die Erkrankungswahrscheinlichkeit überproportional bis über das 5fache bei mehr als 3 Risikofaktoren (Widmer 1981).

Prognose

Für die Beurteilung der Prognose von Patienten mit pAVK sind mehrere Faktoren zu berücksichtigen. Dazu zählen

- eine gleichzeitig bestehende koronare Herzerkrankung,
- zerebrovaskuläre Durchblutungsstörungen,
- die Bildung von Aneurysmen,
- Art und Anzahl der Risikofaktoren,
- das klinische Stadium der pAVK nach Fontaine,
- die Lokalisation der hämodynamisch führenden Gefäßobliterationen und
- die Beteiligung der Nierenarterien.

So ist aufgrund der Beobachtungen von Krajewski u. Olin (1991) die Fünfjahresmortalitätsrate bei chronischer Beinischämie infolge obliterierender Arteriosklerose um das 2- bis 3fache erhöht. Etwa 50% der Todesfälle sind Folge eines Herzinfarkts, 15% eines Schlaganfalls und 10% einer abdominellen Gefäßerkrankung. In 25% der Fälle hat die unmittelbare Todesursache keinen Bezug zum Kreislaufsystem (ebd.).

10jährige Verlaufsbeobachtungen von Schoop u. Levy (1982) an 631 nichtdiabetischen Patienten, davon fast 90% im Fontaine-Stadium II, belegen eine mehr als doppelt so hohe Mortalitätsrate wie in einem gleichaltrigen Normalkollektiv.

Lokalisation

Der Lokalisationstyp läßt Rückschlüsse auf Art und Ausmaß der Progression der pAVK zu. Untersuchungen von Schoop (1998) zeigten, daß bei Patienten mit einseitigem Verschluß der A. iliaca die kontralaterale Seite selbst nach 10 Jahren noch frei war. Hingegen traten bei vorbestehender Stenosierung in der arteriellen Beckenstrombahn Stenosen auf der kontralateralen Seite häufiger auf.

Hochgradige Stenosen und Verschlüsse der Beckenarterie haben in bezug auf alle Extremitätenarterienverschlüsse einen Anteil von ca. 11% (Hild 1998). Die meisten Obliterationen finden sich in der A. iliaca communis, die mit ca. 45% wesentlich häufiger betroffen ist als die A. iliaca externa (ca. 21%) und die A. iliaca interna mit 13%. Verschlüsse sind häufig doppelseitig (Vollmar 1982). Symptomatik und Befunde der Beckenarterienverschlüsse werden häufig durch begleitende Obliterationen in der A. femoralis superficialis, der A. poplitea und vor allen Dingen den Unterschenkelarterien beeinflußt. Erektile Potenzstörungen kommen bei Beckenarterienverschlüssen häufig vor (Michal 1985).

Isolierte Stenosen oder Verschlüsse der A. femoralis communis sind selten (ca. 4%).

Einseitige Femoralis-superficialis-Verschlüsse hatten nach 5 Jahren in 76% und nach 10 Jahren in 84% der Überlebenden einen kontralateralen Femoralisverschluß zur Folge.

Ältere Patienten sind bei Unterschenkelarterienverschlüssen durch eine Progression der obliterierenden Arteriosklerose nach proximal hin in die A. femoralis gefährdet.

76.2 Diagnostik und Therapie

Diagnostik und Therapie der pAVK richten sich bei geriatrischen Patienten nach den allgemein bekannten angiologischen Kriterien (Rieger u. Schoop 1998; Kappert 1987; Heuser et al. 1998; Beck et al. 1998; Cachovan et al. 1998; Gross-Fengels et al. 1998; Rieger u. Hossmann 1998; Heiss u. Rieger 1998). Generell gibt es für die verschiedenen diagnostischen und therapeutischen Eingriffe keine fixe Altersgrenze. Folgende Besonderheiten sind jedoch im Einzelfall zu berücksichtigen:

- kritische Abwägung der diagnostischen und therapeutischen Möglichkeiten und ihrer Risiken bei sehr alten und langlebigen (WHO-Definition) Patienten,
- aussichtsreiche Verbesserung der Lebensqualität durch die intendierten Maßnahmen oder Erhalt der bestehenden Lebensqualität bei drohender Verschlechterung,
- Berücksichtigung der limitierten Organfunktion bei Multimorbidität [z. B. Demaskierung einer Angina pectoris oder Belastungsherzinsuffizienz durch einen infolge der PTA (perkutane transluminale Angioplastie) verbesserten Bewegungsraum, der dann aber wegen der demaskierten kardialen Symptomatik nicht ausgeschöpft werden kann],
- Berücksichtigung des Patientenwillens zu Notfalleingriffen bei Multimorbidität (z. B. rupturiertes Bauchaortenaneurysma),
- Bereitschaft des Patienten zur Lebensumgestaltung nach erfolgreichem Eingriff (z. B. konsequente Behandlung der Risikofaktoren),

- limitierende Begleiterkrankungen (z. B. Arthrose), auf die die angiologische Maßnahme keinen Einfluß hat,
- Vermeidung von Amputationen durch rechtzeitige Interventionen,
- rechtzeitige Entscheidung für eine Amputation bei schlechter Langzeitprognose für die für einen dauerhaften Therapieerfolg intendierte Maßnahme,
- Berücksichtigung von Ergebnissen der „evidence-based medicine".

76.2.1
Diagnostik

Die angiologische Diagnostik bei pAVK ist an anderer Stelle überzeugend beschrieben (Beck A et al. 1998; Heuser et al. 1998; Rieger 1998a). Während die Stenosen in den therapeutisch relevanten Segmenten der Bauchaorta, der Becken-, Oberschenkel- und proximalen Unterschenkelarterien duplexsonographisch (Bazant 1997), in zunehmendem Maße auch bei geriatrischen Patienten NMR-angiographisch, zu bestimmen sind, stützt sich vielfach die Diagnostik bei differentialtherapeutischen, gefäßchirurgischen oder angioplastischen Indikationen auf die intraarterielle Angiographie in DSA-Technik. Sie gestattet als diagnostische „benchmark" eine sichere Beurteilung des Gesamtstatus der arteriellen Läsionen und Verschlüsse und ihrer kollateralen Überbrückungen. Eine Unterscheidung zwischen arterieller Embolie und arterieller Thrombose als Ursache für einen Gefäßverschluß gelingt auch mit diesem Verfahren nicht immer, weshalb in Einzelfällen eine angioskopische Beurteilung (Beck et al. 1993) erforderlich werden kann.

Eine Abschätzung des Alters einer arteriellen Thrombose ist aber mit allen Verfahren nicht möglich. Die Organisation der arteriellen Thrombose erfolgt im Einzelfall in unterschiedlicher Geschwindigkeit, rasch oder langsam, so daß auch bei länger zurückliegenden Verschlüssen (bis zu einem Jahr) grundsätzlich die Indikation zu einem angioplastischen Rekanalisationsversuch besteht (Leu 1998). Mit einer spontanen Rekanalisation arterieller Thrombosen bei obliterierender Arteriosklerose ist im Gegensatz zu den Umbauvorgängen bei venöser Thrombose nicht zu rechnen.

Seltene Ursache für thrombotische arterielle Verschlüsse bestehen in Traumen, Kompressionssyndromen, Gerinnungsstörungen und als Komplikation der zystischen Adventitiadegeneration.

Bedeutender ist dagegen im Alter die Bildung von Aneurysmen. Davon sind wiederum die abdominellen Aortenaneurysmen am häufigsten. Sie treten bei alternden Männern 4mal häufiger als bei Frauen auf.

Sie dissezieren nicht so häufig wie die der thorakalen Aorta, rupturieren allerdings in etwa 30% (Leu 1998). Auch bei den extraaortalen peripheren arteriellen Aneurysmen (Durchschnittsalter: Frauen 70,5 Jahre, Männer 66,8 Jahre) überwiegen die Männer im Verhältnis von 4:1. In ca. 50% sind die Becken- und Beinarterien betroffen. Häufigste Ursache ist auch hier die Arteriosklerose in ca. 75% der Fälle (ebd.). Bei thrombotischen Verschlüssen von Aneurysmen der A. poplitea, die häufig beidseits auftreten, besteht die Gefahr einer peripheren arteriellen Embolisation in die Unterschenkelgefäße.

Entzündliche Erkrankungen der Arterienwand haben ihren Häufigkeitsgipfel im jüngeren Lebensalter.

Die Mediasklerose Mönckeberg zeigt sich in Mediaverkalkungen, die sich durch spangenförmige Ablagerungen von Apatitkristallen und degenerativ veränderten elastischen Fasern der Membrana elastica interna ausbilden (Leu 1998). Diese Veränderungen treten alleine oder in Kombination mit arteriosklerotischen Veränderungen auf. Sie sind besonders häufig bei Diabetes mellitus anzutreffen und bedingen bei entsprechender Ausprägung eine Inkompressibilität des Gefäßes, weswegen bei der Doppler-sonographischen Druckmessung fälschlicherweise zu hohe (>40 mmHg) distale Perfusionsdrucke gemessen werden. Diese Meßwerte sind dann zu verwerfen.

Für die Routinekontrollen der angiologischen Befunde bei pAVK in der Praxis sind die Doppler-sonographischen und oszillographischen Verfahren ausreichend. Zusätzlich ist die Bestimmung der symptomfreien und symptomlimitierten Gehstrecke hilfreich, in Einzelfällen auch die Beurteilung der Mikrozirkulation, z. B. durch Laser-Doppler-Fluxmetrie oder transkutane Sauerstoffdruckmessungen.

76.2.2
Therapie

Die therapeutischen Möglichkeiten bei pAVK stützen sich auf:

- Bewegungstherapie,
- Physiotherapie,
- medikamentöse Therapie,
- Lokaltherapie,
- perkutane transluminale Angioplastie (PTA),
- Stentimplantation,
- gefäßchirurgische Verfahren,
- Grenzstrangblockade und
- Amputation.

Auf die einzelnen Verfahren kann an dieser Stelle nur kursorisch eingegangen werden. Der interessierte Leser sei auf die Literatur verwiesen (Rieger u. Schoop 1998).

Die Bewegungstherapie beruht auf kontrollierten Übungen in dosierter Form im Sinne eines aeroben Ausdauertrainings im Intervallstil. Sie zielt auf eine verbesserte Funktion des Kollateralkreislaufs, führt zu einer Verbesserung der Gehtechnik, stimuliert die Anpassung des Muskelstoffwechsels und erhöht die Schmerztoleranz. Kohlenhydrat- und Fettstoffwechsel verbessern sich. Zusätzliche Massagen der Beinmuskulatur und die Verbesserung des Gangbildes fördern die Ökonomie der Muskelarbeit beim Gehen. Eines der standardisierten bewegungstherapeutischen Modelle ist das Wiener Trainingsmodell, dessen therapeutischen Elemente aus einem belastungsorientierten $^2/_3$-Intervalltraining, ein über ein Metronom als Taktgeber gesteuertes Pedalergometertraining und ein allgemeines gymnastisches Übungsprogramm zur Verbesserung der Koordination der Bewegungsabläufe bestehen. Konsequent angewandt gelingt es, im Stadium II der pAVK bereits nach 4 Wochen die symptomfreie Gehstrecke durchschnittlich um 61% und die symptomlimitierte Gehstrecke durchschnittlich um 75% zu bessern (Heidrich et al. 1995).

Wird die Bewegungstherapie über 6 Monate oder länger durchgeführt, verbessert sich die symptomlimitierte Gehstrecke weiter, in einer Studie von Ekroth et al. (1978) auf durchschnittlich 160% bei 88% der behandelten Patienten. Nach 4 Jahren Intervalltraining, 5mal in der Woche im Sommer und 2mal wöchentlich im Winter, betrug die Steigerung der symptomlimitierten Gehstrecke durchschnittlich sogar 470% (Weidinger (1985).

Im Stadium II, III und IV der pAVK ist es häufig erforderlich, die therapeutischen Optionen für die Angioplastie, Stentimplantation oder einen gefäßchirurgischen Eingriff zu nutzen, um Patienten in geeigneter Weise einer Bewegungstherapie zuführen zu können.

Veranlaßt durch die aktuellen Verteilungskämpfe um die Ressourcen des Gesundheitswesens, ist die medikamentöse Therapie der pAVK zu Unrecht von einflußreicher, aber nicht qualifizierter Seite aus diskreditiert worden. Die Übersichtsarbeit von Rieger u. Hossmann (1998) und die Bemühungen der Deutschen Gesellschaft für Angiologie haben die Diskussion erfreulicherweise wieder versachlicht. Wenn auch die vasoaktiven Medikamente (Prostaglandine, Buflomedil, Naftidrofuryl u.a.) durch die Diskussionen der vergangenen Jahre in ihrer Anwendung stark zurückgedrängt wurden, ist ein zeitlich begrenzter Behandlungsversuch über 4–6 Wochen zur Beurteilung eines möglichen individuellen Behandlungserfolges uneingeschränkt vertretbar. Ein Behandlungserfolg ist entweder symptomatisch (Verbesserung der symptomlimitierten Gehstrecke um mindestens 60%) und/oder diagnostisch faßbar.

Weniger umstritten ist die Behandlung mit Thrombozytenaggregationshemmern (TAH; z.B. Acetylsalicylsäure, Ticlopidin); sie erfolgt auch zur Prophylaxe von Verschlußrezidiven. Erfolgversprechende Neuentwicklungen sind vorbereitet.

Weitere medikamentöse Behandlungsmöglichkeiten bestehen in einer Erhöhung des Perfusionsdruckes, insbesondere des präokklusiven Druckes, durch Sympathomimetika oder in einer Erhöhung des Herzzeitvolumens durch Mineralkortikoide (z.B. 9α-Fludrokortison). Ein Anstieg des Herzzeitvolumens ist auch durch eine Hämodilutionsbehandlung zu erzielen, z.B. in Form der hypervolämischen Hämodilution mit Hydroxyäthylstärke.

Eine Plasmaviskositätssenkung durch defibrinierende Maßnahmen (z.B. durch Schlangengifte) kommt bei alten, sehr alten und langlebigen Patienten in der Regel ebensowenig in Betracht wie eine systemische Fibrinolyse. Einen wesentlich höheren Stellenwert besitzt dagegen die lokale Fibrinolysebehandlung, z.B. im Rahmen einer transluminalen Angioplastie zur Behandlung eines thrombotischen Verschlusses.

Bei Patienten mit pAVK und diabetischer Polyneuropathie besteht die Indikation zu einem zeitlich begrenzten Behandlungsversuch mit α-Liponsäure oder Benfotiamin.

Eine weitere Indikation zur medikamentösen Therapie (antibiotisch, antimykotisch) ergibt sich aus der Lokaltherapie, z.B. bei diabetischem Fuß, diabetischer Makro- und Mikroangiopathie, feuchter Gangrän oder infiziertem Ulkus. Neue Entwicklungen für die Ulkustherapie berücksichtigen die lokale Applikation gentechnologisch hergestellter Wachstumsfaktoren. Einzelheiten der Lokaltherapie ischämischer Läsionen sind in dem Beitrag von I. Schmidtke (1998) umfassend beschrieben, die Schmerz- und Antibiotikabehandlung in den Beiträgen von H. Rieger (1998b, c).

Die Indikation zur PTA ist grundsätzlich bei allen symptomatischen Formen der pAVK gegeben. Sie erfolgt isoliert, in Kombination mit einer Stentimplantation oder auch intraoperativ anläßlich eines gefäßchirurgischen Eingriffs. An dieser Stelle ist es nicht möglich, die verschiedenen angioplastischen Verfahren zu besprechen (s. Gross-Fengels et al. 1998). Geschlecht und Alter haben keinen signifikanten Einfluß auf den Langzeitverlauf der pAVK nach einmaliger PTA im Becken- und Beinbereich (Heiss et al. 1992). In bezug auf die Lokalisation der Gefäßobliterationen sind die Rezidivquoten im femoropoplitealen Bereich etwa doppelt so hoch wie in den Beckenarterien. Generell besitzen angioplastisch behandelte Gefäßstenosen bezüglich ihrer Offenheitsrate eine bessere Langzeitprognose als solchermaßen behandelte Gefäßverschlüsse. Weitere ungünstige Einflüsse auf das Langzeitergebnis stellen der Diabetes mellitus, die Länge des angioplastisch behandelten Gefäßsegments und ein schlechtes Fontaine-Stadium der pAVK dar. Bemerkenswert ist, daß Verbesserungen der angiologischen Befunde auf der nicht angioplastisch behandelten Seite im ersten Jahr nach der PTA zu beobachten sind (Heiss et al. 1992).

Bei Läsionen in der Beckenetage ist nach erfolgreicher Katheterlyse und Angioplastie primär oder auch nach Rezidiv die endovasale Implantation einer Gefäßwandstütze (Stent) indiziert.

Bei Verschlüssen der A. femoralis communis ist an erster Stelle eine Thrombendarteriektomie mit oder ohne Profundaplastik indiziert. Dies gilt auch für die abgangsnahen Obliterationen der A. femoralis profunda. Bei isolierten Stenosen besteht hier auch die Indikation für eine Angioplastie (PTA), dies v.a. dann, wenn gleichzeitig Verschlüsse der A. femoralis superficialis bestehen, um die Kollateralversorgung zu verbessern.

Bezüglich der gefäßchirurgischen Eingriffe sei der interessierte Leser auf den Beitrag von W. Gross-Fengels et al. (1998) verwiesen.

76.3
Rehabilitation

Vor rehabilitativen Maßnahmen ist mittels der physikalischen Untersuchung und der nichtinvasiven Verfahren der angiologische Status zu erheben, die Indikation für eine angiographische Abklärung zu prüfen und die Entscheidung über eine Angioplastie, eine Stentimplantation oder eine gefäßchirurgische Behandlung zu treffen. Dies geschieht am besten in einem interdisziplinären Kolloquium zwischen Angiologen, Radiologen und Gefäßchirurgen. Im Einzelfall ist auch über eine Amputation zu entscheiden.

Für die ICIDH-Kodierung (WHO 1995) zum Zwecke der geriatrischen Rehabilitation greifen bei den aus pAVK resultierenden Behinderungen die Fähigkeitsstörungen („disabilities") und Beeinträchtigungen („handicaps"). In Abhängigkeit vom Stadium der AVK nach Fontaine sind abzuwägen und zu berücksichtigen die Fähigkeitsstörungen

- in der Fortbewegung, hier insbesondere
  - im Gehen (F40–45),
  - im Transportieren (F47),
  - im Heben (F48),
- sowie in der körperlichen Beweglichkeit, hier insbesondere
  - in der Haushaltsführung (F50+51),
  - in der Körperbewegung (F55–57),
  - in der körperlichen Beweglichkeit (F58+59) und
  - die in der Geschicklichkeit (F67–69).

In der Kategorie der Beeinträchtigungen ist eine Zuordnung zu prüfen für die Beeinträchtigung

- der physischen Unabhängigkeit (B2),
- der Mobilität (B3),
- der Beschäftigung (B4),
- der sozialen Integration (B5) und
- der ökonomischen Eigenständigkeit (B6).

Die rehabilitativen Maßnahmen können bereits während der Akutbehandlung (frühe Rehabilitation) eingeleitet werden, um sie dann im Rahmen der Frührehabilitation in einer geriatrischen Rehabilitationsklinik mit angiologischem Schwerpunkt fortzusetzen. Dies gilt insbesondere für ältere und alte Patienten mit angiologischer Problematik bei diabetischem Spätsyndrom, nach gefäßchirurgischen Eingriffen oder nach Amputation. Vor der Entlassung aus der geriatrischen Rehabilitationsklinik oder einer entsprechend ausgerichteten Fachklinik ist die Indikation für eine chronische Rehabilitation im Rahmen der ambulanten geriatrischen Rehabilitation zu klären. Die Dokumentation der Befunde und die Evaluation der Behandlungsergebnisse kann sich auf die problemorientierten Assessmentverfahren der Physiotherapie und der Ergotherapie stützen. Auf jeder Stufe der Rehabilitationsbemühungen sind die Rehabilitationsziele für die jeweilige Rehabilitationsphase zu vereinbaren und mit dem Rehabilitationsplan abzustimmen. Am Ende der Frührehabilitation und in längeren Intervallen bei chronischer Rehabilitation sollte die aktuelle Rehabilitationsprognose ärztlicherseits überprüft werden.

Für viele Patienten ist die Rehabilitation der einzige Zugang zu Motivation und praktischen Erfahrungen im Umgang mit Maßnahmen, die auf eine erfolgreiche Behandlung der Risikofaktoren für eine pAVK ausgerichtet sind und für den Patienten häufig eine eingreifende Umgestaltung bisheriger Lebensgewohnheiten bedeuten.

76.4
Ausblick

Die Besonderheiten der verschiedenen Altersklassen geriatrischer Patienten und ihre Auswirkung auf deren Diagnostik, Therapie und Prognose sind bislang nur unzureichend untersucht. Aus diesem Wissensdefizit resultieren Unsicherheiten, nicht nur seitens der Ärzte, sondern auch der Patienten, hier insbesondere der alten, sehr alten und langlebigen. Die bisher vorliegenden Kenntnisse über die Ätiologie und den natürlichen Verlauf der obliterierenden Arteriosklerose weisen der Prävention dieser Erkrankung in jüngeren Lebensjahren allerdings einen sehr hohen Stellenwert zu, mit der Aussicht, nicht nur die Mortalität, sondern auch die Morbidität deutlich zu senken und dadurch eine gelungene Lebensführung zu ermöglichen.

Literatur

Bazant E (1997) Quantifizierung kurzstreckiger exzentrischer Modellstenosen anhand der duplexsonographisch bestimmten maximalen orthograden Strömungsgeschwindigkeit in Abhängigkeit von Meßort, Fluß, Druck und Frequenz. Inaugural-Diss., Univ. Freiburg

Beck A, Neuss J, Heiss HW, Papacharalampous X, Mundinger A, Wenz W (1993) Der heutige Stand der perkutanen transluminalen Angioskopie: Eine neue Methode der Kontrolle der intravasalen Situation zur Dilatation, Rekanalisation, lokalen Lyse, Stent-Implantation, mechanischen Thrombusextraktion und Arterektomie. Kardiologie Assistenz 5:6-10

Beck A, Biamino G, Gross-Fengels W, Neufang KFR, Ragg JC, Scheffler A (1998) Invasive Diagnostik. In: Rieger A, Schoop W (Hrsg) Klinische Angiologie. Springer, Berlin Heidelberg New York Tokyo, S 179-228

Buddecke E (1958) Angiochemische Abwandlungen des Aortenbindegewebes. Verh Dtsch Ges Kreisl Forsch 24:143-153

Cachovan M, Hossmann V, Rieger H und Schmidtke I (1998) Nichtinvasive Therapie der peripheren arteriellen Verschlußkrankheit. In: Rieger A, Schoop W (Hrsg) Klinische Angiologie. Springer, Berlin Heidelberg New York Tokyo, S 229-283

Ekroth R, Dahllöf AG, Gundevall B, Holm J, Scherstén T (1978) Physical training of patients with intermittent claudication: Indications, methods and results. Surgery 84:640-643

Gross-Fengels W, Krings W, Leyhe A et al. (1998) Invasive lumeneröffnende Therapie. In: Rieger A, Schoop W (Hrsg) Klinische Angiologie. Springer, Berlin Heidelberg New York Tokyo, S 285-384

Hasse HM (1974) Chronische arterielle Verschlußkrankheiten der Extremitätenarterien. In: Heberer G, Rau G, Schoop W (Hrsg) Angiologie. Thieme, Stuttgart, S 398

Heidrich H, Cachovan M, Creutzig A, Rieger H, Trampisch HJ (1995) Prüfrichtlinien für Therapiestudien im Fontaine-Stadium II-IV bei peripherer arterieller Verschlußkrankheit. VASA 24:107-111

Heiss HW, Rieger H (1998) Akuter Extremitätenarterienverschluß. In: Rieger A, Schoop W (Hrsg) Klinische Angiologie. Springer, Berlin Heidelberg New York Tokyo, S 395-412

Heiss HW, Mathias K, Beck A, Schmid K, Habib D, Just H (1992) Langzeitergebnisse nach perkutaner transluminaler Angioplastie: Verlauf nach einmaliger Behandlung von Becken- oder Beinarterien im Vergleich zur nichtbehandelten Seite. CorVas 2:60-75

Heuser L, Kleuren B, Köhler M et al. (1998) Nichtinvasive Diagnostik. In: Rieger A, Schoop W (Hrsg) Klinische Angiologie. Springer, Berlin Heidelberg New York Tokyo, S 75-177

Hild R (1998) Arteriosclerosis obliterans im Bereich der unteren Extremität. In: Rieger A, Schoop W (Hrsg) Klinische Angiologie. Springer, Berlin Heidelberg New York Toyko, S 429-450

Kannel WB, Skinner JJ, Schwartz MJ, Shurtleff D (1970) Intermittent claudication. Incidents in the Framingham Study. Circulation 41:875-883

Kappert A (1987) Lehrbuch und Atlas der Angiologie, 12. Aufl. Huber, Bern Stuttgart Toronto, S 22

Krajewski LP, Olin JB (1991) Arteriosclerosis of the aorta and lower extremity arteries. In: Young JR, Graor RA, Olin JB, Bartholomew JR (eds) Peripheral vascular diseases. Mosby Year Book, St. Louis Baltimore Boston, pp 179-200

Leu HJ (1998) Pathologische Anatomie. In: Rieger A, Schoop W (Hrsg) Klinische Angiologie. Springer, Berlin Heidelberg New York Tokyo, S 15-25

Meyer WW (1974) Spezielle Pathologie der Arterien. In: Heberer G, Rau G, Schoop W (Hrsg) Angiologie – Grundlagen, Klinik und Praxis. Thieme, Stuttgart, S 60

Michal V (1985) Arteriogenic impotence. Angioarchiv 8:14

Rieger H (1998a) Allgemeine Diagnose- und Therapiestrategien. In: Rieger A, Schoop W (Hrsg) Klinische Angiologie. Springer, Berlin Heidelberg New York Tokyo, S 385-394

Rieger H (1998b) Antibiotikatherapie in der Angiologie. In: Rieger H, Schoop W (Hrsg) Klinische Angiologie. Springer, Berlin Heidelberg New York Tokyo, S 275-279

Rieger H (1998c) Schmerztherapie in der Angiologie. In: Rieger H, Schoop W (Hrsg) Klinische Angiologie. Springer, Berlin Heidelberg New York Tokyo, S 266-274

Rieger H, Hossmann V (1998) Medikamentöse Durchblutungssteigerung bei chronischer peripherer arterieller Verschlußkrankheit. In: Rieger H, Schoop W (Hrsg) Klinische Angiologie. Springer, Berlin Heidelberg New York Tokyo, S 239-252

Rieger H, Schoop W (Hrsg) (1998) Klinische Angiologie. Springer, Berlin Heidelberg New York Tokyo

Schmidtke I (1998) Lokaltherapie ischämischer Läsionen. In: Rieger A, Schoop W (Hrsg) Klinische Angiologie. Springer, Berlin Heidelberg New York Tokyo, S 252-266

Schoop W (1998) Prognose der pAVK. In: Rieger A, Schoop W (Hrsg) Klinische Angiologie. Springer, Berlin Heidelberg New York Tokyo, S 487-496

Schoop W, Levy H (1982) Lebenserwartung bei Männern mit peripherer arterieller Verschlußkrankheit. Lebensvers Med 34:98-102-105

Sinzinger H (1998) Allgemeine Stadieneinteilung, Ätiologie und Pathogenese der Arteriosklerose. In: Rieger A, Schoop W (Hrsg) Klinische Angiologie. Springer, Berlin Heidelberg New York Tokyo, S 35-46

Vollmar I (1982) Rekonstruktive Chirurgie der Arterien. Thieme, Stuttgart New York

Weidinger P (1985) Langzeitergebnisse eines arteriellen Gefäßtrainings bei obliterierender Arteriopathie. 4-Jahresstudie. In: Häring H (Hrsg) Berichtsband 5. Gemeinsame Jahrestagung der Angiologischen Gesellschaften der Bundesrepublik Deutschland, Österreichs und der Schweiz. Demeter, Gräfelfing, S 343-345

WHO (1995) ICIDH – International Classification of Impairments, Disabilities and Handicaps (übers. von R.-G. Matthesius). Ullstein Mosby, Berlin Wiesbaden

Widmer LK, Stähelin HB, Nissen C, Silva A da (1981) Venen-, Arterien-Krankheiten, koronare Herzkrankheit bei Berufstätigen – Basler Studie 1959-1987. Huber, Bern

Widmer LK, Silva A da, Schoop W (1998) Epidemiologie der peripheren arteriellen Verschlußkrankheit. In: Rieger A, Schoop W (Hrsg) Klinische Angiologie. Springer, Berlin Heidelberg New York Tokyo, S 414-416

Unfälle und Frakturen im Alter

C. Becker, F. Gebhard, A. Beck

77.1 Epidemiologie von Verletzungen im Alter 692
77.1.1 Verkehrsbedingte Verletzungen 693
77.1.2 Verbrennungen und Intoxikationen 693
77.1.3 Sturzbedingte Verletzungen 693
77.1.4 Frakturen älterer Menschen 693
77.2 Der Prototyp der Verletzung im Alter: proximale Femurfrakturen 694
77.2.1 Inzidenz und Kosten 694
77.2.2 Behandlung von Patienten mit proximalen Femurfrakturen 695
77.2.3 Einteilung proximaler Femurfrakturen 695
77.2.4 Risiken der Operationsverfahren 698
77.2.5 Perioperative Antibiotikatherapie 698
77.2.6 Rehabilitationsmanagement 698
77.2.7 Traumatologisch-geriatrische Kooperation 699
77.2.8 Weiterbehandlungsstrategien 699
77.2.9 Perspektiven: Audit, evidenzbasierte Medizin, Entwicklung von Leitlinien und lokalen Protokollen 701
77.2.10 Prävention 702
Literatur 702

Verletzungen sind die siebthäufigste Todesursache im Alter. Noch häufiger verursachen sie jedoch funktionelle Beeinträchtigungen und soziale Behinderungen. Ältere haben ein hohes Risiko für bestimmte Verletzungstypen. Im Vergleich zu Jüngeren sind gleiche Verletzungsarten mit größeren Folgen verbunden, zusätzlich verursachen sie hohe Kosten.

Verletzungen werden durch Einwirkung mechanischer, thermischer, chemischer, elektrischer oder radioaktiver Energie verursacht. Daneben kann auch der Entzug von Sauerstoff oder Wärme Verletzungen hervorrufen. Die häufigste und wichtigste Ursache sind die Einwirkungen mechanischer Kräfte, typischerweise im Rahmen eines Sturzes oder eines Verkehrsunfalls.

Verletzungen können in einem dreigliedrigen Modell betrachtet werden. Dieses setzt sich aus dem Individuum, der einwirkenden Kraft und der Umgebung zusammen. Verletzungen treten immer dann auf, wenn es durch Krafteinwirkung zum Überschreiten einer kritischen Grenze kommt. Diese Schwelle liegt bei älteren Menschen niedriger als bei Jüngeren (Beispiel Osteoporose). Die gleiche Krafteinwirkung kann bei anderer Verteilung aber auch ohne Folgen bleiben (Beispiel Airbag). Die reduzierte Elastizität des Gewebes (Knochen, Knorpel, Bänder und Muskulatur) hat erheblichen Einfluß auf das Ausmaß der Schädigung. Einblutungen treten häufiger durch die veränderte Fragilität der Blutgefäße auf. Die neuromuskulären Reaktionen sind verzögert, Schutzreflexe kommen nicht mehr rechtzeitig zum Tragen. Der wichtigste Schockabsorber des Körpers ist die Muskulatur, die häufig bei Älteren atrophiert ist.

Die Prävention hat bislang eine untergeordnete Rolle gespielt. Verletzungen werden meist als schicksalhaft, unvorhersehbar und unverhinderbar betrachtet. Das Konzept einer mehrgliedrigen Verletzungsentstehung (Ursache, Empfänger und Umgebung) bedeutet auch, daß auf verschiedenen Ebenen präventiv interveniert werden kann. Unfallereignisse können in eine Vorphase, den eigentlichen Verletzungshergang und die Schädigung nach dem Ereignis eingeteilt werden.

Das Kapitel beschreibt zunächst die epidemiologische Bedeutung unterschiedlicher Verletzungen. Anschließend wird die Bedeutung der Frakturen im höheren Lebensalter dargestellt. Der Schwerpunkt des weiteren Abschnitte liegt in der Darstellung der Entstehung, Behandlung und Rehabilitation der proximalen Femurfraktur (PFF).

77.1 Epidemiologie von Verletzungen im Alter

Die mit Abstand wichtigsten Ursachen für Verletzungen sind Stürze. Häufig sind weiterhin Verkehrsunfälle. Seltener sind Verbrennungen und Vergiftungen. Die Anwendung von Gewalt gegen ältere Menschen, Suizid und iatrogene Schädigungen werden an anderer Stelle des Buches dargestellt.

Tabellen 77-1. Verkehrsbedingt getötete und verletzte ältere Personen (≥65 Jahre). (Statistisches Jahrbuch 1998)

	Unfälle insgesamt	Tödliche Unfälle
Innerhalb von Ortschaften	21 491	636
Außerhalb von Ortschaften	11 337	715

77.1.1
Verkehrsbedingte Verletzungen

In der Gruppe der über 65 Jahre alten Menschen wurden 1996 mehr als 30 000 Unfälle mit Verletzungsfolgen registriert. Davon ereigneten sich 21 000 innerhalb und 10 600 Unfälle außerhalb von Ortschaften.

Besonders herauszustellen ist der im Vergleich zu Jüngeren höhere Anteil an verletzten älteren Fußgängern und Fahrradfahrern. Insgesamt wurden 6700 Fußgänger und mehr als 6250 Fahrradfahrer in der Altersgruppe ≥65 Jahre verletzt.

Von den knapp 8800 Verkehrsunfalltoten, waren 1550 Menschen 65 Jahre oder älter. Im Unterschied zu Jüngeren, bei denen sich die größere Zahl der tödlichen Unfälle außerhalb von Ortschaften ereignet (Verhältnis 2:1), werden viele ältere Menschen innerhalb von Ortschaften getötet (Verhältnis 0,9:1; Tabelle 77-1).

Die Verkehrsregelung hat sich in der Vergangenheit mehr an dem Verkehrsfluß des motorisierten Verkehrs und weniger an der Verkehrssicherheit Älterer orientiert. Präventive Ansätze wären die Verlängerung der Fußgängerüberquerungszeiten an frequentierten Kreuzungen, die Einrichtung von Radwegen und die Reduktion der innerstädtischen Höchstgeschwindigkeit. Bezüglich der Überprüfung der Fahrtauglichkeit älterer Menschen wird auf den Abschnitt Reisen und Autofahren verwiesen.

77.1.2
Verbrennungen und Intoxikationen

Tödliche Verbrennungen werden bei ca. 100 Senioren, tödliche Vergiftungen bei etwa 280 älteren Menschen pro Jahr erfaßt. Stationäre Aufnahmen erfolgten 1996 bei 1700 älteren Menschen nach Verbrennungen. Unbeabsichtigte Vergiftungen führten im gleichen Zeitraum bei mindestens 5000 älteren Menschen zur Krankenhauseinweisung (Statistisches Jahrbuch 1998). Die Risikogruppen lassen sich bislang nicht ausreichend beschreiben.

Da die meisten Verbrennungen im häuslichen Umfeld stattfinden, ist es eine wichtige Aufgabe ambulanter Pflegedienste oder der Hausärzte, entsprechende Gefahrenquellen im Rahmen diagnostischer Hausbesuche zu identifizieren. Es ist zu prüfen, ob die benutzte Heizquelle den Fähigkeiten des Bewohners entspricht. Herde sind auf ihre Benutzungssicherheit zu prüfen. Entsprechende technische Vorrichtungen wie Feuer- oder Rauchmelder sind ggf. zu installieren.

77.1.3
Sturzbedingte Verletzungen

Die am häufigsten genannte und auch wichtigste Verletzung ist die PFF. Daneben wird oft unzureichend berücksichtigt, daß auch Frakturen anderer Lokalisation, Schädel-Hirn-Traumata und scheinbar harmlose Verletzungen wie Distorsionen und Prellungen bei Älteren zu erheblichen funktionellen Einschränkungen und sozialen Konsequenzen führen können.

Sturzbedingte stationäre Einweisungen erfolgten bei mehr als 250 000 älteren Menschen pro Jahr. Besonders betroffen ist die Gruppe der hochaltrigen Patienten. Im Jahr 1996 wurden 65 000 Frakturen der oberen Extremität (ICD 810–819) und 139 000 Frakturen der unteren Extremität (ICD 820–829) als Einweisungsdiagnose im stationären Bereich angegeben. Distorsionen wurden bei mehr als 13 000 Patienten registriert. Schädel-Hirn-Traumen führten bei fast 30 000 älteren Menschen zur stationären Einweisung. Nach den Angaben des statistischen Bundesamtes verstarben 1996 11/100 000 Einwohner (OECD Datenbank 1998) nach sturzbedingten Verletzungen (Tabelle 77-2). Die Fallgruppen mit der höchsten Mortalität sind die PFF sowie die Schädelverletzungen (Statistisches Jahrbuch 1998). Auf die funktionellen und sozialen Folgen von Stürzen ohne Frakturen wurde bereits in Kap. 30 eingegangen.

77.1.4
Frakturen älterer Menschen

Zur Inzidenz der stationär behandelten Frakturtypen, v. a. für die PFF, liegen mittlerweile auch aus Deutschland verläßliche epidemiologische Daten vor. Für Frakturlokalisationen auch ambulant behan-

Tabelle 77-2. Stationäre Behandlungsfälle Verletzungen. 10%-repräsentative-Stichprobe der Krankenhauseinweisungen in Deutschland 1996. (Statistisches Bundesamt 1998)

Lokalisation	Inzidenz ≥65 Jahre
Frakturen der oberen Extremität	65 060
Frakturen der unteren Extremität	138 930
Schädel-Hirn-Trauma	29 220
Distorsionen/Kontusionen	13 610

Tabelle 77-3. Frakturen älterer Menschen (≥65 Jahre) mit stationärer Aufnahme. Einwohnerzahl in Deutschland ≥65 Jahre 1996: 12,79 Mio. (15,6 %). 10 %-repräsentative-Stichprobe der Krankenhauseinweisungen in Deutschland 1996. (Statistisches Bundesamt 1998)

Frakturlokalisation	ICD	Häufigkeit	Inzidenz	Geschlechtsverhältnis
Proximaler Femur	820	100190	781/100000	1:4,7
Radius	813	34980	273/100000	1:10,4
Humerus	812	30080	234/100000	1:5,3
Becken	808	15250	119/100000	1:5,6
Wirbelsäule	805–6	21020	164/100000	1:2,9

delter Patienten ist dies schwieriger zu erfassen. Hier werden Daten benachbarter europäischer Länder zur Ergänzung hinzugezogen.

Radiusfraktur

Die häufigste Fraktur älterer Menschen bis zur 7. Lebensdekade ist die Radiusfraktur, die ein Häufigkeitsmaximum bei Frauen um das 65. Lebensjahr erreicht. Die Inzidenz bleibt danach relativ konstant (Tabelle 77-3). Dies ist im wesentlichen durch die nachlassende Geh- und Schutzreflexgeschwindigkeit erklärt (Sturz zur Seite vs. nach vorne).

Männer sind seltener von distalen Unterarmfrakturen betroffen. Der Geschlechtsquotient beträgt 1:10,4. In Deutschland wurden 1996 fast 35000 stationäre Behandlungsfälle registriert. Die Inzidenz einschließlich ambulanter Fälle betrug in Kopenhagen für Frauen (≥65 Jahre) 730/100000 Einwohner (Lauritzen et al. 1993). Die Radiusfraktur ist somit der Prototyp bei meist noch aktiven älteren Frauen und sollte als Indikator für eine drohende Hilfsbedürftigkeit angesehen werden. Es gibt derzeit keine Untersuchungen über Langzeitfolgen von Unterarmfrakturen.

Subkapitale Humerusfraktur

Die zweitgrößte Gruppe der Frakturen, die zur Krankenhauseinweisung führt, ist die Gruppe der subkapitalen Humerusfrakturen. Die epidemiologische Kurve verläuft parallel, aber zeitversetzt zur Inzidenzkurve der PFF (ca. 5 Jahre früheres Auftreten). Etwa 20 % der Frakturen werden operiert. In Deutschland wurden 1996 30000 stationäre Behandlungsfälle registriert. Das Geschlechtsverhältnis Männer:Frauen betrug 1:5,3. Bei Untersuchungen in Kopenhagen fand sich für Frauen (≥65 Jahre) eine Inzidenz von 330/100000 Einwohner (einschließlich ambulanter Fälle). Langzeitnachuntersuchungen nach subkapitalen Humerusfrakturen zeigen meist eine nur geringe Einschränkung der Basisaktivitäten des täglichen Lebens (Hygiene, Waschen, Essen, Kontinenz, Gehfähigkeit). In den instrumentellen Aktivitäten des täglichen Lebens werden jedoch Einschränkungen beobachtet. Dies betrifft v. a. den Bereich der Bewältigung des Haushalts und sportliche Freizeitaktivitäten (Newman 1992).

Tabelle 77-4. Frakturlokalisation und altersbezogene Inzidenz (Fälle/100000 Frauen). 10 %-repräsentative-Stichprobe der Krankenhauseinweisungen in Deutschland 1996. (Statistisches Bundesamt 1998)

Jahre	Radius	Subkapitaler Humerus	Becken	Proximaler Femur
65–69	340	165	39	203
70–74	393	240	73	434
75–79	400	331	132	840
80–84	408	465	252	1784
85–89	466	510	429	2791
90+	437	575	638	3764

Beckenfrakturen

Von epidemiologischer Bedeutung für *hochaltrige* Patienten sind Beckenfrakturen. Sie führen häufig zu langwieriger, eingeschränkter Mobilität mit vorübergehender oder bleibender Pflegebedürftigkeit. Im Beobachtungszeitraum 1996 wurden in Deutschland 15000 stationäre Aufnahmen dokumentiert. Eine operative Behandlung findet in der Regel nicht statt. Auch wenn keine operative Behandlung erfolgt, sind es kostspielige Verletzungen. Die Untersuchungen zu Langzeitergebnissen sind bislang unzureichend.

77.2
Der Prototyp der Verletzung im Alter: proximale Femurfrakturen

77.2.1
Inzidenz und Kosten

PFF müssen als der wichtigste Verletzungstyp im Alter angesehen werden. Durch mehrere Untersuchungen bestätigt, läßt sich die PFF-Jahresinzidenz für die Bevölkerung in Deutschland auf derzeit 110–130/100000

Einwohner festlegen. In der Gruppe der ≥65jährigen liegt die Inzidenz bei 660–780/100000 Einwohner. Bei Alten- und Pflegeheimbewohnern übersteigt die Rate 4000/100000 Bewohner. Dies bedeutet hochgerechnet auf die Bevölkerung in Gesamtdeutschland und in Übereinstimmung mit den Erhebungen des Statistischen Bundesamtes, daß derzeit bereits mehr als 100000 PFF pro Jahr auftreten. Das durchschnittliche Erkrankungsalter liegt mittlerweile bei über 82 Jahren. Mehr als 40% der Betroffenen sind älter als 85 Jahre. Frauen sind bis zu 5mal häufiger betroffen. Das kumulative Risiko für eine proximale Femurfraktur einer 50jährigen Frau liegt derzeit bei mehr als 25%.

Die Behandlungskosten für Fallpauschalen der operativen Behandlung und die stationäre Rehabilitation betragen bereits jetzt mehr als eine Mrd. DM/Jahr. Bis zu 25% der Patienten der geriatrischen Rehabilitationskliniken sind PFF-Patienten. Einschließlich der Folgekosten im ersten Jahr liegt der Betrag bei mehr als 2 Mrd. DM/Jahr.

77.2.2
Behandlung von Patienten mit proximalen Femurfrakturen

Die Behandlungsmaßnahmen der Patienten beginnen mit dem Transport und der Organisation der Behandlung in der Notaufnahme. Ähnlich einer Herzinfarkterkrankung sollte der ältere Patient mit Femurfraktur als Notfall betrachtet werden, mit entsprechender vorrangiger Behandlung seitens der Rettungsleitstelle. Nicht selten haben die Patienten längere Zeit gelegen, unfähig andere zu verständigen. Entsprechend wichtig ist die Erkennung von Begleiterscheinungen wie Dehydratation, Hypothermie, Schmerzen, Infektions- und Dekubitusgefährdung. In der Notaufnahme der Klinik entstehen häufig vermeidbare Wartezeiten auf harten Unterlagen (z. B. Röntgenuntersuchungen). Die Dauer für die Diagnostik und den Transport auf die aufnehmende Station sollte nicht mehr als eine Stunde in Anspruch nehmen (SIGN Guidelines 1997).

Primär sollte das verletzte Bein mit leicht gebeugtem Hüftgelenk gelagert werden, ggf. muß das Kniegelenk unterpolstert werden. Initiale Repositionsmanöver sind bei allen instabilen Frakturen wegen des einwirkenden Muskelzuges sinnlos! Die Lagerung auf superweichen Unterlagen zur Dekubitusprophylaxe und eine adäquate Schmerzmedikation ist von Bedeutung. Die anästhesiologischen Aspekte und die präoperative Behandlung sind in Kap. 46 dargestellt. Präoperative Wartezeiten sollten für die Unterrichtung des Patienten in Techniken der Atemgymnastik und isometrischen Muskelanspannung genutzt werden.

Ein Aufschub der definitiven Behandlung > 24 h ist nur in Ausnahmefällen zur Behandlung gravierender Vorerkrankungen zulässig (ASA-Klassen 4 und 5). Mehr als 80% der Patienten sollten in der genannten Zeitfrist (< 24 h) operiert werden (SIGN Guidelines 1997).

77.2.3
Einteilung proximaler Femurfrakturen

Die Frakturen des proximalen Femurendes werden unterschieden in

- Kalottenfrakturen,
- Schenkelhalsfrakturen,
- pertrochantäre Frakturen.

Kalottenfrakturen

Im Alter sind Frakturen des Femurkopfs, sog. Hüftkopfkalottenfrakturen, extrem selten, da diese in der Regel nicht sturzbedingt, sondern durch Einwirkung hoher kinetischer Energie als sog. Abschlagfragmente bei Luxationen des Hüftgelenks nach dorso-kranial entstehen. Sollte in seltenen Fällen eine Kalottenfraktur beim alten Menschen auftreten, entfällt die operative Fragmentadaptation. In jedem Fall sollte beim alten Patienten eine Primärversorgung durch eine Totalendoprothese erfolgen.

Schenkelhalsfrakturen

Nach der Frakturlokalisation wird unterschieden zwischen medialen (ca. 80% der Fälle), intermediären und lateralen extrakapsulären Frakturen.

Klassifikation der Schenkelhalsfrakturen
Pauwels gibt als Klassifikationskriterium den Winkel zwischen Frakturlinie und der Horizontalen an (Abb. 77-1):

Typ (P) I: Winkel < 30°, Abduktionsfraktur mit Valgusfehlstellung, ca. 12% der medialen Frakturen,

Typ (P) II: 30–50°, Adduktionsfraktur mit Varusfehlstellung,

Typ (P) III: > 50°, Abscherfraktur mit Gefahr der Pseudarthrosenbildung.

Während die Pauwels-Klassifikation eher eine mögliche Aussage über die Pseudarthrosegefährdung erlaubt, läßt sich aus der Klassifikation nach Garden (Abb. 77-2) eher eine Aussage über die Nekrosegefährdung des Femurkopfs treffen. Garden beschreibt

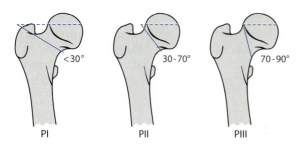

Abb. 77-1. Pauwels gibt als Klassifikationskriterium den Winkel zwischen Frakturlinie und der Horizontalen an

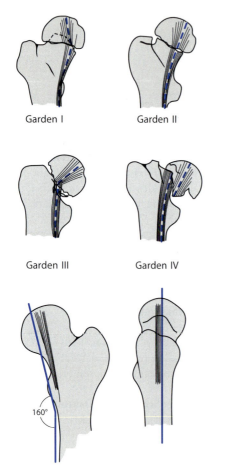

Abb. 77-2. Garden-Klassifikation

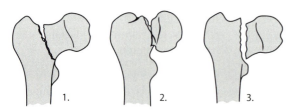

Abb. 77-3. Klassifikation der Arbeitsgemeinschaft Osteosynthese

in seiner Einteilung 4 Dislokationsgrade, wobei ähnlich der Pauwel-Klassifikation der Typ I als stabile Fraktur anzusehen ist. Im einzelnen beschreibt Garden die Einteilung wie folgt (vgl. Abb. 77-2):

Garden I: inkomplette Fraktur, impaktiert, diese entspricht einer eingekeilten, valgisierten Fraktur,

Garden II: vollständige Fraktur ohne Dislokation, nicht impaktiert, die Kontinuität der Trabekel ist unterbrochen, aber ohne Abwinkelung,

Garden III: vollständige Fraktur mit teilweiser Dislokation, Trabekel medial noch in Kontakt,

Garden IV: vollständige Fraktur mit kompletter Verschiebung, kein Kontakt der Bruchflächen, Kopffragmente somit ohne Kontakt mit dem Schenkelhals.

Die Dislokationsgrade II–IV nach Garden sind als ausgesprochen instabile Fraktursituationen zu werten. Als zusätzlichen prognostischen Faktor führt Garden den sog. „alignement"-Index ein. Hier bezieht er im Gegensatz zu Pauwels die axiale Aufnahme mit ein, so daß die nach dorsal abgekippten und damit instabilen Frakturen, die im Anterior-posterior-Strahlengang häufig nicht zu erkennen sind, in die Klassifikation mit einfließen. Der Alignement-Winkel setzt sich aus 2 Werten zusammen:

- aus dem Winkel zwischen femoralem Schaft und dem Verlauf der Trabekel des Kopfes im Anteriorposterior-Strahlengang (normalerweise 160°) und
- dem Winkel im seitlichen Strahlengang (normalerweise 180°).

Der physiologische Wert des Alignement-Index beträgt 160:180. Bei Dorsalabkippung erreicht der Wert eine Faktor gegen 1 oder >1.

Neben diesen beiden klinisch sehr gebräuchlichen Klassifikationen existiert noch die Klassifikation der Arbeitsgemeinschaft Osteosynthese (AO; Abb. 77-3). Diese Einteilung erfolgt in den Typ B1 bis B3, wobei B1 eine subkapitale und impaktierte bzw. wenig dislozierte Fraktur ist. Typ B2 ist transzervikal und Typ B3 subkapital, nicht impaktiert und disloziert.

Klinik

Klinisch imponiert die schmerzhafte Bewegungseinschränkung mit Beinverkürzung und Rotationsfehlstellung. Bedingt durch ein Überwiegen der im Trochanter major ansetzenden Mm. glutaei und den kleinen Außenrotatoren liegt das betroffene Bein in einer Außenrotationsfehlstellung und Verkürzung. Aufgrund des Weichteilmantels im Bereich des Hüftgelenkes findet sich initial selten eine Hämatomverfärbung.

Diagnostik

Neben der klinischen Untersuchung mit Erhebung des peripheren neurovaskulären Status erfolgt primär eine Beckenübersichtsaufnahme und eine axiale Röntgenaufnahme des betroffenen Hüftgelenks. Die Sensitivität der Röntgenuntersuchung liegt bei 95–99%. Bei Unklarheit müssen ergänzende Untersuchungsverfahren (Szintigraphie und/oder Kernspintomographie) eingesetzt werden. Begleitverletzungen müssen stets ausgeschlossen werden.

Chirurgische Therapie

Die Einleitung der chirurgischen Therapie umfaßt zunächst die Entscheidung, ob eine konservativ funktionelle Therapie möglich ist. Dies ist nur bei eingestauchten, stabilen Frakturtypen der Gruppe Pauwels I und Garden I (und Alignement-Index deutlich <1) sinnvoll. Alle übrigen Frakturen bedürfen der operativen Versorgung mit einer relativen Dringlichkeit in Abhängigkeit vom Gesamtzustand des Patienten. Primär sollte entsprechend des Frakturtypus und fehlenden radiologischen fortgeschrittenen Arthrosezeichen des betroffenen Hüftgelenks eine kopferhaltende Versorgung durchgeführt werden. Dies gilt für die lateralen Formen, *nicht* aber für die instabile mediale Fraktur.

■ **Osteosynthese.** Die Stabilisierung einer Fraktur des Typus Garden I und II kann mit Zugschraubenosteosynthese erfolgen. Dieses Verfahren ist im nordeuropäischen Raum sehr verbreitet. Die übrigen Frakturformen werden kopferhaltend mit einer dynamischen Hüftschraube stabilisiert. In Abhängigkeit vom Frakturtypus ist u. U. eine zusätzliche kraniale Spongiosaschraube als Antirotationsschraube erforderlich. Stabilisierende Verfahren mit einer 130°-Winkelplatte sind bei alten Patienten nicht ratsam (Sinterung, Klingenperforation). Die operative Stabilisierung der Garden-I- bzw. Garden-II-Frakturen mit Zugschrauben oder dynamischer Hüftschraube (DHS) sollte bei alten Patienten eine sofortige Vollbelastung ermöglichen. Ist aufgrund des Frakturtypus nicht zu erwarten, daß durch die osteosynthetische Versorgung eine Vollbelastung möglich ist und liegen zusätzlich Zeichen einer Koxarthrose vor, ist ein endoprothetischer Hüftgelenksersatz erforderlich.

In der Regel sollte beim alten Patienten eine zementierte Totalendoprothese eingesetzt werden, alternativ kann eine Duokopf- bzw. Kopfprothese in Betracht gezogen werden. Die Entscheidung, ob ein endoprothetischer Hüftgelenksersatz oder eine Duokopfprothese Vorteile bietet, ist in randomisierten Studien nicht geklärt. Einem alleinigen Hüftkopfersatz steht die Erfahrung entgegen, daß in der Regel nach 4–5 Jahren eine Pfannenprotrusion auftritt. Der endoprothetische Hüftgelenksersatz sollte zementiert erfolgen, um eine sofortige Vollbelastung zu ermöglichen.

Pertrochantäre Frakturen

Bei den pertrochantären Frakturen handelt es sich um Frakturen im Bereich zwischen dem zervikobasalen Femur und der distalen Ausdehnung des Trochanter minor.

Die Klassifikationskriterien nach Evens bzw. der AO beruhen auf der Frakturstabilität. Sie nimmt ab bei zerstörter posteromedialer kortikaler Abstützung sowie Schädigung des Trochanter major wie minor. Pertrochantäre Frakturen führen zu einer Varusdislokation. Pertrochantäre Frakturen mit Ausdehnung nach subtrochantär sowie Reversefrakturen (Frakturlinie von proximal medial nach distal lateral) sind instabil.

Behandlungsprinzip ist die operative Versorgung mit stabiler Fixation der Fraktur und mit dem Ziel sofortiger Vollbelastbarkeit. Die Stabilität ist abhängig zum einen von der Knochenqualität, dem Frakturmuster sowie dem Repositionsergebnis und dem ausgewählten Osteosynthesematerial. Darüber hinaus spielt die Position des Osteosynthesematerials am Knochen eine weitere Rolle im Hinblick auf die Primärstabilität.

Klinik

Klinisch findet sich eine Beinverkürzung, eine Rotationsfehlstellung und oftmals bei diesen Frakturen ein Trochanterhochstand. Die Prellmarke und das Hämatom finden sich meist posterolateral im Trochanter-major-Bereich. Es besteht ein lokaler Druckschmerz sowie u. U. eine Krepitation. Auszuschließen sind Begleitverletzungen (ipsilaterale Femurfraktur).

Diagnostik

Die primäre Diagnostik erfolgt mit einer Röntgenaufnahme des Beckens anterior-posterior und wenn möglich einer axialen Aufnahme (z. B. nach Sven-Johannsen). Falls erforderlich sind zusätzlich andere diagnostische Verfahren einzusetzen (s. oben).

Chirurgische Versorgung

Bei allen pertrochantären Frakturen ist die Therapie der Wahl die operative Stabilisierung mit dem Ziel einer stabilen Reposition und Retention der Fragmente durch ein entsprechend mechanisch stabiles Implantat, um eine Früh- bzw. Sofortmobilisation unter Belastung zu ermöglichen. Die Auswahl der Implantate erfolgt in Abhängigkeit von der Frakturform und der Knochenqualität (Osteoporose) des Patienten. Stabile pertrochantäre Frakturen können mit DHS (dynamische Hüftschraube), Gammanagel oder

„classic nail" versorgt werden. Bei gleichzeitig bestehender Koxarthrose ist auch eine Hüftprothese in Erwägung zu ziehen. Die früher durchgeführte Ender-Nagelung ist heutzutage überwiegend verlassen worden. Instabile Frakturen werden durch einen proximalen Femurnagel (PFN), Gammanagel bzw. Classic nail stabilisiert. Eine Versorgung mit Condylenplatte oder dynamischer Condylenschraube ist im Alter nicht empfehlenswert. Eine weitere Möglichkeit bietet die DHS mit zusätzlicher Antigleitplatte.

Bei Reversefrakturen kann eine operative Stabilisierung mittels DHS und Antigleitplatte bzw. wiederum PFN, Gammanagel oder Classic nail erfolgen. Die Implantation einer Endoprothese wird bei diesen Frakturtypen in der Regel einen langen Prothesenschaft erforderlich machen. Indiziert ist dies insbesondere bei Patienten mit hochgradiger Osteoporose oder präexistenter symptomatischer Koxarthrose sowie bei tumorbedingten Frakturen bzw. intraoperativen Fehlschlägen. In seltenen Fällen können auch Verbundosteosynthesen als Kombination von Knochenzement und Implantat (DHS o.ä.) vorgenommen werden. Insbesondere hat sich diese Kombinationsmontage bei hochgradiger Osteoporose oder pathologischen Frakturen bewährt.

77.2.4
Risiken der Operationsverfahren

Weichteilinfektionen sollten in weniger als 1–2% der Fälle auftreten. Eine Reoperation wegen Versagen des operativen Verfahren sollte bei höchstens 2–6% der operierten Fälle beobachtet werden. Bei der nichtprothetischen Versorgung (z.B. Schraubenversorgung) muß bei bis zu 20% der Fälle mit einer Pseudarthrose und bei bis zu 30% der Fälle mit einer Kopfnekrose gerechnet werden. Beim endoprothetischen Hüftgelenksersatz sollte die Luxationsrate unter 5% liegen (s. unten). Die Infektionsrate der Prothesen sollte <2% betragen. In Abhängigkeit von der Lebensdauer des Patienten (>10 Jahre) muß bei endoprothetischer Versorgung mit einer Lockerung des Implantats gerechnet werden. Bei den intramedullären operativen Verfahren besteht zusätzlich das Risiko des perioperativen Fettemboliesyndroms.

77.2.5
Perioperative Antibiotikatherapie

Bei endoprothetischen Verfahren ist eine präoperative Antibiotikatherapie erforderlich. Untersucht sind u.a. Cephalosporine der 2. Generation. Für die übrigen osteosynthetischen Verfahren ist die Datenlage noch nicht ausreichend (Cochrane Review 1999).

77.2.6
Rehabilitationsmanagement

Postoperative Phase

Mobilisation
In den ersten 2 postoperativen Tagen sollte die Physiotherapie einschließlich isometrischer Übungen beginnen. Ab dem 3. postoperativen Tag sollte zunehmend mit einem Transfer- und Gehtraining mit angepaßten Hilfsmitteln begonnen werden. Bei medizinisch stabilen Patienten kann dies bereits am ersten postoperativen Tag stattfinden. Die Bedeutung der Frühmobilisation liegt nicht nur in der Vermeidung von Kontrakturen, Dekubitalulzera, Muskelatrophie, Lungenatelektasen und Beinvenenthrombosen, sondern auch in der Rückgewinnung des Selbstvertrauens. Die Atemgymnastik muß konsequent weitergeführt werden. Die Pflege sollte die Fähigkeiten des Patienten in den Aktivitäten des täglichen Lebens unterstützen.

Komplikationen in der postoperativen Phase
■ **Luxation.** Die folgenden Ausführungen gelten für Patienten mit endoprothetischem Hüftgelenkersatz und anterolateralem operativen Zugang. Bei periprothetischen oder anderen Reoperationen wird häufig ein dorsaler Zugang gewählt. Hier gelten andere Bewegungslimitierungen, die am Ende des Abschnitts beschrieben werden.

Im Hinblick auf die Fallgruppenzusammensetzung mit einer großen Anzahl dementer oder deliranter Patienten lassen sich die Luxationen nicht immer vermeiden. Luxationen können nach Arthroplastien bei bis zu 5% dieser Patientengruppe auftreten. Nach Implantation eines künstlichen Hüftgelenks sollte das Bein für 3 Tage in leichter Abduktion gelagert werden (Kissen- oder Schienenlagerung). Es ist darauf zu achten, daß die Beugung im Hüftgelenk nicht mehr als 90° beträgt. Hüftadduktionen über die Mittellinie sollten ebenso vermieden werden wie eine forcierte Außenrotation. Größere Restriktionen sind nicht sinnvoll, da der Patient sonst nicht mehr sitzen könnte. Die Benutzung der Toilette wäre ebenso wenig möglich, wie das Wiedererlernen einer adäquaten Transfertechnik. Die genannten Einschränkungen des Bewegungsumfangs gelten für die ersten 6 Wochen, nach aufgetretener Luxationen für 3 Monate.

Der Einsatz von Anzieh- und Greifhilfen ist sinnvoll. Weitere Hilfsmittel sind erhöhte Toilettensitze und angepaßte Sitzgelegenheiten.

Bei dorsalen operativen Zugänge (s. oben) sollte eine Lagerung und Mobilisation in gleicher Form erfolgen. Unterlassen werden sollte hier v.a. eine forcierte Innenrotation.

■ **Postoperatives Delir, Synonym: akuter Verwirrtheitszustand.** Eine neu auftretende zerebrale Schädigung stellt perioperativ das größte Risiko dar, funktionelle Fähigkeiten nicht wiederzuerlangen. Viele der neu aufgetretenen Verwirrtheitszustände (Delir) werden als vorbestehende Demenz fehldiagnostiziert und Patienten als nicht rehabilitierbar eingestuft. Die Rate der postoperativen Komplikationen ist für diese Personengruppe signifikant erhöht. Entscheidend für das Behandlungskonzept dieser Fallgruppe ist die Abklärung der prästationären kognitiven Fähigkeiten, die Erkennung der Gefährdung und die Einleitung präventiver bzw. therapeutischer Maßnahmen.

In den ersten 6 postoperativen Stunden sollte eine Sauerstoffgabe erfolgen (SIGN Guidelines 1997). Der kognitive Zustand der Patienten bedarf der Überwachung. Bei neu aufgetretenem Delir sollten insbesondere nach Hypoxie, Hypotonie, Dehydratation, Überlaufblase, oligosymptomatischen Infektionen der Lunge und Harnwege sowie auslösenden Medikamenten (anticholinerge Substanzen) gefahndet werden. Bezüglich weiterer Einzelheiten wird auf Kap. 36 verwiesen.

■ **Thrombose und Lungenembolie.** Die früher gefürchtetsten Komplikationen, tiefe Beinvenenthrombose und Lungenembolie, sind durch konsequenten Einsatz der Antikoagulantientherapie und/oder intermittierender Kompression sowie der Frühmobilisation seltener geworden (<10%). Wie lange eine Antikoagulation erfolgen sollte, ist allerdings unklar. Vermutlich ist eine Dauer von mindestens 4 Wochen sinnvoll. Eine Überlegenheit niedermolekularer Heparine ist bislang nicht gesichert (s. Cochrane Review 1999).

■ **Dekubitus, Schmerzbehandlung und Inkontinenz.** Die Hautpflege und ein regelmäßiges Monitoring zur Erkennung von Hautrötungen ist wichtig. Dekubitalgeschwüre sollten bei weniger als 5% der Patienten perioperativ auftreten (SIGN Guidelines 1997).

Eine adäquate Schmerztherapie sollte in den ersten Tagen konsequent durchgeführt werden. Insbesondere bei kognitiv eingeschränkten Patienten wird die Einleitung einer adäquaten Schmerztherapie übersehen.

Bei PFF sind Infektionen, Blasenentleerungsstörungen und eine neu auftretende Inkontinenz sehr häufig. Die intraoperativ gelegten Dauerkatheter sollten möglichst schnell entfernt werden, nicht zuletzt auch deshalb, weil sie unberechtigterweise als Hindernis für eine Frühmobilisation betrachtet werden.

Eine Obstipation sollte mit entsprechenden Maßnahmen verhindert werden. Die ärztliche Untersuchung sollte ggf. Kotsteine ausschließen.

Die folgende Übersicht faßt noch einmal die wichtigsten postoperativen Behandlungsprobleme zusammen:

> **Checkliste postoperativer Behandlungsprobleme von PFF-Patienten**
> - Delir,
> - oligosymptomatische Infektionen,
> - Thromboembolieprophylaxe,
> - Überlaufblase,
> - Dehydratation,
> - Schmerztherapie,
> - Luxationen,
> - Dekubitus,
> - Hypoxie,
> - Komorbidität,
> - medizinische Komplikationen.

77.2.7
Traumatologisch-geriatrische Kooperation

Die Schnittstellenoptimierung gehört zu den wichtigsten Ansatzpunkten der Verbesserung der Behandlungsergebnisse von alterstraumatologischen Patienten. Ein erster Schritt ist die Etablierung regelmäßiger Visiten (geriatrische-traumatologische Liäson). Im Rahmen der Kooperation ist es wichtig, die geriatrischen Komplikationen der ersten postoperativen Woche zu diagnostizieren und zu behandeln bzw. entsprechende präventive Programme zu implementieren. Wichtig ist die Identifikation von Patienten, die frühzeitig nach Hause entlassen werden können, ebenso wie der Patienten, die frühzeitig verlegt werden sollten. Umgekehrt fördert die regelmäßige Visite des Traumatologen einen Lernprozeß, um chirurgische Probleme in der geriatrischen Abteilung früher zu erkennen (s. Cochrane Review 1999).

77.2.8
Weiterbehandlungsstrategien

Möglichst in der ersten postoperativen Woche sollte ein Rehabilitationsplan erstellt werden. Die erfolgreiche Rehabilitation beinhaltet eine kontinuierliche, koordinierte und abgestufte Behandlung. Entscheidend für den Rehabilitationserfolg sind folgende Faktoren:

1. Erkennung und Behandlung von chirurgischen Komplikationen, medizinischen Begleiterkrankungen und vorbestehenden bzw. neu auftretenden psychiatrischen Störungen,
2. Identifikation der postoperativen und präoperativen funktionellen Fähigkeiten und Einschränkungen,

3. Einschätzung der familiären-, sozialen- und Umgebungssituation,
4. realistische Therapiezielformulierung,
5. Erstellung eines Therapieplans,
6. Anpassung der Therapiezielformulierung und Prognose anhand der individuellen Fortschritte bzw. neu auftretenden Probleme,
7. frühzeitige Entlaßplanung,
8. Fortsetzung des Rehabilitationsprogrammes nach der stationären Behandlung.

Die zentrale Aufgabe der Rehabilitation ist die Wiederherstellung der Mobilität und die Wiedereingliederung in das soziale Netz, andernfalls drohen vermehrter Hilfsbedarf bis hin zu einem Auszug aus der eigenen Wohnung.

Die Bemühungen der Leistungsträger konzentrieren sich aus Kostengründen v.a. auf die Verkürzung der stationären Behandlungsdauer von PFF-Patienten. Dabei ist zu berücksichtigen, daß die Reduktion von Krankenhauskosten in der Vergangenheit häufig lediglich zu einer Kostenverlagerung in den ambulanten Bereich geführt hat. Dies kann zu erheblichen Qualitätseinbußen führen. Die Beobachtungen nach Einführung der Fallpauschalen für Hüftoperationen in den USA sind dafür beispielhaft. Die Behandlungsdauer verkürzte sich zwar, die Zahl der Pflegeheimaufnahmen stieg aber im gleichen Zeitraum um 40%.

Im Gegensatz hierzu haben Programme in England, Schottland und Skandinavien erreicht, daß ein erheblicher Anteil an PFF-Patienten früher nach Hause entlassen werden kann, ohne funktionell schlechter nach 6 Monaten zu Hause zu leben und ohne daß die Zahl der Pflegeheimaufnahmen signifikant gestiegen wäre (Parker et al. 1997).

Allerdings gelingt dies nur, wenn in erheblichem Umfang und häusliche (tägliche) physiotherapeutische und ergotherapeutische Therapie neben der pflegerischen Hilfestellung verfügbar ist. Diese Bedingungen sind gegenwärtig in Deutschland in der Routineversorgung nicht umsetzbar.

Die zukünftigen Kapazitätsentscheidungen der Leistungsträger bedürfen der Begleitung durch die Versorgungsforschung, um nicht leichtfertig etablierte stationäre Rehabilitationsformen aufzulösen. Außerdem ist weiterhin zu definieren, was als ein optimales Behandlungsergebnis (Goldstandard) für die beschriebenen Fallgruppen angesehen werden muß. Im folgenden werden unterschiedliche Entlaßstrategien aus der operativen Abteilung dargestellt. Diese müssen auf ihre Umsetzbarkeit im Rahmen der lokalen Strukturen geprüft werden.

Direktentlassung in die eigene Wohnung

Dies betrifft Patienten, die vor der Fraktur weitestgehend unabhängig waren. Sobald der Patient in der Lage ist, selbständig die Naßzelle aufzusuchen, erfolgt die Entlassung nach Hause. Voraussetzung hierfür ist eine Sozialunterstützung durch Familienangehörige, alternativ durch ein ambulantes Pflegeteam und eine tägliche Physiotherapie und ggf. Ergotherapie. Der Anteil der Patienten, für die ein solches Vorgehen in Frage kommt, liegt in Deutschland bei 20–30% (s. oben).

Direktentlassung in eine Pflegeeinrichtung

In anderen Ländern wird Rehabilitation nach Frakturen auch bei Patienten, die nicht zuvor in einem Heim gelebt haben, erfolgreich in Pflegeeinrichtungen durchgeführt (Kane et al. 1996). Allerdings setzt dies voraus, daß in den Einrichtungen neben adäquater Pflege auch Physiotherapie und Ergotherapie zur Verfügung steht. Dies ist gegenwärtig in den meisten deutschen Pflegeheimen *nicht* der Fall oder wird in Anbetracht der Restriktionen hausärztlicher Budgets nicht verordnet. Bei eigenen Untersuchungen erhielten weniger als 30% der vorher gehfähigen Patienten, die nach PFF in ein Pflegeheim verlegt wurden, eine physiotherapeutische Behandlung.

In der Gruppe der Patienten, die aus einem Heim zur Behandlung einer PFF aufgenommen werden, stellt sich die Frage, ob Patienten identifizierbar sind, die von einer Rehabilitation nicht profitieren. Die Frage kann gegenwärtig nicht ausreichend beantwortet werden. Mittlerweile haben Studien gezeigt, daß auch Pflegeheimpatienten mit fortgeschrittener Demenz, die vor der Fraktur gehfähig waren, rehabilitiert werden konnten. Aufgrund der strukturellen Probleme, kann die Direktverlegung in ein Pflegeheim gegenwärtig allenfalls bei terminaler Erkrankung empfohlen werden oder bei der Fallgruppe von Patienten, die aufgrund schwerster kognitiver Einschränkungen (Reisberg-Skala VI–VII) keine physiotherapeutische Behandlung mitmachen (gegenwärtig 25–40% der Patienten).

Stationäre geriatrische Rehabilitation

Für die verbleibende größte Fallgruppe ist die stationäre geriatrische Rehabilitation die Behandlung der Wahl. Dies ergibt sich aus der Vielzahl der Begleitprobleme und -erkrankungen, mit denen orthopädisch-traumatologische Rehabilitationskliniken häufig überfordert sind. Die Behandlungszeiten für diese Personengruppen betragen durchschnittlich 4–6 Wochen. Bei eigenen Untersuchungen konnte beispielsweise die Zahl der Pflegeheimaufnahmen nach PFF in 4 Jahren, um mehr als 50% vermindert werden.

Bei einem erheblichen Teil dieser Personengruppe kann und sollte eine Verlegung aus der traumatologischen Behandlung frühzeitig (erste postoperative Woche) erfolgen.

Die Prinzipien geriatrischer Rehabilitation sind in Kap. 12 ausführlich dargestellt und gelten in gleicher Form für die beschriebene Fallgruppe der PFF-Patienten. Die Gruppe verursacht bis zu $1/4$ der stationären Behandlungstage in geriatrischen Rehakliniken und stellt die damit zweitgrößte Gruppe dar.

Poststationäre – ambulante und teilstationäre – Rehabilitation

Für Patienten, die vor der Fraktur weitestgehend selbständig gelebt haben, ist die teilstationäre oder ambulante Behandlung eine Alternative zur Verkürzung bzw. zur Ergänzung der vollstationären Behandlung. Voraussetzung für eine frühe Entlassung ist eine erhaltene häusliche Versorgungsstruktur und die Wiedererlangung der Bewältigung der Basisaktivitäten des täglichen Lebens (ADL; Kriterium: unabhängiger Toilettengang).

Ein zweiter Aspekt der poststationären Behandlung ist der Ausgleich des postoperativ unvermeidbaren muskulären Defizits. Die Kompensation der muskulären Atrophie durch adäquates Aufbautraining ist erst ab der 6. postoperativen Woche möglich. Zu diesem Zeitpunkt sind die meisten Patienten bereits entlassen. Gegenwärtig gibt es außerhalb von Studien keine Bemühungen, dieses zentrale Problem zu therapieren. Andererseits zeigen zahlreiche Untersuchungen die Trainierbarkeit der muskulären Funktion bis ins hohe Lebensalter (s. Kap. 89). Hieraus ergibt sich eine Herausforderung, entsprechende Konzepte ähnlich der erweiterten ambulanten Rehabilitation (EAP) auch für Ältere zu entwickeln.

77.2.9
Perspektiven: Audit, evidenzbasierte Medizin, Entwicklung von Leitlinien und lokalen Protokollen

Aus den genannten Zahlen und den offenen Fragen ergibt sich die Notwendigkeit der Überprüfung der Qualität der gesamten Behandlungskette (Audit). Bei einem Gesundheitsproblem dieser Größenordnung ist außerdem die Entwicklung nationaler Leitlinien sinnvoll. Leitlinien sind aber nur dann wirksam, wenn sie in Form lokaler Protokolle angepaßt, umgesetzt und kontrolliert werden. PFF sind ein idealer Prüfstein für die Qualitätsmessung eines Gesundheitssystems.

Die Bemühungen der letzten Jahre zielten in Deutschland hauptsächlich auf die Überprüfung der Struktur- und mit Einschränkungen der Prozeßqualität. Die bisherigen Bemühungen endeten meist mit dem Entlaßtag aus der traumatologischen Abteilung oder der stationären Rehabilitation und konnten daher die Ergebnisqualität („outcome") nicht überprüfen. Erste populationsbezogene Daten für ein deutsches Kollektiv stellt Tabelle 77-5 dar,

Tabelle 77-5. Beispiel eines lokalen Audit proximale Femurfrakturen; Bewohner von Privathaushalten. Von den untersuchten Personen (n = 124) waren 84% weiblich, das Durchschnittsalter betrug 82,4 Jahre. Von der Gesamtgruppe wurden 33% aus einem Heim aufgenommen. Die Ergebnisse stellen nur die Fähigkeiten der Bewohner von Privathaushalten dar

Fähigkeiten/Komplikationen	Sechsmonatsergebnisse [%]
Alleine außer Haus gehen	37,3
In Begleitung außer Haus gehen[a]	70,1
Im Haus gehen[a]	85,1
Transfer möglich (im Stuhl sitzen können)[a]	95,5
Bettlägerig	4,5
Umzug ins Pflegeheim	13,5
Verstorben	11,0

[a] Mehrfachnennungen möglich.

Basierend auf dem Audit von PFF in Ostengland, Schottland und Schweden wurde mittlerweile in einem Projekt der Europäischen Union (Standardized Audit for Hip Fractures in Europe/SAHFE) ein entsprechendes Instrument entwickelt (Parker et al. 1998). Der Sinn des Audits ist es zusätzlich, eine Grundlage für die Erarbeitung und die Überprüfung von Leitlinien zu bieten. Damit können für bestimmte Fallgruppen Behandlungsergebnisse überprüft bzw. Standards definiert werden. Die Basisdaten umfassen die wichtigsten demographischen Merkmale (Alter und Geschlecht), den Wohnort und die prästationären funktionellen Fähigkeiten (Mobilität). Im perioperativen Verlauf werden die Behandlungsverfahren und die häufigsten Komplikationen erfaßt. Nach einem definierten Zeitrahmen (120 Tage) werden über die Erfassung der Merkmale Mortalität, Mobilität, Schmerzen und Wohnort die wichtigsten Veränderungen des Patientenstatus abgefragt. Mit einem Aufwand von etwa 1% der Behandlungskosten lassen sich so Veränderungen im demographischen Casemix, der chirurgischen oder rehabilitativen Behandlung, der Ergebnisqualität und der direkten Kosten untersuchen und mit anderen Versorgungsstrukturen vergleichen.

Mittlerweile gibt es systematische Reviews der Cochrane Library zu folgenden Therapieaspekten:

- Antikoagulation und PFF (Handoll et al.),
- Effektivität einer koordinierten Behandlung von PFF-Patienten (Cameron et al.),
- Antibiotikaprophylaxe bei operativer Behandlung von PFF-Patienten (Gillespie u. Walenkamp),
- konservativ vs. operative Therapie der extrakapsulären Frakturen (Parker u. Handoll),
- OP-Verfahren: DHS vs. Gammanagel bei extrakapsulären Frakturen (Parker et al.),

- OP-Verfahren: Endoprothese vs. interne Fixation bei extrakapsulären Frakturen (Parker et al.).

Die Reviews werden häufiger überarbeitet, die Abstracts können über die Web-Seiten der Cochrane Library eingesehen werden (Zugang über www.cochrane.de).

77.2.10
Prävention

Die demographischen Veränderungen in Europa sind eine große Herausforderung für die Alterstraumatologie und die traumatologische Rehabilitation. Das Berechnen von Inzidenz und Prävalenz der beschriebenen Verletzungen unterstellt häufig, daß eine Prävention gerade bei hochaltrigen Patienten unmöglich sei. Zur Möglichkeit der Behandlung der „Empfängerfaktoren" Osteoporose und Training der Muskelkraft und Balance wird auf Kap. 68 und 89 verwiesen. Die wichtigsten modifizierbaren Umgebungsfaktoren sind in Kap. 30 beschrieben.

Eine Aufgabe für die Geriatrie ist es, die Zahl der PFF in den nächsten Jahren trotz der demographischen Veränderungen nicht weiter anwachsen zu lassen und so einen gesellschaftlich bedeutsamen Nachweis für den systematischen geriatrischen Handlungsansatz zu liefern.

Literatur

Beck A, Rüter A (1998) Schenkelhalsfrakturen – Diagnostik und therapeutisches Vorgehen. Unfallchirurg 101:634–648
Berglund-Röden M (1994) Prospective comparison of hip fracture treatment. Acta Orthop Scand 65:287–294
Bundesamt für Statistik (1998) Statistisches Jahrbuch 1998. Metzler-Poeschel, Stuttgart
Cöster A, Haberkamp M, Allolio B (1994) Inzidenz von Schenkelhalsfrakturen in der Bundesrepublik Deutschland im internationalen Vergleich. Soz Präventivmed 39:287–292
Felsenthal G, Garrison SJ, Steinberg FU (1994) Rehabilitations of the aging and elderly patient. Wiliams & Wilkins, Baltimore
Gerety MB, Soderholm-Difatte V, Winograd CH (1989) Impact of prospective payment and discharge location on the outcome of hip fracture. J Gen Intern Med 4:388–391
Grimley Evans J (1992) Services for patients with proximal femoral fractures. In: Grimley Evans J, Franklin Williams T (eds) Oxford textbook of geriatric medicine. Oxford University Press, Oxford, pp 100–103
Kane RL, Chen Q, Biewett LA, Sangl J (1996) Do rehabilitive nursing homes improve the outcomes of care? J Am Geriatr Soc 44:545–554
Kinzl L, Gebhard F (1996) Traumataschenbuch. Springer, Berlin Heidelberg New York Tokyo
Lauritzen JB, Schwarz P, Lund B et al. (1993) Changing incidence and residual lifetime risk of common osteoporosis-related fractures. Osteoporosis Int 3:127–132
Marottoli RA; Berkman LF; Cooney LM (1992) Decline in physical function following hip fracture. J Am Geriatr Soc 40:861–866
Nevitt MC, Cummings SR, Hudes ES (1991) Risk factors for injurious falls: A prospective study. J Gerontol 46:M164–M170
Newman RJ (1992) Orthogeriatrics. Butterworth-Heinemann, Oxford
OECD Health Data 98 (1998) Gesundheitsdaten 98. OECD Publicatons, Paris
Parker MJ, C.T. C, Mountain JA, Thorngren K-G (1998) Standardised audit of hip fracture in Europe (SAHFE). Hip International 8:10–15
Parker MJ, Pryor GA, Thorngren K-G (1997) Handbook of hip fracture surgery. Butterworth-Heinemann, Oxford
Raaymakers E (1991) Non-operative treatment of impacted femoral fractures. J Bone Joint Surg Br 73:950–954
Rivara FP, Grossman DC, Cummings P (1997) Medical progess: Injury prevention (First of two parts). N Engl J Med 337:543–548
Rüter A (1995) Unfallchirurgie. Urban & Schwarzenberg, München Wien Baltimore
SIGN/Scottish Intercollegiate Guideline Network (1997) Management of elderly people with fractured hip. SIGN Secretariat, Edinburgh
Stürmer KM (Hrsg) (1997) Leitlinien Unfallchirurgie. Thieme, Stuttgart New York
Zuckermann JD (1996) Hip fracture, current concepts. N Engl J Med 334:1519–1525

Cochrane Reviews: The Cochrane Library 1999, issue 4 (www:cochrane.de)
Parker MJ, Handoll HHG: Replacement arthroplasty versus internal fixation
Cameron I, Finnegan T, Madhok R, Langhorne P, Handoll HHG: Effectiveness of co-ordinated multidisciplinary inpatient rehabilitation for elderly patients with proximal femoral fracture
Parker MJ, Handoll HHG: Extracapsular femoral fractures: Conservative versus operative treatment
Parker MJ, Handoll HHG, Robinson CM: Gamma nail versus sliding hip screw for the treatment of extracapsular femoral fractures
Parker MJ, Handoll HHG, Chinoy MA: Extracapsular hip fracture fixation: Comparison of different extramedullary fixation implants (fixed nail plates, RAP-plate, Pugh nail, Medoff plate, sliding hip screw)
Gillespie WJ, Walenkamp G: Antibiotic prophylaxis in patients undergoing surgery for proximal femoral and other closed long bone fractures
Gillespie LD, Gillespie WJ, Cumming R, Lamb SE, Rowe BH: Interventions to reduce the incidence of falling in the elderly
Handoll HHG, Farrar MJ, McBirnie J, Tytherleigh-Strong G, Awal KA, Milne AA, Gillespie WJ: Prophylaxis using heparin, low molecular weight heparin and physical methods against deep vein thrombosis and pulmonary embolism in hip fracture surgery.
Gillespie WJ, Henry DA, O'Connell DL, Robertson J: Vitamin D and Vitamin D analogues in the prevention of fractures in involutional and post-menopausal osteoporosis

Zahnmedizinische Aspekte in der klinischen Geriatrie

I. Nitschke

78.1 Einführung in die Alternszahnmedizin 703
78.1.1 Begriffsklärung „orale Gerontologie",
„orale Geriatrie" und „gerodontologische
Gesundheitswissenschaften" 703
78.1.2 Zahnzahl und Zahnbezeichnungen 703
78.1.3 Aufbau des Zahnhalteapparats 704
78.1.4 Häufigkeit des Auftretens von Zahnlosigkeit 704
78.1.5 Die Inanspruchnahme zahnärztlicher
Dienstleistungen in der Alternszahnmedizin 705

78.2 Grundwissen zur oralen Gesundheit
und zur oralen Rehabilitation 705
78.2.1 Erkrankungen der Zähne und deren Therapien 705
78.2.2 Erkrankungen des Zahnhalteapparats
und deren Therapien 706
78.2.3 Erkrankungen der Mundschleimhaut
und angrenzender Gebiete 707
78.2.4 Folgeschäden nach Zahnverlust 709
78.2.5 Rekonstruktion mit herausnehmbarem
und festsitzendem Zahnersatz 710

78.3 Ernährung 711

78.4 Grundwissen zur Prävention
von oralen Erkrankungen 712
78.4.1 Plaque und Zahnstein 712
78.4.2 „Ein sauberer Zahn wird nicht krank" 712
78.4.3 Individualprophylaxe
mit professioneller Zahnreinigung 713

78.5 Interdisziplinäre Zusammenarbeit zwischen Arzt,
Zahnarzt, Pflegeeinrichtung bei ambulanten
und bei institutionalisierten Patienten 714

78.6 Ausblick und Forderungen der Gerodontologen
an die klinische Geriatrie 715

Literatur 715

Die Alternszahnmedizin hat die Aufgabe, die zahnmedizinischen Belange des alternden Menschen zu erfassen und zu bearbeiten. Hierbei steht in der täglichen Praxis die oft schwierige Diagnosestellung und eine den jetzigen und zukünftigen Ansprüchen des Alternden gerecht werdende Therapieplanung im Vordergrund. Unter Berücksichtigung der Lebensumstände und des Allgemeinzustands hat die Alternszahnmedizin auch die Aufgabe, auf die inter- und multidisziplinären Zusammenhänge und Fragestellungen, die durch ein zahnmedizinisches Wohlbefinden beeinflußt werden, intensiv hinzuweisen.

78.1
Einführung in die Alternszahnmedizin

78.1.1
Begriffsklärung
„orale Gerontologie", „orale Geriatrie"
und „gerodontologische Gesundheitswissenschaften"

In der Alternszahnmedizin werden die Begriffe „orale Gerontologie" und „orale Geriatrie" verwendet. Der erste Begriff, orale Gerontologie, bezieht sich auf die Veränderungen, die im Zusammenhang mit dem gesamten Alterungsprozeß im Körper stehen und sich im Bereich des stomatognathen Systems äußern. Unter dem zweiten Begriff, orale Geriatrie, werden Vorgänge in der Alternszahnmedizin zusammengefaßt, deren Ursprung in einer krankhaften Veränderung beim älteren Menschen liegen. Als Beispiel sei die Auswirkung von Medikamenten auf die Speicheldrüsenfunktion genannt. Die medikamentös verursachte, geringere Speichelmenge kann wiederum Einfluß auf das Kariesrisiko des älteren Menschen und auf den Prothesenhalt haben. Im Bereich „gerodontologische Gesundheitswissenschaften" werden die internen und externen Einflüsse auf die zahnmedizinische Betreuung der alternden Menschen dargestellt, analysiert und ggf. versucht, konzeptionell auf notwendige Veränderungen Einfluß zu nehmen.

78.1.2
Zahnzahl und Zahnbezeichnungen

Jeder Erwachsene hat im bleibenden Gebiß 32 Zähne, die sich gleichermaßen auf Ober- und Unterkiefer verteilen. Die Zähne im Ober- und Unterkiefer unterscheiden sich in ihrer Größe und Form. Die Zähne in einem Kiefer entsprechen sich in den beiden Zahnbogenhälften spiegelbildlich. Die Zähne werden nach ihrer Stellung 4 Quadranten zugeordnet. Rechts oben befindet sich am Patienten der 1. Quadrant mit den Zähnen 11 (mittlerer Schneidezahn), 12 (seitlicher Schneidezahn), 13 (Eckzahn), 14 (erster Prämolar),

15 (zweiter Prämolar), 16 (erster Molar), 17 (zweiter Molar) und 18 (dritter Molar = Weisheitszahn). Im 2. Quadranten befinden sich die linken Oberkieferzähne (Zahn 21 bis Zahn 28), im 3. Quadranten die Zähne des linken Unterkiefers (Zahn 31 bis Zahn 38) und im 4. Quadranten die Zähne der rechten Unterkieferhälfte (Zahn 41 bis Zahn 48). In jedem Quadranten hat der Mensch 2 Schneidezähne, einen Eckzahn, 2 Prämolaren und 3 Molaren. Manchmal sind im bleibenden Gebiß Zähne nicht angelegt, wobei am häufigsten die Weisheitszähne und die Prämolaren betroffen sind (Abb. 78-1).

Ein Zahn besteht aus mindestens einer Zahnwurzel (Radix dentis), die mit einer dünnen Schicht Zement (Cementum) überzogen ist. Hier strahlen die Fasern, mit denen der Zahn im Zahnfach (Alveole) verankert ist, ein. An der Wurzelspitze befindet sich das Foramen apicale, durch das die Nerven und Gefäße der Zahnpulpa treten. An die Zahnwurzel schließt sich der Zahnhals (Cervix dentis) als Übergang von Zahnwurzel zur Zahnkrone (Corona dentis) an. Die Zahnkrone ist mit dem Zahnschmelz (Enamelum) überzogen, der an der Schneidekante bzw. an den Zahnhöckern bis zu 3 mm dick sein kann und zum Zahnhals hin dünner ausläuft. Zahnkrone und Zahnwurzel bestehen hauptsächlich aus Dentin (Dentinum), welches beim gesunden Zahn von Schmelz bzw. Zement überdeckt ist. Im Innern des Zahns befindet sich die Zahnpulpa, die ein Nervengeflecht, Arterien, Venen und Zellen zur Infektionsabwehr beherbergt (Abb. 78-2).

78.1.3
Aufbau des Zahnhalteapparats

Das Parodont faßt 4 Gewebegruppen [Zahnfleisch (Gingiva), Wurzelzement, Alveolarfortsatz, Geflecht der Haltefasern im Knochenfach (Desmodont)] zu einer Einheit zusammen. Das Parodont ist für den Halt des Zahnes im Knochen verantwortlich (vgl. Abb. 78-2).

78.1.4
Häufigkeit des Auftretens von Zahnlosigkeit

Bei der altersstandardisierten Stichprobe der repräsentativen multidisziplinären Berliner Altersstudie (Nitschke u. Hopfenmüller 1996), die der Bevölkerungszusammensetzung entspricht, sind 43% der über 69jährigen zahnlos. Die über 69jährigen haben im Mittel 11 Zähne, wobei das Maximum bei 30 Zähnen liegt. Innerhalb der Berliner Altersstudie konnte festgestellt werden, daß in den einzelnen Altersgruppen die Zahnlosigkeit von 32,5% (70–74 Jahre) auf 76,3% (90–94 Jahre) zunimmt, wobei jedoch nicht die höchste Altersgruppe (95 Jahre und älter: 64,5%) den größten Anteil der unbezahnten Studienteilnehmer aufweist, sondern die vorhergehende Altersgruppe (90–94 Jahre; Abb. 78-3). Bei den bezahnten

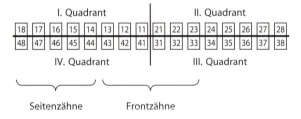

Abb. 78-1. FDI-(Federation Dentaire International) Schema zur Bezeichnung der Zähne und Kieferhälften der 2. Dentition (bleibendes Gebiß)

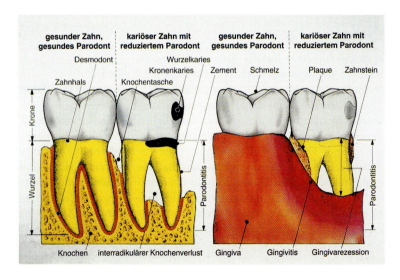

Abb. 78-2. Aufbau des Zahns und seines Zahnhalteapparats: Der linke Zahn ist gesund und hat einen gesunden Zahnhalteapparat. Der rechte Zahn ist an Karies, Gingivitis und Parodontitis erkrankt (Grafik: Wolfgang Lorenz, Berlin)

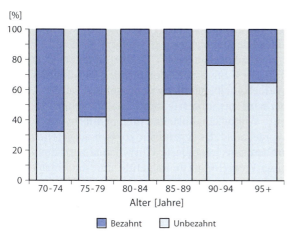

Abb. 78-3. Anteil der zahnlosen und bezahnten älteren Menschen. (Aus Nitschke u. Hopfenmüller 1996)

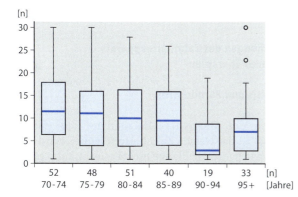

Abb. 78-4. Durchschnittliche Zahnzahl bei bezahnten älteren Menschen (Box-Whisker-Plots). (Aus Nitschke u. Hopfenmüller 1996)

Studienteilnehmern verringert sich die mittlere Zahnzahl innerhalb der verschiedenen Altersgruppen (70–74 Jahre: 12 Zähne), wobei die der höchsten Altersgruppe (95 Jahre und älter) im Mittel mehr Zähne (7 Zähne) besitzen als die der Altersgruppe zuvor (90–94 Jahre: 3 Zähne; Abb. 78-4).

78.1.5
Die Inanspruchnahme zahnärztlicher Dienstleistungen in der Alternszahnmedizin

Im Mittel (Median) war der letzte Zahnarztbesuch der Studienteilnehmer der Berliner Altersstudie

- bei den 70- bis 74jährigen 8 Monate (Range: ein Monat bis 22 Jahre),
- bei den 75- bis 79jährigen 11 Monate (Range: ein Monat bis 25 Jahre),
- bei den 80- bis 84jährigen ein Jahr (Range: ein Monat bis 30 Jahre),

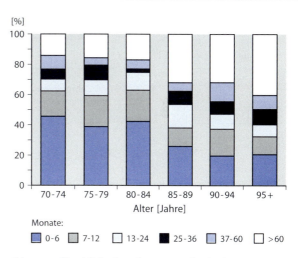

Abb. 78-5. Überblick über den Zeitpunkt des letzten Zahnarztbesuchs bei über 69jährigen. (Auszug aus der Berliner Altersstudie)

- bei den 85- bis 89jährigen 2 Jahre (Range: ein Monat bis 31 Jahre),
- bei den 90- bis 94jährigen im Median 3 Jahre (Range: ein Monat bis 52 Jahre) und
- bei den 95jährigen und älteren im Median 3 Jahre (Range: ein Monat bis 50 Jahre)

her (Abb. 78-5). Bei der altersabhängigen Betrachtung erfüllt keine Altersgruppe die Anforderung einer zahnärztlichen halbjährlichen Kontrolle. Gerade Patienten mit reduziertem Allgemeinzustand haben einen Zahnarzt meistens sehr lange nicht aufgesucht.

78.2
Grundwissen zur oralen Gesundheit und zur oralen Rehabilitation

78.2.1
Erkrankungen der Zähne und deren Therapien

Karies

Karies ist ein Prozeß der Entkalkung und Auflösung von Schmelz und Dentin, der unter Beteiligung von Bakterien bei entsprechender Substratzufuhr an der Zahnoberfläche beginnt und in die Tiefe fortschreitet (Zimmer et al. 1996). Karies ist das Ergebnis eines multikausalen Systems. Bakterien, Substrat (z.B. Zucker), Wirt (z.B. Speichel) und die Zeit wirken als einzelne Faktoren bei der Entstehung von Karies mit (Abb. 78-6). In der Plaque (weicher Zahnbelag) lebende Bakterien verstoffwechseln den Zucker (als Substrat) zu organischen Säuren, die wiederum den Zahnschmelz angreifen und eine kariöse Läsion entstehen lassen.

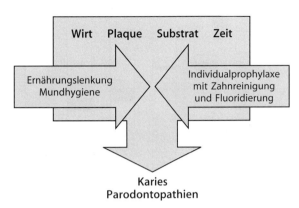

Abb. 78-6. Überblick über die Zusammenhänge bei der Entstehung von Karies und Parodontopathien

Pulpitis

Wird die Karies am Zahn nicht frühzeitig behandelt, ist der Prozeß fortschreitend. Es kann dann zur Schädigung der Pulpa im Inneren des Zahns kommen. Die Ursache, die am häufigsten für eine Entzündung der Pulpa (Pulpitis) verantwortlich ist, ist die Karies. Die Pulpa kann durch bakterielle, chemische, mechanische, thermische und osmotische Reize bzw. Noxen gestört werden. Eine Entzündung der Pulpa äußert sich ähnlich wie Entzündungen in anderen Geweben durch Wärme, Schwellung, Rötung, eingeschränkte Funktionstüchtigkeit und Schmerz. Da die Pulpa im Zahn von einem undurchsichtigen Hartgewebsmantel (keine Ausdehnung möglich) umgeben ist, kann weder eine Schwellung, noch eine Rötung oder Erwärmung von außen erkannt werden. Bei einem dauerhaften und starken Reiz auf das Pulpagewebe, kann eine akute Entzündung ausgelöst werden, in deren Folge das Gewebe abstirbt und zerfällt. Das zerfallene Gewebe kann nicht wie an anderer Stelle im Körper abtransportiert werden, sondern bleibt im Pulpencavum und im Wurzelkanal liegen.

Sind wie bei der Karies noch Bakterien am Zerfall der Pulpa beteiligt, setzt zusätzlich ein Fäulnisprozeß im abgestorbenen Gewebe ein, welcher dann eine Entzündungsreaktion über die Wurzelspitze hinaus zeigen kann (Gangrän). Wenn keine Therapie erfolgt, kommt es zur Auflösung des Knochengewebes an der Wurzelspitze (apikale Parodontitis). Ist der Reiz stark und die körperliche Abwehrlage gering, kann die Entzündung nicht bindegewebig abgegrenzt werden und es entsteht die sog. „dicke Backe".

Therapie von Karies, Pulpitis, Gangrän und der apikalen Parodontitis

Die Karies wird aus dem Zahn entfernt, so daß eine Kavität entsteht. Diese Kavität kann mit plastischem Füllungsmaterial (z. B. Amalgam, Kunststoff) oder mit einer Einlagefüllung (z. B. Inlay aus Keramik oder einer Edelmetallegierung) versorgt werden.

Als zahnerhaltende Therapie kann bei der Pulpitis, der Gangrän und der apikalen Parodontitis eine Wurzelkanalbehandlung durchgeführt werden. Hierbei wird das infizierte den Kanal umgebene Dentin mit Wurzelkanalinstrumenten entfernt und der Wurzelkanal dabei genormt konisch aufbereitet. Der aufbereitete, gesäuberte Wurzelkanal wird dann mit einer Wurzelfüllpaste aufgefüllt und mit einem Stift verdichtet. Als oralchirurgische Therapie kann, falls die konservierende Therapie keinen Erfolg hat, eine Wurzelspitzenresektion (Abtrennen der Wurzelspitze) durchgeführt werden. Sollte die Karies zu viel Zahnhartsubstanz zerstört haben oder die Wurzelfüllung trotz Wurzelspitzenresektion erfolglos sein, ist die Extraktion des Zahnes notwendig.

78.2.2 Erkrankungen des Zahnhalteapparats und deren Therapien

Gingivitis und Parodontitis

Ursache der Gingivitis (Entzündung des Zahnfleischs) ist der weiche Zahnbelag (Plaque). Wird die Gingiva berührende Plaque nicht entfernt, kann es zu einer Gingivitis kommen. Eine Gingivitis ist in unterschiedlichen Ausprägungsgraden in fast jeder Mundhöhle in jedem Alter zu finden. Wird die Gingivitis nicht therapiert, kann sich die Entzündung am Zahnfleischsaum in tiefergelegene Regionen, in das Parodont, ausweiten. Es ensteht dann eine Parodontitis, die meist irreversible Schäden am Zahnhalteapparat auslöst. Die Parodontitis kann sich auf das gesamte Gebiß ausweiten. Es kommt zum Abbau des Alveolarknochens und des desmodontalen Faserapparats.

Mit Fortschreiten der Erkrankung kommt es immer zum Abbau des Zahnhalteapparats in Richtung der Wurzelspitze. Dies bedeutet klinisch, daß Zahnwanderungen, Zahnlückenbildung, Zahnlockerung und Zahnverlust folgen. Im höheren Alter sind die meisten bezahnten Menschen von Erkrankungen wie Gingivitis und Parodontitis betroffen.

Die weitverbreitete Meinung, die Parodontitis (im allgemeinen Sprachgebrauch auch falsch als „Parodontose" bezeichnet) sei genetisch verursacht und als Zufall bzw. als Schicksal oder Pech hinzunehmen, ist falsch. Zu jedem Zeitpunkt dieser Erkrankung, ob jung oder alt, ob allgemeinmedizinisch gesund oder krank, sollte diese Erkrankung des Zahnhalteapparats behandelt und das Fortschreiten der Erkrankung aufgehalten werden. Neben der Plaque als Ursache für die Erkrankung, gibt es Kofaktoren, die den Verlauf der Erkrankung beeinflussen können. Hierzu zählen alle Erkrankungen, die die Kapillardurchblutung und das Immunsystem beeinflussen. Der parodontale Abbau kann z.B. bei Diabetes mellitus schneller fortschreitend sein.

Therapie von Erkrankungen des Zahnhalteapparats

Die parodontale Therapie kann nur erfolgreich sein, wenn der krankmachende Faktor, die Plaque am Zahnfleischsaum und in den Zahnfleischtaschen, kontinuierlich entfernt wird. Die parodontale Heilung kann nur als eine Art Reparatur des entstandenen Gewebeschadens verstanden werden. Eine echte Heilung oder auch Wiederherstellung der gesunden Strukturen z.B. mit neuem Knochenanbau findet nur eingeschränkt statt. Die parodontale Therapie teilt sich in 3 Bereiche auf.

- **Hygienephase.** In der Hygienephase, die auch als Vorbehandlung bezeichnet wird, soll der ältere Patient oder die ihn pflegende Person über die vorliegende Erkrankung informiert werden. Hier soll ein aufklärendes Gespräch helfen, die optimale eigene Mundhygiene für den Älteren in Abhängigkeit seiner Fähigkeiten zu entwickeln bzw. dem Pflegepersonal Anleitung zur Fremdmundhygiene zu geben. Zur Hygienephase gehört auch eine professionelle Zahnreinigung. Die professionelle Zahnreinigung wird von einer speziell für diese Tätigkeit ausgebildeten Zahnarzthelferin (zahnmedizinische Prophylaxehelferin, Dentalhygienikerin, zahnmedizinische Fachhelferin) durchgeführt. Im Rahmen der Vorbehandlung werden Prädilektionsstellen für die Plaque (überstehende Füllungsränder, abstehende Kronenränder) oder andere Reize (unzugängliche Zahnzwischenräume), die sich negativ auf die Mundgesundheit auswirken, eliminiert. Konservierend chirurgische Vorbehandlungen (Zahnextraktion) und das erneute Einbestellen („recall") des Patienten zur Beurteilung seiner häuslichen Mundhygiene (Reevaluation) gehören zur Hygienephase.

- **Korrektive Phase.** An die Hygienephase schließt sich die korrektive Phase an. Hier wird das parodontal erkrankte Gebiß nach erfolgreicher Hygienephase der eigentlichen, systematischen Parodontaltherapie (Wurzelglättung, subgingivales „scaling", offene oder geschlossene Kurettage) zugeführt.

- **Erhaltungsphase.** Auf die korrektive Phase folgt die Erhaltungsphase. In Abhängigkeit der persönlichen Situation muß eine Wiedervorstellung beim zahnärztlichen Team gewährleistet werden. Ein einwandfrei funktionierendes Recallsystem ist die Vor-

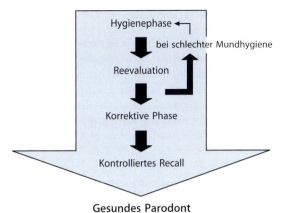

Abb. 78-7. Überblick zum Ablauf einer systematischen Parodontaltherapie

aussetzung für einen Langzeiterfolg. Zur Stabilisierung des Behandlungserfolgs ist es notwendig, daß der ältere Mensch selbst oder seine Pfleger in der Aufrechterhaltung einer wirksamen Plaqueentfernung unterstützt werden, so daß gar nicht erst wieder eine Plaquebesiedlung stattfinden kann. Weiterhin müssen die behandelten Zahnfleischtaschen professionell überprüft werden, um eine erneute Entzündung des Parodonts zu verhindern bzw. dieser rechtzeitig entgegenzuwirken (Abb. 78-7).

78.2.3 Erkrankungen der Mundschleimhaut und angrenzender Gebiete

Einführung

Das Erscheinungsbild der Mundschleimhaut ist sehr unterschiedlich. Normabweichungen und Altersveränderungen machen manchmal die Beurteilung zwischen gesunder und kranker Mundschleimhaut schwierig. Altersbedingte Veränderungen an der Mundschleimhaut sind schwächer ausgeprägt als an der äußeren Haut. Die gealterte Mundschleimhaut ist schlaffer und dünner. Sie ist somit leichter verletzlich. Die Papillen auf der Zunge flachen ab und die Speicheldrüsen produzieren weniger. Hierbei ist aber auch an eine medikamentös bedingte Reduktion (z.B. durch Benzodiazepam) der Speicheldrüsenproduktion zu denken, die bei manchen Patienten zur Mundtrockenheit führt. Durch verringerte Speichelproduktion kann auch die Haftkraft (Kohäsion – Adhäsion) der totalen Prothesen heruntergesetzt sein.

Protheseninduzierter Dekubitus

Bei Prothesenträgern ist die häufigste akute Entzündung mit Schmerzen ein Druckgeschwür, die sog. „Druckstelle", die durch eine mechanische Einwirkung der Prothese (z. B. Schaukeln der Prothese aufgrund von Paßungenauigkeit) auf das Prothesenlager entsteht. Wird der störende Kunststoff an der Prothese nicht entfernt, kann es zu hyperplastischen Reaktionen kommen. In Abb. 78-8 und 78-9 ist ein protheseninduziertes Lappenfibrom bei einer älteren Patientin zu sehen. Die Größe verschiedener Druckstellen läßt auch darauf schließen, daß die Schmerzsensibilität im hohen Alter nachläßt. Eine regelmäßige halbjährliche Kontrolle ist auch bei älteren zahnlosen Patienten indiziert. Bei pflegebedürftigen und schwer erkrankten Patienten sollte die Kontrolluntersuchung vierteljährlich stattfinden.

Mundwinkelrhagaden

Die zweite zwar harmlose, jedoch teilweise sehr schmerzhafte Veränderung ist die Entzündung des Mundwinkels. Diese Mundwinkelrhagaden treten meist beidseitig auf und haben oft ihre Ursache im zahnmedizinischen Bereich. Die Zähne und der Alveolarfortsatz im Ober- und Unterkiefer bestimmen den Abstand zwischen dem Ober- und Unterkiefer, die sog. Bißhöhe. Ist die Bißhöhe zu niedrig und die äußere Haut, wie bei älteren Menschen üblich, nicht mehr straff, legt sich die Haut um den Mundwinkel herum in Falten. In diesem Hautfaltenmilieu (warm und feucht) können sich leicht Entzündungen entwickeln, die schmerzhaft und teilweise auch mit Candida besiedelt sind (Abb. 78-10 und 78-11).

Liegt eine oft hartnäckige Mundwinkelentzündung vor, muß die Bißhöhe überprüft und ggf. korrigiert werden. Der Zahnersatz unterliegt einem Verschleiß. Werden die Prothesen mit den konfektionierten Kunststoffzähnen über Jahre getragen, weisen die Ersatzzähne einen Abrieb auf. Dieser Abrieb kann an beiden Prothesen mehrere Millimeter betragen. Um diesen Betrag verringert sich die Bißhöhe des Patienten. Manchmal tragen sehr alte Menschen gar keine oder nur eine Prothese in einem Kiefer. Hier sind die Kiefer zueinander überhaupt nicht abgestützt. Es entsteht das typische Greisengesicht. Auch hier legt sich die Haut am Mundwinkel oft in Falten. Eine Therapie wird nur erfolgreich sein, wenn die Ursache, eine zu niedrige Bißhöhe, beseitigt wird.

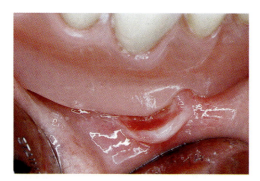

Abb. 78-8. Protheseninduziertes Lappenfibrom am Prothesenrand

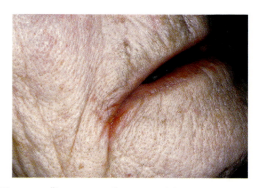

Abb. 78-10. Älterer Mensch mit Hautfalten am Mundwinkel und Mundwinkelrhagade

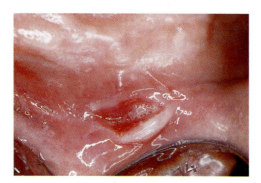

Abb. 78-9. Protheseninduziertes Lappenfibrom

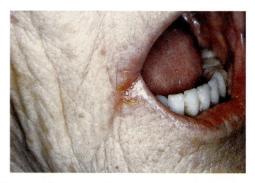

Abb. 78-11. Älterer Mensch mit Mundwinkelrhagade und sehr niedriger Bißhöhe aufgrund der über Jahre abgekauten Prothesenzahnkauflächen und der Nicht-Inanspruchnahme einer zahnmedizinischen Betreuung

Zungenveränderungen im Alter

Die Zunge kann ein sehr differentes Aussehen haben. Als altersbedingte, nicht pathologische Veränderung ist die sog. Kaviarzunge zu nennen, bei der an der Unterseite der Zunge blauviolette bläschenartige Erscheinungen auftreten. Durch längeres Spülen mit Chlorhexidin kann es zur Schwarzfärbung an der Zunge und an den Zähnen kommen. Wird das Chlorhexidin als chemisches Plaquereduktionsmittel abgesetzt, erfolgt eine schnelle Rückbildung.

Amalgamtätowierung

Es können, ähnlich den Altersflecken an der äußeren Haut, bräunliche Pigmentflecken in der Mundschleimhaut auftreten. Diese sind nicht zu verwechseln mit grauschwarzen Pigmentierungen, die infolge des Entfernens von Amalgamfüllungen und der Einlagerung dieses Metalls in der Mundschleimhaut manchmal am Zahnfleisch zu sehen sind (Amalgamtätowierung).

Leukoplakien und Präkanzerosen

Als weitere häufige Verfärbung im Mundbereich ist die weißliche Mundschleimhaut zu nennen, die durch eine verstärkte Epithelverhornung zustande kommt (z.B. Leukoplakie). Das Karzinom im Mundbereich ist mit 2-4% der beim Menschen vorkommenden Krebsleiden nicht häufig. Wird es früh erkannt, ist eine Heilung in bis zu 90% der Fälle erreichbar. Der frühe Mundkrebs ist unscheinbar und hat keine spezifischen Symptome. Nach Reizausschaltung nicht abheilende „Druckstellen" oder andere nicht eindeutig diagnostizierbare Veränderungen an der Mundschleimhaut sollten immer der Anlaß sein, ein Karzinom im Mundbereich durch eine Gewebeuntersuchung ausschließen zu lassen.

Regelmäßige Kontrollen der Mundschleimhaut sollte auch bei zahnlosen Älteren erfolgen, damit ein Karzinom im Mundbereich frühzeitig erkannt werden kann. Insuffizienter Zahnersatz oder andere dauerhafte mechanische Irritationen sollten unterbunden werden. Zu den Präkanzerosen im Mundbereich werden die Leukoplakien (weiße nicht abwischbare Flecke auf der Mundschleimhaut mit warzig unebener oder glatter Fläche) und Erythroplakien (roter Fleck, ähnlich wie bei einer einfachen Entzündung) gezählt.

Pilzinfektionen

Bei betagten Älteren, deren Abwehrlage eingeschränkt und die Mund- und Prothesenhygiene nicht ausreichend ist, kann es zum verstärkten Auftreten von Pilzinfektionen, hier im besonderen Pilze vom Typ Candida albicans kommen. Der Patient hat meistens keine Beschwerden, manchmal wird ein Brennen mit Wundgefühl angeführt. Auffällig sind die weißlichen, stippchenförmigen Beläge, die mit einer Watterolle abwischbar sind. Oft findet sich eine flächige, unscharf begrenzte, entzündliche Rötung. Im Gaumen kann sich durch eine verschmutzte Prothese, die durch Paßungenauigkeiten noch eine mechanische Irritation mit sich bringt, eine Stomatitis prothetica entwickeln, die meistens mit einer erhöhten mikrobiellen Besiedlung durch Candida albicans vergesellschaftet ist.

Neben der harmlosen Prothesendruckstelle und einer unbedeutenden Anomalie bis hin zum lebensbedrohenden Tumor im Mundbereich weisen die Veränderungen der Mundschleimhaut ein weites Spektrum auf. Egal, ob der Ältere bezahnt oder zahnlos ist, müssen Lippen, Wangen, Zunge und der Bereich unter der Zunge kontinuierlich beobachtet werden.

78.2.4 Folgeschäden nach Zahnverlust

Der Verlust von Zähnen wirkt sich auf die Physiognomie, die Lautbildung, die Funktion der Kaumuskulatur und der Kiefergelenke, das Kauvermögen und damit verbunden auch auf die Ernährungslage aus. Die noch vorhandenen Zähne können durch den Verlust anderer Zähne in ihrer Stellung und Funktion durch Fehl- bzw. Überlastungen beeinflußt werden. In einem korrekt funktionierenden Gebiß berühren sich die seitlichen Zahnflächen und sind somit gegen auf den Zahnbogen einwirkende Kräfte abgestützt. Auch stützen sich die gegenüberliegenden Zähne vom Ober- und Unterkiefer gegeneinander ab. Wenn die Kontinuität des Zahnbogens durch Verlust eines Zahns aufgehoben wird, kann es ohne gegenseitige Abstützung zu Stellungsänderungen der übrigen Zähne kommen. Die distal im Anschluß der Zahnlücke stehenden Zähne haben die Tendenz zur Mesialwanderung und kippen dann häufig in die Zahnlücke hinein. Infolge der Kippung des Zahns kommt es zu einem Abbau des Knochens und zum Entstehen einer Parodontaltasche, die wiederum zu einer behandlungsnotwendigen Parodontalerkrankung führen kann.

Neben dem seitlichen Kippen der Zähne verändert sich auch die Beziehung der Zähne in ihrer Okklusion (Zusammentreffen der Ober- und Unterkieferzähne). Es kann zu einer Elongation der ehemaligen Antagonisten kommen. Dieser Zahn versucht irgendwo wieder einen Abstützungskontakt zu finden. Oft findet der Antagonist seinen Kontakt an dem Zahn,

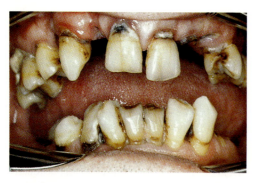

Abb. 78-12. Älterer Mensch, der angab, noch nie bei einem Zahnarzt in Behandlung gewesen zu sein. Plaque, Karies, parodontale Entzündungen und Zahnwanderungen sind erkennbar

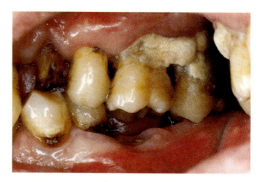

Abb. 78-13. Älterer Mensch, der angab, noch nie bei einem Zahnarzt in Behandlung gewesen zu sein. Die Folgen von Zahnverlust sind sichtbar. Elongation der Oberkieferseitenzähne aufgrund des Fehlens der Unterkieferseitenzähne. Oberkieferzahn beißt in den Kieferkamm des Unterkiefers

der durch Verlust des approximalen Kontaktes in die entstandene Zahnlücke hinein gekippt ist. Durch die Elongation und Kippung der verbliebenen Zähne entstehen Frühkontakte und Gleithindernisse, die zu Schäden an den Zähnen, Kiefergelenken und der Kaumuskulatur und zu Parodontopathien in unterschiedlichem Ausmaß führen können (Abb. 78-12 und 78-13).

78.2.5
Rekonstruktion mit herausnehmbarem und festsitzendem Zahnersatz

Einführung in die Zahnersatzkunde

Zum Ersatz von fehlenden Zähnen kann der Zahnmediziner mit Hilfe des Zahntechnikers viele verschiedene Behandlungskonzepte anbieten. Hierbei wird zwischen dem festsitzenden, dem herausnehmbaren und dem kombiniert festsitzend-herausnehmbaren Zahnersatz unterschieden.

Zur Adaptations- und Inkorporationsfähigkeit beim Tragen von Zahnersatz

Grundsätzlich sollte jeder Geriater wissen, daß es keine Leistungsverweigerung gegenüber den älteren Menschen darstellt, wenn diesem eine komplizierte zahnärztlich-prothetische Leistung nicht angeboten wird. Hier wird aus Fürsorge gehandelt, damit der ältere Mensch mit kompliziertem Zahnersatz nicht überfordert wird. Manchmal ist weniger mehr.

Der in der klinischen Geriatrie tätige Arzt muß wissen, daß die Adaptations- und Inkorporationsmöglichkeit für neuen Zahnersatz im Laufe des Lebens geringer wird (Adaptation = Patient gewöhnt sich an seinen Zahnersatz, er kommt damit zurecht; Inkorporation = Patient hat den Zahnersatz als einen Teil seines Körpers in sich aufgenommen, der Zahnersatz gehört zu ihm). Manche Menschen können sich an neuen Zahnersatz gar nicht mehr gewöhnen und tragen dann gar keinen Zahnersatz.

Erfahrene Gerodontologen ziehen bei zu erwartenden Adaptationsschwierigkeiten die Behandlung mit einer Umbau- bzw. Aufbauprothese vor. Hier wird kein neues Unikat angefertigt, sondern in mehreren Arbeitsschritten auf die Informationen der alten Prothese aufbauend die „alte" in eine „neue" Prothese umgearbeitet. Ist eine sehr geringe Adaptation bei einem älteren Patienten zu erwarten, sollte die alte Prothese erst dupliziert und dann umgebaut werden. So kann die für den Patienten bekannte „alte" Prothese im Notfall, falls die neue Prothese nicht funktioniert, weiter benutzt werden.

Abschließend soll darauf hingewiesen werden, daß die Adaptationsfähigkeit bei Gesunden sehr hoch ist. Klinisch schlecht sitzender Zahnersatz wird langjährig zur Zufriedenheit des Patienten getragen, bei dem Zunge, Lippen und Wangen über Jahre gelernt haben, den schlecht sitzenden Zahnersatz zu stabilisieren. Kontinuierlich fortschreitende kleine Verschlechterungen der Zahnersatzfunktion und der Paßgenauigkeit werden durch das Adaptationspotential aufgefangen. In Abb. 78-14 und 78-15 stehen die Ergebnisse der subjektiven Beurteilung durch den Patienten der objektiven Beurteilung durch einen Zahnarzt zur Zufriedenheit mit dem Zahnersatz gegenüber. In dieser Gegenüberstellung sind aus Vergleichsgründen ausschließlich totale Ober- und Unterkieferprothesen von 70- bis 103jährigen Älteren einbezogen. Hier ist die große Diskrepanz zwischen der subjektiven und objektiven Einschätzung zu erkennen (Nitschke u. Hopfenmüller 1993). Für den klinischen Alltag bedeutet dies, daß es nicht ausreicht, den Patienten zu fragen, ob alles mit den Zähnen und Prothesen in Ordnung ist, sondern daß der Patient

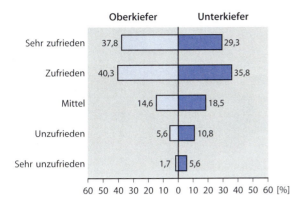

Abb. 78-14. Subjektive Beurteilung der Zufriedenheit mit den totalen Prothesen im Ober- und Unterkiefer. (Aus der Berliner Altersstudie)

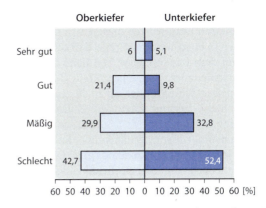

Abb. 78-15. Objektive Beurteilung der totalen Prothesen im Ober- und Unterkiefer durch den Zahnarzt. (Aus der Berliner Altersstudie)

oder Bewohner einer Senioreneinrichtung dem Zahnarzt zur objektiven Abklärung der Mundgesundheit vorgestellt werden muß.

Gestaltung des Zahnersatzes unter Berücksichtigung der allgemeinen Einschränkungen des Patienten

Welche Versorgung dem Patienten angeboten wird, hängt neben dem oralen Befund und den finanziellen Möglichkeiten des Patienten von seiner manuellen Geschicklichkeit ab. Patienten, die Funktionseinbußen in der Mobilität der Hände aufweisen, darf kein kombiniert-festsitzender Zahnersatz mit komplizierten Haltevorrichtungen eingegliedert werden. Der Patient ist selber nicht in der Lage, die Prothese mit den zierlichen Verbindungselementen (Geschiebe oder Anker) aus dem Mund auszugliedern. Auch das Eingliedern der Prothese in den Mund ist für diese Patienten oft schwierig. Das „einfache, oft auch bequeme Nichttragen" darf vom Arzt oder Pflegepersonal bei diesen komplizierten Prothesen nicht zugelassen werden, da es in kürzester Zeit zur Wanderung der nicht abgestützten Restzähne kommen kann. Wird versucht, die Prothese dann später wieder einzugliedern, kann es vorkommen, daß sie überhaupt nicht mehr paßt. Bei manuell eingeschränkten Patienten sollten eher einfache Verbindungselemente (Klammer) angewendet werden. Ein verantwortungsvoller Arzt muß dem Nichttragen einer Prothese nachgehen, um eine endgültige Protheseintoleranz zu vermeiden.

Bei der Planung von Prothesen für ältere Menschen sollte die Möglichkeit einer einfachen Abänderbarkeit der Prothese bei weiterem Zahnverlust im Vordergrund stehen. Zahnersatzkonstruktionen, bei denen bei Zahnverlust eine gesamte Neuversorgung mit Kronen, neuen Verbindungselementen und einer anders gestalteten Prothese erfolgen muß, sind bei der

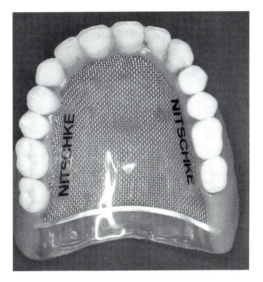

Abb. 78-16. Namensbeschriftung von Zahnprothesen zur Verhinderung von Verwechslung. Bei Neuanfertigung und auch nachträglich vom Zahntechniker durchführbar

Versorgung von Senioren kontraindiziert. Jede Prothese eines Seniorenheimbewohners sollte mit dem Namen des Besitzers beschriftet sein, damit keine Verwechslung stattfindet (Abb. 78-16).

78.3
Ernährung

Die Ernährungswissenschaftler und die Zahnmediziner haben noch keine einhellige Meinung, ob und ggf. welchen Einfluß der Gebißzustand auf die Ernährungslage des älteren Menschen hat (Völkert 1997). In der Literatur verstärken sich die Meinungen, daß es einen Zusammenhang gibt. Verschiedene Nahrungsmittel (z. B. Karotten, Äpfel) verschwinden unbemerkt vom Speiseplan. Auch hier reicht die einfache Frage, „Wie gut können Sie kauen?", nicht aus. Viele Senioren beantworten diese Frage mit gut und bestätigen in einer weiteren Frage, daß sie keine Probleme mit dem Kauen haben. Erst beim Nachfragen nach verschiedenen Nahrungsmitteln fällt auf, daß einige Speisen schlecht oder gar nicht gegessen werden. Der Gebißzustand scheint ein Kofaktor bei der Ernährung zu sein. Besonders bei Patienten, die sich ohnehin in einer Mangelernährung befinden, ist von einer Relevanz des Gebißzustands auszugehen.

Abschließend zum Thema Ernährung sei jedoch darauf hingewiesen, daß bei einer Vielzahl von Einschränkungen im alltäglichen Leben von erkrankten älteren Menschen das Essen nicht als alleiniger Akt der Nahrungsaufnahme zu sehen ist. Das Essen ist fester Bestandteil der oft wenigen sozialen Beziehungen, bei denen sich der Ältere mit anderen Seniorenheimbewohnern oder auch im Familienkreis trifft. Kann er nur pürierte Nahrung zu sich nehmen, ist dies weder für ihn selber noch für seine Mitbewohner oder für die meist jüngeren Familienangehörigen besonders appetitanregend. Auch das Herausnehmen der Prothesen zum Essen ist für viele Menschen nicht angenehm, aber leider häufiger bei fehlender zahnmedizinischer Betreuung zu beobachten. Daher ziehen sich oft diese kaueingeschränkten Menschen aus ihrem sozialen Umfeld zurück und essen dann allein. Die gesellschaftliche Isolation des älteren Menschen wird dadurch unterstützt, obwohl manchmal nur eine kleine zahnärztliche Behandlung notwendig wäre. Diese Zusammenhänge sollte der Arzt kennen, damit er gezielt beim Zahnarzt erfragen kann, ob eine Verbesserung des Zahnersatzes zur Erhöhung der Lebensqualität möglich ist.

78.4
Grundwissen zur Prävention von oralen Erkrankungen

78.4.1
Plaque und Zahnstein

Die Entstehung von Karies und Parodontopathien hängt mit dem Vorhandensein von Plaque, Zahnstein, Bakterien, Nahrungsmitteln und der Zeitspanne, in der diese Substrate im Munde wirken können, zusammen (vgl. Abb. 78-6). Plaque ist ein festhaftender, histologisch strukturierter Belag von lebenden und toten Mikroorganismen in einer Polysaccharid-Glykoproteinreichen Matrix, die das Produkt mikrobieller Stoffwechselaktivität und Vermehrung darstellt. Zahnstein ist verkalkte (mineralisierte) Plaque (Abb. 78-17). Es wird zwischen dem über (supragingival) und dem unter (subgingival) dem Zahnfleischsaum liegenden Zahnstein unterschieden. Der subgingivale Zahnstein wird durch Mineralisation

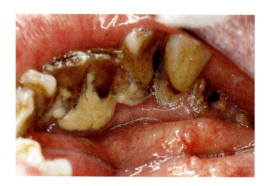

Abb. 78-17. Massive Zahnsteinanlagerungen an den Lingualflächen der Unterkieferfrontzähne

von subgingivaler Plaque, die bei einer Parodontitis in den Zahnfleischtaschen vorhanden ist, gebildet. Der supragingivale Zahnstein entsteht hauptsächlich an Stellen, die in der Nähe der Ausführungsgänge der Speicheldrüsen liegen. In einer 7 Tage alten Plaque, die im Rahmen der Mundhygienemaßnahmen nicht entfernt wurde, können Verkalkungen (Zahnstein) nachgewiesen werden. Der oft sehr fest anhaftende Zahnstein ist dann durch das allgemeine häusliche Zähneputzen kaum entfernbar. Zahnstein im Mund muß der Zahnarzt und Zahnstein an der Prothese muß der Zahntechniker professionell entfernen.

78.4.2
„Ein sauberer Zahn wird nicht krank"

Durch Vernachlässigung der Mundhygiene, z. B. infolge eines Schlaganfalls oder durch mangelnde Fürsorge bei einem Alzheimer-Patienten, kann sehr schnell ein lebenslang gepflegtes Gebiß Schäden aufweisen. Diese sind dann aufwendig für die Zahnärzte und teuer für die Kostenträger zu sanieren, und die Therapie ist nicht immer erfolgreich. Aus vielen Studien ist bekannt, daß die Kariesaktivität und die Möglichkeit, an einer Parodontopathie zu erkranken, geringer wird, wenn eine gute Zahn-, Mund- und Prothesenhygiene durchgeführt wird. Zähne und Prothesen korrekt zu reinigen, ist nicht einfach und muß von jedem Menschen durch spezielle Schulung erlernt werde. Dies gilt heute für junge Menschen genauso wie für ältere Menschen.

Die Zahn-, Mund- und Prothesenhygiene ist zur Gesunderhaltung sehr wichtig, aber auch zur Aufrechterhaltung sozialer Kontakte. Ein Großvater mit intensivem Mundgeruch aufgrund von massiven Zahnsteinablagerungen wird sicherlich nicht gern vom Enkelkind geküßt. Die ältere Nachbarin, die aufgrund der Verminderung ihres Sehvermögens selber nicht mehr erkennt, daß ihre Prothese, auch für den

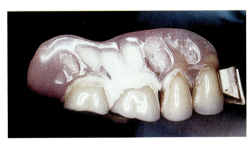

Abb. 78-18. Hygieneverhindernde Gestaltung der Prothese mit Mulden und tiefen Interdentalräumen. Prothese ist mit Plaque und Zahnstein bedeckt

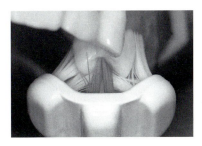

Abb. 78-20. „Dreiköpfige" Zahnbürste zur effektiven Reinigung von fremden Zähnen

Laien sichtbar, schmutzig ist, wird zu der einen oder anderen Veranstaltung nicht mehr eingeladen.

Grundsätzlich muß die Plaque entfernt werden, damit es gar nicht erst zur Zahnsteinablagerung kommt. Dem konsiliarisch tätigem Zahnarzt in einer Senioreneinrichtung sollten die Bewohner zum Eingangsbefund grundsätzlich vorgestellt werden. Hierbei sollten Plaque und Zahnstein entfernt werden, so daß für das Pflegepersonal von Anfang an ein sauberer Mund sauber zu halten ist. Das Pflegepersonal muß in der Mundhygiene intensiv ausgebildet sein. Der Zahnarzt überprüft auch, ob der Zahnersatz überhaupt hygienefähig ist (Abb. 78-18). Unnötige Nischen, Rauhigkeiten oder sonstige Plaqueprädilektionsstellen müssen mit Hilfe des Zahntechnikers so verändert werden, daß eine Prothesenhygiene für den älteren Menschen, das Pflegepersonal oder Angehörige überhaupt möglich wird. Die Seitenflächen der Prothese können dabei vom Zahntechniker mit transparentem Kunststoff überzogen werden, so daß eine glatte, leicht putzbare Fläche vorhanden ist.

Zur intensiven Reinigung von Prothesen gibt es spezielle Prothesenbürsten, die zusätzlich zu dem normalen Borstenbüschel ein längeres Borstenbüschel zur Verfügung haben, damit die Prothese auch in inneren Bereichen gepflegt werden kann (Abb. 78-19). Der Erfolg der Reinigung kann nur bei einer getrockneten Prothese überprüft werden. Sind weißliche Verfärbungen nach dem Trocknen zu sehen, ist die Prothese nicht ausreichend von Plaque befreit worden.

Die pflegenden Angehörigen oder das Pflegepersonal sollten, ähnlich wie die Eltern beim Kind, die Zahn- und Prothesenpflege des Pflegebedürftigen überprüfen und ggf. nachputzen. Seheingeschränkte sollten immer beim Putzen ihre Lesebrille aufsetzen. Spezielle Vergrößerungsspiegel mit einer Lichtquelle zum Ausleuchten der dunklen Mundhöhle stehen zur Verfügung. Bei motorisch eingeschränkten Patienten ist eine elektrische Zahnbürste hilfreich, wobei auf die eigentliche kreisende Handbewegung nicht verzichtet werden sollte. Steht eine elektrische Zahnbürste nicht zur Verfügung, ist zum Putzen der Zähne auch eine „dreiköpfige Zahnbürste" hilfreich (Abb. 78-20). Die Reinigung der Zunge mit der Zungenbürste darf nicht vergessen werden.

78.4.3
Individualprophylaxe mit professioneller Zahnreinigung

Neben der häuslichen Mund- und Prothesenpflege sollte sich jeder, egal ob jung oder alt, Hilfe im Rahmen der Individualprophylaxe holen. Individualprophylaxe in der Zahnmedizin bedeutet: Betreuung eines Patienten mit dem Ziel, Karies und Parodonto-

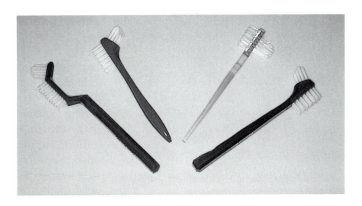

Abb. 78-19. Verschiedene Prothesenbürsten mit zusätzlichem verlängerten Borstenbüschel zur Reinigung von untersichgehenden, schlecht erreichbarer Prothesenflächen

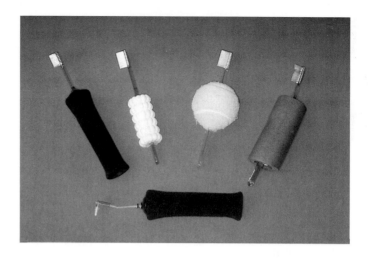

Abb. 78-21. Zahnbürstengriffe mit konfektionierten Griffverdickungen

pathien zu verringern und Neuerkrankungen zu verhindern. Dazu wird versucht, pathogene Keime und negative Verhaltensweisen auszuschalten und die Abwehr zu stärken. Eine zahnmedizinische Fachhelferin führt die professionelle Zahnreinigung, die Fluoridierung, die Motivation und Instruktion, die Ernährungsberatung und die Kariesrisikodiagnostik durch. Gerade beim älteren Menschen ist die professionelle Zahnreinigung nicht nur als etwas Zusätzliches zur häuslichen Mundhygiene zu erfassen, sondern hier werden auch die Putzdefizite aufgrund eingeschränkter Mobilität der Hände und der verminderten Sehfähigkeit ausgeglichen. Mit Hilfe der Prophylaxehelferin können, den Erkrankungen des älteren Menschen angepaßt, die Putztechnik und die Putzhilfsmittel (z. B. Zahnbürste mit Griffverstärkung, Zahnseidehalter, Interdentalbürste, Zungenbürste; Abb. 78-21 und 78-22) herausgefunden und unter Anleitung deren Anwendung geübt werden. Sollte eine andere Person (Pflegepersonal, Angehörige) für die Mundhygiene verantwortlich sein, sollte es dieser Personen ermöglicht werden, eine entsprechende Anleitung durch das zahnmedizinische Fachpersonal zu erhalten.

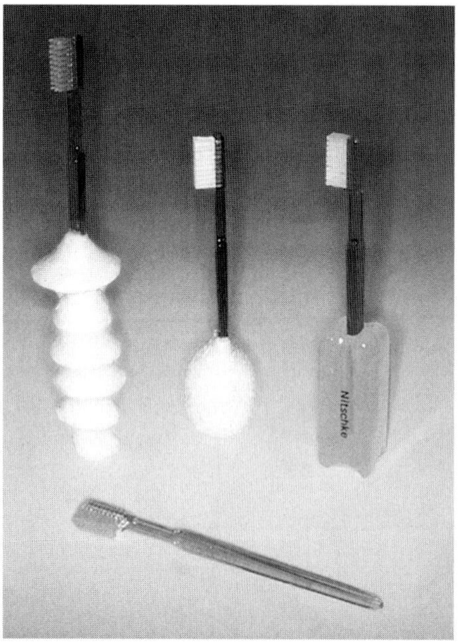

Es wäre begrüßenswert, wenn, wie teilweise in den Vereinigten Staaten von Amerika praktiziert, die zahnmedizinische Fachhelferin in das Team einer Pflegeeinrichtung aufgenommen werden würde. So könnte die Individualprophylaxe regelmäßig durchgeführt und das Pflegepersonal kompetent bei seiner Arbeit in diesem Bereich unterstützt werden. Die Entwicklung solcher Konzepte, gerade unter dem Aspekt, daß in der Zukunft der ältere Patient auch in Deutschland nicht mehr zahnlos sein wird, ist Aufgabe der gerodontologischen Gesundheitswissenschaften.

78.5
Interdisziplinäre Zusammenarbeit zwischen Arzt, Zahnarzt, Pflegeeinrichtung bei ambulanten und bei institutionalisierten Patienten

In Abschn. 78.1.5 wurde bereits auf die unregelmäßige bzw. überhaupt nicht vorhandene Inanspruchnahme zahnmedizinischer Dienstleistungen hingewiesen. Der Arzt sieht die älteren Menschen meistens regelmäßig in seiner Praxis. Er sollte seine Patienten immer zu einem regelmäßigen Besuch eines Zahnarztes auffordern, damit der ältere Patient kontinuierlich auch zahnmedizinisch versorgt ist. Es muß verhindert werden, daß eine zahnmedizinische Versorgung zusätzlich erfolgen muß, wenn andere körperliche

Abb. 78-22. Zahnbürstengriffe mit individuell gefertigten Griffverdickungen

Leiden (z. B. Schlaganfall) im Vordergrund stehen. Leider sehen die Gerodontologen in den Rehabilitationskliniken oft verwahrloste Gebißzustände, die aufgrund der Komplexität der zahnmedizinischen Probleme und des reduzierten Allgemeinzustands dann auch schwierig zu therapieren sind oder gar nicht mehr therapiert werden können (Ettinger 1994).

Es ist notwendig, zahnmedizinische Betreuungen in den Senioreneinrichtungen zu installieren, da in diesem Bereich große Mängel bestehen (Brunner et al. 1987; Netzle 1989; Nitschke u. Hopfenmüller 1991; Stark u. Holste 1990; Stark 1993; Wefers et al. 1989). Aufgrund der notwendigen zahnärztlichen Behandlungseinheit ist die zahnärztliche Therapie nur unter großem finanziellen Aufwand in eine Senioreneinrichtung zu verlegen.

Zur Zeit gibt es 3 Modelle der zahnmedizinischen Versorgung von Bewohnern der Senioreneinrichtungen in Deutschland.

- Falls die Einrichtung einen Konsiliarzahnarzt (Modell 1) zur Verfügung hat, wird der Bewohner dem Zahnarzt beim nächsten Termin, zu welchem der Konsiliarzahnarzt in der Einrichtung ist, vorgestellt.
- Beim zweiten Modell wird der Hauszahnarzt, falls der Bewohner einen angibt, oder ein Zahnarzt, der seine Praxis nahegelegen zum Heim betreibt, gerufen (Modell 2).
- Sollte kein Zahnarzt für den Gang in die Senioreneinrichtung zur Verfügung stehen, besteht die aufwendige Möglichkeit, den Heimbewohner in die Praxis zu bringen (Modell 3). Hier ist jedoch meistens eine Begleitung notwendig und auch der Transport muß speziell organisiert werden.

Der Unterschied zwischen den einzelnen Modellen liegt im Komfort der Behandlungssituation für den älteren Menschen und für den Zahnarzt (Seniorenheim: gewohnte Umgebung für den älteren Menschen vs. zahnärztliche Praxis: meistens bessere Behandlungsmöglichkeiten für den Zahnarzt als in der Senioreneinrichtung) und den anfallenden Kosten. Jedes Modell verursacht zuzüglich zu den Behandlungskosten für die Beteiligten (Patient, Pflegepersonal, zahnärztliches Team und Krankenkassen) unterschiedlichen Zeit- und Kostenaufwand. Grundsätzlich ist jedoch klarzustellen, daß der Zahnarzt bei der zahnmedizinischen Betreuung von sprechstundenunfähigen Senioren einen höheren Aufwand betreiben muß als bei der zahnärztlichen Versorgung von sprechstundenfähigen, eigenverantwortlichen Patienten.

78.6
Ausblick und Forderungen der Gerodontologen an die klinische Geriatrie

Da in Zukunft immer mehr ältere Mensch bezahnt sein werden, müssen alle Berufsgruppen, die sich um das Wohl des älteren Menschen sorgen, interdisziplinär auch mit dem Bereich „zahnmedizinische Betreuung" zusammenarbeiten. Dazu gehört zum einen die Einbindung der zahnmedizinischen Betreuung in das Gesamtkonzept der klinischen Geriatrie. Zum anderen ist es jedoch auch notwendig, den Ärzten, die sich auf dem Gebiet der klinischen Geriatrie in Weiterbildung befinden, gezielt einen gerodontologischen Überblick in ihrer Weiterbildung zu geben.

Literatur

Brunner T, Wirz J, Franscini M (1987) Die zahnmedizinische Betreuung in den Alters und Pflegeheimen des Kantons Zürich. Schweiz Monatsschr Zahnmed 97:304–309

Ettinger R (1984) Clinical decision making in the dental treatment of the elderly. Gerodontology 3:157–160

Netzle P-A (1989) Zahnbefunde bei hochbetagten Heimpensionären. Schweiz Monatsschr Zahnmed 99:1337–1339

Nitschke I, Hopfenmüller W (1991) Zahnmedizinische Betreuung in Seniorenheimen – Organisation und Beurteilung durch die Heimleitungen. Dtsch Stomatol 41:432–436

Nitschke I, Hopfenmüller W (1993) Evaluation of complete dentures in elderly germans. IADR-Meeting. J Dent Res (Abstract 342)

Nitschke I, Hopfenmüller W (1996) Die zahnmedizinische Versorgung älterer Menschen. In: Mayer KU, Baltes PB (Hrsg) Die Berliner Altersstudie. Akademie Verlag, Berlin, Kap. 16, S 429–451

Stark H (1993) Die zahnmedizinische Versorgung von Altenheimbewohnern. Zahnärztl Mitt 8:44–46

Stark H, Holste T (1990) Untersuchungen über die zahnärztliche Versorgung von Bewohnern Würzburger Altenheime. Dtsch Zahnärztl Z 45:604–607

Völkert D (1997) Organfunktion und Behinderung beim Essen und Kaustörung In: Völkert D (Hrsg) Ernährung im Alter. Quelle & Mayer, Wiesbaden, S 50–76, 203–205, 264–268

Wefers K-P, Heimen M, Klein J, Wetzel WE (1989) Untersuchungen zum Gesundheits- und Mundhygienebewußtsein bei Bewohnern von Alten- und Pflegeheimen. Dtsch Zahnärztl Z 44:628–631

Zimmer S, Barthel CR, Fath S (1996) Erkrankungen der Zähne und des Zahnhalteapparates. In: Roulet J-F; Fath S, Zimmer S (Hrsg) Lehrbuch für Prophylaxehelferin. Urban & Schwarzenberg, München, S 53–65

Akutbehandlung des Hirninfarkts unter Berücksichtigung von Alter und Begleiterkrankungen

W. Lang, H. Binder

79.1 Definition 716
79.2 Morbidität und Letalität nach Schlaganfall 716
79.3 Ätiologie und Pathogenese des Hirninfarkts 717
79.4 Pathophysiologie des Hirninfarkts 718
79.5 Diagnostik 718
79.6 Therapie des Hirninfarkts 720
79.6.1 Ziele der Therapie und Mittel zum Erreichen der Ziele 720
79.6.2 Rekanalisierung mittels Thrombolyse 720
79.6.3 Verbesserung der kollateralen Perfusion und Mikrozirkulation 722
79.6.4 Neuroprotektion 724
79.6.5 Verhinderung einer weiteren Embolie bzw. eines thrombotischen Gefäßverschlusses 724
79.6.6 Verhinderung und Behandlung von Komplikationen 725
79.6.7 Vorteile spezialisierter Zentren 727
Literatur 727

Der Schlaganfall stellt einen akuten Notfall dar, der präklinisch erkannt werden und möglichst bald im Krankenhaus behandelt werden muß. Liegt der Beginn des Ereignisses nur kurze Zeit zurück, sollte der Patient im Krankenhaus avisiert werden.

Da klinisch eine zuverlässige Unterscheidung zwischen Ischämie und Blutung als Ursache des Schlaganfalls im Einzelfall nicht mit Sicherheit möglich ist, kann präklinisch keine spezifische vaskuläre Therapie eingeleitet werden. Spezialisierte Schlaganfalleinheiten („stroke units") haben sich in der Akutbehandlung und der frühen Rehabilitation bewährt.

Das folgende Kapitel beschränkt sich auf die Therapie des ischämischen Schlaganfalls. Hier gibt es im wesentlichen 3 Ziele in der Aktusituation:

- die Verminderung des Infarktvolumens,
- die Vermeidung bzw. das frühe Erkennen und Behandeln von Komplikationen sowie
- die frühzeitige Prävention eines weiteren Ereignisses.

Die Thrombolyse stellt eine Möglichkeit dar, das verschlossene Gefäß zu öffnen und das Infarktvolumen zu reduzieren. Sie erwies sich als effektiv bei der Verhinderung bleibender Behinderung. Die frühzeitige Prävention einer weiteren zerebralen Ischämie erfordert eine rasche Abklärung der Ätiopathogenese.

79.1
Definition

Der Begriff „Schlaganfall" umfaßt (gemäß WHO-Definition aus den 70er Jahren) Krankheitsbilder, bei denen sich die klinischen Zeichen einer fokalen Störung der zerebralen Funktion rasch bemerkbar machen, mindestens 24 h anhalten und offensichtlich auf eine vaskuläre Ursache zurückzuführen sind. In diese Definition fallen Krankheitsbilder wie der hämorrhagische und ischämische Infarkt. Am häufigsten ist der ischämische Infarkt (80%), der im folgenden weiter behandelt wird.

Der Begriff „transitorisch ischämische Attacke" (TIA) beschreibt eine flüchtige Störung der zerebralen Funktion infolge kurz andauernder Ischämie. Die Definition der WHO fordert eine Rückbildung der Symptomatik innerhalb von 24 h. Es ist aber nachgewiesen, daß die mittlere Dauer einer TIA bei ca. 10 min liegt. Bestehen innerhalb der ersten 3 h nach einem Ereignis keine deutlichen Rückbildungszeichen, dann ist die Wahrscheinlichkeit einer vollständigen Remission sehr gering. Es ist daher bereits in den ersten Stunden nach dem Ereignis möglich, eine Prognose in bezug auf die Reversibilität des Ereignisses zu stellen.

79.2
Morbidität und Letalität nach Schlaganfall

Das Risiko, einen Schlaganfall zu erleiden, ist deutlich vom Alter abhängig (Tabelle 79-1; Metaanalyse epidemiologischer Studien nach Warlow et al. 1996).

Die Letalitätsrate wird wesentlich durch Faktoren wie Art des Schlaganfalls, Alter und Komorbidität beeinflußt (Baum u. Robins 1981; Bonita et al. 1984; Bamford et al. 1990): Bei intrazerebralen Blutungen

Tabelle 79-1. Jährliche Inzidenzen für Schlaganfälle (Erstereignisse), nach Altersgruppen (pro auf 100 000 Personen)

	18–45 Jahre	46–65 Jahre	66–75 Jahre	76–85 Jahre	>85 Jahre
Jährliche Inzidenzen	11	168	624	1449	2234

liegt die Letalität innerhalb der ersten 30 Tage bei 40–50%, bei Hirninfarkten bei 10–15% (Schlaganfall allgemein: 15–20%). Die Letalität ist um so höher, je älter die Patienten sind: Bei den über 80jährigen ist die Letalitätsrate doppelt so hoch wie bei den unter 65jährigen.

Komplikationen spielen eine große Rolle für die Letalität und Morbidität nach Schlaganfall. In den ersten Wochen nach dem Ereignis gefährden insbesondere Infektionen den älteren Menschen, im weiteren Verlauf die häufig bestehende koronare Herzkrankheit (KHK). Bei 50% der Patienten mit einer Atherosklerose der hirnzuführenden Gefäße besteht eine asymptomatische KHK, bei ca. 28% der Patienten eine klinsch relevante KHK bereits zum Zeitpunkt des Ersterereignisses (Bernardini u. Mayer 1999). Beim älteren Patienten ist die Lebenserwartung nach Schlaganfall reduziert: 80% der Personen zwischen dem 75. und 85. Lebensjahr versterben innerhalb der nächsten 5 Jahre. Der Schlaganfall ist die häufigste Ursache für Behinderung im Erwachsenenalter: Von den Überlebenden können ungefähr 50% der Patienten nach 6 Monaten frei von fremder Hilfe leben, 30% sind leicht behindert, 20% mittelgradig bis schwer.

79.3 Ätiologie und Pathogenese des Hirninfarkts

Es gibt 3 wesentliche Ursachen des ischämischen Insults (Abb. 79-1):

- kardiogene Embolie (20% der Patienten),
- Thromboembolie auf Basis einer Atherosklerose der großen hirnzuführenden Gefäße (50%),
- Mikroangiopathie (25%).

Das Vorhofflimmern ist bei ca. 10% der Patienten die wahrscheinlichste Ursache des ischämischen Infarkts. Mit zunehmendem Alter kommt dieser Rhythmusstörung aber eine größere Bedeutung zu: Jeder 4. Schlaganfall bei den über 80jährigen ist die Folge einer Embolie bei Vorhofflimmern.

Die Atherosklerose im Bereich der großen hirnzuführenden Gefäße führt meist über eine Thromboembolie zum ischämischen Infarkt. Besondere Beachtung haben in den letzten Jahren atherosklerotische Veränderungen der Aorta ascendens gefunden, die mittels transösophagealer Echokardiographie nachweisbar sind.

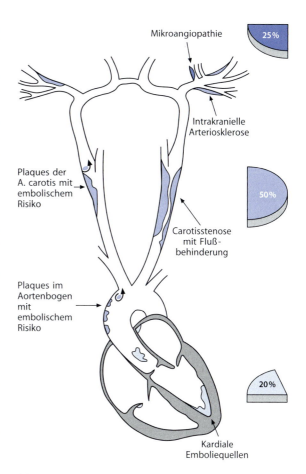

Abb. 79-1. Schematische Darstellung der Ursachen des Hirninfarkts

Die Mikroangiopathie ist eine Erkrankung der „kleinen Gefäße" („small vessel disease"). Es besteht eine Einengung einzelner perforierender Markarterien (Aa. lenticulostriatae, Aa. thalamoperforantes) im Rahmen einer Arteriolohyalinose. Ein Infarkt ereignet sich vermutlich infolge eines akuten thrombotischen Verschlusses der vorgeschädigten Markarterie und führt zum Gewebsuntergang in kleinen Bereichen (<15 mm Durchmesser), welche in bildgebenden Untersuchungen mit dem Begriff „Lakune" beschrieben werden. Lakunäre Infarkte manifestieren sich in charakteristischen klinischen Syndromen („lakunäres Syndrom") und sind als solche bereits in der Akutsituation klassifizierbar. Mikroangiopathie und lakunäre Infarkte werden als typische Folgeerkrankung der arteriellen Hypertonie angesehen. Lakunäre Infarkte sind Teil des Morbus Binswanger, der häufigsten Form der vaskulären Demenz.

Hämodynamische Störungen der Hirndurchblutung sind eher selten und Folge einer Kombination von ursächlichen und auslösenden Faktoren: Ursächliche Faktoren sind Lumeneinengungen der hirnzuführenden Gefäße und eine eingeschränkte Anpassungsmöglichkeit der Steuerung der Hirndurchblutung (vaskuläre Reserve) infolge Atherosklerose und unzureichender kollateralen Perfusion. Auslösende Faktoren sind Hypotonie (z. B. bei Exsikkose, postprandial, perioperativ, bei Beginn einer antihypertensiven Therapie) oder Situationen mit Kompression der hirnzuführenden Gefäße (Kopfdrehung).

79.4
Pathophysiologie des Hirninfarkts

Vereinfacht dargestellt kann beim ischämischen Infarkt eine Kernzone von einer Randzone (Penumbra) unterschieden werden. In der Kernzone kommt es zu einem ausgeprägten Abfall der Perfusion, so daß frühzeitig eine strukturelle Läsion eintrit. Im Randbereich, der unmittelbar nach dem Ereignis weit ausgedehnt ist, wirkt eine kollaterale Perfusion dem Abfall der Perfusion nach Gefäßverschluß entgegen, so daß es zwar zu einer Störung der zerebralen Funktion kommt, aber der energetische Stoffwechsel der Zelle noch ausreicht, um die Struktur der Zelle aufrecht zu erhalten. Dieser Randbereich (Penumbra) ist aber gefährdet, da die relative Ischämie eine Kaskade von Stoffwechselvorgängen bewirkt, insbesondere eine massiv erhöhte Freisetzung von Glutamat und einen erhöhten Einstrom von Kalziumionen. In Folge entwickelt sich eine sekundäre Zellschädigung und letztendlich ein Untergang der Penumbra.

79.5
Diagnostik

Handelt es sich um einen Schlaganfall?

Klinische Leitsymptome für den Schlaganfall (Hirninfarkt oder primär intrazerebrale Blutung) sind in Tabelle 79-2 aufgeführt. Für das klinische Bild des „Schlaganfalls" sprechen folgende Merkmale:

- Die Symptomatik ist lokalisierbar, d. h. einem Gefäßterritorium zuordenbar. Häufigste Symptome sind: halbseitige Lähmungen oder Sensibilitätsstörungen, Sprachstörungen (Aphasie) und Sehstörungen (Amaurosis: Verlust oder Beeinträchtigung des Sehvermögens auf einer Seite; homonyme Hemianopsie nach links oder rechts: halbseitiger Ausfall des Sehfeldes).
- Die Symptomatik entwickelt sich plötzlich und ohne Vorboten.
- Es bestehen „negative Symptome" wie Taubheit oder Visusverlust (im Unterschied zu „positiven Symptomen" wie Parästhesien oder Flimmerskotomen wie z. B. bei der Migräne mit Aura).

Nicht charakteristisch für das klinische Bild eines „Schlaganfalls" sind „nicht lokalisierbare Symptome" wie Verwirrtheit oder Müdigkeit und das *isolierte* Auftreten von Beschwerden wie „Schwindel" (Vertigo), Doppelbilder, Schluck- und Artikulationsstörungen. Treten diese Symptome isoliert auf, dann sind andere Diagnosen wahrscheinlicher. In Kombination mit anderen Symptomen (Hemiparese etc.) sind diese Beschwerden aber charakteristisch für das klinische Bild des „Schlaganfalls".

Tabelle 79-2. Schlaganfall (ischämischer Insult, primär intrazerebrale Blutung): klinisches Bild	Spricht dafür	Spricht in der Regel dagegen

	1. Lokale (lokalisierbare) Störung der Hirnfunktion wie
	    Hemiparese 50%
	    Halbseitige Sensibilitätsstörungen 35%
	    Aphasie 18%
	    Sehstörungen 18%
	    Ataxie 12%
		Nicht lokalisierbare Störung
		    Verwirrtheitszustand
		    Müdigkeit, Apathie
		    Isoliert auftredende
		    Symptome wie
		        Vertigo
		        Diplopie
		        Dysarthrie
		        Dysphagie
		    Bewußtseinsstörung als
		    initiales Symptom

	2. Plötzlicher (akuter) Beginn der Symptome (Progredienz im weiteren Verlauf möglich)	Subakuter Beginn
	3. Keine unmittelbaren Vorboten	

	4. Ausfallssymptom
	    Taubheit
	    Hemianopsie
		„Reizsymptom"
		    Parästhesien
		    Halbseitiges Flimmerskotom

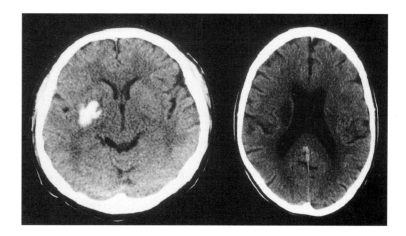

Abb. 79-2. Dargestellt sind computertomographische Schichtaufnahmen von 2 Patienten, die sich klinisch unter dem Bild eines Schlaganfalls mit einer Hemiparese links präsentierten. Bei einem Patienten fand sich als Ursache eine intrazerebrale Blutung (hyperdenses Areal: *weiß*), beim zweiten Patienten ein ischämischer Insult, der sich im CCT nach 2 Tagen demarkierte (hypodenses Areal: *schwarz*)

Klinisch ist eine sichere Unterscheidung zwischen Ischämie und Blutung nicht möglich

Abbildung 79-2 zeigt computertomographische Bilder von 2 Patienten. Beide Patienten boten in der Akutsituation das gleiche klinische Bild, nämlich eine ausschließlich motorische Halbseitensymptomatik links infolge einer Läsion der Capsula interna (Pyramidenbahn). Die Ursache der Läsion war bei dem einen Patienten der Verschluß einer A. lenticulostriata im Rahmen einer Mikroangiopathie (infolge einer Hypertonie), beim anderen Patienten eine Blutung aus diesem Gefäß. Das Beispiel verdeutlicht, daß es in Einzelfällen nicht zuverlässig möglich ist, anhand des klinischen Bilds zwischen Ischämie und Blutung zu unterscheiden. In einer Reihe von Studien wurde der Versuch unternommen, zwischen Ischämie und Blutung anhand von Anamnese und klinischem Untersuchungsbefund zu unterscheiden. Alle Klassifikationssysteme waren aber mit einer Fehlerquote von 5–10% behaftet und somit nicht zuverlässig.

Wo ist das Ereignis lokalisiert?

In der Akutstuation des Hirninfarkts ist die kraniale Computertomographie (CCT) häufig negativ. Dies bedeutet, daß die Lokalisation der zerebralen Ischämie anhand der klinischen Symptomatik erfolgt. Die Übersicht (s. rechts) beschreibt ein einfaches klinisches Klassifikationsschema, anhand dessen eine Zuordnung zu Gefäßterritorien möglich ist.

Zusatzuntersuchungen

Schlaganfallpatienten sollten in der Akutsituation kardiovaskulär und respiratorisch überwacht werden. Dies bedeutet Monitoring von Blutdruck (alle 30 min),

---

Lokalisation. (Nach Bamford et al. 1991)

- Ausgedehnter Infarkt im vorderen Versorgungsbereich („total anterior circulation syndrome"/TACS)
  - wacher Patient (alle Symptome):
    - einseitiges, hochgradiges motorisches und somatosensibles Defizit (Gesicht/Arm/Bein),
    - homonyme Hemianopsie,
    - Beeinträchtigung einer höheren Hirnfunktion (Aphasie, Neglect, etc.);
  - Vigilanz beeinträchtigt:
    - einseitiges, hochgradiges motorisches und somatosensorisches Defizit.

Anmerkung: um so wahrscheinlicher, je ausgeprägter die Hemiparese, meist auch fixierter Herdblick.

- Partieller Infarkt im vorderen Versorgungsbereich („partial anterior circulation syndrome"/PACS) eines der folgenden Merkmale:
  - einseitiges motorisches/sensorisches Defizit + Hemianopsie,
  - einseitiges motorisches/sensorisches Defizit + Störung einer höheren Hirnfunktion,
  - Störung einer höheren Hirnfunktion + Hemianopsie,
  - Störungen einer höheren Hirnfunktion (alleine),
  - rein motorisches/sensorisches Defizit, aber weniger ausgedehnt als bei einem lakunären Syndrom (z.B. Monoparese).
- Infarkt im hinteren Versorgungsbereich („posterior circulation syndrome"/POCS) ein oder mehrere Merkmal(e):
  - bilaterale motorische oder somatosensorische Ausfälle (primär; nicht sekundär im Rahmen einer transtentoriellen Einklemmung),
  - zerebelläre Symptome (wenn nicht zusätzlich eine gleichseitige Hemiparese vorliegt),
  - Störung konjugierter Augenbewegungen (horizontal, vertikal, INO/internukleäre Ophthalmoplegie),
  - gekreuzte Symptomatik (ipsilateral: ein einzelner oder mehrere Hirnnerven; kontralateral: somatosensibles oder motorisches Defizit and den Extremitäten),
  - isolierte homonyme Hemianopsie oder kortikale Blindheit.
- Lakunäre Infarkte („lacunar syndrome"/LACS) z.B. rein motorische Halbseitensymptomatik
  - einseitiger, rein motorische Halbseitensymptomatik,
  - betreffend 2 der 3 Regionen (Gesicht, Arm, Bein),
  - wobei die Extremität(en) in ihrer Gesamtheit betroffen ist (sind).

Sauerstoffsättigung (kontinuierlich) und Herzfrequenz. Nächste Schritte sind Blutabnahmen (Blutbild, Blutchemie und Gerinnung), Ableitung des EKG (Vorhofflimmern?, Myokardinfarkt?), Erhebung der Anamnese (vaskuläre Risikofaktoren?, frühere Ereignisse?) und eine neurologische Untersuchung unter Berücksichtigung neurologischer Skalen. Für therapeutische Entscheidungen relevant sind die Scandinavian Stroke Scale (SSS) und die National Institute of Health Stroke Scale (NIH-SS).

Die CCT sollte ohne Zeitverzögerung durchgeführt werden. Sie ermöglicht das Erkennen einer primären intrazerebralen Blutung und alter Läsionen (lakunäre Infarkte?). In einigen Fällen kann der Gefäßverschluß anhand einer hyperdensen Markierung erkannt werden. Zu beachten ist auch das Vorliegen von frühen Infarktzeichen (Hypodensität, Schwellung). Die Ultraschalldiagnostik von Herz (transthorakal) und hirnzuführenden Gefäßen wird zunehmend bereits in der Akutsituation eingesetzt. Mit der transthorakalen Echokardiographie lassen sich mögliche oder wahrscheinliche Emboliequellen erkennen. Eine umfassende Beurteilung kardialer oder aortaler Emboliequellen ist oft nur durch die transösophageale Echokardiographie möglich, die in der Akutsituation kaum durchgeführt wird. Die Ultraschalldiagnostik der kraniozervikalen Gefäße dient dem Erkennen einer hochgradigen Karotisstenose. Diese Befunde sind von Bedeutung für die Entscheidungen zur Vollheparinisierung in der Akutsituation (s. unten) und die frühzeitige Planung einer operativen Beseitigung einer symptomatischen hochgradigen Stenose der A. carotis interna (ACI).

Besondere klinische Situationen oder anamnestische Hinweise erfordern eine erweiterte Diagnostik. Beispielsweise sollte eine Hypotonie weiter abgeklärt werden (z. B. auf das Vorliegen eines Aortenaneurysmas). Auch müssen Hinweise auf das Vorliegen einer Vaskulitis beachtet werden.

Stellungnahme zu verschiedenen Fragestellungen

Die Diagnostik hat das Ziel, folgende Fragen beantworten zu können:

- Handelt es sich um das klinische Bild eines Schlaganfalls?
- Verbirgt sich eine nichtvaskuläre Ursache hinter dem klinischen Bild (CCT)?
- Wo ist das Ereignis lokalisiert (klinisches Bild)?
- Blutung oder Ischämie (CCT)?
- Was ist die wahrscheinlichste Ursache (Anamnese, klinisches Bild, EKG, Ultraschalldiagnostik von Herz und hirnzuführenden Gefäßen)?
- Ist die Symptomatik bereits in deutlicher Rückbildung? Hat sich die Symptomatik bereits zurückgebildet?
- Besteht die Notwendigkeit einer frühen Rezidivprophylaxe?
- Gibt es Kontraindikationen für bestimmte Therapien (z. B. Thrombolyse, Antikoagulation)?
- Welche Komplikationen sind bei diesem Patienten in den nächsten Tagen zu erwarten?

79.6
Therapie des Hirninfarkts

79.6.1
Ziele der Therapie und Mittel zum Erreichen der Ziele

- Verminderung des Infarktvolumens und der neurologischen Ausfallserscheinungen
  - Wiederherstellen der Perfusion (Rekanalisierung mittels Thrombolyse),
  - Verbesserung der kollateralen Perfusion und der Mikrozirkulation,
  - neuroprotektive Maßnahmen;
- Einleitung einer gezielten Sekundärprävention, insbesondere bei Patienten mit hohem Risiko einer weiteren Embolie;
- Vermeiden bzw. frühzeitiges Erkennen und Behandeln von Komplikationen der zerebralen Ischämie.

Alter und Komorbidität sind bei der Abwägung von Indikation und Kontraindikation einzelner Maßnahmen von großer Bedeutung.

79.6.2
Rekanalisierung mittels Thrombolyse

Verschluß der A. cerebri media (ACM)

Der akute ACM-Verschluß ist in der Regel die Folge einer Embolie (kardiogen, insbesondere: Vorhofflimmern oder auf Basis einer Atherothrombose) und klinisch charakterisiert durch das Vorliegen von Hemiparese und -hypästhesie, Hemianopsie und einer Störung der Kognition (Aphasie beim Betroffensein der linken Hemisphäre, Hemineglect bei Betroffensein der rechten Hemisphäre) sowie (fakultativ) Kopf- und Augendeviation und Störung des Bewußtseins. Die Chance einer spontanen Thrombolyse innerhalb der ersten Stunde liegt bei 18 % (Furlan et al. 1999). Bleibt das Gefäß verschlossen, besteht eine ungünstige Prognose mit einer Letalitätsrate bei 70–80 % (von Kummer et al. 1994; Hacke et al. 1996).

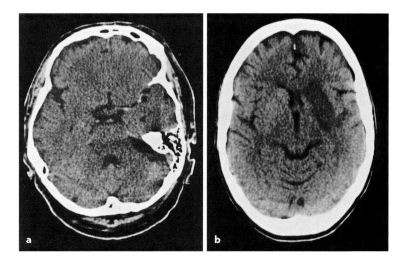

Abb. 79-3. a Verschluß der A. cerebri media links im CCT (signalhyperintenses Mediazeichen; „string sign") bei einem 61jährigen Patienten, der 45 min nach dem Ereignis versorgt wurde. 80 min nach Ereignisbeginn wurde eine intravenöse Thrombolyse mit rt-PA durchgeführt. **b** Im Verlaufs-CCT demarkierte sich ein Infarkt im Stammganglienbereich. Der Patient war unbehindert nach 3 Monaten (Rankin Scale Score 1)

Es liegen mittlerweile Ergebnisse der ersten plazebokontrollierten, intraarteriellen Thrombolysestudie vor: In PROACT II (PROlyse in Acute Cerebral Thromboembolism) wurden 121 Patienten mit angiographisch nachgewiesenem proximalem ACM-Verschluß intraarteriell mit rekombinater Prourokinase (rpro-UK/rekombinant hergestellte pro-Urokinase, 9 mg) innerhalb von maximal 6 h nach dem Ereignis behandelt, 59 Patienten mit Plazebo. Die (vollständige und partielle) Rekanalisierungsrate nach 2 h ist unter rpro-UK (67%) im Vergleich zu Plazebo (18%) signifikant höher. Patienten, bei denen eine Rekanalisierung erreicht wurde, hatten in der Regel eine sehr günstige Prognose: Unter rpro-UK überstanden 40% der Patienten das Ereignis unbehindert oder mit geringer Behinderung, in der Plazebogruppe nur 25% (signifikant). Das Ergebnis ist um so eindrucksvoller, wenn man berücksichtigt, daß 58% der Patienten in der Verumgruppe in der Akutsituation schwere bzw. sehr schwere neurologische Ausfallserscheinungen hatten (Abb. 79-3a, b). Über eine Nutzen-Risiko-Relation in Abhängigkeit von Alter und Komorbidität kann z.Z. aufgrund zu niedriger Patientenzahlen keine Aussage gemacht werden.

Vertebrobasilärer Verschluß

Der akute vertebrobasiläre Verschluß auf Basis einer Embolie oder einer lokalen Thrombose verursacht in der Regel eine hochgradige Tetraparese mit Beteiligung der kaudalen Hirnnerven. Die Patienten sind entweder komatös oder in einem „locked in"-Zustand. Mehrere gut dokumentierte Fallserien haben gezeigt, daß die Chance einer funktionellen Erholung nur bei rascher Wiederherstellung der Perfusion (Rekanalisierung) besteht (Hacke et al. 1988; Brandt et al. 1996). Es ist anzunehmen, daß die Thrombolyse die geeignete Maßnahme zur Rekanalisierung darstellt. Es wurde gezeigt, daß jüngere Patienten mit embolischem Verschluß eine gute Chance der Rekanalisierung unter Thrombolyse und damit eine gute Prognose haben. Ältere Patienten mit vertebrobasilärem Verschluß infolge Thrombose bei lokaler Atherosklerose haben eine ungünstige Prognose (Brandt et al. 1996).

Systemische (intravenöse) Thrombolyse

In dem Bestreben, die thrombolytische Therapie in größerem Ausmaß anwenden zu können, wurden Effizienz und Risiko der intravenösen Verabreichung in plazebokontrollierten Studien evaluiert. Der Erfolg der NINDS-(National Institute of Neurological Disorders and Stroke-)Studie führte zur Zulassung der systemischen Thrombolyse innerhalb eines Zeitfensters von 3 h (unter Beachtung einer Reihe von Kontraindikationen; s. die folgende Übersicht) in den USA und in Kanada: In dieser Studie wurde rekombinanter Gewebs-Plasminogen-Aktivator (rt-PA) in einer Dosis von 0,9 mg/kg Körpergewicht (max. 90 mg) innerhalb von einer Stunde intravenös verabreicht (10% als Bolus; NINDS rt-PA Stroke Study 1995, 1997a, 1997b; Marler et al. 1999). Unter dieser Therapie konnte – in Vergleich zu Plazebo – der Anteil der Patienten, die das Ereignis unbehindert überstanden um (absolut) 13–16% (Metaanalyse der beiden Studienteile der NINDS-Studie; Bath 1998) erhöht werden (signifikant). Die Gesamtmortalität war unter rt-PA und Plazebo gleich, allerdings änderte sich das Spektrum der Todesursache: Die thrombolytische Therapie führte zu einer Häufigkeitszunahme intrazerebraler Blutungen mit Todesfolge.

> **Ein- und Ausschlußkriterien für die i.v.-Thrombolyse mit rt-PA (Actilyse). (NINDS-Schema, nach Adams et al. 1996)**
>
> - Einschlußkriterien:
>   - ischämischer Insult,
>   - Therapiebeginn innerhalb von 3 h.
> - Ausschlußkriterien:
>   - Antikoagulation oder INR >1,7,
>   - Verwendung von Heparin innerhalb der letzten 24 h mit Verlängerung der aPTT,
>   - Thrombozyten unter 100000/mm^3,
>   - Schlaganfall oder ein schweres Schädel-Hirn-Trauma in den letzten 3 Monaten,
>   - größere Operation innerhalb der letzten 14 Tage,
>   - RR systolisch >185 mmHg bzw. RR diastolisch >110 mmHg,
>   - rasche Rückbildung der neurologischen Ausfallssymptomatik,
>   - isolierte, gering ausgeprägte Symptome wie Dysarthrie, Ataxie, Sensibilitätsstörung, geringe Schwäche,
>   - frühere primär intrazerebrale Blutung,
>   - Blutzucker >400 mg/dl; Blutzucker <50 mg/dl,
>   - epileptischer Anfall beim Beginn des Schlaganfalls,
>   - gastrointestinale oder urogenitale Blutung innerhalb der letzten 21 Tage,
>   - rezenter Myokardinfarkt,
>   - ausgeprägte frühe Infarktzeichen in der CCT,
>   - *Vorsicht* ist angezeigt bei Patienten mit schwerem Insult (NIH-SS >22),
>   - *nicht erlaubte Begeitmedikation* innerhalb von 24 h nach der Thrombolyse: Aspirin, Heparin, Ticlopidin.

In einer Reihe von Anwendungsstudien konnte – bei gleicher Ausgangslage, z. B. gleichem Schweregrad der Ausfallserscheinungen wie in der NINDS-Studie – das Ergebnis der NINDS-Studie reproduziert werden (Grond et al. 1998). Es wurde auch gezeigt, daß die Häufigkeit intrazerebraler Blutungen unter Thrombolyse in Zentren mit wenig Erfahrung steigt und diese Komplikation oft Folge der Nichtbeachtung einer Kontraindikationen (gemäß NINDS-Schema; vgl. Übersicht oben) ist (Albers 1999; Buggle et al. 1999).

In der NINDS-Studie bestand keine obere Altersgrenze. Da das Risiko einer sekundären Einblutung nach zerebraler Ischämie allgemein mit dem Alter zunimmt, bestand eine vorsichtige Zurückhaltung gegenüber der Thrombolyse bei Patienten mit einem Alter über 80 Jahren. Eine rezente Studie ergab, daß das Risiko einer intrazerebralen Blutung nach Thrombolyse bei Patienten mit einem Alter über 80 Jahre nicht zunimmt. Allerdings war die Zahl der behandelten Patienten klein (n = 30; Tanne et al. 1999). Auch in der europäischen Thrombolysestudie (ECASS 1/European Cooperative Acute Stroke Study) war die relative Zunahme des Blutungsrisikos unter rt-PA in 2 Altersgruppen gleich (Alter bis 70 Jahre; Alter >70 Jahre aber <80 Jahre). In ECASS 1 und 2 lag die obere Altersgrenze bei 80 Jahren.

Tabelle 79-3 zeigt eine Metaanalyse der 3 großen Thrombolysestudien mit rt-PA (NINDS und ECASS 1 und 2; Hacke et al. 1995, 1998a, 1998b). In die Analyse einbezogen wurden nur Patienten, bei denen der Behandlungsbeginn innerhalb von 3 h nach dem Ereignis lag. Es zeigte sich auch in dieser Metaanalyse, daß der Anteil an Patienten mit Behinderung (nach 3 Monaten) in der Thrombolysegruppe signifikant geringer ist als in der Plazebogruppe (absolute Differenz: 14%).

79.6.3
Verbesserung der kollateralen Perfusion und Mikrozirkulation

Bei aufgehobener Autoregulation wird die Perfusion im Randbereich des Infarktgeschehens durch hämodynamische Parameter und durch hämorheologische Parameter beeinflußt. Die wichtigste Maßnahme zur Verbesserung der Hämodynamik ist ein geeignetes Blutdruckmanagement. Konzepte, welche eine Verbesserung der Hämorheologie anstreben, sind die hypervolämische Hämodilution und die Senkung von Fibrinogen.

Blutdruckmanagement

Viele Gründe sprechen für ein Belassen höherer Blutdruckwerte in der Akutsituation:

Tabelle 79-3. Metaanalyse der Studien mit rt-PA (Actilyse; 3 h)[a]

	Mortalität		Intrazerebrale Blutungen	
	rt-PA	Plazebo	rt-PA	Plazebo
ECASS II + NINDS	65/393 16,5%	70/389 18%	41/393 10,4%	15/389 3,9% Signifikant
Tod oder behindert				
ECASS I, II + NINDS	254/440 57,7% Signifikant	305/426 71,6%		

[a] *rt-PA* rekombinanter Gewebe-Plasminogen-Aktivator; *ECASS I, II* European Cooperative Acute Stroke Study I, II; *NINDS* National Institute Institue of Neurological Disorders and Stroke.- rt-PA Stroke Study.

- Im Randbereich des Infarkts ist die Autoregulation des Hirndurchblutung beeinträchtigt, die (kollaterale) Perfusion steigt mit dem arteriellen Druck.
- Rasches Senken des Blutdrucks führt zu einer Zunahme der Ausfallserscheinungen, insbesondere, wenn der systolische Blutdruck unter 140 mmHg absinkt.
- Niedrige Blutdruckwerte in der Akusitation sind ein Prädiktor für einen progredienten Infarkt (Jorgensen et al. 1994).

Daher gilt, daß der Blutdruck nur dann gesenkt werden sollte, wenn (bei wiederholten Messungen über 30 min) der RR systolisch >200 mmHg liegt. Nach Ergebnissen des „International Stroke Trial" liegt ein optimaler Bereich des RR systolisch zwischen 150 und 180 mmHg (Signorini et al. 1999). In den USA wird bevorzugt Labetalol (10 mg i.v.) zum vorsichtigen Senken des Blutdrucks verwendet, in Österreich meist Urapidil (12,5 mg i.v.). Es erscheint in vielen Fällen sinnvoll, eine antihypertensive Therapie innerhalb der ersten 24–48 h zu pausieren. Bei Patienten mit anamnestisch bekanntem Myokardinfarkt, bestehender KHK oder Zeichen der Myokardischämie im EKG sollte aber eine kardioprotektive Medikation (Nitrate, β-Blocker sowie Diltiazem) nicht abgesetzt, sondern allenfalls reduziert werden.

Eine stärkere Blutdrucksenkung bzw. eine besondere Vorgangsweise ist in folgenden Situationen erforderlich:

- Thrombolyse: RR systolisch <185 mmHg, RR diastolisch <110 mmHg,
- Vollheparinisierung/orale Antikoagulation im therapeutischen Bereich: systolischer RR <180 mmHg,
- akute Myokardischämie (Klinik oder ST-Senkungen): Blutdruck-Senkung auf 160/90 mmHg erwünscht, um die Ausbildung einer subendokardialen Innenschichtischämie bei vorgeschädigtem Hypertonikerherz zu verhindern,
- Aortenaneurysma: RR <140/80 mmHg (Verwendung von β-Blockern zur Verminderung der aortalen Wandspannung), bei Verdacht auf Ruptur oder Dissektion keine Anhebung des Blutdrucks über 100/60 mmHg,
- chronische Niereninsuffizienz: Die Verabreichung weiterer Medikamente muß mit Rücksicht auf die herabgesetzte Ausscheidungsfunktion individuell erfolgen; häufig besteht kein Ansprechen auf Ebrantil, weshalb – nach ausreichender Wartezeit – oft die Gabe von peripheren Vasodilatantien, Natrium-Nitroprussid oder anderen Nitraten, erforderlich wird,
- Asthma: Kontraindikation für die Verwendung von Labetalol.

Befürchtungen, daß ein erhöhter Blutdruck die Hirnödementwicklung verstärke oder mit einem erhöhten Risiko einer sekundären Einblutung assoziiert sei, sind unbegründet. Aufgrund der erhöhten Blutdruckwerte in der Akutsituation werden häufig Ursache und Wirkung vertauscht: Es wird fälschlicherweise die Hypertension als Ursache der Ausfallserscheinungen betrachtet („hypertensive Krise", in Analogie zur hypertensiven Schädigung von Herz und Niere). Die hypertensive Enzephalopathie ist eine eigenständige Erkrankung mit charakteristischem Bild (Kopfschmerz, Verwirrtheit, epileptische Anfälle, Papillenödem). Die akute zerebrale Ischämie ist durch das Vorhandensein von Herdzeichen abgrenzbar.

Bei 80 % der Patienten ist der Blutdruck in der Akutsituation erhöht (systolisch RR >140 mmHg).

Das Vorhandensein einer Hypotonie sollte Anlaß zu differentialdiagnostischen Erwägungen sein: Häufige Ursache beim älteren Menschen ist die Exsikkose bei verminderter Flüssigkeitszufuhr (Wassermangel mit Hypernatriämie bei eingeschränktem Durstempfinden im Alter). Andere Ursachen sind beispielsweise Herzinsuffizienz, akuter Myokardinfarkt, Erbrechen bzw. Diarrhoe (Natrium- und Wassermangel) oder Aortenaneurysma. Die Hypotonie sollte, wenn es die Ursachen erlauben, behandelt werden: Die Exsikkose kann durch intravenöse Gabe von kristalloiden Lösungen (0,9% NaCl, Ringer-Lactat) ausgeglichen werden. Wenn die Gabe von kristalloiden Lösungen nicht ausreicht, um die Hypotonie zu beseitigen, wird Dopamin i.v. (Anfangsdosis: 3 µg/kg KG) eingesetzt. In Einzelfällen ist die Gabe kolloidaler Lösungen (z.B. Elohäst 6%, 250 ml i.v.) vertretbar.

Senkung von Fibrinogen

Erhöhtes Fibrinogen beeinträchtigt die Mikrozirkulation (Viskosität, Thrombose) und ist ein Prädiktor für den progredienten Infarkt (Davalos et al. 1996). Das Konzept, Fibrinogen in der Akutsituation auf Bereiche zwischen 40 und 70 mg% zu senken und über 5 Tage in diesem Bereich zu belassen, wurde getestet (Stroke Treatment, Ancrod Trial/STAT; Sherman 1999). In STAT waren 500 Patienten eingeschlossen. In der Ancrod-Gruppe waren nach 3 Monaten 42,2% der Patienten unbehindert (Barthel-Index: 100), in der Plazebogruppe 34,4% der Patienten (signifikant). Es kam zu einer nichtsignifikanten Zunahme der symptomatischen Blutungen unter Ancrod (4,8% bei Fibrinogen im Zielbereich von 40–70 mg% vs. 2,0% unter Plazebo). Die europäische Parallelstudie (ESTAT) wird 1700 Patienten einschließen und soll im Jahre 2001 abgeschlossen sein.

79.6.4
Neuroprotektion

Die Möglichkeit, medikamentös die Kaskade der ischämieinduzierten, sekundären Zellschädigung zu beeinflussen, ist Gegenstand zahlreicher laufender Studien. Solange der Nachweis der Wirksamkeit einer Substanz nicht erbracht ist, sollten allgemeine Maßnahmen beachtet werden:

Fiebersenkung (Antipyretika)

Erhöhte Körpertemperatur korreliert mit dem Schweregrad des Insults und dem Ausmaß der langfristigen Behinderung (Azzimondi et al. 1995; Reith et al. 1996). Auch geringe Erhöhungen der Körpertemperatur (>36,5 °C) sind prognostisch relevant (Reith et al. 1996) und beeinflussen das neurologische Ergebnis unabhängig vom Schweregrad des Infarkts. Erhöhte Körpertemperatur ist ein unabhängiger Prädiktor für eine frühe Zunahme der neurologischen Ausfallssymptome nach einem Insult (Davalos et al. 1996; Davalos u. Castillo 1997). Bei Fieber wird der Einsatz von Antipyretika empfohlen (Adams et al. 1994).

Frühzeitige und konsequente Behandlung bakterieller Infekte

Rezente Infektionen und dadurch bedingte Aktivierungen des Gerinnungssystems stellen einen Risikofaktor für das Auftreten eines ischämischen Insults dar (Grau et al. 1996a,1996b). Erhöhte Körpertemperatur ist somit einerseits Folge eines ischämischen Insults („Akut-Phase-Reaktion" mit einer maximalen Ausprägung ca. 8–12 h nach dem Ereignis), andererseits evtl. Ausdruck einer bereits bestehenden Infektion. Die möglichst rasche Abklärung und konsequente antibiotische Therapie beim Vorhandensein einer bakteriellen Infektion wird empfohlen.

Normalisierung von Blutzucker und Elektrolyten

Ein vorbestehender Diabetes mellitus (Jorgensen et al. 1994) und erhöhter Blutzucker (Toni et al. 1995) sind Prädiktoren einer progredienten Verschlechterung nach zerebralem Insult („progessive stroke"). Diskutiert werden eine Verstärkung der ischämieinduzierten Zellschädigung und Ödembildung sowie eine erhöhte Vulnerabilität der Zellen gegenüber freien Radikalen. Weitere Mechanismus für eine Zunahme der Schädigung nach zerebraler Ischämie könnten eine erhöhte Adhäsionsneigung der Thrombozyten und eine Beeinträchtigung der fibrinolytischen Aktivität bei Diabetes mellitus sein. Nach Schlaganfall kann – auch bei nichtdiabetischen Patienten – reaktiv im Rahmen der „Streßreaktion" eine Hyperglykämie auftreten. Es wird aus diesen Gründen eine Senkung des Blutzuckers bei Werten über 180 mg% gefordert. Erfahrungsgemäß erfordern Blutzuckerentgleisungen bei vorbestehendem Diabetes mellitus und zerebralem Insult mit schwer ausgeprägter Ausfallssymptomatik eine Insulinperfusortherapie (beginnend mit 1 IE/h) unter engmaschiger (3stündlicher) Blutzuckerkontrolle. Besteht anamnestisch kein Diabetes mellitus, dann können vorübergehende Blutzuckererhöhungen im Rahmen der „Streßreaktion" meist durch Volumentherapie und – im Bedarfsfall – durch Gabe von Normalinsulin s.c. behandelt werden. Bei ausgeprägter Blutzuckerentgleisung sollte die Volumentherapie initial mit 0,9% NaCl (250–500 ml) begonnen werden, anschließend mit Ringer-Lactat mit Kaliumsubstitution (oder KADC-Lösung). Die Elektrolyte sollten häufig (z.B. 8stündlich) kontrolliert werden.

Es ist zu beachten, daß unabhängig von Blutzuckerentgleisungen ein gehäuftes Auftreten von Hypokaliämie nach Schlaganfall besteht.

Behandlung des epileptischen Anfalls und Einleitung der Sekundärprävention

Epileptische Anfälle gehen mit einer Freisetzung von Glutamat einher, welches wiederum ein Mediator der sekundär induzierten Zellschädigung ist. Wir empfehlen eine konsequente Behandlung bei jeder Form von epileptischer Anfallssymptomatik: 1–2 mg Clonazepam i.v. (über 5–10 min; Atemdepression und Blutdruckabfall beachten) und (sowohl bei Weiterbestehen der Anfallsaktivität als auch bei Sistieren der Anfallsaktivität) zusätzlich Phenytoin 15 mg/kg KG i.v. (Geschwindigkeit <50 mg/min). Kontraindikation für die Gabe von Phenytoin sind: AV-Block (Grad II oder III), Sinusbradykardie oder eine schwere Hypotonie. Blutdruck und EKG sollten während der Behandlung überwacht werden.

79.6.5
Verhinderung einer weiteren Embolie bzw. eines thrombotischen Gefäßverschlusses

Vollheparinisierung

Eine allgemeine Verwendung von Heparin in hoher Dosis bzw. eine *Vollheparinisierung* nach zerebraler Ischämie ist nicht begründbar (International Stroke Trial/IST 1997): Der Nutzen (Prävention einer weiteren Embolie) wird durch das Risiko (sekundäre Einblutung) aufgehoben. Nachdem das Risiko einer sekundären Einblutung mit der Ausdehnung des Infarkts zunimmt, erscheint eine Vollheparinisierung in der Akutsituation nur dann sinnvoll, wenn

1. eine flüchtige oder gering ausgedehnte Ischämie besteht und gleichzeitig
2. ein hohes Risiko für ein weiteres Ereignis oder einen drohenden Gefäßverschluß (ACI) besteht:
   - TIA (leichter Insult) bei hochgradiger Stenose der großen hirnzuführenden Gefäße,
   - TIA (leichter Insult) bei wahrscheinlicher oder gesicherter kardialer Emboliequelle (z.B. Vorhofflimmern),
   - wiederholte Ereignisse (TIA, leichter Insult) unter laufender Gabe mit Thrombozytenaggregationshemmern.

Nachdem es keinen Beweis für die Effizienz einer Vollheparinisierung in der Akutsituation gibt, müssen Kontraindikationen um so mehr beachtet werden. Absolute Kontraindikationen wären beispielsweise:

- bestehende Blutungen (z.B. traumatisch nach Sturz im Rahmen des Schlaganfalls),
- gastointestinale oder urogenitale Blutungen innerhalb der letzten 6 Wochen,
- Operationen innerhalb der letzten Wochen sowie
- eine bestehende Blutungsneigung (anamnestisch, Thrombozyten < 100000/mm^3, Fibrinogen < 100 mg%, schwere Hepatopathie oder Nephropathie).

Relative Kontraindikationen wären beispielsweise:

- hohes Alter (> 80 Jahre),
- ältere Ulkusanamnese und
- schlecht eingestellte Hypertonie.

Bei einer begründbaren Indikation und dem Vorhandensein einer Kontraindikation erscheint es sinnvoll, eine mittlere Dosis von Heparin zu wählen. Es gibt keine Entscheidungshilfen für die Wahl zwischen unfraktioniertem und fraktioniertem Heparin. Aus Gründen der einfacheren Handhabung findet fraktioniertes Heparin zunehmend Verwendung. Standardheparin wird meist i.v. (Beginn mit 1000 IE/h und Verlängerung des PTT um den Faktor 1,5–2), niedermolekulares Heparin in einer Dosis von 2mal 100 IE/kg KG s.c. verabreicht.

Acetylsalicylsäure

Die Gabe von Acetylsalicylsäure (ASS) innerhalb der ersten 48 h nach einem zerebralen Insult erwies sich als wirksam (IST 1997; Chinese Acute Stroke Trial 1997): Bei Behandlung von 1.000 Patienten kann – im Vergleich zu Plazebo – bei 11 Patienten Tod oder Behinderung verhindert werden (signifikant). Dieser Effekt ist offensichtlich auf die Prävention eines weiteren Ereignisses zurückzuführen.

Unser derzeitiges Konzept ist: ASS in einer Dosierung von 300 mg am 1. Tag (bei Patienten, die nicht auf einen Thrombozytenaggregationshemmer eingestellt sind) und 100 mg an den nachfolgenden Tagen. Bei Patienten mit Aspirationsgefahr sollte ASS i.v. verabreicht werden.

79.6.6
Verhinderung und Behandlung von Komplikationen

Es ist bedeutsam, das individuelle Risiko eines Patienten für das Auftreten von Komplikationen zu erkennen (Tabelle 79-4):

Maligner Mediainfarkt

Patienten mit proximalem ACM-Verschluß haben eine extrem schlechte Prognose, wenn das CCT innerhalb der ersten Stunden bereits frühe Infarktzeichen mit weiter Ausdehnung (> 50% des Mediaterritoriums) zeigt (von Kummer et al. 1994) und ausgeprägte neurologische Ausfallserscheinungen bestehen (Sopor sowie Hemiplegie und fixierte Kopf-Augen-Deviation; Hacke et al. 1996). Bei diesen Patienten ist die Thrombolyse aufgrund des Blutungsrisikos kontraindiziert. 78% dieser Patienten verstarben ohne Therapie an den Folgen eines raumfordernden Hirnödems, die Überlebenden waren nach 3 Monaten mäßig bis schwer behindert (mittlerer Barthel-Index: 70). 2 Therapiestrategien wurden entwickelt, um die große Gefahr der transtentoriellen Herniation zu verhindern:

- die Hypothermie sowie
- die operative Dekompression.

Beide Therapien wurden nur bei jüngeren Patienten angewendet.

Kardiale Komplikationen

Bei 50% der Patienten mit einer Atherosklerose der hirnzuführenden Gefäße besteht eine asymptomatische KHK, bei ca. 28% der Patienten eine klinisch relevante KHK. Eine koronare Ischämie kompliziert den Verlauf bei 3% der Patienten nach zerebraler Ischämie. Eine vorbestehende kardioprotektive Therapie (Nitrate, β-Blocker, Diltiazem) sollte daher fortgeführt werden. Als Zeichen einer gesteigerten Aktivität des sympathischen Nervensystems können – bei

Tabelle 79-4. Art, Häufigkeit und Zeit des Auftretens von Komplikationen nach ischämischem Insult. (Mod. nach Davenport et al. 1996)

	% der Patienten	Latenz (Tage) 50% der Ereignisse
Epileptische Anfälle	3–4	1
Hirnödem mit Raumforderung und/ oder Liquorabflußstörung		3
Symptomatische zerebrale Blutung	0,4–1,2	3
Kardiale Komplikationen		
Arrhythmie	3	
Herzinsuffizienz	2	
Myokardinfarkt	1	
Atemregulationsstörungen insbesondere bei Hirnstammläsionen[1]		
Pneumonie (klinisch manifest)	2–12	5
Gastrointestinale Blutung	3	
Beinvenenthrombose (klinisch manifest)	2–5 (22)	13
Pulmonalembolie	1–3	13
Harnwegsinfekt	16–44	17
Sturz mit Fraktur	1–3	22
Depression	17	>30

[1] Ohne Zahlenangaben.

Subarachnoidalblutungen häufig, beim zerebralen Insult vereinzelt – Veränderungen des EKG (z.B. ST-Hebungen oder -Senkungen, T-Wellen-Inversion, partieller Leitungsblock, Verlängerung der QT-Zeit) und Zeichen einer nichtischämischen Beeinträchtigung der Myokardfunktion, gelegentlich auch mit grenzwertigem CK-MB-(myokardspezifische Fraktion der Kreatinphosphokinase-)Anstieg auftreten (Bernardini u. Mayer 1999). Vorhofflimmern ist häufige Ursache des zerebralen Insults, tritt aber auch im Rahmen eines solchen Ereignisses auf, meist in Form von selbst limitierenden Phasen. Aus hämodynamischen Gründen sollte eine Kontrolle der Ventrikelfrequenz (Zielwert 80–100/min) erfolgen. Meist werden Digitalis und Kalziumantagonisten verwendet. Eine Hypokaliämie in der Akutsituation sollte auch deshalb ausgeglichen werden, um das Risiko der Auftretens klinisch relevanter Herzrhythmusstörungen zu vermindern.

Aspirationspneumonie

Das gehäufte Auftreten einer Aspirationspneumonie (2–12%) in den ersten 5 Tagen nach dem Schlaganfall macht präventive Maßnahmen notwendig. Erhöhte Aspirationsgefahr besteht bei:

- Bewußtseinsstörung,
- Schluckstörung,
- Beeinträchtigung von Schutzreflexen (Würg- und Hustenreflex) und
- verminderter Sensibilität im Rachenbereich.

Die Aspirationsgefahr bei Patienten mit eingeschränktem Bewußtsein wird als eine der Indikationen zur Intubation in der Akutsituation betrachtet. Auf eine orale Nahrungs- und Medikamentenaufnahme sollte in der Akutsituation verzichtet werden, in jedem Fall dann, wenn neurologische Ausfallserscheinungen bestehen, die den Schluckakt beeinträchtigen können. Das Legen einer Magensonde zur Entleerung vermindert das Risiko des Erbrechens mit nachfolgender Aspiration und sollte bei Patienten mit eingeschränktem Bewußtsein und anderen schweren Ausfallserscheinungen (z.B. Hemiplegie, Hemineglect etc.) und beim klinischen Eindruck einer gestörten Magenentleerung erfolgen. Bei Brechreiz, Erbrechen und bei Hinweis auf eine Magenentleerungsstörung sollte ein Antiemetikum verabreicht werden. Weiterhin empfehlenswert sind die Lagerung mit erhobenem Oberkörper (30–45 Grad) und ein Röntgenthorax zur Dokumentation der Ausgangssituation.

Gastrointestinale Blutung

Nach Schlaganfall erleiden ca. 3% der Patienten gastrointestinale Blutungen, die Hälfte der Patienten innerhalb der ersten 3 Tage. Risikofaktoren sind: Alter >70 Jahre, schwere neurologische Ausfallssymptomatik und prädisponierende Faktoren, wie Anamnese mit peptischem Ulkus, Einnahme von nichtsteroidalen Antirheumatika, ASS oder Kortikosteroiden, Operation kurz vor dem Schlaganfall

(Bernardini u. Mayer 1999). Bei diesen Risikopatienten sollte präventiv entweder ein H_2-Antagonist oder ein Protonenpumpeninhibitor (z.B. bei Ulkusanamnese) intravenös verabreicht werden. Patienten ohne die erwähnten Risikofaktoren sollten (wenn keine Schluckstörungen bestehen oder über die Magensonde) Sukralfat (3mak 1 g/Tag) erhalten.

Tiefe Beinvenenthrombose, Pneumoembolie

Die Gabe von niedermolekularem Heparin in niedriger Dosis nach zerebralem Insult wird zur Prävention einer tiefen Beinvenenthrombose empfohlen (Adams et al. 1994). Trotz Heparin (teilweise auch heparininduziert) kommt es zu tiefen Beinvenenthrombosen und PE, weshalb zusätzliche Risikofaktoren (APC-Resistenz, Antiphospholipid-AK) neben der Immobilität beachtet, Screeningmaßnahmen (D-Dimer, Duplexsonographie) bei ausgewählten Patienten durchgeführt und eine frühzeitige Mobilisation eingeleitet werden sollten.

Blasenfunktionsstörungen

Blasenfunktionsstörungen treten nach Schlaganfall gehäuft auf, mit deutlicher Zunahme der Prävalenz im hohen Alter. Eine Blasenfunktionsstörung bildet sich meist innerhalb von 14 Tagen zurück. Eine unvollständige Blasenentleerung (>50 ml Restharn) findet sich bei nahezu 50% der Schlaganfallpatienten innerhalb der ersten Tage. Das damit verbundene hohe Infektionsrisiko rechtfertigt eine großzügige Verwendung von Harnkathetern in der Akutsituation (Geis u. Grissom 1997).

79.7.7
Vorteile spezialisierter Zentren

Die „stroke unit" wird meist als eine geographisch definierte Einrichtung mit speziellen strukturellen, apparativen und personellen Gegebenheiten betrachtet, die als fixer Bestandteil einer integrativen Gesamtbehandlung des Schlaganfalls von der prähospitalen Versorgung des Patienten über die Rehabilitation bis zur sozialen Wiedereingliederung den Teil der Akutbehandlung abdecken soll. Es konnte wissenschaftlich der Nachweis erbracht werden, daß bei Behandlung von Schlaganfallpatienten in spezialisierten Einrichtungen bessere Erfolge (Mortalität, Morbidität) erzielt werden als bei Behandlung auf Allgemeinstationen. Merkmale von Stroke units in den früher 90er Jahren waren:

- Spezialisierung des Personals (ärztliches Personal, Pflegepersonal und Therapeuten),
- hoher Ausbildungsstand des Personals,
- strukturierte Zusammenarbeit des multiprofessionellen Behandlungsteams unter Einbeziehung der Angehörigen,
- schriftliche Protokolle und
- Intensität von Physio- und Ergotherapie.

Die Ergebnisse wurden zu einer Zeit erzielt, als es noch kaum gesicherte Erkenntnisse bei der Akutbehandlung der zerebralen Ischämie gab. Ursachen für die Effektivität der Stroke units sind:

- Effizienz und Genauigkeit beim Erstellen der Diagnose und bei der Abklärung der Ursache,
- Vermeidung/Verminderung bzw. frühzeitige Behandlung von Komplikationen und
- eine Verbesserung des funktionellen Ergebnisses durch koordinierte neurologische Rehabilitation.

Patienten profitierten unabhängig von ihrem Alter oder dem Schweregrad der Ausfälle von der Behandlung in einer solchen spezialisierten Einrichtung. Stroke units, wie sie derzeit aufgebaut werden, sind auch ausgerüstet, um ein geeignetes Monitoring der Patienten und eine rasche Ultraschalldiagnostik zur Klärung der Ätiopathogenese zu ermöglichen.

Es ist aber nochmals wichtig darauf hinzuweisen, daß Stroke units Teil eines integrativen Gesamtkonzepts darstellen. Wir betrachten es als eine gesundheitspolitische Herausforderung, regionale Versorgungskonzepte zu erstellen, in denen alle Teile – präklinischer Bereich, akute Stroke unit, postakute Nachbetreuung, neurologische Rehabilitation (stationär und ambulant) und ambulante Weiterbetreuung – im niedergelassenen Bereich aufeinander abgestimmt sind.

Literatur

Adams HP, Brott TG, Crowell RM et al. (1994) Guidelines for the management of patients with acute ischemic stroke. A statement for healthcare professionals from a special writing group of the Stroke Council, American Heart Association. Stroke 25:1901–1914

Adams HP, Brott TG, Furlan AJ et al. (1996) Guidelines for thrombolytic therapy of stroke: A supplement to the guidelines for the management of patients with acute ischemic stroke. Stroke 27:1711–1718

Albers G (1999) Prospective, monitored, multicenter, post-approval experience with intra-venous t-PA for treatment of acute stroke: The Standard Treatment with Activase to Reverse Stroke (STARS) study. 24th American Heart Association International Conference on Stroke and Cerebral Circulation, February 4–7, 1999

Azzimondi G, Bassein L, Nonino F, Fiorani L, Vignatelli L, Re G, D'Alessandro R (1995) Fever in acute stroke worsens prognosis. Stroke 26:2040–2043

Bamford J, Sandercock P, Dennis M, Burn J, Warlow C (1990) A prospective study of acute cerebrovascular disease in the community: The Oxfordshire Community Stroke Project 1981–1986. 2. Incidence, case fatality rates and overall outcome at one year of cerebral infarction, primary intracerebral and subarachnoidal hemorrhage. J Neurol Neurosurg Psychiatry 53:16–22

Bamford J, Sandercock P, Dennis M, Burn J, Warlow C (1991) Classification and natural history of clinically identifiable subtypes of cerebral infarction. Lancet 337:1521–1526

Baum HM, Robins M (1991) Survival and prevalence. Stroke 12(Suppl 1):59–68

Bath P (1998) Alteplase not yet proven for acute ischaemic stroke. Lancet 352:1238–1239

Bernardini GL, Mayer SA (1999) Cardic and pulmonary complications of cerebrovascular disease. Neurologist 5:24–32

Bonita R, Beaglehole JD, North DK (1984) Event, incidence and case fatality rates of cerebrovascular disease in Auckland, New Zealand. Am J Epidemiol 120:236–243

Brandt T, von Kummer R, Müller-Küppers M, Hacke W (1996) Thrombolytic therapy of acute basilar artery occlusion. Stroke 27:875–881

Buggle F, Grau AJ, Spranger M, Hacke W (1999) Routine use of thrombolysis: Experienced centers report better outcome. 24th American Heart Association International Conference on Stroke and Cerebral Circulation, February 4–7, 1999

Chinese Acute Stroke Trial collaborative group/CAST (1997) A randomized placebo controlled trial of early early aspirin use in 21 106 patients with acute ischaemic stroke. Lancet 349:1641–1649

Davalos A, Castillo J (1997) Potential mechanisms of worsening. Cerebrovasc Dis 7 (Suppl 5):19–24

Davalos A, Castillo J, Pumar JM, Noya M (1996) Body temperature and fibrinogen are related to early neurological deterioration in acute ischemic stroke. Cerebrovasc Dis 7:64–69

Davenport RJ, Dennis MS, Wellwood BA, Warlow CP (1996) Complications after acute stroke. Stroke 27:415–420

Furlan AJ, Higashida R, Wechsler L, Schulz G (1999) PROACT II: Recombinant prourokinase (r-ProUK) in acute cerebral thromboembolism. Initial trial results. 24th American Heart Association International Conference on Stroke and Cerebral Circulation, February 4–7, 1999

Geis C, Grissom S (1997) Rehabilitation medicine issues in acute stroke: Prevention of common complications, facilitation of recovery, and assessment of rehabilitation potential. Neurologist 3:322–330

Grau AJ, Buggle F, Heindl S et al. (1996a) Recent infection as a risk factor for cerebrovascular ischemia. Stroke 26:373–379

Grau AJ, Buggle F, Steichen-Wiehn C et al. (1996b) Clinical and biochemical analysis in infection-associated stroke. Stroke 26:1520–1526

Grond M, Stenzel C, Schmülling S et al. (1998) Early intravenous thrombolysis for acute ischemic stroke in a community-based approach. Stroke 29:1544–1549

Hacke W, Zeumer H, Ferbert A. Brückmann H, del Zoppo GJ (1988) Intra-arterial thrombolytic therapy improves outcome in patients with acute vertebrobasilar occlusive disease. Stroke 19:1216–1222

Hacke W, Kaste M, Fieschi C et al. (1995) Intravenous thrombolysis with recombinant tissue plasminogen activator for acute hemispheric stroke. J Am Med Assoc 274:1017–1025

Hacke W, Schwab S, Horn M, Spranger M, De Georgia M, von Kummer R (1996) „Malignant" middle cerebral artery territory infarction. Arch Neurol 53:309–315

Hacke W, Bluhmki E, Steiner T, Tatlisumak T, Mahagne M-H, Sacchetti M-L, Meier D (1998a) Dichotomized efficacy end points and global end-point analysis applied to the ECASS Intention-to-Treat Data Set. Stroke 29:2073–2075

Hacke W, Kaste M, Fieschi C et al. (1998b) Randomized double blind placebo-controlled trial of thrombolytic therapy with intravenous alteplase in acute ischaemic stroke (ECASS II). Lancet 352:1245–1251

International Stroke Trial Collaborative Group (1997) The International Stroke Trial (IST): A randomised trial of aspirin, subcutaneous heparin, both, or neither among 19 435 patients with acute ischaemic stroke. Lancet 349:1569–1582

Jorgensen HS, Nakayama H, Raaschou HO, Olsen TS (1994) Effect of blood pressure and diabetes on stroke in progression. Lancet 344:156–159

Kummer R von, Meyding-Lamade U, Forsting U, Rosin L, Rieke K, Hacke W et al. (1994) Sensitivity and prognostic value of early CT in occlusion of the middle cerebral artery trunk. Am J Neuroradiol 15:9–15

Marler J Tilley BC, Lu M et al. (1999) Earlier treatment associated with better outcome in the NINDS TPA Stroke Study. 24th American Heart Association International Conference on Stroke and Cerebral Circulation, February 4–7, 1999

National Institute of Neurological Disorders and Stroke (NINDS) rt-PA Study Group (1995) Tissue plasminogen activator for acute ischemic stroke. N Engl J Med 333:1581–1587

NINDS t-PA Stroke Study Group (1997a) Intracerebral hemorrhage after intravenous t-PA therapy for ischemic stroke. Stroke 28:2109–2118

NINDS t-PA Stroke Study Group (1997b) Generalized efficay of t-PA for acute stroke. Stroke 28:2119–2125

Rankin J (1957) Cerebral vascular accidents in patients over age 60, II: Prognosis. Scott Med J 2:200–215

Reith J, Jorgensein S, Pedersen PM, Nakayama H, Raaschou HO, Jeppesen LL, Olsen TS (1996) Body temperature in acute stroke: Relation to stroke severity, infarct size, mortality, and outcome. Lancet 347:422–425

Sherman D (1999) Viprinex (Ancrod) Study for Treatment of Acute Stroke (STAT). 24th American Heart Association International Conference on Stroke and Cerebral Circulation, February 4–7, 1999

Signorini DF, Sandercock PAG, Warlow CP (1999) Systolic blood pressure on randomisation and outcome in the international stroke trial. Cerebrovasc Dis 9 (Suppl 1):34

Tanne D, Gorman M, Bates VE et al. (1999) Intravenous t-PA for acute ischemic stroke in patients age 80 or over. 24th American Heart Association International Conference on Stroke and Cerebral Circulation. February 4–7, 1999

Toni D, Fiorelli M, Gentile A et al. (1995) Progressing neurological deficit secondary to acute ischemic stroke. Arch Neurol 52:670–675

Warlow CP, Dennis MS, van Gijn J, Hankey GJ, Sandercock PAG, Bamford JM, Wardlaw J (1996) Stroke. Blackwell Science, Oxford

Rehabilitation und Langzeitbehandlung von Patienten nach Schlaganfall

M. Runge

80.1 Teamarbeit 729
80.2 Langzeitperspektive 731
80.3 Prinzipien geriatrischer Rehabilitation 731
80.4 Motorisches Lernen 732
80.5 International Classification of Impairments, Disabilities and Handicaps (ICIDH) 733
80.6 Epidemiologie von Risikofaktoren, Komorbidität und Schlaganfallfolgen 734
80.7 Funktionsentwicklung nach Schlaganfall 737
80.8 Individualprognose 737
80.9 Assessment der Schädigungen und Fähigkeitsstörungen nach Schlaganfall 738
80.9.1 Zentrale Parese (Hemiplegiesyndrom) 739
80.9.2 Lokomotion und untere Extremität 742
80.9.3 Motorik der oberen Extremität 744
80.9.4 Kau-, Schluck- und Eßstörungen 745
80.9.5 Sprech- und Sprachstörungen 746
80.9.6 Störungen von Sensibilität und Wahrnehmung sowie neuropsychologische Störungen 746
80.9.7 Demenz und affektive Störungen 748
80.9.8 Instrumentelle Aktivitäten des täglichen Lebens und soziale Beeinträchtigungen 749
80.10 Sekundärprävention 749
80.10.1 Kontrolle der Risikofaktoren 750
80.10.2 Karotisoperation 750
80.10.3 Antikoagulation 751
80.10.4 Antiaggregantien 751
80.11 Rehabilitation 752
80.11.1 Indikationsstellung 753
80.11.2 Zielgrößen der Rehabilitation 754
80.11.3 Ausgewählte Probleme der Rehabilitation 755

Literatur 758

Der Schlaganfall hinterläßt eine große persönliche, familiäre und gesellschaftliche Bürde. Die Folgezustände sind in Umfang und Schweregrad sehr unterschiedlich und reichen von völliger Wiederherstellung bis hin zu dauernder Pflegebedürftigkeit. Medizinische Aufgabe nach der Akutphase ist der Aufbau einer Langzeitbehandlung. Der Ausdruck „Schlaganfall" (Apoplex, zerebraler Insult) bezeichnet als Syndrom pathogenetisch unterschiedliche Krankheiten (Abb. 80-1) und ist in der Regel die zerebrale Manifestation einer generalisierten Gefäßerkrankung. Entstehungsbedingungen, Folgen und Komplikationen betreffen viele Organsysteme, und die Behandlung der funktionell behindernden Folgen verlangt rehabilitative Kompetenz.

Die Geriatrie orientiert sich an den Wechselwirkungen der multipel vorliegenden Erkrankungen und an funktionell behindernden Krankheitsfolgen. Sie hat mit der geriatrischen Rehabilitation, dem interdisziplinären Team und multidimensionalen Assessment einen geeigneten konzeptionellen Rahmen für die Akut- und Langzeitversorgung der Schlaganfallpatienten geschaffen. Diese brauchen eine kontinuierlich organisierte Versorgung von der Akutphase bis zur Langzeitbehandlung und sind angewiesen auf die Zusammenarbeit zwischen allen professionellen Gesundheitsberufen. Die Struktur der Langzeitversorgung muß die Schnittstellenprobleme klären, die gerade im Übergang vom stationären zum ambulanten Bereich auftreten, und dabei die zentrale Rolle des Hausarztes berücksichtigen.

80.1
Teamarbeit

Mehr als 70% der Patienten ist älter als 70 Jahre (Gresham et al. 1995). Gerade bei älteren Patienten ist die kardiale Situation schicksalsbestimmend. Komorbidität, Risikofaktoren und Krankheitsfolgen belegen die Notwendigkeit einer fächerübergreifenden, rehabilitativ orientierten Behandlung. Ein segmental auf das ZNS bzw. die Neurologie konzentrierter Ansatz wird der Gesamtsituation der meist älteren Patienten nicht gerecht, auch wenn dies in standespolitischer Polemik manchmal behauptet wird („Die Folgen des Schlaganfalles betreffen fast ausschließlich das Gebiet der Neurologie." Aus dem Vorwort zu Mäurer u. Diener 1996).

Probleme und Interventionsmöglichkeiten betreffen viele medizinische Berufsgruppen; die Arbeit im interdisziplinären Team ist in der geriatrischen Schlaganfallversorgung Standard (Tabelle 80-1). „Interdisziplinär" bedeutet, daß das Team in kontinuierlicher Abstimmung zusammenarbeitet, mit führungstechnisch geregelter Struktur, einheitlicher Begriff-

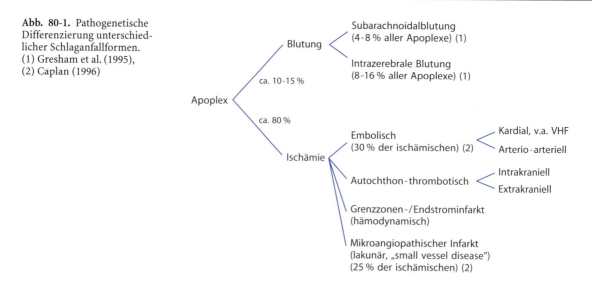

Abb. 80-1. Pathogenetische Differenzierung unterschiedlicher Schlaganfallformen. (1) Gresham et al. (1995), (2) Caplan (1996)

Tabelle 80-1. Das therapeutische Team in der geriatrischen Apoplexrehabilitation

Berufsgruppe/berufliche Funktion	Aufgaben (in Auswahl)
Ärztlicher Bereich	Nosologische Diagnostik, Leitung der Funktionsdiagnostik (allein zuständig für Ätiopathogenese und Prognose), Zielfestlegung (kooperativ im Team), Verordnung und Evaluation von physikalischen und funktionell-übenden Therapien und Hilfsmitteln. Medikamentöse Therapie, Indikationsstellung/Durchführung operativer/interventioneller Maßnahmen, inhaltlich v. a. Begleitmorbidität, Depression, Angst, Schmerz. Dokumentation. Therapeutische und beratende/aufklärende Gespräche mit Patient und Angehörigen, versicherungsrechtliche Vorgänge
Pflegebereich	Grundpflege, Behandlungspflege, Rehabilitative Pflege. Pflegediagnostik mit Entscheidungen und Ausbalancieren der pflegerischen Hilfe zwischen notwendigem bzw. gewünschtem Ersatz von Eigenaktivität, Hinführung zur Selbständigkeit, Assistenz und Supervision von täglichen Aktivitäten. Kontinenztherapie, Wunden, Schulung Katheter, ADL-Training. Koordinationsaufgaben zusammen mit Arzt, Organisationsaufgaben. Angehörigenanleitung
Physiotherapie: Krankengymnastik, Rehabilitationssport	Funktionell-übende Therapien der Motorik, des posturalen Systems, der Lokomotion (im Vergleich zu Ergotherapie mehr Rumpf und untere Extremitäten). Behandlung und Prophylaxe von Atmungs- und Kreislauffunktionen. Beratung. Hilfsmittelanpassung im Bereich Lokomotion
Ergotherapie	Funktionell-übende Therapie wie Krankengymnastik, aber vorwiegend Rumpf und obere Extremitäten. Hilfsmittelanpassung, v. a. in bezug auf ADL. Selbsthilfetraining, ADL- und Haushaltstraining. Beratung. Teile der neuropsychologischen Testung und entsprechende Therapie. Wohnraumanalyse und -anpassung
Physikalische Therapie	Anwendung von physikalischen Prinzipien wie Wasser, Temperatur, Strom, Ultraschall. Massagen in vielen Formen, inklusive manuelle Lymphdrainage/komplexe physikalische Entstauungstherapie
Logopädie und Sprachtherapie	Diagnostik und Therapie von Sprech-, Sprachstörungen und Stimmstörungen, bei Störungen von Mundmotorik und Schluckstörungen. Beratung der Patienten, des Teams, der Angehörigen. Kommunikationstraining, Kommunikationshilfen
Sozialarbeiter	Soziale Re-Integration durch Beratung und Hilfe. Sozial- und versicherungsrechtliche Beratung und Hilfen. Therapeutische Arbeit auch im familiären Kontext. Kontakt mit externen Institutionen, Schnittstellenarbeit.
Seelsorger	Geistig-spirituelle Betreuung, Sterbebegleitung, kirchliche Riten und Gottesdienste. Helfende menschliche Nähe auch außerhalb formaler kirchlicher Strukturen. Trauerarbeit
Orthopädiemechaniker	Hilfsmittelversorgung, -beratung, -anpassung

lichkeit und Dokumentation, gemeinsamer diagnostischer und therapeutischer Methodik und im Konsens über ein definiertes Ziel. Da die Behandlung von Krankheiten und Krankheitsfolgen im Mittelpunkt steht, muß das Team inhaltlich (nicht unbedingt organisatorisch) ärztlich geleitet werden.

80.2 Langzeitperspektive

Akutversorgung und Langzeitversorgung sind Pole eines Kontinuums. Auch die Akutsituation enthält Determinanten und Maßnahmen der Langzeitversorgung (z. B. frührehabilitative Ansätze), und gerade beim geriatrischen Patienten gibt es keine „chronische" Situation, in die nicht akute Krankheitsprozesse hineinwirken. Die Situation eines geriatrischen Patienten enthält meist Elemente beider Bereiche in wechselnden Mischungen.

Eine Langzeitkonzept hat folgende Ausrichtungen:

- Kontrolle der aktiven (multiplen) Erkrankungen und ihrer Wechselwirkungen,
- Minimierung der Komplikationen,
- Verringerung der Rezidivrate,
- Besserung der behindernden Krankheitsfolgen,
- Reintegration in das bisherige Umfeld mit möglichst weitgehender Annäherung an die bisherige soziale Rolle,
- ggf. Aufbau einer adäquaten pflegerischen Versorgung.

80.3 Prinzipien geriatrischer Rehabilitation

Rehabilitation zielt auf Verbesserung von anhaltenden Krankheitsfolgen. Es muß konzeptionell und organisatorisch berücksichtigt werden, daß in der labilen geriatrischen Situation Rehabilitation ohne kurativen „Begleitschutz" nicht möglich ist. Geriatrische Rehabilitation wird demzufolge hier verstanden als ganzheitliche Behandlung von geriatrischen Patienten mit medizinischen, funktionell-übenden, physikalischen und psychosozialen Verfahren mit dem Ziel, so weit wie möglich zur Selbständigkeit im Alltag und zur vorherigen sozialen Rolle zurückführen. Der Begriff „Behandlung" beinhaltet die Diagnostik als Grundlage zur Therapieplanung. Sekundärprävention, d. h. die Vermeidung von Apoplexrezidiven und anderen vaskulären Ereignissen, und die Verhinderung von Komplikationen können als integrale Bestandteile der Rehabilitaton betrachtet werden.

Mit dem Ausdruck „anhaltende Krankheitsfolgen" ist gemeint, daß die Manifestationen einer Krankheit oder einer anderen pathologischen Bedingung nicht kausal durch Behandlung der Ursache geheilt werden können und sich auch nicht spontan restituieren. Diese Situation etabliert die Indikation zur Rehabilitation, wenn die Krankheitsfolgen alltagsrelevant und einer therapeutischen Maßnahme zugänglich sind. Bei der rehabilitativen Behandlung sind unterschiedliche Strategien möglich und nötig, in jeweils wechselnder Kombination:

- Optimierung der Restitution von geschädigten Strukturen und Funktionen,
- Kompensation von Ausfällen durch Einsatz verbliebener oder neu zu entwickelnder Fähigkeiten,
- Adaptation von Verhalten, von materiellem und personellem Umfeld, sowie
- psychische Adaptation an eine neue Lebenssituation („coping").

Der Begriff „Restitution" läßt sich an der funktionell-übenden Behandlung von immobilitätsbedingter Muskelatrophie und Muskelschwäche verdeutlichen. Hier können durch Training Struktur und Funktion wiederhergestellt werden. In der Folge von neuronalen Schädigungen durch Schlaganfall ist zwar von der irreversiblen Zerstörung von Neuronen auszugehen, es gibt aber genügend Hinweise auf die Plastizität des ZNS, d. h. auf die Fähigkeit, neuronale Aktivitäten durch Neubildung synaptischer Verbindungen oder Verlagerung auf erhaltene Areale zu reorganisieren und so verlorene Leistungen wiederaufzubauen.

Der Erwerb neuer motorischer Fähigkeiten ist auch in hohem Alter und auch bei geschädigten Hirnstrukturen noch möglich. Bewegungen sind neuronal repräsentiert in miteinander verschalteten Neuronenverbänden (neuronale Engramme). Verlorene Funktionen können durch Reorganisation wiederaufgebaut werden. Nach zerebralen Läsionen sind veränderte Aktivitäten in anderen Hirngebieten feststellbar, bei der nicht unerheblichen beidseitigen Repräsentation auch kontralateral zur Schädigung. Neue Synapsen können sich bilden, stumme Synapsen aktiviert werden. Diese Prozesse, die zu neuen motorischen Engrammen führen, sind abhängig von Eigenaktivitäten und Umgebungsbedingungen. Dies ist die Basis funktionell-übender Verfahren. Klinische Tatsache ist eine erstaunliche Erholung verlorener zerebraler Funktionen, die in den Monaten nach einem Apolplex abläuft. Es ist noch unklar, durch welche Therapien dieser Prozeß am besten beeinflußt werden kann.

Die Optimierung der biologischen Restitution ist also oberstes Ziel der Rehabilitation. Eine weitere rehabilitative Strategie ist die Kompensation als Ersatz verlorener Strukturen und Funktionen durch andere erhaltene Fähigkeiten oder durch das Erlernen von Fähigkeiten, mit denen die verlorenen ersetzt werden können. Hierbei besteht offenkundig die Gefahr, daß eine zu frühe oder zu ausschließliche „Umgehungsstrategie" die primär geschädigten Strukturen stillegt und durch Nicht-Gebrauch Verluste verfestigt, die bei gezielter Förderung hätten wiederhergestellt werden können.

Wenn ein Defizit nicht mehr restituiert und auch nicht kompensiert werden kann, kommen technische, soziale und psychische Adaptationen in Frage. Ein Sonderfall ist die technische Substitution, z. B. der Ersatz eines verlorenen Körperteils oder einer Funktion durch Prothesen. Hilfsmittel oder Umbauten des Umfelds sind als technische Adaptationen einzuordnen. Im psychosozialen Bereich bedeutet Adaptation Anpassung des personellen Umfelds an die neuen Bedingungen, z. B. in Form einer Rollenveränderung. Der Patient selbst, aber auch seine Angehörigen müssen Erwartungen, Pflichten, Rechte und Aktivitäten dem neuen Zustand anpassen. Tabelle 80-2 verdeutlicht die verschiedenen rehabilitativen Strategien an Beispielen.

Rehabilitation bezieht de facto den Patienten und seine Angehörigen in Zielabsprache, Entscheidungsfindung und konkrete Arbeit mit ein. Die „Laien" bekommen nicht nur die Ergebnisse der professionellen Entscheidungprozesse zur Zustimmung präsentiert, sondern gestalten durch Einbringung ihrer Vorstellungen und Prioritäten den Rehabilitationsprozeß von Anfang an mit. Ihre praktische und theoretische Schulung gehört zur Rehabilitation und zum Langzeitmanagement. Sie können die Übertragung rehabilitativer Erfolge in den Alltag vermindern oder verstärken. Stabilität von rehabilitativen Ergebnissen gelingt nur, wenn das in der Therapie Erlernte konstant in Alltagsverhalten transportiert wird.

Therapieergebnis darf nicht sein, bestimmte Leistungen in Anwesenheit eines Therapeuten besser zu erbringen, sondern ist immer konstante Änderung des selbständigen Verhaltens und Erlebens im Alltag. Nur im Alltag sind die Wiederholungsfrequenzen errreichbar, die nötig sind, um motorisches Lernen in neuronalen Engrammen zu verfestigen.

80.4 Motorisches Lernen

Rehabilitation ist ein Lernprozeß, bei dem es v. a. um den Erwerb motorischer Fähigkeiten geht, um Wahrnehmungsfähigkeiten und um die gezielte Veränderung von Verhaltensweisen im Alltag, und nicht vorwiegend um den Erwerb von Wissen. Motorische Lernvorgänge sind neurophysiologisch als implizites (prozedurales) Lernen von expliziten (deklarativen) Lernvorgängen zu unterscheiden. Sie spielen sich in jeweils anderen neuronalen Systemen ab. So haben deklarativ orientierte kognitive Testverfahren wenig

Tabelle 80-2. Strategien der Rehabilitation

Reha-Strategie	Bei/gegen (z. B.)	Beispiele verschiedener Maßnahmen
Vermeidung von Komplikationen	Immobilitätsschäden	Frühmobilisierung, Lagerungstechniken, technische Lagerungshilfen, Sitzunterlagen
Rezidive verhindern	Re-Apoplexgefahr	Medikamentöse (Marcumar, Aspirin, Ticlopidin) oder operative Prophylaxe (Carotis-TEA), Kontrolle der Risikofaktoren
Restitution (Wiederherstellung geschädigter Strukturen und/oder Funktionen)	Spastische Tonuserhöhung, Verlust selektiver Bewegungen	Spastikkontrolle, z. B. durch Schmerzbekämpfung, oder neurophysiologische Therapieverfahren, durch Lagerung, durch Schulung eines physiologischeren Gangbildes
	Kraftminderung	Kraftaufbau durch Widerstandstraining
	Balancestörung	Gleichgewichtstraining
	Hemineglect	Multimodale Stimulation, Wahrnehmungstraining
	Dekubitus	Wundheilung
Kompensation (Erreichen eines Ziels mit Einsatz anderer verfügbarer Fähigkeiten)	Hemiparese	Funktionsübernahme durch andere Seite
Kompensation + technische Adaptation	Unfähigkeit, aus Liegen mit eigener Motorik/Rumpfkontrolle hochzukommen	Aufrichten mit Bettbügel oder Strickleiter oder seitlichem Haltegriff
Technische Adaptation	Schluckstörung Fußheberschwäche	Perkutane endoskopische Gastrostomie (PEG) Valenserschiene
Adaptation des Verhaltens	Treppensteigen nicht möglich	Umziehen in Wohnung mit Aufzug, oder: Beschränkung auf ein Stockwerk

Aussagekraft für die Frage, ob ein Patient motorisch lernen kann. Um es plakativ auszudrücken: Ein Patient kann im Laufe einer Demenz vergessen haben, wo er wohnt, er kann aber immer noch Fahrradfahren oder sich die Schnürsenkel binden und vielleicht lernen, richtig mit einem Rollstuhl umzugehen. Es ist nicht möglich, aus der Leistung in den üblichen kognitiven Testverfahren (z. B. Mini Mental State Examination) auf die rehabilitative Lernfähigkeit zu schließen.

80.5
International Classification of Impairments, Disabilities and Handicaps (ICIDH)

Um in einem teamorientierten, interdisziplinären Ansatz eine gemeinsame Planung sicherzustellen, ist ein einheitlicher begrifflicher Rahmen nötig. Die ICIDH ist dazu geeignet, und zwar in ihre grundsätzlichen Struktur, nicht in der praktischen Anwendung ihrer Items und Graduierungen. Die Weltgesundheitsorganisation (WHO) hat sie 1980 als Taxonomie der Krankheitsfolgen der nosologischen Klassifikation der Krankheiten (ICD) an die Seite gestellt (WHO 1995). Die ICIDH teilt die Krankheitsfolgen in 3 Ebenen unterschiedlicher struktureller Komplexität ein. Tabelle 80-3 illustriert das ICIDH-System durch ein Patientenbeispiel aus einer Teambesprechung.

Die Ebene der personalen Leistungen und Defizite (Fähigkeitsstörungen) bietet den unmittelbar nachvollziehbaren Alltagsbezug, sie entspricht den Aktivitäten des täglichen Lebens („activities of daily living"/ADL) sowie den instrumentellen ADL (IADL, z. B. Haushaltsaufgaben, Umgang und Gebrauch von Geld, Telefon, Verkehrsmitteln). Die Messung dieser Leistungsebene erfolgt mit bewährten ADL- und IADL-Skalen; die einzelnen Items und Graduierun-

Tabelle 80-3. ICIDH-Konzept der Krankheitsfolgen am Beispiel eines Apoplexpatienten. Behinderung (umfassender Begriff) = chronischer (Krankheits-)Folgezustand

Disease =	Impairment =	Disability =	Handicap =
Ätiologische Ebene Krankheit Syndrom	Schädigung Organebene: Verlust/Normabweichung in Struktur oder Funktion	Fähigkeitsstörung personale Ebene: Einschränkung oder Verlust der Fähigkeit, Aktivitäten so auszuführen, wie sie als normal angesehen werden (ADL, IADL-Ebene)	Soziale Beeinträchtigung soziale, kulturelle oder ökonomische Folgeerscheinung: Die aus einer Schädigung oder Fähigkeitsstörung sich ergebende Benachteiligung, eine soziale Rolle zu erfüllen, die für diese Person normal ist. Klassifikation von *Umständen*
Rechtshirniger embolisch-ischämischer Apoplex (vor 6 Wochen) Polyarthrose Zeitweilige Immobilisierung (Lebensalter 80 Jahre) Diabetes mellitus mit diabetischer Retinopathie	Hemiparese links mit Streckspastik linkes Bein, spastische Massenbewegungen und Überlagerung der Selektivität. Kraftminderung Hüft-Knie-Muskulatur (keine Hüft-Knie-Kontrolle). Schlaffe Parese linker Arm, distale Spastik linke Hand. Subluxation linke Schulter Störung der Tiefensensibilität (Lagesinn links) Hemineglect links Belastungsschmerz rechts Hüftgelenk und Kniegelenkerguß rechts Generalisierte Muskelschwäche Visusminderung beidseits Dekubitus linke Ferse bei Spitzfußkontraktur	Unfähigkeit, aus dem Sitzen aufzustehen. Unfähigkeit zum selbständigen Transfer aus Sitzen. Unfähigkeit, selbständig zu gehen (auf ebenem Boden und Treppe) Unfähigkeit/Schwierigkeiten beim Anziehen, Körperreinigung. Unfähigkeit zu Duschen/Baden Unfähigkeit, allein zur Toilette zu gelangen Unfähigkeit, Rollstuhl zu manövrieren Unfähigkeit zur Haushaltsführung (Einkaufen, Reinigung, Waschen). Unfähigkeit zur Benutzung von Verkehrsmitteln Unfähigkeit zur selbständigen Medikamentenapplikation	Beeinträchtigung der physischen Unabhängigkeit = Pflegebedürftigkeit Mobilitätsbeschränkung auf Bett/Stuhl/Rollstuhl Beschränkung in üblicher Beschäftigung Einschränkung sozialer Kontakte und bisher üblicher sozialer Aktivitäten

gen der ICIDH haben keine Verbreitung gefunden. Die Bedeutung dieser Art von Messung zeigt sich v. a. in der quantifizierenden Verlaufskontrolle, denn zeitliche Veränderungen sind aussagekräftiger als punktuelle Zustandsbeschreibungen.

Jedes Testverfahren sollte einer der Ebenen zugeordnet sein und die kategorialen Grenzen nicht überschreiten, weil sonst pathogenetische Zuordnungen verschleiert werden. Zur Erläuterung: „Nicht gehen können" ist die Beschreibung eines Funktionszustandes, der durch mehrere klinisch unterscheidbare Einzelkomponenten bestimmt wird. Die Feststellung allein sagt nichts aus über nosologische Ursachen und die pathogenetische Herleitung aus einzelnen Organschäden. Nur das „was" und „wieviel" der Funktion wird erfaßt, nicht das „warum". Für eine Therapieplanung wird die Problembeschreibung „kann nicht gehen" erst verwertbar, wenn sie zerlegt wird in einzelne Komponenten und deren Bedeutung für den Gesamtablauf. Wenn festgestellt wurde, daß ein Patient nicht in der Lage ist, 50 m ohne personelle Hilfe zu gehen, muß analysiert werden, welche Organdefizite dieser Fähigkeitsstörung zugrunde liegen. Damit erfolgt die pathophysiologische Verbindung zur Ebene der organbezogenen Defizite (Schädigungen). Erst die pathophysiologischen Verbindungen zwischen den Ebenen ermöglichen die Therapieplanung.

Zwischen den verschiedenen Ebenen bestehen nichtlineare, multifaktorielle Zusammenhänge. Eine einzelne Fähigkeitsstörung kann auf mehrere Schädigungen zurückzuführen sein. Kraftminderung im Bereich einer Hüfte, Sensibilitätsstörungen der betroffenen Extremität und Sehstörungen können z. B. akkumulativ dazu führen, daß Gehen nicht möglich ist. Ebenso kann eine bestimmte Schädigung zu mehreren Fähigkeitsstörungen beitragen. Die Schädigungen summieren sich dabei nichtlinear zu einer Fähigkeitsstörung. Auf der strukturell übergeordneten Ebene kombinieren sich die Fähigkeitstörungen wiederum in wechselnder Weise zu sozialen Beeinträchtigungen. Wenn z. B. eine Kraftminderung der Hüftstrecker (Schädigung) dazu führte, daß ein Patient nicht allein aus dem Sitzen aufstehen kann (Fähigkeitsstörung), kann unter günstigen Umständen durch eine geringe Steigerung der Kraft die notwendige Schwelle zum Aufstehen überschritten werden. In anderen Fällen kann auch eine erhebliche Verbesserung einer Schädigung nicht genügen, die mitverursachte Fähigkeitsstörung zu beheben. Weiter ist zu bedenken, daß die Richtung der pathogenetischen Beeinflussung nicht nur „vorwärts" verlaufen kann. Eine Fähigkeitsstörung (z. B. fehlende Fähigkeit aufzustehen und zu gehen) führt über die Immobilität zu Kraftverlust, Muskelatrophie und evtl. zur Einschränkung der Gelenkbeweglichkeit (Schädigungen).

80.6
Epidemiologie von Risikofaktoren, Komorbidität und Schlaganfallfolgen

Begleiterkrankungen, Risikofaktoren, direkte Schlaganfallfolgen und Komplikationen tragen alle zum funktionellen Endergebnis mit bei. Die Tabellen 80-4 und 80-5 stellen epidemiologische Daten zusammen. Einige der Risikofaktoren sind kausal an der Schlaganfallentstehung beteiligt und bieten dadurch Interventionsmöglichkeiten. Prognose- und therapiebestimmend sind v. a. die arterielle Hypertonie und kardiale Komorbidität (vgl. Tabelle 80-5). Die Angaben zur Hypertoniefrequenz liegen zwischen 41 und 74%, in den Untersuchungen aus Framingham bei

Tabelle 80-4. Komplikationen nach Schlaganfall (außerhalb des ZNS) Häufigkeit in Prozent

Komplikationen	Johnston et al. 1998 n = 279	Davenport et al. 1996 n = 613	Kalra et al. 1995 n = 245	Prospektive Studien einzelner Komplikationen[a]
Gesamt	95[b]	59[b]	60	
Kardial gesamt	19			
Angina pectoris	6			
Herzinsuffizienz	11			
Tiefe Beinvenenthrombose	2	3	5	11–75
Lungenembolie	1	1	1	3–39
Atemwegsinfekte	10	12	12	13
Harnwegsinfekte	11	16	25	28
Stürze		22		39
GI-Blutungen	5			
Dehydratation	3			
Aspiration			27	
Wunden/Decubitus		18	3	

[a] Zitiert nach Davenport et al. 1996.
[b] Inklusive Komplikationen des ZNS.

Tabelle 80-5. Komorbidität bei Schlaganfall (Häufigkeitsangaben in Prozent)

	Framingham[d]		Rheinland-Pfalz[e] (n = 316)	Kalra et al. 1998[f] (n = 376/ 451/347)	Johnston et al. 1998[g] (n = 279)	Whisnant 1997[h] Rochester (n = 1.444)	Pohjasvaara et al. 1997 a[i]			p
	Nach Apoplex	Kontrollen					55–70 Jahre (n = 219)	71–85 Jahre (n = 267)	Alle (n = 486)	
Arterielle Hypertonie	67	45	61	43/41/46	63	74	51	44	47	.127
Herzkrankheiten					53					
Arrhythmien					30		16	34	26	.000
Vorhofflimmern				16/18/21	22	18	11	27	20	.000
Myokardinfarkt			15				18	20	19	.500
KHK[a]	32	20		30/33/33	21	25	22	30	27	.039
Herzinsuffizienz	18	5	29		17	13	11	31	22	.000
LVH[b]	21	6			17	17				
pAVK[c]			14	12/9/10						
Diabetes mellitus	22	10	32	12/13/12	22	13	25	24	25	.845
Hypercholesterinämie							24	9	16	.000
Raucher			26	18/21/24	26	47	58	43	49	.001

[a] *KHK* koronare Herzkrankheit.
[b] *LVH* linksventrikuläre Hypertrophie.
[c] *pAVK* periphere Verschlußkrankheit.
[d] Framingham: zit. nach Gresham et al. 1995.
[e] Rheinland-Pfalz: Häussler u. Mall 1995, 1993–1995. 73 % ischämische Apoplexe und 19 % intrazerebrale Blutungen. Alter 69,3 Jahre.
[f] Kalra et al. 1998: 3 Kohorten 1994/1995/1996, ischämische Insulte, Orpington GB, Alter m = 73,4 +/− 11,2, w = 77,8 +/− 13,4 Jahre.
[g] Johnston et al. 1998: 1993–1994, ischämische Insulte, 27 nordamerikanische Zentren, Alter 69 +/− 13 Jahre.
[h] Whisnant 1997: 1960–1984, Rochester Epidemiology Project, ischämische Insulte.
[i] Pohjasvaara et al. 1997 a: 1993–1995, Helsinki, 3 Monate nach Apoplex untersucht.

67% der Apoplexpatienten im Gegensatz zu 45% bei statistisch angeglichenen Kontrollen.

Der Anteil der Apoplexpatienten mit klinisch diagnostizierten Herzerkrankungen liegt über 50% (Macko et al. 1997). 15–22% der Apoplexpatienten hatten bereits einen Myokardinfarkt. Die Daten von Pohjasvaara et al. (1997a) aus Helsinki zeigen, daß in der Altersgruppe über 70 Jahren die Häufigkeit der Herzrhythmusstörungen, von koronarer Herzkrankheit (KHK) und Herzinsuffizienz signifikant höher liegt als in jüngeren Altersgruppen. Die altersassoziierte Häufigkeitszunahme des Vorhofflimmerns mit seinen funktionellen und therapeutischen Konsequenzen spielt in der Sekundärprävention eine besondere Rolle (s. unten, Abschn. 80.10). Einzeluntersuchungen von Patienten mit Apoplex und ohne bekannte KHK ergaben in 29–50% bei kardiologischen Belastungsuntersuchungen stumme Ischämien (Macko et al. 1997; Chimowitz et al. 1997). Infarkte im Gebiet der A. cerebri media verursachen langanhaltende Schäden der autonomen kardialen Regulation, die sich in deutlich verrringerter Herzfrequenzvariabilität äußern und prognostisch ungünstig zu beurteilen sind (Korpelaien et al. 1996). Rehabilitationsstrukturen müssen diese Daten berücksichtigen.

Schlaganfallfolgen sind z. T. altersabhängig. Dies gilt besonders für einen letalen Ausgang, sowohl in der Akutphase als auch im weiteren Verlauf. Das Alter selbst ist ein wichtiger, aber natürlich nicht modifizierbarer Risikofaktor. In Deutschland sind ca. $3/4$ der Schlaganfallpatienten älter als 65 Jahre, und gut die Hälfte ist über 75 Jahre alt (Häussler 1996). Die Prävalenz von Schlaganfallfolgen zeigt ebenfalls ein Überwiegen älterer Bevölkerungsgruppen, trotz altersabhängig stark erhöhter Mortalitätsrate. Im ersten Jahr nach dem Schlaganfall ist die Letalität bei den über 85jährigen mit 72% mehr als verdoppelt gegenüber den unter 65jährigen mit 36,8% (Häussler 1996).

Tabelle 80-6 stellt die Schlaganfallfolgen auf der Ebene der Fähigkeitsstörungen zusammen. Die rheinland-pfälzische Längsschnittstudie (Häussler u. Mall 1995) bietet Daten zur zeitlichen Entwicklung von Schädigungen und Fähigkeitsstörungen. Bei Entlassung aus dem Akutkrankenhaus konnten 48% der Patienten nicht frei stehen, diese Zahl hat sich nach 3 bzw. 12 Monaten auf 30 bzw. 27% verringert. 51% konnten bei Entlassung nicht ohne Personenhilfe gehen, diese Zahl verringert sich nach 3 bzw. 12 Monaten auf 27 bzw. 19%. Nur knapp 60% waren nach 12 Monaten in ihrer Mobilität unbeschränkt (d. h. nicht nur auf Nachbarschaft/Wohnung beschränkt oder bettlägerig).

Knapp die Hälfte der Patienten wurde in stationären Rehabilitationseinrichtungen behandelt. Es kam zu 47 Rehospitalisierungsfällen je 100 Überlebenden. Zum Hilfebedarf in den basalen Alltagsaktivitäten (Barthel-Index) ist summarisch zu sagen, daß in der rheinland-pfälzischen Untersuchung direkt bei Entlassung ca. 61% der Patienten weniger als 80 Punkte im Barthel-Index hatten, nach 3 Monaten 39% und nach 12 Monaten 32%. 2,1% waren vor dem Schlaganfall in einem Alten- oder Pflegeheim, nach 3 Monaten 7,4% und nach 12 Monaten 4,1%. Diese Daten stimmen in der Größenordnung mit der Copenhagen Stroke Study (Jörgensen et al. 1995a, 1995b) überein. Die Daten aus dem Frenchay Health Distrikt sind tendentiell etwas günstiger (Gresham et al. 1995). Bonita und Mitarbeiter (1997) mit den Daten der Auckland Stroke Studies kommen zu dem Ergebnis, daß altersadaptiert 833 pro 100 000 Einwohner über 15 Jahren einen Schlaganfall erlebt haben, die Rate mit inkompletter Restitution bei 461 pro 100 000 und die der Pflegebedürftigen in einer basalen ADL bei 173 pro 100 000 liegt. Dabei liegt die Prävalenz der inkompletten Restitution bzw. ADL-Abhängigkeit in den höheren Altersgruppen über 75 Jahre um ein mehrfaches über den Altersgruppen unter 65.

Bei der Betrachtung des Funktionszustandes ist zu bedenken, daß in der rheinland-pfälzischen Studie bereits vor dem Schlaganfall rund die Hälfte aller Patienten in irgendeiner Weise hilfebedürftig waren (Häussler u. Mall 1995).

Tabelle 80-6. Fähigkeitsstörungen nach Schlaganfall (Häufigkeitsangaben in Prozent). (Nach Gresham et al. 1995, Frenchay, und Häussler u. Mall 1995, Rheinland-Pfalz)

Fähigkeitsstörung	Frenchay		Fähigkeitsstörung	Rheinland-Pfalz		
	Akut	Nach 6 Monaten		Akut	Nach 3 Monaten	Nach 12 Monaten
Nicht selbständig gehfähig	73	15		75	27	19
Barthel-Index 0–20	38	4				
Barthel-Index 25–45	20	5	Barthel-Index 0–40	70,4	21,7	14,2
Barthel-Index 50–70	15	12	Barthel-Index 41–80	16,4	17,5	17,8
Barthel-Index 75–95	12	32	Barthel-Index 80–100	13,2	60,8	68,0
Barthel-Index 100	12	47				

Häufigkeit und Altersabhängigkeit der funktionellen Schlaganfallfolgen belegen die Notwendigkeit, für die Betroffenen eine Rehabilitation zur Verfügung zu stellen, die ihrer Komorbidität und ihrem Funktionsstatus entspricht. In Rheinland-Pfalz – ohne strukturierte geriatrische Rehabilitation – erhielten in der Altersgruppe 45–64 Jahre ca. 60% eine Rehabilitation, bei Patienten über 74 Jahren lag der Prozentsatz nur bei 20% (!).

80.7
Funktionsentwicklung nach Schlaganfall

Verlaufsbeobachtungen zeigen, daß es in den ersten 3 Monaten oft zu einer schnellen Besserung kommt, die danach langsamer verläuft. Nach 6 Monaten findet man bei der Messung von Gehfähigkeit und ADL-Leistungen nur noch in geringem Umfang und bei einer kleinen Untergruppe (max. 10%) Besserungen (Wade u. Langton Hewer 1987; Wade et al. 1985, 1987; Skilbeck et al. 1983; Jörgensen et al. 1995a, 1995b). Mit feineren Meßmethoden sind bis zu einem Jahr noch bei einem beträchtlichen Teil Besserungen zu beobachten. In der Copenhagen Stroke Study (Jörgensen et al. 1995b) hatten 80% der Patienten ihre beste ADL-Funktion innerhalb der ersten 6 Wochen erreicht, 95% ihre funktionelle Erholung in den ersten $12^1/_2$ Wochen abgeschlossen. Der Zeitverlauf der funktionellen Erholung war streng gekoppelt an den initialen Schweregrad. Er war schneller und vollständiger bei weniger stark Betroffenen und verzögerter, langsamer und weniger ausgeprägt bei schwerer Betroffenen.

Der Zeitverlauf der Schädigungen auf Organebene folgte einem ähnlichen Muster, war jedoch im Mittel 2 Wochen schneller. Die Daten aus der Frenchay Stroke Unit zeigen die erheblichen interindividuellen Unterschiede im Ablauf der motorischen Besserung von Armfunktionen und Gehfähigkeit (Heller et al. 1987; Wade et al. 1987), bestätigen aber den Trend der Kopenhagener Daten. Einer raschen Besserung in den ersten 3 Monaten folgt eine geringere, z. T. statistisch nicht signifikante Besserung bis zum 6. Monat (Skilbeck et al. 1983).

Die statistischen Berechnungen beziehen sich auf den Median der ganzen Gruppe, das bedeutet, daß Einzelfälle sich durchaus anders verhalten können. Dabei zeigt sich im Bereich der Armfunktionen noch bis zum 12. Monat eine statistisch signifikante Besserung. Nach den englischen Daten findet sich bei höherem Schweregrad der Ausgangsstörung eine ADL-Verbesserung bis zum 6. Monat. Die individuellen Verlaufskurven (Gehleistung gegen Zeitachse aufgetragen) von Wade und Mitarbeiter (Wade et al. 1987) verlaufen in 3 Korridoren:

- Diejenigen mit dem besten Endergebnis beginnen eine steile Restitution schnell (innerhalb der ersten 4 Wochen),
- diejenigen mit mittlerem Endergebnis starten ihre Besserung z. T. später (bis 50. Tag), sie verläuft oft weniger steil,
- diejenigen mit dem relativ schwächsten Ergebnis (sehr langsames Gehen mit Hilfsmittel) beginnen teilweise noch später (nach ca. 2 Monaten) mit dem selbständigen Gehen.

80.8
Individualprognose

In dem bevölkerungsbezogenen Schlaganfallregister von Auckland (Bonita et al. 1988) haben sich Alter, initiale Bewußtseinsstörungen, Aufenthalt in einem Pflegeheim und Schweregrad der motorischen Defizite als wichtigste voneinander statistisch unabhängige Prädiktoren für eine schlechtere Dreijahresüberlebensquote erwiesen. Für die funktionellen Ergebnisse sind die Daten weniger eindeutig. Die ärztliche Kontrolle eines Verlaufs benötigt aber eine Vorstellung zur Individualprognose, um Indikationsstellung und Therapieverlauf zu bestimmen. Ohne Vorstellung, wie eine Restitution abläuft, können Versäumnisse oder Fehlentwicklungen nicht erkannt werden. Zu einer Prognose gehören formal 3 Elemente:

- Kenntnis der nosologischen Ursache,
- Zeitverlauf der funktionellen Leistungen und
- aktueller Funktionszustand.

Die Individualprognose ist dabei eine Resultante aus einzelnen Merkmalen, die als prognoserelevant bekannt sind. Neben der Kenntnis, welche prognoserelevanten Merkmale beim einem Patienten vorliegen, kann individuell vom bisherigen Verlauf aus in die Zukunft extrapoliert werden. Prognosen müssen funktionsspezifisch gestellt werden, sie sind z. B. für Aphasien oder den Hemineglect anders als für Mobilität oder Pflegeabhängigkeit ingesamt.

5 Modelle, die mit Hilfe einer multivariaten Statistik entwickelt wurden und beanspruchen, eine Prognose bei Schlaganfallpatienten im Akutstadium zu treffen, haben sich in einer prospektiven Studie nicht bewährt (Gladman et al. 1992). Mehrfach hat sich bestätigt, daß das Vorliegen einer Urininkontinenz nach Schlaganfall hoch korreliert war mit dem motorisch-funktionellen Ergebnis (Barer 1989; Tabelle 80-7).

In dem klinikbezogenen Schlaganfallregister der Aerpah-Klinik Esslingen (EDGAR) waren die in Tabelle 80-8 aufgeführten Merkmale mit einer verminderten Wahrscheinlichkeit verknüpft, die selbständige

Tabelle 80-7. Beziehung zwischen Urinkontinenz und Wiedererreichen der Gehfähigkeit in den ersten 6 Monaten nach Schlaganfall. (Nach Barer 1989)

Konnten ohne Hilfe nicht gehen:	Anzahl der Überlebenden nach 6 Monaten	Prozentsatz, der nach 6 Monaten gehen konnte[a]
Nach einer Woche		
Alle	164	63 %
Kontinent	64	88 %
Inkontinent	100	48 %
p(chi^2)		<0,001
Nach einem Monat		
Alle	119	50 %
Kontinent	62	68 %
Inkontinent	57	32 %
p(chi^2)		<0,001

[a] Mit oder ohne technische Gehhilfen.

Tabelle 80-8. Restitution der Gehfähigkeit nach Apoplex. Aerpah-Klinik Esslingen-Kennenburg 1994, alle Postapoplexpatienten n = 634. (Daten aus EDGAR/Esslinger Datenbank zum Geriatrischen Assessment und zur Rehabilitation)

Jeweils Anzahl	Patienten mit entsprechendem Merkmal bei Aufnahme	Davon bei Aufnahme nicht gehfähig	Davon bei Entlassung gehfähig (%)
Alle Postapoplexpatienten 1994	634	374	101 (27)
Fehlende Sitzkontrolle	62	62	2 (3,2)
Fehlende Dorsalextension oberes Sprunggelenk	93	85	5 (5,9)
Urininkontinenz	201	173	24 (13,8)
Stuhlinkontinenz	82	74	8 (10,8)
Hemineglectsyndrom	76	64	6 (9,4)
Ideatorische Apraxie	70	41	3 (7,3)
Pusher-Syndrom	35	35	3 (8,6)
Hemineglect, Pusher oder ideatorische Apraxie	144	107	9 (8,4)
Postapoplexpat. ohne einen der Prädiktoren	226	85	48 (56,5)

Sitzkontrolle: in der Lage sein, ohne Anlehnen zu sitzen und mindestens leichte Rumpfauslenkungen zu kontrollieren, z. B. einen Gegenstand knapp außerhalb der Reichweite der Arme ergreifen ohne umzufallen.
Gehfähig = fähig, den „up-and-go"-Test selbständig durchzuführen (Aufstehen aus Stuhl, 3 m gehen, zurück in den Stuhl). Im chi^2-Test jeweils hochsignifikant Unterschiede.

Gehfähigkeit zu erreichen. Patienten, die nicht in der Lage waren, die selbständige Gehfähigkeit zu erreichen, haben aber zu einem hohen Prozentsatz alltagsrelevante motorisch-funktionelle Fortschritte beim Transfer aus dem Sitzen gemacht. Dies zeigt, daß prognostische Aussagen nur mit genauer Zieldefinition zu verwerten sind. Die aufgeführten Zusammenhänge werden in der Literatur im wesentlichen bestätigt (Jongbloed 1986).

Eine persönliche Bewertung der Datenlage bietet Tabell 80-9. Es gibt keinen einzelnen Parameter und auch keine Kombination mehrerer Merkmale, die eine zuverlässige Individualprognose ermöglichen. Die Daten sollten dazu dienen, realistische (d. h. erreichbare) mittelfristige Ziele anzupeilen, und sind keine Rechtfertigung, Patienten von Therapien auszuschließen.

80.9 Assessment der Schädigungen und Fähigkeitsstörungen nach Schlaganfall

Ein älterer Patient nach Schlaganfall benötigt ein umfassendes geriatrisches Assessment. Die Clinical Practice Guidelines (Gresham et al. 1995) bieten einen Überblick über Themen und diagnostische Instrumente. Es folgt eine Darstellung von Schlaganfallfolgen in einer Auswahl, die sich z. T. am weniger bekannten orientiert. Die ärztliche Untersuchung ist der erste Schritt. Sie berücksichtigt besonders das Spektrum der Komorbidität und Komplikationen (vgl. Tabelle 80-4 und 80-5), muß aber ergänzt werden um eine quantifizierende Funktionsdiagnostik auf Impairment- und Disability-

Tabelle 80-9. Prognostische Bedeutung einzelner Merkmale für den Funktionszustand nach Schlaganfall

Merkmal	Korrelation mit funktionellem Ergebnis
Initial funktionelle Besserung	Nach klinischer Erfahrung korreliert mit besserem funktionellen Ergebnis
Alter	Auch hochaltrige Patienten erreichen starke Besserungen. Das Alter selbst war mehrfach kein unabhängiger Risikofaktor für schlechteres funktionelles Ergebnis
Geschlecht	Keine Korrelation
Seite der Hirnschädigung	Überwiegend keine Korrelation
Früherer Schlaganfall	Korreliert mit schlechterem Outcome, v. a. wenn der Re-Apoplex die andere Seite trifft
Vorhofflimmern	Korreliert mit schlechterem funktionellen Ergebnis
Stabiles soziales Unterstützungssystem	Korreliert mit besserem funktionellen Ergebnis
Demenz	In EDGAR keine Korrelation mit motorischem Rehabilitationserfolg. Motorisches Lernen teilweise gut möglich, undifferenzierte Gleichsetzung von Demenz und schlechtem funktionellen Outcome nicht gerechtfertigt
Hemineglect	In kontrollierten Studien z T. mit eher schlechterem funktionellen Ergebnis, oder bei gleich guten Ergebnissen mit höherem Zeitbedarf der Rehabilitation
Initial niedriger ADL-Status	Mehrfach Zusammenhang mit späterem niedrigerem Funktionsniveau (Zirkelschluß? Methodisch aufwendiger Nachweis einer klinischen Selbstverständlichkeit? = Wer tief startet, kommt nicht so hoch?)
Inkontinenz	Urin- und mehr noch Stuhlinkontinenz mehrfach bester Einzelprädiktor für eher schlechteres funktionelles Ergebnis
Visuokonstruktive Störungen	Mehrfach korreliert mit eher negativem Ausgang
Dysphagie	In univariater Analyse korreliert mit eher negativem Ausgang, aber wohl kein unabhängiger Risikofaktor
Aphasie	Meist keine Korrelation

Ebene und um die Berücksichtigung der psychosozialen Folgen.

Die einzelnen Stufen der Funktionsdiagnostik sind:

- Identifizierung der Störung in standardisierten Kategorien: Art der Störung,
- Quantifizierung mit reliablen, validen, sensiblen und praktikablen Meßverfahren: Schweregrad der Störung,
- pathogenetische Verknüpfung von Ätiologie, Impairment und Disability: pathophysiologische Herleitung der Störung,
- Priorisierung und Bewertung der Befunde aufgrund von Pathogenese und Alltagsauswirkungen: Bedeutung der Störung in der Gesamtsituation,
- Zielfestlegung im Team, zusammen mit Patient und Angehörigen, unter gleichzeitiger Berücksichtigung von persönlicher Wertehierarchie und fachlichen Befunden,
- Therapieplanung mit quantifizierter Zielangabe auf Impairment- und Disability-Ebene,
- Evaluation des Verlaufs im Vergleich mit Prognose und Zielplanung,
- Anpassung der Therapie (durch Wiederholung der vorhergehenden Schritte).

Die quantifizierende und pathophysiologisch verknüpfende Funktionsmessung ist das Instrument, um das therapeutische Team als behandelnde Einheit zu steuern. Eine umfassende Zusammenstellung von einzelnen Testverfahren findet sich bei Masur (1995).

80.9.1
Zentrale Parese (Hemiplegiesyndrom)

Motorische Störungen sind die häufigsten Schlaganfallfolgen. Sie treten nach hemisphärischen Schädigungen in der bekannten kontralateralen Verteilung auf und sind an den oberen Extremitäten häufiger und gewöhnlich stärker ausgeprägt als an den unteren, dort aber für die Selbständigkeit funktionell wichtiger. Ihre Behandlung steht im Mittelpunkt der Langzeitperspektive. In der geriatrischen Rehabilitation benennen ca. 80% der Patienten „wieder gehen können" als primäres Rehabilitationsziel (eigene Daten aus EDGAR). Wenn auch „Halbseitenlähmung" ein gebräuchlicher Ausdruck ist, sind doch beide Wortteile mit Vorsicht zu gebrauchen. Weder betrifft die Störung nur eine Körperhälfte (Was ist an einem Ruderboot gestört, bei dem auf einer Seite die Ruder beschädigt sind?), noch ist der Begriff Lähmung eindeutig. Motorische Leistungen müssen zur Therapieplanung in verschiedene Teilkomponenten aufgegliedert werden, die in unterschiedlichem Umfang verfügbar sein müssen, damit lokomotorische Alltagsfunktionen wie Gehen, Aufstehen oder Treppensteigen gelingen.

Muskuläre Leistung wird physikalisch definiert als Kraft × Geschwindigkeit. Defizite an muskulärer Leistung werden klinisch beschrieben als Parese (Minderung) oder Paralyse (völliger Verlust). Bei der bekannten Unterscheidung zwischen peripherer und zentraler Parese ist der Muskeltonus ein differentialdiagnostisches Zeichen. Während periphere Paresen immer schlaff sind, sind zentrale Paresen von der klinischen Phänomenologie her schlaff oder spastisch, ein Begriffspaar, das sich bei näherer Betrachtung der postapoplektischen (zentralen) Bewegungsstörung nicht als Alternative darstellt. Bei genauer Analyse finden sich nämlich beim einzelnen Patienten und bei einzelnen Muskeln Mischzustände zwischen vermindertem (schlaffem) und erhöhtem (spastischem) Muskeltonus, und die Aussage, die primär schlaffe Parese ginge generell in eine „Spastik" über, suggeriert eine falsche Dichotomie.

Bei der Analyse der postapoplektischen Bewegungsstörungen sollte der Begriff Selektivität im Mittelpunkt stehen. Selektiv bedeutet, daß entsprechend den funktionellen Anforderungen die geeigneten (agonistischen) motorischen Einheiten/Muskelfasern genügend schnell und kraftvoll, also im zeitlich und örtlich richtigen Muster, rekrutiert werden, wobei gleichzeitig die antagonistischen Muskelabschnitte gehemmt werden. Kraftverlust (= zu geringer Tonus bei Bewegungen) bedeutet immer, daß zu wenig motorische Einheiten aktiviert werden, Spastik bedeutet letztlich, daß die aktivierbaren motorischen Einheiten in zeitlich und örtlich falschem Muster aktiviert werden. Klinisch leitend sind verzögerte Lösung eines Muskeltonus und fehlende reziproke Hemmung (= unphysiologische Kokontraktion). So schließen sich Muskelschwäche (zu wenig aktive motorische Einheiten) und spastische Tonusveränderung (funktionell falsch rekrutierte motorische Einheiten) im einzelnen Muskel nicht generell aus, sondern überlagern sich. Auf die Pathophysiologie der Spastik kann hier nicht näher eingegangen werden.

Bei der postapoplektischen Bewegungsstörung ist die Selektivität prüfbar als Bewegungsmöglichkeit gegen das spastische Muster, z. B. durch Aufforderung zur willkürlichen Beugung im Hüftgelenk mit gleichzeitiger Streckung im Kniegelenk, oder bei einem Beugemuster am Arm durch aktive Streckung im Ellbogen bei gleichzeitiger Dorsalflexion im Handgelenk in Außenrotation. Andere Prüfmöglichkeiten sind Diadochokinese, quantifizierbar am „tapping" von Hand oder Fuß (maximal schnelles Aufklopfen mit der Hand bei aufgelegtem Handgelenk oder Klopfen mit dem Fuß bei aufgesetzter Ferse als Stützpunkt).

Spastik wird definiert als „motorische Störung charakterisiert durch einen geschwindigkeitsabhängigen Anstieg des tonischen Dehnungsreflexes mit gesteigerten Sehnenreflexen" (nach Lance 1980) und wird klinisch festgestellt als geschwindigkeitsabhängiger, elastischer Widerstand eines Muskels gegen passive Dehnung. In der wissenschaftlichen Diskussion mehr als in der klinischen Praxis wurde die Spastik immer als Teilelement eines „supramotoneuronalen Syndroms" („upper motor neuron syndrome") gesehen, mit spastischen Zeichen im engeren Sinne als Plussymptome (pathologische Tonuserhöhungen, pathologische Reflexe) und Minussymptomen wie Verlust von Kraft und Geschicklichkeit. Nach allgemeinem neurophysiologischen Wissensstand kommt es nur dann zu spastischen Zeichen, wenn neben der Pyramidenbahn auch extrapyramidale Bahnen betroffen sind. Ein isolierter Befall der Pyramidenbahn führt zu Kraftverlust mit Tonusminderung und Massenbewegungen.

Frau Bobath gebührt der Verdienst, ein heute weit verbreitetes Konzept zur Behandlung hemiparetischer Patienten entwickelt zu haben. Ihre Tätigkeit führte zur breiten Kenntnisnahme, daß die spastischen Phänomene im klinischen Alltag als stereotype Bewegungsmuster (Synergien) auftreten unter Verlust der selektiven Bewegungsmöglichkeiten, und durch Lagerung und therapeutische Maßnahmen beeinflußt werden können. In der Rezeption des Bobath-Konzepts wird sehr stark die Spastikhemmung und -verhinderung betont, die Bahnung von Tonus zur Behandlung hypotoner Muskelabschnitte demgegenüber weniger stark. Meier-Baumgartner als Pionier des Bobath-Konzepts in der Geriatrie hat darauf hingewiesen, daß beim Hemiplegiesyndrom Muskelschwäche und Spastik gleichzeitig in verschiedenen Abschnitten des Bewegungsapparates bestehen und fordert deshalb, daß Anbahnung von Bewegungen und Spastikkontrolle gleichzeitig therapeutische Ziele sein müssen (Müller u. Meier-Baumgartner 1998). Im Hinblick auf die Endstrecke „Aktivierung eines passenden Alphamotoneuronenpools" müßten Tonussteigerung und Tonussenkung beim einzelnen Patienten in unterschiedlichen Muskelbereichen differenziert erreicht werden, oft wohl eher ein theoretisches Postulat. Als realistischer Kompromiß könnte im Einzelfall unterschieden werden, welche der beiden Komponenten mehr Auswirkung auf eine Alltagsfunktion hat, und danach wäre die Priorisierung der Therapie festzulegen.

In der ärztlichen Diagnostik sollte also vermehrt zwischen den einzelnen Komponenten der zentralen Bewegungsstörung und ihren funktionellen Auswirkungen unterschieden werden (s. die folgende Übersicht).

> **Klinisch unterscheidbare Komponenten der zentralen Parese**
>
> - Kraftverlust als verminderter exzitatorischer Antrieb bei Willkürbewegungen;
> - spastische Tonuserhöhung
>   - lokal als geschwindigkeitsabhängiger elastischer Widerstand gegen passive Dehnung in definierten Körperpositionen,
>   - dynamisch-postural bei definierten aktiven Bewegungen und posturalen Anforderungen,
>   - Ausbreitung des spastischen Tonus als dysfunktionelle Mitinnervation von Antagonisten,
>   - verlangsamte Lösung eines erhöhten Muskeltonus;
> - Massenbewegung als Verlust selektiver Innervation/Auftreten von synergistischen Mustern;
> - Verlust an Feinmotorik (mit und ohne Spastik);
> - sensible Defizite mit Auswirkungen auf Sensomotorik (Lage- und Bewegungssinn);
> - ataktische Störungen der Bewegungsmetrik und -koordination;
> - posturale Störungen (= verminderte Haltungskontrolle).

Wenn zu schnell und zu ausschließlich von Spastik als üblicher motorischer Apoplexfolge gesprochen wird, werden die anderen Elemente der zentralen Parese zu wenig beachtet, und die Bedeutung der pathologischen Tonuserhöhung für die motorische Funktion wird überschätzt (O'Dwyer et al. 1996). Es gibt eine Reihe von Befunden, daß es in vielen Fällen nicht die pathologische Tonuserhöhung und auch nicht die pathologische Ausbreitung der Tonuserhöhung ist, die die motorische Funktion kritisch herabsetzt. Studien, die die unterschiedliche Wirkung von Kraftverlust und Tonuserhöhung auf motorische Funktionen untersucht haben, haben Kraftverlust und Spastik als unterschiedliche Merkmale nachgewiesen und gezeigt, daß der Kraftverlust stärker als die Tonuserhöhung mit der Funktionsminderung korreliert war (O'Dwyer et al. 1996; Young 1989; Pantano et al. 1995).

Untersuchungen des Zusammenhanges zwischen Kraftverlust, pathologischer Tonuserhöhung (Schädigungsebene) und Gehfähigkeit (Fähigkeitsstörung) bei Postapoplexpatienten haben ergeben, daß Defizite der Gehfähigkeit v.a. auf den Kraftverlust zurückzuführen waren. Die Autoren fordern, daß therapeutisch mehr Gewicht auf den Wiedererwerb von Kraft gelegt wird (de Quervain et al. 1996). Die Annahme, daß starke Kraftanstrengungen vermieden werden sollten, da sie zur dauerhaften Spastikerhöhung führten, ist wissenschaftlich nicht belegt und darf nicht dazu führen, daß Patientenaktivitäten reduziert werden und der auch bei Apoplexpatienten notwendige Kraftaufbau vernachlässigt wird.

Wenn Agonisten und Antagonisten gleichzeitig angespannt werden, ist Kraft in der klinischen Prüfung das Nettoergebnis aus ihren gegenläufigen Wirkungen. Dies ist bei einigen Patienten mit starker Spastik festzustellen, da die Störung der reziproken Hemmung des Antagonisten ein Merkmal der Spastik ist. Es tritt aber seltener auf, als allgemein angenommen wird. Experimentelle Messungen mit hemiparetischen Patienten haben ergeben, daß es gewöhnlich die verminderten Kräfte der betroffenen Muskeln selbst und nicht antagonistische Aktivitäten sind, die das Drehmoment als entscheidende physikalische Größe vermindern (Davies et al. 1996). Die Annahme, daß durch regelmäßige starke Kraftentwicklung mit Irradiation der Muskelaktivierung auf antagonistische oder nicht funktionell erforderliche Muskeln die Spastik auf Dauer (!) verstärkt wird, dient als Begründung, spastikkontrollierende Therapien mit dem Ziel einer dauerhaften Spastikminderung in den Vordergrund zu stellen. Es ist klinisch zu beobachten, daß durch therapeutische Manipulationen oder Lagerung aktuell die Spastik geringer werden kann und dadurch vermehrt selektive Bewegungsmöglichkeiten auftauchen, die durch die Spastik gleichsam verdeckt waren. Unklar ist, ob dieser Effekt anhält.

Im Gegensatz zur üblichen Annahme haben experimentelle Untersuchungen gezeigt, daß es möglich ist, bei hemiparetischen Patienten durch gezieltes Krafttraining (Radfahren im Ergometer) die Kraft im paretischen Bein zu verbessern, ohne daß die spastischen Tonusveränderungen aktuell oder chronisch zunahmen (Brown u. Kautz 1998). Diese Befunde zwingen dazu, von dem Dogma abzugehen, Krafttraining verschlechtere immer (!) die physiologischen und funktionellen motorischen Möglichkeiten.

Wenn in therapeutischen Teams also „beschlossen" wird, „kompensierende" Bewegungen zu unterbinden („Der Patient darf noch nicht alleine gehen, er kompensiert zu stark"), um eine (dauerhafte) Spastik zu vermeiden, ist die zugrundeliegende Annahme wissenschaftlich ungeklärt und behindert u.U. den Aufbau und die Anbahnung kräftigender Bewegungen. Die in der Monographie von B. Bobath (1985) oft wiederholte Behauptung, es sei nicht die Kraftminderung, sondern die pathologische Tonussteigerung, die das eigentliche funktionelle Problem bei erwachsenen Hemiplegikern darstelle, muß in dieser Betonung als einseitig zurückgewiesen werden.

Die Anbahnung von Bewegungen in paretischen Muskeln wird als Fazilitation bezeichnet. Die krankengymnastischen Schulen unterscheiden sich deutlich in den Annahmen über und der Anwendung von Fazilitationstechniken. Hummelsheim (1996a) hat die experimentellen Ergebnisse zu verschiedenen Fazilitationstechniken zusammengestellt und weist darauf hin, daß von schweren Paresen abgesehen die willentliche Bemühung des Patienten um Aktivierung des paretischen Muskels die wirksamste Fazilitation ist. Neuere Ansätze fordern eine stärkere Berücksichtigung neurobiologischer Erkenntnisse zum motorischen Lernen und der motorischen Kontrolle und setzen auf aufgabenorientierte Ansätze mit häufigen Wiederholungen. Eine überzeugende Darstellung dieser Thematik bietet die Gruppe um Gillen u. Burkhart (1998).

80.9.2
Lokomotion und untere Extremität

Am Anfang steht die übliche klinische Untersuchung. Sie sollte quantifizierende Befunde wie die Messung der Gelenkbeweglichkeit mit der Neutral-0-Methode und die Messung der Kraft nach dem 5er Schema des Medical Research Council enthalten (MRC-Grad). Das Funktionsassessment sollte 2 Ansätze berücksichtigen:

- eine nachvollziehbare quantifizierende Funktionsdiagnostik getrennt nach Impairment- und Disability-Ebene und
- die pathophysiologische Verbindung zwischen den Ebenen.

Daraus ergibt sich die Deutung und Priorisierung der Befunde für die Therapieplanung. Für den ersten Ansatz ist die gesamte Lokomotion (= kontrollierte Veränderung der Körperposition im Raum) in ihren verschiedenen Stufen zu quantifizieren, für das 2. Ziel sind Organdefizite wie das individuelle Profil der zentralen Parese (vgl. Übersicht oben) zu erfassen und in ihrer Bedeutung für die Lokomotion zu bewerten.

Die in Tabelle 80-10 dargestellte Lokomotionsskala ist eine hierarchisch gegliederte Erfassung der Lokomotion. Sie unterscheidet alltagsrelevante Stufen der Lokomotion in ansteigendem Schwierigkeitsgrad und ermöglicht, die Grenze zwischen Können und Nicht-mehr-Können zu erfassen, an der sich Therapie und Fortschritt abspielen. Nach den Ergebnissen von 2 multizentrischen Studien haben die aufgeführten Leistungen einen nach unten stufenweise zunehmenden Schwierigkeitsgrad und können im Regelfall in aufsteigender Reihenfolge nicht mehr bewältigt werden (Sozialministerium Baden-Württemberg 1996). Je nach dem Grad der funktionellen Einschränkung sind unterschiedliche Meßverfahren anzuwenden, um den sensiblen Meßbereich gerade an die Leistungsgrenze zu legen. Wenn ein Patient weit davon entfernt ist, stehen oder gehen zu können, werden Meßverfahren für „tiefere" Lokomotionsleistungen benötigt. Es ergeben sich klinisch 3 motorische Leistungskorridore:

- Mobilität im Liegen und Sitzen,
- Transfer aus dem Sitzen und
- selbständige Gehfähigkeit.

Für die Beurteilung der Bewegungsfähigkeit im Liegen gibt es mit dem Rumpf-Kontroll-Test („trunk controll test"/TCT; Franchignoni et al. 1997) ein sensibles, reliables und valides Meßverfahren, das außerdem Anhaltspunkte zur Prognose gibt. Beurteilt werden 4 axiale Bewegungen aus dem Liegen (s. die folgende Übersicht) in jeweils 3 Graduierungsstufen:

Tabelle 80-10. Modifizierte Lokomotionsskala GERASS 95. (Runge u. Wahl 1996; Sozialministerium Baden-Württemberg 1996; Schweizer u. Brandt 1997)

	% Patienten, die bei der Leistung initial keine Hilfe benötigten	
	GERASS 95	Modellversuch ambulante Geriatrische Rehabilitation
1. Frei sitzen	90,5	91,2
2. Stehen mit Festhalten	76,2	83,6
3. Sich aufsetzen aus dem Liegen	66,2	78,0
4. Frei stehen	54,5	70,4
5. Aufstehen und frei stehen	56,5	67,9
6. Transfer aus Sitzen	52,8	62,3
7. Aufstehen, 3 m gehen, umdrehen, hinsetzen	45,2	59,1
8. 50 m gehen	36,7	52,2
9. Treppen steigen (ca. 17 Stufen)	18,8	39,0
10. 2 km außerhalb zu Fuß sicher gehen	6,7	14,5

ad 1) Frei sitzen: Ohne Anlehnen, leichte Rumpfauslenkungen aus der Ruheposition können kontrolliert werden, z. B. ist es möglich, einen Gegenstand zu erreichen, der sich leicht außerhalb der direkten Reichweite befindet.
ad 3) Aufsetzen aus dem Liegen im Bett: Bettbügel/Aufrichthilfe erlaubt.
ad 5) Aufstehen: Aus einem Stuhl üblicher Höhe mit Armlehnen, Armeinsatz erlaubt.
ad 6) Transfer: Stuhl (mit Armlehnen) in (Roll-)Stuhl.
ad 7) Up-and-go-Test.
ad 8) Ebener Boden innerhalb eines Gebäudes.
ad 9) 1 Stockwerk, ca. 17 Stufen üblicher Höhe.
ad 10) Übliches Umfeld ohne besondere Hindernisse.

frei sitzen, auf die betroffene (schwächere) und die gesunde (stärkere) Seite rollen, sich aus dem Liegen aufsetzen. Die Skala hat eine klare Anordnung ansteigender Schwierigkeit. Sitzbalance ist die am wenigsten schwierige Leistungstufe, d.h. wird von der relativ größten Zahl beherrscht bzw. zuerst zurückgewonnen, gefolgt vom Umdrehen auf die schwächere Seite, dann Umdrehen auf die stärkere Seite, zuletzt Aufsetzen aus dem Liegen (vgl. auch Tabelle 80-10).

Rumpf-Kontroll-Test. (Nach Franchignoni et al. 1997)

T1 sich aus Rückenlage auf die schwache Seite rollen,
T2 sich aus Rückenlage auf die starke Seite rollen,
T3 sich aufsetzen aus der Rückenlage,
T4 30 s auf der Bettkante sitzen, Füße ohne Bodenkontakt.

Kodierung:

0 Punkte   Bewegung kann ohne Hilfe nicht ausgeführt werden,
12 Punkte Bewegung kann auf unübliche Weise allein ausgeführt werden,
25 Punkte Bewegung kann in normaler Weise ausgeführt werden.

Der Summenscore ergibt sich als Addition der 4 Einzelleistungen.

Die Rumpfmotorik verdient nicht nur im Zusammenhang mit der Lokomotion höchste Aufmerksamkeit. Auch beim Sprechen, Atmen, Greifen und Trinken ist die Verfügbarkeit selektiver Rumpffunktionen von großer Wichtigkeit. Die Rumpffunktionen entscheiden auch über die Fähigkeit, die Sitzposition zu verändern. Dies ist wichtig, um Schmerzen und Dekubitalgeschwüre zu vermeiden.

Im nächsten Leistungskorridor muß die Fähigkeit zum Transfer aus dem Sitzen beurteilt werden. Das entsprechende Item des Barthel-Index hat einen Nachteil: Die Kodierungsvorschriften verlangen, daß ein Patient in der Lage sein muß, sich allein aus dem Liegen zum Sitzen aufzurichten, um 5 von 15 möglichen Punkten zu bekommen (Mahoney u. Barthel 1965). Dies entspricht gerade in der Apoplexrehabilitation nicht der physiologischen Hierarchie (s. oben). Die von Runge u. Rehfeld (1995) entwickelte Esslinger Skalierung (Tabelle 80-11) weist diesen Nachteil nicht auf. Nach Interraterschulung sind beim Transfer aus dem Sitzen 80% Übereinstimmungen bei der Einstufung unselektierter geriatrischer Rehabilitationspatienten erreichbar (eigene unveröffentlichte Daten).

Um die Gehfähigkeit bzw. ihre Defizite zu kodieren, ist der Up-and-go-Test eine brauchbare erste Annäherung (Podsiadlo u. Richardson 1991). Der Tinetti-Test (Tinetti et al. 1986) ist ebenfalls zur Beurteilung der Lokomotion geeignet, er wird allerdings auch von der Arbeitsgruppe um Tinetti in neueren Untersuchungen zur Gehfähigkeit und Sturzhäufigkeit nicht mehr in der ursprünglichen Form eingesetzt.

Statt eines Summenscores aus verschiedenen lokomotorischen Manövern wie beim Tinetti-Test wurden Untersuchungsverfahren zu einzelnen motorischen Leistungen in prospektiven Untersuchungen auf ihre Bedeutung für Sturzgefahr und Lokomotion geprüft. Vielfach bewährt (und auch von Tinetti und Mitarbeitern eingesetzt) sind der Aufstehtest („chair rising", „chair stand ups") und die Balanceprüfung mit Romberg-, Semitandem- und Tandemstand. Unverzichtbar bei jeder Lokomotionsprüfung ist die Messung der frei gewählten Gehgeschwindigkeit, da viele klinisch zu beurteilende Gangparameter von der Gehgeschwindigkeit abhängen. Eine detaillierte Ganganalyse gehört zur Beurteilung gehfähiger Postapoplexpatienten und kann hier nicht in der nötigen Ausführlichkeit dargestellt werden (s. bei Hesse 1994 oder Runge 1998).

Tabelle 80-11. Esslinger Skalierung am Beispiel des Transfers aus dem Sitzen

Hilfestufe	Graduierung: Umsetzen …	Erläuterungen
H0	Ohne personelle Hilfe	Bei selbständigem Umsetzen mit unmittelbarer Sturzgefahr = H1. Wenn Anweisung/Überwachung erforderlich ist = H1
H1	Mit spontaner Laienhilfe	Bezugspunkt ist ein durchschnittlicher Erwachsener ohne besondere Schulung. Wenn offenkundige Probleme sichtbar werden (Gefahr, Schmerz), ist höher einzustufen
H2	Mit geschulter Laienhilfe	Durchschnittlich geschickter Erwachsener nach ca. 2mal je $^1\!/_2$ h Schulungszeit
H3	Mit einem Helfer professionellen Standards	Fähigkeitsniveau einer ausgebildeten Kranken- oder Altenpflegekraft oder Therapeut. Auch ein Nicht-Profi kann bei einzelnen Handlungen professionellen Standard erreichen
H4	Mit mehr als einem Helfer professionellen Standards	Ein Helfer, der üblichen professionellen Standard erreicht, ist nicht ausreichend, um den Patienten schmerzlos oder gefahrlos (auch für den Helfer gefahrlos!) umzusetzen. Ein 2. Helfer oder ein technisches Gerät (Lifter, Rutschbrett, Drehbrett) sind nötig

Bei starken Tagesschwankungen wird dies vermerkt (z.B. „fluktuierend"), üblicherweise wird die jeweils schlechtere Einstufung gewählt, wenn diese nicht die klare Ausnahme ist.
Bei Apoplexpatienten wird Kompensation zugelassen, wenn der Patient von sich aus so vorgeht.

Tabelle 80-12. Guralnik-Funktionsuntersuchungen der unteren Extremitäten. (Nach Guralnik et al. 1995)

Untersuchung	Durchführung	Kommentar	Normwerte
Frei gewählte Gehgeschwindigkeit	Optimale Licht und Bodenverhältnisse, m/s	Basisuntersuchung jeder Ganganalyse	Quartilen der Guralnik-Normalpersonen (m/s): 4. Quartile ≤0,42, 3. Quartile 0,59–0,43, 2. Quartile 0,76–0,6, 1. Quartile ≥0,77
Aufstehtest	5mal so schnell wie möglich ohne Armeinsatz aus einem Stuhl üblicher Höhe aufstehen, Messung in Sekunden	Bei klinisch unauffälliger Koordination Ausdruck von muskulärer Leistung der unteren Extremitäten	Quartilen der Guralnik-Normalpersonen: 1. Quartile ≤11,1 s, 2. Quartile 11,2–13,6 s, 3. Quartile 13,7–16,6 s, 4. Quartile ≥16,7 s
1. Romberg-, 2. Semitandem-, 3. Tandemstand	1. Füße eng nebeneinander, 2. dann einen Fuß auf gerader Linie um genau eine Fußlänge vorschieben, 3. zuletzt Füße auf Kontakt direkt in einer Linie hintereinander. Messung in Sekunden bis maximal 10 je Position (= zusammen 30 s)	Balance im Stehen hoch korreliert und relevant auch für Balanceleistung beim Gehen	Von 155 lokomotorisch unauffälligen Probanden des PISA-Projektes (60–90 Jahre) erreichten 91% die Maximalleistung von 30 s, nur 2 Probanden erreichten nicht ≥20 s, d.h. nicht den kompletten Semitandemstand

In einer bemerkenswerten Studie haben Guralnik und Mitarbeiter (1995) untersucht, wie sich die zukünftige Mobilität und Selbständigkeit in Abhängigkeit von motorisch-funktionellen Leistungen der unteren Extremitäten entwickeln. Sie haben mit Hilfe von 3 Untersuchungsverfahren (Tabelle 80-12) einen Summenscore entwickelt, dessen Ergebnisse eine eindeutige Korrelation mit der zukünftigen Lokomotion, Mortalität und Pflegebedürftigkeit aufwiesen. Diese Verfahren gestatten eine differenzierende Aussage über Kraft und Balance als lokomotorische Einzelkomponenten und ermöglichen dadurch eine bessere Therapieplanung (Runge 1998). Entsprechende Gelenkbeweglichkeit und koordinative Fähigkeiten, sich in eine entsprechende Ausgangsposition zu bringen, vorausgesetzt, ist die Unfähigkeit, ohne Armeinsatz aus einem Stuhl üblicher Höhe aufzustehen, Hinweis auf eine Kraftminderung im Bereich von Rumpf und proximalen Beinen. Gerade die Kraft in diesem Bereich ist von zentraler Bedeutung für die Lokomotion.

Die aufgeführten Untersuchungen ergeben ein umfassendes quantitatives Bild der Lokomotion und lassen erste Hypothesen über den Anteil einzelner Mobilitätskomponenten zu, um daran die Therapie auszurichten. Für eine exakte Ganganalyse sollte ein international etabliertes System herangezogen werden, z.B. nach Perry und Mitarbeitern (Rancho Los Amigos Medical Center 1993; Perry 1992). Die Gangbildveränderungen sind auf die einzelnen Defizite der neuromuskulären Kontrolle zu beziehen. Überwiegt z.B. ein Kraftdefizit, kommt es beim Versuch der Gewichtübernahme bei Hüftschwäche zum Vornüberfallen des Rumpfes, bei Knieschwäche zum Einknicken oder Durchschlagen des Knies. Abduktorenschwäche führt zum Trendelenburg-Zeichen mit Hinunterfallen der kontralateralen Hüfte in der Standbeinphase des betroffenen Beins. Bei spastischer Extensorensynergie entsteht das Wernicke-Mann-Gangbild mit gestreckter Hüfte, gestrecktem Knie und invertiertem plantarflektiertem Fuß, der halbkreisförmig in einem Bogen nach außen vorn geführt und nicht abgerollt wird. Entsteht aus schlecht verstandenen Gründen eine Flexorensynergie im Bein, ist Gehen nicht möglich. Insgesamt ist das Gangbild natürlich asymmetrisch und oft diskontinuierlich, d.h. die aufeinanderfolgenden Einzelschritte („steps") unterscheiden sich mehr als die physiologischen 4% in ihren zeitlichen und örtlichen Parametern. Entgegen einer oberflächlichen Ähnlichkeit sind die therapierelevanten Störungen des Gehens bei Postapoplexpatienten vielfältig.

80.9.3
Motorik der oberen Extremität

Die zentrale Parese der oberen Extremitäten wird auf Impairment-Ebene mit derselben Systematik untersucht wie an den unteren. An den Armen sind die Paresen häufiger schlaff, und das häufigste spastische Muster ist die Flexorensynergie. Die proximale Motorik ist oft in anderer Weise betroffen als die distale von Hand und Fingern. Stellung des Schulterblatts, der skapulohumorale Rhythmus bei Abduktion (Davies 1991) und eine mögliche Subluxation sind im

Seitenvergleich zu beurteilen. Die häufige Subluxation ist am tieferstehenden Humeruskopf und an der tastbaren Lücke zwischen Acromion und Humeruskopf festzustellen (nicht im Liegen!), als orientierende Untersuchung ist der Nacken- oder Schürzengriff geeignet. MRC-Kraftgrade und die aktive und passive Gelenkbeweglichkeit nach der Neutral-0-Methode gehören zum Standard.

Es ist zu beachten, daß die Abduktion physiologischerweise durch Innenrotation gebremst wird. Zur Quantifizierung der Selektivität ist der Tapping-Test (Diadochokinese mit aufgestütztem Handgelenk, s. oben) geeignet. Die Untersuchungen von Heller et al. (1987) zeigen, daß mit einer Messung der Handkraft die früheste Restitution der Motorik zu erkennen ist, und der Nine Hole Peg-Test auch in höheren Funktionsbereichen noch sensibel Verbesserungen anzeigt. Klinische Beurteilung basaler Alltagsfunktionen (Getränk zum Mund führen) dürfen nicht fehlen.

Meist wird davon ausgegangen, daß nur in einem geringen Prozentsatz eine alltagstaugliche Arm-Hand-Funktion erreicht wird, wenn die Parese nach einem Monat noch stark ausgeprägt ist. In diesen Fällen ist es ein mögliches Therapieziel, Minimalbewegungen zur Verbesserung der trophischen Situation zu erreichen. In der Kopenhagener Schlaganfallstudie war bei mehr als der Hälfte der Überlebenden mit schwerer Armparese keine brauchbare Funktion der betroffenen Seite zu erreichen. Dies belegt die Notwendigkeit kompensatorischer Techniken (Nakayama et al. 1994).

Ein schmerzhaftes Schulter-Arm-(Hand-)Syndrom ist eine häufige und funktionell folgenschwere Begleiterscheinung. 3 verschiedene Zustandbilder sind im Bereich der Schulter zu differenzieren:

- eine Subluxation,
- eine schmerzhafte Schulter durch Affektion der bindegewebigen Gelenkstrukturen und
- eine sympathische Reflexdystrophie (Algodystrophie, früher Morbus Sudeck).

Mischbilder kommen vor; andererseits sind in systematischen Untersuchungen diese 3 Zustände nicht hoch miteinander korreliert. Ihre Differenzierung ist nötig wegen der unterschiedlichen therapeutischen Konsequenzen. Hinweis auf eine algodystrophische Genese sind vegetative Zeichen wie Ödem, Temperaturveränderungen, Verfärbungen, Veränderungen der Schweißsekretion und Hyperästhesien. Arthroskopische und bioptische Untersuchungen finden in vielen Fällen Adhäsionen als Hinweis auf entzündliche Lokalreaktionen und Traumafolgen wie bei der schmerzhaften Schulter außerhalb des Apoplex. Für eine bindegewebige Genese bei einem Großteil der Patienten spricht auch der Befund, daß allein dadurch, daß das Phänomen in den Blickpunkt des Teams gerückt wird, seine Häufigkeit stark zurückgeht (Braus et al. 1994). Das spricht deutlich für eine Genese durch Traumatisierung, die vom Patienten selbst durch unangemessenes Handling oder von den Pflegenden ausgeht. Es sind sicher auch schwerkraftbedingte Mikrotraumatisierungen möglich, da die Gelenkstabilität der Schulter im wesentlichen durch die muskuläre Kontrolle gegeben ist, die bei schlaffer Schultermuskulatur ja wegfällt. Verschiedene Schlingenapplikationen haben sich nicht bewährt, sie sind wegen der Fixierung der Schulter im Beugemuster auch theoretisch wenig überzeugend.

Wichtig ist, den Patienten und allen Pflegenden den Umgang mit dem paretischen Arm zu lehren. Eine angemessene Plazierung des Arms im Liegen und Sitzen durch Kissen oder Rollstuhltisch sind wirkungsvolle Maßnahmen. Passive Bewegungsübungen („Durchbewegen") sind gerade bei Patienten mit verringerter Sensibilität oder eingeschränkter Kooperation äußerst vorsichtig und höchstens bis maximal 90 Grad erlaubt.

80.9.4
Kau-, Schluck- und Eßstörungen

Die motorischen Funktionsstörungen im Mund- und Rachenbereich sind durch Aspiration eine lebensbedrohliche Gefahrenquelle. Sie führen zu Trink- und Eßstörungen und begünstigen damit Malnutrition und Dehydratation. Dysphagien kommt in der Akutphase bei 25–42% der Patienten vor, ungefähr $1/3$ dieser Patienten aspiriert Nahrung oder Flüssigkeit, und in 40% besteht die Aspiration ohne subjektive Symptome wie Husten oder Dyspnoe (Collins u. Bakheit 1997). Allerdings kommt es zu einer häufigen und oft schnellen Restitution bei der Mehrzahl der Patienten.

Diagnostisch ist neben der Untersuchung der Hirnnerven die Beurteilung des Trinkvorgangs von hinreichender Aussagekraft. Beobachtungen des Alltagsverhaltens (Husten, Verschlucken) gehören zu den diagnostischen Aufgaben auch des Pflegepersonals. Technische Spezialuntersuchungen sind noch nicht weit verbreitet, geben aber wichtige pathophysiologische Hinweise.

Die Parese der Hirnnerven ist auch vom sozialen Effekt her ein wesentliches Handicap mit Auswirkungen auf das Selbstwertgefühl. Auch wenn keine Aspirationsgefahr besteht, kann durch Störungen der Mundmotorik gerade beim Essen eine Situation entstehen, die bei Anwesenden zu Ekelgefühlen und Ablehnung führt. Allfällige stomatologische Probleme und ausgeprägte HWS-Syndrome verstärken die Eßstörungen. Eine faziorale Therapie und die rehabilitative Pflege beim Essen gehört deshalb zur Apoplexrehabilitation. Die faziorale Inspektion nach dem Essen gehört zum Standard.

80.9.5
Sprech- und Sprachstörungen

Der Schlaganfall ist die häufigste Ursache für Kommunikationsstörungen bei Erwachsenen (Mulley 1992), und der Verlust der Sprache wirkt sich auf die seelische Verfassung und Lebensqualität verheerend aus. Bei Störungen der sprachlichen Kommunikation ist zwischen Aphasie, Dysarthrie und apraktischen Sprechstörungen zu unterscheiden. Aphasie wird definiert als Störung oder Verlust der Fähigkeit, Gedanken in Symbolen, Grammatik und Syntax der normalen Sprache auszudrücken. Akustisch und visuell präsentierte Kodierungssysteme werden nicht richtig verstanden oder nicht richtig ausgedrückt. Aphasien sind multimodal, d. h. die unterschiedlichen Formen im Gebrauch von Sprache – z. B. Nachsprechen, Benennen, Schreiben – sind alle, aber nicht unbedingt in gleichem Schweregrad befallen. Aphasiker befolgen Regeln der Kommunikation (z. B. Sprecherwechsel).

Dysarthrien sind Artikulationsstörungen durch gestörte neuromuskuläre Kontrolle der Sprechwerkzeuge (Sprechmuskeln). Sprechapraxien sind apraktische Störungen in der Sequenz und Planung der Artikulation. Bei Dysarthrien oder Sprechapraxien ist also das Sprachverständnis nicht gestört.

In Deutschland ist der Aachener-Aphasie-Test das Standardinstrument, mit dem die verschiedenen aphasischen Störungsmuster differenziert werden. Bekannterweise sind die Sprachfunktionen in hohem Maße in der dominanten linken Hemisphäre lateralisiert, und Aphasien kommen dementsprechend meist bei peripher rechtsseitig Betroffenen vor. Man kann davon ausgehen, daß bei ca. $1/5$ der Apoplexpatienten anhaltende aphasische Störungen bestehen. Der initiale Beeinträchtigungsgrad ist die beste Prädiktorvariable. Wie bereits erwähnt, bestehen gerade bei aphasischen Störungen höhere Korrelationen zwischen dem räumlichen Ausmaß der Hirnstrukturschädigung und der Restitution. Für die Therapieplanung, den Umgang mit den Patienten und die Instruktion der Angehörigen ist eine logopädische Diagnostik und Therapie unverzichtbar. Das Thema wird in der Lehrbuchliteratur ausführlich dargestellt (z. B. Denzler 1994).

Angehörige überschätzen meist das Ausmaß des Sprachverständnisses, da viele Aphasiker ihr erhaltenes Situationsverständnis kompensierend in der Kommunikation einsetzen und sich viele Laien, aber auch viele professionelle Helfer nicht klar machen, wieviel Informationen gerade in der strukturierten Arzt- oder Krankenhausumgebung im situativen Arrangement enthalten sind. Für eine orientierende klinische Prüfung ist zu beachten, daß das Sprachverständnis ohne situative, mimische und gestische Hinweise und nicht nur auf der Wortebene geprüft werden sollte. Wie bei allen Behinderungen ist es sinnvoll, die Ebenen verschiedener struktureller Komplexität zu beachten.

Je nach Persönlichkeitsstruktur wirkt sich eine bestimmte Sprachstörung sehr unterschiedlich aus. Bei einem empfindlichen Menschen mit hohem Anspruch an das eigene Leistungsvermögen können schon geringe Sprach- oder Sprechstörungen zu einer gravierenden Reduktion des Sprechverhaltens und zu sozialem Rückzug führen.

80.9.6
Störungen von Sensibilität und Wahrnehmung sowie neuropsychologische Störungen

Hier ist mit Sensibilität die primäre Wahrnehmung der Sinnesreize gemeint (sensorischer und sensibler Input), mit Wahrnehmung das Verstehen der Sinneseindrücke. Sensibilitätsstörungen sind häufig, funktionell bedeutsam für Motorik und Alltagsfunktionen, werden aber in Diagnostik und Therapie oft weniger stark beachtet. Das ist verständlich, da Sensibilitätsprüfungen bei funktionell schwer Betroffenen oder Aphasikern schwer durchführbar sind und therapeutische Optionen weitgehend fehlen. Ihre Beurteilung gehört aber zu einem umfassenden klinischen Bild. Für die Motorik ist besonders der Bewegungs- und Lagesinn ausschlaggebend, Defizite in diesem Bereich erschweren motorisches Lernen und verlangen Adaptationen der Therapie.

Eine häufige Sehstörung ist die Hemianopsie, ein halbseitiger Ausfall des Gesichtsfeldes (Mulley 1992: bei $2/3$ der hemisphärischen Apoplexe). Mindestens die Fingerperimetrie gehört zur Standarddiagnostik. Die funktionellen Auswirkungen sind meist erstaunlich gering, da die Makularegion oft ausgespart ist und die Patienten spontan lernen, durch Veränderung der visuellen Exploration die Begrenzung des Gesichtsfeldes zu kompensieren. Ist die visuelle Exploration gestört, liegt meist ein Hemineglect vor, oft gleichzeitig mit einer Hemianopsie. Hier sind ebenfalls günstige Verläufe häufig, die aber durch therapeutische Verfahren signifikant gefördert werden können (s. unten).

Bei Störungen der Okulomotorik, oft bei Hirnstammbefall, kommt es zu Doppelbildern und Schwindel, die oft spontan restituieren und z. T. das Abdecken (Milchglas oder Folie) eines Auges erfordern. Komplexere Störungen der visuellen Wahrnehmung verlangen eine spezifische neuropsychologische Diagnostik.

Wie oben durch eigene Daten belegt, haben neuropsychologische Störungen gravierende Auswirkungen auf die lokomotorische und funktionelle

Restitution. Ihre Diagnostik ist nicht so standardisiert wie die der Aphasien, gehört aber unverzichtbar zur Rehabilitation und Langzeitbehandlung. Gerade für den Hemineglect liegen Befunde vor, die auf die Wirksamkeit rehabilitativer Therapien hinweisen. Sie müssen in der Langzeitbehandlung auch deshalb bekannt sein, um Patienten und Angehörigen im Umgang mit ihnen zu unterweisen. Folgenschwere Mißverständnisse und Fehlverhalten sind sonst zu erwarten. Statistisch und funktionell besonders bedeutsam sind von den neuropsychologischen Störungen im engeren Sinne die Apraxien, der Hemineglect und räumlich-konstruktive Störungen.

Wegen der unterschiedlichen Auswirkung auf den Alltag sollte zwischen ideatorischer und ideomotorischer Apraxie differenziert werden. Kernpunkt der Apraxiediagnostik ist das Erkennen von Parapraxien, das sind Bewegungs- oder Handlungselemente, die nicht der funktionellen Reihenfolge entsprechen. Apraxien treten bei Schädigung der dominanten Hirnhälfte auf, manifestieren sich jedoch in beiden Körperhälften. Sie treten nur bei oder nach Aphasien auf, können aber dazu dissoziiert einen anderen Schweregrad oder zeitlichen Verlauf haben.

Ideomotorische Apraxien zeigen sich als Parapraxien bei der willentlichen Imitation oder Ausführung nach verbaler Aufforderung von sinnvollen oder sinnlosen Gesten, nicht aber bei automatisierten Bewegungen im Alltag. Die Patienten sind nicht in der Lage, einfache Bewegungen auf gestische oder verbale Aufforderung hin auszuführen, sondern machen Sequenzfehler, d.h. Fehler in der Auswahl oder sequentiellen Komposition von Bewegungen aus den einzelnen Bewegungselementen, ohne daß sensible oder motorische Defekte die Fehler erklären. Bewußt geplant gelingt also nicht, was automatisiert möglich ist.

Bei der ideatorischen Apraxie liegt der Fehler in der Auswahl und zeitlichen Anordnung von einzelnen Bewegungen in ihrer Komposition zu Handlungen im Umgang mit Objekten. Klinisch auffällig werden ideatorische Apraxien bei der Körperreinigung oder beim Essen. Nicht selten wird die Zahnbürste mit kämmenden Bewegungen zum Kopfe geführt, die Butter wird in die Tasse geschmiert. Ein Patient, der aus dem Kaffeekännchen trinkt, tut dies nicht selten als kompensierende Strategie, weil er mit der Reihenfolge der Bewegungen beim Umgang mit Kanne, Tasse und Getränk nicht mehr klarkommt. Dieses bizarre Verhalten wird von einer nichtinformierten Umgebung fälschlicherweise leicht mit einer völligen geistigen Verwirrung gleichgestellt. Sequenzfehler in der zeitlichen Anordnung von Bewegungselementen liegen auch bei der bukkofazialen Apraxie vor, bei der die Gesichts- und Mundmotorik in der beschriebenen Weise gestört ist, oder bei der Sprechapraxie, bei der die Planung der Muskelaktionen beim Sprechen nicht gelingt (irreguläre Fehler im Gegensatz zu gleichmäßigen Fehlern bei der Dysarthrie).

Der Hemineglect ist, sobald man das Prinzip kennt, am Seitenunterschied zu erkennen. Die Betroffenen reagieren nicht in gleicher Weise auf Reize aus dem betroffenen Halbfeld (Umwelt oder eigener Körper). Sie sehen nicht oder selten spontan nach links, hören nicht auf linksseitige Schallquellen, reagieren nicht oder spät auf Berührungen einer Körperhälfte. Der deutsche Ausdruck „Halbseitenvernachlässigung" sollte vermieden werden, weil er Mutwilligkeit suggeriert und vermuten läßt, der Patient brauche sich „eigentlich nur zu konzentrieren".

Die Patienten stoßen beim Gehen oder Rollstuhlfahren oft links an, essen die linke Tellerhälfte nicht leer. Bei den Beispielen war immer vom linken Halbfeld die Rede. Ein Hemineglect ist linksseitig nach rechtshirnigen Schädigungen häufiger und schwerer, er kommt jedoch auch im rechten Halbfeld vor. Die Hemineglectphänomene können sich mit Sensibilitätsstörungen überlagern, kommen aber auch ohne diese vor. Sie sind in mehreren Modalitäten festzustellen (sehen, hören, fühlen, Spontanbewegungen), können aber stark dissoziieren. Ihre Diagnostik gelingt durch genaue Beobachtung des Alltagsverhaltens. Verbreitet sind Papier- und Bleistifttestverfahren wie Ausstreichtests, Linienhalbierung oder Zeichenaufgaben (Vorlagen bei Runge u. Wahl 1996). Die derzeitige pathophysiologische Deutung faßt das Phänomen als halbseitige Störung des biologischen Aufmerksamkeitssystems auf.

Aufmerksamkeitsstörungen sind bei jedem Hirnschaden eine häufige Erscheinung. Beim Konstrukt Aufmerksamkeit im physiologischen Sinne können mehrere Komponenten unterschieden werden:

a) Fähigkeit, in Abhängigkeit von der aktuellen Aufgabe relevante von irrelevanten Reizen zu unterscheiden und vorwiegend auf relevante zu reagieren (selektive Aufmerksamkeit),
b) geteilte Aufmerksamkeit: Parallelverarbeitung mehrerer Aufmerksamkeitsquellen,
c) Fähigkeit, den Wachheitsgradgrad (Vigilanz) aufrechtzuhalten,
d) Fähigkeit, bei kontinuierlichen Aufgaben das Leistungsniveau aufrechtzuerhalten.

Klinisch zeigen sich Aufmerksamkeitsstörungen an erhöhter Ablenkbarkeit. Eine verminderte Aufmerksamkeitsspanne macht eine Rehabilitation schwieriger und langwieriger, aber nicht unmöglich. Außerdem zeigt die Aufmerksamkeit eine gute Spontanrestitution und kann durch eine anregende und gleichzeitig übersichtlich strukturierte Umgebung gefördert werden.

Räumlich-konstruktive Störungen (räumliche Orientierungsstörungen, visuokonstruktive Störungen) werden uneinheitlich definiert. Hier sollen sie verstanden werden als Störungen bei der Lösung konstruktiver bzw. visuospatialer Aufgaben. Dies sind im klinischen Test Aufgaben, bei denen eine Ganzheit (z. B. geometrische Figur) aus einzelnen Elementen zusammengesetzt werden soll oder die visuelle Verarbeitung räumlicher Reize ohne Manipulationen stattfindet. Man kann visuell-räumliche Wahrnehmungsleistungen (Erkennen von Größe, Winkel, Abstand; Raumoperationen = mentale Drehung oder Transformation von räumlichen Strukturen) von motorischen räumlich-konstruktiven Leistungen unterscheiden (manueller Umgang mit Objekten unter visueller Kontrolle). In der artefiziellen Ausdrucksweise der Definitionen wird nicht sehr deutlich, daß es sich um elementare Alltagsleistungen handelt, die eine wesentliche Rolle spielen, wenn wir ein Hemd oder Pullover anziehen – ein Vorgang, bei dem wir oben und unten, Größe und Winkel unterscheiden müssen (Näheres bei von Cramon et al. 1995). Die mancherorts noch „Ankleideapraxie" genannte Störung ist keine Apraxie (keine Sequenzstörung), sondern klinisches Erscheinungsbild räumlich-konstruktiver Störungen.

Es gibt Daten, nach denen räumlich-konstruktive Störungen bei rechtshirnigen parietalen Herden häufiger oder stärker sind; hier sind aber noch viele Fragen offen. Gängige Testverfahren sind einfache Puzzle (Mosaikaufgaben) oder das Kopieren und Spontanzeichnen von geometrischen Figuren (Rey-Osterrieth-Figur, oder Pentagone des Mini Mental State Examination). Es stehen auch EDV-Programme zur Verfügung (VS nach Marquardt u. Kerkhoff, München). Die Funktionsdiagnostik sollte den Bezug zwischen konstruktiv fordernden Alltagsaufgaben und der neuropsychologischen „Labor"-Diagnostik enthalten.

80.9.7
Demenz und affektive Störungen

So wie Intelligenz ein Sammelbegriff für eine Vielfalt verschiedener geistiger Leistungen ist, ist Demenz ein Begriff für eine Vielfalt unterschiedlicher Störungsmuster der kognitiven, affektiven und konativen (willensbezogenen) Leistungen. Apoplex und Demenz stehen in einem engen Zusammenhang. Apoplektische Ereignisse können zur (vaskulären) Demenz führen. In einer Studie aus Helsinki ergab sich bei 61,7% von 451 Patienten 3 Monate nach Apoplex irgendein kognitiver Leistungsabfall (Pohjasvaara et al. 1997b), die Frequenz betrug in der Altersgruppe 55–64 Jahre 45,7% und 74,1% in der Gruppe 75–85 Jahre. Nahezu 40% der betroffenen Patienten hatten bereits vor dem Apoplex eine kognitive Minderung. Die Frequenz der Demenz lag je nach verwendeten Kriterien zwischen 18,4 und und 25,5% (ICD-10 hier nicht berücksichtigt). In einer französischen Untersuchung wiesen $1/6$ der Schlaganfallpatienten bereits vor dem Apoplex eine Demenz auf (Henon et al. 1997), wobei offen bleiben mußte, ob es sich um eine mit Schlaganfall überzufällig assoziierte Bedingung handelt oder um die normale Demenzfrequenz der betroffenen Altersgruppe. Demenz ist häufiger bei rezidivierenden Schlaganfällen.

Mehrfach wurde auf die Notwendigkeit hingewiesen, deklaratives (explizites) und prozedurales (implizites) Gedächtnis zu unterscheiden. Ein summarisches Unterscheidungskriterium ist:

- die Inhalte des deklarativen Gedächtnisses (semantische und episodische Fakten) müssen und können explizit abgerufen werden,
- die Inhalte des prozeduralen Gedächtnisses stehen automatisch und ohne besonderen Abruf bei der Durchführung einer Tätigkeit zur Verfügung.

Offenkundig ist in Alltag und Rehabilitation das prozedurale Gedächtnis von überragender Bedeutung und muß unabhängig von deklarativen Leistungen beurteilt werden. In Ermangelung geeigneter Testverfahren ist der beste diagnostische Weg, das motorische und prozedurale Lernverhalten im Alltag zu beurteilen. Ein Patient, der lernt, die Rufglocke zu bedienen, oder die Situation des Blutdruckmessens oder Ähnliches wiederzuerkennen und darauf angemessener zu reagieren, belegt sein prozedurales Lernvermögen als Voraussetzung zur Rehabilitationsfähigkeit.

Depression und Angst sind affektive Schlaganfallfolgen mit Konsequenzen für Alltagsbewältigung, Rehabilitation und Lebensqualität. Depression ist assoziiert mit einem schlechteren funktionellem Ergebnis, wobei die Frage nach Ursache und Folge offen bleiben muß oder vielleicht auch individuell unterschiedlich ist. In der Finnstroke-Studie (Kotila et al. 1998) wurden nach 12 Monaten 42–55% der Patienten und 39–42% der Pflegenden als depressiv eingestuft, und die Frequenzen waren gegenüber einer ersten Untersuchung 3 Monate nach Ereignis nicht vermindert.

Durch vielfältige Apoplexfolgen ist die Bewertung der somatischen und psychischen Befunde erschwert. Vor allem liegt ja ein Ereignis mit so schwerwiegenden Folgen vor, daß Verluste und damit Trauerreaktionen unvermeidlich sind. Alle somatisch-vegetativen Zeichen der Depression (Schlafstörungen, Schwindel etc) könnten direkt vom Apoplex herrühren. Sprech- und Sprachstörungen erschweren die Kommunikation, und einen sozialen Rückzug der

Umgebung gilt es ebenfalls zu bedenken (als auslösend, erschwerend oder verlaufsbestimmend).

Die soziale Zuwendung, die mit einer interdisziplinären Rehabilitation verbunden ist, ist nicht nur bei gleichzeitigen funktionellen Erfolgen eine wirksame Therapie, zumal wenn psychotherapeutische Kompetenz und Aufmerksamkeit im Team herrscht. Auf die medikamentöse Option darf nicht verzichtet werden, auch wenn Nebenwirkungen bei diesem Klientel vielleicht häufiger und gefährlicher sind als in anderen Situationen.

Der postapoplektische Patient ist vielfältig bedroht, durch vorzeitigen Tod, Komplikationen, Rezidive, Verlust der Selbständigkeit und Einbußen an Lebensqualität. Die Patienten wissen und fürchten dies. Angst ist häufig und berechtigt, z.T. auch von pathologischer Intensität, Dauer und Resistenz. Die Erfahrung der Besserung stellt ein wirksames Gegengewicht dar. Ein pragmatisches, problemlösendes Herangehen in einem kontinuierlichen, stützenden Dialog mit Patient und Angehörigen ist die richtige Antwort. Unrealistische Befürchtungen müssen erkannt und ausgeräumt werden. Wenn Angst zur Immobilität und Aktivitätsminderung führt und sich im rehabilitativen Prozeß nicht löst, sind auch medikamentöse Maßnahmen zu bedenken.

In dieselbe Richtung wie Angst wirken auch ein Verlust des Selbstwertgefühls und Ekel vor den eigenen, unkontrollierbaren Körperfunktionen. Zu den psychologischen Folgen bei Patient und Angehörigen gehören auch unrealistische Hoffnungen auf plötzliche Heilungen oder technische und medizinische Möglichkeiten. Aus diesen Hoffnungen ergeben sich oft Ansprüche an Ärzte und Therapeuten, die bei ausbleibender Erfüllung der überzogenen Erwartungen als Schuldzuweisung auf die Behandelnden projiziert werden. Dies führt dazu, daß komplexe, oft heftige psychodynamische Prozesse gerade in der hoffnungsgeprägten Rehabilitationsphase die Situation prägen.

80.9.8
Instrumentelle Aktivitäten des täglichen Lebens und soziale Beeinträchtigungen

Die Ebene der Organstörungen und Alltagsfunktionen muß erweitert werden um die psychosozialen Folgen und Auswirkungen auf das gesamte Lebensumfeld. Hier besteht ein Nachholbedarf im medizinisch und alltagsfunktionell geprägten Assessement. Die Zusammenstellung eines Assessments richtet sich nach den Entscheidungen, die getroffen werden müssen, und sinnvollerweise dominieren in der Rehabilitation schwer gestörter Patienten Basisfunktionen. Aber Leben ist mehr als die Bewältigung der körperlichen Selbstversorgung, und die Funktionsdiagnostik muß sich auch auf die komplexeren Aktivitäten eines Menschen erstrecken. Das Instrument der IADL z.B. nach Lawton u. Brody (1969) ist brauchbar für den ersten Teil dieser Aufgabe und kann den Blick des Teams über die Basis-ADL hinauslenken. Auf der Handicap-Ebene sind die individuellen Lebensumstände schwerer zu standardisieren, die Vielfalt erscheint kaum überschaubar. Relvante Faktoren können aber auch ohne standardisierte Meßinstrumente in „freier Form" erfaßt werden. Standardisierungen und methodologisch geprüfte Diagnostikverfahren sind zwar unentbehrlich, Methodenfragen dürfen aber nicht endgültig bestimmen, was zu einer umfassenden Diagnostik gehört. Die klinische Beurteilung und die persönliche, frei formulierte Beschreibung gehören ebenfalls zum Assessment.

Die Diagnostik muß die materiellen und personellen Merkmale des Umfelds erfassen, denn die rehabilitative Fragestellung ergibt sich aus dem Zusammenspiel zwischen Anforderungen der Umgebung und Fähigkeiten des Patienten. In diesem Sinne ist ein geriatrisches Assessment situationsbezogen, es kategorisiert Situationen und nicht nur Organe oder Funktionen.

Professionelle medizinische Hilfe wird nötig, wenn gesundheitliche Defizite auftreten. Medizinische Diagnostik muß sich am Defizit orientieren, um ein Problem richtig einzuordnen. Therapie ist aber notwendigerweise ressourcenorientiert, weil sie auf dem aufbaut, was ein Patient hat und kann. Im Fokus der Funktionsdiagnostik steht genau die Grenze, an der selbständiges Können endet und Defizite beginnen. Neben diesen beiden Kategorien Defizit und Ressource gibt es eine 3. Komponente, die Adaptation, denn jedes sich selbst organisierende System reagiert auf Ausfälle mit einer Neuorganisation der verbliebenen Strukturen und Funktionen. Normabweichungen sind nicht immer direkte Zeichen eines Defizits, sondern können auch Ausdruck einer Adaptation sein. Beispiel: Ein gebückt und kleinschrittig gehender Patient kompensiert auf diese Weise vielleicht sensorisch bedingte Balancedefizite. Die gebückte Haltung oder die kleinen Schritte sind nicht das Problem, sondern ihre Lösung.

80.10
Sekundärprävention

Sekundärprävention gehört neben der Rehabilitation zu den spezifischen Maßnahmen der Langzeitbehandlung. Sie soll nach dem Erstereignis einen vorzeitigen Tod und Rezidive vermeiden. Viele Präventionsmaßnahmen richten sich gleichzeitig gegen Myokardinfarkte und kardiale Todesfälle. Nach einem

Schlaganfall liegt die jährliche Rezidivquote bei 7–10% (Gresham et al. 1995). In höheren Altersgruppen sind 20–30% der Apoplexe Rezidive (Häussler 1996). Die Framingham-Studie hat eine Fünfjahresrezidivwahrscheinlichkeit von 42% bei Männern und 24% bei Frauen ergeben, wenn das erste Ereignis ein ischämischer Insult war. Nach transitorisch ischämischen Attacken (TIA) liegt die Apoplexquote bei 4–6% pro Jahr und ist in den ersten 3 Monaten am höchsten. Die Letalität ist nach einer TIA um 20% erhöht; häufigste Todesursache ist der Myokardinfarkt.

Die Sekundärprävention muß die unterschiedliche Pathophysiologie berücksichtigen. Intrazerebrale Blutungen und lakunäre Infarkte erfordern andere Maßnahmen als ischämische Insulte, und bei den Ischämien ist die betroffene Gefäßregion, die Emboliequelle und die Histologie des Thrombus entscheidend. Viele epidemiologische Untersuchungen treffen diese notwendigen Differenzierungen nur unzureichend, deshalb ist die Datenlage lückenhaft. Im Einzelfall ist nicht immer eine sichere Zuordnung nötig. Das entbindet aber nicht von der Notwendigkeit, mit den verfügbaren Informationen die bestmögliche Differenzierung zu vorzunehmen.

80.10.1
Kontrolle der Risikofaktoren

Die Behandlung der arteriellen Hypertonie ist bei allen Schlaganfallformen vor und nach dem Erstereignis als wirkungsvoll belegt. Neurochirurgische Eingriffe hier ausgeklammert, ist die Kontrolle des Blutdrucks bisher die einzig gesicherte Sekundärprävention der intrazerebralen Blutung. Die arterielle Hypertonie ist weiterhin bei den lakunären Infarkten der einzig bekannte Risikofaktor und auch bei ischämischen Insulten der wichtigste modifizierbare Risikofaktor. Die kausale Beteiligung am Apoplexgeschehen ist belegt durch den Erfolg der interventionellen Blutdrucksenkung. Eine Blutdruckbehandlung senkt das Schlaganfallrisiko summarisch für alle Formen in der Primärprävention um ca. 30–40%, und auch in der Sekundärprävention von ischämischen Insulten ist die Wirksamkeit der Blutdruckkontrolle gesichert.

Eine Metaanalyse von 9 Untersuchungen ergab für antihypertensiv behandelte Patienten nach Apoplex ein relatives Rezidivrisiko von 0,72 (95% Konfidenzintervall/KI 0,61–0,85, The INDANA Project Collaborators 1997). Bei hämodynamischen Infarkten (morphologisch Endstrom- und Grenzzoneninfarkte, erkennbar am CT- oder MRT-Befallsmuster) ist die Gefahr der Apoplexauslösung durch hypotone Blutdruckdysregulationen zu beachten. Nach einer autoptischen Untersuchungsreihe war bei 37 von 109 Fällen der Apoplex bei einer akute Hypotonie entstanden (Low-Beer u. Phear 1961).

Bei intrazerebralen Blutungen ist auf Gerinnungsstörungen und laufende Antikoagulation zu achten. In diesen Fällen ist schnell und aggressiv zu behandeln, weil sonst eine sehr ungünstige Prognose besteht (Caplan 1996).

Auch wenn keine methodisch zufriedenstellenden, prospektiv kontrollierten Interventionsdaten vorliegen, ist es geboten, die anderen Risikofaktoren ebenfalls zu behandeln, schon wegen ihrer Bedeutung für den gesamten vaskulären Krankheitskomplex. Exzessiver Alkoholkonsum und Rauchen sollten aufgegeben werden, der Diabetes ist zu kontrollieren, und der Fettstoffwechsel, der vielleicht im Hirngefäßgebiet eine geringere Rolle spielt, ist schon wegen seiner kardialen Bedeutung zu behandeln. Eine Behandlung der kardialen Miterkrankungen ist für Patienten nach Schlaganfall schicksalsbestimmend und muß gleichwertig neben der Behandlung des zerebralen Geschehens und seiner Folgen im Zentrum eines Langzeitkonzepts stehen.

80.10.2
Karotisoperation

Die amerikanischen Clinical Practice Guidelines (Gresham et al. 1995) empfehlen die Karotisendarteriektomie bei Patienten *nach* TIA und funktionell leicht behinderndem Schlaganfall, wenn die Symptomatik seitenentsprechend war und der Gefäßdurchmesser auf 70–99% reduziert ist. Die Operation (+ ASS) führte gegenüber der rein medikamentösen Behandlung zu einer relativen Risikoreduktion von 65% (ECST- und NASCET-Studie). Offensichtlich ist es von entscheidender Bedeutung, die Patienten im Hinblick auf das operative und perioperative Risiko genauso auszuwählen, wie es den Kriterien der Studien entspricht. Das zerebrale Ereignis lag nicht mehr als 120 Tage zurück, und es gab keine Komorbidität, die das operative Risiko stark erhöhte. Zusätzlich zur OP-Mortalität und -Morbidität ist das Angiographierisiko zu berücksichtigen. In der ECST-Studie lag das 30-Tage-OP-Risiko für neurologische Ausfälle und Tod bei 5,8% und für schwere Schlaganfälle oder Tod bei 2,1%. Die folgende Übersicht faßt die Voraussetzungen für die OP einer symptomatischen Karotisstenose zusammen. Dabei gelten Schwindel, Gedächtnisstörungen oder Synkopen nicht als Symptome einer Karotisstenose. Für eine OP sprechen multiple vaskuläre Risikofaktoren und höchstgradige Stenosen. Eine ausgeprägte KHK, zusätzliche Stenosen intrakranieller Arterien oder der kontralateralen Karotis erhöhen das OP-Risiko entscheidend (Diener 1996). Bei Karotisverschlüssen unter 70% Durchmesserreduktion ist die Datenlage unklar, hier sollte engmaschig der Verlauf kontrolliert werden.

> **Voraussetzungen für eine OP symptomatischer Karotisstenosen. (Mod. nach Winter u. Hacke 1998)**
>
> - Durchmesserreduktion der Stenose >70%,
> - OP-Risiko nicht erhöht, liegt im Rahmen der ECST- bzw. NASCET-Studie,
> - vorausgegangene Ischämie seitenentsprechend und nicht älter als 6 Monate,
> - keine höhergradige ipsilaterale oder intrakranielle Stenose,
> - keine anderen plausiblen Ischämieursachen,
> - keine anderen Erkrankungen mit ungünstiger Prognose.

80.10.3 Antikoagulation

Bei kardialer Emboliequelle ist die Antikoagulation (Marcumar) die Methode der Wahl. Vorhofflimmern (VHF) ohne rheumatischen Klappenfehler ist neben ischämisch bedingten Endothelläsionen die häufigste Ursache und im Alter weit verbreitet (Prävalenz 6% der über 65jährigen). Es wird für 10–15% aller ischämischen Insulte verantwortlich gemacht, in der Altersgruppe über 74 Jahre sogar für $1/4$ (Caplan 1996). Die Schlaganfallhäufigkeit ist insgesamt bei Patienten mit Vorhofflimmern 5fach erhöht (Brass et al. 1997). Das Embolierisiko bei VHF wird durch zusätzliche Risikofaktoren erhöht: Alter, frühere Embolien, Hirninfarkt im CT, KHK, Herzerweiterung, Hypertonus und Dauer des VHF mehr als ein Jahr (Winter u. Hacke 1998). VHF ist mit einem höheren Schweregrad des Apoplex verbunden. Die 30-Tages-Letalität ist größer (25% vs. 14%; Lin et al. 1996), Rezidive sind häufiger, und die funktionellen Folgen sind langfristig schwerer (ebd.). In der Copenhagen Stroke Study lag bei 18% der Patienten ein VHF vor, mit einer starken Altersabhängigkeit (2% bei Patienten unter 50 Jahre, 15% bei denen in den 70ern, 28% in den 80ern, 40% den ≥90jährigen; Jörgensen et al. 1996). Auch hier waren die funktionellen Ergebnisse auf Schädigungs- und Fähigkeitsebene deutlich schlechter. Dies war allein auf den funktionell schlechteren Ausgangszustand zurückzuführen, nicht auf eine schlechtere funktionelle Besserung (ebd.).

In der Sekundärprävention hat sich ähnlich wie in der Primärprävention durch die Antikoagulation eine Risikoreduktion um ca. $2/3$ ergeben (Brass et al. 1997). Nach anderen Quellen wurde bei Patienten mit VHF und Schlaganfall die Rezidivquote von 12% in der Kontrollgruppe auf 4% in der Behandlungsgruppe reduziert (Caplan 1996). Nach der europäischen Atrial-Fibrillation-Studie (EAFT Study Group 1993) führte die Antikoagulation bei Patienten mit vermuteter atrialer Emboliequelle zu einer 48%igen Verminderung der Zielereignisse vaskulärer Tod, Schlaganfall, Myokardinfarkt und systemische Embolie, ASS zu einer 22%igen Reduktion. Dementsprechend eindeutig sind die Empfehlungen, Warfarin zur Reduktion von kardioembolischen Ereignissen bei nichtrheumatisch bedingtem VHF einzusetzen (Gresham et al. 1995).

Empfohlen wird eine INR von 2–3. Trotz überzeugender Daten zur Rezidivgefahr unter VHF und deren Verminderung durch Marcumar folgen viele Ärzte den Empfehlungen zur Antikoagulation nicht. In einer Untersuchung von Brass et al. (1997) erhielten nur 38% (117/304) der Patienten mit VHF und ohne Kontraindikation Warfarin verordnet. In höheren Altersgruppen nahm die Warfarinverschreibung hochsignifikant fortlaufend ab (65–74 Jahre 54%, 75–84 Jahre 34%, ≥85 Jahre 23%). Als Kontraindikationen wurden frühere Blutungen, frühere Stürze, Alkoholanamnese, Demenz, metastasierende Neoplasmen und NSAR-Medikation berücksichtigt. Die Sturzgefahr wird üblicherweise als Kontraindikation gesehen, es gibt aber eine Untersuchung, die belegt, daß unter Marcumar die Gefahr relevanter sturzbedingter Blutungen nicht signifikant erhöht war (Stein et al. 1995). Wenn eine Hüftfraktur z. B. durch Hüftprotektoren ausgeschlossen wird, wäre diese Kontraindikation im Einzelfall zu überdenken (Lauritzen et al. 1993).

In der Altersgruppe über 75, der in den USA immerhin die Hälfte der Patienten mit VHF angehören, wird die Indikation in der Literatur nicht einhellig gesehen, es gibt aber genügend Belege, daß die Antikoagulation auch in dieser Altersgruppe wirksam und sicher ist. Blutungsneigung und Schlaganfallrisiko sind gleichermaßen erhöht (Brass et al. 1997). Die Multimedikation und die bekannten pharmokokinetischen und pharmakodynamischen Probleme machen die Überwachung der Antikoagulation sicher nicht einfach, aber der bloße Hinweis auf das Alter ist kein hinreichender Grund, bei stark erhöhtem Embolierisiko auf Marcumar zu verzichten. Ein Kompromiß wäre vielleicht eine liberale Einstellung auf eine INR von mindestens 1,5 (Ezekowitz et al. 1992).

80.10.4 Antiaggregantien

Kardiale Thromben sind üblicherweise Gerinnungsthromben („red clots"), die sich eher in Gefäßgebieten mit niedriger Flußgeschwindigkeit, also in Vorhöfen oder großen Gefäßen mit hochgradigen Stenosen, bilden. In Übereinstimmung mit den epidemiologischen Befunden müßten theoretisch hier Marcumar und Heparin wirken, Antiaggregantien wie ASS, Clopidogrel und Ticlopidin weniger. Diese müßten theoretisch am besten gegen Plättchenthromben („white clots") wirken, für die Gefäßläsionen in Gefäßen mit schnellem Blutfluß die optimale Umgebung sind (Caplan 1996).

Aspirin, 1899 von Bayer gegen Fieber und Rheumatismus mit der Beteuerung eingeführt, es wirke sich nicht am Herzen aus, erwies sich Anfang der 70er Jahre als wirksam zur Beeinflussung der Plättchenaggregation und zur Behandlung zerebraler Durchblutungsstörungen. In der Folgezeit ergaben Studien eine Reduktion von Rezidiven und vaskulärem Tod nach TIA und funktionell leichtem Schlaganfall zwischen 15 und 42%. Heute geht man von einer Risikoreduktion in der Größenordnung von 20–30% aus. Eine zusammenfassende Analyse von 145 randomisierten Studien (Antiplatelet Trialists' Collaboration 1994) ergab für Plättchenaggregationshemmer bei Patienten nach TIA, Schlaganfall oder Myokardinfarkt eine 25%ige Reduktion von Schlaganfällen, Myokardinfarkten und vaskulär bedingten Todesfällen. Gut 30 Jahre nach der Entdeckung der klinischen Wirksamkeit bei zerebralen Durchblutungsstörungen sind aber viele Fragen immer noch ungelöst. Es ist nicht bekannt, welche Dosierung am besten wirksam ist. Die meisten Autoren gehen bei der Indikation „Sekundärprävention von Schlaganfällen" von einer Tagesdosis von 200–300 mg aus, einige behaupten eine ausreichende Wirksamkeit von 75 oder sogar 30 mg. Es muß beachtet werden, daß die Wirksamkeit nur *nach* TIA und Schlaganfällen mit leichten funktionellen Folgen belegt ist. Bei lakunären Infarkten (immerhin 25% der ischämischen), bei denen die Gefäßmedia durch die Lipohyalinose betroffen ist, dürfte aus pathophysiologischen Gründen weder ASS noch Antikoagulation wirken.

In der Primärprophylaxe ist ASS nicht wirksam, und für Patienten mit funktionell schwer behindernden Apoplexen liegen für ASS keine Daten vor. Hier hat lediglich der Thrombozytenaggregationshemmer Ticlopidin seine Wirksamkeit erwiesen (Diener 1996). Ticlopidin in der Dosierung 2mal 250 mg pro Tag kann Neutropenien auslösen und erfordert in den ersten 3 Monaten 1- bis 2wöchentliche Blutbildkontrollen, später monatliche. Ticlopidin bietet sich auch bei ASS-Indikationen als Ersatz an, wenn dieses kontraindiziert ist (Asthma, Ulkusanamnese, Wirksamkeitsverlust).

Mit dem Wirkstoff Clopidogrel trat ein neuer Thrombozytenaggregationshemmer neben ASS und Ticlopidin. In der multizentrischen CAPRIE-Studie wurde Clopidogrel (75 mg/Tag) direkt mit ASS (325 mg/Tag) in der Sekundärprophylaxe von Hochrisikopatienten nach Myokardinfarkt, ischämischem Insult und bei AVK verglichen (CAPRIE Steering Committee 1996). Clopidogrel wirkte signifikant besser als ASS, im direkten Vergleich ergab sich eine 8,7% höhere Risikoreduktion. Während mit ASS 19 ischämische Rezidivereignisse pro 1000 Patientenjahren verhindert werden konnten, waren es bei Clopidogrel 24/1000 Patientenjahre. Die klinische Relevanz der signifikant besseren Wirkung muß vor dem Hintergrund des individuellen Nebenwirkungsprofils beurteilt werden. Bei ASS-Unverträglichkeit oder -Resistenz steht jedenfalls eine weitere Alternative mit günstigem Nebenwirkungsprofil zur Verfügung, allerdings bei deutlich höheren Kosten.

Kontroverse Positionen jeweils mit entsprechenden Daten gibt es auch zu der wichtigen Frage, inwieweit die *schweren* gastrointestinalen Nebenwirkungen bei ASS dosisabhängig sind. Die subjektiven Beschwerden und damit die Compliance sind es sicherlich. Eine bevölkerungsbasierte kontrollierte Studie aus Melbourne zu intrazerebralen Blutungen (Thrift et al. 1996) hat ergeben, daß der Gebrauch von Aspirin und NSAR nicht (!) mit einem erhöhten Risiko von intrazerebralen Blutungen verbunden war. Eine arterielle Hypertonie verdoppelte das Risiko einer intrazerebralen Blutung (Odds Ratio 2,55 95%-KI 1,72–3,79), Diabetes oder AVK waren kein Risikofaktor. 46% der Betroffenen waren ohne arterielle Hypertonie in der Anamnese. Das weist darauf hin, daß in der Pathogenese der intrazerebralen Blutung noch offenen Fragen bestehen.

80.11
Rehabilitation

Geriatrische Rehabilitation zielt primär auf anhaltende funktionelle Schlaganfallfolgen, behandelt aber immer gleichzeitig akute und chronische Erkrankungen. Für eine detailliertere Darstellung wird auf die im Literaturverzeichnis aufgeführten Lehrbücher verwiesen. Pauschal zu fragen, „ob die Rehabilitation bei (geriatrischen) Schlaganfallpatienten überhaupt wirkt", ist nur sehr eingeschränkt sinnvoll. Die Frage muß vielmehr lauten: Welche Maßnahmen der Rehabilitation wirken bei welchen Zustandsbildern bzw. bei welchen Patientengruppen? Kontrollierte Studien in diese Richtung sind noch spärlich (umfangreiche Zusammenstellung der Literatur bei Meier-Baumgartner et al. 1992). Einige wenige Untersuchungen liegen zur Wirksamkeit der logopädischen Behandlung der Aphasie vor (s. Denzler 1994) und zum Wirksamkeitsvergleich verschiedener krankengymnastischer Verfahren (Hummelsheim 1996a). Auch die Clinical Practice Guidlines stellen Studien zusammen, die zu einzelnen Themen durchgeführt wurden (Gresham et al. 1995).

Die bisherigen Untersuchungen zu den übenden Therapieverfahren ergeben kein übereinstimmendes

Bild, allerdings sind Methoden und untersuchte Patientenkollektive sehr unterschiedlich und die Anzahl der methodisch akzeptablen Untersuchungen noch zu gering. Die derzeit vorliegenden Ergebnisse sind vielversprechend, aber noch nicht überzeugend. In den letzten Jahren läßt sich aber ein zunehmender Aufschwung feststellen. An vielen Stellen beginnt man, mit kontrolliertem Design bei definierten Patientengruppen neue Therapieansätze zu untersuchen. Aus dem Konglomerat Rehabilitation wird allmählich ein strukturiertes Ganzes mit differenzierbaren Einzelkomponenten. Die internationale Stroke-unit-Bewegung hat erheblich dazu beigetragen, die Wirksamkeit von Rehabilitation nach Schlaganfall zu belegen. Das Konzept „stroke unit" enthält in Skandinavien und den angelsächsischen Ländern eine längerdauernde Rehabilitation im interdisziplinären Team und unterscheidet sich erheblich vom Stroke-unit-Konzept der deutschen Neurologen.

Die Überlegenheit einer rehabilitativen Stroke unit über die übliche Behandlung von Apoplexpatienten wurde mehrfach nachgewiesen, wobei die funktionellen Langzeiteffekte im wesentlichen auf die rehabilitative Arbeit eines strukturierten Teams zurückgeführt wurden (Stroke Unit Trialists' Collaboration 1997; Indredavik et al. 1997; Gresham et al. 1995). Beim geriatrischen Klientel erfolgt Rehabilitation gleichzeitig mit der Behandlung von funktionell relevanten Organkrankheiten; oft ist schon aus organmedizinischen Gründen eine Fortsetzung der stationären Therapie erforderlich. Die Menge der ärztlich zu behandelnden Probleme und ebenso der Pflegebedarf sind so ausgeprägt, daß es oft keine Alternative zur stationären geriatrischen Behandlung gibt, und diese ist immer auch rehabilitativ.

Der klare funktionelle und volkswirtschaftliche Nutzen des geriatrischen Ansatzes hat sich im „Projekt Geriatrie des Landes Schleswig-Holstein" herausgestellt (Ministerium für Arbeit etc. Schleswig-Holstein 1995). Die baden-württembergische Studie (Sozialministerium Baden-Württemberg 1996) hat sich aus Gründen begrenzter Mittel darauf beschränkt, an 6 Kliniken bei 600 Patienten den Verlauf der geriatrischen Rehabilitation mit standardisierten Assessmentverfahren darzustellen. Massive funktionelle Verbesserungen wurden dargestellt. Vom Studienansatz her konnte bei fehlender Kontrollgruppe nicht gezeigt werden, in welchem Umfang die deutlichen Effekte, die in der Rehabilitation stattfanden, jeweils auf Spontanverlauf oder Therapiewirkung (post oder propter) zurückzuführen waren. Die Konstanz der Verbesserungen ist in einer Reihe von Untersuchungen bestätigt worden (z.B. Vogel 1994). Die größte Lücke besteht in unseren Kenntnissen, bei welchen Befunden welche funktionell-übenden Therapieverfahren wirksam sind. Das umfangreiche Buch von Gillen u. Burkhardt (1998) bietet hier eindrückliches Material und eine Fülle von neuen Ansätzen.

Nach Meinung des Autors ist im Bereich der motorischen Apoplexrehabilitation der oben diskutierte Ansatz verheißungsvoll, die einzelnen Komponenten der zentralen Parese zu differenzieren und gezielt schwerpunktmäßig zu therapieren, dabei die funktionelle Bedeutung der Spastik zu überdenken und die Auswirkungen eines Krafttrainings auf die Disability-Ebene zu prüfen. Die fundamentale Bedeutung die Muskelkraft für die motorische und alltagsfunktionelle Kompetenz älterer Menschen darf auch in der Apoplexrehabilitation nicht übersehen werden.

80.11.1
Indikationsstellung

Rehabilitative Elemente gehören zur Behandlung von Schlaganfallpatienten, sobald die Diagnose feststeht. Eine strukturierte Rehabilitation ist angezeigt, wenn nicht mehr die kurative Behandlung der Akutsituation im Vordergrund steht, sondern die Behandlung anhaltender funktionsrelevanter Krankheitsfolgen. Als Grenzlinie für ein Ende der Akutbehandlung können folgende Schwellenkriterien diskutiert werden:

Schwellenkriterien für den Übergang Akutversorgung – stationäre Rehabilitation

- Diagnose gesichert, keine Indikation zur chirurgischen Intervention,
- neuronale Apoplexfolgen rückläufig oder stabil,
- akute Organkrankheiten stehen nicht mehr im Vordergrund,
- Vigilanz ist erhalten oder im wesentlichen restituiert,
- Kreislauf, Atmung, Stoffwechsel stabilisiert/nicht intensivpflichtig,
- Flüssigkeitszufuhr und Ernährung gesichert (PEG oder spontan).

Rehabilitation muß nötig und möglich sein, und der Patient muß zustimmen. Formal müssen Defizite bestehen, die sich nicht spontan restituieren und von denen anzunehmen ist, daß sie sich auf die Selbständigkeit im Alltag oder die Lebensqualität auswirken. Vorherige Abschnitte haben dazu inhaltliche Daten geliefert. Die dezidierte Zustimmung des Patienten kann bei Kommunikationsproblemen vielleicht ersetzt werden durch die nonverbale Zustimmung, die sich in der bisherigen Kooperation ausdrückt, und das Einverständnis der Angehörigen.

Zeitlich dürfte der Übergang in die geriatrische Rehabilitation in der Regel zwischen dem 10. bis 20. Tag liegen, bei Komplikationen auch deutlich später, bei akutmedizinisch gut ausgestatteten Rehabilitationsabteilungen auch früher. Wenn die komplette akutmedizinische und diagnostische Kompetenz vorliegt, sind Akutphase und Rehabilitation in einer geriatrischen Klinik möglich; die Deutsche Gesellschaft für Geriatrie hat dazu ihren Standpunkt formuliert (Stellungnahme der Deutschen Gesellschaft für Geriatrie e. V. zum Thema Akut-Therapie des Schlaganfalls). Meist ist in Kliniken, die sowohl Akutversorgung als auch Rehabilitation betreiben, die Rehabilitation strukturell, personenmäßig und räumlich von der Akutabteilung getrennt. Diese strukturellen Fragen werden hier aber nicht abgehandelt. Wie dargestellt, gibt es einen fließenden Übergang, die kurativen Anforderungen gehen zurück, die rehabilitativen steigen. Neben den Schwellenkriterien aus der Übersicht gibt es Kontraindikationen zu bedenken:

- gegenüber dem rehabilitativen Zeitbedarf absehbar kurze Prognose quoad vitam,
- kognitiv bedingte Verhaltensstörungen (Weglaufen, Desorientiertheit zur Situation, Unruhe),
- ablehnendes Verhalten (aggressive Durchbrüche, unkontrollierbares Rufen/Schreien),
- Unfähigkeit zu motorischen Lernvorgängen,
- körperlich so geringe Belastbarkeit, daß bei übenden Therapien auch nicht kurzzeitig mitgearbeitet werden kann.

Bei kognitiv gestörten Patienten kommt es, wie oben betont, nicht auf das psychopathometrische Ausmaß der Störungen an, sondern auf die Kooperation (Vorhanden oder nicht? Erreichbar oder nicht?) und die Fähigkeit, prozedural zu lernen. Auf der Verhaltensebene dürfen keine unkompensierten Störungen vorliegen, die zu Selbst- oder Fremdgefährdung führen und die die therapeutisch-pflegerische Überwachung auf einer offenen Rehabilitationsstation überfordern. Die Indikationsstellung hängt vom Rehabilitationsziel ab. Politisch ist eine Tendenz festzustellen, die administrativ akzeptierten Rehabilitationsziele so hoch aufzuhängen, daß sich die Menge der geriatrischen Rehabilitationen verringert. Dem ist entgegenzuhalten, daß die Bedeutung eines funktionellen Ziels je nach Lebenssituation sehr unterschiedlich sein kann. Auch bei schwer betroffenen Patienten weit unter der Schwelle der Selbständigkeit gibt es Zielpunkte, deren Erreichen für einen Patienten viel bedeuten kann (Beispiel aktiv sitzen, s. unten). Da eine Individualprognose immer unsicher ist, ist in machen Fällen ein Rehabilitationsversuch angezeigt, weil erst dessen Verlauf die nötigen Aufschlüsse gibt.

80.11.2
Zielgrößen der Rehabilitation

Die Zielformulierung ist der archimedische Punkt der Rehabilitation, auf den alles zu beziehen ist: Prognose, Indikationsstellung, die Gespräche mit Patient und Angehörigen, Diskussionen und Planungen im Team sowie die Erfolgskontrolle. Zwischen Zielgrößen und aktuellem Status müssen kontinuierlich quantitative und pathogenetische Beziehungen hergestellt werden. Daraus ergibt sich die Therapiesteuerung. Summenscores und Meßwerte bilden dabei jeweils nur Einzelaspekte der Wirklichkeit ab. Diese methodische Grenze muß gesehen werden. Zur Zieldiskussion gehört die Frage, welche Bedeutung ein Parameter für den Lebensvollzug hat (Validitätsproblem). In die Bewertung fließen pathogenetische Hypothesen ein („Wenn es gelingt, die Kraft der Hüftstrecker zu steigern, kann der Patient selbständig aufstehen und gehen und kann unter den gegebenen Bedingungen nach Hause zurückkehren.") und Prioritäten des Patienten („Ich muß in meiner Wohnung die erste Etage erreichen können, weil..."). Zielformulierungen müssen dem aktuellen und zukünftigen funktionellen Niveau und der geplanten Lebensumgebung entsprechen. Für einen Patienten, der die selbständige Gehfähigkeit nicht erreichen kann, gibt es andere Rehabilitationsziele als für mobile Patienten.

Es darf v. a. nicht dazu kommen, daß politische und administrative Engführungen die Zielsetzung von Rehabilitation bestimmen. Ein Beispiel für diesen eminent wichtigen Punkt: Die Fähigkeit, aktiv sitzen zu können (= selbständige Gewichtsverlagerung im Sitzen) statt angelehnt in einem Stuhl oder Sessel zu hängen, ist von gravierender Bedeutung für die gesundheitliche Prognose und Lebensqualität. Selektive Rumpfaktivität im Sitzen erreichen zu wollen, ist demnach ein hochrangiges Rehabilitationsziel, das sich nicht unbedingt im Barthel-Index oder einer Pflegestufe ausdrückt. Ziele müssen für den Patienten nachvollziehbar sein, globale Ziele (wieder gehen können, nach Hause zurückkehren) müssen in Teilziele aufgeteilt werden, um den Rehabilitationsverlauf in erfahrbare Zeitabschnitte zu gliedern. Meßverfahren sind nicht nur Mittel zur Therapiesteuerung, sondern – richtig eingesetzt – auch motivierende Rückmeldungen an den Patienten.

Bei der Zielfestlegung gibt es nach eigener Erfahrung eine Regel, die selten übertreten werden kann, ohne nicht den gesamten Erfolg zu gefährden. Ziele müssen in der Schnittmenge liegen, in der sich die Wünsche und Prioritäten des Patienten mit den fachlichen Vorstellungen des Teams decken. Wenn sich das Team ein Ziel setzt (z. B. Spastikkontrolle), das erreichbar erscheint und den eigenen Konzepten entspricht, der Patient jedoch die Relevanz dieses Ziels für seine eigene Situation nicht (an)erkennt, ist Scheitern vorprogrammiert. Dabei ist diese Schnittmenge nicht leicht festzustellen. Die verbale Ebene ist bei geriatrischen Patienten nicht immer zuverlässig. Selbst wenn kognitiv und sprachlich keine Probleme bestehen, gibt es die erhebliche Suggestivkraft eines Teams, die auf einen psychisch erschütterten Patienten trifft, der zudem noch die im Alter häufige Zustimmungstendenz hat. Es ist nötig, hinter der verbalen Ebene die „eigentliche Einstellung" zu erkunden, die sich primär im Alltagsverhalten und nicht in Worten zeigt. Hier ist vom Team Bewußtheit für die eigene Dominanz, Sensibilität für den Patienten und hohe Kommunikationskultur gefragt. Die Abschnitte über Prognose und Diagnostik sollten eine Basis für diese Zieldiskussion schaffen.

80.11.3
Ausgewählte Probleme der Rehabilitation

Diese Übersichtsdarstellung will ohne jeden Versuch der Vollständigkeit Kernpunkte der Rehabilitation darstellen. Tabelle 80-13 zeigt therapeutische Ziele für ärztliche Verordnungen. Die ärztliche Formulierung „Krankengymnastik zur Mobilisierung" genügt nicht, sondern ist eher die Karikatur einer ärztlichen Verordnung. In der Rehabilitationsmedizin werden spezifische Maßnahmen gegen quantifizierte und pathogenetisch erklärte Störungen verordnet. Je klarer die pathogenetischen Vorstellungen, je präziser die quantitative Messung des Ausprägungsgrades, desto genauer kann ein Ziel formuliert und der Verlauf gesteuert werden. Nur so können Fortsetzung oder Beendigung von Rehabilitation begründet werden.

Im Mittelpunkt steht die Behandlung motorischer Störungen (ausführlich Runge 1998). Neue Ansätze zeigen erste hoffnungsvolle Erfolge: Gehtraining im Haltegurt mit partieller Gewichtsübernahme, funktionelle Elektrostimulation, Akupunktur, akustische Stimulation, reflektorische Muskelstimulation mit Ganzkörpervibration (Galileo-Trainingsgerät), elektromyographisches Biofeedback-Training, Pedalieren in verschiedenen fahrradähnlichen Übungsgeräten, um einige zu nennen. Generell zeigt sich ein zunehmend stärkeres Bemühen, Geh- und Balancetraining über die traditionellen krankengymnastischen Verfahren hinaus mit wissenschaftlichen Methoden zu untersuchen und zu verbessern. Alltagsnähe der

Tabelle 80-13. Ziele bei ärztlichen Verordnungen – Beispiel: Patient 4 Wochen nach ischämischem Apoplex mit beidseitiger Koxarthrose

Problem	Pathogenetische Analyse	Quantitative Evaluation (mehrere Möglichkeiten)	Therapie
Transfer nicht selbständig möglich, nicht gehfähig (F-Code)	Kraftminderung Hüfte und Knie re > li, verminderte Rumpfselektivität, keine funktionsrelevante Spastik (S-Code)	Barthel-Index, Esslinger Transferskala, Rumpf-Kontroll-Test, MRC-Grading (1/5 bis 5/5), klinische Beurteilung	Fazilitation der Rumpfselektivität, Muskelkraft Hüft- und Kniestrecker steigern (KG, ET, Reha-Pflege)
Frei stehen nicht möglich (F-Code)	Verminderte Kraft Hüfte re > li, Beugekontrakturen Hüfte und Knie, posturale Reaktionen, reduziert, reduzierte Rumpfselektivität (S-Code)	Romberg-/Semitandem-/Tandemstand, klinische Beurteilung	Posturales Training von Koordination/Balance, Kraft (s. oben; (KG, ET, Reha-Pflege), Erweiterung der Gelenkbeweglichkeit (KG), Fazilitation Rumpffunktionen (Pflege, KG)
Schmerzen und Bewegungseinschränkung beider Hüften (S-Code)	Koxarthrose mit Insertionstendinopathie Trochanter maior (ätiologische Ebene)	Klinische Beurteilung, visuelle Analogskala, Neutral-0-Methode	Schmerztherapie (physikalische Therapie, ärztliche Therapie), Erweiterung der Gelenkbeweglichkeit (KG)
Urininkontinenz	Postapoplektische Dranginkontinenz	Urologische Diagnostik, Miktionsprotokoll, pflegerische Beobachtung	Toilettentraining, evtl. medikamentöse Therapie, pflegerisches Handling, Angehörigeninstruktion (Arzt, Reha-Pflege)
Sprachstörung (Sprechen und Sprachverständnis, Lesen, Schreiben)	Broca-Aphasie plus Sprechapraxie	Aachener Aphasie-Test, logopädische Diagnostik, klinische Beurteilung	Logopädie, Sprachtherapie, Rumpffunktionen
Eß- und Schluckstörungen	Postapoplektische Störungen von Mund-Zungen-Schlund-Motorik, verminderte Rumpffunktionen	Klinische Beobachtung von Essen und Trinken, postprandiale Mundinspektion, 50 ml Wasser trinken (Zeit)	Fazioorale Therapie (KG oder Logopädie, Reha-Pflege), Instruktion Patient und Angehörige, Zusammensetzung des Essens, Gelierung von Flüssigkeiten

Übungen, ideologische Freiheit von Schulmeinungen, hohe Wiederholungsfrequenzen, Berücksichtigung von Kraft, Muskelleistung (= Kraft × Geschwindigkeit) und Ausdauer sind Faktoren, die vermehrt Berücksichtigung finden. Für abschließende Beurteilungen ist es noch zu früh.

Bei motorisch stark gestörten Gliedmaßen, sei es durch Spastik oder schlaffe Parese, ist mit chronischen Veränderungen von Muskulatur und Gelenken zu rechnen. Allerdings scheint die verbreitete Annahme, Gelenkversteifungen (Kontrakturen) seien v. a. durch starke Spastik verursacht, einer systematischen Überprüfung nicht standzuhalten. Man muß Kontrakturen und Spastik als distinkte Phänomene auffassen, die nicht streng miteinander assoziiert sind. Es ist unklar, welche Bedingungen zu Kontrakturen führen und welche Therapien sich positiv auswirken. Es gibt Hinweise, daß mindestens in der Rehabilitation nach Schädel-Hirn-Traumen ein therapeutisches Herangehen mit energischer passiver Mobilisation Kontrakturen verstärkt (Freivogel 1997). Andererseits gibt es kaum ein Thema, zu dem so selbstverständlich positiv Stellung genommen wird wie zu passiven Bewegungsübungen hemiparetischer Gliedmaßen. Es handelt sich aber lediglich um verbreitete Überzeugungen, die noch nicht kontrolliert untersucht wurden.

Experimentell bestätigt ist, daß hemiparetische Muskeln Strukturveränderungen durchmachen, die zur Verminderung von Länge und Elastizität führen (Hesse 1994). Und da Bewegungen eine physiologische Muskellänge erfordern, scheint es gerechtfertigt, die betroffenen Muskeln vorsichtig zu dehnen. Dies muß langsam geschehen, ohne Mikrotraumatisierungen. Die Lagerung ist ebenfalls wichtig, ebenso sorgfältige Instruktionen an Patient und Angehörige.

Die Lokomotion nach Apoplex ist in hohem Maße sturzgefährdet. 73% der gehfähig Entlassenen stürzten im ersten halben Jahr nach dem Apoplex (Forster u. Young 1995). Im eigenen Sturzmonitoring stürzten während eines Jahres in der geriatrischen Rehabilitation 168 von 616 (27%) der Apoplexpatienten (EDGAR 1996/97 unveröffentlichte eigene Daten). Die Versorgung mit Hüftprotektoren (z. B. Safehip) hat sich bewährt, um Hüftfrakturen zu vermeiden, aber auch gegen angstbedingte Verminderung der Eigenaktivität (Lauritzen et al. 1993).

Es erscheint in hohem Maße problematisch, Patienten therapiebedingte Restriktionen der Eigenaktivität aufzuerlegen (s. oben). Jede Aktivitätsverminderung schädigt die Lokomotion. Bei ausgeprägten Paresen führt das Fehlen der physiologisch notwendigen Verformungen der Knochen durch die Muskeln zu lokalen Osteoporosen. Bei Postapoplexpatienten finden sich deshalb überzufällig häufig Hüftfrakturen, und zwar meist auf der hemiparetischen Seite.

Lokomotionstraining ist eng verknüpft mit der Hilfsmittelversorgung. Hier nur einige orientierende Hinweise:

Bei der Rollstuhlversorgung ist die Sitzhöhe der wichtigste Parameter. Falsches Sitzen fördert Gelenkversteifungen, Muskelverkürzungen, Muskelatrophien, Spastik, Thrombosen, Dekubitalgeschwüre, es verschlechtert Schlucken und Trinken, Aktivitäten der Extremitäten, Darmfunktionen und Atmung (Gillen u. Burkhardt 1998). Die Fülle der physiologischen Wirkungen hat Auswirkungen auf die Disability- (Anziehen, Körperreinigung, Transfer) und Handicap-Ebene (Sozialkontakte, Selbstwertgefühl). Die Füße sollten bei 90-Grad-Stellung in Hüfte und Knie flach auf dem Boden aufliegen können. Dadurch wird im Gegensatz zum Aufliegen auf den Fußrasten die muskuläre Aktivität von Beinen und Rumpf gefördert, mit allen positiven Folgen. Andere Rollstuhleigenschaften (Rollstuhltisch, Höhe und Länge der seitlichen Armstützen) haben Einfluß auf die Schulter. Die beschriebene Sitzposition ermöglicht das Rollstuhlgehen, bei dem die nichthemiparetische Seite Gehbewegungen vor dem Rollstuhl macht und diesen nach vorne zieht, unterstützt und gelenkt durch Handantrieb mit der stärkeren oberen Extremität.

Gehhilfen müssen ebenfalls funktions- und defizitspezifisch angepaßt werden (Runge 1998). Generell gilt, daß niedrige Höheneinstellungen zur Gewichtsübernahme auf die Gehhilfe verleiten, hohe Einstellungen eher ohne einseitige Gewichtsverlagerung als Balancehilfe dienen. Die Handgriffhöhe wird üblicherweise eingestellt auf die Höhe der Handgelenksbeugefalte bei hängendem Arm mit üblichem Schuhwerk.

Rehabilitation muß die biologischen und psychosozialen Bedingungen optimieren, die die funktionelle Verbesserung bestimmen. Dazu gehört auch die medikamentöse Behandlung. Der Stellenwert der Amphetamine, die vielleicht motorische Lernvorgänge verbessern, ist noch unklar. Vielleicht wird die Wirkung von kraftstärkenden Medikamenten (Anabolika) in Zukunft ein Rolle spielen. Pharmakologisch bedeutsam ist die differenzierte Auswahl von zentral wirksamen Medikamenten, die bei Schmerzen, Depression, Angst, Schlaflosigkeit, Verwirrtheit und paranoiden Symptomen indiziert sind. Wir wissen von einigen Medikamentengruppen, daß sie prozedurale (motorische) Lernvorgänge verschlechtern, z. T. liegen tierexperimentelle Daten vor, welche Pharmaka die Restitution nach Hirnschädigung verzögern (Tabelle 80-14).

Schmerz muß energisch behandelt werden. Er immobilisiert und führt zu einer reflektorischen Ruhigstellung der Muskulatur mit dramatisch schnellem Kraftverlust. Ähnlich funktionell bedeutsam sind

Tabelle 80-14. Medikamente in der Rehabilitation. (Literaturangaben bei Hummelsheim 1996b)

Medikament	Pharmakologische Angaben	Auswirkung auf motorisches Lernen
Katecholamine, Amphetamine	Noradrenerge Wirkung	Applikation gleichzeitige mit motorischen Übungen hat positive Effekte
α-adrenerge Antagonisten	Verminderung von Noradrenalin	Wiederauftreten bereits rückgebildeter neuronaler Defizite
Desipramin (Pertofran)	Trizyklisches Antidepressivum mit Erhöhung zerebraler Noradrenalinspiegel	Beschleunigte und verbesserte funktionelle Erholung bei Ratten mit Läsionen im sensomotorischen Kortex
Nortriptylin (Nortrilen)	Trizyklisches Antidepressivum mit Erhöhung zerebraler Noradrenalinspiegel	Verbesserte funktionelle Erholung
Trazodon (Thombran)	Serotoninwiederaufnahmehemmung + α_1- und α_2-adrenolytisch	Verzögerte im Tierversuch (Ratte) motorische Erholung nach Läsion im sensomotorischen Kortex
Phenytoin, verschiedne Benzodiazepine, Haloperidol, Clonidin, Prazosin	Verschiedene Mechanismen	In retrospektiver Studie schlechtere motorische Funktion und ADL-Leistungen im Vergleich zu Patienten ohne solche Behandlung
Diazepam	GABAerg	Unterbricht bei Ratten Prozeß der funktionellen Erholung unabhängig von Sedierung
Haloperidol	Katecholaminblockierend	Blockiert plastische Umstrukturierung
Phenoxybenzamin	α_1-Rezeptorenblocker	Verstärktes Wiederauftreten hemiplegischer Symptome
Alkohol		Sprouting-Prozesse reduziert
Cholinerge Substanzen		Einzelbeobachtungen von positiver Wirkung auf ZNS-Funktionen

Depression, Angst und Schlafstörungen, die im Interesse einer erfolgreichen Rehabilitation maximale therapeutische Bemühungen verdienen.

Die psychische Situation ist mitentscheidend für den Erfolg. Außer der medikamentösen Option stehen psychotherapeutische Methoden zur Verfügung. Der Schlaganfall ist eine Familienangelegenheit, entsprechend ist bei den Bewältigungsprozessen und psychodynamischen Störungen die Familie einzubeziehen. Die Pflegebedürftigkeit, aber auch leichtere Formen der Behinderungen verursachen neue Rollenverteilungen und bringen massive Lebensveränderungen für Angehörige mit sich. Explosive familiäre Spannungen sind möglich, wenn umfangreiche pflegerische Aufgaben von Familienmitgliedern zur Diskussion stehen. Nicht selten gibt es einen Zwiespalt zwischen familiärer Pflege oder finanzieller Belastung bei Pflegeheimversorgung. Schuldgefühle treten auf, besonders wenn Angehörige sich gegen die Erwartungen eines Betroffenen nicht zur häuslichen Pflege entschließen und eine ungewünschte Pflegeheimversorgung der einzige Ausweg bleibt.

Komplexe sozialrechtliche und administrative Fragen erfordern Sozialarbeiter mit therapeutischer und administrativer Kompetenz.

Aus stabil erreichtem Funktionsstatus, technischen Möglichkeiten und ambulanten Pflegemöglichkeiten ergibt sich die ärztliche Empfehlung für die weitere Versorgung.

Die Berücksichtigung der späteren Lebensumstände (= Entlassungsplanung) gehört von Beginn an zur Zielformulierung. Rehabilitation darf sich nicht als abgegrenzten Bereich sehen, sondern muß die Probleme des Übergangs zwischen den Versorgungsstufen bearbeiten. Die Stabilität der Rehabilitationserfolge hängt davon ab. Dies erfordert einen kontinuierlichen Kontakt zwischen Rehabilitationsteam und den Institutionen und Personen, die die dauernde Versorgung übernehmen. Dieser Kontakt muß schon für die Maßnahmen und Ziele der Rehabilitation den inhaltlichen Konsens mit den Nachbehandelnden suchen. Diese haben Mitspracherecht, da es wenig sinnvoll ist, Entscheidungen zu treffen, die nicht weitergetragen werden. Hier wird wieder die zentrale Rolle des Hausarztes deutlich, dessen geriatrische Qualifizierung von entscheidender Bedeutung für die Entwicklung der gesamten Geriatrie sein wird.

Die Durchführung der geriatrischen Rehabilitation ist prinzipiell auch ambulant möglich. Hierbei ist der kritische Punkt der führungstechnisch geregelte und inhaltlich koordinierte Aufbau eines Teams. Ambulant gibt es in der Regel keine Strukturen, die eine Einheitlichkeit des rehabilitativen Handelns gewährleisten. Die fachlichen, sprachlichen und medizinischen Standards sind unterschiedlich, es fehlen oft schon zeitliche, finanzielle und organisatorische Strukturen, um koordiniert im Team zu arbeiten. Die etablierten ambulanten Institutionen bieten selten die Rahmenbedingungen für eine Teamstruktur, wie sie zur geriatrischen Rehabilitation nötig ist. Dies gilt nicht für stationäre Einrichtungen, die die Rehabilitation in einer Tagesklinik oder Ambulanz durchführen. Das weite Feld der organisatorischen, administrativen und versicherungsrechtlichen Fragen kann hier nur erwähnt, aber nicht abgehandelt werden.

Für den verordnenden Arzt stellt sich, soweit neben der stationären Rehabilitation tagesklinische oder ambulante Strukturen vorhanden sind, die Frage der unterschiedlichen Indikation. Es bietet gewisse Vorteile, wenn Patienten im tagesklinischen oder ambulanten Arrangement die meiste Zeit zu Hause verbringen und so das in der Rehabilitation Gelernte ständig als „Ernstfall" einsetzen. Der direkte Bezug zum eigenen Lebensumfeld kann der Rehabilitation klare Linien vorgeben. Das ist natürlich nur möglich, wenn die funktionellen Einschränkungen im häuslichen Umfeld bewältigt werden können. In anderen Fällen kann die zeitweilige Entfernung aus dem häuslichen Milieu therapeutisch notwendig sein, dies besonders bei überfürsorglich pflegenden Angehörigen.

Wenn Pflege notwendig ist, muß der Konflikt zwischen helfender Zuwendung und Anforderung zur Eigenaktivität gekonnt ausbalanciert werden. Die Angehörigen sind wegen der großen emotionalen Nähe gerade in der Phase nach einer Lebenskatastrophe hierzu nur eingeschränkt in der Lage. Fast alle greifen sehr schnell helfend ein, sobald der Patient die Grenzen seiner funktionellen Fähigkeiten erreicht hat, und nehmen ihm damit die Möglichkeit, funktionelle Verbesserungen oder andere Problemlösungen zu entwickeln.

Die rehabilitative Pflege ist unter ambulanten Bedingungen sicher der problematischste Teil der Rehabilitation. Ein ambulanter oder tagesklinischer Ansatz verbietet sich zudem, wenn dauernde ärztliche Präsenz erforderlich ist. Die Begleitkrankheiten v. a. im Bereich von Herz und Kreislauf, Stoffwechsel und Nutrition können unter den rehabilitativen Aktivitäten dekompensieren und machen das stationäre Setting erforderlich. Dies wird dazu führen, daß in der Regel funktionell weniger stark Betroffene mit weniger gravierenden medizinischen Bedingungen ambulant bzw. teilstationär rehabilitiert werden. Ein abgestuftes Vorgehen im zeitlichen Nacheinander von stationär und ambulant kann sinnvoll sein und den Übergang in den Alltag glätten. Generell muß das Ziel der geriatrischen Rehabilitation die Integration in die vorhandenen ambulanten Strukturen sein.

Literatur

Antiplatelet Trialists' Collaboration (1994) Collaborative overview of randomized trials of antiplatelet treatment. Part I: Prevention of death, myocardial infarction and stroke by prolonged antiplatelet treatment. BMJ 308:81–106

Barer DH (1989) Continence after stroke: Useful predictor or goal of therapy? Age Ageing 18:183–191

Bobath B (1985) Die Hemiplegie Erwachsener, 4. Aufl. Thieme, Stuttgart

Bonita R, Ford MA, Stewart AW (1988) Predicting survival after stroke: A three-year follow-up. Stroke 19:669–673

Bonita R, Solomon N, Broad JB (1997) Prevalence of stroke and stroke-related disability. Stroke 28:1898–1902

Brass LM, Krumholz HM, Scinto JM, Radford M (1997) Warfarin use among patients with atrial fibrillation. Stroke 28: 2382–2389

Braus DF, Krauss JK, Strobel J (1994) The shoulder-hand syndrome after stroke: A prospective clinical trial. Ann Neurol 36:728–733

Brown DA, Kautz SA (1998) Increased workload enhances force output during pedaling exercise in persons with poststroke hemiplegia. Stroke 29:598–606

Bundesministerium für Arbeit und Sozialordnung (Hrsg) (1996) Anhaltspunkte für die ärztliche Gutachtertätigkeit im sozialen Entschädigungsrecht und nach dem Schwerbehindertengesetzt. Eigenverlag Bonn

Caplan L (1996) Cerebrovascular disease and stroke. In: Cassel CK, Cohen HJ, Larson EB, Meier DE, Resnick NM, Rubenstein LZ Sorenson LB (eds) Geriatric medicine, 3rd edn. Springer, New York, pp 923–936

CAPRIE Steering Committee (1996) A randomised, blinded, trial of clopidogrel versus aspirin in patients at risk of ischaemic events (CAPRIE). Lancet 348:1329–1339

Chimowitz MI, Poole RM, Starling MR, Schwaiger M Gross MD (1997) Frequency and severity of asymptomatic coronary disease in patients with different causes of stroke. Stroke 28:941–945

Collins MJ, Bakheit AM (1997) Does pulse oximetry reliably detect aspiration in dysphagic stroke patients? Stroke 28: 1773–1775

Cramon DY von, Mai N, Ziegler W (Hrsg) (1995) Neuropsychologische Diagnsotik. Chapman & Hall, Weinheim

Davenport RJ, Dennis MS, Wellwood I, Warlow CP (1996) Complications after acute stroke. Stroke 27:415–420

Davies PM (1991) Im Mittelpunkt. Springer, Berlin Heidelberg New York Tokyo

Davies JM, Mayston MJ, Newham DJ (1996) Electrical and mechanical output of the knee muscles during isometric and isokinetic activity in stroke and healthy adults. Disabil Rehabil 18:83–90

De Quervain IA, Simon SR, Leurgans S, Pease WS, McAllister D (1996) Gait pattern in the early recovery period after stroke. J Bone Joint Surg Am 78:1506–1514

Denzler P (1994) Kommunikationsstörungen nach Schlaganfall und ihre Behandlung. In: Mauritz KH (Hrsg) Rehabilitation nach Schlaganfall. Kohlhammer, Stuttgart, S 175–198

Diener HC (1996) Prävention. In: Mäurer HC, Diener HC (Hrsg) Der Schlaganfall. Thieme, Stuttgart, S 108–116

EAFT Study Group (1993) European atrial fibrillation trial: Secondary prevention of vascular events in patients with nonrheumatic atrial fibrillation and recent transient ischemic attack or minor ischemic stroke. Lancet 342:1255–1262

EDGAR – Elektronische Datenbank für Geriatrisches Assessment und Rehabilitation (1998) Aerpah-Klinik Esslingen

Ezekowitz MD, Bridgers SL, James KE et al. Veterans Affairs Stroke Prevention in Nonrheumatic Atrial Fibrillation Investigators (1992) Warfarin in the prevention of stroke associated with nonrheumatic atrial fibrillation. N Engl J Med 327:1406–1412

Forster A, Young J (1995) Incidence and consequences of falls due to stroke: A systematic inquiry. BMJ 311:83–86

Franchignoni FP, Tesio L, Ricupero C, Martino MT (1997) Trunk control test as an early predictor of stroke rehabilitation outcome. Stroke 28:1382–1385

Freivogel S (1997) Motorische Rehabilitation nach Schädelhirntrauma. Pflaum, München

Gillen G, Burkhardt A (1998) Stroke rehabilitation – a function-based approach. Mosby, St. Louis

Gladman JRF, Harwood DMJ, Barer DH (1992) Predicting the outcome of acute stroke: Prospective evaluation of five multivariate models and comparison with simple methods. J Neurol Neurosurg Psychiatr 55:347–351

Gresham GE, Duncan PW, Stason WB et al. (1995) Post-stroke rehabilitation. Clinical Practice Guideline No. 16. U.S. Department of Health and Human Services, Rockville/MD (AHCPR Publication No. 95–0662)

Guralnik JM, L Ferrucci, EM Simonsick, ME Salive, RB Wallace (1995) Lower-extremity function in persons over the age of 70 years as a predictor of subsequent disability. N Engl J Med 332:556–561

Häussler B (1996) Epidemiologie des Schlaganfalls. In: Mäurer HC, Diener HC (Hrsg) Der Schlaganfall. Thieme, Stuttgart, S 1–25

Häussler B, Mall W (1995) Schlaganfallversorgung in Rheinland-Pfalz Teil 2: Analyse von Behandlungsverläufen. Schriftenreihe „Gesundheitswesen/Gesundheitsberichterstattung" Ministerium für Arbeit, Soziales und Gesundheit Rheinland-Pfalz (ohne Verlag)

Heller A, Wade DT, Wood VA Sunderland A, Langton Hewer R Ward E (1987) Arm function after stroke: Measurement and recovery over the first three months. J Neurol Neurosurg Psychiatr 50:714–719

Henon H, Pasquier F, Durieu I, Godefroy O, Lucas C, Lebert F, Leys D (1997) Preexisting dementia in stroke patients. Baseline frequency, associated factors, and outcome. Stroke 28:2429–2436

Hesse S (1994) Stand und Gang des hemiparetischen Schlaganfallpatienten im Vergleich zum Gesunden. In: Mauritz KH (Hrsg) Rehabilitation nach Schlaganfall. Kohlhammer, Stuttgart

Hesse S, Bertelt C, Jahnke MT, Schaffrin A, Baake P, Malezic M, Mauritz KH (1995) Treadmill training with partial body weight support compared with physiotherapy in nonambulatory hemiparetic patients. Stroke 26:976–981

Hummelsheim H (1996 a) Die Rehabilitation zentraler Lähmungen – eine Standortbestimmung. Akt Neurologie 23: 7–14

Hummelsheim H (1996 b) Möglichkeiten und Grenzen medikamentöser Therapie während der medizinischen Rehabilitation. In: Mäurer HC, Diener HC (Hrsg) Der Schlaganfall. Thieme, Stuttgart, S 138–142

Indredavik B, Slordahl SA, Bakke F, Rokseth R, Haheim LL (1997) Stroke unit treatment. Long-term effects. Stroke 28:1861–1866

Johnston KC, Li JY, Lyden PD et al. for the RANTTAS Investigators (1998) Medical and neurological complications of ischemic stroke. Stroke 29:447–453

Jongbloed L (1986) Prediction of function after stroke: A critical review. Stroke 17:765–776

Jörgensen HS, Nakayama H, Raaschou HO, Vive-Larsen J, Stoier M, Olsen TS (1995 a) Outcome and time course of recovery in stroke. Part I: Outcome. The Copenhagen Stroke Study. Arch Phys Med Rehabil 76:399–405

Jörgensen HS, Nakayama H, Raaschou HO, Vive-Larsen J, Stoier M, Olsen TS (1995 b) Outcome and time course of recovery in stroke. Part II: Time course of recovery. The Copenhagen Stroke Study. Arch Phys Med Rehabil 76:406–412

Jörgensen HS, Nakayama H, Reith J, Raaschou HO, Olsen TS (1996) Acute stroke with atrial fibrillation. Stroke 10:1765–1769

Kalra L, Yu G, Wilson K, Roots P (1995) Medical complications during stroke rehabilitation. Stroke 26:990–994

Kalra L, Perez I, Melbourn A (1998) Stroke risk management – changes in mainstream practice. Stroke 29:53–57

Korpelainen JT, Sotaniemi KA, Huikuri HV, Myllylä VV (1996) Abnormal heart rate variability as a manifestation of autonomic dysfunction in hemispheric brain infarction. Stroke 27:2059–2063

Kotila M, Numminen H, Waltimo O, Kaste M (1998) Depression after stroke. Results of the FINNSTROKE study. Stroke 29:368–372

Kottke FJ, Lehmann JF (1990) Krusen's Handbook of physical medicine and rehabilitation. WB Saunders, Philadelphia

Lance JW (1980) Symposium synopsis. In: Feldman RG, Young RR, Koelln WP (eds) Spasticity: Disordered motor control. Med. Publishers, Chicago, pp 485–494

Lauritzen JB, Petersen MM, Lund B (1993) Effect of external hip protectors on hip fractures. Lancet 341:11–13

Lawton MP, Brody EM (1969) Assessment of older people: Selfmaintaining and instrumental activities of daily living. Gerontologist 9:179–186

Lin H, Wolf PH, Kelly-Heyes M, Beiser AS, Kase CS, Benjamin EJ, D'Agostino RB (1996) Stroke severity in atrial fibrillation – the Framingham Study. Stroke 27:1760–1764

Low-Beer T, Phear D (1961) Cerebral infarction and hypotension. Lancet 1:784–786

Macko RF, Katzel LI, Yataco A et al. (1997) Low-velocity graded treadmill stress testing in hemiparetic stroke patients. Stroke 28:988–992

Mahoney FI, Barthel DW (1965) Functional evaluation: The Barthel Index. Md Med J 14:61–65

Masur H (1995) Skalen und Scores in der Neurologie. Thieme, Stuttgart

Mäurer HC, Diener HC (Hrsg) Der Schlaganfall. Thieme, Stuttgart

Meier-Baumgartner HP, Nerenheim-Duscha I, Görres S (1992) Die Effektivität von Rehabilitation bei älteren Menschen unter besonderer Berücksichtigung psychosozialer Komponenten bei ambulanter, teilstationärer und stationärer Betreuung, B 12.2, Schriftenreihe des Bundesministeriums für Familie und Senioren. Kohlhammer Stuttgart

Ministerium für Arbeit, Soziales, Jugend und Gesundheit des Landes Schleswig-Holstein (Hrsg) (1995) Projekt Geriatrie des Landes Schleswig-Holstein. Kiel

Müller E, Meier-Baumgartner HP (1998) Zerebrovaskuläre Erkrankungen. In: Olbrich E, Sames K, Schramm A (Hrsg) Kompendium der Gerontologie. Ecomed Landsberg (5. Ergänzungslieferung)

Mulley GP (1992) Stroke. In: Brocklehurst JC, Tallis RC, Fillit HM (eds) Textbook of geriatric medicine and gerontology, 4th edn. Churchill Livingstone, Edinburgh, pp 365–388

Nakayama H, Jorgensen HS, Pedersen PM, Raaschou HO, Olsen TS (1997) Prevalence and risk factors of incontinence after stroke. The Copenhagen Stroke Study. Stroke 28:58–62

Nakayama H, Jorgensen HS, Raaschou HO, Olsen TS (1994) Compensation in recovery of upper extremity function after stroke: The Copenhagen Stroke Study. Arch Phys Med Rehabil 75:852–857

O'Dwyer NJ, Ada L, Neilson PD (1996) Spasticity and muscle contracture following stroke. Brain 119:1737–1749

Pantano P, Formisano R, Ricci M et al. (1995) Prolonged muscular flaccidity after stroke. Morphological and functional brain alterations. Brain 118:1329–1338

Perry J (1992) Gait analysis – normal and pathological function. Slack, Thorofare/NJ

Podsiadlo D, Richardson S (1991) The timed „Up & Go": A test of basic functional mobility for frail elderly persons. Am Geriatr Soc 39:142–148

Pohjasvaara T, Erkinjuntti T, Vataja R, Kaste M (1997a) Comparison of stroke features and disability in daily life in patients with ischemic stroke aged 55 to 70 and 71 to 85 years. Stroke 28:729–735

Pohjasvaara T, Erkinjuntti T, Vataja R, Kaste M (1997b) Demetia three months after stroke. Stroke 28:785–792

Rancho Los Amigos Medical Center (1993) Observational Gait Analysis Handbook. Los Amigos Research and Education Institute, Downey

Runge M (1997) Die multifaktorielle Genese von Gehstörungen, Stürzen und Hüftfrakturen im Alter. Z Gerontol Geriatr 30:267–275

Runge M (1998) Gehstörungen, Stürze, Hüftfrakturen. Steinkopff, Darmstadt

Runge M, Rehfeld G (1995) Geriatrische Rehabilitation im Therapeutischen Team. Thieme, Stuttgart

Runge M, Wahl J-H (1996) Ambulantes Geriatrisches Assessment. Steinkopff, Darmstadt

Schweizer C, Brandt F, Sozialministerium Baden-Württemberg (Hrsg) (1997) Ambulante Geriatrische Rehabilitation. Stuttgart

Skilbeck CE, Wade DT, Langton Hewer R, Wood VA (1983) Recovery after stroke. J Neurol Neurosurg Psychiatr 46:5–8

Smithard DG, O'Neill PA, England RE, Park CL, Wyatt R, Martin DF, Morris J (1997) The natural history of dysphagia following a stroke. Dysphagia 12:188–193

Sozialministerium Baden-Württemberg (Hrsg) (1996) Geriatrisches Reha-Assessment Baden-Württemberg 1995. Ergebnisse einer multizentrischen Studie. Stuttgart (Anforderungen: Postf. 10 34 43, 70029 Stuttgart)

Stein J, Viramontes BE, Kerrigan DC (1995) Fall-related injuries in anticoagulated stroke patients during inpatient rehabilitation. Arch Phys Med Rehabil 76:840–843

Stroke Unit Trialists' Collaboration (1997) How do stroke units improve patient outcomes? A collaborative systematic review of the randomized trials. Stroke 28:2139–2144

The INDANA Project Collaborators, Gueyffier F, Boissel JP et al. (1997) Effect of antihypertensive treatment in patients havong already suffered from stroke. Stroke 28:2557–2562

Thrift AG, McNeil JJ, Forbes A, Donnan GA for the Melbourne Risk Factor Study (1996) Risk factors for cerebral hemorrhage in the ere of well-controlled hypertension. Stroke 27:2020–2025

Tinetti ME, Williams TF, Mayewski R (1986) Fall risk index for elderly patients based on number of chronic disabilities. Am J Med 80:429–434

Wade DT, Langton Hewer R (1987) Functional abilities after stroke: Measurement, natural history and prognosis. J Neurol Neurosurg Psychiatr 50:177–182

Wade DT, Wood VA, Langton Hewer R (1985) Recovery after stroke – the first 3 months. J Neurol Neurosurg Psychiatry 48:7–13

Wade DT, Wood VA, Heller A, Maggs J, Langton Hewer R (1987) Walking after stroke. Scand J Rehab Med 19:25–30

Whisnant JP (1997) Modeling of risk factors for ischemic stroke. The Willis lecture. Stroke 28:1840–1844

Winter R, Hacke W (1998) Ischämischer Schlaganfall. Der Internist 39:623–643

World Health Organisation/WHO (1995) ICIDH. International Classification of Impairments, Disabilities, and Handicaps (übers. von R.G. Matthesius). Ullstein Mosby, Berlin

Young RR (1989) Treatment of spastic paresis. N Engl J Med 320:1553–1555

VII
Ethik

Kardiopulmonale Reanimation bei geriatrischen Patienten

J. Schimpf

81.1 Maßnahmen der kardiopulmonalen Reanimation 763
81.2 Besonderheiten der Reanimation im Alter 764
81.3 Entscheidungsfindung 765
Literatur 767

Der geriatrische Patient steht relativ nah vor seinem Lebensende; seine biologischen und psychischen Ressourcen sind oft weitgehend aufgebraucht. Das hippokratische Gebot, Leben zu verlängern, begegnet gerade in der Geriatrie und gerade angesichts der durch Fortschritt und Technisierung der Medizin vermehrten Möglichkeiten zur Lebensverlängerung andererseits dem Gebot, unerträgliches Leiden nicht zu verlängern. Notfall- und Intensivmedizin dienen nicht dem Selbstzweck, sondern dem Zeitgewinn für eine kausale Therapie. Gibt es keine solche kausale Therapiemöglichkeit, endet die Pflicht zur Therapie – der Arzt wird zum Sterbebegleiter, denn er ist im Rahmen seines Heilauftrages nicht zur sinnlosen Lebens- oder gar zur Sterbeverlängerung verpflichtet. Der Tod kommt zum geriatrischen Patienten häufig als Freund und nicht als Feind.

Vor diesem Hintergrund ist die Entscheidung zu treffen, ob ein Patient mit Herz-Kreislauf-Stillstand reanimiert werden soll oder ob eine laufende Reanimation abgebrochen wird. Dabei spielt auch der mutmaßliche Wille des Patienten eine entscheidende Rolle, denn das Selbstbestimmungsrecht des Patienten ist eine wichtige Richtschnur ärztlichen Handelns. Im Idealfall wird der mutmaßliche Wille durch Befragung des Patienten selbst ermittelt, auch Angehörige und Freunde können dabei hilfreich sein. Allerdings ist der mutmaßliche Wille eines Patienten bei Eintreten eines Notfalles häufig nicht bekannt. Im Zweifelsfall gilt immer das Gebot uneingeschränkter Behandlung.

81.1
Maßnahmen der kardiopulmonalen Reanimation

In unregelmäßigen Abständen werden aktualisierte Reanimationsalgorithmen publiziert, zuletzt vom European Resuscitation Council (ERC) 1998 (Robertson et al. 1998). Solche Algorithmen sind nicht rechtsverbindlich, sondern dienen im Sinne einer Empfehlung als Richtschnur für das eigene Vorgehen. Sie sind aber gewissermaßen auch die gemeinsame Sprache aller an einer Reanimation Beteiligter, denn häufig werden sie von Teams durchgeführt, die vorher noch nicht zusammengearbeitet haben.

Kammerflimmern und andere maligne Herzrhythmusstörungen auf dem Boden myokardialer Ischämien sind auch bei geriatrischen Patienten die häufigste Ursache für einen Herz-Kreislauf-Stillstand. Die Defibrillation ist die einzige effektive Maßnahme zur Beendigung eines Kammerflimmerns. Je früher in einer solchen Situation defibrilliert wird, desto besser sind die Chancen einen kardialen Rhythmus zu reinstallieren, denn die Chancen für eine erfolgreiche Defibrillation nehmen um ca. 7% pro Minute ab. Es wird zunächst, falls nötig, 2mal mit 200 J defibrilliert, danach mit 360 J.

Es ist durchaus möglich eine erfolgreiche Reanimation nur mit Maskenbeatmung durchzuführen, eine frühzeitige Intubation bietet aber mehrere Vorteile. Es wird einerseits dadurch ein sicherer Aspirationsschutz und gleichzeitig schnell ein Applikationsweg für Medikamente geschaffen. Andererseits gewinnt der behandelnde Arzt mehr Bewegungsspielraum. Der optimale Zugangsweg für die Medikamentenapplikation ist allerdings nach wie vor die venöse Gabe. Hierbei bietet sich oftmals die V. jugularis externa an, die beim Kreislaufstillstand meist gut gefüllt ist.

Adrenalin ist das Mittel der Wahl beim Herz-Kreislauf-Stillstand. Es verbessert durch Konstriktion der peripheren Widerstandsgefäße die myokardiale und zerebrale Perfusion. Die empfohlene Dosis beträgt 1 mg i. v. und kann in Abständen von 3–5 min wiederholt werden. Lidocain wird als Antiarrhyth-

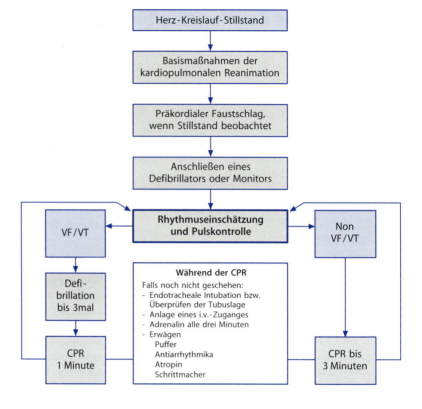

Abb. 81-1. Algorithmus für die erweiterten lebensrettenden Maßnahmen. Jeder Schritt setzt voraus, daß der vorangegangene erfolglos war. (*VF* Kammerflimmern, *VT* Kammertachykardie, *CPR* Kardiopulmonale Reanimation)

mikum der Wahl zur Behandlung persistierender ventrikulärer Tachykardien und Kammerflimmern nach Defibrillation und Adrenalingabe empfohlen. Die Dosierung beträgt 1–1,5 mg/kg i.v. In Abständen von 5–10 min können weitere Boli bis zu einer Gesamtdosis von 3 mg/kg gegeben werden. Atropin wird bei symptomatischen Bradykardien und bei Asystolie gegeben. Die empfohlene Dosis liegt bei 0,5 mg i.v. für Bradykardien und 3 mg i.v. bei Asystolie. Natriumbikarbonat wird nicht routinemäßig eingesetzt. Nach langen Kreislaufstillstands- bzw. Reanimationszeiten kann es in einer Dosierung von 1 mmol/kg verwendet werden. Spezielle Dosierungsempfehlungen zur Reanimation geriatrischer Patienten werden vom ERC nicht herausgegeben.

Ablauf der Aktionen

Wird der Herz-Kreislauf-Stillstand beobachtet (z.B. Patient am Monitor), kann ein präkordialer Faustschlag durchgeführt werden. Während die Defibrillator- oder Monitorelektroden angebracht werden, dürfen bereits begonnene Wiederbelebungsmaßnahmen auf keinen Fall unterbrochen werden. Die vorrangige Aufgabe des Arztes ist es, zu entscheiden, ob es sich beim dargestellten Rhythmus um ein Kammerflimmern bzw. eine pulslose Kammertachykardie handelt. Ist dies der Fall, wird ohne Zeitverzug, wie oben beschrieben, defibrilliert. Falls das Kammerflimmern nach 3 Defibrillationen weiterbesteht, wird mit der kardiopulmonalen Reanimation begonnen. Falls noch nicht geschehen, sollte der Patient intubiert, ein venöser Zugang gelegt und die erste Adrenalindosis appliziert werden. Nach einer Minute Reanimation werden Puls und Rhythmus kontrolliert und bei persistierendem Kammerflimmern erneut mit 360 J defibrilliert. Falls bei der initialen Rhythmuseinschätzung ein Kammerflimmern oder eine pulslose Kammertachykardie ausgeschlossen werden konnte, wird nicht defibrilliert. Statt dessen wird die erste Adrenalindosis verabreicht und für 3 min reanimiert. Danach erfolgt eine erneute Rhythmuseinschätzung. Eine der beiden dargestellten Schleifen (s. Abb. 81-1) wird solange durchlaufen, bis ein kardialer Rhythmus reinstalliert ist oder es angemessen erscheint die Reanimationsmaßnahmen zu beenden.

81.2 Besonderheiten der Reanimation im Alter

Defekte Zähne und Prothesen

Die meisten geriatrischen Patienten sind Gebißträger oder haben lockere oder leicht herausbrechende Zähne. Alle locker sitzenden Prothesen oder Teilprothesen und lose Zähne sollten entfernt werden. Damit wird die Maskenbeatmung erleichtert und man verbessert die Intubationsbedingungen. Die Fähigkeit zur Mundöffnung ist oftmals eingeschränkt und die Beweglichkeit der Halswirbelsäule, v. a. im Atlantookzipitalgelenk reduziert (Benumof 1991). Die laryngoskopische Einstellbarkeit ist bei diesen Patienten häufig erschwert. Deshalb sind vor einer Intubation Mundöffnung und Lagerbarkeit des Kopfes zu überprüfen. Veränderungen von Lungen- und Brustwandcompliance führen zu einer deutlichen Reduktion der Vitalkapazität und können so die Maskenbeatmung erschweren. Außerdem erhöht ein signifikanter Verlust der Atemschutzreflexe im Alter die Aspirationsgefahr. Dennoch sollte sich gerade der Ungeübte bei Intubationsschwierigkeiten nicht auf eine Intubation „um jeden Preis" versteifen, wenn die Möglichkeit einer suffizienten Maskenbeatmung besteht, denn Intubation oder Intubationsversuche dürfen nicht zu einer längeren Unterbrechung der Reanimationsmaßnahmen führen. Die zumeist ausgeprägte Thoraxrigidität im Alter führt bei Herzdruckmassage fast zwangsläufig zu Rippen- und Sternumfrakturen. Dies darf den Helfer aber keinesfalls veranlassen, die Reanimationsmaßnahmen zu unterbrechen. Verletzungen dieser Art müssen im Zweifelsfall in Kauf genommen werden, um eine effektive Zirkulation zu gewährleisten.

Herz-Zeit-Volumen
Dieses ist bei einem 75–80jährigen gegenüber einem 30jährigen um ca. ein Drittel reduziert (Martin 1992). Ebenso nimmt die Ruheherzfrequenz im Alter ab. Es ist deshalb bei einem alten Patienten auch nach Wiederherstellung einer spontanen Zirkulation mit einer deutlich verlängerten Kreislaufzeit und somit mit einem verzögerten Ansprechen auf die Applikation von Medikamenten zu rechnen.

Multimorbidität
Geriatrische Patienten sind häufig multimorbide. Im Vordergrund stehen dabei kardiovaskuläre, pulmonale, maligne und demenzielle Erkrankungen. Im Rahmen des physiologischen Alterungsprozesses nimmt die Leistungsfähigkeit der einzelnen Organsysteme ab. Wie oben beschrieben, sind Herz-Zeit-Volumen und Herzfrequenz im Alter vermindert. Die Summe dieser Veränderungen führt zu einer reduzierten kardialen Reserve und somit einer eingeschränkten Fähigkeit des Körpers auf Streßfaktoren wie koronare Ischämie, Hypovolämie, Ateminsuffizienz, Sepsis oder Trauma zu antworten.

Myokardischämien
Sie sind auch im Alter die häufigste Ursache für Kammerflimmern. Deren Inzidenz ist bei geriatrischen Patienten allerdings deutlich erhöht (Milzman u. Rothenhaus 1996). Gerade alte Patienten mit einer Myokardischämie zeigen dabei häufig einen atypischen Verlauf. AP-Beschwerden können völlig fehlen. Statt dessen sieht man häufig unpezifische Symptome wie Schwäche, Schwindel oder Kurzatmigkeit, was möglicherweise dazu führt, daß die Myokardischämie erst spät erkannt wird. Das kann fatale Folgen haben, denn der Verlust von Myokard führt aufgrund der verminderten kardialen Reserve schneller als beim jungen Patienten zur kardialen Dekompensation, und die Mortalität eines Myokardinfarktes ist im Alter deutlich erhöht. Gerade sehr alte Patienten profitieren deshalb besonders von einer frühzeitigen thrombolytischen Therapie (Krumholz et al. 1992). Auch im Rahmen einer kardiopulmonalen Reanimation kann der Einsatz von Thrombolytika erwogen werden.

Okkulte respiratorische Insuffizienz
Veränderungen der pulmonalen Compliance führen, wie oben beschrieben, zu einer erhöhten Atemarbeit. In Verbindung mit Mangelernährung, die bei geriatrischen Patienten häufig angetroffen wird, kommt es zur erhöhten Anfälligkeit für eine Ateminsuffizienz. Verstärkt wird dieser Effekt noch, wenn ein Ventilations-Perfusions-Mißverhältnis, wie es für bettlägerige Patienten typisch ist (Chalfin 1993), hinzukommt. Die Tatsache, daß geriatrische Patienten mit einer inadäquaten Atemantriebssteigerung auf Hypoxie und Hypoventilation reagieren (Kronenberg u. Drage 1973), trägt darüber hinaus ihren Teil dazu bei. Die okkulte respiratorische Insuffizienz führt ohne adäquate Therapie sekundär zum Herz-Kreislauf-Stillstand. In solchen Fällen ist es möglich, nach Beseitigung maligner Herzrhythmusstörungen, einen Patienten allein durch Gewährleistung adäquater Ventilation und Oxygenierung zu stabilisieren. Die Differenzierung zwischen primär pulmonalen und kardialen Erkrankungen kann dabei schwierig sein, da sich die Symptome einerseits teilweise überlappen, andererseits, aufgrund der beschriebenen Multimorbidität, häufig mit dem gleichzeitigen Auftreten verschiedener Erkrankungen zu rechnen ist.

81.3
Entscheidungsfindung

Die kardiopulmonale Reanimation ist eine medizinische Maßnahme mit höchst ungewissem Ausgang. Die Indikationsstellung zur Reanimation oder zum Reanimationsabbruch ist eine der schwierigsten Entscheidungen, die ein Arzt zu treffen hat. Diese Entscheidung muß individuell und ad hoc getroffen werden. Um so wichtiger ist es, statistische Determinanten und Prädiktoren des Ausgangs zu kennen (Madler 1998).

Der Begriff „Outcome" ist nur unscharf definiert. Die meisten Autoren sprechen bei Entlassung des Patienten aus dem Krankenhaus nach Reanimation von einem Reanimationserfolg. Doch diese Definition ist als Ziel einer Reanimation zu kurz gegriffen, denn Ziel sollte sein, den Patienten ohne wesentliche neurologische und neuropsychologische Defizite und unter Erhalt seiner Persönlichkeit einer psychosozialen Reintegration zuzuführen (sekundärer Reanimationserfolg) (Madler 1998). Dies ist bei bestenfalls 15% aller Reanimationen der Fall (Abrahamson 1992).

Art und Anzahl der Vorerkrankungen

Das Alter des Patienten alleine ist kein guter Prädiktor für den Erfolg einer Reanimation (Chalfin 1993; Wu et al. 1990; Bedell et al. 1983). Aussagekräftiger als das chronologische Alter sind Art und Anzahl der Vorerkrankungen des Patienten bzw. die Ursache für die Reanimationspflichtigkeit. Die Mortalität nach Reanimation ist deutlich erhöht in Anwesenheit von (Rogove et al. 1995; Bedell et al. 1983; Murphy et al. 1989):

- Herzinsuffizienz,
- Diabetes,
- Anämie,
- renalen Erkrankungen,
- Pneumonie,
- Malignomen,
- Bettlägrigkeit.

Patienten in Pflegeheimen haben eine 6fach höhere Mortalität nach Reanimation (Taffet et al. 1988). Hat der Patient zum Zeitpunkt der Reanimation mehr als 2 akute Erkrankungen, verschlechtert sich die Prognose nochmals (Murphy et al. 1989). Eine durch Trauma verursachte Reanimationspflichtigkeit hat schon bei jüngeren Patienten eine sehr ungünstige Prognose. Umgekehrt werden die besten Ergebnisse bei beobachtetem Herz-Kreislauf-Stillstand, ventrikulären Arrhythmien und bei Reanimationen von weniger als 5 min erreicht (O'Keefe et al. 1991).

Kammerflimmern
und pulslose ventrikuläre Tachykardie

Diese als initiales EKG signalisieren, daß der Herz-Kreislauf-Stillstand erst wenige Minuten zurückliegt, denn jede maligne Herzrhythmusstörung degeneriert ohne suffizienten Kreislauf in kurzer Zeit zur Asystolie. Das Antreffen eines Kammerflimmerns bzw. einer ventrikulären Tachykardie und gutes Ansprechen auf Therapie (Defibrillation) sind deshalb Hinweise für eine gute Prognose, wohingegen das Vorliegen einer elektromechanischen Entkopplung oder einer Asystolie als prognostisch ungünstig zu bewerten sind (Tresch 1991). Zur Verdeutlichung: Die Reanimation eines asystolen, polytraumatisierten, älteren Patienten ist praktisch aussichtslos, wohingegen ein Herz-Kreislauf-Stillstand bei Kammerflimmern durch myokardiale Ischämie günstigstenfalls nur mit Defibrillation effektiv therapiert werden kann.

Reanimationsdauer

Auch die Dauer der Reanimationsmaßnahmen ist für die Prognoseeinschätzung von Bedeutung. Je länger eine Reanimation dauert, desto unwahrscheinlicher wird ein Erfolg. Eine erfolgreiche Reanimation nach mehr als 20 min ist extrem unwahrscheinlich (Rogove et al. 1995). Auch im Sinne eines sekundären Reanimationserfolges sind langandauernde Wiederbelebungsmaßnahmen ungünstig. Patienten, die eine solche langdauernde Reanimation überleben, tragen praktisch immer schwere neurologische Defizite davon.

„Scoring-Systeme"

Die Verwendung von „Scoring-Systemen" zur Abschätzung der Überlebenswahrscheinlichkeit hat sich nicht durchgesetzt, u.a., weil die Anwendung verschiedener „Scoring-Systeme" zu höchst unterschiedlichen Ergebnissen führt (Ebell et al. 1997). Feste Kriterien, wann eine Reanimation zu beginnen oder abzubrechen ist, gibt es nicht. Diese Entscheidung muß unter Berücksichtigung des Gesundheitszustandes des Patienten vor der Reanimation, des bisherigen Reanimationsverlaufs und, soweit bekannt, dem mutmaßlichen Willen des Patienten gefällt werden. Über den körperlichen Zustand des Patienten liegen zumindest unter präklinischen Bedingungen selten Informationen vor. Man wird sich deshalb außerhalb der Klinik auch selten prima vista gegen eine Reanimation entscheiden.

Es ist aber auch Bestandteil ärztlichen Handelns frustrane Situationen zu erkennen und im Sinne des Patienten zu akzeptieren. Horn empfiehlt bei folgenden Ausgangssituationen nicht zu reanimieren:

- bei terminalem Grundleiden (Malignom, chronisches Cor pulmonale),
- bei schwerem zerebralem Abbau (ausgeprägtes Multi-Infarkt-Syndrom, Alzheimer-Demenzen, hypoxische Hirnschädigung),
- bei dilatativer Kardiomyopathie und
- bei terminaler kardialer Insuffizienz (Horn et al. 1992).

Zusammenfassung

Alter per se ist kein valider Prädiktor für die Erfolgsaussichten einer kardiopulmonalen Reanimation. Art und Anzahl von Erkrankungen zum Zeitpunkt der Reanimation sind hierbei entscheidender. Für geriatrische Patienten gelten die gleichen Reanimationsalgorithmen wie für jüngere. Wenn man sich zur Reanimation entschließt, ist es gerade bei sehr alten Patienten überaus wichtig, effizient zu arbeiten und zügig zum Ziel zu gelangen, da diese Patienten sowohl kardiopulmonal als auch zerebrovaskulär über geringe Reserven verfügen. Ein frühzeitiger Reanimationsbeginn ist daher gerade bei geriatrischen Patienten von außerordentlicher Bedeutung. Reanimationen geriatrischer Patienten mit Asystolie als initialem Rhythmus, protrahierte Reanimationen, Reanimationen von Patienten mit mehreren Erkrankungen sowie bettlägriger Patienten führen praktisch nie zum Erfolg.

Literatur

Abrahamson NS (1992) Brain Resuscitation. In: Rosen P, Barkin RM (eds) Emergency Medicine. St Louis (Mosby Year Book) pp 173–183

Bedell SE, Delbanco TL, Cook EF, Epstein FH (1983) Survival after cardiopulmonary resuscitation in the hospital. N Engl J Med 309:569–576

Benumof JL (1991) Management of the difficult adult airway. Anesthesiol 75:1087–1110

Chalfin DB (1993) Outcome assessment in elderly patients with critical illness and respiratory failure. Clin Chest Med 14:583–589

Ebell MH, Kruse JA, Smith M, Novak J, Drader-Wilcox J (1997) Failure of three decision rules to predict the outcome of in-hospital cardiopulmonary resuscitation. Med Decis Making 17:171–177

Horn J, Geier HJ, Seefried G, Platt D (1992) Intensivmedizin im höheren Alter aus der Sicht des Internisten. Fortschr Med 110:227–230

Kronenberg RS, Drage CW (1973) Attenuation of the ventilatory and heart rate responses to hypoxia and hypercapnia with aging in normal men. J Clin Invest 52:1812–1819

Krumholz HM, Pasternak RC, Weinstein MC, Friesinger GC, Ridker PM, Tosteson AN, Goldman L (1992) Cost effectiveness of thrombolytic therapy with streptokinase in elderly patients with suspected acute myocardial infarction. N Engl J Med 327:7–13

Madler C (1998) Präklinische Reanimation – Erfolgsaussichten, Entscheidungshilfen. In: Madler C, Jauch KW, Werdan K (Hrsg) Das NAW-Buch, 2. Aufl

Martin E (1992) Alterspatienten – perioperative Betreuung aus Sicht des Anästhesisten. Fortschr Med 110:235–237

Milzman DP, Rothenhaus TC (1996) Resuscitation of the geriatric patient. Emerg Med Clin North Am 14:233–244

Murphy DJ, Murray AM, Robinson BE, Campion EW (1989) Outcomes of cardiopulmonary resuscitation in the elderly. Ann Intern Med 111:199–205

O'Keeffe S, Redahan C, Keane P, Daly K (1991) Age and other determinants of survival after in-hospital cardiopulmonary resuscitation. Q J Med 81:1005–1010

Robertson C, Stehen P, Adgey J et al. (1998) The 1998 European Resuscitation Council guidelines for adult advanced life support. Resuscitation 37:81–90

Rogove HJ, Safar P, Sutton-Tyrrell K, Abramson NS (1995) Old age does not negate good cerebral outcome after cardiopulmonary resuscitation: analyses from the brain resuscitation clinical trials. The Brain Resuscitation Clinical Trial I and II Study Groups. Crit Care Med 23:18–25

Taffet GE, Teasdale TA, Luchi RJ (1988) In-hospital cardiopulmonary resuscitation. J Am Med Assoc 260:2069–2072

Tresch DD (1991) CPR in the elderly: when should it be performed? Geriatrics 46:47–56

Wu AW, Rubin HR, Rosen MJ (1990) Are elderly people less responsive to intensive care? J Am Geriatr Soc 38:621–627

Wille und Willensfähigkeit

R.-M. Schütz, A. Helle-Feldmann

82.1 Vorurteile gegenüber Älteren 768
82.2 Altern als vielschichtiger Prozeß 769
82.3 Gesundheitliche Beeinträchtigungen 769
82.4 Seniorengerechte Angebote 770

Unbeeindruckt von der Diskussion in Philosophie und Theologie um Grundsätze und Nuancen wird der Begriff „Wille" hier verstanden als eine aus Motiven entstehende bewußte Zielsetzung, die auf eine Handlung ausgerichtet ist oder/und sich in ihr äußert. Wille bedeutet also, daß der Mensch sich in bewußtem Erleben – und damit voll innerer Zustimmung – für oder gegen ein bestimmtes Ziel entscheidet.

Willensvorgänge können mitbestimmt sein von Trieben, Interessen und Wahlmöglichkeiten und frühere Erfahrungen integrieren, d.h. die verschiedenen auf niederem Niveau ablaufenden Vorgänge sind in ihnen aufgehoben.

Wille ist also – allgemein gesagt – jedes handlungsbewußte Streben, d.h. die Fähigkeit, bewußte Entscheidungen zu fällen, diese auszuführen oder zu unterlassen und sie so zur Bestimmung bzw. Beeinflussung des eigenen oder fremden Handelns werden zu lassen.

Willensfähigkeit kann in zweierlei Weise verstanden werden: zum einen als die Möglichkeit, den vorhandenen, zu erkennenden jeweiligen Willen in die Tat umsetzen zu können. Zum anderen aber erscheint die Auffassung, daß mit diesem Begriff das Vorhandensein aller Instrumente gemeint ist, die eine Willensbildung erst ermöglichen. Dazu gehören auf körperlicher Ebene das intakte Zentralnervensystem, auf geistiger Ebene das Bewußtsein, die freie Entscheidungsfähigkeit.

Die Willensbildung wird wesentlich mitbeeinflußt vom Bildungsgrad und von familiären, epochalen Faktoren, d.h. von der psychoaffektiven Struktur des einzelnen. Von großer Rückwirkung ist das Verhalten der Gesellschaft, d.h. das Akzeptieren jedes Mitmenschen, und sei sein Verhalten, seine Entscheidung zunächst noch so wenig nachvollziehbar.

82.1
Vorurteile gegenüber Älteren

Und hier existieren besonders deutliche Defizite im Umgang mit älteren Menschen. Betrachtet man unvoreingenommen die Bemühungen der heutigen Gesellschaft für alte Menschen, dann sind sie im wesentlichen krankheitsorientiert. Man erwartet von Älteren ein sog. „altersgemäßes Benehmen". Wir alle kennen Phrasen wie

- „Sexualität im Alter ist tabu",
- „Man tanzt nicht mehr",
- „sich auffällig und chic anzuziehen und dergleichen gehört sich nicht".

Zwar scheint sich dieses negative Altersbild langsam zu verändern – nicht zuletzt unter dem Einfluß der sog. „neuen Alten". Dennoch wirken sich Einstellungen wie

- mit zunehmendem Alter tritt ein Leistungsabfall auf,
- alte Menschen sind nicht mehr belastbar,

nach wie vor aus, d.h. die gesellschaftspolitische Situation und Funktion der Betagten wird mit Schlagwörtern beschrieben wie

- Funktions- und Rollenlosigkeit,
- nachlassende Fähigkeit, soziale Bindungen zu knüpfen u. ä.

Und immer noch herrscht das Vorurteil, daß die überwiegende Zahl der älteren und ganz alten Menschen krank und hilfsbedürftig sei. Diese Vorurteile können sich gleichzeitig negativ auf das Verhalten der Älteren auswirken: Viele von ihnen werden nämlich zu einem angepaßten, nach dem heutigen Wissen aber eben fehlerhaften inaktiven Verhalten verleitet und wagen keine eigene Willensäußerung wegen der Erwartungshaltung der Gesellschaft, obgleich sie dazu noch in der Lage wären. Und eine solche Gefahr besteht besonders bei Menschen mit niedrigem sozialen Status. Der Amerikaner Mulford hat diesen Sachverhalt schon 1937 in seinem Buch „Vom Unfug des Sterbens" ironisierend so beschrieben: „Die Leistungsfähigkeit des älteren Menschen nimmt nur deshalb ab, weil er es sich hat einreden lassen, daß sie mit dem Alter abnehmen müsse"[1].

Natürlich können bei Älteren biologische Rückbildungsvorgänge und eine gesteigerte Krankheitsanfälligkeit beobachtet werden oder psychische Störungen vorhanden sein. Ebenso sicher ist aber, daß man einen generellen Abbau geistiger Fähigkeiten nicht hat nachweisen können, daß damit aber die Voraussetzungen zu Willensentscheidungen und -bekundungen unverändert bestehen bleiben. Und insbesondere die intellektuellen Fähigkeiten, bei denen ein vorhandener Erfahrungsschatz zu aktualisieren ist, erweisen sich als altersunabhängig recht konstant.

82.2
Altern als vielschichtiger Prozeß

Insgesamt gesehen ist Altern ein vielschichtiger Prozeß, bei dem neben biologischen und psychologischen auch soziale, finanzielle, ökonomische, epochale und ökologische Faktoren eine große Rolle spielen. Hinzukommt, daß in diesem Jahrhundert zunehmend zeitlich weniger und mit geringerer körperlicher Anstrengung gearbeitet wurde und wird als in den vorangegangenen Jahrhunderten, so daß die älter werdenden Menschen in einer besseren Verfassung in den dritten Lebensabschnitt eintreten.

Altern ist zugleich ein Prozeß zunehmender Differenzierung: Je älter Menschen werden, desto verschiedenartiger sind sie. Das zeigt sich z.B. in dem sehr unterschiedlichen Umgang der Älteren mit ihrem Älterwerden. Es kann z.B. als harmonische Fortsetzung des bisherigen Lebens betrachtet werden, die ein jeder zu erreichen sich als Ziel wünscht, von dem aus er, auf die Vergangenheit zurückblickend, die Summe seines Lebens zieht. Dem entgegen steht der inaktive und – obgleich von keiner Krankheit betroffen – in seiner Tätigkeit erheblich erlahmte Mensch. Je mehr man Lebensqualität, Respekt, Selbstsicherheit und Identität aus der Anerkennung der eigenen Kompetenz und Leistung durch andere bezog – und wer tut das in gewissem Grade nicht? –, desto ratloser kann man sein, wenn diese Mechanismen nicht mehr tragen. Dann hängt es von der ureigenen psychoaffektiven Struktur ab, in welchem Ausmaß und mit welchem Aufwand sich Verhaltensweisen und Reaktionen an die veränderten Gegebenheiten anpassen, d.h., es hängt letztlich von der Willensleistung des einzelnen ab.

---

[1] Mulford R. (1937) Vom Unfug des Sterbens.

Physiologischer Alterungsprozeß

Ohne Hinzutritt von Krankheit kann Altern als physiologischer Rückbildungsvorgang ein Leben lang klinisch ohne faßbare negative Auswirkungen verlaufen. Das bedeutet, daß unter einem normalen Alterungsprozeß keine Defizite hinsichtlich der Willensfähigkeit und auch der Willensbildung/-äußerung und dem daraus abzuleitenden Handlungsvollzug zu erwarten sind. Allerdings darf nicht übersehen werden, daß die Zielpunkte des handlungsgeleiteten Strebens beim Willen in ihrer Wichtung – ggf. auch in ihrer Präsenz – mit dem Lebenslauf wechseln und je nach den einzelnen Lebensphasen unterschiedlich sind. Nicht zu unterschätzen ist die Tatsache, daß die schon angesprochenen Vorurteile gegenüber den älteren Menschen und auch gesellschaftliche Tabus jene nicht selten dazu veranlassen, sich in ihren Meinungsäußerungen zurückzuhalten, um nicht ungerechtfertigter Kritik oder Unverständnis ausgesetzt zu sein.

Um gesunden alten Menschen ihren freien Willen unverändert zu belassen oder sogar noch zu fördern – hier könnte z.B. eine Rehabilitation greifen, indem man versucht, ältere Menschen zu ermuntern, ihren Willen offen kundzutun und ihnen ggf. dabei zu helfen –, muß die Gesellschaft gerade auf diesem Sektor eine Änderung ihrer Einstellung gegenüber ihren älteren Mitbürgern lernen. Sie muß generell mehr als bisher für alte Altersgruppen Willensäußerungen und daraus resultierende Entscheidungen gelten lassen, selbst dann, wenn sie nicht unbedingt als die beste Lösung oder rational nicht unbedingt nachvollziehbar erscheinen. Sie muß aber mit alten Menschen Geduld haben und sie unterstützen, muß ihnen zuhören und ggf. abwägen helfen. Um vorschnelle Einstufungen als „nicht mehr willensfähig" zu verhindern, muß sie altersbedingte Veränderungen wie Altersschwerhörigkeit, Unkenntnis von Fremdwörtern und zu hohen Zeitdruck vermeiden.

82.3
Gesundheitliche Beeinträchtigungen

Gibt es im Krankheitsfall nicht aber doch Einschränkungen des Willens und der Willensfähigkeit bei älteren Menschen? Diese Aussage ist von besonderer Bedeutung, wenn sich zunehmend Behinderungen einstellen.

Physische Erkrankungen

Wenden wir uns zunächst den Beeinträchtigungen im körperlichen Bereich zu. Diese können prinzipiell keine negativen Rückwirkungen auf den Willensvorgang haben, solange der ältere Mensch bei Bewußtsein ist. Auch die Willensfähigkeit im Sinne des Vorhandenseins der erforderlichen Instrumente ist nicht beeinträchtigt. Was sich allerdings verändert darstellen kann, ist die Frage, ob der geäußerte Wille noch real und ggf. unter welchen Umständen in die Tat umzusetzen ist. Hier darf nicht die fachliche Kompetenz des ärztlichen Handelns über den Willen des Patienten gestellt werden: Dieser wäre häufig sehr wohl in der Lage, bei geeignetem Aufgeklärtsein frei zu entscheiden oder zumindest mitzuentscheiden. Das bedeutet, daß ein älterer Mensch sich nicht automatisch einer ärztlich für erforderlich gehaltenen Therapie zu unterziehen hat. Oberste Richtschnur muß es immer sein, dem Patienten das Recht zuzugestehen, eine Weiterbehandlung zu wünschen oder zu verweigern, selbst wenn diese nicht im Einklang mit der ärztlichen Indikation steht. Diese Aussage gilt auch im Bereiche der Intensivmedizin, sofern der Patient sich klar äußern kann: Denn die Intensivmedizin verkennt vielfach, daß dem Patienten sehr wohl das Recht zugestanden werden muß, sterben zu dürfen, wenn er mit seinem Leben abgeschlossen hat und er den Tod akzeptieren will. Eine solche zweifelsfrei vorgetragene Aussage ist eine sehr stringente, z.B. dafür, daß auch ein Hochbetagter in einer ganz kritischen Situation zu einer klaren Willensbildung und -äußerung in der Lage ist.

Je ernsthafter eine Krankheit, je geringer die Chance zur Wiederherstellung der Gesundheit ist, desto mehr entwickelt ein Patient Bedürfnisse, die über die medizinische Behandlung und die darauf gerichteten Verhaltensweisen hinausgehen und die spezielle pflegerische und psychische Hilfe bedeuten. Auch hier kann noch – bei unverändert vorhandener Willensfähigkeit im eingangs geschilderten Verständnis – der Patient zu freien Wunschäußerungen in der Lage sein, die dann aber stärker hervortreten können, z.B.:

- als fundamentaler Wunsch nach Geborgenheit und Würde, nach Aufarbeiten des eigenen Lebens,
- evtl. als Suche nach einer Sinnfindung und Bejahung des Daseins, aber auch nach Rat und Vorschlägen zur Regelung von Hinterlassenschaften.

Daß hier der Wille dann zwar noch zielgerichtet, sich aber nicht mehr im Sinne von „handlungsleitend" auswirken kann, beeinträchtigt seine Qualität als personale Kompetenz nicht.

Psychische Erkrankungen

Auf den ersten Blick klar scheint die Situation zu sein, wenn es sich um psychische Erkrankungen handelt, insbesondere um die Demenz. Aber auch hier soll nicht in Frage gestellt werden, daß in solchen Fällen der körperlichen und später geistigen Hilfeabhängigkeit in weiten Bereichen noch eine Willensfähigkeit und damit auch ein eigener Wille erhalten bleiben.

Daß hier vorschnell anders reagiert wird, erklärt sich daraus, daß man dazu neigt, psychische Störungen und Erkrankungen negativer zu bewerten als körperliche Schäden. Nie sollte die Entscheidung einer Willensunfähigkeit voreilig fallen: Denn sie stellt eine Einbahnstraße dar und verbaut dem Alten den Rückweg in seine gewohnte Umgebung, falls die Diagnose falsch oder doch noch eine Besserung möglich war. Sie nimmt ihm die Möglichkeit zur Ausübung und zur Formulierung seines eigenen Willens – in den gesellschaftlich anerkannten Formen – und wird nicht selten voreilig angenommen, weil die hinter solchen offensichtlichen Verwirrtheitszuständen stehenden Beeinträchtigungen übersehen werden wie

- schlechte Hörfähigkeit,
- verminderte Sehfähigkeit,
- Nichtvertrautsein mit Fremdwörtern oder
- vorübergehende, aber nicht sehr stark im Vordergrund stehende somatische Erkrankungen.

Erst wenn ein Erlernen der „Sprache der Demenz" und Zuwendung einsetzen, können selbst bei länger verwirrten alten Menschen Zeichen einer Willensbildung und Willenshandlung erkennbar sein.

Auch wenn ein Mensch sich zweifelsfrei in hilflosem Zustand befindet, hat er ein besonderes Anrecht auf eine menschenwürdige Behandlung. Deren Basis sollte der Versuch sein, zu ergründen oder aus der Vorgeschichte abzuleiten, was dem Willen/der Auffassung des Patienten entsprechen könnte. Gerade in solchen aussichtslosen Fällen kann lediglich vermutet werden, aber nicht bewiesen, daß kein eigener Wille mehr existiert. Aber selbst wenn der Wille verloren, wenn der Geist verwirrt oder der Körper versehrt sein mag: Das Personsein des einzelnen geht nicht durch Krankheit, Versehrtheit oder psychischen Verfall verloren.

82.4 Seniorengerechte Angebote

Dieses so facettenreiche Erscheinungsbild der Alternden hat zwar im politischen Bereich zu Überlegungen und zum Suchen nach Lösungen geführt, was bisher aber doch meist in der Erarbeitung sog. „seniorengerechter Angebote" einmündete, ohne wirklich nach den Bedarfen, Bedürfnissen, Wünschen oder Vorstellungen der Betroffenen zu fragen; d.h. aber sie dadurch zu entmündigen.

Hier müssen Freiräume für ein kreatives Leben nach ihrer Wahl und ihren Wünschen einschließlich der eigenständigen Verantwortung für sich – und auch für andere – in der Gesellschaft geschaffen werden: Vielleicht kann ihre Willensfähigkeit dann wieder tragen und sogar geschult, d. h. die Voraussetzung dazu verbessert werden.

Leider kann man sich des Eindrucks nicht erwehren, daß die Begriffe „älterer Mensch" und „Fürsorge" unverändert miteinander verkoppelt sind, kaum die Betroffenen aber in den Entscheidungsprozeß über ihre anstehenden Bedarfe/Lebensweisen einbezogen werden. Die Gesellschaft verhält sich in weiten Bereichen so, als ob der ältere Mensch offenbar keinen eigenen Willen und, falls doch, zumindest nur selten noch eine Willensfähigkeit besäße. Ist die hier zu vermutende Annahme, daß Altern zwangsläufig Willen und Willensfähigkeit zum Nachlassen und schließlich zum Erliegen bringt, wirklich gerechtfertigt?

Fazit
Der ältere Mensch hat in der Regel unverändert eine eigene Willensfähigkeit und damit das Recht und die Möglichkeit der eigenen Willensbildung. Er soll und will frei sein und soll und will selbst bestimmen und bedarf dazu nicht der Gnade oder der Erlaubnis der Gesellschaft. Wenn heute Tierschutz und Naturschutz so wichtig genommen werden – und das zu Recht –, daß sie als Grundrecht in die Verfassung des Staates aufgenommen werden sollen, um wieviel mehr muß dann das Grundrecht der Freiheit des Handelns und der Entscheidung als ethische Norm für alle Menschen – gerade auch für die alten – respektiert werden.

Grenzen therapeutischer und rehabilitativer Maßnahmen

F. J. Illhardt

83.1 Das Ende von Therapie und Rehabilitation   772
83.2 Rehabilitation –
     Gefahr eines eindimensionalen Verständnisses?   773
83.3 Realität geriatrisch-gerontologischer Behandlung   774
     Literatur   775

Angehörige alter Patienten erinnern gelegentlich eine Situation wie die folgende:

Der Chefarzt, hinter ihm einige andere Damen und Herren aus Medizin und Pflege, tritt an das Bett des alten, schwerkranken Verwandten. Nach ernstem Blick in die Karte und nach einigen Fragen sagt er, zu seinen Mitarbeitern gewandt: Da können wir nichts mehr machen. Sagt's, getan. Man verläßt den Raum. Angst und Zweifel bleiben.

Stereotype werden sichtbar und darin ein Erwartungskonflikt: Auf der einen Seite – zunehmend schwächer werdend – steht die medizinische Haltung, die Grenzen des Machbaren auszuschöpfen. Auf der anderen Seite steht die Forderung, daß Medizin sich nicht dort von der therapeutischen Szene verabschieden darf, wo sie in einem bestimmten Sinne „nichts mehr machen" kann; sie hat auch da eine wichtige Aufgabe, wo diese Grenze des Machbaren bereits überschritten ist. Was aber hat sie anzubieten, wenn sie „nichts mehr tun kann"? Zielt die Frage nach den Grenzen in Therapie und Rehabilitation nur auf das Aufhören und Unterlassen, oder auch auf das Umschalten in eine Perspektive hinter den Vordergrund des Machbaren?

83.1
Das Ende von Therapie und Rehabilitation

Man weiß, daß die Schwierigkeit, die Grenzen medizinischer Therapie wahrzunehmen, in dem Problem der vorwiegend biomedizinisch geschulten Ärzte liegt, den „Wendepunkt" (Wehkamp 1998) in der Therapie wahrzunehmen. Gemeint ist jener Punkt, an dem der Prozeß von Besserung in ein Stadium umschlägt, in dem keine Besserung mehr möglich ist. Wenn man diesen Punkt übersieht, wird natürlich eine eher aussichtslose Therapie fortgesetzt.

Rein formal läuft die Entscheidung über das Ende von Therapie und Rehabilitation nach dem Muster anderer in der Medizin geläufiger Entscheidungssysteme ab, z. B. dem System APACHE II: Physiologische (v. a. aus dem Akutbereich), behandlungstechnische, statistische und ökonomische Daten – also Befunde, wahrscheinliche Krankheitsentwicklung, Kosten u. ä. – werden zusammengetragen, um ein Behandlungsrationale zu entwickeln oder zu bestreiten, wenn die Abwägung negativ ausfällt. Gegen diese Art eines formalisierten Abwägungsprozesses, zumal wenn er computergestützt ist (etwa durch das zu negativer Berühmtheit gelangte Software-Programm RYADH), wurde heftige Kritik laut, fehlt ihnen doch v. a. (Illhardt 1995)

- eine flexible Bewertung der Daten,
- Berücksichtigung der vorwiegend chronifizierten Erkrankungen,
- eine angemessene Würdigung des Patientenwillens und seiner subjektiven Daten sowie
- Einbeziehung der Subjektivität des Arztes und der anderen involvierten Behandler.

Aber das alles müssen Entscheidungen über das Ende von Therapie und Rehabilitation in Geriatrie und Gerontologie berücksichtigen.

Manche setzen die Grenze rehabilitativer Maßnahmen einfach da an, wo keine „alltagsrelevante(n) Fortschritte festzustellen sind" (Runge u. Rehfeld 1995, S. 517). Natürlich liegt die Grenze da, wo Behandlung ihren Sinn verloren hat. Um solche eher „weichen" Aussagen kommt leider keine medizinische Praxis herum, um so wichtiger ist der Versuch einer Präzisierung: „Sinn" ist die natürliche Struktur einer jeden Handlung; wer Handeln vor sich und vor anderen verantworten will, muß über diese innere Struktur nachdenken und auf die folgenden 3 Begriffe rekurrieren:

1. Erfolglosigkeit:
   Die Behandlung erreicht das beabsichtigte medizinische Ziel nicht.

2. Unzumutbarkeit:
   Der Patient lehnt die Behandlung ab oder das Verhältnis von Risiko bzw. Belastung und Nutzen erscheint nicht mehr angemessen.
3. Unverhältnismäßigkeit:
   Der Behandlungsaufwand übersteigt den üblichen Rahmen und zieht Banachteiligung anderer Patienten nach sich.

Das stützt die Diskussion um den Begriff „Futility" (Aussichtslosigkeit) (Tomlinson u. Brody 1990) allgemein und speziell in der Geriatrie (Wicclair 1993). „Aussichtslos" ist eine Behandlung, wenn die Eckdaten: Erfolglosigkeit, Unzumutbarkeit und Unverhältnismäßigkeit, auf die Behandlung zutreffen. Präzisierungen (Miles 1994; Illhardt 1998) setzen den Wendepunkt dort an, wo

- eine Behandlung nach dem „state of the art" nicht mehr validiert ist,
- intensive Behandlung nicht gewollt oder zumutbar ist,
- (größtmögliche) Sicherheit der infausten Diagnose besteht und
- der Erfolg der (als Ultima ratio geplanten) Behandlung unsicher ist.

Wenn Aussichtslosigkeit von diesen 4 Aspekten bestätigt wird, sollte die Therapie beendet werden. Genau dieses Fazit ziehen die Richtlinien zur Sterbehilfe von der Bundesärztekammer (1998), die als Grund eines Therapieabbruchs die Aussichtslosigkeit weiterer Behandlung und außerdem kein weiteres, außermedizinisches Kriterium (wie vermutliche Lebensqualität, sozialer „Wert", Alter, Wirtschaftlichkeit usw.) zulassen. Die Beendigung der Therapie ist nicht Ausverkauf der Medizin und ethische Katastrophe, sondern realistische Anerkenntnis, daß die Entscheidung, weiter zu behandeln, nicht mehr von der Sinnstruktur der Medizin gedeckt ist: Für wen wäre es so katastrophisch, die medizinischen und rehabilitativen Maßnahmen zu beenden, für die Behandler oder für den Patienten? Je weniger Weiterbehandeln menschlich und medizinisch zu begründen ist, desto mehr gerät es in den Sog des bloßen Durchhaltens. Zunehmende „Verengung" (Illhardt 1998) reduziert den therapeutischen Spielraum des Arztes wie auch die Besserungsaussicht des Patienten.

83.2
Rehabilitation – Gefahr eines eindimensionalen Verständnisses?

Die gleiche Problematik wie bei den Grenzen medizinischer Maßnahmen ergeben sich auch beim Nachdenken über die Grenzen rehabilitativer Maßnahmen.

Aber auch das Konzept der geriatrischen Rehabilitation muß präzisiert werden, damit ihm die Verbindlichkeit erhalten bleibt, die ihm seiner Bedeutung nach zukommt. Rehabilitation ist für ein eindimensionales Mißverständnis besonders anfällig: Sie ist das Wiedereingliedern eines Menschen in seinen biographischen und beruflichen Kontext; liegt darin nicht aber auch die Gefahr, daß man unter Rehabilitation versteht, der Gesellschaft einen nützlichen, weil wieder funktionierenden Menschen zurückzugeben? Es ist keine Frage, daß dort die zentrale Forderung nach Unverfügbarkeit des Menschen übertreten und ganz offensichtlich die Funktionstüchtigkeit dem Morbiden, d.h. auch das Junge dem Alten und Kranken (Illhardt 1996) vorgezogen wird.

Rehabilitation kann auch in anderem Zusammenhang verstanden werden. Sie besteht dann in Maßnahmen, die dem Betroffenen helfen, sein Leben so zu führen, wie es unter den aktuellen Bedingungen seines Alters und seiner Krankheit möglich ist. Wenn wir die ethische Forderung der Autonomie des Menschseins ernstnehmen, dann bedeutet das, den Menschen wieder „fähig" (lat.: habilis) zu machen und ihm gemäße und realisierbare Ziele setzen zu helfen. „Geriatrische Rehabilitation geht bis zum Tode weiter" (Meier-Baumgartner 1991, S. 217): Der Satz unterstreicht, daß Rehabilitation in allen, auch in den letzten Phasen des Lebens besser ist als Therapie, insofern sie dem Patienten mehr Raum für eigenverantwortliche Selbstgestaltung läßt; aber er schweigt darüber, daß vor dem Tod ein Punkt kommt, der die bis dahin gültigen Zielsetzungen der Medizin verändert. Zu warten bis zum „point of no return" (E. Pellegrino) zögert den allfälligen therapeutischen und rehabilitativen Perspektivenwechsel nur hinaus.

Therapeutische und rehabilitative Maßnahmen in der Geriatrie stützen sich auf 2 Konzepte:

1. Das Konzept des „social support" (soziale Unterstützung; Görres 1992). „Social support" umfaßt emotionale, ökonomische, interaktionelle, integrative und identitätsbildende Hilfen. Rehabilitation kann nur gelingen, wenn sie über diesen Unterbau verfügt.
2. Das andere Konzept schließt sich an den auf den ersten Blick unklar erscheinenden Begriff „Lebensqualität" an. Rehabilitation, die nicht eindimensional mißverstanden wird, kann den Menschen dabei unterstützen, diese Lebensqualität wieder zu finden.

Auch für die Rehabilitation gelten die 3 o.g. Kriterien: Erfolg, Zumutung und Verhältnismäßigkeit. Allgemeine, unverzichtbare Voraussetzung einer Rehabilitationsentscheidung ist es zu überprüfen, ob sie diesen 3 Kriterien genügt. Diese Überprüfung wird eher selten eine Entscheidung gegen die Rehabilitation begründen. Regelmäßig jedoch kann sie als eine Aufstellung von Desideraten an die geplante Rehabilitationsmaßnahme angesehen werden, also all das auflisten, was anzustreben ist, damit die Rehabilitationsmaßnahme Sinn hat. Sinn der Rehabilitation muß die Erhaltung bzw. Wiedergewinnung von Lebensqualität sein. Was der Begriff „Lebensqualität" umfaßt, soll im Folgenden aufgelistet werden. Lebensqualität ist:

- ein (vom Subjekt anzugebendes) Minimum an organischer Funktionstüchtigkeit,
- multidimensional (also mit biologischen, psychisch-sozialen und geistigen Ebenen),
- nur vom Subjekt verstehbar,
- Autonomie bzw. Selbstbestimmung (In-dependenz und Inter-dependenz),
- „Möglichkeit eines Zusammenhangs" (N. Luhmann) der Ereignisse im eigenen Leben.

Nur (!) wenn der Patient seine ihm plausiblen Ziele nicht (mehr) selber regeln kann, entscheidet der Helfer nach dem sog. „best interest standard" (Drane u. Coulehan 1995). Dieser Standard verkommt jedoch zur paternalistischen Mentalität, sobald er den Respekt vor der Autonomie des anderen aufgibt. Insbesondere für die alten Patienten ist darum Raum für ihre Selbstbestimmung und Selbstverwirklichung und eine entsprechende Mentalität (Heiß u. Illhardt 1995) zu fordern. Es ist darum keine Frage mehr, was das sog. Ethikassesment in der Geriatrie (Thomsen 1995) versucht: daß in der Medizin alle Möglichkeiten mobilisiert werden, Ziele, Wertvorzüge und existenzielle Entscheidungen des alten Patienten zu eruieren und in die Therapie zu integrieren.

83.3
Realität geriatrisch-gerontologischer Behandlung

Die Suche nach Kriterien für eine Begrenzung therapeutischer und rehabilitativer Maßnahmen in Geriatrie und Gerontologie beginnt mit der Suche nach limitierenden Faktoren einer solchen Behandlung. Das soll helfen, deutlicher zu sehen, wo solche Grenzen liegen können. Drei solcher limitierenden Faktoren sollen hier besprochen werden.

Multimorbidität und Multiorganizität

Es gehört zum Bild eines geriatrisch erkrankten Menschen, daß er nicht nur an einer Krankheit, sondern an vielen Krankheiten leidet. Es ist z. B. nicht nur eine Erkrankung des Herzens, die ihn an der Verrichtung alltäglicher Dinge hindert, sondern hinzu kommen etwa ein Diabetes, Beschwerden des rheumatischen Formenkreises oder ähnliches. Die möglicherweise zahlreichen Erkrankungen beschränken auch die therapeutischen und rehabilitativen Möglichkeiten und beeinflussen damit die 3 Kriterien der Therapiebegrenzung: Erfolg, Zumutbarkeit und Verhältnismäßigkeit. In Entlaßberichten zählt Meier-Baumgartner (1991) noch 3 bis 4 vitale Diagnosen pro Patient.

Nicht nur die Zahl, sondern auch die gegenseitige Beeinflussung, also eine Multiorganizität, deutet eine weitere Kennzeichnung der geriatrisch-gerontologischen Behandlungsrealität an. Zum Beispiel kann eine Erkrankung (Herzerkrankung etwa) die anderen Erkrankungen (z. B. Diabetes, Gedächtnisprobleme usw.) verstärken und aneinander binden. Das bedeutet: In Geriatrie und Gerontologie kann die Kompensation eines ausgefallenen Organbereichs niemals isoliert, sondern nur im Verbund mit der Behandlung anderer Funktionsstörungen betrieben werden.

Insbesondere die Merkmale der Multimorbidität und der Multiorganizität verstärken die Frage nach den Grenzen therapeutischer und rehabilitativer Maßnahmen. Beide sind typische Phänomene von Alternserkrankungen und verschärfen die Frage nach den 3 oben genannten Kriterien: Erfolg, Zumutbarkeit und Verhältnismäßigkeit geriatrisch-gerontologischer Maßnahmen.

Multidisziplinarität

Weil Alternskrankheiten in großer Anzahl auftreten und sich gegenseitig bedingen, betreffen sie umso mehr die ganze Person. Natürlich liegt eine Krankheit niemals nur in der Einschränkung einer Organfunktion, aber immer dann, wenn Krankheiten sich gegenseitig bedingen, verschärft sich die vitale Bedrohung und verringert sich auch die Chance der Therapie, weil Heilung nur möglich ist, wenn auch zugleich die anderen Erkrankungen geheilt werden. Beispiel: Eine Urininkontinenz wird durch eine Peroneuslähmung z. B. besonders auffällig, weil das rechtzeitige Erreichen der Toilette durch die Gehbehinderung erschwert wird. Darüber hinaus beeinträchtigt die Inkontinenz natürlich sehr stark die soziale Integration sowie auch das Gefühl der eigenen Souveränität, die Belange des Alltags selbst zu organisieren. Hier müßte wenigstens eine urologische, orthopädische und sozialpsychologische Diagnostik vernetzt werden. Geriatrie verändert die medizinische Szenerie: Nicht mehr eine medizinische Disziplin allein kann die Vielzahl der Erkrankungen, ihre wechselseitige Beeinflussung und ihre weitgehende Bedeutung für das Zusammenleben entscheidend verändern, sondern Zusammenarbeit mehrerer medizinischer Disziplinen wird verlangt. Die Theorie des "shared decision making" (Benes u. Brobst 1992) scheint der Komplexität klinischer Entscheidungen zumal in der Geriatrie besonders angemessen zu sein.

Was bedeutet das für die Frage nach den Grenzen therapeutischer und rehabilitativer Maßnahmen in Geriatrie und Gerontologie? Entscheidungen über Grenzen können nicht gleichsam das logistische Resultat möglichst exakter Objektkenntnis sein. Entscheidungen sind Prozesse, die man strukturieren muß. Diese Strukturierung nicht vorzunehmen, ist Verletzung der Garantenpflicht aller Behandler. Für Geriatrie und Gerontologie gilt besonders, daß Wahrnehmung der Grenzen einerseits Wahrnehmung der Engpässe und andererseits das einfühlsame Gegensteuern in solchen Situationen voraussetzt.

Literatur

Benes R, Brobst K (1992) Ethics in critical care: practitioners discuss collaborative approaches to decision making. Qualit Rev Bull 18:33–39

Bundesärztekammer (1998) Grundsätze der Bundesärztekammer zur ärztlichen Sterbebegleitung. Dtsch Ärztebl 95(39):2366–1367

Drane JF, Coulehan JL (1995) The Best-Interest Standard: Surrogate Decision Making and Quality of Life. J Clin Ethics 6:20–29

Görres S (1992) Geriatrische Rehabilitation und Lebensbewältigung. Alltagsbezogene Faktoren im Rehabilitationsprozeß und in der Nachsorge chronisch kranker älterer Menschen. Juventa, Weinheim

Heiß HW, Illhardt FJ (1993) Intensivmedizinische Maßnahmen beim älteren Menschen: Ethische Überlegungen zur Indikationsstellung. Intensivmed Notfallmed 30:343–349

Illhardt FJ (1995) Entscheidungsfindung. In: Kahlke W, Reiter-Theil S (Hrsg) Ethik in der Medizin. Enke, Stuttgart, S 11–19

Illhardt FJ (1996) Spannung zwischen Alt und Jung? Fairneß und das Modell der Altersmedizin. Z Ethik Med 8:173–182

Illhardt FJ (1998) Das Leben des Sterbenden: Eine Herausforderung an Selbstverwirklichung und Selbstbestimmung. In: Illhardt FJ, Heiss HW, Dornberg M (Hrsg) Sterbehilfe – Handeln oder Unterlassen? Schattauer, Stuttgart, S 113–119

Meier D (1995) Lebensqualität im Alter. Eine Studie zur Erfassung der Individuellen Lebensqualität von gesunden Älteren, von Patienten im Anfangsstadium einer Demenz und ihren Angehörigen. Lang, Bern

Meier-Baumgartner HP (1991) Geriatrische Rehabilitation im Krankenhaus. Quelle & Meyer, Heidelberg

Miles SH (1994) Medical futility. In: Monagle JF, Thomasma DC (eds) Health Care Ethics. Critical Issues. Aspen, Gaithersburg, S 233–240

Runge M, Rehfeld G (1995) Geriatrische Rehabilitation im Therapeutischen Team. Thieme, Stuttgart

Thomsen A (1995) Medizin – ethische Fragestellungen im Geriatrischen Assessment: Dokumentation, Auswertung und Beurteilung ausgewählter Fragestellungen im ZGGF-Assessment. Med Diss, Freiburg

Tomlinson T, Brody H (1990) Futility and the ethics of resuscitation. J Am Med Assoc 264:1276–1280

Wehkamp K-H (1998) Therapieverzicht: Dilemmata ärztlichen Entscheidens. In: Illhardt FJ, Heiss HW, Dornberg M (Hrsg) Sterbehilfe – Handeln oder unterlassen? Schattauer, Stuttgart, S 25–33

Wicclair MR (1993) Ethics and the elderly. Oxford Press, New York

Palliative Maßnahmen bei terminalen kranken Menschen*

F. J. Illhardt

84.1 Definitionsprobleme 776
84.2 Konkretisierung von „Lebensqualität" 777
84.3 Palliativmedizin: eine ärztliche Pflicht 778
84.4 Ethisch bedeutsame Elemente 778
Literatur 779

EMNID ließ 1995 folgende Aussage kommentieren: „Patienten sollen bei jeder Krankheit selbst entscheiden können, ob eine bestimmte Behandlung durchgeführt und wann sie abgebrochen werden soll". Völlige Übereinstimmung äußerten 45% (44% über 65 Jahre), eingeschränkte Zustimmung äußerten immerhin noch 37% (31% über 65 Jahre). Nicht nur in der Gesundheitssorge, sondern in allen Lebensbereichen ist die Selbstbestimmung unüberhörbare Option, die auch in der Behandlung älterer Patienten nicht übergangen werden kann (Husebø 1998).

Wichtige Verschiebungen in der Entwicklung der Medizin verbinden sich mit dieser Mentalitätsentwicklung.

1. Krankheiten mit sich verschlimmerndem Verlauf wie Krebs, kardiologische, angiologische und rheumatologische Krankheiten, Immunschwäche und bestimmte neurologische Erkrankungen nehmen zu.
2. Das Panorama der Erkrankungen hat sich von akuten zu chronischen Erkrankungen und ihrer besonderen Herausforderung der Medizin verschoben.
3. Bei zunehmender Lebenserwartung sind diese Erkrankungen in den höheren Altersgruppen besonders häufig.

Die Beobachtung der Häufung von Krankheiten im höheren Lebensalter führte zur unfairen Ansicht, intensive Gesundheitsmaßnahmen für Alte würden Jüngere benachteiligen. Dagegen steht: Gesundheitskosten nehmen im Alter ab; sie summieren sich jedoch im letzten halben Jahr des Lebens, liegen aber immer noch unter dem, was für jüngere Sterbende aufgewendet wird (Moon 1993). Zentrales Problem ist demnach, eine dem sterbenden Älteren angemessene Therapie zu finden, also weder in Unter- noch in Überbehandlung abzugleiten.

84.1 Definitionsprobleme

Nach einer prägnanten Umschreibung der WHO (1990; Übersetzung bei Radbruch u. Zech 1997, S. 1–11) ist Palliativmedizin „die aktive Gesamtbehandlung von Kranken, deren Leiden auf kurative Behandlung nicht anspricht. Kontrolle von Schmerzen, von anderen Symptomen sowie von psychischen, sozialen und spiritualen Problemen ist von entscheidender Bedeutung. Das Ziel der palliativen Behandlung ist es, die bestmögliche Lebensqualität für Patienten und deren Familien zu erreichen". „Palliativmedizin" läßt sich nicht eindeutig definieren, sondern sie versteht sich damit in Konkurrenz zur kurativen Medizin, wobei das kurative Element in der medizinischen Tradition das neuere ist (Klaschik 1998b). Die zentralen Elemente sind demnach:

1. Gesamtbehandlung,
2. Ende kurativer Behandlungsmöglichkeiten,
3. Schmerzkontrolle,
4. Kontrolle psychischer, sozialer und spiritueller Symptome,
5. Orientierung an Lebensqualität,
6. Mitbehandlung der Familien.

„Aktive Gesamtbehandlung" (1) zeigt die veränderte Konzeption der medizinischen Behandlung an. Heilung ist nicht nur Restitution eines defekten Organs, sondern auch Integration anderer Bereiche des Menschlichen. Begrenzung kurativer Maßnahmen (2) bedeutet nicht einfach Zurückschalten, sondern Umschalten vom sinnlos gewordenen Ziel der Heilung auf erreichbare Ziele, die sich an den Symptomen und nicht an der Ursache einer Krankheit orientieren. Wenn Schmerzkontrolle (3) ernstgenommen wird,

---

* Ich danke der Europäischen Gemeinschaft, Brüssel, für die Unterstützung des Projekts über Ethik der Palliativmedizin, auf dessen Hintergrund dieser Beitrag steht.

darf man Schmerzen nicht nur nach dem aktuellen Nozizeptormodell verstehen, sondern muß auch die geistig-spirituellen Verstehensebenen in die Schmerzbehandlung integrieren. Chronische Schmerzen sind – gerade in der Terminalphase – eine besondere Herausforderung des Menschlichen, weil sie ständige Nähe und Bedrohung durch den Tod anzeigen (Carson 1995). Die Orientierung an der Lebensqualität (4) stößt auf Probleme: Die Aussage der üblichen Lebensqualitätsbögen z.B. von Spitzer, Karnofsky oder der EORTC ist begrenzt, weil sie die Lebensqualität oft nur von außen messen und die von den Behandlern für lebenswichtig gehaltenen Bereiche vorgeben, anstatt sie zu erfragen. Die Mitbehandlung von Familie bzw. Umfeld des Patienten (6) gehört ebenfalls nicht zu den traditionellen Optionen der Medizin. Dabei ist seit langem bekannt, daß es dem Patient nur gelingen kann, „heil" zu werden, wenn er sich auf sein Umfeld verlassen kann.

Die Ausgestaltung von Palliativmedizin richtet sich nach ihrer jeweiligen Organisationsform (Klaschik 1998b; erweitert um BMG 1997; s. Übersicht):

Organisationsformen der palliativen Medizin

- Teilstationär:
  Hospiz,
  Pflegeheime,
  Palliativstation,
  Konsiliarteam,
  Schmerzambulanz.
- Ambulant:
  Tageshospiz,
  (mit Anschluß an stationäre und ambulante Dienste).
- Stationär:
  Hausarzt und Gemeindepflege,
  Hausbetreuungsdienste,
  ambulante Hospizdienste,
  Selbsthilfegruppen,
  Brückpflege (eigene Hinzufügung).

Welche Elemente der in der Übersicht aufgelisteten Organisationsformen in den klinischen Alltag übernommen werden können, hängt natürlich von den Ressourcen und Ausstattungsmerkmalen der Krankenhauseinheiten ab, in denen ältere Patienten versorgt werden. Von den bei Klaschik genannten Organisationsformen ist das Konsiliarteam (Liaisondienst) eine pragmatische Lösung, die den aktuellsten Stand der Palliativmedizin garantiert und an jeder Klinik einsetzbar ist. Für die Praxis wichtig ist, daß es sich bei den genannten Organisationsformen „nicht um einander ausschließenden Kategorien handelt" (BMG 1997, S. 22)

84.2 Konkretisierung von „Lebensqualität"

Lebensqualität" erscheint auf den ersten Blick als eher unbrauchbarer Begriff, der von jedem Patienten anders verstanden werden muß und sich in sehr verschiedenen Bereichen verwirklicht (Stewart u. King 1994). In der folgenden Tabelle (Tabelle 84-1) sollen die exemplarischen Bereiche: der medizinisch-physiologische, der psychologische und soziale (in der Tabelle als „kommunikativ" zusammengefaßt) und der spirituelle genannt werden:

In der Tabelle sind die Lebensqualitätsebenen in ihren idealtypischen Verwirklichungsbereichen hervorgehoben. Nicht hervorgehoben sind jene Angaben, die vielleicht weniger repräsentativ sind, aber die therapeutische Phantasie und die Perspektive erweitern. *Schmerzfreiheit* bedeutet in erster Linie, Schmerzquellen physiologisch zu eliminieren, darüber hinaus aber auch: frei von Belastungen sein und auf andere Dinge und Menschen zugehen zu können. Spirituell verstanden ist Schmerzfreiheit auch: Aus sich herausgehen können. *Selbständigkeit* imponiert am meisten im kommunikativen Bereich als Abbau von Abhängigkeit, einer der stärksten Ängste im Alter. Physiologisch ist sie aber schon da zu bearbeiten, wo es um Erhalt oder Wiedererlangen alltäglicher Kompetenzen geht, spirituell basiert sie im Bewußtsein der Teilnahme und Teilhabe. Die *soziale Einbindung* des Schwerkranken ist zwar am Aufbau von Gegenseitigkeit orientiert, dazu gehört aber auch: die dem

Tabelle 84-1. Exemplarische Verwirklichungsbereiche: der medizinisch-physiologische, der psychologische und soziale (als „kommunikativ" zusammengefaßt) und der spirituelle Bereich

Ebenen der Lebensqualität	Verwirklichungsbereiche		
	Physiologisch	Kommunikativ	Spirituell
Schmerzfreiheit	**Schmerzquellen ausschließen**	*Neugier auf andere Dinge und Menschen*	*Aus sich herausgehen*
Selbständigkeit	*„Activities of dayly living" (ADL/ATL)*	**Abbau von Abhängigkeit**	*Beteiligung an Interaktionen*
Soziale Einbindung	*Funktionsausfälle kompensieren*	**Aufbau von Gegenseitigkeit**	*Kontakte haben*
Zukunft haben	*Ausschluß von Depressionen*	*Konstruktive Ideen haben*	**Generativität und Zuversicht**

Zustand angemessene medizinisch-physiologische Kompensation sowie die Spiritualität des Kontakthabens und gegenseitigen Angewiesenseins. Das gleiche gilt für die Lebensqualitätsebene „Zukunfthaben": Sie äußert sich im Lebensgefühl von Generativität und Zuversicht, bedeutet aber je nach Verwirklichungsbereich: Depressionen auszuschließen sowie mitzureden bzw. konstruktive Ideen zu haben.

84.3
Palliativmedizin: eine ärztliche Pflicht

Palliativmedizin gibt den kurativen Anspruch der Medizin im Interesse des terminal kranken Patienten auf und orientiert sich an von ihm selbst oder stellvertretend (in seinem Interesse) gewählten Zielen. Dieses Umschalten von „kurativ" auf „palliativ" steht nicht im Belieben des Arztes, sondern ist seine Pflicht. Traditionelle Bestimmungen des ärztlichen Ethos' haben stets festgehalten, daß kein Handeln gerechtfertigt werden kann, daß nicht im Interesse des Patienten liegt. Dieses Interesse kann nicht von außen (gewissermaßen im Rahmen einer bestimmten Theorie, Weltanschauung oder Moral) konstruiert, sondern muß früh genug eruiert werden. Die Handlungsmöglichkeiten aller Behandler beim terminal kranken Menschen müssen von dem bestimmt werden, was der Patient selbst als sein genuines Interesse festhalten möchte. Beim Herausfinden des Patientenwillens sollte die Angst, den Patienten zu belasten, eine untergeordnete Rolle spielen; bekommt er doch viele Hinweise und Signale, daß sein Wille ernstgenommen, seine Freiheit respektiert, der Erhalt seiner Identität gefördert wird usw.

Der Wille eines Menschen beruht auf den Entscheidungen, die jemand getroffen hat und mit denen er verbindlich zum Ausdruck bringt, was er wem vorzieht. Diese sog. Präferenzen eines Menschen sind nicht irgendwas, sondern essenzielle Festlegungen seines Lebens. Die Möglichkeit der Medizin, palliativ zu handeln, steht und fällt mit ihrer Möglichkeit, den Willen ihrer Patienten frühzeitig zu erfassen und sich danach auszurichten. In der neueren medizinischen Ethik wird die entsprechende Orientierung des Arztes mit dem „principle of beneficence" charakterisiert. Das Verbot zu schaden, ist die negative Seite des Prinzips, die positive umfaßt gewissermassen die ethische Phantasie, Einfühlungsgabe und kategorische Maxime, nur das für ihn Beste zu wollen und sich niemals aus der Verantwortung zu stehlen.

84.4
Ethisch bedeutsame Elemente

Schmerzkontrolle

Ein zentrales Element angemessener medizinischer Betreuung von sterbenden Patienten ist ausreichende Schmerzkontrolle. Leider ist z. Z. immer noch zu beklagen, daß diese Art der medizinischen Versorgung weitgehend unter dem medizinisch Möglichen liegt (Zenz et al. 1995). Normalerweise gilt der Schmerz als Warnsignal des Körpers, das eigentlich seine Intaktheit anzeigt. In Sterbephasen kann Leiden zum Unsinn werden; Schmerzenhaben kann aufgrund religiöser Sinngebungsprozesse zwar anders gesehen werden, aber jeder Behandler muß mit dem Einbruch von Sinnlosigkeit rechnen, wenn terminal Kranke starken Schmerzen ausgesetzt sind. Die Behandler, die Schmerzen wirkungsvoll bekämpfen helfen, geben dem zu Ende gehenden Leben Qualität und Wesentlichkeit (Levinas 1991; vgl. auch Illhardt 1998a).

Exemplarisch wichtig wird hinreichende Schmerzkontrolle gerade im Alter deswegen, weil Erkrankungen und damit die Schmerzen chronisch werden. Chronizität ihrerseits verändert das Szenario:

- Dauer (kein Ende in Sicht),
- Grad der Beeinträchtigung,
- eine Art Kapitulation vor dem Phänomen und
- hilfreicher Umgang damit (Coping)

nehmen an Wichtigkeit zu (Nikolaus 1994) und fordern eine neue – sagen wir: palliative – Haltung der medizinischen Behandler.

Effektive Schmerzkontrolle ist multidisziplinär. Neben der physiologischen Genese gibt es auch andere Dimensionen der Schmerzentstehung, wie etwa Störungen in der Biographie des Patienten, im sozialen Gefüge, in seiner erfolgreichen Verarbeitung von positiven und negativen Lebensereignissen, im Glücken von Beziehungen, Angst usw. Wenn das heutzutage nicht mehr in Frage steht, muß auch die Bekämpfung des Schmerzes als gemeinsame Aufgabe verschiedener medizinischer und nichtmedizinischer Disziplinen angesehen werden (Klaschik 1998a).

Umgang mit Wahrheit und Endlichkeit

Wahrheit am Krankenbett ist kein Informatikproblem, sondern fordert Respekt vor der Selbstbestimmung des Patienten und gute therapeutische Beziehung. Die Verpflichtung, die Wahrheit zu sagen, entsteht in der Beziehung zum Patienten, die durch Illusionen zerstört werden kann. Wahrheit sagen bedeutet: Authentisch sein, im Interesse des Patienten handeln, dessen Recht auf Selbstbestimmung respektieren usw. Je näher der Tod kommt, desto dringlicher sind solche supportiven Momente.

Endlichkeit ist nicht das triviale Problem, daß alles „mal zuende ist", sondern daß jedes Ding und jeder Mensch auf das Ende hin existiert. Dieses Bewußtsein zu verdrängen, hieße die Chance zu verspielen, das Leben und dessen spezielle Bedeutung zu realisieren: Leben ist „meine Möglichkeit" und „meine Zeit". Ein Sterbender wird ein *Ich-selbst* nur, wenn er die offenen Möglichkeiten der verbleibenden Lebenszeit annimmt. „Endlosigkeit" würde „Wertlosigkeit" bedeuten. Leben wird um so wertvoller, je mehr seine Endlichkeit verstanden wird. Aufgabe der Medizin muß es sein, für die Bearbeitung dieser Mentalität zu sorgen.

Symbolik der Aussichtslosigkeit

Daß weitere Behandlung „aussichtslos" ist, bedeutet, daß sie erfolglos, unzumutbar und unverhältnismäßig sein würde. Von der Linguistik wissen wir, daß die Indikation, gegen einen Tumor z.B. mit Strahlen oder anderem zu „kämpfen", gewissermaßen einen militärischen Beigeschmack bekommt, als ginge es um Feinde oder das Recht, sie zu töten (Sontag 1977). „Aussichtslosigkeit" gerät damit in die Gefahr, daß aus einem medizinischen ein persönliches Urteil über den Sterbenden wird. Der Sterbende darf aber nicht den Eindruck bekommen, daß er selbst oder etwas in ihm das zu bekämpfende Übel ist. Im Gegenteil: Er muß vermittelt bekommen, eine wertvolle Person zu sein, wertvoll genug, daß man sich um sie kümmert, in keiner Situation medizinisch unbehandelt läßt, alles tut, um Schmerzen zu beseitigen usw.

Autonomie des Sterbenden

Ob Sterbende die psychische Fähigkeit der Selbstbestimmung haben oder nicht, ist sicher nicht pauschal zu klären, Selbstbestimmung ist mehr als Bewußtseinsklarheit, sie braucht als Sockel die Beziehung zu Dingen und Menschen. Am Problem vorbei geht die Frage, ob der Sterbende Autonomie „hat", viel wichtiger ist, ob die Behandler bereit sind, ihm die Selbständigkeit zu gewähren, die sich als Lebensresümee zur Gewißheit von Autonomie verdichtet: „Ich bin *ich* und darf/muß so sein". In der geriatrischen Heimpflege ist bekannt, wie Angst unter der Maske der Verantwortung die immer kleiner werdenden Spielräume einengt und verhindert, daß beim Alten ein Gefühl von Autonomie und beim Helfer respektvolle Gelassenheit entstehen. Und wenn der Sterbende den bitteren Rest seines Lebens nicht mehr akzeptieren will? Nicht jeder, der sterben will, will das, was er sagt; vielleicht will er ja nur Leben – aber Leben ohne die Probleme, die es unerträglich für ihn gemacht haben. Man würde den Sterbenden betrügen, wollte man ihm Sterbehilfe, anstatt professionelle Lebenshilfe anbieten (Illhardt 1998b).

Emotionalität des Behandlers

Ein Problem für die Psychohygiene des Helfers ist die Tatsache, daß er selbst Erwartungen hat, die Zukunft des Sterbenden aber – ungeachtet seiner religiösen Einstellung – der Tod ist. Helfenkönnen kann darum nicht Fraternisierung sein, als ob dieser wesentliche Unterschied unbeachtlich sei. Echtheit und Ehrlichkeit des Behandlers – und dazu gehört natürlich auch: diesen Unterschied nicht leugnen – ist Voraussetzung, braucht aber das Training von Fähigkeiten (Gesprächsführung, sensible Wahrnehmung unausgesprochener Bedürfnisse, Deligieren an Fachleute, sich selbst zurücknehmen usw.).

Integration des Umfeldes

Das Umfeld eines Menschen genießt nicht nur in der Medizin geringe Bedeutung, als ob seine Kennzeichnung als soziales Wesen nebensächlich sei. Er kann sich aber nur in diesem Kontext, in der Beziehung zu Familie, Freunden u.a. entwickeln. Je mehr die Medizin auf diesen Kontext achtet, desto eher kann sie helfen, die letzte Phase zu einer bedeutenden Phase zu machen. Ihre Aufgabe ist über das Gleichgewicht zu wachen: über die Nähe zwischen dem Patienten und seinem Umfeld, aber auch über die Distanz, die er braucht, um ein *„Ich-selbst"* zu bleiben.

Literatur

Bundesministerium für Gesundheit (BMG) (1997) Modellprogramm zur Versorgung Krebskranker – Palliativeinheiten. Institut für Sozialmedizinische Forschung BOSOFO. Nomos, Baden-Baden

Carson RA (1995) Beyond respect to recognition and due regard. In: Toombs SK, Barnard D, Carson RA (Hrsg) Chronic illness. From experience to policy. Bloomington, Indianapolis, IN, pp 105–128

Crabtree JL (1994) Autonomy of the elderly living in nursing homes. In: Monagle JF, Thomasma DC (Hrsg) Health care ethics. Critical Issues. Gaithersburg, Aspen, pp 179–187

Husebø S (1998) Ethik. In: Husebø S, Klaschik E (Hrsg) Palliativmedizin. Praktische Einführung in Schmerztherapie, Ethik und Kommunikation. Springer, Berlin Heidelberg New York Tokyo, S 23–88

Illhardt FJ (1996) Palliative Schmerztherapie – Medizinethische Argumente (Tagung der Sektion Basel der Schweiz. Gesellschaft für Palliative Medizin). Schweiz Ärztez 85:268–271

Illhardt FJ (1998a) Ethische Aspekte der Schmerztherapie. Der Schmerz 4:75–83

Illhardt FJ (1998b) Das Leben des Sterbenden: Eine Herausforderung an Selbstverwirklichung und Selbstbestimmung. In: Illhardt FJ, Heiss HW, Dornberg M (Hrsg) Sterbehilfe – Handeln oder Unterlassen? Schattauer, Stuttgart, S 113–119

Klaschik E (1998a) Schmerztherapie und Symptomkontrolle in der Palliativmedizin. In: Husebø S, Klaschik E (Hrsg) Palliativmedizin. Praktische Einführung in Schmerztherapie, Ethik und Kommunikation. Springer, Berlin Heidelberg New York Tokyo, S 149–234

Klaschik E (1998b) Palliativmdizin. In: Husebø S, Klaschik E (Hrsg) Palliativmedizin. Praktische Einführung in Schmerztherapie, Ethik und Kommunikation. Springer, Berlin Heidelberg New York Tokyo, S 1–22

Lévinas E (1991) Das sinnlose Leiden. In: Zwischen uns. Versuche über das Denken an den Anderen. Hanser, München, S 117–131

Moon M (1993) Imposing Limits or changing attitudes: strategies for change. In: Winslow G, Walters JW, Boulder (eds) Facing limits. Ethics and health care for the elderly. Westview, San Francisco, pp 265–278

Nikolaus T (1994) Chronischer Schmerz im Alter. Quelle & Meyer, Wiesbaden

Radbruch L, Zech D (1997) Grundlagen der Palliativmedizin. In: Aulbert E, Zech D (Hrsg) Lehrbuch der Palliativmedizin. Schattauer, Stuttgart, S 1–11

Sontag S (1977) Krankeit als Metapher. Hanser, Wien

Stewart AL, King AC (1994) Conceptualizing and measuring quality of l:ife in older populations. In: Abeles RP, Gift HC, Ory MG (Hrsg) Aging and quality of life. Springer, Berlin, Heidelberg New York Tokyo, pp 27–54

World Health Organization (WHO) (Hrsg) (1990) Cancer pain relief and palliative care. Report of a WHO Expert Committee. WHO Technical Report 804, Genf (Übersetzung bei Radbruch & Zech 1997, S 1–11)

Zenz M, Zenz T, Tryba M et al. (1995) Severe undertreatment of cancer pain: a three year survey of the german situation. J Pain Symptom Manage 10:187–191

Begleitung sterbender Patienten im Geriatrischen Krankenhaus

W. Bolay

85.1 Annäherung an das Sterben 781
85.2 Erzählen und Erinnern als Versuch, sein eigenes Leben zu verstehen und zu deuten 782
85.3 Orte der Erinnerung – eine Hilfe, sterben zu können 783
85.4 Sprachbilder Sterbender 783
85.5 Das Krankenhaus als Ort des Sterbens 784
85.6 Sterben als Ausdruck des Lebens – Ein Plädoyer gegen eine Kultur des schönen Sterbens 785
85.7 Die Gefahr der Festlegung 786
85.8 Zusammenfassung 786
Literatur 787

„Ob es noch einmal wird...?", so fragte eine alte Frau die Schwester. Unsicherheit lag in dieser Frage und Angst. Sie spürte, daß es auf das Sterben zuging. Sie war dabei zu suchen, was das jetzt für sie bedeutet. Sterben und Tod, so sehr dies zum Leben gehört, begegnet uns immer auch als das Unbekannte, Fremde. Vieles haben wir in der Seelsorge von Sterbenden gelernt. Sie sind immer weiter als wir, die sie begleiten und ihnen nahe sein wollen. Von ihren Erfahrungen lassen wir uns in unserer Arbeit als Klinikseelsorger leiten. Diese Erfahrungen sind die Grundlage nachfolgender Ausführungen.

85.1 Annäherung an das Sterben

Wie Menschen sich ihrem Sterben annähern, ist sehr unterschiedlich. Jeder Mensch hat sein eigenes Leben und die darin erworbenen Fähigkeiten und Muster, sich in schwierigen Situationen des Lebens zu verhalten. Als Begleiterin und Begleiter von sterbenden Menschen ist es wichtig, sich dies zu verdeutlichen und wahrzunehmen, wie Menschen uns auf ihren Weg mitnehmen und einweihen wollen. Sterbende zeigen uns in aller Regel ihren Weg, wie sie sterben können. „Menschen, die an einer tödlichen Krankheit leiden, werden Ihnen nach und nach alles erzählen, was Sie wissen müssen: wie sie ihre Situation empfinden und – wenn es ihnen leicht fällt, darüber zu reden – wie sie gerne sterben würden." (Kessler 1997, S. 44). Die Frage ist nur, ob wir sie so akzeptieren, aushalten und uns von ihnen leiten lassen können. An zwei Erfahrungen möchte ich verdeutlichen, wie Menschen sich ihrem Sterben annähern.

■ **Beispiel 1.** „Ob es noch einmal wird...?", fragte eine alte Frau, die schon einige Klinikaufenthalte hinter sich hatte, die Schwester. Sie spürte, wie sie schwächer, die Intervalle der Krankenhausaufenthalte kürzer, und ihre Ängstlichkeit stärker wurde. Die Schwester wich dieser Frage aus, indem sie die Frau darauf hinwies, daß sie hier im Hause gut versorgt sei. Die alte Frau war damit nicht zufrieden, wollte sie doch jemanden, der ihre Gedanken kennt und ihre Unsicherheit teilt. Sie hatte eine gute Einschätzung ihrer eigenen Situation. Sie versuchte, diese möglichst genau wahrzunehmen, und eine Person zu finden, die mit ihr dieses Wissen, das immer auch ein Stück Geheimnis ist, teilt. Mit ihrem Wissen wendet sich diese Frau an eine kompetente Person, die Schwester. Von ihr erhofft sie sich in der Ungewißheit Halt. Natürlich ist bei ihr der Wunsch da, daß es wieder gut wird, und nur allzu gerne würde sie dies auch von anderen bestätigt bekommen. Aber ihr inneres Wissen sagt ihr etwas anderes, und sie braucht in ihrer Spannung einen Menschen, der das mit ihr teilt.

Ihre Unsicherheit und Ängstlichkeit formuliert die Frau im Kontext des Krankenhauses, in dem das Sterben und die damit verbundenen Gefühle von Unsicherheit, Ängstlichkeit, Ohnmacht und Hilflosigkeit eher vermieden werden. Gerade im Vermeiden dieser Gefühle verliert die alte Frau ein Stück der Kompetenz für ihr Ergehen. Es erschwert ihr so, sich Schritt für Schritt ihrem Sterben anzunähern. Hilfreich für sie wäre gewesen, wenn sie gemerkt hätte, daß auch die Schwester etwas von ihrer Unsicherheit zuläßt, sie mit ihr teilt und so ihren Weg mitgeht. Zur Mitwisserin des Sterbens zu werden, verlangt die Offenheit, sich auch mit der eigenen Endlichkeit auseinanderzusetzen und das eigene Leben im Lichte des eigenen Sterben-Müssens zu betrachten.

■ **Beispiel 2.** Einen anderen Weg, wie sich eine Frau ihrem Sterben annähert, möchte ich beschreiben. Frau R. wurde mit einer Krebserkrankung in das Krankenhaus eingeliefert. Die Krankheit war schon weit fortgeschritten. Trotzdem wirkte sie sehr präsent, wach und aufgeschlossen. Infolge ihrer Krankheit erlitt sie durch poröse Knochen einen Bruch und war dadurch auf den Rollstuhl angewiesen. Ein Orthopäde wurde zur Begutachtung hinzugezogen. Er hielt den Bruch für operabel und bot der Frau an, die OP durchzuführen. Als ich sie besuchte, sprach sie zunächst nur über die OP mit mir, nicht über ihre schwere Krankheit und auch nicht über das sich nähernde Ende ihres Lebens. Unsicher war sie, ob die OP ihr etwas bringt oder sie zu sehr schwächt. Nach langen Überlegungen lehnte sie die OP ab. Sie hatte ein gutes Gefühl dafür, daß sie ihre Kraft jetzt für etwas anderes braucht. Um das zu verstehen, muß man etwas von ihrem Leben wissen. Die Frau hatte Familie: zwei erwachsene Kinder, einen Sohn und eine körperbehinderte Tochter. Ihr Mann, vom Krieg krank zurückgekehrt, befand sich zur Zeit ihres Klinikaufenthaltes in der Gerontopsychiatrie. Sie fühlte sich nach wie vor sehr verantwortlich für ihre Familie. Sie machte sich Sorgen, wie es weitergehen kann. In dieser Zeit besuchte die Tochter sie regelmäßig. Die Mutter erfuhr dadurch, wie ihre Tochter, um die sie sich ein Leben lang gesorgt hatte, sich ihrer annahm, und fühlte dadurch eine Entlastung. Noch aber sprach sie nicht über das Sterben, sondern dachte darüber nach, ob sie Weihnachten mit ihrer Familie noch einmal zu Hause feiern könne. Weihnachten traf sich immer die ganze Familie. Für sie als Mutter war es wichtig, die Familie beieinander zu wissen. Schließlich sagte sie mir: „Wir feiern Weihnachten in der Klinik!" An Weihnachten waren die Kinder bei ihr. Sie verbrachte viel Zeit mit ihnen, sang noch einmal die alten Weihnachtslieder und dabei strahlte sie. Danach verschlechterte sich ihr Zustand merklich. Noch einmal wollte sie ihren Mann sehen. Wir ermöglichten ihren Wunsch. Ich werde nie vergessen, wie die beiden alten Leute sich in die Augen schauten. Jetzt sprach sie über das Sterben und verabschiedete sich von ihrem Mann, der für Augenblicke aus seiner tiefen Depression auftauchte. Nun war sie entlastet und konnte sterben. Sie hat für sich einen Weg gefunden, ihrem Sterben Gestalt zu geben. Es wäre fatal gewesen, sie vorher zu drängen, doch mehr über ihr Sterben zu reden. Sie hat es ja getan, aber auf ihre Art. Dazu brauchte sie ihre Zeit. Sterbende haben das Recht „zu denken, was sie wollen, und ihre Gedanken über den bevorstehenden Tod auf ihre eigene Weise zum Ausdruck zu bringen..." (Kessler 1997, S. 46). Sie hatte Menschen, den Arzt, das Pflegepersonal, den Seelsorger, die sich von ihr im Behandlungskonzept leiten ließen. „Kranke angemessen zu behandeln heißt, ihre Lebensgeschichte wahrzunehmen und sie an den therapeutischen Entscheidungen zu beteiligen" (Bolay 1997 S. 1470).

Will man verstehen, wie Menschen sich auf den letzten Weg vorbereiten, dann ist es wichtig, auch etwas aus ihrem Leben zu wissen.

85.2
Erzählen und Erinnern als Versuch, sein eigenes Leben zu verstehen und zu deuten

Vielfach haben sterbende Menschen das Bedürfnis, aus ihrem Leben zu erzählen. In keinem Abschnitt unseres Lebens ist der Wunsch so groß, das Leben noch einmal zu verstehen, wie am nahenden Ende des Lebens. Um es jedoch verstehen zu können, braucht es das Erinnern und Erzählen und Menschen, die zuhören und Anteil nehmen. „Im Verstehen und Verstandenwerden ereignet sich jene Solidarität, die den Tod aushalten und das Leben als Fragment akzeptieren läßt" (Nikolaus 1994, S. 59). Wichtig ist, daß Mediziner wie auch Seelsorger und Therapeuten bereits während des Studiums Gespräche mit sterbenden Menschen führen und so Verständnis und Zugang dazu finden. Dies bringt auch Nuland zum Ausdruck, wenn er schreibt: „Es ist wichtig, daß Medizinstudenten und sterbende Patienten sich kennenlernen und miteinander Ängste und Hoffnungen teilen" (Nuland 1994, S. 11).

■ **Beispiel.** Als Seelsorger besuchte ich einen Mann, der an Lungenkrebs erkrankt war und dessen Sauerstoffgerät ständiger Begleiter war. Er wirkte wie jemand, der immer mit dem Kopf durch die Wand wollte und nicht nach links und rechts geschaut hat. Nur seine Augen sprachen eine andere Sprache. Viel Verletzung und Sehnsucht war da erkennbar. Vorsichtig haben wir uns angenähert. Eines Tages zeigt er mir seinen Schatz. Er hat Platz in einer Plastiktüte: Zwei Fotoalben – vollgefüllt mit Erinnerungen aus seinem Leben. Wir haben sie miteinander durchgeblättert: Seite für Seite. Traurigkeit wechselte mit Lachen. Oftmals hielt er inne, brauchte Zeit zur Ruhe. Manchmal sah er mich fragend an, wenn ich ihm sagte, wie mich seine Geschichte berührte. Das Erzählen seiner Geschichte ermöglichte ihm auch nochmals einen anderen Blick auf sein Leben.

Wir haben gelernt, unsere Geschichte aus ganz bestimmten dominanten Sichtweisen zu erzählen und zu deuten. Dabei geht der Blick für wesentliche Erfahrungen verloren. Sterbende begleiten, heißt, auch das Verlorene zu suchen und wiederzuentdecken. Schmerzlich hat er erfahren, wie sein Leben geprägt war von seinem Kriegserlebnis. Mit 18 Jahren kam er noch zum Einsatz an die Front. Nur wenige seiner Kameraden haben diese „Hölle" überlebt. Er nur dadurch, daß er nicht nach links und rechts geschaut hat, sondern losgerannt ist. Nur so kommt man durch. Diese Verhaltensweise hat sein Leben durchzogen und vieles zerstört, in seinem Beruf und auch in seiner Familie. Zuletzt blieb er allein. Es war eine Geschichte, bei der einem der Atem stockte. Als er seine Geschichte erzählt hatte, wurde er ruhiger. Und der, der immer mit dem Kopf durch die Wand gegangen war, der immer alles selbst entschieden hatte und nicht bitten konnte, er bat 3 Tage vor seinem Tod darum, nicht mehr allein gelassen zu werden. Alle, die ihn betreuten, sorgten dafür, daß dieser Wunsch erfüllt wurde. Am Ende seines Lebens ist ihm etwas gelungen, was er in seinem Leben nicht fertig gebracht hat: zu bitten und zu erfahren, daß Bitten auch erfüllt werden. Er starb nicht allein.

85.3
Orte der Erinnerung – eine Hilfe, sterben zu können

Sterbende haben ihre eigene Sprache. Sie leben oftmals schon in einer anderen Wirklichkeit als diejenigen, die sie begleiten. Sie suchen nach Orten in ihrer Lebensgeschichte, von denen aus sie sterben können.

■ **Beispiel.** Eine Frau eröffnete mir bei meinem Besuch, daß der Arzt sie aufgeklärt habe und sie darum wisse, daß ihre Lebenszeit begrenzt sei. Sie sprach ruhig und sachlich darüber. Als ich sie wieder besuchte, sagte sie: „Ach Herr Pfarrer, wenn ich nächstes Jahr wieder in die Schweiz fahre, dann …". Sie wußte, daß es keine Schweizfahrt mehr geben würde, aber sie erzählte von der Schweiz, von dem Berg, den sie dort immer erklommen hat, von der schönen Aussicht, der guten Luft und v. a. von ihrem Mann, der schon einige Jahre tot war, mit dem sie oft dort war. Sie erzählte so lebendig davon, daß ich das Gefühl bekam, mit ihr auf ihrem Berg zu sein, wo ihr Mann schon auf sie wartete. Sie hatte den Ort gefunden, von dem aus sie die Reise in das andere Land antreten konnte. Damit ist sie gestorben.

Dieses Suchen nach dem Ort ist manchmal bedroht. Wir, die Sterbende begleiten, leben in einer anderen Wirklichkeit. Wir ordnen alles in Vergangenheit, Gegenwart und Zukunft. Sterbende überschreiten diese Grenzen. Wir müssen sehr darauf achten, daß wir Menschen ihre Wirklichkeit nicht wegnehmen, sie nicht zurückholen oder festlegen auf unser Verständnis von Zeit und Raum. Sie sind weiter als wir, sie sehen mehr und fühlen mehr.

Alte Menschen suchen nicht nur nach Orten, von denen aus sie ihren letzten Weg gehen können, sie suchen und begegnen auch Menschen, die ihnen wichtig waren in ihrem Leben und die schon längst gestorben sind. „Alten Menschen fehlen ihre Toten. Viele vermissen sie schmerzvoll. Sie sehnen sich nach einzelnen Toten, sie suchen diese, und manche finden zu ihren Toten, sehen sie und sprechen mit ihnen, bleiben aber getrennt von ihnen" (Pulheim 1996, S. 141). Wenn es auf das Sterben zugeht, erlebe ich immer wieder, daß sie nicht mehr von den Toten getrennt sind, sondern bereits die Gemeinschaft der Lebenden und Toten wahrnehmen.

■ **Beispiel.** Als ich meine Mutter kurz vor ihrem überraschenden Tod im Krankenhaus besuchte, fragte sie mich: „Lebt denn der Großvater noch?" Sie war 85 Jahre alt. Als ich ihr sagte „Mutter, der Großvater ist doch schon lange gestorben", antwortete sie, „Natürlich ist er schon lange tot." Erst im Nachhinein wurde mir klar, daß die Welt der Toten ihr schon ganz nahe war und daß diese Welt ihr näher war als die Welt, in der sie lange gelebt hatte. Der Großvater wartete schon.

Wenn das Ende bevorsteht, dann kommen die, die vorausgegangen sind, ganz nahe. Sterbende haben mich gelehrt, daß es neben unserer Wirklichkeit, die uns und unser Leben bestimmt, noch eine andere Wirklichkeit gibt, die über das hinausgreift, was wir sehen und erleben. Diese andere Wirklichkeit weist Sterbenden Wege, aus dieser Welt herauszukommen. Wichtig dabei ist, daß wir diese Wirklichkeit anerkennen und sie ernst nehmen. „Die Zeit des Sterbens bringt andere Kategorien von Zeit und Raum mit sich. Ein Stück Ewigkeit wird in der Zeit sichtbar" (Bolay 1996, S. 94).

85.4
Sprachbilder Sterbender

Sterbende reden oft in Bildern, um das auszusagen, was so schwer zu sagen ist.

Beispiele: Ein Kollege besuchte eine sterbende Patientin. Er hat sie lange und sehr treu auf diesem Weg begleitet und sie dabei auch schätzen gelernt. Es fiel ihm schwer, sie ihren Weg gehen zu lassen. Bei einem seiner Besuche sagte die Frau: „Herr Pfarrer, bringen sie mir doch bitte ein Glas Milch." Etwas erstaunt fragte er zurück: „Kalt oder warm?" Daraufhin sagte sie ihm: „Ich mag doch keine Milch!" Erstaunt schaute er sie an, worauf sie sagte: „Eben ist die Kirsche gefallen." Die Frau gab dem Seelsorger zu verstehen, daß der Tod bevorsteht und sie signalisierte ihm, was sie braucht. Milch stand für das, was sie nährt und auch am Anfang des Lebens das erste Nahrungsmittel ist. Übertragen heißt das: Nähe, Zuwendung und Geborgenheit. Das brauchte sie jetzt, kurz vor ihrem Tod und sie machte deutlich, daß die Frucht reif ist und fällt.

Bei einem Gespräch mit einer Kollegin sagte mir diese, daß ihre Mutter immer wieder nach einem Traum, bei dem sie eine schwarze, reife Kirsche fallen sah, gesagt hat, daß jetzt bald jemand aus dem Bekanntenkreis sterben wird, und es war so. Die Sprache der Bilder ist älter als die Schrift. In unserer Zeit des funktionalen und oftmals verschleiernden Sprachgebrauchs haben wir die Sprache der Bilder verlernt. Im Annähern an das Sterben werden die Bilder wieder lebendig. Wenn wir Sterbende verstehen wollen, müssen wir uns wieder auf den Weg machen, die Sprache der Bilder und Symbole zuzulassen und zu verstehen.

85.5
Das Krankenhaus als Ort des Sterbens

Das Krankenhaus als Ort des Sterbens ist in Verruf geraten. Das hat seinen Grund und seine Geschichte. Die Medizin stand lange unter dem Anspruch, mit allen Mitteln das Leben zu erhalten und zu heilen. Das Sterben im Krankenhaus galt als ein „Unglücksfall". „Allerdings wird das Sterben auf der Allgemeinstation zumeist als Ausdruck von Mißerfolgen erlebt und mit allen verfügbaren Mitteln bekämpft" (Rest 1994, S. 50). Das hatte fatale Folgen. Sterbende wurden ausgegrenzt. Nicht nur, daß das medizinische Personal die Kontakte zu Sterbenden stark einschränkte nach der Devise: „Da können wir doch nichts mehr tun." Sterbende wurden oftmals auch abgeschoben in Badezimmer, Abstellräume oder sonstige provisorische Unterkünfte. Damit wurden Sterbende isoliert und tabuisiert. Sie paßten nicht in das Bild einer Medizin, die sich „Leben erhalten" auf die Fahne geschrieben hat. Natürlich folgt die Medizin darin auch nur gesellschaftlichen Entwicklungen. Ein optimistisches Menschenbild, das Leistungsfähigkeit und Machbarkeit aller Dinge vermittelte, so daß letztlich alles in den Griff zu bekommen ist, ließ dem Sterben und dem Tod keinen Raum. Damit ging die Erkenntnis verloren, daß Sterbende eigentlich Lehrmeister des Lebens sind. Sterbende zeigen uns unsere Grenzen und unsere Begrenztheit, sie zeigen uns das, was Erich Fromm in einem seiner Buchtitel umschrieben hat mit „Haben oder Sein" (Fromm 1976, S. 125 f.). All das Materielle, was erworben wurde, relativiert sich angesichts des Sterbens, und was bleibt, ist vielmehr die Frage nach dem, was das Leben war. Sterbende rücken zurecht, was in einer Konsumgesellschaft verloren zu gehen droht, und machen uns die Defizite deutlich, die sich durch unsere Art zu leben und das Leben einzurichten, ergeben. „Jede Gesellschaft, die materialistische Werte hoch einstuft, bringt Menschen hervor, die mit dem Gedanken an den Tod Mühe haben" (Buckmann 1990, S. 18). Deswegen ist es auch für uns lebensnotwendig, daß Sterbende einen festen Platz im Leben haben.

Doch Sterbende brauchen Beistand. Sie brauchen Menschen, die mit menschlicher, medizinischer, therapeutischer und pflegerischer Kompetenz sich ihrer annehmen. Zum Glück ist hier ein Wandel hin zur Integration Sterbender zu beobachten. Ich glaube, daß gerade das Krankenhaus für viele Menschen, die ihren letzten Weg gehen, der richtige Ort ist. Das möchte ich auch entgegen dem Trend äußern, daß das Sterben zuhause das Schönste und Beste ist.

Die Pflege erfordert oft ein immenses Engagement und ein Grundwissen an pflegerischen Kenntnissen. Familien sind oft überfordert. Selbst durch den Einsatz mobiler pflegerischer Dienste bleibt ein hohes Maß an Belastung.

Medizinisches Wissen, gerade auch in der Schmerztherapie, überfordert oftmals die Möglichkeiten, die man zu Hause vorfindet. Dazu kommt, daß Hausärzte wenig Zeit haben, Hausbesuche zu machen, und gerade wenn es um Schmerztherapie geht, häufig ein eher restriktives Verhalten zeigen.

In der Begleitung Sterbender habe ich erlebt, daß die Familie überfordert ist, mit Sterbenden über ihre Situation zu reden. Angehörige wehren dies oft ab, da sie selbst noch nicht so weit sind, den Sterbenden gehen zu lassen. Im Krankenhaus finden Sterbende unter den Personen, die sie betreuen, meistens einen Menschen, der mit ihnen die Gedanken um Abschied und Sterben teilen kann. Außenstehende sind nicht in die Familiengeschichte verwickelt, die oftmals ein Reden über den sich nahenden Tod verhindert. Ich habe immer wieder erlebt, daß Menschen auch Fragen und Gedanken haben, die sie nicht mit der Familie teilen wollen, sie aber mit einem Menschen, zu dem sie Vertrauen gefunden haben, noch besprechen möchten. Hier bietet das Krankenhaus mit seinen unterschiedlichen Diensten und Ansprechpartnern eine gute Chance. Ebenso ist mit der Verlegung in ein Krankenhaus ein Ortswechsel verbunden. Ortswechsel können ein neues Klima für Gespräche schaffen. Das Zuhause ist in seinen äußeren und kommunikativen Abläufen oft schon zu festgelegt. Voraussetzung ist allerdings, daß sich im Krankenhaus eine Atmosphäre entwickelt, die einen adäquaten Umgang mit Sterbenden ermöglicht. Dazu ist es notwendig, daß neben geeigneten Räumlichkeiten im Krankenhaus auch Möglichkeiten für alle, die mit Sterbenden zu tun haben, geschaffen werden, wo sie ihre Erfahrungen und Erlebnisse aussprechen und besprechen können. Das kann in Fortbildungsmaßnahmen geschehen oder in Balintgruppen. Krankenhausträger müssen darauf achten, daß gerade in diesem Bereich die entsprechenden Maßnahmen getroffen werden. Probleme ergeben sich im momentanen Wandel des Gesundheitswesens allerdings dadurch, daß sterbende Menschen, die „austherapiert" sind, eigentlich keinen Platz mehr im Krankenhaus haben, da die Kosten für einen Krankenhausaufenthalt nach den neuesten Bestimmungen nur dann von den Krankenkassen übernommen werden, wenn erfolgreich therapiert wird. Hier wäre eine Veränderung dringend notwendig, denn gerade Sterbende sind sehr darauf angewiesen einen Ort zu haben, an dem sie in kompetenter Betreuung ihren Lebensweg zu Ende gehen können.

85.6
Sterben als Ausdruck des Lebens – Ein Plädoyer gegen eine Kultur des schönen Sterbens

Sterben in Ruhe und Frieden, das ist ein Wunschbild, das viele Menschen haben. Oftmals wird dieses Wunschbild auch an Sterbende herangetragen. Es ist schwer auszuhalten, wenn Menschen noch kämpfen, schreien, nach Atem ringen oder gar Angehörige schlagen oder beschimpfen. Gerne würde man das Leben, das Kampf, Auseinandersetzung, Aggression und Atemlosigkeit kennt, am Ende des Lebens zugunsten von Ruhe und Frieden zurückdrängen. Unterstützt wird dieser Gedanke auch von Sterbetheorien. E. Kübler-Ross hat bereits in ihrem Buch: „Interviews mit Sterbenden" (Kübler-Ross 1972, S. 41 ff.) ein Phasenmodell entwickelt, das verdeutlichen soll, in welchen Abschnitten sich das Sterben vollzieht. Sie benennt folgende Phasen:

- Nichtwahrhabenwollen und Isolierung,
- Zorn,
- Verhandeln,
- Depression,
- Einwilligung ins Sterben.

Kübler-Ross steht unbestritten das Verdienst zu, daß sie das Sterben aus der Tabuisierung herausgeholt hat und eine der ersten war, die auf die eminente Wichtigkeit einer adäquaten Sterbebegleitung hingewiesen hat. In ihrem Leben hat sie unermüdlich dafür gearbeitet, daß Sterbende einen Ort des Sterbens bekommen, indem sie Hospize eingerichtet und in unzähligen Sterbebegleitungen und Sterbeseminaren einen wesentlichen Beitrag dazu geleistet hat, Sterbende wieder ins Leben hereinzuholen. Mit ihrem Phasenmodell sind allerdings auch Gefahren verbunden. Indem sie das Sterben in Phasen einteilt, bekommt man den Eindruck, als ob es Gesetzmäßigkeiten in der Begleitung Sterbender gäbe und es letztlich nur darum ginge zu erkennen, in welcher Phase des Sterbens ein Mensch sich befindet. Zweierlei ist dabei bedenkenswert. Zum einen läßt sich meiner Erfahrung nach das Sterben nicht so einfach einteilen. Sterbeverläufe sind sehr unterschiedlich. Zum andern distanziere ich mich vom Ergehen des Patienten. Indem ich z. B. sage: „Der Patient befindet sich jetzt in der aggressiven Phase", lege ich fest, wie weit er mit dem Sterben ist, und ich distanziere mich von der Aggression, sie ist ja zwangsläufig und vielleicht gut. Ich übersehe dann schnell, wie Sterbende immer wieder in der Aggression nach ihrem Leben und darin nach einem Halt suchen. Begleiter können durch einfühlsame Wahrnehmung und notwendigen Widerstand ein Gegenüber sein und Orientierungshilfen vermitteln. Dies ist für den Sterbenden notwendig, um in dieser fremden, unsicheren, oft mit Ängsten besetzten Situation des Sterbeprozesses Halt zu bekommen. Insofern glaube ich, ist ein solches Modell nicht sehr hilfreich. (Eine ausführliche kritische Würdigung des Phasenmodells von E. Kübler-Ross findet sich in Howe 1987, S. 62–78.) Viel wichtiger ist es, mit meiner Wahrnehmung bei Sterbenden zu sein und sie nicht festzulegen auf irgendwelche Phasen. Patienten werden ohnehin oft sehr festgelegt, wie sie zu sein haben, nicht nur durch die Behandlungsabläufe in Medizin und Therapie, sondern auch von Angehörigen. Sterbende sind dadurch oft einem großen Anpassungsdruck ausgeliefert. Reagieren sie anders als von ihnen erwartet wird, müssen sie nicht selten in Kauf nehmen, daß die Besuche weniger werden oder die Betreuung nicht mehr so zugewandt geschieht.

Zunehmend setzt auch eine Kultivierung des Sterbens ein. Nicht zuletzt hat auch hier die Theorie von E. Kübler-Ross dazu beigetragen. „Zustimmung" nennt sie die letzte Phase in ihrem Modell. „Unerledigte Geschäfte" müssen erledigt werden. Nur die „unerledigten Geschäfte" eines ganzen Lebens können in der letzten Zeit auch nicht alle aufgearbeitet werden.

■ **Beispiel.** Eine Erfahrung in der Begleitung einer sterbenden Frau hat mir das sehr deutlich vor Augen geführt. Ich kam ins Krankenzimmer einer krebskranken Frau, sie war ca. 60 Jahre alt. Am Bett stand ihre Mutter und war dabei, ihr die Schnabeltasse in den Mund zu stoßen mit der Bemerkung: „Trink, trink, dann wirst du wieder gesund." Die Tochter, schon sehr geschwächt, konnte sich nicht wehren gegen diesen Übergriff, aber ihre aufgerissenen Augen machten deutlich, wie sehr sie unter der Aktion der Mutter, die das Sterben ihrer Tochter nicht aushielt, litt. Mit Mühe gelang es mir, die Mutter von ihrem Vorhaben abzubringen. Ich bat sie, kurz mit mir aus dem Zimmer hinauszugehen. Als ich ihr sagte, es sei wohl sehr schlimm, daß ihre Tochter bald sterben müsse, weinte sie. Ich versuchte ihr zu sagen, daß es jetzt einfach wichtig ist, daß sie da ist und die Hand ihrer Tochter hält. Sie hat es getan, aber nur kurz, dann fing sie wieder an, ihre Tochter mit der Schnabeltasse zu traktieren. Wieder versuchte ich, sie davon abzubringen. Mit den Worten: „Jetzt sind sie ja da, Herr Pfarrer, dann kann ich gehen", verabschiedete sie sich. Ich hatte in die Beziehung zwischen Mutter und Tochter eingegriffen, einer Beziehung, in der sehr große Spannung lagen. Ich sagte noch: „Aber kommen sie morgen wieder", was sie mir auch versprach. Am anderen Tag begegnete ich der Mutter auf dem Flur. An der Nase hatte sie ein Pflaster. Auf meine Frage, was denn passiert sei, antwortete sie entsetzt und fast außer sich: „Stellen Sie sich vor, meine Tochter hat mich ins Gesicht geschlagen."

Die Sterbende hat mit ihrer ganzen Kraft der Mutter deutlich gemacht, daß es so nicht geht mit ihnen. Froh war ich, daß diese schwerkranke Frau sich noch wehren konnte, ich war aber auch sehr erschrocken darüber, wie verletzend das noch einmal für die Mutter und die Tochter war. So ist sie dann gestorben, unfreiwillig, noch lange nicht bereit und auch nicht in Ruhe und Frieden, sondern mit einem Schlag ins Gesicht der Mutter.

Letztlich war das sehr ehrlich, und damit konnte diese Frau sterben. Damit möchte ich nicht sagen, daß im Sterben nicht noch überraschend Neues geschehen und manches geklärt werden kann, aber es ist sehr genau darauf zu achten, daß wir Sterbende nicht auf einen Weg bringen, der unseren Idealvorstellungen entspricht, sondern daß sie *ihren* Weg finden können.

85.7
Die Gefahr der Festlegung

In meiner Kritik an der Phasentheorie von E. Kübler-Ross habe ich bereits angedeutet, daß Festlegungen eine Gefahr in der Begleitung darstellen. Nun begegnen uns Festlegungen überall im Leben. Sie scheinen Sicherheiten zu vermitteln und Handlungs- und Behandlungschritte zu ermöglichen. Dem entgegen steht, daß jeder Mensch ein eigenes Individuum ist mit einer einzigartigen und unverwechselbaren Geschichte. Diese Geschichte prägt seine Einstellungen, seine Gestaltung des Lebens und darin auch seines Sterbens. Begleitung Sterbender bedeutet, auch etwas von dieser Geschichte zu verstehen und Menschen darin zu begleiten. Dabei muß bewußt bleiben, daß Neues und Überraschendes darin seinen Platz hat. Sterbende lehren uns, daß anscheinend gesichertes Wissen, auch medizinisches Wissen, durchbrochen werden kann.

■ **Beispiel.** Ich erinnere mich an eine sterbende Frau, die in unser Krankenhaus eingeliefert worden ist. Sie redete nicht, und wie sich im Gespräch herausstellte, hatte sie sich seit 2 Jahren in sich zurückgezogen und anscheinend keinen Kontakt nach außen aufgenommen. Die Erklärung dafür hieß „Alzheimer", also Löschung des Gedächtnisses. Vollkommen überrascht hat es, daß die Frau kurz vor ihrem Tod mit ihrem Ehemann gesprochen hat. Sie ging mit ihm noch einmal durch die Wohnung, die Küche, das Wohnzimmer und zuletzt in das Schlafzimmer, dem Raum der Intimität. Sie schaute ihren Mann an und sagte: „Jetzt muß ich weiter." Ihr Mann, der sie in den Jahren liebevoll begleitet hat, spürte, was ihm seine Frau sagen wollte, und machte ihr deutlich, daß er jetzt nicht mehr weiter mitgehen kann. So verabschiedeten sich die beiden voneinander, und die Frau ging weiter in eine Welt, die sich unserer Realität entzieht.

Ich glaube, daß es notwendig ist, diesen Raum des Überraschenden und Unverfügbaren offen zu halten. Festlegungen geben zwar vordergründig Sicherheiten im Umgang und auch in der Behandlung von Patienten, lassen aber der Wirklichkeit, die oft mehr ist als wir erfassen und sehen, keinen Raum. Medizin stützt sich gerne auf Fakten und ist auf Sicherheit ausgerichtet. Die Frage ist, ob gerade auch im Umgang mit Sterbenden die Unsicherheit leben darf und damit auch die Wahrnehmung für das, was sich ereignet, geschärft wird.

85.8
Zusammenfassung

Jeder Mensch hat seinen eigenen Weg mit seinem Sterben und seinem Tod. Es gilt, diesen Weg wahrzunehmen und Menschen darin zu unterstützen. Dabei spielt eine wichtige Rolle, daß Menschen ihr Leben oftmals noch einmal bilanzieren, fragen, was es war und was auch offen geblieben ist. Im Erzählen ihrer Geschichte wählen Menschen oft eine dominante Sichtweise auf ihre Geschichte, die geprägt ist von ihrer „Sehgewohnheit". Wichtige Aspekte gehen dabei manchmal verloren. Im Begleiten von Sterbenden geht es auch darum, das Verlorene sichtbar zu machen. Dadurch können neue Perspektiven des Lebens, ein neuer befreiender, manchmal auch schmerzhafter Blick aufs Leben möglich werden. „Immer war es ein Vergegenwärtigen des vergangenen Lebens mit dem Bemühen, das erzählend Begonnene auch zu einem Abschluß zu bringen" (Lückel 1985, S. 51). Um den Weg aus dem Leben heraus zu finden, suchen Menschen immer wieder nach einem Ort in ihrer Geschichte, von dem aus sie die Reise ins Unbekannte antreten können. Dabei durchbrechen sie unser Wirklichkeitsverständnis und stellen ihre Existenz in eine andere Dimension von Realität. Die Bildsprache, die ursprüngliche Sprache, gewinnt an Bedeutung.

Sie neu zu lernen und sich darauf einzulassen hilft, Sterbende besser zu verstehen und zu behandeln. Das Krankenhaus ist im Gegensatz zu forsch vorgetragenen Meinungen ein für viele Menschen hilfreicher Ort des Sterbens, sofern es als Ort gesehen wird, in dem gestorben werden darf. Dazu werden geeignete Räumlichkeiten benötigt. Mitarbeiter müssen die Möglichkeit haben, in Fort- und Weiterbildungsmaßnahmen ihre Erfahrungen in der Begleitung sterbender Patienten ansprechen zu können. Krankenhausträger wie auch Krankenkassen sowie die Verantwortlichen in der Gesundheitspolitik müssen dafür die nötigen Rahmenbedingungen schaffen. Sterben ist immer auch Ausdruck des Lebens. Damit gehört zum Sterben auch Auseinandersetzung, Konflikt, Aggression genauso wie Liebe, Zuwendung, Zärtlichkeit. Festlegungen auf eine Kultur des schönen Sterbens sind fatal und nehmen Sterbenden das Leben weg. Phasen des Sterbens festzulegen, wie es E. Kübler-Ross getan hat, sind wenig hilfreich in der Begleitung Sterbender. Sie sind eher gefährlich, da sie einen distanzierten Umgang mit den Sterbenden ermöglichen. Wichtig ist ein offener, ehrlicher Umgang mit der Situation. Sterbende brauchen ein teilnehmendes Gegenüber. Festlegung von Sterbenden auf ein bestimmtes Bild ihrer Person bietet zwar Sicherheit in der Behandlung und im Umgang, steht dabei aber in der Gefahr, den Patienten zu verlieren, der immer mehr ist als wir durch unsere Untersuchungsmethoden von ihm wissen. Es ist eine Anfrage an alle, die Sterbende begleiten, ob die Unsicherheit in der Begleitung und Behandlung nicht ein hilfreicher Ratgeber ist. Die Unsicherheit bewahrt vor allzuschnellen Festlegungen und läßt Spielräume des Handelns offen.

Literatur

Bolay W (1996) Seelsorge mit Sterbenden. Handbuch der Krankenhausseelsorge, Vandenhoeck & Ruprecht, Göttingen, S 94

Bolay W (1997) Überlegungen zu einer Ethik im Krankenhaus. Z Physiother 49(9):1470

Buckmann R (1990) Was wir für Sterbende tun können. 1. Aufl, Kreuz, Zürich

Fromm E (1976) Haben oder Sein. DTV, Stuttgart

Howe J (1987) Das Sterben als Gegenstand psychosozialer Alternsforschung. Enke, Stuttgart

Kessler D (1997) Die Rechte des Sterbenden. Beltz Quadriga, Weinheim

Klessmann M (Hrsg) (1996) Handbuch der Krankenhausseelsorge. Vandenhoeck & Ruprecht, Göttingen

Kübler-Ross E (1972) Interviews mit Sterbenden. 3. Aufl, Kreuz, Stuttgart

Lückel K (1985) Begegnung mit Sterbenden. 2. Aufl, Kaiser, München

Nikolaus T (1994) Chronischer Schmerz in Alter. 1. Aufl, Quell, Wiesbaden

Nuland SB (1994) Wie wir sterben, Kindler, München

Pulheim P (1996) Seelsorge in der Geriatrie. Vandenhoeck & Ruprecht, Göttingen (Handbuch der Krankenhausseelsorge. S 141)

Rest F (1994) Sterbebeistand, Sterbebegleitung, Sterbegeleit. 3. Aufl, Kohlhammer, Stuttgart

VIII
Recht

Betreuungsrecht 86

T. Klie

86.1 Rechtsgrundlagen 792
86.2 Konzeption der gesetzlichen Betreuung 792
86.3 Aufgabenkreise in der gesetzlichen Betreuung 793
86.4 Das Verfahren 794
86.5 Typen von Betreuungen 795
86.6 Einwilligungsvorbehalt 795
86.7 Vermögenssorge 796
86.8 Personensorge 796
86.8.1 Unterbringung und unterbringungsähnliche Maßnahmen 796
86.8.2 Fragen ärztlicher Heilbehandlung 797
86.8.3 Wohnungsauflösung 798
86.9 Praxis 798
        Literatur 799

1992 wurde das neue Betreuungsrecht vom Deutschen Bundestag verabschiedet. Es löste das bis dahin gültige Vormundschafts- und Pflegschaftsrecht ab, das insbesondere im Zuge der Diskussion um die Psychiatrieenquête grundsätzlicher Kritik ausgesetzt war. Die bis dahin gesetzlich vorgesehene Entmündigung wurde wegen ihrer umfassenden und automatischen Rechtsfolge der Geschäftsunfähigkeit oder beschränkten Geschäftsfähigkeit als unverhältnismäßiger und zu starrer Eingriff in die Rechtsstellung von behinderten und psychisch kranken Menschen angesehen. Auch die Gebrechlichkeitspflegschaft führte vielfach praktisch zu einer ähnlichen Entrechtung wie die Entmündigung. Die Personenvorsorge wurde in der alten Rechtslage gegenüber der ausführlich geregelten Vermögenssorge vernachlässigt. Das Bundesverfassungsgericht hatte überdies die verfahrensrechtlich so nicht rechtsstaatlichen Standards genügenden Rechte des Betroffenen im vormundschaftsgerichtlichen Verfahren gerügt. Durch das neue Recht sollte Stigmatisierungseffekten vorgebeugt werden, die Subsidiarität gerichtlich angeordneter Hilfen streng beachtet, der Personensorge Vorrang vor der Vermögenssorge eingeräumt und durch strenge rechtsstaatliche Verfahren die Rechte der Behinderten und psychisch Kranken geschützt werden.

Zu den wichtigsten Änderungen im Betreuungsrecht gehörte die Abschaffung der Entmündigung. An die Stelle der Vormundschaft und Pflegschaft trat die (gesetzliche) Betreuung. Die Rechtsfolge der beschränkten Geschäftsfähigkeit oder gar Geschäftsunfähigkeit als notwendige Folge der Betreuerbestellung fällt weg; es besteht lediglich noch die Möglichkeit der Anordnung eines sog. „Einwilligungsvorbehaltes", der den Betreuten in seiner Teilnahme am Rechtsverkehr beschränkt. An die Stelle verbreiteter Amtspflegschaften und Vormundschaften sollte die persönliche Betreuung treten. Bei der Interpretation des Wohls des Betroffenen sind die Wünsche des Betreuten zu berücksichtigen.

Der Gesetzgeber intendierte mit der Einführung des neuen Betreuungsrechtes nicht nur eine verbesserte Rechtsstellung von Behinderten und psychisch Kranken, sondern weit darüber hinausgehend eine Art kulturellen Wandel im Umgang mit Behinderten, der von Leitbildern der Toleranz, des Respektes, der Wahrung der Grundrechte bestimmt sein sollte. Der Gesetzgeber reflektiert darüber hinaus, daß sowohl in den Institutionen des Gesundheitswesens, insbesondere im Krankenhaus, als auch in denen des Sozialwesens, etwa in Pflegeheimen, die Rechtsstellung von Patienten und Behinderten nicht immer in der Weise in den Routinen des institutionellen Alltags berücksichtigt und beachtet werde wie es in einem modernen rechtsstaatlichen Sinne geboten wäre. Umgekehrt wurden gerade aus Feldern der Medizin, aber auch der Behindertenarbeit, Vorbehalte gegen eine zu starke „Verrechtlichung" helfender Beziehungen geltend gemacht, die nicht einer menschlicheren und therapeutisch besseren Versorgung, sondern im wesentlichen formalen rechtlichen Ansprüchen diene. Das Betreuungsrecht hat seine ersten Bewährungsproben überstanden. 1998 wurden in einem ersten Betreuungsrechtsänderungsgesetz Korrekturen im Betreuungsrecht vorgenommen, die einerseits praktischen Umsetzungsproblemen Rechnung tragen, andererseits aber auch zu einer deutlichen Verschlechterung der Rechtsstellung der Betreuten führen (Bauer u. Rink 1996).

86.1
Rechtsgrundlagen

Das 1992 in Kraft getretene Betreuungsgesetz änderte zahlreiche Gesetze: Die materiell-rechtlichen Bestimmungen finden sich im Bürgerlichen Gesetzbuch (BGB), die verfahrensrechtlichen Bestimmungen in dem Gesetz über die Angelegenheiten der freiwilligen Gerichtsbarkeit (FGG). Zwei Sondergesetze regeln die Aufgaben der Betreuungsbehörden (Betreuungsbehördengesetz (BtBG); die Vergütung von Berufsbetreuern wird in dem Berufsvormündervergütungsgesetz (BVormVG) geregelt.

86.2
Konzeption der gesetzlichen Betreuung

Sah die alte Rechtsordnung als Reaktion auf eine psychische Krankheit oder geistige Behinderung im wesentlichen vor, den Betroffenen von Rechtsgeschäften auszuschließen und auf diese Weise zu verhindern, daß er sich selbst, aber auch andere schädigt, so ist die Konzeption der neuen gesetzlichen Betreuung nicht als Hilfe durch Entrechtung, sondern als fast parteiliche rechtliche Unterstützung konzipiert. Ein psychisch Kranker und geistig Behinderter ist darauf angewiesen, daß seine Angelegenheiten besorgt, d. h. vor allem seine Rechte verteidigt und geltend gemacht werden, sein Vermögen in seinem Sinne verwaltet wird und nicht zuletzt, daß er in seinem Alltag Rahmenbedingungen für ein Leben findet, das seinen Fähigkeiten, seiner Biographie und seinen Interessen entspricht. Auch eine adäquate soziale, pflegerische oder medizinische Betreuung und Behandlung sicherzustellen, ist Aufgabe des gesetzlichen Betreuers. Die Hilfe, die die Betreuung anbietet, besteht darin, daß dem Betreuten eine Art „alter ego" an die Seite gestellt wird: der Betreuer mit der Rechtsmacht, den Betreuten gesetzlich zu vertreten.

Dabei soll der gesetzliche Betreuer nicht seine eigenen Vorstellungen an die Stelle des Betreuten setzen, sondern ihm so viel Raum wie möglich für dessen persönliche Entfaltung lassen: Das Wohl des Betreuten als objektiver Maßstab und die Wünsche als subjektive Bedürfnisäußerung sind die verbindlichen Orientierungen für die Ausübung der Aufgaben eines Betreuers. Der Betreuer hat den Wünschen des Betreuten zu entsprechen, soweit sie nicht seinem Wohl widersprechen und dem Betreuer zuzumuten sind (§ 1901 BGB). Gerade von den Berufsbetreuern, die anspruchsvolle Betreuungen im Rahmen ihrer Berufsausübung übernehmen, ist hier eine breite Toleranz und Akzeptanz gegenüber den Wünschen des Betreuten abzuverlangen. Auch ein „Recht auf Krankheit" steht dem Betreuten zu, in dem Spannungsfeld zwischen seinem Wohl und seinen Wünschen. Bei der Ermittlung der Wünsche sind auch frühere Lebensäußerungen, insbesondere in früheren Vollmachten niedergelegte Willensäußerungen, zu berücksichtigen. Durch Betreuungsverfügungen, die derjenige, der sie findet, gem. § 1901a BGB an des Vormundschaftsgericht abliefern muß, kann jeder Bürger Einfluß darauf nehmen, wie später ein Betreuer oder ggf. auch Bevollmächtigter die Betreuung führen soll. Dabei sind die Betreuungsverfügungen wesentlich bedeutsamer als die Patientenverfügungen: Letztere geben nur einen später als mutmaßlichen Willen einzustufenden Wunsch zum Ausdruck, während Betreuungsverfügungen oder Vorsorgevollmachten den Betreuten oder Bevollmächtigten in die Lage versetzen, für den Betroffenen mit Rechtsmacht zu entscheiden.

Die Voraussetzungen für die Bestellung eines Betreuers sind in § 1896 Abs. 1 BGB geregelt, und zwar unabhängig von denen der Geschäftsunfähigkeit. Dort heißt es: „Kann ein Volljähriger aufgrund einer psychischen Krankheit oder einer körperlichen, geistigen oder seelischen Behinderung seine Angelegenheiten ganz oder teilweise nicht besorgen, so bestellt das Vormundschaftsgericht auf seinen Antrag oder vom Amts wegen für ihn einen Betreuer". Damit enthält der zentrale Betreuungstatbestand einen medizinischen und einen juristischen Teil. Die gewissermaßen medizinischen Voraussetzungen für die Einrichtung einer Betreuung sind alternativ: das Vorliegen einer psychischen Krankheit, einer körperlichen, geistigen oder seelischen Behinderung. Hinzu tritt die Voraussetzung, daß der Betroffene unfähig ist, seine eigenen Angelegenheiten zu besorgen. Der Begriff der „Angelegenheiten" ist so mehrdeutig wie der Begriff der „Betreuung". Letzterer läßt die Bevölkerung zuerst an tatsächliche Hilfen denken, an Hilfen etwa im Haushalt oder bei der Pflege. Das Betreuungsrecht meint aber lediglich die rechtliche Betreuung: Der Betreuer hat die Rechtsangelegenheiten des Betreuten wahrzunehmen. Die Unfähigkeit des Betroffenen muß daher auf rechtlich relevantem Gebiet liegen: Sei es, daß er nicht in der Lage ist, Rechtsgeschäfte abzuschließen, was auch Folge von Geschäftsunfähigkeit sein kann, die aber im betreuungsrechtlichen Verfahren nicht automatisch mitgeprüft wird und werden muß. Es kann die Einwilligungsunfähigkeit in eine ärztliche Heilbehandlungsmaßnahme sein, die den Betroffenen rechtlich daran hindert, insofern seine eigenen Angelegenheiten zu besorgen, weil er etwa über keine Krankheitseinsicht verfügt oder ärztliche Therapieziele, Gefahren oder mögliche Alternativen ärztlicher Behandlung aufgrund etwa einer geistigen Behinderung nicht verstehen oder abschätzen kann. Das Betreuungsrecht geht nicht davon aus, daß die Unfähigkeit, seine Angelegenheiten zu besorgen, eine vollständige sein muß. Der Gesetzgeber wandte sich gerade gegen generalisierende Sichtweisen und entsprechende entrechtende Rechtsfolgen: In gewisser Weise steht ein differenziertes Kompetenzmodell im Betreuungsrecht Pate, das von partiellen und relativen Unfähigkeiten, seine Angelegenheiten selbst besorgen zu können, ausgeht. Die Unfähigkeit kann sich auf Angelegenheiten bestimmter Art oder bestimmte Angelegenheiten beschränken, die Unfähigkeit, in bestimmten krisenhaften Lebenssituation Angelegenheiten zu besorgen, sie kann auch relativ umfassend sein.

Neben diesen positiven Voraussetzungen der gesetzlichen Betreuung treten gewissermaßen negative: Im Betreuungsrecht gilt der Grundsatz der Subsidiarität. Können die Angelegenheiten durch Bevollmächtigte oder durch andere Hilfen ebensogut geregelt werden, wie sie ein Betreuer regeln sollte (im Sinne des Betreuungsrechtes), dann, und soweit diese anderen Hilfen reichen, ist eine gesetzliche Betreuung nicht einzurichten. Wer nur tatsächliche Hilfe bei der Alltagsbewältigung benötigt, braucht keinen gesetzlichen Betreuer. Wenn die Angelegenheiten im Interesse und zum Wohl des Betroffenen von Bevollmächtigten geregelt werden können, wird ein gesetzlicher Betreuer nicht benötigt. Eine Vollmacht gilt auch über den Eintritt einer schweren Erkrankung oder einer geistigen Behinderung hinaus. Voraussetzung ist allerdings, daß die andere Hilfe „ebensogut" ist wie die in der Konzeption des Betreuungsrechts gedachte Hilfe durch Betreuer. So können Zweifel im Einzelfall bestehen,

- ob Angehörige, die bevollmächtigt sind, immer nur das Wohl und die Wünsche des Betroffenen vor Augen haben und nicht dabei zumindest auch eigene Interessen verfolgen,
- ob die Belastung, etwa durch langjährige Pflege und damit einhergehende Überforderung nicht auch zur Einschränkung der Fähigkeit führt, allein im Interesse des Betroffenen zu handeln.

Gleichzeitig ist zu berücksichtigen, daß jede Bestellung eines gesetzlichen Betreuers von dem Betroffenen selbst, aber auch und gerade von seiner Familie als staatliche Ingerenz in private und intime Angelegenheiten angesehen wird. Sie ist zwar Hilfe, aber eben gleichzeitig auch erheblicher Eingriff in Privatrechtsautonomie.

Durch das Betreuungsrechtsänderungsgesetz 1998 wurde die sog. „Vorsorgevollmacht" im Betreuungsrecht aufgewertet. Der Gesetzgeber strebt an, daß, ähnlich wie bei testamentarischen Verfügungen, sich eine breite Bevölkerung entschließt, für den Fall von Krankheit und Behinderung, hauptsächlich im Alter, durch eine Vorsorgevollmacht auch rechtliche Vorsorge für die Regelung eigener Angelegenheiten zu schaffen. Ohne daß die rechtsdogmatischen Probleme ausgeräumt wurden (Klie 1996) hat der Gesetzgeber gewissermaßen deklaratorisch erklärt, daß sich die Vorsorgevollmachten nun auch auf die Vertretung in Fragen der Heilbehandlung und sogar auf die Unterbringung und unterbringungsähnliche Maßnahmen beziehen können. Auch wenn es dem deutschen Vertretungsrecht fremd ist, daß Bevollmächtigte in (höchst) persönlichen Angelegenheiten für andere entscheiden können, wird bezüglich der Heilbehandlung und freiheitsentziehender Maßnahmen hier die Tür geöffnet. Jedoch werden Formvorschriften niedergelegt: Bei schwerwiegenden ärztlichen Maßnahmen im Sinne des § 1904 BGB und Unterbringungs- und unterbringungsähnlichen Maßnahmen benötigt der Betreuer sowohl eine schriftlich ausgestellte Vollmacht, die gerade die Bevollmächtigung in diesen Angelegenheiten vorsieht, als auch darüber hinaus eine richterliche Genehmigung der von ihm getroffenen Entscheidung, die auch und gerade seinem Schutz dient.

86.3
Aufgabenkreise in der gesetzlichen Betreuung

Der jeweilige Betreuer ist nicht automatisch für alle Angelegenheiten des Betreuten zuständig. Das Gericht bestellt ihn vielmehr für bestimmte Aufgabenkreise, und hat sich dabei an der „Betreuungsbedürftigkeit" des Betroffenen zu orientieren. Soweit der Betroffene seine Angelegenheiten auch selbst besorgen kann oder aber ihm durch andere Hilfen ausreichend geholfen wird, wird ein Betreuer nicht bestellt. Nur die Aufgabenkreise, in denen er der Hilfe durch einen Betreuer bedarf, kommen in Betracht. Zur Bestimmung des Umfangs des Aufgabenkreises haben Sachverständige Stellung zu nehmen. Diese sollten dabei möglichst konkret die Angelegenheiten benennen, die der Betroffene nicht mehr allein erledigen kann. Ärzte als Sachverständige werden im wesentlichen Stellung nehmen zu der Frage der medizinischen Voraussetzungen der gesetzlichen Betreuung. Für die Frage der Betreuungsbedürftigkeit kommen ggf. neben Ärzten als Sachverständige Fachkräfte der sozialen Arbeit in Betracht, die hier über besondere Kompetenzen verfügen. Besondere Regelungen kennt das Betreuungsrecht hinsichtlich der Aufgabenkreise „Fernmeldeverkehr" und „Umgang mit der Post". Hier bedarf es einer gesonderten Anordnung des Gerichtes, wenn der Aufgabenkreis auch diese grundrechtlich geschützten Rechte umfassen soll. In der Praxis bedeutet dies: Verfügt ein Betreuer nicht über eine entsprechende gerichtlich ausgesprochene

Legitimation, ist dem Betreuten weiterhin die Post, auch in Gesundheitsangelegenheiten auszuhändigen (vgl. § 1896 Abs. 4 BGB).

86.4
Das Verfahren

Zuständig für das Verfahren zur Einrichtung einer Betreuung ist das Vormundschaftsgericht, das jeweils Teil des örtlichen Amtsgerichtes ist. Wahrgenommen werden Aufgaben der Vormundschaftsgerichtsbarkeit von Einzelrichtern, die neben ihrer Aufgabe als Vormundschaftsrichter, abgesehen von großstädtischen Regionen, auch zahlreiche andere Zuständigkeiten, etwa in Zivil- und Strafsachen in ihrer Person vereinigen. Zuständig ist in örtlicher Hinsicht das Amtsgericht, in dessen Bezirk der Betroffene seinen gewöhnlichen Aufenthalt hat. Hält er sich etwa in einer Klinik außerhalb seines Wohnortes auf, bleibt regelmäßig weiterhin das Vormundschaftsgericht seines Wohnortes zuständig. In Eilfällen, wenn das ordentliche Betreuungsbestellungsverfahren zu lange dauern würde, um dem Fürsorgebedürfnis des Betroffenen Rechnung zu tragen, kann der Richter eine vorläufige Maßregel treffen (§ 1846 BGB). Dies kann etwa die Einwilligung in eine Heilbehandlung, beispielsweise zu einem operativen Eingriff, oder zur Notwendigkeit freiheitsentziehender Maßnahmen sein, wenn noch kein Betreuer bestellt wurde. Das Gericht ist aber nicht befugt, Entscheidungen mit Dauerwirkung, etwa die Auflösung der Wohnung und den Abschluß eines Heimvertrages im Rahmen seiner Entscheidungsbefugnis nach § 1846 BGB zu regeln: Hier muß regelmäßig die Bestellung eines Betreuers abgewartet werden, der diese Angelegenheiten dann zu regeln hat.

Verfahrensrechtlich sind 2 Optionen für die Einleitung des Verfahrens vorgesehen:

1. entweder der Antrag des Betroffenen selbst, der bei Körperbehinderten vorgeschrieben ist,
2. oder aber die Einleitung und Eröffnung des Verfahrens von Amts wegen.

Bei der letzteren Alternative, die in der Praxis überwiegt, wird das Gericht auf Informationen durch Angehörige, Ärzte, Krankenhäuser, Pflegekräfte, Sozialarbeiter oder Nachbarn tätig. Auch die Betreuungsbehörde oder andere Behörden sind ihrerseits berechtigt, ein rechtliches Betreuungsbedürfnis einer Person dem Gericht zu melden. Dem Gericht obliegt selbständig die Sachermittlung. Die gesetzlichen Vorschriften sehen vor, daß

- der Richter den Betroffenen anhört,
- ein Sachverständigengutachten oder zumindest ein ärztliches Zeugnis eingeholt wird,
- den nahen Angehörigen Gelegenheit zur Äußerung gegeben wird,
- ein Schlußgespräch stattfindet, etwa mit dem Verfahrenspfleger, und
- mit dem Betroffenen die Notwendigkeit einer Betreuerbestellung noch einmal durchgegangen wird.

Das Gericht bestellt einen Verfahrenspfleger, etwa einen Anwalt oder Sozialarbeiter oder auch eine Vertrauensperson des Betroffenen, wenn der Betroffene sich selbst nicht ausreichend „verteidigen" kann, etwa weil eine Verständigung mit ihm nicht möglich ist.

Der Betroffene selbst kann sich im Beschwerdeweg gegen die Entscheidung des Vormundschaftsgerichtes wehren, aber nicht nur ihm, sondern auch seinem Ehegatten und seinen nahen Verwandten bis zum dritten Grad der Seitenlinie sowie der Betreuungsbehörde steht ein eigenes Beschwerderecht zu, nicht jedoch den behandelnden Ärzten.

Besondere Bedeutung kommt im betreuungsrechtlichen Verfahren den Sachverständigen zu. Sie sollen hinsichtlich der medizinischen Voraussetzung der Betreuung der mißbräuchlichen Anregung und Bestellung von Betreuern vorbeugen helfen. Nicht jede nicht allgemein akzeptierte Lebensführung, nicht jede Abweichung von gesellschaftlich geltenden Verhaltensnormen ermöglicht die Bestellung einer gesetzlichen Betreuung. Voraussetzung ist vielmehr ein eindeutiger medizinischer Befund. Der Sachverständige hat sich auch über den Umfang des Aufgabenkreises, der für erforderlich gehalten wird, und die voraussichtliche Dauer der Betreuungsbedürftigkeit zu äußern. Es genügen keine summarischen gutachterlichen Äußerungen, sondern es muß sich um ein Gutachten handeln, das eine in den jeweiligen Einzelheiten nachvollziehbare und überprüfbare Entscheidungsgrundlage schafft (OLG Düsseldorf, BtPrax 1993, S. 175). Von daher gelten bestimmte Standards für Sachverständigengutachten:

- Art und Ausmaß einer psychischen Krankheit oder einer körperlichen, geistigen oder seelischen Behinderung müssen im Einzelnen anhand der Vorgeschichte, der durchgeführten Untersuchung und sonstigen Erkenntnisse dargestellt und wissenschaftlich begründet werden.
- Das Gutachten muß sich zu der Notwendigkeit der Bestellung eines Betreuers äußern.
- Die Aufgabenkreise, bei denen der Betroffene auf die Hilfe eines Betreuers angewiesen ist, müssen unter Berücksichtigung der gesamten sozialen Situation des Betroffenen eingegrenzt werden (hierzu ist ggf. ein ergänzendes Sachverständigengutachten vom Sozialarbeiter einzuholen).
- Das Gutachten muß eine Aussage über die Prognose der Erkrankung oder die Dauer der Betreuungsbedürftigkeit enthalten (BayObLG, BtPrax 1993, S. 208).

- Es müssen Vorschläge unterbreitet werden, wie die Hilfebedürftigkeit des Betroffenen gebessert oder gemildert werden kann.
- Ggf. sind Aussagen darüber zu treffen, daß und warum die Anhörung des Betroffenen oder die Mitteilung der Ergebnisse des Sachverständigengutachtens erhebliche Nachteile für die Gesundheit des Betroffenen nach sich ziehen würden (grundsätzlich hat der Betroffene das Recht, das Sachverständigengutachten vollständig, schriftlich und rechtzeitig vor seiner persönlichen Anhörung zu erhalten).
- Das Vormundschaftsgericht würdigt das Gutachten selbständig und kritisch und kann ggf. Ergänzungsgutachten einholen.

In manchen Konstellationen reicht ein ärztliches Zeugnis aus. Dies ist dann der Fall, wenn die Betreuung auf Antrag des Betroffenen eingerichtet werden soll und von ihm selbst auf eine Begutachtung verzichtet wird. Auch beim sog. „Kontrollbetreuer", der Bevollmächtigte zu „supervidieren" hat, reicht ggf. ein ärztliches Zeugnis. Das gleiche gilt für die Genehmigung sog. „unterbringungsähnlicher Maßnahmen", etwa das Aufstellen von Bettgittern. Allerdings gelten auch für die ärztlichen Zeugnisse Standards. Auch hier müssen die Diagnosen klar sein, die Erforderlichkeit begründet werden. Verdachtsdiagnosen reichen nicht aus, auch nicht der Hinweis auf abstrakte Gefahren, die dem Betreuten drohen.

86.5
Typen von Betreuungen

Das Betreuungsrecht geht davon aus, daß „natürliche Personen" Betreuungen führen, und hier vornehmlich ehrenamtlich Tätige. Tatsächlich sind es meistens Menschen aus dem sozialen Nah-Umfeld des Betroffenen, die zu Betreuern bestellt werden: Ehepartner, Eltern oder Kinder. Daneben sind zahlreiche ehrenamtliche Betreuer tätig, die nach Möglichkeit in Betreuungsvereinen organisiert sein und dort beraten werden sollten. In besonders schwierigen Konstellationen, etwa bei Patienten mit Psychosen, bei Suchtkranken, aber auch in komplexen Krisensituationen, etwa bei Verwahrlosung einer Wohnung, Wohnungsauflösung nach Partnerverlust, bei einem schwer Demenzkranken, ist die Bestellung eines qualifizierten Berufsbetreuers erforderlich, der seine besondere berufliche Qualifikation für die Führung der Betreuung mitbringt und dort auch benötigt. Hier kommen insbesondere Fachkräfte der sozialen Arbeit (Sozialarbeiter und Sozialpädagogen) in Betracht, aber auch Rechtsanwälte, wenn es sich im wesentlichen um vermögensrechtliche Fragen handelt, die es zu klären und zu regeln gilt. Die Berufsbetreuer sind in der Regel freiberuflich tätig, können aber auch Angestellte von Betreuungsvereinen oder Betreuungsbehörden sein. Nur ausnahmsweise sollen juristische Personen eine Betreuung übernehmen; vorgesehen sind die Betreuungsvereine und die Betreuungsbehörden. Sie sollen dieses nur auf Zeit tun und nur dann, wenn kein anderer Betreuer gefunden werden kann. Die Entscheidung, wer Betreuer wird, fällt der Vormundschaftsrichter. Er kann sich entsprechender Hilfe bei den Betreuungsbehörden suchen, die sich insbesondere zur Qualifikation von Berufsbetreuern zu äußern haben. Für die Aufsicht und Kontrolle der Betreuer sind sowohl die Vormundschaftsgerichte als neuerdings auch die Betreuungsbehörden zuständig. Wird ein Betreuer seinen Aufgaben nicht gerecht, führt er die Betreuung nicht pflichtgemäß, so kann er entlassen und durch einen anderen Betreuer ersetzt werden. Spätestens nach 5 Jahren hat das Vormundschaftsgericht die Notwendigkeit der Bestellung einer Betreuung zu überprüfen. Werden vor einer solchen Frist Umstände bekannt, die darauf hindeuten, daß die Betreuung nicht mehr erforderlich ist, ist dem Gericht darüber Mitteilung zu machen und hat das Gericht die Betreuung aufzuheben oder um bestimmte Aufgabenkreise zu reduzieren.

86.6
Einwilligungsvorbehalt

Grundsätzlich bleibt dem Betreuten sowohl rechtsgeschäftlich als auch im Feld der Entscheidung über ärztliche Heilbehandlung etwa seine Entscheidungskompetenz und Handlungsfähigkeit erhalten – es sei denn, es wird Geschäftsunfähigkeit oder die Einwilligungsunfähigkeit festgestellt. Der Gesetzgeber wollte Hilfe durch den Betreuer, und nicht automatische Beeinträchtigung der Rechtsposition des Betreuten. Im Einzelfall kann das Gericht aber einen sog. „Einwilligungsvorbehalt" anordnen. Durch einen Einwilligungsvorbehalt wird dem Betreuten die Kompetenz genommen, allein, ohne Einwilligung seines Betreuers, Rechtsgeschäfte abzuschließen oder rechtsgeschäftliche Handlungen vorzunehmen. Voraussetzung ist, daß eine solche Rechtsbeschneidung zur Abwendung einer erheblichen Gefahr für die Person oder seines Vermögens notwendig ist. Für Fragen der Heilbehandlung kann ein Einwilligungsvorbehalt nicht bestellt werden. Hier ist jeweils vom Arzt zu prüfen, ob Einwilligungsfähigkeit besteht oder nicht. Liegt Einwilligungsfähigkeit vor, so kommt es auf die Einwilligung des Betroffenen an. Besteht die Einwilligung generell nicht oder bezogen auf eine bestimmte Heilbehandlungsmaßnahme nicht, so hat der Betreuer zu entscheiden.

86.7
Vermögenssorge

Ausführlich regelt das Betreuungsrecht den sorgsamen Umgang mit dem Vermögen des Betreuten durch Verweis auf das Vormundschafts- und Pflegschaftsrecht im Minderjährigenbereich (§ 1908i BGB) Bei einer Reihe von vermögensrechtlichen Fragen bedarf der Betreuer für seine Entscheidung der vormundschaftsgerichtlichen Genehmigung, die dann nicht von den Richtern, sondern von den Rechtspflegern erbracht wird. Hierzu gehören z. B. Verfügungen über ein Grundstück des Betroffenen, die Vermietung von Wohnungen und auch bestimmte Anlageformen von Geld (etwa in Aktien).

86.8
Personensorge

Das Betreuungsrecht stellt die Personensorge gegenüber der Vermögenssorge in den Vordergrund und enthält hier eine Reihe von Sonderregelungen, die für bestimmte Entscheidungen des Betreuers eine Genehmigung durch das Vormundschaftsgericht voraussetzen.

86.8.1
Unterbringung und unterbringungsähnliche Maßnahmen

Hier sind zunächst die Entscheidungen über die Unterbringung und unterbringungsähnliche Maßnahmen zu nennen. Wird eine Person in einer Einrichtung untergebracht, in der sie unter freiheitsentziehenden Bedingungen lebt, etwa in der geschlossenen Psychiatrie, in einer geschlossenen Abteilung eines Krankenhauses, so bedarf es hierfür der richterlichen Genehmigung gem. § 1906 BGB. Das gleiche gilt für eine Unterbringung zum Zwecke der Untersuchung des Gesundheitszustandes eines Betreuten oder eines Betroffenen im betreuungsrechtlichen Verfahren. Auch hier bedarf es einer richterlichen Genehmigung. Hier ist im übrigen nicht ohne weiteres die Heilbehandlung während der Unterbringung zur Untersuchung des Gesundheitszustandes von der richterlichen Entscheidung gedeckt. § 1906 BGB sieht die Unterbringung nur vor, wenn sie dem Wohl des Betroffenen dient. Zur Gefahrenabwehr und zur Vermeidung von einer Schädigung Dritter, ist eine Unterbringung nach § 1906 nicht möglich. Hier bedarf es einer nach gleichen Verfahrensgrundsätzen erfolgenden richterlichen Entscheidung auf der Grundlage der jeweiligen Landesgesetze zur Unterbringung, etwa die Psychisch-Kranken-Gesetze in Norddeutschland oder die Unterbringungsgesetze in den süddeutschen Ländern. Hier, in den sog. „Unterbringungsverfahren", sind ebenfalls verfahrensrechtliche Vorschriften zum Rechtsschutz der Betroffenen vorgesehen, die die Anhörung des Betroffenen, die Einholung eines Sachverständigengutachtens und ggf. die Bestellung eines Verfahrenspflegers vorsehen (§ 70 FGG). In jedem Fall trifft der Betreuer die Entscheidung, nicht ein Arzt, nicht der Richter. Ärztlicherseits wird lediglich die Notwendigkeit einer Unterbringung begründet und richterlicherseits die Entscheidung des Betreuers legitimiert. Letztendlich trifft der Betreuer die Entscheidung, ob untergebracht wird oder nicht. Muß bei der Unterbringung Zwang angewendet werden, so kann sich das Gericht der Hilfe der Betreuungsbehörde bedienen, um nach Möglichkeit Zwang zu vermeiden. Zur Anwendung unmittelbaren Zwangs ist ansonsten lediglich die jeweilige Polizeibehörde ermächtigt.

Breiten Raum in der geriatrischen Praxis nehmen die sog. „unterbringungsähnlichen Maßnahmen" gemäß § 1906 Abs. 4 BGB ein (Klie 1998a). Mit dem Begriff „unterbringungsähnliche Maßnahmen" werden mechanische Vorrichtungen wie Bauchgurte, Bettgitter, Fixierstühle, aber auch Medikamente angesprochen, die die Fortbewegungsfreiheit des Betroffenen einschränken und in der Regel körper- und personennah eingesetzt werden. Auch sie sind nur zulässig, wenn sie dem Wohl des Betreuten dienen, nicht aber der Abstellung der Störung Dritter. Einschließung, etwa wegen fremdaggressiver Handlungen, sind nach dem Betreuungsrecht unzulässig. Für sie bedarf es wiederum einer unterbringungsrechtlichen Genehmigung nach den Landesunterbringungsgesetzen. Auch das sich Entblößen oder Onanieren vor dritten Personen stellt noch keine erhebliche Selbst- oder Fremdgefährdung dar, die eine Unterbringung oder unterbringungsähnliche Maßnahme rechtfertigen würde. Unterbringungsähnliche Maßnahmen sind dann genehmigungsbedürftig, wenn sie regelmäßig oder über einen längeren Zeitraum hin erfolgen. In der Praxis geht es zumeist um die regelmäßige Anwendung unterbringungsähnlicher Maßnahmen, etwa das nächtliche Aufstellen von Bettgittern, die regelmäßige Vergabe von sedierenden Medikamenten oder das Anschnallen an Fixierstühlen oder ähnliches. Unterbringungsähnliche Maßnahmen sind auch genehmigungspflichtig, wenn sie bei bereits Untergebrachten, d. h. mit richterlicher Genehmigung in geschlossenen Abteilungen eines Pflegeheimes lebenden Personen notwendig werden. Man spricht hier von sog. „unterbringungsverschärfenden Maßnahmen" (Rink 1994). Nicht durch das Vormundschaftsgericht genehmigungsfähig sind unterbringungsähnliche Maßnahmen in der eigenen Häuslichkeit, zumindest dann, wenn die Pflege und Betreuung durch Familienangehörige wahrgenommen wird. Hier wollte der Gesetzgeber eine zusätzliche gerichtliche Intervention in Familienverhältnisse nicht anordnen. Werden aber Pflegedienste tätig und übernehmen diese in weitem Maße die Verantwortung für die Pflege eines etwa demenzkranken Menschen, so sehen einige Gerichte eine analoge Anwendung des § 1904 Abs. 4 BGB als geboten an und verlangen wie in einem Heim oder einem Krankenhaus die richterliche Genehmigung. Die fehlende Genehmigungsfähigkeit von freiheitsentziehenden Maßnahmen in der eigenen Häuslichkeit macht aber keinesfalls die Bestellung eines Betreuers überflüssig. Vielmehr ist immer dann, wenn in der eigenen Häuslichkeit zu entsprechenden Zwangsmaßnahmen gegriffen wird, die Bestellung eines gesetzlichen Betreuers erforderlich. Die sog. „chemische Sedierung", d. h. die Anwendung von Medikamenten als unterbringungsähnliche Maßnahme, wird kontrovers diskutiert. Werden keine therapeutischen Ziele entsprechend der jeweiligen Zulassung der Medikamente verfolgt, verbietet sich eine Medikation zur Ruhigstellung schon aus § 2 Arzneimittelgesetz, da Arzneimittel nur zu therapeutischen Zwecken eingesetzt werden dürfen. Insofern erscheint eine „Sedierung zur Ruhigstellung" unter dem Gesichtspunkt der Lege-artis-Behandlung einerseits und unter unterbringungsrechtlichen Gesichtspunkten andererseits in hohem Maße bedenklich. Grundsätzlich ist die Genehmigungsfähigkeit von Sedierung zur Ruhigstellung zu verneinen.

Im Detail ist umstritten, was alles zu den sog. „unterbringungsähnlichen Maßnahmen gehört, ob etwa auch Sendeanlagen, Personenüberwachungsanlagen, verbunden mit Dienstanweisungen, die etwa das jeweilige Zurückhalten der Patienten in Heimen vorsehen (Menschen statt Mauern), hierzu gezählt werden. Angesichts einer höchst unterschiedlichen Entscheidungspraxis der Gerichte ist jeweils örtlich auf eine rechtsstaatlich einwandfreie und fachlich reflektierte Entscheidungspraxis hinzuarbeiten (Bischof u. Wolf 1995). Nicht um unterbringungsähnliche Maßnahmen handelt es sich bei der Aufstellung von Bettgittern, die lediglich dem unwillkürlichen Herausfallen aus dem Bett dienen. Dies ist jedoch nur dann gegeben, wenn der Patient zur willkürlichen Fortbewegung nicht mehr in der Lage ist, sondern lediglich reflexartig handelt. Tatsächlich können die in der Praxis in hohem Maße verbreiteten unterbringungsähnlichen Maßnahmen durch entsprechende Pflegeplanung, zwangsreduzierte Pflegekonzepte und technische Hilfsmittel wie etwa sog. „Halbbettgitter" und Haltebögen am Bett reduziert werden (Klie 1998a).

86.8.2
Fragen ärztlicher Heilbehandlung

In der deutschen Rechtsordnung gelten ärztliche Maßnahmen grundsätzlich als Eingriffe in die körperliche Unversehrtheit des Patienten. Zur Rechtmäßigkeit ärztlicher Heilbehandlung bedarf es entsprechend jeweils der Einwilligung des Betroffenen, der um die Tragweite seiner Entscheidung weiß oder zumindest wissen könnte. Dies gilt auch für psychisch kranke und geistig behinderte Menschen, die, so sie einwilligungsfähig sind, zur Rechtmäßigkeit einer ärztlichen Heilbehandlungsmaßnahme in diese einwilligen müssen. Sie sind dabei vorher aufzuklären oder es muß zumindest eine Aufklärung über die Wirkungen der Heilbehandlung, alternative Behandlungsmöglichkeiten, Folgen einer unterlassenen Heilbehandlung etc. angeboten werden. Bei einem einwilligungsunfähigen Patienten, der nicht in der Lage ist, die Bedeutung einer ärztlichen Heilbehandlungsmaßnahme, ihre Konsequenzen und die Folgen einer Unterlassung zu ermessen und der erforderlichen ärztlichen Aufklärung zu folgen und sie entsprechend zu verarbeiten, darf nicht gegen oder ohne seinen Willen behandelt werden. Für ihn hat jeweils der mit einem entsprechenden Aufgabenkreis bestellte gesetzliche Betreuer zu entscheiden oder aber ein gesondert für Fragen der Heilbehandlung Bevollmächtigter. Die gängige Übung, daß Angehörige, Ehepartner, für wiederum ihre Angehörigen entscheiden, sie ist regelmäßig nicht von einer entsprechenden rechtlichen Legitimation gedeckt. Gleichwohl können Angehörige wichtige Anhaltspunkte über den Willen, über bisherige Gewohnheiten und Wünsche des Patienten äußern. Ohne Bevollmächtigung und ohne Betreuung ist gerade bei demenzkranken älteren Menschen eine ärztliche Heilbehandlung grundsätzlich unzulässig. Ärzte haben sich von daher jeweils von der Einwilligungsfähigkeit des Patienten zu überzeugen. Fehlt es an dieser und ist kein Betreuer bestellt, so sind sie angehalten, eine Betreuung mit dem Wirkungskreis Heilbehandlung anzuregen. Bei Gefahr in Verzug sind selbstverständlich die notwendigen ärztlichen Maßnahmen auch bei einwilligungsunfähigen Menschen gerechtfertigt, wenn etwa die Einholung einer richterlichen Entscheidung in schwerwiegenden Fragen und Konfliktsituationen nicht mehr möglich ist. An die Stelle des Patienten treten bei einwilligungsunfähigen Patienten die gesetzlichen Betreuer. Sie sind eingehend über die geplante ärztliche Heilbehandlungsmaßnahme aufzuklären, nach den gleichen Gesichtspunkten und den gleichen Standards folgend, die für den Patienten gelten. Nur kann ein gesetzlicher Betreuer nicht auf eine Aufklärung und umfassende Information verzichten, was durchaus ein Patient mit

Blick auf das besondere Vertrauensverhältnis, das auch Grundlage der therapeutischen Beziehung sein kann, tun darf.

Nicht geregelt ist im Betreuungsrecht die Frage der Anwendung von physischer Gewalt bei der Heilbehandlung. Auch Betreute, die „untergebracht" sind, dürfen grundsätzlich nicht zwangsbehandelt werden. Dem Betreuer wird allenfalls die Kompetenz zugeordnet, im Einzelfall eine Zwangsbehandlung zu veranlassen. Über die Einwilligungsbedürftigkeit in ärztliche Heilbehandlung durch einen gesetzlichen Betreuer statuiert das Betreuungsrecht eine weitergehende richterliche Genehmigungsbedürftigkeit für bestimmte ärztliche Heilbehandlungsmaßnahmen. Besteht hier die Gefahr, daß der Betreute aufgrund der ärztlichen Heilbehandlungsmaßnahme oder der Untersuchung seines Gesundheitszustandes stirbt oder einen schweren und länger dauernden gesundheitlichen Schaden erleidet, so bedarf der Betreuer hierfür einer richterlichen Genehmigung. Gleiches gilt für einen Bevollmächtigten, der in eine entsprechende Heilbehandlungsmaßnahme einwilligt. Bei der Beurteilung der Gefahr einer ärztlichen Maßnahme wird von ihrer kunstfehlerfreien und den neuesten Erkenntnissen der medizinischen Wissenschaft entsprechenden Ausführung ausgegangen. Maßgeblich sind nicht die subjektiven Befürchtungen des Betreuers, sondern die ärztliche Feststellung einer objektiven, ernstlichen und konkreten Gefahr. Wenig wahrscheinliche, jedoch nicht ganz auszuschließende Risiken werden nicht berücksichtigt. Zu den schweren gesundheitlichen Schäden werden in Anlehnung an § 224 Strafgesetzbuch gezählt:

- Verlust eines wichtigen Gliedes des Körpers,
- Verlust des Sehvermögens auf einem oder beiden Augen,
- Verlust der Sprache,
- erhebliche Entstellungen,
- Lähmung,
- Siechtum,
- schwere geistige Störung,
- schwere Nebenwirkungen von Medikamenten mit persönlichkeitsverändernder Wirkung.

Zu berücksichtigen sind dabei nicht nur die möglichen Funktionseinbußen, sondern auch die subjektiven Beeinträchtigungen, die Beeinträchtigung der Lebensqualität und die Reaktionen der Umgebung und der Öffentlichkeit auf etwa behandlungsbedingte Veränderungen des Aussehens oder Verhaltens des Patienten. Gerade unter diesem Gesichtspunkt ist eine gründliche Abwägung der Folgen einer unterlassenen Behandlung psychischer Störungen mit Neuroleptika gegen die möglichen Nebenwirkungen einer Therapie mit diesen Medikamenten, wie etwa Spätdyskinisien, notwendig. Es kommt jeweils auf eine Beurteilung des Einzelfalls an, die schematische Aufstellung von Genehmigungspflichten bei bestimmten Heilbehandlungsmaßnahmen und bei der Verabreichung von bestimmten Medikamenten wird grundsätzlich der Zielbestimmung des § 1904 BGB nicht gerecht. Immer dann, wenn unter verantwortlicher ärztlicher Einschätzung erhebliche Gefahren in der beschriebenen Art drohen und die Entscheidung über die Heilbehandlungsmaßnahme mit Unwägbarkeiten und divergierenden Risikoeinschätzungen verbunden ist, so wird eine Heilbehandlungsmaßnahme sinnvollerweise der gerichtlichen Genehmigung vorgelegt. Die Vorschrift des § 1904 BGB ist nicht als Maßnahme der Qualitätssicherung ärztlicher Heilbehandlung konzipiert, sondern dient auch und gerade einer verantwortungsentlastenden Beteiligung der Gerichte in Situationen, die schwierig zu entscheiden sind (Rink u. Wojnar 1998).

86.8.3
Wohnungsauflösung

Unter besondere Genehmigungspflicht stellt das Betreuungsrecht gemäß § 1907 BGB die Kündigung von Wohnraum oder die akzeptierende Reaktion eines Betreuers auf die Kündigung des Betreuten durch den Vermieter. In Anbetracht der besonderen Bedeutung des Wohnraums für den Betroffenen, die sich im Grundgesetz in Art. 13 GG findet, sollen derartige Entscheidungen einer rechtsschützenden Prozedur unterworfen werden. Gleiches gilt für den Abschluß von Miet- und Heimverträgen: Auch sie unterfallen gemäß § 1907 Abs. 2 BGB nach überwiegender Ansicht der Genehmigungsbedürftigkeit durch den Rechtspfleger beim Vormundschaftsgericht.

86.9
Praxis

Das Betreuungsrecht kann insgesamt auf eine recht erfolgreiche Implementationsphase zurückblicken. Gleichwohl muß festgestellt werden, daß gerade auch im ärztlichen Bereich die Kenntnisse über betreuungsrechtliche Verfahren, Voraussetzungen und Standards nicht überall in der gebotenen Tiefe vorhanden sind. Daraus erklären sich nicht unerhebliche Vollzugsdefizite des Betreuungsrechtes. Sie finden ihre Erklärung aber auch in einer vergleichsweise geringen Aufklärungsrate in der Bevölkerung, in der soziale und kulturelle Gewohnheiten, etwa die Entscheidung von Angehörigen für Angehörige in Heilbehandlungsfragen fest verankert sind. Das Betreuungsrecht kann nur dann seinen Zielsetzungen entsprechend umgesetzt werden, wenn alle Beteiligten sich die Anliegen des Betreuungsrechtes zu eigen machen und das Betreuungsrecht sowohl als Impuls zu einer Weiterentwicklung der Kultur des Sozialen als auch zur Qualitätssicherung der jeweiligen Berufsvollzüge interpretieren und annehmen.

Literatur

Bauer A, Rink J (1996) Kritik des Entwurfs eines Gesetzes zur Änderung des Betreuungsrechts sowie weiterer Vorschriften. Bt Prax 4:130–134; 5:158–161

Bischof M, Wolf S (1995) Die Welt und die Verfahrensakten. Bt Prax 2/95, S 48–55

Klie T (1996) Das Behandlungsrecht als Fallstrick für das Betreuungsrecht. Bt Prax 2:38–41

Klie T (1998) Bettgitter – überflüssig oder unverzichtbar? Home Care. Geriatr Prax 2:6–7

Klie T (1998) Zur Verbreitung unterbringungsähnlicher Maßnahmen im Sinne des § 1906 Abs. 4 BGB in bundesdeutschen Pflegeheimen. Bt Prax 2:50–53

Klie T (Hrsg) (1999) Heidelberger Kommentar zum Betreuungs- und Unterbringungsrecht (Loseblattsammlung) Stand September 1999, Heidelberg (Zit.: Verf. in: HK-BUR)

Rink J (1994) in: HK-BUR § 1906 Rz 46f

Rink J, Wojnar J (1998) HK-BUR § 1904 Rz, S 4ff

Gesetzliche Krankenversicherung

M. Bach

87.1 Gesetzliche Krankenversicherung 800
87.1.1 Leistungen der gesetzlichen Krankenkassen 801
87.1.2 Private Krankenversicherung 801
87.2 Sozialhilfe 801
87.3 Rechtliche Grundlagen
für die Hilfsmittelversorgung 802
Literatur 804

Im folgenden Kapitel werden einige für geriatrische Patienten wichtige Gesetze und Regelungen der gesetzlichen Krankenversicherung, der Sozialhilfe und der Hilfs- und Heilmittelversorgung dargestellt und diskutiert. Die gegenwärtig gültigen Regelungen und v. a. die aktuellen Leistungen der gesetzlichen Krankenversicherung sind in den letzten Jahren von den Gesetzgebern häufig geändert worden. Dies hat insbesondere bei der Hilfs- und Heilmittelversorgung zu einer nicht unmerklichen Verunsicherung älterer Menschen und ihrer behandelnden Ärzte geführt.

87.1
Gesetzliche Krankenversicherung

Die Krankenkassen als Träger der gesetzlichen Krankenversicherung sind Körperschaften des öffentlichen Rechtes. Sie nehmen eine öffentliche Aufgabe in eigener Verantwortung unter staatlicher Kontrolle wahr. Der Beitragssatz während des Berufslebens wird in der Regel zur Hälfte vom Arbeitgeber und zur Hälfte vom Arbeitnehmer geleistet und von der Vertreterversammlung der Kassen festgelegt. Nach Beendigung der gesetzlichen Mitgliedschaft bleiben Rentner automatisch in ihrer gesetzlichen Krankenversicherung. Träger der gesetzlichen Krankenversicherung sind primär die allgemeinen Ortskrankenkassen (AOK), die flächendeckend in der Bundesrepublik tätig sind. Die Mitgliedschaft in den Ersatzkassen für Angestellte oder für Arbeiter (z. B. Deutsche Angestellten Krankenkasse/DAK oder Barmer Ersatzkasse/BEK) ersetzt die Mitgliedschaft in einer Ortskrankenkasse. Unternehmen ab einer bestimmten Beschäftigtenzahl können Betriebskrankenkassen (BKK) eröffnen. Innungskrankenkassen (IKK) versichern Angehöriger bestimmter Handwerksbetriebe (Seidel 1999).

1995 waren bezogen auf 100 Bundesbürger:

- 40 % in der AOK,
- 30 % in einer Ersatzkasse,
- 14 % in einer BKK oder IKK,
- 9 % in einer privaten Krankenversicherung,
- ca. 6 % in sonstigen Versicherungen wie z. B. Landwirtschaftliche Versicherungen oder der Bundesknappschaft.

In der Bundesrepublik war 1995 nur jeder 1000. Bundesbürger nicht krankenversichert. In anderen Ländern wie z. B. der USA ist gegenwärtig jeder 6. US-Bürger nicht krankenversichert (Deutschen Ärzteblatt 1999)!

Der Leistungsumfang der verschiedenen Versicherungen ist zu etwa 90 % gleich und in gesetzlichen Vereinbarungen prinzipiell geregelt *(Regelleistungen)*. Die privaten Versicherungsträger orientieren sich in wesentlichen Punkten an den Regelleistungen; in Einzelfällen gibt es jedoch erstaunliche Abweichungen. Im Gegensatz zur privaten Krankenversicherungen bilden die Versicherten der gesetzlichen Krankenkassen eine *Solidargemeinschaft*, d. h. der Beitrag aller ist, als Prozent des Einkommens gerechnet, gleich, ebenso haben alle Versicherten den gleichen Leistungsanspruch.

Für die krankenversicherten Rentner zahlen die Rentenversicherungsträger einen Beitrag von 6,7 % der Rente. Diese Beiträge der Senioren decken nur etwa 50 % der tatsächlichen Leistungsausgaben der gesetzlichen Krankenkassen für diesen Personenkreis. Die zunehmende Zahl Älterer und sehr Alter führt somit zwangsläufig zu einer Mehrbelastung der gesetzlichen Krankenkassen. Bei gleichbleibender Leistung muß demnach der Beitrag zwangsläufig steigen.

Die gesetzlichen Krankenkasse sind grundsätzlich für alle Arbeitnehmer offen; es besteht *Wahlfreiheit*. Dies fördert den Wettbewerb. Einige Kassen bieten z. B. umfangreiche präventivmedizinische Programme an. Kassen mit einer günstigeren Mitgliederstruktur konnten früher mit einem niedrigeren Mitgliedsbeitrag auskommen.

- **Risikostrukturausgleich.** Um gleiche Bedingungen zu schaffen wurde vor einigen Jahren der *Risikostrukturausgleich* eingeführt. Durch dessen Einführung sollen die Beitragssätze der einzelnen Versicherungen angeglichen werden. Der Wettbewerb soll nicht mehr über den Beitragssatz, sondern über die Leistung der Kasse stattfinden. Der Verwaltungsapparat einer Krankenkasse nimmt bei erhöhtem Beratungsbedarf zu. Dieses Problem haben v. a. Kassen mit einem hohen Altersdurchschnitt der Mitglieder, wie z. B. die Ortskrankenkassen und die großen Ersatzkassen.

- **Kassenärztliche Vereinigung.** Die Kassen schließen Verträge mit den Leistungsträgern (Krankenhäuser und die Ärzteschaft) ab. Die Ärzteschaft ist als Kassenärztliche Vereinigung (KV) regional organisiert. Die Kassenärztliche Vereinigung erteilt in dem jeweiligen Bundesland die Zulassung zur Kassenarzttätigkeit. Das SGBV regelt die Beziehung zwischen versichertem Arzt, Krankenkasse und Kassenärztliche Vereinigung. Nach § 11 SGBV haben Versicherte grundsätzlich Anspruch auf Leistungen zur

- Förderung der Gesundheit,
- Verhütung von Krankheiten,
- Früherkennung von Krankheiten,
- Behandlung von Krankheiten.

§ 12 SGBV räumt jedoch ein, daß die Leistungen der Krankenversicherungsträger ausreichend, zweckmäßig und wirtschaftlich seien müssen. Im § 27 SGBV steht, daß Versicherte Anspruch auf Krankenhausbehandlung haben, wenn sie notwendig ist, um eine Krankheit zu erkennen, zu heilen, ihre Verschlimmerung zu verhüten oder Krankheitsbeschwerden zu lindern. Die Wirtschaftlichkeit der diagnostischen Maßnahmen, der Arzneiverordnung, der Verschreibung physikalischer Therapieanwendungen usw. wird von Seiten der Kassenärztlichen Vereinigung laufend überprüft (*KV Prüfungsausschuß*). Die Kassen wirken an dieser Prüfung mit und haben auch die Möglichkeit, Auffälligkeiten zu melden.

87.1.1
Leistungen der gesetzlichen Krankenkassen

Die Leistungen der gesetzlichen Krankenkassen erfolgen teils als Natural- bzw. Sachleistungen, teils als Geldleistungen. Die wichtigsten Leistungen für ältere Menschen sind:

- Leistungen zur Förderung der Gesundheit und zur Krankheitsverhütung,
- Maßnahmen zur Früherkennung von Krankheiten,
- Leistungen bei Krankheit.

Für den Versicherten besteht eine unbegrenzte freie Arztwahl. Weiter übernimmt die Kasse die Kosten für Arzneimittel und Heilmittel abzüglich eines Eigenanteils. Die Kasse gewährt zusätzlich Leistungen in der häuslichen Krankenpflege. Transportkosten z. B. für Rettungsfahrten zum Krankenhaus und auch die Fahrten zu einer ambulanten Behandlung werden unter bestimmten Voraussetzungen, abgesehen von einem Eigenanteil, übernommen. Medizinische Rehabilitationsmaßnahmen werden unter bestimmten Voraussetzungen gewährt.

87.1.2
Private Krankenversicherung

Im Gegensatz zu den gesetzlichen Krankenversicherungen kommt in der privaten der Versicherte in der Regel zunächst selbst für die Kosten der Leistung auf und rechnet dann mit seiner Versicherung ab. Die private Krankenversicherung erbringt ausschließlich Geldleistungen. Sie ist nicht nach dem Solidaritätsprinzip aufgebaut – die Höhe der Beitragsleistungen wird nach dem zu erwartenden Risiko des Einzelnen und dem vereinbarten Leistungsumfang festgestellt (*Äquivalenzprinzip*). Die Leistungen der privaten Versicherungsträger richten sich nach den Vertragsbedingungen bei Abschluß der privaten Krankenversicherung und entsprechen demnach nicht zwangsläufig den Regelleistungen der gesetzlichen Versicherungsträger.

87.2
Sozialhilfe

Die Sozialhilfe umfaßt die Hilfe zum Lebensunterhalt und die Hilfe in besonderen Lebenslagen (§ 1 BSG). Aufgabe der Sozialhilfe ist es, dem Empfänger ein menschenwürdiges Leben zu ermöglichen. Träger der Sozialhilfe sind die Kommunen. Die Hilfeleistung – auf die ein Rechtsanspruch besteht – wird von einer wesentlichen Bedingung abhängig gemacht: Sie wird *subsidiär* geleistet, d. h. wenn andere Sozialversicherungsträger nicht in Frage kommen. Die familiären finanziellen Möglichkeiten (auch die der Kinder) und Vermögensverhältnisse müssen offenbart werden. Das Sozialamt versteht sich hierbei als Anwalt des in Not befindlichen gegenüber seiner Familie. Sozialhilfe soll Hilfe zur Selbsthilfe sein. Eine zeitliche Limitierung wird angestrebt. Die bisherige Bezugsdauer lag im Durchschnitt bei 27 Monaten, Etwa die Hälfte der Empfänger hat eine Bezugsdauer von unter einem Jahr, ein Drittel von 1–5 Jahren (Statistisches Bundesamt 1998). Die Kosten für die Sozialhilfe hatten sich von 1970–1986 verdoppelt. Die Aufwendungen stiegen von 1970 (3,3 Mrd DM) auf 53,3 Mrd DM im Jahr 1995. Ab 1993 gelten die Angaben allerdings für Gesamtdeutschland.

■ **Arbeitslosigkeit.** Hauptursache für den ersten Sozialhilfeantrag ist die Arbeitslosigkeit. Die Leistungen werden in jedem erdenklichen Lebensbereich als Hilfen zum Lebensunterhalt gewährt. Die Regelsätze für den täglichen Bedarf werden der wirtschaftlichen Entwicklung angepaßt. Die durchschnittlichen Gesamtleistungen für einen Sozialhilfeempfänger betragen etwa $^2/_3$ des Nettoeinkommens eines durchschnittlichen Arbeitnehmerhaushaltes. Der Bezug von laufender Hilfe zum Lebensunterhalt hat in den letzten 20 Jahren v. a. bei Kindern, Jugendlichen und jungen Erwachsenen zugenommen. Der Anteil über 64jähriger Sozialhilfeempfänger stagniert dagegen nahezu im Zeitraum zwischen 1970 und 1993 (Statistisches Bundesamt 1998). Gerade für ältere Menschen ist die Sozialhilfe nicht selten die letzte Rettung vor einer drohenden Verarmung. Eine ältere verwitwete Frau, die sich z. B. nach einem Schlaganfall zuhause nicht mehr selbst versorgen kann und in ein Pflegeheim muß, bekommt die Kostendifferenz von ihrer kleinen Rente und dem Festbetrag aus der Pflegeversicherung vom Sozialamt. Weiter wird ein angemessenes Taschengeld berücksichtigt. Die Sozialhilfe hilft, auch wenn keine anderen Kostenträger vorhanden sind. Sie trägt die Krankenhauskosten z. B. bei Obdachlosen, die keinerlei Kranken- bzw. Rentenversicherung haben.

87.3
Rechtliche Grundlagen für die Hilfsmittelversorgung

Die medizinische Notwendigkeit einer Hilfsmittelversorgung stellt grundsätzlich der Arzt fest. Er stellt aufgrund seiner Befunde und der Therapieplanung die Indikation zur Hilfsmittelversorgung. In der Verordnung muß er hinreichend die mit einem Hilfsmittel erreichbaren Ziele begründen. Eine ärztliche Verordnung sollte die gesetzlichen Anspruchsgrundlagen, d. h. die Begründung für den Einsatz von Hilfsmittel angeben. Nach dem Sozialgesetzbuch sind dies:

1. Den Erfolg einer Krankheit zu sichern (§ 33, Abs. 1 SGBV).
2. Eine Behinderung auszugleichen (§ 33, Abs. 1 SGBV).
3. Eine Schwächung der Gesundheit, die in absehbarer Zeit voraussichtlich zu einer Krankheit führen wird, zu beseitigen (Vorsorgeleistung § 23, Abs. 1, Ziff. 1 SGBV).
4. Pflegebedürftigkeit zu vermeiden (Vorsorgeleistung § 23, Abs. 1, Ziff. 3 SGBV).

Versicherte haben grundsätzlich Anspruch auf die Versorgung mit Hilfsmitteln, die im Einzelfall erforderlich sind, soweit die Hilfsmittel nicht als allgemeine Gebrauchsgegenstände zu betrachten sind. Grundsätzlich sollte die fachliche Begründung folgendes enthalten (Diakonisches Werk 1998):

1. eine gesetzliche Anspruchsgrundlage (s. oben),
2. das erforderliche Hilfsmittel (nach Produktgruppen, welche im Hilfsmittelverzeichnis nach § 28 SGBV aufgeführt sind),
3. die individuelle Begründung.

Verweigert ein zuständiger Arzt die Verordnung eines Hilfsmittels, so kann in besonders begründeten Fällen über die Krankenkasse der Medizinische Dienst (MDK) zu einer neutralen Begutachtung angefordert werden. Kommt der MDK zu der Einschätzung, daß ein Hilfsmittel notwendig ist, ersetzt das Gutachten die ärztliche Verordnung. Zur Verordnung des Hilfsmittels gehört in jedem Fall die individuelle Anpassung, da die auf dem Markt befindlichen Produkte einer ganzen Produktgruppe nicht identisch sind. Die individuelle Anpassung sollte durch eine kompetente Fachkraft, eines Sanitätshauses bzw. durch einen kompetenten Therapeuten erfolgen. Die gesetzliche Krankenkasse ist grundsätzlich verpflichtet, umgehend über den Antrag zu entscheiden.

■ **Widerspruchsrecht.** Bei Ablehnung eines Antrags hat der Versicherte innerhalb eines Monats Widerspruchsfrist. Bei einem Widerspruch sollte die rechtliche Ausgangsgrundlage noch einmal deutlich gemacht werden. In begründeten Fällen kann über die Krankenkasse auch der Medizinische Dienst zu einem neutralen Gutachten über die Situation des Bewohners und ggf. die Erforderlichkeit einer Hilfsmittelversorgung eingeschaltet werden. Bleibt die Kasse trotz Widerspruchs bei ihrer ablehnenden Entscheidung, erfolgt ein *Widerspruchsbescheid*, der den Rechtsweg zu den Sozialgerichten eröffnet. Die Klage muß dann innerhalb der im Bescheid genannten Frist von dem Betroffenen oder einem Bevollmächtigten beim zuständigen Sozialgericht eingereicht werden. Gerichtskosten werden bei dem Sozialgerichtsverfahren nicht erhoben. Ein Anwaltszwang besteht in der ersten Instanz nicht. Das Problem der langen Dauer bis zu dem Urteil kann durch einen *Antrag auf eine einstweilige Anordnung* umgangen werden. Wichtig ist bei dem Antrag auf einstweilige Anordnung darauf hinzuweisen, daß durch den Zeitverlust Komplikationen für den betroffenen Patienten entstehen können. So kann es z. B. bei einer verweigerten Antidekubitusmatratze bedeuten, daß der Betroffene durch Wundliegen körperlichen Schaden nimmt bis hin zu lebensgefährlichen Infektionen und daß er eine wesentliche Einschränkung seiner Lebensqualität erfährt.

Häufigste Argumente zur Ablehnung eines Hilfsmittels
Im Folgenden werden die 4 häufigsten Argumente, die zur Ablehnung eines Hilfsmittels von den Krankenkassen verwendet werden, dargestellt (s. auch Diakonisches Werk 1998):

1. Argument:
„Das Hilfsmittel muß nicht individuell angepaßt werden (Standardhilfsmittel)".
Kommentar:
Die Auswahl aus einer Fülle von Hilfsmittelprodukten stellt eine Form der individuellen Anpassung dar. Selbst wenn die Hilfsmittel dieselben technischen Funktionen erfüllen, weisen sie für den Betroffenen funktionelle relevante Unterschiede auf. So muß z. B. eine Ernährungspumpe auf das exakte Behandlungskonzept, die Art der verwendeten Sondennahrung, den Zugangsweg zum Körper, die Applikationsdauer und den Applikationszeitpunkt abgestimmt werden.

2. Argument:
„Das Pflegeheim ist verpflichtet, Hilfsmittel zur Verfügung zu stellen."
Kommentar:
Hierzu fehlt die rechtliche Grundlage. Im Gegenteil ist die Krankenkasse bei den ärztlich bescheinigten Indikationen der § 33 und § 23 SGBV verpflichtet, für eine angemessene Hilfsmittelversorgung ihrer Versicherten zu sorgen. Dieser Anspruch besteht grundsätzlich für alle Versicherten, egal ob sie zuhause oder in einem Pflegeheim wohnen. Im Übrigen erfordert die Auswahl und die Adaption eines Hilfsmittel Fachkenntnisse, die Pflegekräfte in der Regel nicht haben. Außerdem kann ein Pflegeheim nicht den für eine fachlich korrekte Versorgung erforderlichen Umfang an Hilfsmittel vorhalten. Die Wartung der Hilfsmittel ist häufig nicht gewährleistet. Eine adäquate Hilfsmittelversorgung ist eine anspruchsvolle Aufgabe, die von den Krankenkassen sichergestellt werden muß.

3. Argument:
„Der Heimbewohner ist auch mit einem Hilfsmittel nicht in der Lage, ohne fremde Hilfe am gesellschaftlichen Leben teilzunehmen." „Das Pflegeheim ist verpflichtet, Hilfsmittel zur Verfügung zu stellen."
Kommentar:
Dieses Argument wird häufig bei der Verordnung eines Rollstuhls verwendet. Dazu ist anzumerken: Auch wenn ein Bewohner nicht in der Lage ist, sich mit einem Rollstuhl selbständig fortzubewegen, wird der Rollstuhl in der Regel zum Ausgleich einer Behinderung eingesetzt und kann durch die individuelle Anpassen die funktionelle Einschränkung ausgleichen. Das Sitzen ist keine Selbstverständlichkeit, sondern erfordert verschiedene Fähigkeit, die eingeschränkt sein können. Insbesondere bei Rumpfinstabilität ist eine adäquate Anpassung eines Rollstuhles unerläßlich. Zudem ermöglicht der Rollstuhl den (passiven) Transport dorthin, wo gesellschaftliches Leben stattfindet. Dadurch wird die Lebensqualität eindeutig verbessert.

4. Argument:
„Das Hilfsmittel dient lediglich der Erleichterung der Pflege."
Kommentar:
Grundsätzlich führt der Gebrauch eines Hilfsmittels in der Regel sowohl zum Ausgleich einer Behinderung, als auch zur Erleichterung von Pflege. Je mehr und je besser ein Hilfsmittel angepaßt wird, desto weniger Pflege ist notwendig. Ein Hilfsmittel kann gleichzeitig sowohl die Pflege erleichtern, als auch eine Behinderung ausgleichen, ohne daß es seine Hilfsmitteleigenschaft im Sinne von § 33, Abs. 1 SGBV verliert. Dies ist gängige Rechtsprechung des Bundessozialgerichtes.

Zusammenfassung
Insgesamt ist festzuhalten, daß die Versorgung mit Hilfsmittel eine Regelleistung der gesetzlichen Krankenkassen darstellt, auf die ein Rechtsanspruch der Versicherten besteht. Der Anspruch auf Hilfsmittel umfaßt auch die notwendigen Änderungen, Instandsetzung und Ersatzbeschaffung von Hilfsmitteln sowie die Ausbildung in ihren Gebrauch (§ 33, Abs. 1, SGBV). Die Versorgung mit Hilfsmitteln ist ein Teil der Krankenbehandlung (§ 27 SGBV) und gehört zu den medizinischen Vorsorgeleistungen. Dabei ist die Krankenbehandlung umfassend zu verstehen. Zum Erfolg der Behandlung gehört es:

- eine Krankheit zu erkennen,
- diese zu heilen,
- ihre Verschlimmerung zu verhüten oder
- Krankheitsbeschwerden zu lindern.

Versicherte haben grundsätzlich Anspruch auf Versorgung mit Hilfsmittel, die im Einzelfall erforderlich sind, um den Erfolg der Krankenbehandlung zu sichern oder eine Behinderung auszugleichen. Gegenwärtig gibt es keine gültige (gesetzlich rechtmäßige) Liste, die Hilfsmittel von der Verordnung zu Lasten der gesetzlichen Krankenkassen grundsätzlich ausschließt, nur weil ein Patient z. B. in einem Pflegeheim lebt. In einem Pflegeheim zu leben und versorgt zu werden, grenzt die Ansprüche eines Patienten gegenüber gesetzlichen Krankenversicherungen im Bereich der Hilfsmittelversorgung in keiner Weise ein. Letztlich ist festzuhalten, daß jeder Versicherte einer gesetzlichen Krankenversicherung das Recht hat, daß individuell in seinem Fall geprüft wird, ob ein Hilfsmittel, daß im gesetzlichen Hilfsmittelverzeichnis aufgeführt ist, in seinem Fall eine Krankenbehandlung sicherstellt oder eine Behinderung ausgleicht.

Im Zusammenhang mit den Ausführungen über Hilfs- und Heilmittel soll auf das wissenschaftliche Gutachten zur Verordnung von Hilfsmitteln bei Patienten in stationären Pflegeeinrichtungen für das Diakonische Werk der evangelischen Kirche in Baden Württemberg e.V. vom März 1998 (Runge 1998) verwiesen werden. Hierzu gibt es auch vom Diakonischen Werk Württemberg (1998) eine Arbeitshilfe, die in der Abteilung Altenhilfe zu beziehen ist.

Literatur

Deutsches Ärzteblatt (1999) Mitteilung im Deutschen Ärzteblatt vom 15.10.1999, B-2080 (16), Heft 41, S 96
Diakonisches Werk Württemberg (1998) Arbeitshilfe für die Beantragung von Krankenhilfsmitteln im stationären Altenhilfebereich. Diakonisches Werk Württemberg, Evangelische Heimstiftung e.V. (Hrsg), Stuttgart, (September 1998)
Runge M (1998) Wissenschaftliches Gutachten zur Verordnung von Hilfsmitteln bei Patienten in stationären Pflegeeinrichtungen. Diakonisches Werk der evangelischen Kirche in Württemberg e.V. (Hrsg) Stuttgart, (März 1998),
Seidel HJ (1999) Sozialmedizin. Lehrbuch ökologisches Stoffgebiet, Duale Reihe, Hippokrates, Stuttgart, S 225–304
Statistischen Bundesamt (Hrsg) (1998) Gesundheitsbericht für Deutschland. Metzeler-Poeschel, Stuttgart

Vorsorgende Verfügungen: Patientenverfügung, Vollmacht, Betreuungsverfügung

K. Stolz

88.1 Patientenverfügung 805
88.1.1 Einwilligungsfähigkeit 805
88.1.2 Mutmaßliche Einwilligung 806
88.1.3 Vorbereitung einer Patientenverfügung 806
88.1.4 Validität und Gültigkeit 806
88.1.5 Widerruf und Abänderung 807
88.1.6 Vertrauensperson 807

88.2 Vollmacht 807
88.2.1 Vorsorgevollmacht 808
88.2.2 Gesundheitsvollmacht 808
88.2.3 Vollmacht für „gefährliche ärztliche Maßnahmen" 808
88.2.4 Beendigung lebenserhaltender Maßnahmen 808
88.2.5 Verzicht auf lebensverlängernde Maßnahmen 809
88.2.6 Vollmacht für geschlossene Unterbringung 809
88.2.7 Vollmacht für freiheitsentziehende Maßnahmen 810
88.2.8 Vollmacht als Vertrauenssache 810

88.3 Betreuungsverfügung 810
      Literatur 812

Jede ärztliche Behandlung hat sich am grundgesetzlich geschützten Selbstbestimmungsrecht des Patienten zu orientieren. Der Patient kann jedoch in eine Situation geraten, in der er krankheitsbedingt seinen eigenen Willen nicht mehr bilden bzw. äußern kann. Rechtlich besteht für den Patienten die Möglichkeit, für diesen Fall durch bestimmte Vorausverfügungen Vorsorge zu treffen. Auf diese Weise informiert er den behandelnden Arzt im voraus darüber, ob und in welchem Umfang eine Behandlung erfolgen soll. Daneben kann der Patient eine Vertrauensperson benennen und ermächtigen, stellvertretend für ihn zu entscheiden.

Angesichts der modernen Apparatemedizin entschließen sich immer mehr Menschen zu einer derartigen Vorsorge.

Im folgenden Kapitel werden die rechtliche Relevanz und die praktische Bedeutung der verschiedenen vorsorgenden Verfügungen, insbesondere der Patientenverfügung, erörtert.

88.1 Patientenverfügung

Unter Patientenverfügung (auch Patiententestament oder Patientenbrief genannt) versteht man die – in der Regel – schriftliche Anweisung eines einsichts- und urteilsfähigen Menschen an den Arzt bzgl. medizinischer Behandlungen für den Fall krankheitsbedingt eingetretener Einsichts- und Urteilsunfähigkeit, insbesondere Einwilligungsunfähigkeit bezüglich ärztlicher Maßnahmen (Untersuchungen, Behandlungen, Operationen). Meist geht es um den Wunsch, am Lebensende keine Maßnahmen mehr zu ergreifen, die nur noch eine Sterbeverlängerung bedeuten würden. Auch die Art der Schmerztherapie oder die Frage lebenserhaltender Maßnahmen im Falle irreversibler Bewußtlosigkeit, schwerer Dauerschädigung des Gehirns oder des dauernden Ausfalls lebenswichtiger Funktionen sind Inhalt solcher Verfügungen. Rechtlich handelt es sich um antezipierte Erklärungen des Patienten zu ärztlichen Maßnahmen (meist Verweigerung der Einwilligung in bestimmte lebensverlängernde oder lebenserhaltende Maßnahmen), wobei die Erklärung nicht wie im Regelfall in der entscheidungsbedürftigen Krankheitssituation selbst, sondern mehr oder weniger losgelöst davon und zeitlich vorweggenommen erfolgt (Röver 1997, S. 79). In der Regel wird die Schriftform empfohlen, denkbar und rechtlich zulässig sind aber auch mündliche Erklärungen des Patienten v.a. gegenüber dem (zukünftig) behandelnden Arzt. Bei letzterem kann jedoch das Problem der Nachweisbarkeit entstehen.

88.1.1 Einwilligungsfähigkeit

Patientenverfügungen werden rechtlich relevant, wenn der Patient seine „Einwilligungsfähigkeit" verliert. Solange ein Patient noch einwilligungsfähig ist und seinen Willen äußern kann, bedarf jede ärztliche Maßnahme seiner Einwilligung. Eine Behandlung gegen oder ohne den Willen des Patienten ist grundsätzlich rechtswidrig (Schönke u. Schröder 1991, § 223 Rz. 33 ff; Palandt 1999, § 823 Anm. 6 BGB). Einwilligungsfähig ist nach ständiger Rechtsprechung, wer Art, Bedeutung und Tragweite einer ärztlichen Maßnahme – nach entsprechender ärztlicher Aufklärung – zu erfassen und den Willen hiernach zu bestimmen vermag. Volle Geschäftsfähigkeit ist nicht erforderlich. Ob ein Patient noch über die erforderliche Einwilligungsfähigkeit verfügt, kann bei beginnenden demenziellen Zuständen, bei Störungen der Orientierung, der Auffassung und der Merkfähigkeit schwierig zu beurteilen sein (vgl. Kuhlmann 1996, S. 70 ff und S. 229). Im Zweifelsfall sollte ein psychiatrisches Konsilium eingeholt werden.

88.1.2
Mutmaßliche Einwilligung

Ist die Einwilligungsfähigkeit verloren gegangen, und ist vom Vormundschaftsgericht (noch) kein gesetzlicher Betreuer bestimmt oder vom Patienten vorher kein Bevollmächtigter (siehe unten 2.) benannt worden, stellt die mutmaßliche Einwilligung des Patienten einen eigenständigen Rechtfertigungsgrund für ärztliche Maßnahmen dar. Ihre rechtfertigende Wirkung folgt aus der Übereinstimmung der ärztlichen Maßnahme mit dem hypothischen Willen des Patienten, wie er aufgrund einer objektiv-sorgfältigen Prüfung aller Umstände zum Zeitpunkt der Maßnahme zu vermuten ist (Kuhlmann 1996, S. 124). Bei der Ermittlung des mutmaßlichen Willens des Patienten kommt einer Patientenverfügung besondere Bedeutung zu. Grundsätzliche Zweifel an der Gültigkeit einer Patientenverfügung werden kaum noch geäußert, sie widersprächen auch dem in Art. 2 Grundgesetz normierten Selbstbestimmungsrecht des Menschen. Nach den Grundsätzen der Bundesärztekammer zur ärztlichen Sterbebegleitung vom 11. 9. 1998 hat der Arzt den mutmaßlichen Willen aus den Gesamtumständen zu ermitteln, wobei „einer früheren Erklärung des Patienten eine besondere Bedeutung" zukommt; es sei davon auszugehen, daß Patientenverfügungen verbindlich sind, sofern sie sich auf eine konkrete Behandlungssituation beziehen und keine Umstände erkennbar sind, daß der Patient sie nicht mehr gelten lassen würde.

88.1.3
Vorbereitung einer Patientenverfügung

Wer eine Patientenverfügung treffen möchte, sollte sich zunächst selbst mit Leiden, Sterben und Tod auseinandersetzen und sich dabei über eigene Wünsche und Werte klar werden. Sass und Kielstein (1989, S. 1) empfehlen für die Vorbereitung einer Patientenverfügung ein „narratives Modell": durch intensive Befassung mit 4 verschiedenen Krankengeschichten soll eine individuelle Selbstverständigung und Selbstbewertung ermöglicht werden. Eine Beratung durch eine kompetente Stelle oder Person und nach Möglichkeit eine Besprechung der Patientenverfügung mit dem Hausarzt ist in jedem Fall zu empfehlen. Informationen und Beratung über vorsorgende Verfügungen bieten die Betreuungsbehörden bei den Landkreisen, die Betreuungsvereine und andere Institutionen. So hat sich z. B. im Landkreis Esslingen eine multiprofessionell besetzte Arbeitsgruppe („Esslinger Initiative Vorsorgen – Selbst Bestimmen e. V.") zur Aufgabe gemacht, die Bevölkerung über die Möglichkeit, eine vorsorgende Verfügung zu treffen, und über die mit diesem Schritt verbundenen psychologischen, psychosozialen, medizinischen und rechtlichen Fragen zu beraten.

88.1.4
Validität und Gültigkeit

Bei der Auslegung und Anwendung von Patientenverfügungen können wie bei allen antizipierten Verfügungen hinsichtlich ihrer Validität und Gültigkeit Zweifel entstehen, wenn sie ungenau und für die konkrete Entscheidungssituation zu wenig aussagekräftig erscheinen. Solange eine bestimmte lebensgefährliche Erkrankung und differenziert erkennbare klinische Situationen noch nicht vorhersehbar sind, wird das in einer Patientenverfügung enthaltene Wert- und Wunschbild eher allgemein bleiben, was die Interpretation in einer konkreten Entscheidungssituation erschwert. In diesem Fall empfiehlt es sich, in der Patientenverfügung nicht-medizinische Werthaltungen zu beschreiben, die Ausdruck des persönlichen Wertempfindens sind und als handlungsleitende Kriterien in verschiedenen klinischen Situationen anwendbar sind (May 1998, S. 359). Nach Möglichkeit sollte die Patientenverfügung nicht nur allgemein gehaltene Formulierungen enthalten, wie z. B. den Wunsch, „in Würde zu sterben", wenn ein „erträgliches Leben" nicht mehr möglich erscheint. Vielmehr empfielt es sich, individuell festzulegen, unter welchen Bedingungen für die verfügende Person ein erträgliches Leben nicht mehr gegeben ist. In dem Muster einer Patientenverfügung (s. Anhang) sind deshalb Freiräume für individuelle Definitionen (z. B. eines nicht mehr „erträglichen" Lebens) und Festlegungen vorgesehen. Dem entscheidenden Arzt muß bei der Auslegung einer solchen Verfügung ein Ermessensspielraum zugestanden werden. Ihm ist zu empfehlen, weitere Ermittlungen zur Interpretation der Patientenverfügung bei einer evtl. benannten Vertrauensperson (vgl. Kap. 88.1.6), bei Angehörigen oder Freunden oder dem Hausarzt des Patienten einzuholen.

Für chronisch verlaufende Alterserkrankungen lassen sich dagegen Vorausverfügungen wesentlich konkreter fassen. Insbesondere die Entwicklung gerontopsychiatrischer Erkrankungen läßt sich relativ gut voraussehen (Kuhlmann 1996, S. 202). Die betroffenen Patienten können sich nach entsprechender ärztlicher Aufklärung über den voraussichtlichen Krankheitsverlauf in einer Patientenverfügung für oder gegen bestimmte Therapien in bestimmten Krankheitssituationen entscheiden.

In der von Uhlenbruck (1997, S. 360) vorgeschlagenen Formulierung eines „Patiententestaments" wird detailliert eine Reihe von unerwünschten lebenserhaltenden und lebensverlängernden Maßnahmen aufgezählt. Auf dem „Markt" gibt es zahlreiche Formulierungsvorschläge für Patientenverfügungen, einige auch über das Internet abrufbar (z. B. Med.Ethics@ruhr-uni-bochum.de) Welche Formulierungen im Einzelfall gewählt werden, unterliegt der Privatautonomie des Verfügenden, genauso wie die Entscheidung, ob er überhaupt eine derartige Vorausverfügungen treffen möchte.

Selbstverständliche Voraussetzung der Wirksamkeit einer Patientenverfügung ist die Einwilligungsfähigkeit des Patienten z. Z. der Erklärung. Durch notarielle Berurkundung der Patientenverfügung könnte die Geschäftsfähigkeit und damit auch die Einwilligungsfähigkeit des Erklärenden durch den Notar bestätigt werden. Im Normalfall wird es jedoch als genügend angesehen, die Einwilligungsfähigkeit des Erklärenden durch unterschriftliche Bestätigung eines Zeugen (z. B. Hausarzt, Angehörige, Freunde) festzuhalten.

88.1.5
Widerruf und Abänderung

Solange der Patient seine „Einwilligungsfähigkeit" nicht verloren hat, kann er die ursprünglichen Verfügung jederzeit modifizieren, wobei er auf diese Möglichkeit ausdrücklich hingewiesen werden sollte. Wenn er von der Möglichkeit einer Abänderung seiner Verfügung nicht Gebrauch gemacht hat, ist davon auszugehen, daß sie noch gelten soll. Zurecht weisen Kielstein und Sass (1998, S. 43) darauf hin, daß man auch im Falle des Vorhandenseins eines Organspendeausweises davon ausgeht, daß sie gelten sollen, solange sie nicht modifiziert oder widerrufen wurden. Auch beim Testament verhält es sich so. Die Tatsache, daß der Patient entscheidungsunfähig geworden ist oder das Bewußtsein verloren hat, berechtigt

nicht zu der Annahme, daß er eine frühere Erklärung widerrufen wolle. Vielmehr hat der Patient gerade für diesen Fall eine Vorausverfügung getroffen, wobei ihm bewußt war, daß eine Abänderung nur solange möglich sein würde, wie er noch entscheidungs-und einwilligungsfähig ist. Allgemein wird empfohlen, Patientenverfügungen in bestimmten (vom Gesetz nicht vorgeschriebenen) Zeitabständen zu erneuern und zu aktualisieren. In dem Formulierungsvorschlag (s. Anhang) sind entsprechende Freiräume vorgesehen.

88.1.6
Vertrauensperson

In einer Patientenverfügung kann eine Vertrauensperson benannt werden. Mit ihr sollten Gespräche über die Wertvorstellungen und Wünsche der verfügenden Person zu Fragen der ärztlichen Behandlung am Lebensende geführt werden. Die Vertrauensperson kann ggf. den Arzt über den Wortlaut der Verfügung hinaus zur Lebensgeschichte und zu Grundeinstellungen des Patienten informieren. Auch der langjährige Hausarzt, mit dem der Betroffene seine Patientenverfügung besprechen sollte, kann als Vertrauensperson benannt werden. Gegebenenfalls ist der Hausarzt dem behandelnden Krankenhausarzt bei der Interpretation der Patientenverfügung behilflich. Angehörige, sofern sie die Einstellung des Patienten zu bestimmten ärztlichen Maßnahmen kennen oder mit ihm mögliche Entscheidungen in konkreten Krankheitssituationen besprochen haben, kommen ebenfalls als Auskunftspersonen in Betracht. Entgegen weit verbreiteter Meinung billigt ihnen das Bürgerliche Recht über die genannte Auskunftsfunktion hinaus keine Entscheidungsmacht zu. Über diese verfügen sie nur dann, wenn sie vom Vormundschaftsgericht zu gesetzlichen Betreuern mit Aufgabenkreis Gesundheitsangelegenheiten bestellt oder vom Patienten mit einer entsprechenden Vollmacht ausgestattet worden sind.

88.2
Vollmacht

Häufig wird die Patientenverfügung mit einer Vollmacht kombiniert. Durch sie kann einer selbst ausgewählten Person des Vertrauens für bestimmte Bereiche oder generell („Generalvollmacht") Vertretungsmacht erteilt werden. Eine Vollmacht kann z. B. zur Verwaltung des Vermögens, zur Verfügung über Konten bei Banken und Sparkassen und zur Vertretung in Renten-, Versorgungs- und Steuerangelegenheiten berechtigen. Eine Vollmacht sollte schriftlich erteilt werden. Nur wer geschäftsfähig, also „im Vollbesitz seiner geistigen Kräfte" ist, kann eine Vollmacht erteilen. Die Geschäftsfähigkeit kann durch ein ärztliches Attest oder durch notarielle Beurkundung dokumentiert werden. Banken und Behörden erkennen eine Vollmacht oft nur dann an, wenn sie notariell beglaubigt oder beurkundet ist. Eine notarielle Beurkundung ist immer dann zwingend vorgeschrieben, wenn die Vollmacht auch für Grundstücksgeschäfte gelten soll.

Es können mehrere Personen bevollmächtigt werden, wobei festgelegt werden sollte, ob die Bevollmächtigten nur gemeinschaftlich handeln dürfen oder ob jeder Bevollmächtigte alleine handeln darf. Vollmacht kann auch eingeschränkt werden, z. B. die Verfügung über Grundbesitz ausschließen.

88.2.1
Vorsorgevollmacht

Von Vorsorgevollmacht spricht man, wenn der Bevollmächtigte erst im Falle von Geschäfts- oder Handlungsunfähigkeit des Vollmachtgebers handeln darf. Hier bestimmt der Vollmachtgeber in der Urkunde, unter welchen Bedingungen die Vollmacht in Kraft tritt, z. B. erst nach Vorlage eines ärztlichen Attestes, aus dem sich die Geschäfts- und Handlungsunfähigkeit des Vollmachtgebers ergibt. Über die verschiedenen Modalitäten kann ein Notar oder Rechtsanwalt beraten.

88.2.2
Gesundheitsvollmacht

Auch bzgl. Fragen der ärztlichen Behandlung kann einer Person Vertretungsmacht erteilt werden. Dies hat der Gesetzgeber mit dem Betreuungsrechtsänderungsgesetz vom 25.6.1998 (vgl. § 1904 Abs. 2 BGB) anerkannt. Es handelt sich dann um eine sog. Gesundheitsvollmacht. In diesem Fall überträgt der Patient für den Fall seiner Einwilligungsunfähigkeit die Entscheidungsmacht bezüglich aller ärztlicher Maßnahmen auf einen Bevollmächtigten. Während eine in einer Patientenverfügung benannte Vertrauensperson nur (nähere) Auskunft über Wünsche und Wertvorstellungen des Patienten gibt und so zur Interpretation des mutmaßlichen Willens durch den Arzt beitragen kann, hat der Bevollmächtigte an Stelle des einwilligungsunfähigen Patienten rechtsverbindlich über ärztliche Maßnahmen zu entscheiden, wobei auch er an die in einer Patienverfügung enthaltenden Vorgaben gebunden ist. Der behandelnde Arzt muß den Bevollmächtigten an Stelle des entscheidungsunfähigen Vollmachtgebers über mögliche ärztliche Maßnahmen aufklären und von ihm die erforderliche Einwilligung einholen. Im Notfall, d. h., wenn keine Zeit bleibt, den Bevollmächtigten zu fragen, darf der Arzt selbstverständlich sofort die aus seiner Sicht erforderlichen Maßnahmen treffen, wobei – soweit möglich – eine etwaige Patientenverfügung zu beachten ist.

88.2.3
Vollmacht für „gefährliche ärztliche Maßnahmen"

Soll die bevollmächtigte Person in sog. gefährliche ärztliche Maßnahmen im Sinne von § 1904 BGB einwilligen können, muß dies nach dem Betreuungsrechtsänderungsgesetz vom 25.6.1998 (BGBl. 1998, Teil I, S. 1580–1587) in der Vollmachtsurkunde ausdrücklich erwähnt sein. „Gefährlich" sind nach dem Wortlaut des Gesetzes dann ärztliche Untersuchungen, Behandlungen und Eingriffe, wenn die begründete Gefahr besteht, daß der Betroffene aufgrund der Maßnahme stirbt oder einen schweren und länger dauernden gesundheitlichen Schaden erleidet.

Welche Maßnahme im Einzelfall als „gefährlich" im Sinne des Gesetzes einzustufen ist, hängt vom Zustand des einzelnen Patienten und von verschiedenen objektiven Kriterien ab. Die Beurteilung des Grades der Gefährlichkeit einer Maßnahme bleibt medizinischem Sachverstand vorbehalten.

Möchte der Bevollmächtigte nach ärztlicher Aufklärung unter Berücksichtigung einer Patientenverfügung des Vollmachtgebers und nach Abwägung aller Umstände, die für und gegen die fragliche Maßnahme sprechen, dem Arzt gegenüber eine Zustimmung für eine „gefährliche" Untersuchung, Behandlung oder Operation geben, muß er hierfür – ebenso wie ein gerichtlich bestellter Betreuer – beim zuständigen Vormundschaftsgericht eine Genehmigung einholen.

Das Vormundschaftgericht überprüft die Entscheidung des Bevollmächtigten, indem es u.a. den Vollmachtgeber anhört und ein Sachverständigengutachten eines Arztes einholt. Danach erteilt – oder versagt – das Gericht durch Beschluß die Genehmigung für die fragliche ärztliche Maßnahme. Maßgeblich für die gerichtliche Entscheidung ist das wohlverstandene Interesse des Patienten unter Berücksichtigung geäußerter Wünsche. Der voraussichtliche Zustand des Patienten ohne die fragliche Maßnahme ist gegen das mit der Maßnahme verbundene Risiko abzuwägen.

88.2.4
Beendigung lebenserhaltender Maßnahmen

Nach Entscheidungen des Bundesgerichtshofs vom 13.9.1994 (NJW 1995, S. 204) und des Oberlandesgerichts Frankfurt vom 15.7.1998 (FamRZ 1998, S. 1137) muß ein Betreuer – also auch ein Bevollmächtigter – in entsprechender Anwendung des § 1904 BGB ebenfalls eine vormundschaftsgerichtliche Genehmigung einholen, wenn er in die Beendigung einer lebenserhaltenden Maßnahme einwilligen will, bevor der eigentliche Sterbeprozeß begonnen hat. Der Bundesgerichtshof hat in der genannten Entscheidung den Behandlungsabbruch einer im Koma liegenden Patientin dann als grundsätzlich rechtmäßig anerkannt, wenn mit Sicherheit festgestellt werden kann, daß dies dem mutmaßlichen Willen der Patientin entspricht. Bei der Ermittlung des mutmaßlichen Willens sind zu berücksichtigen:

- frühere mündliche oder schriftliche Äußerungen des Kranken,
- religiöse Überzeugung,
- sonstigen Wertvorstellungen,
- altersbedingte Lebenserwartung oder
- Erleiden von Schmerzen.

Ähnlich hat das Oberlandesgericht Frankfurt entschieden, daß im Fall des Abbruchs einer lebenserhaltenden Maßnahme das Selbstbestimmungsrecht des Patienten als Ausdruck seiner allgemeinen Entscheidungsfreiheit und des Rechts auf körperliche Unversehrtheit im Sinne von Art. 2 II S. 2 Grundgesetz anzuerkennen sei. Die Einwilligung des Betreuers (oder eines Bevollmächtigten) in die Beendigung der lebenserhaltenden Maßnahme entsprechend dem mutmaßlichen Willen des Patienten, bedürfe jedoch der vormundschaftsgerichtlichen Genehmigung gem. § 1904 BGB.

Fallbeispiel

Der genannten Entscheidung des Oberlandesgerichts Frankfurt lag folgender Sachverhalt zugrunde: Die fast 85jährige Patientin befand sich seit über einem halben Jahr nach einem ausgedehnten Hirninfarkt im Koma mit vollständigem Verlust der Bewegungs- und Kommunikationsfähigkeit. Sie wurde über eine Magensonde (PEG) ernährt. Eine Besserung ihres Zustandes war nach ärztlicher Enschätzung nicht zu erwarten. Die gesetzliche Betreuerin hatte die vormundschaftsgerichtliche Genehmigung ihrer Einwilligung in den Abbruch der Sondenernährung beantragt. Nach eidesstattlichen Versicherungen der Betreuerin und ihres Bruders hatte die Betroffene anläßlich des Todes von Angehörigen sich gegen ein langes Siechtum und eine künstliche Lebensverlängerung auch bei sich ausgesprochen. Das Oberlandesgericht Frankfurt vertritt die Meinung, daß im Falle des Behandlungsabbruch die mutmaßliche Einwilligung des Betroffenen maßgeblich sei. An dessen Feststellung seien wegen des Lebensschutzes in tatsächlicher Hinsicht strenge Anforderungen zu stellen. Bei nicht aufklärbarer mutmaßlicher Einwilligung sei dem Lebensschutz der Vorrang einzuräumen. Da im entschiedenen Fall der mutmaßliche Wille der Patienten nach Meinung des Obergerichts nicht ausreichend gründlich ermittelt worden war (eine schriftliche Patientenverfügung lang nicht vor), wurde der Fall zur weiteren Klärung an die erste Instanz zurückverwiesen.

Genehmigungspflicht umstritten

Während der Bundesgerichtshof und das Oberlandesgericht Frankfurt in den genannten Entscheidungen davon ausgehen, daß ein gesetzlicher Betreuer einer vormundschaftsgerichtlichen Genehmigung gem. § 1904 BGB bedarf, falls er dem mutmaßlichen Willen des Patienten entsprechend in einen Behandlungsabbruch einwilligen möchte, hat das Landgericht München am 18.2.1999 (BtPrax 1999, S. 117) in einem ähnlich gelagerten Fall entschieden, daß Ärzte und Angehörige über lebensbeendende Maßnahmen in „eigener Verantwortung" ohne Mitwirkung des Betreuers und ohne gerichtliche Genehmigung zu entscheiden hätten; entspreche die (lebensbeendende) Maßnahme dem mutmaßlichen Willen des Patienten, hätten sie „in der Regel nichts zu befürchten". Bis zur Klärung der Frage der Genehmigungsfähigkeit und Genehmigungspflicht einer lebensbeendenden Maßnahme durch höchstrichterliche Entscheidung oder durch den Gesetzgeber empfiehlt es sich, vorsorglich eine vormundschaftsgerichtliche Genehmigung zu beantragen.

88.2.5
Verzicht auf lebensverlängernde Maßnahmen

Hat der Sterbevorgang bereits eingesetzt, d.h. hat das Leiden nach ärztlicher Überzeugung einen irreversiblen Verlauf genommen, darf der Arzt nach allgemeiner Meinung (vgl. BGH a.a.O.) auf lebensverlängernde Maßnahmen verzichten. Dementsprechend führen die Grundsätze der Bundesärztekammer vom 11.9.1998 aus, daß Maßnahmen zur Verlängerung des Lebens in Übereinstimmung mit dem Willen des Patienten unterlassen oder nicht weitergeführt werden dürfen, wenn diese nur den Todeseintritt verzögern und die Krankheit in ihrem Verlauf nicht mehr aufhalten können. Dies gilt auch und v. a. dann, wenn eine entsprechende Patientenverfügung vorliegt, aus der der mutmaßliche Wille des Patienten für diese Situation geschlossen werden kann. Einer vormundschaftsgerichtlichen Genehigung bedarf es jedenfalls hier nicht.

88.2.6
Vollmacht für geschlossene Unterbringung

Eine Vollmacht kann auch eine Unterbringung in einer geschlossenen Einrichtung oder in einer geschlossenen („beschützenden") Station einer Einrichtung umfassen. Dann ist der Bevollmächtigte vom Vollmachtgeber ermächtigt, ihn im Falle einer krankheitsbedingten konkreten Eigengefährdung (Gefahr für Leben oder Gesundheit) notfalls in einer geschlossenen Abteilung eines psychiatrischen Krankenhauses oder in einem geschlossenen Pflegeheim (oder einer geschlossenen Station eines solchen Heims) unterzubringen.

Nach dem Betreuungsrechtsänderungsgesetz vom 25.6.1998 (a.a.O.) ist eine solche Vollmacht jedoch nur dann wirksam, wenn sie schriftlich erteilt ist und eine Unterbringung ausdrücklich umfaßt. Möchte der Bevollmächtigte in eine Unterbringung z.B. in ein geschlossenes Pflegeheim einwilligen, weil der Vollmachtgeber an einer fortgeschrittenen Demenz erkrankt ist (und sich z.B. durch Weglaufen schwer gefährden würde), muß er jedoch – wie ein gesetzlicher Betreuer – eine vormundschaftsgerichtliche Genehmigung für diese Freiheitsentziehung einholen. Das gerichtliche Verfahren entspricht im wesentlichen dem zur Genehmigung einer gefährlichen ärztlichen Maßnahme.

88.2.7
Vollmacht für freiheitsentziehende Maßnahmen

Soll sich eine Vollmacht auf sog. freiheitsentziehende Maßnahmen beziehen, muß dies nach dem Betreuungsrechtsänderungsgesetz vom 25.6.1998 (a.a.O.) ebenfalls ausdrücklich in der Vollmachtsurkunde enthalten sein. Gemeint sind Schutzmaßnahmen, die in einer offenen Einrichtung (Krankenhaus, Pflegeheim) getroffen werden, um die Patienten oder Bewohner vor einer konkreten Eigengefährdung (von Leben oder Gesundheit) zu schützen, wobei die Betroffenen krankheitsbedingt die Notwendigkeit dieser Maßnahmen nicht erkennen und nicht selbst in sie einwilligen können. Solche Schutzmaßnahmen sind z.B.:

- Leibgurt am Stuhl oder im Bett,
- Bettgitter,
- Therapietisch am Stuhl oder Rollstuhl,
- komplizierte Schließmechanismen,
- Schlafmittel oder Psychopharmaka, sofern sie mechanische Vorkehrungen ersetzen sollen,
- alle sonstigen Maßnahmen, die die Betroffenen daran hindern sollen, sich frei zu bewegen.

Der Bevollmächtigte ist vom Vollmachtgeber ermächtigt zu prüfen, ob eine solche Schutzmaßnahme zur Verhinderung einer konkreten Eigengefährdung auch tatsächlich erforderlich ist. Sofern es sich um eine länger dauernde (2–3 Tage) oder um eine regelmäßige (stets zur selben Zeit oder aus wiederkehrendem Anlaß erfolgende) Schutzmaßnahme handelt, muß der Bevollmächtigte – wie ein gesetzlicher Betreuer – die Genehmigung des Vormundschaftsgerichts einholen. Das gerichtliche Verfahren entspricht im wesentlichen dem zur Genehmigung einer gefährlichen ärztlichen Maßnahme.

88.2.8
Vollmacht als Vertrauenssache

Der Bevollmächtigte wird im Gegensatz zum gesetzlichen Betreuer vom Staat grundsätzlich nicht kontrolliert. Es ist also Vorsicht geboten bei der Auswahl der Person, der durch eine Vollmacht Rechtsmacht übertragen wird. Lediglich bei Entscheidungen des Bevollmächtigten über gefährliche ärztliche Maßnahmen sowie über Unterbringung bzw. freiheitsentziehende Maßnahmen ist – ebenso wie bei gesetzlichen Betreuern – eine gerichtliche Kontrolle vorgesehen. Bei nicht nachvollziehbaren Entscheidungen des Bevollmächtigten oder offensichtlichem Mißbrauch der Vollmacht kann das Vormundschaftsgericht von jedermann angerufen werden, auch vom behandelnden Arzt. Das Gericht kann dann kurzfristig zum Widerruf der Vollmacht eine Betreuung anordnen oder die fragliche ärztliche Maßnahme gerichtlich genehmigen. (Auch gegen eine offensichtliche falsche Entscheidung eines gesetzlichen Betreuers kann der Arzt übrigens das Vormundschaftsgericht anrufen).

88.3
Betreuungsverfügung

Von der Patientenverfügung und der Vollmacht ist die Betreuungsverfügung zu unterscheiden: falls keine Vollmacht erteilt worden ist und keine eindeutige für eine bestimmte medizinische Situation geltende Patientenverfügung vorliegt, wird vom zuständigen Vormundschaftsgericht ein Betreuer als gesetzlicher Vertreter für den entscheidungsunfähigen Betroffenen bestellt. Für diesen Fall können in einer Betreuungsverfügung im voraus Wünsche bzgl. der Person des gesetzlichen Betreuers und der Art und Weise, wie die Betreuung geführt werden soll, geäußert werden. In ihr können auch im Sinne einer Patientenverfügung Wünsche bzgl. ärztlicher Behandlungen geäußert werden.

Beispiel einer Patientenverfügung

Im folgenden wird ein (ergänzter) Formulierungsvorschlag der „Esslinger Initiative Vorsorgen – Selbst Bestimmen" (1999, S. 47) vorgestellt und beispielhaft auf den Sachverhalt der Entscheidung des Oberlandesgerichts Frankfurt angewandt:

Patientenverfügung

Meine Personalien:

Name .... Vorname ....
Geboren .... Geburtsort ....
Wohnort .... Straße ....

Meine Wünsche und Anweisungen:

Es kann geschehen, daß ich durch Krankheit oder Unfall in einen Zustand gerate, in dem ich meine Urteils-und Entscheidungsfähigkeit auf Dauer verloren habe.
  Wenn dies der Fall ist, erwarte ich, daß meinem in der folgenden Verfügung festgelegten Willen Folge geleistet wird:

1. Solange Aussicht auf Erhaltung eines erträglichen Lebens besteht, erwarte ich ärztlichen und pflegerischen Beistand unter Ausschöpfung der angemessenen Möglichkeiten.
2. Besteht keine Aussicht mehr, möchte ich mein Leben in Würde vollenden.
3. Es soll auf Maßnahmen verzichtet werden, die nur noch eine Leidens- und Sterbensverlängerung bedeuten würden.
4. Ich erwarte eine jeweils den neuesten wissenschaftlichen Erkenntnissen entsprechende ausreichende Schmerztherapie und ganzheitliche Behandlung.
5. Ich wünsche keine aktive Sterbehilfe.
6. ....

Ein erträgliches Leben im Sinne der Ziffer 1 ist für mich nicht mehr gegeben, wenn ....
....
....

Maßnahmen im Sinne der Ziffer 3, auf die verzichtet werden soll, sind für mich: ....
....
....

Als **Vertrauensperson,** die nähere Angaben zu meinen Wünschen und meinem Willen machen kann und hierzu befragt werden soll, benenne ich:

Name .... Vorname ....
Anschrift ....
Telefon: ....

Die Vertrauensperson hat Kenntnis von meiner Patientenverfügung genommen und ist bereit, sich für mich einzusetzen. Sie bestätigt durch ihre Unterschrift, daß ich im Vollbesitz meiner geistigen Kräfte bin und die Verfügung unabhängig von Einflüssen Dritter abgefaßt habe.

Ort, Datum und Unterschrift der Vertrauensperson

Meine Patientenverfügung habe ich mit meinem **Hausarzt/meiner Hausärztin**
(Name, Anschrift, Telefonnummer ....) besprochen.

Ich entbinde ihn/sie von der Schweigepflicht. Mein Hausarzt/Meine Hausärztin ist bereit, über meinen Gesundheitszustand und über meine Wünsche und Vorstellungen Auskunft zu geben.

Ort, Datum und Unterschrift der verfügenden Person:
....

Hinterlegung der Verfügung:
Kopien der Patientenverfügung werden hinterlegt bei ....

Erneuerungen und eventuelle Veränderungen der Patientenverfügung:
Die Patientenverfügung sollte in regelmäßgen Abständen (z.B. jährlich) durch Unterschriften des Verfassers/der Verfasserin und der Vertrauensperson erneuert werden. Sie kann auch verändert oder widerrufen werden. Dies wird wie folgt dokumentiert:

Veränderungen ....
Ort und Datum .... Unterschrift ....
Unterschrift der Vertrauensperson ....

Veränderungen ....
Ort und Datum .... Unterschrift ....
Unterschrift der Vertrauensperson ....

Veränderungen ....
Ort und Datum .... Unterschrift ....
Unterschrift der Vertrauensperson ....

Angenommen, die Patientin in dem vom Oberlandesgericht Frankfurt am 15.7.1998 entschiedenen Fall hätte in dieser Patientenverfügung festgelegt, daß ein erträgliches Leben für sie nicht mehr gegeben ist, wenn sie ihre Bewegungs-und Kommunikationsfähigkeit vollständig verloren hat und künstlich ernährt werden muß, dieser Zustand schon länger als 3 Monate andauert und nach übereinstimmender Einschätzung zweier Ärzte eine Besserung ihres Zustandes nicht mehr zu erwarten ist, und daß sie unter Maßnahmen, auf die im Sinne von Ziff. 3 verzichtet werden solle, die künstliche Ernährung durch eine PEG-Sonde versteht, und würde außerdem die von ihr benannte Vertrauensperson diese Wünsche bestätigen sowie der Hausarzt auf Befragen mitteilen, daß er mit der Patientin erst vor wenigen Monaten ihre Verfügung und mögliche Krankheitsverläufe besprochen habe und daß ihre Wünsche wohl bedacht und ernst zu nehmen seien, läge eine verbindliche Patientenverfügung bezüglich einer Beendigung der künstlichen Ernährung mit einer PEG-Sonde vor. Die Beendigung der Sondenernährung wäre rechtmäßig. Nach Meinung des Bundesgerichtshofs und des Oberlandesgerichts Frankfurt müßte die Beendigung der lebenserhaltenden Maßnahme vormundschaftsgerichtlich genehmigt werden, nach Meinung des Landgerichts München nicht.

Literatur

Betreuungsrechtliche Praxis (BtPrax) (1999) Bundesanzeiger, Köln, Z Soz Arbeit Gutachterl Tatigk Rechtsanw Betreu 3:117

Deutsche Bundesärztekammer (1998) Grundsätze der Bundesärztekammer zur ärztlichen Sterbebegleitung vom 11.9.1998. Dtsch Arztebl 95(39):A-2366–2367)

Esslinger Initiative Vorsorgen-Selbstbestimmen (Hrsg) (1999) Patientenverfügung, Gesundheitsvollmacht, Betreuungsverfügung. Ein Beratungshandbuch, Verlag FH Esslingen, Hochschule für Sozialwesen, Esslingen,

Kuhlmann JM (1996) Einwilligung in die Heilbehandlung alter Menschen. Lang, Frankfurt aM

Langenfeld A (1994) Vorsorgevollmacht, Betreuungsverfügung und Patiententestament nach dem neuen Betreuungsrecht. Hartung-Gorre, Konstanz

May AT (1998) Betreuungsrecht und Selbstbestimmung am Lebensende. Medizinethische Materialien des Zentrums für Medizinische Ethik Bochum, Verlag des Zentrums für medizinische Ethik, Bochum

Neue Juristische Wochenschrift (NJW) (1995) Beck, München, S 204

Palandt O (1999) Bürgerliches Gesetzbuch, Kommentar. 58. Aufl, Beck, München

Röver J (1997) Einflußmöglichkeiten des Patienten im Vorfeld einer medizinischen Behandlung. Lang, Frankfurt aM

Sass HM, Kielstein R (1998) Die medizinische Betreuungsverfügung in der Praxis. Medizinethische Materialien des Zentrums für Medizinische Ethik Bochum, 4. Aufl, Eigenverlag Zentrum für medizinische Ethik Bochum, Ruhruniversität Bochum

Schönke A, Schröder H (1991) Strafgesetzbuch, Kommentar von Lenckner T, Eser A, Cramer P, Stree W. 24. Aufl, Beck, München

UhlenbruckW (1997) Selbstbestimmtes Sterben durch Patiententestament, Vorsorgevollmacht, Betreuungsverfügung, Vahle Berlin

Zeitschrift für das gesamte Familienrecht (FamRZ) (1998) Gieseking, Bielefeld, Heft 17, S 1137

IX
Patienten- und Angehörigenberatung

Körperliche Bewegung und Training im Alter

K. Hauer

89.1 Ausmaß körperlicher Betätigung im Alter 815
89.2 Motorische Defizite 816
89.2.1 Ausdauer 817
89.2.2 Kraft 817
89.2.3 Koordination 818
89.3 Trainierbarkeit 819
89.4 Interventionsstudien 819
89.5 Senkung der Morbidität und Verlängerung des Lebens durch körperliches Training 820
89.6 Trainingsintensität und Umfang 820
89.6.1 Ausdauer 821
89.6.2 Krafttraining 821
89.7 Risiken des Trainings 821
89.8 Zusammenfassung 822
Literatur 823

Körperliches Training wird oft wie selbstverständlich mit Jugend, Gesundheit und sportlicher Leistung assoziiert. Wissenschaftliche Erkenntnisse der Trainingsforschung und Trainingstherapie haben das Bild jedoch ins Wanken gebracht. Eine bislang kleine, aber schnell anwachsende Zahl von Senioren erhält sich ihre körperliche Leistungsfähigkeit durch regelmäßiges körperliches Training. Diese Menschen schaffen so einen wichtigen Baustein der „Life-style-Änderungen", die möglicherweise ein gesundes Altern und eine Verlängerung der Lebenszeit ermöglichen. Die Reduktion der Morbidität und des Funktionsverlustes durch körperliches Training beeinflussen in entscheidendem Maße die Lebensqualität im Alter. Bei vielen Menschen, die ein körperliches Training durchführen, ist Gesundheit bzw. altersgemäße Funktion nicht die Voraussetzung zum Training sondern das Ziel. Leistungen innerhalb des Trainings sind nicht sportliche Höchstleistungen sondern individuelle Leistungen zum Erhalt bzw. Herstellung der Gesundheit bzw. Funktion. Es wurde eine Vielzahl erfolgreicher trainingstherapeutischer Interventionen für unterschiedliche Erkrankungen entwickelt und zunehmend auch für ältere Menschen bis hin zu Hochbetagten oder multimorbiden, gebrechlichen geriatrischen Patienten nutzbar gemacht. Im Folgenden werden einige Überlegungen zu Bedingungen, Perspektiven, Erfahrungen aber auch Grenzen des körperlichen Trainings bei Älteren aufgezeigt.

89.1
Ausmaß körperlicher Betätigung im Alter

Das Ausmaß körperlicher Aktivität zeigt bei Älteren eine hohe Varianz und nimmt mit zunehmendem Alter ab. Während sich in einer repräsentativen Umfrage 46% der Männer und 34% der Frauen in der Altersgruppe von 20–24 Jahren als körperlich moderat bis sehr aktiv bezeichnen, sinkt der Anteil dieser körperlich Aktiven auf 22% bei den Männern und 15% bei Frauen in der Altersklasse >65 Jahren. Ein größerer Anteil der vermutlich Inaktiven unter den Älteren äußerte sich gar nicht zur körperlichen Aktivität (Health and Welfare 1982). Besonders ausgeprägt zeigt sich die Tendenz zur körperlich passiven Lebensweise in der Gruppe der Hochbetagten (Alter >75 Jahre). Die körperliche Aktivität dieser in Deutschland am schnellsten wachsenden Altersgruppe besteht bestenfalls aus leichter Hausarbeit, Einkaufen und Freizeitaktivitäten wie Gartenarbeit und Spazierengehen und ist durch geringe Dauer und Intensität gekennzeichnet. Auffällig ist auch die ungleiche Verteilung innerhalb dieses Kollektives. In einer Studie bei 1042 zu Hause lebenden Älteren wiesen Frauen >75 Jahren bei der dominierenden körperlichen Tätigkeit „Gehen" eine durchschnittliche Gehzeit von 15 min/Tag auf, wobei die maximale Gehzeit 245 min/Tag betrug. 60% der Frauen gaben jedoch an, überhaupt nicht außerhalb des Hauses zu gehen (Einkauf, Spazierengehen; Range 0–245 min/Tag) und auch keinerlei Freizeitaktivitäten außerhalb des Hauses auszuüben. (Dallosso et al. 1988). Wichtige Einflußgrößen für körperliche Aktivität im Alter stellen Geschlecht, Bildung, persönliche Einstellung sowie Krankheit und körperliche Behinderung dar (Dishman 1990; Guralnik et al. 1993).

89.2 Motorische Defizite

Kennzeichnend für das Leben vieler Älterer ist die nachlassende körperliche Leistungsfähigkeit. Motorische Defizite werden hervorgerufen durch:

1. altersbedingte Veränderung (biologische Alterung),
2. akute und chronische Krankheit (Multimorbidität),
3. mangelnde körperliche Aktivität (passiver Lebensstil).

Alle 3 Einflußfaktoren spielen in der Entwicklung motorischer Defizite im Alter eine Rolle, wenn auch in individuell unterschiedlicher Gewichtung. Sie bedingen sich zudem gegenseitig.

Die biologische Alterung, die am Verlauf der maximalen Sauerstoffaufnahme ($VO_{2\,max}$) oder der Maximalkraft beschrieben werden kann, wird durch den Mangel an körperlicher Aktivität beschleunigt. Bewegungsmangel ist ein Risikofaktor für zahlreiche akute und chronische Krankheiten (z.B. Altersdiabetes, koronare Herzkrankheit, Stürze im Alter) und kann zur schnelleren Progredienz und schlechterer Prognose dieser Krankheiten führen.

Motorische Defizite können im Alter zur Einschränkung und zum Verlust von Mobilität und Autonomie führen. In einer Studie an 6981 mobilen, zu Hause lebenden Älteren (>65 Jahre) verloren während eines 4-Jahreszeitraums 36% der Untersuchten ihre Fähigkeit, Treppen zu steigen oder eine halbe Meile zu gehen. Vor allem neu auftretende Krankheiten zeigten einen signifikanten Einfluß auf die Bewegungsfähigkeit (Guralnik et al. 1993). Mobilitätseinschränkungen werden mit zunehmendem Alter häufiger und bestimmen bei einem größeren Teil der Älteren und Hochbetagten den Alltag. Eine repräsentative Übersicht über die Inzidenz von Bewegungseinschränkung in der Gesamtbevölkerung während

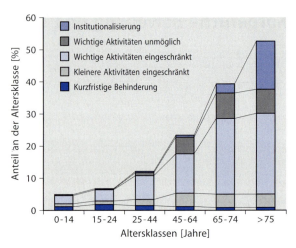

Abb. 89-1. Einschränkung der Aktivität im Alter. (Mod. nach Wilkins u. Adams 1983, S. 1075)

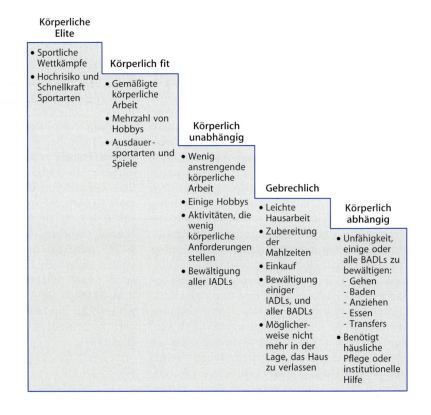

Abb. 89-2. Hierarchie körperlicher Funktionen bei Hochbetagten (>75 Jahre)

des Lebens ist in der Abb. 89-1 dargestellt. Ein wichtiges Kennzeichen der Mobilität im Alter stellt die hohe Varianz im Gesamtkollektiv dar. Die Skala der körperlichen Fitneß reicht von wenigen hochleistungsfähigen Spitzensportlern bis hin zu einer großen Zahl Älterer mit erheblichen Mobilitätseinschränkungen und schwer Pflegebedürftigen. Die extrem unterschiedlichen motorischen Möglichkeiten dieser Gruppen sind in Abb. 89-2 dargestellt. Unter den motorischen Grundfähigkeiten sind Ausdauer, Kraft und Koordination besonders intensiv untersucht, da diese bei älteren Menschen von großer Relevanz sind.

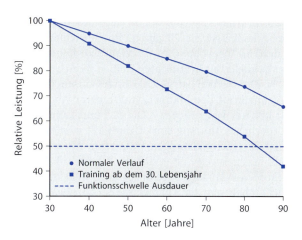

Abb. 89-3. Verlauf der Ausdauerleistung während des Lebens. Die Graphik legt die Annahme zugrunde, daß die maximale Sauerstoffaufnahme bei Untrainierten um 9% bei Ausdauertrainierten um 5% der maximalen Leistung im Alter von 30 pro Dekade zurückgeht (ACMS 1990). Ab dem 70. Lebensjahr ist eine progrediente Reduktion dargestellt. Eine hypothetische Funktionsschwelle ist für Alltagsbelastungen angenommen. Sinkt die Ausdauerleistung unter dieses Niveau, sind Alltagsbelastungen durch die mangelnde Audauerleistung limitiert. (Schroll 1994)

89.2.1
Ausdauer

Die Ausdauer ist maßgeblich von der Leistung des Herz-Kreislauf-Systems abhängig, im fortgeschrittenen Alter zunehmend auch von Schädigungen und funktionellen Einschränkungen des aktiven und passiven Bewegungsapparats. Die passive Lebensweise der meisten Älteren führt zu einer deutlich reduzierten Ausdauerleistung. Bei schlechter aerober Kapazität können selbst Alltagsbelastungen wie der Gang zum Bäcker dadurch deutlich limitiert sein (Schroll 1994). Eine Teilnahme an körperlich anstrengenden Freizeitbeschäftigungen wie Spazierengehen, Wandern, Radfahren oder Gartenarbeit, die auch im Alter noch gern unternommen werden, ist dann möglicherweise ausgeschlossen.

Bei unterschiedlichem Niveau körperlicher Aktivität verläuft der Abbau der Ausdauerleistung nicht gleichförmig. Für Menschen mit passiver Lebensweise reduziert sich die maximale Sauerstoffaufnahme ($VO_{2\,max}$) als Zeichen der Ausdauerleistungsfähigkeit um 9% pro Jahrzehnt. Bei körperlich Aktiven jedoch nur um 5%. Allerdings nimmt das Trainingsvolumen mit zunehmendem Alter auch bei diesem aktiven Kollektiv ab. Bei trainierenden Athleten im Alter von 50–82 Jahren, die ihr Trainingsvolumen auf gleichem Niveau halten konnten, blieb die $VO_{2\,max}$ in einer „Follow-up-Untersuchung" nach 10 Jahren sogar konstant (ACMS 1990), was den markanten Einfluß des Lebensstiles bzw. der Wirkung eines aeroben Trainings unterstreicht. Der hypothetische Verlauf der Ausdauerleistung mit und ohne aerobes Training vom 30. bis zum 90. Lebensjahr ist in Abb. 89-3 dargestellt.

Ein aerobes Training stellt die Trainingsform der Wahl zur Primär- und Sekundärprävention bei atherosklerotisch bedingten Gefäßerkrankungen (KHK, PAVK) dar und führt über eine Training der Peripherie zu kardialer Entlastung und körperlichen Leistungssteigerung auch bei kardialen Krankheiten anderer Genese (Herzinsuffizienz). Nur länger anhaltende körperliche Belastungen stellen einen ausreichenden Trainingsreiz für negative Stoffwechselveränderungen, die durch Bewegungsmangel mitverursacht sind, dar (Lipidstoffwechselstörungen, Atherosklerose, periphere Insulinresistenz bei Altersdiabetes; vgl. Tabelle 89-1) Die Akzeptanz einfacher Formen des Ausdauertrainings, wie z. B. Gehen, ist bei Älteren hoch. Sie stellen die bei weitem häufigste Form der Bewegung außer Haus dar und werden als letztes aufgegeben bzw. werden bis zum Lebensende beibehalten.

89.2.2
Kraft

Kraft ist eine Grundvoraussetzung von Bewegung. Der Verlauf der Kraft im Leben eines Menschen ist idealtypisch durch einen steilen Anstieg der Kraft bis zum jungen Erwachsenenalter, einer Phase mit geringer Abnahme bis zum 40. Lebensjahr und einer linearen Abnahme bis zum 70. Lebensjahr gekennzeichnet. Nach dem 70. Lebensjahr setzen ein beschleunigter Abbau der Kraft sowie qualitative als auch quantitative Veränderungen der zugrundeliegenden Strukturen (Muskulatur, ZNS) ein. Die Abnahme vom 40. bis zum 70. Lebensjahr beträgt ca. 1% pro Jahr. Dimensionen der Kraft, die durch Schnelligkeit bestimmt sind (Schnellkraft, Kraftleistung) nehmen im Alter schneller ab. So liegt der Weltrekord der Altersklasse bis 70 Jahren im Gewichtanheben („dead lift") bei über 60% des Weltrekords, beim von der Schnellkraft bestimmten Reißen jedoch nur bei 40%. Der Verlauf ist geschlechtsspezifisch (höhere Maximalkraft der Männer, langsamerer Abbau bei oft höherer körperlicher Aktivität) und kann durch körperliches Training stark beeinflußt werden. Dies wird an Höchstleistungen trainierter Älterer deutlich. Beispielsweise übertrifft der US-amerikanische Rekord von 210 kg im technisch anspruchslosen Gewichtanheben in der Altersklasse der 65–69jährigen, mittelgewichtigen Männer die durchschnittlichen Leistung junger untrainierter Männer um das Mehrfache (Spirduso 1995).

In der ganz frühen Lebensphase und im Alter kann sich ein relativ zum Körpergewicht bestehendes Kraftdefizit limitierend auf Alltagsfunktionen auswirken. Funktionelle Fähigkeiten wie Gehen, Treppensteigen, Aufstehen, die existenziell für die Mobilität und Unabhängigkeit alter Menschen sind, korrelieren mit der Maximalkraft relevanter Muskelgruppen und sind an ein Minimum an Kraft gebunden (Young 1992). Der Verlauf der Kraft während des Lebens im Zusammenhang mit der funktionellen Schwelle ist in Abb. 89-3 wiedergegeben. Wird die Funktionsschwelle überschritten, so besteht eine lineare bis curvi-lineare Korrelation zwischen Kraft und Funktion (Ferrucci et al. 1997; Chandler et al. 1998). Körperliche Inaktivität oder Bettruhe, wie sie bei Älteren typisch sind bzw. aufgrund der Komorbidität entstehen, führen zu einem schnellen, bis zu 10%igen Abbau der Kraft pro Woche und erhöhter Sturz- und Frakturgefährdung. Die Trainingszeit, die erforderlich ist, den Kraftverlust auszugleichen, ist deutlich länger als die Zeit der Bettruhe, die zum Kraftverlust geführt hat (Abb. 89-4; Bloomfield 1997; Hoenig u. Rubenstein 1991).

Mangelnde Kraft aufgrund des Alterns, der passiven Lebensweise oder medizinischer Probleme kann folgenschwere Konsequenzen zeigen. Verbesserung der Kraft in den unteren Extremitäten korreliert mit funktionellen Leistungen und Behinderung (Chandler et al. 1998). Bei mobilen nicht behinderten Senioren sind schlechte funktionelle Leistungen, die z.T. kraftbestimmt sind (Stehen, Gehen, Hinsetzen) in hohem Maße mit späterer Behinderung assoziiert (Guralnik et al. 1995). Geringe Kraft ist mit erhöhter Sturzinzidenz verbunden (Lipsitz et al. 1994). In Längsschnittstudien konnte nachgewiesen werden, daß eine geringe Hand- und Beinkraft und eine geringe Gehgeschwindigkeit mit erhöhter Mortalität verbunden sind (Laukkanen et al. 1995). Durch ein geeignetes Krafttraining können die Kraft und funktionelle Fähigkeiten deutlich gesteigert werden (Fiatarone et al. 1994). Zusammen mit anderen

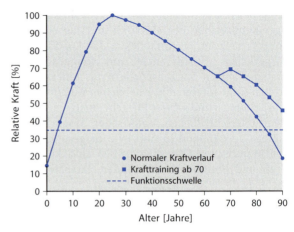

Abb. 89-4. Verlauf der Kraft während des Lebens. Dargestellt ist der Verlauf der Kraft während des Lebens (Zahlenangaben vgl. Spirduso 1995). Die Funktionsschwelle stellt die hypothetische Mindestkraft dar, die für funktionelle Leistungen wie z.B. Gehen und Hinsetzen erforderlich ist (Young 1992). Weiterhin ist der hypothetische Kraftverlauf dargestellt, der sich einstellt, falls im Alter von 70 Jahren ein Krafttraining aufgenommen wird

Interventionen zur Sturzprävention kann ein Krafttraining die Sturzinzidenz vermindern (Tinetti et al. 1994).

89.2.3
Koordination

Die Koordination spielt bei motorischen Leistungen eine zentrale Rolle. Bestimmend sind:

- die Qualität sensorischer Leistungen,
- die Leistungen peripherer Zielorgane,
- die zentrale Verarbeitungsqualität und
- deren Integration bei mototrischen Aufgaben.

Durch Alterungsprozesse, Schädigung und Trainingsdefizit ist die Qualität koordinativer Prozesse vermindert. Vor allem die Reaktionsgeschwindigkeit und die motorische Koordination komplexer und neuer Aufgaben läßt mit zunehmendem Alter nach. Bei größeren Defiziten ist damit auch die Qualität funktioneller Leistungen wie z.B. Gehen, Treppensteigen, Hinsetzen und Stehen zunehmend eingeschränkt. Die Haltungskontrolle (posturale Kontrolle) bei dynamischen und statischen Aufgaben wird negativ beeinträchtigt. In einer Studie über posturale Stabilität konnte nachgewiesen werden, daß das Ausmaß des Schwankens („sway") im Stehen mit zunehmendem Lebensalter ansteigt. Wird die Komplexität der Aufgabe (posturale Kontrolle im Stehen) dadurch erhöht, daß zusätzliche kognitive Aufgaben gestellt werden, verstärkt sich das Schwanken. Bei vorgeschädigten Älteren, die bereits Stürze aufweisen, sind die koordinativen Fehler im Stehen („sway") noch größer (Shumway-Cook et al. 1997). Werden die Grenzen der Kompensation überschritten, führt dies zum Verlust der posturalen Kontrolle d.h. zum Sturz. Koordinative Schwächen in der statischen und dynamischen Balance oder geringere Leistungen in Funktionstests, die von koordinativen Leistungen bestimmt sind, sind prädiktiv für Behinderung, Abhängigkeit und schwere Stürze (King u. Tinetti 1995; Guralnik et al. 1995; Spirduso 1995). Durch ein koordinatives Training in Form des fernöstlichen Tai-chi, das neben koordinativen Elementen der Balance auch Entspannungsaspekte und eine mentale Schulung beinhaltet, kann die Sturzinzidenz deutlich vermindert werden (Wolf et al. 1996).

89.3
Trainierbarkeit

Die Trainierbarkeit von motorischen Leistungen bleibt im Alter grundsätzlich erhalten. Bei objektiv geringem Ausgangsniveau kann der relative Zugewinn durch Training pro Zeiteinheit sogar größer sein als bei jüngeren Personen. In einer Studie bei gebrechlichen Heimbewohnern im durchschnittlichen Alter von 87,1 ± 0,6 Jahren konnte innerhalb von 10 Wochen durch ein intensives Krafttraining ein Kraftzuwachs von 113 % erzielt werden (Fiatarone et al. 1994). Der Zugewinn liegt bei jungen Personen in einem Zeitraum von 6 Monaten dagegen nur bei ca. 30 %. Auch beim Training der Ausdauer sind größere relative Gewinne bei geringem Ausgangsniveau z.B. bei Herzpatienten oder Älteren im Vergleich zu Gesunden oder Jüngeren möglich. Trainingseffekte stellen sich jedoch bei Älteren im Vergleich zu Jüngeren verzögert ein. Eine Trainingspause führt bei Menschen, die schon über eine langen Zeitraum hinweg trainieren zu einem geringeren Leistungsabfall als bei denjenigen, die nur eine kurze Zeit trainiert haben (ACSM 1990).

89.4
Interventionsstudien

Es existieren mittlerweile eine Vielzahl von Trainingskonzepten für unterschiedliche Krankheiten, Personengruppen und Trainingsziele, deren Wirksamkeit in kontrollierten Interventionsstudien bestätigt werden konnte. Diese Trainingskonzepte sind Bestandteile von primär-, sekundär-, oder tertiärpräventiven Maßnahmen und haben Verbesserungen bei Krankheiten, daraus folgenden Schädigungen und Behinderung und deren psychosozialer Konsequenzen zum Ziel. Eine Übersicht über Trainingsformen und Trainingserfolge bei unterschiedlichen Krankheiten ist in Tabelle 89-1 wiedergegeben.

Tabelle 89-1. Trainingsanpassungen und Therapieerfolge bei unterschiedlichen Trainingsformen. (Mod. nach Shephard 1997; Spirduso 1995)

Organsystem	Normale Trainingsanpassung	Therapieerfolg bei Krankheit	Trainingsform
Herz-Kreislauf	Myokardiale Leistung, Perfusion, strukturelle Anpassung ↑→ Periphere Leistung, strukturelle Anpassung, Perfusion, zentrale Entlastung ↑ Blutdruck↓	Infarktrisiko ↓, Progression der Koronarsklerose ↓, PAVK ↓ Leistungsfähigkeit bei Herzinsuffizienz ↑ Arterielle Hypertonie ↓	Aerobes Training
Lunge	Lungenvolumen, Expiration, Ventilation ↑→	Leistungsfähigkeit bei COPD ↑	Aerobes Training
Passiver Bewegungsapparat	Qualität und Quantität der Muskulatur ↑ Knochendichte ↑	Inzidenz von Osteoporose ↓ Frakturrisiko ↓ Schmerzen ↓ Funktion bei Osteoarthrose ↓	Krafttraining, statische Belastung Krafttraining
Stoffwechsel	Körpergewicht, Fettanteil ↓	Adipositas ↓	Aerobes Training
Endokrines System	Glukosetoleranz ↑, Katecholamine ↓	Insulinresistenz bei Altersdiabetes ↓	Aerobes Training
Immunsystem	Immunkapazität ↑	Infektanfälligkeit ↓	Aerobes Training
Zentralnervensystem	Kognitive Leistung, Aufmerksamkeit ↑→	Demenzielle Krankheiten ↑→	Aerobes Training, Multitasking
Psyche		Depression ↓, Ängstlichkeit ↓ Selbstachtung ↑	Kraft- und aerobes Training
Funktion, Alltagsmotorik	Kraft ↑, Balance↑, Reaktionsgeschwindigkeit ↑	Stürze ↓, Institutionalisierung ↓ Selbständigkeit ↑	Kraft-, Funktions-, Balancetraining, Multitasking

Multitasking: Bewältigung komplexer, gleichzeitig ablaufender Aufgaben.

89.5
Senkung der Morbidität und Verlängerung des Lebens durch körperliches Training

In retrospektiven Langzeitstudien konnte ein Effekt von körperlicher Bewegung auf die Gesamtmortalität bzw. Mortalität durch Herz-Kreislauf-Erkrankungen und Krebs nachgewiesen werden. Hierbei scheint intensives körperliches Training wirksamer zu sein als wenig intensive Alltagsbewegung (Sherman et al. 1994; Lee et al. 1997). Untersucht wurden Kollektive, die zu Beginn des Erfassungszeitraums noch vergleichsweise jung waren. Es stellt sich die Frage, ob die o.g. Studienergebnisse zur Verlängerung der Lebenszeit durch körperliches Training auch bei Personen Gültigkeit besitzen, die schon älter sind und kein intensives körperliches Training mehr durchführen wollen oder können. Dieser Fragestellung wurde in einer Studie an 707 älteren pensionierten Männern nachgegangen. Die Ergebnisse weisen eine Dosis-Wirkungs-Beziehung zwischen der Dauer eines wenig intensiven Trainings in Form von regelmäßigen (Spazieren-) Gehens und der Gesamtmortalität bzw. den häufigsten Todesursachen Krebs und kardiovaskuläre Krankheiten nach (Hakim et al. 1998).

Die mögliche Verbesserung funktioneller Leistungen bzw. der Morbidität oder einer Lebensverlängerung durch körperliches Training bei Älteren und Hochbetagten, wirft die Kontroverse auf, ob dadurch das Leben nur um nicht lebenswerte Jahre verlängert wird, die von chronischer Krankheit und Behinderung geprägt sind. Die durchschnittliche Zeitspanne, die von chronischer Behinderung am Lebensende geprägt ist, ist bereits erheblich. So kann eine durchschnittliche amerikanische Frau nur bis zum Alter von 64 Jahren damit rechnen, ohne schwerwiegende funktionelle Behinderung zu leben, was nur 82% ihrer Lebenszeit entspricht (Pope 1991).

Der Befürchtung einer Lebensverlängerung zum Preis zusätzlicher Lebensjahre mit schwerer Behinderung steht die „Compression-of-morbidity-Hypothese" entgegen. Sie besagt, daß gesunde Lebensführung und körperliches Training Gebrechlichkeit und die Morbidität im Alter hinauszögert, das Leben verlängert und zum Lebensende funktionelle Einschränkungen verringert (Fries 1980). In eine ähnliche Richtung weist auch das „Active-life-expectancy-Konzept" von Katz und Mitarbeitern (1983).

In einer Langzeitstudie an 1741 Personen konnte die „Compression-of-morbidity-Hypothese" eindrucksvoll bestätigt werden. Veränderbare Risikofaktoren wie erhöhtes Körpergewicht, Rauchen und dem Meiden von anstrengendem körperlicher Aktivität sind mit häufiger funktioneller Behinderung und

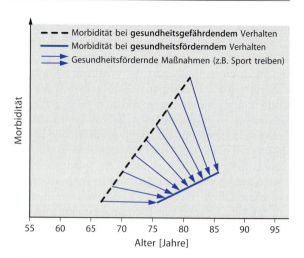

Abb. 89-5. Kompression der Morbidität. (Die Abbildung orientiert sich an dem Modell und der Studie von Fries 1980 und Vita u. Fries 1998). Gesundheitsgefährdendes Verhalten (Mangel an körperlichem Training, Rauchen, Übergewicht) führt zu einer Vorverlagerung von Krankheit/Behinderung und vorzeitigem Tod. Der Anteil an Erkrankten ist bei gleichem Lebensalter unterschiedlich. Am Lebensende findet sich ein größerer Anteil behinderter (chronisch erkrankter) Personen bei gesundheitsgefährdendem Verhalten

frühzeitigem Tod assoziiert. In der Gruppe mit hohem Risiko traten funktionelle Behinderungen 5 Jahre früher auf. In der Gruppe der Verstorbenen war der Grad funktioneller Behinderungen in der Hochrisikogruppe doppelt so hoch wie in der Gruppe mit niederem Risiko (Vita et al. 1998). Das Modell der „compression of morbidity" ist in Abb. 89-5 dargestellt.

89.6
Trainingsintensität und Umfang

Wichtig für ein Training mit Älteren ist es, deren Bewegungsalltag mit einzubeziehen. Eine konsequente Nutzung aller Bewegungsanlässe (z.B. Treppenlaufen statt Aufzug fahren) führt zu Trainingsreizen, die bei der passiven Lebensweise und dem meist defizitären Anfangsniveau der Mehrzahl der Älteren ausreichen, eine Verbesserung körperlicher Leistungen zu erzielen. Für die Optimierung des Trainings bei Alltagsbelastungen, aber auch beim organisierten Training sind Grundsätze der Trainingssteuerung zu beachten. Das Training zweier grundlegender motorischer Dimensionen soll im Folgenden näher dargestellt werden.

89.6.1
Ausdauer

Sind Trainingsfrequenz, -intensität, und -dauer vergleichbar, spielt es für die Steigerung der Ausdauerfähigkeit keine Rolle, welche Trainingsinhalte (Wandern, Laufen, Schwimmen, Radfahren u.a.) gewählt werden. Die Trainingsintensivität muß die untere Trainingsschwelle überschreiten, um positive Trainingsanpassungen zu erreichen. Diese untere Trainingsschwelle liegt bei untrainierten Älteren bei ca. 50% der maximalen Herzfrequenz. Mit zunehmendem Fitneßzustand sollte die Trainingsintensität bei 60–85% der individuellen maximalen Herzfrequenz bzw. 50–80% der maximalen Sauerstoffaufnahme liegen. Trainingswirksam scheint die Menge der Gesamtarbeit während des Trainings zu sein, die sich aus Trainingsintensität und Trainingsdauer ergibt. Für Ältere ist eine geringere Trainingsintensität bei größerer Trainingsdauer zu empfehlen, da mit steigender Trainingsintensität das Risiko orthopädischer Verletzungen und Herz-Kreislauf-Komplikationen zunimmt und die Trainingsmotivation abnimmt. Vor allem ein Ausdauertraining unter Belastung durch das eigene Körpergewicht wie beim Laufen und Springen ist mit deutlich erhöhter Verletzungsgefahr bzw. chronischen orthopädischen Komplikationen bei Älteren verbunden. Die optimale Trainingsfrequenz stellt ein 3maliges Training/Woche, unterbrochen von jeweils einem Ruhetag, dar. Trainingseffekte stellen sich bei Älteren im Vergleich zu Jüngeren verzögert ein. Wird das Training reduziert, wirkt sich die Reduktion der Trainingsintensität stärker auf die Leistungsfähigkeit ($VO_{2\,max}$) aus als eine Reduktion der Trainingsdauer und -frequenz (ACMS 1990).

89.6.2
Krafttraining

Die Intensität, Dauer und Frequenz des Trainings bestimmen auch beim Krafttraining den Erfolg. Es existieren verschiedene Dimensionen der Kraft (Maximalkraft, Kraftausdauer, Schnellkraft, dynamisch-statische Kraft, konzentrisch-exzentrische Kraft). Aufgrund der Relevanz für Alltagsbewältigung werden beim Training von Älteren die Maximalkraft und die Kraftausdauer bevorzugt. Trainingsformen, die sich des dynamischen, konzentrisch-exzentrischen Krafttrainings bedienen sind effektiv, entsprechen vielen natürlichen Kraftanforderungen (z.B. Hinsetzen, Aufstehen) und sind mit geringeren negativen Herz-Kreislauf-Veränderungen als bei statischem Krafttraining (belastungsinduzierte Hypertonie, Valsalva-Mechansimus) verbunden. Sind die Kraftübungen in komplexere, aber oft auch funktionellere Muster eingebunden (freieres funktionelles, mehrgelenkiges Training von Muskelketten vs. eingelenkiges Krafttraining bei enger Bewegungsführung) sollte die Intensität bei höherem koordinativem Aufwand reduziert werden. Die Trainingsintensität wird in Prozent des „one-repetition-maximum" (1-RPM) ausgedrückt, was dem einmaligen Bewältigen eines maximalen Gewichtes bei guter Bewegungsausführung entspricht. 2–3 Serien à 8–12 Wiederholungen bei 80% des 1-RPM entsprechen einem empfohlenen submaximalen Krafttraining (Fiatarone et al. 1994). Die Trainingsintensität wird durch das Festlegen des persönlichen 1-RPM streng individualisiert. Trotz der hohen individuellen Trainingsintensität sind die absoluten Belastungen (z.B. Gewichtswiderstand in kg) der Kraftbelastung naturgemäß bei Hochbetagten im Vergleich zu Jüngeren aufgrund des mangelnden Kraftniveaus gering. Oft ist gerade bei vorgeschädigten Älteren die Belastung selbst durch das eigene Körpergewicht zu hoch, so daß in Trainingssituationen unter Entlastung des Körpergewichtes die Kraft für das Tragen und Bewegen des eigenen Körpers erst geschaffen werden muß.

89.7
Risiko des Trainings

Es ist schwierig, absolute Kontraindikationen für die körperliche Aktivität bei Hochbetagten festzulegen. Die Erfahrungen in dieser Altersklasse sind spärlich, die Schädigungsmöglichkeiten vielseitig und individuelle akute/chronische Vorschädigungen und Krankheiten verbreitet. Mit der zunehmenden Etablierung des körperlichen Trainings bei sehr Alten werden medizinische Trainingsempfehlungen zudem ständig weiterentwickelt. Aufgrund der positiven Erfahrungen werden, ähnlich der Entwicklung des sportlichen Trainings in den 70er bis 90er Jahren bei Herzpatienten, zunehmend auch intensivere Trainingsformen erprobt und empfohlen.

In der Abwägung stehen bei Alten den akuten Risiken durch körperliches Training die erheblichen Langzeitrisiken körperlicher Inaktivität gegenüber. Einem vermutlich leicht erhöhten Morbiditäts- und Mortalitätsrisiko unmittelbar während des Trainings (Shephard, 1997) stehen eine insgesamt erhöhte Lebenserwartung und vielzählige symptomatische und funktionelle Verbesserungen bei spezifischen Krankheiten durch Training gegenüber (Sherman et al. 1994; Lee et al. 1997; Vita et al. 1998; Hakim et al. 1998; Shephard 1997).

Unter den bestimmenden Trainingsparametern Intensität, Dauer, Frequenz und Fitneßzustand zu Beginn des Trainings besitzen die Trainingsintensität und die initiale Fitneß die größte Bedeutung für das gesundheitliche Risiko. Die Inzidenz eines plötzlichen Herztodes während anstrengender körperlicher Belastung erhöht sich bei Menschen mittleren Alters (30–70 Jahre) um den Faktor 5–10. Das Risiko eines plötzlichen Herztodes bzw. eine Myokardinfarktes steigt bei Menschen, die körperliche Belastung gewohnt sind, nur sehr gering an. Bei Menschen, die üblicherweise keine körperliche Arbeit verrichten, kann es 100fach erhöht sein (Siskovick 1985; Mittleman 1993). Dieser Befunde sollten eigentlich für eine besondere Gefährdung der meist untrainierten Älteren sprechen, wurden jedoch nicht für die Gruppe der sehr Alten erhoben. Tatsächlich liegt das relative Risiko unter Belastung im Vergleich zur Ruhe bei Jüngeren (20–39 Jahre) höher als bei Älteren (50–69 Jahre) (Shephard 1990). Die Inzidenz kardial bedingter Todesfällen bei sehr Alten während des Trainings ist gering und wird durch deren geringe Trainingsintensität begründet (Vuori 1995). Wissenschaftliche Studien über Trainingsinterventionen mit Alten berichten keine oder nur wenige kardiale Zwischenfälle. Umfangreiche empirische Daten die eine differenzierende Übersicht über das Risiko Älterer während eines intensiven Trainings erlauben, stehen bislang nur eingeschränkt zur Verfügung. Individuelle spezifische medizinisch begründete Kontraindikationen haben ihre Gültigkeit auch bei sehr Alten und sind als relative bis absolute Kontraindikationen zur Risikoklassifizierungen definiert (ACSM 1995). Um Risiken von Herz-Kreislauf bestimmter körperlicher Aktivität zu vermeiden, sollte v.a. die initiale Trainingsphase bei individuell bestimmter niederer Belastung durchgeführt werden. Die Belastungshöhe beträgt initial 50%–60% der individuellen maximalen bzw. symptomlimitierten Herzfrequenz im Belastungstest.

Aufgrund der hohen Effizienz und positiven medizinischen Erfahrung wird bei sehr Alten, anders als beim Ausdauertraining, eine hohe Trainingsintensität beim Krafttraining empfohlen. Das Herz-Kreislauf-Risiko bei individuell angepaßter Belastung ist vermutlich gering. In Trainingsstudien mit intensivem Krafttraining bei Älteren (>82 Jahre), gebrechlicher, multimorbiden Pflegeheimbewohnern und geriatrischer Sturzpatienten traten trotz hoher individueller Belastung keinerlei Herz-Kreislauf-Komplikationen auf (Fiatarone et al. 1994; Hauer et al. 1998). Die Gefahr muskuloskeletaler Verletzungen ist besonders bei

- schlecht trainierten Älteren,
- hoher Belastungsintensität v. a. Maximalkrafttests und
- schlechter Bewegungsführung und Koordination erhöht (Pollock et al. 1991).

Fehler in der Bewegungsausführung sind dabei oft Zeichen einer konditionellen bzw. koordinativen Überforderung d.h. einer zu hohen Trainingsintensität.

Konditionelle Belastungen, die orthopädische oder kardiovaskuläre Risiken auslösen, sind bei einem koordinativen Training weitgehend ausgeschlossen. Aus diesem Grund ist diese Trainingsform nur mit geringen Risiken verbunden. Trainingsspezifische Verbesserungen der Ausdauer und der Kraft werden durch ein koordinatives Training jedoch nicht erreicht. Da koordinative Defizite für die Altersmotorik typisch sind und für die große Gruppe sturzgefährdeter Senioren einen markanten Risikofaktor darstellen, sind koordinative Trainingsformen (Funktionstraining, Tanzformen, Balance-Training, Tai-Chi) relevante, defizitspezifische Bewegungsansätze mit zudem hoher Attraktivität.

Für alle genannten Trainingsformen gilt, daß sich die Bewegungstherapie bei sehr Alten in enger Abwägung von therapeutischem Nutzen und Risiko bewegt. Die intensive körperliche Belastung, die notwendig ist, Trainingserfolge zu erreichen, macht eine professionelle Trainingsführung unabdingbar.

89.8
Zusammenfassung

Mangelnde körperliche Aktivität ist typisch für viele Ältere und hochbetagte Menschen (>75 Jahre). Sie führt zu schnellerem Verfall körperlicher Leistungen gerade in einem Lebensabschnitt, in dem diese Leistungen limitierend auf Mobilität, Lebensqualität und Autonomie sein können. Lebenslang betrieben oder auch im höheren Alter aufgenommen, kann durch ein gezieltes Training der Verfall körperlicher Leistungen gebremst werden. Das Wiedererlangen bzw. die relevante Steigerung körperlicher Leistungen ist auch im hohen Alter möglich. Für viele chronische Krankheiten im Alter stellt die körperliche Inaktivität einen primären Risikofaktor dar. Bei vielen chronischen Krankheiten und deren funktionellen Konsequenzen erbringt körperliche Aktivität bzw. Training relevante Verbesserungen. Bei professioneller, streng auf die Risiken und die individuelle Leistungsfähigkeit abgestimmter Trainingssteuerung steht dem Nutzen der Bewegungstherapie nur ein gering erhöhtes Risiko gegenüber. Ein lebenslang betriebenes körperliches Training stellt möglicherweise einen Schlüssel zur These der „compression of morbidity" dar. Die durch gesunde Lebensführung und körperliches Training gewonnen Jahre können dann lebenswerte Jahre eines aktiven, unabhängigen Lebens darstellen.

Literatur

American College of Sports Medicine (ACMS) (1990) The recommended quantity and quality of exercise for developing and maintaining cardiorespiratory and muscular fitness in healthy adults. Med Sci Sports Exerc 23:265–274

American College of Sports Medicine (ACMS) (1995). ACSM's guidelines for exercise testing and prescription. Williams & Wilkins, Baltimore

Bloomfield SA (1997) Changes in musculoskeletal structure and function with prolonged bedrest. Med Sci Sports Exerc 29(2):197–206

Chandler JM, Duncan PW, Kochersberger G, Studenski S (1998) Is lower extremity strength gain associated with improvement in physical performance and disability in frail, community-dwelling elders? Arch Phys Rehabil 79:24–30

Dallosso HM, Morgan K, Basey EJ, Ebrahim SBJ, Fentem PH, Arie ATHD (1988) Levels of customary activity among the old and the very old living at home. J Epidemiol Community Health 42:121–127

Dishman R (1990) Determinants of participation in physical activity. In: Bouchard C, Shephard RJ, Stephens T, Sutton JR, McPherson BD (eds) Exercise, fitness, and health. Human Kinetics Books Champaign, Illinois, pp 75–101

Ferrucci L, Guralnik JM, Buchner D et al. (WHAS Research Group) (1997) Departures from linearity in the relationship between measures of muscular strength and physical performance of the lower extremities: The women's health and aging study. J Gerontol 52 A:M275–M285

Fiatarone MA, O'Neill EF, Ryan ND et al. (1994) Exercise training and nutritional supplement for physical frailty in very elderly people. N Engl J Med 330:1669–1775

Fries JF (1980) Aging, natural death, and the compression of morbidity. N Engl J Med 303:130–135

Guralnik JM, LaCroix AZ, Abbott RD, Berkman LF, Satterfield S, Evans DA, Wallace RB (1993) Maintaining mobility in late life. Am J Epidemiol 137:845–857

Guralnik JM, Ferrucci L, Simonsick EM, Salive ME, Wallace RB (1995) Lower-extremity function in persons over the age of 70 years as a predictor of subsequent disability. N Engl J Med 332:556–560

Hakim AA, Petrovitch H, Burchfiel CM et al. (1998) Effects of walking on mortality among nonsmoking retired men. N Engl J Med 338:94–99

Hauer K, Rost B, Rütschle K, Jung K, Oster P, Schlierf G (1998) Kontrolliert-randomisierte Studie zur ambulanten, poststationären Rehabilitation und sekundären Sturzprävention bei geriatrischen Patienten nach Sturz. (Vortrag bei der 4. Jahrestagung der Deutschen Gesellschaft für Gerontologie und Geriatrie/DGGG, Heidelberg)

Health and Welfare, Canada (1982). The Canada Health Survey. Ottawa

Hoenig HM, Rubenstein LZ (1991) Hospital-associated deconditioning and dysfunction. J Am Gerontol Soc 39:220–222

Katz S, Branch LG, Branson MH, Papsidero JA, Beck JC, Greer DS (1983) Active life expectancy. N Engl J Med 309:1218–1224

King MB, Tinetti ME (1995) Falls in community-dwelling older persons. J Am Gerontol Soc 43:1146–1154

Laukkanen P, Heikkinen E, Kauppinen M (1995) Muscle strength and mobility as predictors of survival in 75–84-old people. Age Ageing 24:468–473

Lee IM, Paffenbarger Jr RS, Hennekens CH (1997) Physical activity, physical fitness and longevity. Aging Clin Exp Res 9:2–11

Lipsitz LA, Nakajiima I, Gagnon M, Hirayama T, Connelly CM, Izumo H, Hirayama T (1994) Muscle strength and fall rates among residents of japanese and american nursing homes an international cross-cultural study. J Am Gerontol Soc 42:953–959

Mittleman MA, Maclure M, Tofler GH, Sherwood JB, Goldberg RJ, Muller JE (1993) Triggering of acute myocardial infarction by heavy physical exertion. N Engl J Med 23:1677–1683

Pollock ML, Carrol JF, Graves JE, Legget SH, Braith RW, Limacher M, Hagberg JM (1991) Injuries and adherence to walk/jog and resistance training programs in the elderly. Med Sci Sport Exerc 23:1194–1200

Pope AM, Tarlov AR (eds) (1991) Disability in America. Toward a national agenda for prevention. National Academy Press, Washington

Schroll M (1994) The main pathway to musculoskeletal disability. Scand J Med Sci Sports 4:3–12

Shephard RJ (1990) The scientific basis of exercise prescription for the very old. J Am Gerontol Soc 38:62–70

Shephard RJ (1997) Aging, physical activity, and health. Human Kinetics, Champaign, IL

Sherman SE, D'Agostino RB, Cobb JL, Kannel WB (1994) Does exercise reduce mortality rates in the elderly? Experience from the Framingham Heart Study. Am Heart J 128:965–972

Shumway-Cook A, Woollacott M, Kerns K, Baldwin M (1997) The effects of two types of cognitive tasks on postural stability in older adults with and without a history of falls. J Gerontol 52 A:M232–M240

Siskovick DS, Weiss NS, Hallstrom AP, Peterson DP (1983) Physical activity and primary cardiac arrest. J Am Med Ass 248(23):3113–3117

Spirduso WW (1995) Physical Dimensions of Aging. Human Kinetics, Champaign, IL

Tinetti ME, Baker DI, McVay G et al. (1994) A multifactorial intervention to reduce the risk of falling among elderly people living in the community. N Engl J Med 331:821–827

Vita AJ, Terry RB, Hubert HB, Fries JF (1998) Aging, health risks, and cumulative disability. N Engl J Med 338:1035–1040

Vuori I (1995) Exercise and sudden cardiac death. Effects of age and type of activity. Sports Science Rev 4:46–84

Wilkins R, Adams OB (1983) Health expectancy in Canada. Late 1970 s: demographic, regional, and social dimension. Am J Public Health, 73:1075

Wolf SL, Barnhart HX, Kutner NG, McNeely E, Coogler C, Xu T, Atlanta FICSIT-Group (1996) Reducing frailty and falls in older persons: an investigation of tai chi and computerized balance training. J Am Gerontol Soc 44:489–497

Young A (1992) Strength and power. In: Evans JG, Williams TF (ed) Oxford text Book of geriatric medicine, Oxford University Press, Oxford, pp 597–601

Kapitel 90

Gesunde vollwertige Ernährung

D. Volkert

90.1 Grundprinzipien
einer gesund erhaltenden Ernährung 824
90.2 Besonderheiten im Alter 825
90.2.1 Bedarfsangepaßte Energiezufuhr 825
90.2.2 Ausreichende Aufnahme von Nährstoffen 826
90.2.3 Reichliche Flüssigkeitszufuhr 826
90.2.4 Bewußte Wahl
ballaststoffreicher Lebensmittel 827
90.2.5 Ausreichend Kalzium und Vitamin D 827
90.2.6 Regelmäßigkeit beim Essen und Trinken 828
90.2.7 Bewegung 828
90.3 Ernährungsberatung älterer Menschen 828
90.3.1 Berücksichtigung der Gesundheits-
und Lebenssituation 828
90.3.2 Individuelle Situationsanalyse 829
90.3.3 Veränderungen der Ernährungsgewohnheiten
in kleinen Schritten 829
90.3.4 Einprägsam und leicht verständlich 830
Literatur 830

Eine bedarfsgerechte Ernährung ist in jedem Lebensalter die Voraussetzung für volle Leistungsfähigkeit, Gesundheit und Wohlbefinden. Eine längerfristig nicht dem Bedarf entsprechende Ernährung führt hingegen zu unnötigen Stoffwechselbelastungen und begünstigt die Entstehung ernährungsabhängiger Krankheiten.

Auch im Alter bedeutet richtige Ernährung aktive Krankheitsvorbeugung bzw. optimale Unterstützung bei der Krankheitsgenesung und Rehabilitation. Die folgenden Ausführungen sollen helfen, auch im Alter eine bedarfsgerechte Ernährung zu verwirklichen. Zunächst werden die Grundprinzipien einer gesund erhaltenden Ernährung kurz dargestellt, um danach auf die besonderen Anforderungen an die Ernährung im höheren Lebensalter einzugehen. Abschließend folgen einige grundlegende Aspekte, die bei der Ernährungsberatung älterer Menschen berücksichtigt werden sollten.

90.1 Grundprinzipien einer gesund erhaltenden Ernährung

Das Ziel einer gesund erhaltenden Ernährung besteht darin, Energie und alle lebensnotwendigen Nährstoffe:

- Wasser,
- Eiweiß,
- Kohlenhydrate,
- Ballaststoffe,
- essenzielle Fettsäuren,
- Vitamine,
- Mineralstoffe,
- Spurenelemente

in der richtigen Menge aufzunehmen, um längerfristig Über- oder Unterversorgung mit einem oder mehreren Nährstoffen zu vermeiden.

Da kein Lebensmittel alle Nährstoffe enthält, die der Körper braucht, wird empfohlen, die tägliche Ernährung so vielseitig und abwechslungsreich wie möglich zu gestalten. Zur weiteren Orientierung bei der Lebensmittelauswahl wird eine Einteilung der Lebensmittel in 7 Gruppen vorgenommen (Abb. 90-1).

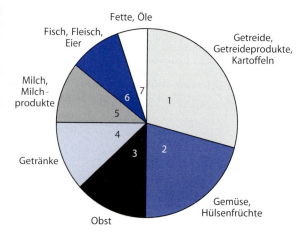

Abb. 90-1. Ernährungskreis der Deutschen Gesellschaft für Ernährung. (DGE 1997)

Jeden Tag sollen Lebensmittel aus allen 7 Gruppen auf dem Speiseplan stehen. Wie die Größe der Kreissegmente andeutet, soll der Schwerpunkt der Ernährung auf den Gruppen 1–5 liegen. Die Lebensmittel dieser Gruppen tragen wesentlich zur Versorgung des Körpers mit Vitaminen, Mineralstoffen und Spurenelementen bei.

Getreide, Getreideprodukte und Kartoffeln sind außerdem reich an Kohlenhydraten und pflanzlichem Eiweiß. Die Kohlenhydrate liegen hier in Form der sehr erwünschten Stärke vor. Brotsorten und Getreideprodukte aus dem vollen Korn liefern darüber hinaus Ballaststoffe und sollten deshalb gegenüber Produkten aus Auszugsmehl bevorzugt werden. Gemüse und Obst sind ebenfalls wichtige Ballaststofflieferanten.

Getränke versorgen den Organismus in erster Linie mit der lebensnotwendigen Flüssigkeit.

Milch- und Milchprodukte liefern hochwertiges tierisches Eiweiß und sind insbesondere durch ihren hohen Gehalt an Kalzium für eine vollwertige Ernährung unverzichtbar.

Fleisch, Fisch und Eier liefern zwar ebenfalls hochwertiges Eiweiß, Vitamine und Mineralstoffe und haben deshalb ihren Platz in der vielseitigen Ernährung, jedoch enthalten diese tierischen Lebensmittel meist unerwünscht viel Fett, Cholesterin und Purine und sollten aus diesem Grund nicht täglich gegessen werden. Zwischen Fleisch, Fisch und Eiern sollte konsequent abwechselt werden. Seefisch trägt wesentlich zur Jodversorgung bei und wird außerdem aufgrund seines relativ hohen Gehalts an essenziellen Fettsäuren (v.a. Lachs, Makrele, Hering, Sprotten) regelmäßig 1–2 mal pro Woche empfohlen.

Fette und Öle sollen aufgrund ihres hohen Energiegehalts zur Vermeidung von Übergewicht bewußt sparsam verwendet werden. Da sie für die Versorgung mit fettlöslichen Vitaminen und essenziellen Fettsäuren verantwortlich sind, sollten sie dennoch täglich auf dem Speiseplan stehen. Hochwertige Pflanzenöle, z.B. Olivenöl, Rapsöl, Distelöl, Sonnenblumenöl, sind gegenüber tierischen Fetten zu bevorzugen.

In der folgenden Übersicht sind die genannten Grundprinzipien für eine gesund erhaltende Ernährung zusammengefaßt.

Grundprinzipien einer gesund erhaltenden Ernährung

- Vielseitige und abwechslungsreiche Lebensmittelauswahl,
- täglich Lebensmittel aus allen Lebensmittelgruppen,
- reichlicher Verzehr von Getreideprodukten, Obst, Gemüse, Getränken und Milchprodukten,
- maßvoller Konsum von Fleisch und Eiern,
- regelmäßig 1–2 mal/Woche Fisch,
- sparsame Verwendung von Fetten und Ölen.

90.2 Besonderheiten im Alter

Bedingt durch verschiedene Altersveränderungen erfordern die folgenden Ernährungsaspekte bei älteren Menschen besondere Aufmerksamkeit.

90.2.1 Bedarfsangepaßte Energiezufuhr

Mit zunehmendem Alter sinkt der Energiebedarf des Körpers durch Abnahme des Grundumsatzes und meist auch abnehmende körperliche Aktivität. Richtwerte für die Energiezufuhr über 65jähriger Männer und Frauen liegen bei 1900 kcal (8,0 MJ) bzw. 1700 kcal (7,0 MJ) pro Tag (DGE 1991; Tabelle 90-1). Große individuelle Unterschiede aufgrund unterschiedlicher genetischer Voraussetzungen, körperlicher Aktivität, Gesundheits- und Ernährungssituation sind dabei zu berücksichtigen.

Dem generell abnehmenden Energiebedarf mit zunehmendem Alter muß durch Reduktion der Nahrungsenergie Rechnung getragen werden.

Eine Orientierung darüber, ob die aufgenommene Energiemenge dem Bedarf entspricht, bietet auch im Alter das Körpergewicht, das im wünschenswerten Bereich möglichst stabil sein sollte. Eine Veränderung des Gewichts zeigt – unter der Voraussetzung stabiler Hydratationsverhältnisse –, daß die im Durchschnitt täglich aufgenommene Energiemenge zu hoch oder zu niedrig war. Um unnötige Schwankungen im Körpergewicht zu vermeiden, ist eine individuelle Anpassung der Nahrungsmenge an den aktuellen Energieumsatz erforderlich.

Deutliches Übergewicht (BMI > 30 kg/m^2) ist auch im Alter belastend und sollte durch Reduzierung der Energiezufuhr abgebaut werden. Leichtes bis mäßiges Übergewicht (BMI 25–30 kg/m^2) wird dagegen im höheren Alter nach derzeitigem Wissensstand eher positiv gewertet und sollte nur bei bestehenden gewichtsbedingten Gesundheitsproblemen reduziert werden. Bei unbeabsichtigtem Gewichtsverlust und Unterernährung (s. Kap. 37) und bei erhöhtem Energiebedarf, z.B. im Fall bestimmter Krankheiten, ist

Tabelle 90-1. Richtwerte für die tägliche Energiezufuhr in verschiedenen Altersgruppen. (Nach DGE 1991)

Alter (Jahre)	Männer [kcal]	Männer [MJ]	Frauen [kcal]	Frauen [MJ]
19–24	2600	11,0	2200	9,0
25–50	2400	10,0	2000	8,5
51–64	2200	9,0	1800	7,5
≥65	1900	8,0	1700	7,0

in jedem Fall auf eine reichliche Energiezufuhr zu achten.

90.2.2
Ausreichende Aufnahme von Nährstoffen

Die enorme Reservekapazität des Verdauungssystems gewährleistet bei gesunden Senioren trotz vorhandener Funktionseinbußen mit dem Alter eine effiziente Verdauung und Absorption der Nährstoffe. Für gesunde ältere Menschen werden daher weitgehend die gleichen Nährstoffmengen empfohlen wie für jüngere Erwachsene. Für einige Nährstoffe – Kalzium, Vitamin D, Vitamin B_6 und B_{12} – werden höhere Bedarfsmengen im Alter als wahrscheinlich erachtet. Für Eisen hingegen liegt die empfohlene tägliche Zufuhrmenge bei älteren Frauen niedriger als bei jüngeren, da die Eisenverluste nach der Menopause deutlich geringer sind als vorher.

Im Krankheitsfall, insbesondere bei Erkrankungen des Magen-Darm-Trakts, und bei anhaltendem Konsum bestimmter Medikamente kann der Bedarf einzelner Nährstoffe durch reduzierte Bioverfügbarkeit oder erhöhte Ausscheidungsraten erhöht sein.

Bei unverändertem bzw. höherem Bedarf an essenziellen Nährstoffen und gleichzeitig abnehmendem Energiebedarf ergibt sich für ältere Menschen die Notwendigkeit einer erhöhten Dichte dieser Nährstoffe in der Nahrung.

Um die Entstehung von Nährstoffdefiziten zu vermeiden, müssen verstärkt Lebensmittel ausgewählt werden, die nährstoffreich sind und gleichzeitig einen geringen Energiegehalt haben. Dies sind v.a. Obst, Gemüse, Milch- und Vollkornprodukte, mageres Fleisch und Fisch.

Tabelle 90-2 zeigt die empfohlenen Lebensmittelmengen, die die Deckung des Energie- und Nährstoffbedarfs gesunder älterer Menschen ermöglichen.

Sachgerechte Lagerung – d.h. möglichst kurz, kühl und dunkel – und nährstoffschonende Zubereitung der Lebensmittel – z.B. kurze Kochzeiten, Vermeiden von Warmhaltezeiten – können ebenfalls dazu beitragen, die Nährstoffaufnahme zu optimieren.

90.2.3
Reichliche Flüssigkeitszufuhr

Auf eine reichliche Flüssigkeitszufuhr (mindestens 1,5–2 l/Tag) ist im Alter durch nachlassendes Durstempfinden und verringerte Konzentrierungsfähigkeit der Niere besonders zu achten. Da der Durst Wasserdefizite nicht mehr zuverlässig anzeigt, muß vermehrt auch ohne Durst getrunken werden. Als Getränke eignen sich Mineralwässer ebenso wie Früchte- und Kräutertees oder mit Wasser verdünnte Säfte. Auch gegen Kaffee, Schwarztee und geringe Mengen an alkoholischen Getränken gibt es bei guter Verträglichkeit keine Einwände. Milch und Säfte liefern neben Flüssigkeit wichtige Nährstoffe, müssen allerdings bei der Energiebilanz berücksichtigt werden. Neben den genannten Getränken können auch Suppen zur Flüssigkeitsversorgung beitragen. Aufgrund ihrer geringen Nährstoffdichte weniger geeignet sind Fruchtsaftgetränke und Limonaden.

Eine unzureichende Flüssigkeitsaufnahme führt aufgrund des geringeren Körperwassergehalts im Alter, der leichteren Anfälligkeit für Homöostasestörungen und der langsameren Wiederherstellung des alten Gleichgewichts schnell zu Austrocknungszuständen mit weitreichenden Folgen. Zur Sicherung

Tabelle 90-2. Empfehlungen zum Lebensmittelverzehr. (Nach DGE 1997)

Lebensmittel	Häufigkeit	Mengenangabe
1. Getreideprodukte	Täglich	5–6 Scheiben Brot (ca. 250 g)
	Täglich	1 Portion Reis oder Teigwaren (70–90 g roh) oder 1 Portion Kartoffeln (ca. 250 g)
2. Gemüse	Täglich	1 Portion gegartes Gemüse (200 g)
	Täglich	1 Portion Gemüserohkost (100 g)
	Täglich	1 Portion Salat (75 g)
3. Obst	Täglich	2 Stück oder Portionen (ca. 250 g)
4. Getränke	Täglich	1,5–2 l (Mineralwasser, Tee, Kaffee, verdünnte Säfte)
5. Milchprodukte	Täglich	Mindestens 2 Portionen; z.B. $1/4$ l fettarme Milch und 2 Scheiben Käse (60 g)
6. Seefisch	Pro Woche	1–2 Portionen (à 150 g)
Fleisch	Pro Woche	2–3 Portionen (max. à 150 g)
Wurst	Pro Woche	2–3 Portionen (max. à 50 g)
Eier	Pro Woche	Bis zu 3 Stück
7. Fette und Öle	Täglich	Maximal 40 g Streich- oder Kochfett; z.B. 2 EL Butter oder Margarine und 2 EL hochwertiges Pflanzenöl

Tabelle 90-3. Tagestrinkplan

Tageszeit	Getränk	Flüssigkeits-menge [ml]
Morgens	1 Glas Wasser	200
	2 Tassen Milchkaffee oder Tee	300
Vormittags	1 Glas Saft oder Buttermilch	200
Mittags	1 Tasse Brühe oder Suppe	150
	1 Glas Mineralwasser	200
Nachmittags	2 Tassen Milchkaffee	300
Abends	2 Tassen Kräutertee	300
	1 Glas Wein- oder Saftschorle oder Bier	200
	Zusammen	1850

einer ausreichenden Trinkmenge können ein Tagestrinkplan (Tabelle 90-3) und die in der folgenden Übersicht genannten Hinweise hilfreich sein.

> **Tips zur Sicherung einer ausreichenden Trinkmenge**
> - Morgens die Getränke bereitstellen, die im Verlauf des Tages getrunken werden sollen.
> - Eingeschenkte Getränke immer in Reichweite stellen.
> - Zwischendurch immer wieder einen Schluck trinken.
> - Ein Glas Mineralwasser oder Tee zum Essen sollte zur Gewohnheit werden.
> - Zwischen verschiedenen Getränken immer wieder abwechseln.
> - Das Trinken genießen – Getränke können ebenso wie ein gutes Essen ein Genuß sein.
> - Kontrolle der täglichen Trinkmenge: abends die getrunkene Flüssigkeitsmenge zusammenzählen.

Bei erhöhten Flüssigkeitsverlusten, z. B. im Fall von Durchfall, Erbrechen oder Fieber, ist es außerordentlich wichtig, durch reichliches Trinken möglichst schnell für einen Ausgleich der Flüssigkeitsbilanz zu sorgen. Protokollierung der Trink- und Urinmenge und Gewichtskontrollen erleichtern im akuten Fall die Überwachung.

90.2.4
Bewußte Wahl ballaststoffreicher Lebensmittel

Ballaststoffe sind zur Vermeidung der weit verbreiteten Obstipation auch im Alter ein wichtiger Bestandteil der Ernährung. Da die empfohlene Menge von 30 g/Tag nur selten erreicht wird, gehört der bewußten Wahl ballaststoffreicher Lebensmittel besondere Aufmerksamkeit. Vollkornprodukte, z. B. Vollkornbrot und Vollkornhaferflocken, Gemüse einschließlich Kartoffeln und Hülsenfrüchten sowie Obst, insbesondere Beeren und Trockenfrüchte, sollen also auch aus diesem Grund täglich auf dem Speiseplan stehen. Es muß beachtet werden, daß nur bei gleichzeitig ausreichender Flüssigkeitszufuhr eine Quellung der Ballaststoffe im Darm

Tabelle 90-4. Tagesbeispiel zur Deckung des Ballaststoffbedarfs

Lebensmittel	Ballaststoff-gehalt [g]
2 Scheiben Vollkornbrot	8,5
1 großer Apfel	3,0
1 Portion Karottensalat	6,5
1 Portion Kartoffeln	6,0
1 Scheibe Roggenmischbrot	3,0
1 Vollkornbrötchen	4,0
Zusammen	31,0

möglich ist und die gewünschte Wirkung erzielt wird.

Tabelle 90-4 zeigt, wie der Ballaststoffbedarf eines Tages gedeckt werden kann.

90.2.5
Ausreichend Kalzium und Vitamin D

Für die Knochengesundheit und den Erhalt der Knochenmasse sind neben anderen Einflußfaktoren wie Hormonhaushalt und Bewegung der Kalziumgehalt im täglichen Essen und die Vitamin-D-Versorgung entscheidend.

Die besten Kalziumlieferanten unserer Nahrung sind mit Abstand Milch und Milchprodukte. Bei Abneigung gegen Milch kann die reiche Palette verschiedenster Milchprodukte genutzt werden:

- Käse,
- Joghurt,
- Kefir,
- Buttermilch,
- Dickmilch.

Von den Käsesorten enthält v.a. Hartkäse viel Kalzium. Einige Gemüsesorten, z.B. Grünkohl, Spinat, Fenchel und Brokkoli, Hülsenfrüchte und kalziumhaltige Mineralwässer (>150 mg/l) tragen ebenfalls

Tabelle 90-5. Tagesbeispiel zur Deckung des Kalziumbedarfs

Lebensmittel	Kalziumgehalt [mg]
200 ml Milch oder Kakao	240
50 g Edamer (30% Fett i. Tr.)	400
1 Becher Fruchtjoghurt	150
2 Scheiben Weizenvollkornbrot	60
200 g Brokkoli gekocht	220
250 ml kalziumreiches Mineralwasser	125
Zusammen	1195

zur Bedarfsdeckung bei. Auch Fruchtsaftgetränke mit Kalziumzusatz können einen Beitrag zur Kalziumversorgung leisten. Tabelle 90-5 zeigt ein Tagesbeispiel zur Deckung des Kalziumbedarfs.

Die Versorgung mit Vitamin D läßt sich durch regelmäßigen Verzehr von Seefisch und – da Vitamin D auch in der Haut durch Sonneneinstrahlung gebildet wird – durch täglichen Aufenthalt an der frischen Luft sicherstellen. Bei Personen, die über längere Zeit ans Haus gebunden sind, sollte eine Supplementierung mit Vitamin D in Betracht gezogen werden.

90.2.6
Regelmäßigkeit beim Essen und Trinken

Die im Alter verringerte Anpassungsfähigkeit an extreme Situationen und leichtere Störanfälligkeit des Organismus legen Regelmäßigkeit beim Eß- und Trinkverhalten nahe. Sinnvoller als wenige große Mahlzeiten, die den Stoffwechsel übermäßig belasten, mit langen Pausen dazwischen, sind 5–6 kleinere Mahlzeiten, die gleichmäßig über den Tag verteilt werden sollten. Regelmäßigkeit ist auch beim Trinken angesagt, da sich Defizite hier besonders schnell bemerkbar machen.

90.2.7
Bewegung

Körperliche Bewegung ist untrennbar mit Ernährung, Appetit und dem Metabolismus der Nährstoffe verbunden und daher auch in Zusammenhang mit der Ernährung dringend zu empfehlen. Durch körperliche Aktivität kann der Energiebedarf erhöht und dadurch die Nährstoffbedarfsdeckung erleichtert werden. Während es bei geringem Energiebedarf (<1500 kcal/Tag) schwierig ist, alle Nährstoffe in wünschenswerter Menge aufzunehmen, werden umgekehrt mit mehr Energie gleichzeitig auch mehr Nährstoffe zugeführt.

Bewegung an der frischen Luft kann zur Verbesserung des Appetits beitragen und gewährleistet durch UV-Strahlung die zur Vitamin-D-Versorgung notwendige Vitamin-D-Produktion in der Haut.

90.3
Ernährungsberatung älterer Menschen

Zahlreiche Altersveränderungen erschweren die bedarfsgerechte Ernährung. Bei älteren Menschen muß daher ganz besonders auf die *Umsetzung* der Empfehlungen geachtet werden. Ein Beratungsgespräch mit Senioren selbst oder mit an der Versorgung beteiligten Angehörigen bietet die Möglichkeit, die Bedeutung einer adäquaten Ernährung zu verdeutlichen und die Aufmerksamkeit für die Ernährung zu erhöhen. Bei jeder einseitigen Ernährungsweise, auffälligen Änderung der Ernährungsgewohnheiten, Vernachlässigung der Ernährung, bei Appetitverlust, Gewichtsverlust oder auch starker Gewichtszunahme können durch Ernährungsberatung Problempunkte erkannt und Lösungsmöglichkeiten gefunden werden.

Die folgenden Aspekte sollten bei der Ernährungsberatung älterer Menschen besonders beachtet werden.

90.3.1
Berücksichtigung der Gesundheits- und Lebenssituation

Da sich neben den physiologische Altersveränderungen auch Veränderungen von Lebensumfeld und Gesundheitszustand auf die Ernährung auswirken, ist es außerordentlich wichtig, die aktuelle Gesundheitssituation, akute und chronische Beschwerden, Behinderungen und Beeinträchtigungen sowie die gesamte Lebenssituation in die Bemühungen um eine ausgeglichene Ernährung mit einzubeziehen. Oft sind zur Verbesserung der Ernährungssituation Maßnahmen erforderlich, die über reine Ernährungsempfehlungen hinausgehen, denn es nützt verständlicherweise wenig, Empfehlungen für eine gesunde Altersernährung auszusprechen, wenn die Voraussetzungen zu ihrer Verwirklichung fehlen. So ist z.B. bei Kaustörungen neben der Anpassung der Nahrungskonsistenz an die vorhandene Kaufähigkeit ein Zahnarztbesuch erforderlich, bei körperlichen Behinderungen können geeignete Hilfsmittel, eine Einkaufshilfe oder Essen auf Rädern die Situation verbessern, bei Depressionen oder chronischen Schmerzen ist eine angemessene medizinische Behandlung Voraussetzung für das Wiedererlangen des Appetits. In der Klinik kann ein Verzicht auf restriktive Diäten von zweifelhaftem Nutzen und soweit wie möglich

Tabelle 90-6. Häufige Probleme mit Einfluß auf die Ernährung und mögliche Maßnahmen

Problem	Mögliche Maßnahme
Appetitlosigkeit	Überprüfung der Medikamentenverordnung Medikamenteneinnahme zur richtigen Zeit Beseitigung psychischer und sozialer Ursachen Steigerung der körperlichen Aktivität
Kaustörung	Zahnbehandlung, Zahnsanierung Mundpflege, Mundhygiene
Schluckstörung	Logopädie, Schlucktraining
Probleme beim Schneiden	Hilfsmittel, Ergotherapie, Eßtraining
Immobilität	Krankengymnastik, Mobilisierung Hilfe bei Einkauf, Zubereitung, Essen Essen auf Rädern
Verwirrtheit	Aufforderung zum Essen Hilfe bei Einkauf, Zubereitung, Essen Gesellschaft beim Essen, Zuwendung Hilfsmittel
Depressionen	Angemessene medizinische Behandlung Gesellschaft beim Essen, Zuwendung
Einsamkeit	Gemeinschaftsessen Besuchsdienst

auf appetithemmende Medikamente die Nahrungsaufnahme und damit die Nährstoffversorgung verbessern.

Tabelle 90-6 gibt eine Übersicht über Probleme, die bei geriatrischen Patienten häufig die Ernährung beeinträchtigen, und über mögliche Maßnahmen zur Verbesserung der Ernährungssituation.

90.3.2
Individuelle Situationsanalyse

Das breite Spektrum unterschiedlicher Gesundheits- und Lebenssituationen im Alter erfordert auch im Hinblick auf die Ernährung ein individuelles Eingehen auf die jeweiligen Bedürfnisse. Ausgehend von der aktuellen Ernährungs- und Gesundheitssituation müssen allgemeine Ernährungsempfehlungen bei jeder Einzelperson überprüft und angepaßt werden.

Jahrzehntelang gefestigte Ernährungsgewohnheiten, besondere Vorlieben, Abneigungen oder Unverträglichkeiten sollten dabei ebenso berücksichtigt werden wie die jeweilige Kau- und Schluckfähigkeit und möglicherweise vorhandene körperliche und geistige Beeinträchtigungen. Ebenso sollten die Empfehlungen realistisch im Rahmen der individuellen Möglichkeiten umsetzbar sein.

90.3.3
Veränderungen der Ernährungsgewohnheiten in kleinen Schritten

Das Eßverhalten wird durch ein kompliziertes Geflecht psychischer und sozialpsychologischer Momente bestimmt. Falls Änderungen im Ernährungsverhalten wünschenswert oder erforderlich sind, sollten diese generell nur langsam und in kleinen Schritten angestrebt werden. Abrupte und schnelle Veränderungen sind meist weder möglich noch nötig noch sinnvoll. Im Gegenteil tragen kleine, schrittweise Änderungen langfristig mehr zur Verbesse-

Tabelle 90-7. Merkblatt zur täglichen Lebensmittelauswahl

Häufigkeit	Menge	Lebensmittel
Täglich	1	WARME MAHLZEIT
Täglich	mindestens 1	Stück OBST
Täglich	mindestens 1	Portion GEMÜSE oder SALAT
Täglich	mindestens 1	Glas MILCH und JOGHURT, QUARK oder KÄSE
Täglich	mindestens 1	Scheibe VOLLKORNBROT
Täglich	mindestens 1,5–2 L	FLÜSSIGKEIT
Mehrmals pro Woche	1	Stück FLEISCH, FISCH oder 1 EI
Außerdem nicht vergessen: BEWEGUNG im Freien!		

rung der Ernährungssituation bei, da sie mehr Aussicht auf dauerhafte Beibehaltung haben.

90.3.4
Einprägsam und leicht verständlich

Empfehlungen für ältere und insbesondere für ganz alte Menschen müssen einfach und leicht verständlich formuliert sein. Ein einfaches Merkblatt, wie in Tabelle 90-7 dargestellt, kann die Einprägsamkeit von Empfehlungen erhöhen und deren Umsetzung erleichtern.

Insgesamt darf bei den Bemühungen um eine bedarfsgerechte Ernährung keinesfalls außer acht gelassen werden, daß auch im Alter Genuß und Spaß am Essen eine wichtige Rolle spielen und nicht zu kurz kommen dürfen. Genuß beim Essen kann ein nicht unerheblicher Beitrag zur Lebensqualität im Alter sein. Der tatsächliche Nutzen und die möglichen Nachteile von angestrebten Veränderungen im Ernährungsverhalten sollten daher in jedem Einzelfall sorgfältig abgewogen werden.

Literatur

Deutsche Gesellschaft für Ernährung (DGE) (1991) Empfehlungen für die Nährstoffzufuhr. 5. Überarb., Umschau, Frankfurt aM
Deutsche Gesellschaft für Ernährung (DGE) (1997) Faltblatt „Vollwertig Essen und Trinken nach den 10 Regeln der DGE". Frankfurt aM
Mobarhan S, Trumbore LS (1991) Nutritional problems of the elderly. Clin Geriatr Med 7:191–214
Morley JE, Glick Z, Rubenstein LZ (eds) (1996) Geriatric nutrition: A comprehensive review. 2nd edn., Raven, New York
Munro H, Schlierf G (eds) (1992) Nutrition of the elderly. Nestlé Nutrition Workshop Series, Vol 29, Raven, New York
Volkert D (1997) Ernährung im Alter. Quelle & Meyer, Heidelberg

Ehe, Partnerschaft und Sexualität

G. Maier

91.1 Langjährige Partnerschaften 831
91.2 Sexualität im Alter 832
Literatur 834

Verheiratet zu sein und es bis ins hohe Alter zu bleiben, ist für Männer und Frauen über 60 Jahre nicht in gleicher Weise zu erwarten. Während die Mehrzahl der über 60jährigen Männer (76,8%) verheiratet ist, ist die Verwitwung die häufigste Familienstandsform bei den über 60jährigen Frauen (46,4%). Sogar im höheren Alter, bei den über 80jährigen, sind noch mehr als die Hälfte der Männer (55,2%) verheiratet (Frauen 9,8%), während mehr als $^3/_4$ der Frauen (79,9%) verwitwet sind (Männer 39,3%; Statistisches Bundesamt 1997). Verantwortlich für diese Differenz hinsichtlich der Familienstandsformen sind die höhere Lebenserwartung der Frauen, die Altersunterschiede in der Partnerschaft (Frauen sind durchschnittlich etwa 4 Jahre jünger als ihre Partner) sowie (noch) die Folgen des 2. Weltkrieges. Singularisierung als ein zentrales Strukturmerkmal der Situation älterer Menschen ist insofern zumeist nicht als bewußt gewählter Lebensstil anzusehen, sondern die Folge von Partnerverlust aufgrund von Trennung, Scheidung oder Verwitwung im höheren Erwachsenenalter (Auf die geringe Wahrscheinlichkeit, im höheren Alter erstmals bzw. wieder zu heiraten, kann an dieser Stelle genausowenig eingegangen werden, wie auf die gestiegene Zahl der Ehescheidungen bei langjährigen Ehen; vgl. dazu Wickert 1990 bzw. Fooken u. Lind 1996).

91.1
Langjährige Partnerschaften

Betrachtet man ausschließlich langjährige Partnerschaften bzw. jene Ehen, die nicht geschieden wurden, läßt sich feststellen, daß es in den letzten 100 Jahren fast zu einer Verdoppelung der mittleren Ehedauer gekommen ist. Paare, die sich nicht trennen, können heute damit rechnen, gemeinsam rund 45 Jahre zu verbringen (1870 waren es durchschnittlich nur etwa 23 Jahre). Für viele Verheiratete ergibt sich damit eine Zeit der „nachelterlichen Gefährtenschaft" die eine Neugestaltung der Beziehung und Anpassung an die Gegebenheiten dieser Lebensphase notwendig macht. Zu den Aufgaben, mit denen sich Männer und Frauen in der 2. Hälfte ihrer Ehe in unterschiedlichem Ausmaß auseinanderzusetzen haben, gehören u. a. (Finkel 1992):

- Der Umgang mit dem *Unabhängigwerden der Kinder,* symbolisiert durch das sog. „empty-nest". Der Auszug des letzten Kindes aus dem Elternhaus.
- Die Auseinandersetzung mit dem *Ausscheiden eines oder beider Ehepartner aus dem Erwerbsleben* und den damit verbundenen Veränderungen (z. B. in bezug auf soziale Beziehungen, die finanzielle Situation oder die Rhythmisierung und Gestaltung des Alltagslebens).
- Die Auseinandersetzung mit Anforderungen, die aus der „sandwich-position" resultieren (Erwartungen der Kinder oder alternder Eltern bzgl. Unterstützung bei der Enkelbetreuung bzw. der Pflege hilfsbedürftiger Elternteile).
- Die Bewältigung eigener *chronischer Krankheit und/oder der des Partners* sowie die Auseinandersetzung *mit Sterben und Tod.*

Im Rahmen von Studien zur *Ehezufriedenheit* über die Lebensspanne konnte zumeist ein U-förmiger Verlauf ermittelt werden; mit einem Höhepunkt zu Beginn der Ehe, einem Tiefpunkt in der durch Erziehungsaufgaben geprägten Phase, und einem deutlichen Wiederanstieg, nach dem Auszug des letzten Kindes aus dem Elternhaus. Untersuchungen zufolge schwankt der Anteil „glücklich verheirateter" älterer Paare zwischen 80% und 90% (Reynolds 1995). Für die Qualität langjähriger Partnerschaften sind v. a. „emotionale Sicherheit", „gegenseitige Solidarität und Unterstützung" sowie „der Austausch im gemeinsamen Gespräch" wichtiger als „sexuelle Intimität" (Riehl-Emde et al. 1994). Dabei können in bezug auf die Zufriedenheit auch geschlechtsspezifische Unterschiede ermittelt werden (Brandtstädter et al. 1990): Das Ergebnis, wonach sich Männer häufig zufriedener äußern als ihre Partnerinnen, wird u. a. mit einem höheren Anspruch an die Partnerschaft seitens der Frauen erklärt (z. B. bei der Verwirklichung eigener Ziele Unterstützung durch den Partner zu finden).

▪ **Beziehungskonstellationen.** Hinsichtlich der Beziehungsdynamik entwirft Rosenmayr (1994) 3 Szenarien in langjährigen Partnerschaften mit entsprechenden Beziehungskonstellationen:

1. Die von ihm bezeichneten *Festungspaare* bilden nach außen hin eine Einheit, nach innen hingegen erschöpfen sich die Partner in wechselseitigen Grabenkämpfen der Alltagsbewältigung. Es kommt zu biographisch retrospektiven Schuldzuweisungen bis einer der Partner stirbt.
2. In einer *aufgebrochenen Ambivalenz* lebenden Paare, beschreibt die Partner nach langjähriger Ehe als gefangen zwischen Ausbruchsphantasien einerseits und Veränderungsängsten andererseits. Die Partner verharren dabei zwischen beiden Polen in symbiotischer Abhängigkeit. Zwar wird die Ehe nach außen hin aufrechterhalten, nicht unbedingt dagegen die sexuelle Treue; auch Somatisierungen – in Form von Depression, Schlafstörungen, Migräne oder Magenbeschwerden – dienen zur Kompensation der erlebten Ambivalenz.
3. *Intimität und Autonomie* kennzeichnet schließlich die Paarbeziehung im 3. Szenario. Hier sind Ambivalenzen bewußt und können bearbeitet werden. Voraussetzung für diese Form der „dualen Reifung" ist die Akzeptanz des Eigen- und Anders-Seins des Partners, die von beiden auch als Bereicherung für die Beziehung erlebt wird.

▪ **Partnerschaftsverlaufsmuster.** In einer Studie, die den Zusammenhang von Sexualität, Intimität und Partnerschaft im Alter untersucht, ermittelte Fooken (1995) 4 verschiedene Partnerschaftsverlaufsmuster:

1. Nach konfliktreichen Auseinandersetzungen zu Beginn der Ehe nimmt die Reziprozität im Verlauf der Beziehung immer mehr ab. Es kommt im Alter zu *emotionaler Entfremdung und Isolation*. In dieser entfremdeten Beziehung wird die Sexualität sehr unterschiedlich ausgelebt (Sexuelles Desinteresse, Affären, Sexualität zur Ausübung von Macht und Kontrolle).
2. Charakteristisch für jene langjährigen Ehen, die sich durch ein ausgewogenes Verhältnis zwischen *individueller Autonomie und gegenseitige Bezogenheit* auszeichnen, ist die Persönlichkeit der Ehefrauen. Relativ untypisch für ihre Geburtsjahrgänge (1891–1936) unterstreichen diese befragten Frauen von Beginn der Ehe an ihre Eigenständigkeit, formulieren eigene sexuelle Ansprüche und sind gleichzeitig um gemeinsame Interessen und emotionale Bezogenheit bemüht.
3. Die *Ehe als Kameradschaft*, die zumeist aus pragmatischen Gründen geschlossen wurde, zeichnet sich im weiteren Verlauf durch Reziprozität und eine stärkere emotionale Bezogenheit auf den Partner aus. Die Ehe wird von beiden Partnern als eine gemeinsam zu bewältigende Aufgabe gesehen. War die Sexualität dieser Paare zu Beginn der Beziehung männlich geprägt, praktiziert keines der Paare Alterssexualität.
4. In der Partnerschaft als *gegenseitige Zuneigung und Hingabe* verschmelzen Ich- und Paaridentität. Diese Ehen zeichnen sich von Beginn an durch enges aufeinander Bezogensein und eine harmonisch zärtliche Beziehung aus, die bis ins Alter bestehen bleibt. Beide Partner fühlen sich im Hinblick auf die von ihnen gelebte Sexualität selbstbestimmt (dabei leben die diesem Stil zuzuordnenden Paare ihre Sexualität sehr unterschiedlich aus). Alle Paare dieses Stils können offen über ihre Sexualität und körperliche Themen sprechen.

91.2 Sexualität im Alter

Obwohl das Bedürfnis nach Zärtlichkeit und Sexualität zu den Grundbedürfnissen jedes Menschen gehört, läßt sich bezogen auf den alten Menschen feststellen, daß Sexualität im öffentlichen Diskurs entweder tabuisiert oder einseitig verzerrt dargestellt wird: Einerseits werden mit dem Alter häufig Merkmale wie „Abbau", „Funktionsverlust" und „Hilfsbedürftigkeit" assoziiert; Attribute, die in einem unvereinbaren Gegensatz zu Begriffen wie „Lust", „Sinnlichkeit" oder „Erotik" zu stehen scheinen. Andererseits findet sich zunehmend häufiger eine gegenteilige Extremposition, derzufolge Sexualität im Alter immer besser, häufiger und problemloser betrieben würde. Grundsätzlich läßt sich festhalten: Die Art und Weise, wie sich ein Mensch sexuell verhält und wie er sexuell empfindet sind Ausdruck seiner Biographie, seiner individuellen Erfahrungen sowie der jeweiligen gesellschaftlichen und historischen Umstände, die ihn geprägt haben. Es kommt zwar mit zunehmendem Lebensalter zu Veränderungen der körperlichen sexuellen Reaktionen, diese sind jedoch keinesfalls mit einem Verlust der Sexualität gleichzusetzen.

▪ **Sexualität bei älteren Frauen.** So wird bei *Frauen* insbesondere durch den Östrogenmangel die Haut von Vulva und Vagina dünner und somit anfälliger für Verletzungen und Infektionen. Brennen, Juckreiz oder schmerzhafte Einrisse können sich als mögliche

Folgen störend auf das Sexualleben auswirken. Daneben kommt es zu einer Reduktion der vaginalen Gleitsubstanz, was bei fehlender oder geringer Stimulation zu Schmerzen beim Eindringen des Penis in die Vagina führen kann. Grundsätzlich wird die sexuelle Reaktions- und Empfindungsfähigkeit von hormonellen Veränderungen nur in geringem Maße beeinträchtigt. Möglich ist, daß sich die Zeitspanne bis zum Erreichen des sexuellen Höhepunkts verlängert oder sich dessen Länge und Intensität verkürzt bzw. abschwächt. Prinzipiell ist jedoch davon auszugehen, daß Frauen, die früher zum Orgasmus fähig waren, bis ins hohe Alter weiter zum Orgasmus kommen können.

■ **Sexualität bei älteren Männern.** Bei den Männern verringern sich die Testosteronwerte. Ältere Männer reagieren auf sexuelle Erregung und Stimulation nicht mehr so rasch mit einer Erektion. Diese wird langsamer aufgebaut, ist störungsanfälliger, und es dauert länger, nach einem Samenerguß erneut eine Erektion zu entwickeln. Um zum Orgasmus zu kommen, bedarf es längerer Stimulation, das Erleben des Orgasmus kann weniger intensiv sein, die Ejakulation weniger heftig.

Prinzipiell können Frauen und Männer bis ins hohe Alter Sexualität praktizieren und Geschlechtsverkehr haben. Die Sexualität des älteren Menschen ist dabei weitgehend von seinen biographischen Erfahrungen bestimmt. Ein zeitlebens sexuell aktiver, vielseitiger Mensch, wird auch im Alter versuchen, seine sexuellen Bedürfnisse zu befriedigen und im Falle von Krankheit und Behinderung nach entsprechenden Formen der sexuellen Befriedigung suchen. Verläßliche Daten darüber, ob und wie häufig ältere Menschen sexuell aktiv sind, liegen jedoch nur sehr spärlich vor. Aufgrund geringer Rücklaufquoten bei Fragebogenuntersuchungen, der Gefahr von Antworttendenzen im Sinne „sozialer Erwünschtheit", einseitiger Stichprobenauswahl (z. B. ausschließlich Patienten) sowie eindimensionaler Fragestellungen (Untersuchungen zur Sexualität im Alter erheben häufig ausschließlich Geschlechtsverkehr) müssen die Ergebnisse der wenigen Studien sehr vorsichtig interpretiert werden. Je nach Untersuchung üben zwischen 30% und 50% der Frauen und 60% bis 75% der Männer zwischen 60 und 70 Jahren in irgendeiner Form Sexualität aus (Zettl u. Hartlapp 1997; Unger u. Brähler 1998). In einer annähernd repräsentativen Studie (Persson 1980) geben 36% der 70jährigen Ehefrauen und 52% der gleichaltrigen Männer an, koital aktiv zu sein. Die Ursachen, warum viele Menschen im Alter keine Sexualität mehr praktizieren, sind vielfältig: Ein wesentlicher Grund dafür ist der Tod des Partners. So ist die Aufgabe sexueller Aktivitäten bei älteren, verwitweten Frauen vor dem Hintergrund gesellschaftlicher Zuschreibungen (Ehe als einzig legitimer Ort zur Befriedigung sexueller Bedürfnisse) und einem – durch die unterschiedlichen Lebenserwartungen bedingten – „Männermangel" in den höheren Altersgruppen zu sehen. Auch die Unkenntnis alternativer Formen der Befriedigung (Masturbation) sowie negative Erfahrungen aus früheren Lebensphasen (mangelnde Befriedigung oder sexuelle Traumen) können im Alter zur Beendigung sexueller Aktivitäten führen. Daneben spielen die gesellschaftlich vermittelten Vorstellungen vom Älterwerden und Altsein eine wichtige Rolle. Ein zu positiv verzerrtes, an jugendlichen Vorstellungen orientiertes Altersbild kann dazu führen, daß sich ältere Frauen aufgrund normaler Alterserscheinungen (wie graue Haare, Falten) sexuell nicht mehr attraktiv fühlen. Daneben erschweren es gesellschaftliche Vorstellungen von permanenter Männlichkeit und Potenz älteren Männern – im Falle von Sexualstörungen – eine neue, den individuellen Bedürfnissen und Möglichkeiten angemessene sexuelle Identität zu entwickeln. Einseitig negative Vorstellungen, die Sexualität im Alter als bedeutungslos oder gar unnatürlich ansehen, können sich ebenfalls einschneidend auf die Lebensqualität älterer Menschen auswirken: So belegt eine Studie von Chu et al. (1987), daß in vielen Krankenhäusern bei älteren Brustkrebspatientinnen auf eine brusterhaltende Operation weniger Wert gelegt wird als bei jüngeren Frauen. Auch ein Blick in den Alltag vieler Institutionen der stationären Altenhilfe offenbart eine Vorstellung vom älteren Menschen als „asexuelles Wesen": Die Ausrichtung der Zimmer als Mehrpersonengemeinschaften, fehlende Rückzugsmöglichkeiten, die räumliche Trennung von Frauen und Männern in separate Bereiche, die Tatsache, daß einfache Höflichkeitsregeln wie „Anklopfen" häufig nicht eingehalten werden, sind Belege dafür, daß Heimbewohnern ein Mindestmaß an Intimität (als Voraussetzung um Sexualität auszuleben) selten gewährt wird.

■ **Abnahme der Sexualität durch Krankheit.**
Schließlich können Sexualstörungen im Zusammenhang mit Erkrankungen auftreten wie:

- Diabetes mellitus,
- Krebserkrankungen (z. B. im Brust- und Genitalbereich),
- koronaren Herzerkrankungen und Herzinfarkt sowie
- infolge therapeutischer Maßnahmen (zusammenfassend Zettl u. Hartlapp 1997).

Im Falle (chronischer) Erkrankungen, die möglicherweise mit Schmerzzuständen, dem Erleben von Abhängigkeit oder einer reduzierten Leistungsfähigkeit einhergehen, kann die psychische Energie so sehr abnehmen, daß positive Empfindungen durch Zärtlichkeit oder Sexualität gar nicht mehr erlebt werden können und der eigene Körper ausschließlich als Last oder Belastung empfunden wird (oder auch von Angehörigen ausschließlich unter dieser Perspektive wahrgenommen wird). Desgleichen können die mit Erkrankungen in Zusammenhang stehenden Behinderungen (wie z.B. eine fehlende Brust oder die Anlage eines Stomas) beim Betroffenen Gefühle der Scham, der Minderwertigkeit und Unattraktivität auslösen, die den Austausch von Zärtlichkeit und Sexualität stark beeinträchtigen. Dabei kann das Ausleben von Zärtlichkeit und Sexualität eine wichtige Hilfe zur Krankheitsverarbeitung darstellen, da hierbei positive Körperempfindungen genauso wie Gefühle der Geborgenheit und des Angenommen-Seins vermittelt werden.

Es kann festgehalten werden, daß ältere Menschen oft erstaunlich wenig über alters- und krankheitsbedingte Veränderungen ihrer Sexualität wissen, genausowenig wie über Möglichkeiten der Behandlung oder der Kompensation. Nimmt man darüber hinaus zur Kenntnis, daß die Mehrzahl der Älteren (insbesondere die älteren Frauen) nicht gelernt haben, offen (noch dazu mit „Fremden") über ihre Sexualität zu sprechen, kommt den behandelnden (Haus) Ärzten eine wichtige Bedeutung zu. Indem diese das Thema offen ansprechen, erleichtern sie es den Patienten Sexualität als selbstverständlichen Bereich der Lebensqualität – auch im Alter – wahrzunehmen.

Literatur

Deutscher Bundestag (Hrsg) (1994) Zwischenbericht der Enquete-Kommission „Demographischer Wandel" – Herausforderung unserer älter werdenden Gesellschaft an den einzelnen und die Politik. Zur Sache 4, Bonn

Brandstädter J, Baltes-Gätz B, Heil FE (1990) Entwicklungen in Partnerschaften: Analysen zur Partnerschaftsqualität bei Ehepaaren im mittleren Erwachsenenalter. Z Entwicklungspsych Päd Psych 22(3):183–206

Chu J, Diehr P, Feigel P et al. (1987) The effect of age on the care of women with breast cancer in community hospitals. J Gerontol 42:185–190

Finkel J (1992) Developmental tasks of the long-lived marriage. J Adult Dev, Special issue:36–51

Fooken I (1995) Geschlechterdifferenz oder Altersandrogynität? Zur Beziehungsentwicklung in langjährigen Ehebeziehungen. In: Kruse A, Schmitz-Scherzer R (Hrsg) Psychologie der Lebensalter. Steinkopff, Darmstadt, S 231–239

Fooken I, Lind I (1996) Scheidung nach langjähriger Ehe im mittleren und höheren Erwachsenenalter. Expertise. Schriftenreihe des BMFSFJ, Bd 113, Kohlhammer, Stuttgart

Persson G (1980) Sexuality in a 70-years-old urban population. J Psychosom Res 24(6):335–342

Reynolds W (1995) Marital satisfaction in later life. Int J Aging Hum Dev 40(2):155–173

Riehl-Emde A, Hänny G, Willi J (1994) Was Paare zusammenhält. Empirische Untersuchung zu den Gründen für und gegen Trennung bei Paaren in fester Partnerschaft. Psychotherap 39:17–24

Rosenmayr L (1994) Sexualität, Partnerschaft und Familie älterer Menschen. In: Baltes PB, Mittelstraß J, Staudinger UM (Hrsg) Alter und Altern: Ein interdisziplinärer Studientext zur Gerontologie. De Gruyter, Berlin, S 461–491

Statistisches Bundesamt (Hrsg) (1997) Statistisches Jahrbuch 1997 für die Bundesrepublik Deutschland. Wiesbaden

Sydow K von (1995) Sexuelle Lebensformen älterer Frauen als Thema der psychotherapeutischen, beraterischen und ärztlichen Praxis. Psychosozial 18(2):61–70

Unger U, Brähler E (1998) Sexualität im Alter – Ergebnisse einer Repräsentativbefragung. In: Kruse A (Hrsg) Psychosoziale Gerontologie. Hogrefe, Göttingen (Jahrbuch der medizinischen Psychologie. Bd. 1 Grundlagen) S 238–252

Wickert J (1990) Heiraten im Alter. In: Mayring P, Saup W (Hrsg) Entwicklungsprozesse im Alter. Kohlhammer, Stuttgart, S 15–36

Zettl S, Hartlapp J (1997) Sexualstörungen durch Krankheit und Therapie. Springer, Berlin, Heidelberg, Tokyo, New York

Soziale Unterstützung

V. Garms-Homolová

92.1 Theoretische Tradition 835
92.2 Bedeutung der sozialen Unterstützung in höherem und höchstem Alter 836
92.2.1 Kenntnisse und Kenntnislücken 837
92.2.2 Förderung der sozialen Unterstützung 837
Literatur 839

Soziale Unterstützung („social support"), die ein Individuum von seinen Angehörigen, wichtigen Bezugspersonen und vielen anderen Menschen in seiner Umgebung erhält, hat einen wichtigen Einfluß auf die Gesundheit. Das gilt für Menschen aller Altersgruppen.

1. Die soziale Unterstützung kann offenbar die Wirkung einer Reihe krankheitsfördernder Faktoren und Stressoren verringern, „abpuffern". Denn viele Studien zeigen, daß Personen, die in ein Geflecht sozialer Beziehungen gut eingebettet sind, weniger zu bestimmten Erkrankungen neigen, als diejenigen, die keine oder nur unbefriedigende soziale Beziehungen unterhalten. Besonders die emotionale Unterstützung scheint dazu geeignet zu sein, den Streß, der das Erkranken begünstigt, aufzufangen.
2. Die soziale Unterstützung trägt dazu bei, die Fähigkeiten der Menschen zur Bewältigung der (chronischen) Erkrankungen zu stärken: So erhöht die soziale Unterstützung die Heilungschancen z.B. bei Krebs und fördert den Rehabilitationserfolg, etwa bei Herzinfarkt (Badura et al. 1988).
3. Die soziale Unterstützung wirkt sich in einer direkten Weise aus, als ein Substitut für die eingeschränkten eigenen körperlichen, mentalen und sozialen Fähigkeiten des betroffenen Kranken. Diese dritte Perspektive spielt in der Gerontologie und Geriatrie die größte Rolle.

92.1 Theoretische Tradition

Es gibt viele Definitionen der „sozialen Unterstützung" (Cassel 1974; Cobb 1976; House 1981; Kahn u. Autonucci 1980; Shumaker u. Browell 1984; Schwarzer u. Lepin 1989). House (1981) definiert sie z.B. als eine zwischenmenschliche Transaktion, die eine oder mehrere Komponenten hat:

- die emotionale Komponente,
- die instrumentelle Hilfe und
- die Information über das Selbst und die Umwelt (vgl. Abb. 92-1).

Zu der emotionalen Unterstützung wird die Akzeptanz, das Verständnis und die Ermutigung gezählt, die der Unterstützungsempfänger (Rezipient) von seiner sozialen Umwelt oder von einzelnen Bezugspersonen erhält, wobei nicht nur die tatsächliche Unterstützung, sondern bereits deren subjektive Wahrnehmung durch den Rezipienten entscheidend ist. Die „instrumentelle Unterstützung" umfaßt verschiedene materielle Hilfen und konkrete Unterstützungsleistungen. Soziale Unterstützung ist aber auch die Unterstützung durch Information. Dazu zählen Hinweise, aber auch das Feedback, das dem Rezipienten hilft, seine Person und sein Handeln zu reflektieren.

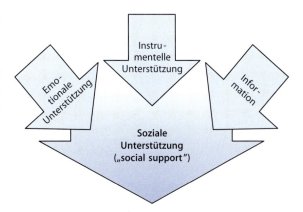

Abb. 92-1. Komponenten der sozialen Unterstützung

Einzelne Definitionen betonen den Austauschcharakter von „social support".

Denkmodelle

■ **„Social-support-Konzept".** Es ist nicht nur die erhaltene, sondern gleichermaßen auch die gewährte Unterstützung, die für das „Social-support-Konzept" und seine Implikation bei der Erklärung von Krankheitsentstehung und -bewältigung von Bedeutung sind. Dieses wird in der Abb. 92-2 dargestellt, die illustriert, daß zur sozialen Unterstützung grundsätzlich die Perspektive des Empfängers, des Helfers und auch die Außenperspektive gehört. Letztere fokussiert auf die Interaktion zwischen den beiden erstgenannten Parteien.

Trotz der wahren Flut an Forschungsergebnissen zu dieser Thematik, die seit den 70er Jahren veröffentlicht wurden, gelang es den Forschern nicht, die Wirkungsmechanismen von „social support" vollständig offenzulegen und herauszufinden, warum die soziale Unterstützung so nachhaltige Effekte zeitigt. Im Zusammenhang mit der Gesundheitserhaltung und Krankheitsbewältigung sind v.a. die emotionale Unterstützung und der Charakter zwischenmenschlicher Interaktion von Bedeutung.

■ **Netzwerkkonzept.** Ein zweites Denkmodell, das viel zum Verständnis der sozialen Unterstützung beigetragen hat, ist das Netzwerkkonzept. Diese ursprünglich aus der Anthropologie stammende bildhafte Darstellung von Lebens- und Beziehungsformen (Barnes 1954) erweist sich als geeignet, die Struktur, Bedeutung und Tragfähigkeit informeller Beziehungen zu erklären, dieses insbesondere – ähnlich wie beim „Social-support-Konzept" – im Zusammenhang mit Gesundheitsrisiken und Ressourcen, die ein Individuum zur Bewältigung von Krankheiten braucht.

Das Netzwerkkonzept repräsentiert den Ansatz, auf dessen Basis die informelle Gesundheitsarbeit, Pflege und Hilfe für alte Menschen am häufigsten analysiert wird.

In der Frühphase des wissenschaftlichen Interesses für das Netzwerkkonzept spielten persönliche, „individuumzentrierte" Netzwerke und die unmittelbare interpersonelle Umgebung des Individuums (oft „des Patienten") eine herausragende Rolle. Nach und nach erweiterte sich die Perspektive. In den Mittelpunkt des Interesses rückte die Vermittlungsfunktion, die sich aus der Stellung des informellen sozialen Netzes zwischen dem Individuum und gesellschaftlichen Megainstitutionen, etwa den Einrichtungen der Gesundheits- und sozialen Sicherung, ergibt („mediating structure"; Levin u. Idler 1981). Auch diese Funktionen eines Puffers, Wegbereiters und Vermittlers, die den informellen Netzen eigen sind, gehören zur sozialen Unterstützung. Die individuumzentrierten, informellen Netzwerke haben viele Berührungspunkte (sog. Schnittstellen) mit organisierten gesellschaftlichen Netzen und Institutionen. An diesen Schnittstellen können einerseits leicht Konflikte zwischen den informellen Helfersystemen und der organisierten Versorgung entstehen, andererseits jedoch auch Verknüpfungen, die für die Stützung, Absicherung und Versorgung des Individuums von einer konstitutiven Notwendigkeit sind. In Gesundheitssystem und in der Altenhilfe bemüht man sich neuerdings intensiv, diese positiven Verknüpfungen zu fördern und anzubahnen – man spricht von Vernetzung, wobei dieser Begriff jüngst fast nur noch für die Anbahnung von Relationen zwischen institutionalisierten Hilfe- und Versorgungseinrichtungen verwendet wird. Die Tatsache, daß das Netzwerkkonzept ursprünglich primär für informelle Beziehungen, deren Struktur, Intensität, Qualität und Wirkungsweise verwendet wurde, scheint beinahe schon vergessen zu sein.

92.2
Bedeutung der sozialen Unterstützung in höherem und höchstem Alter

Bei der Erforschung sozialer Unterstützung älterer und alter Menschen finden einzelne Aspekte der dargestellten Konzepte eine ungleiche Beachtung. So z.B. wurde und wird die Struktur des unterstützenden sozialen Netzes umfassend beforscht. Dabei geht es konkret um Fragen des Vorhandenseins unterstützender Beziehungsnetze bzw. darum, ob im höheren und höchsten Alter der Kreis von Bezugspersonen automatisch reduziert wird, was zur Isolation und Einsamkeit führen würde. Die Forschungsergebnisse konnten diese Vorstellung mehrfach widerlegen.

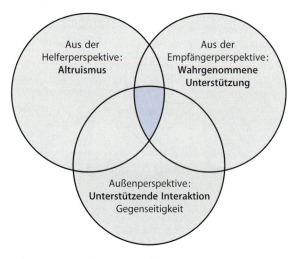

Abb. 92-2. Was gehört zur sozialen Unterstützung?

Trotzdem hält sie sich noch in Teilen der Öffentlichkeit, aber auch bei vielen Vertretern von Gesundheitsberufen, namentlich bei Ärzten, die ihren therapeutischen Nihilismus angesichts alter Patienten auf diese Weise rechtfertigen: „Den alten Menschen fehlt nichts, sie sind nur isoliert!". Diese Meinung ist kennzeichnend für das tendenziell negative Bild des Alters in unserer Gesellschaft, das trotz jahrzehntelanger gerontologischer Forschung eine große Beständigkeit aufweist.

Freilich wird nicht bestritten, daß sich das soziale Netz vieler alter Menschen mit zunehmendem Alter drastisch verändert. Nicht allein die Verwitwung ist dafür ausschlaggebend, sondern v.a. das Wegsterben gleichaltriger Bezugspersonen und Geschwister. Auch die ungleiche Mobilität der Jüngeren und Alten trägt dazu bei, daß sich das Netz der Alten verkleinert und ausdünnt; oft reduzieren sich auch seine Unterstützungspotentiale. Diese Tendenz wird dadurch verstärkt, daß im Zuge des gesellschaftlichen Wandels die altruistischen Orientierungen zu Gunsten der individuellen Selbstverwirklichung an Verbindlichkeit verlieren.

92.2.1
Kenntnisse und Kenntnislücken

Generell muß konstatiert werden, daß das Konzept der sozialen Unterstützung bei gerontologischen Fragestellungen nur selektiv und reduktionistisch umgesetzt wurde. Es gibt Dimensionen der sozialen Unterstützung und des sozialen Netzes, über die umfassende Informationen vorliegen. Andere Dimensionen sind so gut wie unbekannt. Auf einige Ungleichgewichtigkeiten wollen wir nachfolgend hinweisen:

- Die Erforschung von „family care giving" boomt, viele Fragen bleiben offen. Vergleichsweise wenig ist über soziale Unterstützung im Kreise der erweiterten Verwandtschaft und bei nichtverwandten Bezugspersonen bekannt. Ebenso klaffen Erkenntnislücken hinsichtlich der Relevanz und Tragfähigkeit von Lebenspartnerschaften ohne Trauschein, obwohl diese, wie unsere eigenen und auch fremde Studien zeigen, von einem großen Prozentsatz alter (verwitweter) Männer unterhalten werden (AG Gesundheitsanalysen und soziale Konzepte 1991; Spitze et al. 1992). Vieles deutet darauf hin, daß die Unterstützungspotentiale dieser Partnerschaften strapaziert werden, etwa durch die ablehnende Haltung erwachsener Kinder, durch Intoleranz seitens berufsmäßiger Helfer und Behörden und durch diskriminierende Gesetze.

- Soziale Unterstützung wird auf die instrumentelle Dimension, auf das Helfen und Pflegen im Falle von Krankheit und Pflegebedürftigkeit, reduziert. Die emotionale Komponente der sozialen Unterstützung (s. Abb. 91-1) findet seltener Beachtung. Wenig ist bekannt über die im anderen Kontext als so bedeutsam identifizierte Interaktion und die Vermittlungsfunktion.

Eine der Konsequenzen dieser Ausrichtung ist die Vernachlässigung der Thematik im Zusammenhang mit den institutionalisierten alten Menschen in der wissenschaftlichen Forschung. Die wenigen vorliegenden Studien (z.B. Stull et al. 1997) zeigen, daß „social support" im Heimkontext einen positiven Einfluß hat, auch wenn sich das Schwergewicht von instrumenteller und physischer Unterstützung in Richtung eines rein psychosozialen Beistands verschiebt. Sonst aber wissen wir wenig über die Unterstützungsmechanismen, denn verfügbare Veröffentlichungen berichten über andere Schwerpunkte, etwa die Konflikte zwischen familiären und professionellen „caregivers" und über das Nachlassen der Unterstützungsintensität.

- Soziale Unterstützung wird vornehmlich nur als die gewährte Unterstützung betrachtet, wobei die alte Person in der Regel als der Empfänger, der Hilfebedürftige und Gepflegte gesehen wird. Weit seltener wird auf die Transaktionsbeziehung fokussiert, im Zuge derer die Älteren abwechselnd die Rolle des Unterstützenden als auch des Unterstützungsbenefizienten bekleiden. Die Angehörigen und andere Bezugspersonen erscheinen meist als „Lasttragende". Speziell Frauen – Ehepartnerinnen (Fischer et al. 1995), Töchter, Schwiegertöchter – übernehmen in unserer Gesellschaft die Verpflichtung, für alte Angehörige zu sorgen. Seit Jahren konzentriert sich die Forschung auf Angehörige demenziell erkrankter Personen. Es zeigt sich, daß die Unterstützungsarbeit und Pflege weitreichende gesundheitliche Konsequenzen für die „caregivers" haben kann. Empirische Studien belegen emotionale Überforderungserscheinungen, vermehrtes Auftreten von psychosomatischen Problemen und nicht zuletzt Selbstisolation der Pflegenden.

92.2.2
Förderung der sozialen Unterstützung

An der Tatsache, daß Pflege und Betreuung chronisch kranker und pflegebedürftiger Personen in der Bundesrepublik weitestgehend den Angehörigen und anderen informellen Helfern aus dem Kreis unmittelbarer Bezugspersonen der Betroffenen obliegen,

Tabelle 92-1. Diagnosebezogene Aspekte der Förderung sozialer Unterstützung von geriatrischen Patienten und Patientinnen

Erkrankung	Auswirkungen sozialer Unterstützung auf den Zustand des Patienten	Gefährdungen sozialer Unterstützung, Probleme	Förderung sozialer Unterstützung: Schwerpunkte von Beratung und Intervention
Arthritis, Osteoarthritis	Positiver Einfluß auf die Fähigkeit, Schmerzen und Funktionseinschränkungen zu bewältigen. Fehlende bzw. geringe soziale Unterstützung erhöht die Depressivität von Patienten.	Beziehungen zwischen den Kranken und ihren Angehörigen/Bezugspersonen sind besonders konfliktanfällig.	Qualität sozialer Beziehungen verdient Aufmerksamkeit. Positive Unterstützung von Selbstwertgefühl bei Helfern und Patienten ist erforderlich. Vermittlung und Moderation bei (Langzeit-) Konflikten ist eine wichtige Aufgabe professioneller Helfer.
Chronische obstruktive Lungenerkrankung (COPD)	Positiver Einfluß auf körperliche Funktionsfähigkeit und Selbsteinschätzung der Patienten.	Soziale Unterstützung ist zerbrechlich, wenn nur eine Quelle sozialer Unterstützung vorhanden ist.	Emotionale und instrumentelle Unterstützung ist für Helfer und Patienten erforderlich.
Demenzielle Erkrankungen	–	Schwerste emotionale Belastung für Angehörige und Bezugspersonen durch Aussichtslosigkeit des Zustandes, durch kognitive Veränderungen und Verhaltensauffälligkeiten des Kranken. Verlust sozialer Kontakte und Isolation auf Seiten der „caregivers". Krankheitsanfälligkeit und Gefahr von Depressivität bei Angehörigen und informellen Helfern. Soziale Unterstützung ist besonders gefährdet, wenn: – die Betreuung/Unterstützung nur einer einzigen Person angelastet wird (Partner), – wenn diese Person selbst hochbetagt ist.	Den Angehörigen/Bezugspersonen sollte emotionale Unterstützung, Beratung, Gesprächsgruppen, regelmäßiger medizinischer Check-up, Infektionsprophylaxe, Entscheidungshilfen bei erforderlich werdender Institutionalisierung des Patienten und Gewaltprophylaxe.
Diabetes mellitus	Positiver Einfluß auf die Selbstversorgungsmotivation und -fähigkeit, auf Compliance und Bereitschaft, diätetische Vorgaben einzuhalten.	Hohe Anforderungen an das praktische Management der Erkrankung.	Angehörige und informelle Helfer benötigen – wie die Patienten – eine genaue Kenntnis der Erkrankung und praktische Unterweisung hinsichtlich der Kontrollmaßnahmen, Diät, Medikation, Körperpflege, Aktivität etc.
Krebserkrankungen	Positive Auswirkung auf körperliche Abwehrkräfte, Regenerationsfähigkeit und auf den Lebenswillen. Die Effekte der sozialen Unterstützung variieren bei unterschiedlichen Erkrankungen und mit dem Wechsel des Krankheitsstadiums.	Gefahr sozialer Isolation des Patienten und informeller Helfer. Das Bedürfnis der Patienten nach emotionaler Unterstützung läßt sich häufig nicht ohne weiteres befriedigen.	Psychosoziale Beratung und Unterstützung von Patienten und deren Bezugspersonen ist unbedingt erforderlich. Emotionale Beziehungen sollten gefördert werden.
Schlaganfall	Forschungsergebnisse sind widersprüchlich.	Kommunikationsprobleme als Folge der Erkrankung. Gegenseitigkeit der sozialen Beziehungen und Unterstützung leidet.	Notwendig sind: Förderung einer realistischen Einstellung zu der Erkrankung, Gesprächsgruppen, Unterweisung in Pflegemaßnahmen, Gewaltprophylaxe.

sollte sich auch mit der Einführung der sozialen Pflegeversicherung nichts verändern. Diese Situation wurde und wird aus verschiedenen Gründen kritisiert. Trotzdem muß positiv hervorgehoben werden, daß die informelle Unterstützung durch die Pflegeversicherung faktisch zum ersten Mal offiziell als förderungswürdig anerkannt wurde (z. B. § 3 SGBXI). Den Angehörigen werden Kurse (§ 45 SGB XI) und Beratungsbesuche (§37 SGB XI) offeriert. Ihnen stehen Leistungen zur sozialen Sicherung zu. Auch diese Maßnahmen sind die Konsequenz zahlreicher Studien, in welchen belegt wird, daß die Unterstützung alter pflegebedürftiger Menschen regelmäßig eine Überforderung und Langzeitbelastungen induziert. Um die „caregivers" zu unterstützen, werden – neben den in der Pflegeversicherung vorgesehenen Kursen – Gesprächsgruppen und Beratungsangebote organisiert (Hedke-Becker 1990). Letztere Angebote sind überwiegend auf die Belange von Angehörigen und Helfern jener alter Menschen zugeschnitten, die an demenziellen Krankheiten leiden; die Situation dieser informellen Helfer wird seit Jahren intensiv erforscht (Kriegsman 1995; s. Tabelle 92-1).

Noch zu wenig Aufmerksamkeit wird den „outcomes" der verschiedenen Förderungsprogramme gewidmet, obwohl mittlerweile die verfügbaren Metaanalysen zeigen, daß nicht alle Programme gleichermaßen wirksam sind. Während sich Gruppenangebote dazu eignen, das emotionalen Befinden zu verbessern, tragen sie selten zur Verringerung der Gesamtbelastungen bei. Individuelle Intervention erweist sich entlastender als Gruppenintervention. Sehr wirksam und oft dringender als Kurse und Beratungsangebote für Familienangehörige sind konkrete, entlastende Maßnahmen, etwa Entlastungspflege („respite"), Notfallpflege etc. In der Regel wird eine Kombination verschiedener Maßnahmen für erforderlich gehalten. Empfehlenswert erscheint auch die Beachtung der diagnose- bzw. krankheitsspezifischen Problemlagen und Eigenheiten der sozialen Unterstützung. Speziell für Ärzte und Pflegemitarbeiter haben wir diese in der Tabelle 92-1 zusammengestellt.

Grundsätze informeller sozialer Unterstützung

Aus bisherigen Erfahrungen und Analysen resultieren folgende Grundsätze, die bei der Förderung der informellen sozialen Unterstützung berücksichtigt werden sollten:

- Die Förderung informeller Hilfe sollte grundsätzlich auf einem multidisziplinären Konzept basieren, da sowohl „handfeste" Unterstützungsleistungen, materielle Hilfen als auch ein ideeller Beistand benötigt werden. Es reicht also nicht aus, sich entweder nur auf das „pflegerische Konzept" oder nur auf das „sozialpädagogische Konzept" und das Modell der „psychosozialen Betreuung" zu berufen. Pflege, Sozialarbeit, Medizin und Psychologie – alle diese Disziplinen bieten wertvolle Grundlagen für die Arbeit mit Angehörigen und informellen Helfern der Pflegebedürftigen.
- Diese Helfer brauchen sowohl die Unterweisung in Pflegetechniken als auch die Rückversicherung, daß ihre Arbeit „nützlich" und „richtig" ist. Sie benötigen die Unterstützung bei der Alltagsorganisation und Strukturierung der zahlreichen Aufgaben, Hilfe bei finanziellen Regelungen, zeitweiligen Entlastung, viele Informationen, Möglichkeiten der Kontaktpflege und private wie öffentliche Anerkennung.
- Die Schwerpunktsetzung sollte sich nicht nur nach interindividuellen Unterschiede zwischen einzelnen Bezugspersonen richten. Ausschlaggebend sollten die Differenzen in den Problemlagen sein, die v. a. durch die Erkrankungs- und Behinderungsart der pflegebedürftigen Personen determiniert sind (vgl. Tabelle 92-1).
- Die Arbeit mit Angehörigen alter Menschen, die unter einer demenziellen Erkrankung leiden, stellt grundsätzlich andere Anforderungen, als z. B. die Arbeit mit den Partnern von Schlaganfallpatienten. Es bedeutet aber auch, daß die Angehörigen, die gerade erst die Pflege aufgenommen haben, andere Bedürfnisse haben, als die Pflegenden von Terminalkranken oder diejenigen, deren pflegebedürftige Angehörige vor Kurzem verstarben. „Outcome-Studien" sollten dazu dienen, bisherige Maßnahmen zu optimieren.

Literatur

AG Gesundheitsanalysen und soziale Konzepte an der FU Berlin und interdisziplinäre AG für angewandte soziale Gerontologie an der GH Kassel (Hrsg) (1991) Alte Menschen in der Stadt und auf dem Lande. Deutsches Zentrum für Altersfragen, Berlin, (Beiträge zur Gerontologie und Altenarbeit, Bd 82, 251 S)

Badura B, Kaufhold G, Lehmann H, Pfaff H, Richter R, Schott T, Waltz M (1988) Soziale Unterstützung und Krankheitsbewältigung – neue Ergebnisse aus der Oldenburger Longitudinalstudie 41/2 Jahre nach Erstinfarkt. Psychother Psychosom Med Psychol 38(1):48–58

Barnes JA (1954) Class and committees in a Norwegian Island Parish. In: Hum Rel 7:39–58

Cassel J (1974) Psychosocial processes and „Streß". Theoretical formulation. Int J Health Sci 4:471–482

Cobb S (1976) Social support as a moderator of life stress. Psychosom Med 38:300–314

Fischer GC, Rohde JJ, Tewes U (1995) Die Situation über 60 Jahre alter Frauen mit einem pflegebedürftigen Ehemann. Kohlhammer, Stuttgart (Schlußbericht zum interdisziplinären Forschungsprojekt)

Hedke-Becker A (1990) Die Pflegenden pflegen. Gruppen für Angehörige pflegebedürftiger alter Menschen. In: Deutscher Caritasverband (Hrsg) Eine Arbeitshilfe. Lambertus, Freiburg Br

House JS (1981) Work, stress and social support. Addison & Wesley, Reading, MA

Kahn TL, Antonucci TC (1980) Convoys over the life course: attachment, roles, and social support. Life Span Develop Behav 3:269–276

Kriegsman DM (1995) Chronic diseases, family features, and physical functioning in elderly people. Medizinische Doktorarbeit an der Vrije Universiteit Amsterdam, Thesis, Amsterdam

Levin LS, Idler EL (1981) The hidden health care system. Mediating structures and medicine. Ballinger, Cambridge

Schwarzer R, Lepin A (1989) Sozialer Rückhalt und Gesundheit. Hogrefe, Göttingen

Shumaker SA, Brownell A (1984) Toward a theory of social support: closing conceptional groups. J Soc Iss 40(1):11–36

Spitze G, Logan JR, Robinson J 1992 Family structure and changes in living arrangements among elderly nonmarried parents. J Gerontol 47(6):289–296

Stull DE, Cosbey J, Bowmann K, McNutt W (1997) Institutionalization. A continuation of family care. J Appl Gerontol 16(4):379–402

Ärztliche Fahreignungsberatung älterer Menschen – Eine Handanweisung

U. Buchholtz

93.1 Einführung 841
93.2 Allgemeine Grundlagen der ärztlichen Beratung älterer Menschen 841
93.2.1 Der Eignungsbegriff 841
93.2.2 Begutachtung 842
93.2.3 Zur rechtlichen Situation 842
93.2.4 Risikofaktor „Alter" 843
93.2.5 Altersabbau und Kompensation 843
93.2.6 Komplikation „Altersstarrsinn" 844
93.3 Spezielle Alterserkrankungen und ihre verkehrsmedizinische Wertung 844
93.3.1 Sensorische Störungen 844
93.3.2 Herz- und Kreislauferkrankungen 845
93.3.3 Psychiatrische und neurologische Erkrankungen 846
93.3.4 Diabetes mellitus und andere Erkrankungen 846
93.4 Fahren unter Medikamenteneinfluß 846
Literatur 847

Erstes Ziel dieses Kapitels ist es, die fachlichen Voraussetzungen für eine verkehrsmedizinische Bewertung der wichtigsten Alterserkrankungen zu vermitteln. Zweites Ziel ist es, Hilfsstellung bei der ärztlichen Beratung älterer Patienten zu geben, wenn es um Fragen der Fahreignung geht. Aber nicht nur Führerscheininhaber oder -bewerber benötigen Rat, ebenso ältere Nichtinhaber, weil auch sie als Fußgänger oder Radfahrer vermehrt unfallgefährdet sind. Da Verletzungen sich bei Älteren schwerwiegender auswirken und die Heilungschancen geringer als bei Jüngeren sind, wird sich Prävention durch Beratung bezahlt machen.

93.1
Einführung

Epidemiologie (z. B. Unfallstatistiken) und verkehrsmedizinisches Wissen zu unserem Thema sind lückenhaft, so daß es unumgänglich ist, auf die kasuistischen Erfahrungen als Gutachter und Berater zu rekurrieren. Beim Transfer der hieraus resultierenden Empfehlungen ist Vorsicht geboten. Auch die Begutachtungsleitlinien „Krankheit und Kraftverkehr" (im Weiteren: Grundsatzgutachten) des Gemeinsamen Beirats für Verkehrsmedizin bei den Bundesministerien für Verkehr und Gesundheit (Lewrenz u. Friedel 1996) haben Empfehlungscharakter. Im gewiß selteneren Einzelfall kann der Berater/Gutachter davon abweichen, wenn fachlich überzeugende Gründe vorliegen.

Daraus ergeben sich 3 praktische Konsequenzen:

1. In jeder Praxis und Klinik, die mit älteren Patienten zu tun haben, sollte das oben erwähnte Grundsatzgutachten als Beratungsgrundlage vorliegen.
2. Die Tatsache der Beratung, ihr Inhalt und die notwendige Begründung der Fahreignungsaussage in Akte, Arztbrief oder anderswo, sollte möglichst mit Unterschrift des Patienten dokumentiert werden.
3. Gleichzeitig oder später sollten behandelnde Kollegen informiert sein, so daß z. B. Klinik- und Hausarzt am gleichen Beratungsstrang ziehen.

Manchmal will der Arzt sein kuratives Verhältnis zum Patienten durch eine Beratung der Führerscheinfrage nicht belasten oder er sucht Unterstützung, weil es ihm schwerfällt, aus seiner Helferrolle zu schlüpfen und die Interessen der Verkehrssicherheit angemessen zu vertreten. Er hat dann die Möglichkeit, die Beratung, natürlich mit Einverständnis des Patienten, z. B. an die amtlich anerkannten Medizinisch-Psychologischen Einrichtungen (TÜV, DEKRA, Pima, AVUS u. a.), die in der Bundesrepublik Deutschland flächendeckend vorhanden sind, zu delegieren.

Hier kann Beratung durch Arzt und Psychologen u. U. mit Hilfe verkehrsspezifischer Leistungstestung oder einer praktischen Fahrprobe erfolgen.

93.2
Allgemeine Grundlagen der ärztlichen Beratung älterer Menschen

93.2.1
Der Eignungsbegriff

Der beratende Arzt sollte die beiden Seiten der Medaille „Fahreignung" kennen:

- Verwaltungsrechtlich gesehen, ist Fahreignung die notwendige Bedingung für Erteilung und Verbleib

der Fahrerlaubnis. Ist sie nicht mehr gegeben, ist die Zulassungsbehörde verpflichtet, die Fahrerlaubnis und damit den Führerschein (FS) nach § 4 StVG zu entziehen oder vorzuenthalten.
- Fachlich gesehen, beinhaltet Fahreignung die physischen und psychischen Voraussetzungen, die den Fahrer in die Lage versetzen, ein Fahrzeug auf lange Sicht, auch in schwierigen Verkehrssituationen, zuverlässig zu führen, oder im Falle einer temporären Fahruntüchtigkeit (z. B. Alkoholeinfluß, fiebrige Erkrankung) auf eine aktive Verkehrsteilnahme zu verzichten. Die Fahreignungsdiagnostik beinhaltet immer ein Stück Prognostik, da sie davon ausgeht, daß Fahreignung ein stabiles Merkmal der Persönlichkeit ist.

Nicht so sehr kalendarisches Alter, nicht alleine Diagnose und Therapie determinieren die Fahreignung, sondern im hohen Ausmaß auch bestimmte Persönlichkeitsmerkmale (Verantwortungsgefühl, Risikofreude u. a.) und besonders auch der Umgang mit dem eigenen Altersabbau, mit Krankheit und Therapie. Diese wichtigen psychologischen Fahreignungsvoraussetzungen sind im Psychologischen Gutachten „Kraftfahreignung" aufgeführt (Kroj 1995), das demnächst mit dem Grundsatzgutachten vereint werden soll. Die Auswirkungen der neuen Fahrerlaubnisverordnung (FeV) vom 24.06.1998 auf die Fahreignungsbegutachtung können hier nicht erörtert werden, da noch Erfahrungen fehlen. Für unser Thema wird sich wahrscheinlich wenig ändern. Neu ist allerdings, daß der behandelnde Arzt nicht auch Gutachter sein darf. Behandlung und Begutachtung sollen getrennt werden, um die Objektivität zu gewährleisten. Außerdem muß der begutachtende Facharzt künftig eine verkehrsmedizinische Zusatzqualifikation aufweisen. Die Voraussetzungen hierfür sind bei den zuständigen Landesärztekammern zu erfragen. Ausdrücklich verankert ist aber die Möglichkeit, eine medizinisch-psychologische Untersuchung (MPU) im Anschluß an eine ärztliche Begutachtung für die älteren Fahrer durchzuführen, wenn sie vom begutachtenden Arzt empfohlen wird. Hier soll dann die Frage schlüssig beantwortet werden, ob altersbedingte Beeinträchtigungen im Leistungsbereich kompensiert werden können.

Die neue FeV beinhaltet auch eine andere Führerscheinklasseneinteilung. Die alten und neuen Führerscheinklassen lassen sich nicht exakt zur Deckung bringen. Folgende Zuordnung kann aber brauchbar sein (E = Anhängerkombination):

- Führerscheinklasse 1 – A, A1 (Krafträder mit und ohne Beiwagen),
- Führerscheinklasse 2 – C, CE, C1 (Kraftwagen mit mehr als 3.5 t Ges. gew.),
- Führerscheinklasse 3 – B, BE (Kraftwagen mit max. 3.5 t Ges. gew.),
- Führerscheinklasse 4, 5 – M, L, T (Moped, Mokick, landwirtschaftl. Kfz),
- KOM – D, DE, D1, D1, E (Kraftomnibus mit mehr als 8 Sitzplätzen).

Im weiteren Text werden zwar die alten Führerscheinklassen aus Gründen der Vertrautheit noch beibehalten, aber mit den neuen Klassen in Klammern ergänzt.

93.2.2
Begutachtung

Von der Fahreignungsberatung ist die -begutachtung zu trennen, die der Verkehrsbehörde als Entscheidungshilfe, z. B. für den Entzug oder die Neuerteilung der Fahrerlaubnis, dient. Je nach Erkrankungs- bzw. Behinderungsart oder Verkehrsauffälligkeit werden von ihr ein ärztliches Gutachten durch den zuständigen Facharzt oder/und zusätzlich ein medizinisch-psychologisches Gutachten verlangt. Zum Beispiel kann ein Augenarzt in seinem Gutachten eine MPU empfehlen, weil sich die Frage der Leistungskompensation bekannter Sehdefekte stellt. Schon erwähnt wurde die Fahrprobe, in der systematische Fahrfehler aufgedeckt werden können. Noch erwähnenswert ist das kraftfahrtechnische Eignungsgutachten (KEG), das technische Auflagen verbindlich im Führerschein festlegt (z. B. Bremskraftverstärkung bei einem körperbehinderten Patienten). Betont werden soll, daß bei allen Arten der Beratung und Begutachtung der Patient/Klient selbst Auftraggeber ist und in der Regel auch die Kosten bestreitet. Es sollte aber zuvor geklärt werden, ob ein Versicherungsträger oder evtl. der Arbeitgeber die Kosten übernimmt.

93.2.3
Zur rechtlichen Situation

Die Gesetzeslage (nach § 315c StGB) sieht vor, daß der Patient selbst Vorsorge zu treffen hat. Er ist verpflichtet, sich zu informieren und dann zu prüfen, ob er fahrgeeignet ist oder nicht, und zuletzt die richtigen Konsequenzen, z. B. Verzicht auf die Fahrerlaubnis, zu ziehen. Sein behandelnder Arzt hat ihn unterstützend über Auswirkungen von Morbidität und Therapie auf die Fahrtüchtigkeit/Fahreignung zu informieren oder auf Informationen hinzuweisen (Beipackzettel). Diese Garantenpflicht ergibt sich aus dem Behandlungsvertrag.

Nur als letztes Mittel käme eine Meldung an die Zulassungsbehörde, u. U. mit der Empfehlung einer

Fahreignungsbegutachtung bei einer amtlich anerkannten Stelle, in Betracht. Der Bundesgerichtshof hat dem Arzt eine Offenbarungsbefugnis zugebilligt, wenn es um die Wahrung eines höherwertigen Rechtsguts als das der Schweigepflicht geht. Dies wären Schutz von Leben und Gesundheit der Verkehrsteilnehmer, auch des Patienten selbst. Allerdings sollten die Möglichkeiten wiederholter Aufklärung auch mit der Hilfe der Angehörigen ausgeschöpft sein.

93.2.4
Risikofaktor „Alter"

Es ist absehbar, daß sich die zunehmende Kopflastigkeit der Alterspyramide auch im Straßenverkehr niederschlägt. Dazu kommt, daß immer mehr Menschen Führerscheininhaber sind und das Freizeitverhalten insgesamt mobiler geworden ist (Praxenthaler 1993). Der Anteil der Führerscheininhaber über 60 Jahre steigt von 1990 bis zum Jahr 2000 von 14 auf 25%. Die Verkehrsunfallhäufigkeiten sind deutlich altersabhängig (sog. U-Kurve in Abb. 93-1). Ein sehr hohes Unfallrisiko überwiegend von männlichen Fahrern besteht vor dem 25. Lebensjahr. Dann sinkt es, um ab dem 55. Lebensjahr wieder zuerst leicht und nach dem 65. Lebensjahr – überwiegend für weibliche Fahrer –, besonders aber nach dem 75. Lebensjahr, stark anzusteigen. Die absoluten Unfallhäufigkeiten sind im Alter im Vergleich zu den „Jugendunfällen" gering ausgeprägt. Das Bild ändert sich, wenn sie auf die Fahrstreckenleistung bezogen werden, da junge Fahrer häufiger und weitere Strecken fahren (Nachtmobilität). Somit werden die negativen Effekte auf die Verkehrssicherheit durch altersbedingte Unfälle in Zukunft sicher zunehmen (Sömen 1995).

Wenn wir uns die 10 häufigsten Unfallursachen ansehen, so erscheinen krankheitsbedingte Unfälle nicht als eigener Posten. Allerdings gibt es alterstypische Unfälle:

- Jüngere Fahrer neigen zu Geschwindigkeitsüberschreitungen, riskanten Überholmanövern, Drängeln und Fahren unter Alkohol und Drogen.
- Ältere Fahrer neigen zum Übersehen (nicht Ignorieren!) von Vorfahrtsregelungen, Geisterfahrten und zu zögerlichem, behinderndem Fahren. Probleme treten in unbekannten, komplexen Verkehrssituationen auf, die schnelles Handeln erfordern. Wenn durch solche Fahrfehler Unfälle verursacht werden, können dahinter physiologischer Altersabbau, aber auch spezifische Alterserkrankungen oder -behinderungen vermutet werden.

93.2.5
Altersabbau und Kompensation

Der Rückgang bestimmter Merkmale körperlichen und seelischen Leistungsvermögens, wie z. B. der Reaktionsschnelligkeit, beginnt schon ab der 5. Lebensdekade. Doch gibt es zweierlei zu beachten: interindividuelle Unterschiede des Altersabbaus und die Kompensationsmöglichkeit durch langjährige Fahrpraxis und vernünftige, vorausschauende Planung, des weiteren durch geringe Risikobereitschaft und selbstkritische Haltung (Abb. 93-2).

Hieraus ergeben sich 3 Ansatzpunkte für eine qualifizierte ärztliche Beratung:

1. Beratung zur Erhaltung körperlicher und seelischer Gesundheit (Fitneß) durch richtige Ernährung, Lebensführung, Sport, Übungen (auch „Kopftraining") usw.
2. Spezifische ärztliche Beratung mit Diagnose und Therapie der körperlichen und seelischen Schwächen, Defekte und Erkrankungen; Bespre-

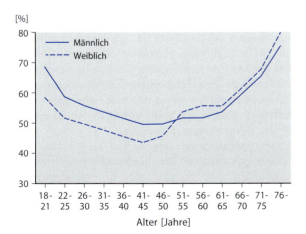

Abb. 93-1. Unfallbeteiligte Pkw-Fahrer als Hauptverursacher in Prozent. (Bundesamt für Statistik 1992)

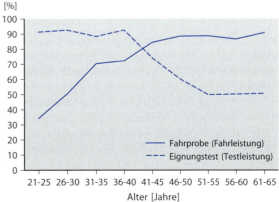

Abb. 93-2. Abnahme der Test- und Zunahme der Fahrleistung mit dem Alter in Prozenträngen. (Dorsch 1978)

chung ihres Einflusses auf die Fahrtüchtigkeit/-eignung sowie der hieraus resultierenden Kompensationsmöglichkeiten.
3. Ratschläge zur Kompensation der physiologischen und krankheitsbedingten Altersschwächen durch eine Fahrstrategie der Risikovermeidung oder -minderung, bezogen auf die konkrete Situation des Patienten.

Der letzte Punkt umfaßt ein optimales Zeitmanagement (ruhiger, defensiver, aber nicht zögerlicher Fahrstil), Auswahl risikoarmer Fahrstrecken und -zeiten (Vermeidung von Nachtfahrten und Stoßzeiten), Planung längerer Fahrten oder Reisen mit ausreichend Pausen und Übernachtungen. Dem begrenzten Kräftereservoir und der im Alter langsameren Informationsaufnahme, -verarbeitung und Reaktion(splanung) werden damit Rechnung getragen.

Hilfreich sind übersichtliche Apparaturausstattung (z. B. optimale Beleuchtung und Spiegelanordnung) und leicht zu bedienende Technik im Fahrzeug (z. B. Servolenkung, -bremsung, Automatik der Verriegelung, Fensteröffnung usw.). Ausgefeilte Kraftfahrzeugtechnik ist ein Kostenfaktor, der sich aber u. U. bezahlt machen kann, wenn sie Fahrfehler mit Unfallfolge verhütet. Nur kurz erwähnt seien hilfreiche EDV-gestützte Informationssysteme im Fahrzeug (Fahrassistenz) und Verkehrsleitsysteme.

Der ärztliche Berater sollte die Grenzen der Alterskompensation sehen. Das gilt besonders für die Problemgruppe der älteren Führerscheinbewerber, die große Schwierigkeiten haben, die notwendigen Handlungsabläufe zur Bedienung des Fahrzeugs zu automatisieren. Dies ist aber wichtig, um die Aufmerksamkeit wieder auf die Verkehrssituation fokussieren zu können. Geteilte Aufmerksamkeit fällt älteren Fahrern schwer.

93.2.6
Komplikation „Altersstarrsinn"

Die Durchführung dieses dreigliedrigen Beratungskonzepts und jeder Beratung stößt schnell an Grenzen, wenn mangelnde Einsicht, Selbstkritik, Risikobewußtsein und kein Wille zur Kooperation vorliegen, vielleicht begünstigt durch alters- oder krankheitsbedingte Persönlichkeitsveränderungen. Schwierig wird die Beratung, wenn die Fahrerlaubnis eng mit dem Selbstwertgefühl verknüpft ist und dieses durch die Alterung schon verunsichert ist.

Der Arzt wird seinen Patienten viel Verständnis entgegenbringen, weil er die essenzielle Bedeutung des Führerscheins nicht nur für die Erfüllung sozialer Bedürfnisse wie Geselligkeit und Geltungsdrang sondern auch praktischer Wünsche (Fahrt zu Arzt, Apotheke, Supermarkt) kennt. Oft ist, besonders auf dem Land, die Alternative des ÖPNV unzureichend, so daß vom Patienten alle Bedingungen akzeptiert werden, wenn er die Fahrerlaubnis behalten kann. Solche Bedingungen können Auflagen (z. B. Sehhilfe, Krankheitsverlaufskontrollen) oder Beschränkungen (z. B. Nachtfahrverbot bei Linsentrübung) sein. Obwohl eine verlängerte „Automobilität" sich positiv auf die Lebensqualität und damit -zufriedenheit des Patienten auswirkt, ist der behandelnde Arzt sich aber im Klaren darüber, daß der Kompromiß „bedingte Fahreignung" oft zu Lasten der allgemeinen Verkehrssicherheit geht und häufig die Beendigung der Fahrerlaubnis nur aufschiebt (Weinand 1998).

Auf jeden Fall sollte der beratende Arzt die Unfallgefährdung offen und konkret begründet aufzeigen, um die oben angedeuteten Einstellungs- und (Fahr-)Verhaltensänderungen zu bewirken. Hilfreich ist dabei das Splitten der Beratung in mehrere Sitzungen, um dem Patienten für Erkenntnis, Entscheidung und Planung sowie Bewährung eingeleiteter Maßnahmen genügend Zeit zu lassen. Hilfreich ist es auch, die Angehörigen als Beratungspartner zu gewinnen, auch wenn die Gefahr besteht, sich in Ehe- oder Generationskonflikte einzuschalten.

93.3
Spezielle Alterserkrankungen und ihre verkehrsmedizinische Wertung

93.3.1
Sensorische Störungen

Es gibt demographische Hinweise, daß Hörgeminderte weniger Unfälle produzieren als Hörgesunde (Stoll 1993). Dies ist nicht verwunderlich, weil solche Fahrer häufig defensiv fahren und weil manchmal Geräusche im Straßenverkehr mehr den Fahrer belästigen als informieren. Zum Beispiel kann Hupen informieren oder stören. Da alte Menschen durch eine zu schnelle Informationsabfolge verunsichert und gerade durch plötzliche Geräusche erschreckt werden, liegt der Rat nahe, beim Fahren das Hörgerät dann auszuschalten, wenn störende Nebengeräusche auftreten. Langfristig sollte für ein optimal eingestelltes Hörgerät gesorgt werden.

Das Grundsatzgutachten führt hierzu aus, daß beidseitige Gehörlose oder hochgradig Schwerhörige (Hörverlust über 60%) nicht zur Personenbeförderung und Lastkraftverkehr zugelassen werden sollen. Letzterer kann allerdings bei 3jähriger unauffälliger Fahrpraxis mit Fahrzeugen der Führerscheinklasse 3 (B, BE) ausgeübt werden. Für die Ausübung des Personenkraftverkehrs dürfen allerdings keine sonstigen Behinderungen (etwa im Sehbereich) vorliegen.

Wer unter anfallartig auftretenden Gleichgewichtsstörungen mit subjektiven Erscheinungen wie Schwindel (z. B. bei Morbus Ménière) leidet, ist für alle Führerscheinklassen fahrungeeignet. Dies gilt auch, wenn Prodromi oder beim Anfallsleiden Auraphänomene auftreten und theoretisch Zeit bleibt, anzuhalten. Fehlen subjektive Korrelate, ist der Einzelfall z. B. hinsichtlich einer ataktischen Fahrweise, etwa hypermetrischer (überschießender) Lenkbewegungen, zu begutachten.

Verkehrsunfälle im Alter werden wohl zum größten Teil durch Sehdefekte verursacht (noch weit mehr als durch Verwirrungszustände), obgleich die Dunkelziffer hoch ist. Von Bedeutung ist

- die Verschlechterung der Visusleistungen (zentrale Tagessehschärfe),
- die Beeinträchtigung des Sehfeldes und
- das Dämmerungssehen (Erhöhung der Blendungsempfindlichkeit) und Kontrastsehen.

Weniger von Relevanz sind Farb- und Stereosehen. Die Mindestanforderungen an die zentrale Tagessehschärfe und das Sehfeld werden nunmehr im Anlage 6 zu §§ 12, 48, Abs. 4 und 5 der FeV geregelt. Danach ist für die Führerscheinklassen 1, 3, 4, 5 (A, A1,B, BE, M, L, T) eine zentrale Tagessehschärfe von mind. 0,5/0,2 bei Beidäugigkeit, bei Einäugigkeit (bis 0,2) von mind. 0,6 auf dem besseren Auge erforderlich. Das Gesichtsfeld muß sich beidäugig über 120 Winkelgrad erstrecken. Einäugig ist ein normales Gesichtsfeld auf dem einen Auge vonnöten. Bei Spontannystagmus darf die Erkennungszeit für Sehzeichen 1 sec. nicht überschreiten. Doppelbilder im zentralen Sehbereich sind nicht zulässig. Wer spezielle (neuro)opthalmologische Informationen wünscht, möge neben der FeV – und hier besonders Anlage 6 – die Schrift der DOG von Lachenmayr (1996) zu Rate ziehen.

Die Sehdefizite können z. T. durch Sehhilfen, Kataraktoperationen usw. ausgeglichen werden. Voraussetzung dafür ist eine regelmäßige augenärztliche Kontrolle mit Beratung. Da sich aber die Visusverschlechterung allmählich entwickelt und dann den Betroffenen nicht bewußt oder aktiv verdrängt wird, weil sie an das unliebsame Altern erinnert, sind die Beratungserfolge mäßig. Dennoch sollte auch der Hausarzt darauf achten, zumal simultan häufig schmerzhafte Kopf- und Nackenverspannungen auftreten, da der Patient die Refraktion durch Zusammenkneifen der Augen kurzfristig verbessert. Bei Bedarf sollte er ihn an den Augenarzt überweisen.

93.3.2
Herz- und Kreislauferkrankungen

Verkehrsrelevante Störungen sind der Häufigkeit nach

- arterielle Hyper- und Hypotonie,
- koronare Herzkrankheit,
- primäre Rhythmusstörungen.

Nach dem Grundsatzgutachten sind Hypertoniker, deren diastolischer Wert dauerhaft über 130 mm/HG liegt, fahrungeeignet. Bei Werten über 100 mmHg liegt eine bedingte Eignung mit der Auflage regelmäßiger internistischer Kontrollen, auch der Selbstkontrolle (Blutdruckpaß) vor. Nur bei Wohlbefinden sollte ein Kfz geführt werden, da häufig Kopfschmerzen, Schwindel, Sehstörungen oder Ohrensausen den Hochdruck begleiten. Bei der Gabe von Antihypertensiva ist an die sedierende Nebenwirkung und die Komplikation der Orthostase zu denken, so daß bei Neueinstellung eine Fahrpause bis zur stabilen Einstellung ratsam ist (Kober 1993).

Die Hypotonie ist nur unbehandelt – besonders im Zusammenhang mit Bewußtseinsstörungen – fahreignungsrelevant. Fahreignung ist dann gegeben, wenn ein stabiler Behandlungserfolg vorliegt und damit keine Bewußtseinseinschränkung mehr auftritt.

Koronarkranke stehen unter dem Risiko von Rhythmusstörung, Angina-pectoris-Anfall bis hin zum Infarkt während des Fahrens. Bei Zustand nach Infarkt ist Personenbeförderung und Lastkraftfahrverkehr nur im Ausnahmefall möglich. Im übrigen ist der Einzelfallbeurteilung der Persönlichkeit wie beim Hypertoniker ausschlaggebend. Inwieweit kooperiert sie zuverlässig bei der Reduktion von Risikofaktoren (Nikotinabstinenz, Reduktionsdiät usw.), bei der medikamentösen Therapie, der Selbstkontrolle und dem selektiven Einsatz des Fahrzeugs?

Herzrhythmusstörungen schließen Fahreignung aus, wenn sie mit Bewußtseinsbeeinträchtigungen einhergehen. Dazu gehören Phänomene wie TIA/PRIND, Karotis-Sinus-Syndrom usw.. Ventrikuläre Extrasystrolen der Lown-Klassifikation III–V erfordern enge kardiologische Kontrollen. Ab IVb sollte in der Regel keine Fahreignung vorliegen, da das Risiko maligner Ereignisse zu hoch ist. Dasselbe gilt für paroxysmale Sinus-Tachykardien und massive Bradykardien. Patienten mit implantierten Defibrillatoren (ICD) sind in der Regel nicht fahrgeeignet. Allerdings wird auch die Auffassung vertreten, daß nach halbjähriger Beobachtung ohne (Prä-) Synkopen wieder von Fahreignung ausgegangen werden kann.

Herzinsuffizienz: Wer in Ruhe deutliche Zeichen einer Herzleistungsschwäche hat, die sich auch medikamentös nicht beseitigen lassen, ist grundsätzlich nicht fahrgeeignet. Wer bei gewöhnlichen Belastungen diese Symptomatik zeigt, sollte der Personenbeförderung und dem Lastkraftverkehr entsagen.

93.3.3
Psychiatrische und neurologische Erkrankungen

Ein schweres hirnorganisches Psychosyndrom, etwa im Rahmen einer (prä)senilen Demenz oder zerebralarteriosklerotischen Geschehens, ist nach dem Grundsatzgutachten nicht mit Fahreignung vereinbar, schon wegen der Möglichkeit massiver örtlicher Orientierungsstörungen. Leichtere Formen sind nicht einfach von physiologischem Altersabbau zu trennen. Gerade hier ist eine psychophysische Leistungsdiagnostik – etwa durch eine MPU – ausgesprochen zweckmäßig. Schizophrene Psychosen spielen im Alter eine geringere Rolle. Depressionen sind dagegen häufig und auch verkehrsrelevant, weil sie die vorhandene Tendenz der langsamen Informationsverarbeitung verstärken, so daß sie nicht mehr kompensiert werden kann. Neuroleptika beeinträchtigen über Sedierung und Extrapyramidalmotorik die Fahrtüchtigkeit (Urban 1992).

Bei Zustand nach Hirninfarkt und -tumoroperation oder SHT ist eine neuropsychologische (und -opthalmologische) Diagnostik erforderlich, um gravierende kognitive (und sensorische) Defizite auszuschließen. Lähmungsresiduen können nach einer mindestens halbjährigen Erholungspause mittels im KEG vereinbarten, technischen Auflagen in der Regel ausreichend kompensiert werden (Ausnahme: schwere Ataxien). Weitere neurologische Erkrankungen, z.B. Altersparkinsonoid, multiple Sklerose usw., bedürfen der Einzelbewertung. Eignungsausschließend sind persistierende zerebrale Anfälle. In der Regel sind mindestens 2 Jahre Anfallsfreiheit und regelmäßige neurologische Kontrollen der Medikamentencompliance(-spiegel) mit EEG erforderlich (Ausnahme: Gelegenheitsanfälle). An die Nebenwirkungen der Antikonvulsiva ist zu denken.

93.3.4
Diabetes mellitus und andere Erkrankungen

Zuckerkranke können im Straßenverkehr in zweifacher Hinsicht gefährdet/behindert sein:

- Stoffwechselentgleisungen (hauptsächlich Hypolykämie mit Bewußtseinsstörungen, Refraktionsanomalien, zerebrale Anfälle usw.),
- diabetogene Folgeschäden (Retinopathie, arterielle Hypertonie mit Herz- und Nierenschäden usw.).

Daher sind insulinpflichtige Personen bis auf wenige Ausnahmen von der Personenbeförderung und dem Lastkraftverkehr ausgeschlossen. Wieder einmal ist die Patientenpersönlichkeit von erheblicher Bedeutung (Zuverlässigkeit der Medikamentenapplikation, Selbstkontrolle usw.). Erfahrene Patienten erkennen Unterzuckerzustände frühzeitig und ergreifen Gegenmaßnahmen (Zuckerl in der Tasche). Bei Blutzuckerneueinstellung sollte eine Fahrpause von 3 Monaten eingehalten werden. Danach sind mindestens 8wöchige, hausärztliche Kontrollen (BZTP, glykolisiertes Hb-A$_1$) zu empfehlen (Hein 1993).

Wer an einer schweren Niereninsuffizienz leidet, ist nicht fahrgeeignet. Bei erfolgreicher Dialyse ist das Führen eines Pkw möglich. Bei Zustand nach Nierentransplantation ist das Führen aller Fahrzeuge gestattet, wenn schwere Komplikationen ausbleiben. Dazu sind mindestens jährliche Nachuntersuchungen erforderlich.

Adipositas permagna, oft verbunden mit pyknoleptischen Schlafanfällen, und nächtliches Apnoesyndrom mit massiver Müdigkeit tagsüber können fahreignungsrelevant werden (Sekundenschlaf beim Fahren). Sie benötigen dann eine effektive Behandlung, z.B. durch ein Schlaflabor, bis das zuverlässige Führen eines Fahrzeugs wieder gewährleistet ist.

Ein schweres Asthma bronchiale ist mit Fahreignung in der Regel nicht vereinbar, wenn therapieresistente starke Anfälle vorliegen.

Bluterkrankungen bedürfen der verkehrsmedizinischen Einzelbegutachtung.

Orthopädische Erkrankungen und Behinderungen (Arthrosen, PCP, Querschnittslähmung) benötigen neben einer Beurteilung durch den behandelnden Arzt u.U. ein KEG für technische Auflagen im Fahrzeug. Es mag durchaus in manchen Fällen sinnvoll sein, im Rahmen der Rehabilitation wieder einige Fahrstunden bei qualifizierten Fahrschulen zu absolvieren, um mit einer evtl. vorhandenen Behinderung beim Fahren zurecht zu kommen oder einen risikoarmen Fahrstil einzuüben.

93.4
Fahren unter Medikamenteneinfluß

Die medikamentöse Therapie schafft in vielen Fällen erst die Voraussetzung für Fahreignung, z.B. durch die Beseitigung schwerer Schmerzzustände. Opiate, als Schmerzmittel eingesetzt, führen in der Regel nicht zur Substanzgewöhnung und Dosissteigerung. Eine Suchtentwicklung bleibt aus, so daß Fahrtüchtigkeit und -eignung vorliegen kann.

Bei der Verordnung eines neuen Medikaments oder Dosisänderungen ist auf eine befriedigende Compliance zu achten. Für die Einstellung des therapeutischen Spiegels und das Kennenlernen von und den Umgang mit Nebenwirkungen benötigen die Patienten Zeit. Daher ist eine z. B. 3–4wöchige Fahrpause angezeigt, um Risiken auszuschließen. Auf Wechselwirkungen bei Multimorbidität und -medikation ist zu achten, ebenso auf Kombinationswirkungen, z. B. mit Kodein, Koffein und Alkohol in Analgetika (Schmidt 1993).

Antikoagulanzien zur Emboliprophylaxe oder Verbesserung der Durchblutung bei Gefäßveränderungen bringen die Gefahr akuter (Gehirn-) Blutungen mit sich. Das Führen von Lastkraftfahrzeugen und Personenbeförderung sollte für Personen mit dieser Medikation in der Regel ausgeschlossen sein.

Die Gabe von Nootropika (z. B. Piracetam) zur Verbesserung der Fahrtüchtigkeit ist obsolet, weil die Wirksamkeit nicht garantiert ist und weil der Patient vielleicht zu forciertem Fahren verleitet wird. Zudem: Nebenwirkungen wie Unruhe und Agitiertheit sind häufig.

Erwähnenswert ist noch der systemische Einfluß von Lokalanästhetika, z. B. nach einer Zahnbehandlung, oder bei Visusschwäche durch Mydriatika nach Augenarztbesuch, so daß hier das Fahrzeug am Besten zuhause bleibt. Auch die saisonale Verbreitung sedierender Antiallergika gilt es zu beachten.

Die verkehrsmedizinische Relevanz weiterer Medikamentengruppen (Antikonvulsiva, Antidepressiva, Neuroleptika, Betablocker oder Antihistaminika) wird bei ihrer Anwendung der behandelten Erkrankungen beschrieben.

Erwähnt werden sollen nur die Benzodiazepine, da sie sich an erster Stelle medikamentöser Unfallsursachen befinden. Diese Tranquilizer wirken schlafanstoßend, anxiolytisch, sedierend, muskelrelaxierend und antikonvulsiv. Alte Menschen reagieren gelegentlich paradox, d. h. sie sind unruhig, agitiert oder verwirrt. Weitere Begleiterscheinungen sind Ataxie, Schwindel, Orthostase und Reaktionsverlangsamung. Alkohol potenziert diese Wirkungen. Manche Benzodiazepine bewirken wegen der langen Halbwertszeit am nächsten Morgen einen „hang over". Sie werden in hohem Umfang – auch in Eigenmedikation – besonders bei Schlafstörungen, Ängsten und Verspannungen eingesetzt, aber auch zu Suchtzwecken eingenommen (z. B. Ersatzmittel der Polytoxikomanen) und können eine körperliche Abhängigkeit bewirken.

Substanzabhängige sind laut Grundsatzgutachten nicht fahrgeeignet, da sie entweder unter Entzug oder Intoxikation oder beidem stehen.

Literatur

Bundesverkehrsministerium (1998) Fahrerlaubnisverordnung (FeV) in der Beschlußfassung vom 16. 6. 1998, 3. Aufl, Vogel, München

Dorsch W (1978) Eignungsmängel und dessen Kompensation bei Berufskraftfahrern. Sicherheitsforschung Straßenverkehr 16:78–92

Hein PM, Schulz E (1993) Die verkehrsmedizinische Beurteilung des Diabetikers. (Schrift des Interdisziplinären Zentrums für Verkehrswissenschaften der Universität Würzburg)

Huth O (1997) Unfallhäufigkeit in verschiedenen Lebensaltern. Versicherungsmed 49(2):36–40

Kober G (1993) Einfluß von Herz-Kreislauf-Störungen auf die Fahrtauglichkeit. Fortschr Med 111(15):258–261

Kroj G (Hrsg) (1995) Psychologisches Gutachten: Kraftfahreignung. Deutscher Psychologenverlag Bonn

Lachenmayr B (1996) Empfehlung der DOG zur Fahreignungsbegutachtung für den Straßenverkehr. (Broschüre bei der DOG, Univ. augenklinik der LMU München)

Lewrenz H, Friedel B (Hrsg) (1996) Begutachtungs-Leitlinien Krankheit und Kraftverkehr des Gemeinsamen Beirats für Verkehrsmedizin beim BM für Verkehr und BM für Gesundheit. 5. Aufl, Köllen, Bonn

Praxenthalter H (1993) Autofahren älterer Menschen und Verkehrssicherheit. Fortschr Med 111(15):249–252

Schmidt U (1993) Ältere Menschen im Straßenverkehr – Einfluß von Pharmaka. Fortschr Med 15:279–284

Sömen HD (1995) Altersbedingte Änderung der Fahreignung. Ärztekolleg Bayer Rück 33:57–69

Stoll P (1993) Der alte Mensch im Straßenverkehr aus Sicht des HNO-Arztes. Fortschr Med 15:255–257

Urban M (1992) Voraussetzungen der Fahrtüchtigkeit bei depressiven Patienten. Bericht zum Forschungsprojekt 876 der Bundesanstalt für Straßenverkehr (BASt), Bergisch Gladbach

Wagner HJ (1984) Verkehrsmedizin. Springer, Berlin Heidelberg New York Tokyo

Weinand M (1998) Kompensationsmöglichkeiten bei älteren Kraftfahrern mit Leistungsdefiziten. Bundesanstalt für Straßenverkehr (BASt), Mensch Sicherh M 77

Gewalt gegen alte Menschen

R. D. Hirsch

94.1 Begriff und Formen 848
94.2 Auftreten und Häufigkeit 849
94.3 Gewaltquellen 850
94.4 Interventionen im familiären Bereich 851
94.5 Alternativen zur Gewalt in Institutionen 851
94.6 Prävention 853
Literatur 853

Gewalt gegen alte Menschen hat es schon immer gegeben. Dennoch wissen wir wenig über dessen Verbreitung, Präventon und Intervention. Gewalt kann auf der Straße, in der Familie und in Institutionen auftreten. Vielfältig sind die Vorboten von Gewalt in Beziehungen. Sie nicht wahrzunehmen, fördert sie. Erfahrungen über Prävention und Intervention bestehen. Eine Verbreitung dieser Kenntnisse, auch wenn sie noch lückenhaft sind, ist notwendig.

94.1
Begriff und Formen

Die Bedeutung des Begriffs „Gewalt" ist je nach Zugangsweise (Justiz, Polizei, Soziologie, Medizin, Psychologie, Politologie) unterschiedlich und wird dementsprechend je nach Kontext angewendet (Hirsch u. Kranzhoff 1997; Schwindt et al. 1989). Sie ist zudem abhängig von dem jeweiligen sozialpolitischen Verständnis sowie den geltenden gesellschaftlichen Werten und Normen (Faber 1995). In der Praxis wird der Begriff „Gewalt" selten ohne bewertende Aspekte benutzt.

Handelt es sich nicht um ein Gewaltdelikt im öffentlichen Raum, so wird eine strikte Trennung zwischen „Opfer" und „Täter" dem Problem nicht gerecht. Jede Gewalthandlung hat z.B. innerhalb einer Familie ihre – meist jahrelange – Vorgeschichte und wird beeinflußt von einer Vielzahl von individuellen, inner- und außerfamiliären Faktoren, die sich gegenseitig verstärken und zur Aufrechterhaltung von Gewaltpotentialen führen können. Allerdings: „Der Mensch muß nie, kann aber immer gewaltsam handeln" (Popitz 1992).

In Anlehnung an die amerikanische Literatur definiert Dieck (1987) Gewalt als „eine systematische, nicht einmalige Einwirkung auf die Befindlichkeit des Adressaten. Eine einmalige Handlung oder Unterlassung muß sehr gravierende Negativformen für den Adressaten haben, soll sie unter den Begriff der Gewalt subsummiert werden". Sie unterteilt die Gewaltformen in:

- Vernachlässigung („neglect"): passive und aktive,
- Mißhandlung („abuse"): körperliche und psychische, finanzielle Ausbeutung und Einschränkung des freien Willens.

Ist diese Unterteilung in der Praxis auch hilfreich, so berücksichtigt sie nur den Teilaspekt der personalen Gewalt (Tabelle 94-1). Weitere Faktoren wie z.B. inhumane Arbeitsplatzbedingungen, gewaltakzeptierende ideologische Vororientierungen oder das Phänomen der „Rolle des Dritten", der bei Gewalthandlungen zusieht, diese manchmal sogar unterstützt und nicht dagegen einschreitet bzw. Hilfe holt, fehlen. Daher wird auf die Arbeiten von Galtung (1975, 1993) zurückgegriffen, um „sanfte" oder „verdeckte" indirekte Gewaltfelder nicht zu vernachlässigen. Gewalt läßt sich in „direkte", „strukturelle" und „kulturelle" Aspekte unterteilen. Als Gewalt wird „jedes Handeln, welches potenziell realisierbare grundlegende menschliche Bedürfnisse durch direkte (personale) und/oder strukturelle und/oder kulturelle Determinanten beeinträchtigt, einschränkt oder deren Befriedigung verhindert", verstanden. Menschliche (Grund-) Bedürfnisse sind: Überleben, Wohlbefinden, Entwicklungsmöglichkeit, Identität und Freiheit. Gewalt geschieht direkt, sichtbar, in Beziehungen (personale Gewalt). Während direkte/personale Gewalt den Ereignischarakter des jeweils beobachtbaren Gewaltaktes meint, bezieht sich indirekte, strukturelle Gewalt auf seinen Prozeßcharakter; d.h. in den Strukturen unserer Gesellschaft mit ihren Institutionen und Normen gebundene, indirekt wirkende Art von Gewalt. Kulturelle Gewalt schließlich umfaßt all jene Aspekte auf der Metaebene, durch die direkte und strukturelle Gewalt legitimiert und kaum veränderbar wird (z.B. durch Religionen, Ideologien

Tabelle 94-1. Personale Gewalt gegen alte Menschen. (Nach Vollhardt 1999)

Gewaltformen	Operationale Definition	Beispiele
Körperliche Mißhandlung	Körperlichen Schmerz zufügen oder Zwang ausüben	Schlagen, derb anfassen, fixieren, sexueller Übergriff *Medizinische Hinweise:* Hämatome, Abschürfungen, Wunden, Frakturen
Seelische Mißhandlung	Zufügen von seelischem Schmerz, Scham, Furcht, Androhen von Gewalt	Bedrängen, Bedrohen, Beschimpfen, Einschüchtern *Medizinische Hinweise:* Angst, Depression, Rückzug, Hilflosigkeit
Finanzielle Ausnutzung	Kontrolle über Eigentum ohne Auftrag des Betroffenen zu erlangen suchen	Geld, Geschenke oder finanzielle Kontrolle erhalten, Änderungen von Testament, Haus- oder Besitzstand erreichen
Vernachlässigung	Vorenthaltung von Nahrung, Hygiene, Kleidung, Pflege, medizinischer Behandlung	keine ausreichende Hilfen für Pflege, Haushalt u. a. leisten, Medikamente mißbräuchlich einsetzen oder weglassen *Medizinische Hinweise:* Fehlernährung, „non-compliance", gefährliche Pflege
Freiheitseinschränkung	An der Ausübung von Grundrechten (wie Aufenthalts- und Selbstbestimmung, sozialen Umgang u. a.) zu hindern	Von sozialem Umgang isolieren, einschließen, Entscheidungen über persönliche Belange ohne Mitwirkung des Betroffenen fällen

und Sprache). So wird z. B. von Illhardt (1995) dargestellt, daß gegen alte Menschen ein eher allgemeines Vorurteil („ageism") mit erheblichen Folgen (z. B. tabuisierte Aggression gegen Alte, unrealistische Wahrnehmung der Lebenswelt des Alten) besteht, welches verhindert, „die Ansprüche des älteren Menschen an seine Behandler in der Medizin angemessen wahrzunehmen". Diese Form von Diskriminierung einer ganzen Bevölkerungsgruppe dürfte die Gewaltbereitschaft der Gesellschaft gegenüber alten Menschen fördern. „Der alte Patient erscheint vor seinen Helfern nicht einfach als der, der er ist, sondern so, wie er wahrgenommen wird" (Illhardt 1995). Ritschl (1993) unterstreicht diese Sichtweise, indem er betont, daß dem alten Menschen keine andere Würde zugesprochen werde als die, welche ihm seine Helfer zusprechen.

94.2
Auftreten und Häufigkeit

Gewalt gegen alte Menschen kann im öffentlichen sowie im sozialen oder familiären Nahraum auftreten. Nur wenige empirische Untersuchungen lassen sich zur Feststellung der Formen, Ursachen und Interventionsmöglichkeiten heranziehen. Im deutschsprachigen Raum wird diesem auch für die Gerontologie wichtigen Problembereich bisher nur wenig Aufmerksamkeit geschenkt.

Die Dunkelziffer von Gewalthandlungen an alten Menschen wird als sehr hoch eingeschätzt. Geht man nur von der polizeilichen Kriminalstatistik aus, so ist die Viktimisierung alter Menschen gering. Doch erfaßt diese Statistik nur schwere Delikte und nur die, die auch zur Anzeige kommen. Wissenschaftliche empirische Untersuchungen und Einzelfallschilderungen verdeutlichen die Tragweite dieses Problemfeldes. So ergab die Bostoner Prävalenzstudie (Finkelhor u. Pillemer 1988), die über 2000 über 65jährige befragte, daß 2% seit ihrem 65. Lebensjahr mindestens einmal Opfer physischer Gewalthandlungen wurden, 1,1% im letzten Jahr Opfer chronischer Aggression und weitere 0,4% aktiv vernachlässigt wurden (Verweigerung von notwendigen Hilfsmitteln oder Versorgungsleistungen von nahestehenden Personen). In der Untersuchung von Wetzels et al. (1995) wird beschrieben, daß 1991 7,5% (alte Bundesländer und W-Berlin) bzw. 9% (neue Bundesländer) der über 60jährigen Opfer einer kriminellen Handlung wurden. Ausgeschlossen von der Untersuchung waren allerdings pflegebedürftige und in Institutionen lebende alte Menschen, unterrepräsentiert über 75jährige. Aus der Bonner HsM-Studie (Hirsch u. Kranich 1999) geht hervor, daß innerhalb der letzten 5 Jahre (1993–1997) 35,3% der über 60jährigen Bonner Bürger Opfer von Gewalthandlungen wurden (60–74jährige: 39,5%; 75jährige und ältere: 29,6%). Häufigste Delikte sind: Diebstahl/Einbruch, Betrug und Handtaschenraub. Mit zunehmendem Alter scheint der Tatort vermehrt die eigene Wohnung zu sein.

Schätzungen aus den USA über das Ausmaß von Gewalt im häuslichen Kontext gehen davon aus, daß nur einer von 14 Fällen bekannt wird. Aus Untersuchungen in den USA (Finkelhor u. Pillemer 1988) geht hervor, daß zwischen 3 und 4% der älteren Menschen von intrafamiliärer Gewalt betroffen sind. Die erste diesbzgl. in der BRD durchgeführte Studie (Wetzels et al. 1995) geht von 6,6% für das Jahr 1991 aus. In der Bonner HsM-Studie (Brendebach u.

Hirsch 1999) wurde ein Anteil von 10,8% der über 60jährigen festgestellt, die innerhalb der letzten 5 Jahre in der Familie Opfer wurden (60–74jährige: 13%; 75jährige und ältere: 7,5%). Häufigste Formen sind körperliche und psychische Mißhandlung, Vernachlässigung und finanzielle Schädigung. Überwiegend ist psychische Gewalt mit anderen Formen verbunden.

Bei Untersuchungen über Gewalt in Institutionen wird sich überwiegend darauf beschränkt, ob jemand „beschützt untergebracht" (d.h. eingesperrt), äußerlich (gefesselt) oder innerlich (Medikamente) fixiert wird. Hinzu kommen Zwangseinweisungen nach dem Unterbringungsgesetz oder dem Betreuungsrecht (Hirsch 1997a). In einer Untersuchung von Hirsch und Kranzhoff (1996a u. b), die in 29 gerontopsychiatrischen Abteilungen (insges. 2374 Patienten) durchgeführt wurde (24-Stunden-Erhebung), wurde in 25% der Fälle wenigstens eine bewegungseinschränkende Maßnahme durchgeführt. Fixiert wurde hauptsächlich „vorsorglich" wegen Sturzgefahr (48,2%), Schwindel/Gangunsicherheit u. ä. (27,8%) und quälende/rastlose Unruhe/Agitiertheit (15,7%).

Eine US-amerikanische Repräsentativbefragung (Pillemer u. Moore 1989, 1990) fand bei Pflegekräften, die im stationären Bereich arbeiten, hohe Jahresprävalenzraten für beobachtete psychische (81%) und körperliche (36%) Mißhandlung von Heimbewohnern, etwas niedrigere für entsprechende Handlungen (psychische: 40%; körperliche: 10%), die sie selbst begingen. In einer Stichtagserhebung bei über 3000 Bewohnern aus 26 Altenheimen der Bundesrepublik Deutschland zeigte sich, daß über 2000 freiheitsentziehende Maßnahmen in diesem Zeitraum durchgeführt wurden (Klie 1998). Bei einer weiteren Untersuchung von (offenen) Pflegestationen in 6 Altenheimen wurde bei einem Beobachtungszeitraum von 48 Stunden bei 51% der Heimbewohner eine freiheitsbeschränkende Maßnahme durchgeführt (Hollwig 1994). Wojnar (1995) berichtet, daß nach einer Reihe von sensibilisierenden Maßnahmen (z. B. Dokumentation, Supervision, Fachgespräche) in Hamburger Altenheimen die Fixierrate von 10% auf 1% (Stichtagserhebung) reduziert werden konnte, ohne daß es z. B. zu einer Erhöhung von Stürzen kam.

94.3
Gewaltquellen

Der größte Teil der alten Menschen lebt zu Hause, entweder allein, mit dem Partner, mit Kindern oder anderen Familienangehörigen zusammen. Die Art und die Intensitität der Gewaltquellen beziehen sich nicht nur auf die jüngere Generation, sondern auch auf die alten Menschen selbst, sowie auf deren soziale Umwelt. Vielschichtig, multifaktoriell und unterschiedlich sind die Gewaltquellen im öffentlichen Raum, in der Familie oder in Institutionen. Kranke oder hilfsbedürftige alte Menschen sind Gewaltmaßnahmen erheblich mehr ausgesetzt als gesunde.

Ursachen, die zu familiären Gewalthandlungen führen können, sind z. B. (Hirsch 1997b):

- Nachbarschaftliches Umfeld mit hohem Gewaltpotential.
- Wirtschaftliche Krisensituation mit Beeinträchtigung des Selbstwertgefühls der einzelnen Familienmitglieder (z. B. auch Arbeitslosigkeit, desolate Wohnbedingungen).
- Mangelhafte medizinische und/oder pflegerische Behandlung und Versorgung, Nichtvorhandensein von regionalen Möglichkeiten, sich Hilfe und Unterstützung zu holen (z. B. spezifische Beratungsangebote, Notruftelefon).
- Soziale Isolation der Familie in Verwandtschaft, Nachbarschaft und Gemeinde.
- Erfahrungen mit Gewalt im Rahmen der Erziehung und Sozialisation, die häufig zu Persönlichkeitsstörungen führen oder zu gewalttätigen Verhaltensmustern.
- Langanhaltende Spannungen und Konflikte zwischen der jüngeren Generation untereinander und/oder zwischen den Generationen sowie fehlende filiale Reife.
- Chronische Überlastung eines Familienmitglieds oder „erzwungenes" Zusammenleben.
- Überhöhte ethische Anforderungen an einzelne Familienmitglieder.
- Asymmetrische, insbesondere auch hierarchische Beziehungsstrukturen.
- Abhängigkeit oder Pflegebedürftigkeit eines Familienmitglieds mit wenig sozialer Unterstützung.
- Psychische Erkrankungen und Störungen in der Familie.

Gewaltquellen in Institutionen entstehen im Beziehungsfeld zwischen alten abhängigen Menschen und (meist) jüngeren Helfern. Jede Person hat ihre eigenen Konflikt- und Problembereiche, ihre eigene Geschichte u. a. Hinzu kommen z. B. bei professionellen Helfern Arbeitsplatzbelastungen und beim alten Menschen eine erzwungene Umweltveränderung. Infolge der asymmetrischen Beziehung tauchen weitere Faktoren auf, die Quellen der Gewalt sein können. Ruthemann (1993) beschreibt als Beispiel für eine strukturelle Gewalt den „Teufelskreis Zeitnot". Zeitdruck führt zu schlechtem Gewissen (Arbeit geht z. T. an den Bedürfnissen der Heimbewohner vorbei) oder zu einer Art „Fließbandarbeiterhaltung", um mit der allgemeinen Arbeit überhaupt fertig zu werden. Dies führt zur psychischen Vernachlässigung des Bewohners und des

Mitarbeiters, oft verbunden mit Vorzeichen des „Burnouts". Die Heimbewohner reagieren verärgert, „störrisch" und lösen so Ärger beim Personal aus. Dies führt zur Verschlechterung des Wohlbefindens beider. Es folgt ein erhöhter Arbeitsaufwand für das Personal und führt zu einem noch größeren Zeitdruck: Der „Teufelskreis" ist geschlossen.

94.4
Interventionen im familiären Bereich

So vielfältig die Gewaltquellen und deren Ebenen sind, so zahlreich sind auch die Ansatzpunkte zu deren Verhinderung oder Verringerung. Voraussetzung für Interventionen gegen Gewalt ist, eine Gewalthandlung auch als solche zu erkennen, zu erleben, zu bewerten und nicht nur die einzelne isoliert zu sehen, sondern mehrdimensional und prozeßhaft. Gewalt in Beziehungen ist eine Kommunikation, wenn auch eine verzweifelte, von Angst, Hilflosigkeit und Abhängigkeit aber auch Destruktivität geprägt. Gewalt ist nicht nur für das Opfer eine Schädigung, sondern auch für den Täter und darüber hinaus für die soziale Umwelt, in der diese geschieht. Gewalt ist ansteckend. Von daher ist es wichtig, dort, wo man ihr begegnet, sie nicht als „notwendig", „sinnvoll" o. ä. abzutun, oder gar zu bagatellisieren, sondern sie ernst zu nehmen und nach Alternativen zu suchen.

Taucht Gewalt in Familien auf, so ist dies ein Alarmzeichen. Bestehende Beziehungsstrukturen sind am kollabieren oder bereits zusammengebrochen. Es besteht eine akute Krisensituation, ein „Notfall". Ohne Hilfe von außen wird diese chronifiziert und mögliche Veränderungen immer mehr erschwert. Gewalt wird alltäglich, die Belastungen immer höher, bis ein Familienmitglied flieht (auch in eine Krankheit) oder zum Austritt (z. B. Klinik, Heimübersiedlung, Tod) gezwungen wird. Sinnvoll ist, ein „Assessment der Gewalt" durchzuführen, um Ursachen zu erfahren, bestehende Mißverhältnisse offenzulegen, mögliche Alternativen und Hilfen vor Ort zu erkunden und Interventionsstrategien zu diskutieren und festzulegen. Hierzu ist es notwendig, daß alle Beteiligten (Familienmitglieder und Professionelle) sich kontinuierlich treffen und gemeinsam die einzelnen Schritte definieren.

Ärzte und Mitarbeiter von Sozialstationen stellen als erste die Spuren von Gewaltmaßnahmen an kranken, hilfebedürftigen alten Menschen fest. Ähnlich wie bei Kindsmißhandlungen sehen sie meist weg, übergehen sie oder vermeiden, diese anzusprechen. Doch körperliche und verbale Gewalt sind unmißverständliche Zeichen dafür, daß die familiären Beziehungsstruren „akut krank" sind. Möglichkeiten für Interventionen sind:

- Im Erstkontakt sollte man versuchen herauszuarbeiten, ob für die Familienmitglieder die festgestellten Gewalthandlungen als solche auch empfunden und erkannt werden, wie sie dazu stehen und was sie dabei fühlen (Angst, Scham-, Schuldgefühle, Ohnmacht, Resignation, Wut, Haß u. a. Gefühle).
- Versuch, mit den Beteiligten ein offenes und nicht von Vorwürfen und Vorurteilen belastetes erstes Gespräch zu führen und über eigene Beobachtungen zu sprechen. Hierbei sollten Gewaltquellen, Beziehungsstrukturen der einzelnen Familienmitglieder und verfügbare Ressourcen der Familie festgestellt werden.
- Erkundung in der Region, ob und welche Hilfen es gibt, die für diese meist schwer geschädigten Familien eingeschaltet werden können (z. B. Beratungsstelle, Selbsthilfegruppen, Angehörigengruppen, psychotherapeutische oder psychiatrische Ambulanz, manchmal auch die Seelsorge). Im Vordergrund der Überlegungen sollte der Grundsatz „Hilfe vor Strafe" stehen.
- Familienunterstützende Maßnahmen wie Vermittlung von Basiswissen z. B. über den Verlauf einer Alzheimer-Krankheit, Anforderungen an intergenerative Familienverbände.
- Soziale und wirtschaftliche Unterstützung, wenn z. B. die Familie finanzielle Probleme hat, vereinsamt ist, in Form von Förderung des sozialen Netzes.
- Psychosoziale und psychotherapeutische Maßnahmen für die Familie, Ehepartner oder den Einzelnen (Pflegende und/oder alter Mensch).
- Im Einzelfall schnelle Hilfe in Form von Einweisung in Kliniken oder Kurzversorgungseinrichtungen.

Für viele Familienangehörige bedeutet es eine große Entlastung, wenn sie über ihre Nöte, Sorgen oder realen Existenzängste mit einer Fachkraft sprechen können. Haben sie Vertrauen zu dieser gewonnen, besteht die Möglichkeit, Veränderungen anzustreben und diese auch zu erreichen (Tabelle 94-2). Leider gibt es bisher kaum Beratungsstellen oder Notruftelefone wie z. B. in Bonn („Handeln statt Mißhandeln"), die sich speziell um diese Problemfelder kümmern (Erkens 1997).

94.5
Alternativen zur Gewalt in Institutionen

Jede Institution hat ihre eigenen Regeln und Vorschriften, ihre eigene „Institutionsphilosophie" u. a. Das Personal ist der strukturellen Gewalt der Institution (z. B. schlechte Arbeitsbedingungen und Arbeitsklima, ungenaue Dienstvorschriften, Förderung der „frei flottierenden Angst" vor Sanktionen, Nichteinbeziehen bei wichtigen Entscheidungen, unzumut-

Tabelle 94-2. Möglichkeiten der Interventionen bei Gewalt in der Familie. (Mod. nach Eastman 1985)

Gewaltquelle	Intervention	Zielvorstellung
Körperliche/emotionale Abhängigkeit (Pflegebedürftigkeit/chronische Erkrankung)	→ Überweisung an Hausarzt/Facharzt, psychosozialen Dienst, Beratungsstelle, Ergotherapeut ↑↓	→ Selbstsicherheit/Kompetenzen des Kranken und des Angehörigen stärken, Schuldgefühle verringern, „Freizeiten" fördern ↓
Mangelhafte Kommunikation	→ Beratung durch o.g. Stellen, Psychotherapie ↑↓	→ Wiederherstellung positiver Kommunikation, um Gefühle aussprechen zu können, (Schuld, Ärger, Ängste), Familienmilieu verbessern und stabilisieren ↓↑
Einschränkung des Sprechvermögens (Aphasie)	→ Neurologe, Logopäde ↓	→ Sprache und Sprachverständnis verbessern ↓
Soziale Isolation	→ Hinführen zur Angehörigenselbsthilfegruppe Seniorentreffs u.a., evtl. Psycho-/Soziotherapie	→ Integration in die Gemeinde, Umgang mit anderen, Förderung von Freiräumen, „nomale Lebensführung", Verringerung von Schamgefühlen
Veränderter Lebensstil des pflegenden Angehörigen	→ Einbeziehung von Sozialstation, mobile Hilfsdienste, psychosozialer Dienst	→ Pflegenden Angehörigen die Vorstellung/das Gefühl nehmen, in der „Falle" zu sein, eingeschränkt bleiben zu müssen
Anamnese von Stürzen, pflegender Angehöriger leidet unter psychischen Beschwerden und/oder Überlastungsreaktionen	→ Überweisung an Hausarzt/Facharzt, Geriater/Gerontopsychiater, psychosozialer Dienst, Krankengymnast	→ Ursachen von Stürzen diagnostizieren und behandeln, übertriebene Vorsorgemaßnahmen reduzieren, Fixierungen vermeiden
Prellungen, „blauer Fleck", Verletzungen	→ Überweisung an Hausarzt/Facharzt, Geriater/Gerontopsychiater, psychosozialer Dienst, evtl. Gesundheitsamt, evtl. Einschaltung der Polizei	→ Ursachen von Stürzen diagnostizieren und behandeln, übertriebene Vorsorgemaßnahmen reduzieren, Fixierungen vermeiden, mögliche Strafverfolgung durch Polizei, Einleitung von rascher Krisenhilfe, Anleitung zur Körperpflege bzw. Behandlung
Ungünstige und/oder beengende Wohnverhältnisse	→ Verweis auf Wohnungsamt, freie Träger	→ Wohnungswechsel, Anpassung an realen Wohnraumbedürfnissen der Zusammenwohnenden

bare bauliche Gegebenheiten) genauso ausgesetzt wie die Patienten oder Heimbewohner (Fremdbestimmung von Essens- und Aufstehzeiten, Verringerung der Kompetenzen, Verlust der Privatsphäre). Hinzu kommen gesellschaftliche negative Vorurteile über Psychiatrie, Heime und alte Menschen. Treten im Umgang zwischen alten Patienten/Heimbewohnern und jüngerem Personal Gewaltphänomene auf, so müssen, um Gewalt in Institutionen zu verringern, mehrere Ebenen (Gesetzgeber, Träger von Institution, Institutionsleitung, Mitarbeiter von Station, Angehörige und Patienten/Heimbewohner) einbezogen werden, um Veränderungen zu erreichen. Beispiele hierfür sind:

- Personell:
z. B. Ansprechen von Gewalthandlungen im Team, Eingestehen eigener Ohnmacht, Wut und Hilflosigkeit, Vermehrung von sozialer Unterstützung, Darstellung von Gewaltsituationen und Suche nach Gewaltquellen, Erarbeitung und Durchführung von Alternativen, Einbeziehen von Vorgesetzten u.a. Eine kontinuierliche Teamsupervision ist ein Qualitätsmerkmal einer Einrichtung und ein notwendiges Arbeitsmittel. In dieser können schrittweise Veränderungen vorbesprochen, geplant und auf Effizienz hinterfragt werden.
- Strukturelle:
z.B. Hinterfragen von Dienstvorschriften, Einbeziehung von Juristen zur Frage der „Fürsorgepflicht", der Verantwortung für Patienten/Bewohner, ggf. Veränderung des Dienstplans, der Arbeitszeiten, Unterstützung durch Vorgesetzte, Förderung von Fort- und Weiterbildungsmaßnahmen, einschließlich Supervision.

Zu überprüfen ist z.B. auch, inwieweit das Milieu einer Station orientierungsfördernd, angstreduzierend, freundlich und selbstsicherheitsfördernd für die Patienten und für die dort Arbeitenden ist. Zu vermehren ist ebenso die Arbeitszufriedenheit der Mitarbeiter und Hilfestellung durch Vorgesetzte. Die größten Hindernisse für ein „gewaltablehnendes Milieu" dürften sein:

- „Angst vor der Angst",
- überfürsorgliches Verhalten,
- Schweigen über eigene Ängste und Unsicherheit, Identifikation mit der Philosophie einer „totalen Institution",

- Unkenntnis der betreffenden Gesetze,
- Überängstlichkeit und überautoritäres Verhalten von Vorgesetzten,
- überzogene und unfachliche Vorwürfe von Dritten sowie keine soziale Unterstützung,
- übertriebenes Verantwortungsbewußtsein und Mangel an Zivilcourage,
- Mangel an fachlichen Kenntnissen und möglichen Alternativen zur Gewalt,
- Personalmangel, ungeeignete Arbeitsmittel sowie nicht-altengerechte architektonische Gegebenheiten.

Wenn diese Hindernisse – zumindest einige von ihnen – verringert oder abgebaut werden, kann der „Gewalt-circulus vitiosus" (s. Beispiel oben) unterbrochen und Voraussetzungen für ein humanes und gewaltarmes Milieu geschaffen werden.

Gefühle der Macht und Ohnmacht in Beziehungen entstehen nicht plötzlich. Sie haben ihre Geschichte, sind multifaktoriell und prozeßhaft. Oft erstarren Beziehungen und lassen wenig Handlungsspielraum zu. Es gibt nicht nur einen Mächtigen und einen bzw. mehrere Ohnmächtige. In der Betreuer-Betreuter-Beziehung sollten Machtkonflikte Alarmzeichen sein. Zu unterscheiden ist immer wieder die Beziehungs- und Inhaltsebene.

Jede Gewalt, ist sie auch noch so begründet, schadet dem Patienten, dem Helfer, der Institution und nicht zuletzt der Gesellschaft mehr als sie nützen kann. Gerade in Institutionen sind alle Formen von Gewalt allgegenwärtig! Merkwürdigerweise sind bisher Gewaltanwendungen in nichtpsychiatrischen Einrichtungen völlig unbeachtet geblieben und gelten diskussionslos als medizinisch notwendige Maßnahmen. Ein entscheidendes Kriterium für die Qualität bei der Behandlung und Betreuung älterer Menschen ist, in welchem Ausmaß deren Freiheit und Würde eingeschränkt und gefährdet wird.

Gewalt schließt Vertrauen und patientenorientiertes Handeln aus! Interventionen können aber nicht humaner sein als die Gesamtheit der Einzelnen sowie der Gruppen, in der sie stattfinden. Gewaltmaßnahmen gegen Ältere sind keine therapeutischen Maßnahmen und dürfen keine „Alltäglichkeit" bleiben. Wer Gewalt als Macht benötigt, um betreuen zu können, ist ohnmächtig. Wer ohnmächtig ist, wird hilflos, bekommt Angst und benötigt alle Kräfte, eigene destruktive Tendenzen zu bekämpfen.

94.6 Prävention

Betrachtet man die Quellen der Gewalt bei alten Menschen und bedenkt man, daß Gewalt zahlreiche „Vorboten" hat, so können geeignete Maßnahmen dazu beitragen, daß Gewalthandlungen verhindert oder verringert werden können. Natürlich sollte man sich nicht dem Trugschluß hingeben, daß bei optimaler Prävention Gewaltfreiheit erreichbar wäre. Dies ist eine unrealistische Zielvorstellung und führt zu Resignation, bei Professionellen zu „Burnout" und bei Angehörigen zu weiteren psychophysischen Überlastungserscheinungen.

Zeigen sich die ersten Anzeichen von Gewalthandlungen (des alten Menschen gegenüber dem jüngeren oder umgekehrt), so sollte so schnell wie möglich eine Hilfe von außen (Beratungsstelle, Kriseninterventionsstelle, Hausarzt, psychosozialer Dienst o.ä.) einbezogen werden. Gerade Hausärzte sind hier besonders in der Pflicht. Sie hören von den Familienmitgliedern über deren Umgangsweise miteinander, können Überlastungen feststellen sowie auch psychische Veränderungen einzelner Familienmitglieder (z.B. Medikamenten- oder Alkoholabusus, mehrfache Krankschreibungen, depressive Symptome).

Präventive Maßnahmen in Institutionen beziehen sich in erster Linie auf

- die Mitarbeiter,
- deren soziale Unterstützung untereinander und die von Vorgesetzten,
- Teamsupervision,
- Stationsrunden sowie auf
- die Organisationsform,
- die Umgangsweisen der Vorgesetzten („Modell") mit den Mitarbeitern,
- die Eindeutigkeit der Arbeitsfelder,
- das Betriebsklima,
- die Art der Dienstvorschriften,
- die Institutionsphilosophie und
- das dahinterstehende „Menschenbild".

Weitere Maßnahmen sind gezielte Fort- und Weiterbildung. Dies gilt für das kognitive, emotionale und Handlungswissen sowie für das Erlernen eines emanzipatorischen Umgangs in Beziehungen mit Hilfsbedürftigen und Kranken.

Literatur

Brendebach CM, Hirsch RD (1999) Gewalt gegen alte Menschen in der Familie. In: Hirsch RD, Kranzhoff EU, Schiffhorst G (Hrsg) Untersuchungen zur Gewalt gegen alte Menschen. Bd 2, Chudeck, Bornheim-Sechtern, S 83–117, (Bonner Schriftenreihe „Gewalt im Alter")

Dieck M (1987) Gewalt gegen ältere Menschen im familialen Kontext – Ein Thema der Forschung, der Praxis und der öffentlichen Information. Z Gerontol 20:305–313

Eastman M (1985) Gewalt gegen alte Menschen. Lambertus, Freiburg

Erkens F (1997) Bonner Initiative gegen Gewalt im Alter. In: Hirsch RD, Vollhardt BR, Erkens F (Hrsg) Gewalt gegen alte Menschen. 1. Arbeitsbericht. 2. Aufl, Eigendruck, Bonn, S 63–66

Faber K-G (1995) Macht, Gewalt In Brunner O, Conze W, Koselleck R (Hrsg) Geschichtliche Grundbegriffe. Bd 3, Klett-Cotta, Stuttgart, S 817–935

Finkelhor D, Pillemer K (1988) Elder abuse: Its relationship to other forms of domestic violence. In: Hotaling D, Finkelhor D, Kirkpatrick JT, Straus MA (eds) Family abuse and its consequences. Sage, Newbury, pp 21–39

Galtung J (1975) Strukturelle Gewalt. Rowohlt, Reinbek

Galtung J (1993) Kulturelle Gewalt. In: Landeszentrale für politische Bildung BW (Hrsg) Aggression und Gewalt. Kohlhammer, Stuttgart, S 52–73

Hirsch RD (1997a) Gewalt in der Gerontopsychiatrischen Klinik. In: Hirsch RD, Vollhardt BR, Erkens F (Hrsg) Gewalt gegen alte Menschen. 1. Arbeitsbericht. 2. Aufl, Eigendruck, Bonn, S 33–56

Hirsch RD (1997b) Aggression und Gewalt. In: Buijssen HPJ, Hirsch RD (Hrsg) Probleme im Alter. Diagnose, Beratung, Therapie, Prävention. Beltz, Weinheim, S 365–391

Hirsch RD, Kranich M (1999) Gewalt gegen alte Menschen im öffentlichen Raum: Ergebnisse der Bonner HsM-Studie. Z Gerontopsychol Gerontopsychiatr 12 (3): 169–179

Hirsch RD, Kranzhoff, EU (1996a) Bewegungseinschränkende Maßnahmen in der Gerontopsychiatrie, Teil I. Krankenhauspsychiatr 3: 99–104

Hirsch RD, Kranzhoff EU (1996b) Bewegungseinschränkende Maßnahmen in der Gerontopsychiatrie, Teil II. Krankenhauspsychiatr 3: 155–161

Hirsch RD, Kranzhoff EU (1997) Gewalt: Aspekte des Begriffs. In: Hirsch RD, Vollhardt BR, Erkens F (1997) Gewalt gegen alte Menschen. 1. Arbeitsbericht. 2. Aufl, Eigendruck Bonn, S 1–13

Hollwig T (1994) Freiheitsbeschränkung und Freiheitsentziehung in Altenpflegeheimen. Diplomarbeit, FB Psychologie, Universität Marburg

Illhardt FJ (1995) Ageism im Umgang mit alten Menschen und seine Auswirkung auf die therapeutische Beziehung. Zeitschr. Gerontopsychol. –psychiatrie 8: 9–16

Klie Th (1998) Zur Verbreitung unterbringungsähnlicher Maßnahmen im Sinne des § 906 Abs. BGB in bundesdeutschen Pflegeheimen. Bt Prax 7 (2): 50–53

Pillemer KA, Moore DW (1989) Abuse of patients in nursing homes: Findings from a survey of staff. Gerontologist 29: 314–320

Pillemer KA, Moore DW (1990) Highliths from a study of abuse of patients in nursing homes. J Elder Abuse Neclect 2: 1–2, 5–29

Popitz H (1992) Phänomene der Macht. Mohr, Tübingen

Ritschl D (1993) Alter und Gesellschaft. In: Heiss HW (Hrsg) 2. Geriatrie-Tag des Landes Baden-Württemberg. Das geriatrische Zentrum im Spannungsfeld der Vernetzungsaufgaben. Freiburg, Zentrum für Geriatrie und Gerontologie Freiburg der Albert-Ludwigs-Universität, S 8–28

Ruthemann U (1993) Aggression und Gewalt im Altenheim. Recom, Basel

Schwind HD, Baumann J, Schneider U, Winter M (1989) Endgutachten der Unabhängigen Regierungskommission zur Verhinderung und Bekämpfung von Gewalt (Gewaltkommission). In: Schwind H-D, Baumann J. Löser F et al. (Hrsg) Ursachen, Prävention und Kontrolle von Gewalt, Bd 1. Duncker & Humblot, Berlin, S 1–285

Vollhardt BR (1999) Was wissen wir über Gewalt in Pflegebeziehungen? In: Hirsch RD, Kranzhoff EU, Erkens F (Hrsg) Gewalt gegen alte Menschen: Ergebnisse der Bonner HsM-Studie. Eigendruck, Bonn

Wetzels P, Greve W, Mecklenburg E, Bilsky W, Pfeiffer C (1995) Kriminalität im Leben alter Menschen. Bundesministerium für Familie, Senioren, Frauen und Jugend (Hrsg) Kohlhammer, Stuttgart

Wojnar J (1995) Freiheitsentziehende Maßnahmen und Demenz. Bt Prax 4: Heft 1: 12–15

X
Grundlagen rationaler Diagnostik und Therapie

Evidenzbasierte Medizin in der Geriatrie

L. Pientka

95.1 Vorgehen in der evidenzbasierten Medizin 857
95.2 Literaturrecherche 857
95.2.1 Literaturbewertung 858
95.3 Umsetzung auf das klinische Problem 859
95.3.1 Spezifische geriatrische Fragestellungen 859
95.3.2 Umsetzung in die Praxis 859

Literatur 860

Vorgehen in der EBM

- Klinisches Problem,
- Formulieren einer beantwortbaren Frage,
- Literaturrecherche zur Frage,
- Literaturaus- und -bewertung,
- Umsetzung auf das klinische Problem.

Evidenzbasierte Medizin (EBM) beschreibt einen Prozeß der Entscheidungsfindung in der Medizin, der von dem bisher üblichen Vorgehen erheblich abweicht (Evidenz leitet sich in diesem Zusammenhang von „evidence" = Beleg, Beweis, und nicht von Evidenz = Klarheit ab). Diese Unterschiede geben Anlaß für weltweite intensive Diskussionen über dieses Verfahren. Zur Begriffserklärung sei nachfolgend die Definition von D. Sackett (Sackett et al. 1996) zitiert:

„Evidenz-basierte Medizin (EBM) ist der gewissenhafte, ausdrückliche und vernünftige Gebrauch wissenschaftlicher Evidenz für Entscheidungen in der medizinischen Versorgung individueller Patienten. Die Praxis der EBM bedeutet die Integration individueller klinischer Erfahrung mit der bestmöglichen externen Evidenz aus systematischer Forschung".

Die Umsetzung dieser Definition bewirkt einen erheblichen Unterschied im Handeln, bedeutet sie doch das Verlassen der sog. „opinion-based medicine", dem bisher gelernten und gelehrten Folgen von Autoritäten, die ihre Meinung auf ein mehr oder weniger nach systematischen Kriterien erworbenem Fachwissen kombiniert mit klinischer Erfahrung stützen.

95.1
Vorgehen in der evidenzbasierten Medizin

Die Problemlösung nach den Prinzipien der EBM setzt eine definiertes, schrittweises Vorgehen voraus (s. folgende Übersicht).

Aus der klinischen Situation muß ein Problem so präzise definiert werden, daß eine beantwortbare Frage formuliert werden kann. Diese Frage wird in eine Suchstrategie für ein Literaturrecherchesystem umgesetzt. Dabei ist es prinzipiell unwichtig, ob computergestützte oder gedruckte Datenbanken bzw. Quellen verwendet werden. Meist wird die Literaturrecherche, um ein möglichst umfangreiches Erfassen der vorhanden Literatur zu ermöglichen, mittels computergestützter Systeme durchgeführt. Der nächste wesentliche Schritt ist die kritische Literaturwürdigung („critical appraisal"), in der die Wertigkeit der jeweils getroffenen Aussagen und Erkenntnisse in den Publikationen bewertet wird. Auf die Prinzipien dieses Vorgangs wird später nochmals eingegangen. Abschließend erfolgt die Anwendung der nun auf systematischer Literaturauswertung bestehenden Erkenntnis auf das initiale individuelle klinische Problem.

95.2
Die Literaturrecherche

Da eine möglichst umfassende Literaturrecherche die Basis einer evidenzbasierten Entscheidung darstellt, kommt ihr besondere Bedeutung zu. Es stehen heute auch in nichtuniversitären Bereichen eine Reihe von Datenbanken zur Verfügung, die entweder durch einen Internetzugang erreicht, auf CD-ROM oder herkömmlich auf Papier vorgehalten werden können. Zu nennen wären vor allem Medline (z. B. Silverplatter, GratefulMed), Current Contents, Best Evidence und die Cochrane Library als EDV-gestützte Systeme und Zeitschriften wie *ACP Journal Club* und *Evidence-based Medicine*.

Diese Quellen unterscheiden sich erheblich in ihrem Umfang und ihrer Ausrichtung. Medline stellt die Datenbank der National Library of Medicine (NLM) des National Institute of Health dar. Entsprechend ihrer Herkunft finden in dieser Datenbank verstärkt englischsprachige Publikationen Berücksichtigung. Die Recherchemöglichkeiten sind durch die Verschlagwortung in den Datenbanken der verschiedenen Anbieter im wesentlichen gleich. Erhebliche Unterschiede bestehen in den Möglichkeiten, mehrstufige Recherchen bzw. vielfache Verknüpfungen durchzuführen. Ein wesentlicher Nachteil der Medline-Datenbank ist die relativ lange Zeit von der Publikation bis zur Indizierung der Veröffentlichung (bis zu 6 Monaten).

EMBASE ist ein europäisches Gegenstück zu Medline mit mehr Betonung auf den pharmakologischen Bereich. Current Contents ist in der Ausrichtung Medline sehr ähnlich, wenngleich weniger umfangreich, wird vom Institute for Scientific Information herausgegeben und ist besonders zügig in der Aufnahme neuer Publikationen. In Ihrer Zielrichtung weichen die Cochrane Library und die CD-ROM „Best Evidence" hiervon deutlich ab. Die Cochrane Library umfaßt einen Abschnitt mit systematischen Übersichtsarbeiten, einen Index anderer publizierter Übersichtsarbeiten – deutlich knapper als die vorgenannten – sowie eine Datenbank randomisiert kontrollierter Studien (RCT). „Best Evidence" stellt die EDV-gestützte Variante der Zeitschriften *Evidence-based Medicine* und *ACP-Journal-Club* dar. Hierbei werden Studien in standardisierter Form vorgestellt und kommentiert.

Aus dem unterschiedlichen Aufbau der Datenbanken ergeben sich verschiedene Anwendungsbereiche. In wissenschaftlichen Fragestellungen werden Datenbanken wie Medline oder EMBASE und der RCT-Teil der Cochrane Library Berücksichtigung finden, während der praktisch tätige Arzt mit einer Problemstellung und der Notwendigkeit einer Antwort in kurzer Zeit mit begrenztem Aufwand eher zu „Best Evidence" bzw. der Zeitschriftenform des *ACP-Journal-Club* oder der *EBM* greifen wird (Smith 1996). Die derzeit exponierte Stellung von MEDLINE resultiert nicht zuletzt aus der leichten Erreichbarkeit und fast kostenlosen Verfügbarkeit über Internet.

95.2.1
Literaturbewertung

Für die Literaturbewertung sind grundsätzliche Kenntnisse in der Methodik des Studiendesigns und -durchführung sowie Statistik erforderlich (Fletcher et al. 1999). Bei der Betrachtung des Studiendesigns steht die Frage im Vordergrund, ob das bestmögliche Design für das Problem gewählt wurde, d.h. läßt sich die untersuchte Fragestellung mit dem verwendeten Design beantworten (s. Übersicht).

> **Wesentliche Studiendesign in abnehmender Aussagequalität**
> - Randomisierte kontrollierte klinische Studien,
> - kontrollierte Studien,
> - Kohortenstudien,
> - Fall-Kontroll-Studien,
> - Fallserie.

Den Goldstandard für Fragestellungen mit Intervention und ausreichender Häufigkeit des untersuchten Ereignisses stellen randomisiert-kontrollierte Studien dar. Die Randomisierung und Verblindung spielen hierbei eine große Rolle, um Selektionseffekte („bias") zu vermeiden. Wesentliche limitierende Faktoren stellen in diesem Design die Beobachtungsdauer und Ereignishäufigkeit dar. Langjährige Verläufe oder Untersuchungen seltenerer Ereignisse werden daher mittels Kohortenstudien untersucht; sehr seltene Ereignisse erfordern das Fall-Kontroll-Design. Die Einzelbeobachtung (der sog. „interessante Fall"; Guyatt et al. 1993) spielt aufgrund seiner methodischen Schwächen nur in Ausnahmefällen eine Rolle (Crombie 1996).

Der Überprüfung des angemessenen Studiendesigns folgt die Bewertung der Studiendurchführung. Dabei stehen folgende Fragen im Vordergrund:

- Wurde die richtige Fragestellung für das genannte Problem gewählt und auch wirklich diese Frage durch die Studie beantwortet?
- Sind die notwendigen Verfahren adäquat durchgeführt worden, d.h. wurde ordnungsgemäß verblindet bzw. war das Verfahren zur Bildung der Kontrollgruppen korrekt? Ist das Ergebnis signifikant und relevant?

Diese Fragen stellen zur Bewertung nur ein Gerüst dar, das um viele Aspekte entsprechend den jeweiligen Anforderungen ergänzt werden muß (Greenhalgh 1997; Sackett 1991).

Eine Überprüfung der statistischen Verfahren ist in der Regel für Nicht-Statistiker aus den selten nur vollständig angegebenen Daten meist nicht möglich. Hierbei muß derzeit noch auf das Verfahren des „peer-review" vertraut bzw. die Korrespondenz zu der Publikation beachtet werden.

Abschließend läßt sich eine Hierarchie der Evidenzqualität, der sog. „levels of evidence" bilden (s. folgende Übersicht).

> **Levels of evidence**
>
> - Grade A
>   1a Evidence aus mehreren RCT (Megatrials) oder systematischen Reviews,
>   1b Evidence aus hochwertigen Kohortenstudien,
>   1c Evidence aus einem mittelgroßen RCT,
>   1d Evidence aus einem RCT.
> - Grade B
>   2 mindestens eine gute Kohortenstudie,
>   3 mindestens eine gute Fall-Kontroll-Studie,
>   4 mindestens eine gute Fallbeschreibung.
> - Grade C
>   – reine Expertenmeinung.

95.3
Umsetzung auf das klinische Problem

Nach der kritischen Bewertung der Literatur bezüglich der Methodik und statistischen Verfahren erfolgt die Umsetzung der gewonnenen Erkenntnis. An dieser Stelle kommt die integrative Funktion des (be-)handelnden Arztes mit seinen Erfahrungen, seinem bisherigen Wissen und dem Anwenden der neu erlangten Erkenntnisse zum Tragen (Haynes et al. 1996). Die formale Bewertung der Studienergebnisse stellt nur einen Teil der Umsetzung dar (Guyatt et al. 1994). Ein anderer Aspekt ist die Einbeziehung der Präferenzen des Patienten unter Kenntnis der verfügbaren Evidenz, also der „informed consent" des Patienten zu Diagnostik und Therapie. Hierbei sind sicherlich Vereinfachungen in der Darstellung dem Patienten gegenüber notwendig. Prinzipiell sollte eine Patientenaufklärung mit konkreten Zahlen und Informationen geführt werden (Domenighetti 1998).

Unter Voraussetzung ausgeprägter, eindeutiger Effekte ist das Umsetzen des Studienergebnisses auf das klinische Problem einfach lösbar. Erheblich schwieriger ist die Situation dagegen, wenn signifikante Ergebnisse mit allerdings verhältnismäßig geringer Relevanz oder relevante Ergebnisse ohne Signifikanz gefunden wurden. Im geriatrischen Bereich ist gerade letztgenanntes Problem von Bedeutung.

95.3.1
Spezifische geriatrische Fragestellungen

In der Behandlung geriatrischer Patienten ergeben sich einige spezifische Probleme in der Literaturbewertung. Patienten mit Begleiterkrankungen, die im geriatrischen Alltag eher die Regel als die Ausnahme darstellen, werden durch rigide Ein-/Ausschlußkriterien in vielen Studien ausgeschlossen (Earl-Slater 1998). Die Schwierigkeit besteht nun darin, Studienergebnisse, die unter Idealbedingungen gewonnen worden sind (z. B. Patienten ohne Multimorbidität) auf die eigenen multimorbiden Patienten anzuwenden. Bei näherer Betrachtung der meisten Studien stellt das Alter ein häufiges Ausschlußkriterium dar. Selbst für Krankheitsbilder, deren Häufigkeit im Alter deutlich zunimmt, wie z. B. der Morbus Parkinson, werden in einem erheblichen Teil der Studien ältere Patienten (>75 Jahre) ausgeschlossen (Mitchell 1997). Wenn aber auch ältere Patienten in die Studie aufgenommen worden sind und sie in der Analyse auch als Subgruppe Berücksichtigung finden, so sind häufig die Ergebnisse jedoch aufgrund der zu niedrigen Patientenzahl zwar relevant, aber nicht signifikant.

Diese Tatsache darf aber nicht zu der Vermutung führen, die gewonnenen Erkenntnisse seien wegen fehlender Signifikanz wertlos. Beispielhaft sei hier die Thrombolyse bei akutem Myokardinfarkt erwähnt. In den initialen Studien wurde der signifikante Effekt in der Gesamtgruppe und Subgruppe der „jugendlichen" Probanden nachgewiesen. In der Gruppe der Älteren ist der Effekt aufgrund der Gruppengröße nicht signifikant und findet damit in den klinischen Entscheidungsprozeß nur sehr viel langsamer Eingang (Rich 1998).

95.3.2
Umsetzung in die Praxis

Einen Weg im täglichen ärztlichen Handeln zu finden, der einerseits den Ansprüchen an evidenzbasiertes Handeln und auf der anderen Seite den zeitlich-logistischen Ansprüchen gerecht wird, stellt das wesentliche Problem in der Zukunft dar. Für den Arzt mit dem Entscheidungsproblem muß der Weg zur Information so kurz werden, daß die kritische Literaturauswertung im Alltag durchführbar wird (Dawes 1996). Dies ist für die meisten Ärzte derzeit mit der Literaturrecherche und nachfolgend Literaturbeschaffung nicht möglich. Die Schritte der systematischen Literaturauswertung sind somit im Alltag nur für eine sehr begrenzte Anzahl von Fragestellungen durchführbar. Eine Möglichkeit der Verbesserung der Entscheidungsfindung stellen systematische Übersichtsarbeiten („systematic reviews") zu einzelnen Fragestellungen dar. Hierbei wird nach genau angegebenen Kriterien zu einer Fragestellung die vorhandene Literatur recherchiert, kritisch gewürdigt und meistens eine Metaanalyse als Gesamtergebnis erarbeitet. Geriatrische Fragestellungen werden hierbei aber nur selten berücksichtigt, da die älteren Probanden in den Primärstudien meist nur als Subgruppe Berücksichtigung finden.

Auch Leitlinien auf der Basis einer Auswertung der verfügbaren Evidenz können im täglichen Handeln eine erhebliche Vereinfachung darstellen.

Vor allem für häufige und/oder teure Krankheiten werden derzeit eine Reihe von Leitlinien erstellt. Dabei ist zu beachten, daß sie den Qualitätskriterien der EBM genügen müssen und nicht nur die Sichtweise einer bestimmten Personengruppe darstellen. Des weiteren muß darauf geachtet werden, daß diese Leitlinien regelmäßig aktualisiert werden. Die wesentlichen Definitionen von Leitlinien sind in der folgenden Übersicht aufgeführt (Sackett et al. 1999). Eine Sammlung aktueller Leitlinien, spezifische Probleme in der Langzeitpflege älterer Menschen betreffend, wird vom Royal College of Physicians (RCP 1998) herausgegeben.

Definitionen von Leitlinien
- Leitlinien sind systematisch entwickelte Entscheidungshilfen über die angemessene ärztliche Vorgehensweise bei speziellen gesundheitlichen Problemen.
- Leitlinien stellen den nach einem definierten, transparent gemachten Vorgehen erzielten Konsens mehrerer Experten aus unterschiedlichen Fachbereichen und Arbeitsgruppen, ggf. unter Hinzuziehen von Patienten, zu bestimmten Vorgehensweisen dar.
- Leitlinien sind wissenschaftlich begründete und praxisorientierte Handlungsempfehlungen.
- Leitlinien sind Orientierungshilfen im Sinne von „Handlungs- und Entscheidungskorridoren", von denen in begründeten Fällen abgewichen werden kann oder sogar muß.
- Leitlinien werden regelmäßig auf ihre Aktualität hin überprüft und ggf. fortgeschrieben.

EBM ist auch in geriatrischen Fragestellungen gut realisierbar. So sind in den letzten Jahren einige Studien zu Problemen älterer Patienten erschienen, z. B. zu den Acetylcholinesteraseinhibitoren in der Therapie der Alzheimer-Demenz. Hierbei fanden meist nur geringfügige Einschränkungen in den Einschlußkriterien statt, so daß eine Umsetzbarkeit auf den durchschnittlichen Patienten leichter möglich ist. Bedingt durch die Multimorbidität der Patienten wird allerdings meist in stärkerem Umfang als für jüngere Altersgruppen die Integrationsfähigkeit des Arztes gefordert, da eine Studie mit exakt zum klinische Problem passenden Probanden sicher die Ausnahme bleiben wird. Auch verdienen nichtsignifikante, aber relevante Ergebnisse in der Gruppe der Hochbetagten Beachtung, da fehlende Signifikanz häufig durch die Gruppengröße, wie in den frühen Studien zur Thrombolyse bei Myokardinfarkt, und nicht durch ein prinzipiell anderes Verhalten bedingt ist.

Literatur

Crombie IK (1996) The pocket guide to critical appraisal: A handbook for health care professionals. BMJ Publishing Group, London

Dawes MG (1996) On the need for evidence-based general and family practice. EBM 1:68–69

Domenighetti G (1998) Promoting consumer's demand for evidence-based medicine. Health Technol Assess Rep 14: 97–105

Earl-Slater A (1998) The elderly, medicines and robust evidence from randomized controlled trials. J Clin Effect 3:105–111

Fletcher R, Fletcher S, Wagner E (1999) Klinische Epidemiologie. Ullstein-Medical, Wiesbaden

Greenhalgh T (1997) How to read a paper. The basics of evidence based medicine. BMJ Publishing Group, London

Guyatt GH, Sackett DL, Cook DJ (1993) How to use an article about therapy or prevention – A. Are the results of the study valid? JAMA 270:2598–2601

Guyatt GH, Sackett DL, Cook DJ (1994) How to use an article about therapy or prevention – B. What were the results and will they help me in caring for my patients? JAMA 271: 59–63

Haynes RB, Sackett DL, Gray JMA, Cook D, Guyatt GH (1996) Transferring evidence from research into practice: 1. The role of clinical care research evidence in clinical decisions. EBM 1:196–197

Mitchell SL (1997) Exclusion of elderly subjects form clinical trials for Parkinson disease. Arch Neurol 54:1393–1398

Rich MW (1998) Therapy for acute myocardial infarction in older persons. J Am Geriatr Soc 46:1302–1307

Royal College of Physicians/RCP (1998) Enhancing the health of older people in long-term care – clinical guidelines. London

Sackett DL (1991) Clinical epidemiology. Little Brown, Boston

Sackett DL, Rosenberg WMC, Gray JAM, Haynes RB, Richardson WS (1996) Evidence based medicine: What it is and what it isn't. Br Med J 312:71–72

Sackett DL, Richardson WS, Rosenberg W, Haynes RB (1999) Evidenzbasierte Medizin. Zuckschwerdt, Bern

Smith R (1996) What clinical information do doctors need? Br Med J 313:1062–1068

# Kapitel 96

Qualitätssicherung

R. Jaeckel

96.1 Ökonomische Theorie der Qualitätssicherung im Gesundheitswesen 861
96.2 Rechtliche Grundlagen der Qualitätssicherung 861
96.2.1 Kennzeichen stationärer Qualitätssicherungsverfahren 862
96.3 Dimensionen der externen Qualitätssicherung 862
96.3.1 Funktionen der externen Qualitätssicherung 862
96.3.2 Zuweisungsqualität als 4. Qualitätssicherungsdimension 863
96.4 Qualitätswettbewerb im Gesundheitswesen 863
96.4.1 Grundlagen eines integrierten Qualitätsmanagements 863
96.4.2 Struktur und Inhalte eines integrierten Qualitätsmanagements 864
96.5 Qualitätsmanagement als Grundlage einer rationalen Gesundheitsversorgung 864

Literatur 864

Zu einem modernen Gesundheitswesen gehört heute auch der konkrete Nachweis eines umfassenden und flächendeckenden Qualitätssicherungssystems. Die Leistungsfähigkeit einzelner medizinischer Fachdisziplinen wie die Geriatrie, hängt nicht unwesentlich vom Nachweis durchgeführter Qualitätssicherungsmaßnahmen ab, denn sowohl aus Sicht der zu versorgenden Patienten als auch der für die Finanzierung verantwortlichen Versicherungsträger ist die zukünftige Akzeptanz und Finanzierung von Gesundheitsleistungen von einem zunehmenden Qualitätsanspruch geprägt. Aber auch der Trend zu einem konkurrierenden Anbieterverhalten führt im Zuge einer wettbewerblich ausgeprägten Gesundheitsversorgung zu einem steigenden Qualitätsbewußtsein, um die eigene Konkurrenzfähigkeit zu sichern bzw. auszubauen.

96.1
Ökonomische Theorie der Qualitätssicherung im Gesundheitswesen

Das deutsche Gesundheitswesen ist seit Jahren durch eine anhaltende ökonomische Diskussion geprägt, mit begrenzten Finanzmitteln eine bestmögliche Gesundheitsversorgung zu gewährleisten. Der Qualitätsaspekt medizinischer Leistungen rückt dabei unaufhaltsam in den Mittelpunkt öffentlicher Diskussionen. Zum einen geht es darum, die politisch und begrenzt vorgegebenen Ressourcen optimal einzusetzen, zum anderen soll der Sorge Rechnung getragen werden, daß der ansteigende Kostendruck sich nicht zu Lasten der Patientenversorgung auswirkt.

Gesundheitsleistungen können unter dem Qualitätssicherungsaspekt daher 2 sich ergänzenden Beurteilungskriterien (Kaltenbach 1993) zugeordnet werden.

- Der Grundsatz der Effektivität bezieht sich ausschließlich auf die Wirksamkeit der erfolgten medizinischen Behandlung, unabhängig von der Frage, wieviel Finanzmittel für eine bestimmte Leistung tatsächlich zur Verfügung stehen.
- Das Effizienzkriterium hingegen stellt auf die kostengünstigste Behandlungsform ab, ohne den Behandlungserfolg als Entscheidungsparameter zu berücksichtigen.

Eine medizinische Qualitätssicherung moderner Prägung zeichnet sich deshalb dadurch aus, daß ein objektiver Interessenausgleich zwischen ökonomischen und medizinischen Belangen im Gesundheitswesen stattfindet. Qualitätssicherung kann daher als methodisches Instrument zur Darstellung von 2 unterschiedlichen Seiten der gleichen Medaille bezeichnet werden, nämlich den medizinischen Versorgungsanspruch mit dem ökonomischen Knappheitsgedanken und damit der Frage der Finanzierbarkeit medizinischer Gesundheitsleistungen in Einklang zu bringen.

96.2
Rechtliche Grundlagen der Qualitätssicherung

Die Durchführung medizinischer Qualitätssicherungsmaßnahmen stellt durch normative Vorgaben im Bereich der gesetzlichen Krankenversicherung eine verpflichtende Aufgabe dar. Der gesetzliche Auftrag zur Beteiligung an qualitätssichernden Maßnahmen ist durch verschiedene Paragraphen im Sozialgesetzbuch (SGB) V näher festgelegt. Während die Qualitätssicherung in der ambulanten und damit vertragsärztlichen Versorgung inhaltlich durch die Vorgaben des § 135 SGB V geregelt ist, hat der komplexe Bereich der stationären Qualitätssicherung (Rath 1997) im § 137 SGB V seine näheren Bestimmungen erfahren. Grundsätzlich bleibt festzustellen, daß der Gesetzgeber unterschiedliche Kompetenzzuständigkeiten bestimmt hat, die primär institutionell ausgerichtet sind und nicht auf die Optimierung patientenbezogener Behandlungsmaßnahmen abstellen.

Da die geriatrische Versorgung in Deutschland formal und angebotsorientiert primär dem stationären Leistungssektor zugeordnet wurde, werden im folgenden die Grundlagen der stationären Qualitätssicherung näher vorgestellt. Der Gesetzgeber hat sich dabei von der Zielvorstellung leiten lassen, daß sowohl der Krankenhaussektor als auch die stationären Vorsorge- und Rehabilitationseinrichtungen sich einem stringenten Qualitätssicherungsverfahren zu unterziehen haben. Dies ist insofern von Bedeutung, als die stationäre Geriatrie in Deutschland durch entsprechende landespolitische Vorgaben ambivalent – sowohl im Sinne der Akutbehandlung, als auch der stationären Rehabilitation – festgelegt wurde.

96.2.1
Kennzeichen stationärer Qualitätssicherungsverfahren

Die Bemühungen um die Sicherung und Verbesserung medizinischer Behandlungsqualitäten lassen sich in der stationären Versorgung in eine einzelbetriebliche und eine betriebsvergleichende Qualitätssicherung einteilen. Alle einzelbetrieblichen Maßnahmen und Verfahren, die auf die positive Beeinflussung innerbetrieblicher Leistungsstrukturen abzielen, werden unter dem Oberbegriff des *internen Qualitätsmanagements* (Nagorny u. Plocek 1997) zusammengefaßt. Dem stehen betriebsvergleichende Maßnahmen gegenüber, wie sie der Gesetzgeber im § 137 SGB V näher beschrieben hat. Diese Maßnahmen fallen unter die Bezeichnung der *externen Qualitätssicherung*. Nur externe Qualitätssicherungsmaßnahmen sind gesetzlich verbindlich vorgeschrieben und bedürfen daher der näheren Erläuterung.

96.3
Dimensionen der externen Qualitätssicherung

Externe Qualitätssicherungsmaßnahmen lassen sich in 3 Aktivitätsfelder einteilen, die zusammen betrachtet eine qualitative Bewertung stationärer Behandlungsmaßnahmen ermöglichen. Die Umsetzung externer Qualitätssicherungsmaßnahmen bedingt daher ein 3stufiges Verfahren, das sich aus folgenden Teilschritten zusammensetzt:

Strukturqualität

Zur Sicherung und Verbesserung der Strukturqualität werden alle einrichtungsbezogenen Merkmale wie bauliche, technische oder personelle Ausstattung zur Beurteilung herangezogen. Alle Kriterien zur Bestimmung der Strukturqualität dienen dem Zweck, die Voraussetzungen für ein bestmögliches Behandlungsergebnis zu schaffen. Die Strukturqualität wird daher auch als „input"-Größe bezeichnet.

Prozeßqualität

Alle Maßnahmen, die auf eine Verbesserung der Prozeßabläufe abzielen, werden dem Bereich der Prozeßqualität zugeordnet. Hierzu zählt beispielsweise die Verringerung von Wartezeiten bei durchzuführenden diagnostischen Maßnahmen, eine frühestmögliche Mobilisierung des Patienten nach Schlaganfall oder die Festlegung und Überprüfung eines aufgestellten Therapieplans. Die Prozeßqualität stellt in bezug auf den gesamten medizinischen Behandlungsverlauf die zweite meßbare Inputgröße dar.

Ergebnisqualität

Auch unter dem Begriff des medizinischen „outcomes" bekannt, stellt die Ergebnisqualität die wichtigste Referenzgröße dar, obwohl die Festlegung ergebnisorientierter Kriterien insbesondere im Bereich der medizinischen Rehabilitation eine aufgrund der mehrdimensionalen Umweltsituation des Patienten schwer zu lösende Aufgabe darstellt. Im Gegensatz zur Akutbehandlung steht bei der Rehabilitation beispielsweise nicht nur die objektive Gehfähigkeit des Patienten im Vordergrund, sondern auch die Frage, ob durch die vorliegende Krankheit funktionelle Einschränkungen im Berufsleben oder Alltag bestehen und damit eine verminderte Erwerbsfähigkeit vorliegt, die auch zu sozialen Beeinträchtigungen führen kann. Mittels der Ergebnisqualität wird der „output" medizinischer Behandlungsmaßnahmen bewertet.

96.3.1
Funktionen der externen Qualitätssicherung

Eine konsequente Umsetzung externer Qualitätssicherungsmaßnahmen setzt nicht nur das Vorhandensein eines Qualitätsbewußtseins und einer kontinuierlich weiter zu entwickelnden Qualitätssicherungskultur voraus, sondern der Patient, die Leistungserbringer und schließlich die Kostenträger erfahren eine bedarfsspezifische Nutzensteigerung. In der stationären

Versorgung wurde den Selbstverwaltungspartnern die Umsetzung der externen Qualitätssicherung als gemeinsame Aufgabe übertragen. Folgende Teilziele können dabei konkret erreicht werden:

Transparenzfunktion
Mittels standardisierter und überprüfbarer Kriterien sind Bewertungen über Leistungsfähigkeit und Leistungserbringung einer Klinik bzw. Abteilung möglich, auch über längere Zeiträume hinweg. Das medizinische, pflegerische und therapeutische Leistungsgeschehen wird ersichtlich und damit transparent.

Vergleichsfunktion
Die zunehmende Wettbewerbsdynamik im Gesundheitswesen zwingt unter dem Primat der knappen Finanzressourcen zu einer leistungsorientierten Feinsteuerung. Externe Qualitätssicherungsmaßnahmen ermöglichen die Vergleichbarkeit von Fachabteilungen oder indikationsgleichen Kliniken. Die Forderung nach leistungsgerechten Vergütungen setzt zwangsläufig qualitätsorientierte Klinik- bzw. Abteilungsvergleiche voraus. Der absehbare Aufbau externer Betriebsvergleiche führt zu einer Stärkung der Wettbewerbsfähigkeit klinischer Einrichtungen. Das für eine bedarfsgerechte geriatrische Versorgung notwendige abgestufte Versorgungssystem wird zu einer differenzierten Leistungsvergütung führen, die eine Vergleichbarkeit sowohl auf horizontaler als auch auf vertikaler Ebene erfordert.

Steuerungsfunktion
Bisherige und das Gesundheitswesen i. allg. prägende Steuerungsdefizite können wirksam abgebaut werden, wenn Transparenz und Vergleichbarkeit zwischen indikationsgleichen Einrichtungen vorliegt. Belegungssicherung auf Anbieterseite sowie Belegungssteuerung auf Kostenträgerseite tragen zur Verbesserung der Versorgungseffizienz bei. Externe Qualitätssicherung schafft somit einen Ordnungsrahmen zur wettbewerblichen Feinsteuerung einer solidarisch geprägten Gesundheitsversorgung.

96.3.2
Zuweisungsqualität
als 4. Qualitätssicherungsdimension

Ungeachtet der klassischen Einteilung in die 3 Ebenen der Struktur-, Prozeß- und Ergebnisqualität ist das deutsche Gesundheitswesen im wesentlichen durch eine sektorale Gesundheitsversorgung geprägt. Unterschiedliche Kompetenzzuständigkeiten und die daraus erwachsenden organisatorischen Schnittstellenprobleme an den Übergängen zwischen ambulanter und stationärer Versorgung prägen insbesondere das Bild in der geriatrischen Versorgung (Heinrich 1996). Die richtige Behandlung zum richtigen Zeitpunkt bei getrennten Versorgungssektoren bedingt eine standardisierte Überprüfung beispielsweise einer notwendigen Krankenhausbehandlung. Das geriatrische Assessment (Stuck 1997) stellt eine ganz wesentliche Entscheidungsgrundlage dar, die erforderlichen Leistungsinhalte im Sinne eines bedarfsgerechten Versorgungsmanagements zu klären.

Der Aufbau eines umfassenden Qualitätssicherungssystems unter Auslassung einer standardisierten Zuweisungsqualität würde der tatsächlichen Versorgungsrealität daher nicht gerecht werden. Diese Feststellung ergibt sich sowohl aus dem Primat einer human, aber auch wirtschaftlich zu gestaltenden Krankenversorgung.

96.4
Qualitätswettbewerb im Gesundheitswesen

Der Trend zur wettbewerblichen Ausgestaltung des Gesundheitswesens ist unverkennbar. Das Gesetz der knappen Finanzmittel unterstützt den Gedanken eines erforderlichen Qualitätswettbewerbes in der Gesundheitsversorgung, wenn das bisher erreichte Versorgungsniveau gesichert bzw. verbessert werden soll. Der Leistungsaspekt rückt daher zunehmend in den Vordergrund, der durch ein flächendeckendes und umfassendes Qualitätsmanagementsystem eine versorgungsbezogene Feinsteuerung erfährt und damit einen positiven Beitrag zur Verbesserung der Struktureffizienz leistet.

96.4.1
Grundlagen
eines integrierten Qualitätsmanagements

Die Geriatrie als übergreifende medizinische Fachdisziplin wird in der künftigen Gesundheitsversorgung eine tragende Rolle einnehmen, in diesem Beziehungsgeflecht, bestehend aus unterschiedlichen Zuständigkeits- und Regelungskompetenzen. Erkenntnisse aus dem Verlauf geriatrischer Patientenkarrieren verdeutlichen die Notwendigkeit, daß sektorübergreifende Versorgungsstrukturen Platz greifen müssen und damit auch umfassende Qualitätssicherungsprogramme zu etablieren sind, während einzelbetriebliche Qualitätssicherungsmaßnahmen nur Teilaspekte einer ganzen Versorgungskarriere umfassen können.

Die relevanten Strukturelemente eines integrierten Qualitätsmanagementsystems (Seghezzi 1996) können aus organisatorischer Sicht 3 Prozeßebenen zugeordnet werden:

- Einordnung in ein bestehendes Organisationsgefüge als ergänzendes Teil des bisherigen Gesamtmanagements,
- Zusammenführung von Abteilungen zum Zwecke der Etablierung eines umfassenden Qualitätsmanagements auf der innerbetrieblichen Ebene,
- Aufbau eines patientenorientierten Versorgungssystems unter Berücksichtigung kurativ/rehabilitativ/pflegerisch relevanter Leistungsinhalte.

96.4.2
Struktur und Inhalte eines integrierten Qualitätsmanagements

Jede Organisation bedarf einer Qualitätsverfassung, um eine strukturierte Qualitätspolitik betreiben zu können. Der Aufbau einer Qualitätskultur ist in diesem Zusammenhang unerläßlich.

Um eine Qualitätsstrategie bzw. Qualitätsplanung in der Folge erarbeiten zu können, muß ein standardisiertes Qualitätsmanagementsystem, beispielsweise auf der Grundlage von DIN EN ISO 9000–9004 oder nach dem europäischen EFQM-Modell, verwendet werden. Der Trend zu einem umfassenden Qualitätsmanagement ist dabei unverkennbar.

Die Qualitätslenkung auf der operativen Ebene ist durch das Verfahren der Qualitätssicherung gekennzeichnet. Durch die Etablierung von Qualitätsstandards ist eine Überprüfung der erbrachten Leistungen möglich. Wesentliches Ziel ist dabei eine kontinuierliche Qualitätsverbesserung und eine Steigerung des bisher erreichten Qualitätsniveaus.

96.5
Qualitätsmanagement als Grundlage einer rationalen Gesundheitsversorgung

Das deutsche Gesundheitswesen sieht sich einem zunehmenden Versorgungswettbewerb ausgesetzt, dem sich Leistungserbringer und Krankenkassen gleichermaßen stellen müssen. Diese Entwicklung entspricht durchaus dem europäischen Gesamttrend und unterstreicht den notwendigen Handlungsdruck in bezug auf eine bessere wettbewerbliche Positionierung bei gleichzeitiger Kostenreduzierung. Eine auf Dauer ausgerichtete Ressourcenverknappung erhöht den Bedarf an rational vermittelbaren Entscheidungsgrundlagen über Art und Umfang einer sachgerechten Mittelzuweisung und -inanspruchnahme. Perspektivisch wird für die stationäre Versorgung über die Einführung eines Zertifizierungssystems (Kolkmann u. Scheinert 1998) nachgedacht, das die Transparenz und die Bereitschaft zur Einführung neuer Qualitätselemente auf der Grundlage eines Selbstbewertungsverfahrens erhöhen soll. Denkbar ist ebenfalls der Aufbau eines qualitätsorientierten Benchmarkingsystems, beispielsweise im Bereich geriatrischer Rehabilitationseinrichtungen, um eine leistungsbezogene Vergleichbarkeit zwischen einzelnen Kliniken herzustellen. Der Stellenwert der Geriatrie wird künftig auch dadurch bestimmt, inwieweit es gelingt, Qualität als bestimmenden Wettbewerbsfaktor (Straub 1997) zu nutzen. Die direkte Konkurrenz zu den Faktoren Zeit und Geld stellt in diesem Zusammenhang die eigentliche ökonomische Herausforderung dar.

Literatur

Heinrich R (1996) Geriatrische Rehabilitation nach den Bedürfnissen der Menschen gestalten. Geriatrie Praxis 12: 16–21

Kaltenbach T (1993) Qualitätsmanagement im Krankenhaus. Bibliomed, Melsungen

Kolkmann F-W, Scheinert HD (1998) Zertifizierung von Krankenhäusern. Dtsch Aerztebl 95: A1899–A1901

Nagorny HO, Plocek M (1997) Praxishandbuch Qualitätsmanagement Krankenhaus. Kohlhammer, Stuttgart

Rath T (1997) Qualitätsmanagement im Krankenhaus muß durch externe Anreize wirkungsvoll unterstützt werden. Quali Med 5: 11–16

Seghezzi HD (1996) Integriertes Qualitätsmanagement. Hanser, München Wien

Straub C (1997) Die Rolle der Qualitätssicherung bei der Gestaltung der medizinischen Versorgung. Arbeit und Sozialpolitik 3–4: 56–60

Stuck AE (1997) Multidimensionales Geriatrisches Assessment. In: Wettstein A (Hrsg) Checkliste Geriatrie. Thieme, Stuttgart New York, S 101–104

XI
Aus- und Weiterbildung

Aus-, Fort- und Weiterbildung in der Geriatrie in Deutschland

H. Werner

97.1 Historische Entwicklung   867
97.2 Fehlende Ausbildung der Studenten in geriatrischer Medizin   868
97.3 Fortbildungsangebote   868
97.4 Fakultative Weiterbildung klinische Geriatrie   868
97.5 Curriculum Ambulante Geriatrische Rehabilitation   869
97.6 Wo steht die Geriatrische Aus-, Fort- und Weiterbildung in der Bundesrepublik an der Wende dieses Jahrhunderts?   869
Literatur   870

Das Entstehen einer neuen Fachdisziplin innerhalb der Medizin ist in der Regel auf 3 Faktoren zurückzuführen.

1. die demographische Entwicklung,
2. die Notwendigkeit, Versorgungsstrukturen für bestimmte Patientengruppen zu schaffen,
3. die Zunahme von wissenschaftlichen Erkenntnissen und Fakten, die einen solchen Umfang annehmen, daß es einer Spezialisierung bedarf, um sie noch überblicken zu können.

Die Geriatrie in Deutschland hat sich nur langsam entwickelt und ihre Etablierung im Kreis der medizinischen Fachdisziplinen war von vielen Widrigkeiten begleitet.

Im Hinblick auf die Bevölkerungsentwicklung wiegt die derzeit fehlende Ausbildung der zukünftigen Ärztegeneration besonders schwer. Auf dem Gebiet der postgraduellen Weiterbildung konnten in den vergangenen Jahren jedoch deutliche Fortschritte erzielt werden.

Langfristig braucht die Geriatrie eine gesicherte Basis an den Universitäten, um Krankheit im Alter und ihre Behandlung besser und gründlicher erforschen und ihren Auftrag der Versorgung der alten Menschen in Deutschland fachgerecht erfüllen zu können.

97.1 Historische Entwicklung

Obwohl bereits frühzeitig in der Medizin bekannt war, daß Krankheit im Alter anders verläuft und anders diagnostiziert und therapiert werden muß als im jüngeren Erwachsenenalter, hat sich die Geriatrie als eigenes Fachgebiet erst in der 2. Hälfte dieses Jahrhunderts entwickelt.

Vor allem die tiefgreifenden demographischen Veränderungen und die daraus folgende Notwendigkeit zur Entwicklung von Versorgungseinrichtungen für alte Menschen haben in der Bundesrepublik bei einer zunächst geringen Zahl von klinisch tätigen Ärzten zu der Erkenntnis geführt, daß eine besondere Medizin für alte Menschen entstehen muß.

Das Wissen über das Alter, den Alternsprozeß und Besonderheiten von Krankheit im Alter haben zunächst eine geringere Rolle gespielt, nicht zuletzt deshalb, weil eine geriatrische Forschung in der Bundesrepublik praktisch nicht existierte.

Der Impuls zur Entwicklung zur Geriatrie ging daher von Ärzten aus, die in den wenigen sich entwickelnden Versorgungseinrichtungen tätig waren. 1966 wurde die erste multidisziplinäre wissenschaftliche Fachgesellschaft von dem Geriater René Schubert aus Nürnberg mit dem Namen Deutsche Gesellschaft für Gerontologie gegründet. 1967 wurde in der damaligen DDR eine entsprechende Gesellschaft ins Leben gerufen. Nach der Wiedervereinigung wurden beide Gesellschaften zu einer Deutschen Gesellschaft für Gerontologie und Geriatrie vereinigt.

Aus der Notwendigkeit heraus, verstärkt Berufs- und Weiterbildungsinteressen der in geriatrischen Einrichtungen tätigen Ärzte vertreten zu müssen und aus dem Willen heraus, geriatrischer Medizin in Form einer wissenschaftlichen Gesellschaft ein anerkanntes Forum zu verschaffen, wurde 1982 in Hamburg die Deutsche Gesellschaft für Geriatrie (DGG) gegründet. Im Hinblick auf die hohe Bedeutung einer allgemein anerkannten geriatrischen Weiterbildung war im Vorstand der DGG von Anfang an ein Mitglied ausschließlich für Weiterbildungsfragen zuständig.

Bereits in der Deutschen Gesellschaft für Gerontologie wurde auf Kongressen und in vielfältigen Publikationen gefordert, in die Ausbildung von Studenten und in die Fortbildung approbierter Ärzte geriatrische Inhalte aufzunehmen. Parallel dazu wurden intensive Anstrengungen unternommen, um geriatrische Medizin auch als anerkannte Weiterbildung in die Weiterbildungsordnung für Ärzte aufzunehmen. Diese Bemühungen wurden durch die Gründung der Deutschen Gesellschaft für Geriatrie intensiviert.

97.2
Fehlende Ausbildung der Studenten in geriatrischer Medizin

Die Anstrengungen besonders auf dem Gebiet der Ausbildung von Studenten und der Weiterbildung von Ärzten in geriatrischer Medizin wurden über lange Zeit von den medizinischen Fakultäten, den Berufsverbänden anderer medizinischer Fächer und auch den Berufskammern der Ärzte behindert. Dies geschah in der Regel mit einem Argument, das in seiner Logik nicht nachvollziehbar ist: Wir behandeln alle alte Menschen, also brauchen wir keine geriatrische Medizin.

Erschwerend kam hinzu, daß es bis auf sehr wenige Ausnahmen bis zum heutigen Tage nicht gelungen ist, an den medizinischen Fakultäten Lehrstühle für Geriatrie zu etablieren. Damit fehlte weitgehend die so wichtige universitäre Unterstützung für die Forderung nach Aufnahme geriatrischer Inhalte in das Curriculum der Medizinstudenten.

Daß es in vielen Jahrzehnten auf diesem Gebiet keine Fortschritte gab, läßt sich sehr gut an Hand von Zitaten aus medizinischen Fachbüchern und Publikationen nachlesen.

Im Vorwort zur 1. Auflage seines 1966 erschienenen Buches *Alterskrankheiten – Leitfaden für Ärzte und Studenten* schreibt Schettler (1972):

„Nur wenige der heute tätigen praktischen Ärzte aber auch nur wenige Fachärzte haben während des Studiums Gelegenheit, die Besonderheiten der sog. Gerontologie kennenzulernen. Aber auch der heutige akademische Unterricht hat nur wenig Raum für diese so wichtigen Fragen".

Zwei Jahrzehnte später hat sich an dieser Situation wenig geändert. Im Geleitwort zu dem von J. T. Marcier 1986 herausgegebenem Buch *Das späte Alter und seine häufigsten Erkrankungen* weist Bergner daraufhin, daß Krankheit im Alter keinesfalls schicksalshaft anzusehen ist, sondern häufig einer spezifischen Therapie zugänglich sei. Er schreibt:

„Dazu sind allerdings besondere Kenntnisse und Erfahrungen in der Geriatrie Voraussetzung, über die viele Ärzte heute noch nicht verfügen, die auch an den Universitäten und Hochschulen keineswegs in dem erforderlichen Umfang vermittelt werden".

97.3
Fortbildungsangebote

Während die Ausbildung aufgrund der sehr unbefriedigenden Verankerung geriatrischer Medizin an den Universitäten auch heute noch sehr sporadisch und dem Zufall überlassen bleibt, wurde die Aufgabe der Fortbildung von Ärzten dagegen von Beginn an in sehr verantwortungsvoller Weise von den Fachgesellschaften wahrgenommen. Sie organisierten regelmäßig nationale Kongresse, internationale Kongresse, internationale Symposien sowie eine Fülle von regionalen und lokalen Fortbildungsveranstaltungen zu geriatrischen Themen, um die Inhalte geriatrischer Medizin zu verbreiten und in die tägliche Praxis klinisch tätiger und niedergelassener Ärzte einzubringen. Auch von den geriatrischen Kliniken wurden in sehr vielfältiger Form Fortbildungsangebote organisiert und durchgeführt.

Das Bemühen um regelmäßige und strukturierte geriatrische Fortbildung fand einen Höhepunkt in der Gründung von Fortbildungsakademien, die regelmäßig und strukturiert Fortbildungsprogramme anbieten.

Das von beiden Fachgesellschaften in enger Kooperation getragene Bemühen um die Institutionalisierung einer Weiterbildung Geriatrie in der Weiterbildungsordnung für Ärzte war zunächst lange vergebens. Die Deutsche Gesellschaft für Geriatrie hat deshalb kurz nach ihrer Gründung 2 Weiterbildungszertifikate geschaffen, die von Internisten, bzw. Allgemeinmedizinern erworben werden konnten.

Diese Zertifikate waren zwar nicht offiziell von den Ärztekammern anerkannt, sie waren jedoch von der einzigen rein ärztlichen geriatrischen Fachgesellschaft ausgegeben und besaßen daher z. B. bei Bewerbungen einen gewissen Stellenwert.

97.4
Fakultative Weiterbildung Klinische Geriatrie

1990 hat eine Expertenkommission der Deutschen Gesellschaft für Gerontologie und Geriatrie und der Deutschen Gesellschaft für Geriatrie die Schrift „Was ist Geriatrie" publiziert, die die Tätigkeitsfelder und Merkmale geriatrischer Medizin definiert hat und viel Beachtung fand.

Nicht zuletzt dieser Definitionsschrift und den nicht nachlassenden Anstrengungen der Verantwortungsträger in den Fachgesellschaften ist es zu verdanken, daß 1992 der Deutsche Ärztetag in Köln eine fakultative Weiterbildung Klinische Geriatrie beschlossen hat. Diese fakultative Weiterbildung kann von Ärzten mit abgeschlossener Gebietsweiterbildung Allgemeinmedizin, Innere Medizin, Neurologie, Psychiatrie sowie Physikalische und Rehabilitative Medizin erworben werden. Sie erfordert eine 2jährige Weiterbildung in einer zur Weiterbildung zugelassenen geriatrischen Klinik und schließt mit einer Prüfung vor einer Kommission der jeweilgen Landesärztekammer ab.

Diese erste offiziell anerkannte geriatrische Weiterbildung war ohne Zweifel ein Durchbruch.

Die Weiterbildung ist von den inhaltlichen und zeitlichen Anforderungen anspruchsvoll, sie ist aber leider bis zum heutigen Tag nicht führungsfähig und daher aus der Sicht der geriatrischen Fachgesellschaft nicht befriedigend.

Im Frühjahr 1993 legte eine Expertenkommission beider Fachgesellschaften einen „Inhaltskatalog der fakultativen Weiterbildung Klinische Geriatrie" vor, der als Grundlage für die Aneignung der notwendigen Kenntnisse, Erfahrungen und Fertigkeiten in geriatrischer Medizin sowie für die Prüfung nach Ablauf der 2jährigen Weiterbildung dient. Dieser Inhaltskatalog hat zwar nicht in der Ausführlichkeit, jedoch inhaltlich Eingang in die Weiterbildungsordnung für Ärzte gefunden. Der Inhaltskatalog ist auch heute noch wichtiger Leitfaden für die Weiterbildungsinhalte, die in den Weiterbildungsstätten vermittelt werden sollen.

Im Rahmen von Übergangsbestimmungen wurde auf Antrag und nach Prüfung durch die Landesärztekammer die fakultative Weiterbildung Klinische Geriatrie zunächst v. a. klinischen Geriatern und in geringerem Maße auch niedergelassenen Ärzten zuerkannt.

Inzwischen sind die Übergangszeiten in allen Bundesländern abgelaufen, so daß die fakultative Weiterbildung klinische Geriatrie nur nach Erfüllung der in der Weiterbildungsordnung für Ärzte festgelegten Bestimmungen erworben werden kann.

97.5
Curriculum ambulante geriatrische Rehabilitation

Nachdem die Weiterbildung Klinische Geriatrie etabliert war, hat sich bei den in den Fachgesellschaften aktiven Geriatern die Erkenntnis durchgesetzt, daß es angesichts der demographischen Entwicklung und der Versorgungsnotwendigkeiten erforderlich ist, auch Ärzten eine strukturierte geriatrische Weiterbildung zu ermöglichen, die bereits in der Praxis tätig sind und denen aus offensichtlichen Gründen keine 2jährige Weiterbildung in der Klinik zugemutet werden kann.

Aus diesem Grund haben klinisch tätige Geriater und niedergelassene Geriater ein Curriculum von 160 Stunden entwickelt, das neben der theoretischen Kursweiterbildung von 120 Stunden auch mindestens 40 Stunden Praxis in einer geriatrischen Klinik fordert.

In dieser Form wird das Curriculum gemeinsam von der Deutschen Gesellschaft für Geriatrie und dem BDA getragen. Es trägt den etwas unglücklichen Namen *Ambulante Geriatrische Rehabilitation*, unglücklich deswegen, weil das Curriculum allgemeine Inhalte geriatrischer Medizin vermittelt, die über den Aspekt ambulanter geriatrischer Rehabilitation hinausgehen.

Die ersten Kurse werden bereits durchgeführt.

Die Landesärztekammer Hessen hat im März 1999 den Beschluß gefaßt, daß Ärzte, die mindestens 2 Jahre niedergelassen sind, überwiegend geriatrisch tätig sind und eine abgeschlossene Gebietsweiterbildung Innere Medizin/Allgemeinmedizin besitzen, nach Abschluß des Curriculums ambulante geriatrische Rehabilitation und nach erfolgreicher Prüfung vor der Landesärztekammer die fakultative Weiterbildung Klinische Geriatrie erhalten können. Diese Regelung ist zeitlich auf 5 Jahre begrenzt worden, vor dem Hintergrund, daß alle, die 1999 das Medizinstudium abgeschlossen haben, innerhalb von 5 Jahren eine Gebietsweiterbildung abgeschlossen haben können.

Diesen Ärzten steht dann die Möglichkeit offen, die Weiterbildung klinische Geriatrie entsprechend den Bestimmungen der Weiterbildungsordnung für Ärzte zu erwerben.

Sinn dieser Regelung ist es, langfristig sicherzustellen, daß es nur eine Weiterbildung Klinische Geriatrie mit dem in der Weiterbildungsordnung festgelegten Weiterbildungsweg gibt.

Mit dem Curriculum ambulante geriatrische Rehabilitation ist ein weiterer wichtiger Durchbruch für die geriatrische Qualifizierung möglichst vieler Ärzte auch im niedergelassenen Bereich gelungen.

Darüber hinaus wurde in die neue Weiterbildungsordnung für Allgemeinmediziner in Absprache mit den Fachgesellschaften die Verpflichtung zu 300 Stunden geriatrischer Weiterbildung aufgenommen.

97.6
Wo steht die Geriatrische Aus-, Fort- und Weiterbildung in der Bundesrepublik an der Wende dieses Jahrhunderts?

1. Die Ausbildung der Studenten in geriatrischer Medizin ist weiterhin unbefriedigend, lückenhaft und unstrukturiert. Nur an 3 medizinischen Fakultäten gibt es einen Lehrstuhl für Geriatrie. An einer Reihe von medizinischen Fakultäten gibt es

Lehrangebote von Lehrbeauftragten. Diese Lehrveranstaltungen sind jedoch nicht einheitlich, sie sind nicht an einem allgemein gültigen Curriculum orientiert und sind darüber hinaus keine Pflichtveranstaltungen.

Angesichts der demographischen Zahlen und der immer dringlicheren Forderung nach qualifizierter medizinischer Versorgung alter Menschen ist diese Vernachlässigung der studentischen Ausbildung in der geriatrischer Medizin schlicht unverständlich. Dies zu ändern muß eine der wichtigsten Aufgaben der Verantwortungsträger in Politik, Hochschulen, Geriatrie und ärztlichen Berufsverbänden sein.

Voraussetzung dafür ist, daß an allen medizinischen Fakultäten Lehrstühle für Geriatrie eingerichtet werden. Geriatrie muß Pflichtveranstaltung für die Studenten der höheren klinischen Semester und darüber hinaus Prüfungsfach werden.

2. Die Fortbildungsmöglichkeiten für approbierte Ärzte in geriatrischer Medizin sind im Vergleich zur Ausbildung der Studenten erheblich besser. Das Fortbildungsangebot ist vielfältig und regional gut verteilt. Hier werden die Anstrengungen in Zukunft dahin gehen, die Fortbildungsinhalte neuen Erkenntnissen anzupassen, sie besser zu strukturieren und pädagogisch besser zu präsentieren. Dies läßt sich am besten durch gezielte Fortbildung für Fortbilder in der Geriatrie erreichen. Das Konzept der Fortbildungsakademien, die an geriatrische Kliniken angeschlossen sind, sollte weiter verfolgt werden.

3. Im Bereich Weiterbildung ist es notwendig, daß die fakultative Weiterbildung Klinische Geriatrie in der Weiterbildungsordnung zu einem Teilgebiet Geriatrie erhoben wird. Ein Fortschritt in dieser Richtung wurde kürzlich in Brandenburg erzielt, wo seit 1997 die Weiterbildung Klinische Geriatrie Teilgebiet und damit führungsfähig ist.

Der Facharzt für Geriatrie ist in absehbarer Zeit wahrscheinlich nicht durchsetzbar. Es besteht auch innerhalb der Fachgesellschaften z.Z. kein Konsens, ob diese Entwicklung überhaupt erstrebenswert ist. Aufgabe für die nächste Zukunft ist es, die Weiterbildung möglichst vieler klinisch tätiger und niedergelassener Ärzte in geriatrischer Medizin zu erreichen, um den wachsenden Anforderungen an eine qualifizierte medizinische Versorgung alter Menschen in den nächsten Jahrzehnten gerecht werden zu können.

Literatur

Bergener M (1986) Geleitwort zu: Marcea JT (Hrsg) Das späte Alter und seine häufigstenErkrankungen. Springer, Berlin Heidelberg New York Tokyo (Praktische Geriatrie)

Bruder J, Lucke C, Schramm A, Tews HP, Werner H (1991) Was ist Geriatrie. Deutsche Gesellschaft für Geriatrie, Rügheim

Schettler G (1972) Alterskrankheiten. Leitfaden für Ärzte und Studenten. Thieme, Stuttgart

Geriatrische Aus- und Weiterbildung in Österreich 98

F. Böhmer

98.1 Historisches 871
98.2 Universitäre Ausbildung 872
98.3 Derzeitige Situation in Österreich 872
98.4 Lösungsvorschläge für eine gerontologisch-geriatrische Ausbildung in Österreich 872
98.4.1 Universitäre Ebene 872
98.4.2 Postpromotionelle Ausbildung 873
98.4.3 Diplomfortbildungskurs Geriatrie 873
98.5 Zusammenfassung 874
Literatur 874

Die Aus- und Weiterbildung von Personengruppen, die mit der Betreuung und Behandlung älterer Menschen betraut sind, ist Grundvoraussetzung für die Bewältigung der mit der stetigen Erhöhung der durchschnittlichen Lebenserwartung verbundenen Probleme. Die zukünftigen Aufgaben der Medizin werden neben einer Weiterentwicklung der medizinischen Techniken, die Dank ihrer abnehmenden Invasivität und weiter zunehmenden Effizienz auch besonders den über 75jährigen zugute kommen werden, neue Strategien im Umgang mit chronischen Behinderungen und chronischen Krankheiten beinhalten. Um diesen Aufgaben einigermaßen gerecht werden zu können ist eine mehr funktions- und problemorientierte Ausbildung der Medizinstudenten und Ärzte gegenüber der traditionellen, mehr organ- und krankheitsorientierten Ausbildung zu entwickeln.

98.1
Historisches

Die systematische Beschäftigung mit der klinischen Geriatrie begann mit der Inbetriebnahme des Geriatriezentrums am Wienerwald 1904 (vormaliges Pflegeheim Lainz), das damals 6000 Pflegebetten besaß. Kurz nach der Eröffnung besuchte Ignaz Leopold Nasher (1863–1944), vom Mount Sinai-Hospital aus New York, das Pflegeheim. Der gute Ernährungszustand der Bewohner beeindruckte ihn ebenso wie die niedrige Sterberate, und er versuchte die Ursache dafür zu ergründen, warum dieses Pflegeheim sich so anders als die damals herkömmlichen Heime darstellte. Beeindruckt kehrte Nasher zurück und er publizierte 1909 im *New York Medical Journal* einen Artikel, in dem er analog dem Terminus „Pädiater" die Bezeichnung „Geriater" vorschlug und die volle Eigenständigkeit für dieses Begriffs forderte (Nasher 1909). Nasher war gebürtiger Wiener; somit ist ein Österreicher der Begründer der modernen Geriatrie.

Nach dem Zweiten Weltkrieg war Walter Doberauer derjenige, der auf die Bedeutung der Geriatrie hinwies und 1955 die Österreichische Gesellschaft für Geriatrie und Gerontologie gründete. Ein Jahr später, 1956, fand bereits die „erste Geriatrietagung" in Bad Hofgastein (Salzburg) statt. Dort wird diese Veranstaltung nach wie vor abgehalten (Amann et al. 1980) Der Ordinarius der II. Medizinischen Universitätsklinik in Wien, K. Fellinger, erkannte die Notwendigkeit einer klinischen Forschung auf dem Gebiet der Geriatrie und wurde der erste Leiter eines Ludwig-Boltzmann-Institutes für Altersforschung in Wien. Heute arbeiten verschiedene Arbeitsgruppen dieses Institutes unter Leitung von K.H. Tragl. 1997 wurde das Ludwig-Boltzmann-Institut für interdisziplinäre Rehabilitation in der Geriatrie gegründet, welches von K. Pils und F. Böhmer geleitet wird und sich besonders einer rehabilitativen Fragestellung annimmt und auch auf dem Fort- und Weiterbildungssektor aktiv ist.

In Österreich ist die gerontologische Forschung von der geriatrischen Forschung nicht zu trennen. Die österreichische Akademie der Wissenschaften hat in Innsbruck unter der Leitung von G. Wick diejenige gerontologische Forschungsstätte Österreichs errichtet, die international die bedeutendste Stellung einnimmt. Das Krankenhaus in Hochzirl (Anna-Dengel-Haus) unter der Leitung von H.P. Rhomberg, wurde zu einem „collaboration center" der WHO, als Referenzzentrum für moderne Geriatrie in Europa, ausgewählt.

Forschungen über Alterungsvorgänge werden seit Fritz Verzar am Institut für Physiologie der veterinärmedizinischen Universitätsklinik in Wien mit langjähriger Tradition vorangetrieben. Im Bereiche der Sozialgerontologie hat sich L. Rosenmayr seit 1954 kontinuierlich mit einschlägigen verdienstvoll Fragestellungen beschäftigt, und nach seiner Emeritierung leitet er weiterhin das Ludwig-Boltzmann-Institut für Sozialgerontologie und Lebenslaufforschung. Das Ludwig-Boltzmann-Institut für experimentelle Gerontologie wird von H. Niedermüller geleitet und ist dem Institut für Physiologie der veterinärmedizinischen Universitätsklinik angeschlossen (Niedermüller 1997).

98.2
Universitäre Ausbildung

Die durch die demographische Entwicklung notwendig gewordene Ausbildung der Studenten setzt die Schaffung eines geeigneten fachkompetenten Lehrkörpers voraus, der eine entsprechende Verankerung im Ausbildungsprogramm der 3 medizinischen Fakultäten (Wien, Graz, Innsbruck) garantiert. Die WHO hat im Jahre 1982 ein Modell für Medizinerausbildung auf dem Gebiet der Gerontologie und Geriatrie erstellt (WHO 1982). Dieses Konzept sieht ein universitäres Ausbildungsprogramm mit Teilgebieten der Gerontologie als grundwissenschaftlichen Teil eines Studienplans und einem klinischen Ausbildungsteil für Geriatrie vor. Der Plan sieht weiter eine postgraduale Ausbildung in Geriatrie für Internisten, Allgemeinmediziner und Psychiater vor und ein Programm für Fort- und Weiterbildung für praktizierende Ärzte auf dem Gebiet der Geriatrie.

98.3
Derzeitige Situation in Österreich

In unserem Land ist eine universitäre Ausbildung auf dem Gebiet der Gerontologie und Geriatrie nur in Ansätzen vorhanden. So gibt es an der Wiener Universität gerontosoziologische Vorlesungen im Institut für Soziologie, gerontologische Vorlesungen im Institut für Physiologie der veterinärmedizinischen Universitätsklinik und geriatrische Lehrveranstaltungen an beiden Medizinischen Universitätskliniken in Wien und am Institut für Psychologie der Universität Wien, als Wahl- und Freifächer und eine Pflichtfamulatur an einer geriatrischen Abteilung. An den Universitäten Graz und Innsbruck bestehen gerontopsychiatrische Vorlesungen an der Klinik für Psychiatrie und geriatrische an der medizinischen Universitätsklinik. Zusätzlich bestehen an der Grazer Universität Vorlesungen über Geriatrie an der neurologischen Universitätsklinik. Ein Ordinariat besteht derzeit in Österreich nicht. Ebensowenig gibt es Pflichtvorlesungen oder Prüfungen. Im Rasterzeugnis für die Ausbildung zum Arzt für Allgemeinmedizin sind in den Gegenständen:

- Chirurgie/Unfallchirurgie,
- Frauenheilkunde und Geburtshilfe,
- Hals-Nasen-Ohren-Krankheiten,
- Haut- und Geschlechtskrankheiten,
- innere Medizin,
- Neurologie und
- Psychiatrie

„Kenntnisse der Geriatrie" nachzuweisen und „mit" oder „ohne" Erfolg vom Ausbildungsverantwortlichen zu beurteilen.

98.4
Lösungsvorschläge für eine gerontologisch-geriatrische Ausbildung in Österreich

In den Vorarbeiten zur Reform des Medizinstudiums wurde von der Österreichischen Gesellschaft für Medizin-Soziologie im Jahre 1989 festgestellt, daß im Medizinstudium eine unzureichende Verankerung von Spezialgebieten, wie z.B. der Geriatrie, besteht. Es ist daher notwendig, die ausbildungsmäßigen Voraussetzungen zu diskutieren, die erforderlich sind, um dem wachsenden Anteil hochbetager Menschen an der Gesamtbevölkerung eine altersgerechte medizinische Betreuung zukommen zu lassen und dem gebotenen Trend besonders im EG-Raum, aber auch in der übrigen Welt, zu folgen. Dies muß einerseits an den österreichischen Universitäten und andererseits bei der postpromotionellen Ausbildung berücksichtigt werden.

98.4.1
Universitäre Ebene

Aus den vorgeschlagenen Organisationsformen einer medizinischen Versorgung betagter Menschen in Österreich ergibt sich – in Anlehnung an die Empfehlung der Schweizerischen Medizinischen Interfakultätskommission, zur Verankerung der Geriatrie in der Ausbildung – Lehrbeauftragte für Gerontologie und medizinische Geriatrie und Psychogeriatrie in den Lehrkörper aufzunehmen, die ein Kollegium für Geriatrie als fakultäre Instanz bilden, um so der Gerontologie und Geriatrie als fächerübergreifendes Gebiet in Lehre und Forschung gerecht zu werden. Dem Kollegium obliegen die Erstellung eines Lehrzielkataloges, die Organisation und Koordination von Vorlesungen, Praktika und Blockkursen, sowie die Integration der unterrichteten Materie in die Prüfungen. Entsprechende Kollegien wären an allen österreichischen Universitäten einzurichten und sollen vorerst nicht ein neues Fach Geriatrie, sondern vielmehr eine „Geriatrisierung" der bestehenden Fachgebiete erwirken.

Zu vermitteln sind anatomische und molekulare Grundlagen des Alterungsprozesses und die physiologischen und pathophysiologischen Folgen des Rückgangs der Anpassungsfähigkeit durch den allmählichen Funktionsverlust. Weiterhin die fachspezifische Darstellung der Erkrankungen des Alters durch Internisten, Psychiater, Neurologen, Orthopäden, Urologen, physikalische Medizin und schließlich die Darstellung der fachübergreifenden Zusammenhänge (z. B. Multimorbidität, Arzneimittelinteraktionen). Unter Zugrundelegung der von der Hochschulplanungskommission im Bundesministerium für Wissenschaft und Forschung geplanten Reform des Medizinstudiums in Österreich könnten Gerontologie und Grundlagen der Geriatrie im vorgesehenen ersten Studienabschnitt, klinische Geriatrie im 2. Studienabschnitt gelehrt werden.

Eine wesentliche Neuerung der vorgesehenen Studienreform stellt das Einstiegspraktikum dar, das einerseits die Notwendigkeit der praktischen Ausbildung betont und den Studenten auch die Gelegenheit geben soll, mit sozialmedizinischen und präventivmedizinischen Maßnahmen Kontakt zu bekommen. Für solche „Vorpraxisplätze" bieten sich geriatrische Einrichtungen ambulant oder stationär, im besonderen an. Grundkurse sind weiterhin vorgesehen, um Gebiete zu verankern, die die jetzigen Fächergrenzen sprengen oder Neuelemente darstellen, und sollen seminarförmig gestaltet werden mit immanentem Prüfungscharakter. Ein solcher Grundkurs „Gerontologie und Grundlagen der klinischen Geriatrie" unter der institutionellen Verantwortung des Kollegiums für Gerontologie und Geriatrie sollte im ersten Abschnitt und ein solcher für klinische Geriatrie im 2. Abschnitt Grundwissen vermitteln. Für jeden dieser Grundkurse wären 50 Stunden vorzusehen. Kleingruppenunterricht „bed side teaching" als Spitalspraxis sollte während des Studiums an geriatrischen Abteilungen durchgeführt werden. Im Studienturnus mit praktischer Abschlußprüfung soll Geriatrie in den vorgesehenen 3 Monaten nach Wahl eingebaut werden.

98.4.2
Postpromotionelle Ausbildung

Aufgrund der Forcierung der praktischen Ausbildung und der möglichen Einführung des Studienturnus sollte in einem 3jährigen Turnus eine 3monatige Ausbildung an einer geriatrischen Institution Pflicht sein. Eine Weiter- und Fortbildung in Geriatrie soll für alle interessierten Ärzte als freiwillige Wissensvermittlung weiter garantiert werden. Eine solche kann von der Ärztekammer, den Fachgesellschaften, geriatrischen Institutionen oder den Universitäten vermittelt werden. Für Ärzte, die mit geriatrischen Aufgaben betraut sind (Hausärzte in geriatrischen Institutionen, Sachverständige bei forensischen Fragen betagter Menschen), ist eine Pflichtausbildung zu fordern. Diese Ausbildung könnte dem derzeitigen Diplomkurs der österreichischen Ärztekammer entsprechen. Für Geriater in leitender Stellung einer geriatrischen Institution ist ein Additivfacharzt nach einer zumindest 2jährigen Ausbildung auf einer einschlägigen Ausbildungsstelle anzustreben (Willvonseder 1992).

98.4.3
Diplomfortbildungskurs Geriatrie

Die österreichische Ärztekammer hat im Jahr 1989 gemeinsam mit der Österreichischen Gesellschaft für Geriatrie und Gerontologie, dem Kuratorium für Geriatrie und Rehabilitation Tirol und dem Ludwig-Boltzmann-Institut für Altersforschung, ein Curriculum erarbeitet. Als Zielgruppe werden Ärzte für Allgemeinmedizin und Fachärzte aller Sonderfächer, insbesondere werden Fachärzte für innere Medizin angesprochen. Ziel ist die Vermittlung, Erwerb und Nachweis spezieller Kenntnisse und Erfahrungen von Erkrankungen und Behinderungen des höhen Lebensalters unter Berücksichtigung der Probleme in Zusammenhang mit der demographischen Entwicklung. Die derzeitige Ausbildungsdauer beträgt zirka 120 Unterrichtsstunden, welche innerhalb von 2 Jahren erreicht werden können. Wesentliche Inhalte sind:

- Ätiologie, Pathogenese, Pathophysiologie und Symptomatologie von Erkrankungen und Behinderungen des höhen Lebensalters,
- spezielle geriatrisch relevante diagnostische Verfahren (Assessment, psychometrische Testverfahren),
- spezielle geriatrische Therapien von körperlichen und seelischen Erkrankungen im biologisch fortgeschrittenen Lebensalter,
- Behandlung der Stuhl- und Harninkontinenz,
- pharmakodynamische Besonderheiten und Dosierung von Arzneimitteln, sowie Medikamenteninteraktion bei Mehrfachverordnungen,
- altersadäquate Ernährung und Diätetik,
- physio-, ergotherapeutische und logopädische Maßnahmen sowie prothetische Versorgung. Anleitung des therapeutischen Teams,
- Reintegration zur Bewältigung der Alltagsprobleme,
- Sozialmedizin, insbesondere die Nutzung sozialer Einrichtungen zur Wiedererlangung und die Möglichkeiten teilstationärer Behandlung und externer Hilfen,

- Versicherungs-, Pensions-, Rentenwesen und Sozialhilfebereich.

Die Verleihung des Diploms erfolgt nach dem Besuch von 8 Teilseminaren, sowie nach einem informellem Abschlußgespräch. Dieses Zertifikat gewinnt dadurch an Bedeutung, da die österreichische Ärztekammer als Standesvertretung und Körperschaft öffentlichen Rechts fungiert.

Diplomfortbildung Land Vorarlberg

Das Land Vorarlberg hat einen eigenen Diplomlehrgang Geriatrie, beginnend Oktober 1996, installiert, der auf Basis des Geriatriediploms der österreichischen Ärztekammer aufbauend inhaltlich erweitert wurde und ebenfalls mit dem „Geriatriediplom der Österreichischen Ärztekammer" und einem „postuniversitärem Zertifikat" abschließt. Die Ausbildung gliedert sich in einen theoretischen Teil (Vorlesungen und Seminare) mit insgesamt 160 Stunden und einem praktischen Teil. Letzterer sieht vor, daß die Teilnehmer 100 Stunden aus ihrer praktischen Arbeit im Bereich der Geriatrie dokumentieren. Diese Aufzeichnungen dienen als Basis für das Abschlußgespräch, welches für die Erlangung des Diploms Bedingung ist (Böhmer et al. 1998).

98.5 Zusammenfassung

Die Geriatrie ist heute so wichtig geworden, daß wir sie nicht länger dem Zufall oder dem Interesse einzelner Ärzte überlassen dürfen (Meier-Baumgartner 1991). Jeder Medizinstudent muß während seines Studiums über Aspekte des Alterns und der Krankheiten im Alter unterrichtet werden und dieses Wissen entsprechend nachweisen. Ziel dabei ist es, zu vermitteln, was altern heißt und wie altern und Krankheit sich gegenseitig beeinflußen. Das wichtigste, was sich in der Medizin ändern muß, damit die Geriatrie ihrer Bedeutung entsprechend beachtet wird, ist die Ausbildung und Praxisanleitung der Studenten. Der einzige Weg, Ärzte zu finden, die später gut ausgebildet und motiviert Geriatrie betreiben, ist eine geregelte Aus-, Fort- und Weiterbildung.

Literatur

Amann A, Doberauer B, Doberauer W, Hoerl J, Majce G (1980) Development of gerontology in Austria. In: Erdman P (ed) International handbook of ageing. Macmillan, New York, pp 7–11

Böhmer F, Frühwald T, Majce G (1998) Place of geriatrics in the health care system in Austria. In: Michel JP, Rubenstein LZ, Vellas BJ, Albarede JL (eds) Geriatric programs and departments around the world. Springer Publishing, New York, pp 17–23

Meier-Baumgartner HP (1991) Die Rolle der Geriatrie in der Medizin. Z Gerontol 25:210–222

Nasher IL (1909) Geriatrics. NY Med J 90:358–259

Niedermüller H (1997) Aus- und Weiterbildung in Geriatrie und Gerontologie: Situation in Österreich. Z Gerontol 30: 94–99

WHO (1982) Teaching gerontology and geriatric medicine. Age Ageing 14(Suppl):11 (Tabelle 6)

Willvonseder R (1992) Geriatrie in Österreich. Östereichische Ärztezeitung Extra Heft 17a

Geriatrische Aus- und Weiterbildung – die Situation in der Schweiz

D. Grob

99.1 Grundlagen 875
99.2 Die universitären geriatrischen Aus- und Weiterbildungsangebote 876
99.3 Zusammenfassung 878
Literatur 878

Der Schweizerische Bundesstaat ist ein stark föderalistisches Staatsgebilde. Er gliedert sich in 26 Kantone bzw. Halbkantone, welche jeweils eine eigene Verfassung, ein eigenes Parlament, eine eigene Regierung und eigene Gerichte haben. Aufgaben, die nicht ausdrücklich Sache des Bundes sind, fallen in die Zuständigkeit der Kantone.

Die Verteilung der Aufgaben und Befugnisse zwischen Bund und Kantonen ist sehr komplex und je nach Sachgebiet verschieden. Verfassungsaufgaben des Bundes sind z.B. das Verteidigungswesen oder das Zollwesen, in den Zuständigkeitsbereich der Kantone fällt die medizinische Versorgung der Bevölkerung.

Die Gemeinden sind, anders als die Kantone, nicht souverän. Ihr Wirkungskreis wird durch die Kantonsverfassungen und kantonalen Gemeindegesetze eingeengt. Die Gemeinden haben sich in den meisten Kantonen ein starkes Recht auf Selbstverwaltung erhalten, doch der Grad an Gemeindeautonomie ist sehr unterschiedlich. Zumeist regeln Gemeinden Teile der sozialen Fürsorge und des Schulwesens und erlassen Vorschriften für die Bautätigkeit, die Polizei und das Bestattungswesen. In größeren Gemeinden bzw. Städten sind sie z.B. zuständig für die Versorgung mit Energie, betreiben lokale Verkehrsmittel und eigene Gesundheitsdienste.

99.1
Grundlagen

Der föderalistische Staatsaufbau und die Rechte der Gemeinden zur Selbstverwaltung geben den Kantonen und Gemeinden sehr viel Spielraum für eigene Planungen und Entwicklungen. Dies führt in Sachgebieten mit schneller oder gar umbrechender Entwicklung wie dem Gesundheitswesen zu einer außerordentlich komplexen Situation.

In der Schweiz sind die 26 Kantone prinzipiell für die Gesundheitsversorgung der Bevölkerung zuständig. Es existieren damit 26 Gesundheitsministerien, die jeweils eine eigene Gesundheitspolitik betreiben. Nur bestimmte, jeweils definierte Aufgaben werden an die übergeordneten bundesstaatlichen Institutionen delegiert bzw. auf dieser Ebene normiert, wobei dann der Gesetzesvollzug durchaus wieder bei den Kantonen liegen kann. Beispiele solcher auf oberster staatlicher Ebene reglementierter Bereiche sind z.B. das soziale Krankenversicherungswesen oder, in diesem Zusammenhang relevant, die Medizinalprüfungen der zukünftigen Ärztinnen und Ärzte. Das Schlußexamen (eidgenössisches Staatsexamen) ist gesamtschweizerisch koordiniert, es ist reglementiert in der Medizinalprüfungsverordnung und ist Sache des Eidgenössischen Departementes des Innern.

Diese Medizinalprüfungsverordnung beeinflußt den Stoffinhalt der Ausbildung von Ärzten. Die medizinisch-klinische Ausbildung und die entsprechenden Prüfungen finden an 5 Universitäten statt (Basel, Bern, Genf, Lausanne, Zürich), die ihrerseits auch wieder einer kantonalen Gesetzgebung unterstehen.

Weiterbildungsfragen waren bis vor kurzem nur am Rand Inhalt staatlicher Reglementierungen: Erst im neuen Krankenversicherungsgesetzes (KVG) von 1996 wird eine mindestens 2jährige Weiterbildung gefordert, welche erst zur Ausübung einer kassenärztlichen Tätigkeit berechtigt. Die Reglemente zur fachärztlichen Weiterbildung wurden und werden strukturiert durch die schweizerische Ärztegesellschaft (Foederatio Medicorum Helveticorum/FMH), die auch die entsprechenden Facharzttitel verleiht. Es existieren z.Z. 45 anerkannte Facharzttitel bzw. Schwerpunkttitel. Geriatrie als Fachgebiet wurde bis anhin nicht anerkannt und auch nicht reglementiert, womit auch noch keine entsprechenden Weiterbildungsrichtlinien existierten.

Bereits 1990 empfahl aber die Schweizerische medizinische Interfakultätskommission (SMIFK) den medizinischen Fakultäten, Geriatrie als Unterrichtsfach in ihre Studienpläne einzuführen (zit. nach Chappius et al. 1995). Die Umsetzung dieses Postulates ist nun, bald 10 Jahre später, in Sichtweite: In Vorbereitung ist z. Z. die Schaffung eines Schwerpunkts Geriatrie auf der Grundlage einer fachärztlichen Weiterbildung in innerer Medizin bzw. Allgemeinmedizin. Es ist davon auszugehen, daß nur eine mehrjährige geriatrische Weiterbildung der Fachärzte in innerer Medizin oder Allgemeinmedizin zum Tragen des entsprechenden Schwerpunkttitels Geriatrie berechtigen wird.

Die Fortbildung der Fachärzte wird ebenfalls durch die FMH geregelt und ist seit 1998 obligatorisch auf der Basis der von den Fachgesellschaften der anerkannten Fachgebiete erlassenen Reglemente und Fortbildungsprogramme.

Zusammenfassend kann festgestellt werden:

1. Die Ausbildung in Geriatrie ist bis dato nicht staatlich geregelt und das Fachgebiet Geriatrie nicht Inhalt des zu püfenden medizinischen Grundwissens.
   Die Universitäten haben zwar Ausbildungsangebote in Geriatrie; deren Besuch aber, außer in Basel und Genf, für den Hochschulabschluß nicht gefordert ist.
2. Die geriatrische Weiterbildung ist z. Z. nicht geregelt; dies dürfte sich mit der Facharztanerkennung aber bald ändern.
3. Die geriatrische Fortbildung ist z. Z. ebenfalls noch nicht reglementiert: Die Schweizerische Fachgesellschaft für Geriatrie (SFGG) kann erst nach erfolgter Facharztanerkennung verpflichtende Reglemente und Programme ausgeben.

Trotz dieser aktuellen Defizite existieren in der Schweiz einige hervorragende geriatrische Aus- und Weiterbildungsstätten. Dies deshalb, weil sich die Geriatrie in der Schweiz (mit der Ausnahme von Genf) weitgehend neben den universitären und standespolitischen Strukturen entwickelt hat.

Schweizer Pioniere der Geriatrie waren in den 50er Jahren u. a. die Ärzte F. Jucker und W. Keller in Basel, B. Steinmann in Bern, E. Martin und J. P. Junod in Genf und R. Schäfer in Zürich. Sehr bald folgten weitere Geriatriezentren am Bürgerspital St. Gallen, am Bruderholzspital in Binningen und am Zieglerspital in Bern. Diese Gründungen von Geriatriekliniken waren Ausdruck einer tatkräftigen, vorausdenkenden und auch großzügigen Kommunalpolitik, welche ihrerseits wohl zurückzuführen war auf den bereits damals höheren Anteil der Betagten in der städtischen Bevölkerung. Diese kommunalen Geriatriezentren genossen und genießen europaweit einen sehr guten Ruf.

Die Leiter dieser Geriatriezentren (R. Estapé, F. Huber, G. Müller, C. Chappuis, C. Rapin, P. Six u. a.) waren in den Nachbarländern regelmäßig und gerne zugezogene Lehrer und Experten (z. B. bei den Kongressen der deutschen Bundesärztekammer, bei den deutschen und österreichischen Geriatrietagungen und bei den frankophonen Fachkongressen).

Im folgenden sollen die geriatrischen Aus-, Weiter- und Fortbildungsangebote an den Schweizer Universitäten kurz beleuchtet werden, wobei im Hinblick auf die aktuell raschen Entwicklungen in diesem Feld keine Vollständigkeit und Aktualität garantiert werden kann.

99.2
Die universitären geriatrischen Aus- und Weiterbildungsangebote

Universität Basel

An der Universität Basel existiert ein Lehrstuhl für Geriatrie (H. B. Stähelin), am Universitätsspital die geriatrische Universitätsklinik (Chefarzt H. B. Stähelin, leitender Arzt W. O. Seiler).

Im 1. Studienjahr sind geriatrische Inhalte integriert in die Vorlesungen zur psychosozialen Medizin.

Im 3. und 4. Jahreskurs werden die Vorlesungen in Themenblöcken integriert, zudem existiert ein praktisch ausgerichteter Gruppen-AP-(Arzt-Patienten-) Unterricht sowie Einzeltutoriate. In allen 3 Ausbildungsgängen sind geriatrische Inhalte integriert in einer Größenordnung von 40×2 Stunden pro Semester. Daneben wird, ebenfalls integriert, Geriatrie für Zahnmediziner gelehrt (12 Stunden pro Semester).

Im Weiter- und Fortbildungskontext werden in Basel einmal pro Monat Geriatrie-Klinik-Seminarien angeboten für Ärzte aller Fachrichtungen als interaktive Vorlesungen.

Weitere Weiterbildungsgänge, in denen geriatrische Inhalte integriert sind, sind eine geriatrische Weiterbildung für Assistenzärztinnen und -ärzte, sowie internistischen Weiterbildungsseminarien.

Die beiden schweizerischen Lehrstuhlinhaber für Geriatrie in Basel und Genf (Proff. Stähelin und Michel) sind maßgeblich auch an der EAMA (European Academy of Medicine for Ageing) beteiligt (Verhaar et al. 1998). Die EAMA bietet fortgeschrittene Nachdiplomkurse in Geriatrie und medizinischer Gerontologie am Universitätsinstitut Kurt Bösch in Sion, Schweiz, an. Die EAMA wurde 1992 durch die Gruppe europäischer Professoren für medizinische Gerontologie (GEPMG) gegründet. Das Projekt wurde unterstützt von der Weltgesundheitsorganisation (WHO), dem International Institute of Ageing der Vereinten Nationen (UNO), der internationalen Gerontologiegesellschaft sowie der internationalen Vereinigung für Psychogeriatrie.

Universität Bern

An der Universität Bern werden geriatrische Inhalte integriert angeboten. Im 1. Studienjahr im Rahmen des Vorlesungszyklus psychosoziale Medizin. Im 4. Studienjahr werden im Rahmen des einführenden Blockkurses einige Vorlesungsstunden für geriatrisches Assessment reserviert. Im 3. Studienjahr wird praxisorientierter Gruppenunterricht für Studierende angeboten. Träger der Vorlesungen und Kurse sind die beiden Chefärzte des städtischen Zentrums Geriatrie-Rehabilitation am Zieglerspital Bern, C. Chappuis und A. Stuck.

Universität Genf

An der Universität Genf wurde die erste universitäre geriatrische Klinik in der Schweiz 1966 unter der Leitung des 1986 verstorbenen Prof. Junod gegründet (Höpflinger u. Stuckelberger 1992). Genf und später Basel (s. oben) sind bis heute die einzigen Kantone, welche eigenständige, universitäre geriatrische Kliniken besitzen.

Die universitären, geriatrischen Kliniken in Genf unter der Leitung von J. P. Michel und C. Rapin wurden 1995 als Departement Geriatrie Teil des Universitätsspitals (Michel et al. 1997).

Dieses Departement Geriatrie beinhaltet zur Hauptsache folgende Institutionen: Das 304-Betten-Geriatriespital (HOGER) in Thônex/Genf, das 104-Betten-Spital „Centre de Soins Continus" (CESCO) mit einem Schwergewicht auf palliativer/terminaler Pflege und Rehabilitation und die 2 geriatrischen Polikliniken in der Stadt Genf (POLIGER).

Seit 1995 wird in Genf an der longitudinalen Integration der geriatrischen Inhalte in die medizinische Ausbildung gearbeitet: Das vorklinische Curriculum besteht aus 16 integrierten problemorientiert ausgerichteten Lerneinhheiten mit dem Ziel, die Studierenden einzuführen in Alternstheorien und zelluläre Alternsmechanismen, die Anatomie und Physiologie des Gedächtnisses und anderer kognitiver Funktionen, die Konsequenzen eines kompromittierten Immunsystems im Alter und die Pathophysiologie von häufigen Erkrankungen im Alter.

In den klinischen Studienjahren wird zunächst während eines integrierten Dreiwochenblocks zusammen mit anderen Fachgebieten die wesentlichen klinisch-geriatrischen Grundlagen vermittelt (z. B. Assessment, Mentalstatus, Prinzipien der Medikamentenverschreibung im Alter, Ernährungsscreening u. a.) welche dann gefolgt werden von praktisch-klinischer Arbeit in den oben genannten Geriatrieeinrichtungen.

Im Bereich der Weiter- und Fortbildung bietet die Universität Genf das interdisziplinäre Nachdiplomstudium CEFEG („certificat de formation continue en gerontologie") für Fachleute aus den Bereichen Medizin, Soziologie, Recht und Verwaltungswissenschaften an.

Ähnlich aufgebaut das CEFEC („certificat de formation continue en ethique clinique"), ein Nachdiplomstudium in klinischer Ethik.

Beide Nachdiplomstudiengänge sind in enger Zusammenarbeit mit dem „Centre interdisciplinaire de Gerontology" (CIG) entstanden.

Universität Lausanne

An der Universität Lausanne existiert kein Lehrstuhl für Geriatrie. Ein Ordinarius (J. Wertheimer) unterrichtet Psychogeriatrie. Im 3. Studienjahr wird hier den Studierenden ein 18stündiges integriertes Seminar unter dem Titel Wachstum und Altern angeboten. Neben pädiatrischen Inhalten werden während 4 Stunden grundlegende geriatrische Inhalte vermittelt. Im 4. Studienjahr folgt ein 10stündiger Vorlesungsblock mit den klinischen Grundlagen zu den großen geriatrischen Syndromen (P. Burckhardt). Das klinisch-praktische 5. Studienjahr („Wahlstudienjahr") können Studierende auch in geriatrischen Institutionen absolvieren.

Im Sommer 1995 wurde in Zusammenarbeit der Universität Lausanne mit der Stiftung Pro Senectute, Waadt, die „Unité de recherche et d'intervention en Gerontologie" (UNIGER) gegründet. Mit dieser universitären Struktur sollen gerontologische Fachinhalte fakultätsübergreifend angegangen werden, sei dies in Form von Forschungsarbeiten, Seminarien oder anderer Lehrveranstaltungen.

Universität Zürich

An der Universität Zürich existiert ebenfalls kein Lehrstuhl für Geriatrie.

Die medizinische Fakultät hat eine Geriatriekommission (Präsident Prof. D. Hell) eingesetzt, welche beauftragt ist, die geriatrischen Angebote der Universität zu koordinieren und mittelfristig den Einbau der klinischen Geriatrie in die Studierendenausbildung sicherzustellen.

Geriatrische Ausbildungsinhalte finden sich aktuell integriert im Rahmen der Vorlesungen in psychosozialer Medizin im 1. und 3. Studienjahr in geringer Zahl (A. Wettstein, D. Grob). Im Rahmen des klinischen Kurses in innerer Medizin für Staatsexamenskandidaten sind ebenfalls geriatrisch tätige Lehrkräfte involviert, die an außeruniversitäten Institutionen arbeiten (Klinik für Geriatrie und Rehabilitation des Stadtspitals Waid und stadtärztlicher Dienst Zürich).

Seit 1989 wird für Absolventen der klinischen Semester eine Geriatrievorlesung (Grundlagen und Praxis der Geriatrie/Gerontopsychiatrie gehalten; Lehrbeauftragte: A. Erlanger, M. Koller, P. Six, A. Wettstein). Am zahnärztlichen Institut der Universität besteht eine für Studierende der Zahnmedizin obligatorische Vorlesungsreihe in Gerontostomatologie (M. Koller, H. Palla).

Zudem ist an der Universität Zürich ein Zentrum für Gerontologie im Aufbau, welches von der medizinischen, der juristischen und der philosophisch-historischen Fakultät sowie der Stiftung Pro Senectute, Zürich, getragen wird. Interdisziplinäre Vorlesungen werden angeboten, zugleich können über das Gerontologiezentrum Seminar- und Projektarbeiten, Dissertationen u.a. abgeschlossen werden.

Zusätzliche Weiter- und Fortbildungsangebote

Neben den an die jeweiligen Universitäten gebundenen Weiter- und Fortbildungsangebote sind auf einer gesamtschweizerischen Ebene folgende Veranstaltungen zu erwähnen (die z.T. ebenfalls von den Universitäten getragen werden):

Ein 10tägiger Fortbildungskurs in Geriatrie wird von der SFGG für praktizierende Ärzte bzw. Spitalinternisten angeboten. Angestrebt wird in den folgenden Jahren der Ausbau dieses Kurses zu einem zertifikatsberechtigten Fortbildungsprogramm.

Daneben existieren als Weiter- und Fortbildungsmöglichkeiten in Geriatrie die Jahres- bzw. Regionaltagungen der schweizerischen Gesellschaft für Gerontologie (SGG) sowie viele regionale, von den Geriatriekliniken durchgeführte Veranstaltungen.

Als geriatrisches Nachschlagewerk und Lehrmittel auf allen Stufen eignet sich der als Ausdruck der Kooperationsleistung der schweizerischen Geriatrie erschienene Band „Geriatrie" (Wettstein 1997).

Neben diesen rein ärztlich-medizinisch-geriatrisch ausgerichteten Weiter- und Fortbildungsangeboten existieren eine Vielzahl von Weiter- und Fortbildungsprogrammen für Berufe aus den Bereichen der Pflege, Sozialarbeit, Sozialpädagogik sowie für andere in der Altersarbeit tätige Personen. Auf diese kann hier nicht einzeln eingegangen werden.

99.3 Zusammenfassung

Bis Ende 1998 existierte in der Schweiz keine Anerkennung eines geriatrischen Weiterbildungscurriculums, damit auch keine Anerkennung eines Facharztes Geriatrie bzw. eine Anerkennung der Geriatrie im Rahmen eines Teilgebiets. Dieser Mangel wurde 1999 behoben. Am 1. Januar 2000 tritt das Weiterbildungsprogramm für einen Schwerpunkt Geriatrie zu allgemeiner oder innerer Medizin in Kraft.

Auf der Grundlage des dann bestehenden Facharztes ist folgendes abzusehen:

- zunehmende Integration geriatrischer Fachinhalte in die ärztliche Ausbildung,
- Anerkennung geriatrischer Weiterbildungsstätten auf der Grundlage von Anforderungsprofilen,
- inhaltliche Definition eines geriatrischen Weiterbildungscurriculums,
- Ausbau der geriatrischen Fortbildungsangebote.

Zum jetzigen Zeitpunkt sind in der Schweiz die Universitäten Genf und Basel jene mit dem am weitesten fortgeschrittenen geriatrischen Bildungsangebot; außeruniversitär sind die an den jeweiligen kommunalen Spitälern situierten geriatrischen Kliniken (z.B. Waidspital Zürich, Zieglerspital Bern, Bürgerspital St. Gallen, Felix Platter-Spital Basel u.a.) wichtige Aus- und Weiterbildungsstätten.

Auf Anfrage vermittelt das Sekretariat der SGG gerne den jeweils neuesten Entwicklungsstand (Kontaktadresse: Sekretariat SGG-SFGG, Pia Graf-Vögeli, Zieglerspital, Postfach, 3001 Bern, Tel. +41/(0)31/9707798, Fax +41/(0)31/9707767, e-mail: sgg-ssg-pgraf@swissonline.ch).

Literatur

Chappuis C, Fabre J, Stähelin H (1995) Die Geriatrie in der Schweiz. In: Altern in der Schweiz, Bilanz und Perspektiven. Bericht der eidg. Kommission. Eidg. Drucksachen- und Materialzentrale (EDMZ), Bern, S 194–200

Höpflinger F, Stuckelberger A (1992) Alter und Altersforschung in der Schweiz. Nationales Forschungsprogramm 32: Alter. Seismo, Zürich

Huber P, Gold G, Michel JP (1998) Innovation in an undergraduate geriatrics program. Acad Med 73:579–580

Michel JP, Gold G, Huber P et al. (1997) The Department of Geriatrics of Geneva: Already 30 years of history. In: Geriatric Programs and departments around the world. Springer Publishing, New York, pp 221–231

Verhaar HJJ, Becker C, Lindberg OIJ (1998) European Academy for Medicine of Ageing: A new network for geriatricians in Europe. Age Ageing 97:93–94

Wettstein A (Hrsg) (1997) Checkliste Geriatrie. Thieme, Stuttgart (Checklisten der aktuellen Medizin)

Anhang

Laborbefunde im Alter

A. Lapin

100.1 Permanente Einflüsse 881
100.2 Langfristige Einflüsse 882
100.3 Mittelfristige Einflüsse 883
100.4 Kurzfristige Einflüsse 884
100.5 Präanalytische Fehler 884
100.6 Schlußfolgerung 885
Literatur 0885

Die Aufgabe der Labordiagnostik ist es, aus standardisierten Analysen von biologischen Proben „objektivierte" diagnostische Informationen zu liefern. Um diese auch möglichst objektiv interpretieren zu können, bedarf es entsprechender „Referenzwerte", die sich ihrerseits aus kontrollierten Studien an „Referenzkollektiven" ergeben. Für die Geriatrie ist dieses Konzept nicht unproblematisch. Nicht selten bestehen solche Referenzkollektive aus Gesunden im mittleren Erwachsenenalter. Strenggenommen müßte man auch in der Geriatrie, wie in der pädiatrischen Labormedizin, altersabhängige Referenzwerte angeben. Dies scheitert schon daran, daß man derzeit das „biologische Alter" nicht zufriedenstellend bestimmen kann (Füssgen 1996). Dazu kommt der Aspekt der „Multimorbidität". Demnach weisen viele chronische Erkrankungen im Alter individuelle und oligosymptomatische Verläufe auf, so daß die diagnostische Wertigkeit vieler Labortests relativiert werden muß. In der Praxis empfiehlt es sich daher, die Laborwerte im longitudinalen Verlauf beim jeweiligen Patienten zu beurteilen. Darüber hinaus sollte die Plausibilitätsbeurteilung der Laborbefunde stets aus der Kenntnis von sog. „präanalytischen Einflüssen" erfolgen. Im folgenden Kapitel sollen diese nach ihrer Geltungsdauer in permanente, langfristige, mittelfristige und kurzfristige „Einflüsse" sowie „präanalytische Fehler" eingeteilt und erläutert werden (Abb. 100-1).

100.1 Permanente Einflüsse

Hier sind geschlechtsspezifischen Unterschiede, sowie die genetisch determinierten Faktoren gemeint. Eine ganze Reihe von Laborbefunden weist im „erwachsenen" Alter geschlechtsspezifische Unterschiede auf. Etwa Transaminasen, γ-GT, Kreatinin, Harnsäure, Triglyzeride, Cholesterin, Erythrozytenzahl und Hämoglobin sind bei Männern höher als bei Frauen (Einer

Abb. 100-1. Einzelne präanalytische Einflüsse als „biologische Variationen" und „präanalytische Fehler" nach ihrer Wirkungsdauer. (Mod. nach Keller 1980 im Hinblick auf die geriatrische Problematik)

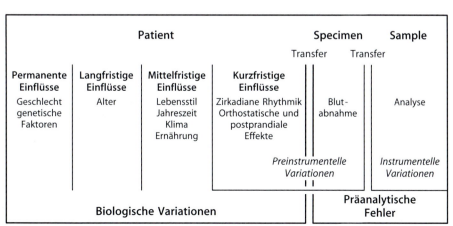

u. Zawta 1991). Dies spiegelt die konstitutionsbedingten Unterschiede wider: unterschiedliche Muskel- und Knochenmasse, ebenso wie den unterschiedlichen Wassergehalt im männlichen und weiblichen Organismus. Nach der Menopause werden diese Unterschiede grundsätzlich kleiner (Young 1994), wobei die Menopause selbst eine Reihe charakteristischer Veränderungen bedingt, etwa im Lipid- bzw. Knochenmetabolismus mit der bekannten Problematik der Osteoporose.

Zu den weiteren permanent wirksamen Einflüssen zählen die genetisch determinierten Faktoren. Die molekulargenetischen oder zellbiologischen Aspekte des Alterungsprozesses gehören heute zu den aktuellsten Themen der biochemischen Forschung. Doch im Hinblick auf die praktischen Fragestellungen der geriatrischen Labordiagnostik haben sie bisher noch kaum eine Bedeutung erlangt. Aus der theoretischen Sicht sind Fragen nach der genetischen Prädisposition für die Langlebigkeit – mit eventuellen Implikationen auf den Begriff des „biologischen Alters", sowie auch einige krankheitsspezifisch-determinierende Prädispositionen – von Interesse.

100.2
Langfristige Einflüsse

Hier sind jene Einflüsse gemeint, die sich spezifisch jenseits des 65. Lebensjahr auswirken. Wie bereits erwähnt, gibt es hier keine klare Unterscheidung zwischen „altersbedingt-physiologischen" und „krankheitsinduzierten-pathologischen" Veränderungen. Zum Teil werden hier die empirischen Erfahrungen vermittelt.

So ist beispielsweise unzweifelhaft, daß sich mit zunehmendem Alter und im Sinne involutiver Vorgänge bestimmte hormonelle Veränderungen ergeben. Dagegen weisen etwa die Leberparameter, wie Transaminasen, γ-GT, Bilirubin, aber auch die meisten Parameter der plasmatischen Gerinnung eine bemerkenswerte Konstanz auf bis hin in das hohe Alter. Ähnliches wird teilweise auch von den Plasmaproteinen wie Albumin oder Transferrin berichtet. Anderseits wurde auch gezeigt, daß gerade das Albumin pro Dekade um 0,54 g/l abnimmt (Campion et al. 1988). Dies dürfte jedoch auf die im Alter gehäuft auftretende Fehl- und Mangelernährung zurückzuführen sein, also auf eine „pathologische" Ursache. Die Postulierung einer solchen „pseudo-altersmäßig bedingten" Abnahme von Albumin könnte man pragmatisch als die „noch tolerierbare Grenze" interpretieren und ggf. auch akzeptieren.

Bei Cholesterin und Triglyzeriden beobachten wir im arbeitsfähigen Alter bis ca. 60 Lebensjahre einen stetigen Anstieg. Danach folgt eine kontinuierliche Abnahme (Faulkner u. Meites 1994). Dies läßt sich einerseits mit dem „Koholoheneffekt" erklären: Jene Individuen, für die die erhöhten Lipide ein höheres Atheroskleroserisiko dargestellt haben, sind im Untersuchungskollektiv möglicherweise gar nicht mehr enthalten. Anderseits dürften auch die niedrigeren Lipidwerte im Alter die beeinträchtigte Ernährungssituation widerspiegeln.

Relativ konstant bleiben auch pH sowie der Partialdruck des Kohlendioxids (pCO_2), ebenso wie die meisten Elektrolyte (Cavalieri et al. 1992). Wenig altersbedingte Veränderungen zeigt auch das Blutbild, obwohl auch hier die Inzidenz für kausalbedingte Anämien mit dem Alter ansteigt (ebd.). Die teilweise Abnahme von Leukozyten und Thrombozyten im Alter läßt sich im Sinne der altersbedingten Involution der Hämatopoese interpretieren. Solche Involutionsvorgänge gewinnen mit fortschreitendem Alter immer mehr an Bedeutung:

- Abnahme der hormonellen Produktion und Sekretion,
- Verminderung der Muskel- und Knochenmasse,
- Verminderung des Wassergehalts im Organismus,
- Abnahme der Nierenfunktion.

Mit dem Alter nimmt auch der Serumeisenspiegel ab (Faulkner u. Meites 1994), ebenso wie die „totale Eisenbindungskapazität". Nicht jedoch das Ferritin, das mit zunehmendem Alter konstant bleibt, bzw. leicht ansteigt. Diese Effekte sind nur schwer von einer lavierten Anämiesymptomatik bzw. von nutritiv bedingten Störungen zu trennen.

Ebenso gibt es z.T. Hinweise, wonach der Kalziumspiegel mit dem Alter abnimmt (Tietz et al. 1992). Dies dürfte aber zum großen Teil auf die eingeschränkte Synthese des Vitamin D (1,25-Dihydroxy-Cholecalciferol) infolge veränderter Lebensgewohnheiten zurückzuführen sein.

Mit dem fortgeschrittenen Alter nimmt auch die Immunität ab, insbesondere die zelluläre. Dies führt wiederum zur erhöhten Inzidenz von Neoplasmen und Autoimmunerkrankungen. So werden Laborparameter, die im Zusammenhang mit Erkrankungen des rheumatischen Formenkreises stehen, häufiger erhöht vorgefunden, nicht selten ohne pathognomonische Aussage. Ein Beispiel dazu sind die Schilddrüsenantikörper (Sundbeck et al. 1995). Ebenso werden die Paraproteinämien (ob benigne oder maligne; Fateh-Moghadam et al. 1986) oder Makroenzymphänomene, wie Makro-CPK oder Makroamylase, häufiger beobachtet.

Die verminderte Immunität entspricht einer verstärkten Infektanfälligkeit, was sich wiederum durch erhöhte Akut-Phasen-Parameter äußert, ebenso wie durch „altersmäßige" Erhöhung von C-reaktivem Protein oder Fibrinogen (Ross et al. 1992).

Tabelle 100-1. Veränderungen der wichtigsten Laborparameter bei geriatrischen Patienten in bezug auf die Referenzwerte der Erwachsenen

Minimale Veränderungen	Zunahme	Abnahme
Bilirubin	Alkalische Phosphatase	Albumin[b]
AST (GOT), ALT (GPT)	Amylase	Immunglobuline
γ-GT	Harnsäure	Hormone
Gesamteiweiß		Glukosetoleranz
Plasmatische Gerinnung	Fibrinogen	
Kreatinin	C-reaktives Protein	Kreatininclearance
	BSG	
Triglyzeride[a]		
Cholesterin[a]		
Elektrolyte		
Kalzium		
Phosphor		
pH, pCO$_2$		pO$_2$
Folsäure		Vitamin B$_{12}$
Hämatokrit		Leukozyten
Hämoglobin		Thrombozyten
Hämatologische Indizes		

[a] Lipide können abhängig vom Ernährunsstatus mit dem Alter abnehmen.
[b] Albuminspiegel ist physiologischerweise im Alter nahezu konstant. Allerdings als ein empfindlicher Marker für den Ernährungszustand nimmt Albumin im Alter meist ab.

Auch die Blutsenkungsgeschwindigkeit nimmt mit jedem Lebensjahr zu und zwar um 0,22 mm/h (Sparrow et al. 1981).

Der Verlust von renalen Glomerula im Alter spiegelt sich in der nahezu linearen Abnahme der Kreatininclearance wider (Tabelle 100-1; Crockgfort u. Gault 1976). Demgegenüber nimmt der Serumkreatininspiegel nur unwesentlich zu. Dies wird dadurch erklärt, daß die verminderte Elimination von Kreatinin durch abnehmende Produktion kompensiert wird, was wiederum durch die allgemeine Reduktion der Muskelmasse bedingt ist (Cavalieri et al. 1992; Tietz et al. 1992).

Analog läßt sich auch der konstante Spiegel des Thyroxins erklären, bei dem die altersbedingte Schilddrüsenproduktion gewissermaßen kompensiert wird durch eine Abnahme des peripheren Enzyms 5′-Dejodase, das zur Umwandlung des Thyroxins benötigt wird (Gambert et al. 1982).

Allgemein gilt, daß die Hormonproduktion mit dem Alter abnimmt. Aber auch die Hormonwirkung selbst vermindert sich, und zwar aufgrund der stärkeren Eiweißbindung. So nimmt die physiologische Wirkung des Testosterons zwischen dem 50. und 80. Lebensjahr um die Hälfte ab (Young 1994). Ähnlich läßt sich auch bei älteren, nichtdiabetischen Personen die verminderte postprandiale 2 h-Glukosetoleranz beobachten. Nachfolgend sollen einige gebräuchliche Formeln für die geriatrische Labordiagnostik wiedergegeben werden (nach Mahler et al. 1986, Crokgfort u. Gault 1976 sowie Andres R 1971):

Arterieller Sauerstoff:

$$paO_2\,[\text{mmHg}] = 100{,}1 - 0{,}325 \times \text{Alter}\,.$$

Kreatininclearance:

$$C\,[\text{ml/min}] = \frac{(140 - \text{Alter}) \times \text{Körpergewicht [kg]}}{72 \times \text{Serumkreatinin [mg/dl]}}\,.$$

Postprandiale 2 h-Glukosetoleranz:

$$Glc_{(2hpp)} = 100 - \text{Alter}\,.$$

100.3 Mittelfristige Einflüsse

Zu dieser Kategorie von biologischen Variationen gehören Faktoren, die sich auf den Lebensstil des Betroffenen, auf seine soziale Situation, Mobilität und Ernährungszustand beziehen. Ebenso sind hier Einflüsse, die aufgrund von Witterung und Jahreszeiten bestehen, zu nennen.

Der Ernährungszustand wird durch eine Reihe von verschiedensten Faktoren bestimmt. Es ist die materielle Situation des Einzelnen, seine Mobilität, soziale Anpassungsfähigkeit, aber auch die Abnahme des Appetits, Gebißstatus, veränderte Motilität des gastrointestinalen Trakts ebenso wie die angebotenen Mahlzeiten der verschiedenen geriatrischen Einrichtungen. Die Konsequenz ist nicht selten eine einseitige Ernährung, die bis zum Zustand der Unterernährung führen kann (Garry 1994).

Enorme Unterschiede werden bei Ernährungs- und Vitaminstatus in Hinblick auf die Geographie und die soziale Stellung berichtet (Haller et al. 1994). In diesem Zusammenhang werden als empfindliche Indikatoren der Mangelernährung Plasmaproteine, wie C3-Komplement, Transferrin, Albumin, ebenso wie Lipide und Enzyme, LDH (Laktatdehydrogenase) und alkalische Phosphatase genannt (Young 1994). Weiterhin sollen in diesem Zusammenhang auch anthropometrische Messungen genannt werden.

Auch der Wechsel von Jahreszeiten hat einen Einfluß auf die Ergebnisse der Laboruntersuchungen. Der Sommer mit seiner warmen Witterung und längeren Tagen gibt Anlaß zur erhöhten Mobilität sowie zur intensiveren Exposition gegenüber dem UV-Licht. Daraus ergibt sich eine allgemeine Vasodilatation, die einen „verdünnenden Effekt" auf manche Laborparameter ausübt.

So werden im Sommer bei Albumin, Cholesterin oder auch bei einigen Plasmaproteinen niedrigere Werte gemessen als im Winter. Umgekehrt kommt es im Sommer zur Erhöhung von IgG auf das bis zu 2fache als Ausdruck von verstärkter unspezifischer Umweltexposition.

Erhöhte Mobilität äußert sich auch durch höhere Werte von LDH und Glukosetoleranz. Stärkere UV-Bestrahlung begünstigt wiederum die Vitamin D-Umwandlung, was zu einer besseren Kalziumresorption führt und damit auch zu entsprechend höheren Kalziumwerten im Serum. Schließlich ist im Sommer auch die TSH-Ausschüttung erhöht, während der Thyroxinspiegel nahezu unverändert bleibt. Allgemein wird im Sommer eine stärkere „intraindividuelle Variabilität" der Laborbefunde registriert (Young 1994).

Zu den mittelfristigen Einflüssen gehört auch der Einfluß von Alkohol, des Rauchens sowie von längerdauernden Medikationen. Neben allgemein bekannten Effekten des chronischen Alkoholkonsum, bei dem es zur Erhöhung von γ-GT, Transaminasen sowie des mittleren Zellvolumens der Erythrozyten (MCV) kommt, soll hier auf regelmäßige „kurative" Einnahmen von kleinen Alkoholmengen bei alten Menschen hingewiesen werden. Diese führen nicht selten zu subpathologischer Erhöhung der Amylase, was ein Ausdruck von oligosymptomatischer Pankreatitis sein kann (Griffits 1994).

Das Rauchen wiederum kann eine Erhöhung der Erythrozytenzahl, des Hämoglobins und ebenso der alkalischen Phosphatase bewirken. Wichtig ist in diesem Zusammenhang auch der „Referenzbereich" des Tumormarkers CEA, der bei den Rauchern bis zu doppelt so hoch sein kann (Einer u. Zawta 1991).

Das Thema chronische Medikation und deren Einfluß auf die Ergebnisse der Laboruntersuchungen ist sehr umfangreich und würde den Rahmen dieses Beitrags sprengen.

100.4
Kurzfristige Einflüsse

Mit diesem Begriff sind v. a. zirkadiane Variationen, orthostatische und postprandiale Effekte gemeint.

So wird die zirkadiane Rythmik des Endokriniums, wie sie etwa bei Kortikosteroiden beobachtet werden kann prinzipiell auch im Alter erhalten. Vermindert wird lediglich die Amplitude des Hormonausstoßes. Allgemein werden auch die diesbezüglichen intraindividuellen Unterschiede größer. Gleiches läßt sich auch über das Melatonin sagen – ein Hormon, das im direktem Konnex zur zirkadianen Licht-Dunkel-Rythmik steht.

Bedeutender aus praktischen Gründen sind die orthostasebedingten Effekte. Bei der Veränderung der Lage des Körpers vom Liegen zum Aufrichten kommt es zur Verminderung der Blutmenge um ca. 600–700 ml oder um 10%. Damit kommt es zu einem „konzentrierendem" Effekt. Und wie bereits in einem anderem Zusammenhang diskutiert, wirkt sich dies besonders bei Albumin, Cholesterin oder bei Plasmaproteinen durch eine Konzentrationerhöhung aus. Bei Patienten mit Ödemen werden solche orthostatischen Effekte entsprechend akzentuierter (Einer u. Zawta 1991).

In diesem Zusammenhang soll auch der Hospitalisierungseffekt erwähnt werden. Bei dem Ins-Bett-Legen des Patienten kann es zur orthostatisch bedingten Hämodilution kommen, die bis 5% betragen kann. Sie kann mehrere Tage andauern, wobei es vorübergehend infolge der Immobilisierung des Patienten zur Erhöhung des Serumkalziumsspiegel mit begleitender Zunahme von anorganischem Phosphor und Harnstoff kommen kann (Young 1994; Keller 1986).

100.5
Präanalytische Fehler

Zur Vermeidung der präanalytischen Fehler gelten bei den geriatrischen Patienten prinzipiell die gleichen Grundsätze, wie bei den sonstigen Patienten.

Bei der Blutabnahme sollte man besonders die häufig schwierige Venensituation der alten Menschen berücksichtigen, die ihrerseits zu hämolytisch veränderten Blutproben führt.

Ein anderes Problem ist die Tatsache, daß die meisten Pflegeheime und andere geriatrische Einrichtungen kein eigenes Labor besitzen und daher gezwungen sind, ihre Blutproben in ein externes Institut zu schicken. Dies führt zur Verlängerung der präanalytischen Zeitspanne, zur sog. „turn-around-time", und begünstigt insgesamt die Inzidenz der möglichen präanalytischen Fehler. Beispielsweise kann es durch längere Wartezeiten zur Degradation von Enzymen und anderen instabilen Analyten kommen. Leider werden noch immer die „geriatrischen Proben" in vielen Labors als von zweitrangigem Interesse angesehen. Eine solche Einstellung ist der Qualität der Laborbestimmung insgesamt abträglich.

100.6
Schlußfolgerung

Die Problematik der Referenzwerte in der Geriatrie gehört zu den vergessenen Kapiteln der Labordiagnostik. Dabei ist schon jetzt mehr als die Hälfte der stationären Patienten in den Industrieländern älter als 65 Jahre. Mit der relativen Zunahme der älteren Bevölkerung wird auch die Bedeutung von geriatrischen Aspekten in der Medizin steigen. Die Notwendigkeit der Verbesserung der Lebensqualität im Alter sowie die Verlängerung der aktiven Lebensphase wird daher nicht nur allein durch ethische Prinzipien, sondern zunehmend auch von ökonomischen Notwendigkeiten diktiert werden. Eine gezielte rationelle Diagnostik kann dabei einen wichtigen Beitrag leisten.

Literatur

Anders R (1971) Aging and diabetes. Med Clin North Am 55: 835–846

Campion EW, de Labry LO, Glynn RJ (1988) The effect of age on serum albumin in healthy males: Report from the normative aging study. J Gerontol 43: M18–M20

Cavalieri TA, Chopra A, Bryman PN (1992) When outside the norm is normal: Interpretating lab data in the aged. Geriatrics 47: 66–70

Crockgfort DW, Gault MH (1976) Prediction of creatinine clearance from serum creatinine. Nephron 16: 31–41

Einer G, Zawta B (1991) Präanalytikfibel, 2. Aufl. Barth, Leipzig Heidelberg

Fateh-Moghadam A, Wilmans W, Bartl R (1986) Zur Diagnostik und Therapie mit besonderer Berücksichtigung der prognostischen Faktoren. Der Bayrische Internist 1: 34–42

Faulkner WR, Meites S (eds) (1994) Geriatric clinical chemistry: Reference values. AACC, Washington

Füssgen I (1996) Somatische Veränderungen im Alter. In: Füssgen I (Hrsg) Der ältere Patient, 2. Aufl, Urban & Schwarzenberg, München Wien Baltimore, S 3–8

Gambert SR, Tsitouras PD, Duthie EH (1982) Interpretation of laboratory results in the elderly. Postgrad Med 72: 251–256

Garry P (1994) Nutrition and aging. In: Faulkner WR, Meites S (eds) Geriatric clinical chemistry: Reference values. AACC, Washington, pp 48–72

Griffits JC (1994) Enzyme changes in the healthy older individuals. In: Faulkner WR, Meites S (eds) Geriatric clinical chemistry: Reference values. AACC, Washington, pp 177–133

Haller J, Löwik MRH, Ferry M, Ferro-Luzzi A (1994) Nutritional status: Blood Vitamins A, E, B_6, B_{12}. In: Faulkner WR, Meites S (eds) Geriatric clinical chemistry: Reference values. AACC, Washington, pp 73–97

Keller H (1980) Einflüsse auf klinisch-chemische Meßgrößen. In: Lang H, Rick W, Büttner H (Hrsg) Validität klinisch-chemischer Befunde. Springer, Berlin Heidelberg New York, S 25

Mahler DA, Rosiello RA, Loke J (1986) The aging lung. Clin Geriatr Med 2: 215–225

Ross RC, Fraengly JD, Mion LC, Kushner I (1992) Elevated C-reactive protein in older people. J Am Geriatr Soc 40: 104–105

Sparrow D, Row JW, Silbert JE (1981) Cross-sectional and longitudinal changes in the erythrocyte sedimentation rate in men. J Gerontol 36: 180–184

Sundbeck G, Eden A, Jagenburg R, Lundberg PA, Lindstedt G (1995) Prevalence of serum antithyroid peroxidase antibodies in 85-year-old women. Clin Chem 41: 707–712

Tietz NW, Shuey DF, Wekstein DR (1992) Laboratory values in first aging individuals-sexagenerians trough centenarians. Clin Chem 38: 1167–1185

Young DS (1994) Pre-analytical variability in the elderly. In: Faulkner WR, Meites S (eds) Geriatric clinical chemistry: Reference values AACC, Washington, pp 19–39

Sachverzeichnis

A

AAH (atypische adenomatöse Hyperplasie), Prostatakarzinom 676
Abhängigkeit (s. auch Sucht) 39
- Anxiolytika, Abhängigkeitsrisiko 233
Abklärung, geriatrische 104
ACE-Hemmer 509, 519, 522
- Angiotensinrezeptorantagonisten 543
- Herzinsuffizienz 519
- Herzklappenfehler 522
- Hypertonie 543
- Infarktnachsorge 509
- Nierenfunktion 543
Acetylsalicylsäure
- Hirninfarkt 725
- KHK 508
Achalasie 470
Achener Aphasie-Test 746
„acitve life expectancy" 16
Acrod, Hirninfarkt 723
ADAS („*Alzheimer* Disease Assessment Scale") 134
adenoidzystische Karzinome, Nasenhöhlen und Nebenhöhlen 526
Adenokarzinom, Nasenhöhlen und Nebenhöhlen 526
ADH (antidiuretisches Hormon) 279, 281
- Syndrom der inadäquaten ADH-Sekretion (SIADH) 361
Adipositas
- Diabetes 456
- Fahreignungsberatung 846
Adnextumoren, benigne 499
affektive Phänome/Störungen
- akute Verwirrtheitszustände 331
- nach Schlaganfall 748
AGAST (geriatrisches Basisassessment, Empfehlungen der Arbeitsgruppe) 162, 183
Akathisie, Neuroleptika 232
Akkomodation 434
Akkomodationsstörungen, Neuroleptika 664
aktinische
- Elastose 496
- Keratosen 496
aktive Lebensjahre, Epidemiologie 56, 57
aktivierende Pflege 32
Aktivitäten 81, 82, 163
Akustikus neurinom 368
Akutgeriatrie (s. auch Tagesgeriatrie) 17–26

- Fachabteilungen, akutgeriatrische 24
- flächendeckende 19–21
- Ökonomie 17–26
- soziale Dienste 20
- Trennung zwischen Akutbehandlung und Rehabilitation 61
Albumin, Halbwertszeit 345
Albuminkonzentration 209
Aldosteronismus, primärer, arterielle Hypertonie 536
Alien-Limb-Syndrom 629
Alkoholmißbrauch und -abhängigkeit 540, 640–643
- Alkoholdelir 642
- Definition 640
- Diagnostik 640
- Einteilung nach *Jellinek* 640
- Entwöhnungsbehandlung 643
- Entzugserscheinungen 640
- Entzugssyndrom 642
- Epidemiologie 641
- genetische Faktoren 642
- Hypertonie, Alkoholkonsum 640
- Klinik 642
- Kontrollverlust 640
- körperliche Symptome 642
- *Korsakow*-Syndrom 642
- Pathogenese 641, 642
- Persönlichkeitsfaktoren 642
- psychische Symptome 642
- Screeninginstrumente 640
- soziale Auswirkungen 643
- Therapie 643
- - Entgiftung 643
- Toleranzentwicklung 640
- *Wernicke*-Syndrom 642
allergisches Kontaktekzem 494
Allgemeinanästheseie (s. auch Anästhesierisiko und Operabilität) 422
Allgemeinkrankenhäuser, psychiatrische Abteilungen 128, 129
Allgemeinpraxis, geriatrisch orientierte 117–124
- ambulantes geriatrisches Patientengut 118, 119
- Defizite und Gefahren 123, 124
- Funktion, hausärztliche, familienärztliche und ökologische 120, 121
- Gesundheitsförderung 121, 122
- Hausbesuch 119, 120
- - präventiver 119
- Koordinations- und Verteilerfunktion 119, 120
- primärärztliche Funktion 119

- psychosomatische Grundversorgung 122, 123
- soziale Integrationsfunktion 122
- spezifische Funktionen des Allgemeinarztes 119
- Weiterbildung und Zulassung zur vertragsärztlichen Tätigkeit 117, 118
Alltagsfunktionstraining, *Alzheimer*-Demenz 313
Alpha
- 5α-Reduktase-Hemmung, BPH 667, 669–671
- $α_1$-Rezeptorantagonisten, Hypertonie 543
- α-Rezeptorenblocker, benignes Prostatasyndrom 670
Altenheim (s. Heim) 114, 144–150
Alter/Durchschnittsalter, Alten- und Pflegeheime 145
Altersaufbau 5, 8
Altersschwerhörigkeit 398
- Grundtypen 398
Altersschwindel (s. auch Schwindel) 371, 372
Altersdemenz (s. Demenz) 42, 82, 88, 90, 131–134, 299, 303–316, 317–327, 387, 543
Altersformen 75, 76
Alters-Invarianz-Paradox 94
Altersnormen 74
Altersprozeß/Altern als vielschichtiger Prozeß 769
- „älteste Alte" (s. dort) 88–92
- biologischer/physiologischer 10, 62
- – *Übersicht* 14, 15
- Epidemiologie 53, 54
- erfolgreiches Altern 67
- höheres Lebensalter 94
- „junge Alte" 83
- pathologische Veränderungen 62
- physiologischer Alterungsprozeß 769
Alterspyramide 5
Alterssterblichkeit 7
Altersstudie, Berlin 80–87
Altersstarrsinn, Fahreignung 844
Altersveränderungen der Augen (s. Augenerkrankungen) 433–440
„älteste Alte" 88–92
- Demenz 90
- demographischer Überblick 88, 89
- Depression 90, 91
- Einsamkeit 90
- funktionelle Einschränkungen 90
- Gesundheit 90
- kognitive Leistungen 90

„älteste Alte"
- Langlebigkeit (s. dort) 89
- Lebensqualität 91, 92
- Pflegebedürftigkeit 91, 92
- soziales Engagement 90, 91
- Unterschiede in der Gruppe der ältesten Alten 89
Alveolarknochen 706
Alzheimer-Demenz/Alzheimer's disease 134, 305, 307–314, 323
- Abbaurate kognitiver Leistungsfähigkeit 309
- ADAS („Alzheimer's disease assessment scale") 134
- Amyloidose, zerebrale 307, 308
- Angehörigenberatung 313
- Ätiologie 307–309
- „consortium to establish a registry for Alzheimer's disease"/CERAD 305
- Diagnose 308
- - SPECT 308
- Formen 310
- - familiäre sporadische 310
- Glukosestoffwechsel, zerebraler 308
- Hirndurchblutung 308
- Lebensqualität 310
- Marker 313
- Membran-Phospholipid-Stoffwechsel, Störung 309
- „memory-clinics"(Alzheimer- und Gedächtnissprechstunden) 323
- Nervenwachstumsfaktor (NGF) 312
- neurofibrilläre Bündel 307
- Risikofaktoren 309–311
- - Altern 309
- - genetische 310
- - Übersicht 311
- Selbsthilfeorganisationen 313
- senile Plaque 307, 308
- therapeutische Konzepte/Strategien 310–314
- - Angstsyndrome 314
- - depressive Syndrome 313, 314
- - nichtpharmakologische Therapie 313
- - paranoid-halluzinatorische Syndrome 314
- - pharmakologische Therapie 312
- - Schlafstörungen 314
- - somatische Erkrankungen 314
- - symptomatischer Therapieansatz 311
- - unerwünschte Wirkungen 312
- - Unruhezustände 314
- Therapieabbruch 312
- Therapieerfolg 312
- Verhaltensstörungen 311
- Verlauf 309
- Xerostomie 527
Amalgamtätowierung 709
Amantadin 49
- M. Parkinson 624
- Parkinson-Syndrom 627
Amantadinhydrochlorid 49
ambulante(r) geriatrische(r)
- Hospizdienst 157
- Patientengut, ambulantes geriatrisches 118, 119
- Pflegedienste (s. dort) 139–143, 324
- Rehabilitation (s. dort) 110–116

- Versorgung 23
AMD (s. Makuladegeneration, altersabhängige) 267, 402, 405, 434–437
Aminoglykosidantibiotika, Hörstörungen 399
5-Aminosalicylsäure, entzündliche Darmerkrankung 478
AML (akute myeloische Leukämie) 593
Amyloidose, zerebrale 307, 308
Analgesie, Prävention der Immobilisation 277
Anämie, Darmerkrankungen, entzündliche 478
Anamnese
- Demenz 304
- gastroenterologische Erkrankungen, psychosoziale Anamnese 468
- Medikamentenanamnese 225
- - FTT-Syndrom 298
- Miktionsanamnese 668
- Osteoporose 611–613
- Schlafapnoe 574
Anästhesierisiko und Operabilität 418–424
- Allgemeinanätheseie 422
- Aufgaben der Anästhesie 418, 419
- Blutgase, arterielle 421
- kardialer Risikopatient (s. dort) 419
- kognitive Funktion, postoperative 421, 422
- - Medikation 421
- - Ursachen 421
- Krankenhaussterblichkeit 418
- Lagerung 420, 421
- pulmonale Erkrankungen 420
- - postoperative pulmonale Komplikationen 420
- Regionalanästhesie, rückenmarksnahe 422
- Reinfarktrisiko 419
- thromboembolische Komplikationen 422
- Versorgung in der postoperativen Phase 422, 423
- Vigilanzminderung 423
- Wahl des Narkoseverfahrens im Alter 422
anatomische Ressourcen 62
Androgendeprivation 677
- kontinuierliche 677
- testikuläre 677
Andropause 461
Aneurysma, Arteriosklerose 688
Anfallserien, Epilepsiesyndrome 465, 466
Angehörige/pflegende Angehörige (s. auch Familie) 136, 137, 183, 319, 320
- Allgemeinpraxis, familienärztliche Funktion 120, 121
- Angehörigenberatung 136, 137
- Belastung, pflegende Angehörige und professionelle Helfer 183
- Demenzkranke
- - Beratungsstellen für Angehörige 324, 325
- - Familie 319
- Familiengespräch, geriatrisches Team 193, 194
- Verhältnis von Mitgliedern/Familienangehörigen und Rentnern 183

Angehörigenberatung, Alzheimer-Demenz 313
Angina pectoris/pektanginöse Beschwerden 505, 512, 521
- Aortenklappenfehler 521
- Herzrhythmusstörungen 512
Angiographie, intraarterielle 688
Angiotensinrezeptorantagonisten, Hypertonie 543
Angst/Angststörungen 267, 448
- ängstlich-depressive Mischzustände 448
- Demenzkranken, Angstsyndrome, Therapie 314
- Gangstörungen 267
- generalisierte Angststörung 448
- medikamentöse Therapie 448
- als Schlaganfallfolge 748
- Verhaltenstherapie 448
„ankle strategy"
  (s. auch Gangstörungen) 259
ANP (atriales natriuretisches Peptid) 360
Anthropometrie, Malnutrition 344
Antiaggregantien, Schlaganfall 751, 752
Antiarrhythmika 508, 514, 515
- KHK 508
- Klasse-III 508, 515
- thromboembolische Komplikationen 515
Antibiotikaprophylaxe, PEG 352, 353, 356
Antibiotikatherapie, perioperative, Frakturenbehandlung 698
anticholinerges Delir 336
Anticholinergika, M. Parkinson 624
Antidepressiva 230, 231, 313, 390, 443–447
- Alzheimer-Demenz 313
- anticholinerge Wirkungen 444
- Augmentation 446
- Dauer der antidepressiven Behandlung 446
- Definition und Einteilung 230
- Indikationen 230
- Insomnie 390
- Interaktionen 230, 321
- Lithium 446
- Medikamentenwechselwirkungen 444
- Mianserin 446
- Monoaminoxidase-(MAO-)Hemmer 444, 445
- NaSSA (noradrenerge und spezifisch serotonerge Antidepressiva) 445
- Nebenwirkungen 230, 231
- Nefazodon 446
- orthostatische Hypotonie, antidepressivausgelöste 444
- Schmerzzustände 230, 380
- sedierende Antidepressiva 447
- SNI (selektive Noradrenalinwiederaufnahmehemmer) 445
- SNRI (Serotonin- und Noradrenalinwiederaufnahmehemmer) 445
- SSRI (selektive Serotoninwiederaufnahmehemmer) 445
- Therapieresistenz 446
- - Definition 446
- Trazodon 446

Sachverzeichnis

- trizyklische Antidepressiva (TZA) 380, 444
- Zytochrome-P450-(CYP)-Enzymsystem 445

„antigenetic drift" 47, 48
Antihistaminika, Insomnie 390
Antihypertensivakombinationen, Hypertonie 541
Antikoagulation
- Herzklappenfehler 522
- Lungenembolie, „low-dose"- 275, 571
- Schlaganfallpatienten 751
Antikörperanstieg, geringerer 48
- Influenzaimpfung 48
Antioxidantien, Alzheimer-Demenz 312
antioxidativ wirksame Substanzen, Alzheimer-Demenz 312
Antiphlogistika, nichtsteroidale
- Alzheimer-Demenz 312
- Venenerkrankungen 558
Antipsychotika, atypische 277, 314
- paranoid-halluzinatorische Syndrome 314
Antipyretika (Fiebersenkung) 724
Antirheumatika, nichtsteroidale 379
Antivertiginosa 374
antivirale Substanzen 49
Antrag auf eine einstweilige Anordnung 802
Anxiolytika 232, 233
- Abhängigkeitsrisiko 233
- Definition und Einteilung 232
- Indikationen 232
- Lorazepam 233
- Nebenwirkungen 233
- Oxazepam 233
Aorta ascendens, Hirninfarkt 717
Aortenklappenfehler 521, 522
- Aorteninsuffizienz 522
- Belastungsdyspnoe 521
- Diagnostik 521
- - Auskultation 521
- - Echokardiographie 521, 522
- - Röntgen 522
- klinische Symptomatik 521
- pektanginöse Beschwerden 521
- spindelförmig mittel- bis hochfrequentes Geräusch 521
Apolipoprotein-E$_4$-/Apo-E$_4$-Allel, Alzheimer-Demenz 310
Apomorphin, M. Parkinson 625
Appetitverlust 339
Apraxie 747
- ideatorische 747
- ideomotorische 747
Arbeitslosigkeit 802
Arrhythmien (s. Herzrhythmusstörungen) 506, 511–516
arterielle Hypertonie (s. Hypertonie) 518, 533–546
Arteriitis temporalis (s. Polymyalgia rheumatica und Arteriitis temporalis) 633, 634
Arteriosklerose 266, 427–432, 685–691
- Altersklassen 690
- Aneurysma 688
- Bindegewebsvermehrung 685
- Bluthochdruck (s. Hypertonie) 430
- „compression of morbidity" 428

- Diabetes mellitus (s. dort) 431
- Diagnostik 687
- - Angiographie, intraarterielle 688
- - Duplexsonographie 688
- - NMR 688
- Dyslipoproteinämie 430, 431
- Ernährung 429
- generalisierte obliterierende 685–691
- ICIDH-Kodierung 689
- KHK 686
- Koinzidenzraten 686
- körperliche Inaktivität 430
- Lipoideinlagerungen 685
- Lokalisationstyp 687
- Mediasklerose, Typ Mönckeberg 688
- Mediaverkalkung 685
- Paradox der kardiovaskulären Risikofaktoren 428
- Pathogenese 685
- pAVK 686
- Plaque, atherosklerotische 428
- Prävalenz 686
- Prävention, primäre und sekundäre 427
- Prognose 687
- Rauchen 429
- Risikofaktoren 685, 687
- SAE (subkortikale arteriosklerotische Enzephalopathie) 266
- therapeutische Möglichkeiten 688–690
- - Bewegungstherapie 689
- - Hämodilutionsbehandlung 689
- - medikamentöse 689
- - Rehabilitation 690
- - PTA 689
- - Stent 690
- - Thrombenarteriektomie 690
- Übergewicht 429
- Wandmasse 685
Arthritis, Polyarthritis, alters-chronische (s. dort) 635–637
Arthrodesen 487
arthrogene 277
- Komplikationen, Verhinderung 277
- Kontrakturen 277
Arthrose (s. auch Gelenkerkrankungen, degenerative) 267, 482–489
- Diagnostik 485
- - Kernspintomographie 485
- - Röntgen 485
- Einteilung 485
- Epidemiologie 482
- Ergußbildung 485
- Gesamtkrankheitskosten 484
- Gonarthrose 267, 482–484
- hormonelle Veränderungen 483
- Hüftarthrose 267, 482–484
- Inzidenz 483
- Klassifikation 485
- - Kellgren- 485
- - Lawrence- 485
- Klinik 485
- Knorpel- und Gelenkversagen 484
- Knorpeldegeneration 484
- Koxarthrose 482–484
- Matrix 484
- Morgensteifigkeit 485
- Osteoarthrose 482–484

- Pathogenese 484
- Prävalenz 483, 484
- primäre 484
- Schmerzen 485
- sekundäre 484, 485
- Therapie 486–489
- - balneophysikalische Therapie 486
- - konservative Therapie 486
- - Krankengymnastik 486
- - medikamentöse Therapie 486
- - operative Therapie 486, 487
- - - Endoprothetik (s. dort) 487, 488
- - - gelenkerhaltende Verfahren 486, 487
- - - Knorpeltransplantation 488
- - - nichtgelenkerhaltende Verfahren 486, 487
- - symptomatische Therapieansätze 486
- Überwärmung, lokale 485
- Ursache 485
- Wachstumsfaktoren, anabole 488
Arthroskopie 487
Arzneimittelschwundmessung 220, 221
Arzneimittelwirkungen, unerwünschte (UAW) 224, 410, 412–415
- Arzneimittelvisite 415
- DRAPE („drug-related adverse patient event") 412
- „drug-related events" 412
- Inzidenz 413
- bei Kontraindikationen 414
- Körpergewicht, niedriges 414
- Nierenfunktion, eingeschränkte 414
- Prävention 414
- Risikofaktoren 413
- Schweregrad 413
- WHO-Definition 410
- UAW-Typen 413, 414
- - Typ A 414
- - Typ B 414
Arzt im geriatrischen Team 191
ärztliche(s)
- Heilbehandlung, Fragen 797, 798
- Verordnungsverhalten 224
Aspiration/Aspirationsgefahr
- Bronchitis, akute 562
- Hirninfarkt 726
- PEG 355
- Pneumonie, Mikroaspiration 563
- tracheale, Schluckstörungen 528
Aspirin 752
Assessment, geriatrisches 159–204
- ADAS („Alzheimer Disease Assessment Scale") 134
- ADL (Assessment der körperlichen Funktionsfähigkeit) 148
- AGAST (geriatrisches Basisassessment, Empfehlungen der Arbeitsgruppe) 162, 183
- Aktivität 163
- andere Gesundheitsbereiche 186
- Assessmentnetzwerk (s. dort) 196–204
- Assessmentebenen 170
- Barthel-Index 174
- Befunderhebung, standardisierte 168
- Belastung, pflegende Angehörige und professionelle Helfer 183

Assessment, geriatrisches
- „brief assessment interview",
  Depression 442
- Definition 165
- Diagnostik 169
- Durchführung 167–170
- emotionale Gesundheit 180
- Folgeerscheinungen, krankheitsbedingte 162
- FTT-Syndrom 297
- funktioneller Status 169, 176
- Funktionsverluste 166
- GDS („geriatric depression scale") 180, 181
- GEM („geriatric evaluation and management") 166
- geschichtlicher Rückblick 161, 162
- gesundheitliche Integrität 163
- GRECC („geriatric research education and clinical centers") 161
- ICIDH („international classification of impairments, disabilities and handcaps") 163
- Instrumente 171–173
- – Übersicht 172, 173
- kognitive
- – Gesundheit 177, 178
- – Leistungsfähigkeit/Leistungstests 176, 179
- Konzept 162
- Krankenhauswiedereinweisung 169
- Lebenserwartung 169
- Lerneffekt 178
- MDS-RAI („minimum data set" des „resident assessment instruments") 147, 162
- Medikamentenverbrauch 169
- methodische Probleme 173, 182
- Mini-Mental-State Examination 178, 179
- „Montgomery Caregiver Burden Measures" 183
- Mortalitätsreduktion 168
- Multimorbidität 165
- Partizipation 163
- Patientenauswahl 166, 167
- Performance-Testverfahren 175–177
- im Pflegeheim 147
- Prognose/prognostische Aussagefähigkeit 174
- Qualitätssicherungsprogramm 166, 863
- Performance-Oriented-Mobility-Assessment 177
- psychischer Status 169
- Risikoassessment 64
- Schaden 163
- Schlaganfall, Assessment der Schädigungen und Fähigkeitsstörungen nach 738
- Schwellenwerte 182
- Screening 167
- Selbstständigkeit 165
- soziale
- – Gesundheit 170, 180–185
- – Unterstützung 182, 183
- soziales Netzwerk 76, 182
- soziodemographische Variable 178
- Sturzambulanz („Fall-Assessment-Clinic") 270
- Timed-Test of Money-Counting 177

- Timed-Up-and-Go-Test 177
- Uhrentest/Uhrenzifferergänzungstest 134, 179
- Verwirrtheitszustände, akute 178
- Weltvorstellungen und Vorlieben 183
- Wirtschaftlichkeit 169
- Wohlbefinden, subjektives 183
- Wohnsituation 183
- Zeitbedarf 168
- Zufriedenheit (s. dort) 183
Assessmentnetzwerk 196–204
- Entwicklung der Assessmentverfahren 196, 197
- ergotherapeutisches Assessment (s. Ergotherapie) 197, 198
- Ethikassessment 202–204
- logopädisches Assessment 199
- physiotherapeutisches Assessment 199–202
- soziales Assessment 202
- Wahrnehmungsfähigkeit 202
Asthma bronchiale, Fahreignungsberatung 846
Aszites, Herzinsuffizienz 518
Atemstillstand, Schlafapnoe 573
Atherosklerose, Hirninfarkt 717
AT-II-Rezeptorantagonisten, Herzinsuffizienz 519
Atmung/Lungen und Atemwegserkrankungen 561–577
- Antibiotikatherapie 563, 564
- Atemflußwiderstand 561
- Atempumpe 561
- Atemregulation 561
- Atemwegsobstruktion 565–570
- – reflektorische 565
- Borg-Skala 566
- Bronchitis, akute (s. dort) 562, 565–570
- Bronchiektasie 564
- C-13-Atemtest, peptische Ulkuskrankheit 473
- Cor pulmonale 571, 572
- Emphysem 565–570
- Infektionen der Lungen- und Atemwege 562
- interstitielle Lungenerkrankungen (s. dort) 570, 571
- klinisches Bild und Diagnostik 566
- – Bodyplethysmographie 566
- – Echokardiographie 566
- – EKG 566
- – Lungenfunktionsprüfung 566
- – Röntgen 566
- Lungenembolie (s. dort) 275, 571, 572
- Lungenfibrose, idiopathische 570
- Lungenstauung 565
- Lungenvolumina, statische 561
- neuromuskuläre Systemerkrankungen 572
- Oxigenierungsfähigkeit 561
- Pneumonien (s. dort) 471, 548, 550, 551, 562, 563
- Sauerstoffaufnahme, maximale 561
- Schlafapnoe, obstruktives Schlafapnoesyndrom 393, 531, 532, 572–576
- Schutzmechanismen 561
- Therapie 566–570

- – Beatmungstherapie (s. dort) 568, 569
- – Ernährungstherapie 569
- – Inhalationstherapie (s. dort) 567
- – medikamentöse Therapie 567, 568
- – Palliativtherapie 570
- – Physiotherapie 569
- – Sauerstofftherapie 568
- – supportive Maßnahmen 569, 570
- – Trainingsbehandlung 569
- Thoraxdeformitäten und
- Tuberkulose (s. dort) 564, 565
atopisches Ekzem (Neurodermitis) 494
Audiometrie, BERA („brain stem evoked response audiometry") 400
auditorisches System (s. auch Hörstörungen) 395–400
Auflagedruck (s. auch Dekubitusulzera) 278, 285, 286, 288
- Mikrozirkulation 286
- transkutane Sauerstoffspannung ($TcPO_2$) 285
- Verminderung 288
Aufmerksamkeitsstörungen nach Schlaganfall 747
Aufstehtest 743
Aufstoßen, saures, gastroösophagealer Reflux 471
Augenerkrankungen 433–440
- Akkomodation 434
- Altersveränderungen der Augen 433, 434
- – anatomische 433, 434
- – funktionelle 433
- choroidale Neovaskularisationen 436
- diabetische Retinopathie 437, 439
- – Glaskörperausschneidung 439
- – Glaskörperhämorrhagie 439
- – Laserbehandlung 439
- Gefäßverschluß 437
- Glaukom (s. dort) 437–440
- Katarakt (s. dort) 434, 435, 437, 438
- Linse (s. dort) 433, 434
- Makuladegeneration, altersabhängige (s. dort) 267, 402, 405, 434–437
- Netzhaut 434
- Optikusneuropathie, ischämische 438
- Rehabilitationsmaßnahmen 440
- Sehbehinderung (s. dort) 402–405
- Sehhilfen, vergrößernde (s. dort) 402–409
- Sehnerv 434, 440
- – durchblutungsbedingte Sehnervenerkrankung 440
- Tensio-Profil 440
- Therapie, Behandlungsformen 439
- – Laserstrahl 439
Aus-, Fort- und Weiterbildung (s. Weiterbildung) 867–870
Ausdauer 817, 821
- untere Trainingsschwelle 821
Auseinandersetzungsformen mit gesundheitlichen Belastungsformen 77, 78
Autoimmunerkrankungen der Haut 500, 501
- bullöse Dermatosen 500

Sachverzeichnis

- Dermatitis herpetiformis *Duhring* 500
- Kollagenosen 501
- Lupus erythematodes (LE) 501
- Pemphigoid, bullöses 500, 501
- Pemphigus vulgaris 500
- Schilddrüsenerkrankungen 654
- Therapie 501
AV-Blockierung 514
AV-junktionale paroxysmale „reentry" Tachykardie 512, 513
Azetylcholinesterasehemmer/AChE-H 311, *Alzheimer*-Demenz 311
Azidose, renal-tubuläre, Typ IV 360

B
BADL (basale Aktivitäten des täglichen Lebens) 171
Balance 259
- dynamische 259
- statische 259
Balanceprüfung 743
balneophysikalische Therapie, Arthrose 486
Barrett-Ösophagus, gastroösophagealer Reflux 472
Barthel-Index, geriatrisches Assessment 174
Basalzellkarzinom
- der Haut 497, 498
- - sklerodermiformes 498
- der äußeren Nase 526
Basedow-Erkrankung 656
baulich-räumliche Anforderungen, betreutes Wohnen 152
BDG, Harnblasenkarzinom 681
Beatmungstherapie, Lungen und Atemwegserkrankungen 568, 569
- BiPAP 569
- nCPAP (nichtinvasive nächtliche Überdruckatmung), Schlafapnoe 576
Beckenbodendyssynergie 250
Beckenbodentraining, Harninkontinenz 244
Beckenfraktur 694
- Pflegebedürftigkeit 694
Bedarfsermittlung 23
- Bedarf an akutgeriatrischen Leistungskomplexen 24
Beeinträchtigung/Defizite
- Defizitmodell des Alterns 73
- funktionelle (s. dort) 39, 60, 62, 63
- pflegerisches Defizit 32
Beendigung lebenserhaltender Maßnahmen 808, 809
- Vollmacht 808
- vormundschaftsgerichtliche Genehmigung 809
Befindlichkeit, subjektive 80
Befunderhebung, standardisierte, geriatrisches Assessment 168
Begutachtung, MDK-Begutachtungsergebnisse (s. dort) 29-31, 36
Behandlungspflege 141
Behinderung im Alter 39-45, 106
- Entstehung von Behinderung 40
- epidemiologische Daten 39
- Medikamentencompliance 223
- Prävention (s. dort) 39-45
- Risikofaktoren von Behinderung 42-44

Beinödeme, Herzinsuffizienz 518
Belastung, pflegende Angehörige und professionelle Helfer 183
Belastungs-EKG 506
Beleuchtung 271
Benzodiazepine
- ängstlich-depressive Mischzustände 448
- Insomnie 389, 390
- kurzwirksame, *Alzheimer*-Demenz 314
- „rebound"-Phänomen 390
Benzodiazepin-Hypnotika 233, 234
- Brotizolam 233
- „hang-over-Effekte" 233
- Nicht-Benzodiazepin-Hypnotika 390
- Temazepam 233
Benzodiazepinmißbrauch und -abhängigkeit 390, 643-645
- Definition 643
- Diagnostik 643
- Epidemiologie 644
- Klinik 644
- „low-dose dependence" 644
- Metabolite, aktive 645
- Pathogenese 644
- Risikofaktoren 644
- Schlafstörungen 644
- Selbstbeurteilungsfragebogen (Benzodiazepine dependence questionaire) 643
- Therapie 645
- - ambulanter Entzug 645
- - Entzugsbehandlung 645
- Überdosierung 645
BERA („brain stem evoked response audiometry") 400
Berg-Balance-Skala 262-264
Berliner Altersstudie 80-87
Berufsbetreuer, qualifizierte 792, 795
Bestrahlung, oropharyngeale und laryngeale Melanome 529
Beta
- β-Blocker 508, 509, 519
- - Herzinsuffizienz 519
- - Hypertonie 542
- - Infarktnachsorge 509
- - KHK 508
- β-Sympathikomimetika, Lungen- und Atemwegserkrankungen 567
Bethanien-Ernährungsstudie 338
betreutes Wohnen 151-155
- Akzeptanz 153
- baulich-räumliche Anforderungen 152
- Dienstleistungen 152
- Elemente 151
- Entwicklung des Betreuungs- und Pflegebedarfs 153
- Förderung 154
- Gemeinwesenorientierung 152
- heimnahe Planungen 154
- 3 Leistungsstufen 151
- Motiv 153
- Organisation und Management 152-155
- Qualitätssicherung 153
- Personalstrukturen 152
- Vermietungspolitik 153
- Voraussetzungen 154

Betreuung geriatrischer Tumorpatienten 595
Betreuungsgesetz, Schizophrenie und wahnhafte Störungen 664
Betreuungsgruppen, Demenzkranke 325
Betreuungsrecht 791-799
- ärztliche Heilbehandlung, Fragen 797, 798
- Betreuungsbedürftigkeit 793
- Betreuungsverfügungen 792
- Einschließung 796
- Einwilligung des Betroffenen 797
- Einwilligungsfähigkeit 797
- Einwilligungsvorbehalt 791, 795
- freiheitsentziehende Bedingungen 796
- gesetzliche Betreuung 792, 793
- - Aufgabenkreise 793
- - Konzeption 792, 793
- - gesetzliche Vorschriften 794
- gesundheitliche Schäden, schwere 798
- Gewaltanwendung, physische 798
- Personensorge 796
- rechtliche Unterstützung 792
- richterliche Genehmigung 798
- Sachverständiger 794
- Sedierung, chemische 797
- Typen von Betreuungen 795
- - Berufsbetreuer, qualifizierte 792, 795
- - Betreuungsbehörden 795
- - Betreuungsvereine 795
- - natürliche Personen 795
- Unterbringung und unterbringungsähnliche Maßnahmen 796
- unterbringungsverschärfende Maßnahmen 796
- Verfahren 794, 795
- Verfahrenspfleger 794
- Vermögenssorge 794
- Vormundschaftsgericht 794
- Vorsorgevollmacht 793
- Wohnungsauflösung 798
Betreuungsverfügung 810-812
betriebswirtschaftliches Management, betreutes Wohnen 152
Beurkundung, notarielle 807
- Patientenverfügung 807
- Vollmacht 808
Bevölkerungsentwicklung 3, 8
- allgemeine 8
- demographische 3
- natürliche Bevölkerungsveränderung 5
- zukünftige 8
Beweglichkeit, manuelle, Malnutrition 339
Bewegungsapparat und Haut 13
Bewegungsmangel 816
Bewußtseinsstörung, akute Verwirrtheitszustände 331
Biguanide, Diabetes 455
Bildschirmlesegerät, elektronisches 405, 407
Binswanger-Erkrankung 266
Biofeedback-Training, Stuhlinkontinenz 251, 252
- Therapiedauer 251

biologischer/physiologischer Alterungsprozeß 10, 62
Biphosphonate 595
– chronische Schmerzen 380
Bisoprolol, Herzinsuffizienz 519
Bisphosphonate, Osteoporose 618
Bißhöhe 708
Blasenauslaßobstruktion 667
Blasenersatz (Neoblase), Harnblasenkarzinom 682
Blasenfunktion
– Hirninfarkt, Blasenfunktionsstörungen 727
– physiologische Mechanismen (*Übersicht*) 238
Blasenstörungen, M. *Parkinson* 625
Blässe, Malnutrition 343
Bleomycin 570
Blicklähmung, supranukleäre (s. PSP) 627, 628
Blindenhörbücherei 408
Blutdruckmessung 537, 538, 544
– Fehlermöglichkeiten 537
– indirekte Meßverfahren 537
– Normgrenzen 537
– Pseudohypertonie 537
– Pseudonormotonie 538
– *Riva-Rocci*-Manschettenprinzip 537
– 24 h-Blutdruckmessung 544
Blutdruckregulation
– Hirninfarkt (*Übersicht*) 722, 723
– Schwindel 368
Blutgase, arterielle 421
Bluthochdruck (s. Hypertonie) 430, 456, 504, 505, 518, 522, 533–546, 734
Blutkultur, nosokomiale Infektionen 553
Blutung, obere gastrointestinale 474, 475
– Angiographie 475
– atypische Beschwerden 474
– Blutbeimengung zum Stuhlgang 475
– Diagnostik 475
– Eisenmangelanämie 474
– Erythrozyten 475
– klinische Befunde 474
– NSAR 474
– okkulter Blutverlust 474
– Pathophysiologie 474
– peptisches Ulkus 473
– Szintigraphie 475
– Teerstuhl 475
– Therapie 475
– – Blutstillung, interventionelle 475
– – Endoskopie 475
– – hämodynamische Stabilisierung 475
– Ursachen 474
Blutzuckerniveau, präprandiales (*s. auch* Diabetes) 454
Bobath-Konzept
– geriatrisches Team 190
– Hemiplegiesyndrom 740
Bodymass-Index (BMI) 344, 429
– Arteriosklerose 429
– Malnutrition 344
Bodyplethysmographie, Lungen und Atemwegserkrankungen 566
Borg-Skala, Lungen und Atemwegserkrankungen 566

BPE (benigne Prostatavergrößerung) 667
BPH (benigne Prostatahyperplasie) 667
– pBPH 667
BPO („benign prostatic obstruction") 667
Bradykardie 511–513
– Tachykardie-Bradykardie-Syndrom 513
– ventrikuläre 513
Bronchiektasie 564
Bronchitis, akute 562
– Aspiration 562
– Husten 562
– Leitsymptom 562
Bronchodilatatoren, orale 567
Bronchospasmolytika, inhalative 567
Brotizolam 233
Bücherei, Blindenhörbücherei 408
Budesonid, Darmerkrankungen, entzündliche 478
Budipin, M. *Parkinson* 624
Bundesarbeitsgemeinschaft der Klinisch-Geriatrischen Einrichtungen e.V. 103, 104
Burnout-Syndrom 127, 851
Buspiron, ängstlich-depressive Mischzustände 448

C
C-13-Atemtest, peptisches Ulkus 473
Calcitonin, Osteoporose 618
Carbamazepin, Unruhezustände 314
Carcinoma in situ, Harnblasenkarzinom 679
Carvedilol, Herzinsuffizienz 519
CBGD (kortikobasale ganglionäre Degeneration; *s.* CBGD) 629, 630
– *Alien*-Limb-Syndrom 629
– Bewegungsstörung 629
– Klinik 629
– kortikale Symptome 629
– Therapie 629
„centenarian-studies" 75
CERAD-„behavioral rating scale for dementia" 305
– „consortium to establish a registry for *Alzheimer's* disease"/CERAD 305
Cerumen obturans (Ohrschmalzpfropf) 396
Chemotherapie, adjuvante
– Alter, biologisches 598
– Dosisanpassung, altersadaptierte 592
– Harnblasenkarzinom 682
– Kolonkarzinom 480
– Kombinationstherapie 601
– Leberfunktion, eingeschränkte 598
– Mammakarzinom 600
– Monotherapie 601
– Myelotoxizität 593
– Nausea und Erbrechen 595
– Ovarialkarzinom 602, 603
– Pneumonie 563
– Polychemotherapie 601
– renale Ausscheidung 598
Chloralhydrat
– *Alzheimer*-Demenz 314
– Epilepsie 466

Chlorhexidin 709
Cholesteatom 397
Cholesterin 345, 504, 505
– Hypertonie 540
– KHK 504, 505
– – LDL-Cholesterin 504
– Malnutrition 345
Chondrokalzinose 634
– Diagnostik 634
– Enzymdefekt 634
– Kalziumpyrophosphatkristalle 634
– Klinik 634
– Pseudogicht 634
– Therapie 634
chromosomale Veränderungen, *Alzheimer*-Demenz 310
chronische Krankheiten und Multimorbidität 59, 60
Claudicatio spinalis 490
Clearance, Arzneimittelelimination 210
Clomethiazol, Insomnie 390
Clopidogrel 752
– KHK 508
CLO-Test, peptisches Ulkus 473
Clozapin, M. *Parkinson* 625
Cockcroft-Formel, renale Ausscheidung von Arzneimitteln 211
Colitis ulcerosa 478
Compliance (s. Medikamentencompliance) 218–228
„compression of morbidity" 16, 56–59, 428
– Arteriosklerose 428
COMT-Inhibitoren, M. *Parkinson* 623
COPD („chronic obstructive pulmonary disease") 563
Cor pulmonale (*s. auch* Lungenembolie) 571, 572
Cox-II-Hemmung, selektive, Polyarthritis 626, 637
CREST-Syndrom, Sklerodermie 638
Crohn-Erkrankung 478
CT
– arterielle Hypertonie 536
– Demenzdiagnostik 305
– Hydrozephalus, Normaldruck- 583
– Lungenembolie 571
– Prostatakarzinom 676
– Spinalstenose 490
– Subduralhämatom, chronisches 586
Cumarinderivate 559
Curriculum ambulante geriatrische Rehabilitation 869
CYP (s. Zytochrome-P450) 212, 213, 445

D
Darmerkrankungen, entzündliche 478, 479
– Altersgipfel 478
– 5-Aminosalicylsäure 478
– Anämie 478
– auslösender Faktor 478
– blutige Diarrhöen 478
– Colitis ulcerosa 478
– klinische Befunde 478
– M. *Crohn* 478
– Pathophysiologie 478
– Schmerzen 478
– Stuhlgang, Blutbeimengungen 478

- Temperaturen 478
- Tenesmen 478
- Therapie 478, 479
- - chirurgische 479
- - medikamentöse 478
- toxisches Megakolon 478

Debridement, Dekubitusulzera 292
- chirurgisches 292
- enzymatisches 292

Defibrillatorimplantation 515

Defizit/Beeinträchtigung (s. Beeinträchtigung) 32, 39, 60–63, 73

Dekonditionierungssyndrom 381

Dekontextualisierung 62

Dekubitusulzera 278, 279, 283–294
- Auflagedruck (s. dort) 278, 285, 286
- Defintion 283
- Dekubitusteam 278
- Dokumentationspflicht 284
- Druckverweilzeit (s. dort) 284, 285, 288
- Frakturen im Alter 699
- Gradeinteilung 287
- Inzidenz 283
- Knochenvorsprung 287
- Lokalinfektion und Sepsis 292
- Lokalisationen (Übersicht) 286, 287
- Malnutrition, Dekubituspatienten 290
- Matratzen (s. dort) 288, 289
- Mobilität 278, 285
- Pathogenese 278
- Pathophysiologie 284
- Pflegefehler 283, 284
- Prophylaxe 279, 287, 288
- - Prinzipien 288
- - Umbetten, regelmäßiges 288
- - Verkürzen der Druckverweilzeit 288
- - Vermindern des Auflagedrucks 288
- Risikofaktoren 278, 285, 286, 293
- - Norton-Skala 286
- - Therapie 290
- Risikogruppen 283
- Risikopatient 284
- 30°-Schräglage 287, 288
- Therapie 279, 290–293
- - Debridement (s. dort) 292
- - Druckentlastung (s. dort) 288, 290, 291
- - heilungsverzögernde Faktoren 290
- - lokale Störfaktoren der Wundheilung 290
- - plastisch-chirurgisches Vorgehen 293
- - Wachstumsfaktoren 293
- - Wiederherstellen physiologischer Wundverhältnisse 290
- - Wundverband, feuchter 292
- Tiefenausdehnung 287
- zahnprotheseninduzierter 708
- Zinkmangel 291

Delirium tremens/delirante Zustände 231, 328, 415, 416
- Alkoholdelir 642
- anticholinerges Delir 336
- Entzugsdelir 336
- Neuroleptika 231
- Verwirrtheitszustände, akute 328, 333

Demenz/Altersedemenz 42, 82, 88, 90, 131–134, 299, 303–316, 317–327, 387, 543
- Alten- und Pflegeheime 320, 321
- *Alzheimer*-Demenz (s. dort) 134, 305, 307–314, 323
- älteste Alte 90
- Anamnese 304
- Beratungsstellen für Angehörige 324, 325
- Betreuungsgruppen 325
- Bluthochdruck, vaskuläre Demenz 430
- Definition 131
- „dementia with *Lewy* bodies" (DLB) 303, 307, 629, 630
- Diagnostik 133–134, 303–305
- - CT 305
- - EEG 305
- - klinische 303
- - Liquor 305
- - MRT 305
- - PET 305
- - SPECT 305
- - Untersuchungsdesign/-instrumente (s. auch Testverfahren) 133, 134, 304, 305
- Differentialdiagnose 303, 306
- Dokumentation 319
- Entscheidungsfähigkeit, verlorene 318
- ethische Fragen 318
- Fahreignungsberatung 846
- Familie/pflegende Angehörige 319, 320
- Frontotemporal-Lappen-Demenz (FTLD) 303, 307
- Früherfassung 304
- FTT-Syndrom 299
- genetische Analysen 306
- gerontopsychiatrische 321–323
- - Krankenhausabteilungen 321, 322
- - Tageskliniken 322, 323
- - Verbünde 326
- - Zentren 325, 326
- Hydrozephalus, Normaldruck- 582
- Insomnie, sekundäre Demenzformen 387
- Institutionalisierung 319
- Inzidenz 543
- Klassifikation 303
- - „clinical dementia rating" 304
- - *Hachinski*-„score" 307
- - internationale Klassifikation psychischer Störungen 303
- - Kriterienkatalog der NINCSD-ADRDA 303
- Kurzzeitpflege 323, 324
- Neuropsychologie 305
- Qualitätskontrolle 318
- PEG (perkutane endoskopische Gastrostomie) 351, 352
- Pflegedienste 324
- Psychopathologie 305
- nach Schlaganfall 748
- Selbsthilfegruppen 325
- sprachliche Ausdrucksfähigkeit, Verlust 318
- Stadienbestimmung 304
- Tagespflege 323
- Umgang

- - mit Demenzkranken 318
- - mit emotionalen Verlusten 318
- - mit kognitiven Verlusten 318
- Unbehandelbarkeit, kausale 317
- vaskuläre (VD) 303
- - Untergruppen 307
- Verlaufsuntersuchungen 305, 319
- Versorgungsstrukturen Demenzkranker 317–327
- - Anforderung an die Therapie- und Versorgungsforschung 319
- - Teilstrukturen der Versorgung 319
- Verwirrtheitszustände, akute 332, 333
- wachsende Zahl Demenzkranker 317
- Wohngruppen 326

demographischer Wandel 73

Depression/depressive Erkrankungen im Alter 441–449
- älteste Alte 90, 91
- ängstlich-depressive Mischzustände 448
- Antidepressiva (s. dort) 230, 231, 313, 390, 443–447
- „brief assessment interview" 442
- Epidemiologie 441
- Fahreignungsberatung 846
- Gangstörungen 267
- „geriatric depression scale" 180
- geriatrisches Assessment 180
- Insomnie 387, 390
- Klassifikationssysteme 441
- kognitive Beeinträchtigungen 442
- Leitsymptom 441
- M. *Parkinson* 626
- Morbidität 442
- Mortalität 442
- Pathogenese 443
- Pharmakotherapie 313
- - Antidepressiva 313
- Pseudodemenz 442
- Risikobedingungen/-faktoren 433
- Schlafstörungen 447
- als Schlaganfallfolge 748
- schmerzbedingte, trizyklische Antidepressiva 380
- Suizidrate 442, 652
- Symptomatik 442
- Therapie 443–446
- - Elektrokrampftherapie (EKT) 447
- - Pharmakotherapie 443–446
- - Psychotherapie 447
- „vascular depression" 443
- Verwirrtheitszustände, akute 333
- Vulnerabilitätsfaktor 442
- wahnhafte Depression 447

Dermatitis herpetiformis *Duhring* 500

Dermatopolymyositis 637, 638
- Diagnostik 637
- Klinik 637
- paraneoplastisches Syndrom 638
- Therapie 638

Dermatosen, bullöse 500

Detergenzien, Obstipation 257

Deutsche Gesellschaft
- für Geriatrie (DGG) 867
- für Gerontologie und Geriatrie (DGGG) 867

DGG (Deutsche Gesellschaft für
  Geriatrie) 867
DHEA (Dehydroepiandrosteron) 461
DHEAS (Dehydroepiandrosteron-
  Sulfatester) 461
Diabetes mellitus 431, 437, 450–457
- Adipositas 456
- Arteriosklerose 431
- Bluthochdruck 456
- Blutzuckerniveau, präprandiales
  454
- Diagnostik 451, 452
- - Diagnosekriterien (*Übersicht*) 452
- - Laborwerte 451
- - Nierenretentionswerte 452
- - ophthalmologische Unter-
    suchungen 452
- - Pulsstatus 452
- - Urinstatus/Urinzuckertests 452,
    456
- Epidemiologie 450
- Fahreignungsberatung 846
- HbA-$_{1c}$-Messung 456
- Hirninfarkt 724
- Hyperglykämie 453, 454
- - Symptome 454
- Hyperlipidämie 456
- Hypertonie 456
- Hypoglykämie 453, 455
- Insulinresistenz 451
- Insulinsekretion 451
- KHK 504
- Klinik 451
- Koma, hyperosmolares diabetisches
  453
- Lebenserwartung 453
- Lebensqualität 453
- Pathogenese 451
- Prävalenz 450
- Primärprophylaxe 457
- Retinopathie, diabetische 437, 439
- - Therapie 439
- Risikofaktoren 451
- Stoffwechselentgleisungen 453
- Stuhlinkontinenz 251
- Therapie 439, 452
- - Behandlungsindikationen 452
- - Diät 454
- - körperliche Aktivität 454
- - medikamentöse Therapie
    (*s. auch* Insulintherapie) 454–456
- - Schulungsprogramme 454
- - Ziele 453
- Typ-II-Diabetes, Nephropathie 579
Diagnosekonferenz 136
Diagnostik
- Assessments 169
- Rehamaßnahmen, diagnostische
  und therapeutische 113–116
Diarrhöe 478, 479
- antidiarrhoische Substanzen 251
- blutige 478
- Kolonkarzinom 479
diastolische Dysfunktion 518–520
- Herzinsuffizienz 518
- Kardiomyopathie 520
Diät, Diabetes mellitus 454
Diazepam, Epilepsie 466
Digitalis/Digitalglykoside 519, 522
- Herzinsuffizienz 519
- Herzklappenfehler 522

Dihydropyridine, KHK 508
Dilution, isovolumetrische 374
„dis-use"-Hypothese 74
Diuretika
- Herzinsuffizienz 519
- Herzklappenfehler 522
- Hörstörungen 399
- Hypertonie 542
- Niereninsuffizienz 542
- Schleifendiuretika 399
DNA, Hypomethylierung 590
„docility"-Hypothese 77
Dokumentation 33
- Dekubitusulcera, Dokumentations-
  pflicht 284
- Demenz, Befunddokumentation
  319
- Ergotherapie, standardisierte
  Dokumentation 197
- Infektionen, nosokomiale 547
- peptisches Ulkus, Eradikations-
  protokolle 474
- Personal/geriatrisches Team,
  Dokumentationssystem 190
- Schlafapnoe, polygraphische
  Rekorder 574
- Schmerztagebuch 378
DOPA-Dekarboxylasehemmer,
  M. *Parkinson* 623
L-Dopa, M. *Parkinson* 621, 622
- MSA (Multisystematrophie) 627
- „off"-Dystonie 621
- „on-off"-Symptomatik 621
- „peak-dose"-Hyperkinesie 621
Dopaminabbau, Hemmer 623
Dopaminagonisten, M. *Parkinson* 623
Dopaminantagonisten, M. *Parkinson*
  622, 625
Dopaminmangel, M. *Parkinson* 620
Doppler-Sonographie 557, 558
- Arteriosklerose 688
- Hypertonie, Farb-Doppler-
  Sonographie 536
- Venenerkrankungen 557, 558
- - A-„sound" 558
- - S-„sound" 558
- - Seitenvergleich 558
- - Untersuchungsstellen 557
Dosisanpassung, altersadaptierte 592
Drahtgitterstents, oropharyngeale
  Dysfunktion 471
Dranginkontinenz, sensorische 240
DRAPE („drug-related adverse patient
  event") 412
Drehschwindel (*s. auch* Schwindel)
  369
- anhaltender 369
- Schwindelattacken 369
„drop attacks" 368
Druckentlastung, Dekubitusulzera
  288, 290
- komplette 291
Druckverweilzeit (*s. auch* Dekubitus-
  ulzera) 284, 285, 288
- Matratzen, weiche 288
- Rückenlage 288
- sakrale Mobilitätsscore 284, 285
- 30°-Schräglage 287, 288
- Umbetten, regelmäßiges 288
- Verkürzung 288
„drug holidays" 222

„drug-related events" 412
- DRAPE („drug-related adverse
  patient event") 412
Drusen 435
DSM IV 132
Dünndarmendoskopie 476
Durchblutungssituation der Haut 493
Durstempfinden/Durstregulation 360,
  826
- Nierenfunktion 579
dysarthrische Störungen, Ursachen
  401
Dyskinesie, Neuroleptika 231, 232, 664
- Frühdyskinesie 231
- Spätdyskinesie 232, 664
Dyslipoproteinämie, Arteriosklerose
  430, 431
- CARE-Studie 431
- Kosten-Nutzen-Rechnungen 431
Dysphagie (Schluckbeschwerden) 469,
  470, 528
- ösophageale 528
- oropharyngeale 528
Dyspnoe
- Aortenklappenfehler,
  Belastungsdyspnoe 521
- Herzinsuffizienz 518
- Mitralklappenfehler,
  Belastungsdyspnoe 522
Dyssomnie (*s. auch* Schlaf) 385

E
ECASS-Studie, Hirninfarkt 722
Echokardiographie
- Aortenklappenfehler 521, 522
- Herzrhythmusstörungen 518
- Hirninfarkt 720
- Kardiomyopathie 520
- Lungen und Atemwegserkrankungen
  566
- Lungenembolie 571
- Mitralklappenfehler 522
- TEE (transösophageale Echokardio-
  graphie) 571, 720
- Trikuspidalklappenfehler 522
EEG
- Demenzdiagnostik 305
- Verwirrtheitszustände, akute 333
Effektivität und Effizienz 68
Ehe, Partnerschaft und Sexualität
  831–834
- aufgebrochene Ambivalenz 832
- Beziehungskonstellationen 832
- Ehedauer 831
- Ehezufriedenheit 831
- emotionale Entfremdung
  und Isolation 832
- Festungspaare 832
- Intimität und Autonomie 832
- Singularisierung 831
Eigengefährdungen, akute Verwirrt-
  heitszustände 334
Einführungstage für geriatrische
  Teammitglieder 194
Einlauf und Klysmen, Obstipation 257
Einsamkeit, älteste Alte 90
Einschließung, Zulässigkeit 796
Einverständniserklärung, PEG 352
Einwilligung
- des Betroffenen 797
- mutmaßliche 806

Einwilligungsfähigkeit 797, 805, 806
Einwilligungsvorbehalt 791, 795
Eisenmangelanämie
- entzündliche Darmerkrankungen 478
- gastroenterale Gefäßmißbildungen 476
- Kolonkarzinom 480
- obere gastrointestinale Blutung 474
EKG 506, 507
- Belastungs-EKG 506
- Hirninfarkt, EKG-Veränderungen 726
- Langzeit-EKG 507, 514
- Lungen und Atemwegserkrankungen 566
- Lungenembolie 571
- Mitralklappenfehler 522
- Ruhe-EKG 506
Ekzemkrankheiten 493, 494
- allergisches Kontaktekzem 494
- atopisches Ekzem (Neurodermitis) 494
- Exsikkationsekzematid 493
- Klinik 494
- Pruritus senilis/sine materia 494
- Stauungsekzem 494
- Therapie 494
Elastose, aktinische 496
Elektrokardiogramm
- Herzrhythmusstörungen 513
- Langzeit-, Schwindel 372
Elektrokoagulation, Nasenbluten 525
Elektrokonversion, Rhythmusstörungen 515
Elektrokrampftherapie (EKT), Depression 447
Elektrolytentgleisungen (s. auch Exsikkose) 360–364
- Alterspathologie 362
- Altersphysiologie 360, 361
- ANP (atriales natriuretisches Peptid) 360
- Durstregulation 360
- Elektrolytstörungen ohne Exsikkose 361
- GFR (glomeruläre Filtrationsrate) 360
- Hypodermoklyse 364
- Hypodipsie 362
- klinische Probleme 363
- Konzentrationsfähigkeit 360
- Magnesiumsubstitution 364
- Natrium (s. dort) 360–362
- Nebenniereninsuffizienz 361
- renal-tubuläre Azidose, Typ IV 360
- Renin-Angiotensin-Aldosteron-System (RAAS) 360
- Serumkreatinin 360
- SIADH (Syndrom der inadäquaten ADH-Sekretion) 361
- Trinkmengen 362
- Volumenmangel 361
- Wasser- und Elektrolyttherapie 363, 364
- Wasserdefizit 361
elektrophysiologische Herzuntersuchung 514
Elektrostimulationsverfahren, Harninkontinenz 244
Elimination von Arzneimitteln 210

Embolie
- Antikoagulation 275, 571
- Herzrhythmusstörungen 513
- Lungenembolie (s. dort) 275, 571, 572
- medikamentöse Therapie 558
- Schlaganfallpatienten, Embolierisiko 751
Embolisation einer oder beider Aa. iliacae, Harnblasenkarzinom 682
emotionale
- Gesundheit 180
- Verluste, Umgang mit 318
Emotionalität des Behandlers 779
Emphysem 565–570
Endlichkeit, Umgang mit Wahrheit und Endlichkeit 778
Endokarditisrisiko, PEG 352
endokrines System/Endokrinologie des Alters 13, 281, 458–462
- arterielle Hypertonie 536
- Immobilisation 281
- Hypophysen-Gonaden-Achse (s. dort) 460, 461
- Hypophysen-Nebennierenrinden-Achse (s. dort) 461
- Wachstumshormon-IGF-I-Achse (s. dort) 458, 459
Endometriumkarzinom 601, 604, 605
- Fünfjahresüberlebensrate 604
- Infiltrationstiefe des Myometriums 604
- Postmenopausenblutung, symptomatische 604
- Risikofaktoren 604
- Therapie 604, 605
- - adjuvante medikamentöse Therapien 605
- - operative 604
- - Strahlentherapie, perkutane postoperative 604
Endoprothetik 487, 488
- Hüftgelenk 488
- Implantatlockerung 488
- Indikation 487
- Infektion 488
- Kontraindikationen 487
- Risiken 488
Endoskopie
- Dünndarmendoskopie 476
- obere gastrointestinale Blutung 475
- oropharyngeale Dysfunktion 471
- - Laserkoagulation, endoskopische 471
- oropharyngeale und laryngeale Melanome 530
- peptische Ulkuskrankheit 473
Endothelläsion, KHK 504
energiereiche Kost, Malnutrition 348
Energiezufuhr, bedarfsangepaßte 825
- Richtwerte 825
Entgiftung, Alkohol 643
Entitäten 500
Entlassungsplanung 757
Entscheidungsfähigkeit, verlorene, Demenz 318
Entwöhnungsbehandlung
- Alkohol 643
- Benzodiazepinabhängigkeit 645
Entzugsdelir 336
Entzugserscheinungen/Entzugssyndrom Alkohol 640, 642

Enzephalopathie, subkortikale arteriosklerotische (s. SAE) 266, 630
Epidemiologie älterer Menschen 53–68
- aktive Lebensjahre 56, 57
- Alterungsprozess 53, 54
- chronische Krankheiten und Multimorbidität 59, 60
- „epidemiologic transition" 54
- funktionelle Defizite und geriatrische Syndrome 63–66
- ICIDH („International Classification of Impairments, Disability and Handicap") 60–63
- Lebenserwartung (s. dort) 53, 54, 67
- Morbidität („compression of morbidity") 53, 57–59
- Mortalität 53–56
Epilepsiesyndrome im höheren Lebensalter 463–467
- Anfallsserien 465, 466
- Ätiologie 463
- Diagnostik 464
- Epidemiologie 463
- Gelegenheitsanfälle 464
- Hirninfarkt, epileptische Anfälle 724
- Klassifikation 464, 466
- Klinik 464
- Metabolismus 464
- Operation, epilepsiechirurgische 467
- Pathogenese 463, 464
- Status epilepticus 466, 467
- Therapie 464–467
- - medikamentöse 464–467
- Ursache 463
Epistaxis (Nasenbluten) 525
- Elektrokoagulation 525
- Locus Kieselbach 525
- M. Osler 525
- Pathogenese 525
- Tamponaden 525
EPMS (extrapyramidalmotorische Störungen) 231, 664
Eradikationsprotokolle, peptisches Ulkus 474
Erblindung, Polymyalgia rheumatica 633
Erbrechen, Chemotherapie 595
erfolgreiches Altern 67
Erfolgslosigkeit 772
Ergebnisqualität 144, 862
- Alten- und Pflegeheim 144
Ergotherapie
- Assessment, ergotherapeutisches 197
- Dokumentation, standardisierte 197
- Evaluation des Behandlungserfolgs 197
- im geriatrischen Team 192
- Kategorien I–IV 198
- Rehabilitationspotential 197
- Rheumaerkrankungen 638
- statistische Auswertung 199
Ergußbildung in Gelenken 485
Ermittlung des individuellen Hilfebedarfs 31
Ernährung (s. auch Malnutrition) 47, 256, 290, 298, 300, 338–350, 711, 712, 824–830
- Arteriosklerose 429

Ernährung (s. auch Malnutrition)
- Aufnahme von Nährstoffen 826
- ballaststoffreiche Lebensmittel 251, 827
- *Bethanien*-Ernährungsstudie 338
- Bewegung 828
- Diabetesdiät 454
- Einteilung der Lebensmittel 824
- energiereiche Kost 348
- Energiezufuhr, bedarfsangepaßte 825
- - Richtwerte 825
- Ernährungsberatung 828
- Ernährungsgewohnheiten, Veränderungen 829
- Flüssigkeitszufuhr, reichliche 826, 827
- - Durstempfinden 826
- - Tagestrinkplan 827
- FTT-Syndrom 298, 300
- - Fehlernährung 298
- - Unterernährung 298
- - Zusatznahrung 300
- Gesundheits- und Lebenssituation 828
- Grundprinzipien 824
- Kalzium, ausreichendes 827
- Kaustörungen 828
- Merkblatt 830
- PEG 354, 357
- - ernährungsbedingte Komplikationen 354
- - Kostaufbau 357
- Quellmittel 256
- schlackenreiche Kost 256
- Situationsanalyse, individuelle 829
- Übergewicht 825
- Unter- oder Mangelernährung (s. Malnutrition) 47, 290, 338–350
- Vitamin D, ausreichendes 827
- Wunschkost 348
- und Zahnmedizin 711, 712
Ernährungsberatung 828
Ernährungsgewohnheiten, Veränderungen 829
Ernährungstherapie, Lungen und Atemwegserkrankungen 569
Erregungsleitung, Herzrhythmusstörungen 511
Erscheinungsbild, Malnutrition 342
Erschwernisvariable 60
Erythrodermie 501
- Ursachen 501
Esslinger Skalierung, Transfer aus dem Sitzen 743
Eßprotokoll 346
Eßstörungen nach Schlaganfall 745
Estramustinphosphat (Estracyt), Prostatakarzinom 678
Ethikassessment 202–204
ethisch bedeutsame Elemente 778, 779
- Autonomie des Sterbenden 779
- Demenzerkrankung, ethische Fragen 318
- Emotionalität des Behandlers 779
- Integration des Umfeldes 779
- Schmerzkontrolle 778
- Umgang mit Wahrheit und Endlichkeit 778
EuroQol-Fragebogen 97
Evens-Klassifikation, petrochantäre Frakturen 697

evidenzbasierende Medizin 857–860
- Definition 857
- „levels of evidence" 858
- Literaturbewertung 858
- Literaturrecherche 857, 858
- randomisiert-kontrollierte Studien 858
- spezifische geriatrische Fragestellungen 859
- Umsetzung
- - auf das klinische Problem 859
- - in die Praxis 859, 860
- Vorgehen 857
exanthematische Krankheiten 494, 495
- Arzneimittelexanthem 494, 495
- Lichen ruber (Knötchenflechte) 495
- Schuppenflechte (Psoriasis vulgaris) 495
Exsikkationsekzematid 493
Exsikkose (s. auch Elektrolytentgleisungen) 360–364

F
Fachabteilungen, akutgeriatrische 24
Fachkrankenhäuser, psychiatrische 128
Fachpersonalquote, Alten- und Pflegeheim 145
fachpflegerische Angebote 141
Fähigkeitsstörung, Schlaganfall 734
Fahreignungsberatung bei älteren Menschen, ärztliche 841–847
- Adipositas 846
- Altersabbau und Kompensation 843
- Altersstarrsinn 844
- Asthma bronchiale 846
- Begutachtung 842
- Begutachtungsleitlinien 841
- Diabetes mellitus 846
- Eignungsbegriff 841
- Fahren unter Medikamenteneinfluß 846, 847
- Fahrprobe 842
- Garantenpflicht 842
- Gesetzeslage 842
- Gleichgewichtsstörungen 845
- Herz- und Kreislauferkrankungen 845
- Hörgeminderte 844
- kraftfahrtechnische Eignungsgutachten (KEG) 842
- Niereninsuffizienz 846
- Offenbarungsbefugnis 843
- psychiatrische und neurologische Erkrankungen 846
- Sehdefekte 845
- sensorische Störungen 844
- Verkehrsunfallhäufigkeiten 843
„failure-to-thrive"- (FTT) Syndrom (s. FTT) 295–302
Fallpauschalen 17, 23, 60
Familie (s. auch Angehörige) 136, 137, 183, 319, 320
- Gewalthandlungen, familiäre 850
familienärztliche Funktion, Allgemeinpraxis 120, 121
Familiengespräch, geriatrisches Team 193, 194
Familienstruktur 18
Familienunterstützung 88

„family care giving" 837
FAQ („functional activities questionaire") 304
Farb-Doppler-Sonographie, arterielle Hypertonie 536
Favre-Racouchot-Erkrankung 496
Fehlbelegung 19
Feinmotorik 489
Feminisierung 5
Femurfrakturen, proximale 694, 695
- Begleiterscheinungen 695
- Einteilung 695
- Erkrankungsalter, durchschnittliches 695
- Inzidenz 694
- Kalottenfrakturen 695
- Kosten 694, 695
- pertrochantäre Frakturen (s. dort) 697, 698
- Schenkelhalsfraktur (s. dort) 695–697
- Therapie 695
Fernrohrlupenbrille 406
Fette, Hypertonie 540
Fibrinogensenkung, Hirninfarkt 723
Fibrinolyse, lokale, Infarktbehandlung 509
Fibrinolytika 559
Fibroma pendulantia 499
Fieber, rheumatisches 638
Fiebersenkung (Antipyretika) 724
finanzielle Situation, Malnutrituion 340
Finanzierungssystem, sektorenübergreifendes 23
„first-pass"-Metabolismus 209, 230
Fluoride, Osteoporose 618
Flüssigkeitszufuhr
- Durstempfinden 826
- Niereninsuffizienz 581
- Obstipation 256
- reichliche 826, 827
- Tagestrinkplan 827
Formalininjektion, Harnblasenkarzinom 682
Fortbildung (s. Weiterbildung) 867–870
Fosfestrol, Prostatakarzinom 678
Fragebogen zum Gesundheitszustand 95–98
- BDEPQ (Benzodiazepine dependence questionaire; Selbstbeurteilungsfragebogen) 643
- EuroQol-Fragebogen 97
- FAQ („functional activities questionaire") 304
- „Nottingham health profile" 95–97
- Insomniediagnostik, Fragenkatalog (*Übersicht*) 386
- IQCODE („informant questionaire on cognitive decline in the elderly") 304
- OARS-OMFAQ 97, 98
- Schluckstörungen 528
- „short-form-12" (SF-12) 95
- „short-form-36" (SF-36) 94, 95
- Sozialfragebogen (SoS) 183–185
- *Spitzer*-Index 97
Frakturen im Alter 693–702
- Beckenfraktur 694
- Dekubitus 699

- Femurfrakturen, proximale (*s. dort*) 694, 695
- Heparinisierung 699
- Humerusfraktur, subkapitale 694
- Inkontinenz 699
- Inzidenz 693
- Kalottenfrakturen 695
- Osteoporose 608–610
- – hüftgelenksnahe Frakturen 609
- – Kompressionsfrakturen 609
- perioperative Antibiotikatherapie 698
- Pflegeheimaufnahmen 700
- Prävention 702
- Radiusfraktur 694
- Rehabilitationsmanagement (*s. dort*) 698, 699
- Risiken der Operationsverfahren 698
- Schenkelhalsfraktur 695
- Schmerzbehandlung 699
- Thrombosegefahr und Lungenembolie 699

freie Radikale 10
freiheitsentziehende Bedingungen 796
- Schutzmaßnahmen 810
- Vollmacht 810

Frontotemporal-Lappen-Demenz (FTLD) 303, 307
Fruchtbarkeitsraten, altersspezifische 7
Frühdyskinesie, Neuroleptika 231
Frührehabiliation 19, 24, 25
FTT („failure-to-thrive"-) Syndrom 295–302
- Arzneimittel 299
- Assessment, geriatrisches 297, 298
- Definition 302
- Demenz 299
- Entstehungsmechanismus 296, 297
- Ernährung 298, 300
- – Fehlernährung 298
- – Unterernährung 298
- – Zusatznahrung 300
- Epidemiologie 296
- Hospitalisierung 296
- Medikamentenanamnese 298
- Risikofaktoren 299
- Sarkopenie 296
- Schwächegefühl 298
- soziale Faktoren 299
- Symptome 295, 298
- Syndrom 295
- Therapie 300, 301
- – medikamentöse 300, 301
- Trigger-Modell/Triggerfaktoren 296, 297
- Ursachen 297

funktionelle Beeinträchtigung/Defizite 39, 60, 62, 63
- älteste Alte 90
- Ursachen 63

Funktionseinschränkungen/-störungen
- Malnutrition 343
- Osteoporose 609

Funktionsentwicklung nach Schlaganfall 737
Funktionsfähigkeit 818
- sensorische 82
Funktionsverluste 166
Fußdeformitäten und Schuhwerk 267

G
Galanthamin, *Alzheimer*-Demenz 312
Gang- und Standunsicherheit 370
Gangataxie 266, 267
- frontale 266
- sensible (Polyneuropathie) 267
Gangbild 260, 261
- im Alter 261
- Beschreibung 260
- Gangqualität 262
- Gehgeschwindigkeit 260, 262
- Haltungsveränderung, kompensatorische 262
- Schrittzyklus 260
- Schwungbeinphase 261
- Standbeinphase 261
ganglionäre kortikobasale Degeneration (*s.* CBGD) 629, 630
Gangstörungen 259–268
- „ankle strategy" 259
- Angst 267
- Balance (*s. dort*) 259
- depressive Erkrankungen 267
- Diagnostik 261, 262
- Epidemiologie 265, 266
- Fußdeformitäten und Schuhwerk 267
- Gangataxie (*s. dort*) 266, 267
- Gangbild (*s. dort*) 260–262
- Gehgeschwindigkeit 260, 262, 265
- Gelenkveränderungen, degenerative 267
- Glaukom 267
- Gleichgewicht (*s. dort*) 262
- „hip strategy" 260
- Hydrozephalus, Normaldruck- 266, 582
- Katarakt 267
- als Leitsymptom 266
- Makuladegeneration 267
- medikamentös bedingte 267
- M. *Binswanger* 266
- M. *Parkinson* und *Parkinson*-Syndrom 266
- motorische Antworten 260
- Schlaganfall, Ganganalyse 744
- Schwankungen (*s. dort*) 259
- Sensorik (*s. dort*) 260
- Stand 259, 260
- Stürze (*s. dort*) 268–271
- Therapie 268
- Therapiekontrolle 262–265
- vaskulär bedingte 266
- zerebelläre Störungen 267
- zervikale Spinalkanalstenose 267
Garden-Klassifikation, Schenkelhalsfraktur 695
gastroenterale Erkrankungen 468–481
- Alterungsprozeß 468
- Anamnese, psychosoziale 468
- Beschwerdesymptomatik 468
- Blutung, obere gastrointestinale (*s. dort*) 474, 475
- Darmkrankungen, entzündliche (*s. dort*) 478, 479
- Gastritis, atrophische 341
- gastroösophagealer Reflux (*s. dort*) 355, 470–472
- Gefäßmißbildungen, gastrointestinale (*s. dort*) 475, 476
- Kolitis, ischämische (*s. dort*) 476, 477

- Kolonkarzinom (*s. dort*) 479, 480
- Lebensqualität 468
- oropharyngeale
- – Dysfunktion (*s. dort*) 470, 471
- – Dysphagie (*s. dort*) 469, 470
- Ulkuskrankheit, peptische (*s. dort*) 472–474

gastrointestinale Blutung 473
- Hirninfarkt 726
gastrointestinales System 12
gastroösophagealer Reflux 355, 470–472
- *Barrett*-Ösophagus 472
- Differentialdiagnose 471
- epigastrischer Schmerz 471
- H_2-Rezeptorenblocker 471, 472
- klinische Befunde 471
- Ösophagusmotilität 471
- oropharyngeale Dysfunktion 470
- Pathophysiologie 471
- PEG 355
- pH-Metrie, 24 h- 472
- Pneumonie, rezidivierende 471
- Protonenpumpenblocker 471, 472
- Regurgitationen, nächtliche 471
- saures Aufstoßen 471
- Speichelfluß, verminderter 471
- Therapie 472
- – medikamentöse Behandlung 472
- – nichtmedikamentöse Refluxtherapie 472
- thorakales Brennen 471

Gastrostomie, perkutane 470
- endoskopische (*s.* PEG) 351–359
„gate-control"-Theorie, chronischer Schmerz 377
Gault-Formel, renale Ausscheidung von Arzneimitteln 211
GDS
- „geriatric depression scale" 180, 181
- „global deterioration scale" nach *Reisberg* 136
Gebrechlichkeit 67
- Arzneimittelwirkung 213
Geburtenrate, zusammenfassende 7
Geburtenziffer 7
Gedächtnis 748
- deklaratives 748
- prozedurales 748
Gedächtnistraining, *Alzheimer*-Demenz 313
Gedeihstörungen (*s.* FTT „failure-to-thrive"-) Syndrom 295–302
gefährliche ärztliche Maßnahmen, Vollmacht 808
Gefäßmißbildungen, gastrointestinale 475, 476
- Blutungen, rezidivierende 476
- degenerative Prozesse 475
- Dünndarmendoskopie 476
- Eisenmangelanämie, chronische 476
- Gefäßembolisierung 476
- klinische Befunde 476
- Östrogen-Gestagen-Kombinationen 476
- Pathophysiologie 475
- Prävalenz 475
- Risiko, erhöhtes 475
- Therapie 476
- – Elektrokauterisierung 476

Gefäßmißbildungen, gastrointestinale
– – Lasertherapie 476
– – Sklerosierungstherapie 476
Gegenregulationstheorie 10
Gehfähigkeit
– Malnutrition 339
– prä- und postpunktionelle Überprüfung 584
Gehgeschwindigkeit 260, 262, 265, 743
– Abnahme 265
Gehhilfen 756
Gehörgang (s. Ohr; s. auch Hörstörungen) 367, 396
– äußerer 367
– Entzündung (Otitis externa) 396
– Fremdkörper 396
geistige Beeinträchtigungen, Malnutrition 340
Gelenk- und Muskelkontrakturen 276, 277
– arthrogene 277
Gelenkerkrankungen, degenerative 267, 482–492
– Arthrodesen 487
– Arthrose (s. dort) 267, 482–489
– Arthroskopie 487
– Endoprothetik (s. dort) 487, 488
– Ergußbildung 485
– Gangstörungen 267
– Knorpel- und Gelenkversagen 484
– Knorpeldegeneration 484
– Knorpeltransplantation 488
– Spinalstenose, degenerative lumbale und zervikale (s. dort) 489–491
– Umstellungsoperationen, gelenknahe 487
– Wachstumsfaktoren, anabole 488
GEM („geriatric evaluation and management") 166
Gemcitabin 594
– kardiotoxischer Effekt 594
– Neurotoxizität 595
gemeindebezogener Ansatz, Gesundheitsförderung 110, 111
Gemeinwesenorientierung 152
Genehmigung
– gerichtliche 798
– richterliche 798
genetisch determinierende Faktoren, Laborbefunde 882
genetische Variabilität, Influenza 47, 48
Genregulationstheorie 10
Geriatrie
– Abklärung, geriatrische 104
– Akutgeriatrie (s. auch Tagesgeriatrie) 17–26
– Assessment, geriatrisches (s. dort) 159–204
– „geriatric research education and clinical centers" (GRECCs) 105
– Klinik, geriatrische (s. dort) 103–109
– „screening", geriatrisches 121
– Verfahren, geriatrische 128
– Versorgung, geriatrische (s. dort) 23, 106–108
Gerinnung 557
gerodontologische Gesundheitswissenschaften 703
gerontologische Grundlagenforschung 73–79

– Interventionsgeronotologie 73
Gerontopsychopharmakologie/ Pharmakotherapie (s. Psychopharmakologie) 205–234, 335, 336
Geruchswahrnehmung 339
Geschäftsfähigkeit 806–808
– volle 806
geschlechtsspezifische Unterschiede, Laborbefunde 881
geschlossene Unterbringung, Vollmacht 809
Geschmacks- und Geruchswahrnehmung 339
Gesellschaft für
– Geriatrie, Deutsche 867
– Geriatrie und Gerontologie, Österreichische (s. auch Weiterbildung) 871
– Gerontologie und Geriatrie, Deutsche 867
– Schweizerische Fachgesellschaft für Geriatrie (s. auch Weiterbildung) 876
Gesetz
– Konzeption der gesetzlichen Betreuung 792, 793
– zur sozialen Absicherung des Risikos der Pflegebedürftigkeit 27
– Sozialgesetzbuch 110
Gesetzeslage, Fahreignungsberatung 842
gesetzliche Krankenversicherung (s. dort) 18, 800–804
Gesundheit 67, 90
– Allgemeinpraxis, Gesundheitsförderung 121, 122
– älteste Alte 90
– Auseinandersetzungsformen mit gesundheitlichen Belastungsformen 77, 78
– emotionale 180
– Fragebogen zum Gesundheitszustand (s. Fragebogen) 94, 95
– gemeindebezogener Ansatz, Gesundheitsförderung 110, 111
– Integrität, gesundheitliche 163
– kognitive 177, 178
– Kosten im Gesundheitswesen 18, 21–24, 73
– Lebensqualität, gesundheitsbezogene (s. dort) 93–99
– physische 171
– soziale 170, 180–185
– Zielsetzung, gesundheitspolitische 36
gesundheitliche Schäden, schwere 798
Gesundheitsversorgung, rationale, Qualitätssicherung 864
Gesundheitsvollmacht 808
Gesundheitswesen, Qualitätswettbewerb 863
Gewalt gegen alte Menschen 798, 848–853
– akute Krisensituationen 851
– Alternativen zur Gewalt in Institutionen 851, 852
– – personell 852
– – strukturell 852
– Auftreten und Häufigkeit 849
– Begriff und Formen 848
– „burnouts" 851

– direkte/personale Gewalt 848
– familiäre Gewalthandlungen 850
– Gewalt in Institution 850
– gewaltablehnendes Milieu 852
– Gewaltquellen 850
– indirekte/strukturelle Gewalt 848
– Interventionen im familiären Bereich 851
– physische Gewaltanwendung 798
– Prävention 853
Gewichtsreduktion, Schlafapnoe 531
Gewichtsverlauf, Malnutrition 344, 345
Gewichtsverlust
– Kolonkarzinom 480
– Malnutrition 345
GFR (glomeruläre Filtrationsrate) 360
Ghettoisierung 127
Gicht 634, 635
– Diagnostik 634
– Hyperurikämie 634
– Klinik 634
– Pseudogicht 634
– Therapie 635
– – Anfallstherapie 635
– – Dauertherapie 635
– Tophusbildung 634
Gingivitis 706, 707
Gingko biloba, Alzheimer-Demenz 312
Glaskörperausschneidung, diabetische Retinopathie 439
Glaskörperhämorrhagie, diabetische Retinopathie 439
Glaukom 437–440
– Gangstörungen 267
– Offenwinkelglaukom, primär chronisches 437, 439
– Therapie 439, 440
– – Iridektomie 440
– – Laserbehandlung 439
– – medikamentöse 439
– Winkelblockglaukom 438, 440
Gleichgewicht 262
– Berg-Balance-Skala 262–264
– „6-minute walk" 262
Gleichgewichtsstörungen, Fahreignung 845
„global deterioration scale" 304
Glukokortikoidgabe/Glukokortikosteroide
– chronische Schmerzen 381
– Lungen und Atemwegserkrankungen 568
– Osteoporose 611
Glukosestoffwechsel
– Stoffwechselentgleisungen 453, 454
– – Hyperglykämie 453, 454
– – Hypoglykämie 453, 455
– zerebraler 308
Glukoseverbrauch, Abfälle 308
α-Glukosidasehemmer, Diabetes 455
Gonarthrose (s. Arthrose) 267, 482–489
GRECC („geriatric research education and clinical centers") 161
Grenzen therapeutischer und rehabilitativer Maßnahmen 772–775
– eindimensionales Verständnis 773
– Ende von Therapie und Rehabilitation 772
– Erfolgslosigkeit 772

- Lebensqualität 773
- Multidiziplinarität 774
- Multimorbidität 774
- Multiorganizität 774
- „social support" 773
- Unverhältnismäßigkeit 773
- Unzumutbarkeit 773

Grund- und Behandlungspflege 141
Grundlagenforschung, gerontologische 73–79
Gürtelrose (Zoster) 500
gynäkologische Tumoren 598–606
- Endometriumkarzinom (s. dort) 601, 604, 605
- Mammakarzinom (s. dort) 599–602
- Ovarialkarzinom (s. dort) 602, 603
- Therapie 598
- - Chemotherapie (s. dort) 598–601
- Vulvakarzinom (s. dort) 605
- Zervixkarzinom (s. dort) 603, 604

H

H_2-Rezeptorenblocker, gastroösophagealer Reflux 471, 472
Hachinski-Score, Demenz 307
Haloperidol, akute Verwirrtheitszustände 335
Hals-Nasen-Ohren-Krankheiten 524–532
- Nase- und Nasennebenhöhlen (s. dort) 524–527
- oropharyngeale und laryngeale Melanome (s. dort) 529, 530
- Schlafapnoe/obstruktives Schlafapnoesyndrom (s. dort) 393, 531, 532, 572–576
- Schluckstörungen (s. dort) 339, 348, 527–529
- Schwindel, vestibulärer (s. dort) 369, 530, 531
- Speicheldrüsenerkrankungen (s. dort) 527
- Speicheldrüsentumoren 527
Halsvenenstauung, Herzinsuffizienz 518
Haltungskontrolle 818
Haltungsveränderung, kompensatorische 262
hämatologisches System 13, 14
Hämatopoese, reduzierte Knochenmarkreserve 594
Hämaturie, Makrohämaturie, Harnblasenkarzinom 680, 682
Hämodilutionsbehandlung, Arteriosklerose 689
Hämoptyse, Herzinsuffizienz 518
hämorrhagischer Insult, PEG 351
Handkraft 745
„hang-over-Effekte", Benzodiazepin-Hypnotika 233
Harnblasenkarzinom 679–683
- Ätiologie 679
- Carcinoma in situ 679
- Diagnostik 680, 681
- - muskelinvasives Karzinom 681
- - oberflächliches Karzinom 681
- - Primärtumordiagnose 681
- - Sonographie 680
- - Urethrozystoskopie 680
- - Urinzytologie 681

- - Urographie 680
- Epidemiologie 679
- Formalin 682
- Klinik 680
- Makrohämaturie 680, 682
- Miktionsbeschwerden 680
- Pathogenese 679
- Rezidivprophylaxe 681
- Risikofaktoren 679
- Stadien 679
- Therapie 681–683
- - Blasenersatz (Neoblase) 683
- - Chemotherapie 682
- - Embolisation einer oder beider Aa. iliacae 682
- - Harnableitung nach Zystektomie 682
- - Instillationstherapie, adjuvante 681
- - medikamentöse 681
- - muskelinvasives Karzinom 681
- - oberflächliches Karzinom 681
- - palliative Therapie 682
- - Radiotherapie 682
- - transurethrale Elektroresektion der Blase 681
- - Zystektomie, radikale 682
- Ureterhautstoma 682
Harnflußmessungen (Uroflowmetrie) 242
Harninkontinenz 237–247
- Altersabhängigkeit 237
- Blasenfunktion, physiologische Mechanismen (*Übersicht*) 238
- Definition 238
- Diagnostik 241, 242
- Dranginkontinenz, sensorische 240
- Entleerungsphase 238
- Epidemiologie 237
- extraurethrale 241, 246
- Formen (*Übersicht*) 237, 239, 241
- Hydrozephalus, Normaldruck- 582
- Klassifikation (*Übersicht*) 239
- Klinik 239, 240
- Pathogenese 238, 239
- Reflexinkontinenz (s. dort) 241, 245
- Schweregrade 241
- Speicherphase 238
- Streßinkontinenz (s. dort) 240, 243–245
- Therapie 243–246
- Überlaufinkontinenz (s. dort) 240, 241, 245, 246
- Urethradruckprofil 242
- Urethraverschlußfunktion 240
- Urgeinkontinenz (s. dort) 240, 245
- Uroflowmetrie (Harnflußmessungen) 242
- Ursachen (*Übersicht*) 239
- Zystomanometrie 242
Harnverhalt, Neuroleptika 664
Harnwegsinfektionen
- nosokomiale 548
- symptomatische (s. auch Nierenkrankheiten) 580
Hausarzt (s. Allgemeinpraxis) 117–124
Hausbesuch 119, 120
- Hausbesuchstätigkeit 120
- präventiver 44, 119
hauswirtschaftliche Leistungen 142
Hauterkrankungen 13, 493–502

- Autoimmunerkrankungen (s. dort) 500, 501
- Durchblutungssituation 493
- exanthematische Krankheiten (s. dort) 494, 495
- Ekzemkrankheiten (s. dort) 493, 494
- Erythrodermie 501
- gealterte Haut 493
- Hauttumoren (s. dort) 497–499
- - benigne 499
- - maligne 497–499
- Infektionskrankheiten der Haut (s. dort) 499, 500
- - bakterielle 500
- - durch Pilze 499, 500
- Lichtschäden der Haut (s. dort) 495–497
- Lipidgehalt 493
- Pigmentierungsstörungen 497
- Schweißdrüsensekretion 493
- Talgdrüsensekretion 493
- Therapieprinzipien, allgemeine 502
- Turgor der Haut 493
- virale Erkrankungen der Haut (s. dort) 500
- Wundheilung, verlangsamte 490
Hauttumoren 497–499
- benigne 499
- - Adnextumoren, benigne 499
- - Fibroma pendulantia 499
- - Keratoakanthom 499
- - senile Keratose 499
- maligne 497–499
- - Basalzellkarzinom (s. dort) 497, 498
- - Lentigo maligna-Melanom 498
- - Plattenepithelkarzinom 498
- - spinozelluläres Karzinom 497
HbA_{1c}-Messung, Diabetes 456
hebephrene Schizophrenie 662
Heilbehandlung, ärztliche, Fragen 797, 798
Heim (Altenheim und Pflegeheim)/ Pflegeheimpatienten 22, 48, 114, 144–150, 320, 323
- ambulante Rehabilitation 114
- Assessment im Pflegeheim 147, 148
- betreutes Wohnen, heimnahe Planungen 154
- Demenz 320
- demographische Aspekte 144
- Durchschnittsalter 144
- Einrichtungsstruktur 145, 146
- Ergebnisqualität 144
- Fachpersonalquote 145
- Heimeintrittsalter, durchschnittliches 320
- Influenzaimpfung 48
- - Senkung der Gesamtmortalität bei Pflegeheimpatienten 48
- Interessenkonflikte 145
- Kurzzeitpflege 146
- medizinische Diagnostik und Behandlung 147
- Milieutherapie 320
- Osteoporose, Altenheimeinweisung 609, 610
- Pflegeheimbewohner, Kategorien 146
- Pflegeversicherung 145

Heim (Altenheim und Pflegeheim)/
Pflegeheimpatienten
- Pneumonien 563
- Prozeßqualität 144
- Screening- und Präventions-
maßnahmen 149
- Schmerzzustände 377
- Schuldgefühle 757
- Spezialbereiche für Demenzkranke 320
- Strukturqualität 144
- Stürze im Alten- und Pflegeheim 271
- Überlebenszeit 146
- Verbesserung der geriatrischen Versorgung 148
- Verlegung in 22
- Versorgungsauftrag 146
- Wege zur Verbesserung 148
- Zielsetzung geriatrischer Versorgung 146
Helfer, Verhältnis von Mitgliedern/
Familienangehörigen und Rentnern 183
Helicobacter-pylori-Besiedelung,
peptisches Ulkus 472
Hemianopsie 746
Hemineglect 747
Hemiplegiesyndrom (zentrale Parese) 739–742
- *Bobath*-Konzept 740
- Fazilitation 741
- Kraftraining 741
- Kraftverlust 741
- Spastik 740
- Tonuserhöhung 741
Heparin 559, 571
- Hirninfarkt 724, 725
- Lungenembolie 571
- Thrombozytopenie, heparin-
induzierte 559
hepatische Arzneimittelelimination 211, 230
Herpes zoster oticus 399
Herz- und Kreislauferkrankungen
(s. auch kardialer Risikopatient)
- Cor pulmonale 571, 572
- Fahreignungsberatung 845
- kardialer Risikopatient (s. dort) 419, 420
- Kardiomyopathie 520, 521
- koronare Herzkrankheit (s. KHK) 419, 420, 503–510
- Myokardinfarkt (s. dort) 419, 506, 509
- rheumatische Herzkrankheit 518
- Vorhofflimmern 514
Herzinsuffizienz 517–520
- Ätiologie 518
- Diagnostik 518
- – Echokardiographie 518
- diastolische Dysfunktion 518, 519
- Epidemiologie 517
- Hypertonie, arterielle 518
- Inzidenz 517
- Kardiomyopathie 518
- KHK 518
- Klinik 518
- Pathogenese 518
- Pathophysiologie 518
- Prävalenz 517

- „remodeling" 518
- rheumatische Herzkrankheit 518
- systolische Dysfunktion 518, 519
- Therapie 518–520
- – antiischämische Interventionen 519
- – medikamentöse 519, 520
Herzjagen 512
Herzklappenersatz 523
Herzklappenfehler 521, 522
- Aortenklappenfehler (s. dort) 521, 522
- Ätiologie 521
- Mitralklappenfehler (s. dort) 522
- Pathogenese 521
- Therapie 522, 523
- – chirurgische 523
- – medikamentöse Begleittherapie 522
- Trikuspidalklappenfehler (s. dort) 522
- Ursachen 521
Herzrhythmusstörungen/Arrhythmien 511–516
- Antiarrhythmika 508
- Ätiologie 511
- Bradykardie 511, 512
- Diagnostik 513, 514
- – AV-Blockierung 514
- – Basisdiagnostik 514
- – Elektrokardiographie 513
- – elektrophysiologische Untersuchung 514
- – Langzeit-EKG 514
- Dysfunktion der Reizbildung 511
- Embolie 513
- Epidemiologie 511
- Erregung, kreisende 511
- Erregungsleitung 511
- Herzjagen 512
- Herzzeitvolumen, Abfall 512
- Impulsbildung, fokale 511
- ischämiebedingte Arrhythmien 506
- Karotissinusmassage 514
- Klinik 512
- Luftnot 512
- Palpitationen 512
- Pathogenese 511
- pektanginöse Beschwerden 512
- plötzlicher Herztod 512
- Präexitationssyndrom 513
- prognostische Bedeutung 513
- Prophylaxe 515
- Risikofaktoren 515
- – thromboembolische Komplikationen 515
- Symptome 512
- – unspezifische Allgemeinsymptome 512
- Synkopen 512
- Tachykardie (s. dort) 511–514
- Therapie 514, 515
- – Anfallsunterbrechung 514
- – Defibrillatorimplantation 515
- – Elektrokonversion 515
- – medikamentöse (s. auch Anti-
arrhythmika) 514, 515
- – Schrittmacherimplantation 514
- – Vasalvamanöver 514
- Vorhofflimmern 514
Herztod, plötzlicher 506, 512, 822

- Herzrhythmusstörungen 512
- KHK 506
- körperliches Training 822
Herzzeitvolumen
- Abfall 512
- Verminderung durch Schwindel 368
Hilfebedarf 31
- Ermittlung des individuellen Hilfebedarfs 31
Hilfsmittelversorgung 802, 803
- Ablehnung eines Hilfsmittels 803
- Antrag auf eine einstweilige Anordnung 802
- Begründung 802
- individuelle Anpassung 802
- medizinische Notwendigkeit 802
- Widerspruchsbescheid 802
- Widerspruchsrecht 802
„hip strategy" (s. auch Gangstörungen) 260
Hirndurchblutung, *Alzheimer*-Demenz 308
Hirninfarkt, Akutbehandlung 716–727
- Aorta ascendens 717
- Aspirationsgefahr 726
- Atherosklerose 717
- Blasenfunktionsstörungen 727
- Blutdruckmanagement 722, 723
- – stärkere Blutdrucksenkung 723
- Blutung
- – gastrointestinale 726
- – intrazerebrale 719, 721
- Definition 716
- Diabetes mellitus 724
- Diagnostik 718–720
- ECASS-Studie 722
- Echokardiographie, trans-
ösophageale 720
- Einblutung, sekundäre 723
- EKG-Veränderungen 726
- epileptische Anfälle 724
- Fiebersenkung (Antipyretika) 724
- Fibrinogensenkung 723
- Hyperglykämie 724
- Hypotonie 723
- Infektionen 724
- Ischämie 719
- klinische Leitsymptome 718
- Komplikationen 717
- koronare Ischämie 725
- Letalitätsrate 716
- Magensonde 726
- maligner Mediainfarkt 725
- Mikroangiopathie 717
- Mikrozirkulationsverbesserung 722
- Monitoring 719
- Morbidität 716
- „National Institute of health Stroke Scale" 720
- Neuroprotektion 724
- NINDS-Studie 722
- Ödementwicklung 723
- Pathophysiologie 718
- Penumbra 718
- Perfusion, kollaterale 722
- „Scandinavian Stroke Scale" 720
- Schlaganfalleinheiten („stroke units") 107, 716, 727
- Therapie 720–727
- – medikamentöse 723

– – Thrombolyse (s. dort) 720–722
– – Vollheparinisierung 724, 725
– – Ziele 720
– Thrombose, tiefe Beinvenen 727
– TIA (transitorisch ischämische Attacke) 716
– Ursachen 717
– Vorhofflimmern 717, 726
Hirnleistungsstörungen 131, 132
– Früherkennung und Differentialdiagnose 131
– Schlafapnoe 574
Hirnödementwicklung 723
Hirudin 559
Hochaltrige 5
Hochdruckkrankheit (s. Hypertonie) 430, 456, 504, 505, 518, 522, 533–546, 734
Homöostase, innere 11
Honvan, Prostatakarzinom 678
Hörgeminderte, Fahreignung 844
Hörgeräteträger 396, 399
hormonelle Veränderungen
– Koxarthrose und Gonarthrose 483
– Stimmstörungen 400
Hormonsubstitutionstherapie (HST), Hypophysen-Gonaden-Achse 460
Hormontherapie, adjuvante, Mammakarzinom 600
Hörstörungen 395–400
– Altersschwerhörigkeit (s. dort) 398
– äußerer Gehörgang 367
– Blindenhörbücherei 408
– Cholesteatom 397
– Herpes zoster oticus 399
– Innenohr 367
– – toxische Schäden 399
– Kiefergelenkmyathropathie 398
– Mittelohr 367, 396, 397
– Otalgie, non-otogoene 397, 398
– Otitis externa (Gehörgangsentzündung) 396
– Otitis externa sicca 396
– Paukenerguß 397
– Risikofaktoren für das Hörorgan 399
– Schalleitungs-/Schallempfindungsschwerhörigkeit (s. dort) 395–399
– Schwindel (s. dort) 367
– Tinnitus (s. dort) 399, 400
– Trommelfell (s. dort) 396, 397
– Tubenfunktion, behinderte 397
– – klaffende Tube 397
– – Tubenöffnungsfunktion 397
– Tympanosklerose 397
– zentrale Hörstörungen 400
Hospitalisierung, FTT-Syndrom 296
Hospizbewegungen 156–158, 785
– ambulanter Hospizdienst 157
– Hospizorganisationen (Anschriften) 158
– interdisziplinäre Zusammenarbeit 157
– Organisationsformen 157
– Palliativmedizin 157
– Schmerzfreiheit 158
– Sitzwachen 157
– stationäres Hospiz 157
– teilstationäres Hospiz 157
– Wurzeln und Entwicklung 156
– Ziele 156

Hüftarthrose (s. Arthrose) 267, 482–489
Hüftgelenksendoprothetik 488
hüftgelenksnahe Frakturen 609
Hüftprotektoren 270
Humerusfraktur, subkapitale 694
Husten
– Bronchitis, akute 562
– Herzinsuffizienz 518
Hydrozephalus, Normaldruck- 266, 582–585
– dementieller Abbau 582
– Diagnostik 583, 584
– – CT 583
– – Gehfähigkeit, prä- und postpunktionelle Überprüfung 584
– – Liquorbelastungstest, lumbaler 583
– – Lumbalpunktion, probatorische 583
– – MRT 583
– – Ventrikeldruckmessung 583
– Epidemiolgie 582
– Funktionsstörungen, mechanische 584
– Gangstörungen/Gangataxie 266, 582
– Harninkontinenz 582
– Klinik 582
– klinische Trias 582, 583
– Morbidität, perioperative 584
– Pathogenese 582
– Shuntinfektion 584
– Therapie 584, 585
– – Shuntimplantation 584
– – Überdrainage 584
– Ursachen 584
Hyperglykämie, Hirninfarkt 724
Hyperhidrosis, M. Parkinson 625
Hyperkinesie
– M. Parkinson 620
– „peak-dose" 621
Hyperlipidämie, Diabetes 456
Hyperthyreose im Alter 536, 656, 657
– Autonomien, uni- oder multifokale 656
– Diagnostik 656
– Hypertonie arterielle, primärer Hyperparathyreoidismus 536
– Immunhyperthyreose 657
– jodinduzierte 656, 657
– Klinik 656
– M. Basedow 656
– Prävalenz 656
– Therapie 657
– – medikamentöse 657
– – operative 657
– – Radiojodtherapie 657
– Thyreoditis-de-Quervain 656
Hypertonie 430, 456, 504, 505, 518, 522, 533–546, 734
– Aldosteronismus, primärer 536
– Alkoholkonsum 540
– arterielle (s. dort) 518, 533–546
– Arteriosklerose 430
– Demenz, vaskuläre 430
– Diabetes 456
– Diagnostik
– – Blutdruckmessung (s. dort) 537, 538, 544

– – CT 536
– – Farb-Doppler-Sonographie 536
– – Isotopennephrographie 536
– – MRT 536
– – Schema zur Diagnostik 538
– – 24 h-Blutdruckmessung 544
– – Ziele der Diagnostik 538
– endokrine Erkrankungen 536
– Epidemiologie 533
– essentielle 534
– Gesamtmortalität 430
– Grunderkrankungen 538
– Häufigkeitsmaximum 533
– Herzinsuffizienz 518
– Hyperparathyreoidismus, primärer 536
– Hypokaliämie 536
– Hypothyreose 536
– Insult, frischer ischämischer 540
– KHK 504
– Kostenerwägungen 544, 545
– Lebensqualität 545
– metabolisches Syndrom 534
– Multimorbidität der Alten 541
– Nierenarterienstenose 535
– Niereninsuffizienz 535, 581
– Phäochromozytom 537
– primäre 534
– Pseudohypertonie 537
– Pseudonormotonie 538
– pulmonale, Trikuspidalklappeninsuffizienz 522
– renoparenchymatöse Erkrankung 535
– Schlaganfall 734, 750
– sekundäre 535
– – Sekundärveränderungen 534
– Sturzneigung 543
– Therapie 534, 539–544
– – ambulante Behandlungsbedingungen 544
– – Compliance 544
– – Kombinationstherapie 541
– – Kontraindikationen 540
– – medikamentöse Therapie 541–544
– – Monotherapie 541
– – nichtmedikamentöse Allgemeinmaßnahmen 540
– – Nutzen-Risiko-Abwägung 544
– – Nutzung 534
– – operative Therapie 544
– – Stufenschema 541
– – Zielblutdruck 540
Hyperurikämie, Gicht 634
– primäre 634
– sekundäre 634
Hyperventilation, hypoxische, Lungenembolie 571
Hypnotika 233, 234
– Alzheimer-Demenz 314
– Benzodiazepin-Hypnotika (s. dort) 233, 234
– Definition und Einteilung 233
– Insomnie 389
– Nicht-Benzodiazepin-Hypnotika 233, 234
Hypodermoklyse 364
Hypodipsie 362
Hypomethylierung der DNA 590
Hypopharynxdivertikel, Zenker- 528

Hypophysen-Gonaden-Achse 460, 461
- Andropause 461
- Hormonsubstitutionstherapie (HST) 460
- kardiovaskuläre Erkrankungen 460
- Knochenmineralsubstanz 460
- Malignominzidenz 460
- Mammakarzinomrisiko 460
- Menopause 460
- Muskelmasse- und -kraft 461
- Osteoporose 460
- Prostatahypertrophie 461
- Testosteron-Androgen-Substitution 461
- Testosteronspiegel 461
Hypophysen-Nebennierenrinden-Achse 461
- DHEA (Dehydroepiandrosteron) 461
- Physiologie 461
Hypothyreose im Alter 536, 655, 656
- arterielle Hypertonie 536
- Diagnostik 656
- Klinik 655
- Myxödemkoma 655
- Therapie 656
Hypotonie 279, 280, 571
- Hirninfarkt 723
- Lungenembolie 571
- orthostatische (*s. dort*) 279, 280
- Schwindel 370
Hypoxämie, Schlafapnoe 573

I
IADL (instrumentelle Aktivitäten des täglichen Lebens) 171
iatrogene Störungen 410–417
- Arzneimittelwirkungen, unerwünschte (*s. dort*) 410, 412–415
- Definition 411
- Delir (*s. dort*) 231, 328, 336, 415, 416
- Formen 411, 412
- Häufigkeit 412
- Komplikationen 411, 412
- - Faktoren (*Übersicht*) 412
- prädiktiv 412
- Stürze 415
- Verletzungen 415
- Verwirrtheitszustand, akuter (*s. dort*) 178, 328–337, 415, 416
ICIDH („International Classification of Impairments, Disability and Handicap") 60–63, 163, 733
- Arteriosklerose, ICIDH-Kodierung 689
- ICIDH-1 60
- ICIDH-2 60
Ileus, paralytischer 477
Immobilisation 273–282
- Analgesie 277
- Antikoagulation, „low-dose"- 275
- Antipsychotika 277
- arthrogene 277
- - Komplikationen, Verhinderung 277
- - Kontrakturen 277
- Dekubitusulzera (*s. dort*) 278, 279, 283–294
- endokrines System 281
- Folgen 274
- Gelenkkontrakturen 276, 277

- Komplikationen 273
- Lungenembolie (*s. dort*) 275
- Metabolismus 281
- Muskelatrophie (*s. dort*) 276
- Muskelkontrakturen 276, 277
- Obstipation und Koprostase (*s. dort*) 280
- orthostatische Hypotonie (*s. dort*) 279, 280, 444, 580
- Osteoporose 277, 278, 610
- Prophylaxe/präventive Maßnahmen 276
- psychische Störungen 281
- Risikofaktoren (*Übersicht*) 274
- Venenthrombose, tiefe 275
- Ursachen 273, 274
Immobilität, schmerzbedingte 378
Immunabwehr, zellvermittelte, Abschwächung 47
Immunhyperthyreose 657
Immunisierung (*s. auch* Impfungen) 46, 47
- akute 46, 47
- passive 46
Immunmodulator BCG, Harnblasenkarzinom 681
Immunsystem des älteren Menschen 47
Impfstoffe 48–52
- Influenzaimpfung/Impfschutz (*s. auch dort*) 48–50
- - Dosierung 49
- - reduzierte Dauer des bestehenden Impfschutzes 48
- - Senkung der Gesamtmortalität bei Pflegeheimpatienten 48
- - zwischen 4–6 Wochen 48
- Lagerung 49
- Nebenwirkungen 49
- Pneumokokkenimpfung 50
- Tetanusimpfung 51
- trivalente 48
- Virosomen 48
Impfungen im Alter (*s. auch* Impfstoffe) 46–52
- Immunisierung 46, 47
- - akute 46, 47
- - passive 46
- - Personal 48
- - Pflegeheimpatienten 48
- - Influenza (*s. dort*) 48–50
- - ökonomische Aspekte 49
- - Pneumokokken (*s. dort*) 50, 51
- - Senkung der Gesamtmortalität bei Pflegeheimpatienten 48
- sonstige Impfungen 52
- Tetanus (*s. dort*) 51, 52
Infarkt
- Hirninfarkt, Akutbehandlung (*s. dort*) 716–727
- Myokardinfarkt (*s. dort*) 419, 506
- Nachsorge 509
- - ACE-Hemmer 509
- - Betablocker 509
- - Koronarsportgruppen 509
- - Reinfarktrisiko 419
- - Therapie 509
- - - Fibrinolyse, lokale 509
- - - Frührehabilitation 509
- - - Katheterintervention 509
- - - medikamentöse 509

- - Notoperation 509
- - PCTA 509
Infektionen/nosokomiale Infektionen 547–555
- Abwehr 548
- Alter 548
- Definition 547
- Dekubitusulzera, Lokalinfektion und Sepsis 292
- Diagnostik 553, 554
- - Blutkultur 553
- Endoprothetik 488
- Erfassung 548
- Harnwegsinfektionen 548
- Häufigkeit 548
- Inzidenz 547
- Katheterinfektionen, nosokomiale 551–553
- Klinik 549
- Krankenhausgröße 549
- Komorbidität 549
- Letalität 547, 548
- Lungen- und Atemwege 562
- Morbidität 547
- ökonomische Bedeutung 547
- Pathogenese 548, 549
- Pneumonie, nosokomiale (*s. dort*) 548, 550, 551, 562
- Prävalenz 547
- Risikofaktoren 547, 548
- Sepsis, nosokomiale (*s. dort*) 292, 548, 551, 552
- Shuntinfektion 584
- Staphylococcus aureus, oxacillinresistenter 552, 553
- Therapie 554, 555
- Wundinfektionen, nosokomiale (*s. dort*) 548, 549
Infektionskrankheiten der Haut 499, 500
- bakterielle 500
- - Entitäten 500
- durch Pilze 499, 500
- - endogene Faktoren 499
- - Erreger 500
- - exogene Faktoren 499
- - klinische Trias 500
- - Therapie 500
Influenza/Influenzaimpfung im Alter 47–50
- Antikörperanstieg, geringerer 48
- antivirale Substanzen 49
- Dosierung 49
- genetische Variabilität 47, 48
- Impfschutz zwischen 4–6 Wochen 48
- Impfstoffe (*s. dort*) 48
- Indikationen 49
- Klinik 48
- Komplikationen 48
- Kontraindikationen 49
- Nebenwirkungen 49
- ökonomische Aspekte 49
- reduzierte Dauer des bestehenden Impfschutzes 48
- Senkung der Gesamtmortalität bei Pflegeheimpatienten 48
- Virosomen 48
- Wirksamkeit 48
- Wirkungsmechanismus 48
Informations- und Lernprogramme, Medikamentencompliance 223

Informationskultur 107
Inhalationstherapie 567
- Bronchospasmolytika, inhalative 567
- Dosieraerosole 567
- Düsenvernebler, druckbetriebene 567
- Pulverinhalatoren 567
Inkontinenz
- Frakturen im Alter 699
- Harninkontinenz (s. dort) 237–247
- Stuhlinkontinenz (s. dort) 248–252
Innenohr 367, 399
- toxische Schäden 399
Insomnie (s. auch Schlafstörungen) 386–391
- Auslöser, internmedizinische (Übersicht) 387
- Depression 387
- Diagnostik, Fragenkatalog (Übersicht) 386
- paradoxe Reaktionen 389
- primäre 386
- „restless-legs"-Syndrom (s. dort) 387, 391–393
- Schlafhygiene 386
- Symptome 386
- Therapie 388–391
- - allgemeine Therapiemaßnahmen 388
- - nichtpharmakologische Therapiemaßnahmen 388
- - pharmakologische Therapieverfahren 389–391
- - schlafhygienische Allgemeinmaßnahmen 388
- Weckschwelle, akustische 387
Insulinresistenz 451
Insulinsekretion 451
Insulintherapie 455, 456
- Indikationen 455
Insult
- frischer ischämischer Insult 540
- hämorrhagischer Insult, PEG 351
Integration des Umfeldes 779
Intensivpflege 141
Interessenkonflikte, Alten- und Pflegeheim 145
Interleukine 281
Interrateriabilität, geriatrisches Assessment 171
interstitielle Lungenerkrankungen 570, 571
- Arzneimittelnebenwirkung 570
- Lungenfibrose, idiopathische 570
- rheumatische Erkrankungen 570
- Vaskulititen 570
- Ursachen 570
Interventionsgerontologie 73
Interventionsprogramm, akute Verwirrtheitszustände 336
Interventionsstudien, körperliches Training 819
Intoxikationen 693
intraindividuelle Variabilität 74
Inzidenz 15
IQCODE („informant questionaire on cognitive decline in the elderly") 304
Iridektomie, Glaukomtherapie 440
Ischämie, stumme 505

J
Jacobson, progressive Muskelrelaxation 381
Jellinek-Einteilung, Alkoholmißbrauch 640
jodhaltige Medikamente, Schilddrüsenerkrankungen 655
jodinduzierte Hyperthyreose 656, 657
„junge Alte" 83

K
Kalium
- Hypokaliämie, arterielle Hypertonie 536
- - Kaliumzufuhr 540
Kalottenfrakturen 695
Kalzium
- in Nahrung, ausreichendes 827
- Hypertonie 540
- Osteoporose 611
Kalziumantagonisten 508, 519
- Herzinsuffizienz 519
- Hypertonie 542
- KHK 508
Kandidasepsis 552
kardialer Risikopatient (s. auch Herzerkrankungen) 419, 420
- Cor pulmonale 571, 572
- Herzinsuffizienz (s. dort) 517–520
- Herzklappenfehler (s. dort) 521, 522
- Inzidenz 419
- kardiale Risikoklassifizierung 419
- Kardiomyopathie (s. dort) 520, 521
- koronare Herzkrankheit (s. KHK) 419, 420, 503–510
- Myokardinfarkt (s. dort) 419, 506, 509
- Schlaganfall, kardiale Komorbidität 734
Kardiomyopathie 518, 520, 521
- Definition 520
- Diagnostik 520, 521
- - Echokardiographie 520
- - invasive Katheteruntersuchung 521
- diastolische Dysfunktion 520
- dilatative 520
- Herzinsuffizienz 518
- hypertroph-obstruktive 520, 521
- klinisches Bild 520
- Nachlasterhöhung 520
- systolische Dysfunktion 520
- Therapie 520, 521
- - septale Alkoholablation 521
kardiopulmonale Reanimation (s. dort) 763–767
kardiovaskuläre
- Erkrankungen, Hypophysen-Gonaden-Achse 460
- Risikofaktoren, Paradox der 428
kardiovaskuläres System 11, 12
Karies 705
Karotisendarteriektomie 750
Karotissinusmassage 514
Karotissinussyndrom, Schwindel 371
kassenärztliche Vereinigung 801
- Prüfungsausschuß 801
Katarakt, Altersveränderung der Augen 434, 435, 437, 438
- Altersstar 435
- als Folge von

- - Erkrankungen 435
- - Medikamenteneinnahme 435
- Gangstörungen 267
- grauer Star 437
- Kateraktoperation 438
- - extrakapsuläre Linsenentfernung 438
- Kernstar 435
- Nachstar 438
- Prävalenz 435
- Rindenstar 435
katatone Schizophrenie 662
Katheterbehandlung, invasive kardiale, Risiko 508
Katheterinfektionen, nosokomiale (s. auch Infektionen) 551–553
Katheterintervention/invasive Katheteruntersuchung
- Infarktbehandlung 509
- Kardiomyopathie 521
- Mitralklappenfehler 522
Katheterisierung, Reflexinkontinenz 245
Kauprobleme 339, 348, 828
Kaustörungen nach Schlaganfall 745
Kehlkopfveränderungen im Alter 400
Kellgren-Klassifikation, Koxarthrose und Gonarthrose 485
Keratoakanthom 499
Keratosen 496, 499
- aktinische 496
- senile 499
Kernspin (s. auch MRT) 305, 485, 490, 536, 571
KHK (koronare Herzkrankheit) 419, 420, 503–510, 518
- Alter 503
- Angina pectoris 505
- Arrhythmien, ischämiebedingte 506
- Arteriosklerose 686
- Cholesterin 504, 505
- - LDL-Cholesterin 504
- Diabetes mellitus 504
- Diagnostik 506, 507
- - EKG (s. dort) 506, 507
- - invasive Methoden 507
- - nichtinvasive Methoden 506, 507
- - nuklearkardiologische Methoden 506
- Endothelläsion 504
- Epidemiologie 503
- genetische Disposition 503
- Herzinsuffizienz 518
- Hypertonie 504
- Ischämie, koronare 725
- Katheterbehandlung, invasive, Risiko 508
- Klinik 505
- metabolisches Syndrom 504
- Mortalitätsrisiko 507
- Myokardinfarkt, akuter (s. auch dort) 506
- Pathogenese 503
- plötzlicher Herztod 506
- Rauchen 505
- „remodeling" 506
- Risiken/klassische Risikofaktoren 419, 420, 503–505
- Stickstoffmonoxid (NO) 504
- stumme Ischämie 505

KHK
- Therapie 507, 508
- - Allgemeinmaßnahmen 507
- - Infarktbehandlung (s. dort) 509
- - invasive Therapie 508
- - konservative Therapie 507
- - medikamentöse Therapie 507, 508
- Triglyzeride 504
- Ventrikelfunktionsstörungen 506
Kiefergelenkmyathropathie 398
Klassifikation, ICIDH („International Classification of Impairments, Disability and Handicap") 60–63
Kleinhirn, Schwindel 367
Klinik, geriatrische 103–109
- Aufgaben 105, 106
- Bundesarbeitsgemeinschaft der Klinisch-Geriatrischen Einrichtungen e.V. 103, 104
- „geriatric research education and clinical centers" (GRECCs) 105
- Prinzipien geriatrischer Versorgung 106–108
Klysma und Einlauf, Obstipation 257
Knochendichtemessung 607, 614
- Fehlerquellen 614
- klinische Indikationen 614
- Screeningverfahren 614
- Therapiekontrolle 614
Knochenmineralsubstanz, Hypophysen-Gonaden-Achse 460
Knochenstoffwechsel (s. Osteoporose und Knochenstoffwechsel) 277, 278, 459, 460, 607–618
Knochenszintigraphie, Prostatakarzinom 676
Knochenumbau 607
Knochenvorsprung, Dekubitusulzera 287
Knorpel- und Gelenkversagen 484
Knorpeldegeneration 484
Knorpeltransplantation 488
Knötchenflechte (Lichen ruber) 495
Kochsalzzufuhr, Nierenfunktion 579
kognitive
- Beeinträchtigungen, Depression 442
- Funktionseinschränkung, akute Verwirrtheit 331
- - postoperative 421, 422
- Gesundheit 177, 178
- Leistungen
- - Abbaurate kognitiver Leistungsfähigkeit, Phasen 309
- - älteste Alte 90
- - geriatrisches Assessment, kognitive Leistungsfähigkeit/Leistungstests 176, 179
- - Repräsentanz 77
- Verluste, Umgang mit 318
Kohorteneffekt, Laborbefunde 882
Kolitis, ischämische 476, 477
- Abwehrspannung des Bauchs 477
- D-Laktat-Spiegel, Bestimmung 477
- embolisches Ereignis 477
- Fieber 477
- Gefäßverschluß, inkompletter 476
- Ileus, paralytischer 477
- klinische Befunde 477
- Leukozytose 477

- Minderperfusion 476
- Pathophysiologie 476
- Schmerzen, abdominale 477
- Stuhlgang, blutiger 477
- Therapie 477
- - Dekompressionssonde 477
- - konservative 477
Kollagenosen/Alterskollagenosen der Haut 501, 637
- Diagnostik 637
- Klinik 637
- Lupus erythematodes disseminatus (LED) 637
- Therapie 637
Kolonkarzinom 479, 480
- adenomatöse Kolonpolypen 480
- chronisch-entzündliche Darmerkrankungen 479
- Diagnostik 480
- - Koloskopie 480
- Diarrhö 479
- Dysplasiesequenz 479
- Eisenmangelanämie 480
- familiäre Vorkommen/genetische Faktoren 479
- Gewichtsverlust 480
- GI-Blutungen, okkulte oder manifeste 480
- klinische Befunde 479, 480
- Obstipation 479
- Pathophysiologie 479
- Prädispositionsfaktor 479
- Therapie 480
- - Chemotherapie, adjuvante 480
- - chirurgische Resektion 480
- - Schlingenabtragung 480
- - Umweltfaktoren 480
Kolonkontrasteinlauf 255
Kolposkopie 603
Koma, hyperosmolares diabetisches 453
Kommunikation, geriatrisches Team 190
Kompetenz 134
- informative 134
- lebenspraktische 134
Komplexpauschalen 23
Kompressionsfrakturen 609
Kompressionsstrümpfe 373
- orthostatische Regulationsstörungen 373
Konsiliarteam, palliative Maßnahmen 777
Kontinuitätshypothese 88
Konzentrationsfähigkeit 360
Konzepte, präventive 44
Kooperation, geriatrisches Team 189
Koordination
- Aufgabenverteilung 120
- - geriatrisches Team 193
- Training 818, 819
Koordinations- und Verteilerfunktion 119, 120
Kopflageschwindel (s. Lagerungsschwindel) 369
Kopfschmerzen, Subduralhämatom, chronisches 586
Koprostase (s. Obstipation) 280
Koronarangiographie 507
koronare Herzkrankheit (s. KHK) 419, 420, 503–510, 518

Koronarsportgruppen 509
Körpergewicht 344, 414, 429
- Malnutrition 344
- niedriges 344, 414
- UAW (unerwünschte Arzneimittelwirkungen) 414
- Übergewicht 429
Körpergröße
- Malnutrition 344
- Osteoporose 609
körperliche
- Aktivität/Bewegung
- - Diabetes mellitus 454
- - Osteoporose 615
- - Venenerkrankungen 558
- Inaktivität, Arteriosklerose 430
- Symptome, Alkoholabusus 642
körperliches Training (s. Training) 381, 540, 569, 741, 815–823
Korsakow-Syndrom 642
kortikobasale ganglionäre Degeneration (s. CBGD) 629, 630
Kortikosteroide
- Darmerkrankungen, entzündliche 478, 479
- Nebenwirkungen 479
- Polymyalgia rheumatica 633
Kost (s. Ernährung) 251, 256
Kostaufbau, PEG 357
Kosten im Gesundheitswesen/Kosten-Wirksamkeits-Analysen 18, 21–24, 73
- Arthrose, Gesamtkrankheitskosten 484
- Bedarf an akutgeriatrischen Leistungskomplexen 24
- Bewertung der Kosten 21
- Femurfrakturen 694, 695
- Gegenüberstellung der Gesamtkosten 22
- Hypertonie 544, 545
- Inanspruchnahme zahnärztlicher Dienstleistungen 705
- Infektionen, nosokomiale 547
- sektorenübergreifendes Finanzierungssystem 23
Koxarthrose (s. Arthrose) 482–489
Kraft/Krafttraining 741, 817, 821
- Malnutrition, Kraftlosigkeit 343
- Trainingsintensität 821
Krafteinwirkung bei Unfall 692
kraftfahrtechnische Eignungsgutachten (KEG) 842
Krampfschwelle, Neuroleptika 232
Krankengymnastik (s. Physiotherapie) 190–192, 199–202, 381, 486, 569, 610, 638
Krankenhaus
- als Ort des Sterbens 784, 785
- stationäre geriatrische Einrichtungen (s. dort) 23, 34, 103, 127–129
- Wiedereinweisung 22
- - Assessment 169
Krankenhausbehandlung 103
Krankenhaushygiene 550
Krankenhausrahmenplanung 23
Krankenhaussterblichkeit 418
Krankenversicherung
- gesetzliche 18, 800–804
- - kassenärztliche Vereinigung (s. dort) 801

– – Leistungen/Leistungsausgaben 18, 801
– – Regelleistungen 800
– – Risikostrukturausgleich 801
– – Solidargemeinschaft 800
– – Verhältnis von Mitgliedern/ Familienangehörigen und Rentnern 18
– – Wahlfreiheit 800
– – Widerspruchsrecht 802
– private 801
– – Äquivalenzprinzip 801
Krankenversicherungsgesetz (KVG) der Schweiz 875
Krankheit 67
– chronische Krankheiten und Multimorbidität 59, 60
– Lebensjahre, krankheitsfreie 56, 67
– Veränderungen, krankheitsbedingte 10
Kreatinin/Serumkreatinin 360, 580
Kreatininclearance 592
– endogene 580
– Tumoren 592, 603
Kreislaufstörungen, Schwindel 370
Kurzzeitpflege
– Alten- und Pflegeheim 146
– Demenzkranke 323, 324
Kyphoskoliose 572

L
Laborbefunde im Alter 881–885
– Diabetes mellitus 451
– genetisch determinierende Faktoren 882
– geschlechtsspezifische Unterschiede 881
– Kohorteneffekt 882
– kurzfristige Einflüsse 884
– langfristige Einflüsse 882
– Malnutrition 345
– mittelfristige Einflüsse 883
– Nierenfunktionseinschränkung 580
– Osteoporose 613
– PEG 352
– permanente Einflüsse 881
– präanalytische Fehler 884
– Prostatasyndrom, benignes 668
Lagerung, Anästhesierisiko und Operabilität 420, 421
Lagerungs-/Kopflageschwindel 369
– benigner paroxysmaler 369
– Ursachen 36
D-Laktat-Spiegel, Bestimmung, ischämische Kolitis 477
Laktulose, Obstipation 256
Langlebigkeit 89
– Ressourcenhypothese 89
– Selektionshypothese 89
– verlangsamtes Altern 89
Langzeit-EKG 507, 514
– Herzrhythmusstörungen 514
– KHK 507
laryngeale Melanome (s. oropharyngeale und laryngeale Melanome) 529, 530
Laryngitis sicca 401
Laserstrahl/Laserbehandlung 439
– diabetische Retinopathie 439
– Gefäßmißbildungen, gastroenterale 476

– Glaukomtherapie 439
– Makuladegeneration 439
– oropharyngeale Dysfunktion, endoskopische Laserkoagulation 471
Lawrence-Klassifikation, Koxarthrose und Gonarthrose 485
Laxanzien, Obstipation 256, 257
LDL-Cholesterin 504
„lean body mass" 459
Lebensalter, höheres 94
Lebensbaum 5
lebenserhaltende Maßnahmen, Beendigung 808, 809
– Vollmacht 808
– vormundschaftsgerichtliche Genehmigung 809
Lebenserwartung 4, 8, 53, 54, 57, 67, 169, 453
– Diabetes 453
– mittlere 54
Lebensjahre, Epidemiologie 56, 57
– aktive 56, 57
– krankheitsfreie 56, 67
Lebenskraft-Aufbrauchs-Theorie 74
Lebensmittel, Einteilung 824
Lebenspartnerschaften ohne Trauschein 837
Lebensqualität 15
– älteste Alte 91, 92
– *Alzheimer*-Demenz 310
– Diabetes 453
– gastroenterale Erkrankungen 468
– gesundheitsbezogene 93–99
– – Definition 93
– – EuroQol-Fragebogen 97
– – im höheren Lebensalter 94
– – Methoden zur Erhebung 95–98
– – „Nottingham health profile" 95–97
– – OARS-OMFAQ 97, 98
– – „short-form-12"-Fragebogen zum Gesundheitszustand 95
– – „short-form-36"-Fragebogen zum Gesundheitszustand 94, 95
– – *Spitzer*-Index 97
– Grenzen therapeutischer und rehabilitativer Maßnahmen 773
– Hypertonie 545
– palliative Maßnahmen, Konkretisierung von Lebensqualität 777
– Qualitätsebenen 777
– Schmerzfreiheit 777
– Sehilfen, Verbesserung durch 402
– Selbstständigkeit 777
– soziale Einbindung 777
lebensverlängernde Maßnahmen, Verzicht auf 809
Leber, Arzneimittelmetabolismus 211, 230
Legionellenpneumonie 562
Leistungen der Pflegeversicherung 33
Leistungsausgaben der gesetzlichen Krankenversicherung (GKV) 18
Leistungsvoraussetzung, Pflegebedürftigkeit 31
Lentigo (L.)
– L. maligna 497, 498
– L. senilis 497
– L. simplex 497
Lernprogramme, Medikamentencompliance 223

Lesefähigkeit 402–404
Letalität
– Hirninfarkt 716
– Infektionen, nosokomiale 547, 548
– PEG 353
– Sepsis, nosokomiale 552
Leukämie, akute myeloische (AML) 593
Lewy bodies, dementia with (DLB) 303, 307, 629, 630
– Demenz 629
– Epidemiologie 629
– Klinik 620
– Stürze 629
– Synkopen 629
– Terminologie 629
– Therapie 630
Lichen ruber (Knötchenflechte) 495
Lichtschäden der Haut 495–497
– aktinische
– – Elastose 496
– – Keratosen 496
– Lentigo maligna 497, 498
– Lentigo senilis 497
– Lentigo simplex 497
– M. *Favre-Racouchot* 496
– Pigmentierungsstörungen 497
– Pseudocicatrices stellaires 496
– Seemannshaut 495
„life satisfaction Index A" 183
Ligamentum falvum 489
Linse, Altersveränderung der Augen 433, 434
– Akkomodation 434
– extrakapsuläre Linsenentfernung (*s. auch* Katarakt) 438
– Trübung 434
Lipidgehalt der Haut 493
Liquoruntersuchung, Demenzdiagnostik 305
Lithium 446
– Antidepressiva 446
– Schilddrüsenerkrankungen 655
Locus *Kieselbach*, Epistaxis 525
Logopädie
– Assessment, logopädisches 199
– im geriatrischen Team 192
Loperamid, Stuhlinkontinenz 251
Lorazepam 233
Lubben „social network scale" 182
Luftnot, Herzrhythmusstörungen 512
Lumbalpunktion, probatorische, Hydrozephalus, Normaldruck- 583
Lungen und Atemwege (*s.* Atmung/ Lunge und Atemwege) 561–577
Lungenembolie 275, 571, 572
– Antikoagulation 275
– Diagnostik 571
– – Echokardiographie 571
– – EKG 571
– – Szintigraphie 571
– – TEE (transösophageale Echokardiographie) 571
– klinisches Bild 571
– Therapieverfahren 571, 572
– – medikamentöse 571
– – Sauerstofflangzeittherapie 572
Lungenemphysem 565–570
Lungenfibrose, idiopathische 570
Lupen (*s. auch* Sehilfen) 405
– Fernrohrlupenbrille 406

Lupen
- Leuchtlupen 406
Lupus erythematodes (LE) 501
- LE disseminatus (LED), Alterskollagenosen 637
LUTS („lower urinary tract symptoms") 667
Lymphknotenmetastasen, inguinale, Vulvakarzinom 605
Lymphozyten, Malnutrition 345

M

Magenkarzinom, peptisches Ulkus 473
Magen-pH, PEG 353
Magensonde 726
Magnesium, Hypertonie 540
Magnesiumsubstitution 364
Makuladegeneration, altesabhängie (AMD) 267, 402, 405, 434–437
- choroidale Neovaskularisationen 436
- Drusen 435
- feuchte Makulopathie 436
- geographische Atrophie 436
- Makuladegeneration, Gangstörungen 267
- Makulaödem 437
- Netzhautveränderungen im Alter 434
- Sehbehinderungen 402, 405
- Symptome 437
- Ursachen 437
Malabsorption 340, 341
Maldigestion 340, 341
Malignominzidenz, Hypophysen-Gonaden-Achse 460
Malnutrition (Unter- oder Mangelernährung; s. auch Ernährung) 47, 290, 338–350
- Anthropometrie 344
- Appetitverlust 339
- *Bethanien*-Ernährungsstudie 338
- Blässe 343
- Bodymass-Index 344
- Dekubituspatienten 290
- Diagnostik 344–347
- - Cholesterin 345
- - Lymphozyten 345
- - Serumproteine 345
- - Vitaminbestimmungen 345
- Epidemiologie 350
- Ernährungspflege, Optimierung 348
- Ernährungsparameter 338, 339
- Ernährungsverhalten 339
- Ernährungszustand 344
- Erscheinungsbild 342
- Eßprotokoll 346
- Funktionsstörungen 343
- Gastritis, atrophische 341
- Gehfähigkeit 339
- geistige Beeinträchtigungen 340
- Geschmacks- und Geruchswahrnehmung 339
- Influenza 47
- Kauprobleme 339, 348, 828
- Klinik/klinische Symptome 342–344
- Körpergewicht 344
- Körpergröße 344
- manuelle Beweglichkeit 339

- Medikamenteneffekte 339, 340
- Nahrungsangebot, Optimierung 348
- Nahrungsaufnahme 344, 346
- Nahrungsbedarf, erhöhter 341
- Ödeme 343
- Pathogenese 338
- psychische Belastungen 340
- Risikofaktoren 341, 342, 346, 349
- Schluckstörungen 339, 348
- soziale und finanzielle Situation 340
- Therapie 347
- Unterernährung 341, 342, 347
- - Risikofaktoren 341, 342
- - Ziele 347
- unzureichende Nahrungsaufnahme 339
- Ursachen, behebbare 349
- Verlaufsbeobachtung 345
- Wunschkost 348
Mammakarzinom 599–602
- Diagnostik
- - mammographisches Screening 599
- Epidemiologie 599
- Früherkennung 599
- Risikofaktoren 599
- - Hypophysen-Gonaden-Achse 460
- Therapie 599, 600
- - brusterhaltende Operation 600
- - Chemotherapie (s. dort) 600, 601
- - Hormontherapie 600
- - Monotherapie 601
- - Palliativtherapie 601
- - Rezidivprophylaxe 600
- - Standardtherapie 600
Management und Organisation
- betriebswirtschaftliches 152
- betreutes Wohnen 152–155
- GEM („geriatric evaluation and management") 166
- PMC („patient management categories") 20
manuelle Beweglichkeit, Malnutrition 339
MAO-B-Inhibitoren, M. *Parkinson* 623
Marker, *Alzheimer*-Demenz 313
Matratzen 288, 289
- Antidekubitusmatratze 288
- Eindruckhärte 289
- Stauchhärte 289
- weiche 288
- Weichheitsgrad 289
MDK-Begutachtungsergebnisse 29–31, 36
- Weitergabe von Empfehlungen, MDK-Gutachter 36
MDS-RAI („minimum data set" des „resident assessment instruments") 147, 162
Mediasklerose, Typ *Mönckeberg* 688
Medikamente (s. auch Pharmakotherapie) 205–234
- Anabolika als Sturzprävention 271
- Antiarrhythmika 508, 514, 515
- Antihypertensivakombinationen 541
- Arteriosklerose 689
- Arthrose, medikamentöse Therapie 486

- Arzneimittelexanthem 494, 495
- Arzneimittelschwundmessung 220, 221
- Arzneimittelvisite 415
- Arzneimittelwechselwirkungen 213
- Arzneimittelwirkungen, unerwünschte (s. dort) 224, 410, 412–415
- Compliance (s. Medikamentencompliance) 218–228
- Depression, Pharmakotherapie 443–447
- Diabetestherapie, medikamentöse 454–456
- Dosisanpassung, altersadaptierte 592
- „drug holidays" 222
- Epilepsiesyndrome, medikamentöse Therapie 464, 465
- Fahren unter Medikamenteneinfluß 846, 847
- FTT-Syndrom (s. dort) 298–301
- Gangstörungen, medikamentös bedingte 267
- gastroösophagealer Reflux, medikamentöse Behandlung 472
- Gewichtsverlust, Medikamente zur Behandlung von 300, 301
- Glaukomtherapie 439
- Herzinsuffizienz, medikamentöse Therapie 519, 520
- Herzklappenfehler, medikamentöse Begleittherapie 523
- Herzrhythmusstörungen, medikamentöse Therapie 514, 515
- Hirninfarkt 723
- Hypertonie, arterielle 541–544
- Infarktbehandlung 509
- Katarakt in Folge von Medikamenteneinnahme 435
- KHK, medikamentöse Therapie 507, 508
- Insomnie, pharmakologische Therapieverfahren 389–391
- Lungen und Atemwegserkrankungen, medikamentöse Therapie 567–570
- Lungenembolie, medikamentöse Therapie 571
- Malnutrition, Medikamenteneffekte 339, 340
- Medikamentenanamnese 225, 298
- Medikamentenwechselwirkungen 444
- M. *Parkinson* 622–625
- Nierenfunktionsstörung 542, 543, 581
- Osteoporose 278, 615–618
- Pharmakodynamik 207
- Pharmakokinetik (s. dort) 207–217
- Polyarthritis, alters-chronische 636, 637
- Polymyalgia rheumatica 633
- Prostatasyndrome, benigne 667, 670
- Psychopharmaka/Psychopharmakologie (s. dort) 229–234, 335, 336
- Rezepteinlösungen 220
- Rezeptnachforderung 220
- Rhinitis medicamentosa 526
- Schilddrüsenerkrankungen, Medikamenteneinfluß 655
- Schizophrenie und wahnhafte Störungen 663, 664

- Schlafapnoe 576
- Schmerztherapie, medikamentöse 379–381
- Übermedikation 82
- Ulkus, peptisches, medikamentöse Therapie 474
- Venenerkrankungen, Thrombosen und Embolien 558
- Verwirrtheitszustände, akute 330

Medikamentencompliance 218–228
- Arzneimittelschwundmessung 220, 221
- Ausmaß einer Behinderung 223
- Complianceforschung 218, 219
- Compliancemonitoring 221
- Definition 218
- direkte Verfahren 219
- „drug holidays" 222
- Einflußfaktoren 222
- Hypercompliance 220
- indirekte Verfahren 220
- Informations- und Lernprogramme 223
- Medikamentenanamnese 225
- Methodik der Complianceerfassung 219
- negative Faktoren 222
- Patienteninterview 220
- Patientenkontakte, telefonische 226
- Patientenmerkmale 222–224
- Phänomene von Noncompliance 221, 222
- Rezepteinlösungen 220
- Rezeptnachforderung 220
- Spiegelbestimmungen 219
- subjektive Einschätzung 220
- therapeutischer Effekt 220
- Therapiefaktoren (s. dort) 224
- Verbesserung, Interventionen zur 225
- Verordnungsverhalten, ärztliches 224

Medikamentenverbrauch, geriatrisches Assessment 169
Melatonin, Insomnie 390
Melperon, akute Verwirrtheitszustände 336
Membran-Phospholipid-Stoffwechsel, Störung 309
Memory-Clinic 131–138
- Alzheimer- und Gedächtnissprechstunden 323
- Angehörigenberatung 136, 137
- Aufgaben 131
- Definition der Demenz 131
- Hirnleistungsstörungen (s. dort) 131, 132
- Patientenbetreuung 136, 137

Ménière-Syndrom 367, 369, 530
Menopause 460
- Postmenopausenblutung, Endometriumkarzinom 604

6-Mercaptopurin, entzündliche Darmerkrankungen 479
Metabolismus (s. Stoffwechsel) 209, 211–213, 230, 281, 368, 453, 459
Metamizol, chronischer Schmerz 379
Methoden zur Erhebung (s. auch Fragebogen) 95–98
Methotrexat 570
Mianserin 446

- Alzheimer-Demenz 314

Mikroangiopathie, Hirninfarkt 717
Mikroprozessor 221
Mikrowellenthermotherapie, transurethrale, Prostata 671
Miktionsanamnese 668
Miktionsbeschwerden, Harnblasenkarzinom 680
Milieutherapie, Demenzkranke 320
„6-minute walk" 262
Mitralklappenfehler 522
- Belastungsdyspnoe 522
- Diagnostik 522
- – Auskultation 522
- – Echokardiographie 522
- – EKG 522
- – Indikation zur Herzkatheruntersuchung 522
- – Röntgen 522
- Mitralinsuffizienz 522
- Mitralstenose 522
- Ursache 522

Mittelohr 367, 396, 397
- Entzündungen 397
- Hörstörungen 396
- Schwindel 367

MMSE („mini-mental state examination") 178, 179, 304
Mobilität, soziale Unterstützung 837
Mobilitätsscore, sakrale 284, 285
Modellprojekt Geriatrie in Schleswig-Holstein 20
Molsidomin, KHK 507
Monitoring, Compliancemonitoring 221
- Mikroprozessor 221

Monoaminoxidase-(MAO-)Hemmer 444, 445
- irreversible 445
- reversible 445

Monoaminoxydase-A-Hemmer/RIMA, Alzheimer-Demenz 313
„Montgomery Caregiver Burden Measures" 183
Morbidität 14–16, 53, 57–60
- „compression of morbidity" 16, 56–59, 428
- Depression 442
- Epidemiologie 53, 57–60
- Hirninfarkt 716
- Hydrozephalus, Normaldruck-, perioperative Morbidität 584
- körperliches Training, Morbiditätssenkung 820
- Multimorbidität (s. dort) 15, 59, 60, 165, 541, 774
- Osteoporose 609
- Prostatakarzinom 676

Morbus (siehe Syndrom/Morbus)
Morgensteifigkeit 485
Morphin, Lungen und Atemwegserkrankungen 570
Mortalität/Sterblichkeit 7, 8, 14–16, 53–57
- Alterssterblichkeit 7
- Assessment, Mortalitätsreduktion 168
- Bluthochdruck, Gesamtmortalität 430
- Depression 442
- Epidemiologie 53–56

- Infektionen, nosokomiale 547
- Influenzaimpfung, Senkung der Gesamtmortalität bei Pflegeheimpatienten 48
- KHK, Mortalitätsrisiko 507
- Krankenhaussterblichkeit 418
- Osteoporose 609
- PEG 353
- Säuglingssterblichkeit 7
- sturzbedingte Verletzungen 693
- Subduralhämatom, chronisches 587
- todesursachenspezifische 54, 55
- Übersicht 55
- Ulkuskrankheit, peptische 472

Motilitätsstörungen, oropharyngeale Dysfunktion 470
Motiv, betreutes Wohnen 153
Motorik
- Antworten, motorische 260
- Defizite, motorische 816
- Feinmotorik 489
- Lernen, motorisches 732

MRT
- arterielle Hypertonie 536
- Arthrosediagnostik 485
- Demenzdiagnostik 305
- Hydrozephalus, Normaldruck- 583
- Lungenembolie 571
- Spinalstenose 490
- Subduralhämatom, chronisches 586

MSA (Multisystematrophie), Parkinson-Syndrom 626, 627
- Epidemiologie 626
- Kardinalsymptome 627
- Klinik 627
- OPCA (Olivo-Ponto-zerebelläre Atrophie) 627
- SDS (Shy-Drager-Syndrom) 627
- SND (striatonigrale Degeneration) 627
- Therapie 627
- – L-DOPA 627
- Verlaufstypen 627

Multidisziplinarität, Grenzen therapeutischer und rehabilitativer Maßnahmen 774
Multimorbidität 15, 59, 60, 165, 541
- Assessment 165
- Grenzen therapeutischer und rehabilitativer Maßnahmen 774
- Hypertonie 541

Multiorganizität, Grenzen therapeutischer und rehabilitativer Maßnahmen 774
Mundhöhle
- Entzündungen 527
- Sialorrhö (s. dort) 527
- Siladenitis (s. dort) 527
- Tumoren 527

Mundwinkelrhagaden 708
Muskulatur (M.)
- M. cricopharyngeus, Dysfunktion 529
- Muskelatrophie 276
- Muskelgewebe, Untergang 276
- Muskelkontrakturen 276, 277
- Muskelmasse- und -kraft, Hypophysen-Gonaden-Achse 461
- Muskelphysiologie 276
- Muskelrelaxation, progressive nach Jacobson 381

MWT-B (Mehrfach-Wahl-Wortschatz-Test B) 134
Myelographie 490
Myelom, Niereninsuffizienz 579
Myelopathie 489
Myelotoxizität, Chemotherapeutika 593
Myokardinfarkt 419, 506, 509
- akuter 506
- Infarktbehandlung (s. dort) 509
- perioperativer 419
Myoklonie-Index, „restless legs"-Syndrom 391
Myxödemkoma, Hypothyreose 655

N

Nachlasterhöhung, Kardiomyopathie 520
Nadelablation der Prostata, transurethrale 671
Nährstoffe, ausreichende Aufnahme 826
Nahrung (s. Ernährung) 47, 256, 290, 298, 300, 338–350, 711, 712, 824–830
Nahrungsbedarf, erhöhter 341
Narkoseverfahren im Alter, Wahl des 422
Nase- und Nasennebenhöhlenerkrankungen 524–527
- akutes Nasentrauma 525
- chronische polypöse Nasennebenhöhlenentzündung 526
- Entzündungen 525, 526
- funktionelle Beschwerden 524
- mukoziliäre Funktion der Nase 525
- Nasenbluten (s. Epistaxis) 525
- Nasenzyklus 525
- Rhinitis medicamentosa 526
- Rhinopathie 526
- - hypereflektorische 526
- - vasomotorische 526
- Rhinophym 526
- Schleimhautatrophie 525
- trockene Nase 524, 525
- Tumoren 526, 527
- - äußere Nase 526
- - Nasenhöhlen und Nebenhöhlen 526, 527
nasogastrale Sonde (s. Sonde) 355–358, 470
NaSSA (noradrenerge und spezifisch serotonerge Antidepressiva) 445
„National Institute of Health Stroke Scale" 720
Natrium 360–363
- ANP (atriales natriuretisches Peptid) 360
- Hypernatriämie 361
- - hypervolämische 361
- - hypovolämische 361
- Hyponatriämie 360
- - euvolämische 361
- - hypervolämische 361
- - hypovolämische 361
- Natrium-Defizit 361
natürliche Personen 795
Nausea und Erbrechen, Chemotherapie 595
nCPAP (nichtinvasive nächtliche Überdruckatmung), Schlafapnoe 576

Nebenniereninsuffizienz, Elektrolytentgleisungen 361
Nefazodon 446
Nephrographie, Hypertonie 536
Nephropathie (s. auch Nierenkrankheiten) 579, 580
- diabetische, Typ-II-Diabetes 579
- ischämische 579, 580
nephrotisches Syndrom 580
Nervensystem 12
Nervenwachstumsfaktor (NGF), Alzheimer-Demenz 312
Nettoproduktionsrate 7
Netzhaut, Altersveränderung der Augen 434
Netzmittel, Obstipation 257
Netzwerk
- Assessmentnetzwerk (s. dort) 196–204
- geriatrisches 25
- soziales 76, 182
- - „Lubben social network scale" 182
Netzwerkkonzept, soziale Unterstützung 836
Neurodermitis (atopisches Ekzem) 494
neurofibrilläre Bündel 307
Neuroleptika 231, 232, 314, 390, 663, 664
- Akathisie 232
- Akkomodationsstörungen 664
- atypische 447, 664
- Definition und Einteilung 231
- delirante Zustände 231
- Depression, sedierende Neuroleptika 447
- Dosierungen 663
- EPMS (extrapyramidalmotorische Störungen) 231, 664
- Frühdyskinesie 231
- Harnverhalt 664
- Indikationen 231, 232
- Insomnie 390
- Krampfschwelle 232
- Langzeitbehandlung 664
- Nebenwirkungen 231, 232
- Obstipation 664
- paranoid-halluzinatorische Syndrome 314
- Parkinsonoids 231
- Schizophrenie und wahnhafte Störungen 663
- Schmerzen, chronische 380
- Sedierung 664
- Spätdyskinesie 232, 664
- Unruhezustände 314
- Verwirrtheitszustände, akute 336
- wahnhafte Depression 447
neurologische
- Auffälligkeiten
- - akute Verwirrtheitszustände 332
- - Fahreignungsberatung 846
- - Herdsymptomatik, Subduralhämatom, chronisches 586
neuromuskuläre Systemerkrankungen 572
Neuronitis vestibularis 369
Neuroprotektion, Hirninfarkt 724
Neuropsychologie
- Demenz 305

- Testverfahren, neuropsychologische (s. dort) 134
nicht-Benzodiazepin-Hypnotika 233, 234, 390
- Alzheimer-Demenz 314
Nierenfunktion 579
Nierenkrankheiten/Niereninsuffizienz 578–581
- Blutdruck 581
- Diabetes mellitus 452, 579
- - Nephropathie, diabetische, Typ-II-Diabetes 579
- - Nierenretentionswerte 452
- Diagnostik 536, 580
- - bildgebende Verfahren 580
- - Labor 580
- - Nephrographie 536
- - Urinsediment 580
- Durchblutung, renale 579
- Durstwahrnehmung, zentrale 579
- Elektrolytentgleisungen, Nebenniereninsuffizienz 361
- Epidemiologie 578
- Fahreignungsberatung 846
- Harnwegsinfekte, symptomatische 580
- Herzinsuffizienz, eingeschränkte Nierenfunktion 518
- Hypertonie 535
- - Nierenarterienstenose 535
- - Niereninsuffizienz 535
- - renoparenchymatöse Erkrankung 535
- Hypotonie, orthostatische 580
- Klinik 579, 580
- Kochsalzzufuhr 579
- Myelom 579
- nephrotisches Syndrom 580
- Pathogenese 579
- Prophylaxe, langzeitliche 580
- Proteinurie 580
- Schmerzen, chronische, eingeschränkte Nierenfunktion 380
- Therapie 542, 543, 580, 581
- - medikamentöse Behandlung 542, 543, 581
- UAW (unerwünschte Arzneimittelwirkungen), eingeschränkte Nierenfunktion 414
- Ursache 579
- Vaskulitis 580
- Wasserzufuhr 579
NINCDS-ADRDA (National Institute of Neurological and Communication Disorders and Stroke – Alzheimer Disease and Related Disorders Association) 132
- Kriterienkatalog 303
NINDS-Studie, Hirninfarkt 722
„nine hole peg-test" 745
Nitrate, KHK 507
- Nitrattoleranz 507
Nitrofurantoine 570
Nitropräparate, Herzklappenfehler 522
NMDA-Rezeptorantagonisten 624
NMR, Arteriosklerose 688
NO (Stickstoffmonoxid) 504
NO-Donatoren 507
- Molsidomin 507
- Nitrate 507

non-*Hodgkin*-Lymphome, hochmaligne 593
Noradrenalin
– SNI (selektive Noradrenalinwiederaufnahmehemmer) 445
– SNRI (Serotonin- und Noradrenalinwiederaufnahmehemmer) 445
Norton-Skala, dekubitale Risikoerfassung 286
Nortriptylin, *Alzheimer*-Demenz 314
notarielle Beurkundung 807, 808
– Patientenverfügung 807
– Vollmacht 808
„Nottingham health profile" 95–97
Notwendigkeit, medizinische, Hilfsmittelversorgung 802
NPI (neuropsychiatrisches Inventar) 305
NSAR 473, 474
– Blutung, obere gastrointestinale 474
– peptisches Ulkus 473
nuklearkardiologische Diagnosemethoden 506
„nurses' observation scale for geriatric patients" 304
Nutzen-Risiko-Abwägung, Hypertonietherapie 544

O

OARS-OMFAQ (Older Americans Resources and Servicer-Multidimensional Functional Assessment Questionaire) 97, 98
Obstipation 253–258
– klinische Befunde 255
– Kolonkarzinom 479
– und Koprostase 280
– durch Neuroleptika 664
– Pathophysiologie 253, 254
– Prophylaxe 280
– Therapie 256
– – Detergenzien 237
– – Einlauf und Klysma 257
– – Flüssigkeitszufuhr 256
– – Laktulose 256
– – Laxanzien 256, 257
– – Netzmittel 257
– – operative Behandlung 257
– – osmotische Substanzen 257
– – Quellmittel 256
– – schlackenreiche Kost 256
– – schleimhautirritierende Mittel 257
– – Suppositorien 257
– Untersuchungen 255
– – Kolonkontrasteinlauf 255
– – rektal-digitale Untersuchung 255
– – Rektosigmoidoskopie 255
– – Spezialuntersuchungen 255
Ödem, Malnutrition 343
Odynophagie (Schluckschmerz) 470, 528
Offenwinkelglaukom, primär chronisches 437
Ohr (s. auch Hörstörungen) 367, 396
– Cerumen obturans (Ohrschmalzpfropf) 396
– Innenohr 367
– Mittelohr (s. dort) 367, 396, 397
– Paukenhöhle (s. dort) 397

– Risikofaktoren für das Hörorgan 399
– Schwindel 367
– Trommelfell (s. dort) 396, 397
ökologische Funktion, Allgemeinpraxis 120, 121
Okolomotorik 746
okulärer Schwindel 368
Olanzapin, paranoid-halluzinatorische Syndrome 314
Onkologie, geriatrische 589–597
– Adnextumoren, benigne 499
– Alter und Karzinogenese 590
– AML (akute myeloische Leukämie) 593
– Basalzellkarzinom (s. dort) 497, 498, 526
– Betreuung geriatrischer Tumorpatienten 595
– Eliminationsverhältnisse 592
– Epidemiologie 589
– Früherkennung 591
– gynäkologische Tumoren (s. dort) 598–606
– Hämatopoese, reduzierte Knochenmarkreserve 594
– Harnblasenkarzinom (s. dort) 679–683
– Hauttumoren (s. dort) 497–499
– – benigne 499
– – maligne 497–499
– Hypomethylierung der DNA 590
– Inzidenz 589
– Komorbidität 590
– Lymphknotenmetastasen, inguinale 605
– Mundhöhle 527
– Mundkrebs 709
– Nase 526, 527
– – äußere Nase 526
– – Nasenhöhlen und Nebenhöhlen 526, 527
– – Rhynophym 526
– Nausea und Erbrechen 595
– Nebenwirkungen 591
– Non-*Hodgkin*-Lymphome, hochmaligne 593
– oropharyngeale Dysfunktion, maligne Tumoren 470
– Prävention 591
– Prostatakarzinom 672–679
– Risiken 590, 591
– Selbstversorgungsstatus, eingeschränkter 591
– Speicheldrüsentumoren 527
– Therapie 591
– – Alternativen, therapeutische 594
– – Chemotherapie 480, 563, 591, 592
– – Dosisanpassung, altersadaptierte 592
– – supportive und additive Therapien und Maßnahmen 594
– – Therapiegrundsätze 591
– – Therapieoptionen 594
– – Toxizität 591
– – Myelotoxizität 593
– – Tumorinduktion 590
– Tumormarker CA-125 603
– Wachstumsfaktoren, granulopoetische 595

OPCA (Olivo-Ponto-zerebelläre Atrophie) 627
Operabilität (s. Anästhesierisiko und Operabilität) 418–424
ophthalmologische Untersuchungen, Diabetes 452
Optikusneuropathie, ischämische 438
optisches System 367
orale Geriatrie/orale Gerontologie, Definition 703
Orchiektomie, bilaterale, Prostatakarzinom 677
Organreserve 10, 11
oropharyngeale und laryngeale Melanome 528–530
– Altersgipfel 529
– auslösende Noxen 529
– Diagnostik 529
– Epidemiologie 529
– Lokalrezidiv 530
– Spätsymptome 529
– Therapie 529, 530
– – Bestrahlung 529
– – endoskopische Eingriffe 530
– – kurative Behandlung 529
– – Operation 529
– Zweitkarzinom 529
oropharyngeale
– Dysfunktion 470, 471
– – Abhängigkeit der Dysphagie von der Art der Nahrung 470
– – Achalasie 470
– – Endoskopie 471
– – gastroösophagealer Reflux 470
– – klinische Befunde 470, 471
– – maligne Tumoren 470
– – mechanische Läsionen 470
– – Motilitätsstörungen 470
– – Odynophagie 470
– – Ösophagusmanometrie 471
– – Ösophagussphinkter, unterer, inkomplette Relaxation 470
– – Pathophysiologie 470
– – Symptomatik, Dauer 470
– – Therapie 471
– – – Ballondilatation, pneumatische 471
– – – chirurgische 471
– – – Drahtgitterstents 471
– – – Laserkoagulation, endoskopische 471
– – – palliative 471
– Dysphagie 469, 470, 528
– – Gastrostomie, perkutane 470
– – klinische Befunde 469
– – nasogastrale Ernährungssonde 470
– – ösophageale Phase 469
– – oropharyngeale Phase 469
– – Pathophysiologie 469
– – Speichelproduktion 469
– – Symptome 469
– – Therapie 469, 470
Orthopädietechnik im geriatrischen Team 192
Orthopnoe, Herzinsuffizienz 518
Orthostase
– asympathikotone 280
– sympathikotone 280
orthostatische
– Hypotonie 279, 280, 444, 580

orthostatische
- - ADH (antidiuretisches Hormon) 279, 281
- - antidepressivaausgelöste 444
- - Nierenfunktion 580
- - posturale Hypotension 279
- - Symptome 279
- Regulationsstörungen
- - Kompressionsstrümpfe 373
- - Schwindel 370
Osler-Erkrankung 525
osmotische Substanzen, Obstipation 257
ösophageale Dysphagie 528
Ösophagusmanometrie, oropharyngeale Dysfunktion 471
Ösophagusmotilität, gastroösophagealer Reflux 471
Ösophagussphinkter, unterer, inkomplette Relaxation 470
Osteoarthrose (s. auch Arthrose) 482–489
osteoblastische Metastasen, Prostatakarzinom 674
Osteopenie 607
Osteoporose und Knochenstoffwechsel 277, 278, 459, 460, 607–618
- Altenheimeinweisung 609, 610
- Definition 607
- Diagnostik 607, 611
- - Anamnese 611–613
- - klinische Untersuchung 613
- - Knochendichtemessung 607, 614
- - Labor 613
- - Röntgen 614
- - Screeningverfahren 614
- - Übersicht 612, 613
- Epidemiologie 608
- Frakturen (s. dort) 608–610
- Funktionseinschränkungen 609
- Hypophysen-Gonaden-Achse 460
- Immobilisation 277, 278, 610
- Kalzium/Kalziumzufuhr 611, 615, 616
- Knochenmineralsubstanz 460
- Knochenumbau 607
- Komplikationen 609, 610
- Koordinationsfähigkeit 615
- Körpergröße 609
- Morbidität 609
- Mortalität 609
- Osteopenie 607
- Pathophysiologie 607, 608
- „peak bone mass" 607
- Prävalenz 608
- Prophylaxe/primäre Prävention 277, 611
- Risikofaktoren 608, 610, 611
- Schmerzen 609
- Stürze 610
- - Sturzrisikoabklärung 613
- Therapie 278, 615
- - Basistherapie 617
- - Behandlung akuter Zustände 615
- - Bewegungsprogramme 611
- - Kontraindikation 618
- - körperliche Bewegung 615
- - medikamentöse Behandlung 611, 616–618
- - Östrogenersatztherapie 617
- - Therapiekontrolle 614

- Wachstumshormon-IGF-I-Achse 459
Osteosynthese, Schenkelhalsfraktur 697
- dynamische Hüftschraube 697
- Zugschraubenosteosynthese 697
Österreichische Gesellschaft für Geriatrie und Gerontologie 871
- Weiterbildung (s. dort) 871–874
Östrogenersatztherapie, Osteoporose 617
Östrogen-Gestagen-Kombinationen, gastrointestinale Gefäßmißbildungen 476
Otalgie, non-otogoene 397, 398
Otitis externa (Gehörgangsentzündung) 396
- Otitis externa sicca 396
otogener Schwindel 367
Ovarialkarzinom 602, 603
- Epidemiologie 602
- Prognose 602
- Risikofaktoren 602
- Therapie 602, 603
- - Chemotherapie 602, 603
- - Operation 602
- - Rezidivsituation 603
- - Standardtherapie 602
- Tumormarker CA-125 603
oxacillin-resistenter Staphylococcus aureus 552, 553
Oxazepam 233
Oxigenierungsfähigkeit 561

P
Paget-Erkrankung 676
Palliativmedizin, Hospiz 157
Palliativtherapie/palliative Maßnahmen 776–779
- Definitionsprobleme 776
- ethisch bedeutsame Elemente (s. dort) 778, 779
- Harnblasenkarzinom 682
- Konkretisierung von Lebensqualität (s. auch dort) 777
- Konsiliarteam 777
- Lungen und Atemwegserkrankungen 570
- Mammakarzinom 601
- oropharyngeale Dysfunktion 470, 471
- zentrale Elemente 776
Palpitationen 512
Pantothensäure, Xerostomie 527
PAP (prostataspezifische saure Phosphatase) 675
Papillom, invertiertes, Nasenhöhlen und Nebenhöhlen 526
Papillomvirusinfektion der Haut 500
Paracetamol, chronischer Schmerz 380
Paradontosis 706
Paralyse, Hemiplegiesyndrom 740
paranoide Schizophrenie 662
paranoid-halluzinatorische Phänomene/Syndrome
- akute Verwirrtheitszustände 331
- Demenzkranke, Therapie 314
Parasomnie (s. auch Schlaf) 385
Parasympatholytika, Lungen und Atemwegserkrankungen 567

Parese, zentrale (s. Hemiplegiesyndrom) 739.–742
Pareto-Prinzip 118
Parkinson, Morbus Parkinson (s. auch Parkinson-Syndrom) 266, 527, 620–626
- akinetische Krise 625
- Ätiologie 620
- Blasenstörungen 625
- COMT-Inhibitoren 623
- depressive Symptomatik 626
- L-Dopa (s. dort) 621, 622
- DOPA-Dekarboxylasehemmer 623
- Dopaminabbau, Hemmer 623
- Dopaminagonisten 623
- Dopaminantagonisten 622, 625
- Dopaminmangel 620
- Fluktuationen 623, 625
- frei Radikale 620
- Hyperhidrosis 625
- Hyperkinesie 620
- Klinik 621
- - präklinische Phase 621
- - Krankheitszeichen 621
- - Kriterien 621
- MAO-B-Inhibitoren 623
- NMDA-Rezeptorantagonisten 624
- Pathogenese 620
- Psychosen 622, 626
- Rigor 620
- Ruhetremor 620
- Schmerzen, pseudoradikuläre 621
- Sexualfunktion, Störungen 626
- Therapie 621–626
- - der akinetischen Krise 625
- - Ersteinstellung 624
- - experimentelle Therapie 626
- - bei Fluktuationen der Beweglichkeit 625
- - Frühphase 623
- - Kombinationstherapie 624
- - medikamentöse Therapie 622–625
- - der Nebenwirkungen 626
- - perioperative Behandlung 625
- - stereotaktische Operation 625
- - des Tremors 625
- - Therapierichtlinien 624
- - vegetative Störungen 625
- Typen 621
- - akinetisch-rigider Typ 621
- - Äquivalenztyp 621
- - Tremordominanztyp 621
- Ursachen 621
- Verlauf 621–626
Parkinson-Syndrom (s. auch M. Parkinson) 626–630
- CBGD (kortikobasale ganglionäre Degeneration; s. CBGD) 629, 630
- Lewy bodies, dementia with (DLB) 303, 307, 629, 630
- MSA (Multisystematrophie; s. MSA) 626, 627
- PSP (progressive supranukleäre Blickparese; s. PSP) 627, 628
- SAE (subkortikale arteriosklerotische Enzephalopathie) 266, 630
- vaskuläres 630
Parodont (s. auch Zahnmedizin) 704
- Therapie, paradontale 707
Parotitis, marantische 527

Sachverzeichnis

Partizipation 163
Partnerschaft 831–834
- Beziehungskonstellationen 832
- emotionale Entfremdung und Isolation 832
- Festungspaare 832
- Lebenspartnerschaften ohne Trauschein 837
- Partnerkonflikte, Suizid 650
- Verlaufsmuster 832
Patient im geriatrischen Team 191
Patientenauswahl, geriatrisches Assessment 166, 167
Patientengruppen 20
Patienteninterview, Medikamentencompliance 220
Patientenkarriere 21
Patientenkontakte, telefonische 226
Patientenmanagement, PMC („patient management categories") 20
Patientenmerkmale, Medikamentencompliance 222–224
Patientenverfügung 805–807
- Einwilligung, mutmaßliche 806
- Einwilligungsfähigkeit 797, 805, 806
- Geschäftsfähigkeit, volle 806
- notarielle Beurkundung 807
- Patientenbrief 805
- Patiententestament 805
- Validität und Gültigkeit 806
- Vertrauensperson 807
- Vorbereitung einer Patientenverfügung 806
- Widerruf und Abänderung 807
- Wirksamkeitsvoraussetzung 807
Patientenzugang 105
Paukenhöhle 397
- Paukenerguß 397
Pauwels-Klassifikation, Schenkelhalsfraktur 695
pAVK (periphere arterielle Verschlußkrankheit) 685–691
- Arteriosklerose (*s. dort*) 266, 427–432, 685–691
„peak bone mass" 607
PEG (perkutane endoskopische Gastrostomie) 351–359
- Antibiotikaprophylaxe 352, 353, 356
- Aspiration 355
- demente Patienten 351
- Durchführung, praktische 356
- Einverständniserklärung 352
- Endokarditisrisiko 352
- hämorrhagischer Insult 351
- Indikationen 351
- Komplikationen 353–355
- - ernährungsbedingte 354
- - gastroösophagealer Reflux 355
- - sondenbedingte Spätkomplikationen 355
- Kontraindikation 352
- Kostaufbau 357
- Labor 352
- Letalität 353
- Magen-pH 353
- Mortalität 353
- Schluckstörungen 351
- Sonde, nasogastrale 355–358
- - Entfernung der Sonde 358
- - Sondenpflege 357

- Thrombozytenaggregationshemmer 353
- Verbandswechsel 357
pektanginöse Beschwerden 512
Pemphigoid, bullöses 500, 501
Pemphigus vulgaris 500
Penumbra, Hirninfarkt 718
Perchlorat, Hyperthyreose 657
Performance-Oriented-Mobility-Assessment 177
Performance-Testverfahren, geriatrisches Assessment 175–177
Personal/geriatrisches Team 48, 136, 145, 152, 189–195
- betreutes Wohnen, Personalstruktur 152
- *Bobath*-Konzept 190, 192
- Dekubitusteam 278
- Dokumentationssystem 190
- Einführungstage 194
- Entwicklung eines Teams 194
- Fachpersonalquote, Alten- und Pflegeheim 145
- Familiengespräch 193
- ganzheitliche Sichtweise 189
- Influenzaimpfung/Immunisierung 48
- Kommunikation 190
- Koordination/Aufgabenverteilung 193
- Kooperation 189
- Probleme bei der Teamarbeit 193
- rehabilitative Pflege 191
- Teambesprechungen 189
- Teamtraining 194
- Zielformulierung 189
- Zusammensetzung des geriatrischen Teams 191–193
- - Arzt 191
- - Ergotherapie 192
- - Logopädie 192
- - Orthopädietechnik 192
- - Patient 191
- - Pflegeberufe 191
- - physikalische Therapie 192
- - Physiotherapie (*s. auch dort*) 191, 192
- - Psychologie 192
- - Seelsorge 192
- - Sozialarbeit 192
- - weitere Therapieangebote 192
Personensorge 791–799
Persönlichkeitsaspekte, negative 82, 83
pertrochantäre Frakturen 697, 698
- Diagnostik 697
- Klassifikationskriterien 697
- - der AO 697
- - nach *Evens* 697
- Klinik 697
- Therapie 697
- - chirurgische Versorgung 697
- - „classic nail" 698
- - dynamische Hüftschraube 697
- - Femurnagel, proximaler 698
- - Gammanagel 697
Pflege
- aktivierende 32
- Belastung, pflegende Angehörige und professionelle Helfer 183
- Kurzzeitpflege 146
- Rehabilitation vor Pflege 37

- rehabilitative 191, 758
- Tagespflegeeinrichtungen 20
- Verhaltensweisen pflegender Töchter 76
- vollstationäre 34
Pflegebedarf, betreutes Wohnen 153
Pflegebedürftigkeit 27–29, 39, 106
- Absicherung gegen das Risiko 28
- älteste Alte 91, 92
- Beckenfrakturen 694
- Definition der Grundbegriffe 30
- Gesetz zur sozialen Absicherung des Risikos der Pflegebedürftigkeit 27
- Leistungsvoraussetzung 31
- Prävalenz 29
- Vermeidung/Verminderung 28
Pflegeberufe im geriatrischen Team 191
Pflegedienste, ambulante geriatrische 139–143, 324
- Demenzkranke 324
- Dienstleistungsangebot 141
- Entwicklungen, quantitative 139
- hauswirtschaftliche Leistungen 142
- pflegerische Angebote 141, 142
- - fachpflegerische Angebote 141
- - Grund- und Behandlungspflege 141
- - Intensivpflege 141
- - psychiatrische/gerontopsychiatrische Pflege 141
- Pflegeversicherung 140
- rehabilitativaktivierende Pflegeangebote 141
- Zielsetzung 139, 140
- Zusatzangebote 142
Pflegefehler, Dekubitusulcera 283, 284
Pflegegeld 33
Pflegeheim/Pflegeheimpatienten (*s.* Heim) 22, 48, 114, 144–150
pflegende Angehörige (*s. auch* Angehörige) 136, 137, 183, 319
pflegerisches Defizit 32
Pflegesachleistung 33
Pflegestufen 31
- I, II und III 31
Pflegeversicherung 27–38, 110
- Altenheim und Pflegeheim)/Pflegeheimpatienten (*s. auch* Heim) 145
- ambulante Pflegedienste 140
- soziale, aus geriatrischer Perspektive 27–38
- - gesundheitspolitische Zielsetzung 36
- - Leistungen 33
- - Pflegesachleistung 33
- - sozialpolitische Zielsetzung 34
Pflegezeitbemessung 32
Phäochromozytom, arterielle Hypertonie 537
Pharmakodynamik 207
- Psychopharmakologie 229
- Schmerzen, chronische, pharmakodynamische Faktoren 379
Pharmakokinetik und pharmakokinetische Besonderheiten im Alter 207–217
- Albuminkonzentration 209
- Clearance 210
- Elimination 210
- Gebrechlichkeit 213

Pharmakokinetik und pharmakokinetische Besonderheiten im Alter
- Interaktionen, pharmakokinetische 213–215
- Metabolismus (s. auch Stoffwechsel) 209, 211–213
- – „first-pass"-Metabolismus 209
- Polypharmazie 214
- Psychopharmakologie 229
- renale Ausscheidung 210, 211
- Resorption und Bioverfügbarkeit 208, 209
- Schmerzen, chronische, veränderte Pharmakokinetik 379
- unspezifische Symptome 215
- Verteilung/Verteilungsvolumen 209, 210
- Zytochrome-P450 (CYP) 212, 213

Pharmakotherapie/Gerontopsychopharmakologie (s. Psychopharmakologie) 205–234, 335, 336

„Philadelphia geriatric center morale scale" 183

pH-Metrie, 24 h-, gastroösophagealer Reflux 472

physikalische Therapie
- im geriatrischen Team 192
- Schwindel, physikalische Begleittherapie 374
- Venenerkrankungen 558

physiologische Veränderungen im Alter 208

physiologischer Alterungsprozeß 769

Physiotherapie 190–192, 199–202, 381, 486
- Arteriosklerose, Bewegungstherapie 689
- Arthrose 486
- Assessment, physiotherapeutisches 199–202
- im geriatrischen Team 191, 192
- – Bobath-Konzept 190, 192
- – Einzelbehandlung 191
- – Gruppenangebote 191
- Lungen- und Atemwegserkrankungen 569
- Osteoporose, Bewegungsprogramme 611
- Rheumaerkrankung 638
- Schmerzen, chronische, physikalische und physiotherapeutische Maßnahmen 381

physische
- Erkrankungen 769, 770
- Gesundheit 171
- Ressourcen 62, 170

Phytopharmaka, Alzheimer-Demenz 314

Phytotherapie, benignes Prostatasyndrom 670

Pigmentierungsstörungen der Haut 497

PIN (prostatische intraepitheliale Neoplasie) 676

Pipamperon, akute Verwirrtheitszustände 336

Plaque, atherosklerotische 428

Plasmakortisolspiegel 281

Plastizität im Alter 74

Plättchenthromben 752

Plattenepithelkarzinom der Haut 498

- Nasenhöhlen und Nebenhöhlen 526
- Speicheldrüsen 527

Pleuraerguß, Herzinsuffizienz 518

Pleuraschwielen 572

PLMs („periodic limb movement disorders") 391

plötzlicher Herztod (s. Herztod) 506, 512, 822

PMC („patient management categories") 20

Pneumokokken/Pneumokokkenimpfung im Alter 50, 51
- altersspezifische Aspekte 50
- Impfstoffe 50
- Indikation 51
- Klinik 50
- Kontraindikation 51
- Nebenwirkungen 50
- Wirksamkeit 51

Pneumonie 471, 548, 550, 551, 562, 563
- ambulant erworbene 562
- Antibiotikatherapie 563, 564
- Begleitsymptome 562
- Bronchiektasie 564
- Chemotherapie 563
- COPD („chronic obstructive pulmonary disease") 563
- Erreger 562, 563
- Inzidenz 562
- Legionellenpneumonie 562
- Mikroaspiration 563
- nosokomiale 548, 550, 551, 562
- – Definition 550
- – Erregerspektrum 551, 563
- – klinisches Bild 551
- – Risikofaktor 550, 551
- Pflegeheime 563
- rezidivierende, gastroösophagealer Reflux 471
- supportive Maßnahmen 564

Polyarthritis, alters-chronische 635–637
- Antikörper, antinukleäre 636
- Diagnostik 635
- Einteilung nach Healy 635
- Klinik 635
- Kriterien der American Rheumatism Asscociation 635, 636
- Osteoporoserisiko 636
- Therapie 636
- – medikamentöse 636

polygraphische Rekorder, Schlafapnoe 574

Polymyalgia rheumatica und Arteriitis temporalis 633, 634
- Biopsie, der A. temporalis 633
- Diagnostik 633
- Differentialdiagnostik 633
- Erblindung 633
- Klinik 634
- Riesenzellarteriitis 633
- Schmerzen 633
- Therapie 633
- – medikamentöse 633

Polyneuropathie, Gangataxie, sensible 267

Polysomnographie, Schlafapnoe 575

Postmenopausenblutung, Endometriumkarzinom 604

Präexitationssyndrom, Herzrhythmusstörungen 513

Praktikabilität bei Älteren 97

Prävalenzrate 91

Prävention von Behinderung im Alter 39–45
- allgemeine präventive Empfehlungen 41, 42
- Hausbesuche, präventive 44, 119
- Konzepte, präventive 44
- Maßnahmen 41
- – individuelle 41
- – strukturelle 41
- primäre 39, 40
- Rehabilitation, präventive 110
- sekundäre 39, 40

Präventions- und Screeningmaßnahmen, Alten- und Pflegeheim 149

Prinzipien geriatrischer Versorgung 106–108

propriozeptives System 367

Prostatahypertrophie 461

Prostatakarzinom 672–679
- AAH (atypische adenomatöse Hyperplasie) 676
- Ätiologie 673
- Diagnostik 674–676
- – CT 676
- – Knochenszintigraphie 676
- – Prostatabiopsie 676
- – PSA-Werte 674
- – Sonographie 676
- hormorefraktäres Prostatakarzinom 678
- Inzidenz 672
- Klinik 674
- Knochenschmerz 674
- M. Paget 676
- Metastasierung 674
- – osteoblastische Metastasen 674
- Morbidität 676
- Obstruktionssymptome 674
- PAP (prostataspezifische saure Phosphatase) 675
- Pathologie 673
- PIN (prostatische intraepitheliale Neoplasie) 676
- Prävalenz 672
- PSA (prostataspezifisches Antigen) 668, 675
- Stadieneinteilung 673
- TNM-Klassifikation 673
- Therapie 676–678
- – Androgendeprivation (s. dort) 677
- – fortgeschrittenes Prostatakarzinom 677
- – hormorefraktäres Prostatakarzinom 678
- – kontrolliertes Zuwarten 677
- – lokalisiertes Prostatakarzinom 676
- – medikamentöse 678
- – Orchiektomie, bilaterale 677
- – Prostatektomie, radikale 676
- – Stadium T1a 676
- – Strahlentherapie 677

Prostatasyndrom, benignes (BPS) 666–672
- Ätiologie 667
- 5α-Reduktase 667
- Blasenauslaßobstruktion 667
- BPE (benigne Prostatavergrößerung) 667

- BPH (benigne Prostatahyperplasie) 667
- – pBPH 667
- BPO („benign prostatic obstruction") 667
- Diagnostik 667–669
- – Restharnbestimmung 668
- – Ultraschall, transrektaler 669
- – Uroflowmetrie 668
- Epidemiologie 666
- IPSS (Internationaler Prostatasymptomscore) 668
- Laborparameter 668
- LUTS („lower urinary tract symptoms") 667
- Miktionsanamnese 668
- Pathogenese 667
- Pathophysiologie 667
- PSA (prostataspezifisches Antigen) 668
- Terminologie 667
- Testosteron 667
- Therapie 669–672
- – Inzision der Prostata, transurethrale 671
- – medikamentöse 667, 670
- – Mikrowellenthermotherapie, transurethrale 671
- – Nadelablation der Prostata, transurethrale 671
- – Operationsindikation, absolute 669
- – Phytotherapie 670
- – Resektion der Prostata, transurethrale 671
- – Stents, intraprostatische 671

Proteinurie 580
Proteinzufuhr, Niereninsuffizienz 581
Protonenpumpenblocker, gastroösophagealer Reflux 471, 472
Prozeßqualität 144, 862
- Alten- und Pflegeheim 144
Pruritus seniles/sine materia 494
PSA (prostataspezifisches Antigen) 668, 674, 675
- Prostatakarzinom, PSA-Werte 674
Pseudocicatrices stellaires 496
Pseudodemenz (s. auch Demenz) 442
Pseudogicht 634
Pseudohypertonie 537
Pseudonormotonie 538
Psoriasis vulgaris (Schuppenflechte) 495
PSP (progressive supranukleäre Blickparese; s. PSP) 627, 628
- Ätiologie 628
- Blicklähmung, supranukleäre 628
- Diagnostik 628
- Epidemiologie 627
- Klinik 628
- Therapie 628
psychiatrische/gerontopsychiatrische
- Begleittherapie, Alzheimer-Demenz 313
- Erkrankungen
- – Fahreignungsberatung 846
- – Suizid 649
- – NPI (neuropsychiatrisches Inventar) 305
- Pflege 141
- Störungen 81

- Versorgung 125–130
- – Allgemeinkrankenhäuser, psychiatrische Abteilungen 128, 129, 321, 322
- – Demenzkranie 321–323
- – gerontopsychiatrische Stationen 127
- – psychiatrische Fachkrankenhäuser 128
- – Tageskliniken 125–127, 322, 323
- – universitäre psychiatrische Versorgung 129
- – vollstationäre Einrichtungen 127–129
- – wohnortnahe psychiatrische Versorgung 129
- – Zentren, gerontopsychiatrische 129
psychische
- Ressourcen 62, 170
- Störungen/Erkrankungen 770
- – Alkoholabusus, psychische Symptome 642
- – Immobilisation 281
- – internationale Klassifikation 303
- – Malnutrition, psychische Belastungen 340
- – Stürze 271
psychischer Status, Assessment 169
psychoedukative Gruppen, Schizophrenie und wahnhafte Störungen 665
Psychologie im geriatrischen Team 192
psychologische Begleittherapie, Alzheimer-Demenz 313
psychoorganische Veränderungen, Subduralhämatom, chronisches 586
Psychopharmakologie/Gerontopsychopharmakologie 205–234
- Antidepressiva (s. dort) 230, 231, 313, 390, 443–447
- Anxiolytika (s. dort) 232, 233
- Eliminationshalbwertszeit 230
- „first-pass"-Metabolismus 230
- hepatische Elimination 230
- Hypnotika (s. dort) 233, 234
- Neuroleptika (s. dort) 231, 232
- Pharmakodynamik 229
- Pharmakokinetik 229
- Verwirrtheitszustände, aktue 335
Psychosen
- akute Verwirrtheitszustände 333
- M. Parkinson 622, 626
psychosomatische Grundversorgung, Allgemeinpraxis 122, 123
psychosoziale Anamnese, gastroenterologische Erkrankungen 468
Psychotherapie, Depression 447
- Kurzzeitpsychotherapie 447
PTCA 509
PTA, Arteriosklerose 689
pulmonale Erkrankungen 420
- Blutgase, arterielle 421
- postoperative pulmonale Komplikationen 421
- Retraktionskraft, elastische 420
- Spirometrie 421
Pulpitis (s. auch Zahnmedizin) 706
Pulsoxymetrie, Schlafapnoe 574
Pulsstatus, Diabetes 452

Q
Qualität
- Alten- und Pflegeheim (s. dort) 144
- Lebensqualität (s. dort) 15, 91–99
Qualitätssicherung 861–864
- betreutes Wohnen 153
- Demenzkranke, Qualitätskontrolle 318
- Ergebnisqualität 144, 862
- Funktionen 862
- geriatrisches Assessment 166, 863
- Gesundheitsversorgung, rationale 864
- Kennzeichen stationärer Qualitätssicherungsverfahren 862
- ökonomische Theorie der Qualitätssicherung 861
- Qualitätsaspekt 861
- Qualitätsmanagement 862
- – externes 862
- – integriertes 863
- – internes 862
- Qualitätsmanagementsystem 864
- Qualitätswettbewerb im Gesundheitswesen 863
- Prozeßqualität 862
- rechtliche Grundlagen 861, 862
- Steuerungsfunktion 863
- Strukturqualität 144, 862
- Transparenzfunktion 863
- Vergleichsfunktion 863
- Zertifizierungssystem 864
- Zuweisungsqualität 863
Quellmittel, Obstipation 256

R
Radiojodtherapie 657, 658
- Hyperthyreose 657
- Schilddrüsenkarzinom 658
- Struma multinodosa 658
Radiusfraktur 694
randomisiert-kontrollierte Studien 858
Rauchen
- Arteriosklerose 429
- Hypertonie 540
- KHK 505
- peptisches Ulkus 474
räumlich-kontruktive Störungen nach Schlaganfall 748
Reanimation, kardiopulmonale 763–767
- Besonderheiten im Alter 764, 765
- Dauer der Reanimation 766
- Entscheidungsfindung 765, 766
- Kriterien für den Beginn einer Reanimation 766
- Maßnahmen 763, 764
- Vorerkrankungen 766
„rebound"-Phänomen, Benzodiazepine 390
rechtliche
- Grundlagen, Qualitätssicherung 861, 862
- Unterstützung 792
Rechtsangelegenheiten 792
Rechtsgrundlagen 792
„reentry" Tachykardie, paroxysmale AV-junktionale 512, 513
Reflexinkontinenz 241, 245
- Katheterisierung 245

Reflexinkontinenz
- operative Möglichkeiten 245
- Pharmakotherapie 245
Reflexsteigerung 490
Reflux, gastroösophagealer (s. dort) 355, 470–472
Regionalanästhesie, rückenmarksnahe 422
Regreß 118
Regurgitationen, nächtliche, gastroösophagealer Reflux 471
Rehabilitation, geriatrische 19, 731, 732, 753–758
- ambulante geriatrische 110–116
- - Definition 111
- - diagnostische und therapeutische Rehamaßnahmen 113–116
- - gemeindebezogener Ansatz, Gesundheitsförderung 110, 111
- - Institutionen, ambulante 758
- - Rehabilitationsbedarf 112, 113
- - Strukturen 111, 112
- - Therapieziele 113
- - Zukunft 116
- Angst 757
- Augenerkrankungen, altersbedingte, Rehabilitationsmaßnahmen 440
- ausgewählte Probleme in der Rehabilitation 755–758
- Behandlung motorischer Störungen 755
- Curriculum ambulante geriatrische Rehabilitation 869
- Depression 757
- Ende von Therapie und Rehabilitation 772
- Entlassungsplanung 757
- ergotherapeutisches Assessment, Rehabilitationspotential 197
- Frakturen im Alter, Rehabilitationsmanagement 698, 699
- - endoprothetischer Hüftgelenkersatz 698
- - bei Luxation 698
- - Mobilisation 698, 700
- - Rehabilitationsplan 699
- Frührehabiliation 19, 24, 25
- Gehhilfen 756
- Indikationsstellung 753
- Infarktbehandlung, Frührehabilitation 509
- Kontraindikation 754
- medikamentöse Behandlung 756
- Pflegeangebote, rehabilitativaktivierende 141, 758
- präventive 110
- Prinzipien der Rehabilitation 731, 732
- Rehabilitation vor Pflege 37
- Rollstuhlversorgung 756
- Schlafstörung 757
- Schmerz 756
- Schuldgefühle 757
- Strategeien der Rehabilitation (*Übersicht*) 732
- Trennung zwischen Akutbehandlung und Rehabilitation 61
- Wünsche oder Prioritäten des Patienten 754
- Zielformulierung 754
Rehabilitationsbedarf 112, 113

Rehospitalsierungsfälle, Schlaganfall 736
Reinfarktrisiko 419
Reisberg, (GDS - „global deterioration scale") 136
Rektosigmoidoskopie 255
Rektumkarzinom (s. auch Kolonkarzinom) 479, 480
REM („rapid eye-movement"-) Schlaf 384
Remobilisiation 19
„remodeling"
- Herzinsuffizienz 518
- KHK 506
renale
- Ausscheidung von Arzneimitteln 210, 211
- - Formel von *Cockcroft* und *Gault* 211
- Durchblutung 579
renales System 13
renal-tubuläre Azidose, Typ IV 360
Renin-Angiotensin-Aldosteron-System (RAAS) 360
- Angiotensinrezeptorantagonisten 543
renoparenchymatöse Erkrankung, Hypertonie 535
Rente/Rentner
- Verhältnis von Mitgliedern/Familienangehörigen und Rentnern 18
Repräsentanz, kognitive 77
Residuum, schizophrenes 662
Resorption und Bioverfügbarkeit von Arzneimitteln 208, 209
Respirationssystem (s. Atmung/Lunge und Atemwege) 561–577
Respirationstrakt 12
Ressourcen 62
- anatomische 62
- physische 62
- psychische 62
Ressourcenhypothese, Langlebigkeit 89
Restharnbestimmung 668
„restless-legs"-Syndrom 387, 391–393
- Klinik 391
- Minimalkriterien 391
- Myoklonie-Index 391
- PLMs („periodic limb movement disorders") 391
- Therapie 393
Rezepteinlösungen 220
Rezeptnachforderung 220
Rheumatologie/rheumatische Erkrankungen 379, 570, 632–639
- Antirheumatika, nichtsteroidale 379
- Arteriitis temporalis 633
- Chondrokalzinose (s. dort) 634
- Dermatopolymyositis (s. dort) 637, 638
- Einteilung 632
- Epidemiologie 632
- Fieber, rheumatisches 638
- Gicht (s. dort) 634, 635
- Herzkrankheit, rheumatische 518
- interstitielle Lungenerkrankung 570
- Kollagenosen/Alterskollagenosen (s. dort) 637

- Kriterien der American Rheumatism Asscociation 635, 636
- Polyarthritis, alters-chronische (s. dort) 635–637
- Polymyalgia rheumatica (s. dort) 633, 634
- Sklerodermie (s. dort) 638
- Spondylitis ancylosans 638
- Therapiehinweise, allgemeine 638, 639
- - Ergotherapie 638
- - Krankengymnastik 638
Rhinitis medicamentosa 526
Rhinopathie 526
- hypereflektorische 526
- vasomotorische 526
Rhinophym 526
Rhomberg-Stehversuch 372
richterliche Genehmigung 798
Riesenzellarteriitis 633
Rigor, M. *Parkinson* 620
Risiko
- Gesetz zur sozialen Absicherung des Risikos der Pflegebedürftigkeit 27
- Risikoassessment 64
Risikofaktoren von Behinderung im Alter 42–44
- *Übersicht* 43
Risikostrukturausgleich 801
Risperidon
- akute Verwirrtheitszustände 335
- paranoid-halluzinatorische Syndrome 314
Riva-Rocci-Manschettenprinzip, Blutdruckmessung 537
Rollstuhlversorgung 756
Röntgen
- Aortenklappenfehler 522
- Arthrosediagnostik 485
- Lungen und Atemwegserkrankungen 566
- Mitralklappenfehler 522
- Osteoporose 614
- Spinalstenose 490
Ruhe-EKG 506
Rumpf-Kontroll-Test, Schlaganfall 742
Rumpfmotorik 743

S
Sachverständiger 794
SAE (subkortikale arteriosklerotische Enzephalopathie) 266, 630
- vaskuläres *Parkinson*-Syndrom 630
Sakkaden 404
Sarkopenie, FTT-Syndrom 296
Sauerstoffaufnahme, maximale 561
Sauerstofftherapie/Sauerstofflangzeittherapie
- Lungen und Atemwegserkrankungen 568
- Lungenembolie 572
- Schlafapnoe 576
- Throaxdeformitäten und neuromuskuläre Systemerkrankungen 572
Säuglingssterblichkeit 7
SBAS (schlafbezogene Atmungsstörungen) 393, 531
„Scandinavian Stroke Scale" 720
Schädel-Hirn-Trauma
- Schwindel 368

– Subduralhämatom, Bagatell-Schädel-Hirn-Trauma 585
Schaden 163
Schalleitungs-/Schallempfindungsschwerhörigkeit (s. auch Hörstörungen) 395–399
– Altersschwerhörigkeit 398
– Cerumen obturans (Ohrschmalzpfropf) 396
– Kombination 395
– Therapie 396
Schenkelhalsfraktur 695–697
– „alignement"-Index 696
– Außenrotationsfehlstellung 696
– Diagnostik 697
– Klassifikation 69
– – der Arbeitsgemeinschaft Osteosynthese 696
– – nach *Garden* 695
– – nach *Pauwels* 695
– Klinik 696
– Kopfnekrose 698
– Luxationsrate 698
– Pseudarthrose 698
– Rehabilitationsmanagement 698
– Therapie 697
– – chirurgische 697
– – Osteosynthese (s. dort) 697
– – Totalendoprothese 697
– Verkürzung 696
Schilddrüsenerkrankungen 536, 654–658
– Atrophie 654
– Autoimmunphänomene 654
– Hypertonie 536
– Hyperparathyreoidismus, primärer 536
– Hyperthyreose (s. dort) 656, 657
– Hypothyreose (s. dort) 536, 655, 656
– Schilddrüsenkarzinom (s. dort) 658
– Struma multinodosa (s. dort) 657, 658
– T3-Konzentration im Blut (s. dort) 654, 655
– Therapie 655
– – jodhaltige Medikamente 655
– – Medikamenteneinfluß 655
– – Thyreoidektomie 658
– – Thyreoiditis-*de-Quervain* 656
– Veränderung der Schilddrüse im Alter 654
Schilddrüsenkarzinom 658
– Prävalenz 658
– Radiatio 658
– Thyreoidektomie 658
Schizophrenie und wahnhafte Störungen 447, 660–665
– akute schizophreniforme Störung 661
– Betreuungsgesetz 664
– Definition 661
– Depression, wahnhafte 447
– Diagnostik 661–663
– DSM-IV 661
– Epidemiologie 660
– hebephrene Schizophrenie 662
– ICD-10 661
– katatone Schizophrenie 662
– klinischer Verlauf 661–663
– multifaktorielle Erkrankung 661

– paranoide Schizophrenie 662
– Pathogenese 660
– Residualsymptomatik 660
– Residuum, schizophrenes 662
– Schizophrenia simplex 662
– Selbst- oder Fremdgefährdung 664
– sensorische Beeinträchtigung 661
– Suizidrisiko 663
– Therapie 663–665
– – medikamentöse 663, 664
– – nicht-medikamentöse 664, 665
– – psychoedukative Gruppen 665
– undifferenzierte Schizophrenie 662
– Verlaufsformen 662
– Wahnidee 663
– Wahninhalte 663
– Wahnvorstellungen 662
schlackenreiche Kost, Obstipation 256
Schlaf und Schlafstörungen im Alter 314, 384–394
– *Alzheimer*-Demenz 314
– altersphysiologische Veränderungen 384
– Atemstörungen, schlafbezogene 393
– Benzodiazepinabhängigkeit 644
– Definition der Schlafstörungen 385
– Depression 387, 447
– – sedierende Antidepressiva 447
– Dyssomnien 385
– Insomnie (s. dort) 386–391
– Neuroleptika, sedierende 447
– „non"-REM-Schlaf 384
– Parasomnien 385
– REM („rapid eye-movement"-) Schlaf 384
– „restless-legs"-Syndrom (s. dort) 387, 391–393
– Tagesschläfrigkeit 385
– Tiefschlafanteil, reduzierter 385
– Wachphasen 385
– Weckschwelle, akustische 387
Schlafapnoe/obstruktives Schlafapnoesyndrom 393, 531, 532, 572–576
– Apnoeindizes 575
– Atemstillstand 573
– Diagnostik 531, 574, 575
– – Anamneseerhebung 574
– – Langzeitpulsoxymetrie 574
– – polygraphische Rekorder 574
– – Polysomnographie 575
– Epidemiologie 572
– Häufigkeit mit zunehmendem Alter 572
– Hirnleistungsstörungen 574
– Hypoxämie 573
– Pathophysiologie 573
– Prävalenz 572
– Schnarchen 531
– Schweregradeinteilung 573
– SBAS (schlafbezogene Atmungsstörungen) 393, 531
– Symptomverschiebung 574
– Tagesmüdigkeit 573
– Therapie 531, 575, 576
– – Gewichtsreduktion 531
– – medikamentöse Behandlung 576
– – nCPAP (nichtinvasive nächtliche Überdruckatmung) 576
– – operative Therapieverfahren 576
– – Sauerstofflangzeittherapie 572, 576

– – schlafhygienische Allgemeinmaßnahmen 575
– – Therapieverfahren (*Übersicht*) 575
– – Tracheostoma 576
– – Ventilationstherapie, nächtliche 531
– – Verbesserung der Schlafhygiene 531
– Weckreaktion 573
– zentrale Apnoen 531, 573
Schlafhygiene 386
– Allgemeinmaßnahmen, schlafhygienische 388
Schlaftiefe 384
Schlaf-Wach-Phasen/Schlaf-Wach-Rhythmus 384
Schlafzyklus 384
Schlaganfall, Rehabilitation und Langzeitbehandlung 729–758
– Adaptationen 732
– affektive Störungen 748
– Altersgruppe über 75 751
– Angst 748
– Antiaggregantien 751, 752
– Antikoagulation 751
– Apraxie
– – ideatorische 747
– – ideomotorische 747
– Assessment der Schädigungen und Fähigkeitsstörungen nach Schlaganfall 738
– Aufmerksamkeitsstörungen 747
– Aufstehtest 743
– Balanceprüfung 743
– Demenz 748
– Depression 748
– Ekel 749
– Embolierisiko 751
– Epidemiologie 734
– Esslinger Skalierung 743
– Fähigkeitsstörung 734
– Fazilitation 741
– Funktionsassessment 742
– Funktionsdiagnostik, Stufen 739
– Funktionsentwicklung nach Schlaganfall 737
– Ganganalyse 744
– ganzheitliche Behandlung 731
– Gehgeschwindigkeit 743
– Handkraft 745
– Hemineglect 747
– Hypertonie, arterielle 734, 750
– ICIDH („international classification of impairments, disabilities and handicaps") 733
– instrumentelle Aktivitäten des täglichen Lebens 749
– Karotisoperation 750
– Kau-, Schluck- und Eßstörungen 745
– Komorbidität 734
– – kardiale 734
– Kompensation 731
– Krafttraining 741
– Kraftverlust 741
– Langzeitkonzept 731
– Lokomotion und untere Extremität 742–744
– Motorik der oberen Extremität 744, 745

Schlaganfall, Rehabilitation und Langzeitbehandlung
- motorisches Lernen 732
- „nine hole peg-test" 745
- Okulomotorik 747
- Paralyse 740
- Parese, zentrale (s. Hemiplegiesyndrom) 739–742
- Prädiktoren 737
- Prinzipien geriatrischer Rehabilitation 731, 732
- Prognose, Individualprognose 737
- räumlich-kontruktive Störungen 748
- Rehabilitation (s. dort) 752–758
- Rehospitalisierungsfälle 736
- Restitution 731
- Rezidivquote 750
- Risikofaktoren 734
- – Kontrolle 750
- Rumpf-Kontroll-Test 742
- Rumpfmotorik 743
- Schädigungen 734
- Schlaganfalleinheiten („stroke units") 107, 716, 727
- Schlaganfallfolgen 734–736
- Schulter-Arm-(Hand)-Syndrom 745
- Sekundärprävention 749
- Selbstwertgefühl, Verlust 749
- Sensibilitäts- und Wahrnehmungsstörungen 746
- soziale Beeinträchtigungen 749
- Spastik 740
- Sprech- und Sprachstörungen 746
- Strategien der Rehabilitation (Übersicht) 732
- Teamarbeit 729
- Therapieplanung 734
- Tonuserhöhung 741
- Verlaufsbeobachtungen 737
Schleimhautatrophie, Nase- und Nasennebenhöhlenerkrankungen 525
schleimhautirritierende Mittel, Obstipation 257
Schleswig-Holstein, Modellprojekt Geriatrie 20
Schluckakt 528
Schluckstörungen 339, 348, 527–529
- Aspiration, tracheale 528
- Diagnostik 528
- – Fragebogen 528
- – interdisziplinäre Schluckuntersuchungen 528
- dominierende neurogene 528
- Dysphagie (Schluckbeschwerden) 528
- ösophageale 528
- – oropharyngeale 528
- M. cricopharyngeus, Dysfunktion 529
- Malnutrition 339, 348
- neuromuskuläre 528
- Odynophagie (Schluckschmerz) 528
- PEG (perkutane endoskopische Gastrostomie) 351
- nach Schlaganfall 745
- Therapie 528, 529
- Zenker-Hypopharynxdivertikel 528
Schmerz/chronische Schmerzen 376–383

- abdominale Schmerzen, ischämische Kolitis 477
- Arthrose 485
- Darmerkrankungen, entzündliche 478
- Definition 376
- Diagnostik 377–379
- epidemiologische Daten 376
- epigastrischer Schmerz 471, 473
- Frakturen im Alter 699
- „gate-control"-Theorie 377
- Immobilität 378
- Inzidenz 376
- Knochenschmerz, Prostatakarzinom 674
- Krankheitsprogression 376
- M. Parkinson, pseudoradikuläre Schmerzen 621
- Messung der Schmerzintensität 378
- Mobilisation 756
- Nierenfunktion, eingeschränkte 380
- Odynophagie (Schluckschmerz) 528
- Osteoporose 609
- Pflegeheimbewohner 377
- Polymyalgia rheumatica 633
- Prävalenz 376
- Schmerzchronifizierung 376
- Schmerztagebuch 378
- Schmerzwahrnehmung 377
- Spinalstenose, degenerative lumbale und zervikale 490
- Therapie 379–382
- – körperliches Training 381
- – medikamentöse 379–381
- – physikalische und physiotherapeutische Maßnahmen 381
- – supportive Therapiemaßnahmen 381
- Ursache 377
Schmerzfreiheit 158
- palliative Maßnahmen 777
Schmerzkontrolle 778
Schmerzzustände, Behandlung 209, 230
Schnarchen 531
Schrittmacherimplantation 514
Schrittzyklus 260
Schuhwerk 267
Schuldgefühle 757
Schulter-Arm-(Hand)-Syndrom 745
Schulungsprogramme, Diabetes 454
Schuppenflechte (Psoriasis vulgaris) 495
Schwäche, allgemeine, Malnutrition 343
Schwächegefühl, FTT-Syndrom 298
Schwankschwindel 370
- Stand- und Gangunsicherheit 370
Schwankungen 259
- Schwankungsamplitude 259
Schweißdrüsensekretion 493
Schweiz
- Schweizerische Fachgesellschaft für Geriatrie (SFGG) 876
- Weiterbildung (s. dort) 875–878
Schwellenphänomen, akute Verwirrtheitszustände 329
Schwellenwerte, geriatrisches Assessment 182

Schwindel und Synkopen 365–375
- Akustikusneurinom 368
- Altersschwindel 371, 372
- Antivertiginosa 374
- asystematisch (nicht-vestibulärer) Schwindel 367, 370, 371
- Blutdruckregulation 368
- Definition 365
- Demenz mit Lewy-Körperchen 629
- „drop attacks" 368
- Diagnostik 372
- – klinische Untersuchung 372
- – Langzeitelektrokardiogramm 372
- – Rhomberg-Stehversuch 372
- – Unterberg-Tretversuch 372
- – weiterführende 372
- Dilution, isovolumetrische 374
- Drehschwindel (s. dort) 369
- Epidemiologie 365
- Herzrhythmusstörungen 512
- Herzzeitvolumen, Verminderung 368
- Hypotonie 370
- Informationssysteme 367
- – optisches System 367
- – propriozeptives System 367
- – vestibuläres System 367
- Karotissinussyndrom 371
- Klinik 368, 369
- Kopflageschwindel (s. Lagerungsschwindel) 369
- Kreislaufstörungen 370
- Ménière-Syndrom 367, 369, 530
- metabolische Störungen 368
- Neuronitis vestibularis 369
- okulärer Schwindel 368
- orthostatische Regulationsstörungen 370
- otogener Schwindel 367
- Pathogenese 367, 368
- Schwankschwindel 370
- systematisch (vestibulärer) Schwindel 367, 530
- Therapie 373, 374
- – akute Schwindelattacken 374
- – kausale Behandlung 373
- – Kompressionsstrümpfe 373
- – physikalische Begleittherapie 374
- – Verbesserung der Mikrozirkulation 374
- Ursachen (Übersicht) 366
- – internistische 368
- – neurologische 368
- – Schädel-Hirn-Trauma 368
- – Synkopen (Übersicht) 370
- vertebro-basiläre Insuffizienz 369
- vestibulärer Schwindel 369, 530, 531
- – akuter Vestibularisausfall 369
- – Alterungsprozesse 530
- – Diagnosen (Übersicht) 530
- – Ménière-Syndrom 530
- – vegetative Symptomatik 530
- Warnsysteme, zentrale 367
„screenings" (s. Testverfahren; s. auch Fragebogen)
SDS (Shy-Drager-Syndrom) 627
Sedierung
- chemische (Gefügigmachen) 797
- Neuroleptika 664
Seelsorge im geriatrischen Team 192
Seemannshaut 495

Sehbehinderung 402–405
– AMD (altesabhängige Makuladegeneration) 402, 405
– Verordnung von vergrößernden Sehhilfen 404
– Versorung von älteren Sehbehinderten 405
– zentrale Sehschärfe 404, 405
– – Herabsetzung 404
– – Verlust 405
– zusätzliche Funktionseinbußen 404
Sehdefekte, Fahreignung 845
Sehhilfen, vergrößernde 402–409
– AMD (altesabhängige Makuladegeneration) 402, 405
– Auswahl und Anpassung der Sehhilfe 404, 405
– Bildschirmlesegerät, elektronisches 405, 407
– Blindenhörbücherei 408
– Handfernrohr 407
– Hilfsmittel 408
– Lebensqualität 402
– Lesefähigkeit 402–404
– Lupen 405
– Sakkaden 404
– Stelle des schärfsten Sehens 403
– Verordnung von vergrößernden Sehhilfen 404
– Zentralskotom 403
Sehnerv
– Altersveränderung der Augen 434
– Therapie der durchblutungsbedingten Sehnervenerkrankung 440
Selbständigkeit, palliative Maßnahmen 777
Selbsthilfefähigkeit 170
Selbsthilfegruppen, Demenzkranke 313, 325
Selbsthilfestatus 21
Selbstmord (s. Suizid) 442, 647–653
Selbstständigkeit 165
Selbstversorgungsstatus, eingeschränkter, Tumoren 591
Selbstwertgefühl, Verlust nach Schlaganfall 749
Selektionshypothese, Langlebigkeit 89
senile Plaque (s. auch Alzheimer-Demenz) 307, 308
seniorengerechte Angebote 770, 771
Sensibilitäts- und Wahrnehmungsstörungen nach Schlaganfall 746
Sensorik 260
– somatosensorisches System 260
– vestibuläres System 260
– visuelles System 260
sensorische
– Funktionsfähigkeit 82
– Störungen, Fahreignung 844
Sepsis 292, 548, 551, 552
– Dekubitusulzera 292
– nosokomiale 548, 551, 552
– – Definition 551
– – Kandidasepsis 552
– – Letalität 552
Septum, Alkoholablation, septale 521
Serotoninwiederaufnahmehemmer, selektive (s. SSRI) 313, 314, 445
„Service"-Wohnen 151
Sexualität im Alter 832–834
– ältere Frauen 832, 833

– ältere Männer 833
– Intimität und Autonomie 832
– Sexualstörungen im Zusammenhang mit Erkrankungen 626, 833
– – M. *Parkinson* 626
„short-form"-Fragebogen zum Gesundheitszustand (SF) 94, 95
– SF-12 95
– SF-36 94, 95
Shuntimplantation, Normaldruckhydrozephalus 584
– Shuntinfektion 584
– Überdrainage 584
– ventrikuloatrialer Shunt 584
– ventrikuloperitonealer Shunt 584
Shy-*Drager*-Syndrom 627
SIADH (Syndrom der inadäquaten ADH-Sekretion) 361
Sialorrhö 527
– Entzündungen der Mundhöhle 527
– M. *Parkinson* 527
– Tumoren der Mundhöhle 527
SIDAM (strukturiertes Interview für die Diagnose der Demenz) 134
Siladenitis 527
– Abwehrschwäche 527
– Parotitis, marantische 527
Singularisierung 5, 831
Sinnesorgane 12, 13
Sitzwachen, Hospizdienste 157
Sklerodermie 638
– CREST-Syndrom 638
– Diagnostik 638
– Klinik 638
– Therapie 638
Skotom, Zentralskotom 403
SKT (Syndrom-Kurztest) 134
SND (striatonigrale Degeneration) 627
SNRI (Serotonin- und Noradrenalin-wiederaufnahmehemmer) 445
„social support" 773
Solidargemeinschaft 800
somatische Erkrankungen, Alzheimer-Demenz 314
Somatopause 459
somatosensorisches System 260
Sonde, nasogastrale, PEG 355–358, 470
– Dekompressionssonde, ischämische Kolitis 477
– Entfernung der Sonde 358
– oropharyngeale Dysphagie 469
– Sondenpflege 357
– Spätkomplikationen, sondenbedingte 355
Sonographie
– Doppler-Sonographie (s. dort) 557, 558
– Farb-Doppler-Sonographie (s. dort) 536
– Harnblasenkarzinom 680
Sozialarbeit im geriatrischen Team 192
soziale
– Absicherung des Risikos der Pflegebedürftigkeit, Gesetz zur 27
– Auswirkungen, Alkoholabusus 643
– Beeinträchtigungen nach Schlaganfall 749
– Beziehungen, Zahnmedizin 712
– Bezugssysteme, Suizid 652

– Dienste, Akutgeriatrie 20
– Einbindung, palliative Maßnahmen 777
– Faktoren, FTT-Syndrom 299
– Gesundheit 170, 180–185
– Integrationsfunktion, Allgemeinpraxis 122
– Pflegeversicherung (s. dort) 27–38
– Probleme, Suizid 650
– Ressourcen und Wohnsituation 183
– Situation, Malnutrition 340
– Unterstützung 182, 183, 835–839
– – Definition 835
– – „family care giving" 837
– – Förderung 837
– – geriatrisches Assessment 182, 183
– – Grundsätze informeller sozialer Unterstützung 839
– – Langzeitbelastung 839
– – Lebenspartnerschaften ohne Trauschein 837
– – Mobilität 837
– – Netzwerkkonzept 836
– – Schnittstellen 836
– – „social-support"-Konzept 836
– – Überforderung 839
soziales
– Assessment 202
– Engagement, älteste Alte 90
– Netzwerk 76, 182
Sozialfragebogen (SoS) 183–185
Sozialgesetzbuch 110
Sozialhilfe 801
sozialpolitische Zielsetzung 34
Sozialstationen (s. auch Pflegedienste, ambulante) 139–143
Sozialversicherungssysteme 3
soziodemographische Variable, geriatrisches Assessment 178
Spastik, Hemiplegiesyndrom 740
SPECT, Demenzdiagnostik 305, 308
Speicheldrüsenerkrankungen 527
– Inaktivitätsatrophie 527
– Sialorrhö (s. dort) 527
– Siladenitis (s. dort) 527
– Xerostomie (s. dort) 527
Speicheldrüsentumoren 527
– gutartige 527
Speichelproduktion 469
– verminderte, gastroösophagealer Reflux 471
Spiegelbestimmungen, Medikamentencompliance 219
Spinalkanalstenose, zervikale 267
Spinalstenose, degenerative lumbale und zervikale 489–491
– Ätiologie 489
– Claudicatio spinalis 490
– Definition 489
– Diagnostik und Differentialdiagnose 490
– – CT 490
– – MRT 490
– – Myelographie 490
– – Radiologie 490
– Epidemiologie 489
– erworbene Faktoren 489
– Feinmotorik 489
– Histologie 489
– Klinik 489, 490
– kongentiale Faktoren 489

Spinalstenose, degenerative lumbale und zervikale
- konstitutionelle Faktoren 489
- Ligamentum falvum 489
- Myelopathie 489
- Pathogenese 489
- Reflexsteigerung 490
- Schmerzen, radikuläre stechende 489
- Sensibilität 490
- Therapie 490, 491
- - konservative 490
- - operatives Vorgehen 491
spinozelluläres Karzinom der Haut 497
Spirometrie 421
Spitzer-Index 97
Spondylitis ancylosans 638
sprachliche Ausdrucksfähigkeit, Verlust bei Demenzkranken 318
Sprech- und Sprachstörungen
- Hautpursache dysarthrischer Störungen 401
- nach Schlaganfall 746
Spurenelemente 47
SSRI (selektive Serotoninwiederaufnahmehemmer) 313, 314, 445
- *Alzheimer*-Demenz 313, 314
- Depression 445
Stand
- Aufrechthaltung des freien Standes 259, 260
- Standpositionen 262
- Stand- und Gangunsicherheit 370
Staphylococcus aureus, oxacillinresistenter 552, 553
- Häufigkeit 552
- Kolonisierung 552
- Prävalenz 552
- präventive Maßnahmen 553
- Resistenz 552
- Risikofaktoren 552
- Übertragung 552
Star (s. Katarakt) 434, 435, 437, 438
stationäre geriatrische
- Demenzerkrankungen, gerontopsychiatrische 321–323
- - Krankenhausabteilungen 321, 322
- - Tageskliniken 322, 323
- - Verbünde 326
- - Zentren 325, 326
- Pflege, vollstationäre 34
- psychiatrische Einrichtungen, vollstationäre 127–129
- Versorgung 23, 103
stationäres Hospiz 157, 785
Stationen, gerontopsychiatrische 127
Status epilepticus 466
- Klassifikation 466
- medikamentöse Therapie 466, 467
Stauungsekzem 494
Stauungsleber, Herzinsuffizienz 518
Stehversuch nach *Rhomberg* 372
Stent
- Arteriosklerose 690
- intraprostatischer 671
sterbende Patienten, Begleitung 781–787
- Annäherung an das Sterben 781
- Autonomie des Sterbenden 779
- Hospize 785

- Krankenhaus als Ort des Sterbens 784, 785
- Phasenmodell 785
- Sterben als Ausdruck des Lebens 785
Sterblichkeit (s. Mortalität) 7, 8, 14–16, 48, 54–56, 168, 418, 430, 547, 587, 609
stereotaktische Operation, M. *Parkinson* 625
Steroide (s. Kortikosteroide) 478, 479
Stichtagbestandstatistik 34
Stickstoffmonoxid (NO) 504
Stimmstörungen 400, 401
- Differentialdiagnose der gestörten Stimme 401
- hormonelle Veränderungen 400
- Kehlkopfveränderungen im Alter 400
- Laryngitis sicca 401
- malignes Geschehen 401
Stoffwechsel/Metabolismus 209, 211–213, 230, 281, 453, 459
- Arzneimittelmetabolismus 209, 211–213
- - Eliminationshalbwertszeit 230
- - „first-pass"-Metabolismus 209, 230
- - Leber 211, 230
- Glukosestoffwechsel (s. dort) 308, 453
- Immobilisation 281
- Knochenstoffwechsel (s. Osteoporose und Knochenstoffwechsel) 607–618
- Membran-Phospholipid-Stoffwechsel, Störung 309
Stomatitis prothetica 709
Strahlentherapie
- Harnblasenkarzinom 682
- kombinierte, Zervixkarzinom 604
- perkutane postoperative, Endometriumkarzinom 604
- Prostatakarzinom 677
Streßforschung 88
Streßinkontinenz 240, 243–245
- Beckenbodentraining 244
- Biofeedback 244
- Elektrostimulationsverfahren 244
- Inkontinenz-Devices 245
- Operation 245
- pharmakologische Therapie 244
- Therapiemöglichkeiten 243
„stroke units" 107, 727
Strukturqualität 144, 862
- Alten- und Pflegeheim 144
Struma multinodosa 657, 658
- Diagnostik 657
- Prävalenz 657
- Radiojodtherapie 658
studentische Ausbildung 868
Stuhlgang 475
- Blutbeimengung 475, 477
- Teerstuhl 475
Stuhlimpaktionen 250
Stuhlinkontinenz 248–252
- antidiarrhoische Substanzen 251
- Beckenbodendyssynergie 250
- Definition 248
- Diabetes mellitus (s. dort) 251
- Ernährung, ballaststoffreiche 251, 827
- klinische Befunde 249, 250

- Loperamid 251
- Mechanismen (*Übersicht*) 249
- Pathophysiologie 248, 249
- Prävalenz (*Übersicht*) 248, 249
- stuhlverfestigende Zusätze 251
- Testverfahren 249
- Therapie 250–252
- - Biofeedback-Training (s. dort) 251, 252
- - medikamentöse 250
- - spezifische 251
- - unspezifische 251
- Verhaltenstraining 251
Sturz/Stürze 268–272, 415, 693
- im Alten- und Pflegeheim 271
- Anabolika 271
- Demenz mit *Lewy*-Körperchen 629
- Diagnostik 268, 269
- Epidemiologie 268
- Gangstörungen (s. dort) 259–268
- Gefahrenquellen (*Übersicht*) 269
- Handlungs- und Interventionsbedarf 270
- Hilfsmittel 270
- Hüftprotektoren 270
- Hypertonie, Sturzneigung 543
- Interventionen 270, 271
- - bei psychischen Erkrankungen 271
- Inzidenz 268
- Mortalität 693
- Osteoporose 610
- - Sturzrisikoabklärung 613
- Prävention von Stürzen, primäre und sekundäre 270
- Risikofaktoren 269
- Risikopatienten 415
- Risikoprofil 270
- STRATIFY 415
- Sturzabklärung 269, 270
- Sturzambulanz („Fall-Assessment-Clinic") 270
- Sturzfolgen 268
- Sturzursachen 269
- Umgebungsanpassung 270
- verhaltensorientierte Maßnahmen 271
Subduralhämatom, chronisches 585–588
- Bagatell-Schädel-Hirn-Trauma 585
- Diagnostik 586, 587
- - CT 586
- - MRT 586
- Differentialdiagnose 586
- Epidemiologie 585
- Klinik 586
- Kopfschmerzen 586
- Mortalitätsrate 587
- neurologische Herdsymptomatik 586
- Pathogenese 585
- psychoorganische Veränderungen 586
- Therapie 587, 588
- - neurochirurgische Entlastung 587
- - Operationsbedürftigkeit 587
- - operative Techniken 587
Sucht 640–646
- Alkoholmißbrauch und -abhängigkeit (s. dort) 540, 640–643

- Benzodiazepinmißbrauch und -abhängigkeit (s. dort) 643–645
- Entgiftung 643
- Entwöhnungsbehandlung 643, 645
- – ambulanter Entzug 645
- Entzugserscheinungen 640
- Suizid 649
Suizidalität im Alter 442, 647–653
- assistierter Suizid 652
- Bilanzselbstmorde 651
- depressive Erkrankungen 442, 652
- Epidemiologie 647
- Erklärungsmodelle 650, 651
- Motive 650
- Partnerkonflikte 650
- präventive Strategien 651
- psychiatrische Erkrankungen 649
- Risikofaktoren 649, 651
- Schizophrenie, Suizidrisiko 663
- soziale
- – Bezugssysteme 652
- – Probleme 650
- Suchterkrankung 649
- Suizidversuche 648
- therapeutische Strategien 651
- Todesursache 648
Sulfonylharnstoffe (SHS), Diabetes 455
Sundowning-Phänomen, akute Verwirrtheitszustände 331
Suppositorien, Obstipation 257
Syndrome/Morbus (nur namenbenannte)
- *Alien*-Limb- 629
- *Alzheimer's disease* (s. dort) 134, 305, 307–314, 323
- *Basedow*-Erkrankung 656
- *Binswanger*-Erkrankung 266
- *Crohn*-Erkrankung 478
- *Favre-Racouchot*-Erkrankung 496
- *Korsakow*- 642
- *Ménière*- 367, 369, 530
- *Osler*-Erkrankung 525
- *Paget*-Erkrankung 676
- *Parkinson*-Erkrankung (M. *Parkinson*) 266, 527, 620–626
- *Parkinson*-Syndrom 626–630
- *Shy-Drager*- 627
- *Wernicke*- 642
Synkopen (s. Schwindel und Synkopen) 365–375, 512
systemische Theorien 11
systolische Dysfunktion 518–520
- Herzinsuffizienz 518, 519
- Kardiomyopathie 520
Szintigraphie
- Blutung, obere gastrointestinale 475
- Lungenembolie 571
- Prostatakarzinom, Knochenszintigraphie 676

T
T3-Konzentration im Blut 654, 655
- freie T3 654
- Gesamt-T3 654
- „low"-T3-Syndrom 655
- „reverse"-T3 654, 655
Tachykardie/tachykarde Rhythmusstörungen 511, 512

- Lungenembolie 571
- paroxysmale AV-junktionale „reentry" Tachykardie 512, 513
- Tachykardie-Bradykardie-Syndrom 513
- Ursache 511
- ventrikuläre/supraventrikuläre Tachyarrhythmien 513, 514
Tagesschläfrigkeit 385
Tagesgeriatrie, gerontopsychiatrische Versorgung 17–26, 125–127, 323
- flächendeckende 19–21
- Ökonomie 17–26
- soziale Dienste 20
- Tagespflegeeinrichtungen 20, 323
Tagesmüdigkeit, Schlafapnoe 573
Tagestrinkplan 827
Talgdrüsensekretion 493
Targeting 121
Team, geriatrisches (s. Personal/Team) 48, 136, 145, 152, 189–195
TEE (transösophageale Echokardiographie) 571, 720
Teerstuhl 475
telefonische Patientenkontakte 226
Temazepam 233
Tenesmen 478
TENS, chronische Schmerzen 381
Tensio-Profil 440
Testament, Patiententestament 805
Testosteron, benignes Prostatasyndrom 667
Testosteron-Androgen-Substitution 461
Testosteronspiegel 461
Test-Retest-Reliabilität, geriatrisches Assessment 171
Testverfahren/geriatrisches „screening" 121
- Achener Aphasie-Test 746
- ADAS („*Alzheimer* Disease Assessment Scale") 134
- Aufstehtest 743
- *Borg*-Skala, Lungen und Atemwegserkrankungen 566
- „brief assessment interview", Depression 442
- C-13-Atemtest, peptisches Ulkus 473
- CARE-Studie, Dislipoproteinämie 431
- CERAD-„behavioral rating scale for dementia" 305
- „clinical dementia rating" 304
- CLO-Test, peptisches Ulkus 473
- „consortium to establish a registry for *Alzheimer's* disease"/CERAD 305
- ECASS-Studie, Hirninfarkt 722
- Esslinger Skalierung, Transfer aus dem Sitzen 743
- Fragebogen zum Gesundheitszustand (s. dort) 95–98
- GDS („geriatric depression scale") 180, 181
- geriatrisches Assessment (s. auch dort) 167
- „global deterioration scale" 304
- ICIDH („International Classification of Impairments, Disability and Handicap") 60–63, 733

- IPSS (Internationaler Prostatasymptomscore) 668
- „life satisfaction Index A" 183
- Liquorbelastungstest, lumbaler 583
- „*Lubben* social network scale" 182
- MMSE („mini-mental state examination") 304
- „Montgomery Caregiver Burden Measures" 183
- MWT-B (Mehrfach-Wahl-Wortschatz-Test B) 134
- „National Institute of Health Stroke Scale" 720
- neuropsychologische 134
- NINCSD-ADRDA, Kriterienkatalog 303
- NINDS-Studie, Hirninfarkt 722
- NPI (neuropsychiatrisches Inventar) 305
- „nurses" observation scale for geriatric patients" 304
- „*Philadelphia* geriatric center morale scale" 183
- Präventions- und Screeningmaßnahmen, Alten- und Pflegeheim 149
- *Rhomberg*-Stehversuch 372
- „Scandinavian Stroke Scale" 720
- SIDAM („strukturiertes Interview für die Diagnose der Demenz") 134
- SKT (Syndrom-Kurztest) 134
- STRATIFY 415
- Stuhlinkontinenz 249
- Uhrentest (s. dort) 134, 179, 304
- *Unterberg*-Tretversuch 372
Tetanus/Tetanusimpfung im Alter 51, 52
- Impfstoff 51
- Indikation 51
- Kontraindikationen 51
- Nebenwirkungen 51
Theophyllin, Lungen und Atemwegserkrankungen 567, 568
Theorien 10, 11
- Gegenregulationstheorie 10
- Genregulationstheorie 10
- systemische 11
- zellulare Theorien 10
therapeutische Rehamaßnahmen 113–116
Therapiefaktoren 224
- Therapieverordnung 224
- unerwünschte Arzneimittelwirkungen 224
Therapiepfade 21
Therapieziele, ambulante geriatrsiche Rehabiliation 113
thorakales Brennen, gastroösophagealer Reflux 471
Thoraxdeformitäten und neuromuskuläre Systemerkrankungen 572
- Atemstörungen, nächtliche 572
- Kyphoskoliose 572
- Pleuraschwielen 572
- Sauerstofflangzeittherapie 572
Thrombenarteriektomie 690
thromboembolische Komplikationen
- Antiarrhythmika 515
- Operation 422
Thrombolyse, Hirninfarkt 720–722
- intrazerebrale Blutungen 721
- NINDS-Studie 722

Thrombolyse, Hirninfarkt
- systemische Thrombolyse 721
- Verschluß der A. cerebri media (ACM) 720
- vertebrobasilärer Verschluß 721
Thrombose
- Venenthrombose (s. dort) 275, 556, 557, 727
Thrombozytenaggregationshemmer 353, 515, 689
- Arteriosklerose 689
- PEG 353
Thrombozyteninhibitoren, KHK 508
Thrombozytopenie, heparininduzierte 559
Thyreoiditis-de-Quervain 656
Thyreostatika, Hyperthyreose 657
TIA (transitorisch ischämische Attacke) 716
Ticlopidin 752
- KHK 508
Timed-Text of Money-Counting, geriatrisches Assessment 177
Timed-Up-and-Go-Test, geriatrisches Assessment 177
Tinnitus (Ohrgeräusche) 399, 400
- BERA („brain stem evoked response audiometry") 400
- subjektiver 400
- vaskulärer 400
Tod (s. auch sterbende Patienten) 781–787
Todesursachen 59
- bei Unfall 692
Tophusbildung, Gicht 634
Totalendoprothese, Schenkelhalsfraktur 697
Tracheostoma, Schlafapnoe 576
Training im Alter, körperliches 381, 540, 569, 741, 815–823
- Ausdauer 817, 821
- - untere Trainingsschwelle 821
- Ausmaß körperlicher Betätigung im Alter 815
- Belastungshöhe 822
- Bewegungsmangel 816
- chronische Schmerzen 381
- funktionelle Fähigkeiten 818
- Haltungskontrolle 818
- Hypertonie 540
- Interventionsstudien 819
- Koordination 818, 819
- Kraft/Krafttraining 741, 817, 821
- - nach Schlaganfall 741
- Lungen und Atemwegserkrankungen 569
- Morbiditätssenkung 820
- motorische Defizite 816
- plötzlicher Herztod 822
- Risikofaktor/Risiko des Trainings 816, 821
- Trainierbarkeit 819
- Trainingsintensität und Umfang 820, 821
Trazodon 446
- Alzheimer-Demenz 314
Tremor, M. Parkinson 620
Trennung zwischen Akutbehandlung und Rehabilitation 61
Treppenhandlauf 271

Tretversuch nach Unterberg 372
Trigger-Modell/Triggerfaktoren, FTT-Syndrom 296
Triglyzeride, KHK 504
Trikuspidalklappenfehler 522
- Diagnostik 522
- - Echokardiographie 522
- Sekundärerscheinung bei pulmonaler Hypertonie 522
- Trikuspidalklappeninsuffizienz 522
Trinkmengen 362
Trommelfell 396
- Defekte 397
- Perforation 396
- Verletzungen 396
Trympanosklerose 397
L-Tryphtophan, Insomie 391
Tuberkulose 564, 565
- Diagnose 564
- Therapie 565
- Zweifachkombination 565
Tumoren (s. Onkologie, geriatrische) 589–597
Tumornekosefaktor α (TNFα) 281
Turgor der Haut 493

U

UAW (s. Arzneimittelwirkungen, unerwünschte) 224, 410, 412–415
Überdrainage, Normaldruckhydrozephalus 584
Übergewicht 429, 430, 540, 825
- Arteriosklerose 429
- Folgekrankheiten 429, 430
- - Arteriosklerose 429
- - Hypertonie 540
Überlaufinkontinenz (s. dort) 240, 241, 245, 246
- Miktionswert, Erhöhung 240
- instrumentelle Harnableitung 245
Überlebenszeit, Alten- und Pflegeheim 146
Übermedikation 82
Uhrentest 134, 179, 304
- Uhr-Zeichnen-Test 304
- Uhrenziffererergänzungstest 134, 179
Ulkuskrankheit, peptische 472–474
- Blutung, obere gastrointestinale 473
- C-13-Atemtest 473
- CLO-Test 473
- Diagnostik 473
- - endoskopische Untersuchung 473
- - Kontrollendoskopien 473
- dyspeptische Beschwerden 473
- Eradikationsprotokolle 474
- Helicobacter-pylori-Besiedelung 472, 473
- Inzidenz 472
- klinische Befunde 473
- Magenkarzinom 473
- Mortalitätsrate 472
- NSAR 473
- Pathophysiologie 472
- Perforation 473
- Rauchen 474
- Schmerzsymptomatik, epigastrische 473
- Stenosierung 473
- Therapie 474
- - medikamentöse 474

- - säurevermindernde 474
- - Therapiedauer 474
- Ulkusrisiko 474
Ultraschall, transrektaler, benigne Prostatasyndrome 669
Umfeld, Integration des Umfeldes 779
Umgang
- mit Demenzkranken 318
- mit emotionalen Verlusten 318
- mit kognitiven Verlusten 318
- mit Wahrheit und Endlichkeit 778
Umstellungsoperationen, gelenknahe 487
Umwelt, dingliche 77
Unfälle im Alter 692–702
- Epidemiologie 692
- Intoxikationen 693
- Krafteinwirkung 692
- Prävention 702
- sturzbedingte Verletzungen (s. auch Stürze) 268–272, 415, 693
- Todesursachen 692
- Verbrennungen 693
- verkehrsbedingte Verletzungen 693
universitäre psychiatrische Versorgung 129
Unruhezustände, Alzheimer-Demenz 314
Unterberg-Tretversuch 372
Unterbringung und unterbringungsähnliche Maßnahmen 796
Unterernährung, Risikofaktoren 341, 342
Unterschiedsensitivität, geriatrisches Assessment 171, 174
Unverhältnismäßigkeit 773
Unzumutbarkeit 773
Ureterhautstoma, Harnblasenkarzinom 682
Urethradruckprofil 242
Urethraverschlußfunktion 240
Urethrozystoskopie, Harnblasenkarzinom 680
Urgeinkontinenz 240, 245
- Dranginkontinenz, sensorische 240
- Elektrotherapie 245
- Formen 240
- Kontinenztraining 245
- motorische 240
- Pharmakotherapie 245
Urinsediment, Nierenfunktion 580
Urinstatus/Urinzuckertests, Diabetes 452, 456
Urinzytologie, Harnblasenkarzinom 681
Uroflowmetrie (Harnflußmessungen) 242, 668
Urographie, Harnblasenkarzinom 680
urologische Krankheiten 666–683
- Harnblasenkarzinom (s. dort) 679–683
- LUTS („lower urinary tract symptoms") 667
- Prostatakarzinom (s. dort) 672–679
- Prostatasyndrom, benignes (s. dort) 666–672

V

Validität, geriatrisches Assessment 171
Valproinsäure, Unruhezustände 314
Variabilität, intraindividuelle 74

Varikosis (s. auch Venenerkrankungen) 557
Vasalvamanöver, Rhythmusstörungen 514
Vaskulitiden
- interstitielle Lungenerkrankung 570
- Niereninsuffizienz 580
vasoaktive Medikamente, Arteriosklerose 688
vegetative Symptome, akute Verwirrtheitszustände 332
Venenerkrankungen 556-560
- Beinödeme, Herzinsuffizienz 518
- Diagnostik 557
- - Doppler-Sonographie (s. dort) 557, 558
- - Duplexsonographie 558
- Halsvenenstauung, Herzinsuffizienz 518
- Prophylaxe 559
- Therapie 558, 559
- - antiphlogistische 558
- - Kontraindikationen 559
- - medikamentöse Therapie 558
- - physikalische und bewegungstherapeutische Maßnahmen 558
- - Therapiedauer 559
- - Thrombozytopenie, heparininduzierte 559
- Varikosis 557
- Venenthrombose (s. dort) 275, 556, 557
Venenthrombose 275, 556, 557, 727
- Alter 556
- Gerinnung 557
- Prävalenz 556
- medikamentöse Therapie 558
- tiefe 275, 727
Ventilationstherapie, nächtliche, Schlafapnoe 531
Ventrikeldruckmessung, Normaldruckhydrozephalus 583
Ventrikelfunktionsstörungen 506
ventrikuläre Arrhythmien 513, 514
Veränderungen, krankheitsbedingte 10
Verbandswechsel, PEG 357
Verbrennungen 693
Verfahren, geriatrische 128
Verfahrenspfleger 794
Verfügungen, versorgende (s. dort) 805-812
- Betreuungsverfügung 810-812
- Patientenverfügung (s. dort) 805-807
- Vollmacht (s. dort) 807-810
verhaltensorientierte Maßnahmen, Stürze 271
Verhaltensstörungen, Alzheimer-Demenz 311
Verhaltenstherapie, ängstlich-depressive Mischzustände 448
Verhaltenstraining, Stuhlinkontinenz 251
Verhaltensweisen pflegender Töchter 76
verkehrsbedingte Verletzungen 693
Verkehrsunfallhäufigkeiten 843
verlangsamtes Altern/Langlebigkeit 89
Verlegung ins Pflegeheim 22

Verletzungen (s. Unfälle) 692-702
Verlustereignisse 90
Vermietungspolitik, betreutes Wohnen 153
Vermögenssorge 796
Verordnungsverhalten, ärztliches 224
Versicherung
- Krankenversicherung
- - gesetzliche (s. dort) 18, 800-804
- - private 801
- Pflegeversicherung, soziale, aus geriatrischer Perspektive (s. dort) 27-38
- Sozialversicherungssysteme 3
- Verhältnis von Mitgliedern/Familienangehörigen und Rentnern 18
versorgende Verfügungen 805-812
- Betreuungsverfügung (s. dort) 810-812
- Patientenverfügung (s. dort) 805-807
- Vollmacht (s. dort) 807-810
Versorgung, geriatrische 23, 106-108
- ambulante (s. dort) 23, 110-116, 139-143
- gerontopsychiatrische (s. psychiatrische Versorgung) 125-130, 321-323
- in der postoperativen Phase 422, 423
- Prinzipien 106-108
- stationäre 23, 103
- Versorgungsdichte 104
Versorgungsauftrag, Alten- und Pflegeheim 146
Versorgungskonzept 19
Verständnis, eindimensionales 773
vertebro-basiläre Insuffizienz 369
vertragsärztliche Tätigkeit, Weiterbildung und Zulassung 117, 118
Vertrauensperson, Patientenverfügung 807
Verwirrtheitszustände, akute 178, 328-337, 415, 416
- affektiv und paranoid-halluzinatorische Phänomene 331
- Allgemeinsymptome 332
- Ätiologie und Pathogenese 329-331
- Bewußtseinsstörung 331
- Delir 328, 333
- - Entzugsdelir 336
- - Demenz 332, 333
- - Depression 333
- - Diagnostik 332-334
- - Abklärung der Ätiologie 333
- - Beobachtung 334
- - EEG 333
- - Syndromdiagnostik 332
- - Differentialdiagnose 333
- - Eigengefährdungen 334
- - Epidemiologie 329
- - Fixierung 335
- - Funktionseinbuße 332
- - Grunderkrankungen 329, 333
- - Klinik 331, 332
- - Indikation zur stationären Aufnahme 336
- - kognitive Funktionseinschränkung 331
- - Medikamente 330, 421
- - neurologische Auffälligkeiten 332
- - Pathophysiologie 329

- präventive Aspekte 336
- Prognose 332
- Psychosen 333
- Risikofaktoren (Übersicht) 330
- Schwellenphänomen 329
- Sundowning-Phänomen 331
- Therapie 334-337
- - allgemeintherapeutische Maßnahmen 334
- - Interventionsprogramm 336
- - kausale 334
- - Prinzipien des therapeutischen Umgangs 334
- - Psychopharmaka 335, 336
- Ursachen 421
- vegetative Symptome 332
Verzicht auf lebensverlängernde Maßnahmen 809
vestibulärer Schwindel (s. Schwindel) 369, 530, 531
vestibuläres System 260, 367
Vestibularisausfall, akuter 369
Vigilanzminderung 423
virale Erkrankungen der Haut 500
- Papillomvirusinfektion 500
- Zoster (Gürtelrose) 500
Virosomen 48
visuelles System 260
Vitamin D
- in der Nahrung, ausreichende Aufnahme 827
- Osteoporose 617
Vitaminbestimmungen, Malnutrition 345
Vollmacht 807-810
- Beendigung lebenserhaltender Maßnahmen (s. dort) 808, 809
- für gefährliche ärztliche Maßnahmen 808
- Geschäftsfähigkeit 808
- für freiheitsentziehende Maßnahmen 810
- für geschlossene Unterbringung 809
- Gesundheitsvollmacht 808
- notarielle Beurkundung 807
- als Vertrauenssache 810
- Verzicht auf lebensverlängernde Maßnahmen 809
- Vormundschaftsgericht 808-810
- Vorsorgevollmacht 808
- Willen, mutmaßlicher 809
vollstationäre Einrichtungen 127-129
Volumenmangel 361
Vorhofflimmern 514
- Hirninfarkt 717, 726
Vorlieben 183
Vormundschaftsgericht 794, 808-810
Vorsorgeuntersuchung, gynäkologische 603
Vorsorgevollmacht 793, 808
Vorurteile gegenüber Älteren 768, 769
Vulvakarzinom 605
- Früherkennung 605
- Fünfjahresüberlebensrate 605
- Inzidenz 605
- Lymphknotenmetastasen, inguinale 605
- Therapie 605
- Wundheilung 605

W

Wachphasen 385
Wachstumsfaktoren 488, 595
- anabole 488
- granulopoetische 595
Wachstumshormon-IGF-I-Achse 458, 459
- „lean body mass" 459
- Knochenstoffwechsel 459
- neurotrophische Einflüsse 459
- Physiologie 458
- Somatopause 459
- Veränderungen im Alter 459
- Wachstumshormontherapie 459
wahnhafte Störungen (s. Schizophrenie und wahnhafte Störungen) 447, 660–665
Wahlfreiheit, gesetzliche Krankenversicherung 800
Wahrheit, Umgang mit Wahrheit und Endlichkeit 778
Wahrnehmungsfähigkeit 202
- Störungen nach Schlaganfall 746
Wanderungen 8
Wasser- und Elektrolyttherapie 363, 364
- Nierenfunktion 579
Wasserdefizit 361
Weckreaktion, Schlafapnoe 573
Weckschwelle, akustische 387
Weiterbildung, Geriatrie in Deutschland 867–870
- Curriculum ambulante geriatrische Rehabilitation 869
- Deutsche Gesellschaft für Gerontologie 867
- fakultative Weiterbildung klinische Geriatrie 868, 869
- Fortbildungsangebote 868
- historische Entwicklung 867
- in Österreich 871–874
- – Diplomfortbildungskurs Geriatrie 873
- – Historisches 871
- – Lösungsvorschlag für eine gerontologisch-geriatrische Asubildung 872
- – Österreichische Gesellschaft für Geriatrie und Gerontologie 871
- – postpromotionelle Ausbildung 873
- – universitäre Ausbildung 872
- in der Schweiz 875–878
- – Grundlagen 875
- – Krankenversicherungsgesetz (KVG) 875
- – Schweizerische Fachgesellschaft für Geriatrie (SFGG) 876
- – universitäre geriatrische Aus- und Weiterbildungsangebote 876
- – – Universität Basel 876
- – – Universität Bern 877
- – – Universität Genf 877
- – – Universität Lausanne 877
- – – Universität Zürich 877
- studentische Ausbildung 868
Weitergabe von Empfehlungen, MDK-Gutachter 36
Weltvorstellungen und Vorlieben 183
Wernicke-Syndrom 642
WHO-Definition, unerwünschte Arzneimittelwirkungen 410
Wiedereinweisung ins Krankenhaus 22
Wille und Willensfähigkeit 768–771
- Altern als vielschichtiger Prozeß 769
- mutmaßlicher Willen 809
- physische Erkrankungen 769, 770
- psychische Erkrankungen 770
- seniorengerechte Angebote 770, 771
- Vorurteile gegenüber Älteren 768, 769
Wirksamkeit 48
Wirtschaftlichkeit 19
- geriatrisches Assessment 169
Wohlbefinden, subjektives, geriatrisches Assessment 183
Wohnen im Alter 77
- Altenheim und Pflegeheim/Pflegeheimpatienten (s. Heim) 22, 48, 114, 144–150
- betreutes Wohnen (s. dort) 151–155
- Hospizbewegungen (s. dort) 156–158, 785
- Wohnsituation und soziale Ressourcen 183
Wohngruppen für Demenzkranke 326
wohnortnahe psychiatrische Versorgung 129
Wohnungsauflösung 798
Wortschatz, MWT-B (Mehrfach-Wahl-Wortschatz-Test B) 134
Wundheilung
- Dekubitusulzera 290, 291
- verlangsamte 490
Wundinfektionen, nosokomiale 548, 549
- Definition, klinische 549
- Eingriffe 549
- Erreger 550
- Krankenhaushygiene 550
Wunschkost, Malnutrition 348

X

Xerostomie 527
- Alzheimer-Krankheit 527

Z

zahnmedizinische Aspekte 703–715
- Adaptions- und Inkorporationsfähigkeit, Zahnersatz 710
- Alveolarknochen 706
- Amalgamtätowierung 709
- Aufbauprothese 710
- Betreuungen, zahnmedizinische 715
- Bißhöhe 708
- Chlorhexidin 709
- Definitionen 703
- – gerodontologische Gesundheitswissenschaften 703
- – orale Geriatrie 703
- – orale Gerontologie 703
- Dekubitus, protheseninduzierter 708
- Erhaltungsphase 707
- Ernährung 711, 712
- Fachhelferin, zahnmedizinische 714
- Gingivitis 706, 707
- Hygienephase 707
- Inanspruchnahme zahnärztlicher Dienstleistungen 705
- Karies 705
- Kippung des Zahns 709
- korrektive Phase 707
- Leukoplakie 709
- Mundhygiene 712
- Mundkrebs 709
- – Präkanzerosen 709
- Mundwinkelrhagaden 708
- Parodont 704
- Paradontosis 706
- Pilzinfektionen 709
- Plaque 712
- Prothesenhygiene 712
- Prothesenintoleranz 711
- Pulpitis 706
- soziale Beziehungen 712
- Stomatitis prothetica 709
- Therapie 706, 707
- – paradontale 707
- Zahnbezeichnungen 703
- Zahnhalteapparat 704
- Zahnhygiene 712
- Zahnstein 712
- Zahnzahl 703
Zeitbedarf, geriatrisches Assessment 168
zellulare Theorien 10
Zenker-Hypopharynxdivertikel 528
Zentralskotom 403
Zentren, gerontopsychiatrische 129
zerebellär bedingte Gangstörungen 267
Zervixkarzinom 603, 604
- Früherkennung 603
- Kolposkopie 603
- Pathogenese 603
- Risikofaktoren 603
- Therapie 603, 604
- – operative 603
- – Strahlentherapie, kombinierte 604
- Vorsorgeuntersuchung 603
Ziele 28
- geriatrisches Team, Zielformulierung 189
- gesundheitspolitische Zielsetzung 36
- sozialpolitische Zielsetzung 34
Zinkmangel, Dekubitusulzera 291
Zoster (Gürtelrose) 500
Zufriedenheit, geriatrisches Assessment 183
- „life satisfaction Index A" 183
Zuweisungsqualität 863
Zyanose, Herzinsuffizienz 518
Zyklophosphamid 570
Zystadenolymphom, Speicheldrüsen 527
Zystektomie, Harnblasenkarzinom 682
- Harnableitung nach Zystektomie 682
- radikale 682
- – bei der Frau 682
- – beim Mann 682
Zystomanometrie 242
Zytochrome-P450 (CYP) 212, 213
- Enzymsystem 445
Zytokine, monoklonale Antikörper gegen 636
Zytokinrezeptorantagonisten, Polyarthritis 636
Zytostatika, Harnblasenkarzinom 681